人民卫生出版社
·北京·

脑部影像诊断学
Diagnostic Imaging：Brain
第 3 版

主　编　Anne G. Osborn
　　　　Karen L. Salzman
　　　　Miral D. Jhaveri

主　译　王任直　田　蕊

主　审　高培毅

副主译　冯晨璐　张　楠　孙　玲　冯　铭

人民卫生出版社
·北京·

图书在版编目（CIP）数据

脑部影像诊断学/（美）安妮·G.奥斯本
（Anne G. Osborn）主编;王任直,田蕊主译. —北京：
人民卫生出版社,2021.9
　　ISBN 978-7-117-29729-5

　　Ⅰ.①脑…　Ⅱ.①安…②王…③田…　Ⅲ.①脑病-
影象诊断　Ⅳ.①R742.04

　　中国版本图书馆 CIP 数据核字（2020）第 264515 号

人卫智网	www.ipmph.com	医学教育、学术、考试、健康，购书智慧智能综合服务平台
人卫官网	www.pmph.com	人卫官方资讯发布平台

图字：01-2017-5542 号

脑部影像诊断学

Naobu Yingxiang Zhenduanxue

主　　译：王任直　田　蕊
出版发行：人民卫生出版社（中继线 010-59780011）
地　　址：北京市朝阳区潘家园南里 19 号
邮　　编：100021
E - mail：pmph@pmph.com
购书热线：010-59787592　010-59787584　010-65264830
印　　刷：北京盛通印刷股份有限公司
经　　销：新华书店
开　　本：889×1194　1/16　印张：77
字　　数：2385 千字
版　　次：2021 年 9 月第 1 版
印　　次：2021 年 9 月第 1 次印刷
标准书号：ISBN 978-7-117-29729-5
定　　价：858.00 元
打击盗版举报电话：010-59787491　E-mail：WQ@pmph.com
质量问题联系电话：010-59787234　E-mail：zhiliang@pmph.com

脑部影像诊断学

Diagnostic Imaging：Brain

第 3 版

主　编　Anne G. Osborn，MD，FACR
　　　　Karen L. Salzman，MD
　　　　Miral D. Jhaveri，MD

主　译　王任直　田　蕊

主　审　高培毅

副主译　冯晨璐　张　楠　孙　玲　冯　铭

译　者（按姓氏笔画排序）
　　　　王　韬　王任直　王赫男　田　蕊　冯　铭
　　　　冯晨璐　伍　洁　刘　洋　刘子源　江　南
　　　　孙　玲　孙晓宁　严仕达　李雪元　吴宇琪
　　　　张　楠　陈思翰　林澄昱　欧阳明祈　金　雨
　　　　郑　华　封一定　徐梦华　阎鹏光　满　雪

人民卫生出版社
·北 京·

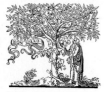

Elsevier (Singapore) Pte Ltd.

3 Killiney Road

#08-01 Winsland House I

Singapore 239519

Tel: (65) 6349-0200

Fax: (65) 6733-1817

献　辞

致全球神经影像学专业的朋友和同行们：谢谢你们长期的关注、支持并慷慨分享你们的病例与经验，谨以本书献给你们！

AO

献给我生命中最爱的人：Craig、Sophia、Aubrey 和 Ian，谢谢你们给予我无限的耐心、关爱和支持。

KLS

献给 Palmi 和 Aanya：谢谢你们的支持和耐心。
献给 Michael 和 Beverly：感谢你们给予我的一切。

MJ

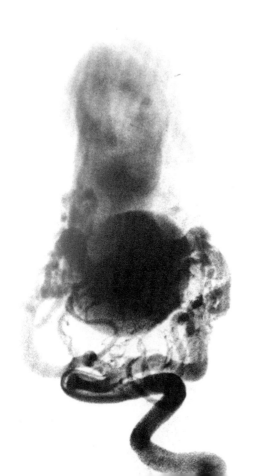

作 者 名 单

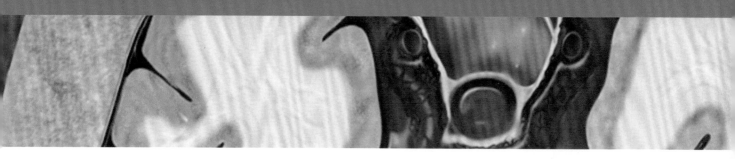

A. James Barkovich, MD
Professor of Radiology and Biomedical Imaging, Neurology,
Pediatrics, and Neurological Surgery
UCSF-Benioff Children's Hospital
University of California, San Francisco
San Francisco, California

H. Ric Harnsberger, MD
R.C. Willey Chair in Neuroradiology
Professor of Radiology and Otolaryngology
University of Utah School of Medicine
Salt Lake City, Utah

Luke N. Ledbetter, MD
Assistant Professor of Radiology
Division of Neuroradiology
University of Kansas Medical Center
Kansas City, Kansas

Nicholas A. Koontz, MD
Assistant Professor of Clinical Radiology
Department of Radiology and Imaging Sciences
Indiana University School of Medicine
Indianapolis, Indiana

Kevin R. Moore, MD
Pediatric Neuroradiologist
Primary Children's Hospital
Salt Lake City, Utah

Charles Raybaud, MD, FRCPC
Derek Harwood-Nash Chair in Medical Imaging
Division Head of Neuroradiology
The Hospital for Sick Children
Professor of Radiology
University of Toronto
Toronto, Ontario, Canada

Anna Illner, MD
Pediatric Neuroradiologist
Texas Children's Hospital
Assistant Professor of Radiology
Baylor College of Medicine
Houston, Texas

Sheri L. Harder, MD, FRCPC
Assistant Professor of Radiology
Division of Neuroradiology
Loma Linda University Medical Center
Loma Linda, California

Gregory L. Katzman, MD, MBA
Professor of Neuroradiology
Vice Chair of Radiology Operations
Chief Quality Officer
Chief Business Development Officer
Department of Radiology
University of Chicago School of Medicine
Chicago, Illinois

Bronwyn E. Hamilton, MD
Professor of Radiology
Oregon Health & Science University
Portland, Oregon

Lubdha M. Shah, MD
Associate Professor of Radiology
Division of Neuroradiology
University of Utah School of Medicine
Salt Lake City, Utah

Perry P. Ng, MBBS (Hons), FRANZCR
Adjunct Associate Professor
Department of Radiology
University of Utah School of Medicine
Salt Lake City, Utah
Interventional Neuroradiologist
Centura Health Physician Group
Denver, Colorado

Gary M. Nesbit, MD
Professor of Radiology, Neurology, Neurological Surgery
Dotter Interventional Institute
Oregon Health & Science University
Portland, Oregon

Ulrich Rassner, MD
Associate Professor of Radiology
Division of Neuroradiology
University of Utah School of Medicine
Salt Lake City, Utah

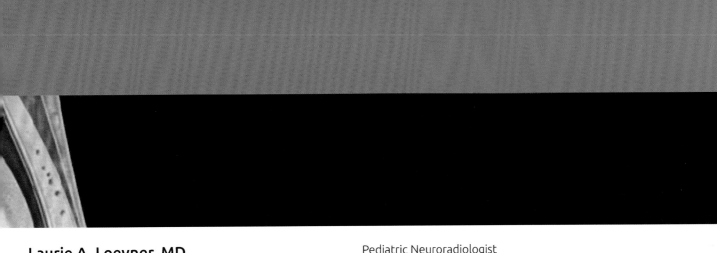

Laurie A. Loevner, MD

Chief, Division of Neuroradiology
Director, Head and Neck Radiology
Professor of Radiology, Otorhinolaryngology: Head and
Neck Surgery, and Neurosurgery
University of Pennsylvania Health System Perelman School
of Medicine at the University of Pennsylvania
Philadelphia, Pennsylvania

Jeffrey S. Anderson, MD, PhD

Associate Professor of Radiology and Bioengineering
University of Utah School of Medicine
Salt Lake City, Utah

Chang Yueh Ho, MD

Assistant Professor of Radiology
Director of Pediatric Neuroradiology
Program Director of Pediatric Neuroradiology
Fellowship
Riley Hospital for Children
Indiana University School of Medicine
Indianapolis, Indiana

Edward P. Quigley, III, MD, PhD

Associate Professor of Radiology
Division of Neuroradiology
University of Utah School of Medicine
Salt Lake City, Utah

John H. Rees, MD

Chief of Neuroradiology: Partners Imaging
Sarasota, Florida
Assistant Professor of Radiology
Georgetown University
Previously: Visiting Scientist
Armed Forces Institute of Pathology
Washington, DC

Majda M. Thurnher, MD

Associate Professor of Radiology
Medical University Vienna
Department of Biomedical Imaging and
Image-Guided Therapy
Vienna, Austria

Gary L. Hedlund, DO

Adjunct Professor of Radiology
University of Utah School of Medicine

Pediatric Neuroradiologist
Department of Medical Imaging
Primary Children's Hospital
Salt Lake City, Utah

James M. Provenzale, MD

Professor of Radiology
Duke University Medical Center
Durham, North Carolina

Yoshimi Anzai, MD, MPH

Professor of Radiology
Associate Chief Medical Quality Officer
University of Utah
Salt Lake City, Utah

Susan I. Blaser, MD, FRCPC

Staff Neuroradiologist
The Hospital for Sick Children
Professor of Neuroradiology
University of Toronto
Toronto, Ontario, Canada

P. Ellen Grant, MD

Associate Professor in Radiology, Harvard Medical School
Founding Director, Center for Fetal-Neonatal Neuroimaging
& Developmental Science
Director of Fetal and Neonatal Neuroimaging Research
Children's Hospital Boston Endowed Chair in Neonatology
Children's Hospital Boston
Boston, Massachusetts

Gilbert Vézina, MD

Director, Program in Neuroradiology
Children's National Medical Center
Professor of Radiology and Pediatrics
The George Washington University School of Medicine and
Health Sciences
Washington, DC

Blaise V. Jones, MD

Associate Director of Radiology
Neuroradiology Section Chief
Cincinnati Children's Hospital Medical Center
Professor of Clinical Radiology and Pediatrics
University of Cincinnati College of Medicine
Cincinnati, Ohio

前　言

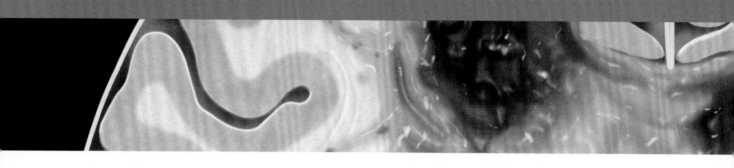

欢迎开启全新的影像诊断学系列丛书阅读之旅！此刻您手中的这本书正是系列丛书中最先面世的几册之一，您也许注意到了，新版图书封面印有 Amirsys 和 Elsevier 两大出版社标识。新颖的封面设计和精致的版面设计表明了我们对此书倾注的创新性努力，但读者所期待的影像诊断学系列丛书在正文内容上一贯精要、高效、条理清晰的特点，和广受好评的罗列于每一诊断内容之初的重点内容总结依旧得到了很好的传承。

自 2010 年第 2 版《脑部影像诊断学》出版问世至今，学术进展日新月异。本版图书中，我们增加了新的诊断，包括肿瘤假性进展（pseudoprogression）、假性反应（pseudoresponse）等重要话题，Clippers 综合征（类固醇激素反应性慢性淋巴细胞性炎症伴脑桥血管周围强化症）和研究热点 IgG4 相关疾病等章节。诊断图谱部分则收录了数千张新增图片，并结合相应最新研究更新了参考文献。由于既往读者反映颇为喜爱第 2 版中增加的章节简介部分，因此新版图书包含了新近更新后的章节简介，以体现学术界对这些基本主题的当前思考。

第 2 版图书覆盖了第 4 版（2007）世界卫生组织（WHO）脑肿瘤分类分级的内容。第 3 版图书覆盖了 WHO 2016 年更新的分类体系，并结合最新文献更新了肿瘤部分的影像诊断学知识，以期给读者带来有关脑肿瘤分类分级的最新解读。专业以日新、

以月异，遂必时时努力，协同进步。

我们期待倾听您的建议与意见，感谢并将密切关注您所感兴趣的、希望增加的新诊断、新内容。不少读者都和我们分享了优秀的影像案例，我们从中选择了一部分病例收录到这版新的《脑部影像诊断学》，并诚挚致谢。毕竟，读者才是我们矢志不渝做好这部系列丛书的原始初心和动力源泉，所以我们在此衷心感谢每位读者的喜爱、关注和投入。现在，请翻开这本书，看看我们刚面世的"小宝贝"吧！

Anne G. Osborn, MD, FACR
University Distinguished Professor
William H. and Patricia W. Child Presidential Endowed Chair
University of Utah School of Medicine
Salt Lake City, Utah

Karen L. Salzman, MD
Professor of Radiology
Leslie W. Davis Endowed Chair in Neuroradiology
University of Utah School of Medicine
Salt Lake City, Utah

Miral D. Jhaveri, MD
Associate Professor
Division Head, Neuroradiology
Department of Diagnostic Radiology and Nuclear Medicine
Rush University Medical Center
Chicago, Illinois

Text Editors

Dave L. Chance, MA, ELS
Arthur G. Gelsinger, MA
Nina I. Bennett, BA
Sarah J. Connor, BA
Terry W. Ferrell, MS
Lisa A. Gervais, BA
Karen E. Concannon, MA, PhD

Image Editors

Jeffrey J. Marmorstone, BS
Lisa A. M. Steadman, BS

Medical Editors

Nicholas A. Koontz, MD
Remy Rosario Lobo, MD
Sarah Cantrell, MD

Illustrations

Lane R. Bennion, MS
Richard Coombs, MS
Laura C. Sesto, MA
James A. Cooper, MD

Art Direction and Design

Laura C. Sesto, MA
Tom M. Olson, BA

Lead Editor

Tricia L. Cannon, BA

Production Coordinators

Rebecca L. Hutchinson, BA
Angela M. G. Terry, BA

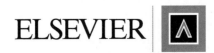

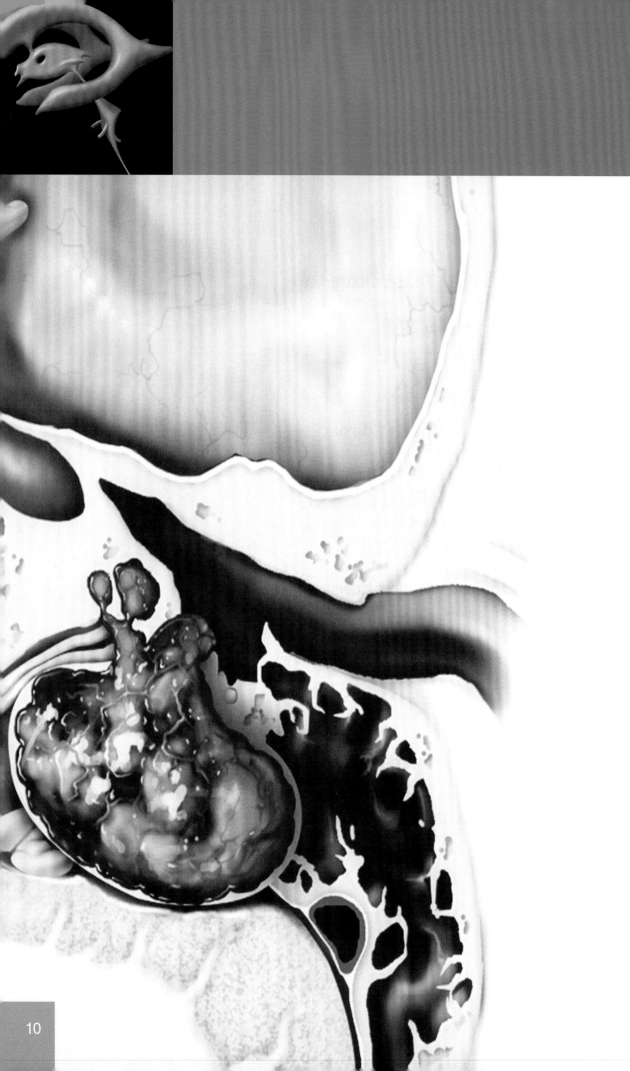

章 目

目 录

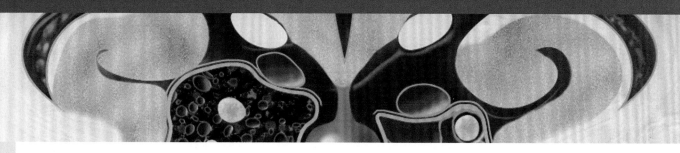

目　录

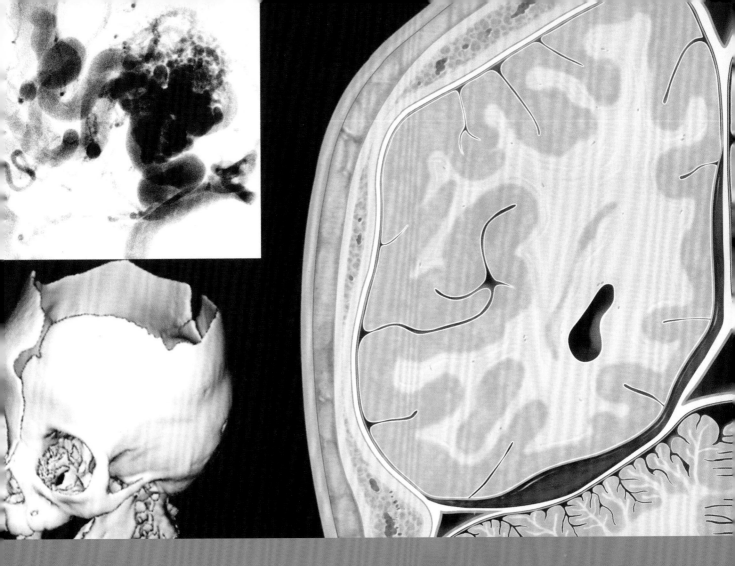

脑部影像诊断学

第一篇　基于病理的诊断

第一章

先天性畸形

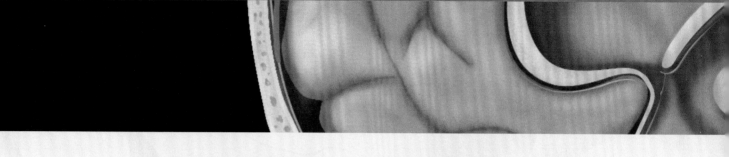

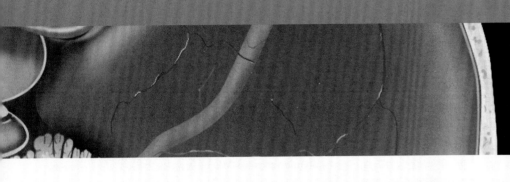

第五节　神经皮肤综合征

脑部畸形的常见影像检查方法

对于任何因癫痫发作或发育迟缓就诊的儿童，脑畸形都是必要的鉴别诊断之一。若同时存在外观异常（如低位耳、特殊面容或眼距过窄），则脑畸形诊断的可能性更大。对于这类病例，影像学检查应侧重于结构异常的显示。选取的成像序列应能在最大程度上显示灰质与白质之间的差异，并具有良好的空间分辨率；且尽可能获取容积数据，以便按需进行任一平面重建或表面重建。高分辨率和重建图像有助于对细微畸形的诊断。因此高分辨率 T1 加权容积成像对于诊断尤为重要。若可能，也需获取 T2 加权容积成像，但目前的 T2 加权容积成像图像尚难以达到上述高空间分辨率和良好的灰白质对比度的要求。若采用容积成像（volume aquisition）技术得到的图像灰白质对比度较低，可尝试采用二维序列采集层厚相对较小的（3～4mm）至少两个平面的图像。FLAIR 成像对于灰白质对比度显示一般，对于发现畸形的帮助不大。弥散加权成像目前没有诊断价值；而弥散张量成像（diffusion tensor imaging，DTI）可获得彩色的各向异性分数（fractional anisotropy，FA）图，并进行纤维示踪技术，有助于更好地显示畸形脑白质纤维之间的关系，在不久的将来可能应用于临床。

获取符合要求的影像后，应按照一定的顺序阅片以避免遗漏。阅片内容应包括中线结构（大脑连合、透明隔、鼻与嗅脑、垂体与下丘脑）、大脑皮层（皮层厚度、脑回结构、灰白质交界处）、脑白质（髓鞘形成、是否有结节或裂隙）、基底节、脑室系统（所有脑室是否完整存在且形态正常）、半球间裂以及中脑、菱脑结构（脑干与小脑）。

由于许多儿童病变发生于中线，包括大脑连合（胼胝体、前连合与海马连合）的异常、中线肿瘤（鞍上、松果体区、脑干与第四脑室的肿瘤）、小脑蚓部的异常与颅颈交界区的异常，故应首先观察中线结构。大脑连合的异常是所有脑部畸形中最常见的一种，目前涉及该部位的综合征达 130 种以上。其中，许多伴发有下丘脑异常，因此应仔细检查下丘脑和垂体，以保证垂体后叶位于蝶鞍内而非下丘脑正中隆起处。中线柔脑膜在大脑连合的发育中发挥了重要的作用，故当发现连合结构缺如或形态异常时，要注意寻找中线柔脑膜异常伴发的其他畸形，如半球间脂肪瘤与半球间囊肿。后颅窝脑脊液间隙增宽（大枕大池）常与小脑的异常相关。直到最近，人们才了解到该现象背后的机制：小脑的正常发育依赖多种其表面柔脑膜分泌的生长因子。因此，小脑柔脑膜

的异常一方面可导致小脑本身的畸形，另一方面可导致小脑周围脑脊液间隙的异常。小脑与其表面柔脑膜的发育异常共同构成了 Dandy-Walker 畸形发生的基础。在查看中线影像（正中矢状位）时，可通过颅面比例初步估计头颅大小。在正中矢状位片上，正常新生儿的头颅宽度与面部宽度的比值约为 5∶1～6∶1。生长至 2 岁，该比值应为为 2.5∶1，到 10 岁时，该比值应约为 1.5∶1。

进而，应从皮层开始对大脑进行由外而内的评估。皮层的厚度是否正常（正常值为 2～3mm），若皮层厚度增加，考虑巨脑回畸形或多小脑回畸形（polymicrogyria，PMG）；灰白质交界线是平滑还是欠规则，若灰白质交界处不规则，应考虑多小脑回畸形或鹅卵石样皮层（见于先天性肌营养不良性疾病，如肌-眼-脑病）。畸形发生的位置也需重视，以顶叶和枕叶病变为主的巨脑回畸形提示 *TUBA1A* 基因突变，而以额叶病变为主的巨脑回畸形提示 *DCX* 基因突变。与之类似，多小脑回畸形因病变位置不同，而存在多种不同的综合征：双侧额叶多小脑回畸形、双侧外侧裂周围多小脑回畸形或双侧旁矢状面顶枕叶多小脑回畸形是三种不同的临床综合征，因此准确描述畸形发生的位置十分重要。若皮层厚度小于正常，尤其是局灶性或多灶性变薄，应考虑产前损伤（感染或缺血）的可能性。

完成皮层评估后，应进一步检查脑白质。首先评估整体髓鞘形成情况是否与年龄相符（正常髓鞘形成时间表可以从期刊论文、教科书等文献资料中查及），其次检查深部白质中是否存在髓鞘形成异常的区域。若发现弥漫性低髓鞘化或无髓鞘化伴多小脑回畸形，应怀疑先天性巨细胞病毒感染。在先天性肌营养不良的深部白质中及局灶性皮层发育不良（focal cortical dysplasias，FCD）的皮层下白质中，可见到多发的局限性髓鞘形成延迟或缺失。发生局灶性皮层发育不良时，髓鞘形成的异常可能局限于一个脑回或者从皮层向中心延伸至侧脑室的上外侧缘，形成一个弯曲的圆锥形区域，圆锥的底部位于皮层，顶部指向侧脑室的上外侧缘（即"倒斗篷征"）。同时，仔细寻找脑室旁或深部白质中是否存在异位的灰质结节。典型的皮层下灰质异位可从皮层一直延伸至脑室侧壁，而脑室旁结节异位的范围局限于室管膜下/脑室旁区域。在 T1WI 上，灰质异位难以与无髓鞘化或受损的白质相鉴别，此时应观察 T2WI 或 FLAIR 序列，确保该病灶在所有的序列上都呈现与灰质相同的信号强度。

内侧及外侧神经节隆起生成的神经元不仅构成了基底节，同时该生发区也产生迁移至大脑皮层的

GABA 能神经元,因此在神经元迁移障碍的病例中,有时也可发现基底节异常。特别是皮层下灰质异位患者常伴随基底节的形态异常。此外,皮层发育畸形时,也常存在海马异常;尤其在无脑回畸形患者中,海马的折叠是不完全的。有时,海马异常可以是发育迟缓患儿的唯一结构异常,因此应仔细查看海马,确保其折叠充分,且形态不过于圆隆。

对于大脑间纵裂的观察必须全面。双侧大脑半球在中线处连续者,为前脑无裂畸形。严重者纵裂可完全缺如,而轻型病例纵裂仅为部分缺如(前部缺如见于半叶型前脑无裂畸形,中央部缺如见于中央型前脑无裂畸形)。透明隔缺如见于胼胝体发育不良、胼胝体缺如、透明隔-视神经发育不良(septooptic dysplasia,SOD)、某些脑裂畸形及双侧多小脑回畸形。检查透明隔的同时还应注意侧脑室的形状和大小是否正常,侧脑室三角区和颞角异常扩大常见于胼胝体异常与巨脑回畸形,双侧额角的扩大常见于双额叶多小脑回畸形。

还应重视对后颅窝的观察,因为在阅片时常常遗漏脑干和小脑的畸形。确认第四脑室和小脑蚓部大小正常,新生儿小脑蚓部的范围应为自中脑下丘到延髓闩部,而婴儿和大龄儿童则应为自丘间沟到闩部。此外,须观察小脑蚓部的脑裂是否正常,若蚓部脑裂外观异常,则需在轴位或冠状位图像上确认小脑蚓部是否存在;若发现双侧小脑半球连续且蚓部缺如,则可诊断菱脑融合畸形。如第四脑室外观异常呈四边形(上缘水平),伴中脑峡部狭窄及小脑蚓部短小,应考虑"臼齿征"畸形(molar tooth malformation,MTM),如中脑下部亦见"臼齿征"(即小脑上脚增粗、伸长,呈水平向后延伸,小脑上蚓部纵裂畸形),可明确诊断。观察脑干结构的大小是否正常,在正中矢状位上,正常儿童的脑桥高度应是中脑的两倍。脑桥与小脑蚓部的相对大小比例是诊断多种疾病的重要标准。脑桥前部主要由小脑中脚十字交叉纤维组成,因此小脑发育不良几乎总是伴有脑桥腹侧发育不良。若小脑发育不良患儿的脑桥大小正常,该异常很可能发生于妊娠晚期或患儿出生后。另外需要注意,后颅窝体积过小、颅内压增高或减低均可导致小脑向枕骨大孔下移位。在诊断 Chiari 1 畸形前,应积极寻找后颅窝过小(斜坡异常、颅颈交界的异常)、颅内压增高(颅内占位病变、脑积水)、颅内压减低(脑膜静脉窦增宽、垂体增大、"陡然下降"的脑干)的原因。最后,应观察后颅窝脑脊液间隙的宽度,脑脊液间隙增宽提示柔脑膜发育异常。

脑畸形影像一览表

结构异常	影像学表现
大脑皮层异常	
无脑回畸形/巨脑回畸形	皮层增厚,内缘光滑,脑沟少且浅
多小脑回畸形	皮层变薄且缺乏起伏,内缘不规则
鹅卵石样皮层	皮层增厚,内缘不规则,髓鞘异常
局灶性皮层发育不良	灰白质分界模糊,伴/不伴髓鞘形成异常
脑白质异常伴皮层畸形	
多小脑回畸形	血管周围间隙增大
鹅卵石样皮层	髓鞘形成延迟,斑片状髓鞘形成减少
先天性巨细胞病毒感染	深部白质髓鞘形成减少/胶质细胞增生
局灶性皮层发育不良	局灶性皮层下髓鞘形成减少
伴透明隔缺如的畸形	
透明隔-视神经发育不良	
前脑无裂畸形	
双侧脑裂畸形	
双侧多小脑回畸形	
菱脑融合畸形	
伴持续性严重脑积水的畸形	

图 1-1 （左图）在正中矢状位 T1WI 上评估中线结构，可见 Dandy-Walker 畸形的经典改变，即巨大的后颅窝囊肿➡，窦汇高位➡，以及窄小上旋的小脑蚓部➡。大脑连合结构也可见明显异常，仅有一个小的残余胼胝体➡。胼胝体的嘴部与压部缺如。前连合➡存在，形态大致正常。（右图）同一病例的 T2WI 显示第四脑室向后开放➡，与巨大的后颅窝囊肿相通

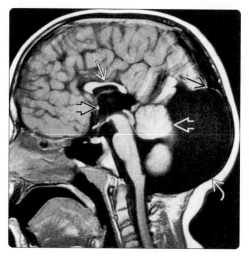 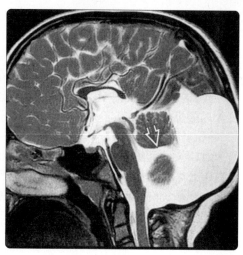

图 1-2 （左图）矢状位 T1WI 可见胼胝体嘴与膝部发育不良，合并一半球间小脂肪瘤➡。（右图）矢状位 T2WI 显示后颅窝十分狭小，窦汇低位➡，第四脑室延长且缺失尖顶结构➡。这位患者符合典型 Chiari 畸形 2 型的影像学表现

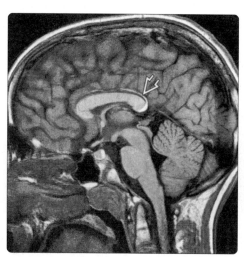 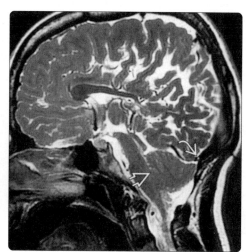

图 1-3 （左图）在正中矢状位 T2WI 上评估中线结构，后颅窝大小正常。小脑扁桃体下缘变尖下移➡超过枕骨大孔下缘 1cm。注意脊髓内的高信号➡，提示该例 Chiari 畸形 1 型患者处于"脊髓空洞前"状态。（右图）同一病例的轴位 T2WI 显示右顶叶内侧灰质呈团块状增厚，局部皮质发育不良，并可见脑沟回变形

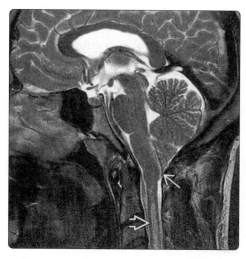 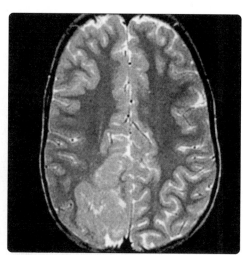

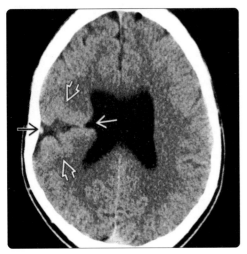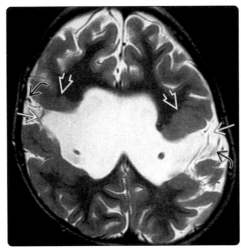

图1-4　（左图）18岁男性患者，癫痫发作病史。轴位CT平扫显示单侧脑裂畸形，裂隙从软脑膜➡一直延伸至脑室。注意侧脑室边缘特征性的脑脊液"乳头"➡。该裂隙的周边衬着发育不良的增厚灰质。（右图）轴位T2WI显示双侧脑裂畸形改变➡，裂隙周边衬着发育不良的灰质➡。请注意裂隙内异常的皮质静脉⟋

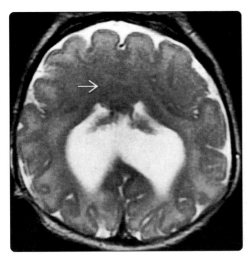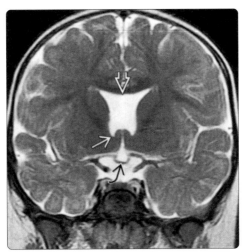

图1-5　（左图）在轴位T2WI上观察中线结构发现额部半球间裂缺如（白质在中线处连续➡）。此外还可见侧脑室额角缺如；据此可诊断前脑无裂畸形。（右图）冠状位图像显示侧脑室变方，额角尖端朝下➡，透明隔缺如➡，以及视交叉发育不良⟋。这些征象均为透明隔-视神经发育不良的典型特征

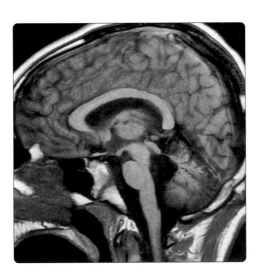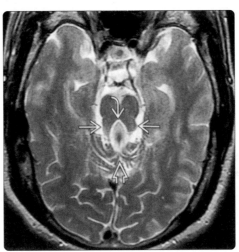

图1-6　（左图）观察后颅窝中线结构发现第四脑室顶的上半部向上凸起，小脑蚓部呈发育不良外观。（右图）同一病例的轴位T2WI显示第四脑室延长➡，小脑蚓部正中裂开➡，以及增厚、水平走行的小脑上脚➡，共同构成Joubert综合征典型的"白齿征"

要　点

术语

- Chiari 1 畸形（CM1）
  - CM1：一组影像学征象的集合（并不是一种疾病，也不是一个简单的诊断标准）
- 目前尚无关于 CM1 诊断标准的共识
  - 传统上认为，小脑扁桃体呈锥形延长，疝入枕骨大孔下，进入颈椎管
  - 小脑扁桃体低于枕骨大孔前后缘连线超过"5mm"，这一诊断标准并不确切
    - 在正常人中，小脑扁桃体位置具有一定的分布范围，且对于同一个体，其位置也可随时间改变
    - 小脑扁桃体位置异常伴形态/结构异常（延长，锥形）
    - 小脑扁桃体位置是脊髓空洞症的危险因素之一（其位置越低，脊髓空洞症风险越高）
  - 后颅窝"拥挤"伴随脑脊液空间减小
  - 评估颅底部与上颈椎
    - 后颅窝狭小、浅（尤其在儿童中）
    - 斜坡短小，常见颅颈交界融合畸形

主要鉴别诊断

- 正常解剖变异（枕骨大孔以下正常形态小脑扁桃体）
- 低颅压
  - 切忌将此诊断为 CM1
- 获得性小脑扁桃体下疝（不是"获得性 Chiari 1 畸形"）
- "复杂 Chiari 畸形"（神经外科称之为"Chiari 1.5 畸形"）
  - 并发其他畸形的小脑扁桃体下疝（脑干下移、闩部低位、骨性结构异常如齿状突后突）

临床要点

- 50% 以上的 CM1 无症状

诊断纲要

- 在诊断 CM1 前应除外低颅压

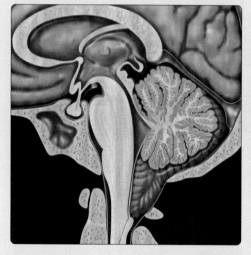
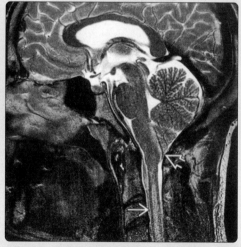

图 1-7 （左图）矢状位示意图示锥形的小脑扁桃体延伸至枕骨大孔下，第四脑室位置正常，向下延长。（右图）23 岁男性患者，诊断为经典 Chiari 畸形 1 型，矢状位 T2WI 示低垂的锥形小脑扁桃体➡与高颈段髓内高信号➡，该高信号代表"脊髓空洞前"状态

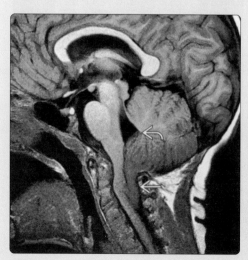
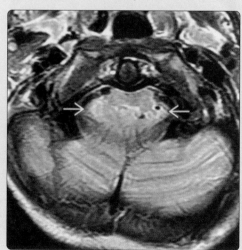

图 1-8 （左图）矢状位 T1WI 示第四脑室形态位置正常。第四脑室尖顶➡位置正常，这一特点有助于与 Chiari 畸形 2 型鉴别。小脑扁桃体穿过枕骨大孔向下移位➡，齿状突后突，斜坡缩短。（右图）轴位 T2WI 证实小脑扁桃体向枕骨大孔下的移位➡，导致枕骨大孔区结构拥挤

术语

缩写

- Chiari 1 畸形（Chiari malformation 1，CM1）

同义词

- Chiari I 型

定义

- 关于 CM1 的确切诊断标准,尚无明确共识
  - 传统上认为,小脑扁桃体延长,呈钉形疝入枕骨大孔下,进入颈椎管
    - 小脑扁桃体低于枕骨大孔前后缘连线超过"5mm",这一诊断标准并不确切
      □ 在正常人中,小脑扁桃体位置具有一定的分布范围,且对于同一个体,其位置也可随时间不同而改变
  - CM1:一组影像学征象的集合(并不是一种疾病,也不是一个简单的诊断标准)
    - 小脑扁桃体位置伴形态/结构(延长,锥形)
      □ 小脑扁桃体位置是脊髓空洞症的危险因素之一(其位置越低,脊髓空洞症风险越高)
    - 后颅窝"拥挤"伴随脑脊液空间减小
    - 评估颅底部与上颈椎
      □ 斜坡短小,常见颅颈交界融合畸形

影像

一般特点

- 最佳诊断要点
  - 锥形的小脑扁桃体下移伴有后颅窝"拥挤",导致枕骨大孔/上颈椎水平的小脑后脑脊液空间减小
- 形态
  - 低位的锥形小脑扁桃体,斜或垂直的脑沟,第四脑室延长但位置正常(尖顶正常地指向背侧)

CT 表现

- 骨 CT
  - 通常无明显异常;部分病例可见斜坡短小,颅颈交界区骨质分节或融合异常

MR 表现

- T1WI
  - 锥形的(而非钝圆)的小脑扁桃体超过枕骨大孔平面≧5mm
  - 枕骨大孔"拥挤",脑池狭小或缺如
  - ±第四脑室延长,菱脑异常
- T2WI
  - 小脑扁桃体叶倾斜(形如中士肩章)
  - ±短斜坡→第四脑室与延髓明显下降
  - ±脊髓空洞症(14%~75%)
- 脑脊液电影
  - 脑脊液搏动混乱,脑干/小脑扁桃体运动增强→峰收缩速度加快,枕骨大孔脑脊液流量下降
    - 相比于脑脊液流量,小脑扁桃体的搏动性可能是更好的预测指标

影像检查方法推荐

- 最佳影像检查
  - 多层面 MR±矢状位脑脊液电影

鉴别诊断

低于枕骨大孔水平的正常小脑扁桃体低位

- 正常情况下,某些人的小脑扁桃体可能低于枕骨大孔
- 除非小脑扁桃体低位同时伴有变尖,且枕骨大孔处显得"拥挤",否则可能仅仅是正常解剖变异而不是 CM1

低颅压

- 低颅压继发的"来自下方的牵拉"(腰穿分流,脑脊液漏)
  - 脑干下垂,小脑扁桃体下疝,硬脑膜均匀强化,静脉窦扩张,C1/C2 节段脊髓后脑脊液积聚,脊髓蛛网膜水囊
- 勿将此误诊为 CM1
  - 枕骨大孔/C1 的减压可加速脑脊液流失的速度,造成严重的后果

获得性小脑扁桃体下疝("获得性 Chiari 1 畸形")

- 获得性颅底凹陷→后颅窝空间减小
  - 成骨不全症
  - Paget 病
  - 颅缝早闭
  - 佝偻病
  - 先天性软骨发育不全
  - 肢端肥大症
- "来自上方的推挤"
  - 慢性脑室腹腔分流(chronic V-P shunt);颅骨过厚,颅缝早闭,蛛网膜粘连
  - 颅内压增高,颅内占位

"复杂 Chiari 畸形"

- 神经外科医生称之为"Chiari 1.5 畸形"
  - 伴有脑干下移的小脑扁桃体下疝(闩部及薄束核低位)
  - 骨质先天畸形(如齿状突后突、寰枢椎融合、斜坡短小等)
  - 临床症状比 CM1 更加严重,可能需行前、后路同期减压

病理

一般特点

- 病因
  - 脑脊液动态学说
    - 收缩期,嵌顿的小脑扁桃体/延髓活塞样下降→阻塞枕骨大孔水平的脑脊液流动通路
    - 舒张期,脑干/小脑扁桃体的快速回缩解除了嵌顿,脑脊液搏动恢复正常
  - 后颅窝发育不全学说
    - 中胚层轴旁的枕部体节发育不全→后颅窝狭

- 小→继发性小脑扁桃体下疝
  - 并非所有 CM1 患者都存在后颅窝狭小
- 遗传学
  - 常染色体显性遗传伴外显不全,或常染色体隐性遗传
  - 综合征性/家族性相关
    - Velocardiofacial 综合征/22 号染色体微缺失、Williams 综合征、颅缝早闭、软骨发育不全、Hajdu-Cheney 综合征与 Klippel-Feil 综合征
- 合并异常
  - 第四枕生骨节综合征(50%):斜坡短小,颅颈交界区骨质分节/融合异常
  - 颅底骨性结构异常/全身骨骼异常(25%~50%)
    - 脊柱侧弯±脊柱后凸(42%);脊椎胸段左凸
    - 齿状突后突(26%)
    - 扁平颅底,颅底凹陷(25%~50%)
    - Klippel-Feil 综合征(5%~10%)
    - C1 环形骨化不全(5%)
    - 寰枕融合畸形(1%~5%)
  - 脊髓空洞症(30%~60%);在无症状的 CM1 患者中占 60%~90%
    - 最常见于 C4-C6 节段;全脊柱积水空洞症、颈段/上胸段脊髓空洞、延髓空洞症不常见
  - 脑积水(11%)
- 枕骨大孔处蛛网膜粘连、阻塞→脑与脊髓见的脑脊液交通减少

分期、分级与分类

- 诊断标准:以枕骨大孔前后缘中点连线为参考,至少一侧小脑扁桃体疝出>5mm 或双侧小脑扁桃体疝出>3~5mm
  - 双侧小脑扁桃体低于枕骨大孔连线≥3~5mm+脊髓空洞、延颈交界扭结样变形、第四脑室延长或锥形小脑扁桃体→先天性 CM1
  - 小脑扁桃体下疝≤5mm 并不能除外 CM1

大体病理与术中特征

- 下疝硬化的小脑扁桃体由于枕骨后缘的压迫形成切迹
- 枕骨大孔处蛛网膜粘连并瘢痕形成

显微镜下特征

- 小脑扁桃体软化或硬化,浦肯野细胞/颗粒细胞减少

临床要点

临床表现

- 最常见症状体征
  - 多达 50%的 CM1 是无症状的(尤其是下疝≤5mm 时)
  - 最常见的症状为头痛、颈痛
  - 患者可出现下列表现
    - 猝死(罕见)
    - 枕下头痛,脑神经麻痹,视觉障碍,前庭蜗神经功能障碍
    - 脊髓运动或感觉异常,步态改变,神经性关节病
    - 小脑扁桃体下疝>12mm 者几乎都有症状;下

疝 5~10mm 者中约 30%无症状
    - 伴发脊髓空洞症的 CM1 患者几乎都存在相应的症状;若空洞累及延髓,延髓性麻痹症状突出
  - 外伤是出现症状的常见诱因(24%)
- 临床特点
  - 临床 CM1 综合征:头痛,假瘤综合征,梅尼埃病样综合征,脑神经下运动神经元体征,脊髓传导束征

人口统计学

- 年龄
  - 10 个月至 65 岁;有脊髓空洞与先天性颅颈交界区畸形者发病较早
- 性别
  - 女>男(3:2)
- 流行病学
  - 发病率为 0.01%~0.6%,儿童发病率约为 0.9%
  - 无症状 CM1 通常在进行影像学检查时意外发现,或许称为"小脑扁桃体异位"更合适

病程和预后

- 病程尚不完全明确
  - 许多患者无症状,仅偶然发现 CM1
  - 异位越严重→脊髓空洞风险↑
- 相比成人,儿童对治疗反应更好

诊断纲要

注意

- 临床严重性与小脑扁桃体下疝的程度有关
- 除非小脑扁桃体下疝>5mm 同时伴有外形变尖±"后颅窝拥挤",否则这一解剖改变没有明确的临床意义

影像解读要点

- 5mm 不能作为诊断 CM1 的绝对指标(对于有临床症状和病理改变的患者)

参考文献

1. Alperin N et al: Imaging-Based Features of Headaches in Chiari Malformation Type I. Neurosurgery. ePub, 2015
2. Bond AE et al: Changes in cerebrospinal fluid flow assessed using intraoperative MRI during posterior fossa decompression for Chiari malformation. J Neurosurg. 1-8, 2015
3. Quon JL et al: Multimodal evaluation of CSF dynamics following extradural decompression for Chiari malformation Type I. J Neurosurg Spine. 1-9, 2015
4. Roller LA et al: Demographic confounders in volumetric MRI analysis: is the posterior fossa really small in the adult Chiari 1 malformation? AJR Am J Roentgenol. 204(4):835-41, 2015
5. Strahle J et al: Syrinx location and size according to etiology: identification of Chiari-associated syrinx. J Neurosurg Pediatr. 1-9, 2015
6. Godzik J et al: Relationship of syrinx size and tonsillar descent to spinal deformity in Chiari malformation Type I with associated syringomyelia. J Neurosurg Pediatr. 13(4):368-74, 2014
7. Lee S et al: Surgical outcome of Chiari I malformation in children: clinico-radiological factors and technical aspects. Childs Nerv Syst. 30(4):613-23, 2014
8. McVige JW et al: Imaging of Chiari type I malformation and syringohydromyelia. Neurol Clin. 32(1):95-126, 2014
9. Moore HE et al: Magnetic resonance imaging features of complex Chiari malformation variant of Chiari 1 malformation. Pediatr Radiol. 44(11):1403-11, 2014

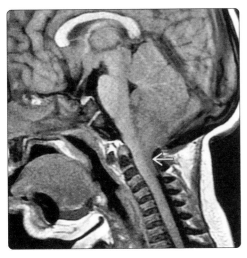
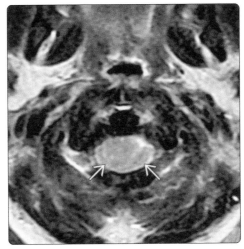

图 1-9　（左图）矢状位 T1WI（骨硬化症）显示严重小脑扁桃体下低位，其下端➡️延长至颈椎管上部，达 C2-C3 水平。骨髓低信号提示存在弥漫的骨质硬化。（右图）轴位 T2WI（骨硬化症）示 CM1 特征性的枕骨大孔拥挤，低位的小脑扁桃体➡️延伸入高颈段椎管内

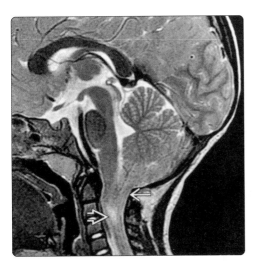
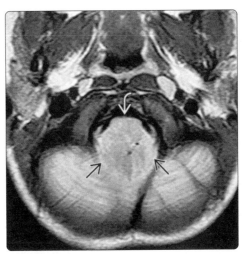

图 1-10　（左图）矢状位 T2WI（无症状 CM1）示小脑扁桃体严重低位➡️。异位的小脑扁桃体造成了高颈段脊髓的变形与变性，片状 T2 高信号灶➡️代表脊髓水肿，提示处于空洞前状态早期。（右图）轴位 T2WI（无症状 CM1）显示小脑扁桃体➡️向下延伸入枕骨大孔，压迫导致基底池消失，邻近脊髓移位➡️

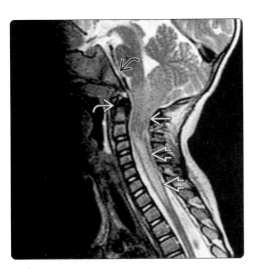
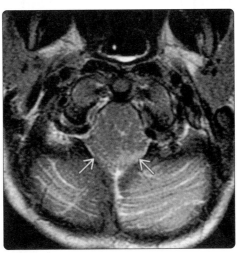

图 1-11　（左图）矢状位 T2WI 示明显的小脑扁桃体低位➡️，而顶盖与第四脑室位置正常。斜坡➡️轻度缩短，齿状突➡️后凸。髓内可见中央性水肿带➡️，但没有明显的脊髓空洞；该征象被描述为"脊髓空洞前"状态。（右图）轴位 T2WI 示小脑扁桃体➡️低位至枕骨大孔下，导致枕骨大孔拥挤

二、Chiari 2 畸形

术语

- 复杂菱脑畸形
- 100%合并神经管闭合缺陷,常为腰段脊髓脊膜膨出

影像

- 后颅窝狭窄,幕切迹增宽,中脑顶盖鸟嘴状后突,小脑蚓部下移
- 小脑脑干呈瀑布样下移
  - 蚓垂/蚓结节/蚓锥体→呈瘢痕硬化改变的楔形结构
  - 颅颈交界区扭结样变形(70%)
  - 塔状小脑→压迫中脑,导致中脑顶盖鸟嘴样改变
  - 第四脑室延长,顶隐窝缺如
- 颅骨凹陷:局部颅骨变薄,呈现勺形外观

鉴别诊断

- Chiari 1 畸形
- Chiari 3 畸形
- 低颅压
- 严重慢性分流术后脑积水(先天性)

病理

- 继发于胚胎期(孕 4 周)开放性椎管闭合不全脑脊液漏的后遗症
- 亚甲基四氢叶酸还原酶(MTHFR)基因缺陷→叶酸代谢异常
- 常见脊柱和大脑/颅骨相关畸形

诊断纲要

- 塔状小脑,小脑蚓部下移,±脑干受压:对 Chiari 2 畸形有诊断意义,尤其当伴发腰段脊髓脊膜膨出时

图 1-12 （左图）后颅窝与高颈段椎管矢状位示意图展示了 Chiari 2 畸形的典型表现,包括胼胝体发育不良➡,中脑顶盖鸟嘴样畸形➡,后颅窝狭小,小脑蚓低位➡与延髓扭结样弯曲变形➡。（右图）矢状位 T1WI 示典型的 Chiari 2 畸形征象。中脑顶盖鸟嘴样畸形➡,小脑蚓低位➡至枕骨大孔下,巨大的丘脑间黏合➡,以及发育不良的胼胝体➡

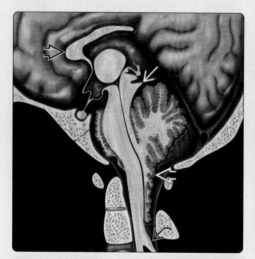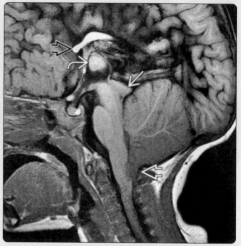

图 1-13 （左图）矢状位 T2WI 示特征性的 Chiari 2 畸形表现,包括中脑顶盖鸟嘴样畸形➡,小脑蚓低位➡至枕骨大孔下,小脑"高耸"➡,巨大的丘脑间黏合➡与发育不良的胼胝体➡。（右图）轴位 T2WI 示特征性的枕骨大孔处后颅窝拥挤,反映了后颅窝空间狭小,小脑下蚓部通过枕骨大孔向下移位

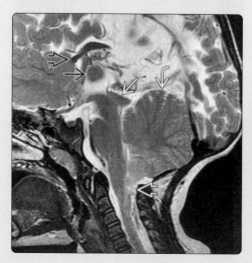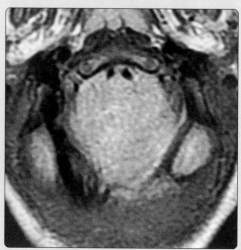

术语

缩写

- Chiari 2 畸形（Chiari malformation 2，CM2）

同义词

- Chiari 畸形 Ⅱ 型

定义

- 复杂菱脑畸形
  - 100% 合并神经管闭合缺陷，常为腰段脊髓脊膜膨出
    - 偶可见发生在隐性椎管闭合不全患者中（可能为误诊的 CM1）

影像

一般特点

- 最佳诊断要点
  - 小脑蚓部下疝，合并脊髓脊膜膨出
- 部位
  - 后颅窝，高颈段脊髓；空洞可累及全脊髓
- 大小
  - 后颅窝体积小于正常
- 形态
  - 小脑包裹延髓，塔状上突至幕切迹上，伴"鸟嘴样"中脑顶盖与心形的中脑

CT 表现

- CT 平扫
  - 后颅窝拥挤，幕切迹增宽，中脑顶盖鸟嘴状向后凸起，小脑蚓部下移
- 骨 CT
  - 后颅窝体积小
    - 小脑幕低位/窦汇在枕骨大孔附近
    - 枕骨大孔增大、呈漏斗形，后缘呈锯齿状
    - 颞骨岩部与斜坡呈扇形改变
  - C1 后弓畸形（66%），颈椎管增大
  - 颅骨凹陷：局部颅骨变薄，呈勺形外观
    - 多数在出生后 6 个月之后缓解，某些颅内板畸形会持续至成年

MR 表现

- T1WI
  - 小脑脑干呈瀑布样下移
    - 蚓垂/蚓结节/蚓锥体→呈瘢痕硬化改变的楔形结构
    - 颅颈交界区扭结样变形（70%）
    - 塔状小脑→压迫中脑，导致中脑顶盖鸟嘴样改变
    - 第四脑室延长，顶隐窝缺如
  - 开放性椎管闭合不全，脊髓脊膜膨出约 100%（腰段>>颈段）
  - 脊髓空洞症（20%~90%）
- T2WI
  - 类似于 T1WI+高信号，小脑胶质细胞增生
  - ±第四脑室病变（罕见）
    - 第四脑室顶部毗邻脉络丛或位于脉络丛内
    - 胶样囊肿或蛛网膜囊肿，胶质结节或脉络膜结节，室管膜下室管膜瘤
- 脑脊液电影
  - 相位对比 MR 电影成像→枕骨大孔处脑脊液流动受限
- DTI
  - FA 图与定量分析可显示胼胝体发育不良，明确白质结构异常

超声表现

- 灰阶超声
  - 产科胎儿超声检查是早期诊断的首选
    - 可在早至孕 10 周时发现脊髓脊膜膨出
    - 可在早至孕 12 周时发现脑部特征征象（"柠檬征"与"香蕉征"）

影像检查方法推荐

- 最佳影像检查
  - MR 多角度评估脑脊髓基本情况
  - CT 或 MR 随访评估脑积水情况
  - 脊髓 MR 观察脑干或脊髓症状的进展情况

鉴别诊断

Chiari 1 畸形

- 不伴发脊髓脊膜膨出
- 小脑扁桃体疝（非小脑蚓部疝）

Chiari 3 畸形

- 脑干，C1-C2 水平椎管未闭处的小脑疝

低颅压

- 低颅压的一系列症状可通过起病情况和症状鉴别
- 后颅窝"陡然下降"，压迫脑桥至斜坡，硬脑膜增厚/强化

严重慢性分流术后脑积水（先天性）

- 可导致脑塌陷，小脑向幕上疝出

病理

一般特点

- 病因
  - 继发于胚胎期（孕 4 周）开放性椎管闭合不全脑脊液漏的后遗症
    - 神经管形成异常→脑脊液从神经管缺陷处漏出→无法维持第四脑室的张力→后颅窝内容物移位/扭曲
    - 临床上还存在极罕见的 Chiari 2 畸形合并隐性椎管闭合不全，或为该学说的不支持点
  - 另一个学说提出，神经管头端与尾端的发育不良分别导致了 Chiari 2 畸形与脊髓脊膜膨出，

这正是 Chiari 2 畸形常合并脊髓脊膜膨出的原因
- 遗传学
  - 亚甲基四氢叶酸还原酶(MTHFR)基因突变与叶酸代谢异常有关
    - *MTHFR* 突变+叶酸缺乏→神经管缺陷风险↑→Chiari 2 畸形
    - 若第一胎患 Chiari 2 畸形,第二胎发生该畸形的概率为 4%~8%
- 合并异常
  - 脊柱
    - 100%合并开放性椎管闭合不全(脊髓脊膜膨出)(腰部>>颈段)
    - 寰椎后弓畸形(66%)
    - 脊髓空洞症(20%~90%)
    - 脊髓纵裂畸形(5%)
    - Klippel-Feil 综合征
    - 颈部脊髓囊状突出
  - 脑/颅骨
    - 胼胝体发育不良(90%),中脑导水管狭窄,菱脑融合畸形,灰质畸形,透明隔缺如,穹窿柱融合
    - 颅骨凹陷(Lückenschädel)
- 脑积水与脑畸形的严重程度与后颅窝的大小及菱脑下疝的程度相关

大体病理和术中特征

- 后颅窝小→内容物下移进入颈椎管
  - 小脑半球/扁桃体"包裹"延髓
  - 脑桥/脑神经根延长
  - 第四脑室低位,受压延长→在颈椎管内形成囊袋状改变
  - 延髓扭结样变形
  - ±脊髓空洞症

显微镜下特征

- 浦肯野细胞减少,疝出组织硬化改变

临床要点

临床表现

- 最常见症状体征
  - 新生儿:脊髓脊膜膨出,头围增大±脑积水症状
  - 大龄儿童/成人:脑积水,脊髓栓系相关症状(脊髓脊膜膨出修补术后)
  - 各年龄段:不同程度的下肢瘫痪/括约肌功能障碍/延髓性麻痹
- 临床特点
  - 常在脊髓脊膜膨出畸形的基础上出现
    - 婴儿:头围增大
    - 儿童/成人:Chiari 2 畸形的体征,脑积水/分流失败的体征±延髓性麻痹
- 实验室检查
  - 胎儿筛查:甲胎蛋白↑

人口统计学

- 年龄
  - 常在出生时与脊髓脊膜膨出±脑积水同时被发现
- 性别
  - 男=女
- 流行病学
  - 发病率:新生儿发生率 0.44‰;叶酸替代治疗使发病率下降

病程和预后

- 脊髓脊膜膨出畸形患者最常见的死亡原因
  - 脑干压迫/脑积水,脑干内部神经通路受损
- 进展性脊髓神经功能损害少见;可能存在脑积水,合并未诊断的脊髓畸形(脊髓纵裂畸形)、脊髓拴系综合征
- 出生后手术修复有可能使小脑扁桃体/小脑蚓部异位得到改善(抬高)

治疗

- 孕妇叶酸补充治疗(妊娠前→孕 6 周)可显著降低胎儿脊髓脊膜膨出的风险
- 手术治疗
  - Chiari 减压术,切除枕骨大孔后缘与寰椎后弓
  - 脑脊液改道/分流
  - 对合适的患者行胎儿期的脊髓脊膜修补或可减轻 Chiari 2 畸形的严重程度

诊断纲要

注意

- 脑/脊髓轴位 MR 成像有助于发现 Chiari 2 畸形、评估畸形严重程度及寻找并发症

影像解读要点

- 窦汇位置偏低提示后颅窝狭小
- CT 或 MR 显示塔状小脑、小脑蚓部下移±脑干压迫诊断 Chiari 2 畸形

参考文献

1. Cesmebasi A et al: The Chiari malformations: A review with emphasis on anatomical traits. Clin Anat. 28(2):184-194, 2015
2. Akbari SH et al: Surgical management of symptomatic Chiari II malformation in infants and children. Childs Nerv Syst. Epub ahead of print, 2013
3. Messing-Jünger M et al: Primary and secondary management of the Chiari II malformation in children with myelomeningocele. Childs Nerv Syst. 29(9):1553-62, 2013
4. Sweeney KJ et al: Spinal level of myelomeningocele lesion as a contributing factor in posterior fossa volume, intracranial cerebellar volume, and cerebellar ectopia. J Neurosurg Pediatr. 11(2):154-9, 2013
5. Citton V et al: Chiari 2 without spinal dysraphism: does it blow a hole in the pathogenesis? J Child Neurol. 27(4):536-9, 2012
6. Geerdink N et al: Essential features of Chiari II malformation in MR imaging: an interobserver reliability study--part 1. Childs Nerv Syst. 28(7):977-85, 2012
7. Juranek J et al: The cerebellum in children with spina bifida and Chiari II malformation: Quantitative volumetrics by region. Cerebellum. 9(2):240-8, 2010
8. Luigetti M et al: Improvement of obstructive sleep apneas caused by hydrocephalus associated with Chiari malformation Type II following surgery. J Neurosurg Pediatr. 6(4):336-9, 2010
9. Morota N et al: Postnatal ascent of the cerebellar tonsils in Chiari malformation Type II following surgical repair of myelomeningocele. J Neurosurg Pediatr. 2(3):188-93, 2008
10. Vinck A et al: Arnold-Chiari-II malformation and cognitive functioning in spina bifida. J Neurol Neurosurg Psychiatry. 77(9):1083-6, 2006

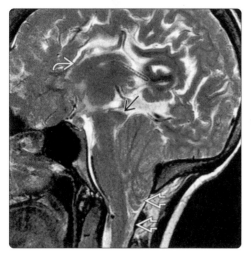
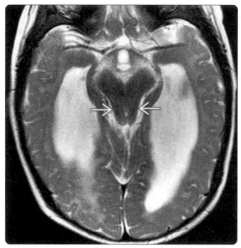

图 1-14 （左图）头颅矢状位 T2WI 示 Chiari 2 畸形的特征性改变，后颅窝非常狭小，中脑顶盖呈鸟嘴样显著后突➡️，小脑蚓/扁桃体➡️通过枕骨大孔向下疝出。胼胝体严重发育不良➡️，分流术后脑室缩小。（右图）轴位 T2WI 示胼胝体发育不良，中脑顶盖鸟嘴样畸形➡️及其引起的侧脑室枕角扩大

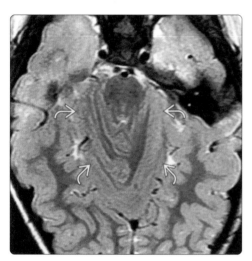
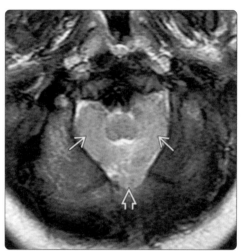

图 1-15 （左图）后颅窝水平轴位 T2WI 示高耸的小脑➡️通过宽大的小脑幕切迹向上疝出。（右图）枕骨大孔水平轴位 T2WI 显示特征性的后颅窝底部狭窄。双侧小脑扁桃体➡️与蚓部➡️通过枕骨大孔向下移位

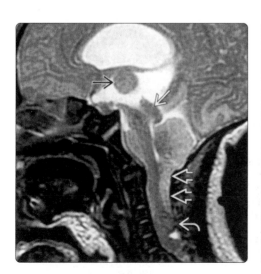
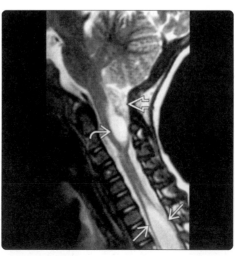

图 1-16 （左图）矢状位 T2WIMR 示显著的小脑蚓低位➡️与延髓扭结样变形➡️，此处延髓扭结的位置比典型案例偏低，低至 C4 水平。注意发育不良的鸟嘴样中脑顶盖➡️与增大的丘脑间黏合➡️。（右图）矢状位 T2WI 示后颅窝拥挤伴小脑蚓低位➡️，巨大的颈胸髓空洞➡️与延颈交界处较大空洞（延髓空洞症➡️）。注意小脑蚓部的高信号，为瘢痕组织内的胶质细胞增生改变

要 点

术语

- Chiari 3 畸形（CM3）
- 同义词：Chiari 畸形Ⅲ型，菱脑疝

影像

- 下枕部或高颈段脑膜脑膨出，疝内容物包括小脑±脑干、脑膜、血管、脑脊液
- 中线骨质缺损，包括枕鳞部及枕骨大孔后缘中点

鉴别诊断

- 孤立的枕部脑膨出
- 其他枕部脑膨出
  - 枕骨裂露脑畸形
  - 颈部脑膨出综合征

病理

- 严重程度取决于疝囊的内容

- 脑膨出疝囊的内容：脑膜，小脑，脑干±颈髓，枕极，血管
  - 结构紊乱及胶质增生的脑组织（神经元迁移异常，皮质发育不良）
  - 疝囊边缘或可见异位灰质团块
- 伴发畸形：胼胝体发育异常，灰质异位，脊髓空洞症，脊柱纵裂畸形

临床要点

- 小头畸形，严重发育迟缓，肌痉挛，肌张力减低，癫痫发作
- 脑干受到机械性牵拉，呼吸衰竭，低位脑神经功能障碍

诊断纲要

- 枕颈部脑膨出（小脑±脑干）合并 C1-C2 脊柱裂 = Chiari 3 畸形

图 1-17 （左图）矢状位 T2WI 示枕骨鳞部腹侧软骨部分与枕骨大孔后缘之间的巨大骨质缺损。胶质增生的小脑组织➡突入一巨大的囊。注意异位的脑干➡与基底动脉➡。（右图）矢状位 T1WI 示一巨大的脑膜脑膨出，内容物有脑膜、脑脊液、小脑➡、脑干➡与高颈段脊髓，通过枕下部与高颈段脊椎之间的骨性缺损疝出

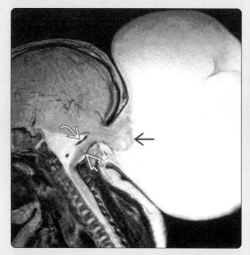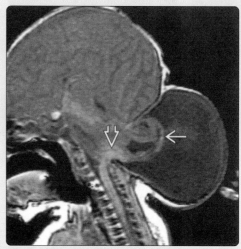

图 1-18 （左图）Chiari 3 畸形患者，颅骨和高颈段椎骨 CT 3D 表面投影重建显示枕骨鳞部腹侧软骨的巨大骨质缺损➡，以及高颈段脊柱裂➡。（右图）矢状位 MRV 显示典型的 Chiari 3 畸形静脉异常。直窦➡和 Galen 静脉严重发育不全。横窦缺如，增大的枕窦取而代之

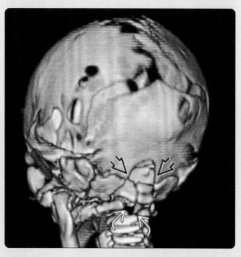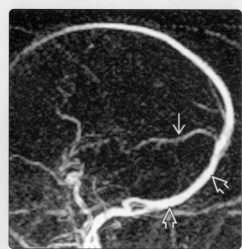

术语

同义词

- Chiari 畸形 Ⅲ 型,菱脑疝

定义

- 脑与脊髓经高颈段±下枕部骨质缺损处疝出

影像

一般特点

- 最佳诊断要点
  - 表面覆盖皮肤的高颈段脑膜脑膨出,疝出物包含小脑

CT 表现

- CT 平扫
  - 后正中线脑膨出,包括小脑
  - 后颅窝狭小±斜坡呈扇形,颅骨凹陷
- 骨 CT
  - 枕骨大孔后缘中点与高颈段闭合不全性骨质缺损
- CTA
  - 随着脑干疝入疝囊内,基底动脉被"牵拉"入缺损处
  - ±静脉/静脉窦进入疝囊内
  - 静脉与静脉窦畸形和/或低位

MR 表现

- T1WI
  - 高颈段脑膨出,疝囊内含脑膜与小脑±脑干与高颈段脊髓
  - 可见脑池、第四脑室与静脉窦进入疝囊(50%)
- T2WI
  - 疝囊内组织可能显示高信号(胶质增生)、索条状(坏死)或低信号(出血)

影像检查方法推荐

- 最佳影像检查
  - 多平面脑 MR 及 MRV 显示脑膨出与血管情况
  - 多平面骨 CT 评估骨质缺损情况

鉴别诊断

孤立的枕部脑膨出

- 不累及枕骨大孔,无 Chiari 2 畸形颅内表现

其他枕部脑膨出

- 枕骨裂露脑畸形
- 颈部脑膨出综合征
  - Meckel-Gruber 综合征, Goldenhar-Gorlin 综合征, MURCS 综合征(müllerian 缪勒管、肾脏、颈椎), Walker-Warburg 综合征,羊膜带综合征

病理

一般特点

- 遗传学
  - 亚甲基四氢叶酸还原酶(MTHFR)基因 667 位碱基 C→T(≤50%)
- 合并异常
  - 胼胝体发育异常,灰质异位,脊髓空洞症,脊髓纵裂
  - 曾被描述为"枕部脑膨出合并 CM2 畸形颅内表现"
    - 但目前观点认为,顶盖与脑干下部的表现是由小脑移位造成的结构扭曲所导致

大体病理和术中特征

- 疝囊内容物:脑膜,小脑,脑干±脊髓,±枕极,±血管

显微镜下特征

- 疝囊内脑组织结构紊乱(神经元迁移异常,皮质发育不良,胶质增生)

临床要点

临床表现

- 最常见症状体征
  - 枕部/高颈段脑膨出,小头畸形
  - 通过胎儿超声/MR 发现,或在出生时意外发现
- 其他症状体征
  - 脑干受到机械性牵拉,呼吸衰竭,低位脑神经功能障碍
- 临床特点
  - 严重发育迟缓,肌痉挛,肌张力减低,癫痫发作

人口统计学

- 年龄
  - 新生儿
- 性别
  - 多数病例系列报道:女>男(同所有的神经管畸形一样均为女性多于男性)
- 流行病学
  - 罕见;占各型 Chiari 畸形的 1%~4.5%

病程和预后

- 取决于疝出组织的量和类型
- 预后较差,常导致严重残疾或早夭

治疗

- 手术切除,脑膨出修补
  - 切除或修补疝囊(疝囊内的多数结构是无功能的)
  - 若疝囊内的脑组织量大于颅内脑组织量→不考虑手术
- 脑脊液分流术治疗脑积水

诊断纲要

注意

- 发生于新生儿的 Chiari 3 畸形表现为下枕部脑膨出

参考文献

1. Cesmebasi A et al: The Chiari malformations: A review with emphasis on anatomical traits. Clin Anat. 28(2):184-194, 2015
2. Deans AE et al: Radiology of the Chiari Malformations. In Tubbs RS et al: The Chiari Malformations. New York: Springer. 153-69, 2013

要　点

术语

- 胼胝体（corpus callosum，CC）、海马连合（hippocampal commissure，HC）或前连合（anterior commissure，AC）部分或全部缺如；可单独存在或合并其他脑结构畸形
- 先天性胼胝体结构异常谱系疾病
  - 完全性未发育（出生时，胼胝体所有解剖区域完全缺如）
  - 部分性未发育（出生时，胼胝体部分区域缺如，但并非完全缺如）
  - 发育不良（胼胝体变薄，但所有解剖结构都存在）
  - 增生（可能由于出生后轴突消减减少导致胼胝体增厚）
  - 发育异常（胼胝体存在，但有一定程度的畸形，包括部分性未发育与发育不良）

影像

- 矢状位与冠状位影像上胼胝体缺如
- 侧脑室中央部/枕角扩大（"空洞脑"）

- DTI：胼胝体缺如处可见大脑连合纤维未交叉至对侧，而在同侧走行形成 Probst 束
- 大脑前动脉走行垂直/向后

临床要点

- 各个年龄段均可发病；通常在儿童早期被发现，是胎儿中最常见的畸形
- 癫痫发作，发育迟缓，颅骨畸形/眼距过宽
- 散发/孤立的胼胝体未发育/发育异常：大多数（75%）患儿在 3 岁左右认知水平正常/接近正常，但随着年龄增长，学习任务的复杂性增加，轻微的认知缺陷变得越来越明显
- 胼胝体未发育/发育异常合并其他畸形，或构成综合征者＝预后最差

诊断纲要

- 观察重点应放在胼胝体缺如/不完全上，而不是其他间接征象
- 全面评估并发症

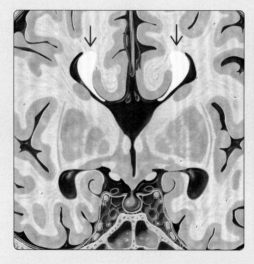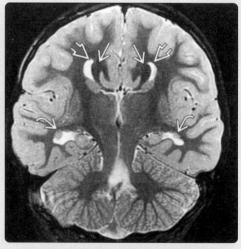

图 1-19 （左图）冠状位示意图示中线处胼胝体缺如，双侧侧脑室分离。半球间裂延伸至第三脑室。Probst 束 ➡ 含有正中矢状位旁前后走行的胼胝纤维束。（右图）冠状位 T2WI 示胼胝体发育异常，双侧侧脑室相互远隔 ➡，称为"海盗头盔/鹿头征"。侧脑室内侧极低信号的白质纤维束即为 Probst 束 ➡。注意异位的灰质结节 ➡

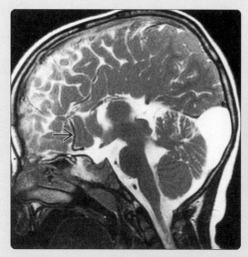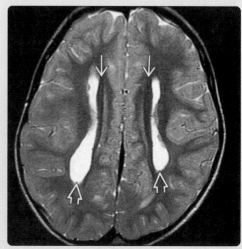

图 1-20 （左图）同一患者，矢状位 T2WI 示胼胝体缺如，第三脑室顶部高耸，周围脑沟以第三脑室为中心呈放射状排布。注意单一大脑前动脉 ➡。前连合结构亦缺如。（右图）同一患者的轴位 T2WI 示 ACC 中特征性的相互平行的侧脑室 ➡ 侧脑室内侧为过度髓鞘化的 Probst 束 ➡

术语

缩写

- 胼胝体发育不良/发育异常（agenesis/dysgenesis corpus callosum，ACC）

同义词

- 大脑连合纤维未发育/发育异常

定义

- 胼胝体（corpuscallosum，CC）、海马连合（hippocampalcommissure，HC）或前连合（anteriorcommissure，AC）部分或全部缺如；可单独存在或合并其他脑结构畸形
- 先天性胼胝体结构异常谱系疾病
  ○ 完全性未发育（出生时，胼胝体所有解剖区域完全缺如）
  ○ 部分性未发育（出生时，胼胝体部分缺如，并非完全缺如）
  ○ 发育不良（胼胝体变薄，但所有解剖结构都存在）
  ○ 增生（可能由于出生后轴突消减减少导致胼胝体增厚）
  ○ 发育异常（胼胝体存在，但有一定程度的畸形，包括部分性未发育与发育不良）

影像

一般特点

- 最佳诊断要点
  ○ 冠状位与正中矢状位上可见胼胝体部分或完全缺如
  ○ 侧脑室明显分离，平行排列（轴位），可见"牛头/鹿头/三叉戟/海盗之盔征"（冠状位）
- 大小
  ○ 如果存在胼胝体，则残余部分大小、范围、形状多变
    - 在髓鞘成熟前，可能难以确定（T2WI 上显示最佳）
- 形态
  ○ 连合板（commissural plate），顺时针顺序为
    - 前连合
    - 嘴板与嘴
    - 膝部、体部、峡部与压部
    - 海马连合位于胼胝体下方，透明隔后方

CT 表现

- CT 平扫
  ○ 在轴位 CT 上，侧脑室是诊断的关键
    - 平行且相互分离
    - 侧脑室中央部/枕角常扩大（"空洞脑"）
- CTA
  ○ 大脑前动脉在纵裂内垂直向上走行

MR 表现

- T1WI
  ○ 矢状位
    - 连合结构缺如或不完整，第三脑室顶部扩张
    - 扣带回异常：脑沟呈放射状分布
    - 前连合可缺如、变小或正常
  ○ 冠状位

- 纵裂向下延伸至第三脑室顶
- Probst 束：中线位置纵向白质纤维束，在 T1WI 上的信号较其余白质高，锯齿状侧脑室（"牛头征"等）
- 侧脑室颞角分叉，海马钝圆
  ○ 轴位
    - 侧脑室平行分离，侧脑室枕角扩大畸形
- T2WI
  ○ 形态上与 T1WI 一致
    - Probst 束比其余白质暗
  ○ 变异与合并畸形
    - 第三脑室高骑跨
    - 部分性未发育通常累及胼胝体后部及海马连合
    - 多发半球间裂囊肿（脑膜发育不良）
    - 脂肪瘤：结节状，曲线样
    - 皮层发育畸形（malformations of cortical development，MCD）：多小脑回样皮层畸形（常发生于中线囊肿旁），皮层下或脑室旁结节样灰质异位
    - 眼、菱脑（Dandy-Walker）、下丘脑垂体、脊髓、心脏的畸形
- DWI
  ○ DTI：胼胝体缺如处可见大脑连合纤维未交叉至对侧，而在同侧走行形成 Probst 束
  ○ 胼胝体残余部分可含有来自大脑任意部分的轴突
- MRA
  ○ 大脑前动脉垂直/向后走行（未绕过胼胝体膝部），±大脑前动脉共干
- MRV
  ○ 偶可见中线静脉畸形，镰状窦永存

超声表现

- 灰阶超声
  ○ 冠状位
    - 胼胝体缺如，侧脑室牛头征，双侧侧脑室分离，侧脑室枕角扩大畸形
  ○ 矢状位
    - "指向"第三脑室的放射状脑回
- 彩色多普勒超声
  ○ 大脑前动脉后部走行异常

影像检查方法推荐

- 最佳影像检查
  ○ MR
- 检查方案推荐
  ○ 多平面 MR（寻找合并畸形）
  ○ 若无条件行 MR 检查者，多层 CT 可诊断 ACC
  ○ 对于胎儿，可采用超快单次激发 T2WI 进行矢冠轴三个平面的成像

鉴别诊断

胼胝体破坏

- 手术（胼胝体切除术），外伤
- 缺氧缺血性脑病（hypoxic ischemic encephalopathy，HIE），梗死，出血
- 表现为胼胝体坏死或胼胝体纵裂的代谢性脑病（Marchiafava-Bignami 病）

拉伸的胼胝体

- 胼胝体变薄（如脑积水），但所有解剖结构完整

胼胝体发育不良

- 胼胝体较薄,但所有解剖结构都存在

胼胝体发育不成熟

- 在髓鞘发育形成之前难以确诊,通过扣带回的位置可能有助于鉴别

增厚的胼胝体("巨大的胼胝体")

- 胼胝体明显增厚可孤立出现,也可与其他畸形或先天性代谢异常合并出现
  - 可能由发育过程中并行的暂时轴突未能及时消减导致

病理

一般特点

- 病因
  - 轴突未能正常形成
    - 罕见 CRASH 综合征/L1CAM 基因缺陷,"鹅卵石样"无脑回畸形
  - 轴突未导向中线(黏附分子突变)
  - 轴突到达中线未能交叉跨越至对侧半球(中线引导结构缺如或功能障碍)
    - 轴突改变走行,在中线旁形成巨大畸形的纵行 Probst 束
  - 其他
    - 中毒:胎儿期酒精暴露可能影响 L1CAM 基因
    - 感染:宫内巨细胞病毒感染
    - 先天性代谢异常:非酮症性高甘氨酸血症,丙酮酸脱氢酶缺乏症(pyruvate dehydrogenase deficiency),母体苯丙酮尿症,Zellweger 综合征
- 遗传学
  - 合并其他畸形的/综合征性的胼胝体畸形的遗传学
    - 是中枢神经系统畸形综合征中最常见的一种畸形:超过 130 种综合征中可有 ACC
    - Chiari 2 畸形,额鼻发育不良,综合征性颅缝早闭,皮层发育异常畸形,微管蛋白突变等等
    - Aicardi 综合征:X 连锁 ACC,多小脑回畸形与灰质异位症,婴儿痉挛,视网膜裂隙,发育迟缓
- 合并异常
  - 皮层发育异常畸形:灰质异位,无脑回畸形,多小脑回畸形等
  - 眼/下丘脑-垂体/脊髓/面部的异常
  - 心脏,肢端异常
  - ACC 可孤立出现,亦可为多种畸形综合征的一部分

分期、分级和分类

- 可为孤立出现,亦可为多种畸形综合征的一部分;完全性或部分性
- 可有半球间裂发育异常:脑膜囊肿,脂肪瘤
- 超过 130 种综合征中包含有 ACC

大体病理和术中特征

- 透明隔向外侧移位,包含 Probst 束
- Probst 束含有纵行的连合纤维
  - 仅当胼胝神经元存在时可形成 Probst 束
  - 大小各异的纤维束小于正常 CC

- 合并遗传性脑病

临床要点

临床表现

- 最常见症状体征
  - 癫痫发作,发育迟缓,头颅畸形/眼距过宽
  - 垂体功能减退,下丘脑功能异常
  - 自闭症谱系疾病
- 临床特点
  - 非特异

人口统计学

- 年龄
  - 任何年龄均可发病;典型病例常在儿童早期被发现,是胎儿中最常见的畸形
- 性别
  - 孤立发病时,男性多于女性
- 流行病学
  - 每 10 000 个活产儿中,0.5~70 例
  - 占中枢神经系统畸形的 4%
  - 可以单独发生(常为男性)或为其他中枢神经系统畸形的一部分

病程和预后

- 散发/孤立的 ACC:大多数(75%)患儿在 3 岁左右认知水平正常/接近正常,但随着年龄增长,学习任务的复杂性增加,轻度认知功能障碍逐渐表现明显
- ACC 合并其他畸形,或构成综合征者=预后最差

诊断纲要

注意

- ACC 常并发其他畸形,构成综合征

影像解读要点

- 观察重点应放在胼胝体缺如/不完全上,而不是其他间接征象
- 全面评估并发症

参考文献

1. Craven I et al: Antenatal diagnosis of agenesis of the corpus callosum. Clin Radiol. 70(3):248-53, 2015
2. Edwards TJ et al: Clinical, genetic and imaging findings identify new causes for corpus callosum development syndromes. Brain. 137(Pt 6):1579-1613, 2014
3. Palmer EE et al: Agenesis of the corpus callosum: a clinical approach to diagnosis. Am J Med Genet C Semin Med Genet. 166C(2):184-97, 2014
4. Lau YC et al: Autism traits in individuals with agenesis of the corpus callosum. J Autism Dev Disord. 43(5):1106-18, 2013
5. Owen JP et al: The structural connectome of the human brain in agenesis of the corpus callosum. Neuroimage. 70:340-55, 2013
6. Santo S et al: Counseling in fetal medicine: agenesis of the corpus callosum. Ultrasound Obstet Gynecol. 40(5):513-21, 2012
7. Vasudevan C et al: Long-term outcome of antenatally diagnosed agenesis of corpus callosum and cerebellar malformations. Semin Fetal Neonatal Med. 17(5):295-300, 2012
8. Hopkins B et al: Neuroimaging aspects of Aicardi syndrome. Am J Med Genet A. 146A(22):2871-8, 2008
9. Lee SK et al: Diffusion tensor MR imaging visualizes the altered hemispheric fiber connection in callosal dysgenesis. AJNR Am J Neuroradiol. 25(1):25-8, 2004
10. Küker W et al: Malformations of the midline commissures: MRI findings in different forms of callosal dysgenesis. Eur Radiol. 13(3):598-604, 2003

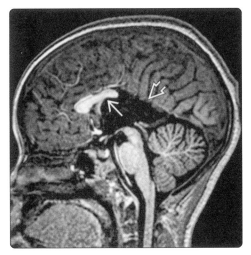
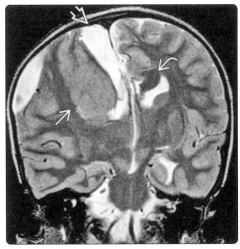

图 1-21 （左图）矢状位 T1WI 示单纯性部分性 ACC。胼胝体后部缺如 ➡，似可见穹窿 ➡ 连合。枕部冠状位影像可见 Probst 束，而额部层面看上去似乎正常。（右图）冠状位 T2WI 显示 ACC 合并（分流的）半球间脑膜囊肿 ➡。注意右侧巨大的灰质异位结节 ➡。左侧可见 Probst 束形成 ➡

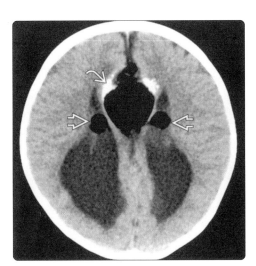
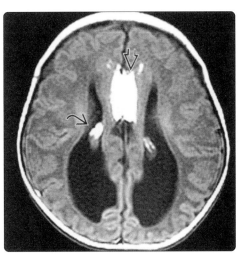

图 1-22 （左图）宽窗轴位 CT 平扫影像示 ACC 伴侧脑室枕角扩大，钙化的中线脂肪瘤 ➡ 穿过脉络膜裂进入第四脑室 ➡。（右图）ACC 轴位 T1WI 示平行排列的双侧侧脑室，枕角扩大及中线脂肪瘤 ➡。注意脂肪瘤穿过脉络膜裂进入侧脑室 ➡

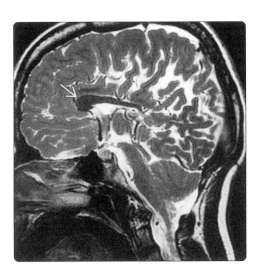
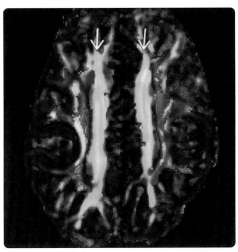

图 1-23 （左图）19 岁女性患者，Chiari 2 畸形，行矢状位 T1WI。在 Chiari 2 畸形中，ACC 通常为部分性 ➡，不会出现 Probst 束。注意 Chiari 2 畸形多发幕上、幕下表现。（右图）完全性 ACC 患儿，轴位 DTI 可见巨大的绿色的胼胝纤维束 ➡，从前向后走行而未交叉至对侧为 Probst 束

要 点

术语

- 颅内脂肪瘤
- 成熟的非肿瘤性脂肪组织肿块
- 中枢神经系统脂肪瘤是先天畸形,而非真正的肿瘤

影像

- 边界清晰、分叶状、具有脂肪密度/信号的脑外肿块
- 80%位于幕上
    - 40%~50%发生于半球间裂(胼胝体上方;可伸入侧脑室,脉络丛)
    - 15%~20%发生于鞍上(与漏斗和下丘脑相连)
    - 10%~15%发生于顶盖区(常位于下丘/上蚓部)
- 20%位于幕下
    - 桥小脑角(可延伸进入内听道,前庭)
- 以软脑膜为基底的分叶状脂肪肿块,可包绕血管与神经

- CT:-50~-100HU(脂肪密度)
- 钙化:无钙化至广泛钙化均有可能
- 标准自旋回波 MR:T1WI 高信号
- 脂肪抑制序列上信号减低

主要鉴别诊断

- 畸胎瘤
    - 发生部位与脂肪瘤类似
    - 畸胎瘤内含来自三个胚层的组织

诊断纲要

- 若怀疑脂肪瘤,应采用脂肪抑制序列
- 注意鉴别 T1WI 上的高信号可能为其他短 T1 的物质(如亚急性出血)
- 警惕在 CT 平扫上脂肪瘤可能被误认为颅内空气(采用骨窗可以鉴别)

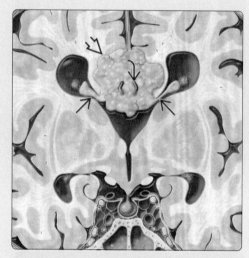
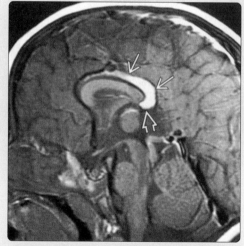

图 1-24 (左图)冠状位示意图示胼胝体未发育伴巨大的管结节状半球间裂脂肪瘤➡,延伸入侧脑室➡,其内可见包绕血管➡。(右图)9月龄患儿,矢状位 T1WI 示菲薄的线状半球间裂脂肪瘤。注意高信号的脂肪瘤➡,其后端略厚于前端,环绕在胼胝体背面,并向胼胝体下➡延伸进入中间帆腔

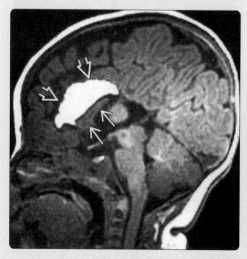
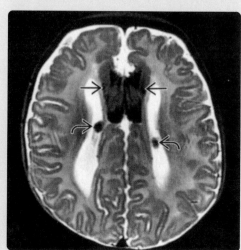

图 1-25 (左图)一位新生儿的矢状位 T1WI 示巨大的管结节状半球间裂脂肪瘤➡,位于楔形胼胝体残余部背侧➡。大脑其余部分均正常。(右图)同一患儿的轴位 T2WI 脂肪抑制序列示该脂肪瘤➡为低信号,位于大脑半球间;脂肪瘤穿过脉络膜裂伸入侧脑室➡的脉络丛间质中

术语

缩写

- 颅内脂肪瘤(intracranial lipoma,ICL)

同义词

- 脂肪瘤性错构瘤(lipomatous hamartoma)

定义

- 成熟的非肿瘤性脂肪组织肿块
  - 中枢神经系统脂肪瘤是先天畸形,而非真正的肿瘤
  - 脂肪瘤在中枢神经系统中的变异包括血管脂肪瘤、冬眠瘤、骨脂肪瘤

影像

一般特点

- 最佳诊断要点
  - 边界清晰、分叶状、具有脂肪密度/信号的脑外肿块
- 部位
  - 中线处最常见
  - 80%位于幕上
    - 40%~50%发生于半球间裂(胼胝体上方;可伸入侧脑室,脉络丛)
    - 15%~20%发生于鞍上(与漏斗和下丘脑相连)
    - 10%~15%发生于顶盖区(常位于下丘/上蚓部)
    - 不常见:Meckel 憩室,外侧裂,中颅窝
  - 20%位于幕下
    - 桥小脑角(可延伸进入内听道、前庭)
    - 不常见:颈静脉孔,枕骨大孔
- 大小
  - 大小不一,可微小亦可巨大
- 形态
  - 以软脑膜为基底的分叶状脂肪肿块,可包绕血管与神经
  - 半球间裂脂肪瘤的 2 种类型
    - 曲线型(菲薄的 ICL 曲线样环绕胼胝体体部与压部)
    - 管结节型(巨大肿块;钙化多见,并常伴胼胝体发育不全)

X 线表现

- X 线平片
  - 通常正常
  - 巨大的半球间裂脂肪瘤,在 X 线平片上可显示为低密度
  - 管结节型脂肪瘤可表现为边缘环形钙化

CT 表现

- CT 平扫
  - −50~−100HU;脂肪密度
  - 钙化:无钙化至广泛钙化均有可能
    - 65%的巨大管结节型胼胝体脂肪瘤中有钙化
    - 后颅窝、鞍区旁脂肪瘤钙化少见
- 增强 CT
  - 脂肪瘤不强化
- CTA
  - 半球间裂脂肪瘤合并胼胝体发育异常时,可见走行异常的胼周动脉

MR 表现

- T1WI
  - 高信号团块
  - 脂肪抑制序列上信号减低
  - 在频率编码方向上出现化学位移伪影
- T2WI
  - 传统的自旋回波序列上呈低信号,伴明显的化学位移伪影
    - 血管神经穿行处可见圆形/线样"充盈缺损"
    - 可见低信号灶(钙化)
  - FSE:等或高信号(J-耦合)
- 质子加权成像
  - 等或高信号(取决于重复和回波时间)
    - 显著的化学位移伪影
- STIR
  - 低信号
- FLAIR
  - 高信号
- T2*GRE
  - 低信号
- DWI
  - 合并胼胝体发育异常,DTI 可显示白质纤维连接的异常改变
- T1WI 增强
  - 不强化

超声表现

- 灰阶超声
  - 胎儿/新生儿颅内团块,通常为高回声
  - 可显示其他胚胎异常(胼胝体发育异常等)

影像检查方法推荐

- 最佳影像检查
  - MR
- 检查方案推荐
  - 确诊可加扫脂肪抑制序列

鉴别诊断

硬脑膜发育不良

- 脂肪组织常位于大脑镰或海绵窦中
- 骨化生的硬脑膜可含脂肪

皮样囊肿

- 密度通常为 20~40HU
- 信号常不均匀
- 囊肿破裂后,常可见脑池内脂肪滴
- 多不合并其他畸形(而脂肪瘤常合并其他畸形)
- 皮样囊肿常钙化;除了半球间裂脂肪瘤,其他部位的脂肪瘤常不钙化

畸胎瘤

- 发生部位与脂肪瘤相似

- 来自三个胚层的组织
- 影像表现更具有异质性
  - 可有局灶性强化

肿瘤的脂肪瘤样分化

- 偶可见于原始神经外胚层肿瘤（primitive neuroectodermal tumors，PNETs），室管膜瘤，胶质瘤
- 小脑脂肪神经细胞瘤
  - T1WI 上主要为低信号，其内可见局灶性高信号
  - 斑片状，不规则强化
- 脑膜瘤、神经鞘瘤与脑转移瘤可罕见脂肪瘤样转化

亚急性出血

- 由于其短 T1 的特点，可与脂肪瘤混淆
- 采用 T2*（血肿"开花征"），脂肪抑制序列（血肿信号不能被抑制）

脑颅皮肤脂肪瘤病（encephalocraniocutaneous lipomatosis，ECCL）

- 眼部异常，皮肤病灶，颅内脂肪瘤，皮层发育异常

病理

一般特点

- 病因
  - 胚胎原始脑膜持续存在
    - 正常原始脑膜应分化为柔脑膜与脑池
    - 分化异常成为脂肪
  - 软脑膜-蛛网膜在发育中内陷进入胚胎脉络膜裂
    - 可能为半球间裂脂肪瘤常向脑室内延伸的原因
- 遗传学
  - 散发颅内脂肪瘤目前基因缺陷尚不明
- 合并异常
  - 最常见：半球间裂脂肪瘤合并胼胝体发育异常
  - 其他先天畸形：脑膨出、闭合性脊柱裂
  - 脑颅皮肤脂肪瘤病→Fishman 综合征
  - Pai 综合征→唇腭裂，皮肤脂肪瘤；偶有颅内脂肪瘤，通常为半球间裂脂肪瘤

大体病理和术中特征

- 附着于柔脑膜的黄色分叶状的脂肪肿物，偶见黏附于脑组织
- 神经、动脉、静脉可穿过脂肪瘤

显微镜下特征

- 与其他部位脂肪组织相同
- 细胞大小/形态各异，直径可达 $200\mu m$
- 偶有核深染；核分裂象罕见/缺如
- 脂肪肉瘤：极罕见的恶性颅内脂肪组织肿瘤

临床要点

临床表现

- 最常见症状体征
  - 通常在行影像学检查或尸检时偶然发现

- 罕见：脑神经症状（前庭蜗神经功能障碍，面部疼痛），癫痫发作（伴发其他先天异常）
  - 脂肪瘤发生于（形态异常的）皮层表面，可并发癫痫

人口统计学

- 年龄
  - 任何年龄
- 性别
  - 男＝女
- 人种
  - 不明
- 流行病学
  - 在所有颅内肿物中占<0.5%（并非真正的肿瘤）

病程和预后

- 良性，通常稳定
- 糖皮质激素治疗时可能增大
  - 长期大剂量使用激素可引起神经压迫症状

治疗

- 一般情况下无须手术治疗
  - 手术致残率/死亡率高
- 减少/避免糖皮质激素的应用

诊断纲要

注意

- T1WI 上的高信号是否为其他短 T1 的物质产生（如亚急性的出血）

影像解读要点

- 若怀疑脂肪瘤，应采用脂肪抑制序列
- 警惕在 CT 平扫上脂肪瘤可能被误认为颅内空气（采用骨窗可以鉴别）

参考文献

1. Maher CO et al: Incidental findings on brain and spine imaging in children. Pediatrics. 135(4):e1084-96, 2015
2. Bacciu A et al: Lipomas of the internal auditory canal and cerebellopontine angle. Ann Otol Rhinol Laryngol. 123(1):58-64, 2014
3. Mashiko R et al: Quadrigeminal cistern lipoma mimicking intracranial air. BMJ Case Rep. 2014, 2014
4. Gossner J: Small intracranial lipomas may be a frequent finding on computed tomography of the brain. A case series. Neuroradiol J. 26(1):27-9, 2013
5. Nanni M et al: Prenatal and postnatal imaging of multiple intracranial lipomas: report of a case. Fetal Diagn Ther. 30(2):160-2, 2011
6. Jabot G et al: Intracranial lipomas: clinical appearances on neuroimaging and clinical significance. J Neurol. 256(6):851-5, 2009
7. Moog U: Encephalocraniocutaneous lipomatosis. J Med Genet. 46(11):721-9, 2009
8. Kemmling A et al: A diagnostic pitfall for intracranial aneurysms in time-of-flight MR angiography: small intracranial lipomas. AJR Am J Roentgenol. 190(1):W62-7, 2008
9. Loddenkemper T et al: Intracranial lipomas and epilepsy. J Neurol. 253(5):590-3, 2006
10. Yildiz H et al: Intracranial lipomas: importance of localization. Neuroradiology. 48(1):1-7, 2006
11. Gaskin CM et al: Lipomas, lipoma variants, and well-differentiated liposarcomas (atypical lipomas): results of MRI evaluations of 126 consecutive fatty masses. AJR Am J Roentgenol. 182(3):733-9, 2004

五、脂肪瘤

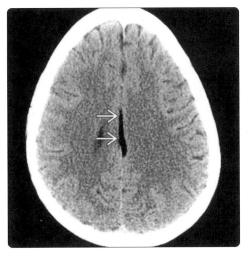
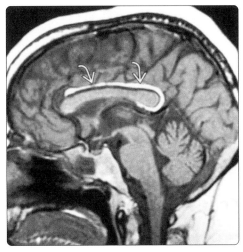

图1-26　（左图）年轻女性，无诱因头痛，轴位CT示中线处一低密度线状结构➡。（右图）同一患者的矢状位T1WI示该线状结构➡为曲线型半球间裂脂肪瘤，包绕发育不良的胼胝体后部，并延伸至中间帆腔后部。胼胝体膝部与压部未发育完全

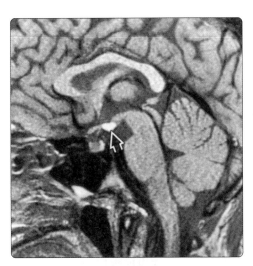
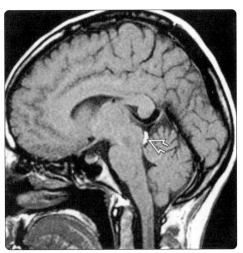

图1-27　（左图）25岁男性，因无关症状就诊，矢状位T1WI示下丘脑脂肪瘤➡，位于下丘脑灰结节处（漏斗部与乳头体之间）。（右图）矢状位T1WI示中脑顶盖区脂肪瘤➡，位于下丘和小脑蚓部上表面之间。此为脂肪瘤好发的部位之一

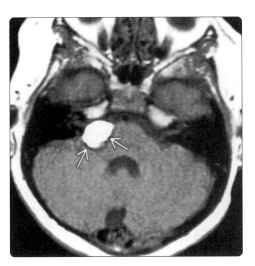
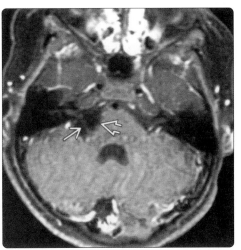

图1-28　（左图）轴位T1WI示一圆形的脂肪瘤➡位于右侧桥小脑角池，毗邻内听道。脂肪瘤不致听力损害者，无须手术。（右图）轴位T1WI增强脂肪抑制序列示➡在施加脂肪抑制脉冲后肿块呈现极低信号。脂肪信号被抑制后，穿过脂肪瘤的前庭蜗神经➡显露出来，穿过桥小脑角池进入内听道

要 点

术语

- DWS 是一组后颅窝囊性畸形
  - 称为 Dandy-Walker 谱系疾病（Dandy-Walker spectrum，DWS）或 Dandy-Walker 复合征（Dandy-Walker complex，DWC）
  - "经典"DW 畸形（DW malformation，DWM）
  - 小脑蚓部发育不良伴扭转（hypoplastic vermis with rotation，HVR）
  - 永久性 Blake 囊囊肿（persistent Blake pouch cyst，BPC）
  - 巨大小脑延髓池（mega cisterna magna，MCM）

影像

- "经典"DWM
  - 第四脑室囊性扩张→后颅窝扩大
  - 小脑蚓部发育不良，向上扭转
- HVR
  - 不同程度的小脑蚓发育不良

- 后颅窝/脑干大小正常
- 无囊肿或囊肿较小，"锁孔样"小脑谷
- BPC
  - "开放的"第四脑室与囊肿交通
  - 第四脑室顶隐窝、小脑原裂、后颅窝/脑干正常
- MCM
  - 小脑周围脑池扩大，与颅底蛛网膜下腔沟通
- 所有 DWS 亚型中，枕骨均可出现凹陷/重塑
- 常规 MR（矢状位薄层扫描十分重要）

病理

- 严重程度由重到轻：DWM 伴第四脑室膨出→经典 DWM→HVR→BPC→MCM
- 众多综合征可合并 DWS

临床要点

- 遗传学与临床表现上差异显著
- DWM：80% 在 1 岁前可确诊

图 1-29 （左图）DWM 的矢状位示意图示后颅窝增大，窦汇高位 ➡，发育不良的小脑蚓部上旋 ➡，过度扩张的第四脑室，室壁变薄 ➡（脑积水）。（右图）矢状位 T2WI 示发育不良的小脑蚓部向上扭转 ➡，小脑顶核下陷窝缺如，小脑原裂外后叶分叶不完全 ➡。囊肿壁隐约可见 ➡

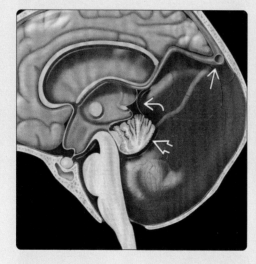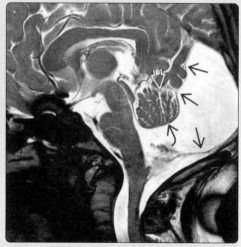

图 1-30 （左图）矢状位 MRV 示窦汇-人字缝反转。因巨大囊肿妨碍了胎儿发育过程中窦汇的正常下降，横窦 ➡ 斜上走行指向高位的窦汇 ➡。注意永存的胎儿枕窦 ➡。（右图）冠状位 T2WI 示一充满液体的巨大后颅窝。注意横窦 ➡ 斜上行向窦汇 ➡

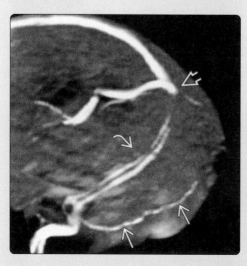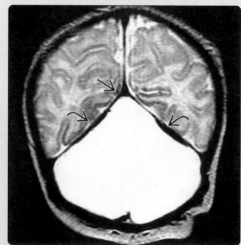

术语

缩写

- Dandy-Walker 谱系疾病(Dandy-Walker spectrum, DWS),Dandy-Walker 复合征(Dandy-Walker complex,DWC),"经典"DW 畸形(DW malformation, DWM)
- 小脑蚓部发育不良伴扭转(hypoplastic vermis with rotation,HVR),曾称为 DW 变异型(Dandy-Walker variant,DWV)
- 永久性 Blake 囊囊肿(persistent Blake pouch cyst, BPC),巨大小脑延髓池(mega cisterna magna, MCM)

定义

- DWS 是一组表现不同的后颅窝囊性畸形

影像

一般特点

- 最佳诊断要点
  - DWM:后颅窝增大,小脑蚓部体积小并逆时针旋转
  - HVR,BPC:第四脑室"闭合"失败
- 部位
  - 后颅窝
- 大小
  - 不定
- 形态
  - DWS(由重到轻)
    - 第四脑室膨出(占 10%~15%)
      □ DWM 合并第四脑室扩大压迫枕骨→"脑膨出"
    - "经典"DWM
      □ 第四脑室囊状扩大→后颅窝扩大,发育不良的小脑蚓部向上扭转
      □ 窦汇-人字缝位置反转:囊肿机械性压迫,妨碍发育过程中窦汇的正常下移
    - HVR(曾为 DW 变异型)
      □ 不同程度的小脑蚓部发育不良,无囊肿或囊肿较小,后颅窝/脑干大小正常,"锁孔样"小脑谷
    - BPC
      □ "开放的"第四脑室与小脑蚓下囊肿交通,第四脑室顶隐窝和小脑原裂正常
    - MCM
      □ 小脑周围脑池扩大,与枕骨大孔和颅底蛛网膜下腔沟通
      □ 小脑镰和小静脉跨过脑池
      □ 小脑蚓部/第四脑室正常

X 线表现

- X 线平片
  - 颅盖骨扩大,尤其是后颅窝
  - DWM:人字缝-窦汇位置反转(横窦沟的位置抬高至人字缝上方)
    - 胎儿期静脉窦的位置位于人字缝上方,囊肿的机械性压迫阻碍了静脉窦的下移

CT 表现

- CT 平扫

- DWM:巨大的后颅窝
  - 囊肿可大可小,与第四脑室交通
  - 窦汇-人字缝反转(窦汇的位置高于人字缝)
- 所有的 DWS 亚型包括 MCM 在内,枕骨均可出现凹陷/重塑

MR 表现

- T1WI
  - DWM 矢状位
    - 第四脑室底存在
    - 第四脑室向后开放,与后颅窝囊肿交通
    - 囊肿壁难以辨认
    - 小脑蚓部残余(±第四脑室顶,小脑裂)逆时针扭转,位于囊肿上方
    - ±小脑蚓部残余与小脑幕融合
    - 窦汇抬高,伴小脑幕高/陡(经典)
  - HVR 矢状位
    - 后颅窝窄小±囊肿
    - 第四脑室"开放",伴部分逆时针扭转的小脑蚓部,第四脑室顶及原裂是否存在不定
  - BPC 矢状位
    - 小脑蚓部扭转但外观正常
    - 第四脑室与后颅窝下方巨大的脑脊液空间交通
    - 基底池受压后移或消失
  - MCM 矢状位
    - 小脑蚓部正常(无扭转或发育不良)
    - 第四脑室"闭合"
- T2WI
  - 合并异常
    - 皮层发育不良,灰质异位,髓鞘形成延迟(综合征性 DWS)
- FLAIR
  - ±囊肿信号与脑脊液信号间极其细微的信号差异
  - ±基底池受压
- DWI
  - 若液体流动减少,可见轻度弥散受限
- MRV
  - 窦汇抬高(DWM)

超声表现

- 同 MR;可在产前诊断

非血管性介入检查

- 脑池成像可显示出囊肿壁

影像检查方法推荐

- 最佳影像检查
  - MR 对畸形严重程度及合并畸形的显示最佳
- 检查方案推荐
  - 常规 MR 成像(矢状位薄层扫描非常关键)

鉴别诊断

Dandy-Walker 谱系疾病

- "中间型"病例常见

后颅窝蛛网膜囊肿

- 部位:小脑后方,小脑蚓部上方或桥小脑角
- 部分学者认为亦将其归入 DW 谱系疾病
- 正常的第四脑室受压或移位

- 小脑镰或小静脉不会横穿蛛网膜囊肿
- 蛛网膜囊肿壁为蛛网膜细胞/胶原纤维

"臼齿征"畸形(Joubert 综合征)

- 典型者见于 Joubert 畸形
- 发作性过度通气,眼球运动不能,视网膜营养不良,±肾囊肿、肝纤维化
- 分裂的小脑蚓部,"蝙蝠翼样"第四脑室,中脑形如臼齿

孤立的第四脑室

- 矢状位上第四脑室下方"闭合";而 DWM/DWV 第四脑室下方"开放"

病理

一般特点

- 病因
  - 菱脑顶部分为头部[前膜区(anterior membranousarea,AMA)]和尾部[后膜区(anterior membranousarea,PMA)]
    - 神经元侵入 AMA→发育成小脑
    - PAM 先扩大后消失,形成第四脑室出口
  - 菱脑发育停滞
    - AMA 和 PAM 缺陷→DWM 和 HVR
    - 仅 PMA 缺陷→BPC 和 MCM
- 遗传学
  - 大多数为散发,X 连锁 DWM 亦有报道
    - 部分病例染色体 3q2 区段中部缺如,该区段包含 ZIC1 与 ZIC4 基因
  - 众多综合征合并 DWS
    - 染色体或中线结构异常;PHACES(面部血管瘤,主动脉缩窄,81%病例中出现 DWS)
    - 神经皮肤黑变病
- 合并异常
  - 2/3 有伴发的中枢神经系统/颅外器官发育异常
    - 颅面,心脏/泌尿系统异常,多指(趾)畸形,骨骼±呼吸系统疾病
- 胚胎学
  - DWM/HVR 常合并颅面、心血管系统的异常,提示这些畸形的发生时间在神经嵴细胞形成与迁移之间(排卵后 3~4 周)

分期、分级和分类

- 疾病谱:DWM 伴第四脑室膨出(最严重)→经典 DWM→HVR→BPC→MCM(最轻)

大体病理和术中特征

- DWM:巨大的后颅窝合并含脑脊液的巨大囊肿
  - 小脑蚓部残余下缘与囊肿壁相连
  - 第四脑室脉络丛组织缺如或移位至侧隐窝

显微镜下特征

- DWM:囊肿壁外层与软脑膜延续
  - 中间层为受牵拉的神经元细胞层,与小脑蚓部延续
  - 内层为胶质组织,内衬以室管膜细胞或细胞巢
  - ±下橄榄核/锥体交叉异常

临床要点

临床表现

- 最常见症状体征
  - DWM:巨头畸形,囟门凸出等等
  - MCM:偶然发现
- 临床特点
  - 遗传学和临床表现上差异显著

人口统计学

- 年龄
  - DWM:80%在 1 岁以内确诊
- 性别
  - 男≤女
- 流行病学
  - 新生儿:1∶10 万~1∶25 000
  - 占全部脑积水病例的 1%~4%

病程和预后

- 经典 DWM:预后差异大
- 认知发育程度取决于是否合并综合征或幕上脑组织异常/脑积水,以及小脑蚓部残余的完整性
  - 35%~50%的经典 DWM 患者智力正常
    - 小脑蚓部残余小,小脑原裂或第四脑室顶缺如
      - 癫痫发作
      - 认知发育延迟
      - 运动技能/平衡能力差
    - 小脑蚓部残余大,小脑分叶正常,第四脑室尖顶存在,幕上脑组织正常
      - 认知能力较好
      - 运动技能/平衡能力较好

治疗

- 若出现脑积水,可行脑脊液分流术:脑室腹腔分流术±囊肿分流/造袋术

诊断纲要

注意

- 许多合并综合征,表现类似

影像解读要点

- 第四脑室顶/小脑蚓分叶存在可预测认知发育程度
- 矢状位薄层扫描是显示与诊断的关键

影像报告要点

- 第四脑室顶/小脑蚓部分叶是否正常

参考文献

1. Chapman T et al: Diagnostic imaging of posterior fossa anomalies in the fetus and neonate: part 2, posterior fossa disorders. Clin Imaging. 39(2):167-175, 2015
2. Volpe P et al: Appearance of the fetal posterior fossa at 11-14 weeks in foetuses with Dandy-Walker complex or chromosomal anomalies. Ultrasound Obstet Gynecol. ePub, 2015
3. De Cock J et al: A newborn with neurocutaneous melanocytosis and Dandy-Walker malformation. Pediatr Neurol. 50(3):276-8, 2014
4. Barkovich AJ et al: A developmental and genetic classification for midbrain-hindbrain malformations. Brain. 132(Pt 12):3199-230, 2009

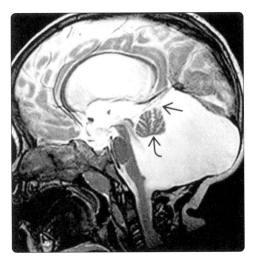
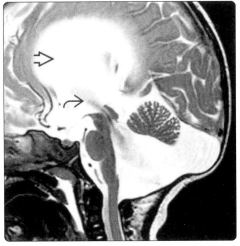

图 1-31　（左图）DWM 患者，矢状位 T2WI 示脑积水，后颅窝增大，小、未完全分叶的小脑蚓部，伴浅的小脑顶核下陷窝☑，以及极薄的囊肿壁☑。（右图）HVR 的矢状位 T2WI 示脑室扩张➡，中脑导水管开放伴明显的流空效应☑，以及巨大的后颅窝。此处不伴窦汇-人字缝位置翻转

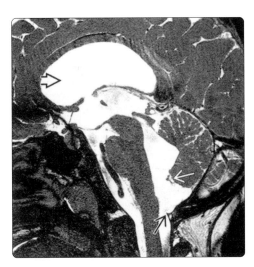
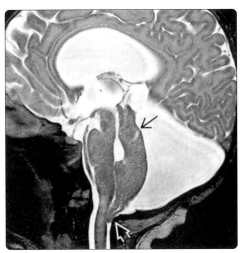

图 1-32　（左图）矢状位 bSSFP 示一位脑室扩张的患者，☑第四脑室下部开放，下方可见囊肿壁☑，脉络丛组织后移，➡提示 Blake 囊肿。第四脑室顶隐窝、小脑原裂与小脑蚓部分叶存在。（右图）矢状位 bSSFP 示第四脑室下方闭合，伴获得性 Chiari 1 畸形➡。小脑原裂☑与小脑蚓部受小脑后囊肿的压迫

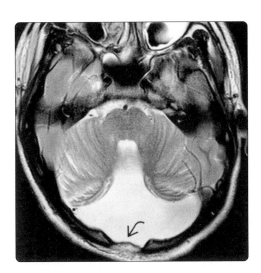
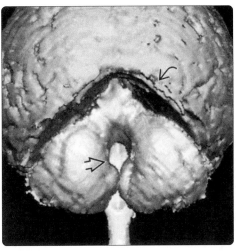

图 1-33　（左图）DWM 患者，轴位 T2WI 示小脑半球相对发育不全，且未在正常位置见到小脑蚓部。在曾经枕部脑膨出的部位可见局部颅骨缺陷☑。（右图）T1GRE 冠状位 3D 表面重建（从后下方观察）示典型的小脑幕升高☑，双侧小脑半球分离☑，未见正常位于其间的小脑蚓部

要　点

术语

- 菱脑融合畸形（rhombencephalosynapsis，RES）：双侧小脑半球先天性连续畸形（没有分裂）
  - 小脑蚓部完全或部分缺如
  - 双侧小脑半球、齿状核在中线处不同程度融合
  - 可为部分性；小脑半球的任何一部分可受累

影像

- 小的，单一的小脑半球
  - 连续的白质纤维束横跨过中线
  - 小脑原裂缺如
  - 双侧齿状核融合
  - 小的菱形/钥匙孔样的第四脑室
  - ±中脑导水管狭窄→脑积水
  - ±胼胝体发育异常（尤其是后部）

鉴别诊断

- "臼齿征"畸形
- Lhermitte-Duclos 综合征
- 小脑蚓部发育不良
- 弥漫性小脑皮质发育不良

病理

- 小脑蚓部未分化
  - 小脑蚓部的分化是双侧小脑半球分离的基础

诊断纲要

- 注意检查是否合并幕上结构异常
- 与长期分流术后患者的机械性因素诱发的小脑畸形相似

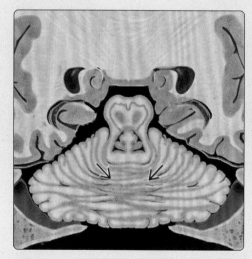
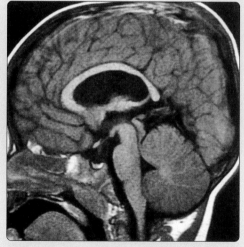

图 1-34 （左图）菱脑融合畸形的冠状位示意图示小脑中线处无小脑蚓部结构。相反地，双侧小脑叶、叶间裂与小脑白质 ➡ 跨中线连续。（右图）该菱脑融合畸形患儿的矢状位 T1WI 示正常的蚓叶和脑裂结构缺如。小脑外观异常，较正常圆钝

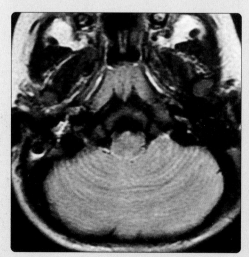
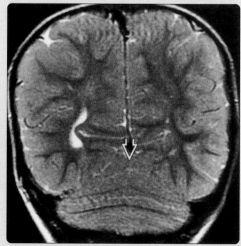

图 1-35 （左图）同一患者，轴位 T2WI 示双侧小脑半球跨中线处连续。（右图）冠状位 T2WI 示蚓部缺如，双侧小脑半球皮层及白质在中线处连续 ➡

术语

缩写

- 菱脑融合畸形(rhombencephalosynapsis,RES)

定义

- 双侧小脑半球先天性连续(未分裂)
  - 小脑蚓部完全或部分缺如
  - 中线处双侧小脑半球、双侧齿状核不同程度的融合
    - 双侧半球通常在中线处连续
    - 可为部分性,仅累及半球的某一部分
  - 最恰当的定义应为小脑中线背侧诱导异常导致的畸形

影像

一般特点

- 最佳诊断要点
  - 单个小脑半球(常常小于正常),连续的白质纤维束贯穿中线
    - 小钻石形或锁孔样第四脑室
    - 齿状核融合
- 部位
  - 后颅窝中线
- 形态
  - 圆形或椭圆形的单个小脑半球

CT 表现

- CT 平扫
  - 小脑半球融合
  - 小钻石形或锁孔样第四脑室
  - 小脑半球横径减小
  - 脑积水常见,伴透明隔缺如

MR 表现

- T1WI
  - 矢状位
    - 小脑原裂缺如
    - ±第四脑室顶隐窝朝上、钝圆
      - 若第四脑室顶隐窝存在,则蚓小结存留
    - ±中脑导水管狭窄→脑积水
    - ±胼胝体发育异常(尤其是胼胝体后部)
  - 轴位
    - ±中脑上下丘融合
    - ±幕上皮层发育不良
- T2WI
  - 冠状位
    - 双侧小脑半球融合→完全性或部分性
      - 连续的白质纤维束贯穿中线
      - 中线白质向上隆起,呈"帐篷"样
    - 小脑蚓部缺如或严重发育不良
    - 横向小叶
    - ±透明隔缺如
    - ±丘脑与穹窿融合
  - 胎儿
    - 胎儿 MR 可确诊

- 为了进一步评估超声发现的脑积水
- 第四脑室形态异常与小脑蚓部缺如为确诊最可靠的征象

超声表现

- 灰阶超声
  - 偶由胎儿超声检查发现

影像检查方法推荐

- 最佳影像检查
  - MR
- 检查方案推荐
  - 多平面高分辨 FSE T2WI 检查
    - T2WI 能更清晰地显示胎儿与新生儿后颅窝的结构

鉴别诊断

"臼齿征"畸形

- Joubert 综合征
  - 小脑蚓部发育不良,小脑上脚增粗
  - 第四脑室呈"蝙蝠翼"状

Lhermitte-Duclos 病

- 发育不良性小脑神经节细胞瘤
- 条纹状小脑半球
- 合并 Cowden 综合征

小脑蚓部发育不良

- 小脑蚓部体积小,无小脑半球融合
- 小脑蚓部发育至将小脑半球分离,然后停止发育

发育不良性单一小脑半球

- 通常继发于宫内伤害

弥漫性小脑皮质发育不良

- 可能与先天性肌营养不良相关
- 2 型无脑回畸形

病理

一般特点

- 病因
  - 病因不明;有两种主要理论
    - 小脑蚓部分化失败
      - 理论依据为小脑原基最早发育成一个孤立的结构,而不是成对的小脑半球
      - 小脑蚓部的分化是小脑分离成双侧半球的基础
      - 该理论的优势在于能更好地解释了菱脑部分融合的现象
    - 小脑蚓部不发育导致双侧半球连续
      - 该假说是基于:双侧小脑半球是由菱唇分别形成的
      - 小脑蚓部不发育使得双侧半球相互紧靠,然后在中线处融合
- 遗传学

- *FGF8* 与 *LMX1* 基因或可影响峡部组织因子的表达
  - 峡部组织因子
    - 控制/影响中脑和菱脑前部的发育
    - 位于中脑/菱脑交界处的峡部的神经上皮中
  - 尚未发现明确的基因突变可导致菱脑融合畸形
- 合并异常
  - 常与其他中线结构异常伴发
    - 透明隔缺如,前脑无裂畸形
    - 胼胝体与前连合发育不良
    - 丘脑融合伴第三脑室闭锁(间脑融合畸形)
    - 上下丘融合±中脑导水管狭窄/闭锁,脑积水
  - 前脑与面部中线结构异常
  - 偶然伴发颅外畸形
    - 脊柱分节与融合畸形
    - 有报道合并心血管系统(圆锥动脉干)畸形
    - 有报道合并不同程度的呼吸与泌尿生殖系统畸形
    - 常见肌肉骨骼系统畸形:指骨与桡骨畸形

分期、分级和分类

- 部分融合
  - 融合可发生在小脑的任何部位
- 有无幕上结构异常

大体病理和术中特征

- 典型类型
  - 双侧小脑半球融合
  - 双侧小脑白质融合→巨大的小脑髓质
  - 小脑后切迹与小脑下窝缺如
  - 马蹄形齿状核
  - 小脑蚓部前部、髓帆前部与小脑顶核不发育或发育不良
  - 小脑蚓部后部发育不良
    - 蚓小结可形成
- 罕见
  - 无脑室畸形(亦称为"并头联胎畸形"或"端脑融合畸形")
  - 被包绕的第四脑室

临床要点

临床表现

- 最常见症状体征
  - 神经系统体征各异
    - 共济失调,步态异常,癫痫发作
    - 发育迟滞
    - 常在近乎正常的患者尸检中发现
  - 最常合并的先天性异常综合征 = Gomez-Lopez-Hernandez 综合征
    - 小脑-三叉神经-皮肤发育不良
      - 菱脑融合畸形伴脱发,头颅外形异常
      - 三叉神经麻痹
      - 颅面畸形,身材矮小常见

人口统计学

- 年龄
  - 通常在婴儿期或儿童期被早期发现
  - 偶然发现罕见

- 流行病学
  - 罕见,但随着磁共振的应用对该病的认识不断提高

病程和预后

- 发育迟滞
- 精神异常(自残倾向,躁郁症,多动症)
- 若合并其他幕上中线结构异常与脑积水→预后更差

治疗

- 治疗相关脑积水,监测下丘脑-垂体轴

诊断纲要

注意

- 菱脑融合畸形通常可见于严重的先天性脑积水
- 菱脑融合畸形多伴幕上结构异常,孤立性菱脑融合畸形少见

影像解读要点

- 长期分流术后患者中机械性因素诱发的小脑畸形与菱脑融合畸形类似

影像报告要点

- 注意确认合并的幕上畸形

参考文献

1. Chapman T et al: Diagnostic imaging of posterior fossa anomalies in the fetus and neonate: part 2, posterior fossa disorders. Clin Imaging. 39(2):167-175, 2015
2. Passi GR et al: Rhombencephalosynapsis. Pediatr Neurol. ePub, 2015
3. Poretti A et al: Cerebellar hypoplasia: Differential diagnosis and diagnostic approach. Am J Med Genet C Semin Med Genet. 166(2):211-26, 2014
4. Weaver J et al: Rhombencephalosynapsis: embryopathology and management strategies of associated neurosurgical conditions with a review of the literature. J Neurosurg Pediatr. 11(3):320-6, 2013
5. Ishak GE et al: Rhombencephalosynapsis: a hindbrain malformation associated with incomplete separation of midbrain and forebrain, hydrocephalus and a broad spectrum of severity. Brain. 135(Pt 5):1370-86, 2012
6. Tully HM et al: Beyond Gómez-López-Hernández syndrome: recurring phenotypic themes in rhombencephalosynapsis. Am J Med Genet A. 158A(10):2393-406, 2012
7. Barkovich AJ et al: A developmental and genetic classification for midbrain-hindbrain malformations. Brain. 132(Pt 12):3199-230, 2009
8. Dill P et al: Fetal magnetic resonance imaging in midline malformations of the central nervous system and review of the literature. J Neuroradiol. 36(3):138-46, 2009
9. Jellinger KA: Rhombencephalosynapsis with and without associated malformations. Acta Neuropathol. 117(2):219, 2009
10. Michael GA et al: Reactivity to visual signals and the cerebellar vermis: Evidence from a rare case with rhombencephalosynapsis. Behav Neurosci. 123(1):86-96, 2009
11. Pasquier L et al: Rhombencephalosynapsis and related anomalies: a neuropathological study of 40 fetal cases. Acta Neuropathol. 117(2):185-200, 2009
12. Poretti A et al: Cognitive outcome in children with rhombencephalosynapsis. Eur J Paediatr Neurol. 13(1):28-33, 2009
13. Elliott R et al: Rhombencephalosynapsis associated with autosomal dominant polycystic kidney disease Type 1. J Neurosurg Pediatr. 2(6):435-7, 2008
14. Demaerel P et al: Partial rhombencephalosynapsis. AJNR Am J Neuroradiol. 25(1):29-31, 2004
15. Patel S et al: Analysis and classification of cerebellar malformations. AJNR Am J Neuroradiol. 23(7):1074-87, 2002
16. Toelle SP et al: Rhombencephalosynapsis: clinical findings and neuroimaging in 9 children. Neuropediatrics. 33(4):209-14, 2002

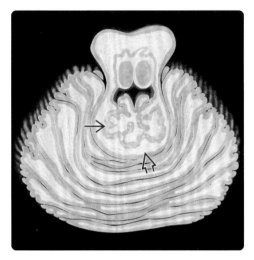
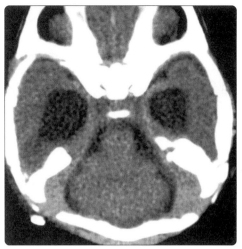

图 1-36　（左图）菱脑融合畸形的轴位示意图示小脑蚓部缺如。双侧脑叶、叶间裂与齿状核⮕融合,双侧小脑半球白质跨中线连续⮕。（右图）一位菱脑融合畸形患儿的轴位 CT 平扫影像示双侧小脑半球跨中线处连续,蚓部结构显示不清

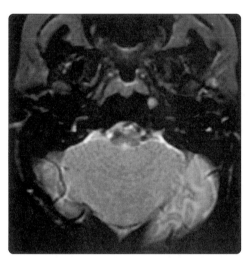
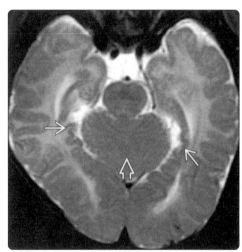

图 1-37　（左图）典型菱脑融合畸形的轴位 T2WI 示蚓部缺如,双侧小脑半球似在中线处融合。（右图）同一患者更高层面的轴位 T2WI 示双侧小脑半球在中线处融合⮕。注意邻近内侧颞叶异常的灰质⮕

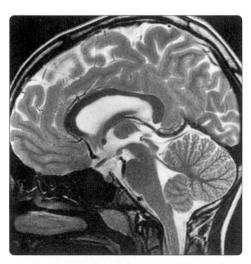
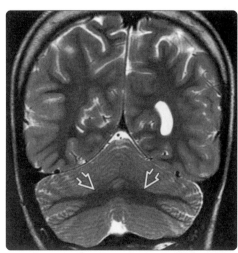

图 1-38　（左图）11 岁男孩,轻度智力减退,T2WI 正中矢状位看上去基本正常。（右图）同一患者的冠状位 T2WI 示双侧小脑半球白质⮕在中线处融合

要 点

术语

- 局灶性/弥漫性小脑半球或蚓部发育不良,不伴其他已知畸形或综合征

影像

- 小脑脑叶和脑沟形态不对称,或出现局灶性异常
  - 有时小脑表面存在明显的裂隙
- 小脑灰白质交界不平滑
- 小脑白质缺乏正常的树枝状结构
- 皮层下白质中异常高信号→囊样病灶
- 小脑灰质异位
- 小脑脑裂增宽,垂直走行
- 小脑分叶紊乱

病理

- 1 岁以内婴儿,小脑皮质的组织结构不同于成人
- 在一项有关 147 名正常婴儿的研究发现,高达 85% 的婴儿存在轻度小脑发育异常
  - 一些轻度发育异常在 9 月龄后可自行恢复

临床要点

- 肌张力低下,小头畸形,语言发育迟滞

诊断纲要

- 当拟诊孤立性小脑发育不良时,应除外"鹅卵石样"无脑回畸形及先天性肌营养不良
- 观察记录合并的后颅窝与幕上病变
- 胎儿小脑半球体积小可能提示发育异常

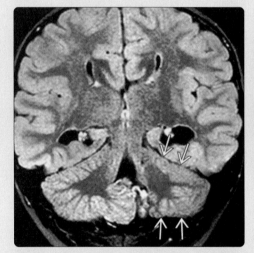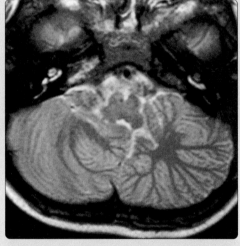

图 1-39 (左图)5 岁儿童,发育迟缓及右侧偏瘫,冠状位 FLAIR 示胼胝体未发育伴左侧小脑半球局灶性发育不良。与健侧相比较,受累侧小脑半球➡️体积较小、分叶异常。(右图)同一患儿的轴位 T2WI 示,相比于正常的右侧小脑半球,发育不良的左侧半球内白质的排列扭曲紊乱(在轴位影像上,正常的小脑叶应与颅盖平行)

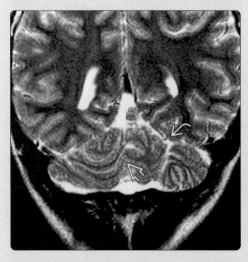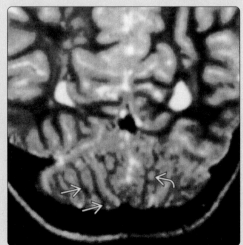

图 1-40 (左图)小脑蚓部发育不良患儿,冠状位 T2WI 示右侧小脑半球分叶紊乱➡️,左侧半球垂直裂明显➡️。一般认为,产前损伤是最可能导致异常的原因。(右图)4 岁男孩,全面发育迟滞,冠状位 T2WI 示小脑严重畸形,伴垂直方向分叶➡️和脑裂,以及可能是灰质异位的结节状灰质➡️

术语

同义词

- 弥漫性小脑发育不良
- 小脑皮层发育不良

定义

- 局灶性/弥漫性小脑半球或蚓部发育不良,不伴随其他已知畸形或综合征
  - 除外 Dandy-Walker 谱系疾病、Lhermitte-Duclos 病、菱脑融合畸形、"臼齿征"畸形、先天性肌营养不良,综合征性小脑发育不良(如 PHACES)
  - 除外感染性(如巨细胞病毒感染)与代谢性(包括遗传性疾病,如先天性糖基化障碍 Ⅰa 型)病因

影像

一般特点

- 最佳诊断要点
  - 小脑分叶和脑沟形态不对称,或出现局灶性异常
- 部位
  - 多变
    - 可累及小脑半球与蚓部,或主要累及蚓部
    - 可为单侧或双侧
- 大小
  - 多变
- 形态
  - 多样

CT 表现

- 第四脑室或小脑延髓池形态不规则

MR 表现

- T1WI
  - 小脑灰白质交界不平滑
  - 白质缺乏正常的树枝状结构
- T2WI
  - 皮层下白质可见囊样病灶
  - 灰质异位,分叶紊乱
  - 小脑脑裂增宽,垂直走行

影像检查方法推荐

- 最佳影像检查
  - MR
- 检查方案推荐
  - 采用轴位与冠状位薄层 T2WI 图像显示小脑形态

鉴别诊断

菱脑融合畸形

- 双侧小脑半球融合,伴蚓部发育不良/未发育

"臼齿征"畸形(Joubert 综合征)

- 第四脑室呈"蝙蝠翼"状

小脑发育不良伴无脑回畸形

- 先天性肌营养不良

病理

一般特点

- 1 岁以内婴儿,小脑皮质的组织结构与成人不同
- 在一项有关 147 名正常婴儿的研究发现,高达 85%的婴儿存在轻度小脑发育异常
  - 一些轻度发育异常在 9 月龄后可自行恢复

大体病理和术中特征

- 小脑半球分叶异常,体积小
- 小脑呈现原始分叶
- 巨大小脑延髓池

显微镜下特征

- 邻近分子层融合
- 有脑膜血管的小腔
- 浦肯野细胞结节
- 颗粒层缺陷/缺失

伴随表现

- 大脑皮层发育不良
- 胼胝体发育异常/发育不良
- 大体/显微镜下的灰质异位
  - 常发生于后部(侧脑室枕角/颞角)

临床要点

临床表现

- 最常见症状体征
  - 肌张力低下,小头畸形,语言发育迟滞
- 其他症状体征
  - 共济失调,面部畸形,异常眼动,运动迟滞

诊断纲要

注意

- 拟诊孤立性小脑发育不良时,应除外"鹅卵石样"无脑回畸形及先天性肌营养不良

影像报告要点

- 观察记录合并的后颅窝与幕上病变

参考文献

1. Poretti A et al: Cerebellar hypoplasia: Differential diagnosis and diagnostic approach. Am J Med Genet C Semin Med Genet. 166(2):211-26, 2014
2. González G et al: Location of periventricular nodular heterotopia is related to the malformation phenotype on MRI. AJNR Am J Neuroradiol. 34(4):877-83, 2013
3. Massoud M et al: Prenatal unilateral cerebellar hypoplasia in a series of 26 cases: significance and implications for prenatal diagnosis. Ultrasound Obstet Gynecol. Epub ahead of print, 2013
4. Sajan SA et al: Both rare and de novo copy number variants are prevalent in agenesis of the corpus callosum but not in cerebellar hypoplasia or polymicrogyria. PLoS Genet. 9(10):e1003823, 2013
5. Demaerel P: Abnormalities of cerebellar foliation and fissuration: classification, neurogenetics and clinicoradiological correlations. Neuroradiology. 44(8):639-46, 2002

要　点

术语

- Joubert 综合征与相关异常（JSRD）
  - 以小脑蚓部形态异常和小脑上脚、被盖中央束、皮质脊髓束未交叉为特征的菱脑异常
  - JSRD 可能为一种纤毛疾病
- 有时被称为"臼齿征"畸形（MTM）

影像

- 轴位图像上中脑呈"臼齿"样外观
- 小脑蚓部中线裂隙
- 小脑上脚增粗，水平走行（垂直于脑干）
- 在峡部（位于中线的细峡部）水平，第四脑室底凹陷
- 高分辨 T2WI（CISS/FIESTA）有助于精细结构的显示
- HASTE 有助于在胎儿中识别该畸形

- DTI 可作为诊断的有益补充手段

主要鉴别诊断

- Dandy-Walker 谱系疾病
- 小脑蚓部与桥小脑发育不良
- 小脑蚓部发育不良
- 小脑蚓部萎缩

病理

- 目前已发现>20 种致病基因
  - 均为编码原纤毛蛋白或组成其附属器的蛋白
- 小脑上脚未交叉
- 锥体交叉几乎完全缺如

临床要点

- 共济失调，发育迟滞，异常眼动，呼吸系统异常

图 1-41　（左图）轴位示意图示 Joubert 畸形。增粗的小脑上脚⬌环绕拉长的第四脑室，形成典型的"臼齿征"。注意分裂的小脑蚓部⬌。（右图）典型 Joubert 综合征患者，矢状位 T1WI 示小脑蚓部➡小且显著畸形，伴上凸的第四脑室顶部➡以及变圆的尖顶➡

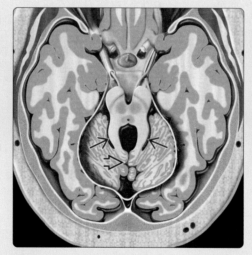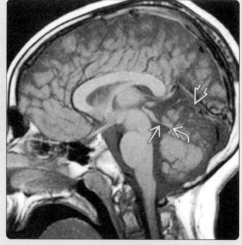

图 1-42　（左图）同一患者，轴位 T1MP-RAGE 示典型的"臼齿征"，其中中脑缩短，峡部狭窄➡。增粗延长的小脑上脚➡环绕着拉长的第四脑室。注意蚓部裂隙➡。（右图）同一患者，轴位 T2WI 更清楚地显示"臼齿征"

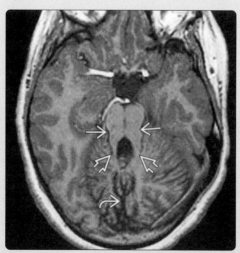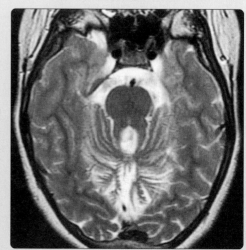

术语

缩写

- "臼齿征"畸形(molar tooth malformation,MTM)
- Joubert 综合征及其相关异常(Joubert syndrome and related disorders,JSRD)
  - 包括 Joubert 综合征,Dekaban-Arima 综合征,COACH 综合征,Senior-Loken 综合征,Varadi-Papp 综合征,Joubert-多小脑回综合征
  - 与 MTM 相关的新基因/综合征还持续被发现
  - JSRD 可能为一种纤毛疾病

定义

- 以小脑蚓部形态异常,水平走行的小脑上脚(SCP)增粗为特征的菱脑异常
  - 小脑蚓部矢状裂隙
  - 脑干核团异常
  - 小脑上脚、被盖中央束、皮质脊髓束未交叉

影像

一般特点

- 最佳诊断要点
  - 轴位图像上中脑呈"臼齿"样外观
  - 小脑蚓部小,伴中线裂隙
- 部位
  - 脑干峡部(脑桥中脑交界处)
  - 小脑蚓部和小脑上脚(传出纤维)
- 形态
  - 蚓部正中矢状面上存在裂隙,难以被识别
    - 第四脑室背侧形态异常,顶隐窝不规则
  - 水平走行的(垂直于脑干)小脑上脚增粗
  - 在峡部(位于中线的细峡部)水平,第四脑室底凹陷

CT 表现

- CT 平扫
  - 小脑蚓部裂隙
  - 第四脑室呈"蝙蝠翼"样外观

MR 表现

- T1WI
  - 矢状位
    - 小脑蚓部中线形态不规则
    - 第四脑室顶形态异常,失去尖顶形态
    - 巨大脑脊液间隙,但小脑幕位置正常
  - 冠状位
    - 小脑蚓部裂隙位于紧邻的小脑半球间(裂隙上覆小脑皮质)
  - 轴位:小脑蚓部裂隙,"臼齿"样外观
    - 脑桥-中脑交界水平(细峡部)第四脑室底形成指向前方的尖
    - 位于同一水平面平行的小脑上脚增粗("臼齿"的"齿根")

- T2WI
  - 与 T1WI 表现相同
    - 对比度优于 T1WI
    - 通常可见巨大的脑脊液空间
    - 可有髓鞘形成异常
  - 高分辨 T2WI(CISS/FIESTA)有助于精细结构的显示
  - HASTE 有助于在胎儿中识别该畸形
- DTI
  - 小脑上脚于中脑处未交叉
  - ±小脑中脚及脑桥小脑束腹侧菲薄

超声表现

- 产前超声检查可发现小脑蚓部小,小脑延髓池增大
  - 可见多指/趾畸形,心血管与肾脏病变等等

影像检查方法推荐

- 最佳影像检查
  - MR
- 检查方案推荐
  - 应采用高分辨扫描序列有助于显示精细的后颅窝结构
  - DTI 可作为诊断的有益补充手段

鉴别诊断

Dandy-Walker 谱系疾病

- 小脑蚓部发育不良/不发育(无裂隙)
- 小脑半球体积通常较小
- 小脑幕抬高

小脑蚓部与脑桥小脑发育不良

- 小脑蚓部小,无裂隙
- 脑桥、延髓与中脑病变不一

菱脑融合畸形

- 小脑半球/齿状核融合,中线处蚓部缺如

小脑蚓部萎缩

- 中脑、小脑脚正常;小脑蚓部分叶正常,脑裂增宽
- 常有诱因(早产,代谢性疾病等等)

病理

一般特点

- 病因
  - 多认为由纤毛蛋白/中心体蛋白突变导致,该突变可影响细胞迁移,轴突导向以及其他未知过程
    - 被称为"纤毛疾病"
    - 见于多种综合征[Meckel-Gruber 综合征,口面指综合征Ⅵ型(OFD Ⅵ),Bardet-Biedl 综合征,Senior-Loken 综合征等]
- 遗传学
  - 主要为常染色体隐性遗传
  - 已发现>20 种致病基因

- – 均为编码原纤毛组成蛋白及其附属器蛋白的基因
  - – 合并中枢神经系统异常,包括眼部异常,多小脑回畸形,脑膨出及错构瘤
  - – *CSPP1* 基因突变→经典 Joubert 综合征
  - ○ 纤毛异常可通过多个不同机制导致畸形综合征
- 合并异常
  - ○ 多小脑回畸形;肾脏、视网膜、肝脏异常
    - – 脑脊液间隙增宽,脑室扩大
    - – 罕见:脑膜脑膨出,小头畸形,无脑回畸形,胼胝体发育不良
    - – 下丘脑错构瘤
  - ○ 青少年肾消耗病(Juvenil enephronophthisis)或多囊性肾发育不良
  - ○ 眼部异常(视网膜发育异常与先天性虹膜缺损)
  - ○ 肝纤维化与肝囊肿,心脏病变,多指(趾)畸形

大体病理和术中特征

- 中脑-菱脑畸形特征
  - ○ 小脑蚓部形态异常,伴中线裂隙
  - ○ 小脑上脚增粗、走行水平
  - ○ 可见先天性虹膜缺损,多小脑回畸形

显微镜下特征

- 小脑上脚交叉缺如
- 锥体交叉几乎完全缺如
- 小脑核团发育异常、异位
- 多处结构异常
  - ○ 下橄榄核,三叉神经下行传导束,孤束核,背柱核

临床要点

临床表现

- 最常见症状体征
  - ○ 核心特征:肌张力低,共济失调,智力残疾
  - ○ 其他:视网膜、肾脏、肝脏不同程度的受累
- 其他症状体征
  - ○ 新生儿:眼震,交替性呼吸暂停与过度通气(Joubert 综合征),癫痫发作
  - ○ 特征性面部征象
    - – 巨颅
    - – 前额突出
    - – 眉弓高耸
    - – 内眦赘皮
    - – 上翻鼻,鼻孔显著
    - – 吐舌,舌节奏性运动
    - – OFD Ⅵ型中,可见舌畸胎瘤
  - ○ 视网膜异常
    - – 先天性视网膜营养不良
    - – 色素性视网膜病变
    - – 脉络膜视网膜缺损
    - – 眼底黄斑病变

人口统计学

- 年龄

  - ○ 婴儿与儿童期;仅表现为孤立性动眼障碍者发病较晚
- 性别
  - ○ 男 = 女

病程和预后

- 婴儿期起病者常早夭
- 较年长儿童→性格异常,多动,具有攻击性,生活无法自理
  - ○ 多数患儿有严重的缺陷

治疗

- 遗传咨询,物理治疗,占位性病变的治疗

诊断纲要

注意

- 对于严重肌张力低下及动眼障碍的婴儿/儿童,都应考虑 MTM 的可能

影像解读要点

- 矢状位图像上,小脑蚓部是否无法辨认或体积小而形态异常
- 有时小脑蚓部外观上可正常
  - ○ 注意小脑蚓部裂隙及轴位影像上的"臼齿征"

参考文献

1. Chapman T et al: Diagnostic imaging of posterior fossa anomalies in the fetus and neonate: part 2, posterior fossa disorders. Clin Imaging. 39(2):167-175, 2015
2. Hsu CC et al: High-Resolution Diffusion Tensor Imaging and Tractography in Joubert Syndrome: Beyond Molar Tooth Sign. Pediatr Neurol. ePub, 2015
3. Huppke P et al: Tectonic gene mutations in patients with Joubert syndrome. Eur J Hum Genet. 23(5):616-20, 2015
4. Van Battum EY et al: Axon guidance proteins in neurological disorders. Lancet Neurol. 14(5):532-546, 2015
5. Akizu N et al: Mutations in CSPP1 lead to classical Joubert syndrome. Am J Hum Genet. 94(1):80-6, 2014
6. Poretti A et al: The molar tooth sign is pathognomonic for Joubert syndrome! Pediatr Neurol. 50(6):e15-6, 2014
7. Romani M et al: Joubert syndrome: congenital cerebellar ataxia with the molar tooth. Lancet Neurol. 12(9):894-905, 2013
8. Simms RJ et al: Modelling a ciliopathy: Ahi1 knockdown in model systems reveals an essential role in brain, retinal, and renal development. Cell Mol Life Sci. 69(6):993-1009, 2012
9. Lee JE et al: Cilia in the nervous system: linking cilia function and neurodevelopmental disorders. Curr Opin Neurol. 24(2):98-105, 2011
10. Poretti A et al: Joubert syndrome and related disorders: spectrum of neuroimaging findings in 75 patients. AJNR Am J Neuroradiol. 32(8):1459-63, 2011
11. Saleem SN et al: Prenatal magnetic resonance imaging diagnosis of molar tooth sign at 17 to 18 weeks of gestation in two fetuses at risk for Joubert syndrome and related cerebellar disorders. Neuropediatrics. 42(1):35-8, 2011
12. Sattar S et al: The ciliopathies in neuronal development: a clinical approach to investigation of Joubert syndrome and Joubert syndrome-related disorders. Dev Med Child Neurol. 53(9):793-8, 2011
13. Zaki MS et al: The molar tooth sign: a new Joubert syndrome and related cerebellar disorders classification system tested in Egyptian families. Neurology. 70(7):556-65, 2008
14. Fluss J et al: Molar tooth sign in fetal brain magnetic resonance imaging leading to the prenatal diagnosis of Joubert syndrome and related disorders. J Child Neurol. 21(4):320-4, 2006

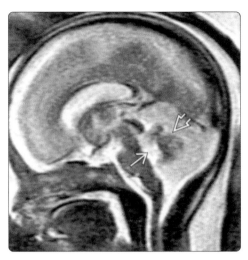
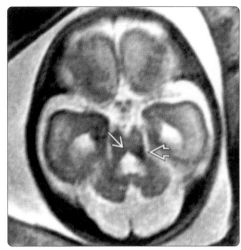

图 1-43　（左图）27 周胎儿，矢状位 T2WI（HASTE）示畸形的第四脑室➡和几乎无法辨认的小脑蚓部➡（蚓部形态异常，脑裂异常无法辨认）。后颅窝脑池显著增大。幕上结构正常。（右图）同一胎儿，轴位 T2WI（HASTE）示突向前方的第四脑室➡与增粗的小脑上脚➡，形成"臼齿征"

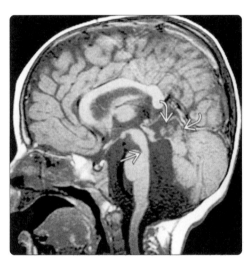
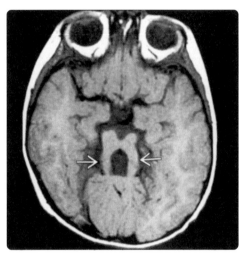

图 1-44　（左图）矢状位 T1WI 示典型的臼齿征畸形表现。中脑延长，且在峡部狭窄➡。小脑蚓部➡体积小且发育不良（分叶异常）。第四脑室位置高，位于脑桥-中脑交界处。（右图）轴位 T1WI 示臼齿征。由于小脑上脚交叉缺失，中脑在中线处狭窄。小脑上脚➡巨大且呈水平走行，构成了"臼齿"的"齿根"

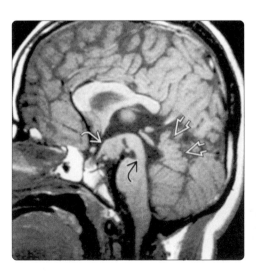
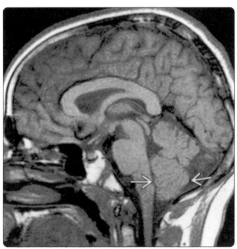

图 1-45　（左图）矢状位 T1WI 示典型 Joubert 综合征征象，包括中脑峡部狭窄⬀，小脑蚓部发育不良➡，以及下丘脑错构瘤⬀，此为 Varadi-Papp 综合征的典型特征。（右图）矢状位 T1WI 示轻度"臼齿征"畸形，第四脑室略高与小脑蚓部较小。在中线处可见小脑半球➡位于畸形蚓部下方

要　点

术语

- 双侧大脑半球不完全分离

影像

- 畸形与病情的严重程度取决于前脑半球间裂形成的程度
  - 谱系疾病；不同亚型间没有明确的区分标准
- 完全无脑叶型前脑无裂畸形（HPE）
  - 单个的"球形"、"杯状"或"薄饼状"大脑，围绕着一个原始单一脑室
  - ±背侧囊肿，面部畸形
- 半脑叶型前脑无裂畸形
  - 额叶融合>50%
  - 丘脑、下丘脑"融合"
  - 半球间裂后部与大脑镰可存在
  - ±背侧囊肿，轻度面部畸形或不存在
- 脑叶型前脑无裂畸形
  - 中线大部分半球间裂存在

- 仅有额底融合
- 丘脑完全/接近完全分开
- 透明隔缺如
- 侧脑室前角未发育，±第三脑室，胼胝体可正常或不完整

主要鉴别诊断

- 严重的梗阻性脑积水
  - 某些皮层与大脑镰存在；双侧基底节分离
- 积水性无脑畸形
  - 皮层缺如/极少，双侧基底节分离，大脑镰存在
- 前脑无裂畸形半球中央变异型
  - 大脑半球前部、后部正常，被大脑镰隔开
  - 中部中线双侧半球融合
- 透明隔-视神经发育不良
  - 侧脑室前角形成良好；双侧穹窿融合但存在
- 脑裂畸形
  - 半球间裂隙，表面覆盖异位的灰质，穹窿存在

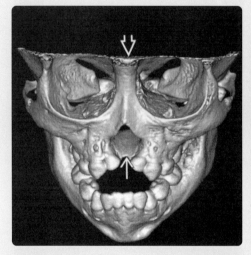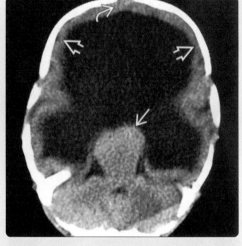

图1-46 （左图）唇腭裂新生儿，面部骨骼3D重建示严重的眼距过窄，上颌骨中线处中等大小的缺损，延伸至硬腭与鼻中隔。2颗中切牙缺如。（右图）同一患儿，轴位CT平扫示位于中央的马蹄铁形的单个脑室，周围环绕着菲薄的皮层，皮层及双侧基底节在中线处融合，这是完全无叶型前脑无裂畸形的典型表现

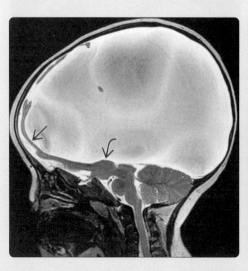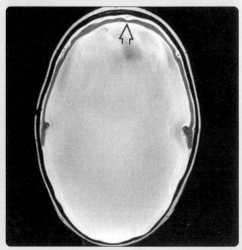

图1-47 （左图）同一患儿，17个月时的矢状位T2WI示后颅窝与脑干结构相对正常。幕上空间基本被充满脑脊液的单个脑室所占据。下丘脑与基底节融合，脑室前方见少量薄层无脑回皮层。（右图）同一患儿，T2WI示菲薄的皮层在前方中线处连续。半球间裂完全缺如，大脑镰缺如

术语

缩写

- 前脑无裂畸形(holoprosencephaly,HPE)

同义词

- 曾称为无嗅脑畸形

定义

- 双侧大脑半球不完全性分离

影像

一般特点

- 最佳诊断要点
  - 单一脑室
  - 双侧半球和基底部的完全性/部分性不分离,伴半球间脑裂/大脑镰完全性/部分性缺失
  - 单支大脑前动脉
  - ±合并面部异常
- 部位
  - 前脑±面中部
- 形态
  - 畸形与病情的严重程度取决于前脑半球间裂形成的程度
    - 谱系疾病;不同亚型间没有明确的区分标准
  - 完全无脑叶型前脑无裂畸形(alobar HPE,HPE)
    - 单一"球形""杯状"或"薄饼状"大脑,围绕着一个原始单一脑室
      □ ±背侧囊肿,面部畸形
  - 半脑叶型前脑无裂畸形
    - 额叶融合>50%
    - 丘脑、下丘脑"融合"
    - 半球间裂后部与大脑镰可存在
    - ±背侧囊肿,轻度面部畸形或不存在
  - 脑叶型前脑无裂畸形
    - 中线上大部分半球间裂存在
    - 仅额底融合
    - 丘脑完全/接近完全分开
    - 透明隔缺如
    - 侧脑室前角未发育,±第三脑室,胼胝体正常或不完整

CT 表现

- CT 平扫
  - 单一脑室,伴透明隔缺如
  - 双侧基底核融合
  - 半球间裂后部缺损程度不同
  - 面中部、鼻腔与鼻旁窦(均起源于神经嵴)不同程度发育不良

MR 表现

- T1WI
  - 评估严重程度:完全无脑叶型、半脑叶型、脑叶型 HPE
    - 评估单一脑室的分化程度,是否存在背侧囊肿
      □ 若双侧丘脑分离,则第三脑室可显示
    - 解剖结构异常的严重性取决于大脑半球的分裂程度(半球间裂与大脑镰形成的程度)
      □ 完全无脑叶型:半球间裂完全缺如
      □ 半脑叶型:中脑处双侧颞叶分离
      □ 脑叶型:半球间裂自后向前延伸至额叶,胼胝体后部存在
      □ 各亚型间可相互重叠
    - 脑回发育程度各异,从无脑回到正常发育脑回
    - 基底核分裂程度各异:丘脑、纹状体、下丘脑
  - 外侧裂角(sylvian,SA 角)反映了额叶的发育程度,因而亦反映了HPE 的严重程度
    - 外侧裂上斜(SA 角增大)=额叶发育差,HPE更严重
- T2WI
  - 表现与T1WI 相同
  - 可评估髓鞘成熟程度,视神经/球,嗅神经与垂体
- DWI
  - DTI 有助于显示白质纤维束
- MRA
  - 单支大脑前动脉
    - 表现为在单额叶表面呈原始扇形分布的动脉分支
- MRV
  - 静脉窦缺如,合并大脑镰/小脑幕畸形

超声表现

- 灰阶超声
  - HPE 可通过胎儿超声与 MR 诊断

血管造影表现

- 单支大脑前动脉

影像检查方法推荐

- 最佳影像检查
  - MR(三个轴向,高分辨),特别注意中线结构

鉴别诊断

严重的梗阻性脑积水

- 严重的梗阻性脑积水可导致脑室明显增大,脑室旁皮层受压变薄
- 大脑镰存在;双侧基底节分离

积水性无脑畸形

- 大脑呈水袋样;皮层缺如/极少;大脑镰存在

端脑融合畸形或前脑无裂畸形半球中央变异型

- 单一脑室:无透明隔、穹窿、第三脑室顶
- 单支大脑前动脉
- 双侧基底节前下部融合
- 额顶区后部双侧大脑半球皮质连续
- 胼胝体前部和/或后部存在

透明隔缺如

- 假性单一脑室畸形,双侧大脑前动脉存在
- 透明隔-视神经发育不良(穹窿融合但存在)
- 脑裂畸形(半球裂隙,穹窿存在)

透明隔撕裂

- 严重者常有先天性脑积水
- 典型者呈巨颅畸形(HPE 通常为小头畸形),穹窿存在

病理

一般特点

- 病因
  - 中线诱导和发育模式的原始缺陷
    - 导致前脑分裂成两个半球这一过程失败/部分失败
  - 多因素疾病;至少有 13 个 HPE 相关基因,但没有严格的基因型-表型相关性
    - 25%~50% 的患儿有染色体异常(典型者为 13 三体)
      - □ SHH1 基因是前脑发育过程中最重要的前脑信号
      - □ SHH 还控制神经嵴(面中部),少突胶质细胞(髓鞘)的发育
    - 其他:环境/母体因素:糖尿病(若母亲患有糖尿病,后代中有 1% 出现 HPE),酒精,维 A 酸,植物生物碱(山藜芦)
- 合并异常
  - HPE 通常为散发,有时为家族性,25% 为综合征性
  - 80% 有面部异常;与 HPE 严重程度有关
    - 独眼,象鼻;单鼻孔;单鼻骨/鼻骨间缝缺如
    - 中线唇裂/腭裂;上颌切牙骨未发育
    - 单上颌中切牙;舌系带上部缺如

分期、分级和分类

- 第一类 HPE 谱系疾病:在同一家系中可出现各种严重程度的病例,且严重程度在代际间递减
  - 包括完全无脑叶型,半脑叶型,脑叶型
  - 中面部畸形,无明显脑畸形
    - 扁平面,上颌发育不良,中线唇裂/腭裂,眼距过窄
  - 孤立的单一上颌中切牙(single maxillary central incisor,SMCI)
    - 常伴 HPE,但并不总提示存在 HPE
- 第二类端脑融合畸形,或前脑无裂畸形半球中央变异型
  - 额顶叶后部皮质连续,跨越中线;胼胝体膝部、压部常存在

大体病理和术中特征

- 程度各异的皮层发育不良和脑回发育
- 双侧间脑和基底节不同程度的分离,并与脑干上部融合

- 背侧囊肿为后方单一脑室内的脉络丛组织

临床要点

临床表现

- 最常见症状体征
  - 面部畸形伴眼距过窄
  - 癫痫发作(50%)与发育迟滞
  - 下丘脑/垂体功能障碍(75%,大多数为垂体性尿崩症),体温调节能力低下
  - 肌张力障碍与肌张力低下:严重程度与双侧基底节未分离的程度有关
- 临床特点
  - 智力低下、小头畸形婴儿,伴眼距过小

人口统计学

- 年龄
  - 症状出现于婴儿期或幼儿期
    - 胎儿超声或 MR 可诊断
- 性别
  - 男:女 = 1.4:1

流行病学

- 是人类中最常见的脑与面部畸形
- 活产婴儿发病率 1.3/10 000,但每 250 次妊娠就有 1 次

病程和预后

- 胎停育与死胎中多见
- 疾病严重程度、预期寿命与半球及深部灰质核团未分离的程度有关(完全无脑叶型预后最差)

治疗

- 治疗癫痫与内分泌异常

诊断纲要

注意

- 怀疑 HPE 时,检查前脑基底部是否分离失败

影像解读要点

- "透明隔缺如"不等同于"单一脑室"

参考文献

1. Winter TC et al: Holoprosencephaly: a survey of the entity, with embryology and fetal imaging. Radiographics. 35(1):275-90, 2015
2. Gregory LC et al: The role of the sonic hedgehog signalling pathway in patients with midline defects and congenital hypopituitarism. Clin Endocrinol (Oxf). 82(5):728-38, 2015
3. Kruszka P et al: Expanding the phenotypic expression of Sonic Hedgehog mutations beyond holoprosencephaly. J Craniofac Surg. 26(1):3-5, 2015
4. Petryk A et al: Holoprosencephaly: signaling interactions between the brain and the face, the environment and the genes, and the phenotypic variability in animal models and humans. Wiley Interdiscip Rev Dev Biol. 4(1):17-32, 2015
5. Ghosh PS et al: Fetal magnetic resonance imaging in hydranencephaly. J Paediatr Child Health. 49(4):335-6, 2013
6. Lami F et al: Holoprosencephaly: report of four cases and genotype-phenotype correlations. J Genet. 92(1):97-101, 2013
7. Arora K et al: Teaching NeuroImages: fused brain: does face predict the brain? Neurology. 79(23):e201, 2012

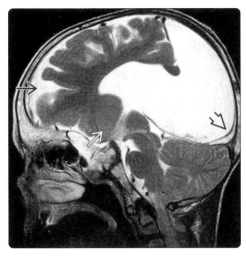
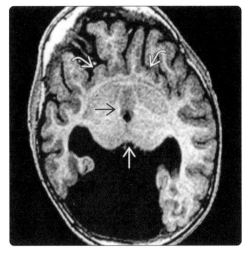

图 1-48　（左图）矢状位 T2WI 示单个小额叶 ⇨ 伴单个未分开的前基底部纹状体 ⇨，及过度扩张的脉络丛组织形成前脑背侧囊肿 ⇨。（右图）同一患者，轴位 T1WI 示半球间裂缺如。由于额叶发育不良，外侧裂 ⇨ 移至前内侧。前基底部纹状体 ⇨ 和内侧丘脑 ⇨ 未分离，脑室后部开放与背侧囊肿沟通

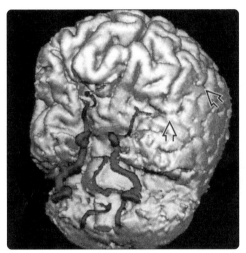
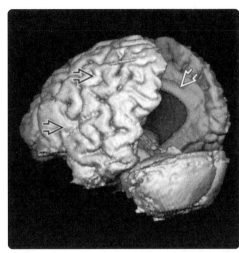

图 1-49　（左图）同一患者半叶型 HPE 患儿，大脑表面 3D 重建（从前下方观察）示半球间裂前部缺如。脑回结构基本正常，但外侧裂 ⇨ 浅且呈垂直走行（由额叶发育不良导致）。（右图）T1GRE 3D 表面投影斜后侧观示巨大的背侧囊肿 ⇨。注意颞叶皮层 ⇨ 脑回结构无法辨识。小脑外观正常

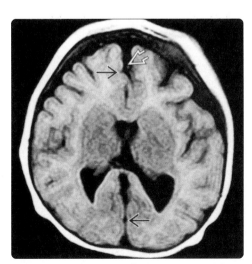
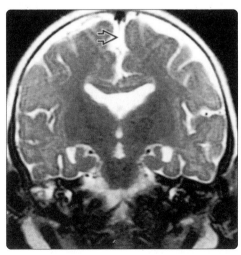

图 1-50　（左图）7 个月大婴儿，单一中线中切牙，轴位 T1WI 示几乎完全分开的双侧额叶，伴发育相对良好的半球间裂 ⇨ 和大脑镰 ⇨。透明隔缺如，且侧脑室额角呈未发育状态。（右图）同一患儿，冠状位 T2WI 示发育良好的半球间裂中可见大脑镰 ⇨。基底节分离。侧脑室颞角形成相对良好，但方向垂直，符合叶型 HPE 的影像学表现

第一篇 基于病理的诊断

<table>
<tr><td colspan="2">要　点</td></tr>
</table>

术语

- 上颌正中孤立中切牙（solitary median maxillary central incisor，SMMCI）
- 前脑无裂畸形半球中央变异型（middle interhemispheric variant of holoprosencephaly，MIH）（端脑融合）
- SMMCI：常染色体显性遗传的 HPE 的微缩类型之一

影像

- MIH：双侧额叶后部/顶叶中线融合，而额叶前部/枕极处双侧正常分离
- SMMCI：临床表现轻至上颌正中孤立中切牙，重至完全无脑叶型 HPE
  - 高达 90% 病例有先天性鼻孔闭锁/鼻腔狭窄

主要鉴别诊断

- 牙发育不全：先天性牙齿缺如

- 正中多生牙：额外牙
- 经典的前脑无裂畸形

病理

- MIH：与染色体 13q32 上的 *ZIC2* 基因突变关
- SMMCI 病例中发现 SHH 与 *TGIF* 基因突变有关

临床要点

- SMMCI：1：50 000；MIH：罕见
- SMMCI 预后：由中枢神经系统受累程度决定。单纯的 SMMCI 或其他微缩类型预后佳
- MIH 临床特点类似于脑叶型 HPE

诊断纲要

- SMMCI：检查是否存在鼻腔狭窄
- SMMCI 可能是 HPE 的微缩形式，因此若发现 SMMCI，应进一步行 MR 评估脑发育情况

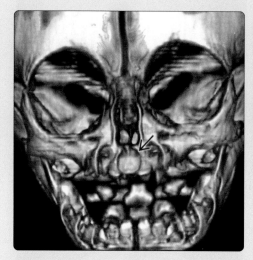
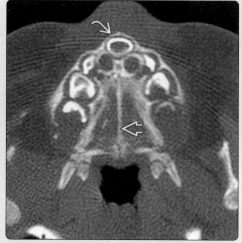

图 1-51 （左图）轴位 CT 平扫 3D 重建示眼距过窄与未萌出的孤立中线上颌中切牙（SMMCI）➡。（右图）同一患者，轴位 CT 平扫示该中切牙严格位于中线处➡。除明显的腭中嵴外➡，硬腭横向变窄呈 V 形。尽管一些 SMMCI 为孤立性，但还有很多为 HPE 的微缩形式，应进一步行 MR 评估脑部

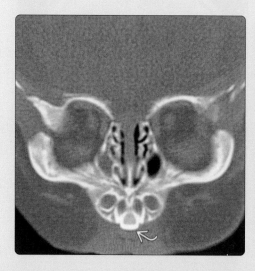
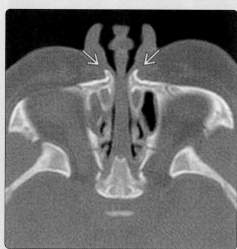

图 1-52 （左图）鼻梗阻新生儿，冠状位 CT 平扫示 SMMCI➡。大脑形态正常。（右图）同一患者，轴位 CT 平扫示梨状孔狭窄➡，导致鼻道梗阻。高达 90% SMMCI 患儿鼻梗阻继发于外鼻孔闭锁、中鼻道狭窄或梨状孔狭窄，因而可早在新生儿期被发现。约 60% 梨状孔狭窄患儿合并 SMMCI

术语

缩写

- 上颌正中孤立中切牙(solitary median maxillary central incisor,SMMCI)
- 前脑无裂畸形半球中央变异型(middle interhemispheric variant of holoprosencephaly,MIH)

同义词

- 端脑融合畸形(syntelencephaly)

定义

- SMMCI:常染色体显性遗传的 HPE 的多种微缩形式之一
- MIH:以端脑背侧融合为特点的 HPE 变异型

影像

一般特点

- 最佳诊断要点
  - SMMCI:位于中线的孤立上颌中切牙
  - MIH:双侧额叶后部/顶叶中线融合,而额极/枕极处双侧正常分离
- 部位
  - SMMCI:中线处,上牙槽嵴
  - MIH:额叶后部与顶叶
- 大小
  - SMMCI:与正常的中切牙大小相同
- 形态
  - SMMCI:对称的王冠形
- MIH
  - MIH 有别于经典 HPE 的特征
    - 双侧额叶后部/顶叶中线处融合
    - 额极正常分离,半球间裂/大脑镰前部存在
    - 以胼胝体膝部与压部存在,而体部缺如为特征的胼胝体发育异常
    - 下丘脑和基底节正常分离
  - MIH 的常见特征表现
    - 双侧外侧裂在中线处连续
    - 丘脑不完全分离(33%)
    - 皮层发育异常/灰质异位
  - MIH 的少见特征表现
    - 小脑畸形(20%):小脑发育不全,Chiari 1 畸形、Chiari 2 畸形,脑膨出
  - 与经典 HPE 相同的特征
    - 透明隔缺如
    - 单支大脑前动脉

CT 表现

- CT 平扫
  - SMMCI
    - 位于中线的孤立上颌中切牙
    - 颌正中犁骨嵴
    - V 字形上颌
    - 高达 90%病例有后鼻孔闭锁、中鼻腔狭窄或梨状孔狭窄
  - MIH
    - 半球间裂处连续的(脑组织的)等密度影±左右外侧裂在半球间裂处连续
- CTA
  - MIH
    - 单支大脑前动脉
    - 异常外侧裂中可见大脑中动脉的分支

MR 表现

- T1WI
  - SMMCI
    - 表现可从单纯的牙齿畸形到完全无脑叶型 HPE
    - 常见小头畸形,眼距过窄
    - 偶见垂体/垂体柄发育不良
  - MIH
    - 所有脉冲序列上,额叶后部与枕叶处(脑组织的)等信号影在中线处融合;±外侧裂融合
    - 融合常合并灰质异位/皮层发育异常
    - 髓鞘形成正常(不同于经典 HPE)
    - 胼胝体发育异常(膝部存在>压部,体部缺如)
- T2WI
  - MIH:25%为背侧高信号囊肿
    - 合并丘脑不分离→第三脑室梗阻
- MRA
  - MIH
    - 单支大脑前动脉
    - 异常外侧裂中可见大脑中动脉分支

产前超声/MR 检查

- 在妊娠中期可诊断 MIH
- 产前 MR 可识别 SMMCI

影像检查方法推荐

- 最佳影像检查
  - SMMCI:颌面部 CT
  - MIH:多平面 3DT1 梯度回波序列 MR
- 检查方案推荐:SMMCI 患者应进行 MR 随诊

鉴别诊断

牙发育不全

- 先天性牙齿缺如
- 第二前磨牙,第三磨牙,上颌侧切牙最常受累

正中多生牙

- 双侧上颌中切牙之间出现额外的恒牙
- 多生牙呈圆锥形,略偏离中线

经典的前脑无裂畸形

- 前脑基底部结构未正常分离
- 畸形严重程度与前脑发育程度有关
  - 完全无脑叶型(分化最差):半球间裂、大脑镰、胼胝体缺如,大脑呈薄饼样团块
  - 半脑叶型:半球间裂/大脑镰后部存在;胼胝体压部存在;双侧尾状核头部融合
  - 脑叶型(分化最好):半球间裂/大脑镰前部存在;胼胝体膝部未发育/发育不良;此型额叶融合程度最低

病理

一般特点

- 病因
  - SMMCI 的发生理论:胚胎发育的 35~38 天,中线处细胞分裂与牙板的侧向生长不良→左右牙板融合形成单一的正中中切牙
  - MIH:胎龄 3~4 周时,顶板特征性表达受损,导致细胞分裂/凋亡的改变→半球间裂形成异常,双侧半球融合
- 遗传学
  - SMMCI:常染色体显性遗传的 HPE(autosomal dominant HPE,ADHPE)的微缩形式;散发案例报道较少
    - ADHPE 中最常见突变基因:染色体 7q36 的 SHH,染色体 13q32 的 ZIC2,染色体 2q21 的 SIX3,染色体 18p11.3 的 TGIF
    - SHH 与 TGIF 突变亦见于 SMMCI
    - ADHPE 表达多变解释了其表现的多样性(完全无脑叶型 HPE→微缩形式)
    - ADHPE 外显率为 70%→确定携带致病基因者后代中,出现 SMMCI 或其他微缩形式的风险 = 13%~14%
    - 肯定携带致病基因者后代中,出现严重(半脑叶型/完全无脑叶型)HPE 的风险 = 16%~21%
  - 与 HPE 无关的 SMMCI 特有突变:染色体 22q11 区段缺失,18 号染色体环状,47XXX
  - MIH:与染色体 13q32 上的 ZIC2 基因突变有关
    - 小鼠中 ZIC2 基因参与胚胎顶板的分化;其突变导致神经管缺陷与 HPE
    - 不同于其他经典 HPE 相关基因,ZIC2 基因不参与神经轴腹侧的发育形成→这解释了为何 MIH 中不会出现严重的中线部位面部畸形
- 合并异常
  - SMMCI:VACTERL 综合征、CHARGE 综合征、DiGeorge 综合征、外胚层发育不良、Duane 综合征、心血管异常(25%)、脊椎异常
  - MIH:有报道 5 例 ZIC2 基因突变伴肢体、肾脏与生殖系统畸形

大体病理和术中特征

- MIH:额极、枕极处半球间裂存在;额叶后部、顶叶双侧半球融合;左右外侧裂融合
- MIH:局灶皮层未分化,室管膜下灰质异位

显微镜下特征

- MIH:胼胝体前部及后部纤维可见

临床要点

临床表现

- 最常见症状体征
  - SMMCI
    - 新生儿鼻道梗阻(后鼻孔闭锁、中鼻道狭窄或梨状孔狭窄)
    - 单一正中乳切牙在 7~8 月龄萌出;上唇系带缺如
  - MIH:肌痉挛,肌张力低下,癫痫发作,发育迟滞
- 其他症状体征
  - SMMCI

- 身材矮小(50%),眼距过窄,小头畸形
  □ 33% 身材矮小继发于生长激素水平下降
    - ADHPE 的其他微缩形式:唇裂、面中部发育不良,小头畸形,先天性虹膜缺损,后鼻孔闭锁,中鼻道狭窄,梨状孔狭窄,发育迟缓,学习障碍
    - SMMCI 合并严重的 HPE(完全无脑叶型)不常见
  - MIH
    - 轻度面部畸形多见:眼距过宽,唇/腭裂,SMMCI
    - 严重面部畸形罕见(即典型 HPE 中出现的面部畸形)
    - 内分泌异常不常见
- 临床特点
  - SMMCI
    - SMMCI 婴儿身材矮小,眼距过窄
    - 母亲患有单纯性 SMMCI,后代会患有典型的 HPE
  - MIH
    - 婴儿/幼儿出现肌痉挛

人口统计学

- 年龄
  - SMMCI:乳切牙在 7~8 月龄萌出
- 性别
  - 孤立的 SMMCI 更常见于女性
- 流行病学
  - SMMCI:1:50 000
  - MIH:罕见

病程和预后

- 预后
  - SMMCI:取决于中枢神经系统受累程度;孤立的 SMMCI 或其他微缩形式预后良好
  - MIH:精神运动发育轻/中度落后,癫痫发作
    - MIH 的临床特点与脑叶型 HPE 最为接近

治疗

- SMMCI:单纯性牙异常无须治疗
  - 激素替代治疗,ADHPE 的其他微缩形式行矫正手术
- MIH:抗癫痫治疗

诊断纲要

影像解读要点

- SMMCI:注意是否存在鼻道狭窄

影像报告要点

- SMMCI 可能为 HPE 的微缩形式,应进一步行 MR 检查评估大脑情况

参考文献

1. Ginat DT et al: CT and MRI of congenital nasal lesions in syndromic conditions. Pediatr Radiol. ePub, 2015
2. Winter TC et al: Holoprosencephaly: a survey of the entity, with embryology and fetal imaging. Radiographics. 35(1):275-90, 2015
3. Lygidakis NN et al: Solitary median maxillary central incisor syndrome (SMMCI) with congenital nasal puriform aperture stenosis: literature review and case report with comprehensive dental treatment and 14 years follow-up. Eur Arch Paediatr Dent. 14(6):417-23, 2013

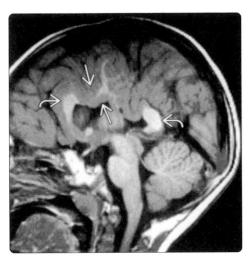

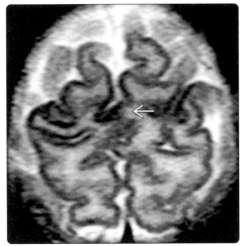

图 1-53 （左图）矢状位 T1WI 示前脑无裂畸形的中央型变异型（MIH）。额叶后部与顶叶水平的灰质与白质跨越中线融合➡。不同于经典 HPE，该变异型中胼胝体体部缺如，而膝部和压部保留➡。此型垂体/下丘脑通常正常。（右图）MIH 患者，轴位 T2WI 示双侧额叶后部/顶叶跨中线连续➡

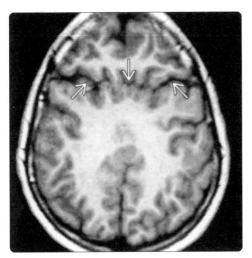

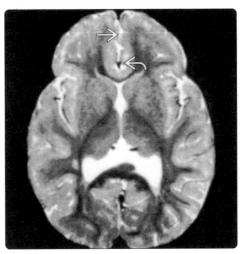

图 1-54 轴位 T1WI 示双侧额叶白质与外侧裂➡跨中线连续。外侧裂连续不是一个诊断 MIH 敏感征象，但相对特异。（右图）轴位 T2WI 脂肪抑制序列示透明隔缺失，伴单一大脑前动脉➡，类似典型 HPE。与典型 HPE 不同之处在于，此型中半球间裂的前部➡及大脑镰前部存在且双侧基底节分离。33% 患者丘脑未完全分离

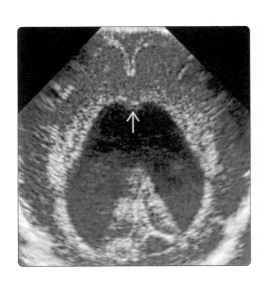

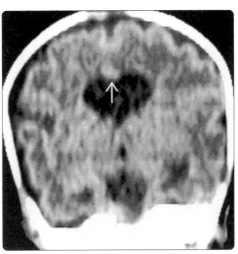

图 1-55 （左图）MIH 早产儿，头颅超声示颅中部位置双侧大脑半球跨中线异常连续。注意中线处的灰质结节➡。（右图）同一患儿，轴位 CT 平扫进行冠状位重建明确了 MIH 的诊断。额后部及顶部的灰白质跨中线处连续。MIH 的特征性表现是中线处的灰质结节➡

术语

- 端脑融合畸形；HPE 的半球中央（MIH）变异型

影像

- 单一脑室（100%）
- 大脑半球背侧中线皮层不分离（"融合"）（100%）（根据定义）
- 单支大脑前动脉（ACA）（100%）
- 异常外侧裂中线融合，贯穿双侧半球（86%）
- 灰质异位，皮层畸形（86%）
- 胼胝体发育异常
- 眼距过宽（多数 HPE 眼距过窄）

鉴别诊断

- 典型 HPE
- 透明隔-视神经发育不良
- 双侧脑裂畸形
- 双侧外侧裂周区多小脑回畸形（polymicrogyria，PMG）

病理

- 糖尿病母亲所产婴儿，其端脑融合畸形（以及其他形式的 HPE）发生率更高
- 5%~6% 患者有染色体 13q32 区段的 *ZIC2* 基因突变

临床要点

- 痉挛状态（86%），肌张力低下（57%），肌张力异常（50%），癫痫发作（40%），发育迟滞（常见）
- 常有轻度面部畸形：眼距过宽，唇/腭裂

诊断纲要

- 谨记检查半球间裂与透明隔
- 注意覆盖在假性胼胝体表面的桥接皮层
- 胎儿影像检查中可见半球间裂前部扭曲：注意观察中线结构异常

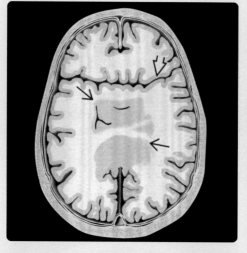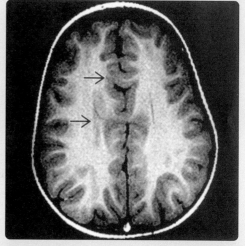

图 1-56 （左图）轴位示意图示中央型前脑无裂畸形的典型表现：异常的、横跨两个半球的冠状裂隙➘以及多处跨中线的灰质与白质桥➔。"桥"上的灰质呈现增厚、发育异常外观。（右图）轴位 T1WI 示灰、白质于中线跨过半球间裂连续➔，形成了数个半球间皮质桥

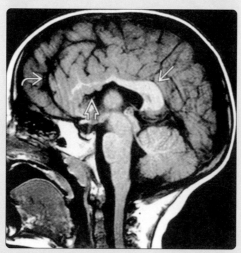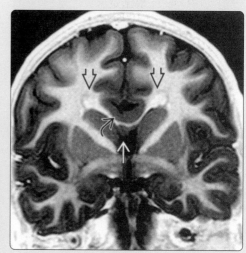

图 1-57 （左图）矢状位 T1WI 示额后部双侧半球融合。注意发育良好的胼胝体压部➔/体部后部，单一大脑前动脉➔以及双侧半球融合处下方的灰质异位结节➔突入脑室腔。（右图）同一患者，冠状位 T1WI 示跨越半球间裂的大脑皮层增厚➘部分灰质➔突入脑室腔。注意双侧中线旁白质中的高信号的纤维束➔，可能为异常走行的胼胝体纤维

术语

同义词

- 端脑融合畸形(syntelencephaly)
- HPE 的半球中央变异型(middle interhemispheric, MIH)

定义

- 以双侧大脑半球中段未分离为特点的 HPE 变异型

影像

一般特点

- 最佳诊断要点
  - 额叶后部/顶叶皮层在中线处连续,而双侧额极正常分离
  - 单一脑室
- 部位
  - 中线
- 大小
  - 头颅大小一般正常
- 形态
  - 大脑半球背部未分离,常见于额叶后部
  - 单一脑室
  - 单支大脑前动脉
  - 大脑半球腹侧、基底节与下丘脑多正常

CT 表现

- 轴位:透明隔缺如
- 矢状位重建:胼胝体呈分节状(典型病例仅膝部与压部存在)
- 冠状位重建:连接双侧大脑半球中部的皮质桥,侧脑室上缘凸起
- 面部骨骼骨算法重建:唇裂,腭裂,眼距过宽
  - 从不发生眼距过窄(不同于真性 HPE)

MR 表现

- T1WI
  - 大脑半球
    - 大脑半球背部中部皮层未分离("融合")(100%)(根据定义)
    - 单一脑室(100%)
    - 单侧异常外侧裂从背侧贯穿双侧半球(86%)
    - 灰质异位,皮层畸形(86%)
      □ 半球间裂前部周围皮层增厚
      □ 异位灰质结节,常位于侧脑室顶部
    - 胼胝体发育异常
      □ 仅有膝部和压部(61%)
      □ 膝部或压部(22%)
      □ 膝部、压部与部分体部(20%)
    - 嗅沟正常(57%),嗅球(64%)
    - 海马发育不良
  - 深部灰质核团
    - 豆状核正常,尾状核前基底部融合(11%)
    - 下丘脑多正常
    - 丘脑融合(33%)
  - 中脑

- 间脑-中脑分节不完全(18%)
  - 后颅窝
    - 可有 Chiari 畸形,小脑发育不良
  - 脑膜
    - 背侧囊肿(25%),或需行脑脊液分流术
    - 偶见双侧半球未分离部分合并脑膨出
  - 其他
    - 无内分泌疾病(不同于 HPE)
    - 体温调节正常(不同于 HPE)
- T2WI
  - 脑形态
    - 与 T1WI 类似
  - 脑成熟情况
    - 髓鞘形成正常,且与年龄相符(不同于典型 HPE)
- MRA
  - 单支大脑前动脉(100%)

影像检查方法推荐

- 最佳影像检查
  - MR
- 检查方案推荐
  - 多序列三个轴向成像
  - T1 加权 IR 与 MP-RAGE/SPGR 能提供较好的灰/白质对比
  - DTI 或有助于显示白质纤维结构

超声表现

- 灰阶超声
  - 透明隔缺如
  - 半球间裂中部缺如
- 彩色多普勒
  - 单支大脑前动脉

鉴别诊断

典型 HPE

- 单一半球、单一脑室
- 分离失败
  - 下丘脑
  - 基底节
  - 额叶前部

透明隔-视神经发育不良

- 透明隔缺如/不完整
- 双侧大脑半球分离良好
- 基底节与丘脑分离良好
- 胼胝体正常
- 双支大脑前动脉

双侧脑裂畸形

- 裂隙与脑室交通
- 双侧大脑半球分离良好
- 双支大脑前动脉

双侧外侧裂周区多小脑回畸形(polymicrogyria,PMG)

- 双侧大脑半球与侧脑室分离良好

- 双支大脑前动脉

病理

一般特点

- 病因
  - 神经管闭合后,胚胎顶板细胞有丝分裂/细胞凋亡形成半球间裂(胎龄 3~4 周)
    - 顶板特性的表达受损,干扰细胞分裂/凋亡→背侧半球间裂形成异常,双侧大脑半球分离不完全
  - 糖尿病母亲生育端脑无裂畸形(以及其他形式的 HPE)后代的概率较高
- 遗传学
  - 可能与背侧诱导基因缺陷有关
    - 与典型 HPE 相关的基因(例如 *SHH* 基因)主要影响腹侧诱导
      □ 或可解释面部缺陷在典型 HPE 诊断中的重要性
    - 相反,背侧诱导障碍是端脑融合畸形的主要病理机制
      □ 或可解释为何不出现严重的面部中线畸形
      □ 形成面中部骨骼结构的神经嵴细胞诱导很可能是正常的
    - 5%~6% 的患者中可发现染色体 13q32 区段上的 *ZIC2* 基因突变
      □ 该基因参与胚胎顶板的分化
- 合并异常
  - 眼距过宽
  - 唇裂、腭裂

分期、分级和分类

- 典型 HPE 谱系疾病:从完全无脑叶型到脑叶型
- 端脑融合畸形通常是该谱系中症状较轻的一型
  - 临床上较严重,但比完全性 HPE 轻

大体病理和术中特征

- 额极、枕极处半球间裂存在
  - 额叶后部与顶叶半球融合
- 豆状核正常,尾状核融合
- 1/3 患者中存在丘脑融合
- 下丘脑不融合

临床要点

临床表现

- 最常见症状体征
  - 发育障碍
    - 肌痉挛(86%)
    - 肌张力低下(57%)
    - 肌张力障碍(50%)
    - 癫痫发作(40%)
    - 发育迟滞(语言等)(100%)
    - 不出现手足徐动症(经典 HPE 中常见)
- 其他症状体征
  - 轻度面中部畸形常见
    - 眼距过宽
    - 唇裂/腭裂
- 临床特点
  - 发育迟滞
  - 肌痉挛
  - 癫痫发作

人口统计学

- 年龄
  - 婴儿期发病

病程和预后

- 病情稳定

治疗

- 康复训练

诊断纲要

注意

- 对于胎儿与发育迟滞儿童,谨记检查半球间裂与透明隔是否正常

影像解读要点

- 胎儿影像检查中见半球间裂前部扭曲:注意寻找大脑中线结构异常
- 注意脑室形态
- 注意覆盖在假性胼胝体表面的桥接皮层

参考文献

1. Winter TC et al: Holoprosencephaly: a survey of the entity, with embryology and fetal imaging. Radiographics. 35(1):275-90, 2015
2. Vinurel N et al: Distortion of the anterior part of the interhemispheric fissure: significance and implications for prenatal diagnosis. Ultrasound Obstet Gynecol. 43(3):346-52, 2014
3. Lami F et al: Holoprosencephaly: report of four cases and genotype-phenotype correlations. J Genet. 92(1):97-101, 2013
4. Arora A et al: Teaching NeuroImages: Syntelencephaly: Middle interhemispheric fusion. Neurology. 79(10):e86, 2012
5. Solomon BD et al: Genotypic and phenotypic analysis of 396 individuals with mutations in Sonic Hedgehog. J Med Genet. 49(7):473-9, 2012
6. Mercier S et al: New findings for phenotype-genotype correlations in a large European series of holoprosencephaly cases. J Med Genet. 48(11):752-60, 2011
7. Pineda-Alvarez DE et al: A broad range of ophthalmologic anomalies is part of the holoprosencephaly spectrum. Am J Med Genet A. 155A(11):2713-20, 2011
8. Marcorelles P et al: Neuropathology of holoprosencephaly. Am J Med Genet C Semin Med Genet. 154C(1):109-19, 2010
9. Solomon BD et al: Analysis of genotype-phenotype correlations in human holoprosencephaly. Am J Med Genet C Semin Med Genet. 154C(1):133-41, 2010
10. Dheen ST et al: Recent studies on neural tube defects in embryos of diabetic pregnancy: an overview. Curr Med Chem. 16(18):2345-54, 2009
11. Picone O et al: Prenatal diagnosis of a possible new middle interhemispheric variant of holoprosencephaly using sonographic and magnetic resonance imaging. Ultrasound Obstet Gynecol. 28(2):229-31, 2006
12. Biancheri R et al: Middle interhemispheric variant of holoprosencephaly: a very mild clinical case. Neurology. 63(11):2194-6, 2004
13. Lewis AJ et al: Middle interhemispheric variant of holoprosencephaly: a distinct cliniconeuroradiologic subtype. Neurology. 59(12): 1860-5, 2002
14. Marcorelles P et al: Unusual variant of holoprosencephaly in monosomy 13q. Pediatr Dev Pathol. 5(2):170-8, 2002
15. Simon EM et al: The middle interhemispheric variant of holoprosencephaly. AJNR Am J Neuroradiol. 23(1): 151-6, 2002
16. Barkovich AJ et al: Middle interhemispheric fusion: an unusual variant of holoprosencephaly. AJNR Am J Neuroradiol. 14(2):431-40, 1993

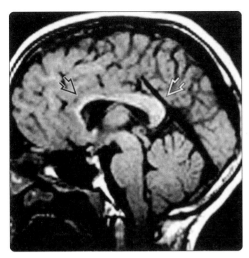

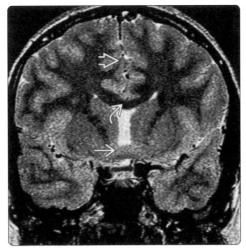

图 1-58　(左图)矢状位T1WI示额叶左右融合。胼胝体后部➡️发育良好,但前部变薄➡️。(右图)冠状位T2WI薄扫示前部额叶皮层左右连续,形成"桥"➡️,而背侧半球间裂➡️存在。脑室腔单一,透明隔与穹窿柱缺如。注意尾状核前基底部(伏隔核)的融合➡️

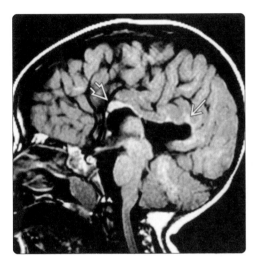

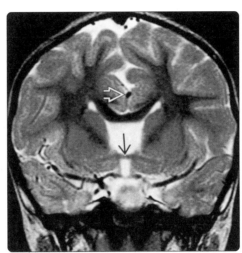

图 1-59　(左图)矢状位T1WI示双侧大脑半球后部融合。胼胝体压部基本缺如,仅见少量白质纤维➡️从侧脑室上方跨越中线。可见发育不良的胼胝体膝部➡️。(右图)冠状位T2WI示清楚分开的双侧额叶,伴单一大脑前动脉➡️。透明隔结构显示不清。前连合外观正常➡️。下丘脑于视交叉上方分离良好

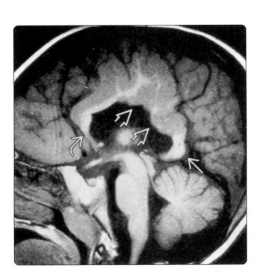

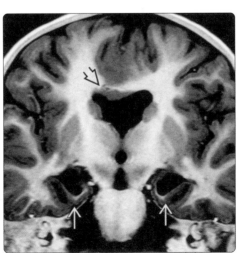

图 1-60　(左图)矢状位T1WI示大脑半球中部融合。胼胝体压部➡️与嘴➡️形成良好。双侧半球跨中线融合处,灰质结节凸入脑室腔➡️。半球间裂在前额叶与顶枕叶正常。(右图)冠状位T1WI示单脑室以及双侧皮层跨中线融合。注意脑室顶部的灰质异位灶➡️与发育不良的海马体➡️

要 点

术语

- 透明隔-视神经发育不良(septooptic dysplasia,SOD)
- de Morsier 综合征

影像

- 透明隔缺如,视交叉细小
- 视神经、垂体、透明隔
- 冠状位影像显示
  - 侧脑室顶部平坦
  - 侧脑室前角指向下方
- 为了全面显示征象,应获取矢状位、冠状位、轴位这三个相互垂直平面的影像
  - 透明隔缺如,侧脑室额角顶部平坦,视交叉细小

临床要点

- 新生儿:低血糖惊厥,呼吸暂停,发绀,肌张力低

下,以结合胆红素为主的持续性黄疸,以及小阴茎(男孩)
- 内分泌功能异常(60%):注意垂体功能多发异常
- 内分泌功能正常(40%):多有脑裂畸形,癫痫发作
- 身材矮小、内分泌功能障碍的儿童
- 视力正常或有色盲、视力损害、眼震、斜视
- ±智力缺陷、肌痉挛、小头畸形、嗅觉缺失
- 75%~90%有脑畸形;45%有垂体功能不全
- 双侧视神经发育不良(70%)

诊断纲要

- 若患儿身材矮小,同时发现透明隔缺如,应考虑SOD 诊断
- 视神经细小,垂体后叶异位,透明隔缺如

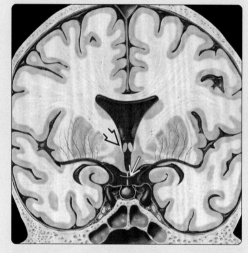
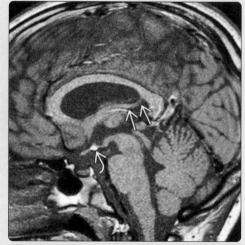

图 1-61 (左图)冠状位示意图示侧脑室额角顶部变平,中线透明隔结构缺如。侧脑室额角位于穹窿上➦,且视交叉➜较小。(右图)矢状位T1WI 示透明隔缺如(注意低位的穹窿➜)以及正中隆起处异位的垂体后叶➜。注意较正常青少年,垂体体积偏小,漏斗部消失

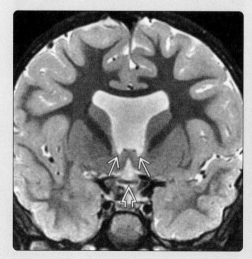
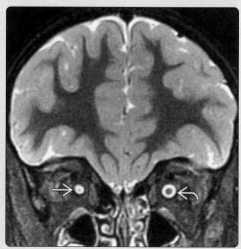

图 1-62 (左图)冠状位T2WI FSE 示透明隔缺如,侧脑室额角下缘变尖➜,悬于穹窿上。注意视交叉大小正常➜,符合透明隔-视神经发育不良(SOD)表现。(右图)同一患者,冠状位 T2WI FSE 示视神经水平单侧视神经发育不良。右侧视神经➜细小,走行于较小的视神经管中。左侧视神经➜正常

术语

缩写

- 透明隔-视神经发育不良（septooptic dysplasia，SOD）

同义词

- de Morsier 综合征
- Kaplan-Grumbach-Hoyt 综合征
- 鞍上发育不良
- 视隔-垂体发育不良

定义

- 一组以视神经发育不良（optic nerve hypoplasia，ONH）、透明隔缺如、下丘脑-垂体功能障碍为特征的异质性综合征
  - de Morsier（1956）：报道了 7 例 SOD
  - Hoyt（1978）：描述了 SOD 与垂体功能下的相关性
- 某些学者认为 SOD 与脑叶型 HPE 有重叠
- SOD 同时合并：视神经/视交叉、透明隔、垂体异常，以及皮层发育不良

影像

一般特点

- 最佳诊断要点
  - 透明隔缺如，视交叉细小
- 部位
  - 视神经，垂体，透明隔
- 大小
  - 视神经细小
  - 垂体小合并垂体后叶异位
  - 透明隔缺如
- 形态
  - 冠状位影像示
    - 侧脑室顶部变平
    - 侧脑室前角指向下方

CT 表现

- CT 平扫
  - 透明隔缺如
  - 侧脑室扩大
  - 轴位和冠状位影像上，骨性视神经管狭小

MR 表现

- T1WI
  - 为了全面显示征象，应行矢状位、冠状位、轴位三个相互垂直方向扫描
    - 透明隔缺如（可见残留）
    - 侧脑室前角变尖指向下，顶部变平
    - 视交叉/视神经细小（脂肪抑制序列有助于显示视神经）
    - ±垂体柄菲薄，垂体前叶小
    - ±垂体后叶异位
    - 胼胝体-穹窿连续，或中线处穹窿融合（fused midline fornices）
    - 胼胝体菲薄
    - 海马垂直
    - ±嗅神经发育不良/缺如
    - ±脑裂畸形
    - ±灰质异位，多小脑回畸形
    - 中脑-菱脑畸形（中脑短小，脑桥小，四叠体板厚，小脑蚓部发育不良）是 SOD 谱系疾病的重要组成部分，但目前对此认识不足
- T2WI
  - 大脑镰缺陷（特别是前部）±髓鞘化程度低
- T1WI 增强
  - ±垂体后叶异位
  - 动态增强扫描显示垂体前叶延迟强化

血管造影表现

- 无特殊

影像检查方法推荐

- 最佳影像检查
  - MR
- 检查方案推荐
  - 蝶鞍/眼眶水平的冠状位与矢状位薄层影像
  - 采用脂肪抑制序列或 CISS/FIESTA/SPACE 可更好地显示视神经

鉴别诊断

与 SOD 症状重叠的综合征

- 视神经-漏斗发育不良，透明隔正常
- 脑裂畸形合并透明隔缺如

Kallmann 综合征

- 嗅神经缺如
- ±视觉、透明隔、垂体异常

前脑无裂畸形

- 与 SOD 类似
  - 许多学者认为其与 SOD 属于同一种疾病

单纯垂体后叶异位

- 视神经/视交叉、透明隔正常

病理

一般特点

- 病因
  - 理论
    - 遗传性中线结构异常（轻型前脑无裂畸形变异型）
    - 或继发于大脑损伤的视神经纤维退化
    - 或由于脑发育期的脑血管损伤所致（视野缺损）
    - 胎龄 6 周左右的大脑与视神经损伤
    - 致畸因素：巨细胞病毒，抗癫痫药物，酒精，母亲患糖尿病

- 遗传学
  - 多数为散发
  - 部分为常染色体显性遗传或隐性遗传
  - 部分病例有 *HESX1* 基因突变
    - 纯合突变=完整综合征
    - 杂合突变=较轻的垂体异常表型
  - Arg53Cys 碱基替代引起的 *HESX1* 基因（3p21.2~3p21.2）失活导致垂体前叶功能缺陷（散发 SOD 中不出现）
  - *FGFR1* 基因、*PROKR2* 基因突变亦有报道
- 合并异常
  - 常合并其他大脑畸形
    - 最常见=脑裂畸形
    - 外侧裂周区多小脑回畸形
    - 中线结构畸形（胼胝体发育异常等）
    - 眼部异常（眼缺损，无眼畸形，小眼畸形）
    - 嗅束/嗅球发育不良
    - 海马体旋转不全
  - 与视神经、透明隔、额叶、中线结构、嗅神经异常相关的重叠综合征

分期、分级和分类

- 孤立性 ONH：仅有视力缺陷；智力与体格发育正常
- ONH 和透明隔缺如：同孤立性 ONH
- ONH+透明隔缺如+垂体缺陷：或可有发育迟滞
- 完全性透明隔未发育：发育方面的预后更差
- 宫内或围产期的外来损害（特别是脑膜炎）可导致视神经、视交叉与下丘脑缺陷

大体病理和术中特征

- 视交叉/视神经细小
- 膝状核小/缺如
- 透明隔缺损/缺如
- 穹窿柱（±融合）→走行于第三脑室顶部
- 常见垂体及嗅叶发育不良

显微镜下特征

- 视神经与视交叉有髓神经纤维稀少或缺如
- 膝状体核（若存在）：小神经元细胞排列混乱

临床要点

临床表现

- 最常见症状体征
  - 新生儿：低血糖惊厥，呼吸暂停，发绀，肌张力低下，以结合胆红素为主的持续性黄疸，以及小阴茎（男孩）
  - 内分泌功能异常（60%）：注意垂体功能多发异常
  - 内分泌功能正常（40%）：多有脑裂畸形，癫痫发作
- 临床特点
  - 身材矮小、内分泌功能障碍的儿童
  - 视力正常或色盲、视力损害、眼震、斜视
  - ±智力缺陷，肌痉挛，小头畸形，嗅觉丧失

人口统计学

- 年龄
  - 通常在婴儿期发现
  - 多见于低龄产妇头胎
- 性别
  - 男性=女性
- 流行病学
  - 世界范围内发病率约为 1/50 000
  - 视神经发育不良
    - 60%者存在脑畸形（不仅仅是脑裂畸形）；62%~88%存在垂体功能不全
      □ 30%两种都存在
    - 25%~50%者合并透明隔缺如
  - 透明隔-视网膜发育不良
    - 75%~90%存在脑畸形；45%存在垂体功能不全
    - 双侧视神经发育不良（70%）

病程和预后

- 下丘脑与垂体危象；猝死（肾上腺皮质功能低下）
- 取决于合并的脑与垂体畸形的严重程度

治疗

- 激素替代治疗

诊断纲要

注意

- 若患儿身材矮小，同时发现透明隔缺如，应考虑 SOD 诊断

影像解读要点

- 视神经细小，+垂体后叶异位，+透明隔缺如

参考文献

1. Cemeroglu AP et al: Spectrum of clinical presentations and endocrinological findings of patients with septo-optic dysplasia: a retrospective study. J Pediatr Endocrinol Metab. ePub, 2015
2. Winter TC et al: Holoprosencephaly: a survey of the entity, with embryology and fetal imaging. Radiographics. 35(1):275-90, 2015
3. Severino M et al: Midbrain-hindbrain involvement in septo-optic dysplasia. AJNR Am J Neuroradiol. 35(8):1586-92, 2014
4. Garcia-Filion P et al: Optic nerve hypoplasia syndrome: a review of the epidemiology and clinical associations. Curr Treat Options Neurol. 15(1):78-89, 2013
5. García-Arreza A et al: Isolated absence of septum pellucidum: prenatal diagnosis and outcome. Fetal Diagn Ther. 33(2):130-2, 2013
6. Bancalari RE et al: Pituitary gland development: an update. Endocr Dev. 23:1-15, 2012
7. Raivio T et al: Genetic overlap in Kallmann syndrome, combined pituitary hormone deficiency, and septo-optic dysplasia. J Clin Endocrinol Metab. 97(4):E694-9, 2012
8. Signorini SG et al: Septo-optic dysplasia in childhood: the neurological, cognitive and neuro-ophthalmological perspective. Dev Med Child Neurol. 54(11):1018-24, 2012
9. Volpe P et al: Disorders of prosencephalic development. Prenat Diagn. 29(4):340-354, 2009
10. Borchert M et al: The syndrome of optic nerve hypoplasia. Curr Neurol Neurosci Rep. 8(5):395-403, 2008
11. Hung JH et al: Prenatal diagnosis of schizencephaly with septo-optic dysplasia by ultrasound and magnetic resonance imaging. J Obstet Gynaecol Res. 34(4 Pt 2):674-9, 2008
12. Riedl S et al: Refining clinical phenotypes in septo-optic dysplasia based on MRI findings. Eur J Pediatr. 167(11):1269-76, 2008
13. Camino R et al: Septo-optic dysplasia plus. Lancet Neurol. 2(7):436, 2003

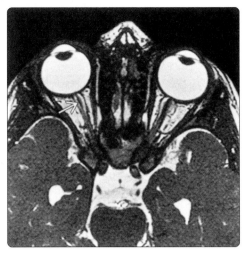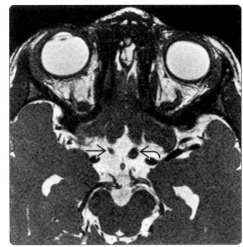

图 1-63 （左图）层厚 1mm 的轴位 FIESTA 示右侧视神经眶内段➡十分细小。稳态进动序列是评估视神经的绝佳手段，不论是眶内段还是颅内段。（右图）同一患者，层厚 1mm 的轴位 FIESTA 示右侧视神经颅内段细小➡。左侧视神经正常➡

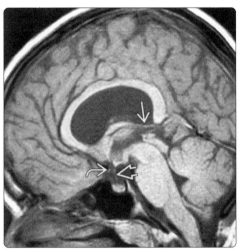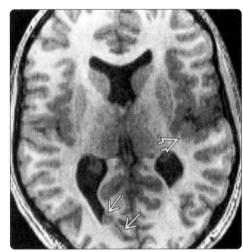

图 1-64 （左图）年幼男孩，矢状位 T1WI 示伸展的胼胝体与低位的穹窿➡，提示透明隔缺如。视交叉➡细小，且垂体漏斗处的信号十分弱➡。（右图）同一患者，轴位 T1WI 清晰显示了透明隔缺如与其他脑结构异常，如左侧外侧裂后部的多小脑回畸形➡，以及柱状灰质异位灶➡从枕叶内侧皮层延伸到侧脑室后角

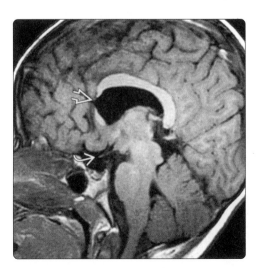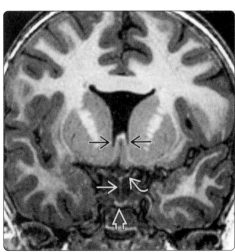

图 1-65 （左图）矢状位 T1WI 示胼胝体膝部不连续➡，且体部异常增厚、平坦。视交叉➡通常菲薄，垂体漏斗未显示，且垂体前叶小。（右图）同一患者，冠状位 T1WI 示视束➡、漏斗➡与垂体前叶➡细小。侧脑室额角底部变尖➡围绕着穹窿

要 点

术语

- 原发性(遗传性)小头畸形,继发性(非遗传性)小头畸形
- 脑结构成比例或不成比例的缩小

影像

- 影像特点由导致小头畸形的原因所决定
  - 异常形态或破坏性改变
  - 脑形态异常的特点与致病基因有关
- 考虑辅助采用平扫 CT 以发现钙化灶
- 脑 MR:SWI 或 GRET2*(显示血液与钙化),3DT1 梯度回波序列(脑结构特点),FLAIR 序列有助于检查硬膜下区域
- TORCH 和假性 TORCH 综合征中可发现钙化

主要鉴别诊断

- 妊娠期:先兆子痫,孕期感染(TORCH),母亲糖尿病,胎儿酒精综合征
- 围产期:缺氧缺血性脑病,感染
- 婴儿期:长期癫痫持续状态,HIE,低血糖,脑膜脑炎,神经变性疾病,虐待性头部创伤

病理

- 各种原因导致的小头畸形均可表现为脑发育不良,神经胶质细胞与神经元数量减少
- 脑回结构简单(寡脑回)和脑回形态异常

临床要点

- 小头畸形的诊断标准:头围小于同年龄性别患儿平均值超过 3 个标准差

诊断纲要

- 若小头畸形合并中线结构异常,应考虑胎儿酒精综合征

图 1-66 (左图)11 月龄婴儿,矢状位 T1WI 示严重小头畸形,后颅窝结构大致正常。注意颅面比<1,明显偏低。小脑与脑干不成比例地增大。(右图)小头畸形新生儿,矢状位 T1WI(颅面比大致为 1.5)示胼胝体极小。相比于大脑,脑桥与小脑体积不成比例减小。枕叶脑回结构过于简单➡

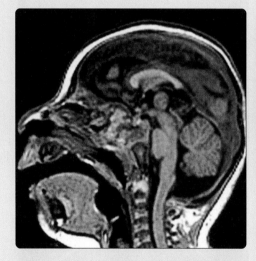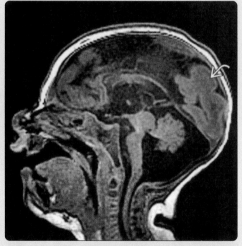

图 1-67 (左图)MSG 5 型新生儿,其头围低于平均值超过 3 个标准差,冠状位 T2WI 示大脑表面光滑,白质体积减少,灰白质交界处模糊不清➡。(右图)小头畸形伴经典无脑回畸形(LIS1)婴儿,轴位 T2WI 示皮层内带➡增厚,细胞稀疏区➡,外层皮层菲薄,外侧裂浅➡,以及呈"沙漏"样的大脑

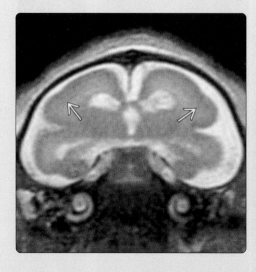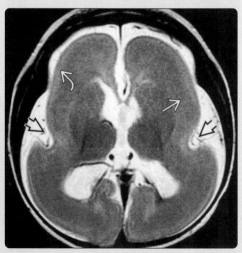

术语

缩写

- 小头畸形(microcephaly,MCPH)

同义词

- 小头畸形伴简单脑回(microcephaly with simplified gyral pattern,MSG)

定义

- 原发性(遗传性):符合孟德尔遗传规律,或伴发遗传性综合征
  - MSG:头围小于同年龄性别患儿平均值超过 3 个标准差(Standard deviations,SD),脑回结构简单,脑沟浅
  - 小头无脑回畸形:头围小于同年龄性别患儿平均值超过 3SD,巨脑回或无脑回
- 继发性(非遗传性):有害因素影响胎儿期、新生儿期或婴儿期的脑发育

影像

一般特点

- 最佳诊断要点
  - 颅面比例下降,骨缝重叠,脑回结构简单,脑沟浅
  - 影像表现由导致小头畸形的原因所决定
  - 若已知致病基因,按病变基因分类;亦可按照以下特征分类
    - 幕上/幕下结构的相对大小
    - 幕上异常(多小脑回畸形,灰质异位,胼胝体异常)
    - 合并中枢神经系统外的异常
      □ 肌肉骨骼系统,心血管系统,消化系统等
- 影像:表现由导致小头畸形的原因所决定
  - 原发性(遗传性)小头畸形:产前性和产后性,常合并发育迟滞
    - 产前性:多在出生时即表现严重的小头畸形(小于同年龄性别患儿平均值超过 3SD)
    - 产后性:出生时头围处于正常低限,在婴儿期进一步落后(10%到<1%)
  - 继发性(非遗传性)小头畸形
    - 缺氧缺血性脑病(hypoxic ischemic encephalopathy,HIE):±皮层、白质或基底节体积减小
    - TORCH 感染:钙化,白质异常,神经元迁移异常,新生儿室管膜下囊肿
    - 虐待性头部创伤:脑软化灶,慢性硬膜下血肿,±脑实质撕裂伤
- 侧位 X 线平片,CT 定位像或矢状位 MR:颅面比例下降
  - 正常颅面比例:早产儿(5:1),足月儿(4:1),2 岁(3:1),3 岁(2.5:1),12 岁(2:1),成人(1.5:1)

X 线表现

- X 线平片
  - 颅-面比例下降,前额扁平,颅缝狭小或重叠

CT 表现

- CT 平扫
  - 颅顶狭小:骨缝狭小或重叠±继发性颅缝早闭
  - TORCH 或者假性 TORCH 综合征中可发现钙化
  - 大脑皮层表面:正常↔沟回简单↔神经元迁移异常↔小头无脑回畸形

MR 表现

- T1WI
  - 原发性(遗传性)小头畸形,小头畸形伴简单脑回
    - 脑体积小但结构正常↔脑回结构简单(寡脑回)↔小头无脑回畸形
    - 正常髓鞘形成↔髓鞘形成低下↔髓鞘不形成
    - ±多种端脑异常:胼胝体缺如或发育异常,前脑无裂畸形,多小脑回畸形(PMG),"鹅卵石样"皮层,无脑回/巨脑回
      □ 脑干/小脑可与大脑等比例或不成比例增大,或不成比例地缩小
  - 继发性(非遗传性)小头畸形
    - 破坏性改变:脑软化灶,±TORCH 感染可见钙化灶,±硬膜下积液
- T2WI
  - 原发性(遗传性)小头畸形,小头畸形伴简单脑回或小头无脑回畸形
    - 脑沟(正常深度的 1/4~1/2),皮层结构简单↔巨脑回畸形↔灰质异位↔PMG↔小头无脑回畸形
    - 连合白质纤维束↓,基底节体积正常,±小脑发育不良
    - 白质纤维成熟度:髓鞘形成正常↔髓鞘形成低下↔髓鞘不形成
    - 可能合并中线结构异常:胼胝体缺失,前脑无裂畸形
  - 继发性(非遗传性)小头畸形
    - 白质:胶质细胞增生,空洞形成,脱髓鞘改变,体积减小,±低信号(钙化)
    - 皮层:正常↔简单↔多小脑回畸形(TORCH)
    - 可见因脑组织萎缩而增厚的颅骨及硬膜下空间增加
- PD/intermediate
  - 神经胶质细胞增生(信号↑)与钙化(信号↓),更常见于继发性小头畸形(感染性)
- FLAIR
  - 脑室周围:空洞形成(信号↓),胶质细胞增生(信号↑),±高信号慢性硬膜下积液
- T2*GRE
  - 非意外创伤后遗症:出血性脑实质剪切伤形成低信号
- DWI
  - 与胶质细胞增生或脱髓鞘改变相关的 T2 穿透效应
- MRS
  - NAA↓;若存在进行性脱髓鞘与神经变性,肌醇与胆碱或可↑

超声表现

- 灰阶超声
  - ±基底节或丘脑钙化(TORCH 或 HIE),±新生儿室管膜下囊肿(TORCH)

影像检查方法推荐

- 最佳影像检查

- ○ CT 平扫:钙化(TORCH,假性 TORCH,HIE),脑软化灶,虐待性头部创伤时的硬膜下积液
- ○ MR:脑回结构,皮层组织/迁移情况,髓鞘形成,中线结构异常,小脑大小(相对于后颅窝),胶质细胞增生,出血
- 检查方案推荐
  - ○ 考虑辅助使用 CT 平扫发现钙化灶
  - ○ 颅脑 MR:SWI 或 GRET2 *(血液与钙化),3DT1 梯度回波序列(脑形态结构),FLAIR 序列有助于检查硬膜下区域

鉴别诊断

继发性(非遗传性)小头畸形

- 妊娠期
  - ○ 先兆子痫,宫内感染(TORCH),母亲糖尿病,胎儿酒精综合征
- 围产期
  - ○ 缺氧缺血性脑病(HIE),感染
- 婴儿期
  - ○ 长期癫痫持续状态,HIE,低血糖,脑膜脑炎,神经变性疾病,虐待性头部创伤
- 毒物造成的损害

病理

一般特点

- 病因
  - ○ 各种原因所致小头畸形均可表现为脑发育不良,神经胶质细胞与神经元数量减少
- 遗传学
  - ○ 原发性(遗传性)小头畸形通常为典型的常染色体隐性遗传(如家族性小头畸形→每 40 000 名新生儿中有 1 例)
  - ○ 合并综合征
    - 小头畸形具有遗传异质性:染色体 1q31 区段的基因突变最为常见
    - Down 综合征(21 三体),Edward 综合征(18 三体),猫叫综合征(5p-),Cornelia de Lange 综合征,Rubinstein-Taybi 综合征

临床要点

临床表现

- 最常见症状体征
  - ○ 严重的智力缺陷,±癫痫发作,发育迟滞
- 诊断标准:头围小于同年龄性别患儿平均值超过 3 个标准差

人口统计学

- 年龄
  - ○ 原发性(遗传性)小头畸形通常在胎儿期或出生不久被发现
  - ○ 继发性(非遗传性)小头畸形通常由 2 岁以内的损害所致

- 性别
  - ○ 性别比例与亚型有关:原发性(常染色体隐性遗传)vs 继发性(非遗传性)
- 种族
  - ○ 常见的基因突变累及所有种族;部分特定类型小头畸形综合征显示出种族倾向性
- 流行病学
  - ○ 人群中小头畸形的发病率:0.06% ~ 0.16%
  - ○ 遗传性小头畸形发病率:家族性 1/40 000,Down 综合征 1/800

病程和预后

- 由病因、癫痫发作的形式、智力缺陷及运动障碍的情况所决定

治疗

- 支持治疗;部分类型可行基因检测

诊断纲要

注意

- 小脑发育不良更常见于原发性小头畸形
- 若小头畸形合并中线结构异常,考虑胎儿酒精综合征

影像解读要点

- MR 是显示皮层结构发育不良最敏感的工具

参考文献

1. Andrews T et al: Gene networks underlying convergent and pleiotropic phenotypes in a large and systematically-phenotyped cohort with heterogeneous developmental disorders. PLoS Genet. 11(3):e1005012, 2015
2. Moog U et al: Phenotypic and molecular insights into CASK-related disorders in males. Orphanet J Rare Dis. 10(1):44, 2015
3. Çelikel E et al: Evaluation of 98 immunocompetent children with cytomegalovirus infection: importance of neurodevelopmental follow-up. Eur J Pediatr. ePub, 2015
4. Adachi Y et al: Posterior fossa in primary microcephaly: relationships between forebrain and mid-hindbrain size in 110 patients. Neuropediatrics. 45(2):93-101, 2014
5. von der Hagen M et al: Diagnostic approach to microcephaly in childhood: a two-center study and review of the literature. Dev Med Child Neurol. Epub ahead of print, 2014
6. Poirier K et al: Mutations in TUBG1, DYNC1H1, KIF5C and KIF2A cause malformations of cortical development and microcephaly. Nat Genet. 2013 Jun;45(6):639-47. Epub 2013 Apr 21. Erratum in: Nat Genet. 45(8):962, 2013
7. Abdel-Salam GM et al: Profound microcephaly, primordial dwarfism with developmental brain malformations: a new syndrome. Am J Med Genet A. 158A(8):1823-31, 2012
8. Barkovich AJ et al: A developmental and genetic classification for malformations of cortical development: update 2012. Brain. 135(Pt 5):1348-69, 2012
9. Guven A et al: Novel NDE1 homozygous mutation resulting in microhydranencephaly and not microlyssencephaly. Neurogenetics. 13(3):189-94, 2012
10. Adachi Y et al: Congenital microcephaly with a simplified gyral pattern: associated findings and their significance. AJNR Am J Neuroradiol. 32(6):1123-9, 2011
11. Berger I: Prenatal microcephaly: can we be more accurate? J Child Neurol. 24(1):97-100, 2009
12. Abdel-Salam GM et al: Microcephaly, malformation of brain development and intracranial calcification in sibs: pseudo-TORCH or a new syndrome. Am J Med Genet A. 146A(22):2929-36, 2008

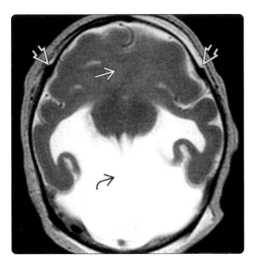 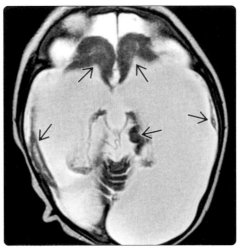

图 1-68　（左图）小头畸形伴完全无叶型前脑无裂畸形新生儿，轴位 T2WI 示大脑前部组织左右融合➡。单一脑室后部开放（背侧囊肿）➡。冠状缝重叠➡提示颅腔体积减小。（右图）严重小头畸形伴积水性无脑的新生儿，轴位 T2WI 示颈动脉分布区脑组织的软化。注意额叶与颞叶处残余少量脑组织➡

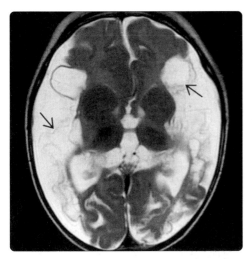 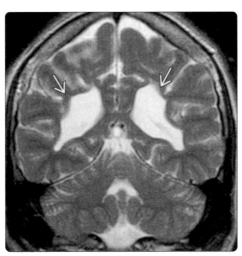

图 1-69　（左图）因宫内大脑中动脉供血区梗死导致小头畸形的婴儿，轴位 T2WI 示双侧大脑半球广泛的囊性脑软化灶➡。（右图）小头畸形婴儿，冠状位 T2WI 示脑室周围与深部白质显著减少➡。患儿出生时为早产儿，其母妊娠期有绒毛膜羊膜炎病史。轴位 FLAIR（未提供）可见脑室周围胶质细胞增生。这些影像征象反映了发生于围产期的脑损害

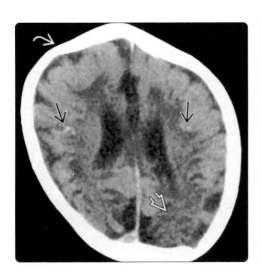 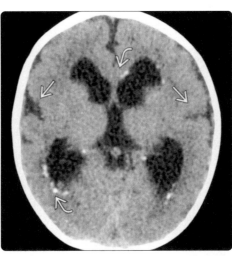

图 1-70　（左图）小头畸形婴儿，患儿出生时，因胎盘早剥发生急产，轴位 CT 平扫可见散在的局灶性皮层下钙化灶➡，大脑皮层萎缩➡，以及右侧冠状缝重叠➡，提示颅腔体积减小。（右图）由先天性巨细胞病毒感染所致小头畸形婴儿，轴位 CT 平扫可见散在的脑室周围钙化灶➡。注意外侧裂➡浅，以及周围简单的脑回结构（MR 可见多小脑回畸形）

要　点

术语

- 先天性肌营养不良(CMD)：一组具有异质性的常染色体隐性遗传性肌病，出生时即发病，表现为肌张力低下

影像

- 低肌张力的婴儿，伴"鹅卵石样"皮层，髓鞘形成缺陷，"Z"形脑干
  - 寻找增大的顶盖
- 多小脑回畸形，髓鞘形成异常，小脑囊肿

病理

- 编码参与细胞迁移与联络的蛋白(merosin；Laminin-α₂)的基因发生突变
- 与肌营养不良相关糖蛋白复合体与骨骼肌胞外基质蛋白相结合，参与少突胶质细胞前体的迁移

- 常染色体隐性遗传
- CMD合并脑畸形者，其α-肌营养不良蛋白聚糖的糖基化缺陷→神经元在外膜缝隙中过度迁移；大脑表面呈"鹅卵石样"
- 福山型CMD、Walker-Warburg综合征与肌-眼-脑病在表型上有显著的重叠
- 肌肉活检：轻到中度肌肉萎缩改变，±炎性细胞浸润，±层粘连蛋白-α₂染色阴性

临床要点

- 肌张力低，发育迟滞，视力差，癫痫发作
- "软"新生儿

诊断纲要

- 并非所有Z形脑干都是CMD
- 并非所有CMD都有"Z"形脑干结构[如分层蛋白(-)CMD(merosin(-)CMD)]

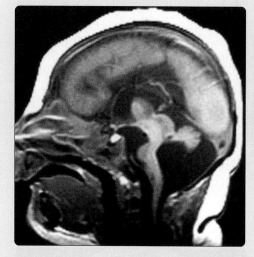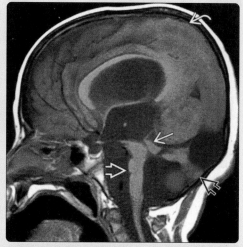

图1-71 （左图）矢状位T1WI示面部形态异常，大脑皮层表面光滑，连合结构(前连合，胼胝体与海马连合)缺如。注意扭结状的"Z形"的脑干，伴小的、上旋的小脑蚓部，呈现Dandy-Walker畸形样的外观，然而小脑幕未升高。（右图）矢状位T1WI示小而平坦的脑桥➡，巨大的顶盖➡，顶/枕叶区域缺乏正常的脑沟/回结构，皮层厚且形态不规则➡。小脑蚓部严重发育不良➡

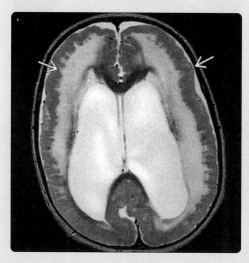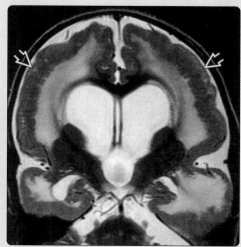

图1-72 （左图）同一患者，轴位T2WI示皮层呈典型"鹅卵石样"外观➡。亦可见严重的脑室扩张与白质髓鞘形成低下。（右图）同一患者，冠状位T2WI示伴多发囊性结构➡的鹅卵石样皮层。"鹅卵石样"无脑回畸形(LIS2)与先天性肌营养不良(CMD)伴严重的中枢神经系统畸形(Walker-Warburg)

术语

缩写

- 先天性肌营养不良（congenital muscular dystrophy，CMD）

同义词

- 抗肌萎缩相关糖蛋白病（dystroglycanopathies）
- CMD 1：分层蛋白（+）或分层蛋白（-）CMD
- CMD 2~4："鹅卵石样"无脑回畸形（LIS2）；CMD 合并严重中枢神经系统畸形

定义

- CMD：一组具有异质性的常染色体隐性遗传性肌病，出生时即发病，表现为肌张力低下
- 不伴严重脑结构异常的 CMD 可为分层蛋白（+）或分层蛋白（-）
  - 分层蛋白（+）CMD 1，层粘连蛋白-α_2 蛋白表达正常：影像学正常/仅有轻度异常（小脑发育不良，非特异性白质改变，局灶性多小脑回畸形）
  - 分层蛋白（-）CMD 1，层粘连蛋白-α_2 蛋白表达缺陷：显著的白质髓鞘形成障碍/不全
- CMD 2~4 不同程度地合并显著脑畸形（50%）（"鹅卵石样"皮层，白质信号异常，眼部与小脑异常）
  - CMD 2：福山型 CMD（Fukuyama CMD，FCMD）是最轻的一型
  - CMD 3：Santavuori 肌-眼-脑病（muscle-eye-brain，MEB）（芬兰型）
  - CMD 4：Walker-Warburg 综合征（WWS）最严重
- 临床上可见兼具多种亚型特点的混合表型：如分层蛋白（-）CMD 合并脑畸形
- 均由神经元迁移晚期障碍导致

影像

一般特点

- 最佳诊断要点
  - 低肌张力新生儿，合并"鹅卵石样"皮层与"Z"形结构脑干
- 形态
  - CMD 合并显著脑畸形（WWS 预后最差）
    - "鹅卵石样"皮层±脑室扩张±后部脑膨出
      □ 常见灰质结节位于"鹅卵石样"皮层之下
    - 胼胝体发育不良/不发育
    - 扁平或"Z"形的脑干，脑桥呈"缺口"状，小脑蚓部发育不良
  - 较轻病例中，可见形态异常小脑伴多小脑回畸形样皮层，髓鞘形成障碍

CT 表现

- CT 平扫
  - WWS 中影像征象最为严重
    - 巨大脑室，脑沟浅或缺如
    - 白质密度减低
    - 小脑蚓部发育不良（Dandy-Walker 样）±后部脑膨出

MR 表现

- T1WI
  - 菲薄的、发育异常的、多小脑回畸形样或"鹅卵石样"半球皮层，±脑室扩张
  - ±胼胝体、透明隔或小脑蚓部发育不良
  - 扁平的、具有深裂隙的、有缺口的、"Z"形的脑干，伴巨大顶盖
- T2WI
  - 多小脑回畸形，或"鹅卵石样"皮层，髓鞘形成异常，小脑囊肿
    - 分层蛋白（-）CMD：半卵圆中心髓鞘形成障碍≤皮层下白质
    - FCMD，MEB：50%病例存在白质异常
    - WWS：严重的白质髓鞘形成不全

影像检查方法推荐

- 最佳影像检查
  - MR
- 检查方案推荐
  - 采用多平面多序列扫描，显示白质、脑干与小脑的改变

鉴别诊断

存在脑干裂隙的各种疾病

- Joubert 综合征（中脑与小脑蚓部发育不良）；中线裂隙综合征

水平凝视麻痹合并进行性脊柱侧凸（horizontal gaze palsy associated with progressive scoliosis，HGPS）：染色体 11q23

- 亦有：脑干发育不良/裂隙，轻度小脑萎缩

CEDNIK 综合征

- 染色体 22q11.2 位点上的 SNAP29 基因突变

真性多小脑回畸形

- 髓鞘形成正常，后颅窝正常

过氧化物酶体合成障碍

- 多小脑回，髓鞘形成低下，新生儿室管膜下囊肿

病理

一般特点

- 病因
  - 编码连接放射状胶质细胞与软脑膜界膜（pial limiting membrane，PLM）的蛋白分子（层粘连蛋白-α_2，α 肌营养不良蛋白聚糖，ADGRG1 等等）的基因发生突变
    - 连接异常导致 PLM 中出现缝隙，神经元过度迁移入蛛网膜下腔
    - 层粘连蛋白的突变影响少突胶质细胞的迁移
- 遗传学
  - 常染色体隐性遗传
  - 分层蛋白（+）CMD 1：基因缺陷未知
  - 分层蛋白（-）CMD 1：6 号染色体上编码层粘连蛋白-α_2 蛋白的基因突变
  - 合并脑畸形的 CMD 有 α 肌营养不良蛋白聚糖的糖基化缺陷→神经元在外膜缝隙中迁移过度；大脑表面呈"鹅卵石样"

- FCMD：fukutin 蛋白的编码基因（染色体 9q31 的 *FKTN* 基因）突变
    - MEB：O-甘露糖-N-乙酰-葡糖胺基-转移酶（染色体 1p32-p34 上的 *POMGNT1* 基因）
    - WWS：O-甘露糖基转移酶基因（*POMT1*）
  - *FKRP* 基因（fukutin 相关蛋白基因）突变或可导致先天性或迟发性表型
  - 其他已知致病基因的 CMD 变异型
    - 12 号染色体上的整联蛋白-α_7 基因突变导致的 CMD
    - 合并家族性交界性大疱性表皮松解症的 CMD（8 号染色体上的网蛋白基因）
    - 合并脊柱强直的 CMD（部分与 1 号染色体的异常有关）
- 合并异常
  - 部分尚未发现明确致病基因的 CMD 变异型，具有下列特征：颞枕多小脑回畸形，枕部无脑回，小腿肌肉萎缩，关节挛缩，上睑下垂，拇指内收

分期、分级和分类

- CMD 1：从轻度［分层蛋白（+）CMD 1］到相对严重白质异常［分层蛋白（-）CMD 1］
- CMD 2：FCMD：大脑新皮质与小脑的中度发育不良，白质异常
  - 额叶多小脑回，枕叶"鹅卵石样"皮层，"外周优先"的髓鞘形成模式
- CMD 3：芬兰型 MEB，表型较 CMD 4 更轻
  - 脑室扩张，小脑蚓部发育不良，皮层发育异常，不均匀异常白质，±胼胝体发育异常
- CMD 4：Walker-Warburg 综合征，最严重的一型
  - "鹅卵石样"皮层，巨大的扩张的脑室合并胼胝体缺如/异常，无髓鞘形成，扭结样中脑-脑桥，小脑蚓部发育不良±脑膨出

大体病理和术中特征

- 合并脑结构畸形的 CMD
  - 幕上结构异常：脑回粗大，可见无脑回区域，±脑室扩张与局部大脑半球融合
  - 脑干异常：脑桥不同程度的发育不良，四叠体融合；扁平的，有裂隙的，或"Z"形脑干
  - 小脑异常：小脑发育不良，多小脑回畸形，囊肿±脑膨出
  - 眼部异常：视网膜/视神经发育异常，小眼畸形，牛眼征，青光眼，前房发育不良，白内障
- FCMD，Walker-Warburg 综合征与肌-眼-脑病在表型上有显著的重叠

显微镜下特点

- 皮层结构紊乱，大脑、小脑多小脑回畸形
- 柔脑膜纤维胶质增生（→"鹅卵石样"表面与"脑脊液囊肿"）
- 白质发育不良
- 肌肉活检：轻到中度肌肉萎缩性改变，±炎性细胞浸润，±层粘连蛋白 n-α_2 染色阴性

临床要点

临床表现

- 最常见症状体征
  - 肌张力低下，发育迟滞，视力差，癫痫发作

人口统计学

- 年龄
  - 合并脑部畸形的 CMD 可在胎儿期通过超声或 MR 检查确诊；其余者可在婴儿早期诊断
  - FCMD：自发性流产较高
- 性别
  - 通常男＝女（有时存在性别差异）
- 种族
  - FCMD 在日本最常见（致病基因携带者 1∶88）
  - MEB 在芬兰较常见
  - WWS 无种族偏向
- 流行病学
  - 日本：儿童发病率 7/10 万～12/10 万；其他地区发病率不详

病程和预后

- CMD 1［分层蛋白（+）］：轻度或无进展；多数患儿能坐，部分患儿能行走；智力多正常
- CMD 1［分层蛋白（-）］：表型较重；智力常正常；某些患儿有癫痫发作
- FCMD：早期即发生关节挛缩，罕有能行走者，20 岁以内夭折
- MEB：可存活至 20 岁，但有肌痉挛与关节挛缩
- WWS：婴儿期夭折

治疗

- 除支持性治疗外，无其他治疗手段

诊断纲要

注意

- 即使眼与幕上皮层在影像学上无异常，典型的脑干与小脑征象便可诊断该病
- 多小脑回畸形样皮层合并髓鞘形成障碍：注意观察脑干、小脑与眼部的异常征象

影像解读要点

- 并非所有的"Z"形脑干结构都是 CMD
- 并非所有 CMD 都有"Z"形脑干结构［如分层蛋白（-）CMD］
- 阅片时注意寻找巨大的顶盖

参考文献

1. Kang PB et al: Evidence-based guideline summary: Evaluation, diagnosis, and management of congenital muscular dystrophy: Report of the Guideline Development Subcommittee of the American Academy of Neurology and the Practice Issues Review Panel of the American Association of Neuromuscular & Electrodiagnostic Medicine. Neurology. 84(13):1369-78, 2015

2. Yamamoto T et al: The muscular dystrophies associated with central nervous system lesions: a brief review from a standpoint of the localization and function of causative genes. Curr Pediatr Rev. 10(4):282-91, 2014

3. Quattrocchi CC et al: Conventional magnetic resonance imaging and diffusion tensor imaging studies in children with novel GPR56 mutations: further delineation of a cobblestone-like phenotype. Neurogenetics. 14(1):77-83, 2013

4. Radmanesh F et al: Mutations in LAMB1 cause cobblestone brain malformation without muscular or ocular abnormalities. Am J Hum Genet. 92(3):468-74, 2013

5. Devisme L et al: Cobblestone lissencephaly: neuropathological subtypes and correlations with genes of dystroglycanopathies. Brain. 135(Pt 2):469-82, 2012

6. Myshrall TD et al: Dystroglycan on radial glia end feet is required for pial basement membrane integrity and columnar organization of the developing cerebral cortex. J Neuropathol Exp Neurol. 71(12):1047-63, 2012

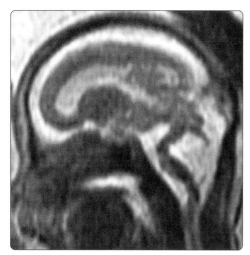
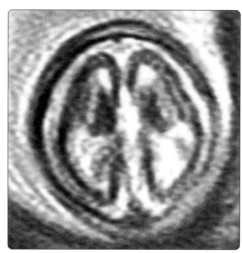

图 1-73 （左图）胎龄 20 周胎儿,矢状位 T2WI(超快单激发)MR 示扭结样脑干,扩张的第四脑室,以及发育不良的小脑蚓部。在胎龄 20 周时,菱脑结构的异常是 WWS 的最重要诊断依据(需出生后进一步检查确认诊断)。（右图）轴位 T2WI(超快单激发)示无脑回结构的脑;正常情况下,此胎龄时外侧裂结构应明显可见。胼胝体缺如及不伴脑积水的脑室扩张都提示白质发育不良

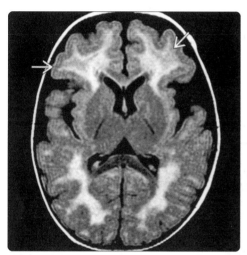
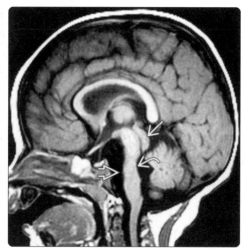

图 1-74 （左图）9 月龄女婴,女婴母亲患有肌-眼-脑病（MEB）,轴位 FLAIR 可见明显 CSF 空间与不规则脑沟结构。皮层下、深部及脑室周白质可见广泛的髓鞘形成异常区域➡,内囊后肢与胼胝体相对正常。（右图）MEB 矢状位 T1WI 示前脑与连合结构大致正常。小脑蚓部小伴微囊性结构。注意大顶盖➡及小脑桥(腹侧平坦➡背侧凹陷➡)

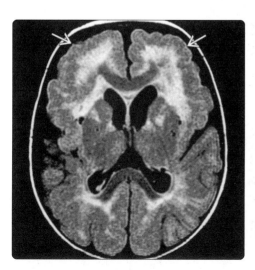
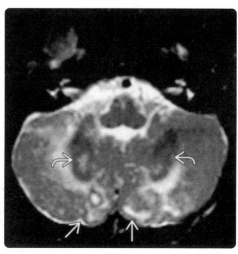

图 1-75 （左图）1 岁女婴,FCMD,轴位 FLAIR 示巨大的脑室周围脑脊液空间,轻度脑室扩张,以及不累及胼胝体的异常髓鞘形成。双侧额叶多小脑回畸形➡是一个相对特异的征象。（右图）FCMD 患者,轴位 T2WI 示小脑皮层因多小脑回畸形而模糊。注意小脑白质髓鞘形成低下,在齿状核衬托下十分明显➡。T2WI 上,多发的皮层高信号微囊➡是 FCMD 的典型表现

要　点

术语

- 异位症（HTP）
- 脑室周围生发区（GZ）的神经元向皮层迁移中断/受阻

影像

- 异位的结节或条带,在所有 MR 序列上均与灰质信号一致
- 脑室周围,皮层下/横贯大脑全层,分子层
- 脑室周围灰质异位灶仅局限于脑室周围白质(大脑皮层的生发区)中,不累及胼胝体(纤维束)或基底节(神经节隆起的生发区)
- 异位灶大小形态各异:可小可大,单发或弥漫性
- 薄层高分辨 3D T1WI 提供良好的灰白质对比度,对诊断很有帮助
- 巨大的结节状灰质异位:被覆的大脑皮层菲薄,

常呈多小脑回样

鉴别诊断

- 结节性硬化
- "闭合性"脑裂畸形
- 肿瘤

病理

- 弥漫性脑室周围结节型灰质异位常为遗传性的
  - 通常为染色体 Xq28 上的 *FLNA* 基因突变(该基因参与神经元向皮层迁移)
- 带型灰质异位:为 1 型(典型)无脑回畸形(无脑回/巨脑回畸形/双重皮层)的轻型
  - 后部受累为主:染色体 17p13.3 上的 *LIS1* 基因缺失
  - 前部受累为主:染色体 Xq22.3-q23 上的 *DCX* 基因(编码 doublecortin 蛋白)缺失

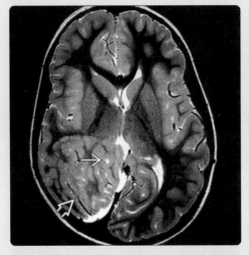
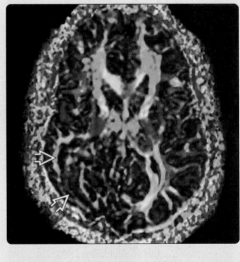

图 1-76 （左图）6 岁女孩,难治性癫痫,轴位 T2WI 示右枕叶团块状皮层下灰质异位灶,异位灶中有皮层样灰质结构、白质、脑脊液间隙➡以及血管影➡。团块样结构可能提示肿瘤,但不支持点为同侧半球体积小。注意团块上覆皮层十分菲薄。（右图）同一患者,轴位 DTI 彩色 FA 图示皮层下结节型灰质异位灶周边的白质呈紊乱无结构状态➡。各种颜色代表纤维走行方向:红色 = 右-左,绿色 = 前-后,蓝色 = 上-下。其他颜色代表各种中间方向

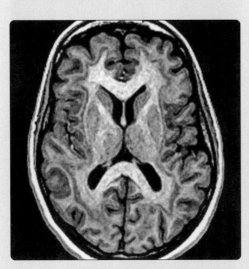
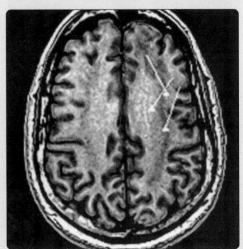

图 1-77 （左图）12 岁男孩,轴位 3D T2WI 示皮层下带型灰质异位。双侧对称的异位灶位于一薄层白质之下。脑后部异位灰质较厚,与 *LIS1* 基因突变(常染色体隐性遗传)特征相符合。上覆皮层结构大致正常。（右图）同一患者,轴位 T1WI 与脑磁图融合的影像显示脑磁图的棘波(三角形)源自异位灶,但异位灶和其上的皮层都参与构成癫痫的环路

术语

缩写

- 异位症(heterotopia,HTP);皮层发育畸形(malfor-mations of cortical development,MCD)

同义词

- 脑灰质异位;双皮层(double cortex)=带状灰质异位

定义

- 异位:是一组以皮层下白质中出现过多的神经元细胞(可为孤立,亦可聚集成片)为特点的皮层发育畸形
  - 反映了脑室周围生发区(GZ)的神经元向皮层迁移中断/受阻

影像

一般特点

- 最佳诊断要点
  - 在所有 MR 序列上,与灰质相等信号的病灶出现在异常部位,形态可为单个结节、多个结节或条带状
- 部位
  - 根据异位神经元的部位及分布分成三组
    - 神经元性灰质异位(以白质中单个的异位神经元为特点)
    - 结节型灰质异位(白质中的灰质结节)
    - 带状(板层)灰质异位(双皮层)
  - 灰质异位可为弥散性或局限性;可出现在从室管膜到软脑膜之间的任何部位
    - 弥漫性:皮层下板层(条带)型灰质异位,双侧脑室周围大量结节状灰质异位
    - 局限性:室管膜下(单侧或双侧),皮层下(结节状、板层状),或单侧的从室管膜下到皮层的异位灶
- 大小
  - 多样:可小可大,单发或弥漫
- 形态
  - 脑室周围结节型灰质异位(最常见)
    - 局灶性/多灶性不对称灰质结节向脑室凸入
    - 弥漫性 vs 脑室前部受累为主 vs 脑室后部受累为主
  - 板层型灰质裂畸形=带状灰质异位,双皮层
    - 皮层菲薄,对称性皮层下带状异位灰质较厚
  - 皮层下结节型灰质异位
    - 局灶性灰质异位结节,常单发
      □ 巨大的结节型灰质异位:其表面覆盖的皮层常菲薄,呈多小脑回畸形样
    - 与皮层和脑室边缘相连的多结节状漩涡样灰质团块,包含灰质、白质,有时有软脑膜、血管以及脑脊液
  - 合并皮层下与脑室周围灰质异位

CT 表现

- CT 平扫
  - 与灰质等密度(极罕见的情况下可见营养不良性钙化)

- 增强 CT
  - 无强化

MR 表现

- T1WI
  - 影像表现与灰质一致
  - 边界清楚
- T2WI
  - 影像表现与灰质一致
  - 若异位灶位于皮层下,应寻找在某个层面与皮层或脑室边缘是否连续
    - 若异位灶巨大→常见同侧半球小,同侧巨大脑室(白质发育差)
- FLAIR
  - 灰质信号
- DWI
  - DTI 可显示白质纤维的连接模式

超声表现

- 灰阶超声
  - 胎儿超声和 MR 可显示脑室周围异位灰质

核医学表现

- PET
  - 带型灰质异位:葡萄糖摄取≥正常皮层
- SPECT(HMPAO-SPECT)
  - 与正常皮层灌注类似;异位的灰质参与大脑神经环路

影像检查方法推荐

- 最佳影像检查
  - MR
- 检查方案推荐
  - 薄层高分辨 3DT1 重加权成像提供良好的灰白质对比度

鉴别诊断

结节性硬化

- 结节性硬化的室管膜下结节沿着丘脑尾状核沟或尾状核表面突入脑室腔
  - 常钙化;可有强化;合并结节,室管膜下巨细胞型星形细胞瘤

"闭合性"脑裂畸形

- 灰质从皮层延伸至脑室线样裂隙(寻找"亲吻"脑室)
  - 横贯大脑或位于对侧的灰质异位可合并脑裂畸形

肿瘤

- 室管膜转移

巨细胞病毒感染

- 脑室周围钙化

病理

一般特点

- 病因

- ○ 遗传性:多个迁移点的基因突变改变了分子间相互作用→神经元迁移中断→灰质异位
  - 影响神经母细胞沿着放射状胶质细胞向皮层的迁移
  ○ 获得性(罕见):毒物/感染→胶质细胞反应性增生/巨噬细胞浸润→扰乱神经元迁移/皮层定位
- 遗传学
  ○ 脑室周围结节型灰质异位常为遗传性
    - 通常累及染色体 Xq28 上的 *FLNA* 基因(该基因参与神经元向皮层迁移)
    - 其他导致脑室周围灰质异位的基因突变位于染色体 5p15.1、5p15.33 与 7q11.23
    - 小头畸形与结节型脑室周围灰质异位的基因:*ARFGEF2*
  ○ 带型灰质异位为典型无脑回畸形(无脑回畸形/巨脑回畸形/双重皮层)的轻型
    - 后部受累为主:染色体 17p13.3 上的 *LIS1* 基因缺失
    - 前部受累为主:染色体 Xq22.3-q23 上的 *DCX* 基因(编码 double cortin 蛋白)缺失
    - 编码 Tubulin 蛋白与微管相关蛋白基因的改变亦可导致带型灰质异位
- 合并异常
  ○ 合并异常根据灰质异位部位不同而不同
    - 弥漫性或脑室周围前部异位:胼胝体发育不良
    - 胼胝体不发育合并半球间裂囊肿(例如 Aicardi 综合征):几乎总是存在皮层下结节型灰质异位
    - 胼胝体发育异常,小脑与海马畸形常合并脑室三角区与颞叶脑室周围灰质异位
- 胚胎学
  ○ 神经元细胞迁移:细胞周期调控,细胞间黏附,生长因子,神经递质释放,基质蛋白间相互作用
    - 在放射状胶质细胞的引导下,来自脑室周围生发区的锥体细胞前体向大脑半球表面迁移
    - 分子层(演变为皮层第一层)的 Cajal-Retzius 细胞释放中断信号
    - 从内到外的过程:相对年轻的神经元位于更表浅的位置
    - 20 孕周左右迁移基本完成
  ○ 异常的神经元迁移过程
    - →生发区(脑室周围灰质异位),→皮层下白质(皮层下灰质异位),→软脑膜下分子层→脑膜(柔脑膜灰质异位="鹅卵石样"皮层)

分期、分级和分类

- 按照部位、病变类型及大小进行分类;根据表型无法推测基因型
  ○ 脑室周围结节型灰质异位
    - 单发、多发、弥漫性/前部/后部、单侧/双侧
  ○ 带状灰质异位(板层型灰质异位,双皮层)是 1 型无脑回畸形的一部分
    - 无脑回畸形、无脑回/巨脑回畸形谱系的少见形式
  ○ 柔脑膜灰质异位
    - 等同于"鹅卵石样"皮层(常伴发先天性肌营养不良)

大体病理和术中特征

- 大小形态各异的异位灰质团块

显微镜下特征

- 多种细胞类型,不成熟/发育异常的细胞
  ○ 释放兴奋性递质的细胞多于释放抑制性递质者

临床要点

临床表现

- 最常见症状体征
  ○ 认知功能障碍,癫痫发作;起病时间与严重程度取决于畸形的部位/严重程度
- 临床要点
  ○ 发育迟缓、癫痫发作的幼儿

人口统计学

- 年龄
  ○ 严重病例于婴儿期起病,表现为癫痫发作、严重的运动与认知发育障碍
  ○ 较轻病例,癫痫可晚至青春期发生,并有逐渐加重的趋势
- 性别
  ○ X 连锁的男性患者脑畸形更严重,预后更差
- 流行病学
  ○ 尸检时,占新生儿中枢神经系统异常的 17%
  ○ 在难治性癫痫患者中比例高达 40%

病程和预后

- 预期寿命长短取决于畸形与癫痫的严重程度
- 在影像检查/尸检时偶然发现

治疗

- 发生难治性癫痫时,可行姑息手术

诊断纲要

注意

- 灰质异位症常见,并常合并其他异常

影像解读要点

- 灰质异位无强化或钙化
  ○ 营养不良性钙化中可见灰质异位(罕见)

参考文献

1. Pardoe HR et al: Quantitative assessment of corpus callosum morphology in periventricular nodular heterotopia. Epilepsy Res. 109:40-7, 2015
2. Sarnat HB et al: Timing in Neural Maturation: Arrest, Delay, Precociousness, and Temporal Determination of Malformations. Pediatr Neurol. 52(5):473-486, 2015
3. Bahi-Buisson N et al: New insights into genotype-phenotype correlations for the doublecortin-related lissencephaly spectrum. Brain. 136(Pt 1):223-44, 2013
4. Conti V et al: Periventricular heterotopia in 6q terminal deletion syndrome: role of the C6orf70 gene. Brain. 136(Pt 11):3378-94, 2013
5. 1: Aronica E, Becker AJ, Spreafico R. Malformations of cortical development. Brain Pathol. 2012 May;22(3):380-401. doi: 10.1111/j.1750-3639.2012.00581.x. Review. PubMed PMID: 22497611.
6. Barkovich AJ et al: A developmental and genetic classification for malformations of cortical development: update 2012. Brain. 135(Pt 5):1348-69, 2012
7. Pisano T et al: Peritrigonal and temporo-occipital heterotopia with corpus callosum and cerebellar dysgenesis. Neurology. 79(12):1244-51, 2012

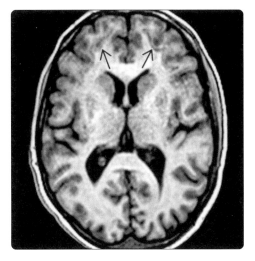
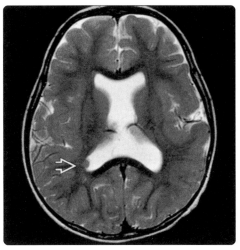

图 1-78 （左图）15 岁女孩，癫痫发作，轴位 T1WI 示外观正常的皮层下见双侧对称的额叶带状小灰质异位灶➡。异位灶位于大脑前部，提示病因可能为 *DCX* 基因缺陷。（右图）2 岁女孩，视神经萎缩，轴位 T2WI 示双侧外侧裂周围多小脑回畸形，透明隔缺如，以及单个脑室周围结节型灰质异位灶➡，异位灶的信号强度与大脑皮层相同。脑灰质异位合并多小脑回畸形者较罕见

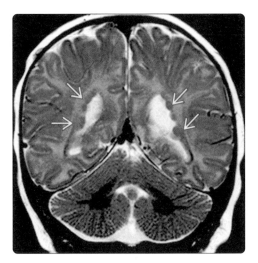
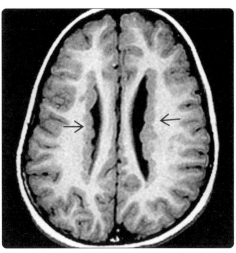

图 1-79 （左图）5 月龄男婴，冠状位 T2WI 示轻微脑室扩张，伴多发脑室周围结节型灰质异位灶➡突入脑室腔中。枕大池增宽。（右图）9 岁女孩，头痛（无癫痫发作），轴位 T1WI 示双侧脑室周围环绕的结节影，结节与灰质等信号➡。双侧弥漫性脑室周围结节型灰质异位灶常与 *FLNA* 基因突变有关（Xq28）

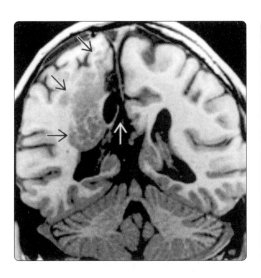
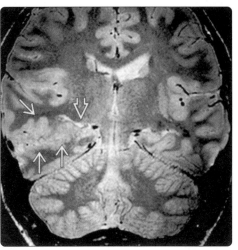

图 1-80 （左图）15 岁男孩，癫痫，冠状位 T1WI 示胼胝体未发育，伴半球间脑膜囊肿与以巨大皮层下结节型灰质异位灶➡，位于半球内侧面，邻近此前已行引流术的囊肿➡。（右图）14 岁男孩，难治性颞叶中部癫痫，冠状位 T1WI 示表面皮层卷曲，巨大的皮层下结节型灰质异位灶➡延伸入原本海马应在的位置➡。右侧海马结构显示不清

要 点

术语

- 在神经元迁移与皮层形成的晚期发生异常所导致的畸形
  - 神经元胞体到达皮层处,但分布紊乱,形成多个迂曲的小脑回
  - 导致皮层形成许多细小脑沟,在大体解剖与影像上这些小脑沟常常难以分辨,呈融合状态

影像

- 脑回过小,显著迂曲
- 好发于外侧裂周区;双侧病变常有症状
- 小且不规则脑回,但皮层在 MR 上可表现为正常或增厚
- 可表现为过度内褶的增厚皮层
- MR 检查可全面评估畸形情况;怀疑钙化时(TORCH)可行 CT 平扫
- 最佳序列:对于成熟大脑,可采用容积 3DSPGR

(T1WI);对于髓鞘未形成者,可采用薄层 T2WI

主要鉴别诊断

- 小头畸形合并简单脑回结构
- 半侧巨脑畸形(hemimegalencephaly,HMEG)
- 先天性巨细胞病毒感染
- 巨脑回畸形
- "鹅卵石样"皮层畸形

临床要点

- 多小脑回畸形最常导致发育迟滞与癫痫
- 癫痫的发病年龄及严重程度、神经系统缺陷情况与畸形的严重程度、是否存在合并异常有关

诊断纲要

- 多小脑回畸形可由外伤、感染、代谢性与破坏性因素导致
- 若存在视觉/听觉异常,应除外先天感染

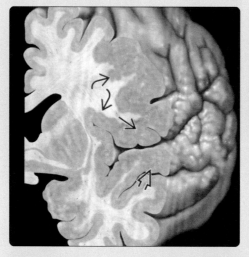
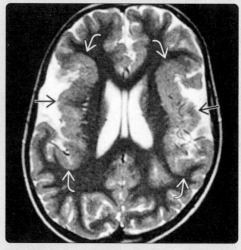

图 1-81 （左图）斜冠状位示意图示累及额叶岛盖 ➡ 与颞叶岛盖 ➡ 的多小脑回畸形,可见增厚的鹅卵石样脑回。注意受累区域异常的脑沟形态与不规则的皮层-白质交界 ➡。（右图）一患者,轴位 T2WI 示双侧外侧裂周围多小脑回畸形,可见岛叶皮层 ➡、额叶及颞叶岛盖部皮层 ➡ 增厚、不规则。同时意外发现透明隔间腔

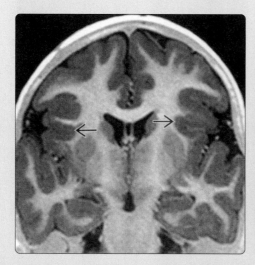
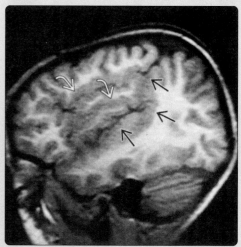

图 1-82 （左图）同一患者,冠状位 T1WI 示外侧裂周围增厚的波状异常岛叶 ➡ 与岛盖。冠状位图像常常无法观察多小脑回畸形的特征。小脑回也显示不清晰。（右图）矢状位 T1WI 示外侧裂周围特征性的多小脑回畸形向后延伸入顶上小叶 ➡,该征象有助于确诊。尚可见水平走行的异常脑沟,伴增厚的不规则皮层 ➡

术语

缩写

- 多小脑回畸形(polymicrogyria,PMG)

定义

- PMG:一组以大脑皮层脑回"过多/过少"为特点的异质性疾病
  - 病理、临床、影像及病因学上表现各异
- 由神经元迁移与皮层形成阶段的早期异常(增殖异常,神经母细胞迁移异常)与晚期异常(迁移后皮层成熟异常)导致的畸形
  - 神经元胞体到达皮层处,但分布紊乱,形成多个波浪状的小脑回
  - 导致形成含有许多细小脑沟的皮层形态,伴皮层分子层(第一层)融合
    - 可造成数个巨大、增厚脑回的错误印象

影像

一般特点

- 最佳诊断要点
  - 脑回过小,伴显著迂曲
- 部位
  - 可为单侧、双侧、多灶性
  - 好发于外侧裂周区
  - 双侧病灶通常对称
- 大小
  - 累及范围:从单个脑回到全大脑都可出现
- 形态
  - 小且不规则的脑回,皮层形态正常或有增厚
  - 可表现为过度内褶的增厚皮层

CT 表现

- CT 平扫
  - 注意脑沟形态的变化;提示 PMG
  - 由于 CT 对比度和分辨率欠佳,难以发现过小的迂曲结构
  - 若继发于巨细胞病毒感染,可在脑室周围发现钙化

MR 表现

- T1WI
  - 皮层表面不规则,在旁正中矢状位上最为明显
  - 或可表现为皮质增厚(5~7mm),灰白质交界不规则,脑沟正常形态消失
  - 或为不规则增厚的皮层过度内褶
- T2WI
  - 多小脑回畸形(2 种特征影像表现)
    - 1 岁以内:小、细波浪状皮层,厚度正常(3~4mm)
    - >18 个月:厚的、凹凸不平的皮层(6~8mm),±巨大的血管周围间隙,±皮层过度内褶
- STIR
  - 空间分辨率低,作用不大
- FLAIR
  - 由于灰白质对比度较差,难以发现小脑回
  - 有助于鉴别血管周围间隙扩大(常见于 PMG)与髓鞘形成异常(提示抗肌萎缩相关糖蛋白病/"鹅卵石样"皮层或宫内感染,如巨细胞病毒感染)
- T2*GRE
  - 脑室周围钙化呈现低信号→巨细胞病毒感染
- T1WI 增强
  - 在 PMG 病变区表面柔脑膜中可见发育异常的粗大静脉(若存在)
- MRV
  - 显示在异常皮层表面粗大的柔脑膜静脉
- MRS
  - 在癫痫灶、萎缩区域和/或低髓鞘化区域中 NAA↓

血管造影表现

- 在 PMG 的裂隙中或可见到粗大静脉

核医学表现

- PET
  - 癫痫发作时代谢增加
  - 发作间期代谢减低

其他影像检查表现

- 胎儿 MR 与超声检查:正常情况直到 26 周以后才出现脑沟回结构
  - 脑沟的异常形态提示早期 PMG
- 胎儿 MR 早在 22 孕周可发现 PMG 及其他皮层发育异常

影像检查方法推荐

- 最佳影像检查
  - MR 检查可全面评估畸形情况;怀疑存在钙化时(TORCH)可行 CT 平扫
- 检查方案推荐
  - 最佳序列:评估成熟大脑可采用容积 3D SPGR(T1WI);检查髓鞘未形成可采用薄层 T2WI

鉴别诊断

继发于先天性代谢障碍性疾病的畸形

- 线粒体与丙酮酸代谢异常
- Zellweger 综合征:过氧化物酶缺陷,严重的髓鞘形成不全,皮层畸形

小头畸形合并简单脑回结构

- 由干细胞增殖异常导致,头围低于同年龄性别患儿平均值超过 3 个标准差
- 皮层厚度正常,灰白质交界处平滑,一、二级脑沟结构正常

半侧巨脑畸形(hemimegalencephaly,HME)

- 神经元增殖、迁移与分化异常
- 半侧巨脑畸形中,受累侧半球巨大;而在单侧性 PMG 中,受累侧半球体积小

先天性巨细胞病毒感染

- 合并神经元迁移异常,包括 PMG
- 若发现婴儿存在脑畸形、钙化、脑室扩张及小脑发育不良,应考虑先天性巨细胞病毒感染

巨脑回畸形

- 大脑皮层增厚更为明显(8~10mm),灰白质交界

处平滑

"鹅卵石样"皮层畸形

- 伴髓鞘形成低下、小脑发育异常、脑桥发育不良
- 常合并先天性肌营养不良

病理

一般特点

- 病因
  - 诱因：宫内感染、缺血、毒素或基因突变
    - 时间：孕中期的后半期
- 遗传学
  - 发现多个基因与 PMG 有关，但目前仍未发现 PMG 特异性致病基因
  - 染色体 Xq28，Xq21.33-q23（*SRPX2*），16q12.2～21,1p36 与 22q11.2 上的基因突变，以及染色体 1p36.3，2p16.1-p23，4q21.21-q22.1，6q26-q27 与 21q21.3～22.1 上的位点均发现与 PMG 有关
  - 与许多位点相关，但明确的致病基因较少
    - 与 PMG 最稳定相关的基因缺陷：染色体 22q11.2 区段缺失
    - 双侧额顶叶 PMG 是常染色体隐性遗传疾病，具有特异的临床与影像学特征
- 合并异常
  - 先天性双侧外侧裂周区综合征（Foix-Chavany-Marie 综合征）
  - Aicardi 综合征，Zellweger 综合征，Delleman 综合征，DiGeorge 综合征，Warburg micro 综合征

分期、分级和分类

- PMG→未分层或 4 层细胞结构

大体病理和术中特征

- 随机走行的众多小脑回
- 分子层融合（皮层第一层）
- 形态与发生部位多样
  - 单侧：灶性，外侧裂周区或半球性
  - 双侧对称：外侧裂周区，额叶，额顶叶，外侧顶叶，矢状旁正中顶枕叶
  - 双侧不对称

显微镜下特征

- 镜下组织的病变范围反映了组成皮层的六层细胞结构的紊乱程度
  - 第四、五层受累最重
  - 柔脑膜胚胎样血管覆盖在畸形上
  - 皮层下或皮层内的神经纤维出现髓鞘形成，造成了 T2WI 上皮层形态出现变化
  - 或可发现 6 层细胞、4 层细胞或仅有 2 层细胞的异常皮层结构

临床要点

临床表现

- 最常见症状体征
  - PMG 最常导致发育迟滞、癫痫发作

- 双侧外侧裂周区 PMG 可导致双侧面咽舌咀嚼肌瘫痪
    - 单侧 PMG 常导致偏瘫/癫痫发作
  - 若 PMG 继发于巨细胞病毒感染，可表现为先天性耳聋
- 临床特点
  - 癫痫的发病年龄、严重程度及神经系统缺陷与畸形的部位和严重程度有关

人口统计学

- 年龄
  - 因畸形的范围及严重程度不同而不同
- 性别
  - 无性别偏向
- 种族
  - 无种族倾向
- 流行病学
  - 约 40%难治性癫痫患儿有皮层发育异常

病程和预后

- 因基因突变的严重程度及其造成畸形、合并异常不同而不同
- 许多患者能生活自理，并较好地融入社会

治疗

- 治疗选择、风险与并发症
  - 若发生难治性癫痫，可行灶性 FMG 切除术
  - 若病变为双侧或弥漫性无法切除，可行胼胝体切除术

诊断纲要

注意

- PMG 常与脑裂畸形一起被发现
- 先天性偏瘫伴癫痫发作者，应注意寻找 PMG
- 若合并巨颅畸形，考虑巨颅畸形-PMG-多指-脑积水（macrocephaly，PMG，polydactyly，hydrocephalus，MPPH）综合征

影像解读要点

- 外侧裂周区是 PMG 最常见的部位
- 外侧裂开放伴皮层增厚→PMG

参考文献

1. De Ciantis A et al: Ultra-high-field MR imaging in polymicrogyria and epilepsy. AJNR Am J Neuroradiol. 36(2):309-16, 2015
2. Desai NA et al: GPR56-Related Polymicrogyria: Clinicoradiologic Profile of 4 Patients. J Child Neurol. ePub, 2015
3. Smithers-Sheedy H et al: Neuroimaging findings in a series of children with cerebral palsy and congenital cytomegalovirus infection. Infect Disord Drug Targets. ePub, 2015
4. Squier W et al: Polymicrogyria: pathology, fetal origins and mechanisms. Acta Neuropathol Commun. 2:80, 2014
5. Barkovich AJ et al: A developmental and genetic classification for malformations of cortical development: update 2012. Brain. 135(Pt 5):1348-69, 2012
6. Judkins AR et al: Polymicrogyria includes fusion of the molecular layer and decreased neuronal populations but normal cortical laminar organization. J Neuropathol Exp Neurol. 70(6):438-43, 2011
7. Barkovich AJ: Current concepts of polymicrogyria. Neuroradiology. 52(6):479-87, 2010
8. Leventer RJ et al: Clinical and imaging heterogeneity of polymicrogyria: a study of 328 patients. Brain. 133(Pt 5):1415-27, 2010

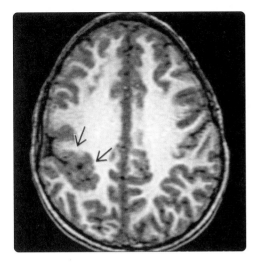
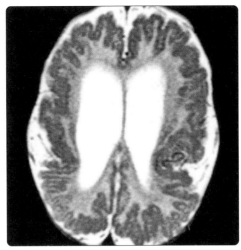

图 1-83　（左图）轴位 T1WI 示右额叶后部增厚皮层内巨大的内褶➡，其下灰白质交界处形态不规则。这是局灶性多小脑回畸形的典型表现。（右图）轴位 T2WI FSE 示弥漫性多小脑回畸形。在每个脑回上都可见到明显的小脑回，但本例的特殊之处在于许多异常深脑沟隔开菲薄的异常脑回

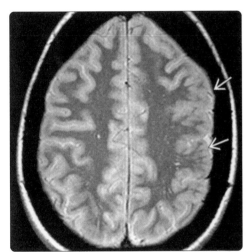
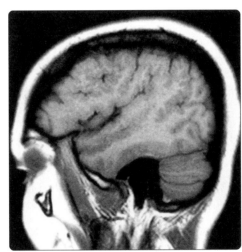

图 1-84　（左图）无症状成人，轴位质子密度加权成像示左侧额叶后部与顶叶许多细致的小脑回➡。相比于上图的粗糙外观，此图的多小脑回呈现了不同特点。多小脑回畸形的影像表现可广泛多变。（右图）同一患者，矢状位 T1WI 示畸形累及大部分额叶、顶叶以及颞叶上部。大多数半球性多小脑回畸形发生于外侧裂周围

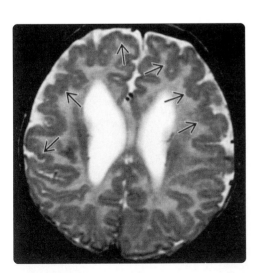
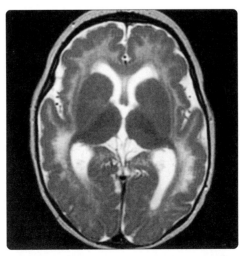

图 1-85　（左图）双侧额叶多小脑回畸形，轴位 T2WI 示整个额叶灰白质交界处多发微小异常➡。额叶白质体积减小，侧脑室前角异常增大。（右图）先天性巨细胞病毒感染，轴位 T2WI 示额叶外侧与颞叶的大部分区域可见多小脑回畸形，其下白质信号异常增高

要点

术语

- 由神经元迁移中断引起的皮层形成障碍,导致形成仅有 4 层细胞结构、增厚的皮层,大脑半球表面光滑

影像

- 双侧大脑半球呈沙漏型或"8 字形"
- 指状脑白质顶端变平
- 新生儿在 T2WI 上可显示 3 层结构
  - 外细胞层→可能相对薄、光滑
  - 中间的细胞稀疏层
  - 被阻断迁移的神经元构成了深处增厚的最内层,形态上类似带状灰质异位
- 若致病基因为 LIS1 基因,脑后部受累>前部

鉴别诊断

- 带状灰质异位
  - 症状上有显著重叠(被认为是无脑回畸形谱系中表型最轻的一型)
  - 女性患病为主,与 DCX 基因突变有关
  - 带状灰质异位者大脑皮层最外层厚度相对正常,脑沟形态正常
- 小头畸形合并简单脑回结构
- "鹅卵石样"无脑回畸形(2 型无脑回畸形)
  - 先天性肌营养不良
- 未成熟大脑

病理

- 由多种基因改变引起,因而临床上呈表型各异的谱系
- LIS1 基因→17p13. 3
  - Miller-Dieker 综合征
- DCX 基因→Xq22. 3-q23
- RELN 基因→7q22
  - Norman-Roberts 综合征
- ARX 基因→Xp21. 1
- TUBA1A 基因→12q12-q14. 3

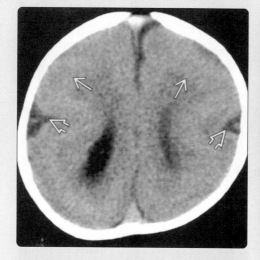
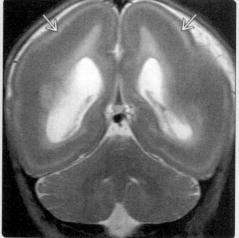

图 1-86 (左图)无脑回畸形 1 型患儿,轴位 CT 平扫示外侧裂浅➡伴增厚、平滑的皮层➡,全脑脑沟几乎完全缺如。注意白质体积的相对减少。(右图)无脑回畸形,冠状位 T2WI 示大脑脑沟完全缺如,但小脑未受累。薄层外侧皮层下可见高信号的细胞稀疏层➡,再往下为厚层状混乱排列的神经元(灰质信号),它与脑室之间由白质分隔

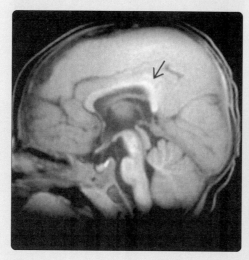
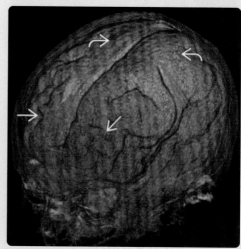

图 1-87 (左图)正中矢状位 T1WI 清晰显示额极与枕极相对正常的脑沟结构,而其间皮层的脑沟结构则缺如。注意胼胝体体部与压部之间呈典型的直角➡。(右图)同一患儿,大脑表面容积再现重建,从前上方观察,可见前部脑沟结构发育相对好➡,相比之下后方脑沟明显较少➡

术语

缩写

- 无脑回畸形(lissencephaly,LIS)

同义词

- 典型 LIS,1 型 LIS,巨脑回-无脑回复合畸形,X-联锁 LIS

定义

- 由神经元迁移中断引起的皮层形成障碍,导致形成仅有 4 层细胞结构、增厚的皮层,大脑半球表面光滑
- 症状与带状灰质异位有显著重叠
  - 带状灰质异位→男性发病罕见,与 DCX 基因突变有关
    - 被认为是无脑回畸形谱系中最轻的一型
  - 带状灰质异位大脑皮层的最外层厚度相对正常,脑沟形态正常

影像

一般特点

- 最佳诊断要点
  - 大脑皮层脑沟弥漫性减少或缺如,伴皮层增厚
  - 双侧大脑半球呈沙漏型或"8 字形"
- 部位
  - 大脑半球
- 大小
  - 头颅可正常,亦可出现小头畸形

CT 表现

- CT 平扫
  - 相对于正常婴儿,厚带状排列紊乱的神经元其边界显示更为清晰
  - Miller-Dieker 综合征中可见中线小钙化灶
  - 先天性巨细胞病毒感染引起的无脑回畸形中可见脑室周围钙化灶
- 增强 CT
  - 外侧裂中可见粗大血管

MR 表现

- T1WI
  - 脑沟浅且少,其间可见宽阔脑回
    - 皮层表面光滑
  - 脑室轻至中度增大
  - 指状脑白质顶端变平
  - 厚带状深部灰质的影像表现可类似有髓白质
  - 微管蛋白异常导致的 LIS 可见小脑及胼胝体体积小,内囊前肢缺如
- T2WI
  - T2WI 是区分新生儿皮层层次的最佳序列
    - 可显示 3 层结构
      - 外细胞层→可能相对薄、光滑
      - 中间的细胞稀疏层
      - 被阻断迁移的神经元构成了深处增厚的最内层,形态上类似带状灰质异位

- 外侧裂浅平,其内可见明显粗大的血管
- T2* GRE
  - Miller-Dieker 综合征:中线部位钙化
  - 先天性巨细胞病毒感染相关的无脑回畸形可见脑室周围与皮层下白质钙化灶
- MRS
  - 受累皮层 NAA↓

超声表现

- 灰阶超声
  - 可在孕晚期发现畸形

核医学表现

- PET
  - 内细胞层葡萄糖摄取高于外细胞层(胎儿皮层的代谢特征)

影像检查方法推荐

- 最佳影像检查
  - MR
- 检查方案推荐
  - T2WI 可最清晰地显示新生儿皮层分层结构
  - 多平面重建容积 T1WI 是显示髓鞘形成完全的儿童皮层的理想选择
  - 表面投影容积成像(surface-shaded volume rendering)可直观显示皮层表面脑沟的减少

鉴别诊断

带状灰质异位

- 双皮层
  - 外观正常的白质层将光滑的带状异位灰质与大脑皮层隔开
    - 被覆的皮层脑沟浅
- 完全性或部分性
- 患者绝大多数为女性

小头畸形合并简单脑回结构

- 头围低于同年龄性别患儿平均值超过 3 个标准差
- 脑回数目少,脑沟过浅
- 无第三级脑沟结构

"鹅卵石样"无脑回畸形(曾称为 2 型无脑回畸形,LIS2)

- 先天性肌营养不良
  - Fukuyama 先天性肌营养不良,Walker-Warburg 综合征,肌-眼-脑病
- 脑表面呈"鹅卵石"样,小脑与眼部异常,先天性肌营养不良

未成熟大脑

- 40 孕周之前,脑沟结构尚未发育完全

病理

一般特点

- 病因
  - 遗传性或获得性

- – 编码参与神经迁移过程的蛋白基因发生突变
- – 巨细胞病毒感染的神经元无法迁移或者迁移中断
- 遗传学
  - 可由多种基因突变导致,因而临床表现多样
    - *LIS1* 基因→17p13.3
      □ 调控微管运动蛋白,细胞质的动力蛋白
      □ 该基因缺陷导致顶枕叶无脑回畸形,典型的 LIS
    - *DCX* 基因→Xq22.3-q23
      □ 编码双皮质蛋白(与微管结合)与稳定蛋白
      □ 该基因突变在男性患者中可引起额叶无脑回畸形
      □ 该基因突变在女性患者中可引起带状灰质异位
    - *RELN* 基因→7q22
      □ 编码 reelin 蛋白,这是一种调控神经元迁移与突触可塑性的细胞外基质蛋白
      □ 该基因突变引起 Norman-Roberts 综合征→小脑体积小,脑干发育不良,皮层脑沟回轻度减少
    - *ARX* 基因→Xp21.1
      □ 同源框基因
      □ 其突变易导致额叶巨脑回、顶枕叶无脑回、胼胝体不发育及两性外生殖器
    - *TUBA1A* 基因→12q12-q14.3
      □ 编码微管组成蛋白
      □ 其突变易导致外侧裂周区巨脑回畸形,后侧巨脑回畸形,内囊及小脑发育不良
- 合并异常
  - Miller-Dieker 综合征
    - 心血管、消化与泌尿系统异常
    - 特征面容→前额突出,鼻孔上翻,上唇增厚,眼距过宽,耳位过低,小下颌
  - Norman-Roberts 综合征
    - 前额低平,鼻梁突出

显微镜下特征

- 四层细胞结构皮层(LIS1 与 DCX)
  - 浅的分子层或边缘层
  - 皮层最外层神经元层菲薄(神经元巨大,位置异常)
  - "细胞稀疏"白质区
  - 深部皮层的神经元层增厚(神经元排列欠规则)
- 发育不良的皮质脊髓束

临床要点

临床表现

- 最常见症状体征
  - 发育迟滞与癫痫发作
- 临床特点
  - 发育全面延迟与癫痫发作
    - 大脑皮层严重广泛受累→婴儿期可确诊

- – 局限性受累者,多在儿童晚期获得诊断
  - 患带状灰质异位的女性可能症状轻微,仅表现为轻度癫痫
  - 由 *ARX* 基因,*RELN* 基因与 *TUBA1A* 基因导致的小头畸形合并 LIS

人口统计学

- 年龄
  - 常在早期确诊
  - 轻度/部分性病例可能起病较晚
  - 带状灰质异位可无症状
- 性别
  - *DCX* 基因突变
    - 母亲→带状灰质异位
      □ 带状灰质异位患者中,女性占 90% 以上
    - 其子→无脑回畸形
- 流行病学
  - 活产儿发病率为 1∶10 万~4∶10 万

病程和预后

- 显著的智力发育迟滞,运动障碍,癫痫发作,早夭
- 例外:局灶性皮质下带状灰质异位患者通常预后良好,能正常生活

治疗

- 支持治疗

诊断纲要

注意

- 脑回异常的模式可提示致病基因

影像解读要点

- 若怀疑新生儿 LIS,应先确定其胎龄
  - 胎龄对于胎儿 MR 或超声结果的解读尤为重要
    - 皮层无明显脑回结构(呈光滑外观),在 26 孕周前都属正常
  - 注意胎儿的特异征象
    - 顶枕沟的出现与否;外侧裂发育不良

影像报告要点

- 诊断男性"带状灰质异位"应格外谨慎
- 受累范围的描述有助于分型与临床决策
- "巨脑回畸形"是一个描述性术语,而不是诊断性术语
- 合并畸形(胼胝体、小脑、内囊等)可有助于遗传性综合征的诊断

参考文献

1. Fry AE et al: The genetics of lissencephaly. Am J Med Genet C Semin Med Genet. 166C(2):198-210, 2014
2. Bahi-Buisson N et al: New insights into genotype-phenotype correlations for the doublecortin-related lissencephaly spectrum. Brain. 136(Pt 1):223-44, 2013
3. Poirier K et al: Mutations in TUBG1, DYNC1H1, KIF5C and KIF2A cause malformations of cortical development and microcephaly. Nat Genet. 2013 Jun;45(6):639-47. Epub 2013 Apr 21. Erratum in: Nat Genet. 45(8):962, 2013

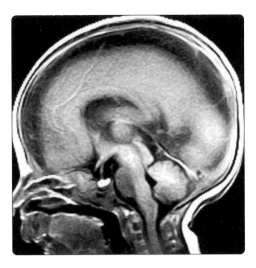

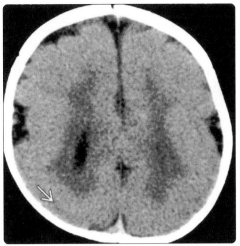

图 1-88　（左图）新生儿，Miller-Dieker 综合征，矢状位 T1WI 示其幕上大脑皮层光滑、缺乏特征沟回结构，而幕下结构正常。该综合征由 LIS1 基因大范围缺失导致。（右图）典型无脑回畸形患儿，轴位 CT 平扫示白质缺乏分支，但轮廓尚清。注意右侧枕极处的稍低密度区➡️为细胞稀疏层

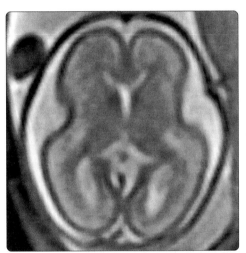

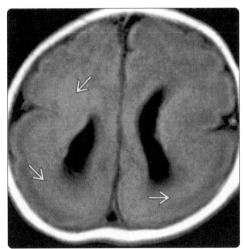

图 1-89　（左图）22 周龄胎儿，轴位 T2WI 示大脑呈 LIS1 典型"沙漏样征"象。在 22 孕周时，这样的外观是正常的。（右图）另一无脑回畸形新生儿的轴位 T1WI 图像。相比于左图中的胎儿，本图中的外侧裂更加狭窄，但同样浅。皮层深部的稍高信号区域➡️代表深部结构混乱的神经元层

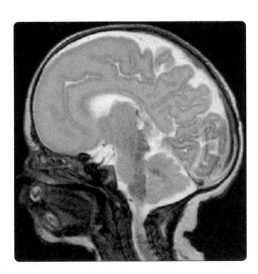

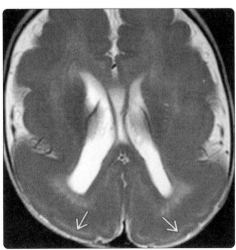

图 1-90　（左图）LIS 患儿，矢状位 T2WI 清晰地显示了以额叶受累为主的巨脑回畸形。大脑前部受累显著是 DCX 基因突变导致的 LIS 的特征征象。（右图）另一患儿的轴位 T2WI 示以顶枕叶受累为主的巨脑回畸形，该模式多见于 TU-BA1A 与 LIS1 基因突变导致的 LIS。可见表面菲薄皮层与深部紊乱神经元区带之间的细胞稀疏带呈稍高信号➡️

要 点

影像

- 贯穿灰白质的裂隙,裂隙表面衬以灰质
  - 若裂隙较狭窄或为闭合性,注意侧脑室壁上是否存在凹陷处
- 高达一半的脑裂畸形病例为双侧性
  - 畸形累及双侧半球者,其中 60% 者双侧裂隙均为开放性
- CT 上裂隙表面的灰质可呈现高密度
- 由巨细胞病毒感染或 *COL4A1* 基因突变导致的脑裂畸形,可见钙化
- 髓鞘形成之前,T2WI 可更清晰显示病灶

鉴别诊断

- 脑破坏性孔洞脑
  - 裂隙表面衬以胶质增生的白质,而非发育异常的灰质

- 积水性无脑畸形
  - 残余组织由后循环供血
- 半叶型前脑无裂畸形
  - 与双侧开放性脑裂畸形类似

病理

- 可因宫内获得性损害影响神经元的迁移所致
- 1/3 的脑裂畸形儿童无神经系统异常表现
- 感染(巨细胞病毒),血管性损伤,母亲的创伤,毒物

临床要点

- 单侧性:癫痫发作或轻度运动障碍
- 双侧性:发育迟滞,轻瘫,小头畸形,肌痉挛
- 癫痫更常见于单侧性畸形者
- 裂隙的大小与合并畸形的严重程度决定了临床表现的轻重

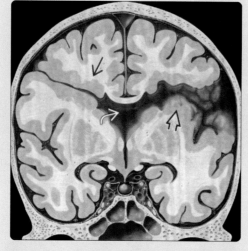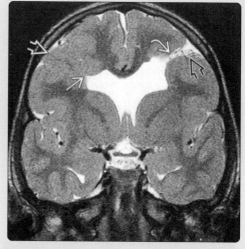

图 1-91 （左图）冠状位示意图示右侧闭合性➡与左侧开放性➡脑裂畸形,脑裂周边衬以灰质。注意透明隔结构缺如➡。（右图）冠状位 T2FS 示双侧脑裂畸形。右侧为闭合性畸形➡,从软脑膜面延伸至脑室腔外凸处➡。左侧可见一内侧开放的脑裂畸形➡,脑裂周围衬以发育不良的灰质。注意左侧裂隙中的异常血管影➡

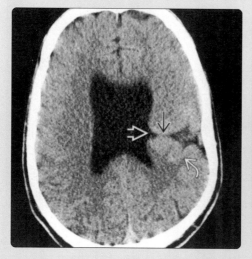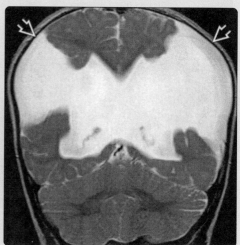

图 1-92 （左图）19 岁男性,因外伤被送往急诊,轴位 CT 平扫显示左侧侧脑室可见凸起或"乳头样"的结构➡,该"凸起"向皮层方向延伸,成为跨越半球全程的裂隙,裂隙周边衬以异位的灰质➡。这是一例典型的单侧脑裂畸形。（右图）冠状位 T2WI 示巨大的双侧开放性脑裂畸形裂隙➡

术语

同义词

- 未发育性孔洞脑

定义

- 脑实质中从皮层表面延伸至脑室的裂隙(软脑膜至室管膜),裂隙表面衬以发育异常的灰质

影像

一般特点

- 最佳诊断要点
  - 贯穿灰白质的裂隙,裂隙表面衬以灰质
    - 若裂隙较狭窄或为闭合性,注意侧脑室壁上是否存在凹陷处
- 部位
  - 额、顶叶近中央沟处
- 大小
  - 闭合性(裂隙较小)或开放性(裂隙较大)
- 形态
  - 高达一半的脑裂畸形为双侧性
    - 畸形累及双侧半球者,其中 60% 者双侧裂隙均为开放性

CT 表现

- CT 平扫
  - 裂隙呈脑脊液密度(见于开放性脑裂畸形)
  - 裂隙旁的灰质可能为高密度
  - 侧脑室壁上的凹陷可能为裂隙的室管膜端
  - 若由巨细胞病毒感染所致,可见钙化灶
  - 巨大的开放性裂隙可伴有膨大菲薄的颅骨
- 增强 CT
  - 裂隙周围粗大的胚胎样静脉

MR 表现

- T1WI
  - 髓鞘形成之前,难以分辨裂隙旁的组织是否为灰质
  - 闭合性→从皮层延伸至脑室的不规则灰质束
    - 裂隙表面的灰质束表现为发育异常形态→裂隙表面或灰白质交界处可见大块状/凹凸不平状灰质
  - 开放性→裂隙可非常宽阔,呈楔形或双侧壁平行
    - 相对于闭合性畸形,开放性裂隙表面的灰质可能更难以辨认
- T2WI
  - 灰质沿着贯穿灰白质的裂隙向内折叠
    - 髓鞘形成之前,T2WI 可更清晰显示病灶
- FLAIR
  - 若损伤发生于发育较晚的阶段,可见局灶性胶质细胞增生
- T2* GRE
  - 若畸形原因为巨细胞病毒感染,可见钙化灶
- MRV
  - 裂隙处被覆发育性静脉畸形

- 3D 表面投影 MR
  - 清晰显示裂隙与邻近的脑沟/回之间的关系
- fMRI:研究报道未受损大脑半球发生功能重组

超声表现

- 灰阶超声
  - 可通过胎儿超声与 MR 进行诊断;曾有关于进展性病变的报道

核医学表现

- PET
  - 裂隙壁(正常灰质活性)的葡萄糖摄取和灌注正常或增高

影像检查方法推荐

- 最佳影像检查
  - MR
- 检查方案推荐
  - <9 月龄→选择 T2WI
  - >9 月龄→选择 T1WI
  - 容积扫描采集数据可进行多平面重建和表面投影成像

鉴别诊断

脑破坏性孔洞脑

- 在神经元迁移完成后,外来损伤因素导致的大脑裂隙
- 裂隙表面衬以胶质增生的白质,而非发育异常的灰质

积水性无脑畸形

- 大脑中动脉和大脑前动脉供血区的组织破坏
  - 残余组织由后循环供血→后颅窝,枕极,颞叶内侧
- 严重的脑裂畸形合并脑积水时表现与积水性无脑畸形非常类似;二者或属于同一疾病谱系

半叶型前脑无裂畸形

- 类似双侧开放性脑裂畸形

病理

一般特点

- 病因
  - 可能在神经元迁移开始前,由于孕期的外来损伤因素影响了生发区所致
    - 感染(巨细胞病毒),血管性损伤,母体创伤,毒素
    - 有报道合并新生儿同种免疫性血小板减少症
    - 实验发现流行性腮腺炎病毒感染可诱发脑裂畸形
- 遗传学
  - *COL4A1*、*COL4A2* 基因突变与脑裂畸形有关
    - 在许多器官的血管基底膜中均有表达
    - 基因突变可导致多器官受累的小血管疾病
    - 继发于基因突变的血管壁薄弱或可导致宫内、围产期或婴儿期的出血

- 合并异常
  - 透明隔-视神经发育不良（SOD），de Morsier 综合征
    - 一组以视神经发育不良与透明隔缺如为特征的异质性疾病
      □ 45%合并垂体功能不全
    - 高达 35% 的 SOD 患者有脑裂畸形，通常是双侧性脑裂畸形
    - 大多数脑裂畸形患者合并透明隔缺如，尤其是双侧性脑裂畸形
  - 额叶发育不良
  - 海马与胼胝体异常
  - 脑裂畸形对侧常见多小脑回畸形
  - 裂隙旁常见脑室周围灰质异位

分期、分级和分类

- 1 型脑裂畸形（闭合性）
  - 15% ~ 20%
- 2 型脑裂畸形（开放性）
  - 80% ~ 85%

大体病理和术中特征

- 贯穿灰白质的裂隙，表面衬以分离的或紧贴的灰质
- 丘脑、皮质脊髓束萎缩或未形成

显微镜下特征

- 无或极少量的胶质瘢痕组织
- 皮层失去正常的细胞层次
- 巨脑回、多小脑回或灰质异位

临床要点

临床表现

- 最常见症状体征
  - 单侧性：癫痫发作或轻度运动障碍（"先天性"轻瘫）
  - 双侧性：发育迟滞，轻瘫，小头畸形，肌痉挛
    - 癫痫更常见于单侧性畸形者
    - 双侧面咽舌咀嚼肌瘫痪
      □ 内脏运动功能保留，而躯体运动功能受损
- 其他症状体征
  - 精神异常
  - 外侧裂周区综合征
    - 假性延髓性麻痹

人口统计学

- 流行病学
  - 1.54/10 万；该畸形常见于父母年龄偏低、缺乏孕期保健者
  - 1/3 脑裂畸形患儿无中枢神经系统异常表现
    - >50%可能由血管性损害导致
      □ 腹裂症、小肠闭锁及羊膜带综合征

病程和预后

- 该畸形通常稳定；常见癫痫发生

- 裂隙的大小及合并畸形决定了疾病的严重程度

治疗

- 治疗癫痫与脑积水
  - 责任灶切除术，半球切除术

诊断纲要

注意

- 行影像检查明确先天性偏瘫或癫痫的病因
  - 围产期卒中 vs 单侧脑裂畸形

影像解读要点

- 应采用多平面成像，避免单一平面观察可能漏诊特定闭合性畸形
  - 若裂隙平面恰好与扫描平面平行且位于两个平行的影像层面之间，图像上可完全不显示裂隙
- 侧脑室侧壁的轮廓应光滑
  - 若侧脑室壁存在凹陷，提示存在轻度闭合性脑裂畸形
- 若发现透明隔缺如，需进一步全面评估是否存在脑裂畸形和/或多小脑回畸形
- 诊断"半叶型前脑无裂畸形"或"积水性无脑畸形"时，注意鉴别双侧巨大开放性脑裂畸形
- 双侧裂隙可能大小不对称
  - 若一侧发现裂隙，注意观察对侧是否存在被忽略的小裂隙

参考文献

1. Halabuda A et al: Schizencephaly-diagnostics and clinical dilemmas. Childs Nerv Syst. 31(4):551-6, 2015
2. Nabavizadeh SA et al: Correlation of prenatal and postnatal MRI findings in schizencephaly. AJNR Am J Neuroradiol. Epub ahead of print, 2014
3. Choi HY et al: Long-term outcome of surgical treatment of patients with intractable epilepsy associated with schizencephaly. Acta Neurochir (Wien). 155(9):1717-24, 2013
4. Cui Z et al: Resection or multi-lobe disconnection for intractable epilepsy with open-lip schizencephaly. J Clin Neurosci. 20(12):1780-2, 2013
5. Dies KA et al: Schizencephaly: association with young maternal age, alcohol use, and lack of prenatal care. J Child Neurol. 28(2):198-203, 2013
6. da Rocha FF et al: Borderline personality features possibly related to cingulate and orbitofrontal cortices dysfunction due to schizencephaly. Clin Neurol Neurosurg. 110(4):396-9, 2008
7. Heuer GG et al: Anatomic hemispherectomy for intractable epilepsy in a patient with unilateral schizencephaly. J Neurosurg Pediatr. 2(2):146-9, 2008
8. Merello E et al: No major role for the EMX2 gene in schizencephaly. Am J Med Genet A. 146A(9):1142-50, 2008
9. Vinayan KP et al: A case of congenital bilateral perisylvian syndrome due to bilateral schizencephaly. Epileptic Disord. 9(2):190-3, 2007
10. Witters I et al: Prenatal diagnosis of schizencephaly after inhalation of organic solvents. Ultrasound Obstet Gynecol. 29(3):356-7, 2007
11. Huang WM et al: Schizencephaly in a dysgenetic fetal brain: prenatal sonographic, magnetic resonance imaging, and postmortem correlation. J Ultrasound Med. 25(4):551-4, 2006
12. Curry CJ et al: Schizencephaly: heterogeneous etiologies in a population of 4 million California births. Am J Med Genet A. 137(2):181-9, 2005
13. Cecchi C: Emx2: a gene responsible for cortical development, regionalization and area specification. Gene. 291(1-2):1-9, 2002
14. Dale ST et al: Neonatal alloimmune thrombocytopenia: antenatal and postnatal imaging findings in the pediatric brain. AJNR Am J Neuroradiol. 23(9):1457-65, 2002
15. Vandermeeren Y et al: Functional relevance of abnormal fMRI activation pattern after unilateral schizencephaly. Neuroreport. 13(14):1821-4, 2002
16. Takano T et al: Experimental schizencephaly induced by Kilham strain of mumps virus: pathogenesis of cleft formation. Neuroreport. 10(15):3149-54, 1999

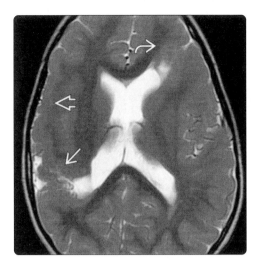
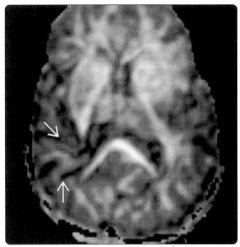

图 1-93 （左图）2 岁幼儿，癫痫史合并发育迟滞，轴位 T2WI 示闭合性脑裂畸形裂隙，其中之一位于右顶叶➡，另一处位于左侧额叶➡。此外还应注意从裂隙处沿着右侧额叶向前方延伸的皮层发育异常➡。（右图）同一患儿，轴位 DTI-FA 图可见右顶叶裂隙处的白质纤维破坏➡。本图显示的层面位于左图变形白质纤维的下方

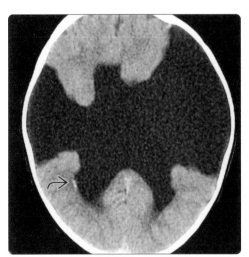
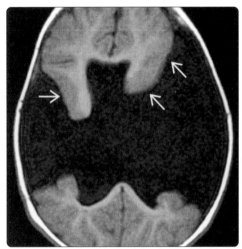

图 1-94 （左图）轴位 CT 平扫可见双侧巨大开放性脑裂畸形，造成双侧侧脑室呈蝙蝠翼状。注意右侧侧脑室壁上的营养不良性钙化灶➡，钙化灶的存在提示可能存在宫内巨细胞病毒感染病史引起这例儿童神经迁移异常畸形。（右图）同一患儿，轴位 T1WI 示裂隙边缘衬以异常增厚且缺乏沟回结构的皮层➡，透明隔缺如

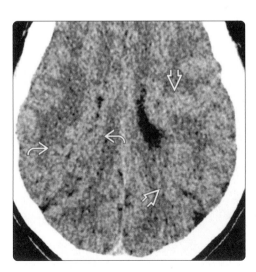
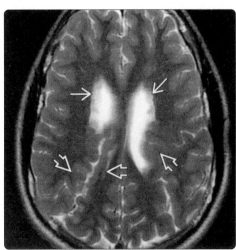

图 1-95 （左图）9 岁癫痫患儿，轴位 CT 平扫示右侧额顶叶交界处从半球表面延伸至侧脑室的异常灰质结构➡。左侧半球可见另一处异常灰质区➡。（右图）同一患儿，轴位 T2WI 更加清晰地显示了双侧裂隙周边的增厚、不规则的灰质➡。双侧脑室边缘可见局灶性灰质异位灶➡

七、半侧巨脑畸形

要　点

术语

- 半侧巨脑畸形（HMEG）：大脑半球错构瘤性过度生长
  - 该命名可能不恰当，因为受累范围常常只局限于半球局部

影像

- 巨大的大脑半球及半侧颅腔
  - 大脑镰后部与枕极"移向"对侧
  - 侧脑室通常扩大变形（侧脑室额角"变尖"）
- 过度生长的白质在 T2/FLAIR 上常呈高信号（髓鞘形成进程加快）

病理

- 病因：HMEG 是原型婴儿 tau 蛋白病
  - 磷酸化 tau 蛋白上调
  - 合子后体细胞嵌合现象（仅有某些体细胞存在突变；大脑中某个/许多区域未受累）
  - mTOR 信号通路的激活导致正常/异常细胞的过度生长
  - HMEG 与局灶性皮层发育异常（FCD2b）可能是同一疾病的不同表现形式，二者间的区别在于体细胞突变的发生时机不同
- 大体病理学
  - 大脑半球增大，伴增厚的畸形脑回
  - 灰白质分界不清
- HMEG 的显微镜下特点与 FCD2b 及结节性硬化一致
  - 变形的巨大神经元，气球状细胞
  - 白质过度生长，高度髓鞘化，胶质细胞增生

临床要点

- 抗惊厥药物通常无效（mTOR 抑制剂可能有效）
- 解剖性或功能性半球切除术

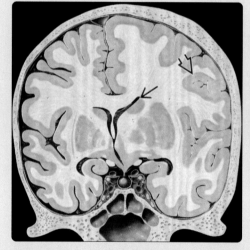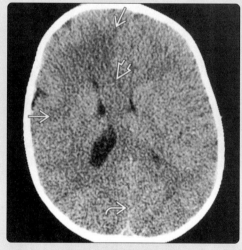

图 1-96 （左图）冠状位示意图示左侧大脑半球过度生长。注意中线结构偏移，白质体积增加，增厚变平/形态异常的脑回➡，以及同侧异常的侧脑室额角➡。（右图）4 岁女童，难治性癫痫，轴位 CT 平扫示右侧大脑半球增大，右半侧颅腔增大，同侧放射冠➡与胼胝体、穹窿➡白质体积增加。大脑镰➡偏离中线向对侧移位

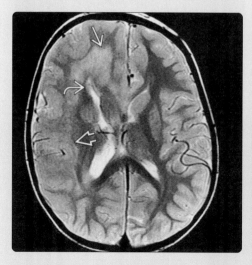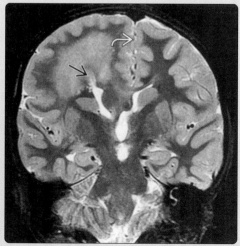

图 1-97 （左图）同一患儿，轴位 T2WI 示大脑半球增大，伴白质信号增高➡，右侧脑室增大、变形➡，增厚的发育异常皮层➡。（右图）冠状位 T2WI 示大脑半球增大，伴大脑镰偏离中线向对侧移位➡。同侧侧脑室额角变尖。这些就是 HMEG 的典型征象

术语

缩写

- 半侧巨脑畸形(hemimegalencephaly,HMEG)

同义词

- HMEG 这一该命名可能不恰当,因为受累范围常常只局限于半球局部
- 发育异常巨脑畸形(该名称为适用于所有形式的节段性脑过度生长伴皮层发育异常的通用名)

定义

- 部分/半球性错构瘤性过度生长
- 细胞组织结构/神经元迁移缺陷

影像

一般特点

- 最佳诊断要点
  - 发育不良的大脑半球/部分半球轻度、中度或重度增大
    - 皮层发育异常(常伴弥漫性/脑室周围灰质异位)
    - 白质异常
  - 大脑镰后部移位
  - 巨大的侧脑室伴额角形态异常(变尖)
- 部位
  - 任何脑叶可受累(额叶受累最常见)
    - 同侧小脑受累少见
- 大小
  - 常整体增大,可轻度增大
- 形态
  - 多变,从无脑回畸形到多小脑回畸形

CT 表现

- CT 平扫
  - 巨大的大脑半球及半侧颅腔
  - 大脑镰后部与枕极"移向"对侧
  - 侧脑室通常扩大,侧脑室额角扭曲变形
  - 白质或增厚皮质处可见营养不良性钙化灶
- 增强 CT
  - 常见粗大血管

MR 表现

- T1WI
  - 皮层增厚
  - 白质信号常增高
    - "髓鞘形成加速"→矿化;组织结构紊乱的异位神经元导致 T1 缩短
  - 神经元异位灶:软脑膜下、皮层下或脑室周围
  - 侧脑室常增大,伴额角"变尖"
  - 小脑扁桃体疝罕见(幕上大脑半球体积过大,压迫小脑,导致扁桃体下移疝出)
- T2WI
  - 巨脑回畸形,多小脑回畸形
  - 受累半球的体积和信号强度随时间变化而变化

- 随着持续的癫痫活动,半球可发生萎缩,信号减低
  - 灰白质分界不清
    - 发育不良的神经元散在分布于白质间
  - ±小脑半侧过度生长,灰质异位
- FLAIR
  - 白质可见胶质增生所致的高信号
- T2* GRE
  - 营养不良性钙化
- DWI
  - 可显示连接双侧半球的异常纤维束
    - 有助于评估功能性半球切除术后残余纤维的连接情况
- T1WI 增强
  - 可出现反常强化
  - 原始皮层静脉及发育性静脉畸形的强化
- MRS
  - 随着癫痫发作,NAA 进行性↓,肌酐、肌醇、胆碱↑
- 脑磁图(magnetoencephalography,MEG)
  - 体感图可反映皮层板层结构缺陷的严重程度

超声表现

- 灰阶超声
  - 在胎儿及新生儿中可确诊

核医学表现

- PET
  - 50%病例的葡萄糖摄取可减低
- SPECT
  - 受累侧示踪剂摄取增强(癫痫发作时)或减弱

影像检查方法推荐

- 最佳影像检查
  - 多平面 MR
- 检查方案推荐
  - 需要长期随诊以获取系列影像,监测病变的受累范围
    - 随着正常组织的髓鞘形成,病变区域愈加明显
  - 白质内的异常信号是显示畸形范围的最佳征象
  - 健侧半球状态是临床决策的关键

鉴别诊断

局灶皮质发育异常 2 型(FCD2b)

- 病灶灰白质分界不清,范围或小或大
- 皮层下白质高信号;实际受累范围常比在 MR 上显示范围更加广泛

Rasmussen 脑炎

- 表现为进行性萎缩的单侧脑炎
- 几乎总是单侧受累

结节性硬化

- 累及单个脑叶或半球的 HMEG 偶见于结节性硬化
- 结节数量多时,与 HMEG 类似

○ 双侧分布

脑胶质瘤病

- 弥漫浸润的胶质瘤
- 儿童中罕见
  ○ 多中心性胶质瘤更为常见

病理

一般特点

- 病因
  ○ 神经元的异常增殖、迁移与分化
  ○ 胚胎学
    - 生发基质中的神经元与胶质细胞增殖的"停止"信号失效,增殖失控
    - 导致各种类型细胞过度增殖
      □ 不同的过度增殖模式反映了发生体细胞突变时的嵌合模式不同
- 遗传学
  ○ 病因:HMEG 是原型婴儿 tau 蛋白病
    - 神经病理四联征
      □ 变形的大细胞神经元
      □ mTOR 信号通路的激活(导致正常/异常细胞的过度生长)
      □ 合子后体细胞嵌合现象(仅某些细胞发生突变;大脑某些/许多区域未受累)
      □ 磷酸化 tau 蛋白上调
  ○ HMEG 与 FCD2b 可能是同一疾病的不同表现形式,二者间的区别在于体细胞突变的发生时机不同
    - 病变范围及所致疾病的严重程度不同
    - FCD2b 在解剖学上是"跨灰白质的发育异常",常为孤立性
    - HMEG 可累及整个半球、大脑的四分之一或者端脑
      □ 同侧的嗅泡、基底节、间脑结构、脑膜、血管及颅神经常受累
      □ 同侧脑干增大,小脑增大或发育不良
- 合并异常
  ○ HMEG 可为孤立性或合并神经皮肤综合征
    - 最常见:表皮痣综合征(包括 Proteus 综合征)

大体病理和术中特征

- 大脑半球巨大,脑沟浅,脑回紊乱融合
- 区域性多小脑回畸形、巨脑回畸形、灰质异位

显微镜下特征

- HMEG 的显微镜下特征与结节性硬化、FD2a 相同

临床要点

临床表现

- 最常见症状体征

○ 癫痫发作与发育迟滞
○ 巨颅
- 其他症状体征
  ○ 偏瘫,偏侧肥大
- 临床特点
  ○ 最常见=患严重癫痫的新生儿/婴儿
  ○ 常见严重发育迟滞与对侧偏瘫

人口统计学

- 年龄
  ○ 常在 1 岁以内确诊
- 流行病学
  ○ 在所有影像诊断的皮层发育异常中,HMEG 约占 3%

病程和预后

- 难治性癫痫伴进行性偏瘫
- 预后不佳→难治性癫痫与发育迟滞

治疗

- 抗惊厥药物治疗通常无效
- mTOR 抑制剂依维莫司是一种有潜力的药物
- 解剖性或功能性大脑半球切除术
  ○ 首先确认对侧半球正常
  ○ 解剖性大脑半球切除术需对术后残腔进行引流
    - 主要风险为引流过度

诊断纲要

注意

- 受累半球可出现萎缩(慢性癫痫所致)

影像解读要点

- 随着髓鞘形成,长期随诊获得的系列影像中可观察到显著的信号改变
- 只有在脑实质体积增加的同时合并同侧脑室体积增加的情况下,HMEG 的诊断才能成立

影像报告要点

- 影像检查的目标→发现病灶/明确病灶范围,明确对侧是否正常

参考文献

1. Re TJ et al: Magnetic Resonance Fiber Tracking in a Neonate with Hemimegalencephaly. J Neuroimaging. ePub, 2015
2. Sarnat HB et al: Timing in Neural Maturation: Arrest, Delay, Precociousness, and Temporal Determination of Malformations. Pediatr Neurol. 52(5):473-486, 2015
3. Santos AC et al: Hemispheric dysplasia and hemimegalencephaly: imaging definitions. Childs Nerv Syst. 30(11):1813-21, 2014
4. Sarnat HB et al: Infantile tauopathies: Hemimegalencephaly; tuberous sclerosis complex; focal cortical dysplasia 2; ganglioglioma. Brain Dev. ePub, 2014
5. Lee JH et al: De novo somatic mutations in components of the PI3K-AKT3-mTOR pathway cause hemimegalencephaly. Nat Genet. 44(8):941-5, 2012

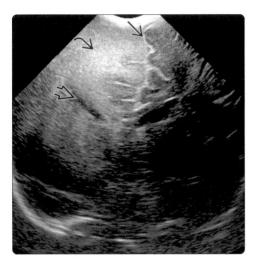
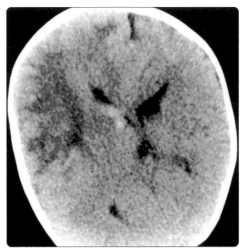

图 1-98 （左图）新生儿,癫痫发作,冠状位超声影像示大脑右侧半球增大,伴高回声白质⊿与异常变尖的右侧侧脑室额角⊿。半球间裂⊿偏离中线。（右图）同一患儿,轴位 CT 平扫示右侧颅腔整体增大,右侧额叶与顶叶前部白质内可见异常低密度灶

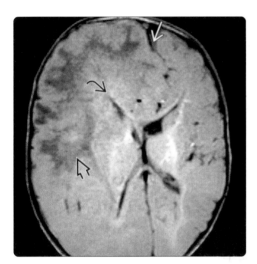
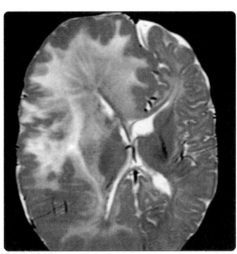

图 1-99 （左图）同一患儿,轴位 T1WI 示右侧大脑半球增大,大脑镰与半球间裂明显偏离中线,向左移位⊿。同侧侧脑室额角变尖⊿,白质信号减低⊿。（右图）同一患儿,轴位 T2WI 示相比于正常的左侧,右侧白质体积增大,且呈异常的高信号。其上覆皮层呈发育异常外观,灰白质交界处模糊不清

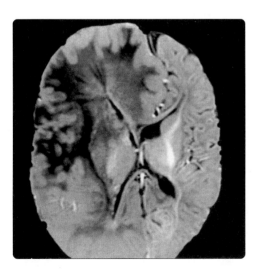
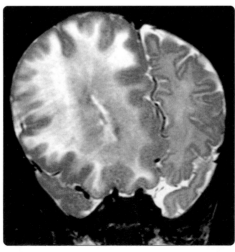

图 1-100 （左图）轴位 IR MR 示右侧大脑全半球皮层异常。额叶与颞叶皮层呈多小脑回畸形样,而顶叶与枕叶皮层增厚平坦。（右图）同一患儿,冠状位 T2WI 突出显示了左右半球体积上的差异,该患儿为典型的半侧巨脑畸形（Courtesy P. Rodriguez, MD）

（江南 译）

要 点

术语

- 神经纤维瘤病 1 型（neurofibromatosis type 1，NF1），范-瑞克林豪森病（von Recklinghausen Disease），周围型神经纤维瘤病

影像

- 70%~90%青春期前儿童脑内出现局灶性 T2WI 高信号区
  - 白质病变为高信号，通常边界不清，无占位效应
  - 白质病变也可累及小脑白质、苍白球、丘脑及脑干
- 肿瘤
  - 丛状神经纤维瘤
    - 蝶骨翼及枕骨发育不良合并丛状肿瘤
  - 视路胶质瘤
  - 脑实质胶质瘤
- 血管发育不良→狭窄、烟雾病、动脉瘤

病理

- 常染色体显性遗传，基因位点位于染色体 17q12
- 基因编码神经纤维瘤蛋白（原癌基因 RAS 的负性调节因子）
  - 神经纤维瘤蛋白同时具有调节神经胶质前体细胞的功能
  - 是正常神经胶质细胞及神经元发育所必需的物质
  - NF1 患者中基因失活→导致组织增殖、肿瘤形成
- 局灶性信号增高区域与一过性髓鞘内水肿有关

临床要点

- 约 50%患者有巨颅畸形，部分患者继发于脑白质体积增加
- 视路胶质瘤可导致进行性视力丧失
- 咖啡牛奶斑常为最早发现
- 是最常见的神经皮肤及遗传性肿瘤综合征

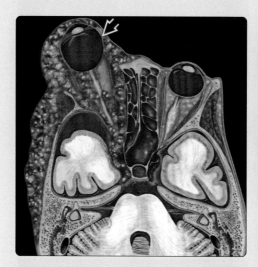
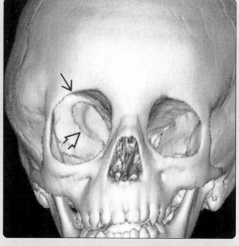

图 1-101 （左图）轴位示意图示右侧中颅窝扩大，蝶骨翼发育不良，以及眼眶及眶周大的丛状神经纤维瘤。注意患侧眼球突出及水牛眼（眼球积水）➡。（右图）NF1 患者，3D 颅骨表面投影示右侧眼眶扩大➡，蝶骨翼发育不良，眶上裂明显增宽➡

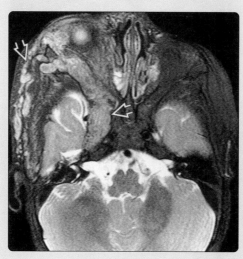
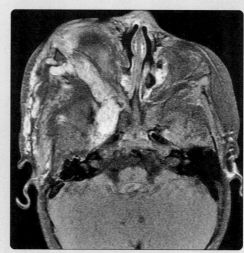

图 1-102 （左图）18 月龄患儿，轴位 T2FS 示广泛的丛状神经纤维瘤，自头皮及眼眶经眶上裂向海绵窦蔓延。注意神经纤维瘤的"蠕虫袋样"外观➡。（右图）同一患者，轴位 T1C+FS 示丛状神经纤维瘤明显强化，强化轻度不均匀

一、神经纤维瘤病1型

术语

缩写

- 神经纤维瘤病1型(neurofibromatosis type 1,NF1)

同义词

- 范-瑞克林豪森病(von Recklinghausen Disease),周围型神经纤维瘤病

定义

- 神经皮肤疾病(斑痣性错构瘤病),特点为:
  - 脑白质体积增/减病变
    - 通常称为局灶性高信号区(focal areas of signal intensity,FASI),非特异性亮斑,或性质不明的高信号物质(unidentified bright object,UBO)
  - 视神经胶质瘤(optic nerve glioma,ONG)
  - 视路胶质瘤(optic pathway glioma,OPG):视交叉/视束±视神经
  - 其他部位胶质瘤:脑干,大脑半球,基底节
  - 神经纤维瘤/丛状神经纤维瘤
  - 血管发育不良
  - 皮肤色素斑(咖啡牛奶斑)
  - 发育不良性骨病

影像

一般特点

- 最佳诊断要点
  - 70%~90%青春期前儿童T2WI可见局灶性高信号区
  - 丛状神经纤维瘤
  - 视路胶质瘤
- 部位
  - 脑白质内病变可累及小脑白质、苍白球、丘脑及脑干
  - 丛状病变通常在脑部影像检查中较明显
    - 枕部以上头皮病变
    - 向咽后部蔓延的颅底病变
    - 从海绵窦经眼眶向眶部软组织蔓延的眶部病变
  - 视路胶质瘤占15%→视神经眶内段、视交叉、下丘脑/视束,累及视辐射罕见
- 大小
  - 白质病变:2~20mm
  - 视交叉胶质瘤:3~50mm
  - 脑干中度或显著增大("错构瘤")
    - 可能源自空泡形成
    - 与脑干胶质瘤相比,较少见到T1低信号及T2高信号
    - 病变可在青少年或青壮年时期消退
  - 丛状病灶可呈巨大占位
- 形态
  - 白质病变:球形/卵圆形,常形态不定
  - 视神经胶质瘤:视神经及视交叉一致性增大;发生于视交叉及下丘脑者可为球形

X线表现

- X线
  - 蝶骨翼及枕骨发育不良合并丛状肿瘤

CT表现

- CT平扫:蝶骨发育不良合并中颅窝增大及同侧眼球突出
  - 视神经/视交叉增粗
- CTA:血管发育不良→血管狭窄、烟雾病、动脉瘤

MR表现

- T1WI
  - 白质病变常与周围组织信号相同
    - 不规律高信号可能提示髓鞘堆积或微钙化
- T2WI
  - 白质病变为高信号,通常界限不清;无占位效应,常于20岁左右时消失
    - 对于小脑白质病变,T2WI较FLAIR序列更为敏感
  - 视神经胶质瘤呈等或高信号
  - 海马(单侧或双侧)T2信号增高及体积轻中度增大
- STIR
  - 丛状及脊柱旁神经纤维瘤边界清楚
- DWI
  - 与正常外观脑白质(normal-appearing white matter,NAWM)比较,FASI的ADC值升高
  - 与正常对照组比较,NF患者NAWM的ADC值升高
    - 提示髓鞘内液体聚集
  - 与正常大脑比较,成年NF患者脑内FA下降
- T1WIC+
  - 白质病变及FASI区无强化
    - 强化则提示肿瘤的可能性增加
  - 丛状病变不同程度强化
    - 肿瘤边界的显示常不及STIR序列清楚
  - 视通路胶质瘤不同程度强化
    - 治疗后病变强化减低,其意义尚不明确
- T1WIC+FS
  - 评估视神经胶质瘤的最佳序列
- MRA
  - 有助于评估血管病变
- MRS
  - 有助于评估白质病变,并与视路胶质瘤鉴别
    - 白质病变内NAA峰相对正常
    - 胶质瘤常有NAA峰降低及Cho峰升高

血管造影表现

- 大多数非中枢神经系统血管病变是由于血管内膜增生所致
  - 动脉瘤/动静脉畸形(arteriovenous malformation,AVM),肾动脉狭窄,主动脉狭窄/缩窄;烟雾病

影像检查方法推荐

- 最佳影像检查
  - MR
    - 是否作为常规筛查手段尚存在争议
    - 进行脊髓及头颈部影像检查时,冠状STIR序列必不可少
- 检查方案推荐
  - 应包含眼眶脂肪抑制增强扫描
  - 如果怀疑烟雾病,应行MRA检测

鉴别诊断

脱髓鞘疾病

- 急性播散性脑脊髓炎或多发性硬化与NF1的白

质病变类似

病毒性脑炎

- EB 病毒、巨细胞病毒感染

大脑胶质瘤病

- 如果 FASI 广泛存在,应考虑该病;FASI 无占位效应

线粒体脑病

- 泛酸激酶相关性神经退行性疾病,利氏综合征(Leigh syndrome),戊二酸尿症及卡恩斯-塞尔综合征(Kearns-Sayre syndrome,KSS)
- 基底节或丘脑病变常类似于 NF1 白质病变

Krabbe 病(球形细胞型脑白质营养不良)

- 可导致视神经增粗,类似视神经胶质瘤

病理

一般特点

- 病因
  - 基因编码神经纤维瘤蛋白(原癌基因 RAS 的负性调节因子)
    - NF1 患者中基因失活→导致组织增殖,肿瘤形成
  - 神经纤维瘤蛋白同时具有调节神经胶质前体细胞的功能
    - 是正常神经胶质细胞及神经元发育所必需的物质
  - 编码少突胶质细胞髓鞘糖蛋白的基因也嵌入 NF1 基因编码区中
- 遗传学
  - 常染色体显性遗传;基因位点在染色体 17q12
    - 外显率为 100%
  - 约 50% 为新生突变

分期、分级和分类

- 满足下列条件的两个或两个以上即可诊断为 NF1
  - 咖啡牛奶斑数目≥6 个,成人大小≥15mm;儿童大小≥5mm
  - ≥2 个神经纤维瘤或 1 个丛状神经纤维瘤
  - 腋窝或腹股沟雀斑
  - 视路胶质瘤
  - ≥2 个的 Lisch 结节(虹膜黑素错构瘤)
  - 特征性骨病(蝶骨翼发育不良,长骨骨皮质变薄,±假关节形成)
  - 一级亲属患 NF1 者

大体病理及术中特征

- 胶质细胞瘤常为毛细胞星形细胞瘤
  - 恶性率<20%
- 髓母细胞瘤及室管膜瘤发生率轻度增加
- 罕见室管膜下胶质增生结节
  - 可致脑脊液循环阻塞

显微镜下特征

- 脑白质病变(FASI)
  - 可能与一过性髓鞘水肿有关
  - 无脱髓鞘、轴突退变或炎症发生

临床要点

临床表现

- 最常见症状体征
  - 咖啡牛奶斑为最早期表现
  - 约 50% 患者有巨颅畸形;部分继发于白质体积增加
  - 视路胶质瘤可致进行性视力丧失

人口统计学

- 流行病学
  - 发病率为 1∶5 000～1∶3 000
  - 最常见的神经皮肤综合征
  - 最常见的遗传性肿瘤综合征

病程和预后

- 发病率与特异性表现相关
  - 视路胶质瘤→视力减退/失明,下丘脑功能异常
  - 丛状神经纤维瘤→肉瘤样变风险
  - 脊髓旁神经纤维瘤→脊柱后侧凸
  - 血管狭窄→高血压(肾动脉),卒中
- 青春期前 FASI 体积或数目增加,之后逐渐减退;成人罕见
- 40%～60% 患者出现 NF1 相关性学习障碍
- 与散发性视路胶质瘤相比,NF1 患者视路胶质瘤病程的进展常更缓慢

治疗

- 临床观察
- 对视路胶质瘤行化疗或放疗

诊断纲要

注意

- 未见皮肤色斑也不能排除 NF1
- 警惕血管病变可能

参考文献

1. Arnautovic A et al: Delayed diagnosis of childhood low-grade glioma: causes, consequences, and potential solutions. Childs Nerv Syst. ePub, 2015
2. Brossier NM et al: Improving outcomes for neurofibromatosis 1-associated brain tumors. Expert Rev Anticancer Ther. 15(4):415-23, 2015
3. Rodrigues AC Jr et al: Is magnetic resonance spectroscopy capable of detecting metabolic abnormalities in neurofibromatosis type 1 that are not revealed in brain parenchyma of normal appearance? Pediatr Neurol. 52(3):314-9, 2015
4. Billiet T et al: Characterizing the microstructural basis of "unidentified bright objects" in neurofibromatosis type 1: A combined in vivo multicomponent T2 relaxation and multi-shell diffusion MRI analysis. Neuroimage Clin. 4:649-58, 2014
5. Diggs-Andrews KA et al: Modeling cognitive dysfunction in neurofibromatosis-1. Trends Neurosci. 36(4):237-47, 2013
6. Gutmann DH et al: Neurofibromatosis type 1: modeling CNS dysfunction. J Neurosci. 32(41):14087-93, 2012
7. Pasmant E et al: Neurofibromatosis type 1: from genotype to phenotype. J Med Genet. 49(8):483-9, 2012
8. Staser K et al: Pathogenesis of plexiform neurofibroma: tumor-stromal/hematopoietic interactions in tumor progression. Annu Rev Pathol. 7:469-95, 2012
9. Stoker GE et al: Posterior vertebral column resection for the treatment of dystrophic kyphosis associated with type-1 neurofibromatosis: a case report and review of the literature. Spine (Phila Pa 1976). 37(26):E1659-64, 2012
10. Jouhilahti EM et al: The pathoetiology of neurofibromatosis 1. Am J Pathol. 178(5):1932-9, 2011
11. Cairns AG et al: Cerebrovascular dysplasia in neurofibromatosis type 1. J Neurol Neurosurg Psychiatry. 79(10):1165-70, 2008

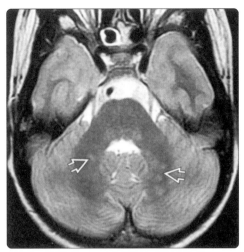
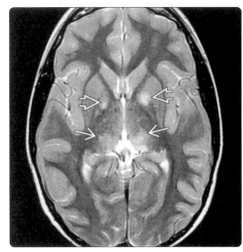

图 1-103 （左图）7 岁男性，NF1，轴位 T2WI 示双侧小脑脚多发边界不清的高信号区➡。（右图）同一患者，层面 T2WI 示双侧苍白球局灶性高信号➡及丘脑片状高信号➡。6 年后，所有局灶性高信号区均消失

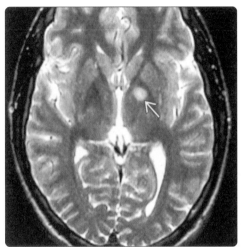
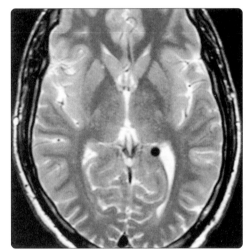

图 1-104 （左图）13 岁男性，NF1，轴位 T2WI 示左侧苍白球内单发高信号区➡。（右图）同一患者，6 年后 T2WI 基本正常，局灶性高信号区完全消失

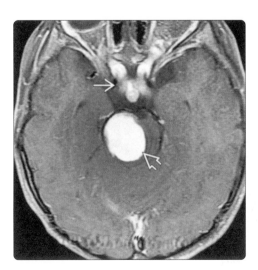
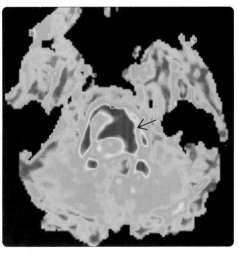

图 1-105 （左图）轴位 T1C+FS 示脑桥内强化病灶➡，视神经和视交叉增粗及强化➡。（右图）轴位 MR 灌注成像显示脑桥➡ rCBV 升高，视神经及视交叉 rCBV 未见明显升高。脑桥活检提示毛细胞型星形细胞瘤，WHO Ⅰ级，无恶变。毛细胞星形细胞瘤为富血供肿瘤，MRS 上表现常类似恶性肿瘤，注意不要误诊

要　点

术语

- 家族性肿瘤综合征
  - 多发性脑神经鞘瘤、脑膜瘤及脊髓肿瘤

影像

- 最佳诊断要点:双侧前庭神经鞘瘤(vestibular schwannomas,VS)
- 多发轴外肿瘤
  - 脑神经及脊神经根神经鞘瘤
  - 硬膜表面脑膜瘤(高达 50%)
- 轴内肿瘤
  - 脑干和脊髓室管膜瘤
- 推荐:采用高分辨 T1 C+ FS 通过基底池扫描评估脑神经病变

主要鉴别诊断

- 神经鞘瘤病

- 多发性脑膜瘤
- 转移瘤

病理

- 所有 NF2 患者家族均有染色体 22q12 异常
- NF2 基因编码 merlin 蛋白

临床要点

- 通常 10~40 岁时出现听力丧失,伴有或无头晕
- 发病率:1∶30 000~1∶25 000
- 若合并脑膜瘤或后组脑神经相关并发症(如误吸),则寿命常显著缩短

诊断纲要

- 对任一儿童/成人/青年新诊断的脑膜瘤或神经鞘瘤,还需仔细评估其他脑神经

图 1-106　(左图)轴位示意图示双侧桥小脑角神经鞘瘤,为 NF2 特征性病理改变。右侧神经鞘瘤瘤体较大➡,左侧前庭蜗神经可见多发小神经鞘瘤➡。(右图)典型 NF2 患者轴位 T1WIC+示双侧前庭神经鞘瘤➡及右侧海绵窦脑膜瘤➡

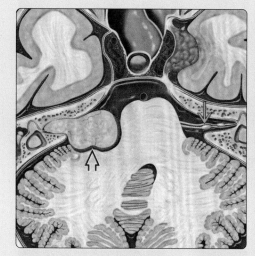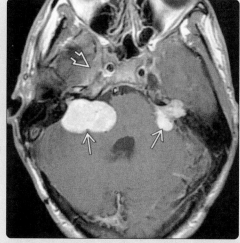

图 1-107　(左图)14 岁男性,感音性耳聋,轴位 T2WI 示左侧内听道肿块➡及右侧海绵窦病变➡。注意沿右侧前庭神经生长的小结节➡。(右图)同一患者,T1WIC+FS 示左侧内听道内肿块可见强化➡,右侧海绵窦病变同样可见强化➡。此外,沿左侧三叉神经还可见 2 个强化结节➡。患者被诊为 NF2

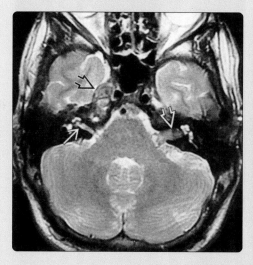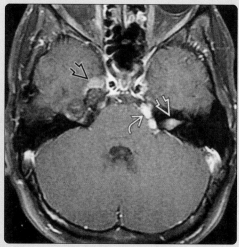

术语

缩写

- 神经纤维瘤病 2 型(neurofibromatosis type 2,NF2)
- 前庭神经鞘瘤(vestibular schwannoma,VS)

同义词

- 听神经瘤病,中枢性神经纤维瘤病
- 颅内多发神经鞘瘤、脑膜瘤及室管膜瘤(multiple intracranial schwannomas,meningiomas,and ependymomas,MISME)

定义

- 家族性肿瘤综合征,常导致多发脑神经鞘瘤、脑膜瘤及脊髓肿瘤

影像

一般特点

- 最佳诊断要点
  ○ 双侧前庭神经鞘瘤
- 部位
  ○ 多发轴外肿瘤
    - 脑神经及脊神经根神经鞘瘤
    - 硬膜表面脑膜瘤(高达 50%)
  ○ 轴内肿瘤
    - 脊髓及脑干室管膜瘤(6%)
- 大小
  ○ 脑神经肿瘤很小时即可出现典型症状,但肿瘤可生长很大
- 形态
  ○ 肿瘤呈球形生长但适应于骨管形态(如内听道)
- 病变多样性
  ○ 50%患者存在其他脑神经鞘瘤
    - 第 V 对脑神经最常见,也较常见第 III 及 XII 对脑神经
  ○ 脊神经鞘瘤(高达 90%)
  ○ 脑膜瘤(常为多发)
  ○ 髓内室管膜瘤(脊髓)
  ○ 颅内钙化
  ○ 后晶状体白斑(青少年,约 60%~80%)
  ○ 脑膜血管瘤病
  ○ 神经胶质细胞微小错构瘤

CT 表现

- CT 平扫
  ○ 前庭神经鞘瘤
    - 桥小脑角区占位,±内听道扩大
    - 等至高密度
    - 囊变/坏死罕见
  ○ 脑膜瘤
    - 以硬脑膜为基底的高密度肿块
  ○ 非肿瘤性颅内钙化(不常见)
    - 广泛脉络丛钙化
    - 皮层表面
    - 脑室壁
- 增强 CT
  ○ 脑神经肿瘤强化
  ○ 脑膜瘤强化

MR 表现

- T1WI
  ○ 神经鞘瘤
    - 低至等信号
    - 囊变罕见
  ○ 脑膜瘤
    - 等至高信号
    - 偶见高信号钙化灶
- T2WI
  ○ 神经鞘瘤
    - 高分辨 T2WI 可显示内听道小病灶
  ○ 脑膜瘤
    - 可能导致周围脑组织严重水肿
- T2* GRE
  ○ 显示非肿瘤性钙化效果最佳
- DWI
  ○ 部分脑膜瘤弥散受限
    - 不典型或恶性脑膜瘤的特点
- T1WIC+
  ○ 神经鞘瘤
    - 弥漫性强化
    - 通常较均匀
    - 采用 T1C+FS 序列及薄层扫描可发现较小的脑神经肿瘤
    - 前庭神经鞘瘤通常从内听道凸入桥小脑角区
  ○ 脑膜瘤
    - 肿瘤弥漫性强化,可呈斑块样
- MRS
  ○ 脑膜瘤
    - 无 NAA 峰,丙氨酸峰升高,±乳酸峰
  ○ 神经鞘瘤
    - 无 NAA 峰,肌醇峰升高,通常无乳酸峰

非血管介入

- 脊髓造影
  ○ 可显示多发脊髓小肿瘤
    - 已被增强 MR 替代

影像检查方法推荐

- 最佳影像检查
  ○ 增强 MR
- 检查方案推荐
  ○ 采用高分辨 T1WIC+FS 序列通过基底池扫描评估脑神经情况
  ○ 评估脊髓病变非常关键

鉴别诊断

神经鞘瘤病

- 不伴前庭神经肿瘤的多发神经鞘瘤,但不涉及前庭神经
- 无皮肤色素斑或脑膜瘤

桥小脑角占位

- 蛛网膜囊肿
  ○ 各序列上信号类似脑脊液
- 表皮样囊肿
  ○ DWI 可轻易与蛛网膜囊肿区分
- 动脉瘤

- ○ 小脑后下动脉/小脑前上动脉/椎动脉动脉瘤均可能凸入桥小脑角
  - ○ 在相位编码方向可见搏动伪影
- 室管膜瘤
  - ○ 可自第四脑室凸入桥小脑角区

多发脑膜瘤

- 复发或转移
- 可继发于放疗后

转移瘤

- 中枢神经系统原发肿瘤
  - ○ 胶质母细胞瘤,原发性神经外胚层肿瘤(PNET-MB),生殖细胞瘤及室管膜瘤
- 非中枢神经系统原发肿瘤

炎性疾病

- 肉芽肿性疾病:结节病,结核病
- 神经炎:Bell 麻痹,莱姆病

病理

一般特点

- 病因
  - ○ 50%患者有明确 NF2 家族史;50%患者有新生基因突变
  - ○ 突变导致 merlin 蛋白截断及失活
  - ○ 肿瘤细胞通常为 NF2 基因突变杂合子或纯合子
- 遗传学
  - ○ 常染色体显性遗传
  - ○ 所有 NF2 患者家族均有染色体 22q12 异常
  - ○ 胚胎或体细胞的 NF2 基因突变
    - NF2 基因编码 merlin 蛋白
    - NF2 基因功能:连接细胞骨架和细胞膜;也是一种肿瘤抑制基因
    - 分子通路 mTORC1 受到影响;抑制因子能抑制肿瘤生长
- 多发神经鞘瘤、脑膜瘤及室管膜瘤

分期、分级和分类

- NF2 相关神经鞘瘤为 WHO Ⅰ级
- 诊断标准
  - ○ 双侧前庭神经鞘瘤
  - ○ 或一级亲属诊断为 NF2 及单个前庭神经鞘瘤
  - ○ 或一级亲属诊断为 NF2 及以下病变中的两种
    - 神经纤维瘤
    - 脑膜瘤
    - 胶质瘤
    - 神经鞘瘤
    - 晶状体后包膜下浑浊

大体病理及术中特征

- 神经鞘瘤为圆形-卵圆形有包膜的肿块
- 脑膜瘤无包膜但边界清楚

显微镜下特征

- NF2 相关性神经鞘瘤较散发肿瘤有更高的增生活性,但侵袭性并不一定更强

临床要点

临床表现

- 最常见症状体征

  - ○ 常于 10~40 岁出现听力丧失,±眩晕
    - 注意:25% 50 岁以上及 50% 70 岁以上双侧前庭神经鞘瘤患者,出现临床表现时无 NF2 突变(因而为偶然发生)
  - ○ 1/3 儿童 NF2 患者表现为听力丧失,1/3 表现为其他脑神经症状
  - ○ 前庭神经鞘瘤发生前可以表现为脑膜瘤
    - 临床表现为脑膜瘤的儿童,应行检查除外 NF2
- 其他症状
  - ○ 脊柱侧凸,截瘫,及脊髓病变导致颈部疼痛
- 临床特点
  - ○ 威沙特(Wishart)型:早发,成年前病情发展较快,具有更严重临床表现
  - ○ 加德纳(Gardner)型:晚发,临床表现较轻

人口统计学

- 流行病学
  - ○ 1 : 30 000 ~ 1 : 25 000

病程和预后

- 若合并脑膜瘤或后组脑神经相关并发症时(如误吸),寿命常显著缩短
- 不能得到积极治疗的 NF2 患者常进展为前庭神经鞘瘤
  - ○ 一年内:31%;两年内:64%;三年内:79%

治疗

- 如果可行,全切前庭神经鞘瘤
  - ○ 如果肿瘤生长倾向于紧贴或包裹,而不是推挤神经的话,全切可能困难
  - ○ 目前对立体定向放射外科治疗的选择逐渐增多
- 对于唯一听力耳,应选择肿瘤次全切以保证蜗神经的功能

诊断纲要

注意

- 对任一儿童/成人/青年新诊断的脑膜瘤或神经鞘瘤,还需仔细评估其他脑神经
- 对于可疑病例(多发无症状性小马尾神经鞘瘤),应仔细评估脑及脊髓整个神经轴情况

影像解读要点

- 采用冠状位薄层 T1WIC+FS 序列评估脑神经病变

参考文献

1. Evans DG et al: Bilateral vestibular schwannomas in older patients: NF2 or chance? J Med Genet. ePub, 2015
2. Jethanamest D et al: Conservative management of vestibular schwannoma: Predictors of growth and hearing. Laryngoscope. ePub, 2015
3. Ferner RE et al: Longitudinal evaluation of quality of life in 288 patients with neurofibromatosis 2. J Neurol. 261(5):963-9, 2014
4. Giovannini M et al: mTORC1 inhibition delays growth of neurofibromatosis type 2 schwannoma. Neuro Oncol. 16(4):493-504, 2014
5. Matsuo M et al: Characterization of early onset neurofibromatosis type 2. Brain Dev. 36(2):148-52, 2014
6. Plotkin SR et al: Natural history of vestibular schwannoma growth and hearing decline in newly diagnosed neurofibromatosis type 2 patients. Otol Neurotol. 35(1):e50-6, 2014

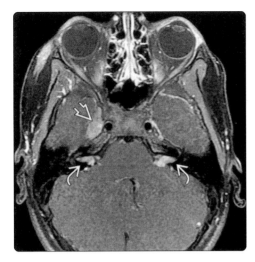
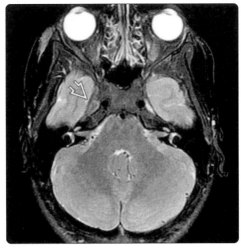

图 1-108　（左图）9 岁男性，轴位 T1WIC+FS 示双侧内听道-桥小脑角区小神经鞘瘤强化➘。右侧三叉神经池亦可见一强化的三叉神经鞘瘤➘。（右图）同一患者，轴位 T2WI 示右侧三叉神经池的扩大及其内的 T2 低信号区➘。内听道-桥小脑角区内肿块显示不清。该患儿并没有因这些病灶出现症状

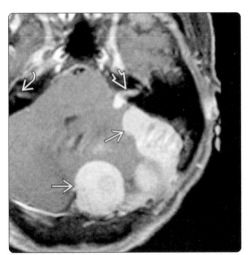
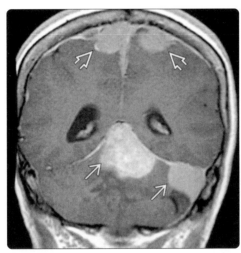

图 1-109　（左图）70 岁女性，诊断为 NF2，轴位 T1WIC+FS 示后颅窝以硬膜为基底的广泛脑膜瘤病➘。左侧内听道-桥小脑角区可见一小的强化肿块➘，右侧内听道的基底部可见一几乎难觉察的微小病灶➘。（右图）冠状位 T1WIC+示分别位于后颅窝以硬膜为基底的➘、大脑镰旁及大脑凸面➘的脑膜瘤。该例患者，脑膜瘤病显著多于神经鞘瘤

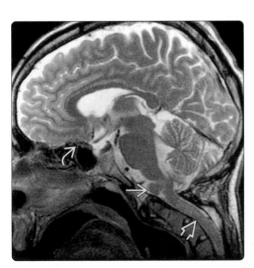
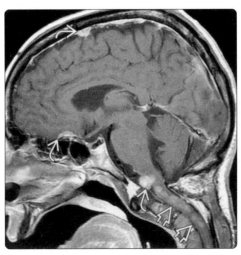

图 1-110　（左图）脑及高颈段颈椎矢状位 T1WIFS 示蝶骨平台的"起泡征"象➘，枕骨大孔水平延髓腹侧可见轴外的占位病变➘，以及增粗的高信号颈髓➘。（右图）同一患者，T1WIC+FS 示多发强化脑膜瘤➘，以及高颈段髓内强化的室管膜瘤➘。高颈段由于既往多节段椎板减压，可见"天鹅颈"畸形

术语

- 包括血管母细胞瘤（hemangioblastoma，HGBL），肾透明细胞癌，囊腺瘤以及嗜铬细胞瘤在内的常染色体显性遗传性家族综合征

影像

- 2 个或 2 个以上的中枢神经系统血管母细胞瘤，或一个血管母细胞瘤合并内脏病变或视网膜出血
- 血管母细胞瘤大小各异，可以是很小的肿块，也可以是大病灶合并更大的囊肿

主要鉴别诊断

- 血管性转移瘤
- 孤立血管母细胞瘤
- 毛细胞性星形细胞瘤
- 青少年及中青年半球性髓母细胞瘤
- 血管神经皮肤综合征中的多发性动静脉畸形

病理

- 依据是否存在嗜铬细胞瘤，von Hippel-Lindau 综合征（von Hippel-Lindau syndrome，VHL）分为如下表型或亚型
  - 1 型：低嗜铬细胞瘤患病风险
  - 2 型：高嗜铬细胞瘤患病风险
    - 2A 型（低肾细胞癌患病风险）
    - 2B 型（高肾细胞癌患病风险）
    - 2C 型（家族性嗜铬细胞瘤，不伴血管母细胞瘤及肾细胞癌）

临床要点

- VHL 的最早症状常为视力改变
  - 视网膜血管母细胞瘤，最常见于青少年
- 血管母细胞瘤→肿瘤生长期（常与囊肿体积增大有关）被生长停滞期分割为多个阶段

诊断纲要

- 依据 NIH 筛查标准

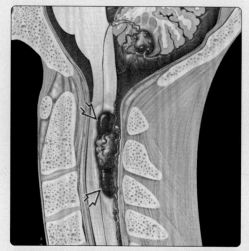
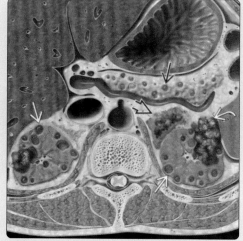

图 1-111　（左图）矢状位示意图示 VHL 患者的 2 个血管母细胞瘤。该患者的颈髓肿瘤有一个伴发的囊肿➡，可能会导致脊髓病变。小的脑血管母细胞瘤可能没有症状。（右图）腹部 VHL 病变包括双侧肾囊肿➡，肾癌➡，胰腺囊肿➡以及肾上腺嗜铬细胞瘤➡

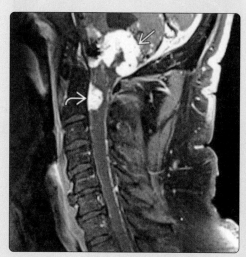
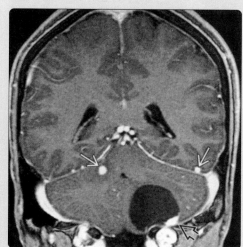

图 1-112　（左图）矢状位 T1WIC+FS 示 VHL 患者小脑➡及脊髓➡的多发血管母细胞瘤。（右图）26 岁男性，胰腺囊肿及 VHL 家族史，冠状位 T1WIC+FS 示 2 个实性➡及 1 个囊性➡血管母细胞瘤，囊性病灶内可见附壁结节

术语

缩写

- von Hippel-Lindau 综合征(von Hippel-Lindau syndrome, VHL)

定义

- 包括血管母细胞瘤(hemangioblastoma, HGBL),肾透明细胞癌,囊腺瘤以及嗜铬细胞瘤在内的常染色体显性遗传性家族综合征
  - 累及包括眼睛、耳朵及中枢神经系统在内的 6 个不同器官及系统
  - 受累组织常有多发病变
  - 病变包括良性囊肿、血管性肿瘤及癌症

影像

一般特点

- 最佳诊断要点
  - 2 个或 2 个以上的中枢神经系统 HGBL;或一个 HGBL 及内脏病变或视网膜出血
- 部位
  - 60%~80%VHL 患者发现 HGBL
    - 通常为多发
    - 40%~50%位于脊髓(后半部分)
    - 44%~72%位于小脑(后半部>前半部)
    - 10%~25%位于脑干(延髓背侧)
    - HGBL 起源于软脑膜;如果病变位于深部白质或脊髓中心,则不能诊断为 HGBL
  - 眼部血管瘤
    - 25%~60%的 VHL 基因携带者发现眼部血管瘤
    - 导致视网膜脱落、出血
  - 内淋巴囊肿瘤
    - 大的"T 形"占位;位于内听道后方前庭神经管旁
- 大小
  - 血管母细胞瘤大小各异,可以是很小的肿块,也可以是大病灶合并更大的囊肿
- 形态
  - HGBL 可以为中心坏死的实性病变,或者为伴有强化附壁结节的囊性病变

CT 表现

- CT 平扫
  - HGBL:占 2/3→小脑囊性病变,边界清楚,伴有结节
    - 结节通常紧邻软脑膜表面
    - 1/3 为实性病变,无囊肿
- 增强 CT
  - 肿瘤结节显著强化

MR 表现

- T1WI
  - HGBL:等低混杂信号结节,±流空效应
  - 伴发囊肿为等或稍高于脑脊液信号
  - 内淋巴囊肿瘤:高或低不均匀信号
- T2WI
  - HGBL:高信号结节,囊肿
  - 内淋巴囊肿瘤:高信号肿块
- FLAIR
  - HGBL:高信号囊肿,伴有不同程度水肿
  - 内淋巴囊肿瘤:高信号肿块
- T2*GRE
  - HGBL:若合并出血,可见开花征
- T1WIC+
  - HGBL:肿瘤结节显著强化;囊壁不增强
  - 通常可发现较小的无症状强化结节
  - 内淋巴囊囊腺瘤:增强方式不一

血管造影表现

- 常规
  - HGBL:DSA 显示富血管肿块,延迟显像
  - 动静脉分流常见(引流静脉早期显影)

影像检查方法推荐

- 最佳影像检查
  - 脑:MR,±增强
- 检查建议
  - 脑及脊髓全面扫描
- NIH 推荐
  - 自 11 岁起,每两年进行一次脑及脊髓增强 MR 检查
  - 自 11 岁起,每年行腹部超声检查
  - 自 20 岁起,每年或每隔一年进行腹部 CT 检查
  - 若出现听力丧失、耳鸣或眩晕,行颞骨 MR 检查

鉴别诊断

血管性转移瘤

- 常为实性病变,无囊肿和结节
- 部分肿瘤(肾透明细胞癌)的组织病理改变类似 HGBL

孤立性血管母细胞瘤

- 25%~40%的 HGBL 发生于 VHL 患者
- 无 VHL 基因突变、家族史及其他肿瘤或囊肿

毛细胞型星形细胞瘤

- 通常发病较 VHL 更早
- 肿瘤结节无血管流空(HGBL 的特征)
- 肿瘤结节常不邻近软脑膜或室管膜表面

青少年及中青年半球性髓母细胞瘤

- 罕见;发生于小脑半球的外周区域
- 可以发生于脑实质外
- T2WI 表现为实性灰质信号

血管神经皮肤综合征的多发性 AVM

- Osler-Weber-Rendu 综合征,Wyburn-Mason 综合征,等
- 小型 AVM 在血管造影上可类似 HGBL

病理

一般特点

- 遗传学
  - 常染色体显性遗传,外显率高,表型各异
    - 20%患者由新发突变导致
  - VHL 肿瘤抑制基因的胚系突变
    - 染色体 3p25~26
    - 基因产物为:pVHL;pVHL 失活导致缺氧诱导型 mRNA 过度表达,包括血管内生长因子(vascular endothelial growth factor,VEGF)
    - 涉及细胞周期的调节及血管生成
    - 疾病特点随特定 *VHL* 基因突变方式的不同而变化
    - HGBL 分布集中于后部=肿瘤发生于胚胎发育时期的结果
      - 肿瘤来自胚胎多能干细胞

分期、分级和分类

- 毛细血管性血管母细胞瘤:WHO Ⅰ 级

大体病理及术中特征

- 血管母细胞瘤外观边界清楚,富血管性红色结节
  - 至少75%部分囊变,囊液呈琥珀色

显微镜下特征

- 血管母细胞瘤含有两种成分
  - 丰富的毛细血管网
  - 含有空泡及透明胞质的大基质细胞

临床要点

临床表现

- 最常见症状体征
  - VHL 临床表现各异;65 岁以上患者表型外显率达97%
    - 新生肿瘤的发生率不定,随年龄变化而不同(30~34 岁达高峰)
  - 视网膜血管瘤
    - VHL 患者最早症状为视觉症状;在青少年时达高峰
    - 视网膜脱落,玻璃体积血
  - 小脑血管母细胞瘤
    - 头痛(梗阻性脑积水)
    - 30~40 岁时发生率达高峰
    - 近75%的症状相关肿瘤伴发囊肿及瘤周水肿
  - 脊髓血管母细胞瘤
    - 进行性脊髓病变
    - 95%患者伴有空洞形成
  - 内淋巴囊肿瘤
    - VHL 患者中发生率为 3.6%
    - 可能为 VHL 患者的首发症状,因而需要相关分子检测
- 临床特点
  - VHL 诊断:中枢神经系统或视网膜毛细血管性血管母细胞瘤,以及典型的 VHL 相关肿瘤或家族史
  - 依据是否存在嗜铬细胞瘤,VHL 分为如下表型

或亚型
- 1 型:低嗜铬细胞瘤患病风险
- 2 型:高嗜铬细胞瘤患病风险
  - 2A 型(低肾细胞癌患病风险)
  - 2B 型(高肾细胞癌患病风险)
  - 2C 型(家族性嗜铬细胞瘤,不伴血管母细胞瘤及肾细胞癌)

人口统计学

- 年龄
  - VHL 青壮年起病:平均发病年龄
    - 视网膜细胞瘤:25 岁
    - 小脑血管母细胞瘤,嗜铬细胞瘤:30 岁
    - 内淋巴囊肿瘤:31 岁
    - 肾癌:33 岁
- 流行病学
  - 1 : 50 000 ~ 1 : 35 000

病程和预后

- 肾癌是 15% ~ 50% 患者的可能死因
- 血管母细胞瘤→肿瘤生长期(常与增大的囊肿体积有关)被生长停滞期分割为多个阶段
- VHL 患者平均每 2 年出现新的病灶

治疗

- 婴儿起每年进行检眼镜检查
- 每年进行体检及神经系统检查
- 手术切除症状性小脑及脊髓内血管母细胞瘤
- 立体定向放射外科能控制 70% ~ 90% 肿瘤的进展
- 激光治疗视网膜血管瘤

诊断纲要

注意

- 遵循 NIH 筛查标准
- 共济失调、听力丧失及耳胀的 VHL 患者需筛查内淋巴囊肿瘤

影像解释要点

- 单发血管母细胞瘤可能提示 VHL

参考文献

1. Bausch B et al: Characterization of endolymphatic sac tumors and von Hippel-Lindau disease in the international ELST registry. Head Neck. ePub, 2015

2. Binderup ML et al: Risk of new tumors in von Hippel-Lindau patients depends on age and genotype. Genet Med. ePub, 2015

3. Gossage L et al: VHL, the story of a tumour suppressor gene. Nat Rev Cancer. 15(1):55-64, 2015

4. Kano H et al: Stereotactic radiosurgery for intracranial hemangioblastomas: a retrospective international outcome study. J Neurosurg. 1-10, 2015

5. Hanakita S et al: The long-term outcomes of radiosurgery for intracranial hemangioblastomas. Neuro Oncol. 16(3):429-33, 2014

6. Bamps S et al: What the neurosurgeon should know about hemangioblastoma, both sporadic and in Von Hippel-Lindau disease: A literature review. Surg Neurol Int. 4:145, 2013

7. Kim H et al: Meningeal supratentorial hemangioblastoma in a patient with von hippel-lindau disease mimicking angioblastic menigioma. J Korean Neurosurg Soc. 54(5):415-9, 2013

8. Lonser RR et al: Pituitary stalk hemangioblastomas in von Hippel-Lindau disease. J Neurosurg. 110(2):350-3, 2009

9. Jagannathan J et al: Surgical management of cerebellar hemangioblastomas in patients with von Hippel-Lindau disease. J Neurosurg. 108(2):210-22, 2008

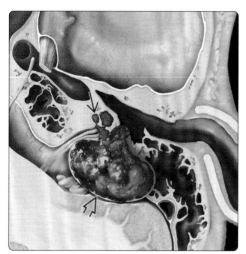
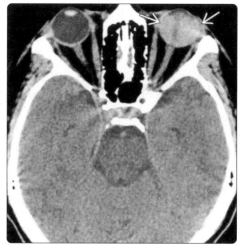

图 1-113 （左图）轴位示意图示 VHL 患者的内淋巴囊肿瘤。病变为溶骨性肿块，富血管、易出血位于内听道和乙状窦之间➡。注意病变向内耳生长的倾向➡。（右图）51 岁女性，VHL 及感音性耳聋，轴位 CT 平扫示典型 VHL 特征，即由视网膜血管瘤导致的视网膜脱落，呈 "V" 形高密度血肿➡

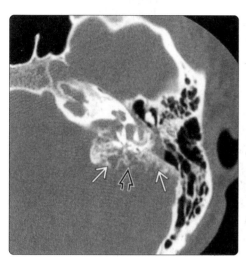
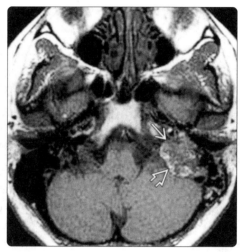

图 1-114 （左图）同一患者，颞骨 CT 示沿左侧颞骨岩部后方走行的溶骨性浸润病变➡。注意病变内残存的针状骨➡。形态及部位均符合内淋巴囊肿瘤的特征。（右图）同一患者，轴位 T1WI 示病变为等➡高➡混杂信号（相对脑组织而言）

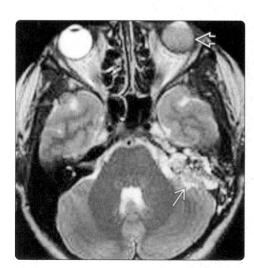
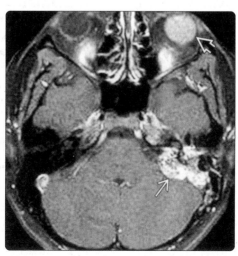

图 1-115 （左图）同一患者，T2WI 示病变呈混杂高信号➡。注意左侧玻璃体内低信号➡（相对右侧正常眼球）。（右图）同一患者，T1WIC+FS 示病变为明显不均匀增强➡。视网膜出血在 T1WI 上为高信号➡ (Courtesy D. Shatzkes, MD)

要　点

术语

- 结节性硬化症(tuberous sclerosis complex,TSC)
- 累及多个系统的遗传性疾病,包含癫痫、多器官肿瘤以及错构瘤
  - 中枢神经系统错构瘤谱系疾病;均包含发育不良神经元及(气球状)巨细胞
  - 由 *TSC1* 和 *TSC2* 基因突变导致
  - 现在认为是婴幼儿(发育性)tau 蛋白病
    - TSC 中,tau 蛋白在许多畸形神经元以及神经胶质细胞内存在异常表达
    - 类似于局灶性皮层发育不良 2 型

影像

- 室管膜下结节钙化(subependymal nodules,SEN)(错构瘤)
- 室管膜下巨细胞星形胶质细胞瘤(subependymal giant cell astrocytoma,SEGA)(15%);主要位于室间孔
- 皮层/皮层下结节(95%)
- 脑白质内放射状迁移路线
- 囊样脑白质病变(脑囊状退变)

- 皮质或皮层下结节:早期 T1 信号升高,随髓鞘成熟而信号多变
- 与 CT 相比,室壁结节在 MR 上强化更为明显

主要鉴别诊断

- X 连锁室管膜下灰质异位
- TORCH 综合征
  - 巨细胞病毒感染伴有脑室周围钙化,典型脑白质病变,多小脑回畸形
- Taylor 型皮质发育不良(FCD 2 型)

病理

- 生发基质的异常分化或增殖
- TSC 肿瘤抑制基因的突变导致细胞异常分化和增殖

诊断纲要

- FLAIR 和 T1 MT(磁化传递序列)为最敏感诊断序列
- 室管膜下结节(SEN)(<1.3cm) vs 室管膜下巨细胞型星形胶质细胞瘤(SEGA)(>1.3cm,并逐渐增大)

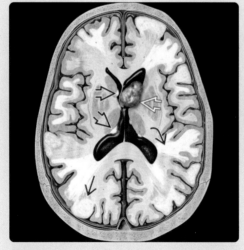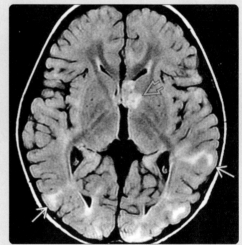

图 1-116　(左图)轴位示意图示结节性硬化症典型的脑部受累征象,左侧脑室间孔内可见一巨细胞型星形细胞瘤➡,室管膜下结节➡,放射状迁移线➡以及皮层和皮层下结节➡。(右图)14 岁男性,TSC,轴位 FLAIR 筛查扫描示左侧脑室额角内一边界清楚的分叶状肿块➡,室管膜下巨细胞型星形细胞瘤。注意多处增宽脑回,其内灰白质分界不清(结节➡)以及皮层下白质高信号

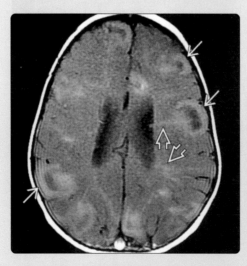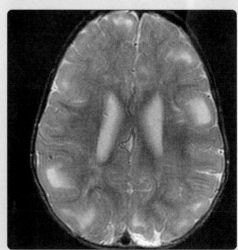

图 1-117　(左图)13 月龄患儿,轴位 T1WI(MT)示结节性硬化的典型改变:多发皮层及皮层下结节➡及其白质放射状迁移线➡。由于磁化传递脉冲抑制了正常脑白质的信号,病变得以良好显示。(右图)轴位 T2WI 示结节为增宽("棒状")的脑回下 T2 高信号病变。脑白质内放射状迁移显示不清

四、结节性硬化症

术语

缩写

- 结节性硬化症(tuberous sclerosis complex,TSC)

同义词

- Bourneville Pringle 综合征

定义

- 累及多个系统的遗传性疾病,包含癫痫、多器官肿瘤以及错构瘤
  - 中枢神经系统错构瘤谱系疾病;均包含发育不良神经元及(气球状)巨细胞
  - 由 *TSC1* 和 *TSC2* 基因突变导致
  - 现在认为是婴幼儿(发育性)tau 蛋白病
    - TSC 中,tau 蛋白在许多畸形神经元以及神经胶质细胞内存在异常表达

影像

一般特点

- 最佳诊断要点
  - 室管膜下结节钙化(错构瘤)
    - 98% 患者有室管膜下结节(subependymal nodules,SEN)
- 部位
  - 室管膜下巨细胞型星形细胞瘤(subependymal giant cell astrocytoma,SEGA)(15%);主要位于室间孔
  - 皮层及皮层下结节(95%)
    - 额部>顶部>枕部>颞部>小脑
    - 结节数量增加→神经系统症状严重
  - 脑白质放射状迁移线(white matter radial migration lines,WMRML)
    - 代表异位的胶质细胞和神经元沿着皮层迁移路线自脑室到皮质迁移
  - 囊样脑白质病变(脑囊状退变)
- 大小
  - 皮层增厚,脑回增宽伴皮层和皮层下结节
  - 室管膜下结节随时间逐渐增大,测量超过1.3cm 时则演变为 SEGA
- 形态
  - 脑回样膨大,有时呈锥形
  - 20%病例可见"土豆眼样"中心陷凹

CT 表现

- 平扫 CT
  - 室管膜下结节(SEN)
    - 沿丘脑尾状核沟>侧脑室体部>>侧脑室颞角顺序迁移
    - 50%出现钙化(1 年后进行性加重)
  - 结节
    - 早期:低密度/皮层及皮层下肿块钙化
    - 晚期:等密度/钙化(10 岁后达 50%)
  - 脑室扩大常见,即使无室管膜下巨细胞星形胶质细胞瘤(SEGA)
- 增强 CT
  - SEN 增大强化时,应怀疑 SEGA

MR 表现

- T1WI
  - 皮层及皮层下结节:早期 T1 信号升高,但随髓鞘成熟信号不一
  - 局灶性腔隙样囊肿(血管源性)
  - 脑白质放射状迁移线,结节:磁化传递序列(MT)表现为高信号
  - MT 序列能够增加小结节检出的敏感性
- T2WI
  - 信号各异(与髓鞘成熟有关)
- FLAIR
  - WMRML:条状线样或楔形增高信号
  - 随着年龄增长,FLAIR 检测阳性率更高
- T2*GRE
  - 钙化 SEN 更容易辨认;随着年龄增长,T2* SWI 上磁敏感性增加
- DWI
  - 致癫痫结节 ADC 值升高
  - DTI 示外观正常的脑白质 ADC 值升高,FA 降低
- T1WIC+
  - 与 CT 相比,室壁结节在 MR 上强化更为明显
    - 30%~80%结节强化(侧脑室间孔内增大的 SEN,即 SEGA)
    - 伴有其他强化病灶(除非病变生长或者阻塞脑脊液循环)
  - 3%~4%结节可见强化
- MRA
  - 动脉瘤,血管发育不良及烟雾病罕见
- MRS
  - 皮层下结节及室管膜下结节内 NAA/Cr 值降低,ml/Cr 值升高

超声表现

- 灰阶超声
  - 胎儿超声发现横纹肌肉瘤:96%病例证实患有 TSC
    - 早在 20 孕周时即可识别

影像检查方法推荐

- 最佳影像检查
  - 增强 MR
- 检查方案推荐
  - 增强 MR,±CT 平扫(发现钙化 SEN)
  - 如果 SEGA 未完全钙化或出现强化,应每年进行影像监测
    - 注意病变有无快速增长,±脑室阻塞

鉴别诊断

X 连锁室管膜下区灰质异位

- T1WI 和 T2WI 均为等信号

TORCH 综合征

- 巨细胞病毒感染:脑室周围钙化,典型白质病变,多小脑回畸形

Taylor 型皮层发育不良(FCD2 型)

- 亦由 mTOR 通路突变导致

病理

一般特点

- 病因
  - 生发基质细胞分化或增殖异常
  - 发育不良的神经元的迁移中断
- 遗传学
  - 约 50% TSC 病例为遗传性
    - 常染色体显性遗传;外显率高但变化较大
    - 新生突变:自发突变或生殖细胞嵌合(60%~85%)
  - TSC 肿瘤抑制基因突变导致 mTOR 蛋白激活→蛋白合成增加及细胞增殖
    - 2 个不同位点:*TSC1*(9q34)编码"错构瘤蛋白";*TSC2*(16p13.3)编码"结节蛋白"
- 合并异常
  - 肾脏:血管平滑肌脂肪瘤和囊肿(40%~80%)
  - 心脏:横纹肌瘤(50%~65%);大多数随时间消退
  - 肺:囊性淋巴管肌瘤病或纤维化
  - 实体器官:腺瘤,平滑肌瘤
  - 皮肤:灰叶斑(大多数),包括头皮和毛发;面部血管纤维瘤;鲨革斑
  - 四肢:甲下纤维瘤(15%~20%),囊性骨病,波浪状骨膜新骨形成
  - 眼:巨大玻璃膜疣(50%),视网膜星形细胞瘤(可逐渐消退)
  - 大多数成人出现恒牙牙斑

分期、分级和分类

- 室管膜下巨细胞型星形细胞瘤(SEGA):WHO I 级

大体病理和术中特征

- 坚硬的皮层团块(结节)伴凹陷形成("土豆眼征")

显微镜下特征

- 皮层发育不良,伴有球形扩张细胞及畸形神经元
- 髓鞘缺失,空泡形成及胶质增生

临床要点

临床表现

- 最常见症状体征
  - 神经系统表现最为常见(85%),是致死及致残的主要原因
  - 典型临床三联征
    - 面部血管纤维瘤(90%),智力发育迟滞(50%~80%),癫痫发作(80%~90%)
      - 三者并发("结节性硬化"):30%
- 临床特点
  - 癫痫发作(婴儿痉挛症),面部血管纤维瘤,低色素性皮肤病变,智力发育迟滞
  - 婴儿/幼儿:婴儿痉挛症(20%~30%),自闭症→预后差
    - 婴儿痉挛症出现在面部病变及鲨革斑之前
  - 诊断标准:2 个主要标准或 1 个主要标准加 2 个次要标准
    - 主要标准:面部血管纤维瘤或前额斑块,甲下或甲旁纤维瘤,≥3 个低黑素沉着斑,鲨革斑,多发视网膜结节状错构瘤,皮层结节,SEN,SEGA,心脏横纹肌瘤,淋巴管平滑肌瘤病及肾血管平滑肌脂肪瘤
    - 次要标准:牙釉凹陷,错构瘤性直肠息肉,骨囊肿,脑白质放射状迁移线(>3 为主要标准),牙龈纤维瘤,非肾性错构瘤,视网膜无色性斑块,五彩皮肤斑病,多囊肾

人口统计学

- 年龄
  - 任何年龄均可诊断
    - 如出现婴儿痉挛症,1 岁前即可诊断或者对家族史进行筛查
    - 儿童:自闭样行为,智力发育迟滞,癫痫发作或皮肤病变
    - 成人影像检查显示为症状性 SEGA,即可诊断
- 流行病学
  - 活产儿发病率为 1:6 000

治疗

- 儿童和青少年期,每 1~3 年监测 MR
- 癫痫治疗:氨己烯酸治疗对婴儿痉挛症有效
- 孤立致痫结节或可在众多结节中确定致痫结节者,可手术切除
- 如果 SEGA 阻塞侧脑室间孔,可手术切除
- 有报道口服西罗莫司(mTOR 蛋白信号通路抑制剂)可使 SEGA 消退

诊断纲要

影像解读要点

- FLAIR 和 T1 MT(磁化传递序列)为最敏感诊断序列
- T1WI 易于发现早期白质异常(髓鞘成熟前)
- SEN 与 SEGA 的区别在于大小不同
  - SEN<1.3cm
  - SEGA>1.3cm

参考文献

1. Manoukian SB et al: Comprehensive imaging manifestations of tuberous sclerosis. AJR Am J Roentgenol. 204(5):933-43, 2015
2. Niwa T et al: Age-related changes of susceptibility-weighted imaging in subependymal nodules of neonates and children with tuberous sclerosis complex. Brain Dev. ePub, 2015
3. Sarnat HB et al: Infantile tauopathies: Hemimegalencephaly; tuberous sclerosis complex; focal cortical dysplasia 2; ganglioglioma. Brain Dev. ePub, 2014
4. Crino PB: Evolving neurobiology of tuberous sclerosis complex. Acta Neuropathol. 125(3):317-32, 2013
5. Wong M: Mammalian target of rapamycin (mTOR) pathways in neurological diseases. Biomed J. 36(2):40-50, 2013
6. Baskin HJ Jr: The pathogenesis and imaging of the tuberous sclerosis complex. Pediatr Radiol. 38(9):936-52, 2008
7. Luat AF et al: Neuroimaging in tuberous sclerosis complex. Curr Opin Neurol. 20(2):142-50, 2007
8. Makki MI et al: Characteristics of abnormal diffusivity in normal-appearing white matter investigated with diffusion tensor MR imaging in tuberous sclerosis complex. AJNR Am J Neuroradiol. 28(9):1662-7, 2007
9. Jansen FE et al: Diffusion-weighted magnetic resonance imaging and identification of the epileptogenic tuber in patients with tuberous sclerosis. Arch Neurol. 60(11):1580-4, 2003
10. Christophe C et al: MRI spectrum of cortical malformations in tuberous sclerosis complex. Brain Dev. 22(8):487-93, 2000
11. Baron Y et al: MR imaging of tuberous sclerosis in neonates and young infants. AJNR Am J Neuroradiol. 20(5):907-16, 1999
12. Griffiths PD et al: White matter abnormalities in tuberous sclerosis complex. Acta Radiol. 39(5):482-6, 1998

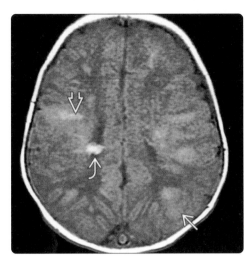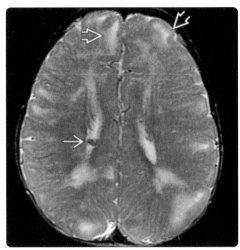

图 1-118 （左图）一名 13 天患儿，轴位 T1WI 清晰显示皮层下多发高信号结节➡，白质放射状迁移线➡及一室管膜下高信号结节➡。未受累无髓白质为低信号。（右图）同一患者，1 岁时轴位 T2WI 示室管膜下低信号结节➡及多发高信号结节。部分前图上的明显异常已经显示不清；部分结节前图未显示，➡本图可清楚显示

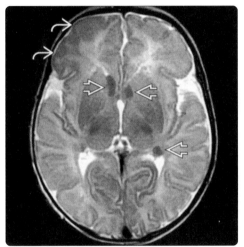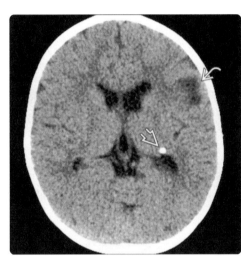

图 1-119 （左图）1 月龄新生儿，T2WI 示侧脑室壁下多发低信号结节➡。右侧额叶皮层增厚➡，可疑弥漫性发育不良。（右图）另一患者，轴位 CT 平扫显示沿左侧脑室体部前缘分布的室管膜下钙化结节➡。左侧额叶下部可见一低信号囊性结节➡

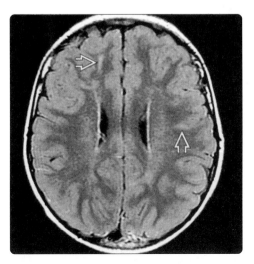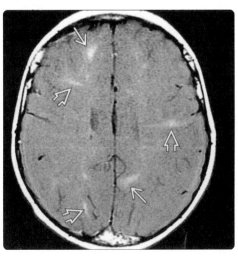

图 1-120 （左图）6 岁患儿，轴位 FLAIR 示多发性边界不清的高信号带➡，呈放射状自皮层向侧脑室延伸。（右图）同一患者，轴位 T1WI MT 示皮层下结节特征性的多发高信号➡及其放射状迁移线➡。诊断 TS 时，T1WI MT 序列比 FLAIR 序列更易更准确

要 点

术语

- 同义词:颅面血管瘤病(Sturge-Weber-Dimitri),脑三叉神经血管瘤病(encephalotrigeminal angiomatosis)

影像

- 影像特征是软脑膜血管瘤与慢性静脉性缺血后遗症
  - 软脑膜血管瘤:单侧(80%),双侧(20%)
  - 皮层钙化,萎缩以及同侧脉络丛增大
  - 皮层轨道样钙化(非血管瘤)
- 早期:一过性高灌注→加速髓鞘成熟
- 晚期:胶质增生区信号增高,钙化区皮层信号降低
- 早期:柔脑膜迂曲强化,蛛网膜下腔软脑膜血管瘤病
- SWI 显示白质髓质静脉迂曲增粗

病理

- 体细胞 *GNAQ* 突变导致斯德奇-韦伯综合征

(Sturge-Weber syndrome,SWS)及无症状性"葡萄酒色痣"

临床要点

- "葡萄酒色痣",癫痫发作及偏瘫
- 罕见:1:50 000~1:20 000
- 脑叶受累及萎缩加重,则癫痫发作可能性增加
- 癫痫发作进一步加重脑损伤

诊断纲要

- FLAIR C+是检查软脑膜血管瘤最敏感的 MR 序列(尤其是婴儿期)
- 血管瘤下脑白质的 T2 低信号是早期诊断的重要线索
- 视网膜血管瘤的检出是诊断轻微病例或早期病例的关键

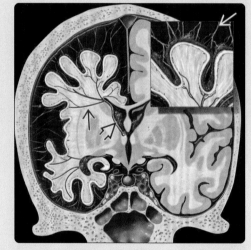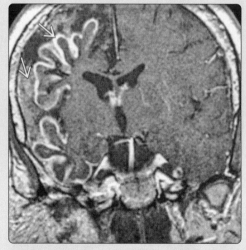

图 1-121 (左图)冠状位示意图示弥漫的软脑膜血管瘤➡️围绕受累脑回周围,明显的深部髓质侧支静脉➡️将静脉血流分流至深静脉系统,同侧的脉络丛增大➡️及右侧大脑半球萎缩(右图)冠状位 T1WI C+示增厚的软脑膜广泛迂曲强化➡️(软脑膜血管瘤),及右侧大脑半球上方蛛网膜下腔间隙增宽。右侧半球明显萎缩

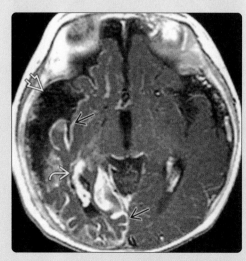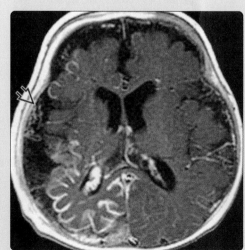

图 1-122 (左图)轴位 T1WIC+示斯德奇-韦伯综合征(SWS)的典型表现,右侧大脑半球萎缩➡️,同侧脉络丛增大➡️,整个半球表面几乎满布软脑膜血管瘤➡️。(右图)同一患者,更高层面 T1WIC+可见类似表现,本图示蛛网膜下腔间隙内可见一簇扩张血管➡️

术语

缩写

- 斯德奇-韦伯综合征(Sturge-Weber syndrome,SWS)

同义词

- 颅面血管瘤病(Sturge-Weber-Dimitri),脑三叉神经血管瘤病(encephalotrigeminal angiomatosis)

定义

- 一种散发非遗传性先天畸形,因胎儿皮层静脉未正常发育引起
  - 这些影像特征是进行性静脉闭塞和慢性静脉性缺血所造成的结果

影像

一般特点

- 最佳诊断要点
  - 皮层钙化,萎缩,同侧脉络丛增大
- 部位
  - 单侧(80%)或双侧(20%)软脑膜血管瘤病
  - 枕叶>顶叶>额/颞叶>间/中脑>小脑

X线表现

- X线表现
  - "轨道样"钙化

CT 表现

- CT 平扫
  - 脑回及皮层下白质钙化
    - 柔脑膜血管瘤无钙化
    - 通常由后至前逐渐进展
  - 晚期
    - 脑萎缩
    - 鼻窦过度气化
    - 板障增厚
- 增强 CT
  - 柔脑膜迂曲强化
  - 常见同侧脉络丛增大
    - 额叶受累,以脉络裂增大为主
    - 枕部受累,以三角区脉络丛增大为主

MR 表现

- T1WI
  - 早期:软脑膜血管瘤旁白质体积增加
  - 晚期:白质和灰质萎缩
- T2WI
  - 早期:一过性过度灌注→加速髓鞘成熟
  - 晚期:胶质增生区域 T2 信号升高,钙化区皮层信号降低
- FLAIR
  - 晚期:受累脑叶可见胶质增生
- T2* GRE

- 脑回呈"轨道样"钙化
- SWI 能清晰显示迂曲增粗的白质髓质血管
- DWI
  - 急性缺血期弥散受限
- T1WIC+
  - 早期:柔脑膜迂曲强化,蛛网膜下腔内软脑膜血管瘤
    - 发作期 MR 检查示强化程度增加,类似病变进展
  - 晚期:病变衰退→软脑膜强化减弱,皮层及皮层下钙化增加,脑萎缩
  - 脉络膜饱满、强化
  - 较 T1WIC+,SWI 能更好识别扩张的穿通静脉及脑室周围静脉
- MRA
  - 高流量动静脉畸形罕见
- MRV
  - 进行性静脉窦闭塞
    - 缺乏表浅皮层静脉
    - 深部(髓质/室管膜下)侧支静脉明显增多
- MRS:受累区,Cho 峰升高,NAA 峰减少
- 脂肪抑制序列:眶部强化>50%,T1C+FS 序列最为明显
  - 脉络丛血管瘤,眶周软组织,眶骨及额骨
- SWI:有助于发现皮层钙化

超声表现

- 脉冲多普勒
  - 大脑中动脉血流速度减低

血管造影表现

- 常规
  - 软脑膜染色,动静脉畸形罕见
  - 主要表现为静脉性改变:正常皮层静脉减少,可见广泛髓静脉及深部穿支

核医学表现

- PET
  - 进行性低灌注和葡萄糖低代谢
- SPECT:早期一过性高灌注,晚期低灌注
  - 表现形式不定;可能比 CT 或 MR 异常更大或更小

影像检查方法推荐

- 最佳影像检查
  - 增强 MR
- 检查方案推荐
  - 采用 CT 平扫评估钙化情况(较 MR 显示的更广泛)
  - 增强 MR(评估范围、单侧或双侧、眼部受累)
    - 增强 FLAIR 序列使柔脑膜血管瘤显影更明显
    - 灌注成像能预测疾病进展

鉴别诊断

其他血管性斑痣性错构瘤病(神经皮肤综合征)

- 蓝色橡皮痣综合征
  - 皮肤多发小静脉畸形合并颅内发育性静脉畸形

- Wyburn-Mason 综合征
  - 面部血管痣,视通路和/或脑动静脉畸形
- Klippel-Trenaunay-Weber 综合征
  - 骨或软组织增生,肢端血管畸形
  - 可合并 SWS 的部分特征
- PHACES 综合征
  - 后颅窝畸形,血管瘤,动脉异常,主动脉缩窄,心脏、眼、胸骨异常
- 脑膜血管瘤病
  - 钙化常见;柔脑膜不同程度强化;通常无萎缩
  - 可通过血管周围间隙侵入脑实质

柔脑膜强化

- 脑膜炎,柔脑膜转移,白血病;脑颅皮肤脂肪瘤病

病理

一般特点

- 病因
  - 体细胞 *GNAQ* 突变导致斯德奇-韦伯综合征及无症状性"葡萄酒色痣"
  - 持续性胎儿化血管→深静脉血流闭塞或瘀滞→皮质缺氧
- 遗传学
  - 常为散发;可能因体细胞突变或皮肤嵌合导致
    - 纤连蛋白(见于 SWS 葡萄酒色痣的成纤维细胞及外科切除的脑组织标本中)调节血管发生
  - 家族聚集十分罕见,但偶尔合并其他血管斑痣性错构瘤病
- 合并异常
  - 50%伴有颅外"葡萄酒色痣"(躯干或四肢),因而需评估是否存在其他血管斑痣性错构瘤病
- 上面部鲜红斑痣,±内脏血管瘤
- 胚胎学
  - 4~8 周:胚胎皮层静脉未能融合和发育→持续原始血管状态
  - 视觉皮层邻近视泡及胎儿面部上方

分期、分级和分类

- Roach 分类
  - 1 型:面部,脉络膜±柔脑膜
  - 2 型:仅有面部血管瘤,±青光眼
  - 3 型:仅有柔脑膜血管瘤(仅占 5%)

显微镜下特征

- 软脑膜血管瘤=增宽的脑沟内多发薄壁血管
- 皮质萎缩,钙化
- 偶有潜在的皮层发育不良

临床要点

临床表现

- 最常见症状体征

  - 上面部鲜红斑痣(葡萄酒色痣)(98%),±V2,V3 受累
  - 眼部表现,尤其是上下眼睑的鲜红斑痣
    - 脉络膜血管瘤(70%)→眼压升高或先天性青光眼→牛眼征
    - 视网膜毛细血管扩张,巩膜血管瘤,虹膜异色症
  - 齿槽血管瘤常影响同侧的上颌骨或下颌骨
  - 癫痫发作(75%~90%),轻度偏瘫(30%~66%)
  - 卒中样发作,神经功能障碍,偏头痛
- 临床特点
  - 葡萄酒色痣,癫痫发作,轻度偏瘫

人口统计学

- 年龄
  - 面部病变出生即可察见
    - 如无面部病变或癫痫发作促使影像检查,软脑膜血管瘤可能会被遗漏
  - 一岁以内癫痫进展
    - 婴儿痉挛→强直/阵挛,肌阵挛
- 流行病学
  - 罕见:1:50 000~1:20 000

病程和预后

- 脑叶受累及萎缩加重,则癫痫发作可能性增加
- 癫痫发作进一步加重脑损伤
- 进行性轻偏瘫(30%),同向性偏盲(2%)

治疗

- 积极抗癫痫治疗,±切除受累脑叶(甚至半球)
- 小剂量阿司匹林可以减少卒中样发作的频率

诊断纲要

注意

- 患有面部鲜红斑痣的 2 岁儿童,如果神经系统及 MR 检查正常,则可能无未累及脑部

影像解读要点

- FLAIRC+是诊断柔脑膜血管瘤的最敏感序列,尤其对于婴幼儿

参考文献

1. Dutkiewicz AS et al: A prospective study of risk for Sturge-Weber syndrome in children with upper facial port-wine stain. J Am Acad Dermatol. 72(3):473-80, 2015
2. Tripathi AK et al: Sturge-Weber syndrome: oral and extra-oral manifestations. BMJ Case Rep. 2015, 2015
3. Nakashima M et al: The somatic GNAQ mutation c.548G>A (p.R183Q) is consistently found in Sturge-Weber syndrome. J Hum Genet. 59(12):691-3, 2014
4. Ragupathi S et al: Sturge-Weber syndrome: CT and MRI illustrations. BMJ Case Rep. 2014, 2014

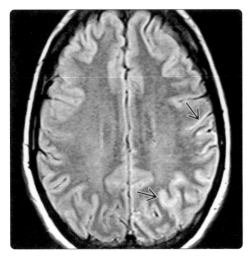
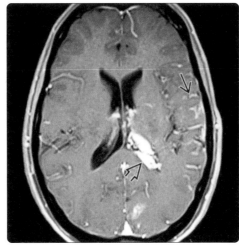

图 1-123　（左图）25 岁女性，左侧葡萄酒色痣，轴位 FLAIR 示左侧顶枕叶脑沟内高信号 ➡（常青藤征）。（右图）同一患者，轴位 T1WIC+FS 示广泛的软脑膜血管瘤 ➡。注意同侧脉络丛增大 ➡

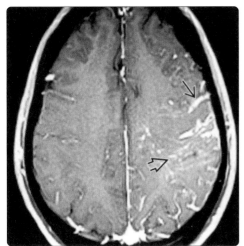
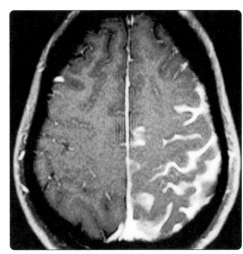

图 1-124　（左图）同一患者，更高层面 T1WIC+FS 示增宽脑沟 ➡内满布强化血管瘤。注意引流受累区的侧支髓质静脉扩张 ➡。（右图）同一患者，T1WIC+FS 显示凸面增宽脑沟内充满了明显强化的软脑膜血管瘤

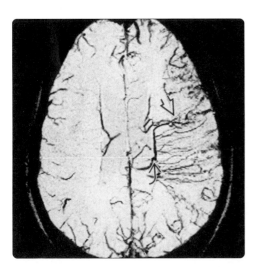
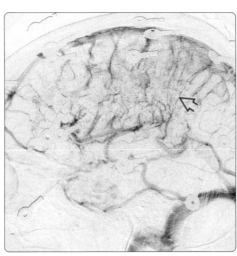

图 1-125　（左图）同一患者，轴位 T2* SWI MIP 示迂曲增粗的髓质静脉丛 ➡向深部引流入增粗的室管膜下静脉 ➡。（右图），为定位语言区（Wada 实验的一部分）行左侧颈内动脉 DSA 造影，DSA 静脉期侧位像显示缺少正常皮层静脉，多发髓质静脉增粗导致造影剂滞留，染色时间延长 ➡

术语

- 良性错构瘤性皮层及皮层下白质病变及其柔脑膜血管畸形

影像

- 以钙化为特征的皮层及皮层下白质团块,强化的脑膜血管增殖
  - 50%累及皮层(额叶及颞叶最为常见)
  - 90%累及皮层下白质
  - CT 平扫:线样、脑回样或结节状钙化
- MR 表现
  - T1W1:与皮质信号相等,白质低信号
  - T2/FLAIR:皮质低信号,白质高信号
  - T1WIC+:轻度脑回样增强

主要鉴别诊断

- 脑膜瘤
- 少突神经胶质瘤

- 斯德奇-韦伯综合征
- 其他:胚胎发育不良性神经上皮肿瘤(DNET)、肉芽肿、寄生虫病、神经节胶质瘤

病理

- 病因不明
  - 错构瘤,脑实质受累的脑膜瘤或血管畸形
  - 神经纤维瘤病(尤其是 NF2)占 50%
- 大体观
  - 皮层及皮层下白质内血管样脑回状团块
- 显微镜下特征
  - 脑膜上皮细胞异常增殖,皮层及皮层下白质不规则分支血管
  - 无恶性变

临床要点

- 为治疗癫痫,应完全切除病变,病变切除后一般预后良好

图 1-126 (左图)男性,33 岁,长期癫痫发作,轴 CT 平扫显示右侧后顶叶钙化的脑回样病变➡。(右图)同一患者,轴位 FLAIR 成像显示皮层病变为低信号➡

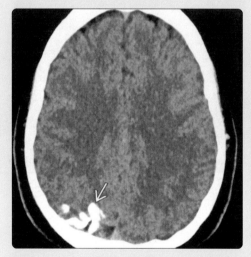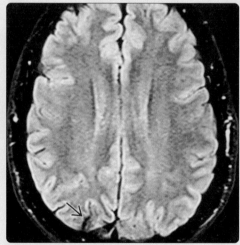

图 1-127 (左图)轴位 T2* GRE 成像显示似"花开样"脑回钙化➡。(右图)轴位 T1C+FS 成像显示蛇形脑回样强化团块➡。无其他病变及皮肤异常。该患者认定为脑膜血管瘤病,没有得到外科证实

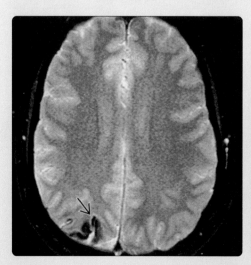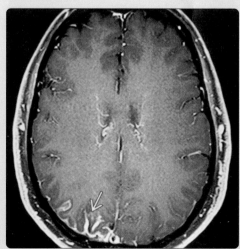

术语

定义

- 良性错构性皮层及皮层下白质病变及其柔脑膜血管畸形

影像

一般特点

- 最佳诊断要点
  - 皮层及皮层下白质内团块,常伴钙化;强化的脑膜血管增殖
- 部位
  - 约90%累及皮质下白质
  - 50%累及皮层(额叶、颞叶最常见)
- 大小
  - 1~4cm(平均约2.5cm)

CT 表现

- CT 平扫
  - 单个高密度肿块,钙化常见
    - 线样、脑回样或结节状钙化
  - 偶见出血、囊变
  - 轻微或无占位效应
- 增强 CT
  - 轻微或无增强

MR 表现

- T1WI
  - 皮层信号与灰质信号相同
    - 白质为低信号
- T2W1
  - 皮层低信号,白质高信号
    - 可显示信号缺失区(钙化)
    - ±高信号囊肿
- FLAIR
  - 皮层低信号,白质高信号
- T2* GRE
  - 低信号(开花征)
- T1WIC+
  - 皮层:轻度强化(脑回样)
  - 白质:无强化

影像检查方法推荐

- 检查方案推荐
  - CT 平扫评估钙化;MR 检查评估信号强度及强化特征

鉴别诊断

含钙化和囊肿的病变

- 脑膜瘤
- 少突胶质细胞瘤
- 肉芽肿性脑膜炎
  - 肉瘤,结核
- 寄生虫病(囊虫病)
- 神经节胶质瘤
- Sturge-Weber 病

- 胚胎发育不良性神经上皮肿瘤

病理

一般特点

- 病因
  - 病因不明
    - 错构瘤、脑实质受累的脑膜瘤或血管畸形
- 合并异常
  - 1/2 患者合并神经纤维瘤病〔尤其是神经纤维瘤病 2 型(NF2)〕
  - 脑膜瘤(25%)

大体病理和术中特征

- 皮层及皮层下血管样外观的肿块
  - 病变上迂曲的软脑膜血管
- 砂粒样或迂曲状钙化

显微镜下特征

- 脑膜上皮细胞异常增殖,皮层及皮层下白质内不规则分支血管
- 无恶变

临床要点

临床表现

- 最常见症状体征
  - 难治性癫痫、头痛
  - 通常无症状,偶然发现(尤其是合并神经纤维瘤病)
- 临床特点
  - 儿童,青年±癫痫症

治疗

- 通常单发,缓慢生长
- 为治疗癫痫,应完全切除病变,切除后一般预后良好

诊断纲要

影像解读要点

- 钙化的皮层及皮层下白质内肿块±脑回样强化

参考文献

1. Aw-Zoretic J et al: Teaching NeuroImages: Meningioangiomatosis. Neurology. 84(2):e9-e10, 2015
2. Grabowski MM et al: Focal cortical dysplasia in meningioangiomatosis. Clin Neuropathol. 34(2):76-82, 2015
3. Sun Z et al: Three cases of sporadic meningioangiomatosis with different imaging appearances: case report and review of the literature. World J Surg Oncol. 13(1):89, 2015
4. Zhang C et al: Sporadic meningioangiomatosis with and without meningioma: analysis of clinical differences and risk factors for poor seizure outcomes. Acta Neurochir (Wien). 157(5):841-53, 2015
5. Li P et al: Multicystic meningioangiomatosis. BMC Neurol. 14:32, 2014
6. Jeon TY et al: Sporadic meningioangiomatosis: imaging findings with histopathologic correlations in seven patients. Neuroradiology. 55(12):1439-46, 2013
7. Alexiou GA et al: Meningioangiomatosis in a 5-year-old boy presenting with intractable seizures. Pediatr Neurosurg. 47(2):143-6, 2011
8. Kim NR et al: Allelic loss on chromosomes 1p32, 9p21, 13q14, 16q22, 17p, and 22q12 in meningiomas associated with meningioangiomatosis and pure meningioangiomatosis. J Neurooncol. 94(3):425-30, 2009
9. Kim NR et al: Childhood meningiomas associated with meningioangiomatosis: report of five cases and literature review. Neuropathol Appl Neurobiol. 28(1):48-56, 2002

要　点

术语

- 基底细胞痣综合征（basal cell nevus syndrome，BCNS），痣样基底细胞癌综合征（nevoid basal cellcar cinoma syndrome，NBCCS），Gorlin 综合征，Gorlin-Goltz 综合征
- BCNS：以多发基底细胞上皮瘤（multiple basal cell epitheliomas，BCE）或基底细胞癌、牙源性角化囊性瘤、掌跖凹陷、硬脑膜钙化±髓母细胞瘤为特征的遗传性肿瘤综合征

影像

- 多发颌骨囊肿，硬脑膜显著钙化，巨颅畸形
- 牙源性角化囊性瘤（keratocystic odontogenic tumor，KOT）见于 80%～90% 病例
  - 大部分 BCNS 患者存在 KOT；5% 的 KOT 患者患有 BCNS
- 巨大单/多房囊肿，边缘清楚，其内包含有未萌出牙齿
- 早期可见大脑镰、小脑幕、床突旁韧带（硬膜连接

处）、硬脑膜、软脑膜、脉络丛及基底节钙化

主要鉴别诊断

- 硬膜显著钙化（生理性，代谢性）
- 上颌或下颌骨囊肿
  - 成釉细胞瘤
  - 含齿或动脉瘤样骨囊肿
  - 巨颌症
  - 巨大修复性肉芽肿
  - 牙源性黏液瘤
  - 上颌窦黏液囊肿

病理

- 促结缔组织增生性髓母细胞瘤占 4%～20%（1%～2% 的髓母细胞瘤患者合并 BCNS）
- 肿瘤抑制失活基因 PTCH1 突变
  - 髓母细胞瘤风险<2%
- 无 PTCHI 突变患者常见 SUFU 突变
  - 发生髓母细胞瘤的风险高于 PTCHI 20 倍

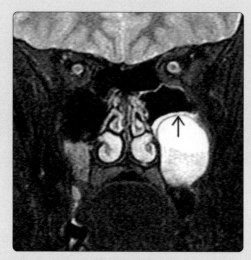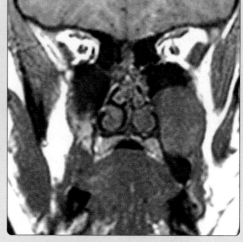

图 1-128 　（左图）一例典型 BCNS 患者，冠状位 T2WI 示巨大单房高信号囊肿，来源于左侧上颌牙槽嵴。囊肿突入上颌窦腔，上颌窦底壁及分泌物上移➡。最好采用冠状位成像鉴别黏液性囊肿和齿源性囊肿。（右图）冠状位 T1WI 示低信号囊性肿块。对上颌窦底壁的显示不及冠状位 T2 成像

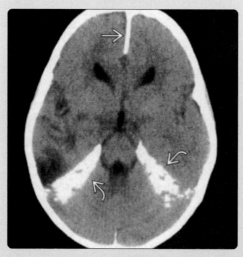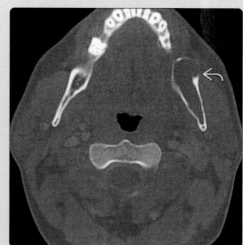

图 1-129 　（左图）16 岁的 BCNS 患者，轴位 CT 平扫示大脑镰➡及小脑幕➡广泛的薄层状钙化。右侧颞叶可见凸面脑膜瘤切除术后缺损。（右图）轴位 CT 骨窗位显示左侧下颌角内边界清楚的膨胀性病变➡。手术病理证实为牙源性角化囊肿

术语

缩写

- 基底细胞痣综合征(basal cell nevus syndrome, BCNS)

同义词

- 痣样基底细胞癌综合征(nevoid basal cellcar cinoma syndrome, NBCCS), Gorlin 综合征, Gorlin-Goltz 综合征

定义

- 以多发基底细胞上皮瘤(multiple basal cell epitheliomas, BCE)或基底细胞癌、牙源性角化囊性瘤、掌跖凹陷、硬脑膜钙化±髓母细胞瘤为特征的遗传性肿瘤综合征

影像

一般特点

- 最佳诊断要点
  - 多发性颌骨囊肿,硬膜显著钙化,巨颅畸形
  - 其他颅骨特点:鼻旁窦过度气化,肋骨分叉、融合或分裂,脊柱后侧凸,扁平颅底及肩胛骨高位
- 部位
  - 囊肿:下颌骨、上颌骨
  - 钙化:颅内硬脑膜
- 大小
  - 下颌骨及上颌骨不同程度膨大

CT 表现

- CT 平扫
  - 80%~90%患者存在牙源性角化囊性瘤
    - 巨大单/多房性、边界清楚的囊肿,其内含有未萌出的牙齿
    - 下颌骨>上颌骨
  - 早期大脑镰、天幕、前床突韧带(硬膜连接处)、硬脑膜,软脑膜,脉络丛及基底神经节钙化
  - ±脑室扩大
  - ±胼胝体发育不全
  - ±常见各种类型囊肿
- 增强 CT
  - 注意观察
    - 促结缔组织增生性髓母细胞瘤
    - 脑膜瘤
    - 胶样囊肿

MR 表现

- T1WI
  - 牙源性角化囊性瘤呈等低信号,低信号代表未萌出的牙齿
  - 硬脑膜钙化在 MR 上不易发现
  - 神经管周围脂肪消失,注意查找神经管周围播散灶表现
- T2WI
  - 牙源性角化囊性瘤呈低信号,其中低信号代表未萌出的牙齿
- 增强 T1WI
  - 囊肿可见薄壁边缘强化
  - 采用脂肪抑制序列观察头颈部基底细胞癌神经管周围播散表现

核医学表现

- 骨扫描
  - 可见摄取增加

影像检查方法推荐

- 最佳影像检查
  - 磁共振可用于筛查髓母细胞瘤[特别是 SUFU(+)],下颌骨囊性变
  - CT 面部扫描可用于经口手术前的规划
- 检查方案推荐
  - 低毫安(mA)2~3mm 层厚的轴位 CT 扫描,包括下颌骨,并行冠状位重建
  - 采用脂肪饱和 T2WI 及增强 T1WI 序列诊断下颌骨牙源性角化囊性瘤,基底细胞癌神经周围播散

鉴别诊断

硬脑膜显著钙化

- 生理性(常不及 BCNS 明显)
- 代谢性(甲状旁腺功能亢进、长期血液透析)

牙源性角化囊性瘤(上颌骨或下颌骨囊肿)

- 成釉细胞瘤
  - 泡状孤立病变,其内可包含未萌出牙齿
  - 体积较大者,几乎总是伴发强化软组织影
  - 可见强化的实性附壁结节
- 含齿囊肿
  - 牙冠周围单发囊肿
  - 无强化软组织影
- 巨颌症
  - 双侧对称性上颌骨囊性骨纤维发育不良
- 动脉瘤样骨囊肿
  - 上颌骨多房、多分隔性肿块
  - 骨边缘内外软组织强化影
- 巨大修复性肉芽肿
  - 单发肿块,通常为实性,不含未萌出牙齿
- 牙源性黏液瘤
  - 含骨小梁的透亮区
  - 边缘清或不清,侵袭性生长,组织学呈良性
- 各种不同上颌骨肿块
  - 上颌窦黏液囊肿,无内含囊肿或分隔,窦壁光滑膨胀
  - 切牙管囊肿,体积较小,常见于上颌骨前部中线部位,切牙后端,其内呈水样密度/信号
  - 球上颌囊肿,体积较小,位于外侧切牙和犬齿之间

病理

一般特点

- 病因学
  - 在基底细胞痣综合征中,PATCHED(*PTCH1*)基

因编码音猬因子(sonic hedgehog,SHH)受体及肿瘤抑制蛋白缺陷
- 遗传学
  - 常染色体显性遗传,完全外显,表型多样
  - 新发突变(40%)
    - 随父方年龄增大,而新生突变发生概率增高
  - 肿瘤抑制失活基因(*PTCH1*)突变
    - 仅有<2%的风险出现髓母细胞瘤
  - *SUFU* 突变常见于无 *PTCH1* 突变的患者
    - 出现髓母细胞瘤的风险较 *PTCH1* 患者高 20 倍
- 合并异常
  - 肿瘤(肿瘤抑制失活基因突变)
    - 成釉细胞瘤及鳞状细胞癌罕见
    - 成纤维性髓母细胞瘤,见于 4%~20% 患者(1%~2%髓母细胞瘤患者合并 BCNS)
    - 心脏、腹部及盆腔间叶组织细胞肿瘤
- 病变出现于下颌骨的概率是上颌骨的 3 倍多
  - 主要位于前后磨牙间的三角区
- 通常多发,体积可小或大,可为单房或多房
- 可跨越中线

分期、分级和分类

- 诊断需要 2 个主要标准,或 1 个主要标准/2 个次要标准
- 主要标准:2 个以上基底细胞癌(或 30 岁以下患者 1 个);10 个以上基底细胞痣;牙源性角化囊性瘤或多发骨囊肿;3 个以上掌跖凹陷;颅板或大脑镰钙化(20 岁以下);家族史
- 次要标准:肋骨或椎骨异常;巨颅/额部隆起;心脏或卵巢纤维瘤;肠系膜囊肿;面裂(5%~13%);手部(长指,第四掌骨缩短,多指/趾畸形)或眼部异常;桥形蝶鞍;髓母细胞瘤

大体病理或术中特征

- 牙源性角化囊性瘤:上颌骨或下颌骨膨胀性骨囊肿,含有未萌出牙齿
  - 常见卫星囊肿形成,内含有冠突
  - 上颌尖牙/前磨牙区域>后磨牙区域

显微镜下特征

- KOT:周围角质化层和上皮生长因子受体增多

临床要点

临床表现

- 最常见症状体征
  - 上颌骨或下颌骨畸形伴疼痛
- 促结缔组织增生性髓母细胞瘤见于 2 岁及更小男孩(早于综合征出现前)
  - 注意:放射线导致基底细胞癌的数量增多
- 鳞状细胞癌(75%)青春期起病,类似痣或皮赘;基底细胞癌常于 40 年后起病
- 皮肤(其他):表皮(角质)囊肿(55%),粟粒疹,纤维瘤,脂肪瘤

- 掌跖凹陷(>85%),常于儿童期后发现
- 面部畸形,大头/额,下颌角外翻,眼距过宽,唇裂常见,过大儿,高大身材
- 如无畸形/肿瘤或放射线照射史,认知功能正常(智能异常仅见于 5%患者)

人口统计学

- 年龄
  - 常于 10 岁前确诊
    - 牙源性角化囊性瘤多于 7 岁前形成
- 性别
  - 无性别倾向
- 种族
  - 无种族倾向
- 流行病学
  - 发病率为 1:57 000(症状性基底细胞癌发病率为 1:200;19 岁以下人群中症状性基底细胞癌发病率为 1:5)
  - 大多数基底细胞痣综合征合并牙源性角化囊性瘤,5%牙源性角化囊性瘤患者合并基底细胞痣综合征

病程和预后

- 发展为大量基底细胞癌
  - 特别是浅色皮肤、暴露于阳光及射线的部位
  - 深色皮肤出现基底细胞癌的概率较小

治疗

- 牙源性角化囊性瘤适合手术治疗;髓母细胞瘤应行手术切除或化疗,且避免放疗

诊断纲要

注意

- 过早出现硬脑膜钙化或牙源性角化囊性瘤时,应注意进一步检查

影像解读要点

- 多发下颌囊肿,含齿或部分牙齿

参考文献

1. Wehner MR et al: Timing of subsequent new tumors in patients who present with Basal cell carcinoma or cutaneous squamous cell carcinoma. JAMA Dermatol. 151(4):382-8, 2015
2. Manjima S et al: Multiple jaw cysts-unveiling the Gorlin-Goltz syndrome. Contemp Clin Dent. 6(Suppl 1):S102-5, 2015
3. Athar M et al: Sonic hedgehog signaling in Basal cell nevus syndrome. Cancer Res. 74(18):4967-75, 2014
4. Smith MJ et al: Germline mutations in SUFU cause Gorlin syndrome-associated childhood medulloblastoma and redefine the risk associated with PTCH1 mutations. J Clin Oncol. 32(36):4155-61, 2014
5. Sartip K et al: Neuroimaging of nevoid basal cell carcinoma syndrome (NBCCS) in children. Pediatr Radiol. 43(5):620-7, 2013
6. Romano M et al: Identification of a novel mutation in the PTCH gene in a patient with Gorlin-Goltz syndrome with unusual ocular disorders. Eur J Ophthalmol. 21(4):516-9, 2011
7. Garrè ML et al: Medulloblastoma variants: age-dependent occurrence and relation to Gorlin syndrome–a new clinical perspective. Clin Cancer Res. 15(7):2463-71, 2009

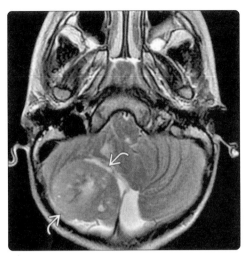 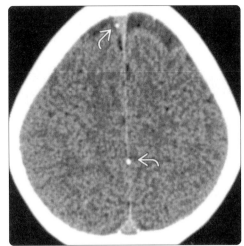

图 1-130 （左图）3 岁患儿，轴位 T2WI 示右侧小脑半球后部可见边界清楚的低信号肿块➡。肿块周围轻度水肿，病理证实为髓母细胞瘤。（右图）同一患者，术前轴位 CT 平扫示两处较小的硬脑膜钙化➡。该年龄段此类钙化并不常见，应进一步检查除外基底细胞痣综合征。通过分子基因检测证实为 BCNS

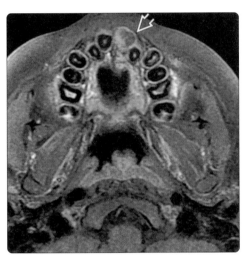 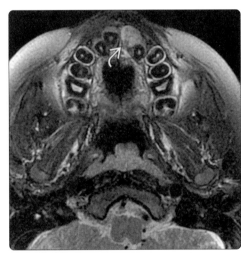

图 1-131 （左图）6 岁患儿，BCNS，轴位 T1WIC + 示左侧上颌峪前缘可见小囊性肿块，符合牙源性角化囊性瘤改变。囊肿边缘呈轻度环形薄壁强化的➡，内侧可见未萌出的牙齿。MR 可用于筛查髓母细胞瘤。（右图）同一患者，轴位 T2WI FS 示病变内容物为稍高信号，病变内侧为低信号的未萌出齿➡

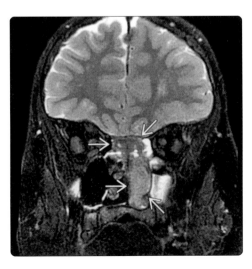 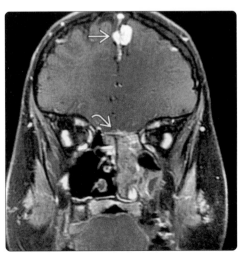

图 1-132 （左图）19 岁患者，BCNS，冠状位 T2WI FS 示低信号肿块填充左侧鼻腔，并向筛泡气房蔓延➡。此患者曾因髓母细胞瘤行放疗，因放射线辐射诱发横纹肌肉瘤。（右图）冠状位 T1WI FS 示鼻腔肿块中度强化，筛窦气房顶壁上方硬脑膜受累➡。同时可见大脑镰脑膜瘤➡

要 点

术语

- 遗传性出血性毛细血管扩张症(hereditary hemorrhagic telangiectasia,HHT)
  - Rendu-Osler-Weber 综合征,Osler-Weber-Rendu 综合征
- 广泛分布的累及多个器官系统的血管发育异常性常染色体显性遗传性疾病
  - 皮肤黏膜的毛细血管扩张症合并内脏动静脉畸形(主要于肺部、脑及肝脏)

影像

- 最佳诊断要点
  - 多发肺(动静脉畸形)或脑动静脉畸形患者反复发生鼻出血
- MR 表现
  - 毛细血管扩张症呈"开花样"表现(SWI>GRE)
    - T1 增强呈毛绒样强化
  - 脑 AVM:巢状("线团样")流空信号,胶质增生

- 辅助检查:肝或肺部多层 CT 或 CTA 检查

病理

- 遗传性毛细血管扩张症由于 TGF-β/BMP 信号通路基因突变导致
  - 内皮糖蛋白(ENG)突变导致 HHT1
  - ACVRL1/ALK1 突变导致 HHT2
  - SMAD4 突变导致幼年性息肉病合并 HHT 综合征
- HHT 血管畸形的三种类型
  - 主要类型:毛细血管型血管畸形(61%)
    - 团状异常血管
    - 无血管短路,且无扩张的滋养动脉及引流静脉
  - 巢状动静脉畸形(43%)
    - 扩张的网状异常血管影
    - 动静脉短路(引流静脉早期显影)
  - 直接型高流量动静脉瘘(arteriovenous fistula,AVF)(12%)
    - 滋养动脉与引流静脉之间没有中介血管巢,直接形成短路

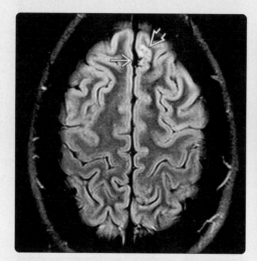 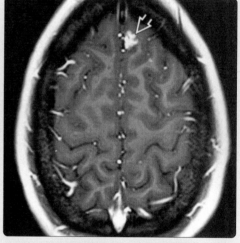

图 1-133 (左图)18 岁男性,HHT 家族史例行筛查,轴位 FLAIR 示左额叶内侧高信号影➡,伴流空➡。(右图)同一患者,轴位 T1WIC+示病变显著强化➡

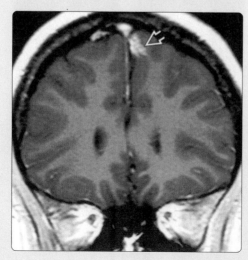 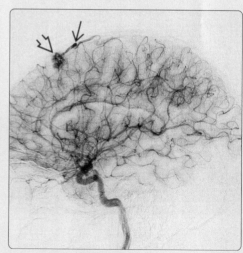

图 1-134 (左图)同一患者,冠状位 T1WIC+示呈部分斑点状外观➡。(右图)同一患者,左侧颈内动脉 DSA,侧位像示小型动静脉畸形➡,引流静脉早期显影➡。基因检测提示 ENG 突变

术语

缩写

- 遗传性出血性毛细血管扩张症(hereditary hemorrhagic telangiectasia, HHT)

同义词

- Rendu-Osler, Rendu-Osler-Weber, Osler-Weber-Rendu 综合征

定义

- 广泛分布的累及多个器官系统的血管发育异常性常染色体显性遗传性疾病
  - 皮肤黏膜的毛细血管扩张合并内脏动静脉畸形(主要于肺部、脑及肝脏)

影像

一般特点

- 最佳诊断要点
  - 多发肺动静脉畸形(pAVM)或脑动静脉畸形(cAVM)患者反复发生鼻出血
- 部位
  - 毛细血管扩张症:头皮,鼻咽部及眶部
  - 颅内血管畸形,最常见于表浅部位
- 大小
  - HHT 患者血管畸形通常体积较小,("微小AVM"或毛细血管畸形),常偶然发现
- 形态
  - 团状扩张血管,"开花样"伪迹
- 数目
  - 多发血管畸形:44%

CT 表现

- CT 平扫
  - 脑
    - 动静脉畸形:等密度迂曲血管影
    - 脓肿:低密度肿块,等高密度边缘
- 增强 CT
  - 脑
    - 血管巢明显均匀强化
    - 脓肿呈环形强化(脑炎晚期,脓腔形成早期)
    - 发育性静脉畸形(DVA)并不罕见(4%)
- CTA
  - 可显示 AVM 及 AVF 的滋养动脉及引流静脉
  - 内脏血管情况也需评估

MR 表现

- T1WI
  - 巢状 AVM:常见血管流空影,±出血
  - 毛细血管畸形,发育性静脉畸形不显影
- T2WI
  - 脑 AVM:可见血管流空影,±出血,胶质增生
- FLAIR
  - 脑 AVM:可见巢状("团状")血管流空影,胶质增生
- T2*GRE
  - 可见毛细血管畸形导致的"开花样"伪迹(SWI序列优于 GRE)
- T1WIC+
  - 毛细血管畸形
    - 亚厘米级毛绒样强化,无异常血管扩张
    - 常位于幕上表浅部位
  - 可显示脑动静脉畸形血管巢、供血动脉及引流静脉
- MRA
  - 可显示中大型脑 AVM
  - 毛细血管畸形常不显影
- MRV
  - 常能显示发育性静脉畸形(DVA)

血管造影表现

- 常见脑及鼻黏膜血管畸形
  - 仅有 10%~20%患者>10mm

影像检查方法推荐

- 最佳诊断工具
  - 脑:增强 MR,T2*,(SWI 序列优于 GRE)
- 检查方案推荐
  - 脑:增强 MR,T2*,(SWI 序列优于 GRE),及MRA
    - 肺部及肝脏:多层 CT 或 CTA 有助于诊断

鉴别诊断

鼻黏膜充血

- 鼻黏膜明显的发红但尚在正常范围内,类似毛细血管扩张症

非 HHT 性多发颅内动静脉畸形

- 50% 患者合并有其他血管神经皮肤综合征(Wyburn-Mason 综合征等)

多发性颅内发育性静脉畸形

- 较蓝色橡皮疱样痣综合征(blue rubber bleb nevus syndrome, BRBN)少见

多发性毛细血管扩张症

- 可在非 HHT 的患者中偶然发现
- HHT 患者颅外毛细血管扩张症更常见(如鼻黏膜)

多发海绵状血管畸形

- 家族性海绵状血管畸形综合征

病理

一般特点

- 病因
  - 由于 TGF-β/BMP 信号通路基因突变引起的各种遗传性疾病
    - TGF-β 调节细胞的增殖、分化、凋亡和迁移
    - TGF-β 的信号转导异常
      - 血管发生
      - 脉管发生
      - 内皮细胞特性
- 遗传学

○ 内皮糖蛋白(*ENG*)突变导致 HHT1
○ *ACVRL1/ALK1* 突变导致 HHT2
  – 85%的 HHT 患者存在 *ENG*、*ACVRL1* 突变
○ *SMAD4* 突变导致幼年性息肉病合并 HHT 综合征
○ 15%HHT 患者未检测到 *ENG*、*ACVRL1* 或 *SMAD4* 突变
  – 1%患者骨形成蛋白9(*GDF2*)基因的错义突变

分期、分级和分类

- HHT 中的大多数 AVM 为低级别(Spetzler-Martin 1 级或 2 级)

大体病理及术中特征

- 黏膜皮肤或内脏多发毛细血管扩张症
- HHT 血管畸形的三种类型
  ○ 主要类型:毛细血管型血管畸形(61%)
    – 团状异常血管,无血管短路,且无扩张的滋养动脉及引流静脉
  ○ 巢状动静脉畸形(43%)
    – 扩张的网状异常血管
    – 动静脉短路(引流静脉早期显影)
  ○ 直接型高流量动静脉瘘(12%)
    – 滋养动脉与引流静脉之间没有中介血管巢,直接形成短路
- 其他合并血管异常
  ○ 发育性静脉畸形:4.3%
  ○ 动脉瘤:2.4%
  ○ 海绵状血管畸形:1%

显微镜下特征

- 最小毛细血管扩张症=毛细血管后微静脉局限性扩张,经毛细血管向小动脉增粗延长→动静脉瘘或动静脉畸形

临床要点

- 最常见症状体征
  ○ 鼻黏膜毛细血管扩张导致反复鼻出血
    – 50%患者近 10 年内有鼻出血,80%~90%于近 21 年内有鼻出血,95%终生存在鼻出血
    – 严重程度各异
- 合并异常
  ○ 毛细血管扩张的部位
    – 嘴唇
    – 口腔
    – 舌
    – 甲周
- 临床特点
  ○ HHT 诊断基于各种临床表现的组合(Shovlin 标准)
    – 皮肤黏膜毛细血管扩张
    – 反复发作的自发性鼻出血
    – 内脏受累
    – 家族史
  ○ 各表型差异显著
    – 70%肺 AVM 患者为 HHT
      □ 肺及脑 AVM 更常见于 HHT1 型患者
      □ 5%~15% HHT 患者合并肺 AVM
    – >50%多发脑动静脉畸形患者为 HHT
      □ 5%~13% HHT 患者合并脑 AVM(通常晚年发病)

– 2%~17% HHT 患者合并肝脏 AVM(取决于血缘关系)
  □ 肝脏 AVM 更常见于 HHT2 患者
- 神经系统症状常见
  ○ 动静脉畸形/瘘导致颅内出血
  ○ TIA,脑卒中,继发于肺部 AVM 的脓肿

人口统计学

- 年龄
  ○ 鼻出血通常 10 岁前起病
  ○ 大多数 HHT 患者症状常于 21 岁之后出现
  ○ 皮肤病变出现较晚(大多数 40 岁之后出现)
- 流行病学
  ○ 罕见,发病率为 1:10 000~2:10 000

病程和预后

- 鼻出血
  ○ 出血频率及严重程度逐年增加
- HHT 的脑 AVM 出血频率低于散发性 AVM
  ○ 极少数病例可一过性逆转
  ○ 合并肺 AVM 患者,脑脓肿或卒中的风险将会显著增加
- 在 50 岁之前,GI 出血会缩短患者寿命
  ○ 众多患者需要多次输血和内镜检查
  ○ 心脏衰竭合并肝脏 AVM:预后较差

治疗

- 肺动静脉畸形:栓塞效果良好
- 脑动静脉畸形:栓塞或放疗的治疗效果取决于病变部位及大小
- 黏膜毛细血管扩张症(鼻,胃肠道):激光凝固
- 合并肺 AVM 的患者进行齿科手术之前,应预防性使用抗生素
- 如果口服铁剂无法维持理想水平,可静脉输注铁剂

诊断纲要

注意

- 有 HHT 家族史患者应行脑 MR 筛查

影像解读要点

- HHT 患者最常见的血管畸形为动静脉畸形(并不是毛细血管扩张)
- 脑脓肿及缺血是合并肺 AVM 的 HHT 患者的严重并发症,但并不是最常见类型

参考文献

1. Kim H et al: Hemorrhage rates from brain arteriovenous malformation in patients with hereditary hemorrhagic telangiectasia. Stroke. 46(5):1362-4, 2015
2. Krings T et al: Neurovascular Manifestations in Hereditary Hemorrhagic Telangiectasia: Imaging Features and Genotype-Phenotype Correlations. AJNR Am J Neuroradiol. ePub, 2015
3. McDonald J et al: Hereditary hemorrhagic telangiectasia: genetics and molecular diagnostics in a new era. Front Genet. 6:1, 2015
4. Shovlin CL: Circulatory contributors to the phenotype in hereditary hemorrhagic telangiectasia. Front Genet. 6:101, 2015
5. Tørring PM et al: Global gene expression profiling of telangiectasial tissue from patients with hereditary hemorrhagic telangiectasia. Microvasc Res. 99:118-126, 2015
6. Woodall MN et al: Cerebral vascular malformations in hereditary hemorrhagic telangiectasia. J Neurosurg. 120(1):87-92, 2014

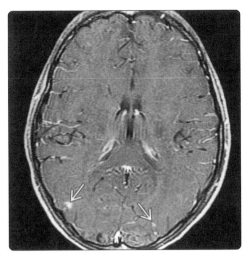 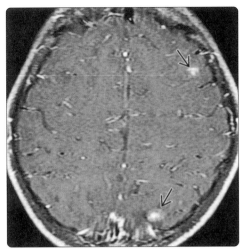

图 1-135 （左图）11 岁女性，HHT 家族史行 MR 筛查，3T T1WIC+示 2 处微小"毛绒状"局灶性强化➡，符合毛细血管畸形改变（亦称微小动静脉畸形"micro-AVM"）。（右图）同一患者，更高层面 T1WIC+FS 示另两处微小动静脉畸形➡。散发性多发 AVM 并不常见。50%以上患者最终确诊为 HHT（通常为 HHT1）

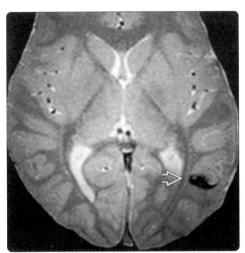 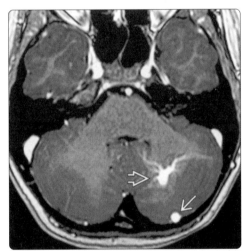

图 1-136 （左图）HHT 患儿，T2*GRE 示左顶枕叶低信号影➡，该信号是由于软脑膜下毛细血管扩张症的磁敏感效应导致。右侧小脑半球及左侧颞中沟可见类似病变（图像未提供）。（右图）HHT 患儿，轴位 T1WIC+SPGR 示左侧小脑半球发育性静脉畸形➡，引流至后部软脑膜静脉➡。虽然无明显特异性，脑发育静脉畸形在 HHT 患者中较普通人群更为常见

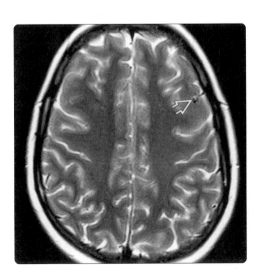 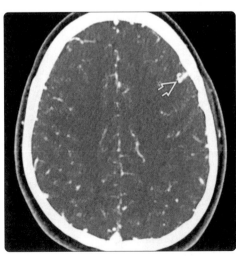

图 1-137 （左图）16 岁女性，诊断为 HHT1，9 岁时曾行 MR 检查未见异常，轴位 T2WI 示左侧额叶内小圆形及线样流空影➡。（右图）同一患者，轴位 CTA 示一边界清楚的管状结构，提示为血管畸形➡。术中证实为软脑膜下动静脉瘘并切除。动静脉瘘是 HHT1 相关的三种脑血管畸形类型中的最不常见类型

要　点

术语

- 以同侧头皮、眼及脑部异常为特征的罕见先天性神经皮肤综合征

影像

- 单侧大脑半球萎缩以及同侧的头皮脂肪瘤
- 2/3 以上患者中存在颅内脂肪瘤
- 脊髓脂肪瘤/脂肪瘤病常见,颈胸段>腰段
- 颞、顶叶和/或枕叶的多小脑回畸形
- ±同侧弥漫性柔脑膜强化
- 头皮及颅内脂肪瘤

主要鉴别诊断

- 斯德奇-韦伯综合征

- 眼脑皮肤综合征
- 表皮痣综合征
  - 同侧表皮痣,偏侧巨脑畸形,面部脂肪瘤以及偏身肥大
- Proteus 综合征
  - 进行性、不对称性双侧躯干/肢体肥大

病理

- 间叶组织发育缺陷

临床要点

- 无发脂肪痣:头皮脂肪瘤上边界清楚的局灶性脱发
- 脑颅皮肤脂肪过多症(ECCL)的重要特征
- 出生时即有无发脂肪痣,巩膜肿块,眶周丘疹
- 罕见,仅有 54 例病例报道(可能报道率偏低)

图 1-138 (左图)头皮照片为"无发脂肪痣"的典型表现,可见边界清楚的局灶头皮脱发。皮肤痣覆盖下方脂肪瘤,这是 ECCL 患者的标志。(右图)2 岁 ECCL 患儿,轴位 CT 平扫示局灶性脂肪瘤位于桥小脑角池➡及枕大池内➡

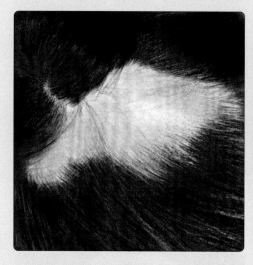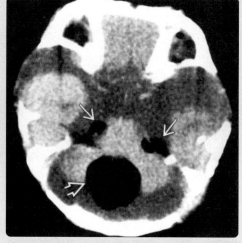

图 1-139 (左图)同一患者,3 年后,矢状位 T1WI 示巨大枕部脂肪瘤➡。枕大孔区脂肪瘤体积明显增大,已几乎完全占据后颅窝➡。枕大孔脂肪瘤向下进入高颈段椎管➡。(右图)同一患者,轴位 T1WI 显示后颅窝脂肪瘤➡较基线 CT 平扫体积增大的情况。桥小脑角区脂肪瘤侵入 Meckel 憩室➡

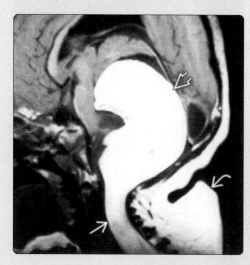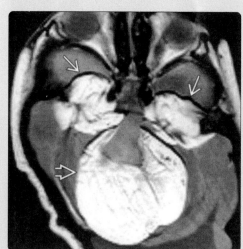

术语

缩写

- 脑颅皮肤脂肪瘤病（encephalocraniocutaneous lipomatosis，ECCL）

同义词

- Haberland 综合征，Fishman 综合征

定义

- 以同侧头皮、眼及脑部异常为特征的罕见先天性神经皮肤综合征
- 1970 年 Catherine Haberland 首次描述

影像

一般特点

- 最佳诊断要点
  - 单侧大脑半球萎缩伴同侧头皮脂肪瘤
  - 同侧其他常见的中枢神经系统异常
    - 中颅窝蛛网膜囊肿
    - 皮层发育不良
    - 皮层钙化
  - 2/3 以上患者存在颅内脂肪瘤
  - 脊髓脂肪瘤或脂肪瘤病常见，颈胸段>腰段
  - 极少见，中枢神经系统异常局限于颅内脂肪瘤
- 部位
  - 颅内脂肪瘤
    - 桥小脑角，Meckel 憩室，枕骨大孔区
    - 通常位于头皮脂肪瘤的同侧，偶尔位于对侧或双侧
  - 所有其他中枢神经系统异常位于头皮脂肪瘤同侧
- 形态
  - 特征性枕叶局灶性萎缩和侧脑室枕角扩大

CT 表现

- CT 平扫
  - 半球萎缩，脑室系统扩大
    - 偶有患者出现脑积水，但脑室系统扩大主要原因是由于脑实质体积缩小
  - 低密度头皮脂肪瘤（不易发现，特别是位于颅顶部时）
  - ±皮层钙化
    - 最早于出生后 1 个月即可被发现，呈进行性
  - ±局部颅骨增大
    - 通常位于头皮脂肪瘤下方
- 增强 CT
  - 病变同侧柔脑膜弥漫性强化
- CTA
  - 年长患者可见动脉增宽，囊样扩张及动脉瘤

MR 表现

- T1WI

- 头皮或颅内脂肪瘤
- 颞、顶叶和/或枕叶多小脑回畸形
- 偶可见巩膜迷芽瘤，局灶性不均匀高信号区
- T2WI
  - 皮层钙化呈低信号
  - 脂肪瘤在 T2FSE 序列上呈高信号
  - 相对于脑脊液，蛛网膜囊肿呈等信号
- FLAIR
  - 蛛网膜囊肿无信号
- T2*GRE
  - 皮层钙化呈"开花征"
- DWI
  - 相对于脑脊液，蛛网膜囊肿呈等信号
- T1WIC+
  - 病变同侧柔脑膜弥漫性强化
- MRA
  - 年长患者可见动脉增宽，囊样扩张及动脉瘤

超声表现

- 妊娠 6~9 个月时可见脑室扩大

血管造影表现

- 常规检查
  - 年长患者可见动脉增宽，囊样扩张及动脉瘤

影像检查方法推荐

- 最佳影像检查
  - 增强 MR
- 检查方案推荐
  - 多平面 MR 脂肪抑制序列可发现头皮脂肪瘤（CT 可能漏诊）
  - MRA 可显示血管异常

鉴别诊断

斯德奇-韦伯综合征（SWS）

- 与额部葡萄酒痣同侧的单侧半球萎缩，皮层钙化，柔脑膜强化
  - 中枢神经系统病变常位于背侧脑叶

眼脑皮肤综合征（oculocerebrocutaneous syndrome，OCCS）

- 以独特的皮肤横纹肌错构瘤，囊性小眼畸形，小脑蚓部缺如伴巨大顶盖为特点
- 皮层发育不良，胼胝体发育不良，Dandy-Walker 畸形常见
- 皮肤、眼及中枢神经系统的异常通常位于同侧，但位置不如 ECCL 固定

表皮痣综合征（epidermal nevus syndrome，ENS）

- 同侧表皮痣，偏侧巨脑畸形，面部脂肪瘤及偏身肥大
- 偶见巩膜迷芽瘤

Proteus 综合征

- 进行性非对称性双侧躯干/肢体肥大
- 骨瘤、脂肪瘤以及皮肤色痣常见
- 中枢神经系统畸形少见;偏侧巨脑畸形最常见

病理

一般特点

- 病因
  - 间叶组织发育障碍
    - 主要影响脑周围的神经嵴细胞及血管形成
- 遗传学
  - 散发性
  - 可通过体细胞嵌合激活常染色体致死基因
- ECCL 被认为是独立疾病实体,但是部分临床表现或影像改变与 SWS、OCCS、ENS 及 Proteus 综合征重叠
- 胚胎学-解剖学
  - 孕 3 周:胎盘包含内胚层、中胚层及内胚层
  - 神经管在孕 3 周由外胚层发育而来
  - 孕 4~5 周:中胚层在脑及脊髓上形成间叶组织鞘-即血管、骨、软骨及脂肪等组织的前体

大体病理及术中特征

- 脑:皮层萎缩,白质发育不良,脑室扩张,多小脑回畸形,脑干华勒变性
  - 年长患者可见动脉增宽,囊样扩张及动脉瘤
- 柔脑膜:增厚,呈灰色胶冻样,伴大量被覆的动脉、静脉及扩张的毛细血管
- 颅骨:巨颅症伴局灶性颅骨增厚
- 头皮:局灶性脂肪性增厚,被覆边界清楚的脱发
- 面部:多发微小白色/紫色/黄色丘疹,眶周>鼻周

显微镜下特征

- 脑:异常的 4 层细胞结构,外层皮层矿物质沉积,并可见散在胶质小结
- 柔脑膜:脂肪血管瘤病
- 颅骨:板障被成熟脂肪细胞代替
- 头皮:良性脂肪瘤>侵犯真皮的纤维脂肪瘤;毛囊缺如竖毛肌保留
- 皮肤:皮下纤维血管瘤,纤维脂肪瘤或脂肪瘤
- 眼睛:角膜缘或巩膜迷芽瘤
  - 其他眼部异常:持续性玻璃体脉管系统,眼缺损,角膜混浊,晶状体转位及异位瞳孔

临床要点

临床表现

- 最常见症状体征
  - 无发脂肪痣(nevus psiloliparus):头皮脂肪瘤上方边界清楚的局灶性脱发
    - ECCL 的标志
- 其他症状体征
  - 同侧眶部迷芽瘤,丘疹眶周>鼻周,眼球外层皮样囊肿
  - 巨颅症(与脑积水无关)
  - 癫痫发作,智力运动发育迟滞,痉挛性偏瘫
  - 脊柱侧凸,足部畸形,感觉运动障碍(继发于脊柱脂肪瘤)罕见
- 临床特点
  - 新生儿或婴儿无发脂肪痣,巩膜肿块,眼周丘疹;婴儿癫痫

人口统计学

- 年龄
  - 新生儿多于婴儿常见
  - 青少年及成人罕见皮肤或眼部疾病
- 性别
  - 男女无差异
- 种族
  - 无种族或地域倾向
- 流行病学
  - 罕见,仅有 54 例病例报道(可能报道率偏低)

病程和预后

- 有报道脂肪瘤及眼部迷芽瘤可进一步生长;或保持先天性异常静止不变
- 异常血管形成,晚年可见形成动脉瘤
- 多数有不同程度的智力运动损害或残疾
- 罕见病例报道无发脂肪痣患者神经功能正常;无症状性无发脂肪痣与 ECCL 累及 CNS 系统鉴别困难

治疗

- 抗癫痫药物
- 脑积水分流手术

诊断纲要

影像解读要点

- 影像表现与 SWS 重叠时,注意寻找头皮脂肪瘤
- CT 难以鉴别低密度颅内脂肪瘤与脑脊液

参考文献

1. Bieser S et al: Grade II pilocytic astrocytoma in a 3-month-old patient with encephalocraniocutaneous lipomatosis (ECCL): Case report and literature review of low grade gliomas in ECCL. Am J Med Genet A. 167(4):878-81, 2015
2. Lin AW et al: Characteristic imaging findings in encephalocraniocutaneous lipomatosis. Neurology. 84(13):1384-5, 2015
3. Bauld H et al: Encephalocraniocutaneous Lipomatosis: A Case With Long Term Follow-up. Can J Neurol Sci. 41(1):106-8, 2014
4. Chandravanshi SL: Encephalocraniocutaneous lipomatosis: a case report ar review of the literature. Indian J Ophthalmol. 62(5):622-7, 2014
5. Chiang CC et al: Clinical manifestation and neurosurgical intervention of encephalocraniocutaneous lipomatosis–a case report and review of the literature. Childs Nerv Syst. 30(1):13-7, 2014
6. Jain P et al: Encephalocraniocutaneous lipomatosis with neurocutaneous melanosis. J Child Neurol. 29(6):846-849, 2013
7. Lee RK et al: Encephalocraniocutaneous lipomatosis: a rare case with development of diffuse leptomeningeal lipomatosis during childhood. Pediatr Radiol. 42(1):129-33, 2012

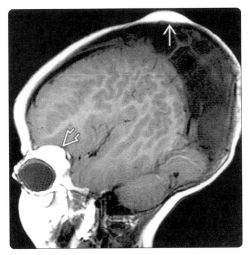

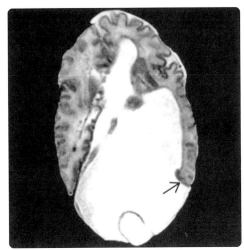

图 1-140 （左图）矢状位 T1WI 示同侧头皮➡和眶部脂肪瘤➡。由于巩膜脂肪皮样囊肿，眼球似牛眼样改变。（右图）轴位 T2WI 显示左侧脑室明显扩大，导致左侧脑室从脉络膜裂疝处及大脑半球体积减小。疝出的脑室推挤大脑半球后半部分向前移位➡，半球脑实质受压变形

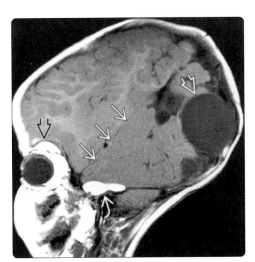

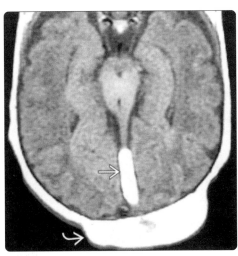

图 1-141 （左图）矢状位 T1WI 示同侧眶部➡及中颅窝➡脂肪瘤。侧脑室扩大，大脑皮层受压变形➡。注意颅内囊肿➡。（右图）轴位 T1WI 示颅内脂肪瘤位于大脑间裂➡，颅外脂肪瘤位于皮下脂肪➡。无脑室系统扩大及大脑半球萎缩。患者临床表现正常，可能为不完全型 ECCL

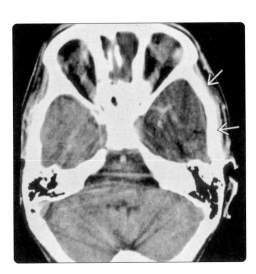

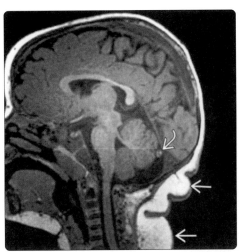

图 1-142 （左图）ECCL 患者，轴位 CT 平扫示左侧中颅窝蛛网膜囊肿。注意囊肿致中颅窝扩大➡，囊肿同侧可见大脑半球萎缩，及头皮脂肪瘤。影像检查有时不易发现头皮脂肪瘤。（右图）矢状位 T1WI 示枕部及上颈部头皮内巨大皮下脂肪瘤➡。注意紧邻小脑蚓部后方可见一小脂肪瘤➡

要 点

术语

- 发育不良性小脑神经节细胞瘤(Lhermitte-Duclos Disease,LDD)
  - 良性小脑病变,病变为肿瘤、发育异常还是错构瘤尚不明确
- 多发性错构瘤综合征(multiple hamartoma syndrome,MHAM):常染色体显性遗传,与 *PTEN* 基因突变有关,伴恶变率增高
  - MHAM 综合征也称 Cowden 综合征;Cowden + Lhermitte-Duclos,即 MHAM 综合征合并 LDD,统称为 COLD
    - Cowden 综合征是 PTEN 错构瘤综合征最常见的表型
  - 现在认为 LDD 是 MHAM 综合征临床表现中的神经皮肤综合征

影像

- 边界相对清楚的小脑肿块,可呈条纹状/虎斑状/旋涡状/脑回样
- LDD 常位于小脑且体积较大→占位效应、小脑扁桃体下疝、脑积水

主要鉴别诊断

- 亚急性期小脑梗死
- 小脑炎
- 未分类的小脑发育不良
- 节细胞胶质瘤
- 髓母细胞瘤

临床要点

- 最常见临床表现:头痛,恶心,呕吐,共济失调及视力模糊
  - 可出现昏迷
- 症状性脑积水患者应行分流术或外科手术切除

诊断纲要

- 如诊断 LDD,应筛查 MHAM 综合征;如诊断 MHAM 综合征,应筛查 LDD
- 需要长期进行肿瘤筛查,特别是对甲状腺和乳腺(MHAM 患者恶性率增加)

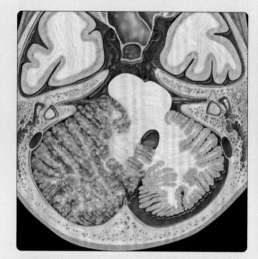
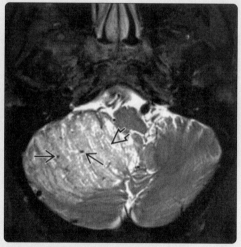

图 1-143 (左图)轴位示意图示右侧小脑半球叶片增厚且不规则,致右侧小脑半球增大,脑干受压,这是 LDD 的典型表现。(右图)76 岁男性,非特异性头痛,轴位 T2WI 示右侧小脑半球高信号肿块。增宽的脑回样叶片致使肿块呈明显条纹状外观➡。增宽的小脑叶片内及叶片间可见多发点状流空➡

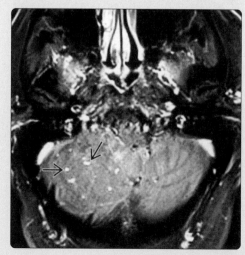
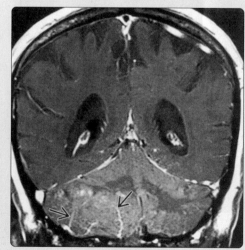

图 1-144 (左图)同一患者,轴位 T1C+FS 示增厚小脑叶片未见强化,但 T2WI 上为显著流空信号可见明显均匀强化,提示存在血管结构➡。(右图)同一患者,冠状位 T1C+示血管强化良好➡。这些表现为 LDD 的特异性征象,因而未行活检

术语

同义词

- 发育不良性小脑神经节细胞瘤(LDD)
  - 发育不良性小脑神经节细胞瘤,神经节细胞瘤发育不良,小脑错构瘤
  - 错构胚细胞瘤,小脑实质疾病 6 型,颗粒细胞肥大,颗粒细胞分子层肥大
  - 弥漫性小脑皮层神经节细胞瘤,小脑弥漫性肥大,神经细胞性胚细胞瘤,有髓神经细胞瘤,浦肯野细胞瘤
- 多发错构瘤综合征
  - 多发性错构瘤-肿瘤综合征,Cowden 病(Cowden disease),Cowden 综合征(Cowden syndrome),Cowden-Lhermitte-Duclos 综合征(Cowden-Lhermitte-Duclos syndrome,COLD)

定义

- Lhermitte-Duclos 病→MHAM 综合征的神经系统表现
  - 良性小脑病变,病变为肿瘤、发育异常还是错构瘤尚不明确
  - LDD 与 MHAM 综合征之间的关联可能为新的神经皮肤综合征
- 多发性错构瘤综合征
  - 常染色体显性遗传,通常由 *PTEN* 基因突变导致,表型各异
  - 皮肤,黏膜,胃肠道,骨骼,中枢神经系统,眼及泌尿生殖系统的错构瘤(90%~100%)
  - 伴恶性率增高

影像

一般特点

- 最佳诊断要点
  - 小脑叶片增宽,呈脑回样表现
- 部位
  - 主要位于小脑,常为单侧
  - 常累及小脑蚓部,脑干受累罕见
- 大小
  - 大小差异较大,体积较大者导致占位效应、小脑扁桃体下疝及脑积水
- 形态
  - 浸润性,但边界清楚

CT 表现

- CT 平扫
  - 条纹状的等或高密度
    - 偶见囊变或钙化
  - 可压迫第 4 脑室致梗阻性脑积水
- 增强 CT
  - ±强化

MR 表现

- T1WI
  - 条纹状等低信号
- T2WI
  - 信号升高,伴特征性条纹状等低信号
  - 可呈奇异脑回样外观
- FLAIR
  - 信号升高伴条纹状改变
  - 可见低信号囊肿
- T2*GRE
  - 小脑叶片间有静脉影
- DWI
  - DWI 呈高信号主要是由于 T2 高信号
    - 有时由于细胞密集,导致轴索密度增加
  - ADC 值升高或降低;脑白质及囊肿中 ADC 值升高
  - 在脑白质中 FA 有可能升高
- PWI
  - 局部区域 rCBF 或 rCBV 可能升高
- T1WIC+
  - ±强化(分子细胞层及柔脑膜内血管密度可能增加,且主要为静脉血管)
- MRS
  - NAA 峰,胆碱峰及肌醇峰均下降
  - 乳酸值变化较大,可见明显宽大的乳酸峰

核医学表现

- PET
  - FDG 及 ^{11}C-MET 摄取率升高
  - 据报道与正常大脑半球相比,CBF 升高,OEF 降低,CMRO$_2$ 基本不变

影像检查方法推荐

- 最佳影像检查
  - MR,包含 DWI,MRS 及增强序列
- 序列推荐
  - 冠状位 T2 有助诊断
  - 如果诊断为 LDD,则需评估 MHAM 的可能,并进行恶性肿瘤的筛查
  - 如果存在强化,仔细考虑鉴别诊断

鉴别诊断

亚急性期小脑梗死

- 占位效应,血管供血区域中的 DWI 高信号

小脑炎或血管炎

- 急性起病

未分类的小脑发育不良

- 疾病一般无进展,脑积水罕见

节细胞胶质瘤

- 可能具有类似 LDD 的奇异外观

结节性硬化症

- 除结节性硬化症其他特征外,团块状小脑发育不

良病变罕见

髓母细胞瘤

- 单侧促结缔组织增生型也存在条纹状外观
- DWI 序列上信号升高,但 Cho/NAA 比值通常显著升高

脑膜转移瘤

- 结节状柔脑膜强化

脑膜肉芽肿性疾病

- 结节状柔脑膜强化

病理

一般特点

- 病因
  - 病变为肿瘤、发育异常还是错构瘤尚不明确
    - 病变为非增殖性病灶,且缺少恶变倾向,倾向于错构瘤
- 遗传学
  - 多数患者存在 10q23.31（肿瘤抑制基因）位点的 *PTEN* 基因突变
  - PTEN/AKT/mTOR 通路的激活提示 mTOR 通路可能在发病机制中起一定作用
- 合并异常
  - 多数 LDD 患者可能合并有 MHAM 综合征

分期、分级和分类

- WHO Ⅰ级

大体病理及术中特征

- 明显增大的小脑半球及蚓部
  - 增宽增厚的小脑叶片呈粗大的脑回样外观

显微镜下特征

- 分子细胞层增宽,被异常的神经节细胞取代
- 浦肯野细胞层缺如
- 颗粒细胞层增生
- 脑白质体积减小
- 组织学上易与神经节细胞瘤相混淆

临床要点

临床表现

- 最常见症状体征
  - 头痛、恶心、呕吐、视乳头水肿、步态不稳、上肢共济失调及辨距不良、视力模糊,后组脑神经麻痹
- 其他症状体征
  - 感觉运动功能障碍,眩晕,神经心理功能障碍
- 临床特点

- 若诊断 LDD,应筛查 MHAM 综合征的可能;诊断 MHAM 综合征,应筛查 LDD 的可能

人口统计学

- 年龄
  - 任何年龄均可发病,常见于 20～40 岁
- 性别
  - 无差异
- 种族
  - 无差异
- 流行病学
  - 有家族史者发病率增加

病程和预后

- 大多数不进展或者进展缓慢
- 如果占位效应不缓解,则预后较差
- 术后复发罕见但偶有发生

治疗

- 选择、风险及并发症
  - 病变与周围正常小脑组织分界不清,因而完整切除困难
  - 对症状性脑积水患者,应行脑室腹腔分流或外科手术切除

诊断纲要

注意

- 若诊断 LDD 时,应寻找 MHAM 综合征的其他特征;反之亦然
- 需要长期进行肿瘤筛查[尤其是乳腺（女性）,甲状腺（男女）]

影像解读要点

- 边界相对清楚的小脑占位病变,伴条纹状"虎斑纹"或脑回样改变

参考文献

1. Mester J et al: Cowden syndrome: recognizing and managing a not-so-rare hereditary cancer syndrome. J Surg Oncol. 111(1):125-30, 2015
2. Smpokou P et al: PTEN hamartoma tumour syndrome: early tumour development in children. Arch Dis Child. 100(1):34-7, 2015
3. Syngal S et al: ACG clinical guideline: Genetic testing and management of hereditary gastrointestinal cancer syndromes. Am J Gastroenterol. 110(2):223-62; quiz 263, 2015
4. Tan MH et al: RE: Cowden syndrome and PTEN hamartoma tumor syndrome: systematic review and revised diagnostic criteria. J Natl Cancer Inst. 106(6):dju130, 2014
5. Vanderver A et al: Characteristic brain magnetic resonance imaging pattern in patients with macrocephaly and PTEN mutations. Am J Med Genet A. 164A(3):627-33, 2014
6. Shinagare AB et al: Case 144: Dysplastic cerebellar gangliocytoma (Lhermitte-Duclos disease). Radiology. 251(1):298-303, 2009
7. Cianfoni A et al: Morphological and functional MR imaging of Lhermitte-Duclos disease with pathology correlate. J Neuroradiol. 35(5):297-300, 2008
8. Thomas B et al: Advanced MR imaging in Lhermitte-Duclos disease: moving closer to pathology and pathophysiology. Neuroradiology. 49(9):733-8, 2007
9. Abel TW et al: Lhermitte-Duclos disease: a report of 31 cases with immunohistochemical analysis of the PTEN/AKT/mTOR pathway. J Neuropathol Exp Neurol. 64(4):341-9, 2005

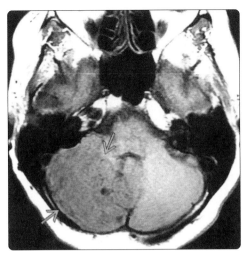
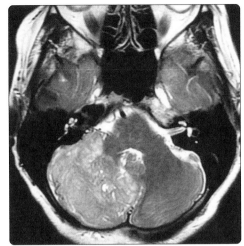

图 1-145　（左图）57 岁女性，头痛，轴位 T1WI 示右侧小脑半球➡及蚓部稍低信号肿块。（右图）同一患者的 T2WI 示肿块呈高信号，条纹状脑回样外观

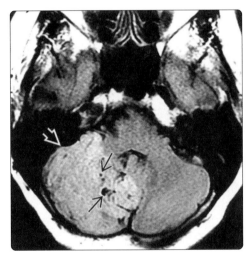
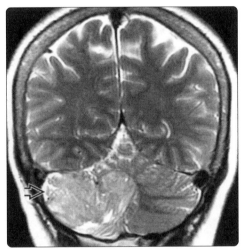

图 1-146　（左图）同一患者，轴位 FLAIR 示与左侧正常小脑半球相比，病变呈高信号➡。肿块内部分充满液体的囊肿信号被完全抑制，呈低信号➡。（右图）冠状位 T2WI 示病变呈条纹状及虎斑样外观。与左侧正常小脑半球相比，病变侧小脑半球叶片增宽➡

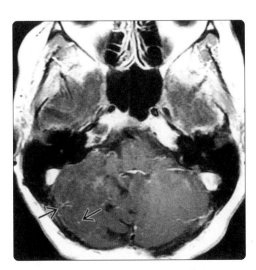
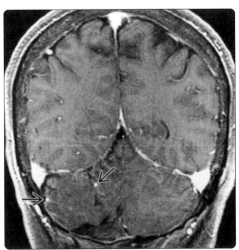

图 1-147　（左图）同一患者，增强 T1WIC+示肿块无明显强化，但其内可见点状和线状强化➡，提示为增粗的血管影。（右图）冠状位 T1WIC+FS 示肿块内部血管可见强化➡，而肿块本身并未强化。术前诊断为小脑肿瘤，活检病理证实为发育不良性小脑神经节细胞瘤（LDD）。进一步评估提示为考登病，需启动肿瘤监控机制

要　点

术语

- 以巨大或多发皮肤黑素细胞痣（multiple melano-cytic nevi，GCMN）为特征的先天性斑痣性错构瘤病，合并中枢神经系统黑素性病变
- 中枢神经系统疾病
  - 原发性柔脑膜黑素细胞瘤（leptomeningeal melanocytic neoplasms，LMN）
    - 可以为局限性（常为成人）或弥漫性（更常见于儿童）
    - 可以为良性或恶性
  - 柔脑膜黑素细胞增多症（leptomeningeal melano-cytosis，LM）：过多的良性黑素细胞聚集于柔脑膜[主要发生于儿童神经皮肤黑变病（neurocu-taneous melanosis，NCM）患者]
  - 柔脑膜黑素瘤（leptomeningeal melanoma，LMm）或黑素细胞增多症：柔脑膜恶性黑素瘤
- 遗传学研究显示 NCM 为 RSA 通路病变

影像

- GCMN+杏仁体、小脑及大脑皮层局灶性 T1 高信号
- GCMN+弥漫性柔脑膜强化

临床要点

- 诊断标准
  - 巨大或多发性（≥3）皮肤黑素斑
  - 儿童：身体斑块最大直径为 6cm，头部为 9cm
  - 皮肤黑素瘤仅见于良性脑膜病变患者
  - 柔脑膜黑素瘤仅见于良性皮肤病变患者
- 症状性 NCM 通常于 2~3 岁发病
- 无症状 NCM 患者：实质性黑素细胞增多症通常较为稳定
- GCMN（孤立性或 NCM）：5%~15%患者终身有恶变的风险（黑素瘤）

诊断纲要

- MR 检查正常并不能排除 NCM 的诊断
- 影像检查不能鉴别 LM 与 LMm

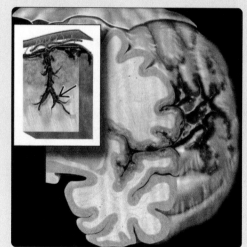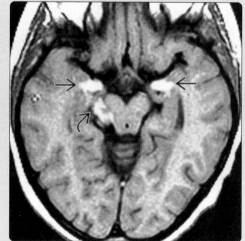

图 1-148　（左图）示意图示柔脑膜局灶性黑素沉积，插图示黑素沉积沿血管周围间隙◢蔓延至脑实质。（右图）6 岁男性，脑实质及柔脑膜黑变病，轴位 T1WI 示双侧杏仁核➡（提示脑实质受累）及右侧环池◿（提示柔脑膜病变）多发性局灶性 T1 值缩短（高信号）

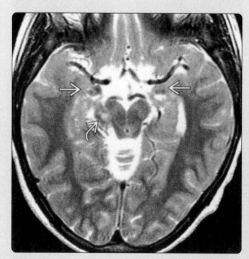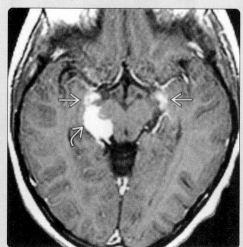

图 1-149　（左图）同一患者，轴位 T2WI 示杏仁体➡及环池➡内肿块 T2 值缩短（低信号）。注意：异常信号在 T2WI 成像更难显示。（右图）同一患者，轴位增强 T1WIC+示柔脑膜病变强化➡。脑实质内病变强化不明显➡，实际上是略有点不明显，正如增强后的常见病例

术语

缩写

- 神经皮肤黑变病(neurocutaneous melanosis,NCM)

定义

- 以巨大或多发皮肤黑素细胞痣(multiple melano-cytic nevi,GCMN)为特征的先天性斑痣性错构瘤病,合并中枢神经系统黑素性病变
  - 中枢神经系统疾病:实质型
    - 黑素瘤或黑素瘤病:良性黑素细胞局灶性聚集
    - 恶性黑素瘤(malignant melanoma,MM)或恶性黑素瘤病(malignant melanomatosis,MM)
  - 中枢神经系统疾病:柔脑膜型
    - 原发性柔脑膜黑素细胞瘤(leptomeningeal melanocytic neoplasms,LMN)
      □ 可以为局限性(常为成人)或弥漫性(更常见于儿童)
      □ 可以为良性或恶性
      □ 柔脑膜黑素细胞增多症(leptomeningeal melanocytosis,LM):过多的良性黑素细胞聚集在柔脑膜(主要发生于儿童 NCM 患者)
      □ 柔脑膜黑素瘤(leptomeningeal melanoma,LMm)或黑素细胞增多症:柔脑膜的恶性黑素瘤
  - 遗传学研究显示 NCM 为 RSA 通路病变

影像

一般特点

- 最佳诊断要点
  - GCMN+杏仁体、小脑或大脑皮层局灶性 T1 高信号
  - GCMN+弥漫性柔脑膜强化
- 部位
  - 实质型黑变病:杏仁体,小脑,脑桥基底部,丘脑及额叶基底部
  - LM 或 LMm:弥漫性柔脑膜受累,局灶性罕见
  - MM:最常见于颞叶
- 大小
  - 实质型黑变病:通常<1cm
  - MM:典型病例为数厘米大小
- 形态
  - 实质型黑变病:圆形或卵圆形,在皮层可见曲线状
  - LM 或 LMm:线形或结节状(大块状)
  - MM:体积常较大,圆形肿块
- 64%患者为症状性,NCM(MM,LMm,±LM)患者有脑积水
  - 交通性脑积水比非交通性脑积水常见
- 偶见蛛网膜囊肿
- 20%患者脊髓受累(柔脑膜强化,髓内/外囊肿,脊髓空洞症,蛛网膜炎)
- 黑素中的稳定自由基是形成 MR 信号的基础

CT 表现

- CT 平扫
  - 实质型黑变病:正常或高密度
  - MM:高密度肿块伴水肿;占位效应,常见坏死/出血
- 增强 CT
  - 实质型黑变病:无明强化
  - LM:柔脑膜正常或弥漫性强化
  - LMm:柔脑膜弥漫性强化
  - MM:显著强化,通常不均匀

MR 表现

- T1WI
  - 实质型黑变病:高信号
  - LM 或 LMm:脑沟/池呈正常,等或高信号
  - MM:混杂信号,常为高信号
- T2WI
  - 实质型黑变病:混杂信号,常为低信号;无水肿,占位效应
  - LM 或 LMm:脑沟/池呈正常,等或低信号
  - MM:混杂信号伴水肿,占位效应,常可见坏死和出血
- FLAIR
  - LM 或 LMm:柔脑膜不同程度高信号
- T2* GRE
  - 出血和黑素呈"开花征"
- T1WIC+
  - 实质型黑变病:无强化
  - LM:正常或弥漫性柔脑膜强化
  - LMm:弥漫性柔脑膜强化
  - MM:显著强化,通常不均匀

影像检查方法推荐

- 最佳影像检查
  - 脑和脊髓增强 MR 检查
- 检查方案推荐
  - 对于无症状性 GCMN 婴儿患者应进行 MR 筛查

鉴别诊断

T1 高信号肿块

- 脂肪瘤:化学移动伪影,位于脑实质外(蛛网膜下)
- 皮样囊肿:化学移动伪影,位于脑实质外,边界清楚,有占位效应
- 急性/亚急性期血肿:明显 T2 低信号,有占位效应及水肿,神经功能障碍
- 非黑素性出血性肿瘤:明显 T2 低信号,有占位效应及水肿

弥漫性柔脑膜强化

- 癌性脑膜炎/脑脊液播撒:已知恶性肿瘤病史,线状或结节状柔脑膜强化
- 感染性脑膜炎(常见细菌性、结核性、球孢子菌病):基底池线样强化,脑膜炎症状/体征,脑脊液培养阳性
- 非感染性炎症(结节病,韦格纳肉芽肿病):线状或结节状强化

病理

一般特点

- 遗传学
  - NCM 由 NRAS 第 61 位密码子于合子后突变所致

- 可以为局限性或弥漫性 LMN
- *BRAF* 突变可能在 NCM 的发病机制中也具有一定作用
- 合并异常
  - 与大脑发育不良有关(<10%)
    - 异常脑膜细胞可能与后脑发育不良有关
    - 大脑黑变病总与大脑发育不良同时出现
    - 偶尔可见 Dandy-Walker 畸形
- 胚胎学
  - 神经嵴起源于原始细胞迁移,分化为软脑膜和表皮基底层黑素细胞
  - 孕第 8～10 周表皮内可见黑素细胞
  - 孕第 23 周软脑膜内可见黑素细胞
- 解剖学
  - 黑素细胞通常存在于大脑凸面、基底,脑干腹侧,高颈段及腰骶段脊髓的软脑膜下
  - 黑素细胞通常围绕在血管周围但并不蔓延至血管周围间隙

分期、分级和分类

- 诊断标准
  - 巨大或多发性(≥3)皮肤黑色细胞痣
    - 儿童:身体最大直径为 6cm,头部为 9cm
    - 成人:最大直径为 20cm
  - 皮肤黑素瘤仅见于脑膜良性病变患者
  - 柔脑膜黑素瘤仅见于皮肤良性病变患者

大体病理及术中特征

- 实质型黑变病:脑内局灶性异常色素沉积
- LM/LMm:软脑膜出现黑素沉着、增厚
- MM:色素沉着性肿块,±坏死和出血
- GCMN:巨大或多发性色素沉着性多毛痣
  - 巨大痣占 66%(NCM 患者中)
    - 腰骶部出现率高于枕部及上背部
    - 头颈部受累占 94%
    - 皮肤痣直径≥50cm 患 NCM 风险最高
  - 多发皮肤痣占 34%

临床要点

临床表现

- 最常见症状体征
  - 颅内压增高(癫痫发作,呕吐,头痛,巨颅,第Ⅵ对脑神经麻痹,嗜睡)
    - 其他症状体征:
      - 局灶性神经功能障碍,精神异常罕见于青少年
- 临床特点
  - 无症状 GCMN 婴儿患者(实质型黑变病)
    - 实质型黑变病可能导致癫痫
  - 婴幼儿 GCMN+颅内压增高症状(LMm,±LMS,MM)
    - 组织学为良性疾病(LM)可能有症状
- 脑脊液(症状性 NCM):蛋白含量升高,葡萄糖含量减低,±良性或恶性黑素细胞

人口统计学

- 年龄

- 症状性 NCM 患者一般于 2～3 岁起病
- 流行病学
  - NCM:罕见,仅有 100 余例报道
  - GCMN:活产儿发病率 1∶20 000
    - 症状性 NCM<3% GCMN 患者
    - 大约 30% GCMN 实质型黑变病患者(症状性 NCM)

病程和预后

- 自然病史
  - 症状性 NCM:实质型黑变病常较稳定
    - 个案报道可能恶变、转化为 MM
  - GCMN(孤立性或 NCM):5%～15%患者终身有恶变的风险(黑素瘤)
- 预后
  - 无症状性 NCM:不明,有进展为症状性 NCM 的风险
  - 症状性 NCM:预后差;症状出现后中位生存期仅为 6.5 个月
    - 无论组织学上为良性(LM)或恶性(LMm,MM),预后均较差

治疗

- 无症状性 NCM:6 月龄后应进行 MR 筛查
- 症状性 NCM:脑积水分流术(应进行过滤防止腹膜种植转移)
  - 外科治疗,X 线放射治疗,全身或鞘内化疗
    - 仅能缓解症状,对 NCM 病程无显著改变

诊断纲要

影像解读要点

- MR 检查正常并不能排除 NCM 的诊断
- 影像检查不能鉴别 LM 与 LMm
  - 虽然症状性 LM 与 LMm 预后均较差,但两者并无临床相关性

参考文献

1. Araújo C et al: Giant congenital melanocytic nevi and neurocutaneous melanosis. Case Rep Med. 2015:545603, 2015
2. Küsters-Vandevelde HV et al: Primary melanocytic tumors of the central nervous system: a review with focus on molecular aspects. Brain Pathol. 25(2):209-26, 2015
3. Bekiesinska-Figatowska M et al: Neurocutaneous melanosis in children with giant congenital melanocytic nevi. Clin Imaging. 38(2):79-84, 2014
4. van Engen-van Grunsven AC et al: Update on Molecular Pathology of Cutaneous Melanocytic Lesions: What is New in Diagnosis and Molecular Testing for Treatment? Front Med (Lausanne). 1:39, 2014
5. Jain P et al: Encephalocraniocutaneous lipomatosis with neurocutaneous melanosis. J Child Neurol. 29(6):846-9, 2013
6. Kinsler VA et al: Multiple congenital melanocytic nevi and neurocutaneous melanosis are caused by postzygotic mutations in codon 61 of NRAS. J Invest Dermatol. 133(9):2229-36, 2013
7. Alikhan A et al: Congenital melanocytic nevi: where are we now? Part I. Clinical presentation, epidemiology, pathogenesis, histology, malignant transformation, and neurocutaneous melanosis. J Am Acad Dermatol. 67(4):495, 2012
8. Ramaswamy V et al: Spectrum of central nervous system abnormalities in neurocutaneous melanocytosis. Dev Med Child Neurol. 54(6):563-8, 2012
9. Acosta FL Jr et al: Neurocutaneous melanosis presenting with hydrocephalus. Case report and review of the literature. J Neurosurg. 102(1 Suppl):96-100, 2005

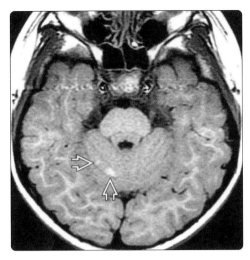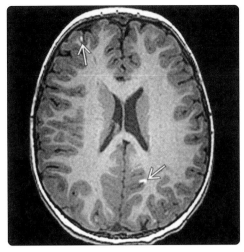

图 1-150 （左图）4 岁患儿，NCM，轴位 T1WI 示右侧小脑半球表面可见两处较小的 T1 高信号黑素沉积➡。（右图）轴位 T1WI 示大脑皮层可见两处局灶性异常高信号影➡，为 NCM 的皮层黑素细胞增多。给予顺磁性造影剂后，这些病变无明显强化，且短期随访病变稳定

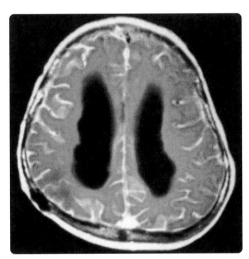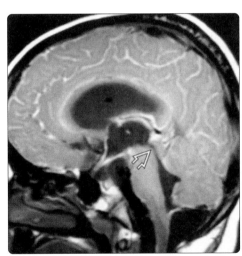

图 1-151 （左图）6 岁患儿，弥漫性神经皮肤黑变病，轴位 T1WIC+示软脑膜黑素沉积见于整个大脑表面，呈均匀一致显著强化。侧脑室可见中等及明显强化。（右图）同一患者，矢状位 T1WI 示中脑导水管通畅➡，基底池增宽。因而，脑积水为脑室外阻塞类型。柔脑膜可见弥漫性异常强化

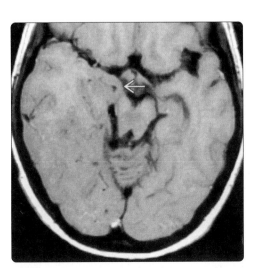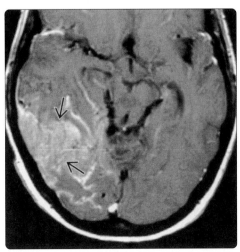

图 1-152 （左图）轴位 T1WI 示右侧颞叶后部及枕叶可见显著的占位效应，表面脑沟消失。海马沟回向内侧疝出➡，仅可见少量高信号影。手术证实为黑变病，通过血管周围间隙广泛累及脑部。（右图）同一患者，T1WIC+示明显强化的表浅肿块➡，肿块充满相邻的脑沟并向深部延伸至脑实质内

要 点

术语

- 典型的三联征为胼胝体发育不良、婴儿痉挛,脉络膜视网膜色素缺如,伴有其他重要特征时病情更为复杂

影像

- 胼胝体发育不良:完全性(70%),部分性(30%)
- 多小脑回:额叶或侧裂旁(约100%)
- 灰质异位:脑室旁(100%),皮层下(30%)
- 颅内囊肿:中线>脑室内;其他脑实质外的部位;脉络丛;脑实质内
- 眼缺损
- 脉络丛乳头状瘤
- 双侧大脑半球不对称
- 小脑半球或蚓部发育不全或不良

主要鉴别诊断

- 先天性弓形虫病
- 先天性巨细胞病毒感染

病理

- 女性;男性存在47(XYY)染色体异常
  - 可能为X染色体的新生突变
  - 显性遗传;男性杂合子具有致死性

临床要点

- 婴儿痉挛及其他早发型癫痫,一般较难控制
- 脉络膜视网膜色素缺损:唯一的可确诊疾病的特征(可能为单侧性)
- 91%患者神经功能小于1岁水平,21%不能行走,4%能够交流
- 多数因脊柱侧凸需行手术治疗

图 1-153　(左图)4岁女性患儿,Aicardi综合征及脉络膜视网膜色素缺失,矢状位T2FS示胼胝体完全性缺如及单支大脑前动脉➡。后脑区域可见一囊肿➡及窦汇区的抬高。小脑蚓部➡及顶盖➡发育不良。(右图)同一患者,正中矢状位旁层面T2WI示多发异位灰质结节凸入侧脑室内➡

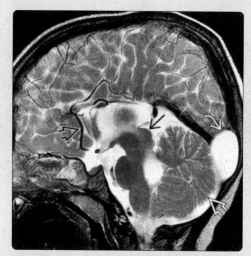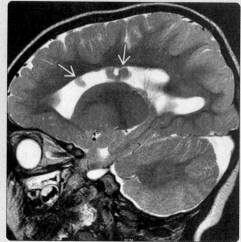

图 1-154　(左图)同一患者,冠状位T2FS示胼胝体发育不良的特征性"海盗头盔征"➡,可见严重脱髓鞘的Probst束➡,及其脑室旁多发异位灰质结节➡。(右图)同一患者,轴位DTI彩图示显著的、平行无交叉的绿色Probst束➡

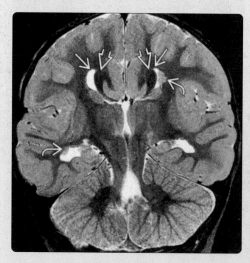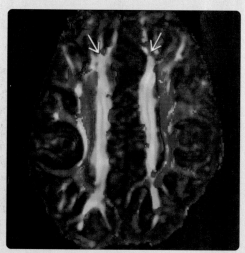

术语

缩写

- Aicardi 综合征(Aicardi syndrome,AIC)

定义

- 典型的胼胝体发育不全、婴儿痉挛,脉络膜视网膜色素缺失三联征

影像

一般特点

- 最佳诊断要点
  - 主要特征
    - 胼胝体发育不良:完全性(70%),部分性(30%)
    - 多小脑回畸形:额叶或侧裂旁(约100%)
    - 灰质异位:脑室旁(100%),皮层下(30%)
    - 颅内囊肿:中线>脑室内;其他脑实质外的部位;脉络丛;脑实质内
    - 眼缺损
    - 脉络丛乳头状瘤
  - 支持特征
    - 脊椎或肋骨的异常
    - 小眼畸形
    - 双侧大脑半球不对称
  - 其他据报道的神经系统影像表现
    - 小脑半球或蚓部的发育不全或不良
    - 小脑延髓池扩大
    - 顶盖体积增加
    - 视神经发育不全
    - 髓鞘形成延迟

影像检查方法推荐

- 最佳诊断工具
  - MR
- 检查方案推荐
  - 对于髓鞘化良好的大脑,采用容积 T1 序列
  - 对于婴幼儿,采用高分辨率 T2 序列
  - 采用增强扫描诊断脉络丛乳头状瘤

CT 表现

- CT 平扫
  - 无钙化

鉴别诊断

先天性弓形虫病

- 可见钙化,无多小脑回畸形及灰质异位

先天性巨细胞病毒

- 可见钙化,无灰质异位

其他遗传性综合征

- 与小眼畸形合并线性皮肤缺损(microphthalmia with linear skin defects,MLS)有部分共同特征,但眼部病变无色素缺失

病理

一般特点

- 病因
  - 尚不明
- 遗传学
  - 女性;男性存在 47(XYY)染色体异常
    - 常为起源于 X 染色体的新生突变
    - 显性遗传;男性半合子常为致死性
- 合并异常
  - 脊柱侧弯继发于肋椎骨异常,常需外科手术治疗
  - ±独特的面部表型,约 25% 患者可有小眼畸形
  - ±唇腭裂
  - 中枢神经系统以外良性或恶性肿瘤发生率可能增高
  - 血管畸形或肿瘤发生率可能增高

临床要点

临床表现

- 最常见症状体征
  - 婴幼儿痉挛及其他早发性癫痫,通常控制不佳
  - 脉络裂视网膜色素缺失:唯一的可确诊疾病的特征性改变(可为单侧性)
  - 大多数患者合并严重的智力运动发育迟滞

人口统计学

- 年龄
  - 主要见于婴幼儿,年龄范围从 3 天至 12 岁
- 性别
  - 几乎全部见于女性患者,罕见于男性(477,XXY)
- 流行病学
  - 男性具有早期致死性→自发性流产
  - 妊娠 6 个月后几乎全部为女性患者

病程和预后

- 平均生存期为 18.5±4 年

治疗

- 仅为对症治疗

参考文献

1. Lund C et al: Aicardi syndrome: an epidemiologic and clinical study in Norway. Pediatr Neurol. 52(2):182-6.e3, 2015
2. Crow YJ et al: Characterization of human disease phenotypes associated with mutations in TREX1, RNASEH2A, RNASEH2B, RNASEH2C, SAMHD1, ADAR, and IFIH1. Am J Med Genet A. 167A(2):296-312, 2015
3. Cuadrado E et al: Phenotypic Variation in Aicardi-Goutières Syndrome Explained by Cell-Specific IFN-Stimulated Gene Response and Cytokine Release. J Immunol. 194(8):3623-33, 2015
4. Kasasbeh AS et al: Palliative epilepsy surgery in Aicardi syndrome: a case series and review of literature. Childs Nerv Syst. 30(3):497-503, 2014
5. Pires CR et al: Aicardi syndrome: Neonatal diagnosis by means of transfontanellar ultrasound. World J Radiol. 6(7):511-4, 2014
6. Shetty J et al: Aicardi syndrome in a 47 XXY male - a variable developmental phenotype? Eur J Paediatr Neurol. 18(4):529-31, 2014
7. Steffensen TS et al: Cerebellar migration defects in aicardi syndrome: an extension of the neuropathological spectrum. Fetal Pediatr Pathol. 28(1):24-38, 2009
8. Hopkins B et al: Neuroimaging aspects of Aicardi syndrome. Am J Med Genet A. 146A(22):2871-8, 2008
9. Glasmacher MA et al: Phenotype and management of Aicardi syndrome: new findings from a survey of 69 children. J Child Neurol. 22(2):176-84, 2007
10. Grosso S et al: Aicardi syndrome with favorable outcome: case report and review. Brain Dev. 29(7):443-6, 2007
11. Palmér L et al: Aicardi syndrome: presentation at onset in Swedish children born in 1975-2002. Neuropediatrics. 37(3):154-8, 2006
12. Aicardi J: Aicardi syndrome. Brain Dev. 27(3):164-71, 2005

要 点

术语

- 利-弗劳梅尼综合征(Li-Fraumeni syndrome, LFS)
- 常染色体显性遗传性家族性癌症综合征
  - 75% LPS 患者有 *TP53* 肿瘤抑制基因突变导致肿瘤抑制基因功能丧失
  - 患者终身患软骨肉瘤、软组织肉瘤、白血病、乳腺癌、脑肿瘤,黑素瘤,肾上腺皮质肿瘤的风险均增加

影像

- 星形细胞瘤:大脑>小脑>脊髓
- 脉络丛癌:侧脑室>>第四脑室

主要鉴别诊断

- 可致家族性癌症的遗传性综合征,包括脑肿瘤
- 结节性硬化症
- von Hippel-Lindau 综合征

- 髓母细胞瘤
- 基底细胞痣综合征
- Turcot 综合征
- 神经纤维瘤病 1 型
- Carney 复合症
- 黑素瘤-星形细胞瘤综合征

病理

- P53:调节细胞凋亡及细胞周期重要转录因子,在肿瘤中经常可见发生突变
- 乳腺癌(24%~30%),软组织肉瘤(12%~18%),脑肿瘤(12%~14%),骨肉瘤(12%~13%),肾上腺皮质癌(6%)

临床要点

- 有发生其他原发性肿瘤的倾向
- 脑肿瘤:10 岁以前高发

图 1-155 (左图)38 岁女性,乳腺癌病史,头痛及视野缺损逐渐加重数月而就诊。CT 平扫示右枕部巨大高密度肿块➡️。(右图)同一患者,轴位 T1C+FS 示右枕部巨大肿块明显强化➡️

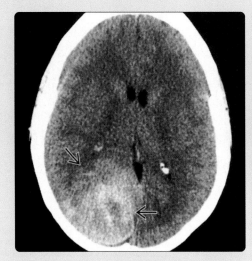
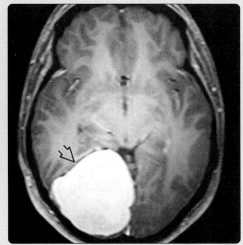

图 1-156 (左图)矢状位 T1C+FS 示紧邻硬脑膜的肿块,肿块边界清楚,明显强化➡️。(右图)术前轴位增强 SPGR 示沿小脑幕的轻微脑膜尾征➡️。术前诊断为脑膜瘤,手术病理证实。进一步评估提示 *TP53* 基因突变,进而诊断为利-弗劳梅尼综合征

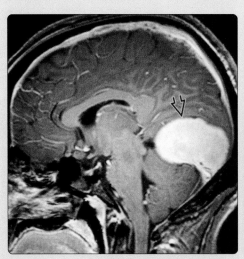
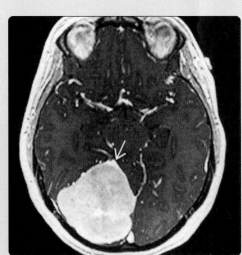

术语

缩写

- 利-弗劳梅尼综合征(Li-Fraumeni syndrome,LFS)
- Li-Fraumeni 样综合征(Li-Fraumeni-like syndrome,LFL)

同义词

- 肉瘤、乳腺癌、白血病及肾上腺综合征

定义

- 常染色体显性遗传性家族性癌症综合征
  - 患者终身患软骨肉瘤、软组织肉瘤,白血病、乳腺癌、脑肿瘤,黑素瘤,肾上腺皮质腺瘤的风险均增加
  - 75% LPS 患者有 TP53 肿瘤抑制基因突变导致肿瘤抑制基因功能丧失

影像

一般特点

- 最佳诊断要点
  - 中枢神经系统肿瘤患儿,有 2 个一级和二级亲属患有癌症
- 部位
  - 星形细胞瘤:大脑>小脑>脊髓
  - 脉络丛癌(choroid plexus carcinoma,CPC):侧脑室>>第四脑室

影像检查方法推荐

- 最佳诊断手段
  - 增强 MR

鉴别诊断

可致家族性癌症的遗传性综合征,包括脑肿瘤

- 神经纤维瘤病 1 型
  - 神经纤维瘤、视神经胶质瘤、星形细胞瘤
  - 横纹肌肉瘤、甲状旁腺腺瘤、嗜铬细胞瘤及其他肿瘤
- 结节性硬化症
  - 室管膜瘤、巨细胞性星形细胞瘤
  - 肾血管平滑肌脂肪瘤或肾癌
- 家族性视网膜和中枢神经血管母细胞瘤病(von Hippel-Lindau 综合征)
  - 血管母细胞瘤(小脑、脊髓)
  - 血管母细胞瘤(胰腺、肾脏);肾细胞癌、嗜铬细胞瘤、乳头状囊腺瘤(附睾)
- 基底细胞痣综合征
  - 髓母细胞瘤
  - 基底细胞痣/癌,卵巢癌
- Carney 复合症
  - 黑素性神经鞘瘤
  - 黏液瘤(眼睑,心房)、支持-间质细胞瘤、嗜铬细胞瘤、垂体腺瘤
- 黑素瘤-星形细胞瘤综合征
  - 大脑星形细胞瘤,其他中枢神经系统肿瘤
  - 皮肤恶性黑素瘤
- Turcot 综合征
  - 髓母细胞瘤、多形性胶质母细胞瘤,星形细胞瘤,室管膜瘤
  - 结肠癌、基底细胞癌、胃癌

病理

一般特点

- 病因
  - TP53 抑制基因(17p13)突变,常染色体显性遗传

分期、分级和分类

- LPS 临床诊断标准
  - 先症者在 45 岁之前诊断为肉瘤,以及一级或二级亲属在 45 岁前诊断为癌症,或者在任意年龄被诊断为肉瘤
  - 或者先症者患有多发性肿瘤(除多发性乳腺癌以外),其中两项在 LPS 疾病谱,且第一例在 46 岁前发病
  - 或者儿童时期肾上腺皮质癌(50%~100%患者具有潜在的 TP53 基因突变);其他提示性肿瘤,包括脉络丛癌、横纹肌肉瘤或儿童期多发癌症
- LFL:3 种不同方案;最有预测性的为 Chompet
  - 先症者在 36 岁之前患有肉瘤、脑肿瘤、乳腺癌或肾上腺皮质癌(adrenocortical carcinoma,ACC)
  - 且 1 个一级或二级亲属 46 岁前患癌症
  - 或先症者患有多发性原发肿瘤,其中两项为肉瘤、脑肿瘤、乳腺癌或者 ACC

大体病理及术中特征

- 乳腺癌(24%~30%),软组织肉瘤(12%~18%),脑肿瘤(12%~14%),骨肉瘤(12%~13%),ACC(6%)
- 少见肿瘤有:肺、造血系统、胃、结肠直肠,皮肤,卵巢

显微镜下特征

- 星形细胞瘤(50%),CPC(15%)
- 髓母细胞瘤、PNET 少见

临床要点

人口统计学

- 年龄
  - 脑肿瘤:10 岁以前高发
- 流行病学
  - LPS 患者 40 岁前患癌症概率为 50%,60 岁前患癌症概率为 90%
  - 女性终身患癌症的风险为 93%,男性为 75%

病程和预后

- 有发生其他原发性肿瘤的倾向

治疗

- 肿瘤完整切除±化疗
- 避免放疗:存在放射线诱发肿瘤的风险

诊断纲要

- 几乎所有 CPC 患者均有 P53 基因种系突变

参考文献

1. Schlegelberger B et al: A child with Li-Fraumeni syndrome: Modes to inactivate the second allele of TP53 in three different malignancies. Pediatr Blood Cancer. ePub, 2015
2. Monsalve J et al: Imaging of cancer predisposition syndromes in children. Radiographics. 31(1):263-80, 2011

要　点

影像

- 沿脑神经或外周神经(不包括第Ⅷ对脑神经)走行分布的多发边界清楚的有包膜占位病变
- 增强 MR 检查是神经鞘瘤病的主要影像检查手段

主要鉴别诊断

- 神经纤维瘤病 2 型(NF2)
- 散发性神经鞘瘤
- 神经纤维瘤病 1 型(NF1)
- 散发性神经纤维瘤

病理

- *SMARCB1* 基因的种系突变
  - 散发性患者(无症状性神经鞘瘤)未发现 *SMARCB1* 突变
  - NF2 患者未发现 *SMARCB1* 突变

临床要点

- 一般认为神经鞘瘤病发病率类似于 NF2(约为 1/40 000)
- 通常表现为疼痛,具有一定致残性
  - 与 NF2 不同,患者常表现为神经功能障碍
- 病变好发于 30~60 岁之间
  - NF1(一般在 10 岁以前确诊)
  - NF2(一般在 10~20 岁之间确诊)
- 正常预期寿命
  - NF2(预期寿命降低)

诊断纲要

- 在年龄大于 30 岁的患者中
  - 患有非前庭神经性多发神经鞘瘤
    - 考虑诊断为神经鞘瘤病
    - 建议行颞骨或内听道高分辨 MR 检查以筛查除外 NF2

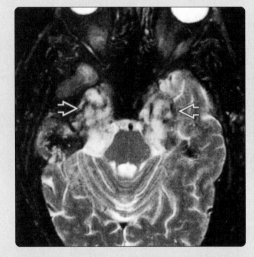
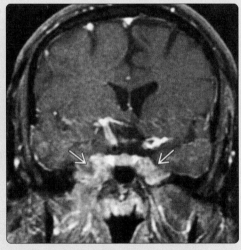

图 1-157　(左图)47 岁男性,神经鞘瘤病,轴位 T2WI 示双侧三叉神经团块状或梭形增粗,呈不均匀高信号➡,具有占位效应使脑桥轻度受压,信号未见明显异常。(右图)同一患者,冠状位 T1WIC+FS 示双侧三叉神经节类圆形强化团块影➡,病变通过扩大的卵圆孔浸润至颞骨下咬肌间隙。双侧内听道(未显示)正常

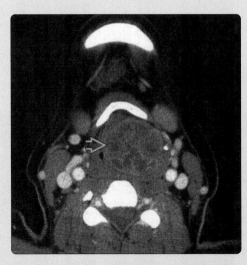
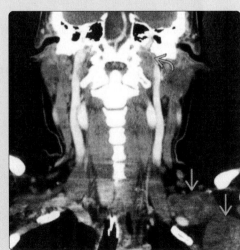

图 1-158　(左图)31 岁女性,神经鞘瘤病,颈部轴位增强 CT 示声门上喉室一边界清楚的黏膜下团块➡,病变有完整包膜,呈不均匀强化,几乎完全占据了声门气道。(右图)冠状位重建显示左侧臂丛神经➡及颈静脉孔➡另一处混杂密度团块影,符合该神经鞘瘤病患者的多发神经鞘瘤改变

术语

定义

- 神经鞘瘤病:起源于除前庭神经以外的周围神经系统的多发性神经鞘瘤

影像

一般特点

- 最佳诊断要点
  ○ 沿脑神经或外周神经(不包括第Ⅷ对脑神经)走行分布的多发边界清楚的有包膜占位病变

CT 表现

- CT 平扫
  ○ 相对于脑组织的等或稍高密度影
  ○ 观察病变对周围骨组织或者解剖孔道的影响
    - 平滑的扩大
    - 变薄硬化,或者呈"外科手术样"边缘
- 增强 CT
  ○ 不同程度强化,常表现为不均匀强化

MR 表现

- 依据 AntoniA 或 B 区的不同数量,不同 MR 序列的信号可变化多样
- T2WI,PD,FLAIR 及 STIR 序列上表现为高信号
- 增强 T1WI 序列上一般表现为不均匀明显强化

影像检查方法推荐

- 最佳诊断手段
  ○ 增强 MR 是神经鞘瘤病的主要影像检查手段

病理

一般特点

- 遗传学
  ○ 较为复杂,该病与 SMARCB1 的种系突变的相关性尚不明确,在散发性及无症状性神经鞘瘤患者未发现该突变
    - 22 号染色体上发现肿瘤抑制基因
    - 可能与病变组织中 SMARCB1 及 NF2 基因多次打击突变现象有关

分期、分级和分类

- 基线诊断标准(4 个标准均需满足)
  ○ 患者不符合现有的 NF2 诊断标准
  ○ MR 检查未发现前庭神经鞘瘤
  ○ 一级亲属中无 NF2 患者
  ○ 无已知的 NF2 相关基因突变
- 确定诊断
  ○ 年龄>30 岁,2 个或 2 个以上非皮内神经鞘瘤(其中 1 个经组织学确认);或者 1 个经组织学确认的神经鞘瘤,且一级亲属符合诊断标准
- 可能诊断
  ○ 年龄<30 岁,2 个或 2 个以上非皮内神经鞘瘤(其中 1 个经组织学确认);或者年龄>45 岁,2 个或 2 个以上非皮内神经鞘瘤(其中 1 个经组织学确认);或者有放射学证据支持神经鞘瘤,且一级亲属符合诊断标准
- 部分性神经鞘瘤病
  ○ 符合神经鞘瘤病确定诊断或可能诊断的诊断标准,但病变局限于一个肢体或 5 个及 5 个以下的脊髓节段

临床要点

临床表现

- 最常见症状体征
  ○ 疼痛,常为神经性疼痛,可为致残性
    - 与 NF2 相比,神经鞘瘤病患者常表现为神经功能障碍
  ○ 症状通常在 20~30 岁间出现
    - 相比而言,NF1 一般在 10 岁以内起病,NF2 一般在 10~20 岁之间起病

人口统计学

- 流行病学
  ○ 报道发病率为 1/1 700 000 ~ 1/40 000,可能接近 1/40 000(类似于 NF2)

病程与预后

- 患者预期寿命正常,不同于 NF2 患者的预期寿命缩短

治疗

- 疼痛症状应进行对症治疗
- 只有存在脊髓压迫症状或其他由神经鞘瘤导致的明确症状,才需要外科干预
- 没有放射治疗的指征,化疗指征也在改变

诊断纲要

注意

- 患者可能患有神经鞘瘤病,如果符合以下情况
  ○ 年龄>30 岁
  ○ >1 个神经鞘瘤
  ○ 无前庭神经鞘瘤

影像解读要点

- 如果患者小于 30 岁,尽量不要诊断神经鞘瘤病,因为前庭神经鞘瘤此时尚未形成
  ○ 随着患者年龄的增加,诊断神经鞘瘤病的可能性增高,而诊断 NF2 可能性降低

报告建议

- 对于年龄大于 30 岁患者,存在多发非前庭神经性神经鞘瘤,提示放射科医师应考虑神经鞘瘤病的诊断,建议进一步行颞骨或内听道高分辨 MR 检查以筛查除外 NF2

参考文献

1. Asai K et al: Familial schwannomatosis with a germline mutation of SMARCB1 in Japan. Brain Tumor Pathol. 32(3):216-220, 2015
2. Ioannidis P et al: Expanding schwannomatosis phenotype. J Neurooncol. 122(3):607-9, 2015
3. Koontz NA et al: Schwannomatosis: the overlooked neurofibromatosis? AJR Am J Roentgenol. 200(6):W646-53, 2013
4. Plotkin SR et al: Update from the 2011 International Schwannomatosis Workshop: from genetics to diagnostic criteria. Am J Med Genet A. 161(3):405-16, 2013
5. Hulsebos TJ et al: SMARCB1/INI1 maternal germ line mosaicism in schwannomatosis. Clin Genet. 77(1):86-91, 2010
6. Baser ME et al: Increasing the specificity of diagnostic criteria for schwannomatosis. Neurology. 66(5):730-2, 2006

第二章
创　伤

头部创伤概述

总论

流行病学　创伤是全球儿童和青年人最常见的致死与致残原因,而神经创伤又是绝大多数创伤患者预后不良的主因。在美国和加拿大,每年急诊收治的颅脑损伤患者超过800万例,占全部急诊患者的6%~7%。

绝大多数颅脑创伤患者属于轻微型或轻型损伤。轻微型颅脑损伤的定义是患者无神经系统功能异常改变或意识丧失(loss of consciousness,LOC)。轻型颅脑损伤或脑震荡则被界定为患者曾经发生LOC、记忆障碍或定向障碍,但就诊时运动和语言功能正常,Glasgow昏迷量表(Glasgow coma score,GCS)13~15分。

在所有的颅脑损伤患者中,大约10%的患者持续存在致命性的脑损伤。另外,还有5%~10%的神经创伤存活患者遗留永久性的严重神经功能缺损。很多患者只存在较为轻微的功能缺损("轻微型脑创伤"),而20%~40%的患者会遗留中等程度残疾。

颅脑损伤病因学与受伤机制

创伤性颅脑损伤(traumatic brain injury,TBI)的病因随患者年龄不同而变化。跌倒是4岁以下儿童患者和75岁以上老年患者TBI最主要的原因;枪击伤在青少年和青年男性中最为常见,但在其他人群中相对少见;交通事故伤则可以发生在任何年龄段,并且无性别差异。

TBI可以是枪弹伤,也可以是非枪弹伤。枪弹伤系由外物(例如子弹)穿通颅骨、脑膜和/或脑组织所致。

非枪弹伤性闭合性颅脑损伤(closed head injury,CHI)则由直接暴力或者穿通性损伤导致。非枪弹伤性CHI是神经创伤更常见的原因。高速碰撞事故会产生显著的加速力/减速力,使得大脑在颅腔内突然移动。脑组织与坚硬的颅骨和刀刃一样锋利的硬脑膜发生剧烈撞击,从而造成脑回挫伤。另外,旋转和角动量的骤然改变则会使长而易损的轴索发生变形、牵张和毁损,导致轴索损伤。

头部创伤分类

GCS是应用最广泛的脑创伤临床分级标准,基于睁眼反应、言语反应和肢体运动反应三个方面对患者进行评估。依据GCS评分,可以将TBI分为轻型(13~15分)、中型(9~12分)、重型(≤8分)。

从病因学的角度,TBI可以分为原发性和继发性损伤。原发性损伤发生于创伤初始,颅骨骨折、硬膜外和硬膜下血肿、脑挫伤、轴索损伤等都属于原发性损伤。继发性损伤则发生于创伤稍后一段时期,包括脑水肿、脑灌注异常和脑疝。颈内动脉、椎动脉、脑膜中动脉等大动脉,既有可能在创伤发生即刻遭受直接损伤,又有可能作为脑疝并发症之一遭受间接损伤。

急性头部创伤影像检查策略

影像检查在急性TBI患者的诊疗过程中至关重要。急诊影像检查的目标包括两个方面:①辨认出可以治疗的损伤;②发现并描述所存在的继发性损伤,例如脑疝综合征。

多排CT(multidetector row CT,MDCT)　MDCT是脑创伤影像检查的"主力",并且还在许多临床诊疗程序中被作为常规筛查手段。在可能的情况下,尽量获取起自枕骨大孔止于颅顶的薄层螺旋CT平扫数据,并进行软组织与骨两种算法重建。通过轴位原始数据重建冠状位和矢状位图像具有非常实用的价值,特别是在辨识薄层小脑幕旁硬膜下血肿的时候。另外,在PACS上(如果没有PACS,也可以是在胶片上)呈现软组织图像的"硬膜下"窗(例如窗宽150~200HU)也被高度推荐。而且,定位像作为影像检查的一部分也应该给予显示和评价估。

多发创伤患者的全身CT评估日益常见。分别采用软组织与骨两种算法进行多平面重建(通常包括冠状位和矢状位),所获得的脊柱重建图像也经常被作为创伤初期评估的组成部分。

CT血管造影(CT angiography,CTA)　CTA适用于颈部穿通伤、颈椎骨折/半脱位、横跨颈动脉管或硬脑膜静脉窦的颅底骨折、可疑血管夹层的评估。

MR　MR通常作为进一步的检查手段,最常用于脑损伤急性期后期或亚急性期。有助于检测局灶性/区域性/全脑性灌注改变,评估出血性和非出血性损伤的程度,以及判断长期预后。另外,对于临床或初期CT扫描可疑存在非意外性创伤者,也应考虑行MR检查。

影像检查适用标准

许多临床研究都试图明确"谁应该做影像检查,以及何时去做"。目前广泛应用于临床的急性头部创伤影像检查适用标准主要有三:美国放射学会(American College of Radiology,ACR)适用标准、新奥尔良标准(New Orleans criteria,NOC)和加拿大头颅CT准则(Canadian head CT rule,CHCR)。

美国放射学会编著并出版了最新版头部创伤影像检查适用标准。急诊平扫CT检查高度适用于存在局灶性神经功能障碍和/或其他危险因素的轻型/轻微型CHI患者,并且同样适用于2岁以下的儿童创伤患者。

大约 6%~7% 的轻微型颅脑损伤患者头颅 CT 扫描会有阳性发现；其中多数患者还有头痛、呕吐、药物或酒精中毒、癫痫发作、短程记忆障碍及锁骨水平以上的创伤体征。对于上述病例，以及 60 岁以上的老年患者和 2 岁以下的儿童患者，均应进行 CT 检查。

如果颅脑损伤患者突然出现临床情况恶化，无论最初影像发现如何，都应该进行 CT 复查。脑内或脑外血肿延迟性进展或增大发生在创伤事件发生后 36h 内者最为典型。

颅底和面部创伤概述

涉及颅底(base of skull,BOS)的骨折可以是小的单纯线形骨折，也可以大至累及面颅骨的复杂损伤。颅底骨折通常合并颅内损伤，例如脑挫伤、脑内和脑外血肿、血管或脑神经损伤等。颅底和/或面部创伤患者影像检查的目的是确认骨折的位置和程度，并且明确关键组织结构的相关损伤。准确的影像判读还有助于手术方案的制定，以及并发症的预防，例如脑脊液漏。

颅底创伤

前颅底(anterior skull base,ASB)骨折　前颅底创伤经常合并鼻窦和/或眼眶损伤，大多数患者都有面部骨折。影像检查需要确定骨折是否累及筛板、额窦、眶尖或视神经管。

中颅底(central skull base,CSB)骨折　中颅底创伤可以存在颈内动脉、第 Ⅲ、Ⅳ、Ⅵ 对脑神经和/或三叉神经分支损伤。影像检查需要涵盖蝶骨、斜坡、海绵窦和颈动脉管。

颞骨(temporal bone,T-bone)骨折　颞骨骨折可以平行(纵向)或垂直(横向)于岩嵴走行。其中纵向骨折更为常见，多横跨乳突和中耳腔，经常侵及听小骨，并且延伸至颞骨鳞部。横向骨折则常常累及内耳，并且延伸至枕骨。

影像评估需要包括听小骨链的完整性、内耳和/或面神经管受累情况，以及是否侵及颞骨盖(顶)。

后颅底(posterior skull base,PSB)骨折　枕骨骨折可以是孤立的，也可以合并颞骨岩部横向骨折。后颅底骨折有可能累及横窦或乙状窦、颈静脉孔和舌下神经管。后颅底创伤患者还经常存在颅颈交界区损伤。

面部创伤

眼眶骨折　眼眶骨折分为两种类型：①累及眶壁/缘的骨折；②所谓的爆裂骨折。爆裂骨折可能累及眶底(下壁爆裂)或筛骨(内壁爆裂)，但是眶缘完

好。影像检查需要明确：①是否存在其他的眼眶或面部骨折；②是否存在下直肌±内直肌及脂肪的嵌顿。

面颅骨骨折(Le Fort 骨折)　Le Fort 骨折分为三型：Le Fort Ⅰ 型是指累及梨状孔横贯上颌骨的水平骨折；Le Fort Ⅱ 型是指累及鼻额缝、眶下缘、眶内壁、眶底和颧上颌缝的锥形骨折；Le Fort Ⅲ 型，又称颅面分离，骨折起自鼻额缝，并向两侧延伸至眶壁和颧弓。全部三型 Le Fort 骨折均累及翼突板，并且通常同时存在多种类型的面颅骨骨折。

颧上颌骨骨折　颧弓突出的位置致使其容易遭受创伤。颧上颌复合体(zygomaticomaxillary complex,ZMC)骨折，曾经也称"三脚架骨折"，涉及四个关节和五种不同类型的骨折。ZMC 骨折的影像检查需要明确骨折移位或粉碎的情况、是否累及眶底/眶尖和/或筛骨纸样板，以及眶外壁移位程度。

复杂面中部骨折　复杂面中部骨折，或称"面颅骨粉碎性骨折"，是指无法被分类为某一特定类型的多发面部骨折。明确是否存在面中部后移非常重要，因为这是一种严重影响面容美观的损伤。另外，眼眶和/或颅面部相关损伤也必须详细描述。

鼻眶筛(nasoorbitoethmoid,NOE)骨折　NOE 骨折可能会破坏内眦韧带并延伸至泪器。而且，需要辨认移位或粉碎的骨折片是否嵌入到筛骨，甚至颅前窝。

下颌骨骨折　下颌骨骨折可以发生在下颌体，也可以发生在下颌支。下颌骨本质上起到了"骨环"的作用，常见多发骨折，通常累及双侧。需要明确骨折的位置、骨折片移位的程度和方向，以及评估是否存在髁突半脱位或脱位。另外，还要明确下牙槽神经管和牙齿是否受累。

脊柱脊髓创伤概述

急性脊柱损伤影像检查方法

虽然 X 线摄影仍被用于脊柱评估，但是 MDCT 已经成为快速评估可疑脊柱损伤患者的常用方法。对于中重型损伤患者，越来越常见的做法是首先采集大量基础数据，然后按照颈椎、胸椎、腰椎的顺序依次予以评价，另外还要同时关注胸腔、腹腔、盆腔的伤情。

通过薄层轴位数据重建矢状位和冠状位图像并不困难，通常采用骨和软组织两种算法进行图像重建。如果存在血管损伤的风险(例如跨越颈动脉管或硬脑膜静脉窦的颅底骨折、贯穿横突孔的颈椎骨折、后方结构半脱位等)，需要增加 CTA 检查。对于可疑韧带复合体损伤、创伤性椎间盘突出或脊髓损伤的患者，急诊 MRI 检查则尤其实用。

脊柱骨折分类

颅脊交界区损伤　可疑颅脊交界区(craniovertebral junction,CVJ)损伤患者的初步评估应该首先聚焦于识别颅颈交界区关节排列异常,然后再描述特定的骨折。根据损伤平面和类型,以及潜在的脊柱失稳,可以将颅脊交界区损伤进行分类。虽然详尽的分类描述并非本书关注的重点,但是仍需对以下几类骨折进行简要介绍。

寰椎骨折　通常累及后弓。Jefferson骨折则是垂直压缩型骨折,表现为前后弓均碎裂,并且呈放射状移位。若两侧侧块移位距离之和大于7mm(相对于枢椎侧块),则提示横韧带断裂和潜在的关节失稳。

齿状突骨折根据解剖学特征被分为三型:Ⅰ型为齿突尖撕脱,Ⅱ型为枢椎椎体上方的寰椎横韧带沟骨折,Ⅲ型骨折则发生在枢椎椎体上半部分。齿状突骨折特别好发于跌落伤的高龄骨质疏松患者。

颈椎骨折分类　根据可能的损伤机制,从功能学的角度对颈椎骨折进行了分类。颈部过屈导致的损伤既包括简单的压缩性骨折和"铲土者骨折"(C7-T1棘突撕脱),也包括一些不稳定性损伤,例如后方韧带断裂引起的前方半脱位、双侧关节突关节脱位和屈曲泪滴样骨折。

在颈椎过屈并旋转型损伤中,常见单侧关节突关节脱位(合并或不合并骨折),典型表现为椎骨前移不超过椎体前后径的50%。而过伸并旋转型损伤则会导致关节突骨折。

颈椎垂直压缩型损伤可以导致Jefferson骨折。颈椎"爆裂"骨折则致使中柱受累,以及骨折片后突至椎管内。

胸腰椎骨折分类　胸腰椎骨折的分类系统众多。逐渐获得普遍认可的胸腰椎损伤分类和严重程度评分(thoracolumbar injury classification and severity score,TLICS)针对损伤机制、后方韧带复合体的完整性和神经功能状态分别进行评分,然后将各项分值汇总,再应用TLICS总分指导治疗。

轻型颅脑损伤新奥尔良标准

如果 GCS 评分 15 分+以下任何一条,则有 CT 检查指征
头痛
呕吐
年龄>60 岁
中毒(药物、酒精)
短程记忆障碍(顺行性遗忘)
锁骨水平以上的明显创伤
癫痫发作

胸腰椎损伤严重程度评分

描述		修饰语	分数
损伤机制			
	压缩		
		单纯性	1
		侧方成角 >15°	1
		爆裂性	1
	移位/旋转		3
	牵张		4
后方韧带复合体			
	未受损		0
	可疑/不确定的损伤		2
	受损		3
神经功能状态			
	神经根受累		2
	脊髓、圆锥受累(不完全)		3
	脊髓、圆锥受累(完全)		2
	马尾神经受累		3

评分是以上三个部分分值的总和。评分≤3分建议非手术治疗,评分≥5分建议手术治疗,而评分4分的患者则需要根据具体病情在两者之间作出选择。在损伤机制上,需要就最严重的程度进行评分,并且不同的损伤类型可以叠加评分。举例而言,无成角的爆裂性牵张损伤的评分即为1(单纯性压缩)+1(爆裂性)+4(牵张)=6分。修订自Vaccaro AR et al:Reliability of anovel classification system for thoracolumbar injuries:the Thoracolumbar Injury Severity Score. Spine(Phila Pa 1976). 31(11Suppl):S62-9; discussion S104,2006。

参考文献

1. Gordic S et al: Whole-body CT-based imaging algorithm for multiple trauma patients: radiation dose and time to diagnosis. Br J Radiol. 88(1047):20140616, 2015

2. Mietto BS et al: Neurotrauma and inflammation: CNS and PNS responses. Mediators Inflamm. 2015:251204, 2015

3. Readdy WJ et al: A review and update on the guidelines for the acute non-operative management of cervical spinal cord injury. J Neurosurg Sci. 59(2):119-28, 2015

4. Furlow B: Computed tomography imaging of traumatic brain injury. Radiol Technol. 84(3):273CT-94CT, 2013

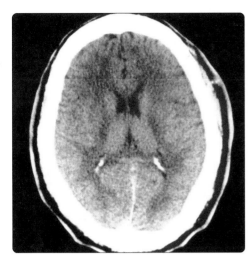 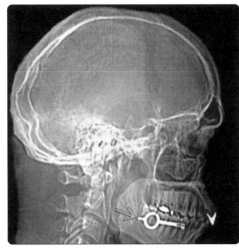

图 2-1 （左图）疑似头部创伤的囚犯。CT 平扫未见明显异常。（右图）同一患者。定位像可见口内异物➡（手铐钥匙）。该囚犯为诈伤并计划逃脱，但被放射科医生报告给守卫，而挫败其计划。该病例阐明了查阅患者定位像的重要性，特别是因创伤而检查的患者（Courtesy J. A. Junker, MD）

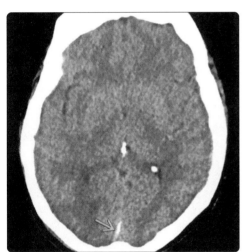 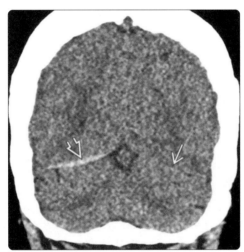

图 2-2 （左图）64 岁女性患者，平地跌伤。轴位CT 平扫仅见邻近大脑镰和窦汇的线样高密度影➡，扫描结果最初被认定为正常。（右图）同一患者。通过 CT 平扫轴位原始数据重建生成冠状位图像，可见薄层小脑幕旁急性硬膜下血肿➡，与左侧几乎不可见的正常小脑幕形成明显对比➡

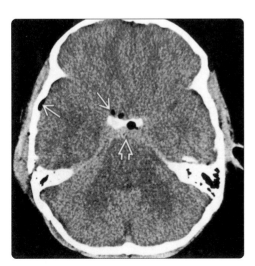 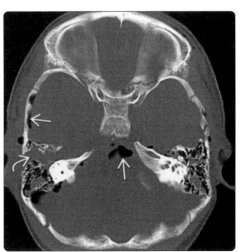

图 2-3 （左图）3 岁男性患儿，重型头部创伤。CT平扫示脑肿胀，伴全部脑沟和蛛网膜下池消失、颅内积气（"气颅"）➡和蛛网膜下腔出血➡。（右图）同一患者。CT 骨窗显示出明确颅内积气➡存在原因的重要性，可见患儿存在多发颅骨骨折，包括贯穿含气的右侧颞骨的纵行骨折➡

图2-4 （左图）冠状位图像所示三条标注线对Le Fort骨折的三种经典类型进行了演示。Le Fort Ⅰ型（绿线），骨折线累及上颌骨和梨状孔。Le Fort Ⅱ型（红线），又称锥形骨折，骨折线向上延伸跨越上颌骨，并且贯穿眶下缘和鼻骨。Le Fort Ⅲ型（黑线），又称颅面分离，骨折线向两侧延伸穿越眼眶和颧弓。（右图）3D CT图像示横贯上颌骨牙槽突和鼻腔的Le Fort Ⅰ型骨折➩

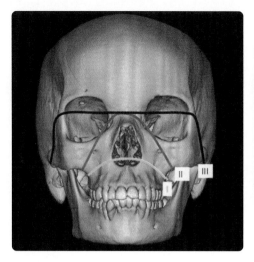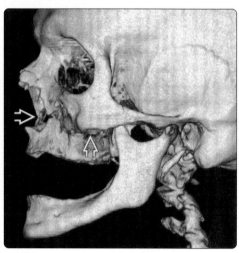

图2-5 （左图）矢状位重建CT骨窗图像所示为Le Fort Ⅰ型骨折，骨折线自上颌骨牙槽突➩延伸至上颌窦后壁和翼突板➥。（右图）3D CT图像可见骨折线横贯鼻额缝➩并斜向下方贯穿眶下缘➩的Le Fort Ⅱ型骨折，以及同时存在的骨折线穿越上颌骨牙槽突和鼻腔的Le Fort Ⅰ型骨折➩，另外还有无移位的下颌骨骨折➩。同一患者存在多种类型的面部骨折是比较常见的

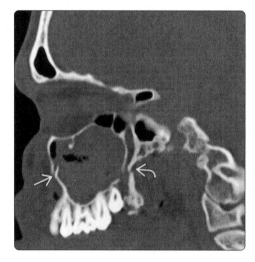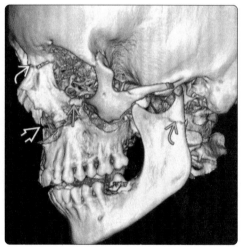

图2-6 （左图）3D CT图像示同时存在额鼻缝分离➩、眶壁骨折➩和颧额缝分离➩的Le Fort Ⅲ型骨折。（右图）复杂面中部"粉碎性"损伤患者。轴位CT骨窗图像示鼻骨与筛骨粉碎性凹陷骨折➩、上颌窦骨折➩和颧骨骨折➩

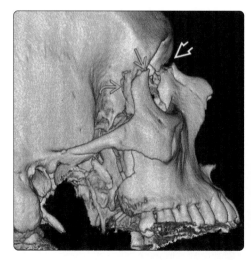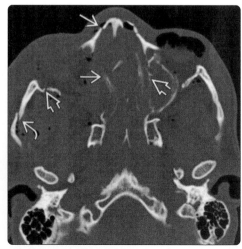

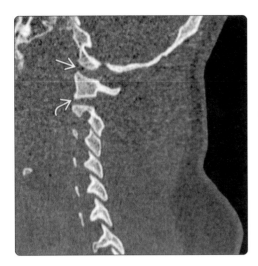 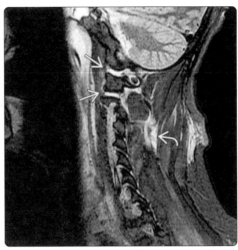

图2-7　（左图）矢状位重建CT骨窗图像示颈椎前后排列正常。然而,可见枕髁与寰椎侧块之间的距离增大➡,以及寰枢关节间隙增宽➡。（右图）同一患者。矢状位STIR扫描表明MR能够更清晰地显示软组织损伤,可见寰枕关节与寰枢关节间隙增宽,其内呈高信号➡,以及C2-C4水平后方韧带损伤➡

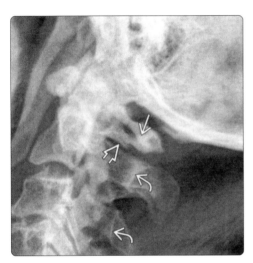 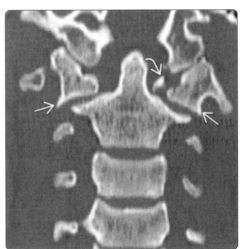

图2-8　（左图）高颈段X线侧位像示颈椎排列异常,寰椎棘突椎板线➡位于枢椎和C3棘突椎板线➡的前方。跨越寰椎后弓的透亮影即为骨折线➡。（右图）冠状位重建CT骨窗图像示双侧寰椎侧块的冠状移位➡。同时可见横韧带结节撕脱形成的骨折片➡

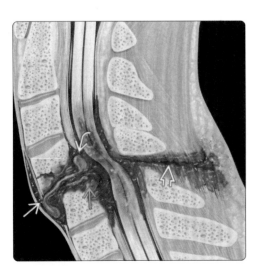 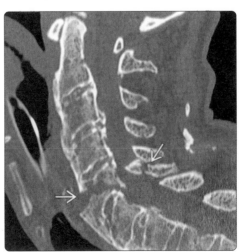

图2-9　（左图）矢状位示意图所示为不稳定性颈椎过屈型损伤,表现为前纵韧带➡、后纵韧带➡和棘间韧带➡断裂、创伤性椎间盘突出➡、硬脊膜外血肿和脊髓损伤。（右图）罹患颈椎骨折的强直性脊柱炎患者。矢状位重建CT骨窗图像能够很好地显示骨损伤➡,但是不能显示软组织损伤的程度。MR可以作为多平面CT的补充

要 点

影像

- 新生儿头颅血肿
  - 骨膜下血肿
  - 位于颅骨外板和骨膜之间
  - 不跨越骨缝
  - 通常是单侧小血肿,能自行吸收
- 帽状腱膜下血肿
  - 位于枕额肌腱膜(帽状腱膜)之下
  - 不被骨缝所局限
  - 可能变得非常大
  - 可以蔓延至整个颅顶部
- 骨折
  - 颅顶部骨折几乎都合并被覆头皮的血肿
  - 颅底骨折(颞骨、斜坡、鼻旁窦等):需要明确是否延及动静脉血管走行部位

主要鉴别诊断

- 血管沟
- 骨缝
- 静脉湖
- 蛛网膜颗粒
- 缝间骨

临床要点

- 新生儿头颅血肿
  - 新生儿发生率为 1%
  - 通常因器械助产所致
  - 主要依靠临床诊断;很少使用影像检查手段
- 帽状腱膜下血肿
  - 常见于头部创伤
  - 发生于各年龄段
  - 新生儿巨大型扩展性血肿可能危及生命

图 2-10 (左图)示意图所示为新生儿颅骨,包括前囟、冠状缝、额中缝和矢状缝。胎头血肿➡位于骨膜下,呈局灶性,被骨缝所局限。帽状腱膜下血肿➡发生于帽状腱膜之下,范围广泛,不被骨缝所局限。(右图)新生儿产伤。CT 骨窗示线形颅骨骨折➡和位于顶骨上方的胎头血肿➡,可见该胎头血肿并未跨越矢状缝➡

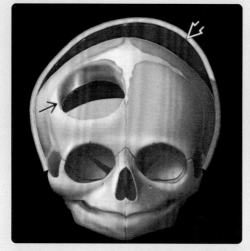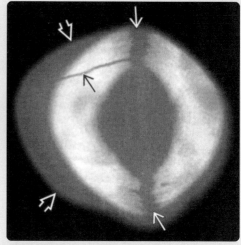

图 2-11 (左图)CT 骨窗示矢状缝分离性骨折➡,以及蔓延至整个颅顶部的巨大型帽状腱膜下血肿➡。患儿上矢状窦破裂,软组织窗可见颅内积血,为顶部静脉源性硬膜外血肿。(右图)遭受虐待的婴幼儿患者。T2WI 示巨大的混合性急性/亚急性帽状腱膜下血肿➡,血肿跨越骨缝,蔓延至面部/眼眶

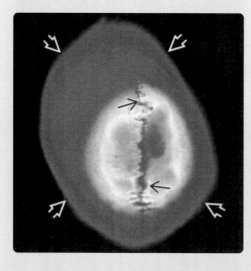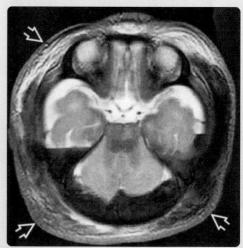

术语

同义词

- 头皮肿胀、软组织肿胀、头皮血肿

定义

- 头皮损伤：裂伤、血肿
  - 裂伤：局灶性头皮不连续
    - 长度与厚度各异
    - 常见异物和皮下积气
- 颅骨损伤：骨折

影像

一般特征

- 最佳诊断要点
  - 颅骨骨折与正常结构（例如骨缝或血管沟）：颅骨骨折几乎都合并被覆头皮的"肿块"
  - 区分以下两型头皮血肿非常重要
    - 胎头血肿
    - 帽状腱膜下血肿
- 部位
  - 新生儿头颅血肿
    - 骨膜下血肿
      □ 位于颅骨外板和骨膜之间
      □ 骨膜隆起
      □ 不跨越骨缝
      □ 颅外血肿，但是等同于颅内硬膜外血肿
      □ 通常是单侧的
  - 帽状腱膜下血肿
    - 血肿位于枕额肌腱膜（帽状腱膜）之下
    - 位于骨膜之外
    - 不被骨缝所局限
  - 骨折
    - 颅顶部
      □ 几乎都合并被覆头皮的血肿
    - 颅底（包括乳突、鼻旁窦）
      □ 颞骨、蝶骨、斜坡等
      □ 需要明确是否延及动静脉血管
      □ 走行部位
- 大小
  - 新生儿头颅血肿
    - 罕见较大的血肿（受限于骨膜）
  - 帽状腱膜下血肿
    - 可以很广泛，甚至危及生命
    - 不被骨缝所局限
    - 通常是双侧的，经常弥漫性蔓延至整个颅顶部
  - 骨折
    - 大小不一
    - 单纯性，或粉碎性
    - 闭合性，或开放性
- 形态
  - 胎头血肿
    - 圆形
    - 半圆顶形

- 帽状腱膜下血肿
  - 较弥散、边界不清
  - 通常遍及颅顶部，非局灶性
- 骨折
  - 线形：边缘锐利
    □ 颅中窝是最常见的部位
  - 凹陷性：骨折片向内陷入
  - 隆凸性：骨折片隆起，常伴旋转移位
  - 分离性：骨缝或软骨连结增宽
    □ 通常合并蔓延至相邻骨缝的颅骨线形骨折
    □ 创伤性骨缝分离常见于严重颅底骨折患儿
  - "生长性"：创伤性柔脑膜囊肿
    □ 蛛网膜及挫伤脑组织经硬脑膜裂口疝出
    □ 导致颅脑破坏
    □ 生长性颅骨骨折的骨折缝随时间缓慢增宽
    □ 可在创伤后数月或数年内持续存在

X线表现

- X线检查在头部创伤现代影像学中无明确作用

CT表现

- 头皮损伤
  - 胎头血肿
    - 局限于骨缝的单侧头皮肿块
    - 慢性胎头血肿可有钙化
  - 帽状腱膜下血肿
    - 广泛的软组织肿块
    - 可能蔓延至整个颅顶部
- 颅骨骨折
  - 线形颅骨骨折
    - 边缘锐利的透亮线
  - 凹陷性颅骨骨折
    - 破入颅内的粉碎性骨折片
  - 隆凸性颅骨骨折
    - 隆起和旋转移位的颅骨骨折片
  - 分离性颅骨骨折
    - 增宽的骨缝或软骨连结
    - 经常合并线形颅骨骨折
  - "生长性"颅骨骨折
    - 急性期难以发现
    - 逐渐扩大的、难以愈合的骨折
    - 边缘呈圆形或扇形的透亮病变
    - 脑脊液和软组织嵌入不断增宽的骨折缝
    - 常见脑软化

MR表现

- 用于评估并发症，而非急性期表现

血管造影表现

- 如果存在以下情况，考虑CTA/MRA检查
  - 骨折累及颈动脉管或硬脑膜静脉窦
  - 存在斜坡骨折
    - 与神经血管损伤高度相关
  - 存在高风险的颈部损伤
    - 颈椎骨折和/或脱位
    - 牵拉性损伤

－ 颈部穿通创伤

影像检查方法推荐

- 最佳影像检查
  - CT 平扫
    - 同时获取软组织和骨两种算法的重建图像
    - 对于复杂颅底骨折,需行薄层多平面重建
    - CT 3D 表面遮盖显示(shaded surface display, SSD)
      □ 对于凹陷性和分离性骨折尤其实用
      □ 存在复杂面部骨折时同样有帮助
  - CTA(用于高风险的损伤)
- 检查方案推荐
  - MR
    - T2*(GRE/SWI)可用于出血的诊断
    - DWI 可用于缺血性并发症的评估

鉴别诊断

正常结构

- 血管沟
  - 骨皮质边缘完好
  - 不像线形颅骨骨折那样锐利或透亮
  - 无邻近的头皮血肿
- 骨缝
  - 位于可预见的位置(冠状缝、矢状缝、乳突缝等)
  - ≤2mm 并且无邻近的线形颅骨骨折
  - 骨皮质致密
  - 不如骨折线清晰
- 静脉湖、蛛网膜颗粒
  - 位于可预见的位置
    - 矢状窦旁
    - 邻近硬脑膜静脉窦,或位于其内
  - 通常与血管走行部位相连
  - 圆形/椭圆形
  - 骨皮质光滑完整

正常变异

- 缝间骨
  - 常见(50%的儿童不止一处)
  - 罕见情况:成骨不全症
  - 典型部位(例如人字缝)
  - 无被覆软组织的损伤

临床要点

临床表现

- 最常见的症状体征
  - 头皮肿胀
  - 颅脑损伤患儿与颅内损伤相关的质软的("沼泽样")头皮血肿
- 其他症状体征
  - 根据脑损伤的类型和程度而不同

病因学与流行病学

- 胎头血肿
  - 新生儿发生率为 1%

  - 通常与产伤相关
    - 器械助产
    - 抑或胎头吸引辅助分娩
- 帽状腱膜下血肿
  - 常见于头部创伤
  - 发生于各年龄段
- 骨折
  - 线形
    - 冲击力较小的损伤
    - 接触面积相对较大
  - 凹陷性
    - 冲击力大、能量高的直接击打
      □ 通常是钝器
    - 暴力呈离心式向外辐射
    - 接触面积较小

病程和预后

- 胎头血肿
  - 主要依靠临床诊断;很少使用影像检查手段
  - 通常无须处理,可自行吸收
  - 偶尔会发生钙化,形成可触及的硬块
  - 罕有并发症
- 帽状腱膜下血肿
  - 婴幼儿巨大型扩展性血肿可能危及生命
- 骨折
  - 通常自行愈合
  - 并发症
    - 血管损伤
    - 硬脑膜/蛛网膜撕裂,伴或不伴脑脊液漏
    - 脑神经损伤
    - 柔脑膜囊肿(罕见)

诊断纲要

注意

- 如果血管损伤的风险偏高,需要考虑 CTA/MRA 检查
  - 骨折线经过血管走行部位、硬脑膜静脉窦等

影像解读要点

- 线形骨折与正常结构(例如骨缝或血管沟):被覆软组织无肿胀者,罕有颅骨骨折

参考文献

1. Dayan PS et al: Risk of traumatic brain injuries in children younger than 24 months with isolated scalp hematomas. Ann Emerg Med. 64(2):153-62, 2014
2. Towards evidence-based emergency medicine: Best BETs from the Manchester Royal Infirmary. BET 1: What is the significance of a 'boggy' (soft) scalp haematoma in head-injured children? Emerg Med J. 31(1):78-9, 2014
3. Kichari JR et al: Massive traumatic subgaleal haematoma. Emerg Med J. 30(4):344, 2013
4. Marti B et al: Wormian bones in a general paediatric population. Diagn Interv Imaging. Epub ahead of print, 2013
5. Kim YI et al: Clinical comparison of the predictive value of the simple skull x-ray and 3 dimensional computed tomography for skull fractures of children. J Korean Neurosurg Soc. 52(6):528-33, 2012
6. Ciurea AV et al: Traumatic brain injury in infants and toddlers, 0-3 years old. J Med Life. 4(3):234-43, 2011
7. Werner EF et al: Mode of delivery in nulliparous women and neonatal intracranial injury. Obstet Gynecol. 118(6):1239-46, 2011
8. Sillero Rde O: Massive subgaleal hematoma. J Trauma. 65(4):963, 2008

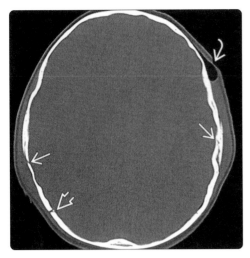

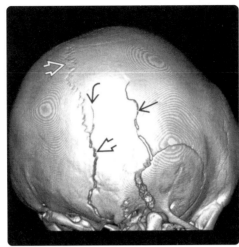

图 2-12 （左图）CT 骨窗示头皮裂伤➡️和被覆于双侧线形颅骨骨折之上的软组织肿胀➡️，以及右侧人字缝➡️分离。（右图）同一患者。3D 表面遮盖显示可见右侧颅顶部线形颅骨骨折➡️。而另一个处线形骨折➡️蔓延至右侧人字缝，导致分离性骨折➡️，而骨折线上方的人字缝➡️则显示正常

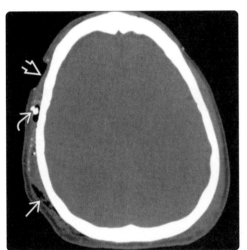

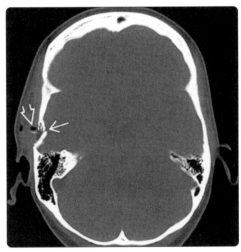

图 2-13 （左图）头部创伤患者，因在碎石路上未戴头盔骑行而致伤。CT 平扫示头皮裂伤伴撕脱➡️、大量皮下积气➡️，以及多发高密度异物影➡️（"路疹"）。（右图）轴位 CT 平扫骨算法重建及宽窗显示可见累及右侧颞骨鳞部的凹陷性粉碎性颅骨骨折➡️，被覆于骨折之上的皮下积气➡️和软组织血肿

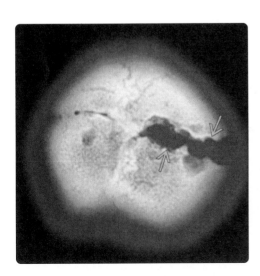

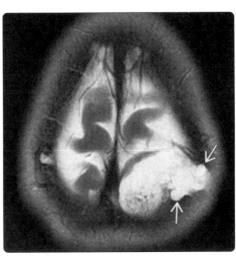

图 2-14 （左图）"生长性"颅骨骨折患者。轴位 CT 平扫示骨折缝增宽且边缘呈扇形➡️。（右图）同一患者。轴位 T2WI 示脑脊液呈分叶状积聚➡️，填充于"生长性"骨折缝中。脑脊液搏动致使骨折缝逐渐增宽并形成扇形边缘

要 点

术语

- 刺穿伤

影像

- 单发或多发颅内异物、弹道、颅内积气、射入口±射出口伤
- 损伤程度极其多样,取决于
  - 投射物的大小、形状和数量
  - 投射速度
  - 射入口/射出口的位置,以及脑内弹射轨迹
- 射入口→嵌入的子弹和骨折片
- 硬膜外、硬膜下和蛛网膜下腔出血
- 贯穿脑组织的出血性伤道
- 脑实质内和脑室内出血
- 缺血和梗死
- 脑疝
- 使用脑灌注示踪剂进行核医学扫描可以作为脑

死亡确证试验
- 最佳影像检查→CT 平扫±CTA
- 血管损伤

临床要点

- 预后不一,可能导致脑死亡,也可能痊愈
- 高致残率和死亡率

诊断纲要

- 当以下情况出现时,损伤最为严重
  - 投射物较大,并且速度较快
  - 投射物在其弹射轨迹早期碎裂于组织内
- 影像报告要点
  - 明确射入口位置
  - 评估投射物弹射轨迹
  - 评估射出口位置和继发性弹射轨迹
  - 注意血管损伤

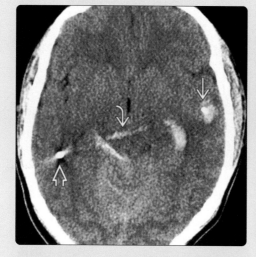
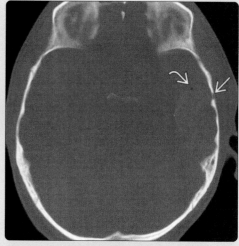

图 2-15 (左图)小口径、低速损伤。轴位 CT 平扫示左侧颞叶内存留一枚弹片➡️,并且伴有邻近部位轻微出血。狭长的出血性伤道贯穿中脑➡️,而且另有一枚弹片被包裹于右侧颞叶➡️。另外,还可见局灶性蛛网膜下腔和脑室内积血。(右图)轴位 CT 骨窗呈现了位于颞骨鳞部的细小入射口的位置➡️,以及其下方的点状颅内积气➡️

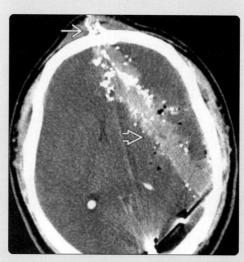
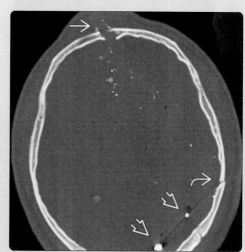

图 2-16 (左图)大口径、高速损伤。轴位 CT 平扫示额部入射口位置➡️,以及延伸至左侧颞顶部的宽大的斜行出血性伤道➡️。同时可见脑沟消失和中线右移。(右图)轴位 CT 骨窗示额部入射口位置➡️和左侧顶骨骨折➡️。沿伤道可见多发骨折片、弹片和点状积气。颅内后部可见远离原发性弹道跳飞的金属碎片➡️

术语

同义词

- 刺穿伤
- 穿刺伤

定义

- 高速投射物[以枪弹伤(gunshot wound,GSW)为代表]或锐器刺穿造成的头部创伤

影像

一般特征

- 最佳诊断要点
  - 单发或多发颅内异物、弹道、颅内积气、射入口±射出口伤
- 部位
  - 幕上或幕下,影响大脑/小脑半球或脑干
- 大小
  - 若投射物是小口径、低速的,则为小线性伤道
  - 若投射物是大口径、高速的,则为大线性伤道
- 形态
  - 极其多样,取决于
    - 投射物的大小、形状和数量
    - 投射速度
    - 射入口/射出口的位置,以及脑内弹射轨迹
  - 颅骨骨折
    - 射入口→嵌入的弹片和骨折片
    - 射出口→若速度足够快
    - 颅内积气
  - 颅内出血
    - 硬膜外、硬膜下和蛛网膜下腔出血
    - 贯穿脑组织的出血性伤道
    - 脑实质内和脑室内出血
  - 血管损伤
    - 假性动脉瘤、血管夹层、动静脉瘘(arteriovenous fistula,AVF)、血管痉挛
  - 脑脊液漏
  - 继发效应
    - 缺血和梗死
    - 脑疝

CT 表现

- CT 平扫
  - 评估软组织损伤程度的最佳方法
  - 明确射入口伤和射出口伤
- CT 骨窗
  - 在显示骨性射入口与射出口部位以及颅内积气方面更具优势
  - 更加易于发现金属碎片
- CTA
  - 评估假性动脉瘤、血管夹层或创伤性 AVF

MR 表现

- T1WI
  - 信号各异(出血、异物、气体)
- T2WI
  - 压力波导致的水肿
  - 信号各异(出血、异物、气体)
- T2*GRE
  - 出血导致的开花征,以及异物、气体造成的磁敏感伪影
- DWI
  - 继发性梗死
- MRA
  - 评估假性动脉瘤、血管夹层或创伤性 AVF
- MRV
  - 弹道贯穿或撕裂硬脑膜内静脉或静脉窦,导致静脉损伤或血栓形成
  - 静脉窦血栓形成:据报道在穿通伤中发生率<5%

血管造影表现

- 常规造影
  - 非典型部位的创伤性颅内动脉瘤
    - 邻近或远离 Willis 环和大动脉分叉部
  - 颅外段假性动脉瘤的大小、形态不一
    - 囊性小病变
    - 梭形扩张
    - 位于血管旁,内含巨大血肿腔的巨大包块
  - 其他可能的损伤
    - 创伤性直接型颈内动脉海绵窦瘘、累及脑膜血管的硬脑膜 AVF
    - 颅外 AVF
    - 动脉夹层
  - 投射物的超高速度或蛛网膜下腔出血引起的血管痉挛

核医学表现

- 使用脑灌注示踪剂进行核医学扫描可以作为脑死亡确证试验

影像检查方法推荐

- 最佳影像检查
  - CT 平扫
- 检查方案推荐
  - CT 平扫±CTA
  - 可考虑 MR/MRA/MRV
  - 根据创伤类型和损伤程度决定是否进行常规脑血管造影

鉴别诊断

非投射物性颅内损伤

- 脑挫伤
- 轴索损伤

病理

一般特征

- 病因学

- ○ 投射物前端的压力波致使组织变形/牵张/碎裂,形成暂时性空化
- 病理学概述
  - ○ 损伤的表现和程度高度各异
  - ○ 创伤性动脉瘤占全部颅内动脉瘤的比例<1%

大体病理和术中特征

- 基于创伤的严重程度而高度各异

显微镜下特征

- 高度各异
  - ○ 从轴索横断到轴索水肿不一
  - ○ 从血管横断到血管腔内损伤不一

临床要点

临床表现

- 最常见的症状体征
  - ○ 基于创伤的类型和程度而高度各异
    - 运动障碍
    - 脑神经麻痹
    - 视野缺损
- 其他症状体征
  - ○ 创伤后癫痫发作

人口统计学

- 年龄
  - ○ 任何年龄均可发生,但年轻人更为常见
- 性别
  - ○ 男性>女性
- 种族
  - ○ 部分研究证实,某些少数族裔故意伤害所致损伤的发生率更高一些
- 流行病学
  - ○ 高度各异;市中心和战争地区发生率更高
    - 可能受地区立法和对于枪支控制的社会态度的影响
  - ○ 意外伤害
  - ○ 故意伤害
    - 自残/自杀
      - □ 比例随年龄增加
    - 袭击/故意杀人

病程和预后

- 预后不一,可能导致脑死亡,也可能痊愈
  - ○ 高致残率和死亡率
    - 伤后第一天死亡率最高
- 预后不良与下列因素有关
  - ○ 横穿脑室或双侧大脑半球的中央型弹道→预示高致残率/死亡率
  - ○ 起病时 Glasgow 昏迷量表(Glasgow coma scale, GCS)评分较低
  - ○ 头部简明损伤评分(abbreviated injury score, AIS)较高

- ○ 瞳孔不规则
- ○ 低血压
- ○ 老年患者
- 切线性枪弹伤多预后较好
  - ○ 弹片未穿透颅骨内板
    - 仍可出现颅骨骨折和颅内出血

治疗

- 治疗选择、风险、并发症
  - ○ 取决于损伤的类型和程度
- 清创术
  - ○ 射入的异物可能存留在颅内
- 去骨瓣减压术
- 脑脊液分流以控制脑积水
  - ○ 特别是在幕下损伤的情况下
- 控制颅内压

诊断纲要

注意

- 是否存在相关血管损伤和动脉瘤形成
- 创伤后假性动脉瘤在 CT 上可能会被忽视(经常被出血性脑挫伤所掩盖)

影像解读要点

- 若投射物较大且速度较快,以及投射物在其弹射轨迹早期碎裂于组织内,则损伤将会极其严重

影像报告要点

- 明确射入口位置
- 评估投射物的弹射轨迹
  - ○ 明确创伤的程度,包括骨骼碎裂和弹射轨迹
- 评估射出口位置和继发性弹射轨迹
- 注意血管损伤

参考文献

1. Grossbach AJ et al: Impalement brain injury from steel rod causing injury to jugular bulb: Case report and review of the literature. Brain Inj. 1-5, 2014
2. Elserry T et al: Image guided surgery in the management of craniocerebral gunshot injuries. Surg Neurol Int. 4(Suppl 6):S448-54, 2013
3. Syrmos N et al: Dealing with the surgical and medical challenges of penetrating brain injuries. Case Rep Surg. 2013:209750, 2013
4. Kazim SF et al: Management of penetrating brain injury. J Emerg Trauma Shock. 4(3):395-402, 2011
5. Agarwalla PK et al: An historical context of modern principles in the management of intracranial injury from projectiles. Neurosurg Focus. 28(5):E23, 2010
6. Finley CJ et al: The demographics of significant firearm injury in Canadian trauma centres and the associated predictors of inhospital mortality. Can J Surg. 51(3):197-203, 2008
7. Kim H et al: Intentional traumatic brain injury in Ontario, Canada. J Trauma. 65(6):1287-92, 2008
8. McNett M: A review of the predictive ability of Glasgow Coma Scale scores in head-injured patients. J Neurosci Nurs. 39(2):68-75, 2007
9. Aryan HE et al: Gunshot wounds to the head: gang- and non-gang-related injuries and outcomes. Brain Inj. 19(7):505-10, 2005
10. Coşar A et al: Craniocerebral gunshot wounds: results of less aggressive surgery and complications. Minim Invasive Neurosurg. 48(2):113-8, 2005
11. Kim KA et al: Vector analysis correlating bullet trajectory to outcome after civilian through-and-through gunshot wound to the head: using imaging cues to predict fatal outcome. Neurosurgery. 57(4):737-47; discussion 737-47, 2005

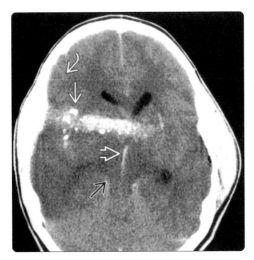
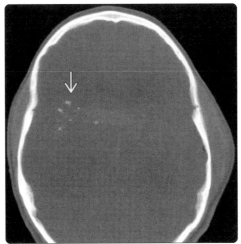

图 2-17 （左图）轴位 CT 平扫示沿小口径弹道从右至左贯穿双侧基底节的广泛出血➡️。可见散在的蛛网膜下腔出血➡️和轻微的脑室内出血➡️，伴弥漫性脑沟消失和早期小脑幕裂孔疝➡️。（右图）同一患者。轴位 CT 骨窗证实颅内右侧射入口附近存留弹片和骨折片➡️

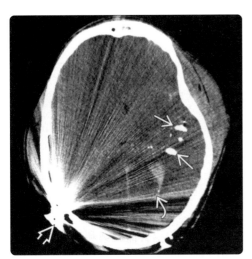
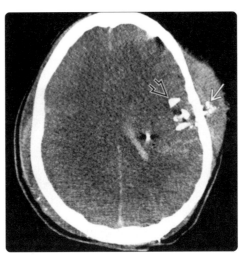

图 2-18 （左图）15 岁男性患者，大口径枪击伤。轴位 CT 平扫示弥漫性脑肿胀，以及左侧枕角积血➡️。左侧颞叶射入口下方可见多枚小金属碎片➡️。变形的子弹在失速后最终嵌入到右侧顶部帽状腱膜下方➡️。（右图）更近头侧层面示较大的左侧颞部帽状腱膜下血肿，以及颅内➡️和颅外➡️的弹片

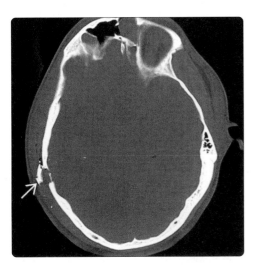
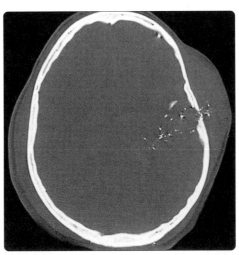

图 2-19 （左图）CT 骨窗示位于射出口处的右侧后颞部爆裂性颅骨骨折➡️。（右图）更近头侧层面示颅内外多枚弹片。患者伤后 GCS 评分 3 分，入院后短时间即死亡。经深入调查，发现患者在一场毒品交易纠纷中遭受枪击。鉴于 90% 的人都是右利手，左侧的枪弹伤比较少见于自残所致

要 点

术语

- 出血积聚在颅骨和硬脑膜之间

影像

- CT 平扫
  - 双凸形、高密度的脑外积血
  - >95%位于单侧幕上
  - 不跨越骨缝,除非存在静脉性硬膜外血肿(epidural hematoma,EDH)或跨骨缝的分离/骨折
  - 其下脑组织和蛛网膜下腔受压/移位
  - 低密度"漩涡征":活动性/快速出血,伴未回缩的血凝块
  - 1/3~1/2 的患者合并其他严重损伤
- CT 骨窗
  - 90%~95%的患者合并颅骨骨折

主要鉴别诊断

- 硬膜下血肿

- 肿瘤
- 感染/炎症
- 髓外造血

病理

- 动脉性 EDH(90%~95%)
  - 最常发生于脑膜中动脉沟骨折附近
- 静脉性 EDH(5%~10%)
  - 骨折邻近硬脑膜窦
  - 常见部位:颅顶部、中颅窝前部

临床要点

- 典型的"中间清醒期"
  - 约 50%的病例
- 如果得到迅速地识别和治疗,则预后良好
- EDH<1cm 可行非手术治疗
  - 中颅窝前部 EDH 通常是静脉性的良性出血

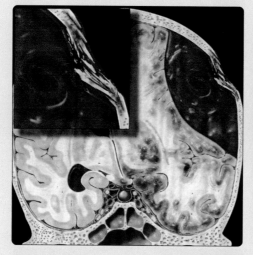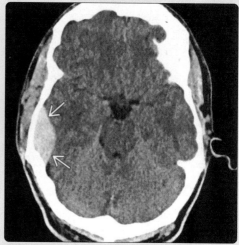

图 2-20 (左图)冠状位示意图所示为颅骨骨折导致其下方的脑膜中动脉撕裂而引起的漩涡状急性出血。随着 EDH 逐渐增大,使得硬脑膜向内移位。(右图)47 岁男性患者,头部创伤。轴位 CT 平扫示位于右侧颅中窝的,典型的双凸形(凸球镜片状)均匀高密度 EDH ➡。CT 骨窗(未展示)证实血肿上方存在无移位的颅骨骨折

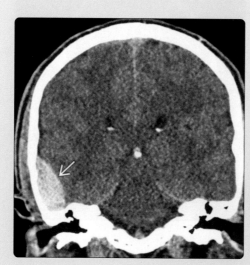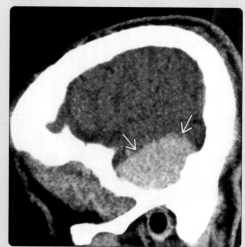

图 2-21 (左图)通过轴位数据重建获得冠状位图像,清晰显示典型的颅中窝急性 EDH ➡。(右图)同一患者。通过轴位数据重建获得矢状位 CT 平扫图像,表明在三个主要影像平面上均可见该急性颅中窝 EDH ➡ 典型的双凸形结构。

术语

缩写

- 硬膜外血肿(epidural hematoma,EDH)

定义

- 出血积聚在颅骨内板和硬脑膜外层(骨膜层)之间

影像

一般特征

- 最佳诊断要点
  - CT平扫上双凸形、高密度的脑外积血
- 部位
  - 硬膜外间隙(位于颅骨和硬脑膜之间)
  - 几乎全部EDH都发生在着力点的部位
    - 90%～95%是动脉性的
    - 90%～95%邻近颅骨骨折
    - 90%～95%为单侧(双侧罕见)
  - 幕上(90%～95%)
    - 颞顶部占65%,额部/顶枕部占35%
  - 5%～10%位于后颅窝
  - 静脉性EDH(5%)
- 大小
  - 各异;快速增大较为典型
    - 伤后36h内达到最大体积
  - 静脉性EDH出血速度较为缓慢
- 形态
  - 双凸形或凸球镜片状的脑外积血
  - 动脉性EDH通常不跨越骨缝
    - 除非存在骨缝分离/骨折
    - 其下脑组织和蛛网膜下腔受压/移位
  - 静脉性EDH
    - 骨折跨越邻近的静脉窦
      - □ 颅底、颅顶部
      - □ 中颅窝前部
    - 可能"跨越"骨缝、硬脑膜附着处
      - □ 可贯穿大脑镰、小脑幕
    - 硬脑膜窦移位,通常不会闭塞
  - 1/3～1/2的患者合并其他严重损伤
    - 常见占位效应、继发性脑疝
    - 对冲性硬膜下血肿
    - 脑挫伤

CT表现

- CT平扫
  - 急性期:2/3呈高密度,1/3呈混合密度
    - 急性EDH伴已回缩的血凝块,CT值60～90HU
    - 低密度"漩涡征":急性/快速出血伴未回缩的血凝块
    - 高密度的内侧边缘:移位的硬脑膜
  - EDH内存在气体(20%)提示静脉窦破裂或乳突骨折
  - 颅顶部EDH容易被忽视
  - 慢性EDH→低密度/混合密度
  - CT"逗号征"

- EDH合并硬膜下血肿
  - 通常位于颞顶部或颞顶枕部
  - 准确辨别非常重要→作为两种不同的外科疾病进行治疗
- 增强CT
  - 急性期:可能显示造影剂外渗(罕见)
  - 慢性期:由于新生血管和肉芽形成,而导致硬脑膜周边强化
- CT骨窗
  - 90%～95%的患者合并颅骨骨折

MR表现

- T1WI
  - 急性期:等信号
  - 亚急性期/慢性期早期:高信号
  - EDH和脑组织之间的黑色线样影:移位的硬脑膜
- T2WI
  - 急性期:从高信号到低信号不等
  - 亚急性期早期:低信号
  - 亚急性期晚期/慢性期早期:高信号
  - EDH和脑组织之间的黑色线样影:移位的硬脑膜
- 增强T1WI
  - 静脉性EDH:寻找因血肿而移位的硬脑膜窦
  - 自发性(非创伤性)EDH:可见出血性硬膜外团块的强化
- MRV
  - 评估静脉窦的完整性
  - 血肿可能导致静脉窦移位,并且阻碍血流

血管造影表现

- 诊断性造影
  - 无血管的占位效应;皮层动脉移位
  - 若存在脑膜中动脉(middle meningeal artery,MMA)撕裂
    - 可能形成动静脉瘘→"双轨征"
      - □ MMA与双侧脑膜中静脉同时显影
  - 静脉性EDH
    - 寻找移位的硬脑膜窦

影像检查方法推荐

- 最佳影像检查
  - 创伤病例行CT平扫,并重建骨窗
  - 若可疑静脉性EDH则行MR+MRV
- 检查方案推荐
  - 若CT平扫显示EDH跨越硬脑膜间隔或静脉窦,则考虑行MR检查

鉴别诊断

急性硬膜下血肿

- EDH和硬膜下血肿可能同时存在
- 急性硬膜下血肿通常是新月形的(偶尔呈双凸形)
- 跨越骨缝,但受限于硬脑膜附着处

肿瘤

- 脑膜瘤
- 骨性占位的(骨膜下)软组织成分

○ 转移瘤、淋巴瘤、原发性肉瘤
- 基底部位于硬脑膜的肿物
  ○ 转移瘤、淋巴瘤、间质肿瘤

感染/炎症

- 炎症性骨病变的骨膜下蔓延
- 继发于骨髓炎的硬膜外积脓
- 肉芽肿性骨病变的软组织成分
  ○ 结核

髓外造血

- 血恶病质病史

病理

一般特征

- 病因学
  ○ 创伤是最常见的原因
    - 骨折造成血管破裂
      □ 动脉性(90%~95%)
      □ 静脉性(5%~10%)
    - 动脉性 EDH 最常发生于 MMA 沟骨折附近
    - 静脉性 EDH 通常邻近跨越硬脑膜窦的骨折
  ○ 非创伤性
    - 凝血障碍、血栓形成、血管畸形、肿瘤、硬膜外麻醉、颅骨 Paget 病
    - "自发性"EDH 罕见;可能由颅骨转移瘤导致
- 合并异常
  ○ 95%的患者合并颅骨骨折,可能跨越 MMA 沟
  ○ 硬膜下血肿、蛛网膜下腔出血、脑挫伤

大体病理和术中特征

- EDH 系骨膜下血肿
  ○ 硬脑膜外层发挥着颅骨内板骨膜的作用
- 血肿积聚在颅骨与硬脑膜外层之间
  ○ 极少跨越骨缝
    - 除非是静脉性 EDH,合并分离性骨折的大血肿
- "颅顶部"EDH(罕见)
  ○ 通常为静脉性:跨越上矢状窦的线形或分离性骨折
- 在手术或尸检中发现 20%的病例硬膜外和硬膜下间隙均有积血

临床要点

临床表现

- 最常见的症状体征
  ○ 典型的"中间清醒期":约 50%的病例
    - 首先发生短暂性意识丧失(loss of consciousness,LOC)
    - 随后,在 LOC 缓解与症状/昏迷发作之间,出现无症状期
  ○ 头痛、恶心、呕吐、癫痫发作、局灶性神经功能障碍(例如视野缺损、失语、力弱)
  ○ 常见占位效应/脑疝
    - 累及瞳孔的动眼神经麻痹、嗜睡、意识水平降低、昏迷
- 临床特点
  ○ 酒精及其他物质中毒与 EDH 发病率增加相关

人口统计学

- 年龄
  ○ 更常见于<20 岁;高龄患者极其罕见
  ○ 不常见于婴幼儿
- 性别
  ○ 男:女=4:1
- 流行病学
  ○ 在经影像学证实的头部创伤患者中占 1%~4%
  ○ 在致命性颅脑损伤患者中占 5%~15%

病程和预后

- 影响血肿生长速度的因素
  ○ 动脉性与静脉性,血液外渗的速度
  ○ 偶尔由于血肿通过骨折处进入头皮下而减压
  ○ 填塞
- 常见血肿延迟性进展或扩大
  ○ 10%~25%的病例发生在首个 36h 内
- 如果得到迅速地识别和治疗,则预后良好
  ○ 总死亡率约 5%
  ○ 双侧 EDH 死亡率和致残率更高
    - 死亡率为 15%~20%
- 后颅窝 EDH 死亡率增加(26%)
  ○ 较低的静脉压力导致血肿缓慢扩大,因而可出现迟发性症状

治疗

- 及时发现和妥善处理是极其重要的
  ○ 预后不良通常与转诊、诊断或手术被延迟有关
- 大多数 EDH 需要手术清除
  ○ 若不适宜手术,可选择血管内介入/内镜治疗
  ○ 混合密度的急性 EDH 需要更及时、更积极的治疗
- EDH<1cm,且无脑水肿时,可行非手术治疗
  ○ 在首个 36h 内重复 CT 以监测变化
    - 23%在 36h 内扩大
    - 平均扩大 7mm
  ○ 中颅窝前部 EDH 多是静脉性的,通常无须手术
- 并发症:占位效应、脑水肿、脑疝

诊断纲要

影像解读要点

- CT 平扫高度敏感
  ○ 冠状位 CT 重建可用于评估颅顶部 EDH
- 使用 CT 骨窗发现骨折
- 若骨折邻近静脉窦,考虑 CTV 检查

参考文献

1. Kumar PM et al: Epidural hematoma secondary to solitary skull metastasis from an ovarian carcinoma. Asian J Neurosurg. 9(2):112-4, 2014
2. Le Roux P et al: Race against the clock: overcoming challenges in the management of anticoagulant-associated intracerebral hemorrhage. J Neurosurg. 121 Suppl:1-20, 2014
3. Maxwell WL: Traumatic brain injury in the neonate, child and adolescent human: an overview of pathology. Int J Dev Neurosci. 30(3):167-83, 2012
4. Gean AD et al: Benign anterior temporal epidural hematoma: indolent lesion with a characteristic CT imaging appearance after blunt head trauma. Radiology. 257(1):212-8, 2010
5. De Souza M et al: Nonoperative management of epidural hematomas and subdural hematomas: is it safe in lesions measuring one centimeter or less? J Trauma. 63(2):370-2, 2007

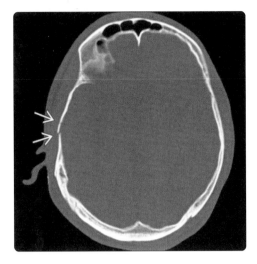

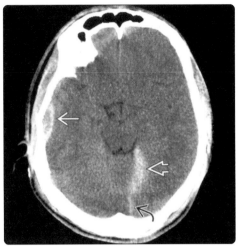

图2-22 (左图)轴位CT骨窗示翼点附近的粉碎性骨折➡。(右图)同一患者。轴位CT平扫示位于颅骨骨折下方,典型双凸形的硬膜外小血肿➡。另外可见沿小脑幕➡和上矢状窦➡分布的大脑镰后部硬膜下血肿

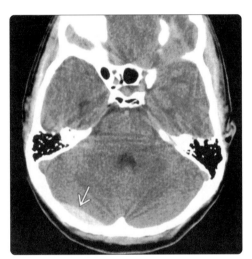

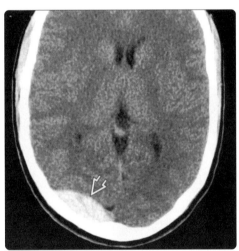

图2-23 (左图)轴位CT平扫示跨越小脑幕上下的双凸形静脉性EDH的幕下部分➡。(右图)同一患者。轴位CT平扫示该静脉性EDH的幕上部分➡

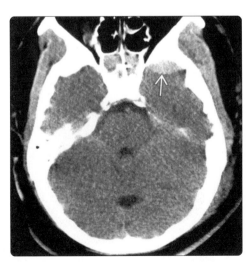

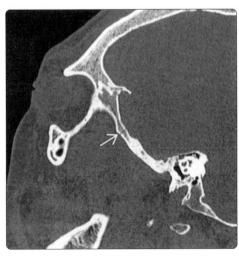

图2-24 (左图)轴位CT平扫示中颅窝前部EDH➡。(右图)矢状位CT骨窗示位于蝶骨大翼的无移位的线形骨折➡。该EDH跨越蝶顶窦,通常是静脉性的,一般无须手术

要　点

术语

- "典型"硬膜外血肿(epidural hematoma,EDH)
  - 动脉撕裂
  - 90%~95%位于幕上(颞顶部最为常见)
  - 双凸形,单侧
- 不典型 EDH
  - 不常见的病因
  - 不常见的位置
  - 不常见的形状或密度

影像

- 静脉性 EDH(占全部 EDH 的 10%)
  - 骨折(线形、分离性)跨越硬脑膜静脉窦
  - 颅底、颅顶部
  - 容易被忽略
  - 冠状位和矢状位重建是诊断的关键
- 前颞部 EDH(占全部 EDH 的 10%)

- 中颅窝
  - 颞叶前方,而非外侧
  - 骨折跨越蝶顶窦
  - 通常无症状(1~2cm,大小稳定)
  - 未见需要手术的病例报告
- 颅顶部 EDH(占全部 EDH 的 1%~2%)
  - 骨折跨越并撕裂上矢状窦
  - 血肿缓慢积聚
  - 症状通常延迟出现
  - 容易被忽略,轴位 CT 上容易低估其大小
  - 冠状位和矢状位重建图像是诊断的关键
- 斜坡 EDH(占全部 EDH 的<1%)
  - 斜坡静脉丛破裂
  - 自限性;硬脑膜粘连紧密,因此罕见较大血肿
  - 无症状,除非相关血管和脑神经损伤
  - 斜坡后方即刻出现双凸形高密度影
  - 矢状位重建图像是诊断的关键

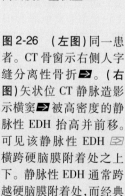

图 2-25 (左图)轴位示意图所示为跨越并可能损伤重要血管结构的不同颅底骨折。可见横贯右侧横窦的线形颅骨骨折➡。破裂的静脉窦导致静脉性 EDH ➡。受损静脉窦常有血栓形成,如图所示➡。(右图)26 岁男性患者,从 10 米高处跌落,撞伤头部。轴位 CT 平扫示左侧颞叶大面积脑挫伤➡。同时可见邻近右侧横窦的双凸形高密度少量积血➡

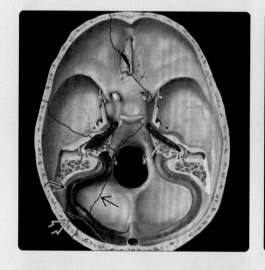

图 2-26 (左图)同一患者。CT 骨窗示右侧人字缝分离性骨折➡。(右图)矢状位 CT 静脉造影示横窦➡被高密度的静脉性 EDH 抬高并前移。可见该静脉性 EDH ➡横跨硬脑膜附着处之上下。静脉性 EDH 通常跨越硬脑膜附着处,而经典型动脉性 EDH 很少如此

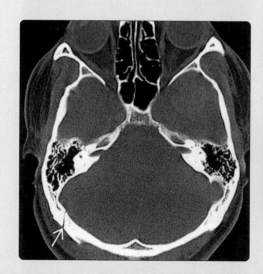

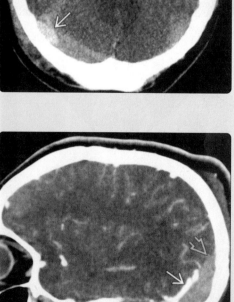

术语

定义

- 典型 EDH
  - 动脉血管破裂
  - 90%~95%位于幕上（颞顶部最为常见）
  - 位于颞顶部外侧
  - 双凸形，单侧
- 不典型 EDH
  - 不常见的病因
    - 静脉性，而非动脉性
  - 不常见的位置
    - 中颅窝前部
    - 颅顶部
    - 斜坡
  - 不常见的形状或密度
    - 静脉性 EDH 可能破入压力较低的硬脑膜窦
    - 最初是高密度的，但多数可能会变成低密度

影像

静脉性 EDH

- 占全部 EDH 的 10%
- 骨折（线形、分离性）跨越硬脑膜静脉窦
- 最常见的部位
  - 颅底、颅顶部
  - 可以跨越硬脑膜附着处
  - 通常跨越骨缝
- 影像
  - 容易被忽略
  - 冠状位和矢状位重建是诊断的关键
  - CTA/CTV 有助于诊断

前颞部 EDH

- 并不少见（占全部 EDH 的 10%）
- 病因学
  - 骨折跨越蝶顶窦
  - 中颅窝前部
    - 颞叶前方，而非外侧
  - 解剖限制
    - 外侧受限于蝶顶缝
    - 内侧受限于眶裂
- 临床
  - 通常无症状
  - 未见需要手术的病例报告
- 影像
  - 几乎都有相关颅骨骨折（通过薄层扫描、骨算法重建诊断）
    - 蝶骨大翼骨折占 57%
    - 颧上颌复合体骨折占 43%
  - 大小
    - 稳定；不随时间而增大
    - 最大直径 1~2cm

颅顶部 EDH

- 少见（占全部 EDH 的 1%~2%）

- 通常是静脉性的
- 线形和/或分离性骨折
  - 跨越上矢状窦
  - 通常跨中线
- 临床
  - 血肿缓慢积聚
  - 症状通常延迟出现
- 影像
  - 容易被忽略；轴位 CT 上容易低估其大小
  - 冠状位和矢状位重建图像是诊断的关键
  - CTV/包括 MRV 的 MR 有助于诊断

斜坡 EDH

- 非常罕见（占全部 EDH 的<1%）
- 跨越基蝶骨的线形颅骨骨折
  - 斜坡静脉丛破裂
  - 自限性；硬脑膜粘连紧密，因此罕有较大血肿
- 临床
  - 无症状，除外相关血管或脑神经损伤
- 影像
  - 斜坡后方双凸形高密度影
  - 矢状位重建图像是诊断的关键

鉴别诊断

硬膜下血肿

- 通常呈新月形（而非双凸形）
- 局限于大脑镰或小脑幕的硬脑膜附着处
- 可与 EDH 共存

高密度的肿瘤

- 无创伤史
- 高密度的肿瘤包括：
  - 脑膜瘤
  - 淋巴瘤
  - 转移瘤

硬脑膜假瘤

- IgG4 相关性疾病
- 组织细胞增多症
- 感染（结核）

参考文献

1. Cikla U et al: Vertex epidural hematoma and triplegia. Neurol India. 62(4):437-8, 2014
2. Xiao B et al: Could a traumatic epidural hematoma on early CT tell us about its future development? A multi-center retrospective study in China. J Neurotrauma. ePub, 2014
3. Yamada SM et al: Delayed post-traumatic large subgaleal hematoma caused by diastasis of rhomboid skull suture on the transverse sinus. Childs Nerv Syst. ePub, 2014
4. Skadorwa T et al: Distinct strategies in the treatment of epidural hematoma in children: clinical considerations. Pediatr Neurosurg. 49:166-71, 2013
5. Balik V et al: Posterior fossa extradural haematomas. Cent Eur Neurosurg. 71(4):167-72, 2010
6. Gean AD et al: Benign anterior temporal epidural hematoma: indolent lesion with a characteristic CT imaging appearance after blunt head trauma. Radiology. 257(1):212-8, 2010

四、硬膜外血肿,变异型

图 2-27 (左图)轴位示意图所示为颅底硬脑膜静脉窦。蝶顶窦➡️环绕蝶骨大翼,进而汇入海绵窦。斜坡静脉丛➡️通常是被间隔开的,因此该区域的静脉性 EDH 一般都会受到局限。(右图)轴位 CT 平扫(上图)示位于左侧颞叶前方的双凸形硬膜外小血肿➡️。CT 骨窗(下图)示位于蝶骨大翼的无移位的线形骨折➡️

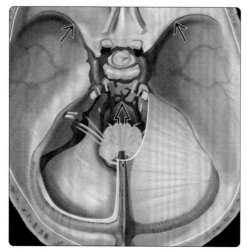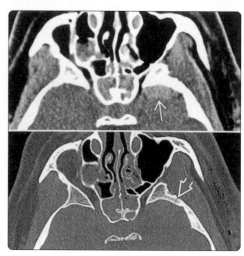

图 2-28 (左图)轴位 CT 平扫示典型的前颞部 EDH ➡️。(右图)同一患者。24h 后复查 CT 平扫示该前颞部 EDH ➡️ 大小无变化,但是密度减低。这一变化并非快速出血所致;更可能是 EDH 破入撕裂的蝶顶窦引起压力降低所致

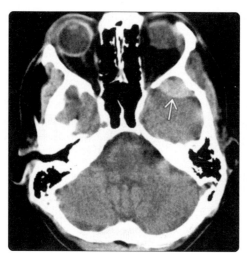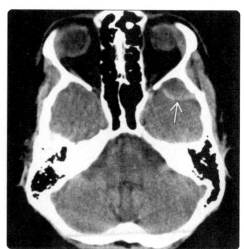

图 2-29 (左图)19 岁男性患者,颅底骨折。轴位 CT 平扫示斜坡后方双凸形小 EDH ➡️。(右图)同一患者。矢状位 CT 静脉造影证实该斜坡小 EDH ➡️ 位于强化的斜坡静脉丛➡️ 下方

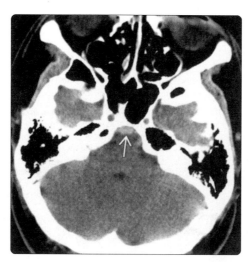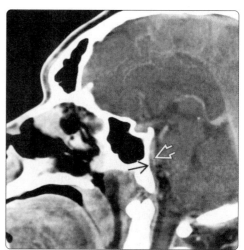

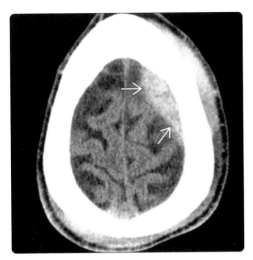
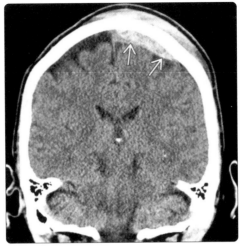

图 2-30 （左图）57 岁男性患者。轴位 CT 平扫示左额叶大脑凸面上方双凸形 EDH ➡。（右图）同一患者。通过轴位数据重建的冠状位 CT 平扫示颅顶部 EDH ➡

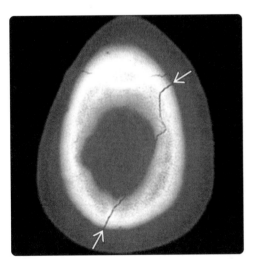
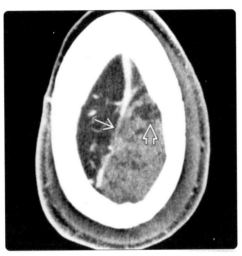

图 2-31 （左图）同一患者。轴位 CT 骨窗示跨中线的线形骨折➡。（右图）2h 后，患者病情恶化。轴位 CT 静脉造影示颅顶部 EDH 扩大，上矢状窦➡变窄，而且形态不规则。同时 EDH 内出现低密度灶➡，提示持续的急性出血进入到硬膜外间隙

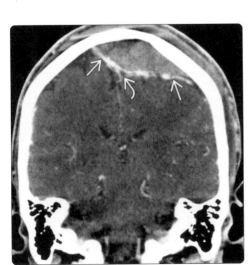
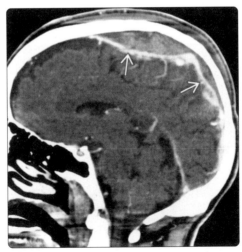

图 2-32 （左图）冠状位重建 CTV 示颅顶部 EDH ➡明显增大，并且跨越中线。上矢状窦➡自颅顶向下移位，表现为严重受压。而且存在"空 δ 征"，提示上矢状窦至少部分闭塞。（右图）矢状位 CTV 清晰显示逐渐扩大的颅顶部 EDH，可见两个相邻的血肿腔➡。通过手术治疗，清除了静脉性 EDH，并修复了破裂且部分闭塞的上矢状窦

要 点

术语

- 位于硬脑膜内层之下,或硬脑膜与蛛网膜之间的急性出血

影像

- CT 平扫可作为初筛手段
  - 同时使用骨和软组织算法重建
  - 同时使用标准脑窗和宽窗
  - 冠状位和矢状位重建扫描最适宜发现小硬膜下血肿(subdural hematoma,SDH)
- 表现
  - 新月形、高密度的脑外积血
    - 弥漫分布于大脑凸面上方
    - 通常沿着大脑镰、小脑幕蔓延
  - 皮层静脉和脑沟向内移位
  - 可能跨越骨缝,但不会跨越硬脑膜附着处

主要鉴别诊断

- 其他硬膜下积液

- 混合性 SDH[慢性/亚急性 SDH 基础上的急性硬膜下血肿(acute subdural hematoma,aSDH)
  - 囊状液性等或低密度影中混杂高密度灶
  - 硬膜下水囊瘤
    - 澄清的脑脊液,无包膜
  - 硬膜下渗出液
    - 接近脑脊液密度
  - 硬膜下积脓
    - 周边强化,FLAIR 高信号;DWI 弥散受限
- 急性 EDH(通常呈新月形)

病理

- 创伤是最常见的病因
- 非创伤性(自发性)在高龄患者更为常见

诊断纲要

- 若有明确表现,要告知负责的临床医师
- 多平面重建、宽窗最适宜诊断难以发现的 aSDH

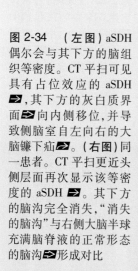

图 2-33 (左图)示意图所示为 aSDH ➡压迫左侧大脑半球和侧脑室,导致中线移位。同时存在的脑皮质挫伤➡和轴索损伤➡也常见于 aSDH 患者。(右图)58 岁女性患者,头部创伤。轴位 CT 平扫示典型的 aSDH ➡蔓延于左侧大脑凸面上方,并压迫其下方的蛛网膜下腔➡。高密度 aSDH 内不易察觉的低密度灶➡是尚未凝固的出血,提示存在血肿快速增大的风险

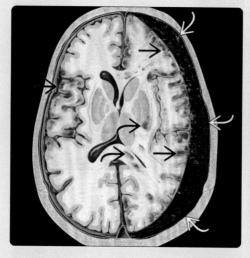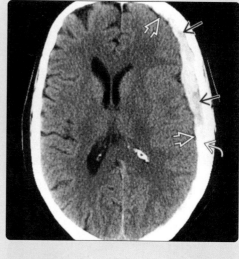

图 2-34 (左图)aSDH 偶尔会与其下方的脑组织等密度。CT 平扫可见具有占位效应的 aSDH ➡,其下方的灰白质界面➡向内侧移位,并导致侧脑室自左向右的大脑镰下疝➡。(右图)同一患者。CT 平扫更近头侧层面再次显示该等密度的 aSDH ➡。其下方的脑沟完全消失,"消失的脑沟"与右侧大脑半球充满脑脊液的正常形态的脑沟➡形成对比

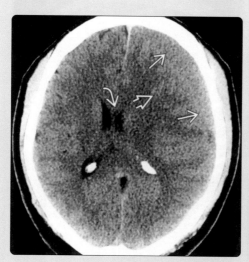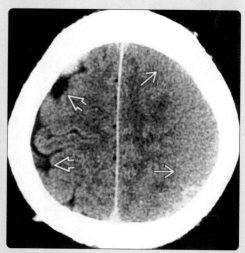

术语

缩写

- 急性硬膜下血肿(acute subdural hematoma, aSDH)

定义

- 位于硬脑膜内层之下,或硬脑膜与蛛网膜之间的急性出血

影像

一般特征

- 最佳诊断要点
  - CT:弥漫分布于受累半球上方的,新月形、高密度的脑外积血
- 部位
  - 蛛网膜与硬脑膜内层之间
  - 幕上大脑凸面>半球间或小脑幕旁
- 形态
  - 新月形的脑外积液
  - 可能跨越骨缝,但不会跨越硬脑膜附着处
  - 可能沿着大脑镰、小脑幕以及前、中颅窝底部蔓延

CT 表现

- CT 平扫
  - 超急性期 SDH(≤6h)可能密度不均匀或低密度
  - aSDH(6h~3 天)
    - 60%的 aSDH 呈均匀高密度
    - 40%呈高、低混杂密度,伴活动性出血(漩涡征)、蛛网膜撕裂所致的脑脊液积聚、凝血块回缩
    - 罕见:等密度的 aSDH(凝血障碍、血红蛋白<8~10g/dl 的贫血)
    - 若无新发出血,密度降低±1.5HU/天
- 增强 CT
  - 皮层静脉、灰白质界面向内侧移位
  - 亚急性期硬脑膜及其他膜性结构强化

MR 表现

- T1WI
  - 超急性期(<12h):等信号至略高信号
  - 急性期(12h 至 2 天):略低信号
- T2WI
  - 超急性期:略高信号
  - 急性期:低信号
- FLAIR
  - 相对于脑脊液,通常呈高信号
  - 信号强度随相应的 T1 和 T2 效应而变化
    - 由于细胞内高铁血红蛋白的 T2 缩短效应,急性血肿可与脑脊液等信号
  - 通常是最为明显的序列
- T2* GRE
  - 低信号,除非超急性期
- DWI
  - 信号不均匀(非特异性)
  - 或许能够鉴别脑外积脓(中央显著高信号)与出血
- 增强 T1WI
  - 移位皮层静脉强化
  - 血肿不强化(延迟扫描有时呈现轻微强化)
- SDH 的 MR 信号相当多变
  - 通常以与脑实质内出血类似的模式演变
  - 常见反复出血;导致急性和慢性出血并存,甚至初次检查即如此
  - 由于反复出血,SDH 信号多变;难以准确判断分期
  - 软脑膜-蛛网膜撕裂可导致脑脊液渗漏至 SDH 腔内,从而可能因脑脊液被稀释而改变信号强度

血管造影表现

- CTA
  - 脑外积血所致的占位效应;静脉从颅骨内板移位
  - 若 CTA 检查可疑潜在的血管病变,需行 DSA

影像检查方法推荐

- 最佳影像检查
  - CT 平扫可作为初筛手段
    - 同时使用骨和软组织算法重建
    - 同时使用标准脑窗和宽窗(150HU)
    - 冠状位和矢状位重建扫描最适宜发现小 SDH
  - MR 更为敏感,但很少使用
    - 更好地描述 SDH 的范围和分期
    - ±发现 TBI 合并的其他病变

鉴别诊断

其他硬膜下积液

- 硬膜下水囊瘤
  - 澄清的脑脊液,无包膜
- 硬膜下渗出液
  - 继发于脑膜血浆外渗或脑膜炎的黄色液体
  - 接近脑脊液密度
- 积脓:周边强化,FLAIR 高信号;DWI 弥散受限

EDH

- 双凸形脑外积血
- 通常与骨折相关
- 可能跨越硬脑膜附着处,但受限于骨缝

硬脑脊膜病(硬脑膜增厚)

- 慢性脑膜炎(可能无法鉴别)
- 神经系统结节病:通常呈现凹凸不平的外观
- 手术后(例如分流术)
- 低颅压
  - 中脑"滑塌",小脑扁桃体疝

肿瘤

- 基底部位于硬脑膜、强化的肿物

- ○ 脑膜瘤、淋巴瘤、白血病、转移瘤
- ○ 团块状,而非新月形
  - ±颅骨和颅外软组织受累

化学位移伪影(MR)

- 骨髓或皮下脂肪可能"移位",呈现在颅内,貌似 T1 高信号的 SDH
  - ○ 随着视野增大或带宽缩小而出现
  - ○ MR 场强越高,伪影越重

病理

一般特征

- 病因学
  - ○ 创伤是最常见的原因
    - 皮层桥静脉在穿行硬膜下腔至脑并汇入硬脑膜窦的途中被撕裂
    - 非撞击伤(跌落伤)和直接损伤
    - 创伤可能很轻微,特别是高龄患者
      □ 通常因初始亚临床事件反复发作所致
  - ○ 非创伤性(自发性)aSDH 在非高龄患者中较为少见
    - 脑实质内血肿破入蛛网膜下腔,继而进入硬膜下腔
    - 动脉瘤破裂
    - 血管畸形:硬脑膜动静脉瘘、动静脉畸形(arteriovenous malformation,AVM)、海绵状血管瘤
      □ 通常存在其他部位的出血(脑实质和/或蛛网膜下腔)
    - 烟雾病(成人更倾向于出血,儿童更倾向于缺血)
    - 肿瘤侵犯硬脑膜并导致继发性出血(前列腺癌)
    - 自发性出血伴严重凝血障碍
  - ○ 易患因素
    - 脑萎缩
    - 脑室分流(→增加对皮层上静脉的牵拉)
    - 抗凝、内源性或外源性凝血障碍(例如酗酒)
- 合并异常
  - ○ >70%伴有其他明确相关的创伤性病变
  - ○ 若存在占位效应,且移位>aSDH 的厚度,则可疑潜在的水肿/兴奋性毒性损伤

大体病理和术中特征

- "果酱样"新月形血肿
- 随后生成包膜/肉芽组织

显微镜下特征

- 外膜成纤维细胞和毛细血管增生
  - ○ 脆弱的毛细血管可能成为反复出血的根源
- 内膜(由硬脑膜成纤维细胞或边缘细胞组成)形成纤维胶原层

临床要点

临床表现

- 最常见的症状体征

- ○ 最常发生于创伤后
- ○ 从无症状到意识丧失,表现各异
  - aSDH"清醒"间期:初始意识清醒的患者创伤后数小时意识丧失
  - 早期(<4h)出现症状者、高龄患者预后不佳
- ○ 占位效应、弥漫性脑损伤、继发性脑缺血导致的其他症状(局灶性神经功能障碍、癫痫发作)
- ○ 凝血障碍或抗凝增加出血的风险和程度

人口统计学

- 任何年龄段,但高龄患者更为常见
- 无性别差异
- 流行病学
  - ○ 在颅脑创伤尸检病例中的发现率达 30%

病程和预后

- 若未经诊治,血肿可以缓慢增大,伴占位效应逐渐加剧
- 其下方的脑组织受压、移位
- 常见反复出血;若发生在儿童患者,需提高非意外性创伤的警惕性

治疗

- 预后不良(死亡率 35%～90%)
  - ○ 急诊手术前使用大剂量甘露醇可能会改善预后
- 手术指征(特别是高龄患者)
  - ○ 血肿最大厚度(≥10mm),中线移位
- 若血肿体积>颅内容积的 8%～10%则是致命性的

诊断纲要

注意

- CT 平扫可作为初筛手段
- 若占位效应和/或症状的程度较之基于 SDH 大小的预判更为严重则需行 MR 检查
  - ○ 有助于明确 TBI 的程度
  - ○ 采用 MR 评估非创伤性病因
- 若儿童患者存在反复发作的、或不同时期混杂的出血,需怀疑非意外性创伤

影像解读要点

- CT 宽窗设置能增加不易察觉的 SDH 的显著性
- FLAIR 和 T2* 通常是检测 SDH 最敏感的序列
- CT 密度和 MR 信号强度随年龄、反复出血的程度和脑脊液(蛛网膜撕裂)的分布而变化

参考文献

1. Coombs JB et al: Acute spontaneous subdural hematoma in a middle-aged adult: case report and review of the literature. J Emerg Med. 47(3):e63-8, 2014
2. Evans JA et al: A simple tool to identify elderly patients with a surgically important acute subdural haematoma. Injury. ePub, 2014
3. Monea AG et al: The biomechanical behaviour of the bridging vein-superior sagittal sinus complex with implications for the mechanopathology of acute subdural haematoma. J Mech Behav Biomed Mater. 32:155-65, 2014
4. Godlewski B et al: Retrospective analysis of operative treatment of a series of 100 patients with subdural hematoma. Neurol Med Chir (Tokyo). 53(1):26-33, 2013

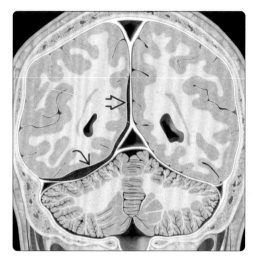 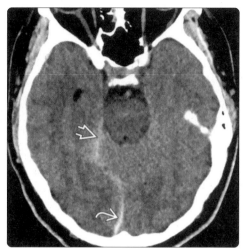

图 2-35　（左图）冠状位示意图所示为沿大脑镰 ⇨ 和小脑幕 ⇨ 分布的薄层 aSDH，仅通过轴位图像可能难以识别该 aS-DH。多平面重建非常有助于识别薄层小 aSDH。（右图）31 岁男性患者，轻型创伤。轴位 CT 平扫示沿小脑幕 ⇨ 和邻近窦汇的大脑镰下部 ⇨ 分布不易察觉的高密度影

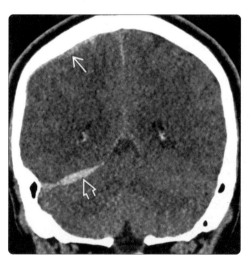 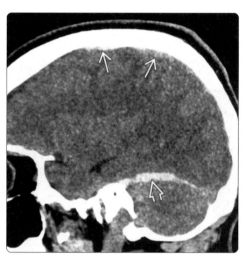

图 2-36　（左图）同一患者。通过轴位数据重建的冠状位图像可见上述小脑幕旁小 aSDH ⇨。同时可见另一不易察觉的凸面小 aSDH ⇨，但在轴位像上未被发现。（右图）同一患者。矢状位重建图像同样可见该小脑幕旁 aSDH ⇨，以及在轴位图像上未被发现的、不易察觉的凸面 aSDH ⇨

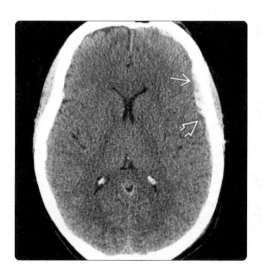 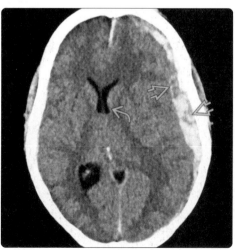

图 2-37　（左图）30 岁男性患者，头部创伤。轴位 CT 平扫示左侧额顶部混杂密度的小 aSDH ⇨。其内部不易察觉的低密度影可疑为快速积聚的未凝血 ⇨。（右图）同一患者，5h 后病情恶化。aSDH 显著扩大，而且血肿内存在多发低密度灶 ⇨，提示快速活动性出血。可见侧脑室镰下疝 ⇨

术语

- 亚急性(约 3 天至 3 周)积聚
  - 位于硬膜下腔(蛛网膜与硬脑膜之间,或硬脑膜内层之下)
  - 部分液化的血凝块、再吸收的血液产物
  - 被肉芽组织("包膜")包绕

影像

- 新月形、等密度至低密度的脑外积液
  - 弥漫分布于大脑半球上方
  - 可能与其下方的皮层等密度
  - 寻找向内移位的脑脊液"点"
- 可能跨越骨缝,但不会跨越硬膜附着处
- T1 等信号至高信号
- T2 高信号
- 在 FLAIR 上不受抑制
- DWI 可能显示为"双层征"
- 常规影像检查方法推荐
  - CT 平扫可作为初筛手段
  - 应用增强 CT 判断包膜/腔内分隔
  - MR 对于 SDH 更为敏感,可以发现 TBI 合并其他病变

主要鉴别诊断

- 其他硬膜下积液
  - 渗出液
  - 水囊瘤
  - 积脓
- 硬脑脊膜病(硬脑膜增厚)
  - 寻找其他低颅压征象
- 慢性硬脑膜窦血栓形成
- 肿瘤

病理

- 皮层桥静脉在穿行硬膜下腔时受到创伤性牵拉/撕裂
- 创伤可能很轻微(特别是高龄患者)

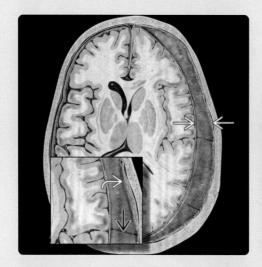
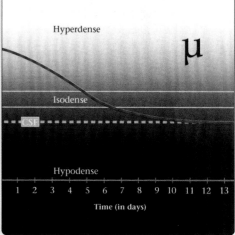

图 2-38 (左图)轴位示意图所示为典型的亚急性硬膜下血肿(subacute subdural hematoma, sSDH)➜。小图示横贯其间的"桥"静脉➡和增生的包膜➡。这些表现通常与高龄患者相对轻微的创伤相关。(右图)SDH 密度下降,约 1.5HU/天。第 7~10 天血肿腔内的积血变得与皮层呈等密度,大约第 10~14 天与邻近脑组织相比呈低密度

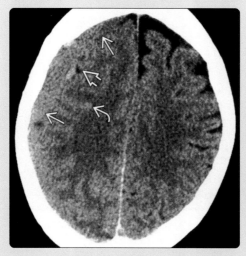
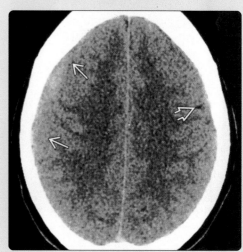

图 2-39 (左图)轴位 CT 平扫示与其下方皮质等密度的右侧 sSDH ➡。可见其下方受压的脑沟内向内侧移位的脑脊液"点"➡。灰白质界面➡向内侧"弯曲"(对比左侧正常形态)。(右图)该病例存在双侧"对称性"等密度 sSDH ➡。可见双侧灰白质界面都向内侧移位,而且其下方的脑沟受压。左侧 sSDH 的下方可见移位的脑脊液"点"➡

六、亚急性硬膜下血肿

术语

缩写

- 亚急性硬膜下血肿(subacute subdural hematoma, sSDH)

定义

- 亚急性(约3天至3周)积聚的、被肉芽组织("包膜")包绕的、液化的血凝块和再吸收的血液产物

影像

一般特征

- 最佳诊断要点
  - 弥漫分布于大脑半球上方的、新月形、CT等密度至低密度的脑外积液
- 部位
  - 蛛网膜与硬脑膜之间,或硬脑膜内层之内
- 形态
  - 新月形的脑外积液
  - 可能跨越骨缝,但不会跨越硬膜附着处
  - 可能沿着大脑镰和小脑幕蔓延
  - 其下方的脑表面、皮层血管和蛛网膜下腔脑脊液受压并移位
    - 脑沟通常消失
  - 常见反复发作的、不同时期混杂的出血;若发生在儿童患者,需提高非意外性创伤的警惕性
  - CT密度和MR信号强度随着出血的时期和成分而变化

CT表现

- CT平扫
  - 等密度至低密度;可能与其下方皮层的密度相同
  - 灰白质界面向内侧移位
  - 脑表面脑沟远离颅骨内板
  - 借助脑脊液"点"或许可以确定移位/受压脑沟的轮廓
  - 密度随着血肿演变的时期而变化
    - 经过约3周以上的时间,完成从高密度(aSDH)到等密度(sSDH)再到低密度(慢性SDH)的演变
    - 反复出血可造成混杂密度的血肿
- 增强CT
  - 硬脑膜和包膜均强化
  - 强化的皮层血管向内侧移位

MR表现

- T1WI
  - 通常呈等信号(sSDH早期)至高信号(sSDH晚期)
- T2WI
  - 信号各异;时间越久,信号强度越高(细胞外高铁血红蛋白)
  - 由于包膜易发反复出血,故而可见线样低信号影
- PD/intermediate
  - 信号不一;等信号至高信号,取决于蛋白含量、混入血肿的再出血以及T1和T2的相对影响
- FLAIR
  - 信号随着T1和T2效应的相对影响而不同
  - 一般不受抑制
    - T1值显著缩短常导致FLAIR信号变亮
    - T2缩短效应可能导致低信号(sSDH早期)
    - 早期亚急性小血肿在FLAIR上几乎"看不到"
      □ 仔细寻找占位效应、脑沟消失和/或血管移位
- $T2^*$ GRE
  - 磁敏感伪影(开花征)较为常见
- DWI
  - 信号强度随着血肿时期而变化
    - 脑组织旁新月形高信号影,伴边缘低信号
      □ "双层征"
      □ 高信号带状影提示为来自包膜的相对新鲜的出血
    - 高信号灶提示为固态血凝块
- 增强T1WI
  - 常见硬脑膜强化、增厚
  - 可见包膜强化
    - 提示为易于再出血的不稳定性SDH
    - 延迟扫描可见造影剂弥散至SDH内
- MR信号的变化通常与脑内血肿的演变同步
  - 据报道早期亚急性血肿存在例外
  - 早期sSDH在T2/FLAIR上可能呈高信号
- 鉴于多数并发损伤在亚急性期早期更为显著,因此早期MR检查是有利的

影像检查方法推荐

- 最佳影像检查
  - CT平扫可作为初筛手段
  - 应用增强CT判断包膜/腔内分隔
  - MR对于SDH更为敏感
    - 可以发现TBI合并的其他病变
- 检查方案推荐
  - 存在出血/创伤迹象时,需要在MR常规中加扫FLAIR、DWI和GRE序列

鉴别诊断

其他硬膜下积液

- 渗出液
  - MR:通常与脑脊液信号一致
  - 常与脑膜炎、手术后或低颅压有关
- 积脓
  - MR:周边强化;DWI阳性
  - 常与静脉窦感染或穿通性损伤有关
- 水囊瘤
  - MR:与脑脊液信号一致;无包膜
  - 蛛网膜撕裂所致;无出血

硬脑脊膜病（硬脑膜增厚）

- 慢性脑膜炎（可能无法鉴别）
- 手术后（分流术等）
- 低颅压
  ○ 中脑"滑塌"，小脑扁桃体疝
- 神经系统结节病（通常呈结节状，更多的呈现凹凸不平的外观）

慢性硬脑膜窦血栓形成

- 弥漫性硬脑膜增厚及强化

肿瘤

- 脑膜瘤、淋巴瘤、白血病、转移瘤
- 基底部位于硬脑膜、强化的肿物，±颅骨受累

化学位移伪影

- 骨髓或皮下脂肪可能"移位"→呈现在颅内，貌似T1 高信号的 SDH

病理

一般特征

- 病因学
  ○ 皮层桥静脉在穿行硬膜下腔时受到创伤性牵拉和撕裂
  ○ 创伤可能很轻微，特别是高龄患者
  ○ 血肿增大的机制
    - 再出血
    - 血清蛋白渗出

大体病理和术中特征

- 包膜：肉芽组织，伴再吸收的血液产物
- 外膜与反复出血所致的血肿增大相关
- 内膜与 SDH 液化相关

临床要点

临床表现

- 最常见的症状体征
  ○ 从无症状到意识丧失，表现各异
- 其他症状体征
  ○ 头痛、癫痫发作、局灶性神经功能障碍

人口统计学

- 年龄
  ○ 年轻人和老年人
- 性别
  ○ 男性>女性
- 流行病学

○ 颅脑创伤后被发现的 SDH，在全部影像检查患者中占 10%～20%，在尸检病例中占 30%

病程和预后

- 可能自行吸收，也可能增大
- 高龄和脑萎缩是促使创伤性 SDH 转变为亚急性和慢性 SDH 的影响因素
- 相较于凸面 SDH，位于颅底的 SDH 复发率更高

治疗

- 若血肿增大或出现症状，则需要手术引流
- 若存在包膜，需将其切除
- 呈"分隔"形态的血肿再出血率最高

诊断纲要

注意

- 若可疑等密度 SDH，可行造影剂增强以明确包膜形成/腔内分隔
- MR 加扫 DWI 可评估是否存在包膜

影像解读要点

- 切记：SDH 的 MR 信号相当多变
  ○ 通常（但并非总是）类似于脑内出血的演变模式
- 增强扫描有助于鉴别亚急性或慢性 SDH 与硬脑脊膜病
- 若 sSDH 缺乏创伤史，则需评估凝血状态，并寻找低颅压征象

参考文献

1. Kolias AG et al: Chronic subdural haematoma: modern management and emerging therapies. Nat Rev Neurol. 10(10):570-578, 2014
2. Kompheak H et al: Surgery for bilateral large intracranial traumatic hematomas: evacuation in a single session. J Korean Neurosurg Soc. 55(6):348-52, 2014
3. Godlewski B et al: Retrospective analysis of operative treatment of a series of 100 patients with subdural hematoma. Neurol Med Chir (Tokyo). 53(1):26-33, 2013
4. Nayil K et al: Subdural hematomas: an analysis of 1181 Kashmiri patients. World Neurosurg. 77(1):103-10, 2012
5. Tehli O et al: Subdural hematomas and emergency management in infancy and childhood: a single institution's experience. Pediatr Emerg Care. 27(9):834-6, 2011
6. Kemp AM et al: What neuroimaging should be performed in children in whom inflicted brain injury (iBI) is suspected? A systematic review. Clin Radiol. 64(5):473-83, 2009
7. Souirti Z et al: Spontaneous bilateral subacute subdural hematoma revealing intracranial hypotension. Neurosciences (Riyadh). 14(4):384-5, 2009
8. Duhem R et al: [Main temporal aspects of the MRI signal of subdural hematomas and practical contribution to dating head injury.] Neurochirurgie. 52(2-3 Pt 1):93-104, 2006
9. Kuwahara S et al: Diffusion-weighted imaging of traumatic subdural hematoma in the subacute stage. Neurol Med Chir (Tokyo). 45(9):464-9, 2005
10. Kuwahara S et al: Subdural hyperintense band on diffusion-weighted imaging of chronic subdural hematoma indicates bleeding from the outer membrane. Neurol Med Chir (Tokyo). 45(3):125-31, 2005
11. Mori K et al: Delayed magnetic resonance imaging with GdD-DTPA differentiates subdural hygroma and subdural effusion. Surg Neurol. 53(4):303-10; discussion 310-1, 2000

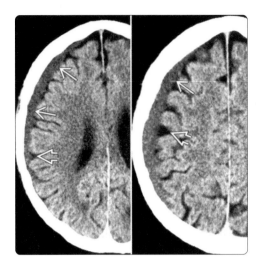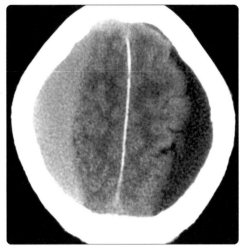

图 2-40 （左图）高龄患者，罹患晚期 sSDH 和中度皮层脑萎缩。CT 平扫显示近乎等密度的 SDH ➡️ 与其下方受压的蛛网膜下腔内低密度的脑脊液 ➡️ 之间的差别。（右图）不同时期的 SDH 常见于使用抗凝剂的高龄患者。右侧的 SDH 是亚急性的（与其下方脑组织等密度），而左侧病变则属于慢性。可见血肿下方的脑组织和脑沟严重受压，大脑镰部分钙化

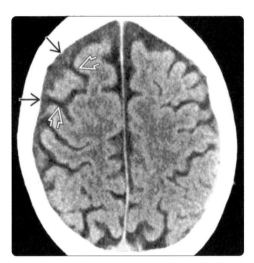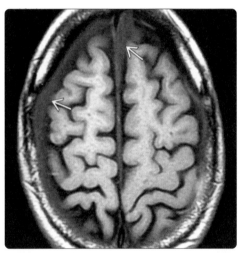

图 2-41 （左图）59 岁男性患者，癫痫发作，无明确头部创伤史。轴位 CT 平扫示右侧额部脑外积液 ➡️，密度略高于其下方脑沟内的脑脊液 ➡️。（右图）同一患者。T1WI 示较之脑脊液略高信号的双侧硬膜下积液 ➡️，为 sSDH 的典型 MR 表现

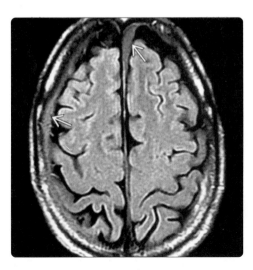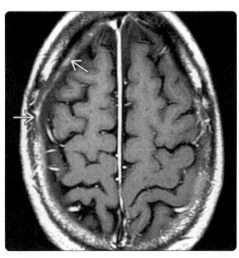

图 2-42 （左图）同一患者。FLAIR 扫描示该亚急性积液 ➡️ 不受抑制，表明其与正常脑脊液不同。（右图）同一患者。T1 增强扫描示该 sSDH 外膜强化 ➡️。上述表现符合晚期 sSDH

术语

- 慢性硬膜下血肿(chronic subdural hematoma,cSDH)
- 慢性(3 周至数月)积聚于硬膜下腔的血液产物
  ○ 常见慢性和急性出血混杂

影像

- 新月形脑外积液
  ○ 弥漫分布于受累大脑半球上方
  ○ 被可强化的包膜包绕
  ○ 通常被分隔成多个小房,存在液-液平面
  ○ 常见反复发作的、不同时期混杂的出血;若发生在儿童患者,需提高非意外性创伤的警惕性
- 影像检查方法推荐
  ○ CT 平扫是很好的初筛手段
  ○ 使用宽窗设置(150~200HU)
  ○ MR 更易于检出 cSDH

主要鉴别诊断

- 硬膜下水囊瘤

- 硬膜下渗出液
- 硬膜下积脓

病理

- 浆液血性液体
- 肉芽组织包裹:带有脆弱毛细血管的"假包膜"
- 多房性并伴液-血密度液平面者占 5%

临床要点

- 治疗
  ○ 手术引流并切除包膜
- 高龄和脑萎缩是促使创伤性 SDH 转变为亚急性和慢性 SDH 的影响因素
- 复发风险依类型而不等
  ○ 分隔型 SDH 风险最高
  ○ 术前血肿越大风险越高
  ○ 术后残余血肿体积>80ml 者风险增高

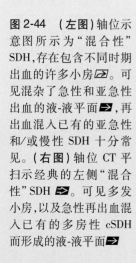

图 2-43 (左图)轴位示意图所示为伴菲薄内膜➡和厚韧外膜➡形成的典型 cSDH 病理形态。可见穿行于 SDH 之中受到牵拉的桥静脉➡,以及从上到下颜色渐变的、从浆液血性过渡到富含蛋白成分的液体。(右图)轴位 CT 平扫示 cSDH,呈左侧半球上方新月形低密度脑外积液➡。穿行于 SDH 之中受到牵拉的皮层静脉隐约可见➡

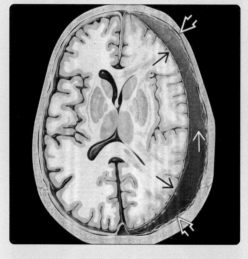

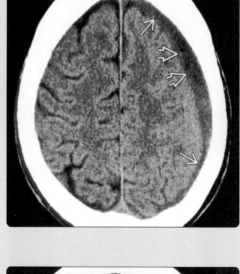

图 2-44 (左图)轴位示意图所示为"混合性"SDH,存在包含不同时期出血的许多小房➡。可见混杂了急性和亚急性出血的液-液平面➡,再出血混入已有的亚急性和/或慢性 SDH 十分常见。(右图)轴位 CT 平扫示经典的左侧"混合性"SDH➡。可见多发小房,以及急性再出血混入已有的多房性 cSDH 而形成的液-液平面➡

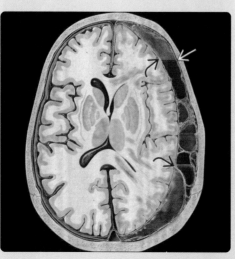

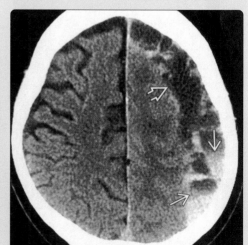

术语

缩写

- 慢性硬膜下血肿(chronic subdural hematoma, cS-DH)

定义

- 慢性(3周至数月)积聚于硬膜下腔的血液产物
  - 可能混杂更为急性的出血灶("混合性"SDH)

影像

一般特征

- 最佳诊断要点
  - 弥漫分布于受累半球的上方,新月形、多房性、包膜强化的脑外积液
- 部位
  - 硬脑膜内层与蛛网膜之间的潜在腔隙
  - 幕上凸面最为常见
- 形态
  - 新月形脑外积液
  - 可能跨越骨缝,但不跨越硬脑膜附着处
  - 可能沿着大脑镰和小脑幕蔓延
  - 其下方的脑表面、皮层血管和蛛网膜下腔脑脊液受压并移位
  - 通常被腔内的隔膜所分隔
  - 钙化占 1%~2%
  - 包膜强化
  - 常见反复发作的、不同时期混杂的出血;若发生在儿童患者,需提高非意外性创伤的警惕性
  - CT 密度和 MR 信号强度随着出血的时期和成分而变化

CT 表现

- CT 平扫
  - 密度各异,取决于演变的时期
    - 通常与脑脊液密度一致
    - 经过约 3 周以上的时间,完成从高密度(aSDH)到等密度(sSDH)再到低密度(cSDH)的演变
    - 在 3 周至 3 个月期间,cSDH 的密度和/或大小进行性增加;可能缘于外膜脆弱新生毛细血管的再出血
    - cSDH 的最终吸收大多在 3 个月以后(外膜趋于稳定,因此不易再出血)
  - 慢性积液周边可见钙化,通常存在多年
- 增强 CT
  - 强化的皮层血管向内移位
  - 硬脑膜和包膜强化

MR 表现

- T1WI
  - 信号各异,取决于演变的时期
    - 若稳定/慢性,则与脑脊液等信号
    - 再出血或蛋白含量增加时呈高信号
- T2WI
  - 信号各异,取决于演变的时期
    - 若稳定/慢性,则与脑脊液等信号
    - 再出血时为低信号
  - 大多数慢性 cSDH(73%)可见 T2 低信号,与反复出血有关
  - 包膜通常呈低信号
- PD/intermediate
  - 等信号至高信号,取决于蛋白含量或再出血
- FLAIR
  - 多数病例呈相对于脑脊液的高信号
    - 取决于固有的 T1 和 T2 信号特征和/或蛋白含量
  - 通常是检测 SDH 最敏感的序列
- T2* GRE
  - 亚急性-慢性血液产物呈低信号
  - 可能因 T2 效应而呈高信号
- DWI
  - 信号各异
  - 外膜高信号提示有反复出血的倾向
- 增强 T1WI
  - 周边和/或硬脑膜强化
  - 延迟扫描可见造影剂弥散入至 SDH 内
- SDH 的 MR 信号相当多变
  - 通常类似于脑内出血的演变模式

影像检查方法推荐

- 最佳影像检查
  - CT 平扫是很好的初筛手段
  - MR 更易于检出 cSDH
    - cSDH 在 T1、T2、PD、FLAIR 上通常呈高信号(高铁血红蛋白所致)
  - 不同时期的血液产物各有其 MR 特征,因此 MR 尤其适合于评估非意外性创伤病例
    - 包膜和血凝块在 MR 上更易于发现
      □ 增厚或增大的假膜和血凝块所致的占位效应是实施 cSDH 引流和包膜切除的指征
- 检查方案推荐
  - 使用宽窗设置(150~200HU)辨识小 SDH

鉴别诊断

硬膜下水囊瘤

- 澄清的脑脊液(手术/创伤导致蛛网膜撕裂)
- 非血性;无包膜
- 无强化

硬膜下渗出液

- 通常是脑膜炎的并发症
- 血浆渗出液,而非脑脊液

硬膜下积脓

- 脓液积聚在硬膜下腔
- 周边强化

- 中央弥散受限(高信号)

硬脑脊膜病(硬脑膜增厚)

- 慢性脑膜炎(可能无法鉴别)
- 手术后(分流术等)
- 低颅压(中脑"滑塌",小脑扁桃体疝)
- 神经系统结节病(结节状,"凹凸不平")

肿瘤

- 脑膜瘤、淋巴瘤、白血病、转移瘤
- 转移性病变也能导致 SDH,特别是源自乳腺癌、前列腺癌和黑素瘤的转移
- 基底部位于硬脑膜,强化的肿物
- ±颅骨受累

化学位移伪影

- 骨髓或皮下脂肪可能"移位",呈现在颅内,貌似T1 高信号的 SDH
- 随着视野增大或带宽缩小而出现

病理

一般特征

- 病因学
  - SDH 最常见的原因是皮层桥静脉在穿行硬膜下腔至脑并汇入硬脑膜窦的途中受到创伤性牵拉和撕裂
  - cSDH
    - 2～3 周后形成
    - 可能继续增大
    - 若包膜稳定,可能自行吸收
    - DWI 可能呈现高信号带状影,提示新鲜出血以及血肿增大的趋势
  - SDH 增大的机制
    - 再出血
    - 血清蛋白渗出
- 合并异常
  - 创伤是最常见的病因

分期、分级和分类

- 硬膜下腔的积血激发组织反应,导致血肿机化和吸收
- cSDH 可依据其内部结构而分类
  - 均质型/分层型
    - 均质性内容物;可因沿内膜分布的薄层新鲜出血而分层
  - 分隔型
    - 血细胞比容水平
    - 有时内容物逐渐变化("逐渐转化")
  - 成小梁型
    - 异质的,内部有分隔
    - 包膜增厚或钙化

大体病理和术中特征

- 浆液血性液体
- 肉芽组织包裹:带有脆弱毛细血管的"假包膜"
- 多房性并伴液-血密度液平面者占 5%

- 反复出血→凝血→纤维蛋白溶解的循环

显微镜下特征

- 增生的成纤维细胞和毛细血管构成外膜;脆弱的毛细血管被推测是 cSDH 反复出血的根源
- 硬脑膜成纤维细胞或边缘细胞构成内膜;并形成纤维胶原层

临床要点

临床表现

- 最常见的症状体征
  - 从无症状到意识丧失,表现各异
    - aSDH 清醒间期:初始意识清醒的患者创伤后数小时意识丧失
  - 占位效应、弥漫性脑损伤、继发性脑缺血导致的其他症状

人口统计学

- 年龄
  - 任何年龄段,但老年人风险最高
  - cSDH 是高龄患者颅内出血最常见的类型
- 流行病学
  - 头部创伤后被发现的 SDH,在全部影像检查患者中占 10%～20%,在尸检病例中占 30%

病程和预后

- 原发性脑损伤的程度是最重要的预后影响因素
- 高龄和脑萎缩是促使创伤性 SDH 转变为 cSDH 的影响因素
- 约 15%的 cSDH 会复发
  - 复发率
    - 较之凸面 SDH,位于颅底的 SDH 复发率更高
    - 双侧 SDH 复发率更高
    - 分隔型 SDH 复发率高,而成小梁型 SDH 复发率低
    - 若术前血肿体积<115ml,术后残余血肿体积<80ml,则复发率低

治疗

- 手术引流并切除包膜
- cSDH 的复发风险因类型而不同
  - 分隔型 SDH 风险最高;包膜增厚或钙化者几乎不会再出血

诊断纲要

影像解读要点

- 增强扫描有助于鉴别 cSDH 与硬脑脊膜病
- 若无创伤史,需考虑潜在的血管病变或硬脑膜转移瘤

参考文献

1. Kolias AG et al: Chronic subdural haematoma: modern management and emerging therapies. Nat Rev Neurol. 10(10):570-578, 2014
2. Tseng JH et al: Risk factors for chronic subdural hematoma after a minor head injury in the elderly: a population-based study. Biomed Res Int. 2014:218646, 2014

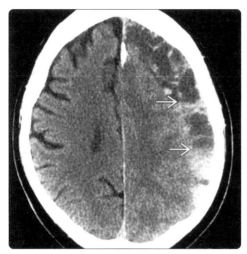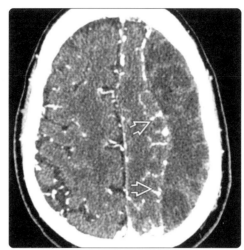

图 2-45　（左图）高龄患者，多次跌倒。CT 平扫示"多泡的"积液，伴小房形成和多发血-液平面➡️。（右图）同一患者。CTA 示"多泡的"新月形积液。可见脑组织向内侧移位，伴脑沟受压和皮层静脉移位➡️

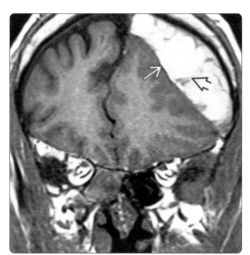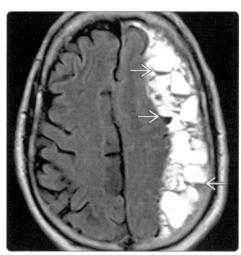

图 2-46　（左图）同一患者。冠状位 T1WI 示以高信号为主的多房性液体囊腔➡️，其内存在少量更为急性出血所致的囊性低信号➡️。（右图）轴位 FLAIR 令人印象深刻，可见高信号多房囊腔中含有大量独立存在于囊性小房之内分层的低信号影➡️，这一表现提示慢性（"混合性"）SDH 中混有急性出血

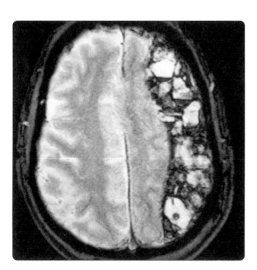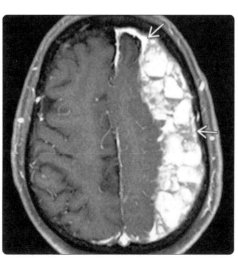

图 2-47　（左图）T2*GRE 示多发的、呈开花征的低信号灶，符合出血混入多房性 cSDH 的表现。（右图）增强 T1WI FS 示 cSDH 边缘部分强化➡️，符合肉芽组织机化包膜的表现

第一篇 基于病理的诊断

术语

- 位于蛛网膜下腔的积血
  - 包含于软脑膜和蛛网膜之间

影像

- CT 高密度,FLAIR 高信号

主要鉴别诊断

- 非创伤性蛛网膜下腔出血
- 脑膜炎:细胞和蛋白质碎片
- 癌性脑膜炎
- 假性蛛网膜下腔出血
- 钆剂摄入
- 吸入高浓度的氧

病理

- 与脑挫伤、SDH 或 EDH、弥漫性轴索损伤相关

临床要点

- 头痛、呕吐、意识水平降低
- 创伤是蛛网膜下腔出血最常见的原因
- 经 logistic 回归分析,预后与以下因素相关
  - 入院时的 Glasgow 昏迷量表评分
  - 蛛网膜下腔积血量
- 孤立的创伤性蛛网膜下腔出血,无其他合并损伤时,通常呈良性
- 若合并其他颅内损伤,则预后不良
- 较之动脉瘤性蛛网膜下腔出血,更早出现血管痉挛
- 与 1 年随访神经心理测评成绩降低,以及工作能力预后变差相关

诊断纲要

- 常见孤立性幕上脑沟积血
- 脚间池高密度血性液可能是微量蛛网膜下腔出血的唯一表现

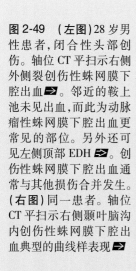

图 2-48 (左图)冠状位示意图所示为重型 TBI 的表现。闭合性头部创伤导致多发性脑回挫伤和蛛网膜下腔出血。大多数创伤性蛛网膜下腔出血➡发生在脑实质损伤附近,且集中于外侧裂、额颞叶底部和大脑凸面的脑沟。(右图)头部创伤伴创伤性蛛网膜下腔出血患者。轴位 CT 平扫示左侧额叶后部毗邻半球间裂的部分脑沟内局灶性高密度积血➡

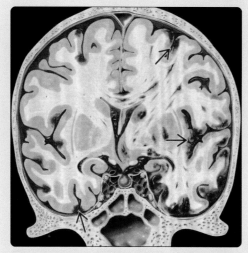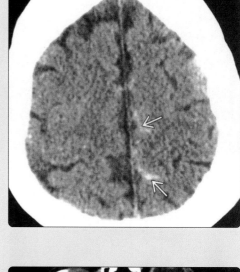

图 2-49 (左图)28 岁男性患者,闭合性头部创伤。轴位 CT 平扫示右侧外侧裂创伤性蛛网膜下腔出血➡。邻近的鞍上池未见出血,而此为动脉瘤性蛛网膜下腔出血更常见的部位。另外还可见左侧顶部 EDH ➡。创伤性蛛网膜下腔出血通常与其他损伤合并发生。(右图)同一患者。轴位 CT 平扫示右侧颞叶脑沟内创伤性蛛网膜下腔出血典型的曲线样表现➡

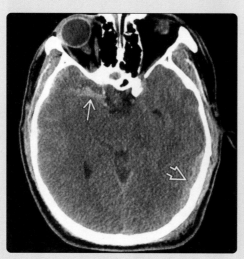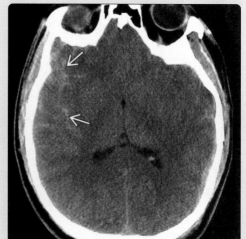

术语

缩写

- 创伤性蛛网膜下腔出血(traumatic subarachnoid hemorrhage,tSAH)

定义

- 位于蛛网膜下腔的积血
  - 包含于软脑膜和蛛网膜之间

影像

一般特征

- 最佳诊断要点
  - CT 平扫高密度
  - 脑沟-脑池 FLAIR 高信号(在创伤患者中)
- 部位
  - 局灶性或弥漫性
    - 局灶性 SAH 邻近脑挫伤、SDH/EDH、骨折、裂伤
      □ 外侧裂、额底蛛网膜下腔最为常见
      □ 孤立性凸面脑沟(邻近脑挫伤)
    - 弥漫性分布于蛛网膜下腔和/或基底池
    - 覆盖在小脑幕上

CT 表现

- CT 平扫
  - 蛛网膜下腔/脑池高密度
  - 脚间池高密度血性液可能是微量 SAH 的唯一表现
  - 除了出血部位,其他特点等同于动脉瘤性 SAH
    - 邻近脑挫伤、SDH
    - 凸面脑沟>基底池

MR 表现

- T1WI
  - 相对于脑室内脑脊液,呈高信号("脏"脑脊液)
- T2WI
  - 与脑脊液等信号(难以发现)
- FLAIR
  - 脑沟/脑池高信号;较之 CT,敏感性高,而特异性低
- T2*GRE
  - 偶见低信号
- DWI
  - 评估 tSAH 引起的血管痉挛
    - 缺血区域弥散受限

血管造影表现

- 常规 DSA
  - 排除动脉瘤,评估 tSAH 引起的血管痉挛:CTA 取代 DSA
  - 痉挛血管呈串珠样表现
    - 创伤后 2~3 天至 2 周

影像检查方法推荐

- 最佳影像检查

- CT 平扫;FLAIR 适用于微量 SAH

鉴别诊断

非创伤性 SAH(nontraumatic SAH,ntSAH)

- 动脉瘤破裂
  - 占全部 ntSAH 的 80%~90%
  - 动脉瘤在 DSA、CTA、MRA 上的确诊率>90%
- 夹层动脉瘤破裂
- 动静脉畸形(arteriovenous malformation,AVM)
  - 占 ntSAH 的 15%
  - 通过 DSA、CTA、MRA 诊断
- 中脑周围静脉性出血
  - 局限于基底池;基底动脉周围凝血块
  - DSA、CTA、MRA 正常
- 脑梗死后再灌注损伤出血
  - 存在明确的脑梗死
- 抗凝治疗
  - 长期华法林(香豆素)治疗;通常存在被忽视的轻型头部创伤
  - 酗酒也是凝血异常的原因之一
- 血恶病质
  - 通常存在已确诊的疾病
- 子痫(妊娠高血压)
  - 曾报道过相关并发症,子痫症状
- 脊髓血管畸形
  - 自发性
  - 脑部 DSA 初筛和复查均为阴性
  - MR:脊髓 SAH,脊髓水肿
  - MRA 和 DSA 可明确诊断

脑膜炎:细胞和蛋白质碎片

- CT 表现为"脏"脑脊液
- 因为 T1 缩短和信号无法归零,FLAIR 呈高信号

癌性脑膜炎

- 脑脊液细胞含量增多阻碍 FLAIR 脑脊液信号归零

假性 SAH

- 严重脑水肿→脑弥漫性低密度
- 与邻近脑组织相比,硬脑膜和动脉/静脉窦的循环血液均呈相对高密度

钆剂摄入

- 常规增强 MR 所用的静脉造影剂可能导致 FLAIR 高信号
  - 卒中、高级别胶质瘤或脑膜瘤(肿瘤表面侵及蛛网膜下腔/脑室)
  - 邻近病变和/或受累半球的脑脊液信号改变更为显著

吸入高浓度的氧

- 全身麻醉时吸入纯氧
  - 可能造成蛛网膜下腔脑脊液信号归零不全
  - 脑沟内脑脊液 FLAIR 高信号
  - 脑室内脑脊液不受影响

病理

一般特征

- 病因学
  - 蛛网膜下腔内血管撕裂
  - 创伤性夹层动脉瘤→基底池 SAH
    - 多数缘于椎动脉夹层
    - 伴可疑的颅底骨折
    - 类似动脉瘤性 SAH
- 遗传学
  - *Apo-E* $\varepsilon 4$ 等位基因携带者倾向于创伤性脑损伤、SAH、出血性卒中预后不良
- 合并异常
  - 脑挫伤、SDH 或 EDH、弥漫性轴索损伤

分期、分级和分类

- 1 级：薄 tSAH ≤5mm
- 2 级：厚 tSAH >5mm
- 3 级：薄 tSAH 伴占位性病变
- 4 级：厚 tSAH 伴占位性病变

大体病理和术中特征

- 脑沟/脑池急性出血
- 尸检显示
  - 出血来源于皮层动脉/静脉
  - 渗出物来源于脑表面挫伤处

显微镜下特征

- 血红蛋白的演变与脑内血肿不同
  - 进展非常缓慢，降解延迟
  - 更像是继发于蛛网膜下腔脑脊液的高氧张力环境

临床要点

临床表现

- 最常见的症状体征
  - 头痛、呕吐、意识水平降低
- 其他症状体征
  - 可能增加心电图校正 Q-T 间期延长、室性心动过速、猝死的风险
- 临床特点
  - 创伤是 SAH 最常见的原因，而非动脉瘤破裂

人口统计学

- 年龄
  - 中位年龄 43 岁（标准差 21.1 岁）
- 性别
  - 男：女 = 2：1，均遭受 TBI
- 流行病学
  - 发现 tSAH 者，在中型 TBI 患者中占 33%，在重型 TBI 患者中占 60%
  - 几乎所有尸检病例都能发现
  - tSAH 相关性血管痉挛发生于 2%~10% 的病例

病程和预后

- 经 logistic 回归分析，预后与以下因素相关
  - 入院时的 Glasgow 昏迷量表评分
  - 蛛网膜下腔积血量
- 轻型 TBI 中的孤立性 tSAH
  - 通常呈良性病程
  - 若无其他严重创伤，则无须影像检查随访/收住 ICU
- 若合并其他颅内损伤，则预后不良
  - 首次 CT 的 tSAH 量与迟发性缺血及不良预后相对应
  - 46%~78% 与中重型 TBI 相关的 tSAH 会导致
    - 致残率增高，导致严重残疾和持续植物状态
    - 死亡率提高 2 倍
- 急性脑积水
  - 罕见；通常是凝结的 SAH 阻塞了导水管或第四脑室流出道
  - 梗阻性脑积水，而非交通性
    - 非对称性脑室扩张
- 迟发性脑积水
  - 脑脊液吸收障碍
  - 梗阻性交通性脑积水
    - 对称性脑室扩张
  - 3 个月随访时，在 11.96% 的 TBI 患者中被发现
  - tSAH 的部位与脑积水的进展无关
- 血管痉挛
  - 相比于动脉瘤性 SAH，tSAH 出现的更早
  - 伤后 7~10 日达到高峰
  - 威胁持续 2 周以上
  - 创伤后脑梗死的少见病因
- 与 1 年随访神经心理测评成绩降低，以及工作能力预后变差相关

治疗

- 支持治疗是主要治疗
  - 气管插管、吸氧、静脉输液、生命体征紊乱的治疗
  - 镇静剂；疼痛、恶心和呕吐的药物治疗
  - 针对癫痫发作的抗惊厥治疗
- 尼莫地平（钙离子通道阻滞剂）可预防血管痉挛及其并发症

诊断纲要

影像解读要点

- tSAH 常伴其他损伤
- 常见孤立性幕上脑沟出血
- 脚间池高密度血性液可能是微量 SAH 的唯一表现

参考文献

1. Rubino S et al: Outpatient follow-up of nonoperative cerebral contusion and traumatic subarachnoid hemorrhage: does repeat head CT alter clinical decision-making? J Neurosurg. 121(4):944-9, 2014
2. Servadei F et al: Traumatic Subarachnoid Hemorrhage. World Neurosurg. ePub, 2014
3. Quigley MR et al: The clinical significance of isolated traumatic subarachnoid hemorrhage. J Trauma Acute Care Surg. 74(2):581-4, 2013
4. Yuh EL et al: Magnetic resonance imaging improves 3-month outcome prediction in mild traumatic brain injury. Ann Neurol. 73(2):224-35, 2013

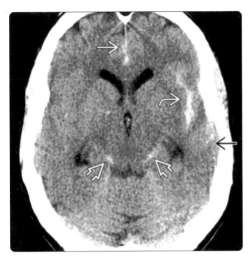
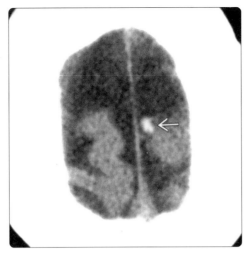

图 2-50 （左图）轴位 CT 平扫示脑沟⊡、左侧外侧裂⇨、环池⇨、半球间裂➡高密度 tSAH。（右图）轴线 CT 平扫示左侧额叶内侧脑沟小片状高密度影➡，提示为 tSAH

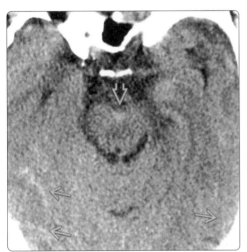
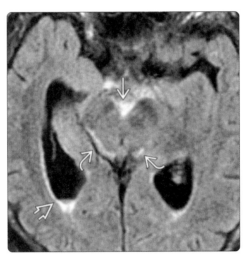

图 2-51 （左图）轴位 CT 平扫示 tSAH 所致部分脑沟⊡和脚间池⊡高密度影。（右图）轴位 FLAIR 示脚间池➡、环池及四叠体池➡脑脊液异常高信号。同时可见右侧侧脑室枕角少量分层的出血➡

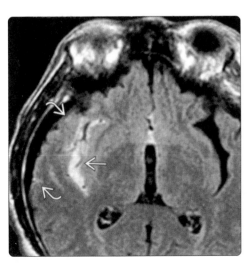
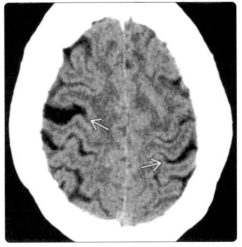

图 2-52 （左图）轴位 FLAIR 示右侧外侧裂➡和部分右侧脑沟➡脑脊液异常高信号，提示为 tSAH。（右图）轴位 CT 平扫示双侧脑沟均增宽➡，右侧重于左侧，这是由于亚急性至慢性 SAH 处于脑脊液等密度阶段所致

要　　点

术语

* 累及灰质和邻近皮层下白质的脑表面损伤

影像

* 最佳诊断要点:脑水肿背景下的斑片状出血
* 特征性部位:邻近不规则骨性突起或硬脑膜褶皱
* 额叶和颞叶的前下部最为常见
* FLAIR:最易于发现高信号的皮层水肿和SAH
* GRE:呈现开花征的低信号出血灶
* 最佳影像检查
  ○ 应用CT发现急性出血性脑挫伤、其他颅内病变和脑疝
  ○ 应用MR明确病变并判断其程度
* 冲击点伤
  ○ 受冲击部位下方脑组织的直接损伤
* 对冲伤:受冲击部位对侧的损伤;通常比冲击点伤更为严重

主要鉴别诊断

* 脑梗死
* 静脉窦血栓形成
* 脑炎
* 低级别肿瘤
* 癫痫发作后短暂性改变

病理

* 炎症→病变恶化/扩大

临床要点

* 初发症状:意识模糊→反应迟钝
* 核心目标:防治继发性损伤
* 占位效应和脑疝可能需要处置

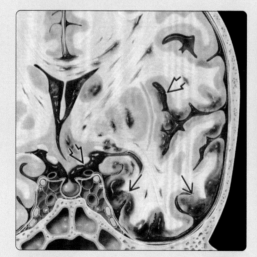
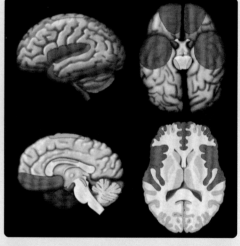

图2-53 (左图)冠状位示意图所示为闭合性颅脑损伤的病理改变。可见累及多处挫伤脑回灰质的出血灶➡、轴索和深部灰质损伤、基底池和外侧裂tSAH➡。(右图)示意图所示红色区域为脑挫伤最常见的部位,绿色区域为次常见部位。最常见的部位为额叶和颞叶的前下部

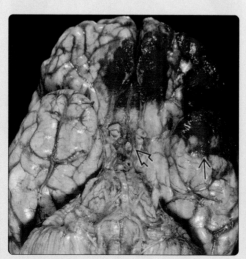
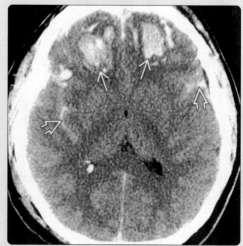

图2-54 (左图)重型闭合性颅脑损伤致死患者,脑部大体病理标本显示双侧额叶及单侧颞叶出血性挫伤➡,鞍上池tSAH➡(Courtesy R. Hewlett, MD)。(右图)重型脑损伤患者。CT平扫示弥漫性额颞叶挫伤➡和tSAH➡

术语

定义

- 累及灰质和邻近皮层下白质的脑表面损伤

影像

一般特征

- 最佳诊断要点
  ○ 脑水肿背景下的斑片状出血
- 部位
  ○ 特征性部位:邻近不规则骨性突起或硬脑膜褶皱
    - 额叶和颞叶的前下部最为常见
    - 25%位于矢状窦旁("滑动性"脑挫伤)
  ○ 次常见部位
    - 顶叶/枕叶、后颅窝
  ○ 冲击点伤:受冲击部位下方脑组织的直接损伤
  ○ 对冲伤:受冲击部位对侧的损伤;通常比冲击点伤更为严重
- 形态
  ○ 早期:散在的、边界不清的、表浅的脑回嵴点状或线样出血灶
  ○ 24~48h:现存病变扩大,且出血增多;而且可能出现新的病变
  ○ 慢性期:脑软化伴脑容积减小
  ○ 90%的病例为双侧多发性病变

CT 表现

- CT 平扫
  ○ 早期:散在的、边界不清的低密度水肿,其内混有高密度小出血灶
  ○ 24~48h
    - 通常水肿、出血和占位效应加剧
    - 可能出现新的水肿和出血灶
    - 点状出血可能融合成片
  ○ 慢性期
    - 变为等密度,进而变为低密度
    - 脑软化伴脑容积减小
  ○ 继发性损伤
    - 脑疝/占位效应,伴继发脑梗死
    - 出血所致的脑积水
- 灌注 CT
  ○ 对于脑挫伤的判断,敏感度比 CT 平扫更高(分别为 87.5%与 39.6%)

MR 表现

- T1WI
  ○ 急性期:不均匀等信号灶及占位效应
  ○ 慢性期:局灶性或弥漫性脑萎缩
- FLAIR
  ○ 急性期:最易于发现高信号的皮层水肿和 SAH
  ○ 慢性期
    - 高信号的脱髓鞘和小胶质细胞瘢痕形成
    - 低信号的含铁血黄素沉积
    - 低信号的空化(囊性脑软化)
- T2* GRE
  ○ 急性期:低信号的呈开花征的出血灶

  ○ 慢性期:低信号的含铁血黄素沉积
- DWI
  ○ 细胞死亡区域呈高信号
  ○ 表观弥散系数(apparent diffusion coefficient,ADC)降低与预后不良相关
  ○ 偶尔 CT 和常规 MR 检查正常,但弥散张量成像可能呈现脑白质损伤
- MRS
  ○ NAA↓,胆碱↑

核医学表现

- SPECT 99mTcHMPAO 成像
  ○ 在 53%的轻型损伤病例中能够发现局灶性改变
  ○ 第 1 个月内检查阴性预示着预后良好
    - 阳性则预示着临床预后不良

影像检查方法推荐

- 最佳影像检查
  ○ 应用 CT 发现急性出血性脑挫伤、其他颅内病变和脑疝
  ○ 应用 MR 明确病变并判断其程度
- 检查方案推荐
  ○ FLAIR 适用于水肿和 SAH;GRE 适用于出血灶

鉴别诊断

脑梗死

- 无创伤史
- 特征性表现为急性发作的局灶性神经功能障碍
- 沿血管分布:额极和颞极无受累

静脉窦血栓形成

- 邻近闭塞静脉窦的水肿和出血

脑炎

- 无创伤史
- 疱疹病毒通常累及颞叶内侧

低级别肿瘤

- 无创伤史
- 孤立性非出血性病变
- 额叶或颞叶前部并非好发部位

癫痫发作后短暂性改变

- 无创伤史
- 先前的或正在发生的癫痫发作
- DWI 可能呈高信号;明显强化

病理

一般特征

- 病因学
  ○ 静止的头部受到物体的撞击
    - 受冲击部位下方的直接损伤
    - 罕见不伴骨折的脑挫伤
  ○ 运动中的头部:车祸、跌倒

- 差异化的加速/减速和旋转性暴力作用于不同密度的脑组织区域
- 滑动性损伤:皮层被蛛网膜颗粒固定于硬脑膜,因此皮层下组织的滑动幅度大于皮层
  ○ 交通事故致伤在青年成人(20~40岁)中是主要原因
  ○ 跌倒在婴幼儿(0~4岁)和老年人(≥70岁)中是主要原因
- 合并异常
  ○ 70%的患者存在软组织损伤
  ○ SDH、tSAH、脑室内出血
  ○ 受冲击部位颅骨骨折

大体病理和术中特征

- 脑挫伤
  ○ 脑回嵴的水肿
  ○ 点状出血(24~48h内最显著)
  ○ 小出血灶可能融合成血肿
  ○ 迟发性血肿可能在24~48h后形成
- 脑裂伤
  ○ 脑内血肿伴脑叶"破裂"
  ○ 通过裂伤的脑组织和撕裂的柔脑膜,SDH与血肿相通
- 慢性期发生液化和脑软化

显微镜下特征

- 毛细血管破裂→血液外溢:红细胞引发可见出血,血浆导致水肿
- 血管周围出血,内皮细胞胞饮活性增强,星形胶质细胞细胞毒性水肿加重
- 血清蛋白S100B和IL-6的水平升高与内皮细胞的超微结构改变相关

细胞学特征

- 早期发生趋化因子和一氧化氮激活
  ○ 炎性反应→中性粒细胞氧化猝发→蛋白水解酶和神经毒性酶释放
  ○ 细胞因子/趋化因子及补体介导的神经炎症
    - 引起继发性脑缺血损伤,脑挫伤扩大
  ○ 中枢神经系统神经细胞合成不同的趋化因子
    - 趋化因子CCL2早期在脑挫伤周围区域早期高度表达
    - 趋化因子CXCL8(即IL-8)作为晚期炎症介质高度表达
  ○ 在炎症过程中发生星形细胞激活、毛细血管受压和白细胞聚集,致使脑挫伤周围细胞毒性损伤→微血管闭塞
- 促炎因子激活和基质金属蛋白酶促使血脑屏障破坏
- 受损皮层
  ○ 过氧化物酶体增殖激活受体α(PPAR-α)的结合活性和蛋白表达上调
  ○ 损伤后24~72h达峰;PPAR-α激动剂在TBI和卒中中可以阻止过度氧化应激和炎症

临床要点

临床表现

- 最常见的症状特征

○ 随严重程度而不同;从轻度意识模糊到反应迟钝
  - ±脑功能障碍、癫痫发作

人口统计学

- 年龄
  ○ 儿童:成人=2:1,15~24岁风险最高
- 性别
  ○ 男:女=3:1
- 流行病学
  ○ 在住院治疗的脑创伤患者中,脑挫伤的年发生率为200/10万
  ○ 脑挫伤在常见的原发性创伤性神经系统损伤中排第二位(44%);弥漫性轴索损伤最为常见
  ○ 美国每年140万人罹患TBI;其中50 000人死亡,80 000人遗留长期残疾
  ○ 在美国,TBI导致的死亡占6.5%(32/10万)

病程和预后

- 随原发性损伤的程度而不同
- 预后主要取决于初发损伤进展所致脑损害的程度
  ○ 继发损伤:缺氧、低血压、缺血、脑水肿、颅内压增高
- 高龄人群死亡率最高
  ○ 年龄每增加10岁,预后不良的概率线性增加40%~50%
- 90%的患者伤后幸存
  ○ 约25%残存明确的后遗症
- 颞叶和脑干,特别是脑干挫伤,是预后不良的独立危险因素
- 在重型TBI中,临床预后良好者占63%,临床预后极佳者占32%

治疗

- 核心目标:预防和及时治疗继发性损伤
- 缓解颅内压增高、灌注障碍所致的继发效应

诊断纲要

注意

- 若初步检查阴性但症状持续24~48h,则推荐复查

影像解读要点

- 额叶前下部最常损伤
- 混杂密度的脑挫伤可能被误诊为常见的眶顶造成的伪影

参考文献

1. Aquino C et al: Magnetic resonance imaging of traumatic brain injury: a pictorial review. Emerg Radiol. ePub, 2014
2. DeQuesada IM 2nd et al: Neuroimaging of acute traumatic brain injury: emphasis on magnetic resonance imaging and prognostic factors. Semin Roentgenol. 49(1):64-75, 2014
3. Iaccarino C et al: Patients with brain contusions: predictors of outcome and relationship between radiological and clinical evolution. J Neurosurg. 120(4):908-18, 2014
4. Prieto-Valderrey F et al: Utility of diffusion-weighted magnetic resonance imaging in severe focal traumatic brain injuries. Med Intensiva. 37(6):375-382, 2013

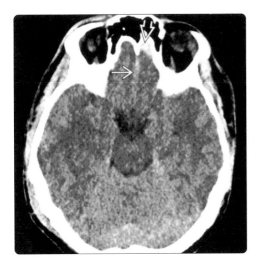
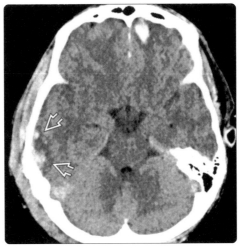

图 2-55 （左图）24 岁男性患者，重型闭合性颅脑损伤，入院时 GCS 评分 8 分。首次轴位 CT 平扫仅见左侧额底局灶性挫伤➡以及半球间裂下部少量 SAH➡。（右图）6h 后复查 CT 平扫示迟发性右侧颞叶脑表面皮层挫伤➡。皮层挫伤通常在影像复查时"绽放"（即变得更为显著）

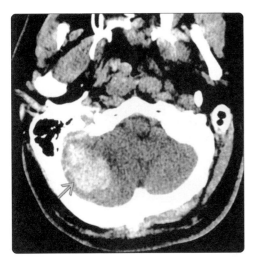
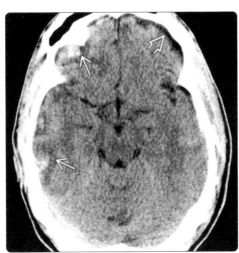

图 2-56 （左图）轴位 CT 平扫示右侧小脑半球冲击点出血性脑挫伤，并且已经融合为局灶性血肿➡。（右图）头部创伤 24h CT 平扫示额颞叶挫伤➡和左侧额下部硬膜下水囊瘤➡

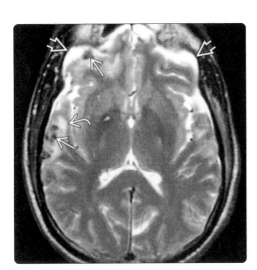
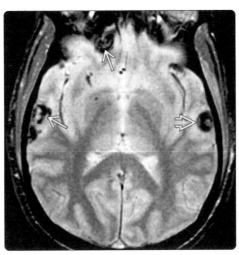

图 2-57 （左图）同一患者。CT 扫描后即刻 T2WI 示脑挫伤➡伴病灶周围水肿➡以及双侧小硬膜下水囊瘤➡。（右图）同一患者。T2* GRE 示右侧额颞叶挫伤呈开花征➡。而且 T2WI 并不明显的左侧颞叶挫伤清晰可见➡

要　点

术语

- 创伤所致轴索牵拉性损伤

影像

- 一般特征
  - 出血性或非出血性
    - 微出血是弥漫性轴索损伤(diffuse axonal injury,DAI)的重要影像学标志
    - 脑室内出血与 DAI 相关
  - 部位
    - 皮层下/深部白质、胼胝体
    - 较深部脑受累意味着严重程度增高,且预后不良
- CT 平扫通常正常(50%~80%)
- MR
  - FLAIR:高信号灶
  - T2*GRE:呈开花征的低信号灶(出血)
  - SWI:较之 GRE,清晰呈现更多的 DAI 灶
  - DWI:可能显示弥散受限

病理

- 闭合性颅脑损伤(closed head injury,CHI)
  - 突然减速,角动量骤然改变
- 皮质和白质的密度不同,发生 CHI 时旋转速度亦不同
  - 轴索受到牵拉(罕见截断或"被剪切")
  - 发生在不同密度组织的交界面处
- 80%的病变仅显微镜下可见,并且是非出血性的

诊断纲要

- 若存在下列情况,需考虑 DAI
  - GCS 评分低,但 CT 平扫表现轻微
- 切记
  - 病变部位越深,脑损伤程度越重
  - 切记:显而易见的病变只是"冰山一角"

图 2-58　(左图)矢状位示意图所示为胼胝体和脑干多发性 DAI 出血灶。(右图)示意图所示红色区域为轴索损伤最常见的部位,绿色区域为频繁但相对不太常见的部位。中脑/脑桥上段(紫色区域)并不常见,但通常是致命的。一般来说,病变部位越深,脑损伤程度越重

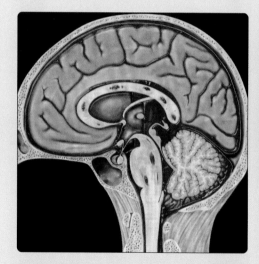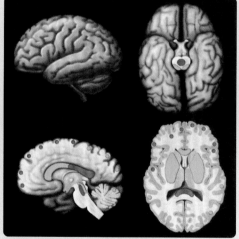

图 2-59　(左图)25 岁男性患者,高强度的机动车事故致伤。轴位 CT 平扫示皮层下白质➡、外囊➡、内囊➡、基底节➡和丘脑➡多发性出血灶,同时可见第三脑室和侧脑室内出血。(右图)同一患者。轴位 CT 平扫更近头侧层面示皮层下白质源自远端供血血管的点状出血➡,另外还可见 tSAH

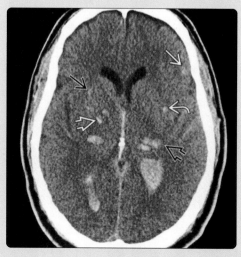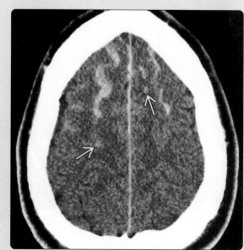

术语

缩写

- 弥漫性轴索损伤(diffuse axonal injury,DAI)

定义

- 创伤所致轴索牵拉性损伤

影像

一般特征

- 最佳诊断要点
  - 微出血(DAI 的重要影像学标志)
  - 位于皮髓交界区、胼胝体、深部灰质、脑干的点状病变
- 部位
  - 灰白质界面(67%),特别是额颞叶
  - 胼胝体(20%);3/4 累及压部和胼胝体干后部
  - 脑干,特别是中脑背外侧和脑桥上段(预后不良)
  - 少见
    - 深部灰质、外囊、内囊、被盖、穹窿、放射冠、小脑脚
- 大小
  - 点状至 15mm
- 形态
  - 点状、圆形、卵圆形病灶;通常是出血性的
  - 几乎都是双侧多发性病变

CT 表现

- CT 平扫
  - 通常正常(50%~80%)
    - >30%CT 阴性而 MR 阳性
  - 非出血性:小低密度灶
  - 出血性:小高密度灶(20%~50%)
    - 10%~20%演变成局灶性占位性病变
    - 复查常发现"新"病变

MR 表现

- T1WI
  - 通常正常
- T2WI
  - 非出血性:高信号灶
  - 出血性:低信号灶
- FLAIR
  - 非出血性:高信号灶
  - 出血性:低信号灶
- $T2^*$ GRE
  - 最敏感的"常规"序列
    - 微出血可能只在 GRE 上可见
    - 低信号灶(源自血液产物的磁敏感性)
  - SWI
    - 较之 GRE,清晰呈现更多的 DAI 病灶
- DWI
  - 可显示弥散受限病灶

- 弥散张量成像(diffusion tensor imaging,DTI)
  - 各向异性分数(fractional anisotropy,FA)图描述了白质束的完整性和方向
  - 白质损伤可能会在 FA 图上被发现
  - DTI"纤维束图"可以显示白质束断裂形式
    - 可以在包括 GRE 在内的常规影像检查正常时发现病变
- MRS
  - 脑形态正常
    - 发生神经元损伤的白质中 N-乙酰天门冬氨酸↓
    - 灰质中胆碱↑,提示炎症
  - NAA/Cr 和 Cho/Cr 异常可在下列情况准确预测疾病转归
    - 脑形态正常(85%)
    - 脑组织显而易见的损伤(67%)

核医学表现

- PET
  - 扣带回、舌回和楔叶低代谢
    - 上述区域的功能障碍在神经心理障碍中发挥关键作用
- SPECT
  - 可能显示局灶性灌注异常

影像检查方法推荐

- 最佳影像检查
  - MR
- 检查方案推荐
  - 非出血性:FLAIR+DWI±DTI 纤维示踪成像
  - 出血性:SWI 最佳(若无法实施,则采用 $T2^*$ GRE)

鉴别诊断

多灶性非出血性病变

- 衰老:无创伤史;脑白质疏松和腔隙性脑梗死
- 脱髓鞘疾病:卵圆形,可能强化

多灶性出血性病变

- 脑淀粉样血管病:高龄患者,血压正常
- 慢性高血压病:老年患者,高血压
- 海绵状血管畸形:混杂的、不同时期的出血
- 肿瘤出血:强化的占位

病理

一般特征

- 病因学
  - 位于上方的皮质相对于其下方的脑深部结构以不同的速度移动
    - 导致轴索受到牵拉,特别是不同密度脑组织交界区
  - 创伤导致的惯性力
    - 不同的加速/减速力和旋转/角向力

- 并非必需存在头部撞击史
  - 轴索被牵拉,罕见少截断或"被剪切"(仅见于最严重的损伤)
  - 对非崩解性轴索损伤的影响
    - 创伤性去极化、离子流、扩散性抑制和兴奋性氨基酸释放
    - 代谢改变:糖酵解加速和乳酸堆积
    - 细胞肿胀、细胞毒性水肿以及细胞凋亡
  - 胼胝体损伤
    - 被认为是旋转剪切/张力所致
    - 大脑镰后部阻碍组织移位,局部形成较大的牵张应力

分期、分级和分类

- Adams 和 Gennarelli 分期
  - 1 期:额叶和颞叶灰白质界面病变(轻型 TBI)
  - 2 期:脑叶白质和胼胝体病变(中型 TBI)
  - 3 期:中脑背外侧和脑桥上段病变(重型 TBI)
- 创伤暴力的严重程度增高和脑受累部位较深相关

大体病理和术中特征

- 多发性圆形、卵圆形或线样小病灶

显微镜下特征

- 80%的病变仅显微镜下可见,并且是非出血性的
  - 显而易见的病变只是"冰山一角"
- 轴浆转运障碍,轴索肿胀
- 继发于"轴索断裂"和"回缩"球的轴索肿胀
- 小胶质细胞聚集
- 大出血、微出血(穿支血管撕裂,即弥漫性血管损伤)
- Wallerian 变性

临床要点

临床表现

- 最常见的症状体征
  - 轻型 TBI 表现为短暂性意识丧失、逆行性遗忘
  - 碰撞时意识丧失:中型至重型 TBI
  - 典型表现为即刻昏迷
    - 严重病例表现为持续植物状态
    - 多数病例恢复缓慢
  - 比脑挫伤、脑内血肿、脑外血肿更严重的损伤
- 临床特点
  - 临床症状与影像学表现不匹配的患者提示 DAI
  - 最常见的原发创伤性神经系统损伤(48%)
    - 常见于高速的机动车事故
    - 入院时 GCS 评分可能与预后不相关

人口统计学

- 年龄
  - 任何年龄段,但最常见于 15~24 岁
  - 若孕妇遭受足够暴力,则可能发生于宫内
- 性别
  - 男性遭受 TBI 的概率是女性的 2 倍;峰值年龄 20~24 岁

- 流行病学
  - 美国每年 200 万人罹患 TBI
  - 儿童和青年人致死/致残的首要原因
  - 在中重度型 TBI 中,DAI 约占所有原发性脑内创伤性脑病的 50%
  - 在致命性损伤尸检中,发现率达 80%~100%
  - 幸存者每年产生的费用>400 亿美元(约占 GNP 的 0.5%)

病程和预后

- 严重性范围:轻度至重度
  - 轻型 TBI 最为常见:临床异常情况可持续数月或更长
    - 头痛、记忆障碍和轻度认知障碍、性格改变(脑震荡后综合征)
- 重型 DAI 很少造成死亡
  - >90%处于持续植物状态(脑干未受损)
  - 病灶数量增多,预后更差
- 10%的患者在 1 年内恢复正常功能
  - 可能遗留长期症状
- 脑干损伤(脑桥延髓断裂)与即刻或早期死亡相关
- 神经认知障碍被认为在 100%的重型、67%的中型和 10%的轻型 TBI 中持续存在
  - 数据可能在很大程度上低估了轻中型 TBI 的后遗症

治疗

- 缺乏确实有效的治疗;支持治疗
- 并发症的治疗:脑疝、出血、脑积水、癫痫发作

诊断纲要

注意

- 若症状与影像学表现不匹配,需考虑 DAI

影像解读要点

- FLAIR(非出血性)或 SWI(出血性)是最佳检查方案

参考文献

1. Mechtler LL et al: Advanced neuroimaging of mild traumatic brain injury. Neurol Clin. 32(1):31-58, 2014
2. Liu J et al: Diffuse axonal injury after traumatic cerebral microbleeds: an evaluation of imaging techniques. Neural Regen Res. 9(12):1222-30, 2014
3. Mata-Mbemba D et al: Intraventricular Hemorrhage on Initial Computed Tomography as Marker of Diffuse Axonal Injury after Traumatic Brain Injury. J Neurotrauma. ePub, 2014
4. Moen KG et al: Traumatic axonal injury: the prognostic value of lesion load in corpus callosum, brain stem, and thalamus in different magnetic resonance imaging sequences. J Neurotrauma. 31(17):1486-96, 2014
5. Perez AM et al: Longitudinal white matter changes after traumatic axonal injury. J Neurotrauma. 31(17):1478-85, 2014
6. Xiong KL et al: Diffusion tensor imaging and magnetic resonance spectroscopy in traumatic brain injury: a review of recent literature. Brain Imaging Behav. ePub, 2014
7. Clayton EH et al: Transmission, attenuation and reflection of shear waves in the human brain. J R Soc Interface. 9(76):2899-910, 2012
8. Matsukawa H et al: Intraventricular hemorrhage on computed tomography and corpus callosum injury on magnetic resonance imaging in patients with isolated blunt traumatic brain injury. J Neurosurg. 117(2):334-9, 2012

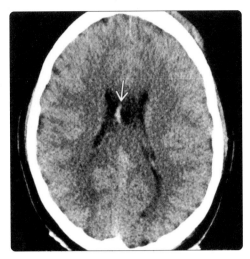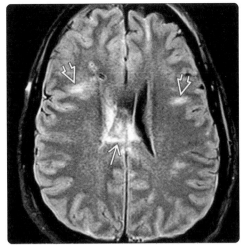

图 2-60 （左图）26 岁女性患者,高强度的机动车事故致伤。轴位 CT 平扫仅见胼胝体少量线样出血➡。事故现场的 GCS 评分 6 分。（右图）由于 CT 平扫表现轻微与 GCS 评分偏低不符而进行 MR 检查。FLAIR 可见胼胝体➡和皮层下白质➡高信号

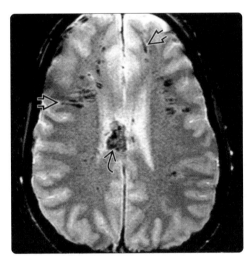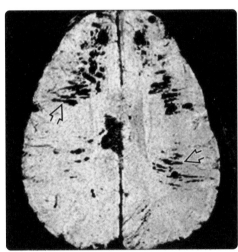

图 2-61 （左图）同一患者。T2* GRE 示皮层下和深部白质➡以及胼胝体➡多发点状和线样、呈开花征的低信号灶。（右图）轴位 SWI MIP 图像示沿放射冠内轴索走行分布的大量点状和线样低信号灶➡

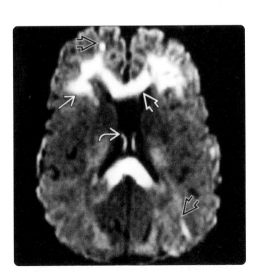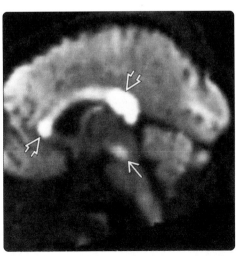

图 2-62 （左图）同一患者。轴位 DWI 示额叶白质➡、整个胼胝体➡、双侧穹窿➡和皮层下白质➡极度弥散受限。（右图）同一患者。正中矢状位 DWI 示遍及胼胝体的极度弥散受限➡,以及位于中脑的小一些的弥散受限病灶➡

要　点

术语

- 皮层下损伤(subcortical injury,SCI):脑干、基底节、丘脑和第三脑室周围区域的深部DAI病变
- 脑室内出血(intraventricular hemorrhage,IVH):出血在脑室系统内
- 脉络丛出血(choroid hemorrhage,CH):出血局限于脉络丛

影像

- SCI:FLAIR最为敏感→高信号灶
- IVH:高密度的脑室内积血;常见液-血平面
- CH:局限性高密度脉络丛出血

主要鉴别诊断

- SCI:海绵状血管畸形、腔隙性脑梗死、脑小血管缺血
- IVH:无

- CH:正常钙化可能掩盖少量出血

病理

- SCI:最常见的原因是剪切应力致使穿支和/或脉络丛血管断裂
- IVH:室管膜下静脉断裂
- CH:创伤性剪切力伤及脉络组织

临床要点

- SCI:严重神经功能障碍
- IVH:反应迟钝,癫痫发作
- CH:可导致IVH

诊断纲要

- 深部病变常见延迟性进展
  - 首次检查可能仅见弥漫性脑肿胀
  - 局灶性病变通常在24~48h后出现
- 切记:病变部位越深,损伤越严重

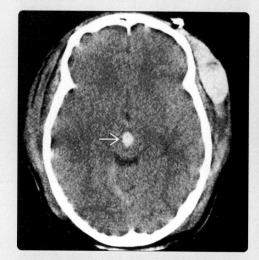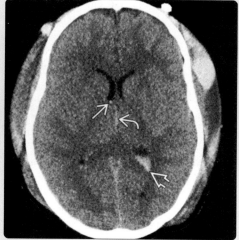

图2-63　(左图)17岁女性患者,高速的机动车事故致伤。首次轴位CT平扫仅见弥漫性脑肿胀(未展示)。由于持续性GCS评分偏低,遂于24h后复查,可见局灶性中脑出血➡。(右图)更近头侧层面示右侧穹窿➡点状出血,以及第三脑室➡和侧脑室➡出血。患者1周后死亡。深部病变和IVH提示重型SCI

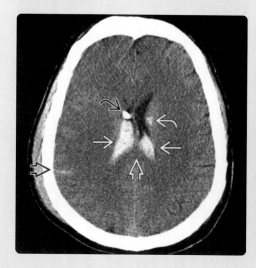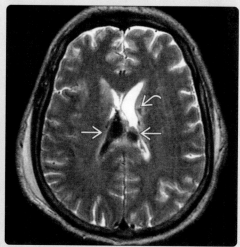

图2-64　(左图)SCI患者。轴位CT平扫示双侧脑室脉络丛基质内高密度脉络丛出血➡。可见SAH➡、胼胝体DAI➡、左侧尾状核出血性DAI➡以及脑室引流管的尖端➡。(右图)同一患者。轴位T2WI示低信号出血致使脉络丛扩张➡。同时仍可见左侧尾状核出血性DAI➡

术语

缩写

- 皮层下损伤(subcortical injury,SCI)

定义

- 脑干、基底节、丘脑和脑室的创伤性病变,包括:
  - 深部 DAI 型 SCI 病灶
  - 脑室内出血(intraventricular hemorrhage,IVH)
  - 脉络丛出血(choroid hemorrhage,CH)

影像

一般特征

- 最佳诊断要点
  - SCI:点状出血
  - IVH:CT 平扫脑室内脑脊液呈高密度,常见液-血平面
  - CH:CT 平扫脉络组织呈高密度,并且增大
- 部位
  - SCI:脑干、基底节、丘脑和第三脑室周围区域
    - 多数位于丘脑和壳核
  - IVH:脑室内空间
  - CH:局限于脉络组织
- 大小
  - SCI:受限于受累结构的大小
  - IVH:可以充满脑室,甚至使其扩张
  - CH:受限于受累脉络组织的大小
- 形态
  - SCI:点状、线样、球形
  - IVH:可致脑室铸型
  - CH:受累脉络组织的形状

CT 表现

- CT 平扫
  - SCI:通常正常;点状高密度灶
    - 深部核团、脑干背外侧、中脑导水管周围
    - 罕见明显的出血
  - IVH
    - 高密度脑室内积血
    - 可能充满脑室,甚至使其扩张
    - 常见液-血平面
  - CH:局限性高密度脉络丛出血

MR 表现

- T1WI
  - SCI:急性期呈等信号
  - IVH:常见液-血平面
- T2WI
  - SCI:急性期呈高信号
  - IVH:液-血平面
- FLAIR
  - SCI:最敏感的序列→高信号灶
  - IVH:急性期检出能力与 CT 相当
- T2* GRE
  - SCI:对点状出血敏感
- DWI
  - SCI:弥散受限灶
    - ADC↓
    - 白质损伤导致各向异性减低:可见于 FA 图
    - DTI"纤维束图"可以显示白质束断裂形式
    - 可以在包括 GRE 在内的常规影像检查正常时发现病变
- SWI
  - 比之 GRE,清晰呈现更多的 DAI 病灶

影像检查方法推荐

- 最佳影像检查
  - SCI:MR>>>CT
    - 常规方案与 DAI 类似
  - IVH/CH:CT 平扫>MR
    - 常规方案与 SAH 类似
- 检查方案推荐
  - SCI:FLAIR 和 GRE
  - IVH/CH
    - CT:CT 平扫
    - MR:FLAIR 和 GRE

鉴别诊断

SCI

- 海绵状血管畸形:有症状,无创伤
- 腔隙性脑梗死:位于脑桥/脑干中央被盖
- 脑小血管缺血

IVH

- ±脉络丛出血

CH

- 正常钙化可能掩盖少量出血

病理

一般特征

- 病因学
  - SCI:最常见的原因是剪切应力致使穿支和/或脉络丛血管断裂
    - 通常很小,常无出血
  - SCI:少见原因
    - 脑干背外侧随着脑的剧烈运动撞击到小脑幕切迹
    - 脑干腹前侧随着脑的快速头尾向移位而受损
  - IVH
    - 室管膜下静脉断裂(最常见)
    - 脉络丛出血
    - 剪切损伤
    - 破入脑室的基底节/脑内出血
    - 不伴脑实质血肿的孤立性 IVH 并不常见
  - CH:创伤性剪切力伤及脉络组织
- 合并异常
  - SCI:存在于 DAI 的各个时期(无例外)、脑挫

伤、脑内出血
- ○ IVH：DAI、深部灰质/脑干/脑内出血、SAH、脑挫伤、脑积水
- ○ CH：DAI、SAH、脑挫伤

分期、分级和分类

- SCI：脑干损伤
  - ○ 原发性损伤：创伤的直接后果
    - DAI；最常见的原发性脑干损伤
    - 直接的裂伤/挫伤；罕见
    - 多发性原发点状出血；不伴较为表浅的 DAI
    - 脑桥延髓断裂或分离；可能在不伴广泛性脑损伤时发生
  - ○ 继发性损伤：创伤的间接后果，最常见的脑干损伤病因；常伴脑疝
- SCI：脑干损伤时→脑干出血
  - ○ 1 型：脑干中线腹侧前方，脚间池后部（69%）
    - 与前方撞击相关；生存率 71%
  - ○ 2 型：存在急性脑干出血的混合性病变（18%）
    - 合并小脑幕切迹疝和脑干受压；生存率 88%
  - ○ 3 型：脑干任何部位的出血
    - 合并小脑幕切迹疝和脑干受压；死亡率 100%

大体病理和术中特征

- SCI
  - ○ 通常为非出血性的，但是出血比其他原发性脑内损伤更常见
  - ○ 继发于基底节和丘脑丰富的穿支血管网
- IVH
  - ○ 全部积血积聚在脑室系统内
  - ○ 常见血液-脑脊液平面
    - 分层，而无血凝块形成，可能与脑脊液中高浓度纤维蛋白溶解激活物所致的固有抗血栓形成特性相关
  - ○ 可能致使受累脑室铸型/扩张
- CH：出血性脉络组织

临床要点

临床表现

- 最常见的症状体征
  - ○ SCI：严重神经功能障碍
    - 初始 GCS 评分偏低；昏迷
  - ○ IVH：反应迟钝、癫痫发作

人口统计学

- 年龄
  - ○ 任何年龄段，但 15~24 岁最为常见
- 性别
  - ○ 男性遭受 TBI 的概率是女性的 2 倍；峰值年龄 20~24 岁
- 流行病学
  - ○ SCI：在 TBI 中占 5%~10%，在常见的原发性创伤性神经系统损伤中排第三位
  - ○ IVH：胼胝体 DAI 患者发生率为 60%，无胼胝体 DAI 患者发生率为 12%

病程和预后

- SCI：严重损伤患者
  - ○ 预后差，常在创伤后不久死亡
  - ○ 意识恢复非常缓慢，并遗留永久性神经功能缺损/残疾
- SCI：可进展为脑干出血
  - ○ 与高死亡率相关
- IVH
  - ○ 经再吸收而被逐渐清除，但是出血量>20ml 的患者可能性很小
  - ○ 脑积水为罕见表现
    - 早期：脑脊液出口梗阻
      □ 梗阻性，而非交通性
      □ 不对称性脑室扩张
    - 晚期：蛛网膜脑脊液吸收功能障碍
      □ 梗阻性和交通性脑积水
      □ 对称性脑室扩张
  - ○ 第四脑室出血性扩张：预示预后不良，据报道死亡率 100%
  - ○ 在基线水平，预示死亡率增加 2 倍
    - 不能预测功能预后
- CH：可导致 IVH

治疗

- SCI
  - ○ 支持治疗
  - ○ 关注间接/合并异常的治疗：脑疝、血肿、脑积水、癫痫发作等
- IVH
  - ○ 脑室穿刺引流术
  - ○ r-TPA 溶栓治疗效果非常好
    - 即使先前存在多发性出血性颅内损伤，此方法仍安全有效
  - ○ 复查 CT 平扫以评估脑积水和治疗过程中的并发症

诊断纲要

注意

- SCI 患者均由严重创伤所致：病情常极为复杂，可伴有多种异常表现
  - ○ 建议在阅片完成以后，再全面审视一遍

影像解读要点

- 常见现存病变延迟性进展

参考文献

1. Corrigan JD et al: Components of traumatic brain injury severity indices. J Neurotrauma. 31(11):1000-7, 2014
2. Laouchedi M et al: Deafferentation in thalamic and pontine areas in severe traumatic brain injury. J Neuroradiol. ePub, 2014
3. Liu J et al: Diffuse axonal injury after traumatic cerebral microbleeds: an evaluation of imaging techniques. Neural Regen Res. 9(12):1222-30, 2014
4. Sharp DJ et al: Network dysfunction after traumatic brain injury. Nat Rev Neurol. 10(3):156-66, 2014
5. Fox WC et al: Contemporary imaging of mild TBI: the journey toward diffusion tensor imaging to assess neuronal damage. Neurol Res. 35(3):223-32, 2013

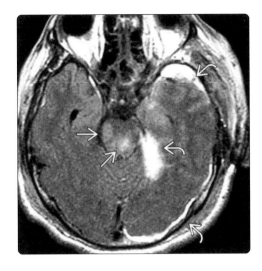 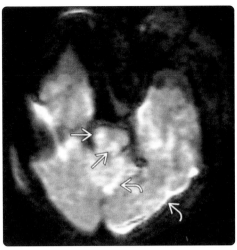

图 2-65 （左图）轴位 FLAIR 示中脑 SCI 型 DAI 病灶➡️，同时可见 SDH ➡️。双侧大脑脚和左侧尾状核、内囊及豆状核前部的 DAI 病灶未显示，双侧额叶和颞叶的出血性皮层挫伤亦未显示。（右图）同一患者。轴位 DWI 示中脑 SCI 型 DAI 病灶弥散受限➡️，同时可见 SDH ➡️

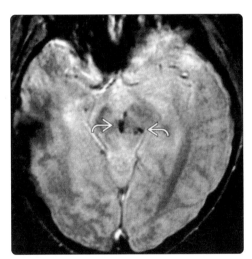 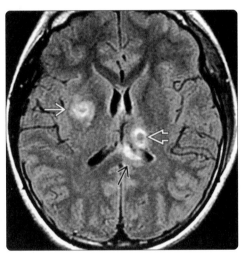

图 2-66 （左图）轴位 T2*GRE 示累及中脑和左侧大脑脚的 SCI 型 DAI 性出血的磁敏感性表现➡️。患者存在相应的偏瘫症状。（右图）同一患者。轴位 FLAIR 可见更多的 SCI 型 DAI 病灶，累及右侧豆状核➡️、左侧丘脑➡️和胼胝体➡️

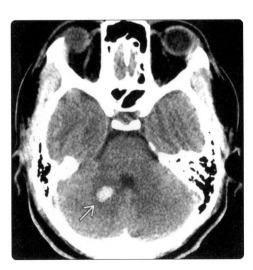 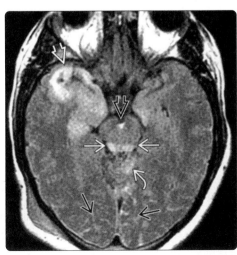

图 2-67 （左图）轴位 CT 平扫示右侧小脑中脚/小脑半球高密度出血性皮层下 DAI 病灶➡️。（右图）同一患者。轴位 FLAIR 示位于顶盖（该层面系下丘）➡️以及邻近的小脑蚓部➡️呈高信号的 SCI。同时可见右侧颞叶出血性挫伤➡️，以及大量脑沟➡️和脚间窝➡️ SAH

要 点

术语

- 颅腔内存在空气或气体

影像

- 可发生在任何部位
  - 硬膜外
  - 硬膜下
  - 蛛网膜下
  - 脑实质（气肿）、脑室、血管内
- CT：极低密度（-1 000HU）
- MR：所有序列均呈无信号灶，T2* 可见开花征
- 最佳影像检查：CT 平扫

病理

- 发生机制：硬脑膜撕裂导致颅内外异常沟通和空气进入颅内

- 最常见的病因：创伤（74%）
  - 在全部颅骨骨折中占 3%，在鼻旁窦骨折中占 8%
- 其他常见原因：手术后
- 罕见原因：感染、肿瘤

临床要点

- 最常见的症状：头痛
- 死亡率（15%）
- 最常见的并发症：脑脊液漏（50%）
- 感染（25%）：脑膜炎、硬膜外脓肿、脑炎、脑脓肿
- 原发病因去除后通常自行吸收

诊断纲要

- 颅内积气通常不难处理：明确致病原因
- 静脉内积气通常没有临床意义

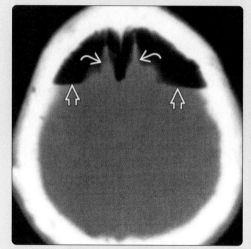
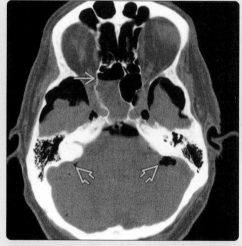

图 2-68 （左图）轴位 CT 平扫示硬膜下积气，伴气-液平面➤。硬膜下积气导致额叶受压并分离，从而形成额叶"山峰征"，也称"富士山征"➤。该表现提示为张力性气颅，符合急诊手术指征。（右图）71 岁男性患者，颅底骨折（该层面未显示）。轴位 CT 平扫示蝶窦内气-液平面➤、多发点片状蛛网膜下腔积气➤和双侧中颅窝硬膜下积气

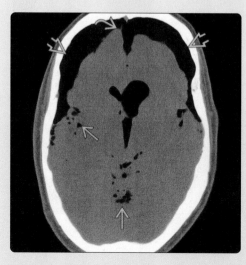
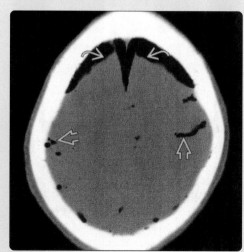

图 2-69 （左图）同一患者。更近头侧层面示双侧额叶大量硬膜下积气➤伴右侧"富士山征"➤，第三脑室和侧脑室的额角亦可见积气，蛛网膜下腔也存在点片状积气➤。（右图）同一患者。轴位 CT 平扫侧脑室上层面示额叶"山峰征"➤和增宽的半球间裂，凸面脑沟可见曲线样和点状积气➤

术语

同义词

- 气肿(局灶性)

定义

- 颅腔内存在空气或气体(在任何时候都是异常的)

影像

一般特征

- 最佳诊断要点
  ○ 气体可出现在颅内任何部位
- 部位
  ○ 可发生在任何部位
    – 脑外:硬膜外、硬膜下、蛛网膜下
    – 脑内:脑实质、脑室
    – 血管内:动脉、静脉、静脉窦
- 大小
  ○ 各异:从微量到巨大的积气
- 形态
  ○ 从局灶性到弥漫性

CT 表现

- CT 平扫
  ○ 极低密度(-1 000HU)
  ○ 颅内硬膜外积气
    – 保持局灶性
    – 不随头位改变而移动
  ○ 颅内硬膜下积气
    – 呈融合性,通常形成气-液平面
    – 随头位改变而移动
    – 在硬膜下积气内可见皮层静脉被牵拉
  ○ 张力性气颅
    – "富士山征"
      □ 硬膜下积气分离/压迫额叶,造成两侧额极之间的半球间裂增宽,近似富士山的轮廓
    – ±占位效应(侧脑室额角向后移位)
  ○ 颅内蛛网膜下腔积气
    – 多灶性,非融合性
    – 水滴状,通常位于脑沟内
  ○ 脑室内积气
    – 罕有孤立性存在
  ○ 血管内积气多见于静脉;动脉罕见,但通常致命

MR 表现

- T2WI
  ○ 鼻窦炎、乳突炎
- 增强 T1WI
  ○ 任何导致积气的强化肿块
    – 侵蚀颅骨的肿瘤通常导致硬脑膜增厚;若含气结构被破坏,则可能导致颅内积气
- MR:所有序列均呈无信号灶,T2* 可见开花征

- 任何部位
- 医源性
  – 脑室造瘘手术操作:同时存在穿刺道 FLAIR 信号增高
  – 颅内压监测装置
  – 有创硬膜下电极

影像检查方法推荐

- 最佳影像检查
  ○ CT 平扫
- 检查方案推荐
  ○ 借助 PACS 工作站的可调 CT 窗进行评估

鉴别诊断

创伤性

- 合并其他的创伤表现
- 还能在很多部位被发现

医源性

- 多发生在手术操作之后
- 预期颅内积气可见于受累部位以及非相关的蛛网膜下腔
- 可能在血管介入操作后出现在血管内及海绵窦;无症状
- 金属物所致的磁敏感性伪影

感染

- 罕见的产气感染后遗症

病理

一般特征

- 病因学
  ○ 发生机制:硬脑膜撕裂后,通过两种可能事件,导致颅内外异常沟通和空气进入颅内
    – 用力、咳嗽、打喷嚏、Valsalva 动作导致的球-阀机制
    – 脑脊液漏导致的真空现象
  ○ 最常见的病因:创伤
    – 钝性创伤导致颅骨和/或鼻旁窦骨折
    – 含气窦腔受累:额窦>筛窦>蝶窦>乳突窦
    – 穿通伤:枪弹伤、刀伤、穿通性异物伤
  ○ 手术(次常见)
    – 发生率各异;幕上手术很普遍
    – 垂体手术
    – 鼻旁窦手术
      □ 功能性内镜鼻窦手术(functional endoscopic sinus surgery,FESS)→筛板
  ○ 侵入窦腔/自窦腔向外侵袭的肿物
    – 骨瘤:额窦>筛窦
    – 垂体腺瘤
    – 黏液囊肿:最多见于额窦
    – 表皮样囊肿

- – 脑膜瘤
  - ○ 产气微生物感染
    - – 乳突炎、鼻窦炎蔓延而来
    - – 需氧的、厌氧的或混合性感染的微生物
  - ○ 医源性
    - – 分流装置/操作
    - – 颅内压监测装置
    - – 用于癫痫灶和脑功能映射定位的有创硬膜下电极
  - ○ 张力性气颅
    - – 最常见于 SDH 清除术后
    - – 腰大池引流、颅底手术、坐位鼻旁窦和后颅窝手术
    - – 麻醉过程中一氧化氮的使用
  - ○ 罕见:开放性神经管缺陷
- 合并异常
  - ○ 继发于下列情况的脑脊液漏
    - – 骨折:筛板、蝶窦、乳突气房

大体病理和术中特征

- 颅腔内积气
- 伴发硬脑膜撕裂
- 形成颅内外直接沟通
  - ○ 气体进入颅内,形成颅内积气

临床要点

临床表现

- 最常见的症状体征
  - ○ 头痛
  - ○ 急性期:大多数患者在激发事件后 4~5 天内发病
  - ○ 慢性期:据报道可迟发于数年后
  - ○ 张力性:头痛、意识水平下降、偏侧性功能障碍

人口统计学

- 年龄
  - ○ 无特异性;特定病因可能存在年龄偏好
- 性别
  - ○ 无特异性;特定病因可能存在性别偏好
- 种族
  - ○ 无特异性;特定病因可能存在种族偏好
- 流行病学
  - ○ 颅内积气在全部颅骨骨折中占 3%,在鼻旁窦骨折中占 8%
  - ○ 所有幕上手术患者术后首个 48h 内都有颅内积气
  - ○ 张力性气颅:cSDH 清除术后发生率为 2.5% ~ 16%

病程和预后

- 死亡率(15%)
- 血管内积气
  - ○ 若为创伤所致,则并发致死性损伤
  - ○ 若无创伤史或颅内/鞘内操作史

- – 通常是静脉性的,继发于静脉置管
- – 常见于海绵窦
- – 患者无症状
- – 导致值班放射医师/住院医师恐慌的常见原因
- – 无临床意义
- 张力性气颅
  - ○ 随着气体量增加,颅内压增高
  - ○ 需要治疗
- 并发症
  - ○ 最常见:脑脊液漏(50%)
  - ○ 感染(25%):脑膜炎、硬膜外脓肿、脑炎、脑脓肿

治疗

- 创伤患者航空转运时需关注的问题
  - ○ 在客舱内气压降低的正常飞行状态下,达到标准最高飞行高度 2 438m(8 000 英尺)时,颅内积气量将增加约 30%
  - ○ 颅内压增高取决于初始颅内积气量和飞行高度变化的速度
  - ○ 颅内积气量达 30ml 时,预计在自海平面至最高飞行高度的过程中,最差病例颅内压从 10mmHg 增高到 31.8mmHg
  - ○ 在航空转运可疑颅内积气患者的过程中,需维持海平面气压
- 病因去除后颅内积气通常自行吸收
- 开颅术后正常气压补充 O_2 治疗能够显著提高颅内积气吸收的速度
  - ○ 在供应室内空气的条件下(21% FiO_2)
    - – 每 24h 吸收 31%
  - ○ 在使用非呼吸器型面罩供应 68% FiO_2 的条件下
    - – 每 24h 吸收 65%
- 张力性气颅
  - ○ 颅骨钻孔、颅骨切开、针吸、脑室穿刺、吸入 100%的纯氧以及封闭硬脑膜缺损
  - ○ 成功率各异

诊断纲要

影像解读要点

- 颅内积气通常不难处理:明确致病原因
- 无创伤或颅内/鞘内操作史的静脉内/海绵窦积气通常无临床意义

参考文献

1. Pulickal GG et al: Tension pneumocephalus. Singapore Med J. 55(3):e46-8, 2014
2. Youngblood SC et al: Pneumocephalus Resulting from Basilar Skull Fracture. Anesthesiology. ePub, 2014
3. Lütjens G et al: Akinetic mutism and parkinsonism due to subdural and intraventricular tension pneumocephalus. J Neurol Surg A Cent Eur Neurosurg. Epub ahead of print, 2013
4. Sweni S et al: Tension pneumocephalus: a case report with review of literature. Emerg Radiol. 20(6):573-8, 2013
5. Oh JH et al: Spontaneous pneumocephalus. Emerg Med J. 27(3):220, 2010
6. Sinclair AG et al: Imaging of the post-operative cranium. Radiographics. 30(2):461-82, 2010
7. Michel SJ: The Mount Fuji sign. Radiology. 232(2):449-50, 2004

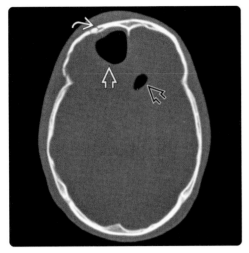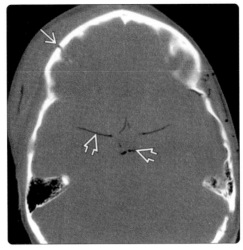

图 2-70 （左图）轴位 CT 骨窗示右侧额骨骨折➡，其下方可见局灶性积气➡，以及左侧额角脑室内积气➡。局灶性颅内积气也被描述为"气肿"。（右图）儿童患者。轴位 CT 骨窗示多发性骨折➡和 Willis 环动脉内积气➡，动脉内积气通常预示着极差的预后

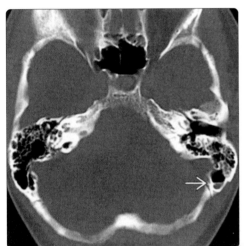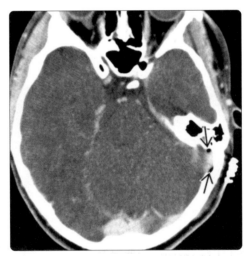

图 2-71 （左图）头部创伤并颅底骨折患者。头部 CT 骨算法重建示左侧颞骨乳突气-液平面➡。（右图）同一患者。CTA 原始图像示左侧横窦周围硬膜外积气➡，硬脑膜静脉窦完好无损，未见相关 EDH 的迹象

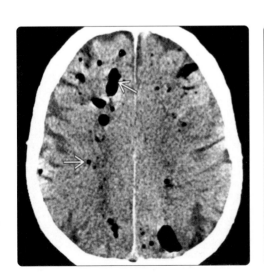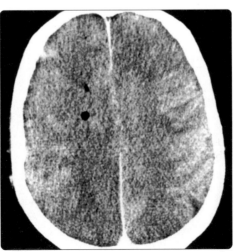

图 2-72 （左图）心脏射频消融术后严重气体栓塞患者。轴位 CT 平扫示多发性脑实质内积气灶➡，可能位于皮层动脉及其穿支内。（右图）同一患者。12h 后复查轴位 CT 平扫示大多数气体已经再吸收，继而发生弥漫性脑水肿

要点

术语

- 蓄意伤
- 虐待性头部创伤(abusive head trauma，AHT)、人为性颅脑损伤、非意外性颅脑损伤

影像

- 在早期诊断中发挥关键作用
  - 与所提供病史不一致的脑损伤
- 骨骼检查时，CT 平扫是用于初筛的主要影像检查
  - 颅内出血的发现/描述
  - 骨折的发现/描述
- MR
  - 延迟(24~72h)实施，以发现脑实质损伤，确认原因不明的、不同时期混杂的 SDH
    - 使用 T1WI、T2WI、T2*/SWI(依据 SDH 不同时期而变化的最佳序列)
    - DWI 是明确脑实质损害的关键序列
    - 使用增强 T1WI 辨认 cSDH 的硬膜下包膜

  - 矢状位/冠状位图像最易发现小脑幕旁小 SDH

病理

- 直接冲击伤
  - 颅骨骨折
  - 其下方的脑损伤
- 剧烈地"来回"摇晃
  - 弥漫性分布的 SDH
  - 皮层挫伤、轴索损伤、脑实质裂伤
- 缺血性损伤
  - 全脑缺氧性脑损伤
  - 区域性脑梗死
  - 兴奋性毒性水肿

临床要点

- 年发病率 17/10 万~25/10 万
  - 婴幼儿创伤性死亡最常见的原因

图 2-73 (左图)AHT 冠状位示意图所示为覆盖整个右侧大脑半球的 aSDH，以及伴有"血细胞比容"效应所致的血液产物分层的略小的左侧 SDH，还描绘了 AHT 常见的其他损伤(tSAH、皮层挫伤)。(右图)可疑 AHT 患者。轴位 CT 平扫示混杂密度 SDH，呈右侧低密度和双侧高密度，同时可见累及近乎整个左侧大脑半球的弥漫性水肿

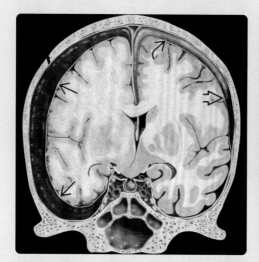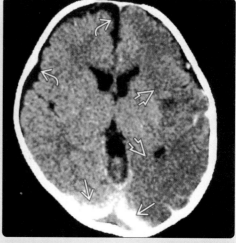

图 2-74 (左图)AHT 婴幼儿患者。轴位 T1WI 示蔓延至半球间裂的右侧 sSDH 和左侧更为慢性期表现的硬膜下积液(cSDH 或水囊瘤)。(右图)同一患者。轴位 T2WI 示右侧 SDH 的下半部分呈低信号，且伴"血细胞比容"效应，提示为血肿内更为急性期的成分(血肿性水囊瘤)，而血肿性水囊瘤也可发生于单独的创伤事件

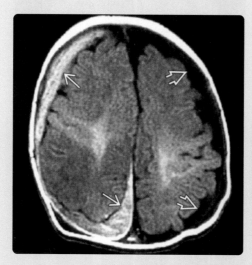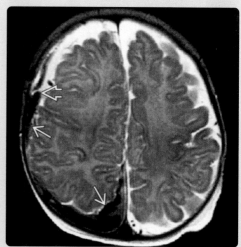

术语

缩写

- 虐待性头部创伤(abusive head trauma, AHT)
  - 呈现多种潜在的损伤机制

同义词

- 人为性颅脑损伤;非意外性颅脑损伤

定义

- 蓄意的人为性脑损伤

影像

一般特征

- 最佳诊断要点
  - 与所提供病史不相称的重度多发性脑损伤
    - 系列表现,包括头皮损伤、颅骨骨折、颅内出血、脑挫伤、剪切伤、缺血性脑损伤、视网膜出血

CT 表现

- CT 平扫
  - 可疑 AHT 初步评估的主要影像检查
  - 对发现和描述骨折敏感
    - 有必要使用螺旋 CT 多平面重建技术和 3D 表面建模发现位于轴平面的骨折
  - 对于颅内出血的发现和描述高度敏感
    - SDH:>50% 的病例
      - □ AHT 的主要特征
      - □ 分布于大脑凸面、半球间裂以及小脑幕上方
    - SAH:≤50% 的病例
      - □ 常并发于 SDH
      - □ 常见于凸面脑沟;与常见于基底池的动脉瘤性 SAH 不同
    - IVH
    - EDH 在受虐儿童中并不常见
    - 剪切伤
      - □ 典型部位包括皮髓交界区、脑干、胼胝体
      - □ 可能非出血性
    - 皮层挫伤
      - □ 额颞叶表面
      - □ 高密度;初发数日后即呈现"晕轮"样水肿
      - □ 慢性局灶性脑萎缩
    - 脑实质裂伤(parenchymal brain laceration, PBL)
      - □ 皮层下裂开±血细胞比容平面
      - □ 顶叶、颞叶、凸面
      - □ 强烈提示 AHT
  - 缺血性损伤
    - 从全脑缺氧性脑损伤到个别血管供血区脑梗死,表现各异
    - 真实病因尚不确定
    - 反转征:白质密度显得比灰质更高
      - □ 提示严重(不可逆)损伤
  - 损伤后 12~36h 可形成硬膜下水囊瘤
    - 与脑脊液等密度的硬膜下积液,系蛛网膜下腔泄漏的脑脊液
    - 大多自行吸收,而无须直接治疗
    - 对于<2 岁的儿童,需考虑能够明确 AHT 指征的影像检查
- CTA
  - 有助于检测并发于虐待的动脉损伤
    - 血管损伤可能在延迟扫描出现

MR 表现

- T1WI
  - 血液产物信号多变
    - SDH 多呈高亮信号
    - 矢状位/冠状位平面最适于发现小脑幕旁和凸面的小 SDH
  - 可见高信号的皮质飘带征→点状出血或层状坏死
- T2WI
  - 新生儿和婴幼儿缺血性损伤[缺氧缺血性损伤(hypoxic ischemic injury, HII)]表现为皮质飘带征消失
    - SDH 信号由暗变亮
- PD/intermediate
  - 在小 SDH 和 PBL 检测中非常敏感
  - 识别新生儿和婴幼儿脑室旁损伤通常优于 FLAIR 或 T2WI
- DWI
  - 识别急性脑损伤的关键序列,包括 PBL 和 DAI
- 增强 T1WI
  - 可显示强化的包膜
- MRA
  - 可识别/描述动脉损伤
- MRS
  - NAA↓、Cho/Cr 比值↑、Cr↓、乳酸/脂质峰值↑都是预后不良的指标
    - 首个 24h 内可能正常
- SWI/T2*
  - 对于血液产物的存在(±cSDH)非常敏感
    - 有助于检测既往损伤的部位,包括 PBL
  - 注意:硬膜下间隔中的慢性血液产物可能不显示开花征,抑或失相位
- 紧急情况下也许很难完成 MR 检查
  - 监测躁动患者可能更加困难
  - 需要镇静/麻醉
- MR 延迟扫描(24~72h)对于发现脑实质损伤最为敏感
- 创伤后水囊瘤与脑脊液信号强度一致

影像检查方法推荐

- 最佳影像检查
  - CT 平扫多平面重建适用于急性期评估
    - 报告中避免使用含糊不清的言辞
    - 采用系列成像(CT/MR)
- 检查方案推荐
  - 多平面重建用于评估骨折、SDH、EDH、脑实质损伤
  - 24~72h 进行 MR 检查
    - 矢状位/冠状位 T1WI、T2WI 和 T2*/SWI 用于评估微量小脑幕旁 SDH(取决于 SDH 的时期)
    - T2*(SWI)适用于出血性损伤

- □ 注意:cSDH 可能缺乏磁敏感性(开花征)
- 采用 DWI 评估脑实质损伤(DAI、PBL、HII)
- 使用静脉造影剂显示 cSDH
- MRA/MRV 用于评估血管损伤
  ○ 需考虑加扫颈椎 MR,特别是<1~2 岁的儿童

鉴别诊断

意外创伤

- 与损伤程度契合的病史
  ○ 与 AHT 相比,较少存在脑实质损伤

线粒体脑病

- 戊二酸尿症(1 型和 2 型)、Menkes 综合征

分流过度

- 继发于脑室系统塌陷的"被动性"硬膜下积液

脑膜炎

- 硬膜下积脓或交感性积液

凝血障碍

- 正常活动所致颅内出血

神经母细胞瘤

- 可能表现为"熊猫眼征",类似于颅底骨折
- 硬膜外转移性疾病类似于 SDH

白血病

- 富细胞性高密度柔脑膜转移瘤类似于出血

病理

一般特征

- 病因学
  ○ 机制各异
    - 直接冲击伤:直接击打颅盖骨,或颅骨碰撞到物体上
      □ 颅骨骨折及其下方紧邻的脑损伤
      □ 注意:AHT 经常无碰撞史
  ○ 摇晃损伤:头部剧烈地"来回"摇晃
    - 弥散分布的 SDH 和 SAH
  ○ 新生儿、婴幼儿和儿童与 SDH 不相关的颅内静脉血栓形成

临床要点

临床表现

- 最常见的症状体征
  ○ 所述病史和损伤程度不一致
    - "杀手沙发":损伤常被归因为婴儿从沙发滚落至地面所致
  ○ 超过 96%的病例存在视网膜出血
- 其他症状体征
  ○ 表现为"窒息"(33%~45%)、不明原因的癫痫发作、"无法唤醒"

人口统计学

- 年龄
  ○ 平均年龄 2.2~4.6 个月
- 流行病学
  ○ 年发病率 17/10 万~25/10 万
  ○ 婴幼儿创伤性死亡最常见的原因:美国每年死亡病例达 1 200 例
  ○ 危险因素
    - <1 岁、早产、双胞胎、男性、生理缺陷、继子女
    - 年轻父母、社会经济地位低
      □ 1/3 的施暴者受到酒精或药物影响

病程和预后

- 死亡率:15%~38%(若出现昏迷,则为 60%)
- 神经功能障碍,包括获得性小头畸形(93%)、早期创伤后癫痫(79%)、晚期创伤后癫痫(>20%)、视力预后不良(20%~65%)

治疗

- 在美国/加拿大/澳大利亚/部分欧洲国家,法律要求报告当地儿童保护机构
  ○ 多学科儿童虐待案团队干预

诊断纲要

注意

- 先天性代谢障碍和出血性恶病质可能与非意外性损伤近似
  ○ 恰如其分地调查上述疾病的可能性,既有助于改善患者照护质量,又有助于完成刑事侦查

影像解读要点

- 初始 CT 平扫报告中避免使用不严谨/含糊不清的言辞
- 明确合并存在的大脑半球脑水肿和双侧或半球间 SDH
- 系列影像检查有助于确定 SDH 的时期(CT/MR)
- 在<2 岁的儿童中,硬膜下水囊瘤是确定创伤的指征
- 存在 PBL 是 AHT 的特征

参考文献

1. Kleinman PK (ed): Diagnostic Imaging of Child Abuse, 3e, Cambridge Press 2015
2. Greeley CS: Abusive head trauma: a review of the evidence base. AJR Am J Roentgenol. 204(5):967-73, 2015
3. Hsieh KL et al: Revisiting neuroimaging of abusive head trauma in infants and young children. AJR Am J Roentgenol. 204(5):944-52, 2015
4. Wittschieber D et al: Subdural hygromas in abusive head trauma: pathogenesis, diagnosis, and forensic implications. AJNR Am J Neuroradiol. 36(3):432-9, 2015
5. Kadom N et al: Usefulness of MRI detection of cervical spine and brain injuries in the evaluation of abusive head trauma. Pediatr Radiol. 44(7):839-48, 2014
6. Pekarsky AR et al: Skeletal surveys and head computed tomographies in the evaluation of child abuse: refining practice patterns. J Pediatr. 164(6):1250-2, 2014
7. Bradford R et al: Serial neuroimaging in infants with abusive head trauma: timing abusive injuries. J Neurosurg Pediatr. 12(2):110-9, 2013
8. John SM et al: Patterns of structural head injury in children younger than 3 years: A ten-year review of 519 patients. J Trauma Acute Care Surg. 74(1):276-281, 2013

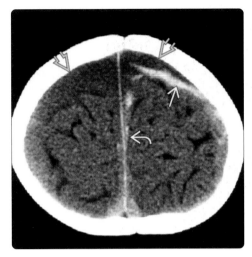 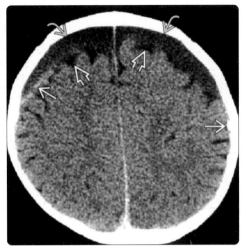

图 2-75 （左图）遭受人为性损伤的婴幼儿患者。轴位 CT 平扫示高➡、低➡密度混杂的 SDH。血肿蔓延至半球间裂➡在这一类病例是常见的表现。（右图）受虐儿童混杂密度 SDH 的表现可以很轻微。轴位 CT 平扫示双额叶低密度大 SDH ➡，其内混杂高密度成分➡。可见该 cSDH 下方受压移位脑沟内的低密度脑脊液"点"➡

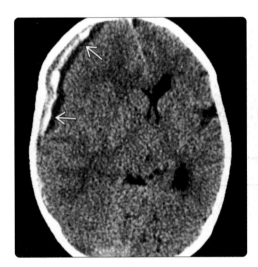 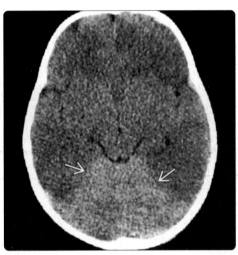

图 2-76 （左图）遭受虐待的婴幼儿患者。轴位 CT 平扫示右侧额颞部混杂密度 SDH ➡。可见 SDH 下方的占位效应比 SDH 的厚度大很多，提示右侧大脑半球肿胀。兴奋性毒性脑损伤可发生于反复震荡之后（"二次冲击综合征"）。虽然其更为常见于运动员，但是也发生在 AHT。（右图）在 AHT 中，双侧弥漫性脑肿胀使得灌注正常的小脑➡变白（"反转征"）

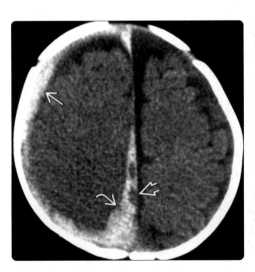 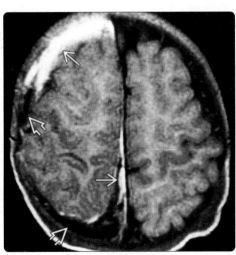

图 2-77 （左图）可疑 AHT 的婴幼儿患者。轴位 CT 平扫示右侧混杂密度巨大 SDH ➡，并且蔓延至半球间裂➡。其中部分包裹性低密度囊性灶➡提示可能存在不同时期的血肿。（右图）同一患者。T1WI 示两处不同时期的 SDH。晚期亚急性血肿呈高信号➡；而更急性期出血则呈低信号➡。"不同时期"的 SDH 暗示着 AHT

要 点

术语

- 脑组织从正常解剖部位移位至另一部位

影像

- 大脑镰下疝
  - 扣带回在大脑镰下方移位
  - 同侧脑室受压并移位,跨越中线
  - 对侧脑室扩张
- 单侧小脑幕切迹下疝(descending transtentorial herniation,DTH)
  - 颞叶向内移位疝入小脑幕切迹
  - 逐渐侵入鞍上池,进而致其消失
- 双侧 DTH("中心疝")
  - 双侧颞叶疝入小脑幕裂孔
  - 间脑被推向颅底
  - 鞍上池、脑脊液间隙消失
  - 中脑/脑桥下移

- 小脑幕切迹上疝
  - 小脑跨越小脑幕切迹向上移位
  - 四叠体池、顶盖受压
- 小脑扁桃体疝
  - 小脑扁桃体疝入枕骨大孔
  - 枕大池消失
- 蝶骨翼疝
  - 上行性(中颅窝占位)或下行性(额叶占位)
  - 脑组织、大脑中动脉经蝶骨翼疝出
- 硬脑膜/颅骨疝
  - 脑组织经硬脑膜/颅骨缺损疝出

主要鉴别诊断

- 低颅压

诊断纲要

- 应用 DWI、T2* 明确缺血性和出血性并发症

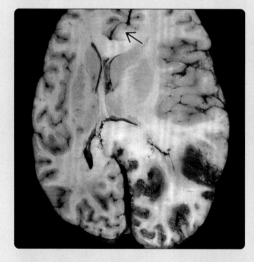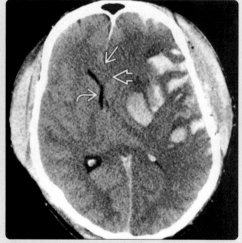

图 2-78 (左图)多发性创伤性脑损伤致死患者。大体病理标本经脑室横断面显示重度大脑镰下疝的表现。脑室移位并穿越中线,扣带回 ➡ 经大脑镰下方疝至对侧,以及继发于 DTH 的左侧大脑后动脉供血区脑梗死(Courtesy R. Hewlett, MD)。(右图)重型创伤患者。轴位 CT 平扫示大脑镰下疝 ➡,左侧脑室严重受压 ➡,右侧脑室轻度扩张 ➡

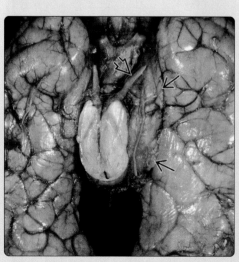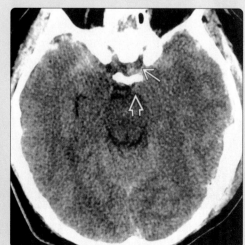

图 2-79 (左图)大体病理标本颞顶观显示单侧 DTH 的表现。在疝出颞叶的底面可见其嵌压于小脑幕所形成的"凹槽" ➡,以及动眼神经受压 ➡ 和中脑移位(Courtesy R. Hewlett, MD)。(右图)闭合性颅脑损伤患者。轴位 CT 平扫示左侧 DTH 改变,钩回 ➡ 及海马 ➡ 疝入鞍上池,但鞍上池右侧仍然存在。

术语

缩写

- 大脑镰下疝（subfalcine herniation，SFH）
- 小脑幕切迹下疝（descending transtentorial herniation，DTH）

定义

- 脑组织由正常解剖部位（通常经由颅骨和/或硬脑膜边界分隔）疝入另一部位

影像

一般特征

- 最佳诊断要点
  ○ 各种脑疝类型（表现各异）
  - SFH：侧脑室、第三脑室移位，跨越中线
  - DTH：颞叶移位并疝入小脑幕切迹
- SFH
  ○ 最常见的脑疝
  ○ 扣带回在大脑镰下方移位
  ○ 同侧脑室受压并移位，跨越中线
  ○ 并发症
  - 早期：室间孔堵塞导致对侧脑室扩张
  - 晚期：大脑前动脉移位→受压于大脑镰游离缘→闭塞→继发性脑梗死
- 单侧 DTH
  ○ 次常见的脑疝
  ○ 颞叶内侧向内移位疝入小脑幕切迹
  - 早期/轻度 DTH：钩回移位导致同侧鞍上池消失
  - 中度 DTH：海马移位导致同侧四叠体池消失
    □ 海马移位，中脑轻度受压
  - 重度 DTH：颞叶内侧、颞角向下移位疝入脑桥小脑角池上部
    □ 鞍上池消失
  ○ 并发症
  - 对侧中脑受压于小脑幕，可能导致 Kernohan 压迹
    □ 同侧偏瘫（"假性定位"体征）
    □ 幕上占位导致对侧大脑脚受压于小脑幕缘
  - 中脑出血（Duret 出血）
  - 大脑后动脉穿越小脑幕游离缘向下移位
    □ 大脑后动脉扭曲/闭塞导致继发性枕叶脑梗死
- 双侧 DTH（"中心疝"）
  ○ 少见；见于重度幕上占位效应
  ○ 双侧颞叶疝入小脑幕裂孔
  ○ 视交叉/间脑被推向颅底
  ○ 中脑向下移位
  - 第三脑室前下部向后移位至鞍背后方
  - 中脑和脑桥之间的角度变得更为锐利
  ○ 并发症

  - 基底动脉穿支闭塞→基底部脑梗死
- 小脑幕切迹上疝
  ○ 较之下疝少见
  ○ 小脑跨越小脑幕切迹向上移位
  ○ 四叠体池受压、顶盖变平
  ○ 并发症
  - 导水管堵塞→脑积水
- 小脑扁桃体疝
  ○ 后颅窝占位中最常见的脑疝
  ○ 小脑扁桃体被向下推挤，疝入枕骨大孔
  - 移位>5mm
  - 小脑扁桃体的叶片变为垂直走行
  ○ 枕大池消失
  ○ 并发症
  - 第四脑室堵塞→脑积水
- 蝶骨翼疝
  ○ 罕见
  ○ 脑组织、大脑中动脉经蝶骨翼疝出
  ○ 上行性或下行性
  - 上行性：中颅窝/颞叶占位使外侧裂、大脑中动脉跨越蝶骨翼向上移位
  - 下行性：前颅窝/额叶占位向后下方推挤直回，使之跨越蝶骨翼，并致外侧裂/大脑中动脉向后移位
  ○ 并发症
  - 大脑中动脉受压于蝶骨→脑梗死
- 硬脑膜/颅骨疝
  ○ 罕见
  - 又称"脑蕈"
  - 可能危及生命
  ○ 脑组织、血管经硬脑膜和/或颅骨缺损疝出
  ○ 创伤（颅骨骨折撕裂硬脑膜）、开颅术
  ○ 颅内压增高推挤脑组织经硬脑膜±帽状腱膜疝出

CT 表现

- CT 平扫
  ○ 脑室移位；脑沟/脑池消失

MR 表现

- T1WI
  ○ 最适于分辨解剖结构
- T2WI
  ○ 最适于发现并发症（例如水肿、梗死、脑积水）
- T2* GRE
  ○ 最适于发现出血灶（例如 Duret 出血）
- DWI
  ○ 继发性缺血/梗死
- DTI
  ○ ±皮质脊髓束受损
  ○ Kernohan 压迹→各向异性分数（FA）降低

影像检查方法推荐

- 最佳影像检查

○ CT 平扫是最佳快速筛查方法
○ 多平面 MR 适于发现并发症
- 检查方案推荐
  ○ 加扫 DWI、T2*（GRE）、SWI 以检测缺血性和出血性并发症

鉴别诊断

低颅压（intracranial hypotension，IH）

- 脑组织被"牵拉"，而非被向下"推挤"
- 垂体常充血
- 硬脑膜增厚，常呈强化

Chiari 1 型

- 表现为小脑扁桃体低位的先天性畸形
- 其余脑结构正常

病理

一般特征

- 病因学
  ○ 临床上创伤最常见
  ○ 占位病变、大面积脑梗死和炎性病变
  ○ 出血、细胞外液或额外的组织聚集于密闭空间
  ○ 最初脑脊液间隙（脑池、脑室）受压
  ○ 颅内容积无法容纳
    - 脑组织、血管整体机械性移位→脑疝
  ○ 继发效应加剧了原发损伤的严重性
  ○ 脑疝、颅内压增高、脑血流动力学改变→缺血和梗死
    - 大脑后动脉闭塞→枕叶脑梗死最常见
    - 大脑前动脉闭塞→远端供血区（扣带回）脑梗死
    - 穿支血管→基底节、内囊脑梗死
    - 中脑 Duret 出血可因脑桥穿支动脉受到牵拉/撕裂而致
- 合并异常
  ○ 继发性梗阻性脑积水
  ○ 缺血、出血、坏死

大体病理和术中特征

- 脑组织重度肿胀、水肿
- 脑回受压于颅盖而变平
- 脑沟消失

临床要点

临床表现

- 最常见的症状体征
  ○ 局灶性神经功能缺损
    - 对侧轻偏瘫
    - 同侧动眼神经麻痹累及瞳孔

- 同侧偏瘫
  □ Kernohan 压迹→对侧大脑脚受压于小脑幕
  □ "假性定位"体征
○ 精神状态减退或反应迟钝

病程和预后

- 若颅内压持续增高，占位效应无法解除，则会导致脑死亡

治疗

- 减轻继发效应
- 清除占位或去骨瓣减压术
- 持续较久的创伤后脑组织超敏反应
  ○ 可能提供了潜在的"治疗时间窗"
  ○ 合理使用神经保护剂

诊断纲要

注意

- IH 综合征
  ○ 存在类似于幕上占位所致脑疝的某些特征
    - 共同特征
      □ 中脑"塌陷"
      □ 中脑-脑桥夹角"缩小"
      □ 小脑扁桃体下疝
      □ ±SDH
    - IH 特有的特征
      □ 脑组织表现为被向下"牵拉"，而非被向下"推挤"
      □ 硬脑膜增厚，强化
      □ 垂体充血

影像解读要点

- 脑创伤疑诊脑疝时需使用 DWI、T2* 序列

参考文献

1. Wu H et al: The Diagnosis and Surgical Treatment of Central Brain Herniations Caused by Traumatic Bifrontal Contusions. J Craniofac Surg. ePub, 2014
2. Arbour RB: Early metabolic/cellular-level resuscitation following terminal brain stem herniation: implications for organ transplantation. AACN Adv Crit Care. 24(1):59-78, 2013
3. Bor-Seng-Shu E et al: Posttraumatic refractory intracranial hypertension and brain herniation syndrome: cerebral hemodynamic assessment before decompressive craniectomy. Biomed Res Int. 2013:750809, 2013
4. Young GB: Impaired consciousness and herniation syndromes. Neurol Clin. 29(4):765-72, 2011
5. Kalita J et al: Brain herniations in patients with intracerebral hemorrhage. Acta Neurol Scand. 119(4):254-60, 2009
6. Hussain SI et al: Brainstem ischemia in acute herniation syndrome. J Neurol Sci. 268(1-2):190-2, 2008
7. Marupaka SK et al: Atypical Duret haemorrhages seen on computed tomography. Emerg Med Australas. 20(2):180-2, 2008
8. Timms C et al: Brainstem distortion from postoperative cerebellar herniation through a dural and bony defect. J Clin Neurosci. 15(9):1050-1, 2008
9. Yoo WK et al: Kernohan's notch phenomenon demonstrated by diffusion tensor imaging and transcranial magnetic stimulation. J Neurol Neurosurg Psychiatry. 79(11):1295-7, 2008

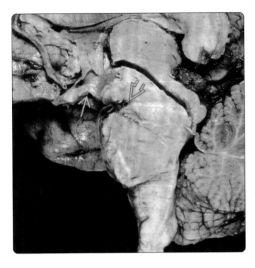

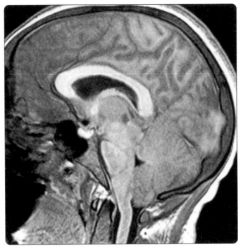

图 2-80 （左图）尸检标本矢状切面显示完全性双侧 DTH 的表现，伴视交叉和第三脑室⊟被覆于蝶鞍上方。中脑向下移位，其与脑桥的夹角缩小⊟（Courtesy R. Hewlett, MD）。（右图）完全性中心疝患者。濒死期矢状位 MP RAGE T1WI 示中脑、脑桥和小脑扁桃体均向下移位（Courtesy R. Hewlett, MD）

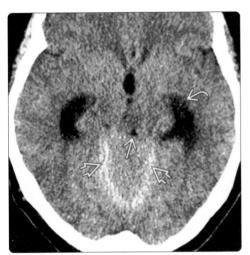

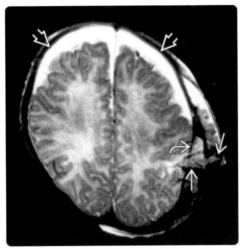

图 2-81 （左图）轴位 CT 平扫示小脑幕切迹上疝的表现。小脑蚓部经小脑幕切迹➡向上移位，顶盖受压变平➡。导水管阻塞，导致急性脑积水，脑脊液经室管膜渗出➡。（右图）左侧顶骨骨折的婴幼儿患者。轴位 T2WI 示颅骨疝，脑组织和伴随血管➡经撕裂的硬脑膜➡疝出，同时存在双侧 cSDH➡

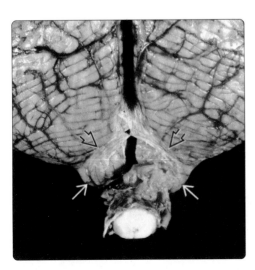

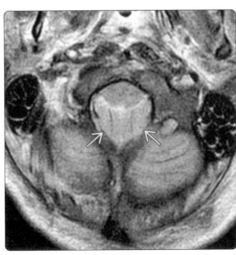

图 2-82 （左图）尸检脑标本大体病理后面观显示双侧小脑扁桃体疝。可见小脑扁桃体➡被向下推挤至上段颈椎管内，其嵌压于枕骨大孔而形成凹槽⊟（Courtesy R. Hewlett, MD）。（右图）轴位 T2WI 示重度小脑扁桃体疝，双侧小脑扁桃体➡下移，充满枕骨大孔，并致使上段颈髓向前移位

要　点

术语

- 血管源性水肿(vasogenic edema,VE)、细胞毒性水肿(cytotoxic edema,CTE)、脑水肿(cerebral edema,CE)、弥漫性脑肿胀(diffuse brain swelling,DBS)
- 创伤所致 CE 有两种基本形式:VE 和 CTE(经常共存)
  - VE:细胞外水肿,伴血脑屏障破坏
  - CTE:细胞内(密闭屏障)水肿

影像

- 脑室受压、脑沟消失
- 血管源性者在白质更显著,细胞毒性者在灰质更显著
- CE 的继发效应
  - 脑疝
  - 血管受压→脑梗死
- DWI 联合 ADC 可以区分 VE 和 CTE
  - CTE:细胞肿胀(DWI 信号↑、ADC↓)
  - VE:细胞外脑含水量增多(ADC↑)
- 脑水肿伴 24h 内出现的颅内压增高、搏动指数增高、血流速度降低→预后不良
- 伤后首个 48h 内脑自身调节紊乱与预后不良相关

主要鉴别诊断

- 缺氧性脑病
- 代谢性脑病
- 压力相关性水肿

临床要点

- 目标:在不引发流体静力压性 VE 的前提下维持脑灌注压
- DBS 在儿童中比成人更常见

诊断纲要

- 缺氧被认为是驱动因素

图 2-83　(左图)轴位 CT 平扫示左侧脑室周围急性出血➡,伴周边轻度 VE。可见弥漫性脑沟消失,中线右偏,以及右侧脑室早期潴留➡。(右图)同一患者。轴位 T2WI 示左侧脑室周围出血,伴周边水肿加重。可见左侧开颅术后脑实质疝出至颅外➡,以及胼胝体压部➡水肿

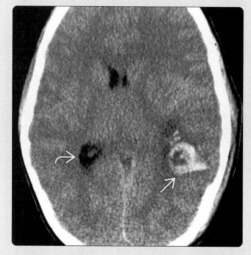
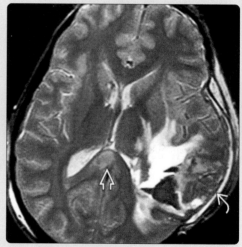

图 2-84　(左图)轴位 DWI 示胼胝体及脑白质➡信号增高,符合水肿表现。另外,还可见左侧脑室周围出血➡周边水肿。(右图)同一患者。轴位 ADC 图示相应的胼胝体及脑白质➡低信号,证实为 CTE。左侧脑室周围出血周边高亮信号表明弥散性增高,此系 VE(而非 CTE)的特征➡

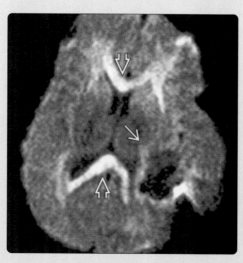
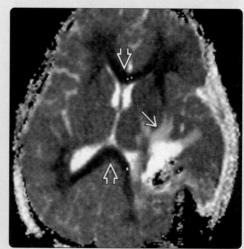

术语

缩写

- 血管源性水肿(vasogenic edema,VE)、细胞毒性水肿(cytotoxic edema,CTE)、脑水肿(cerebral edema,CE)、弥漫性脑肿胀(diffuse brain swelling,DBS)

定义

- 脑组织、脑脊液、血液共同存在于密闭的颅腔
  - 为保持颅内压正常,颅腔内某一分隔压力升高,必须借助其他分隔压力降低获得平衡(Monro-Kellie 学说)
- CE(脑创伤、脑缺血的继发效应)是一个动态过程,包括谷氨酸介导的兴奋性毒性细胞损伤
- 创伤所致 CE 有两种基本形式:VE 和 CTE,两者经常共存
  - VE:细胞外水肿,伴血脑屏障破坏
  - CTE:细胞内(密闭屏障)水肿

影像

一般特征

- 最佳诊断要点
  - 由于局灶性或弥漫性脑含水量增多,导致脑室受压、脑沟消失
- 部位
  - 血管源性者在白质更显著;细胞毒性者在灰质更显著
    - 经常共存
- 形态
  - 脑室受压、脑沟消失
  - CE 的继发效应
    - 脑疝
    - 血管受压→脑梗死

X 线表现

- X 线
  - ±骨折、骨缝裂开

CT 表现

- CT 平扫
  - 脑室受压、脑沟消失
  - 脑实质低密度:白质>灰质
    - 皮层下白质对于积液的耐受性弱于灰质
    - 灰白质界面消失
  - VE 在白质更显著
  - CTE 在灰质更显著
  - 幕下灌注正常,幕上灌注降低→"白色小脑征"
  - 经常表现为多灶性出血
- 增强 CT
  - 通常无强化,除非血脑屏障受损
- 氙 CT
  - 水肿是导致脑肿胀的主要原因
  - 实际上,脑血容量与脑血流量成比例地降低

MR 表现

- T1WI
  - 水肿呈低信号
- T2WI
  - 水肿呈高信号
- FLAIR
  - 水肿呈高信号
  - 新生儿脑含水量通常增高,因此在新生儿很少应用
- T2* GRE
  - ±血液产物
- DWI
  - DWI 联合 ADC 可以鉴别 VE 和 CTE
    - CTE:细胞肿胀(ADC↓)
    - VE:细胞外脑含水量增多(ADC↑)
  - DTI:MR/SWI 仍正常时,弥散各向异性即已早期降低
  - DTI 可识别创伤性半暗带,即潜在的可挽救脑组织
- 增强 T1WI
  - 若血脑屏障破坏,则呈斑片状强化
- MRA
  - ±血流减少(动脉"变细")
  - 血管闭塞(脑疝致血管受压或形成夹层)→创伤后脑梗死
- MRV
  - 重度水肿致静脉窦受压
- MRS
  - NAA↓、Cho↑(细胞膜破坏)以及出现乳酸峰提示预后不良
- 脑灌注成像:随着颅内压逐渐升高,脑灌注降低

超声表现

- 脉冲多普勒
  - 脑水肿伴 24h 内出现的颅内压增高、搏动指数增高、血流速度降低→预后不良
  - 平均动脉压和颅内压之间的运动相关指数被称为 PRx(测量脑血管舒缩反应性)
    - PRx<0.3 提示反应性完好;PRx>0.3 提示反应性受损
    - 伤后首个 48h 内脑自身调节紊乱与预后不良相关

血管造影表现

- 常规造影
  - 若颅内压升高,则动脉期向静脉期转换的速度减慢

核医学表现

- PET
  - PET/SPECT:局部脑血容量下降、代谢减低(取决于检查时机)

影像检查方法推荐

- CT 平扫简便易行,因而适用于重症创伤患者
- DWI 联合 ADC 图(或 DTI)对于鉴别 VE 和 CTE 非常重要
- 多平面 MR 可以显示获得性脑疝的特征
  - 大脑镰下疝(扣带回)、扁桃体疝、钩回疝、小脑幕切迹疝(上行性中央型、下行性中央型、单侧型)、蝶骨翼疝、颅外疝

鉴别诊断

缺氧性脑病

- 缺氧缺血性脑病、溺水、心跳呼吸骤停

代谢性脑病

- 尿毒症、线粒体病

压力相关性水肿

- 可逆性后部脑病综合征
  - 高血压脑病、环孢素/FK506脑病、门冬酰胺酶、子痫
  - 顶枕部皮层下白质显著的 VE
- 静脉闭塞伴静脉压增高

脑膜炎/脑炎

- 弥漫性脑沟消失,柔脑膜±脑实质强化

病理

一般特征

- 病因学
  - VE
    - 血脑屏障通透性增高
    - 内皮细胞紧密连接破坏→蛋白物质/钠离子/水分外渗→液体转移至细胞外
    - 主要发生在白质、髓鞘(涉及主要联络纤维,但连合/投射纤维相对少见)
  - CTE
    - 细胞内(密闭屏障)水肿
    - 能量衰竭→钠/钾失稳态
    - 细胞内水分摄入导致细胞肿胀,细胞外间隙受压
  - 其他脑组织间液体失衡
    - 脑积水性(间质性)
    - 流体静力压性(充血性)
    - 低渗性

大体病理和术中特征

- 脑含水量增高,脑池/脑室/脑沟消失

显微镜下特征

- 皮层神经纤维网的细胞外液→突触前/后膜肿胀和皱缩、突触解体
- 低氧效应和细胞死亡

临床要点

临床表现

- 最常见的症状体征
  - 意识状态改变
  - 昏迷
- 临床特点
  - <2岁:80%为人为性损伤
  - 青少年和成人:机动车碰撞事故、暴力伤害
    - 车祸,特别是不系安全带乘车、不戴头盔骑摩托车/自行车者

- >65岁:意外跌倒

人口统计学

- 年龄
  - DBS在儿童中比成人更常见
- 性别
  - 男:女 = 1.6:1~2:1
- 种族
  - 非裔美国人、美洲原住民更多见
- 流行病学
  - 每年150万人罹患TBI(美国)
    - <5岁的儿童发生率最高

病程和预后

- 缓慢进展的病变可以被适应,而不表现为颅内压增高
- 进展迅速者(创伤、肿瘤快速生长、脓肿)→颅内压快速增高
  - "级联反应"随之而来(比如兴奋性毒素释放)→细胞死亡
- 创伤后水肿通常在两周内消退,进而发生脑萎缩(细胞死亡所致)

治疗

- 目标:在不引发流体静力压性VE的前提下维持脑灌注压
  - 经筛选的脑血管舒缩反应性完好患者的灌注压可增高
- 减压手术
- 渗透疗法、神经保护剂、类固醇激素均存在争议

诊断纲要

注意

- 缺氧被认为是驱动因素

影像解读要点

- 成像时机至关重要:VE(在最初的几个小时内)被CTE所取代

参考文献

1. Alves JL: Blood-brain barrier and traumatic brain injury. J Neurosci Res. 92(2):141-7, 2014
2. Lu H et al: The apparent diffusion coefficient does not reflect cytotoxic edema on the uninjured side after traumatic brain injury. Neural Regen Res. 9(9):973-7, 2014
3. Paiva WS et al: Delayed unilateral traumatic brain swelling in a child. J Pediatr Neurosci. 9(2):169-71, 2014
4. Wu H et al: The Diagnosis and Surgical Treatment of Central Brain Herniations Caused by Traumatic Bifrontal Contusions. J Craniofac Surg. ePub, 2014
5. Bor-Seng-Shu E et al: Posttraumatic refractory intracranial hypertension and brain herniation syndrome: cerebral hemodynamic assessment before decompressive craniectomy. Biomed Res Int. 2013:750809, 2013
6. Ren W et al: Occludin and connexin 43 expression contribute to the pathogenesis of traumatic brain edema. Neural Regen Res. 8(29):2703-12, 2013
7. Greve MW et al: Pathophysiology of traumatic brain injury. Mt Sinai J Med. 76(2):97-104, 2009
8. Tollard E et al: Experience of diffusion tensor imaging and 1H spectroscopy for outcome prediction in severe traumatic brain injury: Preliminary results. Crit Care Med. 37(4):1448-55, 2009
9. Galloway NR et al: Diffusion-weighted imaging improves outcome prediction in pediatric traumatic brain injury. J Neurotrauma. 25(10):1153-62, 2008

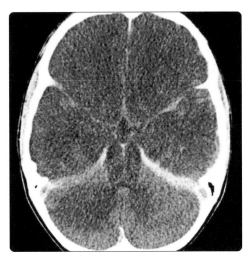 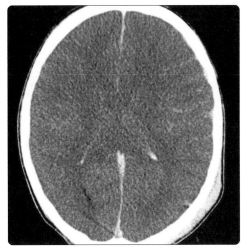

图 2-85 （左图）3 岁男性患儿，因未使用儿童座椅，而在高强度的机动车事故中被弹出。轴位 CT 平扫示大脑半球弥漫性低密度，灰白质无法区分，同时存在部分蛛网膜下腔和小脑幕旁硬膜下出血。（右图）同一患者。更近头侧层面示灰白质差异完全消失，侧脑室受压，几乎不可见，提示重度创伤后脑肿胀

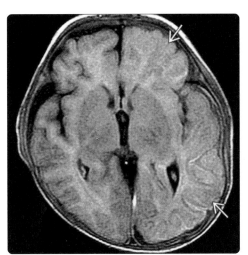 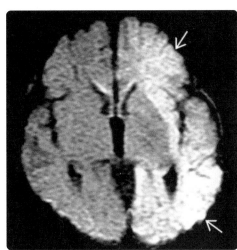

图 2-86 （左图）非意外性头部创伤患儿。轴位 T1WI 示左侧大脑半球脑肿胀，可见左侧大脑皮层灰质脑沟消失及弥漫性信号缺失➡。（右图）同一患儿。轴位 DWI 示左侧大脑半球水肿➡，累及无血管分布的皮层、皮层下和，以及脑室周围白质

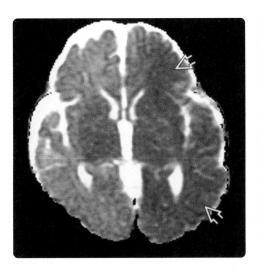 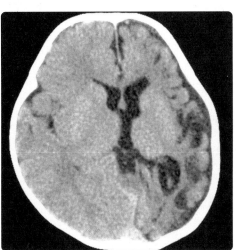

图 2-87 （左图）轴位 ADC 图示左侧大脑半球 ADC 值广泛降低➡，确诊为 CTE。（右图）随访轴位 CT 平扫示左侧大脑半脑容积减小，伴继发于皮层及其下方白质(特别是后部)萎缩导致的脑室系统代偿性扩张。婴幼儿反复遭受人为性脑损伤后，SDH 下方脑组织尤其易发兴奋性毒性损伤

要　点

术语

- 创伤后脑缺血(post-traumatic cerebral ischemia，PTCI)
- TBI 导致的血流动力学改变
  - 可以表现为局灶性、区域性、广泛性灌注异常

影像

- 最佳诊断要点:弥散受限
- 最常发生于大脑后动脉供血区
  - 大脑中动脉、大脑前动脉、椎基底动脉相对常见
  - 少见:穿支动脉、小脑动脉
- 最佳影像检查:MR+DWI/ADC
  - 弥散成像是最敏感的序列
  - 采用正中矢状位图像评估脑疝

主要鉴别诊断

- 非创伤性脑缺血/梗死
- 血管性(多发梗死性)痴呆

- 动脉粥样硬化性闭塞
- SAH 相关性血管痉挛

病理

- 原发性 TBI:创伤当时的直接损伤
- 初始创伤后的继发性脑损伤
  - 对于初发创伤的全身性反应
  - 在重型 TBI 中,PTCI 可能是继发性脑损伤最常见的原因
  - 继发性损伤通常比原发性 TBI 更具破坏性
  - 初次影像检查阴性者,其后仍可发生继发性脑损伤
- 经大脑镰和/或小脑幕的脑疝所致机械性脑移位 →发生于 80%~90% 的 PTCI 患者

临床要点

- 最常见的体征:GCS 评分≤8 分
- 症状常在 12~24h 直至数周后延迟出现
- PTCI 发生于 1.9%~10.4% 的颅脑创伤患者
- 90% 致命性 TBI 死亡病例存在缺血性损伤

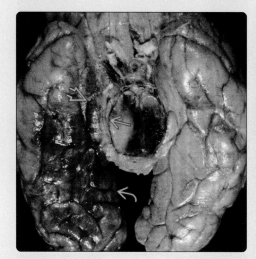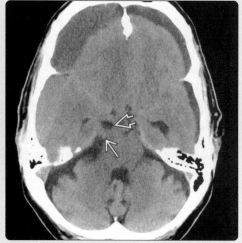

图 2-88 (左图)钩回疝⊠合并邻近的大脑后动脉受压于小脑幕而致闭塞⊡患者。尸检脑标本颞顶观显示同侧枕叶继发性出血性脑梗死⊿(Courtesy R. Hewlett, MD)。(右图)不同时期混杂的巨大 SDH 患者。轴位 CT 平扫示右侧钩回疝⊟及同侧大脑后动脉受压➡

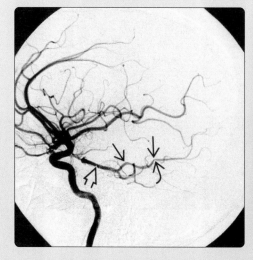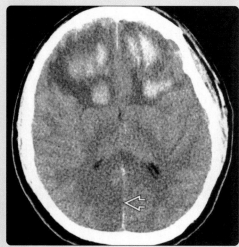

图 2-89 (左图)侧位 DSA 示邻近颞叶 DTH 所致大脑后动脉⊠向后移位。可见疝出的大脑后动脉穿越小脑幕缘的压迹⊡,大脑后动脉远端重度扭曲并缩窄⊡。脑疝进一步加重将使大脑后动脉闭塞并致继发性脑梗死。(右图)重型双侧额叶创伤性脑挫伤患者。轴位 CT 平扫示右侧大脑后动脉供血区脑梗死⊳。

三、创伤性脑缺血/梗死

术语

缩写

- 创伤后脑缺血（post-traumatic cerebral ischemia，PTCI）

定义

- TBI 导致的血流动力学改变
  - 可以表现为局灶性、区域性、广泛性灌注异常

影像

一般特征

- 最佳诊断要点
  - 弥散受限
- 部位
  - 最常发生于大脑后动脉供血区
    - 大脑中动脉、大脑前动脉、椎基底动脉相对常见
    - 少见：穿支动脉、皮层/皮层下动脉、小脑动脉

CT 表现

- CT 平扫
  - TBI 最初的原发性病变
    - 高密度 tSAH、SDH 和/或 EDH
    - 低密度脑挫伤，高/低密度出血灶
    - DAI
    - 颅骨骨折
  - 随后发生的继发性低密度脑缺血
    - DTH→大脑后动脉闭塞
    - 大脑镰下疝→大脑前动脉闭塞
    - 中心疝→基底穿支血管闭塞
- 灌注 CT
  - 可以揭示脑血流量、脑血容量、达峰时间和/或平均通过时间的变化

MR 表现

- T1WI
  - 急性缺血：低信号
  - 矢状位最适于评估脑疝
- T2WI
  - 急性缺血：高信号
- FLAIR
  - 急性缺血：高信号
- T2* GRE
  - 针对所有出血灶的最佳成像序列
- DWI
  - 弥散受限
  - 经常多发；可以区分 DWI 阴性的中型 TBI 和 DWI 阳性的重型 TBI
- MRA
  - 血管闭塞，局部低灌注
- MRS
  - TBI：NAA/Cr↓和乳酸↑提示持续性异常预后
- MR 灌注成像
  - 团注钆剂首次通过时，T2* 敏感的平面回波序列
    - 可以揭示相对脑血流量、脑血容量、达峰时间和/或平均通过时间的低灌注改变

血管造影表现

- DSA
  - 可显示脑疝所致的血管移位、闭塞
  - ±继发于 tSAH 的血管痉挛

核医学表现

- SPECT：^{99m}TcHMPAO
  - 对与皮层缺血非常敏感
  - 在脑梗死最初 48h 内具有高度敏感性和特异性

影像检查方法推荐

- 最佳影像检查
  - MR+DWI/ADC
- 检查方案推荐
  - 弥散成像是最敏感的序列
  - 采用正中矢状位图像评估脑疝

鉴别诊断

非创伤性脑缺血/梗死

- 表现一致；无创伤史

血管性（多发梗死性）痴呆

- 高龄患者；无创伤史

动脉粥样硬化性闭塞

- 高龄患者；通常位于颈内动脉近端

SAH 相关性血管痉挛

- 通常发生于动脉瘤破裂时

病理

一般特征

- 病因学
  - 机动车事故是 PTCI 的最常见原因
  - 导致 PTCI 的各种机制
    - 占位效应所致血管直接受压
    - 系统性灌注不足
    - 血管损伤、栓塞
    - tSAH 导致的脑血管痉挛
    - 颅骨切除部位的静脉性充血

- 两种最常见的机制
  - 经大脑镰和/或小脑幕的脑疝所致机械性脑移位→发生于 80%~90% 的 PTCI 患者
  - 颅内占位性病变所致
- PTCI 与其所激发脑损伤的关系
  - 原发性 TBI：创伤当时的直接损伤
  - 初始创伤后的继发性脑损伤
    - 对于初发创伤的全身性反应
    - 多数继发性脑损伤缘于颅内压增高和脑疝
    - 继发性损伤所致伤害通常比原发性损伤更具破坏性
    - 在重型 TBI 中，PTCI 可能是继发性脑损伤最常见的原因
- 合并异常
  - 颅内出血、颅骨骨折、脑挫伤、DAI

大体病理和术中特征

- 大多数 GCS 评分 ≤8 分的患者存在全脑或局部脑灌注不足
- 特定的脑梗死（按发生率排序）
  - 大脑后动脉：颞叶内侧脑疝致使大脑后动脉受压于坚硬的小脑幕缘
  - 大脑前动脉：大脑镰下疝致使扣带回压迫单侧或双侧大脑前动脉和/或其分支
  - 大脑中动脉：严重脑疝或重度脑水肿
  - 豆纹动脉、丘脑穿通动脉
    - 穿支动脉受压于颅底
    - 严重占位效应也会导致此类细小穿支血管被牵拉/变细
  - 皮层/皮层下动脉：来自其上方占位的直接压迫；机制有二
    - 直接压迫效应限制了动脉血流
    - 发生局灶性回流静脉回流受阻
    - 二者均常引发出血性脑梗死
  - 小脑上动脉
    - 上行性或下行性小脑幕切迹疝只是动脉受压于小脑幕
  - 小脑后下动脉：小脑扁桃体疝致使动脉受压

显微镜下特征

- 血脑屏障破坏伴血管源性水肿
- 兴奋性氨基酸导致细胞肿胀→细胞毒性水肿
- 自由基产生过多和细胞凋亡
- 神经递质释放、代谢紊乱、细胞膜去极化→离子通道功能障碍
  - PTCI 阻碍离子稳态的恢复，促使颅内压增高进展
- 炎症过程→大量星形胶质细胞激活，伴白细胞聚集和毛细血管受压→微血管闭塞

临床要点

临床表现

- 最常见的症状体征
  - 最常见的体征：GCS 评分 ≤8 分

- 缺乏可靠的临床表现可以预示创伤性脑缺血的存在
- 脑损伤所致的神经系统体征可能掩盖来自继发性脑缺血的局灶性表现
- 临床特点
  - 症状常在 12~24h 直至数周后延迟出现
  - 因损伤类型不同而差异极大

人口统计学

- 年龄
  - 儿童：成人 = 2:1（15~24 岁风险最高）
- 性别
  - 男：女 = 2:1
- 流行病学
  - TBI：儿童和成人致死和致残的主要原因
  - 美国每年 200 万人罹患 TBI
  - 存活者每年产生的费用 >400 亿美元（约占 GNP 的 0.5%）
  - 在美国，TBI 每年导致约 50 000 人死亡和 235 000 人住院治疗
  - PTCI 发生于 1.9~10.4 的颅脑创伤患者
  - 90% 的致命性 TBI 的死亡病例中存在缺血性损害

病程和预后

- 预后不良：存在 SDH、脑肿胀/水肿、tSAH 者
- 预后良好：不存在或仅存在 1 个预后不良因素者
- 存在钝性脑血管损伤和给予 Ⅶa 因子治疗都是发展为 PTCI 的危险因素
- 预后：50% 死亡或处于持续植物状态

治疗

- 并发症的治疗：脑疝、出血、脑积水、癫痫发作
- 必须监测脑灌注，以发现 TBI 导致的继发性脑缺血
- 脑疝和/或弥漫性脑肿胀可能需要行去骨瓣减压术

诊断纲要

注意

- 缺血的原因

影像解读要点

- 初次放射学评估阴性者，其后仍可发生继发性脑损伤
- 可能在入院后数小时至数天，甚至数周发生

参考文献

1. Wang WH et al: Risk factors for post-traumatic massive cerebral infarction secondary to space-occupying epidural hematoma. J Neurotrauma. 31(16):1444-50, 2014
2. Paiva WS et al: Occlusion of the anterior cerebral artery after head trauma. World J Radiol. 5(5):226-8, 2013
3. Tawil I et al: Posttraumatic cerebral infarction: incidence, outcome, and risk factors. J Trauma. 64(4):849-53, 2008

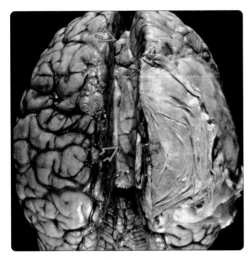

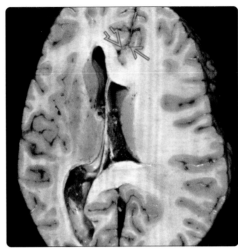

图 2-90　（左图）尸检标本轴位切面显示大脑镰下方大脑半球内侧部分重度脑疝➡️，该脑疝可造成继发性大脑前动脉闭塞。（右图）重度大脑镰下疝尸检标本轴位切面显示扣带回疝➡️，伴行的大脑前动脉被挤压在大脑镰下部➡️，导致继发性大脑前动脉远端供血区脑梗死

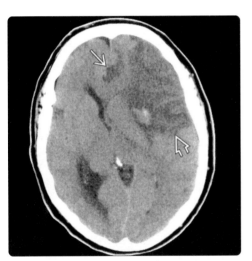

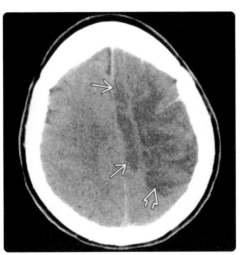

图 2-91　（左图）轴位CT平扫示左侧大脑中动脉供血区恶性脑梗死➡️所致大脑镰下疝，可见扣带回低密度灶➡️。（右图）同一患者。轴位CT平扫更近头侧层面的仍示左侧大脑中动脉供血区脑梗死➡️，以及重度大脑镰下疝引发的扣带回远端脑梗死➡️

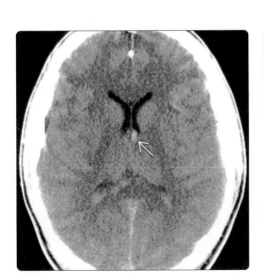

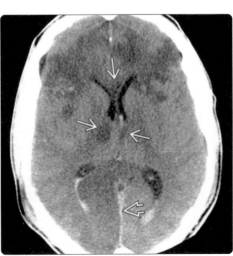

图 2-92　（左图）高速的机动车事故致伤患者。轴位CT平扫示左侧穹窿出血➡️和弥漫性脑肿胀伴脑沟消失。（右图）同一患者，1周后复诊。CT平扫示右侧大脑后动脉供血区脑梗死➡️，以及中心疝导致多支穿支动脉受压于颅底引发的基底节和胼胝体膝部多发低密度灶➡️

203

四、脑 死 亡

术语

- 脑死亡（brain death，BD）；依据神经功能标准判定死亡
- 脑功能完全性、不可逆性终止

影像

- 颅内动脉和静脉窦无血流
  - CT 或 MR 无血管内强化
  - 放射性核素检查呈"灯泡征"
- 弥漫性脑水肿
  - 脑回肿胀，脑室/脑池受压
  - 灰白质边界消失

主要鉴别诊断

- 可逆性弥漫性脑水肿
  - 药物过量
  - 癫痫持续状态（临床上可以与 BD 相仿）

- 急性代谢功能紊乱（例如暴发型肝衰竭）
- 技术难点
  - 错失团注对比剂高峰期（核医学检查、CTA）
  - 血管夹层（介入血管造影）
  - 血管痉挛（介入血管造影）
- 大面积脑梗死/水肿

病理

- 重度细胞肿胀、颅内压增高

临床要点

- 评估过程复杂，常被非专业人士及家属误解
  - 依据神经功能标准判定死亡高度依赖于
    - 有经验的检查人员
    - 采用既定标准
- 影像检查可以证实，但不能代替临床判断
- 必须排除昏迷的可逆性病因
- 切记：BD 主要依靠临床诊断，但法定标准各异

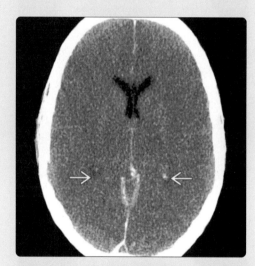
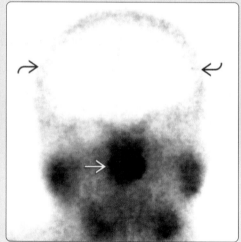

图 2-93 （左图）弥漫性脑水肿并临床 BD 患者。轴位 CT 平扫示灰白质差异完全丧失，弥漫性脑沟回消失，侧脑室后部也随之消失➡。（右图）前后位 ⁹⁹ᵐTc HMPAO 扫描示 BD 时与脑内无血流相关的经典"灯泡征"↗和"热鼻征"➡，颅内动静脉未见放射性核素（Courtesy B. Vomocil，MD）

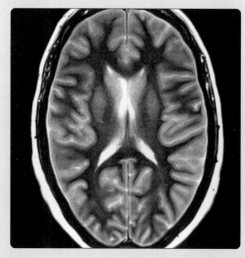
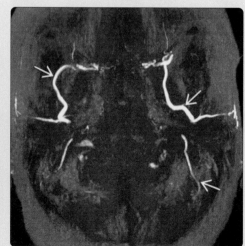

图 2-94 （左图）50 岁女性患者，于濒死期罹患皮质基底节变性。临死前轴位 T2WI 示脑室变小，脑回肿胀，表面脑沟几乎完全消失。（右图）同一患者。额顶位 MRA MIP 图像示血流仅存于颈外动脉的颅外分支➡，颅内血管无血流存在

四、脑 死 亡

术语

缩写

- 脑死亡(brain death,BD);依据神经功能标准判定死亡

定义

- 脑功能完全性、不可逆性终止

影像

一般特征

- 最佳诊断要点
  - ^{99m}Tc ECD(纤蜡石)显示颅内动脉和静脉窦无血流
- 影像检查可以证实,但不能代替临床判断

CT 表现

- CT 平扫
  - 弥漫性脑水肿(灰白质边界消失)
    - 白小脑征(又称小脑"反转征",小脑密度>>大脑半球)
    - 由于消失的脑沟内静脉充血,而表现为假性蛛网膜下腔出血
  - 脑回肿胀;脑室/脑池受压
- CTA
  - 确诊 BD 有价值的确证或附加试验
  - 不能代替神经功能测试
  - 无血管内强化

MR 表现

- T1WI
  - 低信号,皮层肿胀±灰白质差异丧失
  - 脑沟、脑池消失
- T2WI
  - 皮层高信号,脑回肿胀
- T2* GRE
  - 皮质、髓质静脉低信号
    - 血流停滞,脱氧血红蛋白浓度升高
- DWI
  - 大脑半球高信号,ADC 值重度降低

血管造影表现

- 常规造影
  - 颅内无血流
  - 对比剂淤滞(颈外动脉充盈,颈内动脉床突上段无血流)

核医学表现

- ^{99m}Tc 标记依沙美肟闪烁扫描
  - 颅内摄取缺失("灯泡征")
  - 颅外活性增加("热鼻征")

影像检查方法推荐

- 最佳影像检查
  - 脑电图+床旁闪烁扫描术(纤蜡石)

鉴别诊断

可逆性弥漫性脑水肿

- 药物过量
- 癫痫持续状态(临床上可以与 BD 相仿)
- 急性代谢功能紊乱(例如暴发型肝衰竭)

技术难点

- 错失团注对比剂高峰期(核医学检查、CTA)
- 血管夹层(介入血管造影)
- 血管痉挛(介入血管造影)

大面积脑梗死/水肿

- "恶性"大脑中动脉供血区脑梗死可以与 BD 相仿

病理

一般特征

- 病因学
  - 重度细胞肿胀,颅内压增高
  - 颅内压显著增高,脑血流量下降
    - 若颅内压>脑动脉舒张末压,则发生舒张期逆向血流
    - 若颅内压>收缩压,则血流停滞

大体病理和术中特征

- 明显脑肿胀伴脑沟重度受压
- 双侧 DTH
  - 间脑向下移位
  - 颞叶嵌压于小脑幕切迹形成"凹槽"

临床要点

临床表现

- 最常见的症状体征
  - "已知病因"的深昏迷(GCS 评分 3 分)
  - 必须排除昏迷的可逆性病因
- 临床特点
  - 评估过程复杂,常被非专业人士及家属误解
    - 依据神经功能标准判定死亡高度依赖于采用既定标准的有经验的检查人员
  - BD 主要依靠临床诊断,但法定标准各异
  - 辅助检查有助于确证临床诊断

参考文献

1. Burkle CM et al: Why brain death is considered death and why there should be no confusion. Neurology. 83(16):1464-9, 2014
2. Flamm AL et al: Family members' requests to extend physiologic support after declaration of brain death: a case series analysis and proposed guidelines for clinical management. J Clin Ethics. 25(3):222-37, 2014
3. Shemie SD et al: International guideline development for the determination of death. Intensive Care Med. 40(6):788-97, 2014
4. Taylor T et al: Computed tomography (CT) angiography for confirmation of the clinical diagnosis of brain death. Cochrane Database Syst Rev. 3:CD009694, 2014
5. Spinello IM: Brain Death Determination. J Intensive Care Med. ePub, 2013
6. Wijdicks EF et al: Evidence-based guideline update: determining brain death in adults: report of the Quality Standards Subcommittee of the American Academy of Neurology. Neurology. 74(23):1911-8, 2010
7. Wijman CA et al: Prognostic value of brain diffusion-weighted imaging after cardiac arrest. Ann Neurol. 65(4):394-402, 2009

术语

- 自身调节失常/二次冲击综合征(second impact syndrome,SIS)
- 在初始脑震荡损伤恢复之前的"脆弱窗"内反复头部创伤
- 可导致灾难性脑肿胀,伴永久性残疾或死亡

影像

- 薄层 aSDH
  - 不相称的占位效应
    - 中线(大脑镰下)移位的程度大于 aSDH 厚度所致的程度
- aSDH 下方肿胀的、低密度的大脑半球
  - 其下脑沟受压,进而消失
- 最佳影像检查
  - CT 平扫可作为初筛手段
  - MR 加扫 T2* 和 DWI

主要鉴别诊断

- aSDH(不伴其下方脑组织自身调节失常)
- 非意外性创伤(虐待儿童)

病理

- 薄层 SDH
- 其下方脑肿胀、充血
  - ±继发性脑梗死
  - ±钩回疝、中心疝、小脑扁桃体疝

临床要点

- 重度头痛
- 呕吐
- 可能发生急剧的突发性衰竭、昏迷
- 最常见于
  - 从事高强度运动的男性青少年
  - 遭受虐待的婴幼儿
  - 反复跌倒、头部受到撞击的高龄患者

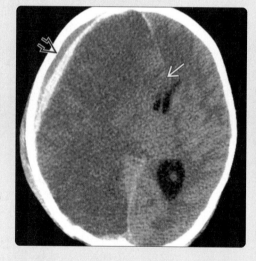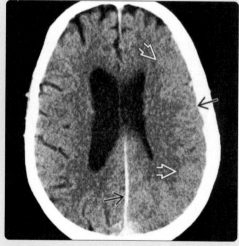

图 2-95 (左图)遭受虐待的婴幼儿患者,反复人为性头部创伤。轴位 CT 平扫示混杂密度的右侧 SDH ➔。其下方的右侧大脑半球弥漫性肿胀,呈低密度。可见与相对薄层的 SDH 相比,不相称的占位效应和大脑镰下疝 ➔。(右图)反复跌倒致头部创伤的高龄患者。轴位 CT 平扫示薄层 aSDH ➔,其下方皮层肿胀 ➔,伴左侧脑室不相称的占位效应

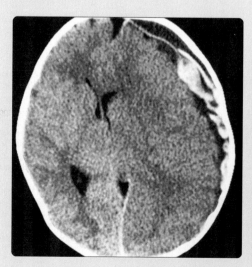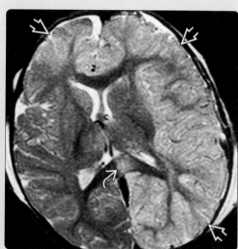

图 2-96 (左图)遭受虐待的婴幼儿。轴位 CT 平扫示急性期、亚急性期/慢性期混杂的 SDH 被覆于肿胀的、低密度的大脑半球之上。(右图)同一病例,伤后两天并 SDH 排空术后。轴位脂肪抑制 T2WI 示双侧 SDH 下方肿胀的、高信号的皮层 ➔,同时可见胼胝体压部高信号 ➔,影像表现符合兴奋性毒性损伤

术语

缩写

- 二次冲击综合征(second impact syndrome,SIS)

同义词

- 自身调节失常

定义

- 在初始脑震荡损伤恢复之前的"脆弱窗"内反复头部创伤
- 可导致灾难性脑肿胀,伴永久性残疾或死亡

影像

最佳诊断要点

- 薄层 aSDH
  - 不相称的占位效应
    - 中线移位的程度大于 aSDH 所致的程度
    - 同侧大脑半球肿胀
  - 脑肿胀可能是突发的、灾难性的

CT 表现

- CT 平扫
  - 薄层小 aSDH(通常 ≤0.5cm)
    - 新月形,高密度或混杂密度
      - □ 若有活跃出血,则可能存在低密度灶
  - 占位效应与 aSDH 的大小不相称
    - 中线(大脑镰下)移位的程度大于 aSDH 厚度所致的程度
  - aSDH 下方肿胀的、低密度的大脑半球
    - 其下脑沟受压,进而消失
    - 最初存在有灰白质界面
    - 单侧(钩回)DTH
  - 进展性脑肿胀→基底池效应
    - 完全性中心疝
    - 中脑扭曲,并被向下挤压

MR 表现

- T1WI
  - aSDH 呈等信号或混杂信号
  - 其下方皮层肿胀,呈低信号
- T2WI
  - 脑回肿胀,呈高信号
  - 其下方脑沟受压
- FLAIR
  - 皮层高信号
- T2*GRE
  - 脑实质内出血通常表现为阴性
- DWI
  - 脑回呈现弥散受限
- MRS
  - NAA↓

影像检查方法推荐

- 最佳影像检查
  - CT 平扫可作为初筛手段
- 检查方案推荐
  - MR 加扫 T2* 和 DWI

鉴别诊断

aSDH(不伴其下方脑组织自身调节失常)

- 占位效应,中线移位与 aSDH 的宽度不相称
- 通常无反复颅脑损伤史

非意外性创伤(虐待儿童)

- 反复损伤,并致急性期、亚急性期混杂的 SDH
- 若其下方的脑肿胀程度与 SDH 的大小不相称
  - 其下方的脑肿胀可能是突发的、灾难性的
  - 可能意味着伴自身调节失常的 SIS 的某一类型

病理

一般特征

- 病因学
  - 先前的颅脑损伤开启了"脆弱窗"
    - 若脑损伤痊愈前发生二次损伤(冲击),则可能导致 SIS
  - 脑脊液自身调节功能丧失→血管内充血→颅内压增高→脑疝
    - 可能意味着兴奋性毒性脑损伤,谷氨酸释放增加、渗漏或重吸收减少

大体病理和术中特征

- 薄层 SDH
- 其下方脑肿胀、充血
  - ±继发性脑梗死
  - ±钩回疝、中心疝、小脑扁桃体疝

临床要点

临床表现

- 最常见的症状体征
  - 重度头痛
  - 呕吐
  - 意识状态各异
  - 可能发生急剧的突发性衰竭、昏迷

人口统计学

- 最常见于从事高强度运动的男性青少年
- 其他
  - 遭受虐待的婴幼儿
  - 反复跌倒、头部受到撞击的高龄患者

病程和预后

- 通常预后不佳

参考文献

1. McKee AC et al: The neuropathology of sport. Acta Neuropathol. 127(1):29-51, 2014
2. Harmon KG et al: American Medical Society for Sports Medicine position statement: concussion in sport. Br J Sports Med. 47(1):15-26, 2013
3. Weinstein E et al: Second impact syndrome in football: new imaging and insights into a rare and devastating condition. J Neurosurg Pediatr. 11(3):331-4, 2013
4. Cantu RC et al: Second-impact syndrome and a small subdural hematoma: an uncommon catastrophic result of repetitive head injury with a characteristic imaging appearance. J Neurotrauma. 27(9):1557-64, 2010
5. Wetjen NM et al: Second impact syndrome: concussion and second injury brain complications. J Am Coll Surg. 211(4):553-7, 2010

要 点

术语

- 夹层
  - 沿血管壁蔓延的壁内血肿
- 夹层动脉瘤
  - 夹层+位于动脉外膜层的动脉瘤样扩张
- 假性动脉瘤
  - 瘤腔位于血管壁外血栓之内

影像

- 部位
  - 通常邻近大脑镰、颅骨、小脑幕，抑或血管活动度显著的区域
  - 后循环最多见
    - 椎动脉是最常见部位(72%)
    - 罕见延伸至基底动脉
  - 前循环少见
    - 颈内动脉床突上段
    - 远端的、偏外周的、血管毗邻硬脑膜或颅骨的部位(A2、M2、P2及其以远分支)
- CT平扫：颅底SAH
  - 近似于动脉瘤性SAH
  - 位在不常见部位，并且比tSAH更广泛
- MR：高信号血肿+中心"流空"
  - "靶征"或"新月征"
- CTA/MRA/DSA
  - 夹层动脉瘤或管壁血栓所致的血管扩张
  - 长节段狭窄或锥形闭塞
  - 腔内活瓣(±于CTA/MRA上；DSA最易发现)
  - ±夹层动脉瘤(不规则、宽颈；通常位于侧壁，而非血管分叉处)

主要鉴别诊断

- 动脉粥样硬化
- 血管痉挛
- 血管炎
- 纤维肌性发育不良(fibromuscular dysplasia，FMD)

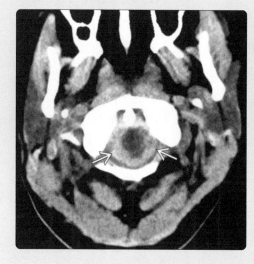
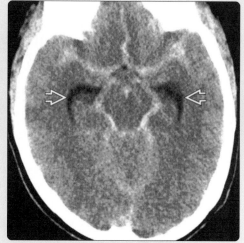

图 2-97 （左图）29岁女性患者，高速的机动车事故致伤。轴位CT平扫示环绕延髓下部的SAH➡。（右图）同一患者。CT平扫更近头侧层面示充满基底池的广泛SAH，勾画出了中脑的轮廓。可见颞角扩张➡，提示早期脑室外梗阻性脑积水

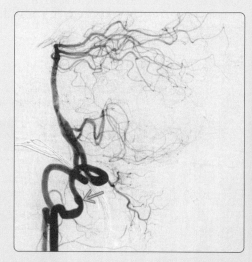
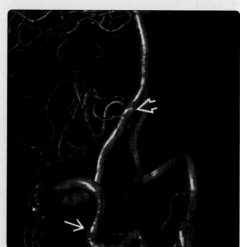

图 2-98 （左图）同一患者。轻度斜位DSA示左侧椎动脉局灶性纺锤形扩张➡，提示夹层假性动脉瘤可能是SAH的病因。（右图）同一患者。斜位3D彩色表面遮盖显示可见右侧局灶性夹层动脉瘤➡，以及位于右侧椎动脉远端的第二枚夹层动脉瘤➡。该患者在DSA检查后发生心搏骤停并死亡。（译者注：原文左/右图示中动脉瘤定侧不同，可疑为作者笔误）

术语

同义词

- 创伤性夹层和假性动脉瘤

定义

- 夹层:沿血管壁蔓延的壁内血肿
- 内膜突出
  - 内膜瓣
  - 真腔和假腔
- 动脉横断
  - 延伸至血管外膜
- 夹层动脉瘤:夹层所致仅累及血管外膜的动脉瘤样扩张
  - 血肿常位于中膜与外膜之间
- 假性动脉瘤:瘤腔仅处于血管壁外血栓之内

影像

一般特征

- 最佳诊断要点
  - CT 平扫:颅底广泛性 SAH,类似动脉瘤性 SAH,但是通常比 tSAH 更广泛或发生在不常见部位
  - MR:轴位 T1WI 和 T2WI 示血管壁内新月形高信号,伴中心性或偏心性流空("靶征"或"新月征")
    - 出血所致 FLAIR 蛛网膜下腔高信号
    - 夹层动脉瘤或管壁血栓所致的血管扩张
  - MRA、CTA、DSA
    - 长节段狭窄或锥形闭塞
    - MRA/CTA 原始图像可见腔内活瓣
    - ±不规则、偏心性侧壁夹层性动脉瘤
      □ 通常不位于血管分叉处
- 部位
  - 通常发生在与大脑镰、颅骨、小脑幕的接触点,抑或血管活动度显著的区域
  - 后循环最常见
    - 椎动脉是最常见部位(72%)
    - 可发生在小脑后下动脉,但少见
    - 罕见延伸至基底动脉
  - 前循环少见
    - 颈内动脉床突上段
    - 然后是偏外周的血管(A2、M2、P2 及其以远分支)
      □ 通常位于血管毗邻硬脑膜或颅骨处
- 形态
  - 锥形狭窄伴闭塞
  - 不规则的血管狭窄
  - 纺锤形不规则扩张或局灶性夹层动脉瘤
  - 内膜瓣和双腔(真腔和假腔)
  - 壁内血肿

CT 表现

- CT 平扫
  - 颅底 SAH,类似动脉瘤性 SAH,但是比典型的 tSAH 更广泛
    - 非典型 SAH 位于半球间裂上部、小脑幕旁
  - 急性血栓性脑梗死
    - 相应血管供血区低密度
    - 出血性转化、脑回高密度
  - 部分病例颅底骨折
- CTA
  - 锥形狭窄,伴或不伴闭塞
  - 少数病例可见假腔和活瓣
  - CTA 原始图像示腔内活瓣和管壁增厚
  - 不规则夹层动脉瘤:纺锤形或宽颈

MR 表现

- T1WI
  - 急性期血管内血栓在 T1WI 上或许呈低信号
  - 亚急性期:高信号的新月形壁内血肿
  - 流空,信号消失或减低
- T2WI
  - "靶征"或"新月征":血管壁高信号点环绕的腔内中心性或偏心性流空
  - 急性脑梗死呈高信号
    - ±出血性转化(T2WI 和 T2* 呈低信号)
- FLAIR
  - 脑脊液呈高信号:SAH
  - 急性脑梗死呈高信号
- DWI
  - 急性脑梗死呈高信号
- MRA
  - 血管壁内无固定形状的轻度高信号(壁内血肿)部分环绕更显著的血流相关高信号,但是细节可能会被掩盖
    - PCMRA 可更好地显示管腔特征
  - 血流减慢可被夹层血管远端管径缩小和管腔信号降低所证实,3DTOF 成像尤其明显

血管造影表现

- 常规造影
  - 锥形狭窄或闭塞
  - 不规则管腔或内膜瓣
  - 局部动脉瘤样扩张通常呈宽颈、不规则、三角形,发生于不常见部位
  - 远端分支血栓性闭塞

影像检查方法推荐

- 最佳影像检查:MR 和 MRA
- 检查方案推荐
  - 初始 CT 平扫对于评估 SAH 很重要

- 行 MR/MRA→若 MRA 表现可疑,则行 CTA 检查
- 当临床高度可疑,而 MR/MRA 阴性和/或拟行介入治疗时,可行常规血管造影

鉴别诊断

动脉粥样硬化

- 管腔不规则和狭窄,在颈内动脉海绵窦段、椎动脉和基底动脉最显著
  - 无动脉瘤样扩张
- 累及软脑膜分支时呈局灶性和偏心性
- CT 平扫、CTA 或 MRA 原始图像可见管壁钙化

血管痉挛

- 均匀狭窄,通常集中于血管分叉处
- SAH 量大处最严重
- 无动脉瘤样扩张

血管炎

- 或短或长的节段性均匀狭窄,但不集中于血管分叉处
- 狭窄区域与正常管腔或轻度动脉瘤样扩张交替分布
- 孤立的动脉瘤样扩张少见

FMD

- 颅内罕见,实际上总是伴随颅外受累
  - 2/3 的病例累及颈 2(C2)对应的颈内动脉段
- 局灶性狭窄区和动脉瘤样扩张交替
  - 波纹管样表现
- 长节段狭窄或动脉瘤样扩张
- 可能是自发性夹层的病因
  - MR 血管壁成像可鉴别 FMD 与夹层±FMD
  - FMD 导致局灶性血管壁增厚,无出血或钙化

自发性(非创伤性)颅底 SAH

- 动脉瘤破裂
- 中脑周围良性 SAH

病理

一般特点

- 病因学
  - 颅底骨折
  - 直接损伤毗邻大脑镰、小脑幕或颅骨的颅内血管
  - 纵向伸缩导致椎动脉颅内段易损
    - 过伸或转颈动作的牵拉
  - 移动度偏大节段的剪切型损伤:颈内动脉床突上段、大脑中动脉
  - 轻微创伤史常被忽略
- 合并异常
  - FMD、动脉穿孔

- 结缔组织病、类风湿性关节炎
- 代谢性/遗传性疾病:血管脂肪瘤、马方综合征、α₁ 抗胰蛋白酶缺乏症

临床要点

临床表现

- 最常见的症状体征
  - 头痛、反应迟钝、动眼神经麻痹

人口统计学

- 流行病学
  - 占 SAH 的 1.5%~10%

病程和预后

- 若血管开放,可能自发缓解
- 急性栓塞是急性期常见并发症
- 形成夹层动脉瘤或假性动脉瘤时,破裂十分常见

治疗

- 抗凝治疗以预防进展性血栓形成和栓塞伴远端脑梗死
- 重度狭窄病变行血管成形术和支架置入术治疗
- 通常行载瘤血管的血管内闭塞;如无充分的侧支循环;则需行支架辅助弹簧圈栓塞或置入覆膜支架
- 手术闭塞、包裹,抑或旁路手术

诊断纲要

注意

- 年轻患者出现急性"自发性"脑梗死时要考虑夹层
  - 询问症状出现前 24h 内的轻度创伤或跌倒病史
- 夹层动脉瘤多发生在不常见部位:胼周动脉、大脑中动脉和大脑后动脉远端,而非分叉处

影像解读要点

- 在颅底或略低于颅底层面的颈内动脉或椎动脉内寻找"靶征"

参考文献

1. Kansagra AP et al: Current trends in endovascular management of traumatic cerebrovascular injury. J Neurointerv Surg. 6(1):47-50, 2014
2. Prasad V et al: Pipeline endovascular reconstruction of traumatic dissecting aneurysms of the intracranial internal carotid artery. J Neurointerv Surg. 6(10):e48, 2014
3. Ro A et al: Pathomorphological differentiation between traumatic rupture and nontraumatic arterial dissection of the intracranial vertebral artery. Leg Med (Tokyo). 16(3):121-7, 2014
4. Rahme RJ et al: Spontaneous cervical and cerebral arterial dissections: diagnosis and management. Neuroimaging Clin N Am. 23(4):661-71, 2013
5. Cohen JE et al: Single-center experience on endovascular reconstruction of traumatic internal carotid artery dissections. J Trauma Acute Care Surg. 72(1):216-21, 2012
6. Santos-Franco JA et al: Dissecting aneurysms of the vertebrobasilar system. A comprehensive review on natural history and treatment options. Neurosurg Rev. 31(2):131-40; discussion 140, 2008
7. Chen CJ et al: Multisection CT angiography compared with catheter angiography in diagnosing vertebral artery dissection. AJNR Am J Neuroradiol. 25(5):769-74, 2004

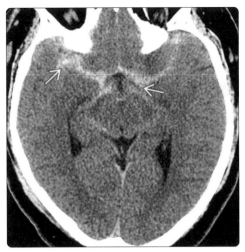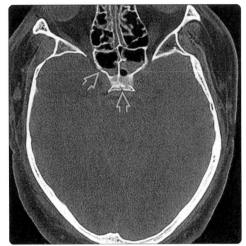

图 2-99 （左图）19 岁男性患者，高速的机动车事故致伤。轴位 CT 平扫示基底池弥漫性 SAH ➡，未见其他创伤性损伤。（右图）同一患者。轴位 CT 平扫骨算法重建图像示蝶窦内积液，伴颅底骨折 ⇨

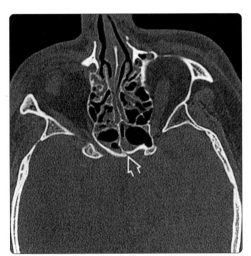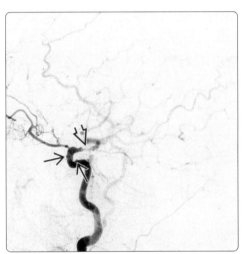

图 2-100 （左图）同一患者。面部 CT 骨窗示另一横贯蝶骨的骨折 ⇨。（右图）因患 SAH 和颅底骨折，而行 DSA 评估血管损伤。颈内动脉海绵窦段可见数处不规则突出 ⇨，符合创伤性微小假性动脉瘤改变。颈内动脉床突上段缩窄且不规则，其内血栓形成 ⇨

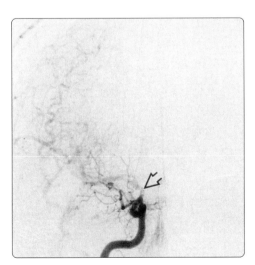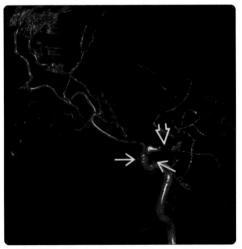

图 2-101 （左图）前后位 DSA 示颈内动脉床突上段 ⇨ 被血栓填充，呈不完全性深染，且不规则。（右图）侧位 DSA 表面遮盖显示可见颈内动脉海绵窦段多处突出 ➡，床突上段不规则重度狭窄 ⇨。提示颈内动脉床突上段夹层伴多发创伤性假性动脉瘤

要 点

术语

- 直接型颈内动脉海绵窦瘘(carotid cavernous fistu-la,CCF)、高流量 CCF
- 颈内动脉海绵窦段单孔撕裂/横断,动静脉短路,动脉血汇入海绵窦

影像

- 一般特征
  - 眼球突出、眼上静脉和海绵窦扩张、眼外肌增粗
  - 若颅底骨折累及蝶骨/颈动脉管,则颈内动脉损伤的可能性增加
- MRA:海绵窦和眼上静脉血流相关信号增强
- CT/CTA 具有提示价值,应进一步行 DSA 以确诊和治疗
- DSA 可明确诊断
  - 海绵窦和流出道早期显影,包括眼上静脉、内眦静脉及面静脉逆行显影

- 颈内动脉裂口的大小决定了瘘口以远颈内动脉顺行血流的减少或消失

主要鉴别诊断

- 间接型 CCF
  - 低流量 CCF、海绵窦硬脑膜动静脉瘘

临床要点

- 杂音、搏动性突眼、眶周水肿/红斑、视力下降、青光眼、头痛
- 若瘘口以远颈内动脉血流减少,则致大脑半球缺血
- 局灶性神经功能缺损→第Ⅲ～Ⅵ对脑神经
- 血管内介入治疗选择包括:
  - 经动脉途径经瘘口球囊栓塞
  - 经静脉途径栓塞
  - 血流导向装置/覆膜支架置入
  - 颈内动脉闭塞

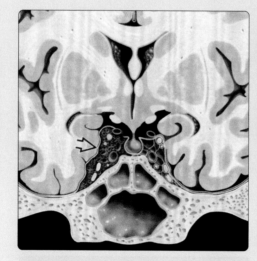
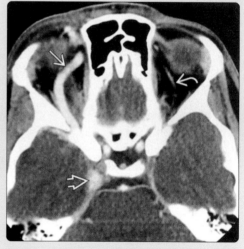

图 2-102 (左图)冠状位示意图所示为 CCF。右侧海绵窦⇨因大量扩张的动脉和静脉通道而增大。(右图)增强 CT 示典型的 CCF 表现。右侧海绵窦⇨扩张,同侧眼上静脉➡管径比左侧眼上静脉➡增粗 4 倍以上

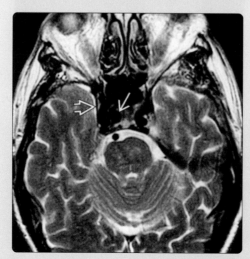
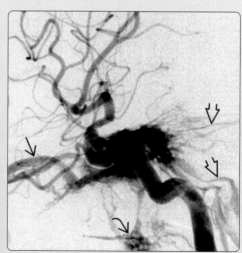

图 2-103 (左图)T2WI 示 CCF 的典型 MR 表现,右侧海绵窦➡扩张,其内大量异常"流空"➡。(右图)CCF 患者。侧位 DSA 示海绵窦动脉期深染,另外可见大量海绵窦静脉流出道,包括眼上静脉⇨、岩上窦和岩下窦⇨、翼静脉丛和咽静脉丛⇨

术语

缩写

- 颈内动脉海绵窦瘘（carotid cavernous fistula，CCF）

同义词

- 直接型 CCF、高流量 CCF

定义

- 颈内动脉海绵窦段单孔撕裂/横断，动静脉短路，动脉血汇入海绵窦

影像

一般特征

- 最佳诊断要点
  - 眼球突出、眼上静脉和海绵窦扩张、眼外肌增粗

CT 表现

- CT 平扫
  - 若颅底骨折累及蝶骨/颈动脉管，则颈内动脉损伤的可能性增加
  - 眼球突出、眼上静脉和海绵窦扩张、眼外肌增粗
    - 继发于水肿的眶内"脏"脂肪
  - 相关创伤或动脉血汇入皮层静脉所致 SAH
- 增强 CT
  - 眼上静脉和海绵窦扩张
  - 眼外肌明显强化，眶内脂肪斑片状强化

MR 表现

- 增强 T1WI
  - 同增强 CT
- MRA
  - 海绵窦和眼上静脉内血流相关信号增强
  - 颈内动脉因涡流而致信号缺失

超声表现

- 多普勒超声：眼上静脉扩张，其内血流逆向（自颅内至颅外）

血管造影

- 常规造影
  - 海绵窦和流出道早期显影，包括：
    - 眼上静脉、内眦静脉及面静脉逆行显影
    - 对侧海绵窦显影
    - 岩静脉窦→颈内静脉
  - 颈内动脉裂口的大小决定了瘘口以远颈内动脉顺行血流的减少或消失

影像检查方法推荐

- 最佳影像检查
  - DSA 可明确诊断
  - CT/CTA 具有提示价值，应进一步行 DSA 以确诊和治疗
- 检查方案推荐
  - DSA：通过影像放大、高帧率采集呈现瘘口的确切位置
  - CTA：薄层扫描重建

鉴别诊断

- 间接型 CCF
  - 即低流量 CCF、海绵窦硬脑膜动静脉瘘

眼外肌增粗

- Graves 眼病
- 炎性假瘤、肿瘤

病理

一般特征

- 病因学
  - 颅底骨折伴碎骨片损伤颈内动脉
  - 破裂孔和前床突固定点之间血管壁的牵拉损伤
- 合并异常
  - 海绵窦内血流动脉化，伴逆行性静脉反流
    - 眼上/眼下静脉反流→眼球突出、球结膜水肿、眼压增高→视网膜灌注压降低→失明
    - 皮层静脉反流→SAH 风险增加
  - 瘘口以远颈内动脉顺行血流减少→大脑半球缺血

临床要点

临床表现

- 最常见的症状体征
  - 可在创伤后数天至数周出现
  - 杂音、搏动性突眼、眶周水肿/红斑、视力下降、青光眼、头痛
  - 若瘘口以远颈内动脉血流减少，则致大脑半球缺血
  - 严重的/快速的视力损失、SAH→急诊
  - 局灶性神经功能缺损→第 III ~ VI 对脑神经

病程和预后

- 血管内治疗选择包括：
  - 经动脉途径经瘘口球囊栓塞
  - 经静脉途径栓塞
  - 横贯颈内动脉裂口置入血流导向装置
  - 使用弹簧圈或可脱球囊闭塞颈内动脉（患者能够耐受瘘口以远顺行血流不足或球囊闭塞试验通过）

诊断纲要

影像解读要点

- 眼上静脉和海绵窦扩张、突眼、眶内水肿

报告注意事项

- CT/MR 具有提示价值，但确诊和治疗需行 DSA

参考文献

1. Chi CT et al: Direct traumatic carotid cavernous fistula: angiographic classification and treatment strategies. Study of 172 cases. Interv Neuroradiol. 20(4):461-75, 2014
2. Aralasmak A et al: Venous drainage patterns in carotid cavernous fistulas. ISRN Radiol. 2014:760267, 2014

要　点

术语

- **定义**
  - 继发于反复的震荡性/亚震荡性颅脑损伤的神经退行性疾病
- **缩写**
  - 慢性创伤性脑病(chronic traumatic encephalopathy, CTE)
- **同义词**
  - 拳击手痴呆("被打得晕头转向")
  - 脑震荡后综合征

影像

- **MR**
  - 与年龄不相称的脑容积减小
    - 基于体素的形态测量学分析显示颞叶内侧不成比例的受累
  - 深部及脑室周围白质呈非特异性 T2/FLAIR 融合性点状多发高信号
  - DTI 示 FA 降低、平均弥散率增加伴白质完整性

缺失
  - 钩束和上/下纵束
  - 约 10% 在 T2* 上可见微出血
- **PET**
  - FDG-PET 呈颞顶叶低代谢
  - 在 PET 成像中,磷酸化 τ 蛋白配体可能是体内生物标记物

病理

- **病因学**
  - 反复的头部创伤
  - 接触性运动(橄榄球、足球、曲棍球、拳击、摔跤、综合格斗等)
  - 在战场上遭受简易爆炸装置产生的冲击波
- **大体病理**:类似于八旬阿尔茨海默病患者
- **显微镜下特征**:神经原纤维缠结、Aβ 斑块

临床要点

- 认知功能障碍、记忆缺失
- 情绪、性格多变,行为异常

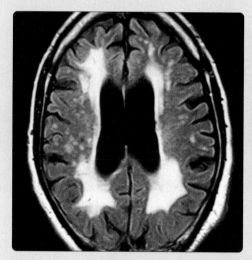
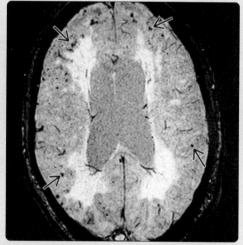

图 2-104 (左图)中年患者,前职业运动员,罹患早发型痴呆。轴位 FLAIR 示弥漫性双侧大脑半球容积减小,伴皮层下和深部脑白质大量融合性点状高信号。(右图)同一患者。轴位 T2* SWI 示皮层下和深部白质多发点状开花征灶 ➯,符合微出血的表现。该病例临床诊断为 CTE

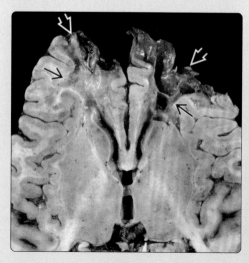
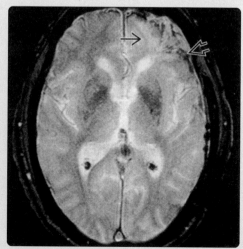

图 2-105 (左图)既往遭受单次重度颅脑损伤的幸存者。尸检所示为头部创伤的远期效应。可见双额叶脑软化 ➯ 和皮层下白质广泛神经胶质增生 ➯,未见微出血。(右图)高龄患者,既往遭受单次中度头部创伤。轴位 T2* GRE 示左侧额叶脑软化和神经胶质增生 ➯,伴邻近皮层浅表性铁质沉着 ➯。该病例未见微出血

术语

缩写

- 慢性创伤性脑病（chronic traumatic encephalopathy，CTE）

同义词

- 拳击手痴呆
- "Punch-drunk"综合征
- 脑震荡后综合征

定义

- 继发于反复的震荡性/亚震荡性颅脑损伤的神经退行性疾病

影像

一般特征

- 最佳诊断要点
  - 与年龄不相称的脑容积减小
    - 脑室容积增加
    - 起自初始损伤并持续进展
  - 表现类似于阿尔茨海默病
- 部位
  - 广泛性脑萎缩，颞叶内侧最为显著（海马、杏仁核、钩回）

CT 表现

- 脑容积减小，伴脑室/脑实质比例增高

MR 表现

- T1WI
  - 与年龄不相称的脑容积减小
    - 脑室、脑沟普遍增大
  - 基于体素的形态测量学分析显示颞叶内侧不成比例的受累
- T2WI
  - 深部及脑室周围白质呈非特异性融合性点状多发高信号
- FLAIR
  - 深部及脑室周围白质呈非特异性融合性点状多发高信号
- T2*GRE
  - 约10%的 CTE 病例存在微出血
  - SWI 显示皮层下、深部白质磁敏感灶
- DWI
  - FA 降低、平均弥散增加伴白质完整性缺失
    - 钩束及上/下纵束
    - 穹窿
    - 扣带回
    - 海马

核医学表现

- PET 呈颞顶叶低代谢
- 可见持续性慢性神经炎症的征象
- 在 PET 成像中，磷酸化 τ 蛋白配体可能是体内生物标记物

影像检查方法推荐

- 最佳影像检查
  - 3TMR 加扫 SWI 和基于体素的形态测量学分析

鉴别诊断

正常脑老化

- 脑室/脑实质比例轻度增高
- 广泛性脑容积减小（无不成比例的颞叶内侧萎缩）
- T2*（GRE 或 SWI）极少或无"开花样黑点"

阿尔茨海默病

- 阿尔茨海默病和 CTE 均显示 τ 蛋白聚集物沉积
  - 在 CTE 多见于环绕深部脑沟的表浅皮层
- 常规影像检查可能难以鉴别

病理

- 病因学

  - 反复的头部创伤
    - 接触性运动（橄榄球、足球、曲棍球、拳击、摔跤、综合格斗等）
    - 在战场上遭受简易爆炸装置产生的冲击波
  - τ 蛋白病变
    - 常合并 Aβ 病变
  - 远期后遗症
    - 兴奋性毒性
    - 细胞凋亡
    - 炎症
    - 脱髓鞘和白质病变

大体病理和术中特征

- 类似于八旬阿尔茨海默病患者
- 额颞叶容积减小
  - 常伴新皮质受累
- 透明隔腔经常被撕开或形成分隔

显微镜下特征

- 神经原纤维缠结
- Aβ 斑块
- 弥漫神经元缺失

临床要点

临床表现

- 最常见的症状体征
  - 认知功能障碍、记忆缺失
  - 执行功能受损
  - 情绪、性格多变，行为异常
  - 妄想症、无端恐惧症

参考文献

1. Bramlett H et al: Long-Term Consequences of Traumatic Brain Injury: Current Status of Potential Mechanisms of Injury and Neurologic Outcomes. J Neurotrauma. ePub, 2014
2. Sundman MH et al: Examining the relationship between head trauma and neurodegenerative disease: A review of epidemiology, pathology and neuroimaging techniques. J Alzheimers Dis Parkinsonism. 4, 2014
3. Saigal R et al: The Long-term Effects of Repetitive Mild Head Injuries in Sports. Neurosurgery. 75 Suppl 4:S149-55, 2014

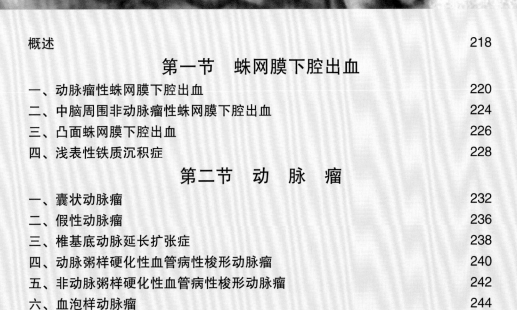

第三章
蛛网膜下腔出血和动脉瘤

蛛网膜下腔出血

概述　蛛网膜下腔(subarachnoid spaces,SAS)是蛛网膜(外侧)和软脑膜(内侧)之间充满脑脊液的腔隙。蛛网膜下腔在颅底、脑干周围、小脑幕切迹和枕骨大孔局部扩大形成脑池。

蛛网膜下腔具有独特的解剖学意义,它包绕着全部脑、脊髓和脊神经根,以及所有主要的脑动脉和皮层静脉。

动脉渗漏或者静脉撕裂可导致血液急性溢出进入蛛网膜与软脑膜之间的脑脊液腔隙内。突破皮层和软脑膜的脑实质出血也可导致血液涌进邻近的蛛网膜下腔。

创伤、动脉瘤破裂、血管畸形以及淀粉样血管病等都是蛛网膜下腔出血的潜在病因。其中,最常见的病因是创伤。创伤性蛛网膜下腔出血(traumatic subarachnoid hemorrhage,tSAH)是指脑挫伤或皮层血管撕裂造成的出血流入损伤附近的脑沟。

动脉瘤性蛛网膜下腔出血(aneurysmal sub-arachnoid hemorrhage,aSAH):非创伤性"自发性"蛛网膜下腔出血约占所有急性脑卒中的5%。非创伤性蛛网膜下腔出血最常见的病因是颅内囊状动脉瘤破裂。由于囊状动脉瘤最常见于Willis环或大脑中动脉分叉处,因此,aSAH的最常见部位是鞍上池和外侧裂。

aSAH可为局限性或弥漫性,通过SAH的分布来判断责任动脉瘤的具体位置不一定准确。前纵裂aSAH通常与指向上方的前交通动脉瘤破裂有关。后颅窝脑池和/或第四脑室的aSAH提示小脑后下动脉瘤。大脑中动脉双分叉或三分叉部动脉瘤可导致邻近侧裂池的局部血肿。

中脑周围非动脉瘤性蛛网膜下腔出血(perimes-encephalic nonaneurysmal subarachnoid hemor-rhage,pnSAH):pnSAH为SAH少见却重要的原因之一,在临床上为良性变异型,可能为静脉源性。出血局限于中脑周围和脑桥前方的脑池。

凸面蛛网膜下腔出血(convexal subarachnoid hemorrhage,cSAH):是非创伤性蛛网膜下腔出血中并不常见的亚类,发生于大脑半球的背外侧表面(即"凸面")。一般不累及基底池和中脑周围池。cSAH通常仅累及一个或一组脑沟。淀粉样血管病或者血管炎是老年患者的常见病因,而血管炎和可逆性脑血管收缩综合征则是较年轻患者(低于60岁)的常见病因。cSAH合并皮层静脉闭塞可发生于所有年龄段。

浅表性铁质沉积症(superficial siderosis,SS):反复发作的慢性SAH可导致含铁血黄素沉积于软脑膜和脑神经上。后颅窝最常受累,但大脑、脑干、小脑和脊髓均可受累。

SS典型的临床表现为有外伤或手术史的成年患者出现共济失调和双侧感觉神经性耳聋。通常无aSAH病史。SS最佳确诊方法为MRI T2 * (GRE或SWI)。

动脉瘤和动脉扩张

术语及概述　动脉瘤(aneurysm)一词来源于两个希腊词语的组合,across和broad,分别具有"跨越穿过"和"变宽"的含义。因此,脑动脉瘤是指颅内动脉的增宽或扩张。

颅内动脉瘤通常根据外形进行分类。囊状或"浆果形"动脉瘤是最常见的一类。梭形动脉瘤是指累及动脉整个周径的局部扩张,受累范围相对较短。动脉扩张是指血管的整体扩大并非局部扩张,不是真正含义上的动脉瘤。

囊状动脉瘤(saccular aneurysm,SA):顾名思义,囊状动脉瘤是指动脉局部囊样或浆果样扩张。绝大多数囊状动脉瘤是获得性病变,是在遗传易感的背景下叠加上血管壁的机械应力产生的。囊状动脉瘤缺乏血管壁中最坚固的两层结构,即内弹力层和肌层。动脉瘤仅包含了内膜层和外膜层。

大多数囊状动脉瘤位于主要血管的分叉处,此处血流动力学造成的压力最大。绝大多数颅内动脉瘤都位于Willis环和大脑中动脉双分叉或三分叉处。90%为"前循环"动脉瘤,如颈内动脉及其分支。后交通动脉也被认为是"前循环"的一部分;椎基底动脉及其分支组成"后循环"。

假性动脉瘤(pseudoaneurysm,PA):假性动脉瘤是局部动脉扩张,缺乏正常的动脉管壁结构。通常形状不规则,且起源于Willis环远端血管。

当血管壁全层损伤后引起出血可形成假性动脉瘤。血管周围血肿形成后会发生再通,并与原血管壁之间形成沟通。因此,假性动脉瘤的瘤壁仅由机化的血凝块组成。假性动脉瘤远比囊状动脉瘤或梭形动脉瘤少见。它是继发于创伤、感染、炎症(霉菌性动脉瘤)、药物滥用或肿瘤(肿瘤性动脉瘤)的获得性损伤。

血泡样动脉瘤(blood blister-like aneurysm,BBA):血泡样动脉瘤是偏心性半球状膨出,可发生于任意部位。最常见于颈内动脉床突上段的大弯处,此处动脉仅有一层菲薄的外膜包裹。相比于典型的囊状动脉瘤,血泡样动脉瘤难于发现,治疗困难,且患者年龄偏小、动脉瘤破裂时体积相对较小。

梭形动脉瘤(fusiform aneurysms):梭形动脉瘤可分为动脉粥样硬化性(常见)和非动脉粥样硬化性(少见)。通常发生于长而无分支的血管节段,表现为在扩张血管的基础上局部管腔环形膨出。梭形动脉瘤常见于椎基底循环(后循环)。

椎基底动脉延长扩张症(vertebrobasilar doli-choectasia):椎基底动脉延长扩张症表现为血管梭形增宽或膨大,也称动脉扩张,常见于动脉粥样硬化晚期患者,胶原血管病和非动脉粥样硬化性血管病变少见。

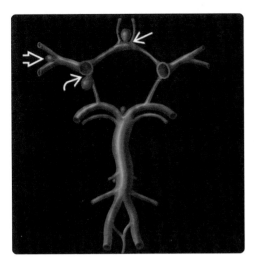
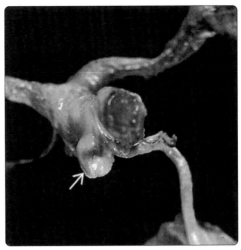

图 3-1 （左图）示意图示 Willis 环上颅内囊状动脉瘤的相对发病率。绝大多数发生于前循环，其中 1/3 位于前交通动脉➡，1/3 位于颈内动脉发出后交通动脉处➡。15%～20% 位于大脑中动脉双叉或三叉处➡。仅有 10% 发生于后循环。（右图）尸检的 Willis 环示典型颈内动脉-后交通动脉未破裂动脉瘤➡（B. Horten, MD）

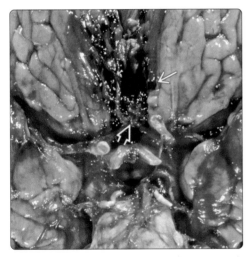
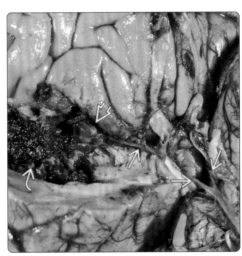

图 3-2 （左图）尸检大脑示半球间裂内一个小的已破裂前交通动脉瘤➡，伴有大量局灶性血凝块➡，以及弥漫性 SAH（B. Horten, MD）。（右图）该患者死于大脑中动脉囊状动脉瘤➡破裂数天后引起的脑缺血。侧裂中的血凝块包绕破裂的动脉瘤➡。注意大脑中动脉 M1 段和双侧大脑后动脉明显狭窄，提示存在严重血管痉挛➡（R. Hewlett, MD）

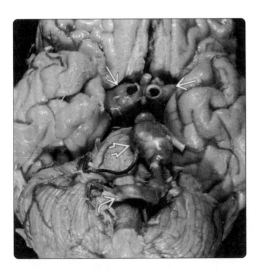
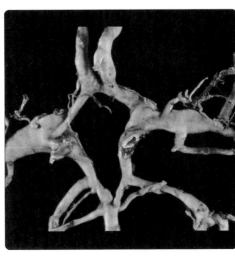

图 3-3 （左图）大体病理示椎基底动脉系统➡、双侧颈内动脉和大脑中动脉 M1 段➡的动脉粥样硬化性梭形扩张。基底动脉的局部扩张为动脉粥样硬化引起的梭形动脉瘤➡（R. Hewlett, MD）。（右图）HIV 相关性血管病变患者，图示 M1、A1、A2 段和后交通动脉的非动脉粥样硬化性梭形动脉扩张（L. Rourke, MD）

要　点

术语

- 动脉瘤破裂引起的 SAH(aSAH)
  - 囊状动脉瘤(SA)>>夹层动脉瘤(DA)

影像

- CT/CTA
  - CT 平扫上脑沟中的高密度影
  - 动脉瘤的部位决定了出血的分布
  - 鞍上池(IC-PCoA 动脉瘤和 ACoA 动脉瘤)
  - 侧裂池(大脑中动脉 MCA 分叉部)
  - 桥前池,桥小脑角池(小脑后下动脉 PICA,基底动脉分叉部的囊状动脉瘤和椎动脉夹层动脉瘤)
  - CTA 对于 ≥2mm 的动脉瘤阳性检出率为 90%~95%
- MR/MRA
  - FLAIR 序列上脑沟、脑池高信号(非特异性)
  - T2* GRE"开花征"
  - TOF MRA 对于 ≥3mm 的动脉瘤敏感性为 85%~95%
- DSA
  - 适用于 CTA 阴性时
  - 考虑血管内介入治疗时

主要鉴别诊断

- 非动脉瘤性 SAH
- 假性 SAH
- 可逆性脑血管收缩综合征(reversible cerebral vasoconstriction syndrome,RCVS)

临床要点

- 突发剧烈头痛
  - 霹雳样头痛/"最剧烈的头痛"
- 死亡率 50%
  - aSAH 后 1~3 周出现血管痉挛
- 1~2 周内再出血发生率为 20%
- 治疗
  - 通常栓塞>夹闭

诊断纲要

- 脑实质密度弥漫性减低使正常血管看起来相对高密度,易与 aSAH 混淆

图 3-4　(左图)中脑水平轴位示意图示基底池内充满红色的 SAH。由于 SAH 弥漫分布,无局部血肿形成,动脉瘤破裂部位最大可能为前交通动脉。(右图)63 岁男性,被人发现于停车场,轴位 CT 平扫示基底池中弥漫性 SAH ➡。注意侧脑室双侧颞角的扩张 ➡,符合脑室外梗阻性脑积水早期表现

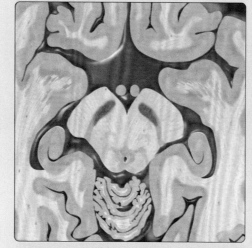
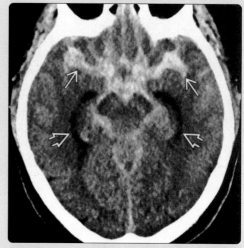

图 3-5　(左图)同一患者,CTA 冠状位最大密度投影图像(MIP)示一个从前交通动脉凸向前方的囊状动脉瘤 ➡。(右图)同一患者,DSA 冠状位表面遮盖图像清晰显示出责任动脉瘤 ➡。此次诊断性 DSA 后病变被成功栓塞

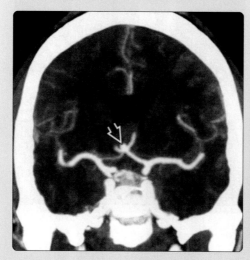
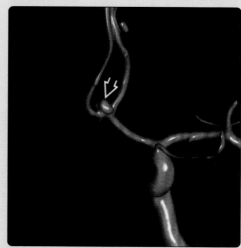

术语

缩写

- 动脉瘤性蛛网膜下腔出血(aneurysmal subarachnoid hemorrhage,aSAH)

定义

- 血液外渗进入蛛网膜下腔
  - 通常来自囊状动脉瘤破裂
  - 其他来源:颅内血管撕裂,夹层动脉瘤

影像

一般特点

- 最佳诊断要点
  - CT平扫上基底池和脑沟内的高密度影
- 部位
  - 鞍上池、基底池、侧裂池、纵裂池
    - ±脑室内出血(intraventricular hemorrhage,IVH)
  - aSAH分布取决于囊状动脉瘤(saccular aneurysm,SA)的位置
    - aSAH紧邻动脉瘤破裂处
      □ 前交通动脉瘤(anterior communicating artery,ACoA)→前纵裂
      □ 大脑中动脉瘤(middle cerebral artery,MCA)→外侧裂
      □ 基底动脉尖、小脑上动脉(superior cerebellar artery,SCA)、小脑下后动脉(posterior inferior cerebellar artery,PICA)或椎动脉(vertebral artery,VA)夹层动脉瘤(dissecting aneurysm,DA)→桥前池、枕骨大孔、第四脑室
    - 责任动脉瘤有时表现为高密度aSAH中的充盈缺损
  - SA常见于硬膜内颈内动脉、Willis环(circle of Willis,COW)或MCA的血管分叉处
    - 90%位于前循环:ACoA、后交通动脉瘤(posterior communicating artery,PCoA)、MCA、颈动脉末端、颈内动脉眼段和垂体上动脉
    - 10%位于后循环:基底动脉尖、PICA、小脑下前动脉(anterior inferior cerebellar artery,AICA)和SCA
  - DA:最常见于VA硬膜内V4段
  - 血泡样动脉瘤(blood blister aneurysm,BBA)
    - ICA床突上段背侧
    - MCA和基底动脉罕见

CT表现

- CT平扫
  - 24h内阳性检出率为95%,1周后<50%
  - 亚急性期侧裂因等密度的SAH而"消失"
  - 脑积水常见,常在早期出现
  - ±动脉瘤破裂处脑实质内血肿
- CTA
  - ≥2mm的动脉瘤阳性检出率为90%~95%

MR表现

- T1WI
  - 急性aSAH和CSF等信号
  - CSF可呈稍高信号("变脏的")
- T2WI
  - T2WI上难以显示(高信号)
- FLAIR
  - 高信号
    - 与CT相比,敏感性高但特异性低
- T2*GRE
  - 明显的脑沟"开花征"
- DWI
  - 如有血管痉挛,可见局灶性弥散受限
- MRA
  - 对于≥3mm的动脉瘤,TOFMRA敏感度为85%~95%

血管造影表现

- CTA对于破裂动脉瘤具有较高的敏感性和特异性
  - SAH初步诊断和患者分诊的最佳手段
- 常规全脑血管(4根血管)造影仍然是"金标准"
  - 必需的检查
    - 双侧ICA循环
    - 双侧VA或优势VA+逆流的对侧PICA
  - SA
    - 动脉分叉点的囊状膨出
    - 寻找Murphy乳头征(Murphy teat)=破裂处
    - 寻找其他动脉瘤(20%为多发动脉瘤)
      □ 如果发现1个以上动脉瘤,那么体积最大、最不规则±临近血管痉挛处最可能是出血点
  - DA
    - 不规则±椎动脉V4段扩张或狭窄
  - BBA
    - 平滑/不规则水疱(皮肤病)样/穹窿形膨出
    - 不位于主要血管的分叉处
    - 最常见于颈内动脉床突上段
  - 15%的aSAH患者DSA阴性,再次检查阳性率<5%
    - 评估ECA[排除硬脑膜动静脉瘘(dural AV fistula,dAVF)]
    - 若投照位置不佳,部分或完全性自发动脉瘤血栓形成,和/或存在血管痉挛,首次DSA检查不一定能发现SA
    - 5~7天后可考虑再次行DSA检查

影像检查方法推荐

- 最佳影像检查
  - CT平扫+多平面CTA
- 检查方案推荐
  - 如CT平扫符合aSAH表现,但CTA检查为阴性,可进一步行DSA检查
  - 如DSA和CTA均阴性,应考虑行MR检查
  - 若CT阴性,LP阳性,CTA阴性,则该患者患动脉瘤可能性较低

鉴别诊断

非动脉瘤性SAH

- 中脑周围SAH
  - 小SAH,位于脚间池
  - 可能为静脉源性,复发率低
- 创伤性蛛网膜下腔出血
  - 邻近脑挫裂伤及硬膜下血肿
  - 罕见于颅内夹层动脉瘤或创伤性假性动脉瘤的破裂
- 非特异性SAH
  - 血管畸形:动静脉畸形(arteriovenous malformation,AVM),海绵状血管瘤

可逆性脑血管收缩综合征(reversible cerebral vasoconstriction syndrome, RCVS)

- 临床表现:"霹雳样"头痛
- SAH 通常位于脑沟,而 aSAH 一般位于基底池

"假性蛛网膜下腔出血"

- 脑实质密度减低:严重的脑水肿
- CSF 高密度:脑池造影,脑膜炎

病理

一般特点

- 病因
  - 囊状动脉瘤
    - 浆果样动脉瘤:动脉分叉处内弹力层和肌层先天性缺如→局部血管壁薄弱
      - 高危因素:家族性颅内动脉瘤(5%)、成人多囊肾、主动脉缩窄
    - 可能与 AVM 或 dAVF(较少见)滋养血管的高流量动脉病变有关
    - 女性、吸烟、原发性高血压是动脉瘤破裂的危险因素
  - 梭形动脉瘤
    - 创伤、高血压、ASVD 等导致的动脉夹层
    - 动脉病变,包括纤维肌性发育不良(fibromuscular dysplasia, FMD)、马方综合征、埃-当综合征及感染
    - 真菌性
  - 血泡样动脉瘤:血管全层缺如(包裹于纤维帽中)
- 合并异常
  - 血管痉挛
    - 由血液降解产物、载脂蛋白 E(Apo-E)及 CSF 白细胞释放的内皮素因子-1(ET-1)
    - 70%患者于血管造影时发现血管痉挛
    - 30%患者临床上出现明显的血管痉挛表现
    - SAH 后第 3~4 天出现血管痉挛,第 7~9 天达高峰,持续 12~16 天
  - 脑性盐耗综合征(cerebral salt-wasting syndrome, CAWS)
    - 肾脏过度排钠→低钠血症,低血容量
  - Terson 综合征
    - 继发于 SAH 颅内压迅速升高导致眼内出血(视网膜、玻璃体)

分期、分级和分类

- 临床分级:Hunt and Hess(H&H)分级,0~5 级
  - 0:无 SAH(未破裂动脉瘤)
  - 1:无症状、轻度头痛、轻度颈项强直
  - 2:中到重度头痛、颈项强直
    - 除脑神经麻痹外无其他神经功能障碍
  - 3:嗜睡,轻度神经功能障碍
  - 4:昏睡,中到重度偏瘫
  - 5:昏迷、去大脑强直、濒死状态
- Fisher CT 分级
  - 1:未见 SAH
  - 2:弥漫、薄层状(<1mm)
  - 3:局灶血凝块或厚层状(>1mm)
  - 4:脑室内出血

大体病理和术中特征

- 基底池、脑沟和脑室内出血

临床要点

临床表现

- 最常见症状体征
  - 突发"霹雳样头痛"、最严重的头痛
  - 10%患者可有"前哨出血"=数天或数周前的自限性 SAH+头痛

人口统计学

- 年龄
  - 发病高峰=40~60 岁
- 性别
  - 男:女=1:2
- 流行病学
  - 85%的自发性 SAH 是由动脉瘤引起的
  - 发病率:约 9.9/10 万人口

病程和预后

- 死亡率 50%,发病 2 周内再出血率为 20%
- 预后与最初的 H&H 或 WFNS 评分呈反比
- 血管痉挛+缺血→迟发性残疾或死亡
  - 严重程度与 SAH 出血量(Fisher CT 评分)呈正相关,与患者年龄呈负相关
- 90%出现脑积水
  - 约 10%需要永久 CSF 分流

治疗

- 破裂动脉瘤
  - 如解剖条件允许行栓塞治疗
    - 可降低短期不良反应和远期死亡率
  - 显微神经外科夹闭术
    - 数十年临床证实有效但是有创,与栓塞相比,致残/死亡率更高
    - 一项研究显示 1 年内死亡或致残率:栓塞 23.7%vs 夹闭 30.7%
  - 血管痉挛
    - 钙离子拮抗剂、"3-H 疗法"(高血容量、血液稀释和高血压)
    - 血管内治疗:动脉内钙离子拮抗剂注射("化学血管成形术")、球囊血管成形术
  - 脑积水
    - 临时或永久性 CSF 分流

参考文献

1. Ramgren B et al: CT angiography in non-traumatic subarachnoid hemorrhage: the importance of arterial attenuation for the detection of intracranial aneurysms. Acta Radiol. ePub, 2014
2. Farzad A et al: Emergency diagnosis of subarachnoid hemorrhage: an evidence-based debate. J Emerg Med. 44(5):1045-53, 2013
3. Froehler MT: Endovascular treatment of ruptured intracranial aneurysms. Curr Neurol Neurosci Rep. 13(2):326, 2013
4. Rana AK et al: Likelihood of aneurysmal subarachnoid haemorrhage in patients with normal unenhanced CT, CSF xanthochromia on spectrophotometry and negative CT angiography. J R Coll Physicians Edinb. 43(3):200-6, 2013

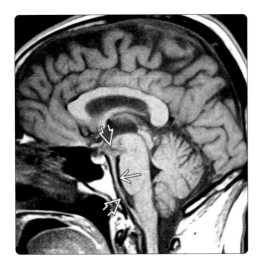
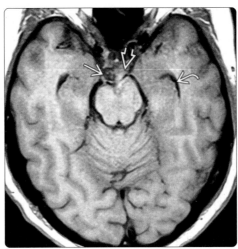

图 3-6 （左图）矢状位 T1WI 示急性动脉瘤性 SAH 的典型表现。注意"脏"CSF ➡ 与周围脑组织信号相等。正常的基底动脉"流空"被 SAH 包绕 ➡。（右图）同一患者，轴位 T1WI 示等信号（与脑组织信号相等）"脏"CSF ➡ 与脑池 ➡ 及颞角 ➡ 中更多正常低信号（暗）CSF 之间存在良好的对比

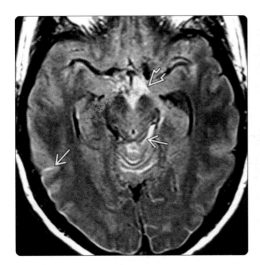
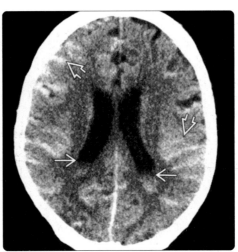

图 3-7 （左图）正常脑脊液在 FLAIR 序列上信号被抑制。同一患者，FLAIR 示鞍上池 ➡ 的 CSF 为异常的高信号影。中脑周围池左侧、小脑上池和顶枕部蛛网膜下腔 ➡ 可见脑沟池间的高信号影。（右图）83 岁男性，轴位 CT 平扫示弥漫性 SAH，即图中所见脑沟中的高密度液体 ➡。侧脑室中可见 CSF-血液平面 ➡

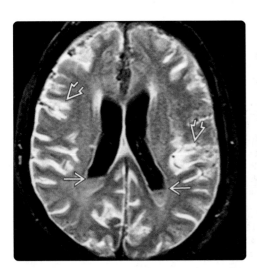
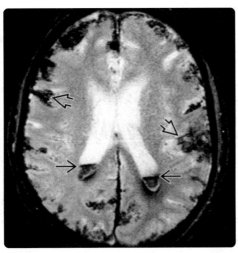

图 3-8 （左图）同一患者，2 天后的 FLAIR 示脑沟内弥漫性高信号 ➡，侧脑室中信号减低的正常脑脊液以及血-液平面 ➡。（右图）同一患者，轴位 GRE 示脑沟中的血液呈低信号"开花征" ➡。侧脑室中清晰可见血液-脑脊液平面 ➡

要　点

术语

- SAH 中心紧邻中脑±脑桥前方
- CTA/DSA/MRA 未发现出血来源

影像

- CT 平扫:脑桥前、中脑周围高密度 CSF
  - 通常累及脚间池、环池和四叠体池
  - ±少量延伸至鞍上池后部、侧裂/纵裂近端
  - 不累及远端侧裂和纵裂
- CTA 可用于排除基底动脉尖动脉瘤
- MR
  - T1:等高信号
  - T2:和 CSF 相比,信号各异,从等信号到高信号不等
  - FLAIR:脑桥前和中脑周围 CSF 呈高信号

主要鉴别诊断

- 动脉瘤性 SAH
- 创伤性 SAH
- 伪迹:FLAIR 序列上

病理

- 最可能来源于中脑周围/脑桥前方静脉破裂
  - 更常见于 Rosenthal 基底静脉短小,并且汇入除 Galen 静脉以外的其他静脉时
- 5%pnSAH 可能存在其他病因
  - 基底动脉分叉处动脉瘤和夹层最常见
  - 其他:创伤、dAVF、脊髓血管畸形、血管肿瘤

临床要点

- 良性病程:再出血率极低(<1%),无血管痉挛

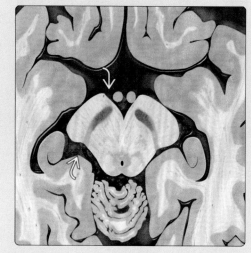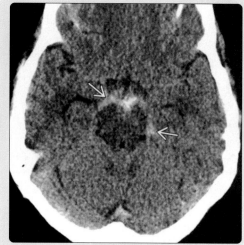

图 3-9 (左图)轴位示意图为典型 pnSAH。出血局限于脚间窝和环池 ➡。和动脉瘤性 SAH 不同,pnSAH 的来源一般是静脉。(右图)49 岁女性,因"霹雳样"头痛急诊入院,轴位 CT 平扫示围绕中脑的中脑周围池内 SAH ➡。注意侧裂和鞍上池前部的蛛网膜下腔无出血

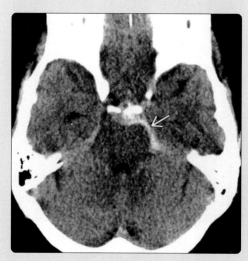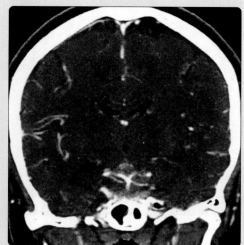

图 3-10 (左图)同一患者,轴位 CT 平扫示蛛网膜下腔出血 ➡ 向下延伸至脑桥前方。(右图)同一患者,冠状位 CTA 重建图像示基底动脉分叉处未发现动脉瘤。即使在明显的 SAH 存在时,高密度的血管仍可清晰辨认。DSA 确认无动脉瘤。该病例呈现了 pnSAH 的典型表现

术语

缩写

- 中脑周围非动脉瘤性蛛网膜下腔出血（perimes-encephalic nonaneurysmal subarachnoid hemorrhage，pnSAH）

同义词

- 良性中脑周围 SAH（benign perimesencephalic SAH）

定义

- SAH 中心紧邻中脑±脑桥前方
- 血管造影未发现出血来源

影像

一般特点

- 最佳诊断要点
  ○ 脑桥前、中脑周围高密度的 CSF
- 部位
  ○ 中脑周围和脑桥前方的脑池
  ○ 通常累及脚间池、环池、四叠体池
  ○ 少量延伸至鞍上池后部、侧裂/纵裂近端
  ○ 不累及远端侧裂和纵裂
  ○ 侧脑室枕角可能存在少量积血，但无显著的脑室内出血

CT 表现

- CT 平扫
  ○ 脑桥前方和中脑周围高密度影

MR 表现

- T1WI
  ○ 中脑周围等至高信号的 CSF
- T2WI
  ○ 不同，CSF 中血液表现为中等信号至低信号
- FLAIR
  ○ 高信号
    - 易与 CSF 搏动伪影混淆
- T2* GRE
  ○ 低信号，"开花征"

血管造影表现

- CTA/MRA/DSA
  ○ CTA 不能明确出血来源
  ○ 通常无须 DSA 明确诊断

影像检查方法推荐

- 最佳影像检查
  ○ CT 平扫是 pnSAH 最佳筛查手段
  ○ CTA 用于排除基底动脉尖动脉瘤
  ○ DSA 可选
  ○ MR/MRA 可明确 SAH 或病因；如为阴性结果，需复查 DSA
- 检查方案推荐
  ○ CT 平扫和 CTA
  ○ MR/MRA 可辅助诊断
  ○ 可考虑行颈部 MR 以除外罕见的脊髓血管疾病

鉴别诊断

动脉瘤性 SAH

- 出血范围更广泛
- 基底动脉分叉处动脉瘤可能有类似 pnSAH 的临床表现

创伤性 SAH

- 更常见于大脑凸面及侧裂旁

FLAIR 序列的伪影

- CSF 未完全抑制
  ○ 血氧浓度>50%
- 搏动伪影

病理

一般特点

- 病因
  ○ 最可能来源于中脑周围/脑桥前方静脉破裂
    - 更常见于 Rosenthal 基底静脉短小，并且汇入除 Galen 静脉以外的其他静脉时
  ○ 5%pnSAH 可能存在其他病因
    - 基底动脉分叉处动脉瘤和夹层最常见
    - 其他：创伤、dAVF、脊髓血管畸形、血管肿瘤

大体病理和术中特征

- 中脑周围池凝固的血凝块

临床要点

临床表现

- 最常见症状体征
  ○ 头痛（Hunt/Hess 分级常为 1~2 级）

人口统计学

- 发病年龄：40~60 岁
- 性别：
  ○ 男＝女
- 流行病学
  ○ 占造影阴性的 SAH 的大多数

病程和预后

- 良性病程：再出血罕见（<1%），无血管痉挛
- 范围较广的 pnSAH 可导致脑积水

参考文献

1. Marder CP et al: Subarachnoid hemorrhage: beyond aneurysms. AJR Am J Roentgenol. 202(1):25-37, 2014
2. Buyukkaya R et al: The relationship between perimesencephalic subarachnoid hemorrhage and deep venous system drainage pattern and calibrations. Clin Imaging. 38(3):226-30, 2014
3. Kapadia A et al: Nonaneurysmal perimesencephalic subarachnoid hemorrhage: diagnosis, pathophysiology, clinical characteristics and long-term outcome. World Neurosurg. ePub, 2014
4. Kim YW et al: Nonaneurysmal subarachnoid hemorrhage: an update. Curr Atheroscler Rep. 14(4):328-34, 2012
5. Kong Y et al: Perimesencephalic subarachnoid hemorrhage: risk factors, clinical presentations, and outcome. Acta Neurochir Suppl. 110(Pt 1):197-201, 2011

要 点

术语

- 一类独特的 SAH
  - 位于颅顶部(凸面)脑沟

影像

- CT 平扫:1 个或几个相邻的背外侧凸面脑沟内的高密度影
  - 不累及基底池和中脑周围池
- MR
  - 凸面脑沟中的 CSF 被等信号的液体信号替代("脏 CSF")
  - 在 FLAIR 序列上脑沟呈高信号
  - 在 GRE 和 SWI 序列上受累脑沟可见"开花征"

主要鉴别诊断

- 动脉瘤性蛛网膜下腔出血(aSAH)

- 中脑周围非动脉瘤性蛛网膜下腔出血(pnSAH)
- 创伤性蛛网膜下腔出血(tSAH)

病理

- 最常见病因和年龄相关
  - 老年:淀粉样血管病变、静脉栓塞及血管炎
  - 中年:可逆性脑血管收缩综合征(RCVS)、血管炎和静脉栓塞
  - 青年和儿童:药物、血管炎、静脉/硬膜窦栓塞

临床要点

- 占自发性(非创伤性)SAH 的 7%
- 最常见于中年女性
- 临床表现随着年龄不同而不同
  - <60 岁:突发"霹雳样"头痛(如 RCVS)
  - >60 岁:短暂性感觉、运动异常,头痛程度较轻(CAA)

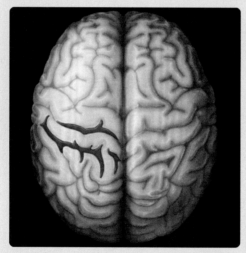
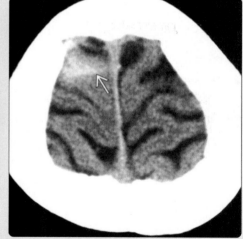

图 3-11 (左图)大脑俯视示意图示蓝色的凸面蛛网膜下腔出血(cSAH)累及邻近脑沟,但不累及基底池。(右图)28 岁女性,分娩后出现严重头痛,轴位 CT 平扫示右侧大脑凸面的局灶性蛛网膜下腔出血➡

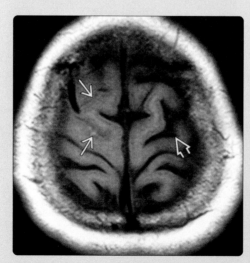
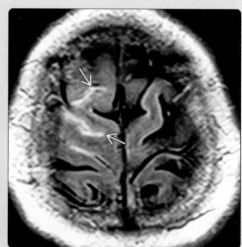

图 3-12 (左图)同一患者,轴位 T1WI 示右侧凸面脑沟中"脏"液体替代了脑沟内正常的 CSF ➡,(与对侧脑沟中正常的低信号对比➡)。(右图)同一患者,轴位 FLAIR 示右侧凸面脑沟的高信号➡(与左侧被抑制的正常低信号 CSF 形成对比)。该患者经 DSA 诊断为产后血管病变

术语

缩写

- 蛛网膜下腔出血(subarachnoid hemorrhage, SAH)
- 凸面蛛网膜下腔出血(convexal subarachnoid hemorrhage, cSAH)

定义

- 一类独特的 SAH
  - 位于颅顶部(凸面)脑沟

影像

一般特点

- 最佳诊断要点
  - CT 平扫上 1 个或几个相邻的背外侧凸面脑沟内的高密度影
  - 不累及基底池和中脑周围池
- 部位
  - 颅顶部、上面
  - 单侧>双侧

CT 表现

- 常表现为 1 个或几个相邻的凸面脑沟内模糊的高密度影
- 不累及基底池和中脑周围池

MR 表现

- T1WI
  - 凸面脑沟中的 CSF 被等信号液体取代("脏 CSF")
  - 在 GRE 和 SWI 序列上受累脑沟可见"开花征"
- T2WI
  - 急性出血为高信号,因而难以发现
- FLAIR
  - 脑沟内局灶性高信号
- T2* GRE
  - GRE 和 SWI 序列上为"开花征"
  - 寻找其他表现
    - 皮质静脉和硬脑膜窦闭塞
    - 微出血、中枢神经系统表面铁质沉积症(淀粉样血管病变)

血管造影表现

- 可见血管炎、硬脑膜窦/皮质静脉闭塞等表现
- 进一步检查可发现可逆性脑血管收缩综合征(RCVS)

影像检查方法推荐

- 最佳影像检查
  - CT 平扫为筛查手段
  - MR 的 T2*(GRE,SWI)

鉴别诊断

动脉瘤性蛛网膜下腔出血(aSAH)

- aSAH 通常中心位于鞍上池和基底池
- 范围更弥散,易向周围扩散

中脑周围非动脉瘤性蛛网膜下腔出血(pnSAH)

- pnSAH 围绕中脑和,位于脑桥前方
- 可延伸至鞍上池后部和侧裂近端
- 不累及远端侧裂和纵裂

创伤性蛛网膜下腔出血(tSAH)

- 常合并皮层挫伤
- 颞顶叶前下部最常见
  - 出血位于邻近脑挫裂伤的脑沟内
  - 侧裂池内出血常见

病理

一般特点

- 病因
  - 常见病因与年龄相关
    - 老年:淀粉样血管病变、静脉栓塞和血管炎
    - 中年:可逆性脑血管收缩综合征(RCVS)、血管炎和静脉栓塞
    - 青年和儿童:药物、血管炎、静脉/硬膜窦栓塞
  - 少见病因
    - 可逆性后部脑病综合征(posterior reversible encephalopathy syndrome, PRES)
    - 凝血障碍
    - 表浅血管畸形破裂
    - 出血性肿瘤
  - 罕见病因
    - 肿瘤
    - 脓毒性栓子

临床要点

临床表现

- 与年龄相关的两个主要临床表现
  - <60 岁:RCVS 合并突发"霹雳样"头痛
    - 可有"触发点"(血管活性药物、拟交感药物、激动剂等)
  - >60 岁:CAA 合并一过性感觉、运动异常,头痛程度较轻

人口统计学

- 占自发性(非创伤性)SAH 的 7%
- 最常见于中年女性

病程和预后

- 根据病因不同而不同

诊断纲要

影像解读要点

- 注意寻找凸面脑沟轻度变浅或呈"毛绒状"
- 注意寻找 cSAH 的病因(如皮层静脉或硬脑膜窦内高密度血凝块)

参考文献

1. Mangla R et al: Cerebral convexity subarachnoid hemorrhage: various causes and role of diagnostic imaging. Emerg Radiol. ePub, 2014
2. Marder CP et al: Subarachnoid hemorrhage: beyond aneurysms. AJR Am J Roentgenol. 202(1):25-37, 2014

四、浅表性铁质沉积症

术语

- 反复发作的慢性 SAH
  - 导致含铁血黄素在大脑、脑干、脑神经(CN)和脊髓表面沉积

影像

- CT 平扫表现
  - 脑表面环状略高密度影
  - 最为明显的是沿脑干分布的线样高密度影
  - 注意:不要把脑表面(不是脑池)的高密度边缘误诊为急性 SAH
- MR 表现
  - $T2^*$(GRE,SWI)序列对含铁血黄素沉积物最敏感
  - T2 或者 $T2^*$ GRE 图像上表现为大脑和脑神经轮廓呈"黑色"(低信号环)勾边
  - 第Ⅷ对脑神经通常较正常变暗增粗
- 若确诊浅表性铁质沉积症,则需进一步查找 SAH 反复发作的病因

- 全面检查中枢神经系统以寻找潜在出血原因
  - 全脑增强 MR 和 MRA
  - 如果脑 MR 未发现潜在出血原因,则行全脊髓 MR

主要鉴别诊断

- "反射点"伪影
- 脑表面血管
  - 通常为表面静脉,可强化(SS 无此表现)
- 神经皮肤黑变病(通常为皮肤痣)

病理

- 浅表性铁质沉积症合并反复 SAH 的病因
  - 脑淀粉样血管病变
  - 中枢神经系统出血性肿瘤
  - 血管畸形、动脉瘤
  - 手术、创伤
  - 低血容量及脑脊液综合征

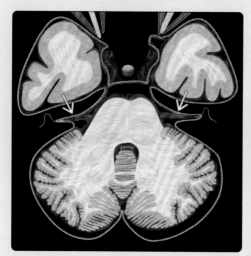
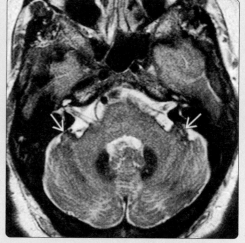

图 3-13 (左图)轴位示意图示深棕色的含铁血黄素沉积在大脑、脑膜及脑神经的表面。注意:桥小脑角内听道内的第Ⅶ、Ⅷ 对脑神经明显受累➡。(右图)64 岁女性,双侧感音神经性耳聋 3 年。轴位 T2WI 示细"黑"线覆盖于小脑表面➡,尤其是小脑绒球表面

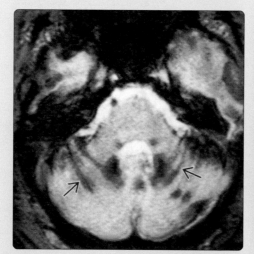
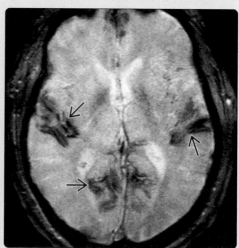

图 3-14 (左图)同一患者,轴位 $T2^*$ GRE 示小脑叶片大量含铁血黄素沉积➡,呈弧形"黑线影"。(右图)同一患者,头侧层面图像示大量浅表性含铁血黄素沉积于侧裂和枕叶内侧➡

四、浅表性铁质沉积症

术语

缩写

- 浅表性铁质沉积症（Superficial siderosis, SS）, 蛛网膜下腔出血（subarachnoid hemorrhage, SAH）

同义词

- 铁质沉积症（siderosis）, 中枢神经系统铁质沉积症（central nervous system siderosis）

定义

- 反复发作的慢性 SAH→含铁血黄素沉积于大脑、脑干、脑神经（CN）和脊髓的软脑膜表面

影像

一般特点

- 最佳诊断要点
  - T2 或 T2* GRE 图像上脑和脑神经表面被低信号显示轮廓
- 部位
  - 大脑半球、小脑、脑干、脑神经、脊髓均可有不同程度受累
- 大小
  - 沿着中枢神经系统表面分布的曲线样低信号，厚薄不一, 但通常 ≤2mm
- 形态
  - 中枢神经系统表面弧形黑色线条

CT 表现

- CT 平扫
  - 大脑和小脑萎缩
    - 后颅窝尤为明显
- 小脑沟裂常不成比例增宽
  - 第Ⅷ对脑神经可呈高密度
  - 大脑表面可见稍高密度条状边缘
    - 脑干改变最为明显
    - 与 MR 相比, CT 对 SS 的敏感性更低
    - 注意: 不要把脑表面（不是脑池）的高密度边缘误诊为急性 SAH
- 增强 CT
  - 通常无强化

MR 表现

- T1WI
  - 中枢神经系统表面可见高信号
- T2WI
  - CPA-IAC 的高分辨 T2WI 薄层扫描
    - 第Ⅷ对脑神经较正常变暗增厚
    - 邻近小脑结构及脑干表面为低信号
    - T2* GRE 序列上显示更为清晰
  - 脑室、脉络丛、大脑、脑干、小脑以及颈髓表面弥漫性病变中, 可见含铁血黄素沉积的低信号环
  - 小脑蚓部和小脑半球的萎缩最为显著
- FLAIR
  - 大脑、脑干、小脑及脑神经表面呈局灶性黑色边缘
- T2* GRE

- 对含铁血黄素较常规 T2 序列更敏感
- 软脑膜及软脑膜下"开花样"低信号
  - 沉积越厚, GRE、SWI 序列上就越显著（与 T2WI 相比）
  - 可见室管膜和脉络丛沉积
- 寻找脑实质内点状"开花样"黑影（提示脑淀粉样血管病变）
- T1WI 增强
  - 无强化

影像检查方法推荐

- 最佳影像检查
  - 脑 MR
    - 一旦确诊 SS, 注意寻找 SAH 反复发作的病因
    - 全脑 MR 平扫或增强扫描+MRA
    - 如全脑 MR 未发现异常, 则需行全脊髓 MR 寻找潜在的出血原因（如脊髓室管膜瘤可引起反复 SAH 和浅表性铁质沉积症）
    - 注意: MR 表现与疾病的严重程度常不相关
- 检查方案推荐
  - 脑 MR
    - MR 平扫加 FLAIR 序列
    - 如疑诊 SS, 加扫 T2*（GRE, SWI）序列进一步确诊
  - 全面检查中枢神经系统以寻找可能的出血原因

鉴别诊断

"反射点"伪影

- 在反转恢复 T1 和 FLAIR 序列中, 重复时间（TR）和反转时间（TI）不匹配
  - 图像解读要点: 并非所有序列中都存在

脑表面血管

- 通常为表面静脉
- 大脑表面局灶性线样低信号
- 增强 T1 上可见强化（SS 无此表现）

神经皮肤黑变病

- 先天性综合征
- 大的或多发的皮肤黑素细胞痣
- 良性或恶性的软脑膜色素细胞瘤可表现为大脑表面的低信号
- T1WI 表现为软脑膜-蛛网膜弥漫性高信号
- T2WI 表现为软脑膜-蛛网膜弥漫性低信号
- T1 增强扫描上通常可见强化

脑膜血管瘤病

- 脑膜细胞错构瘤性增生可蔓延至其下方的大脑皮质中
- 软脑膜增厚, 纤维组织浸润其中
- 通常可见钙化
- T1 增强扫描上可见强化

病理

一般特点

- 病因
  - 反复 SAH 导致含铁血黄素线样沉积于中枢神经系统脑膜上

- 累及大脑、脑干、小脑、脑神经和脊髓
  ○ 含铁血黄素对神经元有细胞毒性
    - 游离铁和过量产生的羟自由基是目前细胞毒性作用最好的假说
  ○ 第Ⅷ对脑神经是由中枢神经系统髓鞘广泛包绕的,而这些髓鞘是由对含铁血黄素敏感的小胶质细胞支持的
    - 过度暴露于桥小脑角池中
- 合并异常
  ○ 仔细寻找 SAH 反复发作的病因
    - 动脉瘤
    - 动静脉畸形或海绵状血管畸形
    - 脑淀粉样血管病变
    - 中枢神经系统出血性肿瘤
    - 创伤、手术
    - 低血容量及脑脊液综合征

大体病理和术中特征

- 软脑膜、室管膜和软脑膜下组织可见深棕色改变
- 约 70% 反复发作的 SAH 可找到病因
  ○ 硬脑膜病变(70%)
    - 创伤性颈神经根撕脱伤
    - 最常见于 CSF 腔病变(术后残腔)中"脆弱的"新生血管
  ○ 出血性肿瘤(20%)
    - 室管膜瘤、少突胶质细胞瘤、星形胶质细胞瘤等
  ○ 血管异常(10%)
    - 动静脉畸形(AVM)或者动脉瘤
    - 脑表面多发性海绵状血管畸形
  ○ 脑淀粉样血管病变

显微镜下特征

- 含铁血黄素在脑膜和软脑膜下组织沉积可达 3mm 深
- 增厚的软脑膜
- 小脑叶片:浦肯野细胞缺失和 Bergmann 胶质增生

临床要点

临床表现

- 最常见症状体征
  ○ 95% 具有双侧感音神经性耳聋(SNHL)
  ○ 与小脑神经退行性病变类似
    - 进行性小脑共济失调
    - 锥体束征
- 临床特点
  ○ 常见创伤史或硬脑膜内手术史
    - 既往 SAH 史罕见
  ○ 典型表现为成人患者有双侧 SNHL 及共济失调
  ○ 少数病例也可见于儿童小脑肿瘤治疗后晚期并发症
- 实验室检查
  ○ 腰穿 CSF
    - 蛋白含量增高(100%)
    - 呈黄色(75%)
- 其他症状
  ○ 共济失调(88%)

  ○ 双侧轻偏瘫
  ○ 反射亢进、膀胱功能障碍、嗅觉缺失、痴呆和头痛
  ○ 无症状前驱期平均为 15 年

人口统计学

- 年龄
  ○ 年龄范围:14~77 岁
- 性别
  ○ 男:女 = 3:1
- 流行病学
  ○ 罕见慢性进行性疾病
  ○ 0.15% 患者接受过 MR 检查

病程和预后

- 起病后 15 年内,双侧 SNHL 和共济失调进行性加重
- 如未被确诊,听力丧失几乎是肯定的
- 25% 患者在首发症状出现后数年内卧床不起
  ○ 由小脑性共济失调、脊髓病变综合征或两者共同导致

治疗

- 治疗出血原因
  ○ 手术去除出血原因(术后残腔、肿瘤)
  ○ AVM 和动脉瘤的血管内介入治疗
- 人工耳蜗植入治疗 SNHL

诊断纲要

注意

- 切记 SS 是结果,不是原因
- 在脊髓或脑中寻找反复 SAH 的出血点
- MR 表现和患者症状的严重程度不相关
  ○ 无症状的情况下,MR 也可确诊

影像解读要点

- T2WI 序列上,包括脑神经在内的中枢神经系统表面呈现黑色轮廓线

影像报告要点

- 逐一描述 SS 表现
- 记录慢性 SAH 所有可能的出血点
- 如果未发现 SAH 出血点,建议行全脊髓 MR 进一步寻找出血点
  ○ SAH 出血原因的治疗可以阻止相关症状的进展

参考文献

1. Calvo M et al: [Diffuse superficial siderosis of the central nervous system: four case reports and review of the literature.] Rev Neurol. 59(8):354-8, 2014
2. Pikis S et al: Superficial siderosis of the central nervous system secondary to spinal ependymoma. J Clin Neurosci. ePub, 2014
3. Charidimou A et al: Cortical superficial siderosis and intracerebral hemorrhage risk in cerebral amyloid angiopathy. Neurology. 81(19):1666-73, 2013
4. Wang J et al: Superficial siderosis of the central nervous system: MR findings with susceptibility-weighted imaging. Clin Imaging. 35(3):217-21, 2011
5. 1: Kumar N. Neuroimaging in superficial siderosis: an in-depth look. AJNR Am J Neuroradiol. 2010 Jan;31(1):5-14. Epub 2009 Sep 3. Review. PubMed PMID: 19729538. Neuroradiol. 2010 Jan;31(1):5-14. Epub 2009 Sep 3. Review. PubMe

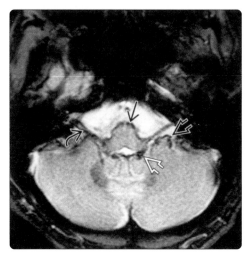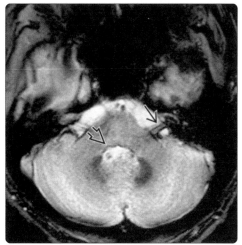

图 3-15 （左图）51 岁男性，双侧感觉神经性耳聋，左额叶少突胶质细胞瘤切除术后。轴位 T2* GRE 示延髓➡、小脑绒球➡、第Ⅸ~Ⅺ对脑神经➡，以及第四脑室脉络丛➡的表面可见低信号影覆盖。（右图）同一患者，头侧层面显示第Ⅶ、Ⅷ对脑神经➡和第四脑室室管膜➡的浅表性铁质沉积

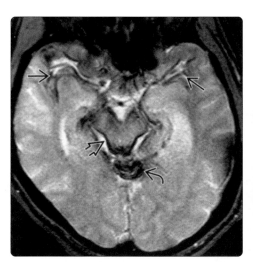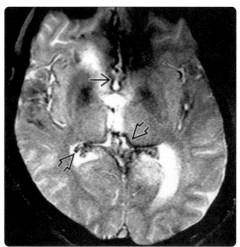

图 3-16 （左图）同一患者，头侧层面 T2* GRE 示沿双侧外侧裂➡、中脑➡、小脑蚓部➡弥漫性浅表性铁质沉积。（右图）头侧层面 T2* GRE 扫描示沉积物沿双侧外侧裂及纵裂表面➡分布。注意：室管膜、侧脑室的脉络丛上的含铁血黄素沉积➡

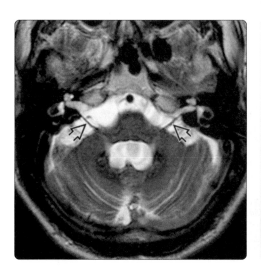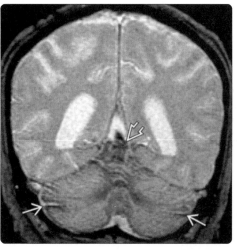

图 3-17 （左图）60 岁男性，进行性共济失调、双侧感觉神经性耳聋。轴位 T2WI 示"更厚、更暗"的第Ⅷ对脑神经上浅表性铁质沉积➡。注意：小脑萎缩、第四脑室扩大以及小脑叶片增粗。（右图）浅表性铁质沉积有时仅局限于后颅窝。冠状位 T2* GRE 示后颅窝广泛的浅表性铁质沉积。表面的含铁血黄素"开花征"表现为低信号轮廓线。小脑上蚓部➡和小脑叶片➡均受累

要　点

术语

- 颅内囊状动脉瘤(intracranial saccular aneurysm,SA)
- 突起仅累及动脉部分周径
  - 缺乏内弹力层±中膜

影像

- 圆形或分叶状动脉突起
  - 通常起自 Willis 环(COW)分叉部、ICA 床突上段、MCA 和小脑动脉
  - 90%发生于前循环
  - 10%发生于后循环:基底动脉尖、小脑动脉(PI-CA 最常见)
  - 罕见(<1%)于三叉动脉、椎基底动脉交界区
- SA 破裂导致 SAH
- 动脉瘤壁可见钙化
- 多层 CTA 对于>2mm 的 SA 敏感性>95%
- 3D TOF:对于>3mm 的动脉瘤敏感性>90%

主要鉴别诊断

- 血管襻
- 血管漏斗
- 梭形动脉瘤
- 类似 MR 流空效应(如气化的前床突)

临床要点

- 绝大多数未破裂 SA 无症状
  - 2%~6%在尸检或者影像学检查中偶然发现
- 80%~90%非创伤性 SAH 由破裂的 SA 引起
- 治疗
  - 血管内栓塞 vs 手术夹闭
  - 与手术夹闭相比,血管内栓塞相对风险降低约 22.6%,绝对风险降低约 6.9%
  - 致残率、致死率和住院费用降低,未破裂动脉瘤术后恢复更快

图 3-18　(左图)SA 最常见的部位是 ACoA ➡ 和 IC-PC 连接部 ➡。MCA 分叉部 ➡ 和基底动脉尖 ➡ 也是较常见的部位。(右图)示意图显示一个 ACoA 动脉瘤 ➡ 的破裂,并可见活动性造影剂从朝向上方的泡状物(Murphy 乳头)中漏出。此外还可见一个 PCoA 囊状动脉瘤 ➡ 和一个左侧 MCA 分叉部微小水疱(皮肤病)状突起 ➡。20%SA 患者存在多发动脉瘤

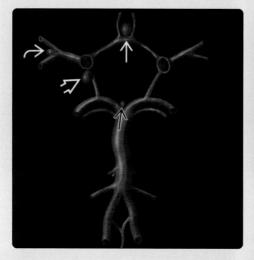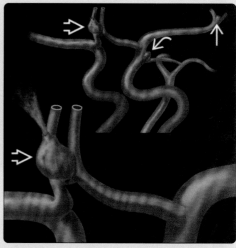

图 3-19　(左图)63 岁男性,被发现倒在停车场并送往急诊室。轴位 CT 平扫示弥漫性蛛网膜下腔出血 ➡ 和一个位于纵裂前下部的局灶性血肿 ➡。(右图)同一患者,CTA 冠状位 MIP 图像示 4mm 的囊状动脉瘤 ➡ 从前交通动脉向上突出

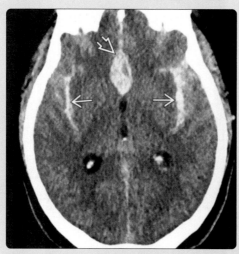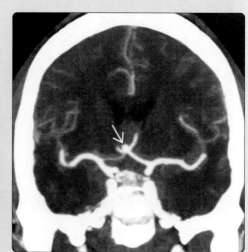

一、囊状动脉瘤

术语

缩写

- 颅内囊状动脉瘤(intracranial saccular aneurysm,SA)

同义词

- 浆果样动脉瘤,真性动脉瘤

定义

- 突起仅累及动脉部分周径
  - 缺乏内弹力层±中膜

影像

一般特点

- 最佳诊断要点
  - 圆形或分叶状动脉突起
    - 通常起自 Willis 环(COW)分叉部、ICA 床突上段、MCA 和小脑动脉
- 部位
  - 90%发生于前循环
    - 最常见部位为 ACoA、PCoA 及 MCA 分叉部,颈内动脉末端
    - 其他:ICA 床突段、垂体上动脉、脉络丛前动脉(AChA)
  - 10%发生于后循环:基底动脉尖、小脑动脉(PICA 最常见)
  - 罕见(<1%)于三叉动脉、椎基底动脉交界区
  - 血管分叉>侧壁动脉瘤(如血泡样动脉瘤)
- 大小
  - 从小(<3mm)到巨大(>2.5cm)不等
- 形态
  - 圆形、卵圆形分叶状
  - 瘤颈可窄可宽
  - 分支血管可能并入动脉瘤颈部(可能会妨碍栓塞)

CT 表现

- CT 平扫
  - SA 破裂导致蛛网膜下腔出血
    - SAH 的分布特征可能有助于 SA 的定位
  - 如果 SA 内血栓形成,相对于脑实质,呈高密度
  - 动脉瘤壁可有钙化
- 增强 CT
  - 无血栓形成 SA 管腔均匀强化
  - 完全血栓闭塞性 SA 可有环形强化
- CTA
  - 多层 CTA 对于>2mm 的 SA 敏感性>95%
  - 20%SA 患者为多发动脉瘤,故应注意寻找其他动脉瘤
  - 如动脉瘤破裂,注意有无 SAH 相关的血管痉挛
  - 可替代 DSA 成为 SAH 首选影像学检查

MR 表现

- T1WI
  - 无血栓形成动脉瘤(信号不一)
    - 50%存在流空

- 50%为等信号或者不均匀信号(低流速或湍流、饱和效应和相位离散)
  - 部分或完全血栓闭塞性动脉瘤
    - 信号取决于血栓形成的时间
    - 常见:混杂信号、层状血栓
    - 在磁敏感序列上(GRE,SWI)表现为低信号+"开花征"
- T2WI
  - 通常为低信号(流空)
  - 可表现为层状伴边缘极低信号
- FLAIR
  - 急性 SAH:脑沟、脑池内的高信号
- DWI
  - 由于 SAH 继发血管痉挛导致的缺血,可见弥散受限
  - 动脉瘤内血栓引起的血栓栓塞事件(罕见)
- T1WI 增强
  - 无血栓形成动脉瘤管腔中的低速血流可出现强化
  - 无血栓形成 SA 中相位伪影增加
- MRA
  - 3DTOF:对于>3mm 的动脉瘤敏感性>90%
  - 短 T1 物质,如亚急性出血,可类似 TOF MRA 上的血流

血管造影表现

- 常规 DSA
  - 技术
    - 双侧颈内动脉+优势椎动脉注入造影剂,并反流至对侧 PICA 或者行"全脑血管(四血管)"DSA
    - 评估 ACoA 时可能需要压迫对侧颈内动脉
    - 旋转 DSA 及 3D 表面遮盖法(surface-shaped display,SSD)重建可能有所帮助,但若窗宽窗外设置不当易造成伪影
  - 罕见:SAH 活动期造影剂渗漏
  - 寻找 Murphy 乳头征(新近破裂口附近的水疱状突起)vs 子囊(动脉瘤基底部小突起,可能提示局部血管管壁薄弱,未来破裂风险增加)

影像检查方法推荐

- 最佳影像检查
  - CT 平扫+CTA 用于 SAH 的病因检查
  - CTA 或 MRA 用于筛查高危人群
- 检查方案推荐
  - 双源 CT 直接去骨法血管造影术用于评估颅底/床旁突 SA
  - 3D SSD 重建有助于显示 ACoA 和 MCA 分叉部情况

鉴别诊断

血管襻

- 采用多角度投照

血管漏斗

- <3mm,圆锥形,血管直接从顶端发出
- 常见于 PCoA 和 AChA 起始处

梭形动脉瘤

- 腊肠形,并具有独立的流入及流出道
- 长节段,通常位于 Willis 环远端
- 可能继发于 ASVD
- 为假性动脉瘤常见病因
  - 创伤、真菌、血管炎及结缔组织病

流空(类似于 MR)

- 气化的前床突或眶顶气房

病理

一般特点

- 病因
  - 遗传易感性+后天机械性因素所致血管壁压力增加的共同作用是 SA 形成及破裂的原因
  - 血管血流动力学异常→管壁应力增加
    - 血管壁的血流相关"生物机械疲劳",并很可能合并不对称性 Willis 环→在异常部位形成 SA 的风险增加
      □ 大脑前动脉 A1 段发育不良,永久性三叉动脉
      □ 和动脉窗式结构无明确关系
- 遗传学
  - 家族性颅内动脉瘤(familial intracranial aneurysms,FIA)
    - 未知的遗传性结缔组织病
    - 存在"代际聚集现象"(一级亲属)
    - 和散发 SA 相比,患者更年轻,但无女性好发倾向
    - 可行 CTA 或 MRA 筛查
- 合并异常
  - SA 发病率增加见于
    - 纤维肌发育不良(FMD):常染色体显性遗传,散发
  - 二叶式主动脉瓣
  - 常染色体显性多囊肾(10%合并 SA)
  - 颅内 AVM:30%合并供血蒂动脉瘤(血流相关)
    - 治疗 AVM 后可退化

大体病理和术中特征

- 圆形或分叶状囊,壁或厚或薄,±SAH

显微特征

- 内弹力层膜断裂或缺失
- 肌层缺失
- 脆性外膜可见"乳头状"突起

临床要点

临床表现

- 最常见症状体征
  - 绝大多数未破裂 SA 无症状
    - 脑神经病变少见(如 PCoA 可引起动眼神经麻痹,累及瞳孔)
    - 继发于动脉瘤内血栓栓塞事件,可能引起 TIA 或卒中(罕见)

- 80%~90%的非创伤性 SAH 是由破裂 SA 引起
  - 头痛(典型为"霹雳样")
- 临床特点
  - 常见临床就诊原因
    - SA 破裂导致中年患者出现"最严重头痛"→SAH
    - 任何年龄患者因不相关症状行影像学检查偶然发现

人口统计学

- 年龄
  - SA 发病率随年龄增长而增加,儿童罕见
- 性别
  - 男<女(尤其是多发动脉瘤)
- 流行病学
  - 2%~6%的未破裂 SA 是由于尸检偶然发现
  - SA 病史患者每年新发动脉瘤的风险为 0.8%

病程和预后

- 破裂风险
  - 大小:SA<7mm 时,破裂风险低
  - 生长,未破裂动脉瘤的破裂风险
    - 动脉瘤增长速度=每年 3.9%
    - 破裂风险每年增加 1.8%
  - 未处理的破裂 SA 再出血风险:2 周内约为 20%,6 个月内约为 50%
  - 形态:有子囊未来发生 SAH 的风险可能增加;Murphy 乳头征=近期破裂位置,若不处理可能发生再出血
  - 有高血压史、吸烟的女性患者风险增加

治疗

- 血管内栓塞
  - 破裂 SA:与手术夹闭相比,血管内栓塞相对风险降低约 22.6%,绝对风险约 6.9%(1 项研究)
  - 未破裂 SA:血管内栓塞 vs 手术夹闭
    - 致残率、致死率降低,住院费用减少,住院时间缩短,术后恢复快
- 手术夹闭
  - SA 复发率低于栓塞,尽管出血风险均较低
  - 在 MCA 或发出远端分支需保留的 SA 中存在优势

诊断纲要

注意

- SAH 患者疑诊血泡样动脉瘤,CTA 检查为阴性时需行 DSA
- 中脑周围出血患者出血通常局限于脚间池内

影像解读要点

- 弥漫 SAH 但无局灶血肿→ACoA 是最可能的破裂位置
- 外侧裂消失可提示亚急性 SAH(等密度)

参考文献

1. Bor AS et al: Clinical, radiological, and flow-related risk factors for growth of untreated, unruptured intracranial aneurysms. Stroke. 46(1):42-8, 2015

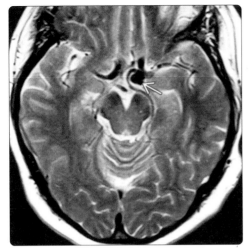 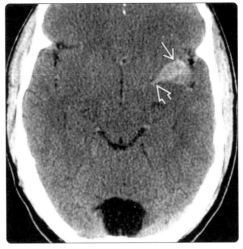

图3-20 （左图）无血栓形成囊状动脉瘤在 MR 上通常为圆形低信号的"流空"。该老年患者的囊状动脉瘤位于 ICA 远端分叉处➡，在 T2WI 序列上偶然发现。（右图）SA 血栓形成后可以表现为极高密度影。该患者因突发右侧偏瘫就诊于急诊科。作为卒中标准诊疗程序的初始检查，CT 平扫示卵圆形高密度影➡，其近端左侧 MCA 可见血栓形成➡

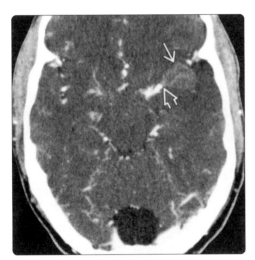 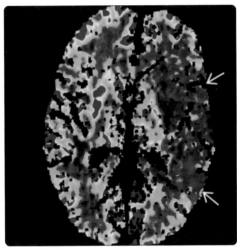

图3-21 （左图）同一患者，CTA 原始图像示左侧 MCA 突然截断➡，可见一个大的充盈缺损，为完全血栓闭塞性囊状动脉瘤➡。（右图）同一患者的 CT 灌注显像示左侧 MCA 分布区血流量显著降低➡。基底节未受累（由 MCA 近端未闭塞的豆纹动脉供血）。SA 中血栓脱落至远端血管分布区可造成脑梗死

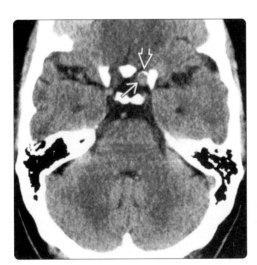 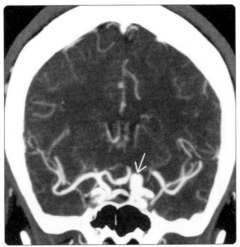

图3-22 （左图）部分动脉瘤表现为血管管壁钙化。CT 平扫示一个偶然发现的囊状动脉瘤，即图中边界清楚的圆形高密度影➡，病灶边缘可见环形钙化➡。（右图）该患者进一步行 CTA 检查，冠状位 MIP 图像示一个无血栓形成囊状动脉瘤➡位于左侧 ICA 末端分叉处

二、假性动脉瘤

术语

- 局限性动脉扩张,包绕动脉管腔的各层管壁结构不完整

影像

- 一般特点
  - 不规则、分叶状或梭形动脉突起
    - 和真性(囊状)动脉瘤好发部位不同
- CT 平扫
  - 血管旁局灶性血肿
- CTA
  - 常可见血管局灶性不规则扩张
- T1WI:血肿信号随血凝块形成时间不同而不同
- GRE:低信号

主要鉴别诊断

- 囊状动脉瘤
- 夹层动脉瘤

病理

- 病因
  - 创伤(贯通伤或者钝性损伤)
  - 感染、炎症(真菌性动脉瘤)
  - 药物滥用、肿瘤(肿瘤性动脉瘤)
  - 自发性夹层,可能存在潜在的血管病变
  - 头颈部癌症 XRT、手术治疗("颈动脉爆裂")

临床要点

- 从初始损伤至出现症状的时间长短不一,可从数天到数月
- 假性动脉瘤破裂→突发头痛合并 SAH 和脑内血肿
- 其他:迟发性卒中/SAH/闭合性头部损伤后脑实质内出血

诊断纲要

- 强化集中于血肿内部提示假性动脉瘤

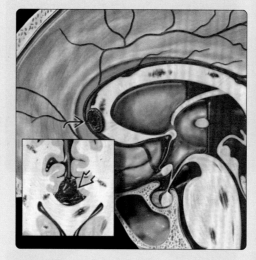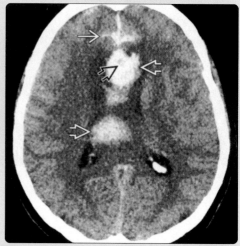

图 3-23 (左图)矢状面示意图为闭合性头部损伤后改变,ACA 远端可见假性动脉瘤。注意:包绕这一病变的是内部中空的血凝块➘,并与 ACA ➚相通。(右图)52 岁女性,闭合性头部损伤 2 周后突发严重头痛。轴位 CT 平扫示蛛网膜下腔出血➡和胼胝体内局灶性血肿➡。胼胝体膝部血凝块中可见一微小的局灶性相对低密度影➘

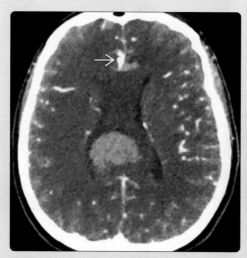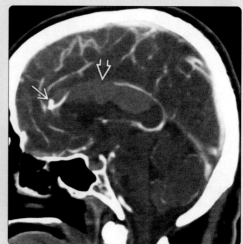

图 3-24 (左图)同一患者,急诊 CTA 示大脑前动脉可见不规则的分叶状造影剂填充的突起➡。(右图)同一患者,CTA 轴位原始图像重建矢状位图像清楚地显示胼胝体血肿来源➡。术中发现一个正在出血的外伤性假性动脉瘤➡

术语

定义

- 局限性动脉扩张,包绕动脉管腔的各层管壁结构不完整
  - 动脉壁完整性被破坏

影像

一般特点

- 最佳诊断要点
  - 不规则、通常为动脉梭形膨出,和真性(囊状)动脉瘤好发部位不同
- 部位
  - 颅内
    - MCA、ACA、PCA 以及 Willis 环的远端
    - ICA 岩段、海绵窦段,椎动脉(VA)
- 形态
  - 通常为不规则±梭形

CT 表现

- CT 平扫
  - 血管旁局灶性血肿
  - 颅底骨折±外伤的其他 CT 表现(如脑挫裂伤、弥漫性轴索损伤、颅内脑外血肿)
- CTA
  - 常可见血管局灶性不规则扩张
    - 被邻近血肿所局限

MR 表现

- T1WI
  - 血肿信号随血凝块形成时间不同而不同
  - ±血肿内流空
- T2* GRE
  - 低信号
- T1WI 增强
  - 假性动脉瘤显著强化
- MRA
  - 推荐增强 MRA
    - TOF MRA 上亚急性血肿可能会掩盖假性动脉瘤

血管造影表现

- DSA
  - 分叶状或梭形的动脉膨出
  - 假性动脉瘤、载瘤动脉远端充盈/流出可能较慢→灌注降低

影像检查方法推荐

- 最佳影像检查
  - CTA 及多平面重建±SSD
  - DSA 用于定性诊断±血管内治疗

鉴别诊断

囊状动脉瘤

- Willis 环>VA 或 ICA 远端分支

夹层动脉瘤

- VA>ICA

- 包绕管腔的为血管管壁(中膜和外膜)

活动性造影剂外渗(其他原因)

- CTA 显示血肿内局部增强,但通常不与邻近血管相通

病理

一般特点

- 病因
  - 诱发因素削弱动脉管壁强度,继而导致破裂
    - 血管旁血肿形成
    - 血肿内机化中空,与血管残腔沟通
    - 假性动脉瘤壁包括中空的血凝块和纤维组织
  - 原因
    - 外伤(贯通伤或者钝性损伤)
    - 感染、炎症(真菌性动脉瘤)
    - 药物滥用、肿瘤(肿瘤性动脉瘤)
    - 自发性夹层、可能存在潜在的血管病变
    - 头颈部癌症 XRT、手术治疗("颈动脉爆裂")

大体病理和术中特征

- 机化血凝块为紫红色肿块

显微镜下特征

- 管壁破坏、坏死
- ±炎症或肿瘤细胞

临床要点

临床表现

- 最常见症状体征
  - 假性动脉瘤破裂→突发头痛合并 SAH,脑内血肿
    - 从初始损伤至出现症状的时间长短不一,可从数天到数月
    - 迟发缺血、梗死常见
- 临床特点
  - 迟发性卒中/SAH/闭合性头部损伤后脑实质内出血

诊断纲要

注意

- 闭合性头部损伤后发生迟发性血肿患者,应考虑假性动脉瘤

影像解读要点

- 血肿内强化可能提示假性动脉瘤

参考文献

1. Ramgren B et al: CT angiography in non-traumatic subarachnoid hemorrhage: the importance of arterial attenuation for the detection of intracranial aneurysms. Acta Radiol. ePub, 2014
2. Sailer AM et al: Diagnosing intracranial aneurysms with MR angiography: systematic review and meta-analysis. Stroke. 45(1):119-26, 2014
3. Amenta PS et al: Successful treatment of a traumatic carotid pseudoaneurysm with the Pipeline stent: Case report and review of the literature. Surg Neurol Int. 3:160, 2012

要 点

术语

- 椎基底动脉广泛扩张延长
- 通常与血流速度减慢有关

影像

- 一般特点
  - 不规则、延长扭曲的椎基底动脉
  - 一般为6~12mm,也可能非常巨大(>2.5cm)
  - 局部动脉扩张=梭形动脉瘤
- CT
  - 扭曲扩张的高密度血管,钙化常见
  - 扩张的管腔可强化,而壁内血栓不强化
- MR
  - 信号随血流、有无血栓及血栓形成时间而变化
  - 动态增强MRA最佳
  - 3D TOF诊断能力欠佳(血流低速的饱和效应)

主要鉴别诊断

- 梭形动脉瘤,动脉粥样硬化性血管病变
- 巨大蛇形动脉瘤
- 非动脉粥样硬化性梭形血管病
- 夹层动脉瘤

临床要点

- 发病高峰=60~80岁
- 常无症状
  - 椎基底动脉TIA
  - 进行性脑神经压迫较少见
  - 罕见:出血、脑积水

诊断纲要

- 缓慢复杂血流→信号不均匀,TOF伪影
- 动态增强CTA/MRA或DSA是确定真腔的必要影像检查

图3-25 (左图)尸检大脑的底面观示极度扭曲扩张的基底动脉和大量黄色动脉粥样硬化斑块。未见局灶性血管扩张,故为椎基底动脉延长扩张症,该疾病在老年患者中相对常见(R. Hewlett, MD)。(右图)76岁男性,头痛,矢状位T1WI示一条明显延长扩张的基底动脉。基底动脉顶端升高并突入第三脑室

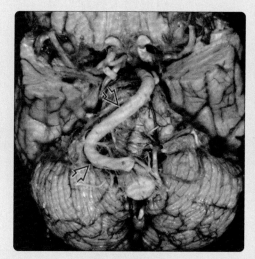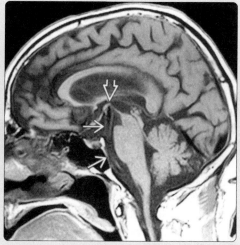

图3-26 (左图)轴位T1增强扫描示基底动脉分叉显著强化,并突入下方第三脑室。(右图)冠状位T1增强扫描示极度扩张延长的基底动脉,为椎基底动脉延长扩张症的典型特征

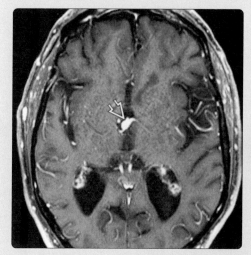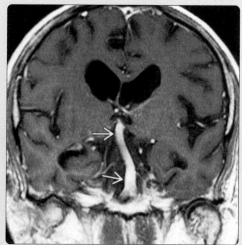

术语

缩写

- 椎基底动脉延长扩张症(vertebrobasilar dolichoectasia, VBD)

同义词

- 梭形椎基底动脉扩张症(fusiform vertebrobasilar ectasia)

定义

- 椎基底动脉(vertebrobasilar artery, VBA)广泛扩张延长
  - 通常与血流速度减慢有关

影像

一般特点

- 最佳诊断要点
  - VBA 不规则迂曲±非局灶性长节段梭形动脉扩张
- 部位
  - 基底动脉>优势椎动脉或双侧椎动脉
    - 其他动脉(如常累及 PICA)
- 大小
  - 一般为中等程度扩张(6~12mm)
    - 也可显著扩张(直径>2.5cm)
- 形态
  - 弥漫性或者多灶性血管扩张
    - 如有局灶扩张=动脉粥样硬化性梭形动脉瘤

CT 表现

- CT 平扫
  - 扭曲扩张的高密度血管
    - 血管壁增厚,钙化常见
    - 血栓常见
- 增强 CT
  - 扩张的管腔可强化
    - 壁内血栓/斑块不强化
- CTA
  - 管状扩张±局部迂曲的梭形椎基底动脉瘤

MR 表现

- T1WI
  - 信号随血流、有无血栓及血栓形成时间而变化
- T2WI
  - 管腔、血栓呈低信号
- FLAIR
  - 流速减慢可能造成腔内高信号
- T1WI 增强
  - 管腔显著强化
    - 搏动伪影常见
- MRA
  - 动态增强 MR 最佳
  - 3D TOF 诊断能力欠佳(血流低速的饱和效应)

影像检查方法推荐

- 最佳影像检查
  - 动态增强 CTA/MRA
- 检查方案推荐
  - CTA/MRA(2D TOF 和/或增强)用于血管显影
  - T2/FLAIR 用于显示脑干轮廓

鉴别诊断

梭形动脉瘤

- 局限性延长的动脉瘤性突出
- 常和 VBD 重叠

巨大蛇形动脉瘤

- 圆形/卵圆形肿块
- 瘤囊扭曲,血栓多变
- 诊断关键在采用 T1、T2 或 CT 显示血管外壁形态

非动脉粥样硬化性梭形血管病

- 年轻患者患有遗传性血管病变、炎性疾病
- 前循环>后循环

夹层动脉瘤

- 椎动脉>基底动脉
- 无动脉粥样硬化性血管病变,钙化
- 常更局限或合并狭窄

临床要点

临床表现

- 最常见症状体征
  - 通常无症状
    - 椎基底动脉系统 TIA
    - 进行性脑神经压迫不常见
    - 罕见:出血、脑水肿

人口统计学

- 发病率约为 1.3%
- 发病高峰=60~80 岁

病程和预后

- 缓慢进行性血管扩张
  - 可出现症状或其他动脉粥样硬化性血管病变的症状
- 蛛网膜下腔出血少见
  - 通常合并局灶性梭形动脉瘤

诊断纲要

影像解读要点

- 血流缓慢复杂可造成信号不均匀及饱和伪影
- 动态增强 CTA/MRA 或 DSA 是确定真腔的必要影像检查

参考文献

1. Grasso G et al: Dolichoectasia of the vertebrobasilar complex causing neural compression. Surg Neurol Int. 5:20, 2014
2. Yuan YJ et al: Research progress on vertebrobasilar dolichoectasia. Int J Med Sci. 11(10):1039-48, 2014
3. Serrone JC et al: Vertebrobasilar fusiform aneurysms. Neurosurg Clin N Am. 25(3):471-84, 2014
4. Förster A et al: Fluid Attenuated Inversion Recovery Vascular Hyperintensities Possibly Indicate Slow Arterial Blood Flow in Vertebrobasilar Dolichoectasia. J Neuroimaging. ePub, 2014
5. Takeuchi S et al: Dolichoectasia involving the vertebrobasilar and carotid artery systems. J Clin Neurosci. 16(10):1344-6, 2009

四、动脉粥样硬化性血管病性梭形动脉瘤

术语

- 动脉粥样硬化性血管病性梭形动脉瘤(atherosclerotic fusiform aneurysm,ASVD FA)
- ASVD→颅内动脉异常扩张扭曲
- 动脉瘤具有独立的流入流出道

影像

- 过度扩张的动脉+局部梭形/囊状膨大
  - 长节段不规则梭形或卵圆形动脉扩张
  - 通常较大(>2.5cm),也可为巨大动脉瘤
  - 椎基底动脉循环>颈内动脉循环
- CT:高密度,钙化常见
- MR:信号随血流、有无血肿及血肿形成时间而变化
  - 管腔、腔内血凝块通常为不均匀信号
  - 残余管腔强化,腔内血凝块不强化
  - 常可见明显的相位伪影
- 由于血流饱和和相位离散效应,非增强 3D TOF 显影不佳
- 动态增强 MRA 用于显示动脉瘤轮廓,T2 用于显示脑干轮廓显像

临床要点

- 发病高峰=60~80 岁
- 临床表现
  - 缺血性卒中>压迫症状(脑神经病变)
    - 从 TIA 到致命性脑桥缺血,闭锁综合征
- 与囊状动脉瘤不同,破裂导致蛛网膜下腔出血和头痛罕见

诊断纲要

- DSA 或增强 CTA/MRA 为显示无血栓形成的管腔的必要检查
- 残余管腔复杂缓慢血流→信号不均匀
- 如为年轻患者,考虑夹层动脉瘤和非 ASVD 等病因

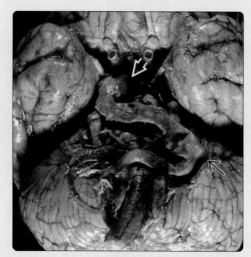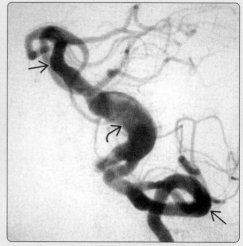

图 3-27 (左图)尸检示高度扭曲的椎基底动脉以及从椎动脉汇合处➡至基底动脉远端分叉处➡的动脉粥样硬化性梭形动脉瘤(R. Hewlett, MD)。(右图)同一患者,2 年后斜位 DSA 示椎动脉近端和基底动脉远端的延长扩张症➡。两处血管扩张之间可见梭形动脉粥样硬化性动脉瘤。残余管腔如图示➡。动脉瘤出现扩张,并可见部分性血栓形成,导致轻度 TIA

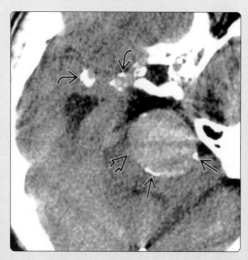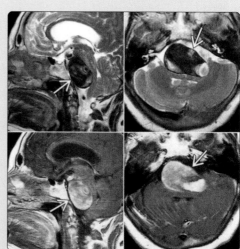

图 3-28 (左图)CT 平扫示典型的高密度动脉粥样硬化性梭形动脉瘤➡合并管壁钙化➡。注意:颈内动脉和右侧大脑中动脉广泛钙化➡。(右图)MR 系列图像示典型动脉粥样硬化性梭形椎基底动脉瘤的一个特异变型➡(M. Hartel, MD)

术语

缩写

- 动脉粥样硬化性血管病性梭形动脉瘤(atherosclerotic fusiform aneurysm, ASVD FA)

同义词

- 巨型梭形动脉瘤(giant fusiform aneurysm), 巨型延长基底动脉瘤(megacolichobasilar artery)

定义

- ASVD→颅内动脉的异常扩张扭曲
  - 动脉瘤具有独立的流入流出道

影像

一般特点

- 最佳诊断要点
  - 长节段梭形/卵圆形动脉扩张
- 部位
  - 椎基底动脉系统>颈内动脉系统
- 大小
  - 通常较大(直径>2.5cm), 也可能巨大
- 形态
  - 孤立的/多灶性广泛延长扩张症
  - 局灶性梭形动脉瘤性扩张

CT 表现

- CT 平扫
  - 高密度血栓, 等密度的残余管腔
    - 钙化常见
- 增强 CT
  - 残余管腔可强化, 而腔内血栓不强化
- CTA
  - 过度扩张的动脉+局部梭形/囊状膨大

MR 表现

- T1WI
  - 信号随血流、有无血肿及血肿形成时间而变化
- T2WI
  - 管腔和腔内血凝块通常为低信号, 但信号不均匀
- T1WI 增强
  - 残余管腔显著强化
    - 常见明显的相位伪影
- MRA
  - 由于血流饱和和相位离散效应, 非增强 3D TOF 显影不佳

影像检查方法推荐

- 最佳影像检查
  - 动态增强 MRA 或 CTA
- 检查方案推荐
  - 动态增强 MRA
  - T2WI, DWI(脑干受压/水肿, 脑梗死)

鉴别诊断

动脉粥样硬化性延长扩张症

- 无局灶性梭形/囊状扩张

巨大蛇形动脉瘤

- 大的、部分血栓闭塞性肿块合并分层血凝块, 无明显瘤颈
- 更常见于 MCA 或 PCA 中

非动脉粥样硬化性梭形动脉瘤

- 年轻患者(遗传性血管病变, 免疫系统疾病)

夹层动脉瘤

- 椎动脉>基底动脉
- 其他血管缺少动脉粥样硬化性改变

病理

一般特点

- 病因
  - ASVD 是老年患者基底动脉梭形动脉瘤的常见病因

大体病理和术中特征

- 广泛的 ASVD 合并局灶性梭形动脉扩张
- 内膜增厚, 壁内或腔内血栓

临床要点

临床表现

- 最常见症状体征
  - 缺血性卒中>压迫症状(脑神经病变)
    - 从 TIA 到致命性脑桥缺血, 闭锁综合征
  - 与囊状动脉瘤不同, 破裂导致蛛网膜下腔出血和头痛罕见

人口统计学

- 发病高峰=60~80 岁

病程和预后

- ASVD FA 形成后, 病程呈进行性加重趋势
  - 进行性扩张, 血栓形成→TIA 和脑卒中增多
  - 症状体征呈持续恶化

治疗

- 血管内介入:栓塞, 血流导向装置(如 pipeline)

诊断纲要

注意

- 如为年轻患者, 应考虑夹层动脉瘤, 非动脉粥样硬化血管病变

影像解读要点

- 缓慢复杂血流→信号不均匀
- 采用 DSA 或动态增强 CTA/MRA 显示无血栓形成的管腔

参考文献

1. Serrone JC et al: Vertebrobasilar fusiform aneurysms. Neurosurg Clin N Am. 25(3):471-84, 2014

2. Graziano F et al: Vertebro-basilar junction aneurysms: a single centre experience and meta-analysis of endovascular treatments. Neuroradiol J. 27(6):732-41, 2014

3. Yuh SJ et al: Dolichoectasia of the vertebral basilar and internal carotid arteries: A case report and literature review. Surg Neurol Int. 4:153, 2013

要 点

术语

- 无广泛颅内 ASVD 的情况下颅内血管梭形延长
  - 通常由遗传性/获得性血管病变引起

影像

- 一般特点
  - 长节段管状、梭形或卵圆形动脉扩张
  - 孤立或者多发性
  - 颈内动脉和椎基底动脉系统受累程度相当
  - 多发性病变常见
- CT
  - 高密度,钙化常见
  - 显著均匀强化(除非有明确的血栓)
- MR
  - 混杂信号(信号随血流、有无血肿及血肿形成时间而变化)
  - 可能需要动态增强 MRA 以精确显影
  - T2WI 可用于动脉瘤外壁、腔内或壁内血栓显影
  - DWI 可显示远端栓塞的并发症造成的弥散受限
- CTA、DSA 和 MRA
  - 延长扩张的血管±更多的局灶性动脉瘤性膨出
  - 长节段无分叉血管

病理

- 病因
  - 胶原血管病变(如 SLE)
  - 病毒及其他感染(如水痘、HIV)
  - 遗传性疾病(如马方综合征、埃-当综合征,神经纤维瘤病 1 型)
  - 药物滥用、肿瘤(如心房黏液瘤)

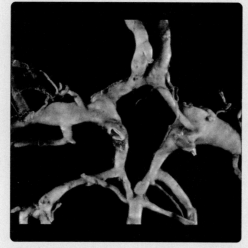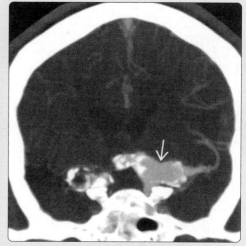

图 3-29 (左图)儿童,血友病合并 HIV 感染,其 Willis 环解剖图示非动脉粥样硬化性血管病性梭形血管病变,累及多条血管,在 MCA 上最明显(L. Rourke, MD)。(右图)25 岁男性,HIV 阳性合并既往多次脑卒中病史。CTA 冠状位 MIP 示钙化的血管病变,并可见左侧 ICA 远端、ACA 近端和 MCA 处存在梭形动脉瘤➡

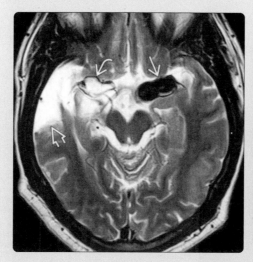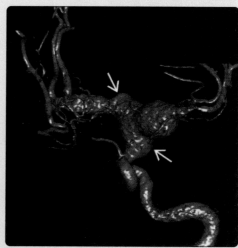

图 3-30 (左图)同一患者,轴位 T2WI 示左侧 MCA 中梭形动脉瘤➡的流空。右侧 MCA 也可见扩张但是已经完全栓塞➡。注意:右侧 MCA 供血区的陈旧性脑梗死所致软化灶➡。(右图)同一患者,左侧颈内动脉 DSA+SSD 的前后位示梭形动脉瘤性血管病变➡

术语

缩写

- 非动脉粥样硬化性梭形动脉瘤/血管病变(non-ASVD fusiform aneurysm/vasculopathy)

定义

- 无广泛颅内 ASVD 的情况下颅内血管梭形延长
  - 通常由遗传性/获得性血管病变引起

影像

一般特点

- 最佳诊断要点
  - 长节段管状、梭形或卵圆形动脉扩张
- 部位
  - 长节段无分支血管
    - 椎基底动脉系统和颈内动脉系统受累程度相当
    - 多发性病变常见

CT 表现

- CT 平扫
  - 高密度,钙化常见
- 增强 CT
  - 管腔显著强化,但血栓不强化

MR 表现

- T1WI
  - 延长扭曲的流空
  - 混杂信号常见,信号随血流速度、方向、湍流及有无血肿(机化血栓的分层)而变化
- T2WI
  - 混杂信号(信号因血流、有无血肿及血肿形成时间而变化)
- FLAIR
  - 低流速可表现为高信号
- DWI
  - 可显示远端栓塞的并发症的所致的弥散受限
- T1WI 增强
  - 残余管腔显著强化
- MRA
  - 可能需要动态增强 MRA 以精确显影管腔

血管造影表现

- DSA
  - 孤立或多灶性血管扩张,±局灶性动脉瘤性膨出

影像检查方法推荐

- 最佳影像检查
  - CTA 或 MR+增强 MRA

鉴别诊断

椎基底动脉延长扩张症

- 中老患者,其他颅内血管中有 ASVD

巨大蛇形动脉瘤

- 大的、部分血栓形成的肿块

非典型囊状动脉瘤

- 貌似梭形动脉瘤

假性动脉瘤

- 可貌似梭形动脉瘤

病理

一般特点

- 病因
  - 胶原血管病变(如 SLE)
  - 病毒及其他感染(如水痘、HIV)
  - 毒品、肿瘤(如心房黏液瘤)
  - 遗传性疾病(如马方综合征、埃-当综合征,神经纤维瘤病 1 型)

分期、分级和分类

- 1 型:典型夹层动脉瘤
- 2 型:由病毒、神经皮肤综合征和放射线引起的节段性扩张
- 3 型:延长扩张型夹层动脉瘤
- 4 型:非典型部位囊状动脉瘤(如侧壁、非分叉部)

大体病理和术中特征

- 局灶性增粗梭形动脉扩张

临床要点

临床表现

- 最常见症状体征
  - 疼痛,SAH>TIA,胶原病引起的脑神经病变
  - 通常无症状或由病毒感染或者神经皮肤综合征引起的 TIA/脑卒中

病程和预后

- 1 型:再出血常见
- 2 型:良性病程
- 3 型:缓慢但进行性扩大
- 4 型:再破裂风险高

治疗

- 取决于原发病、病程、位置和解剖关系
- 常需联合应用手术和血管内介入治疗手段

诊断纲要

注意

- 年轻患者的颅内血管扩张需考虑非 ASVD 梭形动脉瘤

参考文献

1. Arentzen M et al: Cerebrovascular events in HIV-infected patients: an analysis of a cohort of 3203 HIV+ patients during the times of cART. Int J Neurosci. ePub, 2014
2. Delgado Almandoz JE et al: Successful endovascular treatment of three fusiform cerebral aneurysms with the Pipeline Embolization Device in a patient with dilating HIV vasculopathy. J Neurointerv Surg. 6(2):e12, 2014
3. Nanney AD 3rd et al: Intracranial aneurysms in previously irradiated fields: literature review and case report. World Neurosurg. 81(3-4):511-9, 2014
4. Bonkowsky J et al: Cerebral vasculopathy with aneurysm formation in HIV-infected young adults. Neurology. 68(8):623; author reply 623, 2007

要 点

术语

- 血泡样动脉瘤(blood blister-like aneurysm,BBA)
  - 在非血管分叉部的宽基底隆起

影像

- 半圆形或血泡形
- 颈内动脉床突上段最常见
  - MCA、ACA、ACoA 和基底动脉罕见
  - 一般较小(<6mm,平均 3mm)
- CT 平扫:蛛网膜下腔出血(SAH)
- CTA:在 CTA 上细微难辨,因此 CTA 常为阴性
- 最佳影像检查:高分辨 DSA
  - 多角度图像±3D DSA

主要鉴别诊断

- 囊状动脉瘤(SA)
- 血管痉挛
- 动脉粥样硬化性血管病变(ASVD)

- 血管漏斗

病理

- 局灶性动脉壁缺陷并由纤维组织覆盖
  - ±薄层外膜(假性动脉瘤)

临床要点

- 中年患者合并造影阴性的 SAH
- 易破裂,治疗困难
  - 与 SA 相比,BBA 倾向更早、体积更小时破裂
  - 与 SA 相比,再出血风险更高
  - 手术过程中 BBA 破裂和 ICA 穿孔风险高
  - 体积小和宽瘤颈致使栓塞困难
  - 血流导向装置更常用

诊断纲要

- 造影阴性的 SAH 可能由 BBA 引起
- 当 SAH 患者中未见 SA,应在 ICA 床突上段寻找细微的半圆形或泡状物

图 3-31 (左图)矢状位示意图示血泡样动脉瘤(BBA)位于颈内动脉床突上段的背侧壁(外上侧)➡。该 BBA 仅有菲薄的纤维组织包被。(右图)蛛网膜下腔出血患者 CTA 重建侧位图像示小的、宽基底半球样血泡➡位于 ICA 大弯处(C. D. Phillips,MD)

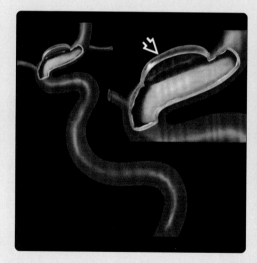
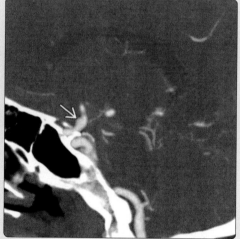

图 3-32 (左图)同一患者,侧位 DSA 证实 CTA 的发现,可见血泡样动脉瘤的典型外观,为局灶性宽基底半球样血泡➡。(右图)SAH 患者,右侧颈内动脉侧位 DSA 示颈内动脉床突段腹侧半球形小血泡➡。邻近远端 ICA 管腔的不规则可能与夹层或 ASVD 有关➡。ACA➡和 PCoA 壶腹➡可见血管痉挛

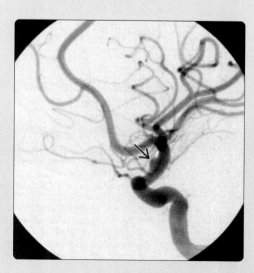
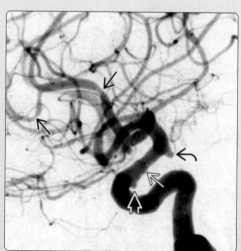

六、血泡样动脉瘤

术语

缩写

- 血泡样动脉瘤（blood blister-like aneurysm，BBA）

定义

- 非血管分叉处的宽基底隆起
  - ICA 床突上段>>MCA、ACA、基底动脉

影像

一般特点

- 最佳诊断要点
  - ICA 床突上段的前上壁（背侧）小的、宽基底半球形隆起
  - 血管
  - 造影随访可见其大小/形状变化迅速
- 部位
  - ICA 床突上段的无分支部分是最常见部位（背侧>腹侧）
  - MCA（M1）、ACA（A1）、前交通动脉、基底动脉（罕见）
- 大小
  - 通常较小（<6mm，平均 3mm）
- 形态
  - 半球形或血泡样

CT 表现

- CT 平扫
  - 动脉瘤性蛛网膜下腔出血（aSAH）
- CTA
  - ±ICA 床突上段不对称性隆起
  - 在 CTA 上细微难辨，因此 CTA 检查常为阴性

MR 表现

- FLAIR
  - 如存在 SAH，则 CSF 呈高信号
- MRA
  - ±高分辨 MRA 上可见

血管造影表现

- 常规 DSA
  - BBA 通常小，难以发现
  - 于好发部位可见轻度不规则/局灶性半球形小隆起
  - 多角度投照±3D DSA 有助于诊断

影像检查方法推荐

- 最佳影像检查
  - 高分辨 DSA
    - 需多角度投照±3D DSA

鉴别诊断

囊状动脉瘤（SA）

- 真性动脉瘤，通常位于动脉分叉处

血管痉挛

- 通常为对称性，血管向心性缩窄

动脉粥样硬化性血管病变（ASVD）

- 常见于 BBA 患者，难以鉴别

血管壶腹

- 血管起始部呈漏斗形，<3mm
- 常见于后交通动脉和前脉络膜动脉起始处

病理

一般特点

- 病因
  - ASVD 并伴有溃疡和血肿形成
  - ICA 夹层、动脉粥样硬化和高血压

大体病理和术中特征

- 局灶性动脉壁缺陷，并被纤维组织覆盖
  - ±薄层外膜（假性动脉瘤）

临床要点

临床表现

- 最常见症状体征
  - 继发于 SAH 的"霹雳样"头痛
- 临床概况
  - 中年 SAH 患者，血管造影阴性

人口统计学

- 性别
  - 男：女 = 1：2
- 流行病学
  - 1%~6%的颅内动脉瘤可能引起 SAH

病程和预后

- 与 SA 相比，其生长更迅速，手术并发症更常见
  - 与 SA 相比，BBA 倾向更早期、体积更小时出现破裂
  - 与 SA 相比，再出血风险高

治疗

- 易破裂，处理困难
  - 夹闭或包裹均有较高的破裂风险
    - BBA 撕脱、ICA 裂伤
    - BBA 在分离过程中破裂的风险高（45%）
- 血管内介入治疗
  - 体积小、瘤颈宽致使栓塞较为困难
  - 血流导向装置是更合适的选择

诊断纲要

影像解读要点

- 造影阴性的 SAH 可能由 BBA 引起
  - 应尽早考虑复查 DSA，因为与典型的囊状动脉瘤相比，BBA 再出血风险更高
  - 当 SAH 患者未发现 SA 时，仔细查看 ICA 床突上段寻找半球状微小突出或隆起

参考文献

1. Gonzalez AM et al: Blood blister-like aneurysms: single center experience and systematic literature review. Eur J Radiol. 83(1):197-205, 2014
2. Peschillo S et al: Blister-like aneurysms of middle cerebral artery: a multicenter retrospective review of diagnosis and treatment in three patients. Neurosurg Rev. ePub, 2014

第四章
脑 卒 中

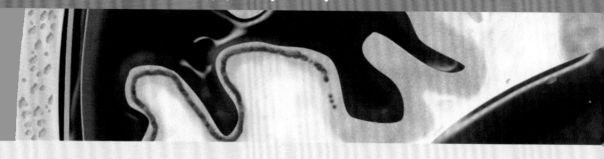

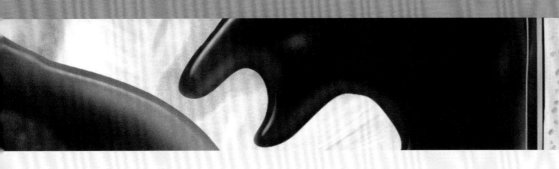

第四节　脑缺血与脑梗死

综述

脑卒中是一个非专业术语,用于描述继发于脑血管疾病的突发神经功能缺损的临床事件。脑卒中有4个主要病因,包括脑梗死(80%)、脑实质出血(15%)、非创伤性蛛网膜下腔出血(5%)及静脉性梗死(约1%)。临床上,缺血性梗死是最常见的病因,将于概述中重点阐述,其主要病因是动脉粥样硬化及其后遗症。

缺血性梗死

缺血性脑卒中有3种主要的临床亚型,该分类系统是基于一项多中心临床试验[药物ORG 10172用于治疗急性脑卒中(TOAST)],包括大动脉/动脉粥样硬化性脑梗死、心源性栓塞脑梗死及小血管闭塞性(腔隙性)脑梗死。

大动脉/动脉粥样硬化性脑卒中约占脑卒中的40%,起病原因可为斑块局部血栓形成或斑块脱落致远端栓塞。动脉粥样硬化斑块最常见于颈总动脉分叉处,累及颈总动脉远端及颈内动脉起始2cm范围内。最常栓塞的颅内血管为大脑中动脉(middle cerebral artery,MCA)。其他动脉粥样硬化斑块的常见发生位置包括颈内动脉虹吸段、大脑前动脉及大脑中动脉近端,动脉粥样硬化也常累及椎基底动脉。

心源性栓塞占缺血性卒中的15%~25%。危险因素包括心肌梗死、室壁瘤、心房颤动或扑动、心肌病及心脏瓣膜病。

腔隙性脑梗死病灶较小(<15mm),常见于基底节和丘脑,占所有脑卒中的15%~30%。病灶通常多发,常由供应深部灰质核团的单支终末穿支动脉栓塞、动脉粥样硬化或血栓形成而引起,包括豆纹动脉和丘脑穿通动脉。其他腔隙性脑梗死常见部位包括内囊、脑桥及放射冠。

脑实质出血

脑实质出血约占所有脑卒中的15%,病因众多,最常见于高血压性脑出血,约占所有原发性脑出血的40%~60%。其他病因包括老年患者淀粉样血管病及血管畸形、血管炎、药物和出血倾向。

出血性脑卒中的危险因素包括高龄、高血压、吸烟、酗酒、既往缺血性脑卒中、胆固醇异常和抗凝药物。

虽然出血的MR表现非常复杂,但一般将其分为超急性期、急性期、亚急性早期、亚急性晚期和慢性期。

非创伤性蛛网膜下腔出血

非创伤性蛛网膜下腔出血通常与动脉瘤(75%)或血管畸形有关,如动静脉畸形或海绵状血管瘤。中脑周围非动脉瘤性蛛网膜下腔出血少见。

静脉性梗死

静脉窦或脑静脉闭塞较少见,占脑卒中的比例不足1%。静脉血栓形成的危险因素包括妊娠、创伤、脱水、感染、口服避孕药、凝血功能障碍、恶性肿瘤、胶原血管疾病以及蛋白C和蛋白S缺乏。仅有约50%的静脉血栓形成可导致静脉性梗死,可通过缺血部位与动脉性脑梗死鉴别。上矢状窦血栓形成通常在T2/FLAIR序列表现为矢状窦旁的高信号病变,横窦血栓形成通常在T2/FLAIR序列中表现为颞叶后部高信号。此外,静脉性梗死通常伴随出血。增强CT扫描有助于显示"空三角征",提示主要的硬脑膜窦内血栓形成,常见于上矢状窦或横窦。

脑卒中的影像检查方法

缺血性脑损伤系因特定区域或全脑的血流量显著降低所致。脑卒中是由缺血至梗死的逐级进展过程。通常情况下,大脑中动脉闭塞由致密的缺血核心和较致密的缺血"半暗带"组成。除非再灌注能够迅速建立,否则缺血核心的损伤往往是不可逆的,然而缺血半暗带的细胞可以存活数个小时,但仍有坏死风险。目前卒中的治疗目的即致力于抢救这些存在"死亡风险"的细胞。

目前,不同机构对急性脑卒中的治疗方案不同。具体的治疗方案通常取决于有无CT或MR检查设备、技术/软件支持、卒中时间、临床医生资质以及神经介入的可能性。通常,卒中神经科医生与神经放射科医生共同制定最适合患者需求的治疗方案。

大部分卒中治疗方案中,首先进行头颅CT平扫评估出血或占位,这将直接影响治疗决策。此外,大于1/3 MCA供血区低密度是最重要的溶栓禁忌证,因为存在极高的风险导致致死性出血。CTA可用于评估大血管闭塞。如果可能,采用CT灌注成像是评估大血管缺血的有效手段。

当CT灌注成像结果阴性,而结合临床表现仍怀疑脑卒中时,MR弥散加权成像(diffusion-weighted imaging,DWI)可对急性缺血的诊断有很大帮助。当临床怀疑后颅窝或脑干病变时,MR也是主要的影像学手段。MR灌注成像(perfusion imaging,PWI)对进一步治疗具有十分重要的指导意义。

大多数卒中治疗方案以3h和6h作为非出血性缺血性卒中的治疗时间窗。如果患者在首发症状出现6h内,常首选CT平扫以除外出血或占位性病变。如果存在出血或占位性病变,则不能进行溶栓治疗;如果无出血或占位性病变,且在首发症状出现3h内,则为静脉(intravenous,IV)溶栓的适应证;如果首发症状出现后3~6h之间,行CTA灌注成像或DWI及PWI以确定患者是否适合溶栓治疗。若发现颅内血栓伴缺血半暗带,推荐给予动脉内(intraarteral,IA)溶栓治疗或动脉内取栓术;若未发现缺血半暗带,患者可能无法从 IA 溶栓治疗中获益。因此,每个病例需要进行个体化评估。

后循环的有效治疗时间窗可考虑超过 3~6h,但确切的时间各有不同,取决于侧支循环的情况,因此,对于椎基底动脉栓塞的患者,应个体化评估 IA 溶栓或取栓治疗的获益与风险。

缺血半暗带

缺血性脑卒中导致缺血核心区组织不可逆损伤。缺血半暗带是指经恰当治疗后可以挽救的区域。缺血半暗带通常围绕在缺血核心区周围,并由侧支循环供血。

结合 DWI 及 PWI 可识别缺血半暗带。DWI 是评估缺血核心区最可靠的手段,通常与不可逆损伤相关。然而,溶栓治疗后再灌注早期,部分 DWI 异常改变可能会发生逆转。PWI 用于评估缺血半暗带的存在。采用 MR 上 DWI 和 PWI 之间的不匹配区域可以确定缺血半暗带。这一模型可有效地评估缺血半暗带。通常情况下,如果不存在 DWI/PWI 的不匹配区域,溶栓治疗往往可能无效。

随着新的 CT 灌注成像技术出现,应用 CT 同样可以评估缺血半暗带。

由于急性脑卒中时间上的紧迫性,MR 检查可能无法实现。然而,随着更快的 MR 扫描序列的出现以及 MR 在发现小血管缺血及脑干缺血方面存在 CT 无法取代的优势,MR 仍是推荐选择的检查手段。

CT 灌注成像(CT perfusion,pCT)

脑灌注是指脑在组织水平上的血流量,pCT 采用三个主要参数评估血流:脑血流量(cerebral blood flow,CBF)、脑血容量(cerebral blood volume,CBV)和平均通过时间(mean transit time,MTT)。

CBF 被定义为单位时间内通过单位体积脑组织的血流量。CBF 单位为毫升每 100g 每分钟。研究显示 CBF 可作为脑缺血半暗带的合理标志。

CBV 被定义为单位体积脑组织的总血流量,包括脑组织内的血液以及大容量血管内的血液,如动

脉、小动脉、毛细血管、小静脉和静脉。CBV 单位为毫升每 100g。一些研究显示 CBV 是缺血核心的可靠标志。

MTT 被定义为血流通过给定脑区的平均时间。血流通过脑实质的时间取决于流入动脉和流出静脉之间的距离。MTT=CBV/CBF。

CBF/CBV 错配与未治疗或治疗无效患者的卒中扩大的范围有关。CBF/CBV 匹配或早期血管完全再通的患者不会出现缺血性卒中的进展。

基于 pCT 的总体治疗原则包括:如果存在 CBF/CBV 不匹配,且 CBF 较大,提示存在缺血半暗带,患者可能存在溶栓治疗的适应证。许多治疗指南建议溶栓指征为 CBF/CBV 不匹配达到 20% 以上。部分学者提出如果不存在 CBV 和 CBF 的不匹配,溶栓治疗可能不会使患者获益。

CT 灌注成像解读

MTT 是评估灌注障碍最敏感的参数。MTT 延长常见于血栓栓塞形成,而严重的动脉粥样硬化性狭窄也可出现 MTT 延长。早期缺血时,MTT 延长,CBF 降低。然而,在缺血的极早期,毛细血管床扩张,CBV 可以保持不变甚至增高。一旦 CBF 达到阈值,CBV 就会开始降低,这会导致缺血核心的形成,CBF 和 CBV 匹配性降低,而 CBF 和 CBV 的不匹配则提示缺血半暗带的存在。

鉴别诊断

若患者为儿童或青年人,考虑卒中时应注意是否存在以下病因,包括动脉夹层、血管畸形伴出血、药物滥用或凝血功能障碍。幼儿其他可能的病因包括先天性心脏病伴血栓形成以及儿童特发性进行性动脉疾病(烟雾病)。

中年人或老年人患者典型的卒中病因包括动脉血栓栓塞、高血压性脑出血及脑淀粉样血管病。

儿童出血性脑卒中常见病因包括血管损伤、血液病、血管病及静脉性梗死;对于青年患者应考虑血管畸形、药物滥用,少见于静脉闭塞或静脉炎;对于老年患者脑出血应首先考虑高血压性脑出血、肿瘤、脑淀粉样血管病,其次为硬脑膜窦/脑静脉闭塞以及凝血功能障碍。

脑实质出血的五个阶段				
分期	时间(范围)	出血代谢物	T1	T2
超急性期	<24h	氧合血红蛋白	等信号	高信号
急性期	1~3 日(数小时~数日)	脱氧血红蛋白	等信号	低信号
亚急性早期	>3 日(数日~1 周)	细胞内正铁血红蛋白	高信号	低信号
亚急性晚期	>7 日(1 周~数月)	细胞外正铁血红蛋白	高信号	高信号
慢性期	>14 日(≥数月)	含铁血黄素	低信号	低信号

图 4-1 （左图）示意图示以红色标记的 MCA 皮层供血区，通常包括大部分大脑半球凸面，包括额叶、颞叶及顶叶。此外，多数豆纹动脉由 M1 节段发出，供应基底节。（右图）轴位 CT 示左侧 MCA 供血区大面积梗死➡，伴基底节受累➡，提示 M1 段发出的豆纹穿动脉受累

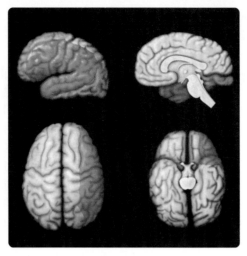
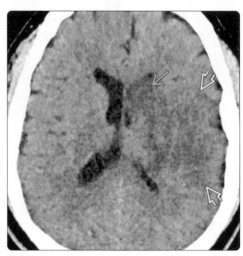

图 4-2 （左图）示意图示以绿色标记的 ACA 皮层供血区。ACA 供应额叶前下部的内侧、大脑半球内侧面的前 2/3 及大脑凸面一部分不同区域。胼胝体也通常主要依靠 ACA 分支供血，即胼胝体穿支、胼周支及胼缘支。（右图）轴位 DWI 示左侧额叶大脑镰旁 ACA 供血区的弥散受限➡

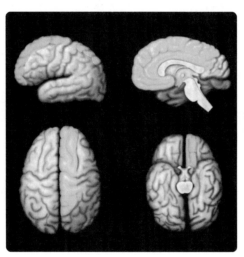
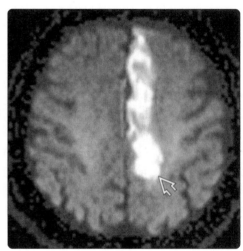

图 4-3 （左图）示意图示 PCA 供血区域，包括枕叶、颞叶下部及大脑半球间区域的内后 1/3。PCA 缺血的患者最常见的表现为视觉障碍。大血管/动脉粥样硬化性卒中占卒中的 40%。动脉粥样硬化斑块最常见于颈动脉分叉部。（右图）轴位 DWI 示枕叶由于 PCA 缺血引起的弥散受限➡。DWI 是对急性缺血最敏感的 MR 序列

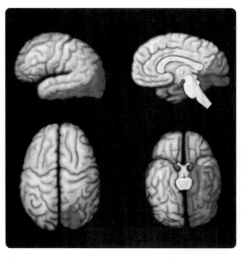
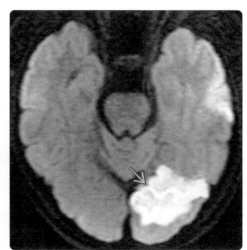

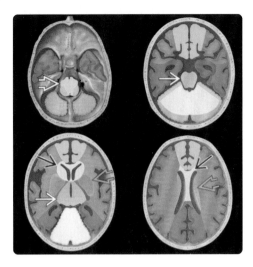

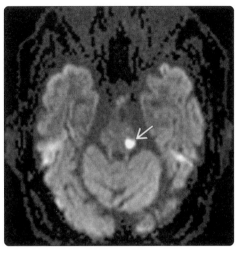

图 4-4　（左图）轴位示意图示主要穿支动脉供血分布区。脑桥及丘脑穿支动脉➡，以及延髓穿支➡，由椎基底动脉系统发出。内侧➡及外侧➡豆纹动脉由前循环发出，为基底节区供血。脉络膜动脉供血区以紫红色标记。（右图）轴位 DWI 示脑桥穿支动脉供血区急性缺血所致弥散受限➡

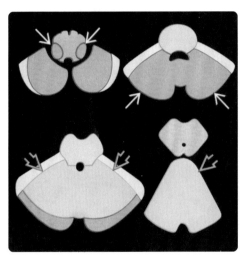

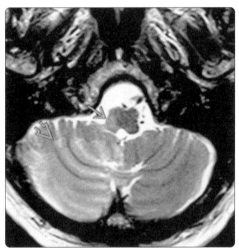

图 4-5　（左图）轴位示意图示小脑动脉供血分布区。小脑上动脉（superior cerebellar artery，SCA）➡（绿色）供应小脑半球上部。小脑后下动脉（posterior inferior cerebellar artery，PICA）➡ [粉色供应小脑下部及延髓外侧的大部分。小脑下前动脉（anterior inferior cerebellar artery，AICA）（黄色）供应小脑半球的岩骨面。（右图）轴位 T2WI 示椎动脉栓子脱落导致 PICA 梗死，出现右侧小脑半球下部➡及延髓外侧➡高信号病灶。

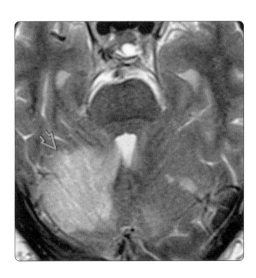

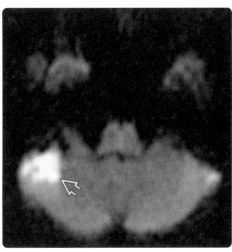

图 4-6　（左图）轴位 T2WI 示急性 SCA 梗死后出现右侧小脑半球上部高信号伴占位效应➡。SCA 梗死可导致小脑半球上部及脑桥外上侧受累。（右图）轴位 DWI 示小脑半球前下部外侧急性弥散受限病灶➡，该区域由 AICA 供血。AICA 主要供应脑桥腹侧及小脑半球的岩骨面、桥臂、小脑绒球以及内耳、第Ⅶ、Ⅷ对脑神经

图 4-7　（左图）全脑示意图示大脑半球的主要供血动脉。MCA（红色）供应额叶及颞叶的外侧面。ACA（绿色）供应半球的内侧面。PCA（紫色）供应枕叶及颞叶下部。分水岭区 ➡ 为主要血管供血区域的交界区。（右图）轴位 DWI 示左侧 MCA 供血区弥散受限，基底节未受累。MCA 供血区是缺血性卒中最好发的部位

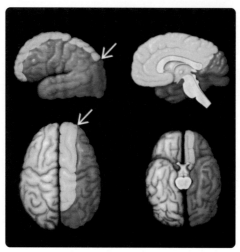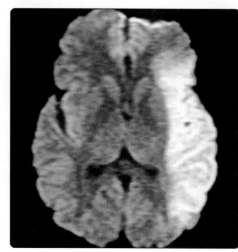

图 4-8　（左图）轴位 CT 灌注扫描 CBF 彩图示左侧半球 MCA 供血区超急性缺血灶 ➡，出现大面积脑血流量降低。（右图）同一患者，轴位 CT 灌注扫描 CBV 彩图示相对更小面积的区域 ➡ 出现脑血容量降低。CBV 可作为核心缺血区的标志。CBF/CBV 不匹配与大面积缺血半暗带的存在有关，提示患者可能从溶栓或取栓治疗中获益

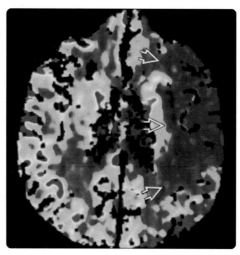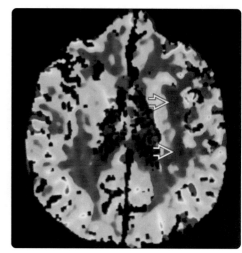

图 4-9　（左图）侧位大体病理示 MCA 供血区慢性梗死伴出血及额叶岛盖 ➡ 和颞叶 ➡ 的脑软化灶。（右图）轴位 FLAIR 示主要动脉（MCA、PCA、ACA）供血交界的分水岭区多发高信号病灶 ➡，这些病灶与低灌注导致的急性缺血有关。所有 3 支动脉供血区的交界区 ➡ 在脑低灌注时尤其容易受损

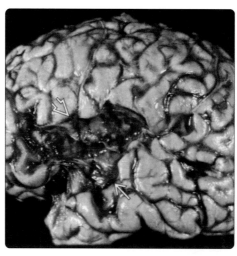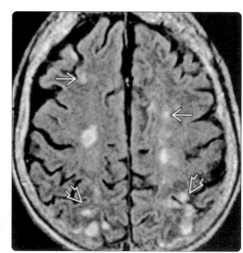

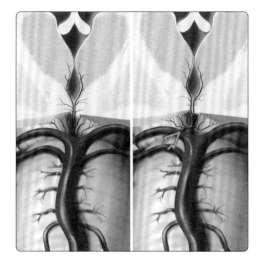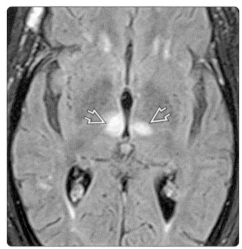

图 4-10　（左图）基底动脉尖斜冠位示意图示（左半）内侧丘脑通常主要由多支 PCA 和基底动脉尖穿支动脉供血。右半图示 Percheron 动脉➡，属解剖变异，即由 P1 发出的单条、粗大的穿支动脉，供应双侧丘脑及内侧中脑。（右图）轴位 FLAIR 示双侧内侧丘脑高信号病灶➡，由急性 Percheron 动脉梗死引起。通常还可见内侧中脑受累

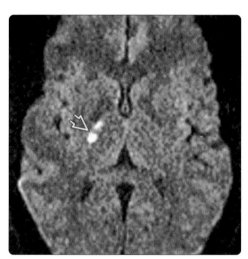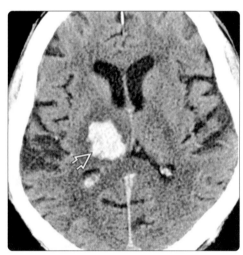

图 4-11　（左图）轴位 DWI 示内囊后肢高信号病灶➡，病变由脉络膜前动脉血供区急性缺血引起。脉络膜前动脉通常供应中脑外侧、海马沟回、丘脑、内囊后肢及视束。脉络膜后动脉通常供应丘脑枕、丘脑、颞叶内侧、胼胝体压部及脉络丛。（右图）轴位 CT 示典型丘脑高血压性出血➡，是卒中第二常见的病因

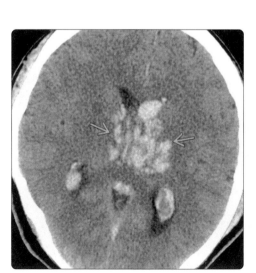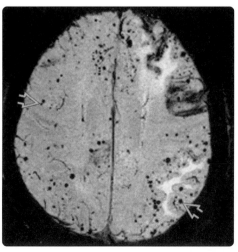

图 4-12　（左图）轴位 CT 示深静脉栓塞所致双侧丘脑出血➡。静脉血栓形成危险因素包括妊娠、创伤、脱水、感染、口服避孕药、凝血功能障碍、恶性肿瘤、胶原血管病及蛋白 C、蛋白 S 缺乏症。（右图）老年患者，轴位 SWI 示双侧大脑半球微小出血所致广泛的磁敏感伪影➡，为脑淀粉样血管病的典型表现

要　点

影像

- CT 上的高密度（50～70HU）团块；发病 1 天后外周开始出现水肿
- 血肿中心（核心）演变较外周慢
- MR：脑出血的分期基于 T1 和 T2 的信号特征
  - MR 与 CT 在超急性期同样敏感，在亚急性期及慢性期，MR 较 CT 更敏感
  - 血肿的 MR 信号改变自外周向中心进展

病理

- 最常见病因：高血压（hypertension，HTN）、脑淀粉样血管病、创伤、出血性血管畸形
- 常见病因：梗死再灌注、凝血功能障碍、恶病质、药物滥用、肿瘤（胶质瘤、转移瘤）

临床要点

- 发病率：30～40/10 万人
- HTN、高龄为最重要的危险因素

- 预后取决于病灶大小、发病时意识水平和病灶位置
  - 1 个月内死亡率为 35%～52%（其中 50% 在前 2 天死亡）；1 年内死亡率为 59%
- 服用华法林合并脑内血肿（intracerebral hematoma，ICH）的患者死亡率更高（3 个月内死亡率为 2 倍）
- 过去数十年，抗凝相关的 ICH 发生率增加（高达 20%）
- HTN（90%）、呕吐（50%）、意识障碍（50%）、头痛（40%）、癫痫（10%）

诊断纲要

- CT 发现急性血肿呈明显不均匀，提示血肿扩大及死亡率升高
- 涡流征、造影剂滞留及增强提示血肿扩大及死亡率升高
- 液-液平面→注意除外可能存在潜在的凝血功能障碍

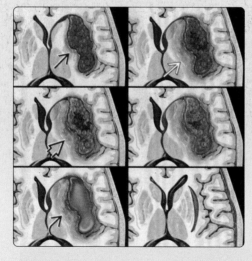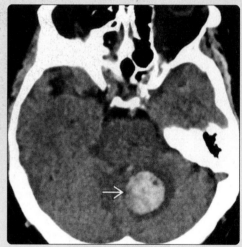

图 4-13　（左图）轴位示意图示脑实质出血由超急性期（细胞内氧合血红蛋白）向急性期（细胞内脱氧血红蛋白伴周围水肿）演化。亚急性早期和亚急性晚期（分别为细胞内和细胞外正铁血红蛋白）逐渐演变为含铁血黄素填充的慢性囊腔。（右图）高血压患者，轴位 CT 平扫示高密度团块伴周围轻度水肿，提示急性左侧小脑出血

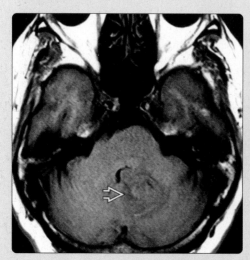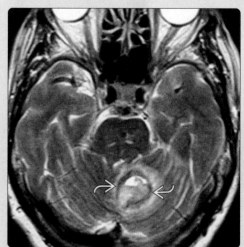

图 4-14　同一患者，轴位 T1WI 示小脑出血，病灶主要为等或略低信号，推测可能为超急性期出血代谢产物。（右图）同一患者，轴位 T2WI 示超急性期出血灶，相较周围脑实质呈高信号，周围可见低信号环。脑内出血一般由外周至中心演化，中央核心演化速度最慢

术语

缩写

- 脑内血肿(intracerebral hematoma,ICH)

同义词

- 脑实质内出血(intraparenchymal hemorrhage)

影像

一般特点

- 最佳诊断要点
  - CT 上的高密度团块(50~70HU);几天后形成周围水肿
  - 血肿中心(核心)演变较周围慢
  - MR:ICH 分期基于 T1 及 T2 信号
  - 超急性期 MR 与 CT 同样敏感,亚急性期及慢性期 MR 较 CT 更敏感
- 部位
  - 幕上>幕下
- 大小
  - 从镜下的微出血到巨大面积血肿;单发>>多发
- 形态
  - 卵圆形;较大血肿往往形态不规则、密度不均匀

CT 表现

- CT 平扫
  - 超急性期及急性期:高密度团块(0~3 天)
    - 出血即刻:不均匀高密度,40~60HU
    - 最初几小时内血凝块形成及收缩,CT 值升至 60~80HU
    - 血肿核心血凝块成熟,CT 值升至 80~100HU
    - 如果血红蛋白<80~100g/L(血友病、肾功能衰竭),可呈等密度
    - 较大的血肿内部可见液-液平面,多与凝血功能障碍或抗凝治疗有关
    - 水肿和占位效应最初较轻(<3h)
    - 漩涡征:脑外血肿中高密度血凝块内可见较小的低密度区,表现为漩涡样结构(提示活动性出血)
  - 亚急性期:3~10 天
    - 密度进行性下降(1.5HU/日)
    - 水肿约在发病 5 日后达到高峰
    - 1~4 周呈等密度,取决于血肿最初大小
  - 慢性期:>10 天
    - 后遗病灶:低密度灶(37%),无明显后遗病灶(27%),裂隙样病灶(25%),钙化(10%)
- 增强 CT
  - 活动性出血:造影剂局灶聚集;CTA"点征"
  - 亚急性至慢性期:边缘增强(3 天至 1 个月)
  - 慢性期:增强消失(2~6 个月)

MR 表现

- T1WI
  - 超急性期(<24h):等信号至略低信号
  - 急性期(1~3 天):等信号至略低信号
  - 亚急性早期(3~7 天):周围信号升高,中心等信号
  - 亚急性晚期/慢性期早期(1~2 周/4 周):弥漫性信号升高
  - 慢性期晚期(>1 个月):等信号至低信号
- T2WI
  - 超急性期:高信号,边缘可见极其细微的低信号环,周围水肿呈高信号
  - 急性期:显著低信号,水肿加重
  - 亚急性早期:低信号较前减轻,水肿加重
  - 亚急性晚期/慢性期早期:中心信号逐渐增高,周围呈低信号
  - 慢性期:低信号环或裂隙,无水肿
- FLAIR
  - 与 T2WI 相同
    - 可见出血破入蛛网膜下腔
- T2* GRE
  - 超急性期:常见边缘低信号;可用于鉴别出血及其他占位性病变
  - 急性期:弥漫性显著低信号
  - 亚急性早期:低信号(>T2WI 及 FLAIR)
  - 亚急性晚期/慢性期早期:边缘低信号进一步降低
  - 慢性期晚期:胶质含铁血黄素充填,呈持续性显著低信号结节或裂隙样改变
- DWI
  - 受 T2 信号影响显著(T2 穿透效应和 T2 暗化效应)
  - 超急性期、急性期及急性期早期,ADC 可见出血核心弥散受限
- 增强 T1WI
  - 出血后数天内可出现边缘强化,可持续数月
- SWI
  - 较 GRE 对微小出血更敏感

影像检查方法推荐

- 最佳影像检查
  - 初步诊断:CT 平扫或 MR
  - 分期/进一步检查:MR、MRA/MRV 或 CTA/CTV
  - 若病因不明,可完善血管造影

鉴别诊断

含脂肪病变

- 脂肪瘤、皮样囊肿
- 类似亚急性 ICH 的病变(T1WI、T2WI 高信号)
- 化学位移伪影、无水肿、脂肪抑制序列信号减低可助于确诊

钙化病变

- 硬脑膜斑块、动脉瘤血栓形成、脑膜瘤
- T2WI 及 GRE 低信号,T1WI 信号多变

富含蛋白质的液性病变

- 胶样囊肿、颅颊裂囊肿(Rathke cleft cyst,RCC)、颅咽管瘤
- T1WI 略高信号,T2WI 低信号

病理

一般特点

- 病因

- 非常常见：HTN、脑淀粉样血管病（cerebral amyloid angiopathy，CAA）、创伤、出血性血管畸形
  - 常见：梗死再灌注、凝血功能障碍、恶病质、药物滥用、肿瘤
  - 少见：硬脑膜窦血栓形成、子痫、心内膜炎伴脓毒性栓子、真菌感染（曲霉菌病、毛霉菌病）、脑炎
- 遗传学
  - ICH 可散发或呈家族性综合征（家族性脑淀粉样血管病、家族性海绵状血管瘤）
- 合并异常
  - 血管源性水肿迅速形成，约在发病第 5 日达到高峰
  - 出血破入脑室或蛛网膜下腔

分期、分级和分类

- 血肿的 MR 分期尚不统一
  - 超急性期：<24h；急性期：1~3 天；亚急性期早期：3~7 天；亚急性期晚期：1~2 周；慢性期：>1 个月

大体病理及术中特征

- 急性至亚急性早期：充满血液的囊腔，周围为血管源性水肿、炎性改变
- 亚急性期早期至慢性期早期：机化血块，囊壁可见新生血管形成
- 慢性期晚期：含铁血黄素瘢痕伴胶质增生

显微镜下特征

- 出血即刻
  - 富含水的液性血肿；95%~98%氧合血红蛋白
- 超急性期
  - 红细胞，含反磁性氧合血红蛋白
  - 水含量高（T2 信号升高、T1 信号降低）
  - 周围开始出现血管源性水肿
- 急性期
  - 完整红细胞内的脱氧血红蛋白
    - 完整的红细胞内含有顺磁性脱氧血红蛋白，脱氧血红蛋白有 4 个不成对电子，可形成跨膜梯度→T2WI 及 GRE 低信号改变
    - 血红蛋白顺磁中心使水分子不能通过→无 T1 缩短效应
  - 严重水肿
- 亚急性期早期
  - 完整红细胞内的脱氧血红蛋白被氧化为顺磁性的正铁血红蛋白，带有 5 个不成对电子
    - 磁敏感性形成跨膜梯度→T2WI 及 GRE 低信号
  - 正铁血红蛋白从血肿周围开始形成→T1 高信号最初见于血肿边缘
- 亚急性晚期→慢性期早期
  - 红细胞裂解→正铁血红蛋白被释放至细胞外间隙→红细胞跨膜梯度消失
    - 磁场不均匀性消失、水含量增加→T2WI 及 FLAIR 信号升高
  - 偶极子-偶极子相互作用持续存在→T1 缩短
  - 水肿及占位效应减轻
- 慢性期
  - 溶解的红细胞和血凝块被巨噬细胞吞噬
  - 正铁血红蛋白转化为铁蛋白和含铁血黄素
  - 残余囊腔、裂隙样病灶伴含铁血黄素瘢痕在血

脑屏障完整区域内持续时间不确定
  - 水肿、炎症消退

临床要点

临床表现

- 最常见症状体征
  - HTN（90%）、呕吐（50%）、意识障碍（50%）、头痛（40%）、癫痫（10%）
- 临床特点
  - HTN、高龄是最重要的危险因素
  - 抗凝相关的 ICH 发病率升高

人口统计学

- 发病率
  - 约 30/10 万（美国）；37/10 万（欧洲）
- 年龄
  - 风险随年龄增长而增加（美国平均年龄 63 岁，欧洲 70 岁）
- 性别
  - 65 岁以下，男性发病率为女性的 3.4 倍；65 岁以上无显著性别差异
- 种族
  - 与白种人相比，非裔（高 3.8 倍）和拉美裔（高 2.6 倍）的 ICH 风险更高

病程和预后

- 1/4 的患者发生 1 次或多次再出血
  - 再出血：死亡率增加
- 70%患者死于第 2 次或第 3 次 ICH
- 预后取决于病灶大小、部位及发病时的意识水平
  - 后颅窝和脑叶出血的死亡率高于深部出血
  - 脑室扩大：脑叶出血伴脑室扩大死亡率升高，丘脑出血伴脑室扩大死亡率减低
  - 华法林相关的 ICH 死亡率较高（3 个月内死亡率为 2 倍）
- 20%患者 6 个月后可生活自理

治疗

- 必要时行血肿清除手术

诊断纲要

影像解读要点

- MR 对 ICH 的分期更敏感、准确
- 血肿周围大范围的血管源性水肿常见于潜在肿瘤基础
- CT 上显著不均匀急性血肿预示血肿扩大和更高的死亡率
- 漩涡征、造影剂渗漏以及强化提示血肿扩大和死亡率升高
- 液-液平面：注意是否存在凝血功能障碍基础

参考文献

1. Sampath Kumar NS et al: Multiple spontaneous hypertensive intracerebral hemorrhages. J Stroke Cerebrovasc Dis. 24(1):e25-7, 2015
2. Toyoda K et al: Seeking best medical treatment for hyperacute intracerebral hemorrhage. Neurology. ePub, 2014
3. van Etten ES et al: Incidence of symptomatic hemorrhage in patients with lobar microbleeds. Stroke. 45(8):2280-5, 2014
4. Silvera S et al: Spontaneous intracerebral hematoma on diffusion-weighted images: influence of T2-shine-through and T2-blackout effects. AJNR Am J Neuroradiol. 26(2):236-41, 2005

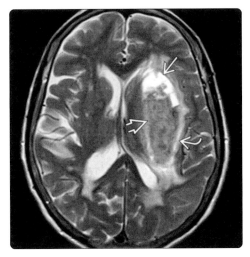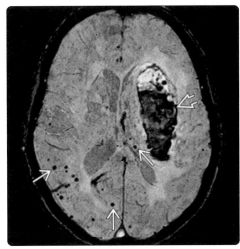

图 4-15　（左图）轴位 T2WI 示左侧基底节较大高血压性脑出血血肿，提示内含亚急性期早期血液代谢产物，主要呈低信号➡，并伴周围水肿➡。血肿前部呈高信号，提示存在更初期的血液代谢物➡。（右图）轴位 SWI 示低信号的血肿➡，远处可见数个微小出血导致的磁敏感病灶➡（由含铁血黄素引起），是由慢性高血压引起的

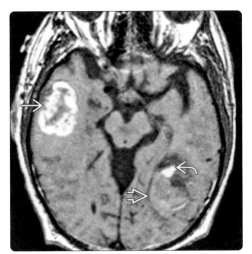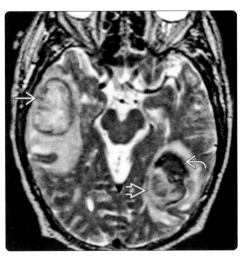

图 4-16　（左图）脑淀粉样血管病患者伴脑内血肿，轴位 T1WI 示左侧大脑半球后部超急性期（等信号）➡、急性期/亚急性期早期（高信号）➡出血灶，以及右颞叶亚急性期晚期出血灶（高信号）➡。（右图）轴位 T2WI 示后部出血灶内超急性期部分呈不均匀高信号➡，急性期/亚急性期早期部分呈低信号➡。亚急性期晚期出血灶➡ T1、T2 均呈高信号

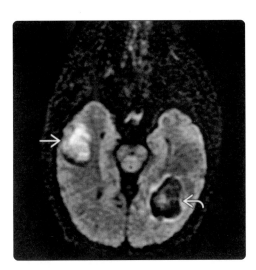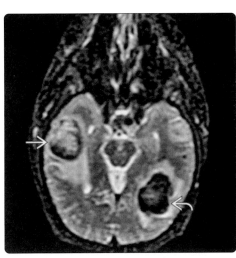

图 4-17　（左图）同一患者，基线扫描 21h 后，轴位 DWI 示右侧亚急性期出血灶 DWI 信号主要由 T2 穿透效应决定➡，急性期/亚急性期早期出血灶 DWI 信号受 T2 暗化效应影响➡。（右图）轴位 ADC 示 DWI 信号主要由 T2 效应决定。仅有急性期/亚急性期早期出血灶呈低 ADC 值➡，而右侧颞叶亚急性出血灶弥散受限好转➡

要 点

术语

- 原发性脑实质内出血（primary intraparenchymal hemorrhage，pICH）
- 急性非创伤性脑出血

影像

- 急性圆形或卵圆形脑内血肿
- 从亚厘米级的微出血至大量 ICH 不等
- 常见病因的 pICH 对应的血肿部位
  - HTN：基底节＞丘脑＞脑桥＞小脑
  - 淀粉样血管病：脑叶
  - 动静脉畸形（arteriovenous malformation，AVM）：任何部位
  - 海绵状血管畸形：任何部位
  - 静脉窦血栓：皮层下白质
  - 肿瘤：任何部位
- 检查方法推荐
  - 若高血压患者出现纹状体内囊血肿→不必行下一步检查
  - 若不典型血肿→CTA 或 MR/MRA
  - 不典型血肿或病史不清：MR（T2*、DWI、C+）
  - 若标准检查提示血管性病因→CTA/MRA
  - 若怀疑静脉性梗死→CTV/MRV

病理

- 儿童患者，<18 岁：血管畸形（约 50%）＞血液病、血管疾病、静脉性梗死、肿瘤
- 青年人，<45 岁：血管畸形、药物滥用、静脉血栓形成、PRES、血管炎、肿瘤
- >45 岁成年人：HTN、淀粉样血管病＞肿瘤（原发或转移）、静脉性梗死、凝血功能障碍

临床要点

- ICH 约占急性卒中的 15%
- 治疗：控制 ICP、脑积水
- 具备临床指征时手术清除血肿
- 若 CTA 点征阳性，提示存在活动性出血，预示血肿将扩大，预后不佳
- 1 年死亡率可达 60%

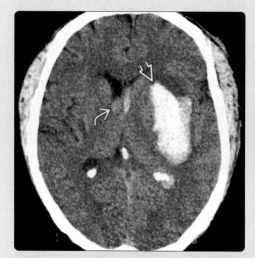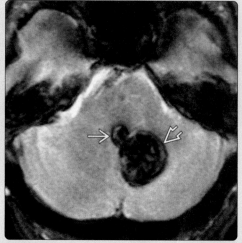

图 4-18 （左图）轴位 CT 示中心位于左侧外囊及壳核的高密度血肿➡️，伴水肿及占位效应，并破入脑室➡️。这是高血压性脑出血最常见的出血部位。（右图）71 岁男性患者，轴位 GRE 示左侧小脑半球急性高血压性脑出血➡️，破入第 4 脑室➡️。后颅窝脑出血约占所有高血压性脑出血的 10%

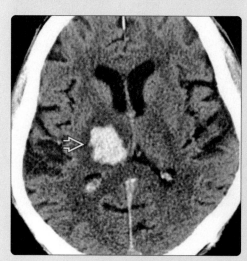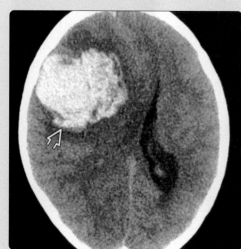

图 4-19 （左图）58 岁女性患者，既往高血压病史，轴位 CT 示右侧丘脑高密度血肿➡️，伴周围水肿。该患者无须进一步影像学检查。（右图）5 岁患儿，轴位 CT 示巨大的额叶血肿➡️，伴周围水肿及占位效应。进一步影像学检查发现海绵状血管畸形。血管病变约占儿童所有脑出血的 50%

术语

同义词

- 原发性脑实质内出血(primary intraparenchymal hemorrhage,pICH)、出血性脑卒中

定义

- 急性非创伤性脑出血
  - 发病时通常病因不清

影像

一般特点

- 最佳诊断要点
  - 急性非创伤性颅内血肿
- 部位
  - 因病因不同而各异
    - 高血压(HTN):深部灰质(基底节、丘脑)、脑桥、小脑半球
    - 淀粉样血管病:脑叶
    - 动静脉畸形(AVM):任何部位
    - 海绵状血管畸形:任何部位,常见于脑干
    - 静脉窦血栓形成:栓塞静脉窦旁的皮层下白质
    - 肿瘤:任何部位,常见于后颅窝
- 大小
  - 从亚厘米级的微出血至大量 ICH 不等
- 形态
  - 通常为圆形或卵圆形,血肿较大时形态常不规则
  - HTN 和淀粉样血管病的出血形态
    - 急性脑实质血肿
    - 多发亚急性/慢性微出血,位于深部灰质(HTN>淀粉样血管病)和/或皮层下白质(淀粉样血管病>HTN)
    - 通常只有在 GRE 或 SWI 序列上可见微出血

CT 表现

- CT 平扫
  - 急性高密度圆形/椭圆形肿物
  - 可呈混杂等密度或高密度
  - 液-液平面可见于
    - 凝血功能障碍
    - 活动性出血
    - 血液流入囊性肿物中
  - 周围低密度(水肿)
  - 深部(基底节)ICH 可破入侧脑室
- CTA
  - 通常无阳性发现
  - ±潜在的血管畸形(AVM、动脉瘤)
  - 可发现硬脑膜窦血栓

MR 表现

- T1WI
  - 超急性期(<24h)
    - 中心等信号(氧合血红蛋白)
    - 周围等信号(脱氧血红蛋白、血凝块-正常组织交界)
    - 边缘低信号环(血管源性水肿)
- T2WI
  - 超急性期(<24h)
    - 中心不均匀高信号

- 周围可见轻微低信号
- 边缘高信号水肿环
- T2* GRE
  - 低信号
  - 多发低信号病变(黑点)
    - 基底节及丘脑病变提示高血压
    - 皮层下白质病变提示淀粉样血管病
- DWI
  - 常见 T2 穿透效应;病变核心可见弥散受限
- 增强 T1WI
  - 若存在肿瘤、血管畸形,可见强化
- MRA
  - 通常正常,可发现血管病变
- MRV
  - 可发现硬脑膜窦血栓形成

血管造影表现

- DSA,通常阴性
  - 可发现硬脑膜窦闭塞,血管血流停滞提示 AVM 血栓形成

影像检查方法推荐

- 最佳影像检查
  - 筛查:CT 平扫
    - 若高血压患者发现基底节血肿→不必进一步影像检查
    - 可行 CTA 除外潜在的血管病变
  - 常规 MR(包括 T2*、SWI、DWI)
    - 若出血病因不明确,或 CT 表现不典型,可考虑 MR
    - 若 T2* 示多发黑点→不必进一步影像检查
    - 增强 T1WI 可用于除外肿瘤
    - 若已有证据提示出血原因是血管性病变→MRA/CTA
    - 随诊:若病因不明确,复查 MR;若基线 MRA/CTA 结果阴性,行 DSA
- 检查方法推荐
  - 不典型血肿或病史不明确:MR(包括 T2*、SWI、DWI、增强 T1WI)
  - 若怀疑静脉性梗死,加做 MRV

鉴别诊断

高血压脑出血

- 常见于老年患者
- 基底节为最常见发病部位

血管畸形

- AVM、海绵状血管畸形最常见
- 基底节或丘脑 AVM 所致 ICH 发病率(9.8% 每年)远高于其他部位

脑淀粉样血管病

- 老年患者(70 岁,血压正常)
- 通常为脑叶出血
- T2* 可见外周区域微出血(黑点)

潜在的肿瘤

- 占非创伤性 ICH 的 2%~15%
- 原发(胶质母细胞瘤)或转移
- 通常可见强化

静脉血栓形成

- 可导致出血性静脉性梗死
- 危险因素:脱水、妊娠、口服避孕药

抗凝治疗

- 血肿进行性扩大,常可见液-液平面
- 注意查阅病史

药物滥用

- 可表现为高血压性纹状体内囊出血
- 少见:假性动脉瘤破入大脑半球

血管炎

- 常导致蛛网膜下腔出血(subarachnoid hemorrhage,SAH)而不是 ICH
- 患者通常较年轻

硬脑膜 AVF(伴皮层静脉分流)

- 扩张静脉呈"流空信号"

假性动脉瘤破裂

- 真菌性(心内膜炎)
- 创伤性
- 血管病变

病理

一般特点

- 病因
  - 儿童,<18 岁:血管畸形(约 50%)>血液病、血管疾病、静脉性梗死、肿瘤
  - 青年人,<45 岁:血管畸形、药物滥用、静脉血栓形成、PRES、血管炎、肿瘤
  - >45 岁成年人:HTN、淀粉样血管病>肿瘤(原发或转移)、静脉性梗死、凝血功能障碍
- 遗传学
  - 急性自发性 ICH 发病后 MMP-9、细胞因子基因表达增加
  - 载脂蛋白 E(apolipoprotein E,Apo-E)基因及其等位基因 e2、e4 与 ICH 密切相关

分期、分级和分类

- 临床"ICH 评分"与 30 天死亡率相关
  - 入院时 GCS 评分
  - >80 岁,ICH 体积
  - 幕下出血
  - 脑室内出血

大体病理和术中特征

- 从点状的微出血到大片脑实质内血肿不等

显微镜下特征

- 常见微血管病变并存,如淀粉样血管病、HTN

临床要点

临床表现

- 最常见症状体征

- 90%的复发 pICH 为高血压患者
- 较大的 ICH 表现为感觉运动功能障碍、意识障碍

人口统计学

- 年龄
  - 所有人群均可发病
- 流行病学
  - 脑实质出血约占急性卒中的 15%

病程和预后

- 预后与 ICH 部位、大小有关
- 血肿扩大通常发生在发病的 24~48h 内
  - 危险因素:酒精、低纤维蛋白原水平、凝血功能障碍、血肿形态不规则
- 即使及时干预,仍有 20%~30%的患者在 48h 内死亡
- 水肿与预后不良有关
- 死亡率:起病第一个月内为 30%~55%
- 1 年内死亡率可达 60%
- 30%患者 1 年内发生再出血
- 大部分存活患者有明显的后遗症
- 全球范围内发病率约为 25/10 万人
- 若 CTA 显示点征(spot sign)阳性,提示活动性出血,预示血肿扩大、预后不佳

治疗

- 控制 ICP、脑积水
- 具备临床指征时手术清除

诊断纲要

注意

- 应考虑潜在的出血原因(AVM、淀粉样血管病、肿瘤、药物滥用等)

影像解读要点

- 无明确出血原因的 ICH→在 $T2^*$ MR 中寻找微出血病灶
- 液-液平面、等/略高密度的血凝块提示凝血功能障碍

参考文献

1. Alexander MD et al: Association between Venous Angioarchitectural Features of Sporadic Brain Arteriovenous Malformations and Intracranial Hemorrhage. AJNR Am J Neuroradiol. ePub, 2015
2. Kranz PG et al: Spontaneous brain parenchymal hemorrhage: an approach to imaging for the emergency room radiologist. Emerg Radiol. 22(1):53-63, 2015
3. Sampath Kumar NS et al: Multiple spontaneous hypertensive intracerebral hemorrhages. J Stroke Cerebrovasc Dis. 24(1):e25-7, 2015
4. Ciura VA et al: Nontraumatic acute intraparenchymal hemorrhage: algorithm for workup and differential diagnosis. Semin Roentgenol. 49(1):112-26, 2014
5. Koivunen RJ et al: Predictors of early mortality in young adults after intracerebral hemorrhage. Stroke. 45(8):2454-6, 2014
6. Caceres JA et al: Intracranial hemorrhage. Emerg Med Clin North Am. 30(3):771-94, 2012
7. Hanley DF: Intraventricular hemorrhage: severity factor and treatment target in spontaneous intracerebral hemorrhage. Stroke. 40(4):1533-8, 2009
8. Kumar R et al: Spontaneous intracranial hemorrhage in children. Pediatr Neurosurg. 45(1):37-45, 2009
9. van Beijnum J et al: Outcome after spontaneous and arteriovenous malformation-related intracerebral haemorrhage: population-based studies. Brain. 132(Pt 2):537-43, 2009
10. Chao CP et al: Cerebral amyloid angiopathy: CT and MR imaging findings. Radiographics. 26(5):1517-31, 2006
11. Qureshi AI et al: Spontaneous intracerebral hemorrhage. N Engl J Med. 344(19):1450-60, 2001

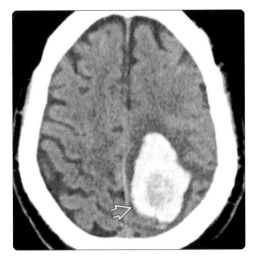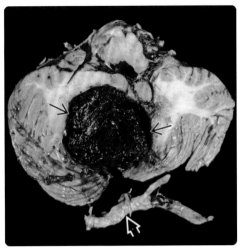

图 4-20　（左图）73 岁男性患者，轴位 CT 示额叶及顶叶急性出血➡。进一步 MR 检查发现潜在的强化灶，活检提示为黑素瘤转移灶。（右图）轴位大体病理示小脑中部水平切面可见急性自发性脑内血肿➡。可见基底动脉粥样硬化➡。患者患有慢性高血压，未发现其他潜在病变（Courtesy R. Hewlett, MD）

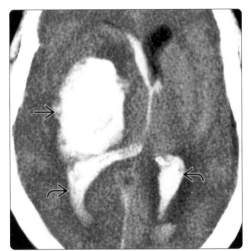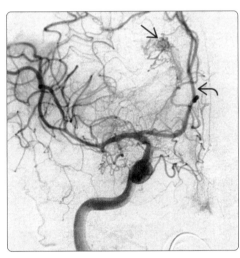

图 4-21　（左图）轴位 CT 平扫示典型的高血压性纹状体内囊出血➡，破入脑室➡，但对此例年轻患者必须考虑是否有其他潜在的病因，如药物滥用或血管病变。（右图）右侧颈内动脉血管造影，前后位 DSA 示基底节非血管性团块（血肿），中线位置的大脑前动脉移位➡。同时存在一簇异常动脉（AVM）➡，血供来自一支粗大的脉络膜前动脉

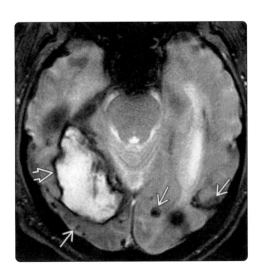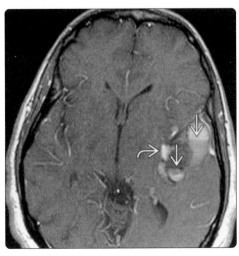

图 4-22　（左图）老年患者，轴位 GRE 示一大的枕叶出血灶➡及多发磁敏感伪影➡，亦称"开花征"，与该老年患者的脑淀粉样血管病所致含铁血黄素沉积有关。MR 可用于除外占位。（右图）轴位增强 T1WI 示左侧颞叶脑叶血肿。血肿内可见液-液平面➡，提示活动性出血。脑沟内更明显的强化区提示假性动脉瘤➡

要 点

术语

- 高血压脑出血 (hypertensive intracranial hemorrhage, hICH)
- 继发于高血压的急性非创伤性 ICH
- 卒中的第 2 常见病因

影像

- 初始筛查:高血压患者可采取 CT 平扫
- CT:急性圆形或卵圆形高密度团块
  - 纹状体内囊:壳核/外囊(60%～65%)
  - 丘脑(15%～25%)
  - 脑桥、小脑(10%)
- 多灶性微出血(1%～5%)
- 不均匀密度(凝血功能障碍、活动性出血)
- 其他表现:出血破入脑室、占位效应、脑积水、脑疝
- MR 信号强度(因血凝块存在时间不同)
  - 超急性期(<24h):T1WI 等低信号/T2WI 高信号
  - 急性期(1～3 天):T1WI 等低信号/T2WI 低信号
  - 亚急性期(数天):T1WI 高信号/T2WI 低高信号
  - 慢性期(1 周-数月):T1WI 高信号/T2WI 低信号

主要鉴别诊断

- 脑血管淀粉样变
- 出血性肿瘤
- 凝血功能障碍
- 深部静脉血栓形成
- 药物滥用(尤其是年轻患者)
- 血管畸形(老年人少见)

临床要点

- HTN 是所有卒中类型的最重要的独立危险因素
- 10%～15%的卒中患者为 hICH
- 40%～50%的非创伤性 ICH 由 hICH 引起
- HTN 是 45～70 岁患者自发性 ICH 最常见的病因
- 10%～15%高血压患者伴自发性 ICH 可能存在潜在的动脉瘤或 AVM

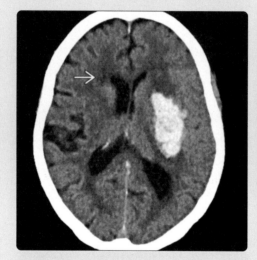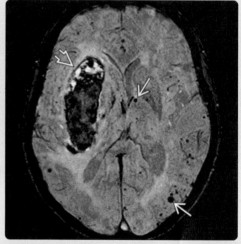

图 4-23 (左图)61 岁女性,既往高血压病史,轴位 CT 示左侧基底节出血典型表现,壳核及外囊(纹状体内囊)受累。脑室周围可见低密度影➡,可能与小血管慢性缺血相关。(右图)轴位 SWI 示基底节大片高血压性脑出血➡,以及多发含铁血黄素沉积磁敏感伪影➡,考虑由慢性高血压所致微出血引起

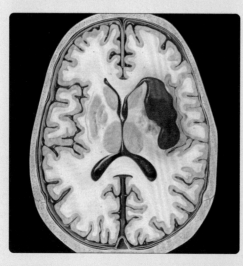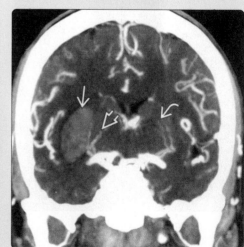

图 4-24 (左图)轴位示意图示基底节/外囊急性高血压脑出血的典型表现,出血破入侧脑室,并通过孟氏孔进入第三脑室。(右图)年轻患者,冠状位 CTA 示右基底节血肿➡,伴豆纹动脉受血肿推挤向内侧移位➡,左侧豆纹动脉位置正常➡。未见提示活动性出血的点征,亦未见其他血管病变

术语

缩写

- 高血压脑出血(hypertensive intracranial hemorrhage, hICH)

同义词

- 脑卒中、高血压性出血

定义

- 继发于系统性高血压(HTN)的急性非创伤性脑出血(ICH)

影像

一般特点

- 最佳诊断要点
  ○ 高血压患者,基底节或丘脑出现圆形或卵圆形高密度团块影
- 部位
  ○ 纹状体内囊:壳核/外囊(60%~65%)
  ○ 丘脑(15%~25%)
  ○ 脑桥、小脑(10%)
  ○ 脑叶(5%~10%)
- 大小
  ○ 亚厘米级微出血至数厘米血肿不等
- 形态
  ○ 通常圆形或卵圆形
  ○ hICH2 种主要出血形式
    - 急性局灶性血肿
    - 多发亚急性/慢性微出血(1%~5%)

CT 表现

- CT 平扫
  ○ 圆形或卵圆形高密度脑内团块
  ○ 若凝血功能障碍或存在活动性出血,密度可不均匀
  ○ 出血常破入脑室
  ○ 占位效应、脑积水、脑疝常见
- 增强 CT
  ○ 急性 hICH 无强化
- CTA
  ○ 急性 hICH 可见非血管性占位效应
  ○ 无潜在血管病变表现

MR 表现

- T1WI
  ○ 因血凝块分期而异
    - 超急性期血肿(<24h)
      □ 氧合血红蛋白(等/低信号)
    - 急性期血肿(1~3 天)
      □ 脱氧血红蛋白(等/低信号)
    - 亚急性期早期血肿(3~7 天)
      □ 细胞内正铁血红蛋白(高信号)
    - 亚急性期晚期血肿(1 周~数月)
      □ 细胞外正铁血红蛋白(高信号)
    - 慢性期血肿
      □ 低信号(±高信号中心)
- T2WI

- 血肿表现因分期而不同
  - 超急性期血肿(<24h)
    □ 氧合血红蛋白(高信号)
  - 急性期血肿(1~3 天)
    □ 脱氧血红蛋白(低信号)
  - 亚急性期早期血肿(3~7 天)
    □ 细胞内正铁血红蛋白(低信号)
  - 亚急性期晚期血肿(1 周~数月)
    □ 细胞外正铁血红蛋白(高信号)
  - 慢性期血肿(数月)
    □ 含铁血黄素(低信号)
  - 陈旧血肿(数月~数年)
    □ 低信号含铁血黄素瘢痕,±中心性高信号囊腔
  ○ 白质高信号为 hICH 的危险因素
- T2* GRE
  ○ 深部灰质核团及周围白质内多发低信号病灶(黑点)
    - 常见于长期 HTN 患者
    - 亦可见于淀粉样血管病(末梢区域更多见)
- DWI
  ○ 低信号或混杂高低信号(早期血肿)
- 增强 T1WI
  ○ 急性血肿常无强化
  ○ 造影剂外渗提示活动性出血
- MRA
  ○ 阴性

血管造影表现

- 常规造影
  ○ 若既往 HTN 病史,并伴深部核团出血,DSA 通常正常
    - 可见非血管性占位效应
    - 少见:豆纹动脉(lenticulostriate artery, LSA)"血球型"微动脉瘤
  ○ 并存的血管异常表现
    - 未破裂颅内动脉瘤的发生概率增加

影像检查方法推荐

- 最佳影像检查
  ○ 最初筛查=HTN 患者可采用 CT 平扫
  ○ 若年龄或病史不典型,考虑含 T2* 序列的 MR 或 CTA
  ○ 若怀疑超急性期缺血性"卒中",考虑 MR,包括 T2* 及 DWI 序列
  ○ 若 MR 表现为典型血肿,伴多灶性"黑点",考虑淀粉样血管病或慢性 HTN
  ○ 若 MR 表现为不典型血肿,考虑 MRA 或 CTA
  ○ 若 MRA 或 CTA 不能确诊,考虑 DSA

鉴别诊断

脑淀粉样血管病

- 脑叶出血>>基底节出血
- 老年患者常见,一般血压正常
- 仅有 5%~10%的 hICH 为脑叶出血,但由于 HTN 是非常常见的病因,所以仍需考虑

出血性肿瘤

- 转移瘤及原发肿瘤(如胶质母细胞瘤)
- 常见于中老年人

静脉血栓形成

- 通常有脱水、流感、妊娠、避孕药病史
- 可表现为脑叶血肿
- 注意寻找高密度的硬脑膜窦(并不总是存在)

脑深部静脉血栓形成

- 较硬脑膜窦、皮层静脉血栓形成少见
- 注意寻找大脑内静脉高密度灶、脑室内出血等表现
- 注意寻找双侧丘脑低密度改变

凝血功能障碍

- 常见于进行抗凝治疗的老年患者

药物滥用

- 可卡因及其他药物可引起血压骤然升高
- 若年轻患者出现无法解释的基底节出血,需考虑此原因

血管畸形

- 患者通常血压正常,且较年轻
- 海绵状血管畸形最常见
  - 注意寻找 T2*(或者 GRE、SWI 序列)序列上"黑点"(多发病变)
- 较少见:血栓形成所致的出血性 AVM 或 dAVF 或 MCA 动脉瘤

病理

一般特点

- 病因
  - 慢性 HTN 伴动脉粥样硬化、管壁玻璃样变、纤维素样坏死、管壁骤然破裂±假性动脉瘤形成
  - "血球型"微动脉瘤(豆纹动脉穿支假性动脉瘤)
  - 常见弥漫性微出血

大体病理和术中特征

- 大量基底节血肿±IVH
- 大脑镰下疝、脑积水(常见)
- 同时可见慢性出血性及缺血性小病灶(常见)

显微镜下特征

- 严重动脉粥样硬化伴管壁玻璃样变
- 可见纤维化的小假性动脉瘤或纤维状小球(纤维化的粟粒状动脉瘤)

临床要点

临床表现

- 最常见症状体征
  - 10%~15%的卒中患者存在 hICH
  - 大量 ICH 表现为感觉运动功能障碍及意识障碍
- 临床特点
  - HTN 为所有种类脑卒中的最重要的独立危险因素
  - 主要危险因素=HTN(ICH 风险提升 4 倍)

人口统计学

- 年龄
  - 成人,最常见于老年人
- 性别
  - 男性>女性
- 种族
  - 非裔美国人发病率较高
- 流行病学
  - 40%~50%原发性非创伤性 ICH 是由高血压性脑出血引起的
  - HTN 是 45~70 岁患者自发性 ICH 的最常见病因
  - 占所有卒中的 10%~15%;死亡率最高
  - 10%~15%的高血压伴自发性 ICH 的患者合并潜在的动脉瘤或 AVM

病程和预后

- MR 上发现微出血灶高度提示未来可能发生 hICH
- 出血发生后可持续长达 6h
- 神经功能的恶化常发生于发病 48h 内
  - 血肿扩大、水肿
  - 脑积水
  - 脑疝综合征
- 5%~10%的病例可再次发生出血,通常见于不同部位
- 预后与 hICH 的部位及大小相关
- 大量 hICH 伴 IVH 的死亡率可达 80%
- 1/3 存活者存在严重残疾

治疗

- 控制 ICP 及脑积水

诊断纲要

注意

- 患者是否存在控制不良的系统性 HTN 病史
- 有无潜在的凝血功能障碍、出血性肿瘤、血管畸形
- 对年轻患者无法解释的 hICH 应考虑药物滥用的可能

影像解读要点

- 脑叶 ICH 的潜在病因通常难以明确
- CT 下见血肿破入蛛网膜下腔通常提示病因非高血压;应考虑血管畸形导致的脑叶 ICH

参考文献

1. Koivunen RJ et al: Incidence, risk factors, etiology, severity and short-term outcome of non-traumatic intracerebral hemorrhage in young adults. Eur J Neurol. 22(1):123-32, 2015
2. Marsh EB et al: Predicting symptomatic intracerebral hemorrhage versus lacunar disease in patients with longstanding hypertension. Stroke. 45(6):1679-83, 2014
3. Shams S et al: Cerebral Microbleeds: Different Prevalence, Topography, and Risk Factors Depending on Dementia Diagnosis-The Karolinska Imaging Dementia Study. AJNR Am J Neuroradiol. ePub, 2014
4. Wilson D et al: Advances in understanding spontaneous intracerebral hemorrhage: insights from neuroimaging. Expert Rev Neurother. 14(6):661-78, 2014

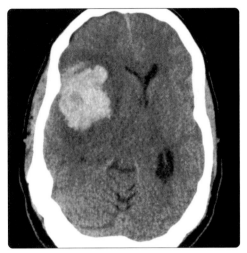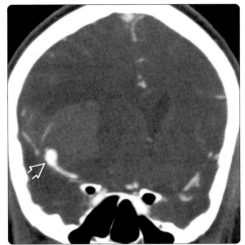

图 4-25　(左图)55 岁男性,因急性卒中至急诊就诊,轴位 CT 示右侧颞叶及外囊出血,伴周围水肿及占位效应。(右图)同一患者,冠状位 CTA 示较大的 MCA 动脉瘤➡,考虑为急性出血的病因。在患者病史不典型或出血部位不常见的情况下,CTA 是评估急性出血的关键方法

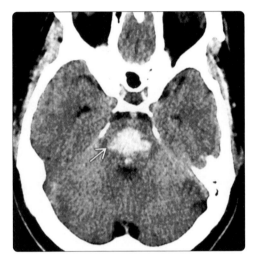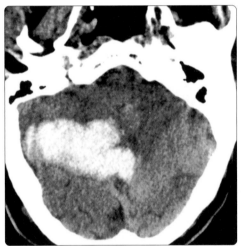

图 4-26　(左图)52 岁男性,既往高血压病史,突发神经功能障碍,CT 平扫示脑桥出血➡。(右图)老年男性,既往高血压病史,CT 平扫示右侧小脑出血,后颅窝(包括脑桥、小脑)虽然是高血压出血的相对不太常见的部位,但仍是所有部位中第 3 常见的出血部位(仅次于基底节及丘脑)

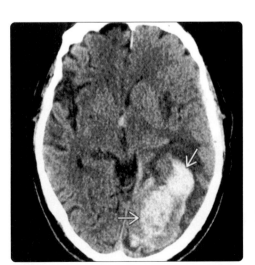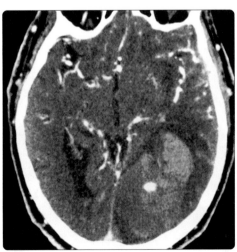

图 4-27　(左图)80 岁男性,因"卒中"至急诊就诊,CT 平扫示左侧枕叶急性血肿,密度不均➡。脑叶出血仅占高血压性出血的 5% ~ 10%。(右图)同一患者,由于血肿表现及部位不典型,行急诊 CTA 示血肿内造影剂外渗(点征),提示活动性出血。手术发现活动性出血源自出血性转移瘤(腺癌)

要　点

术语

- 远隔性小脑出血（remote cerebellar hemorrhage，RCH）
  - 通常发生于幕上开颅术后
  - 脊柱手术后少见
  - 发生在原发手术的远隔部位
  - 无潜在病变

影像

- 一般特点
  - 斑马征（出血覆盖小脑叶片表面）
  - 出血部位各异（半球内/半球表面、小脑蚓部）
  - 蛛网膜下腔和/或浅表脑实质出血
  - 术区对侧出血（29%）
  - 同侧（29%）、双侧（33%）、仅小脑蚓部（9%）
- 检查方法推荐
  - CT 平扫作为最初筛查，±CTA 以除外其他病因
  - MR±增强，±MRA
  - MR 应包括 T2*（GRE±SWI）

主要鉴别诊断

- 高血压性脑出血
- 凝血功能障碍相关的自发性出血
- 肿瘤出血

病理

- 脑脊液容量不足→小脑下部"下垂"→静脉受牵拉，出血
- RCH 通常于手术后即刻发生
- 大多数在术后几小时~1 天内发生

临床要点

- 确切发病率不清（约 0.1%~0.6%的幕上开颅手术）
  - 最常发生于动脉瘤术后、颞叶癫痫病灶切除术或占位切除术后
- 偶尔无症状，隐匿起病（未行影像学检查）
- 死亡率/致残率约 50%
- RCH 通常为自限性

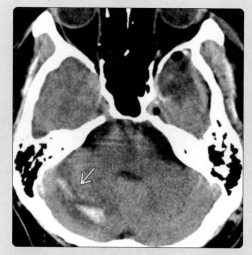
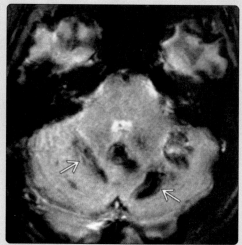

图 4-28 （左图）年轻患者，左侧颞叶切除术后，轴位 CT 示右侧小脑急性出血➡，可能为 RCH。病因考虑为脑脊液容量不足导致小脑向下位移，引起静脉损伤。（右图）轴位 GREMR 示 RCH 典型磁敏感伪影，亦称"开花征"➡，与近期出血相关。出血可为单侧、双侧或局限于小脑蚓部

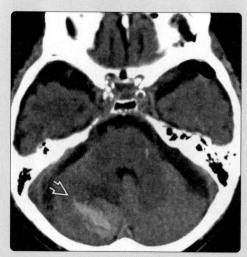
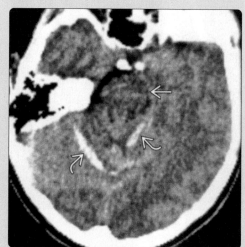

图 4-29 （左图）86 岁患者，左侧硬膜下积液钻孔引流术后，轴位 CT 示 RCH➡，这一血肿是偶然发现。大多数 RCH 的患者不需要干预。（右图）脑膜瘤术后患者，恢复不佳，轴位 CT 示双侧小脑叶片表面线样小脑出血➡，即所谓的斑马征，是 RCH 的常见表现。可见脑池消失➡

术语

缩写

- 远隔性小脑出血（remote cerebellar hemorrhage，RCH）

定义

- 中枢神经系统术后、尤其是幕上手术术后发生的小脑出血
  - 发生在原发手术部位的远隔部位
  - 无潜在的病变
  - 脑脊液引流→小脑"下陷"→静脉受牵拉，出血
- 脊柱手术术后较少出现

影像

一般特点

- 最佳诊断要点
  - 斑马征（血液覆盖于小脑叶片表面）
    - 继发于幕上开颅手术或脊柱手术术后
- 部位
  - 可见于小脑的各个部位
  - 蛛网膜下腔和/或浅表脑实质出血
- 形态
  - 小脑上半部叶片最常见

CT 表现

- CT 平扫
  - 高密度

MR 表现

- T1WI
  - 因血肿存在时间/分期不同而不同
- T2WI
  - 通常为低/高信号混杂
- T2* GRE
  - 有助于明确出血（开花征）
    - T2* 序列对脑实质出血最为敏感
    - SWI 较 GRE 更为敏感
  - 增强 T1WI
    - 无强化
  - MRA
    - 阴性

血管造影表现

- DSA 未发现潜在的血管病变
- 无皮层静脉/硬脑膜窦闭塞

影像检查方法推荐

- 最佳影响检查
  - CT 平扫初步筛查，±CTA
  - MR 平扫或增强，MRA
    - 包括 GRE 及 SWI
- 检查方法推荐
  - MRI，包括 T2* 序列，钆增强扫描及血管成像（MRA 和/或 DSA）

鉴别诊断

高血压性脑出血

- 基底节>丘脑>脑桥/小脑>脑叶

- 脑叶>浅表/小脑叶片
- T2* 可显示其他区域微出血

凝血功能障碍相关的自发性出血

- 医源性因素：华法林、肝素、阿司匹林
- 弥散性血管内凝血

肿瘤出血

- 转移瘤>原发性肿瘤
- 血管源性水肿、结节样强化

血管畸形

- 海绵状血管畸形
- AVM、dAVF

脑淀粉样血管病

- 常表现为脑叶出血
- 罕见小脑受累

病理

一般特点

- 病因
  - 可能为脑脊液容量不足
    - 可导致脑"下陷"，从而桥静脉闭塞、撕裂
    - 结果＝出血性静脉性梗死

大体病理和术中特征

- 出血性坏死，无潜在的血管畸形或肿瘤

临床要点

临床表现

- 最常见症状体征
  - 术后意识水平下降、癫痫发作
  - 小脑体征
    - 源于原发性出血或脑疝（较少见）
  - 可无症状
    - 术后影像检查偶然发现

治疗

- RCH 很少需要干预

诊断纲要

注意

- CT 平扫±CTA 筛查后，应考虑 MR 基线评价

影像解读要点

- 开颅手术或脊柱手术术后患者若出现小脑出血，应考虑 RCH

参考文献

1. Mallio CA et al: Bilateral remote cerebellar haemorrhage after spinal surgery: a case study and review of the literature. Brain Inj. 28(9):1216-22, 2014
2. Smith R et al: Remote cerebellar hemorrhage following supratentorial cerebrovascular surgery. J Clin Neurosci. 21(4):673-6, 2014
3. Borkar SA et al: Remote site intracranial haemorrhage: a clinical series of five patients with review of literature. Br J Neurosurg. 27(6):735-8, 2013
4. Thangasamy SJ et al: Remote cerebellar hemorrhage as an unusual complication of supratentorial surgery. A case report and literature review. Neuroradiol J. 24(5):779-82, 2011

五、生发基质出血

影像

- 大脑：出血代谢产物见于室管膜下区域，常累及尾状核丘脑切迹
- 小脑：出血代谢产物见于小脑表面，通常位于尾侧
- 超声是标准监护手段：敏感但不特异，检查者依赖性很强
- MR 检查很重要，且特异度和敏感性最高，但需充分评估检查过程中搬运的风险

主要鉴别诊断

- 深静脉血栓形成伴出血
- 动脉性缺血性梗死
- 孤立的脉络丛出血
- 孤立的脑室内出血

病理

- 生发基质出血(germinal matrix hemorrhage，GMH)：

灰质内毛细血管破裂
- PHI：出血性静脉梗死，可能是由于 GMH±IVH 压迫脑室壁内静脉造成的
- 脑积水
- 脑室周围白质软化(与 GMH+IVH 高度相关)
- 选择性神经细胞坏死(脑桥>丘脑、基底节、海马)
- 1 级：GMH(通常位于尾状核丘脑切迹)
- 2 级：GMH+IVH
- 3 级：GMH+IVH+脑室扩大
- 4 级(PHI)：脑室周围出血性静脉梗死

临床要点

- 最常见于<32 周孕周，<1 500g 的早产儿
- 罕见于>34 周胎龄儿
- 约 90%GMH 发生在出生后 3 天内
- 出血扩大范围在 5 天内达顶峰
- 脑积水是最重要的临床结局

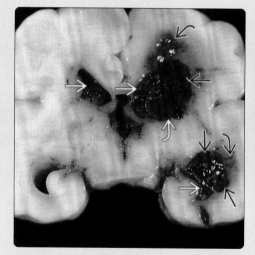
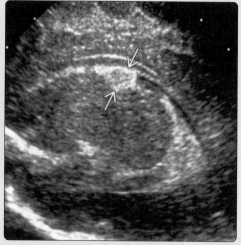

图 4-30　(左图)冠状位大体病理切片示左侧生发基质出血(germinal matrix hemorrhage，GMH)➘，伴脑室内受累出血➙，及左侧额颞叶 PHI ➭。可见凝血块从左侧侧脑室延伸进入髓静脉➙。(右图)早产儿，经囟门超声矢状位示尾状核丘脑切迹强回声病灶➙，无脑室内受累，符合 1 级 GMH 表现

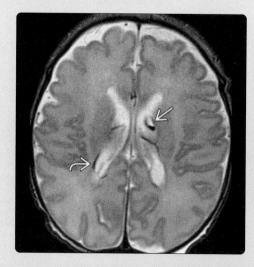
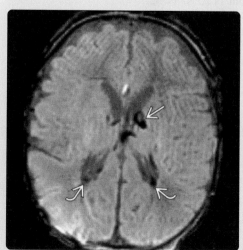

图 4-31　(左图)早产儿，羊水过少病史，轴位 T2WI 示左侧生发基质小灶性出血➙，沿着右侧侧脑室亦可见类似表现➙，符合 2 级 GMH 表现。(右图)同一早产儿，轴位 SWI 示左侧生发基质➙及侧脑室➙出血呈低信号，或称开花征。GMH 通常见于小于 32 孕周早产儿

术语

缩写

- 生发基质出血(germinal matrix hemorrhage,GMH)

同义词

- 4 级 GMH =脑室周围出血性梗死(periventricular hemorrhage infarction,PHI)
- 小脑 GMH =外颗粒层出血
- 生发基质 =脑室+脑室下区(subventricular zone, SVZ)

定义

- 生发基质(germinal matrix)
  - 富含血管的、神经管源性结构
    - 呈动态变化,随时间及空间不同而不同
  - 包含多种细胞类型
    - 神经干细胞
    - 定向分化的神经祖细胞
    - 室管膜细胞
    - 迁移前期/迁移中的神经元、胶质细胞

影像

一般特点

- 最佳诊断要点
  - 大脑:出血代谢产物见于室管膜下区域,通常累及尾状核丘脑切迹
    - ±脑室内出血
    - ±脉络丛出血[通常与 GMH+脑室内出血(intraventricular hemorrhage,IVH)有关]
    - ±脑室扩大
    - ±PHI
  - 小脑:出血代谢产物见于小脑表面
- 部位
  - 大脑 GMH:出血沿侧脑室壁进入生发基质,最常见于尾状核丘脑切迹
  - 小脑 GMH:出血进入小脑生发基质,分布于小脑半球及蚓部表面
  - PHI:出血分布于脑室周围白质内,临近尾状核丘脑切迹的生发基质,沿静脉分布
- 大小
  - 各异

CT 表现

- CT 平扫
  - 出血代谢产物表现为高密度

MR 表现

- T1WI
  - 出血代谢产物最初为等信号,约 3 天后演变为高信号
- T2WI
  - 出血代谢物表现为低信号(超急性期血肿可表现为 T2 高信号,但通常 MR 检查都在发病>12h 后进行,故目前尚未见报告)
  - 逐渐演变为中心高信号,边缘低信号
- T2* GRE
  - 出血代谢物呈开花征
- DWI
  - 信号多变(T2 值缩短使 DWI 信号降低,ADC 值减低使 DWI 信号升高)
  - 血凝块使 ADC 值降低

超声表现

- 灰阶超声
  - 室管膜下团块伴回声增强
    - 通常位于尾状核丘脑切迹
    - ±脑室内可见回声,脑室扩大
- 彩色多普勒超声
  - 有助于鉴别脉络丛回声还是非血管性血肿回声

影像检查方法推荐

- 最佳影像检查
  - 超声是标准监护手段:敏感但不特异,操作者依赖性强
  - MR 检查很重要,且敏感性和特异性最高,但需充分评估检查过程中搬运的风险
- 检查方法推荐
  - 超声:高频探头,多点监测

鉴别诊断

深静脉血栓形成伴出血

- 多见于>34 孕周早产儿
- 出血可发生于尾状核丘脑切迹,即终静脉与脉络丛静脉汇聚形成大脑内静脉处

动脉性缺血性梗死

- MR 上未发现出血代谢产物,病灶沿动脉供血区域分布

孤立的脉络丛出血

- 脑室壁无出血代谢产物

孤立的脑室内出血

- 常见于>34 孕周早产儿;脑室壁无出血代谢产物

早产儿脑白质损伤

- 病变累及脑室周围及深部白质;GRE 序列上无开花征表现

脑室炎

- MR 上未发现出血代谢产物

病理

一般特点

- 病因
  - GMH:生发基质毛细血管破裂的发生与许多因素相关
    - 脑血流量改变可由以下因素造成
      - 快速扩容
      - 高碳酸血症

□ 血红蛋白或血糖升高
□ 缺氧缺血事件
- 脑静脉压力升高(分娩、心衰、正压通气等)
- 凝血功能障碍
- 毛细血管脆性增加
- 血管支撑结构缺陷
- 纤溶活性增强
- 缺氧缺血性损伤
○ PHI:静脉性出血性梗死,可能因 GMH±IVH 压迫终静脉所致
- 合并异常
○ 脑积水
○ 脑室周围白质软化(与 GMH+IVH 高度相关)
○ 选择性神经细胞坏死(脑桥>丘脑、基底节、海马)

分期、分级和分类

- Papile 分级(基于颅脑超声)
○ 1 级:GMH(通常位于尾状核丘脑切迹)
○ 2 级:GMH+IVH
○ 3 级:GMH+IVH+脑室扩大
○ 4 级:GMH+IVH+脑室扩大+脑实质出血
- Volpe 分级(基于颅脑超声)
○ 1 级:旁正中矢状位上,GMH+IVH<10%脑室面积
○ 2 级:旁正中矢状位上,GMH+IVH 占 10% ~ 50%脑室面积
○ 3 级:旁正中矢状位上,GMH+IVH>50%脑室面积
○ 脑室周围强回声(可能为 PHI)

大体病理和术中特征

- GMH 源自室管膜下的生发基质
- PHI = 静脉性出血性梗死

显微镜下特征

- 生发基质正常厚度于 23 ~ 24 孕周为 2.54 ± 0.56mm,29 ~ 30 孕周降至 1.73±0.71mm,35 ~ 36 孕周仅有 0.50±0.26mm
- >28 孕周早产儿,室管膜下生发基质出血常见于尾状核丘脑切迹
- 出血发生在明显有内皮细胞包被的血管,如毛细静脉或小静脉
- ±IVH 引起的闭塞性蛛网膜炎,蔓延至蛛网膜下腔

临床要点

临床表现

- 最常见症状体征
○ 无症状>病情逐渐加重>病情急剧加重
- 数小时至数天内逐渐加重
□ 意识的改变、肌张力降低、异常眼球运动、呼吸异常
- 急剧加重可在数分钟至数小时内
□ 昏迷、瞳孔反应迟钝和/或固定、呼吸暂停、癫痫发作、去大脑强直
○ GMH+IVH 最常见的临床表现
- 早产儿表现为呼吸窘迫综合征,依赖机械通气
- 其他的症状体征
○ 血细胞比容降低

人口统计学

- 年龄
○ 最常见于<32 孕周,<1 500g 的早产儿
○ 罕见于>32 孕周早产儿
○ 可在宫内发生

病程和预后

- 20 孕周之后,生发基质开始分化为少突胶质细胞及星形胶质细胞
- 出血代谢产物对少突胶质细胞的前体 SVZ 细胞的成熟分化存在不利影响
- 约 90%的生发基质出血发生在出生后 3 天内
- 血肿范围的扩大在 5 天内达顶峰
- 短期预后
○ 1 级和 2 级:若出生体重>750g,死亡率及出血后脑室扩大发生率<15%
○ 3 级:死亡率<35%,出血后脑室扩大发生率>75%
○ PHI:死亡率可达 45%,出血后脑室扩大发生率>80%
- 远期神经系统后遗症发生率
○ 1 级:15%
○ 2 级:25%
○ 3 级:50%
○ PHI:75%

治疗

- 支持治疗为主,罕见因继发脑积水行分流术
- 目前重点在于预防

参考文献

1. Brouwer AJ et al: Early and late complications of germinal matrix-intraventricular haemorrhage in the preterm infant: what is new? Neonatology. 106(4):296-303, 2014

2. Klebe D et al: Acute and delayed deferoxamine treatment attenuates long-term sequelae after germinal matrix hemorrhage in neonatal rats. Stroke. 45(8):2475-9, 2014

3. Coen RW: Preventing Germinal Matrix Layer Rupture and Intraventricular Hemorrhage. Front Pediatr. 1:22, 2013

4. Okazaki M et al: Delayed germinal matrix hemorrhage induced by ventriculoperitoneal shunt insertion for congenital hydrocephalus. J Neurosurg Pediatr. 12(1):67-70, 2013

5. Del Bigio MR: Cell proliferation in human ganglionic eminence and suppression after prematurity-associated haemorrhage. Brain. 134(Pt 5):1344-61, 2011

6. Tsitouras V et al: Infantile posthemorrhagic hydrocephalus. Childs Nerv Syst. 27(10):1595-608, 2011

7. O'Leary H et al: Elevated cerebral pressure passivity is associated with prematurity-related intracranial hemorrhage. Pediatrics. 124(1):302-9, 2009

8. Roze E et al: Risk factors for adverse outcome in preterm infants with periventricular hemorrhagic infarction. Pediatrics. 122(1):e46-52, 2008

9. Volpe JJ. Neurology of the Newborn. 5th ed. Philadelphia, PA: Saunders, 2008

10. Bassan H et al: Neurodevelopmental outcome in survivors of periventricular hemorrhagic infarction. Pediatrics. 120(4):785-92, 2007

11. Kadri H et al: The incidence, timing, and predisposing factors of germinal matrix and intraventricular hemorrhage (GMH/IVH) in preterm neonates. Childs Nerv Syst. 22(9):1086-90, 2006

12. Morioka T et al: Fetal germinal matrix and intraventricular hemorrhage. Pediatr Neurosurg. 42(6):354-61, 2006

13. Kinoshita Y et al: Volumetric analysis of the germinal matrix and lateral ventricles performed using MR images of postmortem fetuses. AJNR Am J Neuroradiol. 22(2):382-8, 2001

14. Blankenberg FG et al: Sonography, CT, and MR imaging: a prospective comparison of neonates with suspected intracranial ischemia and hemorrhage. AJNR Am J Neuroradiol. 21(1):213-8, 2000

15. Papile LA et al: Incidence and evolution of subependymal and intraventricular hemorrhage: a study of infants with birth weights less than 1,500 gm. J Pediatr. 92(4):529-34, 1978

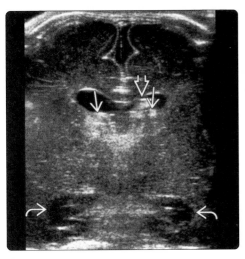
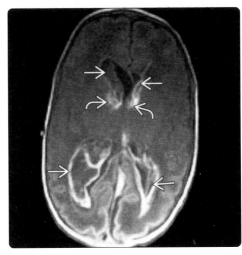

图 4-32 （左图）早产儿，冠状位超声示 GMH 引起的双侧尾状核丘脑切迹回声增强➡，脑室内亦有出血累及➡，可见侧脑室扩大，包括颞角在内➡，符合 3 级生发基质出血（germinal matrix hemorrhage, GMH）表现。（右图）早产儿，3 级 GMH，轴位 T1WI 示双侧大量 GMH➡，侧脑室可见大量混杂信号凝血块➡，右侧侧脑室持续性扩大

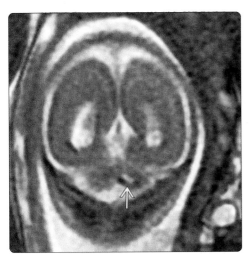
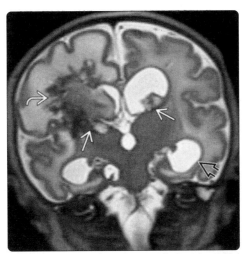

图 4-33 （左图）23 孕周胎儿，冠状位 T2HASTE 示沿左侧小脑内下部表面信号减低➡，符合小脑 GMH 表现。（右图）33 孕周早产儿，冠状位 T2HASTE 示双侧生发基质出血➡，伴脑室扩大➡，右侧生发基质出血累及右侧额叶➡并伴周围水肿，符合 4 级 GMH 表现

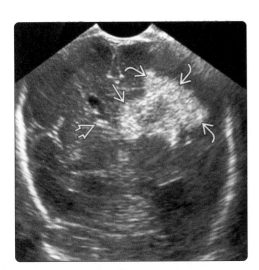
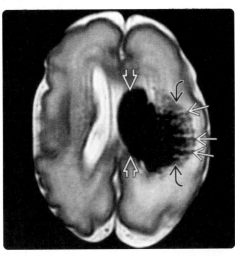

图 4-34 （左图）早产儿，经囟门冠状位超声示 GMH 所致右侧尾状核丘脑切迹小灶性强回声➡。由于脑室内出血➡及强回声 PHI➡的遮盖，左侧 GMH 回声模糊。（右图）同一患儿，轴位 T2WI 示脑室内低信号出血➡，伴 PHI➡。PHI 中髓静脉血栓形成呈放射状改变➡

要　点

术语

- 颅内动脉粥样硬化性血管病（atherosclerotic vascular disease，ASVD）
- 颅内动脉粥样硬化性狭窄（intracranial atherosclerotic stenosis，ICAS）

影像

- 目前金标准为高分辨 MR（high-resolution MR，HRMR），可对血管壁直接成像
  - HRMR 血管壁成像>>管腔重建（DSA、CTA、MRA）
- 影像表现（HRMR）
  - 管壁呈新月形或偏心性增厚
  - T1WI 可显示斑块内出血呈不对称高信号或
  - 非环周的、短节段、不规则强化
- CTA/MRA/DSA
  - 观察管腔，而非管壁
  - 采用华法林-阿司匹林治疗症状性颅内疾病（warfarin-aspirin symptomatic intracranial disease，WASID）研究的方法计算 ICAS
    - 狭窄率%=[1-（狭窄处直径/正常处直径）]×100%
  - 皮层血管的局灶狭窄、腔内不规则表现类似血管炎
    - 中老年人血管造影下类似血管炎表现最常见于颅内 ASVD

主要鉴别诊断

- 血管炎/动脉炎
- 血管痉挛
- 动脉夹层
- 非闭塞性血栓或栓塞

临床要点

- 颅内 ASVD 的疾病负担被严重低估
- 是成人颅内血管狭窄的最常见病因
- 与 T2/FLAIR 高信号独立相关

图 4-35　（左图）冠状位示意图示动脉粥样硬化性斑块➡️，累及颅内主要动脉及其分支。插图示穿支动脉（豆纹动脉）➡️ 及腔隙性梗死➡️。ASVD 斑块多为短节段、不规则、非环周性，增强扫描后可强化。（右图）轴位 T2WI 示典型的脑桥穿动脉梗死➡️。基底动脉正常，呈"流空"➡️ 信号

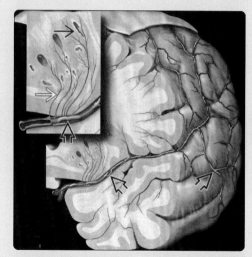
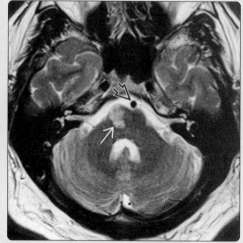

图 4-36　（左图）同一患者，3T 轴位 T1FS 薄层扫描示基底动脉管壁新月形高信号病灶➡️，提示斑块内出血。（右图）同一患者，3T T1FS 增强薄层扫描示亚急性梗死灶可见强化➡️。基底动脉管壁新月形斑块呈部分边缘强化➡️，符合 ASVD 斑块慢性炎症表现

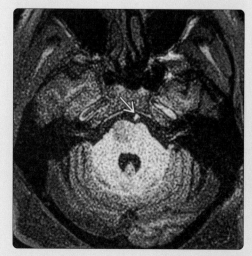
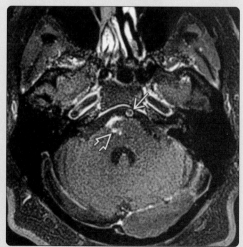

术语

缩写

- 颅内动脉粥样硬化性血管病（atherosclerotic vascular disease，ASVD）
- 颅内动脉粥样硬化性狭窄（intracranial atherosclerotic stenosis，ICAS）

定义

- 继发于 ASVD 的颅内动脉狭窄或扩张

影像

一般特点

- 最佳诊断要点
  - 高分辨 MR（high resolution MR，HRMR）可直接观察到血管壁 ASVD 斑块
    - HRMR 血管成像>>腔内重建（DSA、CTA、MRA）
    - 管壁呈新月形或偏心性增厚
    - ±斑块内出血、强化
  - CTA/MRA/DSA 下见颅内动脉狭窄
    - 显示的是管腔，而非管壁
  - 少见：延长扩张症
    - 血管扩张、迂曲，但无狭窄表现
- 部位
  - 最常见于基底动脉（basilar artery，BA）远端、ICA 海绵窦段/床突上段
  - 少见部位
    - Willis 环（circle of Willis，COW）
    - MCA 罕见（2%），但发生卒中风险高
- 形态
  - 常为偏心性、不规则增厚±溃疡、出血

CT 表现

- CT 平扫
  - 管壁钙化
- CTA
  - MDR CTA 敏感度/特异度高
    - 对于大动脉狭窄>50%或闭塞的患者
    - 注意：管壁钙化可减低检查特异度

MR 表现

- T1WI
  - 血管流空信号减弱或消失
  - 可见血流减慢
    - 近端（颅外）血管狭窄、动脉夹层
  - HRMR 可见斑块内出血，表现为不对称性新月形高信号
- T2WI
  - 血管流空信号减弱/消失
- FLAIR
  - 血流减慢或闭塞可呈高信号
    - "斑点征"（远端分支血流减慢）
- 增强 T1WI+FS
  - HRMR 可表现为非环周的、短节段、不规则强化

- 管壁溃疡可表现为造影剂填充
- MRA
  - 3D-时间飞跃法（time of flight，TOF）对比增强 MRA
  - 局灶狭窄、扩张或不规则改变
    - 3D TOF 可高估狭窄程度
      - 由于自旋饱和效应造成
      - 对缓慢的、与扫描平面平行的血流评估效果较差
    - 增强 MRA 受自旋饱和效应影响较小（成像也更快）
    - 结合 CTA，敏感性/特异性与 DSA 类似
  - CTA 在评估支架内再狭窄方面优于 MRA
  - 延长扩张症亦可导致血流减慢

血管造影表现

- DSA 可显示
  - 局灶狭窄、管腔不规则改变
  - 血栓形成、闭塞
  - 扩张/延长
  - 巨大的蛇形/梭形动脉瘤（少见）
- 量化 ICAS
  - 华法林-阿司匹林治疗症状性颅内疾病（warfarin-aspirin symptomatic intracranial disease，WASID）模式
    - 狭窄率% = [1-（狭窄处直径/正常处直径）] ×100%
    - 对于大脑中动脉、颅内椎基底动脉，采用狭窄程度最严重处的直径与近端动脉最宽、正常非迂曲节段的直径的比值

影响检查方法推荐

- 最佳影像检查
  - 目前金标准为 HRMR，可对血管壁直接成像
  - DSA/CTA/MRA 显示管腔形态，而非管壁
- 检查方法推荐
  - 3T 高分辨 T1FS 序列薄层平扫及增强
  - 扫描
  - 对颅内血管近端的血管狭窄，可采用 CTA 或 MRA

鉴别诊断

血管炎/动脉炎

- 通常累及较小的（三级分支）血管分支
- 更常伴出血
- 可为原发性或继发性
- 常伴有系统性疾病
- ESR、自身免疫疾病相关标记物升高

血管痉挛

- 与蛛网膜下腔出血相关，出血后 7 日内发生
- 药物相关（拟交感神经药）

烟雾病

- 常累及 ICA 远端和 COW 近端血管，而基底动脉较少受累
- 常为双侧病变

动脉夹层

- 血管逐渐平滑变细
- T1 新月形高信号＝血栓,脂肪抑制序列观察效果最佳
- 年轻患者多见
- 无或存在轻微外伤史

非闭塞性血栓或栓塞

- 增强扫描示圆形、中心无强化而周围环形强化的改变

病理

一般特点

- 病因
  - 可能为多病因
    - 脂质假说
      - 血浆 LDL 升高导致 LDL-胆固醇沉积于血管内膜
    - 损伤应答假说
      - 局灶内皮改变或内膜损伤导致血小板聚集、斑块形成
    - 联合假说
      - 血管内皮受损导致 LDL 的渗透性增加;斑块表面血栓形成、血浆中脂质穿过内皮细胞进入斑块导致斑块不断增大
  - 吸烟与颅内动脉粥样硬化相关
  - 动脉粥样硬化是全身性、多因素疾病
  - 颅内动脉粥样硬化与颈动脉、冠状动脉、主动脉、肾动脉、髂股动脉系统的动脉粥样硬化有关

大体病理和术中特征

- 早期大体表现:内膜脂质条纹
- 纤维性动脉粥样硬化包含
  - 血管平滑肌、单核细胞、其他白细胞
  - 结缔组织:胶原蛋白、弹性纤维、蛋白多糖
  - 细胞内及细胞外脂质沉积
  - 血管生成过程使得斑块周围产生新的毛细血管
    - 导致斑块内出血、溃疡形成
    - 出血引起营养不良性铁钙质沉积(CT 上表现类似钙化,MR 上表现类似铁沉积)
- 斑块形成导致动脉狭窄
  - 50%狭窄的 ICAS 可导致血流受限
  - 缺血症状取决于侧支循环状况
    - 缓慢闭塞可形成较多的侧支循环,症状较少
    - 迅速的闭塞(由血栓形成或栓子栓塞导致)没有足够的时间形成侧支循环,容易表现为梗死
- 血管内膜破坏造成动脉管壁表面不规则,刺激血栓形成,导致管腔栓塞或栓子的形成

显微镜下特征

- 颅内斑块成分
  - 脂质、纤维组织、钙

  - 慢性炎症因子(如 IL-6)

临床要点

临床表现

- 最常见症状体征
  - 因栓子、重度狭窄、进行性闭塞导致的一过性脑缺血发作
  - 斑块破裂常导致卒中发作
  - 血管狭窄导致间断血栓形成,致使间断性缺血

人口统计学

- 年龄
  - 老年人常见
- 性别
  - 无性别差异
- 流行病学
  - 颅内 ASVD 的疾病负担被低估
    - 是血栓栓塞性卒中第 3 常见的病因,仅次于颈动脉及心源性因素
    - 90%以上脑血管血栓栓塞的基础病变
  - 成人颅内血管狭窄最常见的病因
  - 黑人、亚裔、拉丁裔、印度裔人群患病率升高
    - 占黑人卒中的 15%～30%,亚裔的 30%～50%

病程和预后

- 较差;除非积极治疗,病变呈进行性发展
  - 卒中复发的风险很大

治疗

- 低饱和脂肪、低胆固醇饮食,加强锻炼
- 如果生活方式干预效果欠佳,可予以降胆固醇药物(他汀类)
- 斑块稳定剂(他汀类)可减少卒中的发生
- 部分患者需行血管成形术和/或支架置入术

诊断纲要

注意

- CTA 和/或 MRA 是良好的筛查工具
- 高分辨 MR 血管壁成像

参考文献

1. Ahn SH et al: Isolated MCA disease in patients without significant atherosclerotic risk factors: a high-resolution magnetic resonance imaging study. Stroke. 46(3):697-703, 2015
2. Park JH et al: Association of intracranial atherosclerotic stenosis with severity of white matter hyperintensities. Eur J Neurol. 22(1):44-52, e2-3, 2015
3. Battistella V et al: Intracranial atherosclerotic disease. Eur J Neurol. 21(7):956-62, 2014
4. Gao T et al: Mechanisms of ischemic stroke in patients with intracranial atherosclerosis: A high-resolution magnetic resonance imaging study. Exp Ther Med. 7(5):1415-1419, 2014
5. Ryu CW et al: High-resolution MRI of intracranial atherosclerotic disease. Neurointervention. 9(1):9-20, 2014
6. Turan TN et al: Intracranial atherosclerosis: correlation between in-vivo 3T high resolution MRI and pathology. Atherosclerosis. 237(2):460-3, 2014
7. Holmstedt CA et al: Atherosclerotic intracranial arterial stenosis: risk factors, diagnosis, and treatment. Lancet Neurol. 12(11):1106-14, 2013
8. Samuels OB et al: A standardized method for measuring intracranial arterial stenosis. AJNR Am J Neuroradiol. 21(4):643-6, 2000

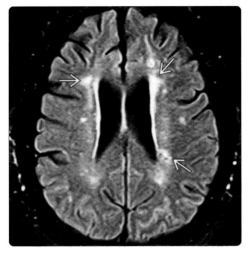 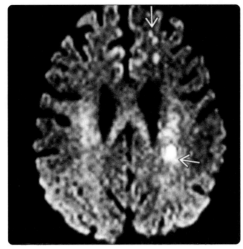

图 4-37 （左图）48 岁男性，因急性卒中至急诊就诊，CT 平扫无阳性发现。MR 示双侧放射冠及脑室周围深部白质可见广泛点状及融合成片的高信号病灶➡。（右图）同一患者，轴位 DWI 示数个局灶性弥散受限病灶➡，沿左侧大脑半球脑室周围深部白质排列

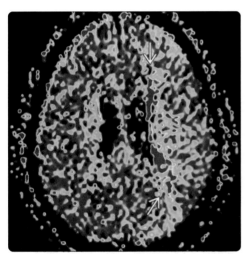 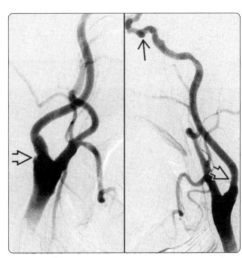

图 4-38 （左图）同一患者，MR 灌注成像未见主要供血区梗死。但左侧大脑半球深部白质内侧分水岭区可见平均通过时间（mean transit time, MTT）延长➡。（右图）由于 MR 灌注扫描提示深部分水岭区缺血，患者行 DSA 检查。虽然双侧颈内动脉近端均有部分轻度不规则改变➡，但未见明确血流受限的狭窄。最严重的病变位于左侧 ICA 海绵窦段➡

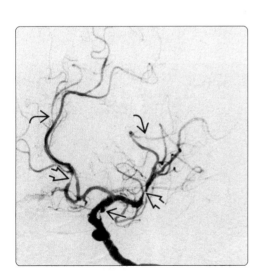 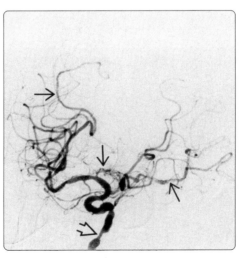

图 4-39 （左图）左侧 ICA 颅内段斜位示海绵窦段/床突上段➡管腔不规则，M2 及 A2 段重度狭窄➡。周围更多分支管腔可见不规则➡。（右图）右侧 ICA 颅内段斜位示海绵窦段➡重度狭窄，远端血管多处不规则及狭窄➡。这一病例的这些表现是严重颅内 ASVD 的表现

要　点

术语

- 血浆脂蛋白沉积在动脉壁内所致的变性过程

影像

- ICA 近端表面光滑或不规则狭窄
- 动脉壁钙化
- 颈内动脉、椎基底动脉为最常见受累部位
- CTA 直径阈值：2.2mm（50% 狭窄）、1.3mm（70% 狭窄）
- 检查方法推荐
  ○ 彩色多普勒超声作为初筛
  ○ CTA/MRA 或增强 MRA
  ○ 在诊断不明确或 CTA/MRA 怀疑闭塞的情况下，行颈内动脉内膜剥脱术前考虑完善 DSA 检查

病理

- NASCET 方法：狭窄程度 % =（正常管腔直径 – 最小残留管腔直径）/ 正常管腔直径 ×100%

- 轻度狭窄（<50%），中度狭窄（50%～70%），重度狭窄（70%～99%）
- 斑块内出血是卒中的独立危险因素

临床要点

- 若狭窄程度 ≥70%，且临床存在症状，为 CEA 适应证（NASCET）
- 若中度狭窄（50%～69%），且存在临床症状，也可以从 CEA 中获益（NASCET）
- 狭窄 60% 的无症状患者也可获益（ACAS）
- 是否置入颈动脉支架取决于术前危险因素
- 症状或体征（可能无症状）
  ○ 颈动脉杂音、TIA、卒中（可能无症状）

诊断纲要

- DSA 仍为诊断金标准，但以下任意 2 种非侵入性影像学检查亦可作为术前评估
  ○ 超声、CTA、TOF 或增强 MRA
- DSA 晚期显像对除外假性闭塞非常重要
  ○ 重度狭窄呈"细线征"

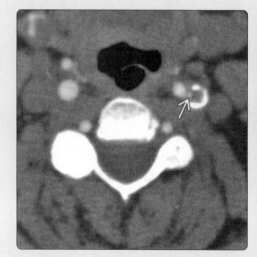
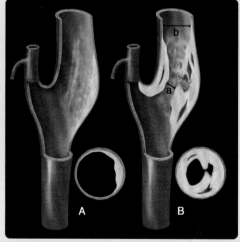

图 4-40　（左图）轴位 CTA 示左侧 ICA 近端严重狭窄，残留小部分管腔 ➡。左侧 ICA 可见典型的管壁外壁钙化，中心为低密度富含脂质成分的核心，以及更多中心性软斑块。（右图）示意图示轻度 ASVD（A），可见"脂纹"及内膜轻度增厚。重度 AS-VD（B）典型表现为斑块内出血、溃疡及血小板血栓。NASCET 方法计算狭窄程度 % =（b-a）/b×100%，其中 b = 正常 ICA 管径，a = ICA 残腔最小直径

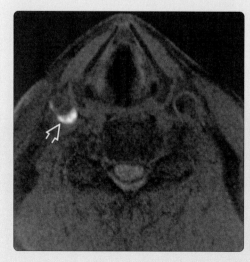
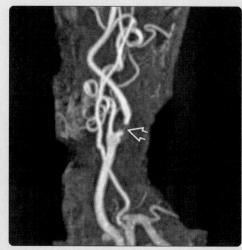

图 4-41　（左图）轴位 MP-RAGE 序列示右侧 ICA 斑块内出血➡，表现为新月形高信号。无论 ICA 狭窄程度如何，斑块内出血是卒中的独立危险因素（Courtesy JS McNally, MD, PhD）。（右图）斜冠状位 MRA 示左侧颈内动脉信号缺失，即血流信号中断➡，提示血流严重受限，通常狭窄程度 >95%。患者接受急诊左侧颈内动脉内膜剥脱术

术语

缩写

- 动脉粥样硬化血管病(atherosclerotic vascular disease,ASVD)

定义

- 血浆脂蛋白沉积在动脉壁内所致的变性过程

影像

一般特点

- 最佳诊断要点
  - ICA 近端表面光滑或不规则的狭窄
  - 动脉壁钙化
- 部位
  - ICA、椎基底动脉为最常见病变部位
    - 近端 ICA、颈总动脉分叉处
  - 可影响大/中/小型动脉、微动脉
- 大小
  - 大小各异,从镜下的脂质沉积至脂质条纹乃至大斑块
    - 通常直径在 0.3~1.5cm 之间
- 形态
  - 最初表现为血管内膜表面光滑的、偏心性轻度增厚
  - 逐渐发展为更为局限、显著的偏心性增厚(内膜下巨噬细胞和平滑肌细胞沉积)
  - 新生血管导致内膜下出血,致使管腔进一步狭窄
  - 纤维帽和内膜破裂导致溃疡形成,形成溃疡斑块

CT 表现

- CT 平扫
  - 血管壁钙化
  - 大斑块可呈低密度病灶(软斑块)
  - 血管迂曲扩张,梭形增粗
- CTA
  - 对 ICA 狭窄的评估,CTA 与 DSA 同样准确
  - 显示狭窄与闭塞的程度
  - CTA 可对斑块成分进行定性分析
    - 可显示出血、溃疡、纤维帽
    - 可进行 MPR 和 MIP 重建
    - 斑块溃疡的检测:敏感度可高达94%,特异度99%

MR 表现

- T1WI
  - 血管壁增厚、管腔狭窄
  - 血管流空信号消失
    - 血管严重狭窄或闭塞时可发生
  - 斑块出血呈高信号
- 增强 T1WIFS
  - 采用专用表面线圈进行 ICA 高分辨成像能对斑块成分进行定性分析
  - 出血/富含脂质成分的斑块/坏死核心

    - 与纤维帽菲薄或破裂独立相关(高危斑块)
- MRA
  - 2D TOF 或增强 MRA
  - 可显示狭窄程度
  - 若重度狭窄(>95%),可表现为信号缺失
    - 严重狭窄可致"血流中断"

超声表现

- 灰阶图像可显示血管壁非钙化(低回声)或钙化(高回声)斑块
- 低回声斑块是卒中的独立危险因素;与脂蛋白升高显著相关
- 多普勒超声可测量血流速度:收缩期峰流速是最佳的定量评价狭窄的单一参数
- 频谱分析可进行波形的评估;波形的形态变化随狭窄加重而变化
- 对于血管重度闭塞的检测,彩色多普勒超声可能比常规多普勒超声更可靠

血管造影表现

- 明确狭窄程度、斑块形态、串联型狭窄、潜在的侧支循环通路及合并的病理性改变(如动脉瘤)
- 各种程度的狭窄病变中,斑块表面不规则均与卒中风险升高相关
- 约2%具有显著 ICA 颈段病变的患者中可见串联性病变(远端狭窄)
- 串联型狭窄对血流动力学的附加影响:如果近端及远端病变均已严重至可引起血流量减少
  - 若串联性病变中只有一处病变较严重,血流量主要由更为严重的病变决定
- DSA 延迟期显像对于重度狭窄或怀疑闭塞的患者排除假性闭塞非常重要

影像检查方法推荐

- 最佳影像检查
  - DSA 仍为金标准→以下任意2项非侵入性检查也可以作为术前评估:超声、CTA、TOF 或增强 MRA
    - 例外:若怀疑重度狭窄或闭塞,需除外假性闭塞时,DSA 成像仍非常重要
- 检查方法推荐
  - 彩色多普勒超声作为初筛
  - CTA/MRA 或增强 MRA
  - 若怀疑斑块内出血,可行 T1WIFS 或 MPRAGE
  - 若诊断不明确或 CTA/MRA 示血管"闭塞"时,行颈动脉内膜剥脱术前应完善 DSA

鉴别诊断

动脉夹层

- 通常不累及颈动脉球部;无钙化
- 常见于年轻人或中年人
- 病变表面更为光滑,更大范围的狭窄,无颅内段受累

纤维肌性发育不良

- "串珠样改变">>长节段狭窄

脑血管痉挛

- 通常为医源性(导管诱发)、一过性

病理

一般特点

- 病因
  - 3 种主要假说
    - 脂质假说:血浆 LDL 水平增高导致 LDL-胆固醇沉积于动脉内膜,这一过程与 ASVD 相关
    - 损伤应答假说:局灶内皮损伤,诱发血小板聚集、斑块形成,进而启动了 ASVD
    - 联合假说:这一假说认为内膜损伤造成了内膜对大分子,如 LDL,的通透性增加
  - 其他因素包括饮食、基因、机械应力(如血管壁剪切力、解剖变异)、炎症、高同型半胱氨酸血症
  - 复杂、多因素共同作用的结果:具体机制尚存争议
- 可能为脂质蓄积、炎症、新生血管生成共同作用导致
  - 斑块内出血为卒中的独立危险因素
  - ASVD 可能是遗传和环境因素相互作用的结果,并非单一因素疾病
  - 不规则斑块与高卒中风险相关
  - 良好的侧支循环与低卒中风险相关
  - 显著的 ICA 狭窄在 ICA 供血区卒中患者中约占 20%~30%,在总体人群中约占 5%~10%
- 遗传学
  - 可能为多基因遗传
  - 存在易感基因和后天获得性危险因素(HTN、吸烟、2 型糖尿病、肥胖)的人群其斑块形成速度更快

分期、分级和分类

- 评估狭窄程度的方法很多:NASCET、ACAS、ESCT 及 VACSG
- NASCET 方法:狭窄程度% =(正常管径-最小残留管腔直径)/正常管径×100%
  - 轻度(<50%),中度(50%~69%),重度(70%~99%)
- CTA 的单一直径阈值法:2.2mm(50% 狭窄),1.3mm(70% 狭窄)

大体病理和术中特征

- 2 种对病变的描述被广泛接受:动脉粥样硬化斑块和脂纹
  - 动脉粥样硬化斑块:最重要,成人动脉狭窄的主要原因
  - 脂纹:动脉粥样硬化斑块的前体,普遍见于儿童,甚至在出生第 1 年内即可出现
- 内膜脂纹是最早肉眼可见的病变
- 斑块为黄白色,突入管腔,大小各异

显微镜下特征

- 脂质沉积后形成纤维动脉粥样硬化斑块
- 斑块包含细胞(单核细胞/巨噬细胞、白细胞、平滑肌细胞),结缔组织,细胞内外脂质沉积
- 斑块坏死核心包括脂质、胆固醇、细胞碎片、脂质载体泡沫细胞及斑块内纤维蛋白

- 斑块内新生血管可能导致血管破裂、斑块内出血和溃疡
- 动脉粥样硬化斑块可能破裂(纤维帽薄弱和断裂);可能导致远端栓塞

临床要点

临床表现

- 最常见症状体征
  - 临床表现多样:无症状、颈动脉杂音、TIA、卒中发作(可能无症状)
- 临床特点
  - 卒中的危险因素:吸烟、高血压、糖尿病、肥胖、高胆固醇血症、高龄

人口统计学

- 年龄
  - 常见于中老年人
- 性别
  - 男性>女性
- 种族
  - 非裔美国人 ASVD 患病风险最高
- 流行病学
  - 是美国最重要的致死致残病因
  - ASVD 为卒中最高危因素
  - 缺血性脑卒中→占老年人死因高达 40%
  - ICA 闭塞患者卒中发生率>70%
  - 90%的大面积、新发梗死由血栓栓塞引起
  - 流行病学及实验数据证实,高脂饮食(胆固醇、饱和脂肪)及吸烟与动脉粥样硬化有关

治疗

- 若狭窄程度 ≥70%,且存在临床症状,为 CEA 适应证(NASCET)
- 若中度狭窄(50%~69%),且存在临床症状,也可以从 CEA 中获益(NASCET)
- 是否置入 ICA 支架取决于术前危险因素

诊断纲要

注意

- 对拟行 CEA 的患者,是否存在充分的侧支循环至关重要,可考虑采用 MRA 或 DSA 评估
- 在 DSA 中计算狭窄程度需要 ≥2 个投射角度成像,以充分评估斑块

参考文献

1. de Rotte AA et al: Plaque Components in Symptomatic Moderately Stenosed Carotid Arteries Related to Cerebral Infarcts: The Plaque At RISK Study. Stroke. ePub, 2015

2. McNally JS et al: Intraluminal thrombus, intraplaque hemorrhage, plaque thickness, and current smoking optimally predict carotid stroke. Stroke. 46(1):84-90, 2015

3. Narumi S et al: Carotid Plaque Characterization Using 3D T1-Weighted MR Imaging with Histopathologic Validation: A Comparison with 2D Technique. AJNR Am J Neuroradiol. ePub, 2015

4. Gupta A et al: CT Angiographic Features of Symptom-Producing Plaque in Moderate-Grade Carotid Artery Stenosis. AJNR Am J Neuroradiol. ePub, 2014

5. Kaproth-Joslin KA et al: The essentials of extracranial carotid ultrasonographic imaging. Radiol Clin North Am. 52(6):1325-42, 2014

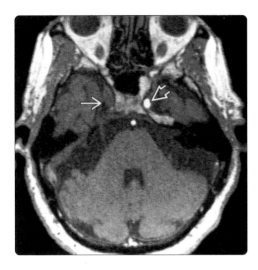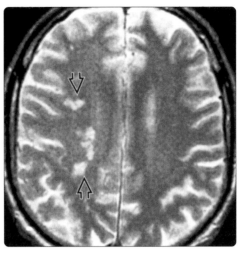

图 4-42 （左图）轴位 MRA 示右侧 ICA 海绵窦段血流信号缺失➡。增强扫描可见左侧 ICA 海绵窦段➡的正常血流信号。（右图）同一患者，轴位 T2WI 示白质内垂直线样高信号➡，这些病变构成串珠样图样，沿深部白质分水岭区走行，皮层穿动脉与 Willis 环穿动脉在这一区域交汇。这一现象提示放射科医师应注意，缺血性病变可能常与颈动脉 ASVD 相关

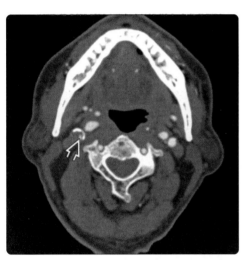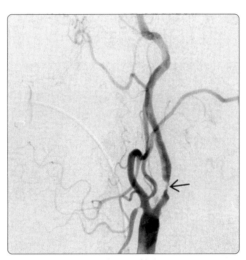

图 4-43 轴位 CTA 示重度右侧颈总动脉狭窄，仅残存狭小管腔➡。虽然 DSA 是评估颈动脉狭窄的金标准，但采用 NASCET 标准评估狭窄程度，CTA 与 DSA 之间存在线性相关。（右图）DSA 侧位像示右侧 ICA 重度短节段狭窄➡。这一患者适宜行血管内颈动脉支架置入术或颈动脉内膜剥脱术

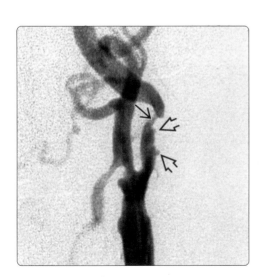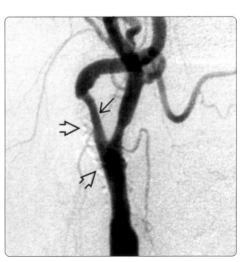

图 4-44 （左图）左侧大脑半球 TIA 发作患者，血管造影侧位像示左侧 ICA 球部远端管腔重度狭窄➡。此处动脉粥样硬化斑块可见多发不规则改变，表现为造影剂龛影➡。斑块表面不规则改变是血栓栓塞性卒中的独立危险因素，为危险斑块的特征性表现。（右图）同一患者，血管造影侧位像示右侧 ICA 起始部长节段狭窄➡。注意高密度管壁钙化➡可造成减影伪迹

要 点

术语

- 小动脉(微动脉)硬化症
  - 常见于慢性高血压和/或糖尿病
  - 可导致血管性痴呆(vascular dementia,VaD)

影像

- CT 表现为白质多发低密度影
- 斑片状/融合的 T2/FLAIR 高信号
  - 脑室周围带状或融合成块的病灶
  - 脑室周围>深部>皮层旁白质
- 非特异性表现
  - 除动脉外,还存在许多其他病因
  - 脱髓鞘改变、感染、炎症、药物相关、代谢性疾病、年龄相关性改变
- 数种类型的动脉病变可导致
  - 小动脉硬化
  - 慢性高血压(基底节、脑室周围白质受累更常见)
  - 糖尿病(供血远端组织受累更常见)

主要鉴别诊断

- 年龄相关的白质改变

- 血管周围间隙(perivascular space,PVS),亦称 Virchow-Robin 间隙
- 脱髓鞘疾病
- VaD
- 伴皮质下梗死和白质脑病的常染色体显性遗传性脑动脉病(cerebral autosomal dominant arteriopathy with subcortical infarcts and leukoencephalopathy,CADASIL)
- 脑淀粉样血管病(cerebral amyloid angiopathy,CAA)

临床要点

- 临床和影像学表现重叠
  - 多发梗死性(血管性)痴呆:由小动脉硬化和/或多发梗死引起
  - 皮层下动脉硬化性脑病(subcortical arteriosclerotic encephalopathy,SAE),亦称 Binswanger 病

诊断纲要

- 所有老年患者检查时均应采用 FLAIR、T2*(GRE、SWI)序列
  - 注意寻找微出血(HTN、CAA)

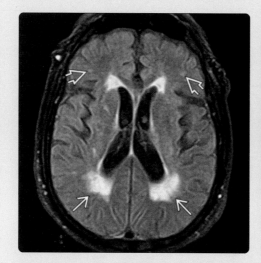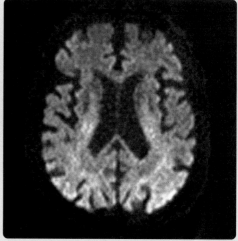

图 4-45 (左图)老年患者,轻度认知障碍,轴位 FLAIR 示轻度脑萎缩,脑室周围融合成片的高信号影➡及皮层下斑点状➡高信号影,为小动脉硬化(慢性小血管病)典型表现。(右图)同一患者,轴位 DTI 未见提示急性缺血的弥散受限区域。小动脉硬化可掩盖急性缺血事件,因此 DWI 或 DTI 序列有助于除外此类老年患者急性缺血可能

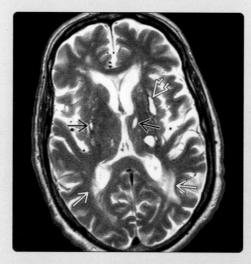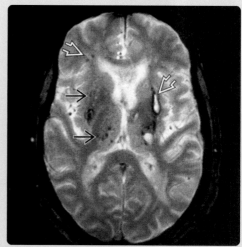

图 4-46 (左图)慢性高血压患者,轴位 T2WI 示脑室周围小动脉硬化引起的融合成片的高信号影➡。此外还可见慢性腔隙性梗死➡及基底节陈旧高血压性脑出血➡。(右图)轴位 GRE 示慢性高血压性脑出血周围的含铁血黄素沉积,表现为低信号。深部灰质核团➡及白质➡内可见多发磁敏感伪影,亦称"开花征",是由于慢性高血压引起的微出血造成

三、小动脉硬化

术语

同义词

- 小血管病、微血管病
- 相关影像=脑白质疏松或脑室周围白质脑病

定义

- 小动脉(微动脉)硬化
  - 常见病因为慢性 HTN、高胆固醇血症和/或糖尿病
  - 可导致血管性痴呆

影像

一般特点

- 最佳诊断要点
  - CT 图像上的白质低密度(疏松)
  - 斑片状/融合的 T2/FLAIR 高信号
- 部位
  - 脑室周围白质(periventricular white matter, PVWM)及深部白质
    - 脑室周围带状或融合成块的病灶
    - 脑室周围(尤其沿侧脑室前部分布)>深部>皮层下白质受累
  - 基底节
    - 基底节受累更常见于慢性高血压
    - 供血远端白质受累更多见于
      - 糖尿病、脑淀粉样血管病
- 大小
  - 各异,随年龄进展
  - 范围:斑片状至大片融合
- 形态
  - 双侧斑片状或趋向融合

CT 表现

- CT 平扫
  - 多灶性/边界不清融合成片的低密度区,不累及皮层
  - 脑室周围带状或融合成块的病灶
    - 脑室周围>深部>近皮层白质受累
- 增强 CT
  - 无强化

MR 表现

- T1WI
  - 斑片状或融合成片的低信号病灶
- T2WI
  - 边界不清的高信号,通常≥5mm
- PD
  - 斑片状或融合成片的高信号病灶
- FLAIR
  - 对于高信号病灶观察最佳的序列
  - PVWM 高信号病灶的意义仍有争议
    - 表现无特异性,且与正常老化表现并存
    - 可由各种类型动脉病变所致,常为多种疾病合并所致
      - 小动脉硬化
      - 慢性高血压和/或糖尿病
      - 脑淀粉样血管病
    - 伴皮质下梗死和白质脑病的常染色体显性遗传性脑动脉病(cerebral autosomal dominant arteriopathy with subcortical infarcts and leukoencephalopathy,CADASIL)
- T2* GRE
  - 多发"黑点"或磁敏感伪影,更常见于慢性高血压、淀粉样血管病患者
- DWI
  - 除急性期外,通常无弥散受限
- 增强 T1WI
  - 无强化
- MRS
  - N-乙酰天冬氨酸(N-acetylaspartate,NAA)峰降低,NAA/Cr 降低
- ±广泛的脑萎缩(脑室扩大、脑沟增宽)
- 2%~6%的正常老人也可见广泛/融合成片的病灶

血管造影表现

- 常见小型和大型动脉狭窄

核医学表现

- PET/SPECT:在无脑萎缩的情况下,rCBF/rMRGlu 通常正常

影像检查方法推荐

- 最佳影像检查
  - MR
- 检查方法推荐
  - MR,包括 FLAIR、DWI、T2*(GRE 或 SWI)序列

鉴别诊断

年龄相关的白质病变

- 正常、轻度认知障碍(mile cognitive impairment, MCI)及痴呆的老年人存在显著重叠
- 其他常见危险因素包括 HTN、糖尿病

血管周围间隙

- 大小各异,边界清楚
- 最常见于前联合周围、深部白质
- 信号、密度与脑脊液类似
- 在 FLAIR 序列上腔隙性梗死和血管周围间隙(约高达 25%)均可表现为周边高信号病灶

脱髓鞘疾病

- MS>ADEM
- 通常卵圆形,见于脑室周围
- 胼胝体与隔区的交界区受累(ASVD 罕见)
- 患者年龄更年轻

血管性痴呆与小动脉硬化重叠

- 认知功能障碍
  - 多发梗死性痴呆(multi-infact dementia,MID)
  - 皮层下动脉硬化性脑病(Binswanger 型血管性痴呆)
    - 长期高血压、智力水平进行性下降、步态障碍、±小卒中
    - 临床诊断,不依靠影像诊断
- 梗死面积大小不一

CADASIL

- 年轻患者(≤40)伴 PVWM 高信号
- 更倾向于颞叶前部、额叶受累

脑淀粉样血管病

- 淀粉样物质沉积于小至中型血管及微血管管壁
- 特征性改变为脑叶出血及微出血
- $T2^*$ GRE 及 SWI 序列是诊断的关键

病理

一般特点

- 病因
  - 高血压性小穿支动脉闭塞性疾病
    - 导致白质病变及腔隙性梗死
- 遗传学
  - 外周血管/脑血管病一般危险因素
    - $Apo-E^* E4$ 等位基因
    - 血管紧张素基因启动子
  - CADASIL
    - NOTCH3 基因突变
- 伴随异常
  - 小血管病相关的脑损害=PVWM 高信号病灶、腔隙性梗死
  - 影像学上的 PVWM 高信号并不总是代表异常病理改变

分期、分级和分类

- 欧洲工作组制定的年龄相关性白质改变(age-related white matter changes, ARWMC) MR 及 CT 评分量表(≥5mm 边界不清的病变)
  - 白质病变
    - 0=无病变(包括对称性的帽状、带状异常信号)
    - 1=局灶性病变
    - 2=病变开始融合
    - 3=弥漫病变,±U 纤维受累
  - 基底节病变
    - 0=无病变
    - 1=1 处局灶性病变
    - 2=>1 处局灶性病变
    - 3=融合成片的病变

大体病理和术中特征

- 总体脑容量减少,伴脑沟增宽、脑室扩大
- 脑室周围及深部白质海绵状改变
- 常可见多发腔隙性梗死

显微镜下特征

- 正常的年龄相关性改变
- 影像学上的 PVWM 高信号与一系列病理性组织改变相关
  - 髓鞘退变(髓鞘"苍白")
  - 轴索脱失,伴细胞外液增加
  - 胶质增生、海绵状改变
  - 脂质纤维素性血管透明样变,伴小血管闭塞
  - 血管周围间隙扩张

临床要点

临床表现

- 最常见症状体征
  - 变化较大
    - 可为正常,轻度认知障碍或痴呆
- 临床特点
  - 老年患者,存在脑血管危险因素(高血压、高胆固醇血症、糖尿病等)

人口统计学

- 年龄
  - PVWM 高信号普遍存在于 65 岁以上老年人
  - 无症状、健康的 65 岁以上患者中,有 1/3 存在腔隙性梗死
- 性别
  - 男性=女性
- 流行病学
  - 血管性痴呆(vascular dementia, VaD):痴呆的第 3 常见原因(排在阿尔茨海默病、路易体病之后),占总体的 15%
  - VaD 由小动脉硬化和/或多发皮层/皮层下梗死引起

治疗

- 针对已知的脑血管疾病危险因素进行干预

诊断纲要

注意

- 老年患者检查时应采用 FLAIR、$T2^*$(GRE、SWI)序列
- GRE/SWI 序列低信号病灶提示慢性高血压或淀粉样变
- 末梢供血区高信号提示淀粉样变可能性大
- 中年患者颞叶前部受累提示 CADASIL

影像解读要点

- 除动脉病外,有很多因素均可以引起 PVWM(脱髓鞘改变、感染、炎症、中毒、代谢性疾病)
- 多发梗死性(血管性)痴呆、皮层下动脉硬化性脑病(Binswanger 病)在临床和影像学表现上存在重叠

参考文献

1. Bertelson JA et al: Neuroimaging of dementia. Neurol Clin. 32(1):59-93, 2014
2. Bridges LR et al: Blood-brain barrier dysfunction and cerebral small vessel disease (arteriolosclerosis) in brains of older people. J Neuropathol Exp Neurol. 73(11):1026-33, 2014
3. Craggs LJ et al: Microvascular pathology and morphometrics of sporadic and hereditary small vessel diseases of the brain. Brain Pathol. 24(5):495-509, 2014
4. Neltner JH et al: Arteriolosclerosis that affects multiple brain regions is linked to hippocampal sclerosis of ageing. Brain. 137(Pt 1):255-67, 2014
5. Roh JH et al: Recent updates on subcortical ischemic vascular dementia. J Stroke. 16(1):18-26, 2014
6. Erten-Lyons D et al: Neuropathologic basis of white matter hyperintensity accumulation with advanced age. Neurology. 81(11):977-83, 2013
7. Schreiber S et al: Blood brain barrier breakdown as the starting point of cerebral small vessel disease? - New insights from a rat model. Exp Transl Stroke Med. 5(1):4, 2013
8. Smith EE et al: Cerebral microinfarcts: the invisible lesions. Lancet Neurol. 11(3):272-82, 2012

三、小动脉硬化

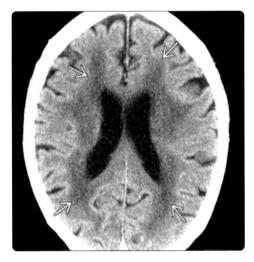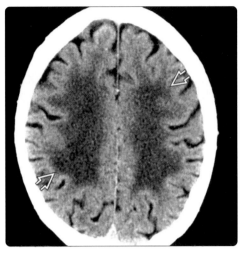

图 4-47 （左图）老年患者，痴呆表现，轴位 CT 平扫示弥漫性脑萎缩及脑室周围及皮层下白质广泛融合成片的低密度影➡，此为重度小动脉硬化的典型表现。（右图）长期高血压患者，临床诊断为 Binswanger 型血管性痴呆，轴位 CT 示放射冠水平由小动脉硬化（慢性小血管缺血）引起的白质广泛病变➡

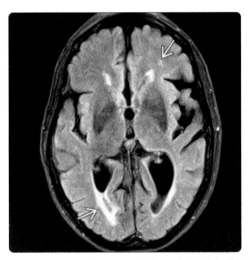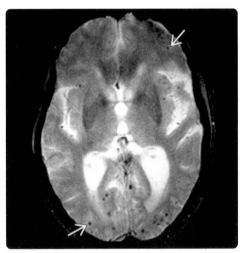

图 4-48 （左图）51 岁女性，脑淀粉样血管病，轴位 FLAIR 示脑室周围及皮层下白质内少量高信号影➡，考虑与小动脉硬化相关。（右图）淀粉样血管病患者，轴位 GRE 示低信号病灶，亦称开花征，呈典型的末梢供血区分布，这种表现是因为皮层及皮层下白质➡的出血代谢物产生的磁敏感伪影导致。而相对地，深部灰质核团却未受累

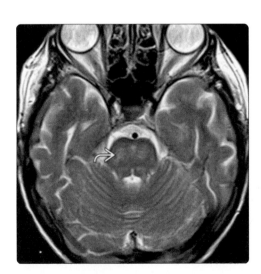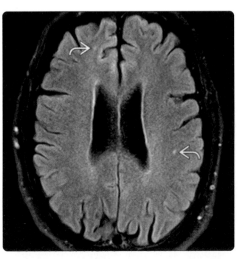

图 4-49 （左图）高血压患者，轴位 T2WI 示脑桥中心性斑片状高信号影，为小动脉硬化引起的典型改变➡。（右图）65 岁男性，血压正常，轴位 FLAIR 示皮层下白质散在点状高信号影➡。注意这种弥漫性脑容积轻度减少是正常老年性的典型表现

要　点

术语

- 迷走颈内动脉（aberrant internal carotid artery，AbICA）：是由于 ICA 颅外段形成障碍所致的先天性血管异常，伴动脉侧支通路形成

影像

- 颞骨 CT 薄层扫描（<1mm）对 AbICA 有诊断价值
- AbICA 表现为从后向前穿过中耳的管状病变
- 最重要表现为鼓室小管下部扩张
- 切记：不要将 AbICA 误诊为鼓室副神经节瘤！

主要鉴别诊断

- 中耳血管性病变
  - 鼓室副神经节瘤
  - 颈静脉球裸露
  - 单支颈内动脉

病理

- 最好的解释："旁路血流"理论
  - 永存咽动脉意味着 ICA 的 C1 段缺如
  - 成熟的动脉侧支系统代偿了缺如的 ICAC1 段和岩骨段垂直部
  - 咽升动脉→鼓室下动脉→颈鼓动脉→ICA 岩骨水平段的后外侧部分
- 30% 的 AbICA 有永存镫骨动脉

临床要点

- 通常无症状，常规体检、中耳手术中或影像学检查时偶然发现
- 相关症状：搏动性耳鸣和传导性耳聋
- 不治疗就是最好的治疗

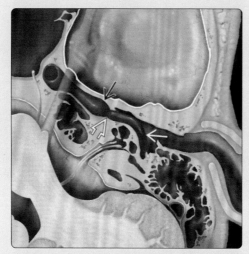
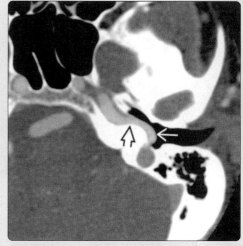

图 4-50　（左图）左侧颞骨轴位示意图展示了 AbICA 的典型表现➡️，沿耳蜗岬后部发出，横跨中耳壁内侧壁重新汇入 ICA 岩骨段水平部➡️。重新相连处常见血管狭窄➡️。（右图）中耳水平轴位 CTA 示在耳蜗岬下方环状的异位 ICA➡️，AbICA 与正常 ICA 水平段相连处可见管径发生改变➡️

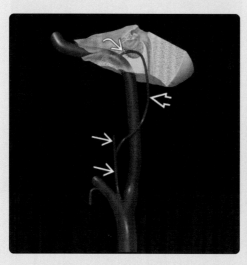
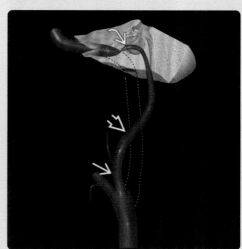

图 4-51　（左图）正常成人颈动脉及 ICA 岩骨段侧位示意图示鼓室下动脉➡️由咽升动脉➡️发出，进入颞骨与非常细小的颈鼓动脉➡️在耳蜗岬处吻合。（右图）侧位示意图示 ICA 颈段形成障碍（虚点线），咽升动脉➡️、鼓室下动脉➡️及颈鼓动脉➡️发育，形成了 AbICA 的侧支动脉循环

术语

缩写

- 迷走颈内动脉（aberrant internal carotid artery，AbICA）

同义词

- 迷走颈动脉（aberrant carotid artery）

定义

- 由于 ICA 颅外段形成障碍所致的先天性血管异常，伴动脉侧支通路形成

影像

一般特点

- 最佳诊断要点
  - 从后向前水平穿过中耳的管状结构
- 部位
  - 通过扩张的鼓室小管下部进入中耳后部
    - 在颈动脉管岩骨部正常位置的后外侧
  - 通过颈动脉板裂口，向前跨过耳蜗岬，与 ICA 岩骨段水平部汇合
  - 通常为单侧性
- 大小
  - 较 ICA 岩骨段水平部更细
- 形态
  - 管状形态为关键表现

CT 表现

- 增强 CT
  - 与其他动脉强化程度相同
    - 注意：鼓室副神经节瘤也可强化；通过形态鉴别管状的 AbICA 与卵圆形的副神经节瘤
- 骨 CT
  - 颞骨 CT 薄层扫描（<1mm）对 AbICA 具有诊断价值
  - 轴位骨 CT
    - AbICA 表现为从后向前穿过中耳的管状病变
    - 鼓室小管下部扩张是重要表现
      □ 茎乳孔前内侧及面神经乳突段
    - 纤细的 AbICA 与 ICA 岩骨段水平部连接处常可见管腔狭窄
    - 颈动脉孔及 ICA 岩骨段垂直部缺如
  - 冠状位骨 CT
    - AbICA 表现为耳蜗岬处圆形软组织病变
      □ 仅从一个层面观察易与鼓室副神经节瘤混淆
      □ 注意：不要将 AbICA 误认为是鼓室副神经节瘤
      □ 管状形态特点是 AbICA 的关键表现
    - 鼓室小管下部为垂直管状结构，位于 ICA 岩骨段垂直部正常位置的后外侧
      □ 从冠状位圆窗龛发出
  - 若存在永存镫骨动脉，将伴有
    - 棘孔缺如
    - 面神经管鼓室段前部扩张
- CTA
  - 对 AbICA 具有诊断价值
  - 通常不需要，因为单纯 CT 能够确诊

MR 表现

- 常规 MR 确诊 AbICA 并不可靠
- MRA 原始图像及重建图像可显示血管的迷走特性
  - 与对侧血管的正常走行不同的是，AbICA 进入颅底位置偏后外侧
  - 正面重建：ICA 岩骨段向外侧而不是向内侧延伸
    - 左耳内 AbICA 看起来像"7"
    - 右耳内 AbICA 看起来像反"7"

血管造影表现

- 正面观：ICA 岩骨段向外侧而非向内侧延伸
- 侧面观：颈动脉分叉以上的 ICA 颅外段（C1 节段）缺如
  - 小血管自分叉部后方发出后呈环状走行，然后汇入 ICA 岩骨段水平部
    - 管腔狭窄可见于在 AbICA 和 ICA 岩骨段水平部的连接处
  - 常规的血管造影并非影像诊断的必需方法
    - 若骨 CT 诊断不明确，CTA 或 MRA 也足以诊断

影像检查方法推荐

- 最佳影像检查
  - 颞骨 CT：管状形态和后外侧的病变部位具有诊断价值
    - 无须增强 CT 或 CTA
- 检查方法推荐
  - 骨 CT：层厚<1mm 的轴位及冠状位图像
  - 若采用 MR，则 MRA 是检查中的关键序列

鉴别诊断

鼓室副神经节瘤

- 耳镜检查：鼓膜后粉红色/红色搏动性肿块
- 骨 CT：耳蜗岬局限性卵圆形肿块
- MR：增强 T1WI 肿块强化

单支颈内动脉

- 耳镜检查：鼓膜后方深部模糊血管影
- 骨 CT：ICA 岩骨段膝部外侧壁骨质缺损

颈内动脉岩骨段动脉瘤

- 耳镜检查：通常无异常，除非动脉瘤很大
- 骨 CT：颞骨岩部内 ICA 管局部扩张，边缘光滑
  - ICA 走行正常，仅局部出现卵圆形扩张性
- CTA 或 MRA 可诊断无血栓形成的动脉瘤

颈静脉球骨质缺损

- 耳镜检查：鼓膜后下象限灰蓝色肿物
- 骨 CT：乙状窦板局部缺如

○ 自颈静脉球外上方"出芽"伸入中耳的"肿块"

中耳先天性胆脂瘤

- 耳镜检查:鼓膜后蓝黑色肿块
- 骨 CT:外观与获得性胆脂瘤一致
- MR:MR 平扫上的 T1 及 T2 高信号可诊断该病

中耳先天性胆脂瘤

- 耳镜检查:鼓室后灰白色肿物
- 骨 CT:听小骨内侧中耳分叶状软组织肿块
- MR:T1WI 低信号,T2WI 高信号肿块,DWI 序列上表现为弥散受限

病理

一般特点

- 病因
  ○ AbICA 病因尚存争议
  ○ 最佳解释:"血流改道"理论
    - 永存咽动脉系统意味着 ICA C1 段缺如
    - 成熟的动脉侧支循环系统可代偿缺如的 ICA C1 段和岩骨段垂直部
      □ 咽升动脉→鼓室下动脉→颈鼓动脉→ICA 岩骨段水平部的后外侧部分
  ○ 颅外 ICA C1 节段缺如的后果
    - 咽升动脉、鼓室下动脉及颈鼓动脉扩张
    - 鼓室小管下方增粗适应扩张的鼓室下动脉
    - ICA 管岩骨段水平部后外侧部分的骨性边缘在颈鼓动脉起始部被穿透
  ○ 合并异常
    - 30% 的 AbICA 合并永存镫骨动脉
      □ 面神经管鼓室段的前部分扩张
      □ 同侧棘孔缺如

大体病理和术中特征

- 中耳内可见搏动性的异位动脉

显微镜下特征

- 动脉组织学上表现正常

临床要点

临床表现

- 最常见症状体征
  ○ 多数通常无症状
    - 于常规体检、中耳手术或影像学检查时偶然发现
  ○ 伴发症状
    - 搏动性耳鸣(pulsatile tinnitus,PT)(与脉搏同步的声音)
      □ 可为主观性(仅患者能听到)或客观性(患者及医生均能听到)

□ 主观性 PT:搏动性声音可以直接通过耳蜗岬传播至耳蜗基底转角处
□ 客观性 PT:当 AbICA 与正常 ICA 岩骨段水平部相连处狭窄时
- 传导性耳聋
- 眩晕、耳痛罕见
○ 耳镜检查:鼓膜后粉红色肿物
  - 位于鼓膜下半部分
  - 类似副神经节瘤

人口统计学

- 年龄
  ○ 平均发病年龄:38 岁
- 性别
  ○ 男性<女性(单项研究,N=16)
- 流行病学
  ○ 非常罕见

病程和预后

- 未见报道 AbICA 长期后遗症
- 仅在误诊的情况下预后不良→活检
  ○ 假性动脉瘤可能需要血管内修复
- 若耳鸣较响,AbICA 可能造成患者不适

治疗

- 不治疗就是最佳的治疗
- 最大的风险是误诊造成不必要的活检
- 大多数患者症状轻微,不需要治疗
- 永存镫骨动脉不需要治疗

诊断纲要

影像解读要点

- 放射科医生必须坚定地根据影像做出诊断,即便临床印象是副神经节瘤
  ○ 若误诊 AbICA,进行活检或试图手术切除后果严重
    - 血管损伤可导致出血、卒中甚至死亡

报告注意事项

- 报告诊断,不提供鉴别诊断
- 模棱两可的报告如"不能除外副神经节瘤"可能导致手术干预

参考文献

1. Becker C et al: The clinical impact of aberrant internal carotid arteries in children. Int J Pediatr Otorhinolaryngol. 78(7):1123-7, 2014
2. Honkura Y et al: Surgical treatment for the aberrant internal carotid artery in the middle ear with pulsatile tinnitus. Auris Nasus Larynx. 41(2):215-8, 2014
3. Glastonbury CM et al: Lateralized petrous internal carotid artery: imaging features and distinction from the aberrant internal carotid artery. Neuroradiology. 54(9):1007-13, 2012
4. Hatipoglu HG et al: A case of a coexisting aberrant internal carotid artery and persistent stapedial artery: the role of MR angiography in the diagnosis. Ear Nose Throat J. 90(5):E17-20, 2011
5. Sauvaget E et al: Aberrant internal carotid artery in the temporal bone: imaging findings and management. Arch Otolaryngol Head Neck Surg. 132(1):86-91, 2006

一、迷走颈内动脉

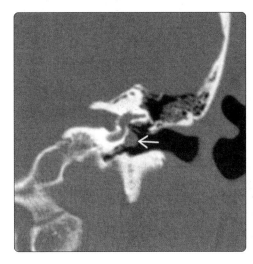

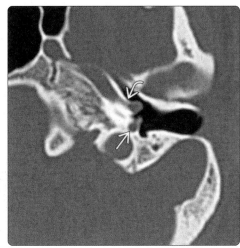

图 4-52 （左图）前庭窗水平左侧颞骨冠状位 CT 图示 AbICA ➡，形似耳蜗岬"肿物"，类似鼓室内副神经节瘤。AbICA 活检可能导致灾难性后果。（右图）颞骨轴位 CT 示较小管径的异位颈内动脉（aberrant internal carotid artery，AbICA）通过扩张的鼓室小管下口➡进入中耳腔，沿耳蜗岬穿过中耳，重新汇入 ICA 岩骨段水平部➡

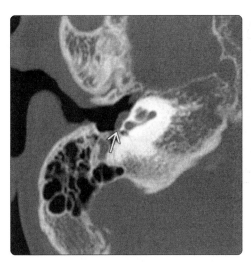

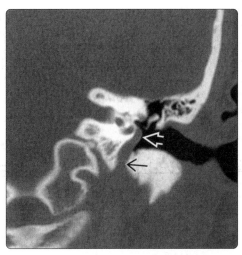

图 4-53 （左图）青年患者，鼓膜后血管性肿物，右耳骨质轴位 CT 示 AbICA 进入中耳腔的后内部➡，环绕跨过耳蜗岬下方。这种管状结构可以避免误诊。（右图）左耳骨质冠状位 CT 示 AbICA 的后部，可见鼓室小管下口扩张➡，环绕耳蜗岬➡。血管的管状外形有助于诊断

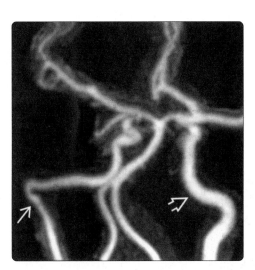

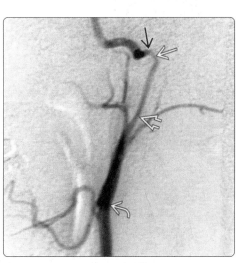

图 4-54 （左图）斜冠位 MRA 示右侧➡ AbICA，为特征性的反"7"字形态。对侧正常 ICA 呈正常形态。（右图）颈内动脉造影侧位像示 AbICA，正常的 ICA 颅外段被扩张的侧支循环所取代，包括咽升动脉➡、鼓室下动脉➡及颈鼓动脉➡。注意 AbICA 与 ICA 岩骨段水平部相连处的血管管径发生改变➡

二、永存颈动脉-基底动脉吻合

要 点

术语

- 永存颈动脉-基底动脉吻合(persistant carotid basilar anastomoses,PCBA)
- 正常短暂存在的自颈动脉向基底动脉系统的胚胎型动脉血供持续存在
- 4 种类型,依据脑神经或脊神经的解剖学关系命名

影像

- 颈内动脉(internal carotid artery,ICA)与基底动脉(basilar artery,BA)间显著的异常血管吻合
  - 可见于小脑幕裂孔至枕骨大孔下水平,位于特定的神经水平(第Ⅴ、Ⅷ、Ⅻ对脑神经,C1-C3 颈神经)
- 永存三叉动脉(persistent trigeminal artery,PTA);自 ICA 海绵窦段至 BA
  - 最常见(0.1%~0.2%)
- 永存耳动脉(persistent otic artery,POA);自 ICA 岩骨段跨过内听道(internal auditory canal,IAC)至 BA
  - 非常罕见
- 永存舌下动脉(persistent hypoglossal artery,PHA);自颈段 ICA(C1-C2 水平)至 BA
  - 罕见(0.03%~0.09%)
- 寰椎前节间动脉(proatlantal intersegmental artery,PIA);自 ICA 颈段(C2-C3 水平),或少有的颈外动脉(external carotid artery,ECA)至 C1 到枕骨间水平的椎动脉
  - 第 3 常见

主要鉴别诊断

- ICA 发出的大脑后动脉(posterior cerebral artery,PCA)
- 继发性异常血管吻合

病理

- 依据并行的脑神经命名

临床要点

- 无症状;无须治疗(除非存在动脉瘤)

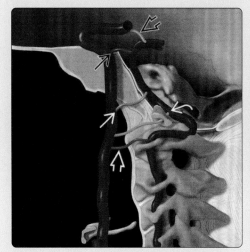 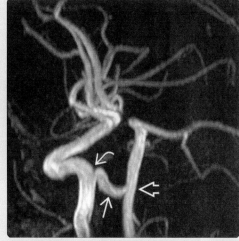

图 4-55 (左图)矢状位示意图示 ICA 与 VA 之间的血管吻合。正常的 PCoA ⬅ 连接 PCA 与 ICA 床突上段。PTA ➡ 连接 ICA 海绵窦段及 BA。POA ➡ 穿过 IAC 连接 ICA 岩骨段与 BA。PHA ➡ 穿过舌下神经管连接 ICA 颈段及 VA。寰椎前动脉 ➡ 在 C1 到 C3 水平连接 ICA 颈段与 VA。(右图)矢状位 MRA 示 PTA ➡ 连接 ICA 虹吸段近端 ➡ 与 BA 中段 ➡

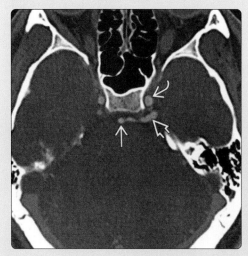 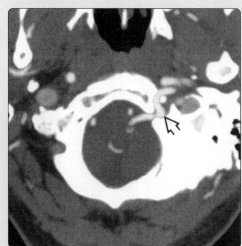

图 4-56 (左图)轴位 CTA 示 PTA ➡ 的典型表现,PTA 连接左侧颈内动脉 ➡ 与基底动脉 ➡。PTA 是最常见的永存颈动脉基底动脉吻合,发生率达 0.1%~0.2%。常为偶然发现,除非还伴发其他血管病变。(右图)轴位 CTA 示 PHA ➡ 穿过左侧舌下神经管连接 ICA 颈段与 PA,与第Ⅻ对脑神经伴行

术语

缩写

- 永存颈动脉-基底动脉吻合（persistent carotid basilar anastomoses，PCBA）

同义词

- 残留颈动脉-椎基底动脉吻合

定义

- 正常短暂存在的自颈动脉向基底动脉系统的胚胎型动脉血供持续存在

影像

一般特点

- 最佳诊断要点
  ○ 在后交通动脉（posterior communicating artery，PCoA）水平以下，存在颈内动脉（internal carotid artery，ICA）-基底动脉（basilar artery，BA）的异常血管吻合
- 部位
  ○ 从鞍区至枕骨-椎体水平
- 形态
  ○ 永存三叉动脉（persistent trigeminal artery，PTA），自 ICA 海绵窦段至 BA，最为常见（0.1%～0.2%）
    - Saltzman 1 型：PTA 供应 BA 远端，PCoA 通常缺如；BA 近端通常发育不良
    - Saltzman 2 型：PTA 汇入小脑上动脉，PCA 供应开放的 PCoA
  ○ 永存耳动脉（persistent otic artery，POA），自 ICA 岩骨段跨过内听道（internal auditory canal ICA）至 BA；罕见
    - 椎动脉（vertebral arteries，VA）缺如或发育不良
  ○ 永存舌下动脉（persistent hypoglossal artery，PHA），自 ICA 颈段（C1-C2 平面）至 BA；罕见（0.03%～0.09%）
    - 与第 XII 对脑神经在舌下神经管中伴行
  ○ 寰椎前节间动脉（proatlantal intersegmental artery，PIA）；自 ICA 颈段（C2-C3 平面）发出，或少有自颈外动脉（external carotid artery，ECA）发出，至 C1 到枕骨间水平的 VA（第 3 常见）
    - 位于 PCBA 最尾侧；VA 缺如或发育不良

CT 表现

- CT 平扫
  ○ BA 及 ICA 之间的大管径血管
- CTA
  ○ 可显示是否存在异常血管、异常血管走行及其合并异常（如囊状动脉瘤）

MR 表现

- T2WI
  ○ 在 BA 与 ICA 之间显著的异常血管
    - 位于小脑幕裂孔至枕骨大孔下之间水平，常见于特定的神经水平（第 V、VIII、XII 对脑神经，C1-C3）
- MRA
  ○ 显示异常血管及其起源、走行和与基底动脉连接处
  ○ 伴发动脉异常（如动脉瘤）

血管造影表现

- 因其他原因（如蛛网膜下腔出）检查发现；可见退化不全的动脉及动脉血流

影像检查方法推荐

- 最佳影像检查：MR 及 MRA 或 CTA

鉴别诊断

ICA 起源的大脑后动脉

- 即胚胎时期起源的 PCA（10%～30%）
- 常见：鞍上，PCoA 明显，PCA 的 P1 段发育不全/缺失

继发性血管吻合

- 为动静脉瘘供血
- 为代偿动脉闭塞/发育不全

病理

一般特点

- 病因
  ○ 原始或胚胎时期的动脉连接退化不全
- 合并异常
  ○ 25%病例合并其他血管异常
    - 尚存争议：动脉瘤（15%）
    - 罕见：颈动脉-海绵窦瘘、动静脉畸形、动脉窗式结构、烟雾病、神经纤维瘤病 1 型
    - 极其罕见：CC/ICA、锁骨下动脉近端、BA 缺如；主动脉缩窄
- 组织胚胎学
  ○ 早期在节间 VA 形成前，一过性从 ICA 至 BA 供血的节段性血管吻合
  ○ 依据伴行的脑神经/脊神经命名
- 解剖学
  ○ 动脉血供的解剖学变化是与动脉布局相适应的（动脉节段性发育不全/缺如）

临床要点

临床表现

- 最常见症状体征
  ○ 影像学检查或蛛网膜下腔出血时偶然发现
    - 罕见表现为三叉神经痛或垂体功能障碍

病程和预后

- 无症状；无须治疗（除非存在动脉瘤）

参考文献

1. Ladner TR et al: Resolution of trigeminal neuralgia by coil embolization of a persistent primitive trigeminal artery aneurysm. J Neurointerv Surg. 6(3):e22, 2014
2. Teraa M et al: Preserved distal flow in a proximally occluded internal carotid artery due to a persistent proatlantal artery. J Vasc Surg. 59(2):527, 2014
3. Bai M et al: Persistent trigeminal artery/persistent trigeminal artery variant and coexisting variants of the head and neck vessels diagnosed using 3 T MRA. Clin Radiol. 68(11):e578-85, 2013
4. Meckel S et al: The persistent trigeminal artery: development, imaging anatomy, variants, and associated vascular pathologies. Neuroradiology. 55(1):5-16, 2013
5. Vasović L et al: Trigeminal artery: a review of normal and pathological features. Childs Nerv Syst. 28(1):33-46, 2012
6. Vasović L et al: Proatlantal intersegmental artery: a review of normal and pathological features. Childs Nerv Syst. 25(4):411-21, 2009

要　点

术语

- 血红蛋白(hemoglobin, Hgb)异常→形态改变(镰状)→红细胞(erythrocytes, RBC)"黏性"升高→毛细血管闭塞、缺血、梗死、未成熟 RBC 破坏(溶血性贫血)

影像

- 最佳诊断要点
  ○ 非裔美国儿童出现脑梗死症状
  ○ 烟雾病(moyamoya, MM)(继发性)

主要鉴别诊断

- 血管炎
- MM 的其他病因(遗传性及继发性)

病理

- 血红蛋白β基因点突变,Chr 11p15.5:谷氨酸替代了缬氨酸

- 镰状 RBC 黏附于血管内皮细胞→内弹力膜断裂、肌层变性→大血管病变±动脉瘤形成

临床要点

- 卒中
  ○ 占所有镰状细胞病(sickle cell disease, SCD)患者的 17%~26%
  ○ 若经颅多普勒示 ICA/MCA 流速>200cm/s,风险升高 18 倍
  ○ 发病高峰在 0~10 岁
- 20%的患儿在 MR 中示白质梗死,但无明显的神经功能缺损="静止性梗死"
  ○ 卒中风险升高 14 倍
- 定期输血保持镰状红细胞比例(HgbS)<30%
  ○ 卒中风险降低可达 75%

诊断纲要

- 若非裔美国儿童出现脑梗死,需常考虑 SCD 可能

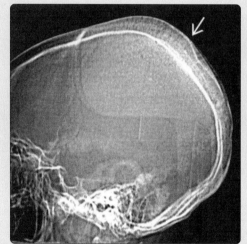
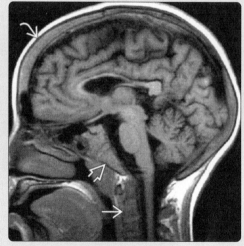

图 4-57 　(左图)CT 侧位定位像示红骨髓增生导致的板障明显增厚 ➡,呈"毛骨悚然"的外观。(右图)矢状位 T1WI 示颅盖骨增厚及骨髓信号降低 ➡,继发于慢性贫血导致的红骨髓增生。斜坡 ➡ 及颈椎 ➡ 骨质内也可见正常 T1 高信号的黄骨髓缺失。反复输血导致的铁沉积也可造成骨髓信号异常

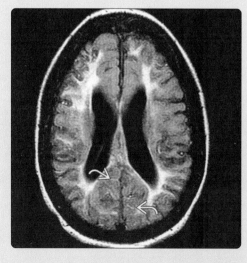
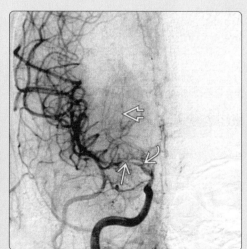

图 4-58 　(左图)轴位 FLAIR 示慢性缺血性脑损伤引起的显著脑萎缩及高信号改变。并可见"常春藤征"➡,即大脑钩回处的分支状异常高信号改变。"常春藤征"继发于肿胀的软脑膜血管流动过缓。(右图)SCD 患者,DSA 右侧 ICA 造影前后像示继发性烟雾病,伴豆纹动脉扩张 ➡,呈"烟雾征",以及 MCA ➡ 和 ICA ➡ 远端重度狭窄

术语

缩写

- 镰状细胞病(sickle cell disease,SCD)

定义

- 血红蛋白(hemoglobin,Hgb)异常→形态改变("镰状")→红细胞(erythrocytes,RBC)"黏性"增加→毛细血管闭塞、缺血、梗死、未成熟 RBC 破坏(溶血性贫血)

影像

一般特点

- 最佳诊断要点
  - 非裔美国儿童脑梗死
  - 继发性烟雾病(moyamoya,MM)
    - 颈内动脉(internal carotid arteries,ICA)远端或大脑前动脉(anterior cerebral arteries,ACA)近端、大脑中动脉(middle cerebral arteries,MCA)狭窄
    - 基底节区豆纹动脉侧支循环形成
- 部位:ICA、深部白质、皮层、骨髓
- 认知功能障碍与影像表现无关
- SCD 患儿可见灰质体积减少

影像学表现

- X 线
  - 颅骨增厚,板障增宽
  - 鼻旁窦密度增高

CT 表现

- CT 平扫
  - 低密度灰质或白质梗死灶→弥漫性萎缩
  - 罕见:SCD 相关性动脉瘤或 MM 导致蛛网膜下腔出血(subarachnoid hemorrhage,SAH)或脑室内出血(intraventricular hemorrhage,IVH)
- 增强 CT:MM 的侧支循环引起基底节斑点状强化
- CTA:ICA 远端、Willis 环(circle of Willis,COW)近端狭窄

MR 表现

- T1WI
  - 或可见出血性梗死
  - MM 侧支循环导致基底节点状流空信号
  - 骨髓增生,信号降低(红骨髓增生)
- T2WI
  - 皮层、深部白质梗死
    - 常见于 ACA/MCA 分水岭区
    - 与皮层下白质体积减少有关
- FLARI
  - 多发高信号±MM 的"常春藤征"
- DWI:急性梗死呈弥散受限
- PWI
  - 脑血流量(cerebral blood flow,CBF)早期升高:贫血的适应性反应
  - CBF↓、平均通过时间(mean transit time,MTT)↑、达峰时间(time to peak,TTP)↑,伴动脉淤血、COW 进行性狭窄
  - 动脉自旋标记(arterial spin labeling,ASL)可能有助于诊断;可不需要造影剂评估 CBF
- 增强 T1WI:血流迂曲,MCA 供血区柔脑膜侧支循环形成伴近端 MCA 狭窄
- MRA
  - 早期动脉扩张迂曲
    - 理论:贫血的适应性反应及脑灌注↑
  - 最后常发展为 MM
  - 非典型部位可见动脉瘤
- MRS:梗死区乳酸峰↑、NAA 峰↓、Cho↓、Cr 峰↓(乳酸峰仅见于急性梗死)

超声表现

- 经颅多普勒超声(transcranial Doppler,TCD):ICA/MCA 近端狭窄造成远端血流高动力
  - 平均时间血流速度>200cm/s→缺血性卒中高风险
  - 血流速度介于 170~200cm/s 之间,示具体情况而定

血管造影表现

- MM:ICA 远端、COW 近端狭窄,伴基底节区及 ECA→ICA 侧支循环
  - MM 与永存原始的颈动脉-基底动脉吻合之间的侧支循环
- 梭形动脉瘤
- 围术期的卒中风险高于其他患者:导管治疗前予以补液、输血

核医学表现

- PET、SPECT:局灶性脑灌注↓

影像检查方法推荐

- 最佳影像检查
  - MR/MRA±DSA
- 检查方法推荐
  - DWI 可鉴别急性期与慢性期脑梗死
  - 由于贫血导致扰相失相位,快速血流造成亮血 MRA 序列中类似血管狭窄的表现;若怀疑狭窄,在亮血或暗血 MRA 中应采用尽可能低的 TE

鉴别诊断

血管炎

- 特发性、感染性、自身免疫性、药物滥用造成的血管炎
- 典型影像学表现:皮层及深部白质梗死和脑实质出血

烟雾病

- 原发性 MM
  - 特发性、遗传性
- 其他原因导致的继发性 MM
  - NF1、Down 综合征、放射治疗、结缔组织病、血栓栓塞前状态

颅骨增厚伴板障增宽

- 其他慢性贫血(地中海贫血)

病理

一般特点

- 病因
  - 缺氧是异常的血红蛋白(HgbS)变"硬"→RBC变为镰刀状
  - 镰状RBC可塑性丧失,无法通过毛细血管→血管闭塞("危象")、细胞破坏(溶血)
  - 镰状RBC黏附于血管内皮细胞→内膜弹力层断裂、肌层变性→大血管病变±动脉瘤形成
- 遗传学
  - 血红蛋白β基因点突变,Chr 11p15.5:谷氨酸替代了缬氨酸
  - SCD:常染色体隐性,两条β珠蛋白均受累
  - 镰状细胞特性:1条β血红蛋白链受累→轻型病例
    - 携带者
    - 对疟疾抵抗力↑(因此流行)
- 合并异常
  - 贫血、网织红细胞增多、粒细胞增多症
  - 肺炎球菌的易感性增加(由于脾功能异常所致)
  - 偶尔可致脑假瘤

大体病理和术中特征

- 骨、脑、肾、脾梗死;肝大

显微镜下特征

- 严重贫血,血涂片可见镰状细胞
- 由于镰状RBC聚集导致血管闭塞

临床要点

临床表现

- 最常见症状体征
  - 局灶性神经功能缺损
- 其他症状体征
  - 儿童:学习困难、头痛、精神症状
- 临床特点
  - 非裔美国儿童,伴发脑卒中
- 卒中
  - SCD患者的卒中发病率为17%~26%
  - 11%的病例在20岁前发病,24%的病例在45岁前发病
  - 75%为缺血性,25%为出血性
  - 20%儿童在MR上可有白质梗死表现,但无明显的神经功能缺损="静止性梗死"
    - TCD通常正常
    - 合并轻度认知功能障碍
    - 相比MR正常的患者,卒中风险增高14倍
  - 若TCD示ICA或MCA流速>200cm/s,卒中风险增高18倍
- 危象期间可见骨梗死、非血管性坏死
- 骨髓炎,尤其由沙门菌导致
- 肾乳头坏死及溃疡引起的肉眼血尿
- 高海拔暴露(如飞行)出现脾梗死
- 常见感染,尤其在脾梗死后的肺炎球菌感染

人口统计学

- 年龄
  - 儿童=成人
  - 2~5岁卒中风险最高
- 性别:无差异
- 种族:主要见于非裔美国人及其后代
- 流行病学
  - 非裔美国人中出生患病率:1/375
  - 出生时镰状细胞发生率:1/12
  - 非裔美国儿童卒中的首要病因
  - 血红蛋白镰状变患者颅脑病变(MR下)发生率:10%~19%

病程和预后

- 出生后最初几个月,HgbS替换HgbF之后出现难治性重症溶血性贫血
- 即便未发生脑梗死,依旧可出现认知功能障碍
- 缺血事件反复发生→卒中伴逐渐加重的运动及认知障碍
- 尽管存在并发症,患者通常可以存活到成年
- 若不输血治疗,SCD预后较差

治疗

- TCD筛查
  - 若发现血流速度↑(>200cm/s)提示应行脑MR,规律输血治疗
  - 规律输血治疗,保持HgbS<30%
    - 可降低卒中风险率达75%
    - 减轻COW血管内膜增生
- 羟基脲类药物:降低疼痛危象及急性胸肺综合征发生率;改善血流速度
  - 诱导HgbF生成,减少血管闭塞及溶血
- 预防性Ι青霉素;肺炎球菌疫苗接种
- 骨髓移植是唯一的治愈手段
  - 仅适用于少数能匹配HLA供体的患者
- 具有前景的治疗方法:干细胞疗法

诊断纲要

影像解读要点

- 非裔美国儿童脑梗死常需要考虑SCD

参考文献

1. Andreotti C et al: The Association of Cytokine Levels With Cognitive Function in Children With Sickle Cell Disease and Normal MRI Studies of the Brain. J Child Neurol. ePub, 2014
2. Chen R et al: A Prospective Longitudinal Brain Morphometry Study of Children with Sickle Cell Disease. AJNR Am J Neuroradiol. ePub, 2014
3. Helton KJ et al: Magnetic resonance imaging/angiography and transcranial Doppler velocities in sickle cell anemia: results from the SWiTCH trial. Blood. 124(6):891-8, 2014
4. Mackin RS et al: Neuroimaging abnormalities in adults with sickle cell anemia: associations with cognition. Neurology. 82(10):835-41, 2014
5. Thust SC et al: Neuroimaging findings in sickle cell disease. Br J Radiol. 87(1040):20130699, 2014
6. Arkuszewski M et al: Sickle cell anemia: reference values of cerebral blood flow determined by continuous arterial spin labeling MRI. Neuroradiol J. 26(2):191-200, 2013
7. Behpour AM et al: Cerebral blood flow abnormalities in children with sickle cell disease: a systematic review. Pediatr Neurol. 48(3):188-99, 2013
8. DeBaun MR et al: Silent cerebral infarcts: a review on a prevalent and progressive cause of neurologic injury in sickle cell anemia. Blood. 119(20):4587-96, 2012
9. Al-Kandari FA et al: Regional cerebral blood flow in patients with sickle cell disease: study with single photon emission computed tomography. Ann Nucl Med. 21(8):439-45, 2007
10. Oguz KK et al: Sickle cell disease: continuous arterial spin-labeling perfusion MR imaging in children. Radiology. 227(2):567-74, 2003

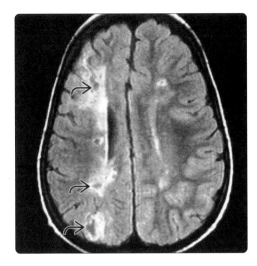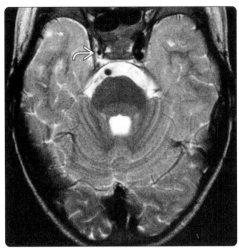

图 4-59 （左图）轴位 FLAIR 示 SCD 脑部病变典型表现，可见双侧深部白质及皮层（右侧）梗死，以及局灶性囊状脑软化灶形成◩。梗死灶沿前后方向线性分布，符合分水岭梗死的分布模式。（右图）同一患者，轴位 T2WI 示双侧颈内动脉（internal carotid artery，ICA）不对称，右侧管径较细➡，脑损伤更严重。管径变细为镰状细胞血管病的表现之一

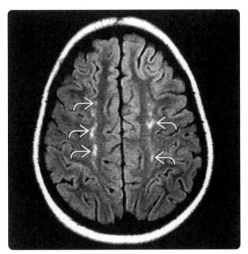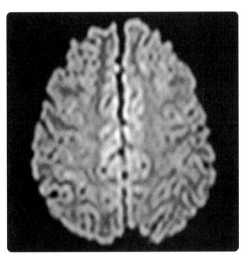

图 4-60 （左图）青少年患者，无症状 SCD，轴位 FLAIR 示深部白质分水岭处多发的、小灶性高信号病变➡。（右图）同一患者，轴位 DWI 未见弥散受限病灶，提示不存在急性梗死，即"静止性梗死"。虽然 MR 上存在脑梗死征象，但临床无明显的神经功能异常，经颅多普勒检测 ICA/MCA 流速通常亦正常。这些患者通常有轻度认知功能障碍，卒中风险升高

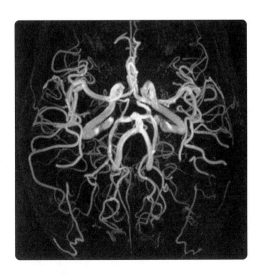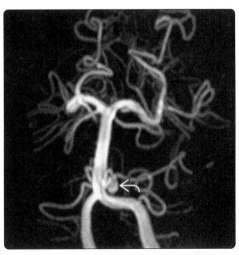

图 4-61 （左图）MRA 未见 ICA 远端、ACA 近端及 MCA 近端狭窄。这些血管轻度迂曲增粗，可能是对贫血和脑灌注增加的病理生理变化的应答反应。血管病变进行性发展，最终造成大、小血管受损。（右图）同一患者，MRA 示基底动脉近端动脉瘤➡。SCD 患者罹患动脉瘤的风险升高，发病部位通常不典型

要 点

术语

- ICA 远端、Willis 环(circle of Willis, COW)近端进行性狭窄,伴继发侧支循环形成
  - 侧支循环血管→在血管造影中表现为云雾状的"吐出的烟雾"(moyamoya)
- 烟雾病(moyamoya, MM)= 原发性(特发性)烟雾状血管改变
  - 东方-西方国家发病率差异显著(多见于日本、韩国)
- 侧支循环血管呈烟雾状改变 = 继发于许多其他疾病

影像

- 最佳诊断要点:COW 变细,MR 上可见基底节区多发微小流空信号
- 最佳影像检查:MRT1 增强/MRA;DSA 可显示血管细节

病理

- 烟雾病
  - 家族性东亚患者中,95%的患者具有 *RNF213* 多态性,79%的患者为散发
    - 与早发重症 MM 有关
- 继发烟雾病(诸多病因)
  - 综合征性(如 NF1)、炎症状态、血栓前状态、早衰、先天性间充质缺陷、儿童时期鞍上结构受 X 线照射

临床要点

- 发病年龄呈双峰(5~10 岁及 30~40 岁)
- 亚裔儿童最常见的卒中病因
- 临床表现
  - 儿童:反复发作 TIA;脑出血罕见
  - 成人:TIA、梗死、出血(20%)、偏头痛

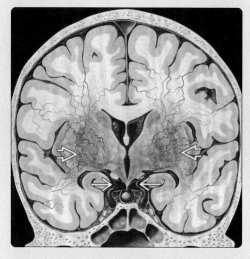
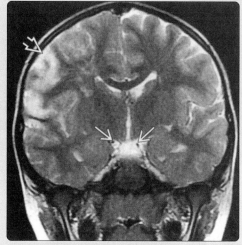

图 4-62 (左图)冠状位示意图示双侧颈内动脉远端➡严重狭窄,豆纹动脉⇨显著扩张,走行穿过基底节。此为"吐出的烟雾"(moyamoya)模式。(右图)3 岁女童,MM,冠状位 T2WI 示颈内动脉床突上段明显狭窄➡。右侧 MCA 血供区可见急性皮层梗死➡

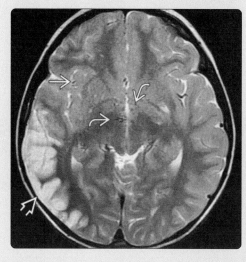
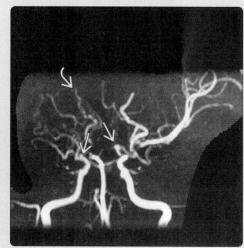

图 4-63 (左图)同一患者,轴位 T2WI 示外侧裂内可见微小、几乎不可见的流空信号➡,考虑为右侧 MCA 分支。急性皮层梗死造成脑回明显水肿、肿胀➡。可见基底节侧支循环血管的纤细迂曲的流空信号➡。(右图)同一患者,时间飞跃法 MRA 冠状位 MIP 示颈内动脉床突上段明显变细➡,基底节侧支循环血管➡呈烟雾状

四、烟 雾 病

术语

缩写

- 烟雾病(moyamoya,MM)

同义词

- 儿童特发性进展性动脉病
- Willis 环自发性闭塞

定义

- 双侧颈内动脉(internal carotid artery)末端/COW 近端进行性狭窄或闭塞,伴颅底异常血管网增生
  - 代偿性发育形成的侧支循环血管网="吐出的烟雾"
- 原发性(特发性)烟雾状血管改变=烟雾病
  - 常见于日本、韩国
- 继发性(获得性)烟雾状血管改变
  - 颅脑放疗
  - 动脉粥样硬化
  - 神经纤维瘤病

影像

一般特点

- 最佳诊断要点:COW 变细,MR 上可见基底节多发微小流空信号
- 部位:ICA 床突上段/COW;前循环>>后循环
- 大小:大血管闭塞
- 形态:"吐出的烟雾"(日语为 moyamoya)
  - 血管造影可见云雾状豆状核纹状体、丘脑纹状体侧支循环

CT 表现

- CT 平扫
  - 儿童:50%~60%前部的脑萎缩较后部明显
  - 成人可表现为脑出血
- 增强 CT:基底节区点状强化(粗大的豆纹动脉),颅底可见异常网状血管
- CTA:异常 COW 及网状侧支循环
- ^{133}Xe-CT:乙酰唑胺负荷试验提示脑储备↓

MR 表现

- T1WI:基底节区多发点状流空信号
- T2WI
  - 信号升高见于皮层下及白质小血管性脑梗死
  - 侧支血管=脑池内网状的充盈缺损
- FLAIR
  - 亮脑沟=柔脑膜"常春藤征"
    - 软脑膜血管迂曲,血流缓慢,蛛网膜增厚
    - 与脑血管储备减少有关
- T2*GRE
  - 若既往曾发生出血,可有含铁血黄素沉积
  - 成人可偶见无症状性微出血
- DWI:对"急性或慢性"疾病的鉴别很有价值
- 增强 T1WI
  - 豆纹侧支→基底节区点状强化,脑池内网状纤细血管
  - 搭桥手术起效后,柔脑膜强化水平(强化的"常春藤征")↓
- MRA:ICA 远端及 COW 近端血管狭窄,±血管连通

- MRV:部分血管病变可有静脉受累
- MRS:急性梗死组织可见乳酸峰
  - 血管重建术后,额叶白质 NAA/Cr 及 Cho/Cr 比值改善/L 高
- PWI:大脑半球深部白质灌注↓,后循环灌注相对↑

超声表现

- 灰阶超声:ICA 管腔减小
- 脉冲多普勒超声
  - 多普勒频谱波形示 ICA 呈无血流(闭塞)或高阻力(狭窄)血流模式
  - 舒张末期流速↑,ECA 侧支循环的血管阻力↓
- 彩色多普勒:图形失真提示闭塞
- 能量多普勒:造影剂的运用可改善对血流缓慢的狭窄血管和侧支循环血管的观察

血管造影表现

- 常规造影
  - 主要见于(但并不仅限于)前循环
    - COW 近端及 ICA 狭窄(最早表现)
    - 豆纹动脉及丘脑穿支动脉侧支循环形成(中期)
    - 穿硬脑膜和穿骨的颈外-颈内侧支循环形成(晚期)
  - 脉络膜前动脉扩张、分支延长,预示成人发生出血性事件

核医学表现

- PET:血流动力学储备能力↓
- SPECT^{123}I-碘西尼:若无症状,神经元密度正常,若出现症状,神经元密度↓

影像检查方法推荐

- 组价影像检查:增强 MR/MRA
- DSA 可用于观察侧支循环及分级情况
- 检查方法推荐
  - 造影剂可提高检测敏感度:血管连通、侧支循环形成
  - 搭桥手术前,导管造影术有利于明确闭塞血管的解剖
- 诊断标准:MR/MRA 或导管血管造影
  - ICA 末端或 ACA 近端、MCA 近端狭窄/闭塞
  - 基底节区异常血管网/流空信号
  - 双侧病变;可能为单侧病变

鉴别诊断

"常春藤征"

- 柔脑膜转移瘤、蛛网膜下腔出血、脑膜炎、氧吸入增加

基底节斑点状病灶

- 筛状腔隙状态:无强化

Willis 环显著变细

- 蛛网膜下腔出血、脑膜炎、肿瘤包绕

病理

一般特点

- 病因
  - 烟雾病

- 家族性东亚患者中,95%存在 RNF213 多态性,79%为散发
  - □ 与早发重症 MM 有关
  - ○ 继发性烟雾病
    - Down 综合征、结节性硬化、镰状细胞病、结缔组织病、早衰、NF1
      - □ NF1 伴鞍上肿瘤+放疗可能导致严重后果
    - 牵牛花综合征;表现为动脉瘤、心脏及眼部缺陷
    - 感染:CNS 血管炎(儿童)、基底脑膜炎、动脉粥样硬化、头颈部感染
    - 血管病变及血栓前状态:放疗、川崎病、抗心磷脂抗体、凝血因子 VLeiden 突变、多发性大动脉炎、贝赫切特病、系统性红斑狼疮
- 流行病学:烟雾病
  - ○ 日本发病率:1:10 万
  - ○ 北美、欧洲发病率:0.1:10 万
  - ○ 10%~15%为家族性

分期、分级和分类

- 分期标准(根据 Suzuki 标准)
  - ○ 1 期:ICA 分叉处狭窄
  - ○ 2 期:ACA、MCA、PCA 管腔扩张
  - ○ 3 期:颅底侧支循环形成达到顶峰;ACA/MCA 变细
  - ○ 4 期:侧支循环减少;PCA 变细
  - ○ 5 期:侧支循环进一步减少;ACA/MCA/PCA 缺如
  - ○ 6 期:ECA-软脑膜侧支循环广泛形成

大体病理和术中特征

- 穿支血管增加(早期),萎缩的脑组织中 ECA-ICA 侧支循环增加(晚期)
- 成人脑出血(蛛网膜下腔、脑室内>脑实质)
- 囊状动脉瘤发生率增加(尤其是见于成人颅底)

显微镜下特征

- 内膜增生、中膜变薄
- 内弹力膜过度内折,呈波浪状
- 脑室周围假性动脉瘤(出血的病因)

临床要点

临床表现

- 最常见症状体征
  - ○ 儿童:一过性脑缺血(transient ischemic attacks, TIA)、交替性偏瘫(啼哭时加重)、头痛
  - ○ 成人:TIA、脑梗死或出血
    - 出血性病变更常见于亚裔成人
- 其他症状体征
  - ○ 儿童:发育迟滞、喂养困难、舞蹈病
- 临床特点
  - ○ 儿童更常见 TIA、病情进展;成人易于发生梗死(但进展较慢)
  - ○ 儿童病变同侧的前后循环常同时受累

人口统计学

- 年龄
  - ○ 发病年龄呈双峰分布(5~10 岁及 30~40 岁)
- 性别
  - ○ 男性:女性=1:1.8;在家族性病例中,男性:女性=1:5
- 亚裔儿童脑卒中最常见的病因

病程和预后

- 血管进行性狭窄、侧支循环形成、脑缺血
- 预后取决于病因、侧支循环形成程度、诊断时的年龄/分期
- 儿科病例通常在发病十年内进展为 5 期
  - ○ 婴儿起病的烟雾病进展更快
  - ○ 儿科病例表现为卒中
- 出血性烟雾病更常见于年长患者,伴粗大的侧支循环血管
  - ○ 预后更差

治疗

- 烟雾病
  - ○ 间接搭桥术:脑-硬膜-动脉-贴敷术(encephalo-duro-arterio-synangiosis,EDAS),在儿童中更有效
    - EDAS 后 5 年同侧脑卒中风险=15%
  - ○ 直接搭桥术:颞浅动脉-大脑中动脉(superficial temporal artery-middle cerebralartery,STA-MCA),成人更常用
- 抗凝治疗;纠正/控制血栓前状态及炎症病因
- 镰状细胞病相关的烟雾病应给予大量输血
- 血管周围交感神经切除术或颈上神经节切除术(成人)

诊断纲要

注意

- 寻找烟雾病的继发原因

影像解读要点

- 儿童 CT 增强扫描示不对称性脑萎缩,注意观察异常血管表现
- 成人烟雾病可表现为脑内出血

报告注意事项

- 成功的血管重建术=颅底侧支循环↓、MCA 分支血流↑、STA 管径↑(直接搭桥术)

参考文献

1. Acker G et al: Distinct clinical and radiographic characteristics of moyamoya disease amongst European Caucasians. Eur J Neurol. ePub, 2015
2. Fujimura M et al: Diagnosis of moyamoya disease: international standard and regional differences. Neurol Med Chir (Tokyo). 55(3):189-93, 2015
3. Guey S et al: Moyamoya disease and syndromes: from genetics to clinical management. Appl Clin Genet. 8:49-68, 2015
4. Kim T et al: Morphology and related hemodynamics of the internal carotid arteries of moyamoya patients. Acta Neurochir (Wien). ePub, 2015
5. Derdeyn CP: Direct bypass reduces the risk of recurrent hemorrhage in moyamoya syndrome, but effect on functional outcome is less certain. Stroke. 45(5):1245-6, 2014
6. Strother MK et al: Cerebrovascular collaterals correlate with disease severity in adult North American patients with moyamoya disease. AJNR Am J Neuroradiol. Epub ahead of print, 2014
7. Wang C et al: Delayed cerebral vasculopathy following cranial radiation therapy for pediatric tumors. Pediatr Neurol. 50(6):549-56, 2014

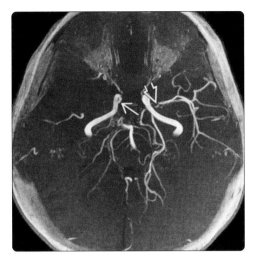
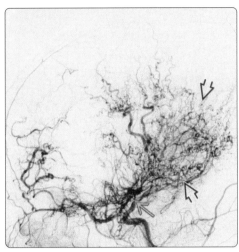

图 4-64 （左图）时间飞跃法 MRA 轴位 MIP 示正常 ICA 岩骨段及海绵窦段。右侧 ICA 床突上段发出的 MCA 分支明显狭窄，几乎不可见➡️。左侧 MCA 远端仅有少量血管，左侧 ICA 床突上段与 MCA 近端之间可见一段"血流信号中断"➔。（右图）右侧 ICA 造影，DSA 侧位像示床突上段突然中断➡️。无数纤细迂曲的侧支循环血管➔即为"吐出的烟雾"表现（moyamoya）

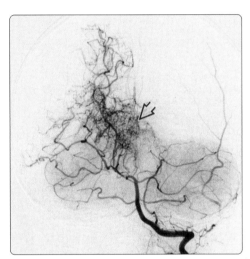
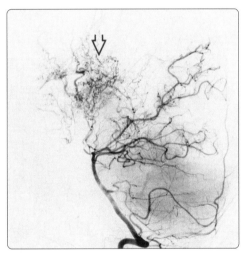

图 4-65 （左图）同一患者，左侧椎动脉造影前后位像示颅底可见左侧椎动脉供血的纤细迂曲的侧支循环血管➔。（右图）同一患者，DSA 侧位像示这些侧支血管（烟雾血管）➔主要由丘脑穿支动脉及脉络膜内动脉供血

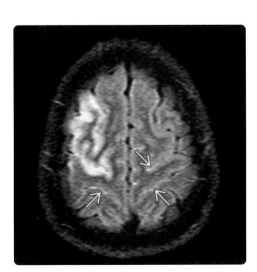
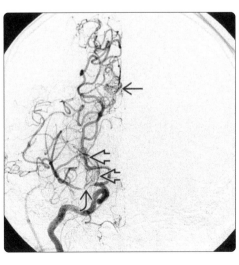

图 4-66 （左图）12 岁患者，突发左侧偏瘫，轴位 FLAIR 示右侧 MCA 供血区急性梗死。脑沟内高信号改变➡️即为"常春藤征"，是由曲张的软脑膜侧支血管内缓慢血流所致。（右图）同一患者，右侧 ICA 造影，DSA 前后位像示 MCA 近端重度局灶性狭窄➔及 ACA 闭塞。豆纹动脉及丘脑穿支动脉➔扩张。并可见自脉络丛后动脉发出的侧支血流➡️

要 点

术语

- 原发性中枢神经系统动脉炎(primary arteritis of CNS,PACNS)
  - 除外继发性(系统性)血管炎
  - 可累及各种管径的颅内动脉
- 组织病理诊断的 2 个必要特征
  - 血管管壁炎症及坏死

影像

- CT
  - 注意寻找血管炎的继发表现(缺血、梗死)
  - CT 表现为低密度
  - 尤其可见于基底节、皮层下白质
- MR(高分辨)
  - T2/FLAIR 序列上多灶性斑点状、线状高信号
  - T1 增强高分辨薄层扫描(3T)血管壁成像
    - 环周性光滑的长节段病变
  - ±脑实质内斑片状强化、弥散受限
  - DWI 表现多样(可表现为受限)

- DSA
  - 曾被认为是影像检查的金标准
  - DSA 上动脉呈"串珠样"改变(不规则狭窄、扩张)
    - 边缘分支>COW
  - 少见:长节段狭窄、假性动脉瘤、闭塞

病理

- 确诊可能需要脑活检
  - 敏感性为 75%~80%
  - 活检结果阴性并不能除外原发性中枢神经系统动脉炎

临床要点

- 可见于各个年龄段(平均年龄:约 42 岁)

诊断纲要

- 老年患者 DSA 表现为血管炎改变,首先应考虑动脉粥样硬化,而非 PACNS

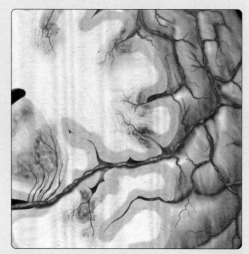
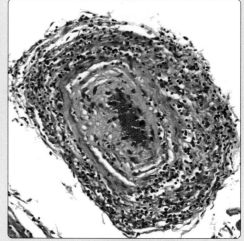

图 4-67 (左图)斜冠位示意图示 PACNS 患者的 MCA 岛盖及浅表分支节段性交替性狭窄与扩张,以及其下脑实质内多发斑片状缺血灶。(右图)71 岁女性,T2 及 FLAIR 序列示脑内多灶性高信号(未示),尸检标本低倍镜 H-E 染色示内膜及外膜坏死、炎性改变,这些是 CNS 血管炎的特征性表现

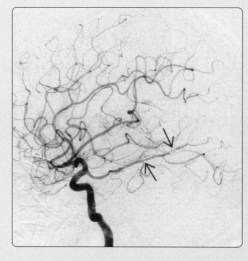
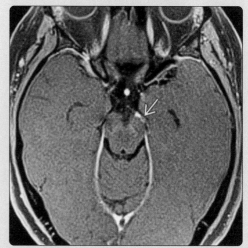

图 4-68 (左图)34 岁女性,多次卒中发作,DSA 侧位像示大脑后动脉管腔呈明显不规则改变 ➡,伴交替性狭窄扩张。(右图)同一患者,T1 增强薄层扫描示左侧 PCA 管壁强化 ➡。管壁增强可见于血管炎及动脉粥样硬化伴慢性炎症。虽然这一患者有吸烟史及心血管疾病危险因素,而其年龄及临床表现最符合血管炎的诊断

术语

缩写

- 原发性中枢神经系统动脉炎(primary arteritis of CNS, PACNS)

同义词

- 血管炎、血管病变

定义

- 组织病理诊断血管炎的 2 个最重要的特征
  - 血管管壁炎症或坏死
- PACNS:限于颅内 CNS 的动脉炎,无证据支持系统性血管炎

影像

一般特点

- 最佳诊断要点
  - 环周性、光滑、长节段性血管壁强化
  - DSA 上动脉呈"串珠样"改变(不规则狭窄、扩张)
    - 非特异性[颅内动脉粥样硬化性血管病(intracranial atherosclerotic vascular disease, ASVD)>血管炎]
  - 注意:影像学检查可表现正常;需要参考临床/实验室检查修正诊断
- 部位
  - 病理上常表现为柔脑膜动脉及静脉受累,实际上颅内各种管径的血管均可受累
  - 颅内病变为原发病变,脊髓也可受累
- 大小
  - 血管狭窄的程度可从正常或轻度狭窄至完全闭塞
- 形态
  - 管腔轻度不规则狭窄与节段性扩张交替存在
  - 非特异性(表现类似于其他血管炎)

CT 表现

- CT 平扫
  - 相对不敏感,通常正常
  - 可见继发改变,如缺血或梗死
    - 多灶性低密度区,尤其常见于基底节区、皮层下白质
  - 或可见出血(不典型)
- 增强 CT
  - 可见斑片样强化

MR 表现

- T1WI
  - 深部灰质及皮质下多灶性低信号病灶
- FLAIR
  - 深部灰质及皮质下多灶性高信号病灶
- T2*GRE
  - 可表现为点状出血
- DWI
  - 急性期弥散受限

- 增强 T1WI
  - 高分辨 MR 可示血管壁强化
  - 可见脑实质内斑片状强化
    - 边缘光滑、线状、环形
- MRA
  - 相对不敏感、多数表现为正常
  - 较大管径血管受累时可见部分典型血管病变征象

血管造影表现

- DSA
  - 典型:狭窄扩张交替出现,主要累及第 2、第 3 级血管分支
  - 较少见:长节段狭窄、假性动脉瘤、闭塞
  - 考虑:行肾动脉造影评估系统性血管炎可能

影像检查方法推荐

- 最佳影像检查
  - T1 增强高分辨薄层扫描血管壁成像
  - DSA 曾被认为是影像检查的金标准
    - 非特异性(ASVD 较血管炎更常见)
- 检查方法推荐
  - 3T T1WI 平扫及增强薄层扫描显示血管壁
  - 若实验室检查阳性、MR/MRA 结果阴性、临床高度怀疑时,可行 DSA
  - CTA/MRA 有助于筛查;但对于微小病变而言,空间分辨率不足

鉴别诊断

颅内动脉粥样硬化性血管病

- 高龄患者年龄更高
- 病变分布具有典型特点(颈动脉虹吸段、颅内血管近端)

系统性中枢神经系统血管炎

- 系统血管炎继发的中枢神经系统受累,多血管受累,SLE 最为常见
- DSA 上的表现难于与 PACNS 鉴别

可逆性脑血管收缩综合征

- 可逆性;后循环、分水岭区受累
- DSA 表现可完全一致

血管痉挛

- 一过性病变,与蛛网膜下腔出血相关
- 主干血管近端(COW)>周围分支

血管内淋巴瘤

- 血管壁无强化
- 更常见出血

病理

一般特点

- 病因
  - 不明
- 明确诊断可能需要脑活检

- ○ 血管壁单核细胞炎性浸润可明确诊断
- ○ 敏感度 75% ~ 80%；活检结果阴性不能除外 PACNS
- 诊断可依据临床表现、DSA 上的典型表现及其他发现，并除外其他疾病
- 必须与其他 CNS 炎症性及非炎症性血管病相鉴别

分期、分级和分类

- PACNS：限于中枢神经系统的高度异质性的一组血管炎
  - ○ 疾病谱包含中枢神经系统肉芽肿性血管炎（granulomatous angiitis of CNS, GACNS）、良性中枢神经系统血管病（benign angiopathy of central nervous system, BACNS）至可逆性血管收缩综合征（reversible vasoconstrictive syndrome, RCVS）
  - ○ BACNS、RCVS 预后更好；各组疾病在血管造影表现上均无法鉴别
- 中枢神经系统血管炎的临床表现可完全一致
  - ○ 急性起病、头痛、脑脊液检查正常或轻度异常；BACNS、RCVS 女性发病率较高
  - ○ 患者可表现为局灶性无力、癫痫发作、出血、意识模糊、记忆障碍或意识改变
  - ○ 虽然 BACNS 及 RCVS 被定义为"良性"，但部分患者可有持续显著的神经功能损害
  - ○ 可有大量服用尼古丁或咖啡因史、OTC 类感冒药、口服避孕药使用史或雌激素替代治疗史
  - ○ 与这些已知因素的确切关系（若存在）尚不明确

大体病理和术中特征

- 特征表现为缺血性病变及小斑点状出血
- 可累及各个管径的血管
- 可见小静脉炎与脑实质出血

显微镜下特征

- 血管壁单核细胞炎性浸润是 PACNS 的标志
- 不同程度的小血管肉芽肿性及非肉芽肿性血管炎
- 通常累及柔脑膜小动脉及小静脉的内膜和外膜

临床要点

临床表现

- 最常见症状体征
  - ○ 受累血管分布区（狭窄、闭塞、动脉瘤）卒中
  - ○ 也常表现为头痛
- 临床特点
  - ○ 临床表现高度多变：局灶至弥漫性表现，急性期至慢性期演变
  - ○ 典型表现为数周至数月的亚急性临床表现（平均诊断时间＝5 个月）
  - ○ 头痛，伴局灶性功能废损的精神状态改变
  - ○ 若排除继发血管炎或鉴别诊断中提到的其他疾病，应考虑本病

人口统计学

- 年龄

- ○ 儿童至成年均可发病
- ○ 平均年龄约为 42 岁；年龄范围从 3 岁至老年
- ○ BACNS、RCVS 患者常为年轻女性
- 性别
  - ○ PACNS 分布无性别差异，可能略倾向于男性
- 流行病学
  - ○ 罕见

病程和预后

- 早期诊断和干预可显著改善预后
- 延误诊断可能导致其他并发症
- PACNS：常呈亚急性起病，持续数月无法诊断
- BACNS：相对急性起病，在发病数周内可诊断
- 未治疗的 PACNS：存在导致永久认知功能障碍的风险
- 通常死后明确诊断；若高度怀疑，有必要及时作出诊断

治疗

- 有关血管炎治疗的对照研究较少，目前的治疗方案在不同中心间的效果存在较大差异
- 治疗通常包括大剂量免疫抑制剂治疗
- 大多数病例采用大剂量类固醇长疗程、逐渐减量方案控制病情
- 密切监测患者的治疗依从性
- 若不治疗，PACNS 患者往往可有进行性加重，最终导致死亡
- BACNS、RCVS 患者可能对稍小剂量皮质类固醇及钙离子通道阻滞剂治疗有效

诊断纲要

注意

- 如果临床高度怀疑 PACNS，无论 MR 表现如何，均应行 DSA 检查

影像解读要点

- 老年人在 DSA 上表现为血管炎改变，最常见的病因为动脉粥样硬化，而非 PACNS

参考文献

1. Miller TR et al: Reversible cerebral vasoconstriction syndrome, part 2: diagnostic work-up, imaging evaluation, and differential diagnosis. AJNR Am J Neuroradiol. ePub, 2015
2. Rodriguez-Pla A et al: Primary angiitis of the central nervous system in adults and children. Rheum Dis Clin North Am. 41(1):47-62, viii, 2015
3. Salvarani C et al: Adult primary central nervous system vasculitis treatment and course: Analysis of 163 patients. Arthritis Rheumatol. ePub, 2015
4. Vera-Lastra O et al: Primary and secondary central nervous system vasculitis: clinical manifestations, laboratory findings, neuroimaging, and treatment analysis. Clin Rheumatol. 34(4):729-38, 2015
5. Abdel Razek AA et al: Imaging spectrum of CNS vasculitis. Radiographics. 34(4):873-94, 2014
6. Miller DV et al: Biopsy findings in primary angiitis of the central nervous system. Am J Surg Pathol. 33(1):35-43, 2009
7. Molloy ES et al: Primary angiitis of the central nervous system. Curr Treat Options Neurol. 9(3):169-75, 2007
8. MacLaren K et al: Primary angiitis of the central nervous system: emerging variants. QJM. 98(9):643-54, 2005
9. Carolei A et al: Central nervous system vasculitis. Neurol Sci. 24 Suppl 1:S8-S10, 2003
10. West SG: Central nervous system vasculitis. Curr Rheumatol Rep. 5(2):116-27, 2003

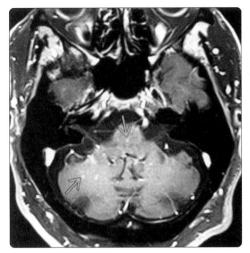 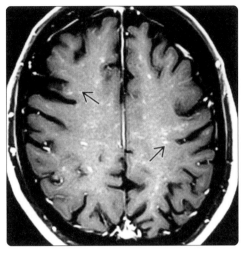

图 4-69　（左图）进行性共济失调、复视缓慢加重 6 年，轴位 T1 增强示延髓及小脑半球多发点状、线状强化病灶➡。（右图）同一患者，T1 增强近头侧层面示双侧大脑半球皮层下及深部白质大量线状及点状强化病灶➡

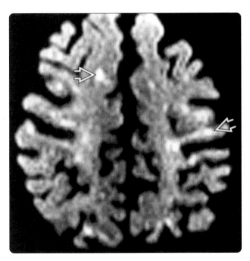 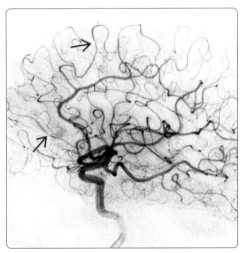

图 4-70　（左图）同一患者，DWI 示多发小圆形、线性弥散受限病灶➡。（右图）随后的颈内动脉造影侧位像示远端皮层血管可见细微不规则狭窄区➡，提示血管炎可能

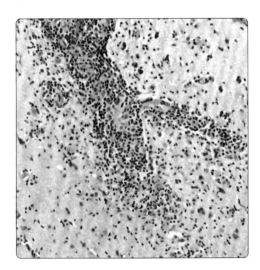 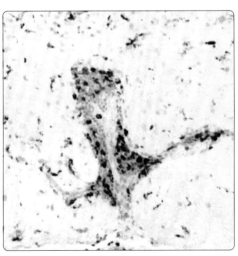

图 4-71　（左图）同一患者，HE 染色活检标本显微镜下示皮层穿支动脉管壁坏死及炎性浸润增厚。（右图）同一患者，免疫组化示 T 淋巴细胞 CD68 阳性。最终的组织病理诊断为 PACNS

要 点

术语

- 一组异质性中枢神经系统疾病
  - 特征性表现为非动脉粥样硬化性的血管壁炎症及坏死
  - 动脉、静脉均可受累

影像

- CTA/MRA 可用于筛查；但对于微小病变，空间分辨率通常不足
- MR
  - 基底节、皮层、皮层下白质
    - 多灶性低密度/T2 高信号
    - 寻找继发性改变（缺血、梗死）
  - 高分辨（3T、薄层扫描）T1 增强可表现为管壁强化
    - 光滑、向心性
    - 长节段
- 血管远端受累（例如 M2、M3、M4 分支＞ICA 颅内段或 BA）
- 通常累及多支血管
- DSA
  - 表现非特异性（显示管腔，而非管壁）
    - 多发光滑或略不规则狭窄与扩张改变交替性出现
    - 可累及各种管径的颅内血管
    - 主要鉴别诊断＝颅内动脉粥样硬化

主要鉴别诊断

- 颅内动脉粥样硬化性血管病
- 动脉痉挛
- 可逆性脑血管收缩综合征

病理

- 血管壁炎症性改变、坏死，这是所有动脉炎所共有的特征

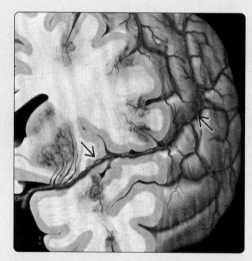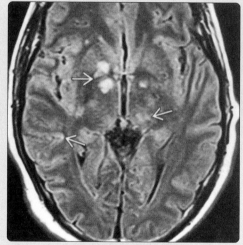

图 4-72 （左图）斜冠位示意图示中等管径血管炎改变➡，脑实质改变表现为基底节区及灰白质交界区多灶性水肿、梗死及散发出血灶。（右图）继发性中枢神经系统血管炎患者，轴位 FLAIR 示基底节、丘脑及皮层多发高信号病灶➡

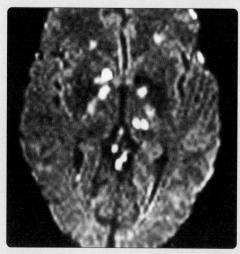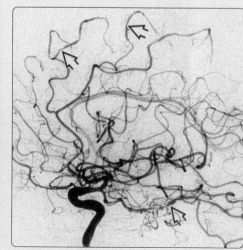

图 4-73 （左图）同一患者，轴位 DWI 示基底节、丘脑及皮质多发小灶性弥散受限。（右图）同一患者，颈内动脉血管成像侧位像示多发皮层血管➡交替性狭窄扩张改变（"串珠"）。符合感染性（链球菌）血管炎所致多发梗死的表现

术语

同义词

- 炎症性血管病（更为通用的术语,指任何伴有炎症反应的血管病变）
- 动脉炎（特指动脉炎症）
- 血管炎（动脉或静脉的炎症）

定义

- 一组异质性神经系统疾病,特征表现为非动脉粥样硬化性的血管壁炎症及坏死
- 动脉、静脉均可受累

影像

一般特点

- 最佳诊断要点
  - 管腔不规则、狭窄和闭塞,不符合动脉粥样硬化的典型表现
  - 影像学检查可正常;需要参考临床/实验室检查情况
- 部位
  - 动静脉均可受累,可累及各种管径的颅内血管
- 大小
  - 血管狭窄程度可从正常/轻度狭窄至闭塞不等
- 形态
  - 典型表现:管壁多灶性平滑或轻度不规则狭窄与扩张改变交替性出现
  - 血管造影表现取决于病因,包括血管管腔不规则、狭窄、动脉瘤及闭塞

MR 表现

- T1WI
  - 早期表现可正常;±多灶性皮质/皮质下低信号
- T2WI
  - 多灶性高信号
- FLAIR
  - 皮质下、基底节区高信号
- T2*GRE
  - 可显示出血
- DWI
  - 急性期可见弥散受限
- 增强 T1WI
  - 可见脑实质斑片状强化
  - 高分辨(3T、薄层扫描)T1 增强可见管壁强化
    - 光滑、向心性
    - 长节段
    - 血管远端受累(例如 M2、M3、M4 分支>ICA 颅内段或 BA)
    - 通常累及多支血管
- MRA
  - 表现可正常,若较大的血管受累或血管闭塞,

血管造影可见典型征象

血管造影表现

- 常规造影
  - 第 2 级、3 级血管分支交替性狭窄扩张改变
  - 较少见:长节段狭窄、假性动脉瘤

影像检查方法推荐

- 最佳影像检查
  - 高分辨对比增强 MR 血管成像
  - 若 MR/MRA 阴性,可行 DSA
- 检查方法推荐
  - 若实验室检查阳性、MR/MRA 阴性,应行 DSA 检查
  - CTA/MRA 可用于筛查;但对于微小病变,CTA/MRA 空间分辨率可能不足

鉴别诊断

颅内动脉粥样硬化性血管病

- 高龄患者
- 病变分布具有特征性(颈内动脉虹吸段、近端颅内血管);病变可见颅外表现

动脉痉挛

- 一过性表现,与蛛网膜下腔出血有关
- 血管近端受累

可逆性脑血管收缩综合征

- 雷击样头痛±蛛网膜下腔出血
- 血管造影可类似血管炎表现
- 注射维拉帕米后可缓解

病理

一般特点

- 病因
  - 所有血管炎所共有的病理改变,即血管壁炎症、坏死
  - 可为原发性或继发性,病因广泛,如感染/炎症因子、药物等
  - 细菌性脑膜炎
    - 血管受累造成梗死的发生率为 25%
    - 流感嗜血杆菌为最常见的病原体;常见于儿童
  - 结核性脑膜炎
    - 最常累及颅底血管(如 ICA 床突上段及 M1 段闭塞及狭窄)
  - 真菌性动脉炎(曲霉菌、球霉菌等)
    - 放线菌可侵袭血管壁,导致出血
    - 血管造影可见大脑基底部或皮层血管狭窄
  - 病毒性动脉炎
    - 单纯疱疹病毒是北美地区最常见的病原体

- HIV 相关性血管炎发病率呈上升趋势,尤其是儿童
  - 梅毒性动脉炎
    - 2 种类型:梅毒性脑膜炎和梅毒性血管炎
    - 累及皮层动脉及静脉的弥漫性血管炎
    - 梅毒性血管炎通常累及 MCA 近端分支
  - 结节性多动脉炎
    - 最常累及中枢神经系统的系统性血管炎(虽然呈晚发型)
    - 内弹力膜坏死形成微动脉瘤的发病率为 75%
  - 细胞介导的血管炎
    - 巨细胞动脉炎(动脉壁肉芽肿浸润)
    - 大动脉炎(主要累积主动脉、大血管及其分支)
    - 颞动脉炎(系统性疾病;累及颞动脉及其他颅外动脉)
  - ANCA 相关性血管炎(曾名 Wegener 肉芽肿)
    - 可导致脑内及脑膜肉芽肿或血管炎
    - 因鼻/鼻窦直接侵犯累及中枢神经系统的比例为 15%~30%
    - 慢性系统性血管炎,累及肺、肾脏及鼻窦
  - 结节病(3%~5%病例可有中枢神经系统受累)
    - 可沿血管周围间隙延伸,累及穿支动脉
    - 脑膜炎、血管炎,累及脑基底部血管
  - 肉芽肿性血管炎(PACNS)
    - 仅累及中枢神经系统的原发性血管炎(特发性)
    - 表现为多发颅内血管狭窄
  - 胶原血管病(SLE、风湿性疾病、硬皮病)
    - SLE:最常累及中枢神经系统
    - 血管炎相对不常见(表现多样,可为小血管管腔不规则/狭窄/闭塞至梭形动脉瘤)
    - 50% 患者因心脏疾病或凝血功能障碍造成 CVA
  - 药物滥用相关性血管炎
    - 药物可直接或间接损伤(通常为对药物的超敏反应)血管
    - 与合法药物或非法的"街头"药物相关,包括苯丙胺类、可卡因、海洛因、苯丙醇胺及麦角类药物
  - 放射损伤
    - 急性动脉炎,导致一过性白质水肿
    - 慢性改变更为严重,可出现血管闭塞及脑坏死、白质软化、矿物化微血管病和脑萎缩
    - 联合化疗的共同作用
  - 烟雾病
    - 有时特指"儿童特发性进展性动脉病"
    - 烟雾状血管改变是血管造影中表现,并非一种特定的疾病,可为获得性或遗传性
    - 任何 ICA 床突上段缓慢进展性闭塞都可发展为烟雾状血管改变
    - 这一改变同样可见于 NF、动脉粥样硬化、放疗后
    - 预后取决于血管闭塞的速度及程度,以及有效侧支循环的形成

大体病理和术中特征

- 特征改变为缺血性病变和小斑点状出血

- 各种管径的血管均可受累
- 可见静脉炎伴脑实质出血

显微镜下特征

- 血管壁的炎症及坏死

临床要点

临床表现

- 最常见症状体征
  - 与血管病变表现(狭窄、闭塞、动脉瘤)相关的脑卒中
  - 若患者有可疑血管炎症状,需行脑部影像学检查、腰穿和血管造影,但只有活检才能明确诊断

人口统计学

- 流行病学
  - 成人患者血管造影表现为血管炎样改变时,最常见病因通常为动脉粥样硬化
  - 中枢神经系统血管炎可具有不同的临床特点,有些病例好发于特定年龄,有些病例累及特定的组织

病程和预后

- 预后各异,取决于病因;若不治疗,病情通常进行性发展

治疗

- 大多数中枢神经系统血管炎患者的治疗十分积极,联合使用大剂量类固醇、免疫抑制剂

诊断纲要

注意

- 诊断通常基于临床表现、脑 MR 及脑血管造影,而不是病理诊断

参考文献

1. Guellec D et al: ANCA-associated vasculitis in patients with primary Sjögren's syndrome: Detailed analysis of 7 new cases and systematic literature review. Autoimmun Rev. ePub, 2015
2. Powers WJ: Primary Angiitis of the Central Nervous System: Diagnostic Criteria. Neurol Clin. 33(2):515-526, 2015
3. Rodriguez-Pla A et al: Primary angiitis of the central nervous system in adults and children. Rheum Dis Clin North Am. 41(1):47-62, viii, 2015
4. Abdel Razek AA et al: Imaging spectrum of CNS vasculitis. Radiographics. 34(4):873-94, 2014
5. Chiang F et al: Varicella zoster CNS vascular complications. A report of four cases and literature review. Neuroradiol J. 27(3):327-33, 2014
6. John S et al: CNS vasculitis. Semin Neurol. 34(4):405-12, 2014
7. Larivière D et al: Extra- and intracranial cerebral vasculitis in giant cell arteritis: an observational study. Medicine (Baltimore). 93(28):e265, 2014
8. Obusez EC et al: High-resolution MRI vessel wall imaging: spatial and temporal patterns of reversible cerebral vasoconstriction syndrome and central nervous system vasculitis. AJNR Am J Neuroradiol. 35(8):1527-32, 2014

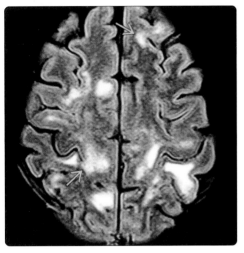
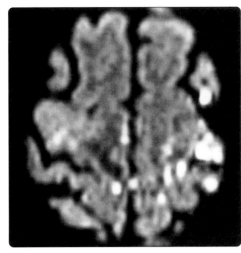

图 4-74 （左图）结节性多动脉炎患者，意识模糊及嗜睡，轴位 FLAIR 示双侧大脑半球皮层及皮层下多灶性高信号➡️。（右图）同一患者，DWI 示皮层及皮层下白质内多发小灶性弥散受限

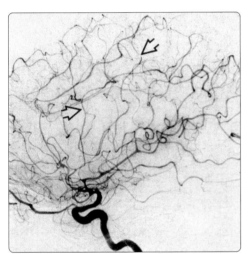
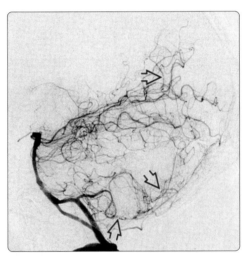

图 4-75 （左图）同一患者，DSA 侧位像示左侧大脑中动脉远端及大脑前动脉多发血管不规则改变及狭窄➡️，皮质血管呈"串珠样"改变。（右图）左侧椎动脉造影，DSA 侧位像示类似的"串珠样"改变，可见多发小灶性不规则狭窄➡️。符合颅内动脉炎表现

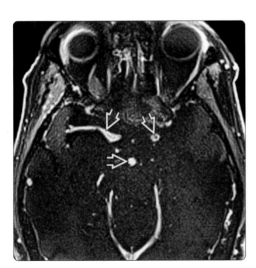
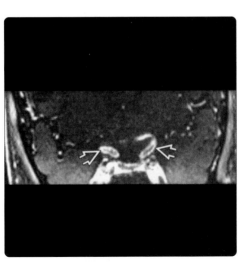

图 4-76 （左图）ANCA 阳性血管炎患者，轴位 T1 增强扫描示自左侧颈内动脉、大脑中动脉 M1 段及基底动脉远端➡️明显的环形线样强化。（右图）同一患者，冠状位 T1 增强扫描示颈内动脉床突上段➡️显著强化。血管壁强化可见于 ASVD，但通常并非像此例光滑、向心性、线性强化表现

要 点

术语

- 可逆性脑血管收缩综合征(reversible cerebral vasoconstriction syndrome,RCVS),即 Call-Fleming 综合征
- 该组疾病特点
  - 可逆的、多灶性脑动脉血管收缩
  - 剧烈头痛±局灶神经功能缺损

影像

- 急性/反复发作头痛,伴血管炎表现(DSA)
- DSA=对诊断至关重要(敏感性 100%)
  - 累及大、中动脉
  - 弥漫性、多灶性、节段性狭窄
  - 有时表现为"串珠样"或"香肠样"
- CT 平扫通常无明显异常表现
  - 少量皮层蛛网膜下腔出血(20%)±脑实质出血
- CTA/MRA:若变化轻微,表现可能正常(10%)
  - 90%可表现为弥漫性动脉收缩

- TCD:MCA、ICA、ACA 动脉血流速度↑

病理

- 推测为一过性脑血管张力调节障碍→血管收缩→缺血、卒中、死亡
- 自发性(1/3 的病例)或由以下原因造成
  - 产后状态
  - 血管活性物质暴露
- 可与可逆性后部脑病综合征(posterior reversible encephalopathy syndrome,PRES)相关

临床要点

- 症状:剧烈、急性"雷击样"头痛
  - 经常反复发作(95%)
  - 缺血/卒中(视觉障碍、失语、偏瘫)
- 治疗
  - 停用血管活性药物
  - 血管舒张剂(如钙离子拮抗剂)

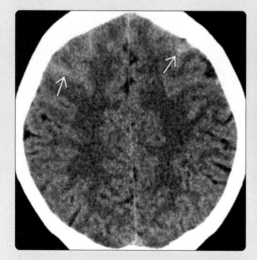
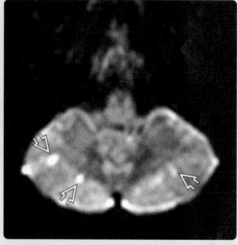

图 4-77 (左图)女性患者,剧烈头疼,急性起病,轴位 CT 平扫示可见局限于皮质的额叶脑沟内➡的蛛网膜下腔出血。为了除外血管病变,行 DSA 表现为多灶性动脉狭窄(未示),考虑为 RCVS。(右图)RCVS 患者,急性起病的雷击样头痛,轴位 DWI 示急性缺血所致的多发高信号➡。缺血是 RCVS 常见的并发症

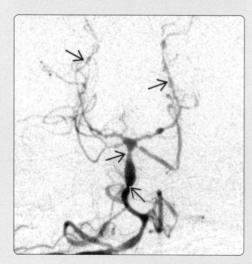
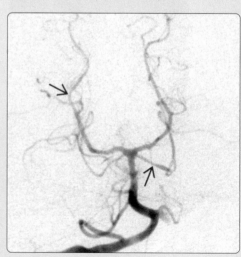

图 4-78 (左图)右侧椎动脉 DSA 前后位像示弥漫性管腔不规则,以及基底动脉、大脑后动脉及小脑上动脉➡局灶性狭窄。前循环也可见类似表现(未示)。随后患者被予以超过 10 日的动脉注射西罗莫司治疗。(右图)同一患者 2 周后复查 DSA,示后循环动脉痉挛明显缓解。仍可见少量管腔➡残存轻度狭窄

术语

缩写

- 可逆性脑血管收缩综合征(reversible cerebral vasoconstriction syndrome,RCVS)

定义

- 一组具有以下特征的疾病
  - 可逆的、多灶性脑动脉缩窄
  - 剧烈头痛±局灶神经功能缺损

影像

一般特点

- 最佳诊断要点
  - 急性起病,通常表现为反复发作头痛伴 DSA 中血管炎样表现

CT 表现

- CT 平扫
  - 20%脑实质出血可见伴有少量皮层蛛网膜下腔出血(subarachnoid hemorrhage,SAH)
  - 继发于缺血/卒中导致的皮质±皮质下低密度
- CTA
  - 可为正常表现,或可见大/中动脉波浪样改变

MR 表现

- FLAIR
  - 可见单侧或双侧皮质 SAH
  - 继发于卒中的局灶性信号增高
- DWI
  - 对缺血/卒中区域最为敏感
- MRA
  - 若变化轻微,表现可正常(10%);诊断需要行 DSA
  - 90%病例可见弥散性节段性动脉缩窄

超声表现

- 经颅多普勒超声(transcranial Doppler,TCD):动脉血流速度↑,符合动脉痉挛表现+70%患者 MCA、ICA、ACA 管腔直径↓

血管造影表现

- 对诊断至关重要(敏感性 100%)
- 大/中动脉弥漫多灶性、节段性狭窄
- 偶可见节段性扩张,呈串珠样或香肠样

鉴别诊断

脑血管炎

- 血管造影表现类似;临床起病更为隐匿,脑脊液检查异常
- 例如:原发性中枢神经系统血管炎(primary angiitis of central nervous system,PACNS)、系统性红斑狼疮、感染、结节病

SAH

- 动脉瘤、硬脑膜瘘、创伤、动静脉畸形

病理

一般特点

- 病因
  - 推测为一过性脑血管张力调节障碍→血管收缩→缺血、卒中、死亡
- 合并异常
  - 自发性(1/3 的病例)或由以下原因造成
    - 产后状态
    - 血管活性物质暴露
      - 大麻、可卡因、摇头丸、苯丙胺衍生物、麦角酸二乙基酰胺
      - 选择性 5-羟色胺再摄取抑制剂
      - 鼻血管收缩药、伪麻黄碱
      - 酒石酸麦角胺、溴隐亭、舒马曲坦
    - 嗜铬细胞瘤、支气管类癌肿瘤

临床要点

临床表现

- 最常见症状体征
  - 剧烈、急性发作的(雷击样)头痛
    - 通常反复发作(95%)
    - 类似动脉瘤破裂继发的 SAH
- 其他症状体征
  - 缺血/卒中可导致视力障碍、失语、偏瘫
  - 癫痫发作

病程和预后

- 7%~54%的患者可发生卒中
- 男性:女性=1:2
- 高达 10%的患者可有永久性残疾
- 可与可逆性后部脑病综合征(posterior reversible encephalopathy syndrome,PRES)相关
- 血管异常改变可在数月内缓解

治疗

- 停用血管活性药物
- 可予以口服、动静脉输注血管舒张剂(如钙离子拮抗剂)

诊断纲要

注意

- 患者有雷击样头痛史,但无 SAH 或仅有局限性皮层 SAH 病史,应考虑 RCVS

影像解读要点

- 短期复查 DSA 可显示血管舒张药物治疗后的改善情况

参考文献

1. Kass-Hout T et al: A novel approach to diagnose reversible cerebral vasoconstriction syndrome: a case series. J Stroke Cerebrovasc Dis. 24(1):e31-7, 2015
2. Marder CP et al: Multimodal imaging of reversible cerebral vasoconstriction syndrome: a series of 6 cases. AJNR Am J Neuroradiol. 33(7):1403-11, 2012
3. Ducros A et al: The clinical and radiological spectrum of reversible cerebral vasoconstriction syndrome. A prospective series of 67 patients. Brain. 130(Pt 12):3091-101, 2007

要 点

术语

- 颅内动脉可逆性狭窄
- 因血液降解代谢产物暴露所致
  - 血管平滑肌收缩
  - 血管壁的组织学改变

影像

- 一般特点（CTA/MRA/DSA）
  - 通常发生在蛛网膜下腔出血（subarachnoid hemorrhage，SAH）后4~14天
  - 平滑的、相对长节段的管腔狭窄
  - 可见动脉管腔不规则/波浪状改变
  - 多支动脉受累，通常>1支血管血供区
- CT灌注成像
  - 达峰时间（time to peak，TTP）↑、平均通过时间（mean transit time，MTT）↑
  - 低灌注区脑血流量（cerebral blood flow，CBF）↓
- 经颅多普勒超声（transcranial Doppler，TCD）
  - 平均血流速度↑

- 由于动脉横截面积↓

主要鉴别诊断

- 非SAH原因所致血管痉挛
  - 脑膜炎
  - 急性高血压脑病（PRES）
  - 可逆性脑血管收缩综合征（reversible cerebral vasoconstriction syndrome，RCVS）
  - 偏头痛
- 血管炎
- 动脉粥样硬化

临床要点

- 迟发性缺血性神经功能障碍（delayed ischemic neurological deficit，DIND）
  - 通常SAH1周后出现
- 治疗
  - "3H"治疗
  - 血管内治疗（药物或球囊血管成形术）

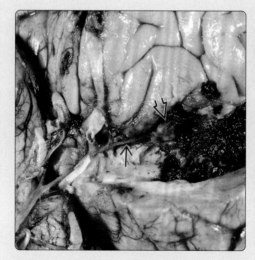
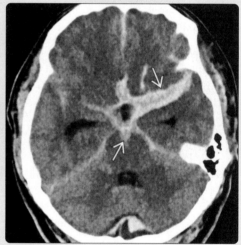

图4-79 （左图）患者MCA动脉瘤破裂🔲伴蛛网膜下腔出血，存活数日，尸检标本可见MCA主干显著痉挛⬋（右图）43岁男性，因"从未有过的剧烈头痛"急诊就诊，轴位CT平扫示基底池，特别是左侧外侧裂内弥漫性蛛网膜下腔出血➡

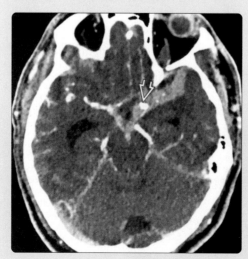
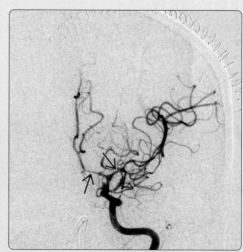

图4-80 （左图）同一患者，CTA示左侧ICA远端分叉处分叶状动脉瘤⬌（右图）急诊动脉瘤夹闭术后4天，患者出现昏睡、右侧肢体无力。DSA前后位示左侧颈内动脉占位效应、痉挛⬋，考虑ACA及MCA近端狭窄。予动脉注射维拉帕米后，症状缓解

术语

同义词

- 蛛网膜下腔出血性（subarachnoid hemorrhage, SAH）血管痉挛

定义

- 血液降解代谢产物暴露→颅内动脉可逆性狭窄
  - 血管平滑肌收缩
  - 血管壁的组织学改变

影像

一般特点

- 最佳诊断要点
  - 节段性狭窄（CTA/MRA/DSA）
    - 常见于 SAH 4~14 天后
- 部位
  - 可累及所有硬膜下（蛛网膜下腔）动脉
  - 痉挛最严重的部位通常位于破裂动脉瘤附近（SAH 浓度最高处）

影像检查方法推荐

- 最佳影像检查
  - DSA 为金标准（敏感性 100% 但特异性不高）
    - DSA 后可直接进行动脉内（intraarterial, IA）治疗
  - TCD 可用于床旁监测/筛查
- 检查方法推荐
  - 通常累及多个供血区域的血管
  - 显示双侧颈内动脉及椎动脉

CT 表现

- CT 平扫
  - 可见残存 SAH
  - 否则表现可正常（除非存在缺血/卒中）
  - 受累血管血供区的低密度影可能预示缺血/梗死
  - 与手术牵拉造成的水肿鉴别
    - 临近手术钳夹区域
    - 不局限于血管血供区分布
- CTA
  - 可用于大血管受累的筛查
    - Willis 环、M1 段、基底动脉
  - 动脉变细/狭窄
    - 常为非对称性多区域受累
  - 对小血管不敏感（例如 M2 段、远端节段）
- CT 灌注成像（CT perfusion, pCT）
  - 低灌注
    - 达峰时间（time to peak, TTP）↑、平均通过时间（mean transit time, MTT）↑
    - 脑血流量（cerebral blood flow, CBF）↓
    - 脑血容量（cerebral clood volume）保持不变提示侧支循环血流成分
  - 如果 pCT 仅局限于 2 个层面，可能遗漏远端血管痉挛
    - 建议行全脑 pCT

MR 表现

- DWI
  - 对血管痉挛造成的后果最敏感
    - 若缺血持续，可进展为梗死
- MRA
  - 通常不用于筛查
  - 对于 SAH 后在 ICU 治疗的患者，CT 检查更容易实现
  - 血管狭窄→TOF 图像上信号消失
    - 取决于血管痉挛的严重程度

超声表现

- 经颅多普勒超声
  - Poiseuille 定律：由于血管痉挛/狭窄造成动脉横截面积↓，使平均血流速度↑
  - 低频探头可用于评估颅底部大动脉
  - 10% 患者颞窗频谱消失
  - 若存在以下情况，血管痉挛的检测准确度 >80%
    - MCA 平均流速>120cm/s，基底动脉>70cm/s
    - Lindegaard 比值（MCA 平均流速与 ICA 颅外段流速的比值）>3
  - 敏感度约 60%（取决于操作者）
  - 特异度>95%（对于已诊断 SAH 的患者）
  - 相较于平均血流速度绝对值，平均血流速度上升趋势对于预测血管痉挛可能更有价值

血管造影表现

- 动脉管腔不规则/波浪形改变
- 平滑的、相对长节段的狭窄
  - 多支动脉受累，通常>1 支血管血供区

鉴别诊断

脑膜炎

- 脑沟/脑池强化

急性高血压脑病

- 后循环>前循环

可逆性脑血管收缩综合征，偏头痛

- 一过性，表现可能完全相同

血管炎

- 可与血管痉挛、RCVS 表现相同；通常为狭窄节段更短、呈"串珠样"表现
- CT 平扫通常未发现 SAH 表现（SAH 继发的血管炎较为罕见）
  - 亚急性 SAH 在 CT 平扫上可表现为等/低密度；脑脊液检查有助于检测血液降解代谢产物
- 血浆、脑脊液中的炎症因子通常升高

动脉粥样硬化（ASVD）

- 常见于老年患者
- 短节段>长节段狭窄

- 通常累及 ICA 海绵段/颅外段、椎动脉

病理

一般特点

- 病因
  - SAH 血管痉挛常见于动脉瘤破裂后
    - 其他病因所致的 SAH（如创伤、AVM 破裂）也可引起血管痉挛
    - 弥漫性非动脉瘤性 SAH 造成的血管痉挛类似 aSAH，但<pnSAH
  - 确切的病理生理机制尚不明确
    - 病因可能为多因素的
    - 血管壁被血液降解代谢产物（如氧合血红蛋白）包裹→血管壁释放自由基
    - 释放的因子包括血清素、血管紧张素、前列腺素、血栓素、蛋白激酶 C、磷脂酶 C 及 A2
    - 内皮细胞一氧化氮活性↓、内皮素-1 活性↑可能与此有关

分期、分级和分类

- Fisher CT 评分与血管痉挛风险相关
  - 1：无 SAH
  - 2：少量 SAH，垂直方向上出血厚度<1mm
  - 3：广泛 SAH，垂直方向上出血厚度 1mm
  - 4：脑室内出血（intraventricular hemorrhage，IVH）

显微镜下特征

- 血管壁长时间暴露于血液成分中→中膜增厚、内膜水肿、内膜下细胞增殖伴平滑肌细胞及成纤维细胞增生

临床要点

临床表现

- 最常见症状体征
  - 绝大多数血管痉挛患者无症状
  - 血管痉挛是 SAH 患者最主要的并发症及死因
  - 迟发性缺血性神经功能障碍（delayed ischemic neurological deficit，DIND）常见于 SAH 约 1 周后
  - 局部神经功能障碍：动作、言语、视觉
- 其他症状体征
  - 智能改变、意识水平↓

人口统计学

- 年龄
  - 任何年龄；年轻患者更常见
- 流行病学
  - 美国每年约 30 000 人发生 SAH
  - DSA 发现 70% 的患者在发生动脉瘤性 SAH 后，可出现不同程度的血管痉挛；但仅有 30% 的患者出现症状

病程和预后

- SAH 后血管痉挛的大致时间进程
  - 第 3~4 天：血管痉挛开始
  - 第 7~10 天：血管痉挛达峰
  - 第 14~21 天：血管痉挛缓解
- 10% 的患者可发生超急性血管痉挛（SAH 后 48h 内起病）
- SAH 患者积极治疗/预防可阻止卒中、死亡等缺血后遗症的出现

治疗

- 内科治疗
  - "3H 治疗"= 高血压（hypertension）、血液稀释（hemodilution）、高血容量（hypervolemia）
  - 口服或静脉予以钙离子拮抗剂（如尼莫地平）
  - 镁
- 血管内治疗
  - 药物血管成形术：经动脉注射钙离子拮抗剂已取代罂粟碱
    - 相较球囊成形，技术要求较低；可治疗管径更小的远端血管
    - 起效时间可能长达 24h；需要额外的 IA 治疗方式
    - 相对低风险：副作用=低血压，可能会加剧低灌注
  - 球囊血管成形术
    - 逐渐扩张较大的颅底动脉：ICA 颅内段及椎动脉、基底动脉、MCA（M1±M2 段）、ACA（A1 段）、PCA（P1 段）
    - 1% 的风险可引起致死性血管破裂、血栓栓塞性卒中、血管夹层
  - 脑池内溶栓疗法
    - 数项临床试验证实部分有效；尚未被广泛接受
    - 经脑室造瘘术注射重组 tPA，溶解蛛网膜下腔内的血液→↓降解为氧合血红蛋白的量→预防血管痉挛

诊断纲要

注意

- 血管痉挛是临床症状进展的原因，动脉瘤性 SAH 4~14 天后可于 CT 平扫上观察到缺血改变

影像解读要点

- TCD 对 ICA 颅内段、M1 段、A1 段及基底动脉之外的血管变化不敏感
  - 若怀疑远端血管受累，应进行 DSA 检查（例如胼周动脉瘤破裂、非动脉瘤性 SAH）

参考文献

1. Bacigaluppi S et al: Diagnosis of cerebral vasospasm and risk of delayed cerebral ischemia related to aneurysmal subarachnoid haemorrhage: an overview of available tools. Neurosurg Rev. ePub, 2015
2. Fontana J et al: Dynamic Autoregulatory Response After Aneurysmal Subarachnoid Hemorrhage and Its Relation to Angiographic Vasospasm and Clinical Outcome. Neurocrit Care. ePub, 2015
3. Hollingworth M et al: Results of an International Survey on the Investigation and Endovascular Management of Cerebral Vasospasm and Delayed Cerebral Ischemia. World Neurosurg. ePub, 2015
4. Walcott BP et al: Diffuse patterns of nonaneurysmal subarachnoid hemorrhage originating from the Basal cisterns have predictable vasospasm rates similar to aneurysmal subarachnoid hemorrhage. J Stroke Cerebrovasc Dis. 24(4):795-801, 2015
5. Jones J et al: Cerebral vasospasm patterns following aneurysmal subarachnoid hemorrhage: an angiographic study comparing coils with clips. J Neurointerv Surg. ePub, 2014
6. Eddleman CS et al: Endovascular options in the treatment of delayed ischemic neurological deficits due to cerebral vasospasm. Neurosurg Focus. 26(3):E6, 2009

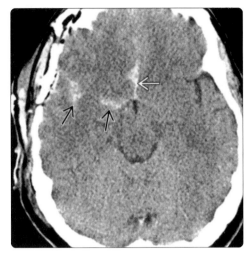
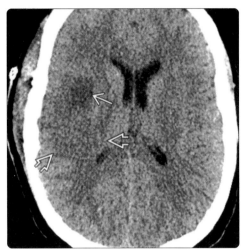

图 4-81　（左图）蝶骨嵴脑膜瘤切除术后患者，术中并发大量出血，轴位 CT 平扫示右侧外侧裂➡及前纵裂➡ SAH。（右图）患者发生轻偏瘫后 10 日，轴位 CT 平扫示右侧额叶局灶性低密度影➡，符合梗死表现。梗死灶周围深、浅灰白质交界处分界不清➡

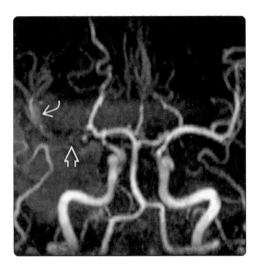
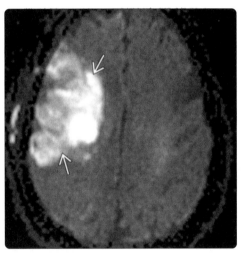

图 4-82　（左图）同一患者，3D TOF MRA 前后位 MIP 示右侧 M1 段未见明确血流信号➡。M2 段血管➡较左侧变细，提示血流减少。（右图）轴位 DTI 示右侧额叶大面积缺血/梗死➡。这一系列影像学表现以及 SAH 起病 10 天后临床症状的恶化，提示最可能的病因为血管痉挛

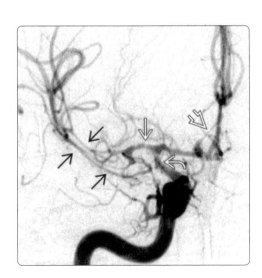
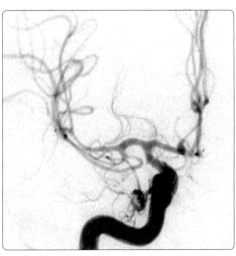

图 4-83　（左图）右侧 ICA 血管造影前后位像证实右侧 M1 段➡及 M2➡段，右侧 A2 段➡及颈动脉末端➡存在严重的血管痉挛。（右图）右侧 ICA 注射 25mg 维拉帕米后，DSA 示所有痉挛血管管径明显扩大。患者随后数天予以 IA 维拉帕米治疗。药物血管成形术后血管痉挛复发较常见，而球囊血管成形术的效果则更为持久

九、系统性红斑狼疮

要 点

术语

- 系统性红斑狼疮（systemic lupus erythematosus，SLE）、神经精神性系统性红斑狼疮（neuropsychiatric SLE，NPSLE）、中枢神经系统狼疮
- 多系统受累的自身免疫性疾病，累及呼吸、心血管、消化、泌尿生殖、骨骼肌肉系统及中枢神经系统
  - 中枢神经系统受累比例高达 75%

影像

- 一般表现为 4 种形式
  - 新发梗死（与抗心磷脂抗体↑、狼疮抗凝抗体↑相关）
  - 局灶性高信号，主要见于灰质
  - 多发 T2WI 高信号（微梗死）
  - 广泛、可逆性白质改变（脑水肿）
- 多灶性白质微梗死、脑萎缩常见
- 轻度 SLE：PET/SPECT 较 MR 更敏感
- 缺血/梗死可表现为弥散受限（细胞毒性水肿）
- 血管病变表现为弥散增加（血管源性水肿）
- 急性/活动性中枢神经系统病变可见强化

主要鉴别诊断

- 多发性硬化（multiple sclerosis，MS）、Susac 综合征
- 莱姆脑病
- 小动脉硬化（微血管病）
- 其他血管炎（如 PACNS）

临床要点

- 脑部受累可在 SLE 进展之前发生，也可在发病过程中出现
- SLE 与抗磷脂综合征（antiphospholipid syndrome，APS）、可逆性后部脑病综合征（posterior reversible encephalopathy syndrome，PRES）、狼疮相关性脊髓炎、Libman-Sacks 心内膜炎、栓子相关

诊断纲要

- 脑 MR 表现阴性不能除外狼疮脑
- 影像检查在 SLE 中的作用：评估急性神经功能缺损

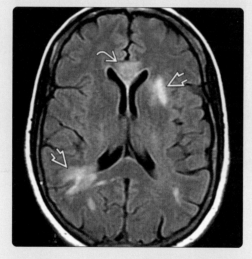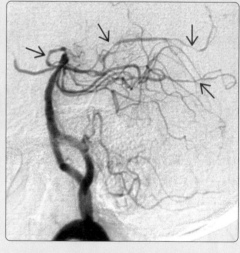

图 4-84 （左图）SLE 患者，新发神经系统症状，轴位 FLAIR 可见白质➡及胼胝体➡处多发高信号病灶。患者还合并抗磷脂综合征，这在 SLE 患者中较为常见。（右图）椎基底动脉 DSA 侧位像示多灶性狭窄➡，为非特异性血管炎的典型表现。这些改变在狼疮患者中并不常见，相较于其他炎症性血管炎，狼疮更多表现为累及小血管的血管炎。SLE 患者的 DSA 表现通常正常

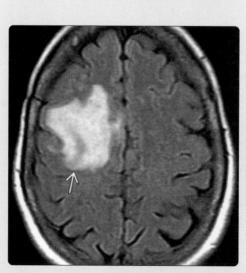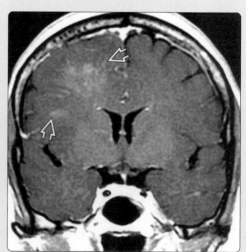

图 4-85 （左图）52 岁女性，具有神经精神症状，轴位 FLAIR 示额叶大片高信号病变➡。（右图）同一患者，冠状位增强 T1 示弥漫额叶的线状强化➡。活检结果为中枢神经系统狼疮性血管炎。虽然 SLE 的影像表现不特异，但通常可见多发白质高信号及多灶性梗死。迁移性水肿亦常见

术语

缩写

- 系统性红斑狼疮（systemic lupus erythematosus，SLE），"狼疮"
- 神经精神性系统性红斑狼疮（neuropsychiatric SLE，NPSLE），中枢神经系统系统性红斑狼疮（CNS SLE）

定义

- 多系统受累的自身免疫性疾病
  - 中枢神经系统受累比例高达75%（CNSSLE或NPSLE）

影像

一般特点

- 最佳诊断要点
  - 最常见表现＝多发白质小灶性病变
  - 大小各异的局灶性梗死
  - 症状性迁移性水肿
- 部位
  - 白质、灰质
    - 额叶、顶叶皮层下白质最为常见
- 形态
  - 圆形或斑片状病变

CT 表现

- CT 平扫
  - 表现可为正常
  - 常见散在斑片状皮层/皮层下低密度灶
  - 常见弥漫性萎缩
  - 或可见局灶梗死、脑钙化灶
  - 或可见脑水肿（狼疮性脑炎）
    - 可能为致命性

MR 表现

- T2WI
  - 4 种病变模式
    - 局灶性梗死（抗心磷脂抗体↑、狼疮抗凝抗体↑）
    - 多发 T2WI 高信号（微梗死）
    - 局灶性高信号，主要见于灰质
    - 类固醇敏感性弥漫性皮层下病变（与抗神经微丝抗体↑相关）
  - T2WI 上急性病变提示活动性 NPSLE
    - 新发梗死、孤立的灰质病变、弥漫性灰质高信号、脑水肿
- FLAIR
  - 多灶性白质高信号
- DWI
  - 缺血/梗死可见弥散受限（细胞毒性水肿）
  - 血管病变可见弥散增加（血管源性水肿）
- 增强 T1WI
  - 急性/活动性中枢神经系统病变可见强化
- MRV
  - 可见硬脑膜静脉窦血栓形成
    - 尤其见于抗磷脂综合征
- MRS

- NPSLE 患者可行笈 1H-MRS
- 病变部位 NAA 峰↓，表现正常的白质/灰质也可降低
- 胆碱峰↑，与疾病活动性、卒中、炎症、慢性白质病变相关
- 乳酸峰未见↑→厌氧代谢不是 NPSLE 的主要特征性改变

血管造影表现

- CTA/MRA/DSA 很少能检出脑狼疮性血管炎

核医学表现

- PET
  - 顶枕叶低代谢＝MR 阴性的 NPSLE 患者最显著的表现
- ^{99m}Tc 双半胱氨酸乙酯脑 SPECT
  - 用于早期检测 SLE 脑部改变较为敏感（优于MR）
  - 相对不特异的表现为区域性脑皮层低灌注
    - 低灌注明显区域：顶叶、额叶及颞叶（MCA 供血区）
  - 无神经精神体征/症状的患者也可存在阳性发现

影像检查方法推荐

- 检查方法推荐
  - MR，包含 T2、FLAIR、DWI
  - NPSLE 患者若常规 MR 正常，应考虑行 PET 检查

鉴别诊断

小动脉硬化

- 由糖尿病、HTN、高胆固醇血症导致
- T2WI 可见深部灰质（基底节、丘脑）、半卵圆中心高信号病变
- 脑室周围受累白质可见弥漫性、融合性高信号区（白质疏松）

多发性硬化症

- T2WI 上白质高信号病变
- 脑室周围白质（胼胝体膈区交界处）
- SLE 病变不局限于脑室周围白质，常累及灰白质交界处及皮层/深部核团

抗磷脂抗体综合征（非 SLE）

- 自发性流产、血小板减少症
- 早发卒中、反复发生的动脉+静脉血栓形成
- 大小各异的梗死灶及白质 T2 高信号病灶

莱姆脑病

- T2WI 可见脑室周围白质高信号
- 可见强化，类似于 MS 或 ADEM

Susac 综合征

- 病因不明的微血管病变
- 头痛/脑病、视网膜动脉分支闭塞、听力丧失三联征
- T2WI、FLAIR 上深部白质、胼胝体多发高信号病变

○ 胼胝体中央>胼胝体膈区交界处
○ 可见强化(急性期)
○ 亚急性/慢性患者可见胼胝体中央"孔洞"

其他血管炎

- 原发性中枢神经系统血管炎、结节性多动脉炎(polyarteritis nodosa, PAN)、Wegener 肉芽肿、白塞病、梅毒、干燥综合征

病理

一般特点

- 病因
  ○ NPSLE 的发病机制可能为多因素
  ○ 弥漫性神经精神症状
    - 抗体介导的神经功能障碍:抗神经元、抗核抗体 P-蛋白及抗细胞因子抗体
  ○ 局灶性神经症状
    - 循环免疫复合物→血管损伤
    - 细胞因子和补体活化激活血管内皮细胞→闭塞性血管病
    - 抗磷脂抗体(antiphospholipid antibody, APL-Ab)→大血管及微血管血栓形成
  ○ 晚期 SLE:动脉粥样硬化加速
    - 血管内补体转化↑、APL-Ab↑
- 遗传学
  ○ SLE 遗传易感性
    - HLA-DR2、HLA-DR3、无效补体等位基因
    - 补体(C4、C2)先天性缺陷
- 合并异常
  ○ 狼疮相关性脊髓炎(横贯性脊髓炎)
  ○ Libman-Sacks 心内膜炎、栓子
  ○ APS
  ○ 可逆性后部脑病综合征(posterior reversible encephalopathy syndrome, PRES)

大体病理和术中特征

- 皮层萎缩、梗死、出血
- 血管炎→中枢神经系统缺血或出血(脑实质/蛛网膜下腔)
- 水肿→可逆性白质脑病
- 白质变性、脊髓髓鞘空泡形成

临床要点

临床表现

- 最常见症状体征
  ○ 中枢神经系统受累比例高达 75%
    - 偏头痛、癫痫、卒中、舞蹈病
    - 横贯性脊髓病、脑神经病、无菌性脑膜炎
    - 精神病、情绪障碍、急性谵妄状态、认知功能障碍
  ○ SLE 患者的中枢神经系统亚临床疾病:一过性事件
- 临床特点
  ○ 多系统免疫疾病:呼吸、心血管、消化、泌尿生殖、肌肉骨骼系统及中枢神经系统
  ○ 脑受累可发生在 SLE 进展之前或进展过程之中
    - 最常见于 3 年内

○ 弥漫性精神病或局灶性神经症状
○ 运动障碍(舞蹈病、帕金森病)
○ 与抗磷脂抗体综合征(antiphospholipid antibody syndrome, APS)有明显重叠
  - 25%~40%的 SLE 患者合并 APS

人口统计学

- 年龄
  ○ 所有年龄均可发病;青年(20~45)发病率最高
- 性别
  ○ 强烈的女性倾向性(生育年龄高达 5:1)
- 种族
  ○ 非裔女性患病率较高
- 流行病学
  ○ SLE 发病率(美国):14.6~50.8 每 10 万人
  ○ 神经系统狼疮可占 SLE 患者的 30%~40%左右

病程和预后

- 出现神经系统并发症的 SLE 患者预后较差
  ○ 一过性神经功能缺损、慢性脑损伤
- APL-Ab 阳性的 SLE 患者神经精神事件发生风险更高
- NPSLE 的死亡率:7%~40%

治疗

- 怀疑血管炎,予以免疫抑制剂(类固醇、环磷酰胺)
- 终身抗凝治疗防止 APL-Ab 介导的血栓栓塞的发生
- 重症患者予以鞘内注射甲氨蝶呤及地塞米松
- 加速进展的 ASVD 及血管狭窄的一级预防:预防性应用阿司匹林、降脂药物

诊断纲要

注意

- 活动性与陈旧性 NPSLE 病变难以鉴别
- 在神经系统症状发生后 24h 内行包含 DWI 序列的 MR 检查

影像解读要点

- 影像学对 NPSLE 最重要的作用:评估急性局灶性(卒中样)神经功能缺损
  ○ 狼疮相关性中枢神经系统血管炎
  ○ 由于血管病或心内膜炎(Libman-Sacks)导致的血栓栓塞事件
  ○ APL-Ab 介导的血栓形成
  ○ 微血管病变(包括血栓性血小板减少性紫癜)
  ○ ASVD 进展加速
- 脑 MR 阴性并不能除外狼疮脑

参考文献

1. Saison J et al: Systemic lupus erythematosus-associated acute transverse myelitis: manifestations, treatments, outcomes, and prognostic factors in 20 patients. Lupus. 24(1):74-81, 2015

2. Kaichi Y et al: Brain MR findings in patients with systemic lupus erythematosus with and without antiphospholipid antibody syndrome. AJNR Am J Neuroradiol. 35(1):100-5, 2014

3. Steup-Beekman GM et al: Neuropsychiatric manifestations in patients with systemic lupus erythematosus: epidemiology and radiology pointing to an immune-mediated cause. Ann Rheum Dis. 72 Suppl 2:ii76-9, 2013

4. Curiel R et al: PET/CT imaging in systemic lupus erythematosus. Ann N Y Acad Sci. 1228:71-80, 2011

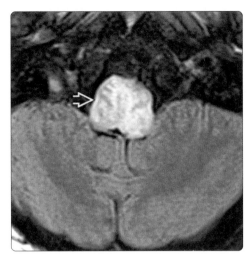

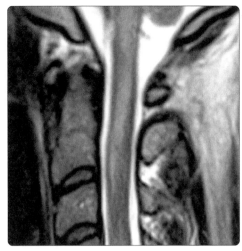

图 4-86 （左图）32 岁女性，中枢神经系统狼疮，轴位 FLAIR 示延髓明显扩张，并呈高信号➡。治疗后，症状及影像学表现完全缓解。（右图）矢状位 T2 示系统性红斑狼疮性脊髓炎引起的颈髓高信号，属于横断性脊髓炎的一型

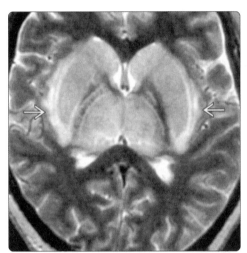

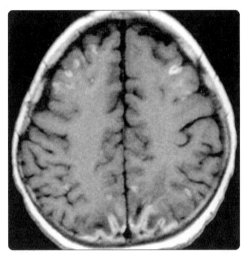

图 4-87 （左图）轴位 T2 示基底节区水肿，呈广泛高信号。外囊及最外囊➡可见高信号，考虑为 NPSLE 1 型，可能为抗神经元抗体相关的神经毒性反应。（右图）轴位 T1WI 示 PRES 引起的多灶性脑回样高信号，位于枕叶皮层及额叶灰质近前分水岭区，为狼疮导致的系统性肾脏并发症

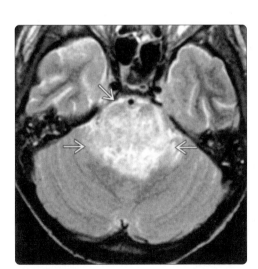

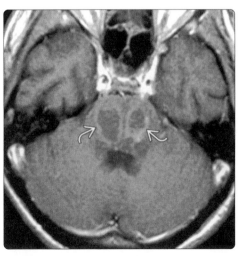

图 4-88 （左图）轴位 T2WI 示脑桥及小脑脚肿大，呈高信号➡，考虑为狼疮血管炎的少见变异类型。尽管小血管炎常累及后颅窝，但通常为多灶性周边受累。（右图）同一患者，轴位增强 T1WI MR 示脑桥中央 2 处缺血坏死导致的环形强化区域➡。这个患者表现的狼疮性血管炎较少见。狼疮导致的坏死性梗死更为少见

要点

术语

- 脑淀粉样蛋白沉积以 3 种形式存在
  - 常见：脑淀粉样血管病（cerebral amyloid angiopathy，CAA）
  - 不常见：团块样病灶（淀粉样瘤）
  - 罕见：炎症性；白质弥漫性（脑病性）受累

影像

- 一般特点
  - 血压正常的痴呆患者
  - 不同时期的脑叶出血
  - T2* 或 SWI 上可见多灶性"黑点"
- 检查方法推荐
  - CT 平扫＝最佳初筛方法（对于急性出血）
  - MR，包括 T2* 和/或 SWI

主要鉴别诊断

- T2/T2* MR 上多灶性"黑点"

- 高血压性微出血
- 多发性海绵状血管畸形（4 型）
- 缺血性卒中伴微出血
- 弥漫性轴索损伤
- 出血性转移瘤
- 可逆性后部脑病综合征（posterior reversible encephalopathy syndrome，PRES）

临床要点

- CAA：老年人"自发性"脑叶出血最常见的原因
  - 在 >60 岁的患者中，原发性脑出血（intracranial hemorrhage，ICH）的发病率高达 15%~20%
  - 卒中样临床表现伴"自发性"脑叶 ICH
  - 慢性：可导致血管性痴呆
- CAA 常见于患有痴呆的老年患者
  - 2/3 为血压正常，1/3 为高血压
  - 40% 伴有亚急性痴呆/明显阿尔茨海默病（常见重叠）

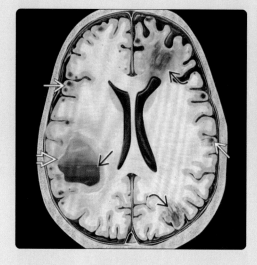
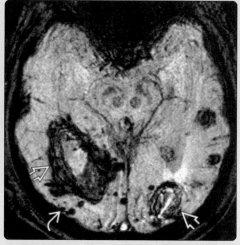

图 4-89 （左图）轴位示意图示急性血肿➡️伴血-液平面➡️。多发微出血➡️及陈旧性脑叶出血➡️也是脑淀粉样变性的典型表现。（右图）70 岁男性，认知功能障碍伴急性视力改变，轴位 SWI 示多发脑叶出血➡️及微出血➡️，与脑淀粉样血管病（cerebral amyloid angiopathy，CAA）有关。SWI 及 T2* 序列对于分辨 CAA 特征性的微出血最为敏感

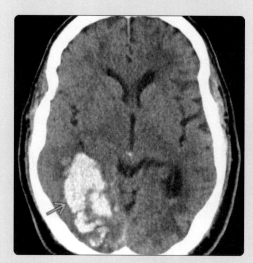
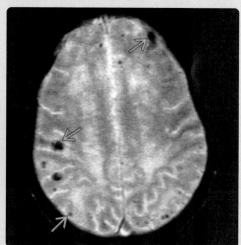

图 4-90 （左图）72 岁女性，无高血压病史，轴位 CT 示右侧枕叶急性出血➡️。（右图）同一患者，轴位 GRE 示多灶性磁敏感伪影➡️，即"开花征"，考虑为 CAA 所致的典型区域微出血。由于脑叶出血，CAA 患者通常表现为急性局灶性神经功能缺损。患者还可因微出血表现为认知功能障碍

术语

缩写

- 脑淀粉样血管病（cerebral amyloid angiopathy，CAA）

同义词

- "嗜刚果红血管病"，脑淀粉样变性

定义

- CAA 是老年人"自发性"脑叶出血的常见原因
- 脑淀粉样蛋白沉积以 3 种形式存在
  - CAA（常见）
  - 淀粉样瘤（不常见）
  - 炎症性 CAA：β-淀粉样蛋白相关性血管炎（amyloid β-related angiitis，ABRA）伴弥漫性白质炎性改变（罕见）

影像

一般特点

- 最佳诊断要点
  - 血压正常的痴呆患者伴有
    - 不同时期的脑叶出血
    - T2* 可见多灶性皮层/皮层下微出血的"黑点"
- 部位
  - 皮层/皮层下白质（灰白质交界处）
  - 尸检发现顶叶和枕叶是最常见部位；影像学检查提示额叶及颞叶亦常受累
  - 较少累及脑干、深部灰质核团、小脑、海马
- 大小
  - 急性脑叶出血通常出血量较大
  - 暗 T2*/磁敏感成像序列上低信号病灶（开花征），伴慢性微出血，但并非 CAA 的特异表现
    - 微出血及大量出血在 CAA 中代表截然不同的病理改变
- 形态
  - 急性血肿常表现为大量、形态不规则的出血，并伴有相应的血液沉积

CT 表现

- CT 平扫
  - 皮层/皮层下斑片状或融合性血肿，边界不规则，伴周围水肿
  - 出血可破入蛛网膜下腔或脑室
  - 可表现为凸面蛛网膜下腔出血
  - 罕见：脑回样钙化
  - 常见弥漫性脑萎缩

MR 表现

- T1WI
  - 脑叶血肿（信号因血凝块的分期不同而不同）
- T2WI
  - 急性期血肿为等/低信号
    - 1/3 患者可有陈旧性出血（脑叶、瘀点状），表现为多灶性斑点样"黑点"
  - 近 70% 的患者可有局灶性或斑片状/融合性白质脑病
  - 罕见类型：非出血性弥漫性炎症伴融合性白质高信号
  - 白质急性血管源性水肿可见于急性炎症
    - 影像学表现类似可逆性后部脑病综合征（posterior reversible encephalopathy syndrome，PRES）
  - 非对称性分布及多发微出血具有诊断意义
  - 缺少 PRES 典型的易患因素（如高血压危象、免疫抑制剂使用）
  - 急性炎症性 CAA＝对类固醇治疗敏感
- T2* GRE
  - 多灶性"黑点"
- 增强 T1WI
  - CAA、脑叶出血通常不强化
  - 淀粉样瘤（局灶性、非出血性肿块）
    - 占位效应通常几乎不可见/轻微
    - 可表现为中等/显著强化，类似肿瘤
    - 常向内侧延伸至侧脑室壁，伴放射状细微边缘强化
    - 罕见：斑片状、浸润性
  - 炎症性（ABRA）
    - 可见脑沟/脑池强化
- 磁敏感加权成像（susceptibility weighted imaging，SWI）
  - 类似 T2* GRE 的多灶性低信号改变（微出血），但更加敏感

核医学表现

- 99m Tc-ECD SPECT：脑灌注降低
- PET 淀粉样蛋白显像剂［11C-标记的匹兹堡复合物 B（carbon 11-labeled Pittsburgh compound B，11C-PiB）］
  - 显示 β-淀粉样蛋白聚积

影像检查方法推荐

- 最佳影像检查
  - CT 平扫＝最佳初筛方法（对于急性出血）
  - MR，包括 T2* 或 SWI 可用于非急性期评估（痴呆）

鉴别诊断

高血压性微出血

- 深部结构（基底节、丘脑、小脑）＞皮层、皮层下白质
- 常于 CAA 并存
- 较 CAA 患者更年轻（＜65 岁）

多发海绵状血管畸形

- 注意寻找含血液"小腔"内的液-液平面或不同时期的出血灶
- 在 CT 上因钙化常呈高密度

缺血性卒中伴微出血

- 多发含铁血黄素沉积
  - 可见于 10%~15% 的急性缺血性卒中患者
- 出血性腔隙性梗死

其他病因引起的多灶性"黑点"

- 创伤性弥漫性轴索损伤
  - 外伤史

- 病变部位位于胼胝体、皮层下/深部白质、脑干
- 出血性转移瘤
  - 病变部位类似于 CAA(灰白质交界区)
  - 不同程度的强化、水肿
- 来自人工心脏瓣膜的金属性微栓子
- PRES
  - 大多数情况下与急性高血压危象或免疫抑制剂治疗相关
  - 典型病变呈对称性分布
- CADASIL
  - 通常为非出血性
  - 最常见部位=皮质-皮质下(丘脑/脑干受累可高达 27%)

病理

一般特点

- 病因
  - CAA 由聚积的 β 淀粉样蛋白在小血管内堆积引起
  - 淀粉样变=罕见的系统性疾病,由细胞外 β 淀粉样蛋白沉积导致
  - 10%~20%的病例呈局部发病,包括中枢神经系统
  - 可为原发性/特发性
  - 可为继发性(与透析、甲状腺髓样癌、2 型糖尿病相关)
- 遗传学
  - 散发型(β 淀粉样蛋白型)
    - 最为常见
    - Apo-E* E4 等位基因与 CAA 相关性出血有关
    - 老年患者,±阿尔茨海默病
  - 遗传性脑出血伴淀粉样变
    - 常染色体显性遗传
    - 淀粉样蛋白前体由 21 号染色体上 APP 基因编码
    - 类型包括荷兰型、英国型、佛兰德型、意大利型等
    - 较散发型表现更重、发病更早

分期、分级和分类

- 淀粉样变性的 WHO 分类
  - 原发性系统性淀粉样变性
  - 继发性淀粉样变性
  - 遗传性系统性淀粉样变性
  - 透析相关的系统性淀粉样变性
  - 甲状腺髓样癌
  - 2 型糖尿病

大体病理和术中特征

- 脑叶出血
- 多发皮层小出血灶

显微镜下特征

- 间质、血管/血管周围无定形的蛋白质沉积
  - 标本经刚果红染色,在偏光下观察呈苹果绿色的双折射光
  - 3 种组成成分
    - 纤维蛋白成分(成分各异/决定淀粉样变性的类型)
    - 血清淀粉样蛋白 P

- 释放的葡萄胺多糖(泛素)
- 微动脉瘤、纤维素样坏死、透明样变性增厚
- 15%的患者可见 CAA 相关的血管周围炎症

临床要点

临床表现

- 最常见症状体征
  - 急性期:卒中样临床表现伴"自发性"脑叶出血
  - 慢性期:痴呆(CAA)
- 临床特点
  - CAA 常见于患有痴呆的老年人
    - 2/3 血压正常,1/3 高血压
    - 40%患有亚急性痴呆/明显的阿尔茨海默病(常见叠加)

人口统计学

- 年龄
  - 散发型常见于老年人(>60 岁)
  - 炎症性 CAA 好发于年轻人
    - 急性水肿表现可类似 PRES,但对类固醇治疗敏感
- 性别
  - 无性别差异
- 流行病学
  - 占所有卒中的 1%
  - 在 >60 岁患者中,原发性 ICH 发病率高达 15%~20%
  - 老年人 CAA 患病率
    - 正常老人中约 20%~40%(尸检发现)
    - 阿尔茨海默病患者中约 90%
    - 常见于 Down 综合征

病程和预后

- 反复发作的多发出血
- 认知功能进行性下降

治疗

- 局灶性血肿引流术适用于<75 岁、无脑室内出血、非顶叶出血的患者
- 对于炎症性 CAA 可考虑免疫抑制剂治疗
- 不良预后因素:Glasgow 昏迷量表评分低、Apo-E4 等位基因

诊断纲要

注意

- 所有老年人均应行 GRE(T2*) 和/或 SWI 检查

参考文献

1. Beitzke M et al: Contribution of convexal subarachnoid hemorrhage to disease progression in cerebral amyloid angiopathy. Stroke. ePub, 2015
2. Domingues R et al: Diagnostic evaluation for nontraumatic intracerebral hemorrhage. Neurol Clin. 33(2):315-328, 2015
3. Esiri M et al: Cerebral amyloid angiopathy, subcortical white matter disease and dementia: literature review and study in OPTIMA. Brain Pathol. 25(1):51-62, 2015
4. Yamada M: Cerebral amyloid angiopathy: emerging concepts. J Stroke. 17(1):17-30, 2015
5. Shams S et al: Cerebral microbleeds: different prevalence, topography, and risk factors depending on dementia diagnosis-the Karolinska Imaging Dementia study. AJNR Am J Neuroradiol. ePub, 2014
6. Mittal S et al: Susceptibility-weighted imaging: technical aspects and clinical applications, part 2. AJNR Am J Neuroradiol. 30(2):232-52, 2009

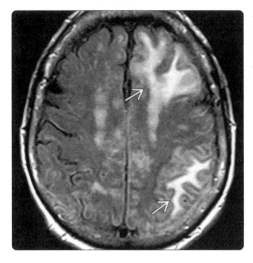
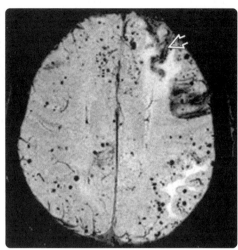

图 4-91 （左图）82 岁女性，神经功能缺损急性起病，轴位 FLAIR 示左侧额叶及顶叶高密度 ➡，之前影像检查上未发现。（右图）同一患者，轴位 SWI 示广泛磁敏感伪影灶，即"开花征"，考虑为 CAA 引起的典型的脑实质内弥漫性微出血。线性低信号 ➡ 与浅表铁质沉积相关。活检证实为炎症性淀粉样变性。患者对皮质类固醇治疗反应良好

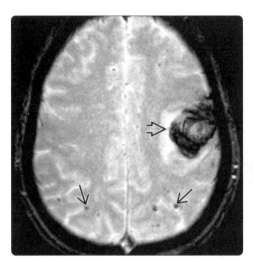
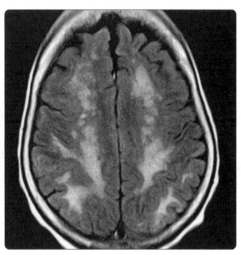

图 4-92 （左图）轴位 T2* GRE 示左侧大脑半球脑叶血肿 ➡。可见多灶性"黑点" ➡，其位于周边的分布特点高度提示淀粉样血管病。（右图）73 岁 CAA 患者，轴位 FLAIR 示脑淀粉样血管病及小动脉硬化（慢性微血管缺血）典型的白质融合性病变。SWI（未示）证实了多发微出血这一 CAA 的典型表现

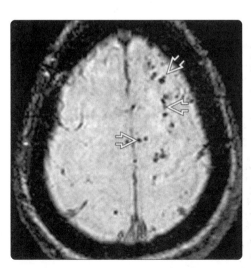
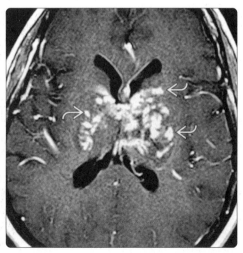

图 4-93 （左图）CAA 患者，轴位 SWI 示皮层及软脑膜表面低信号 ➡。（右图）轴位增强 T1 示双侧基底节及脑室周围白质内大量小强化灶 ➡ 沿血管周围分布，伴轻度占位效应。小部分淀粉样变性患者可有此类表现，即"淀粉样瘤"，类似肿瘤或不典型感染/炎性病变

要　点

术语

- 常染色体显性遗传性脑动脉病伴皮层下梗死和白质脑病（cerebr alautosomal dominant arteriopathy with subcortical infarcts and leukoencephalopathy，CADASIL）
- 位于 19 号染色体上的 NOTCH3 基因突变所致的遗传性小血管病，可导致中青年人脑卒中

影像

- 弥漫性白质高信号改变＝脑白质疏松，早期表现
- 多发腔隙性脑梗死
- 颞极前部、外囊及额叶旁正中区上部对于诊断该病具有较高的敏感性及特异性
- 急性腔隙性脑梗死可见弥散受限
- 检查方法推荐：MR，包括 T2、FLAIR、DWI 序列

主要鉴别诊断

- 小动脉硬化、MELAS、皮层下动脉硬化性脑病（subcortical arteriosclerotic encephalopathy，SAE）、原发性中枢神经系统血管炎

病理

- NOTCH3 基因突变所致的常染色体显性遗传性疾病，主要累及穿支动脉及柔脑膜动脉的动脉病变

临床要点

- 最常见的遗传性脑小血管病
- 首发症状通常为 TIA/脑卒中或有先兆的偏头痛
- TIA 或脑卒中是该病最常见的临床表现（占所有患者的 60%～85%）
  - 通常不存在卒中常见的危险因素
- 若存在偏头痛，通常先于其他症状出现
- 男性患者脑卒中发病年龄略早于女性，但并无显著差异（男性＝50.7 岁，女性＝52.5 岁）
- 临床鉴别诊断包括多发性硬化、痴呆及中枢神经系统血管炎
- 无特异性治疗方法，予支持治疗以降低脑卒中及心肌梗死风险

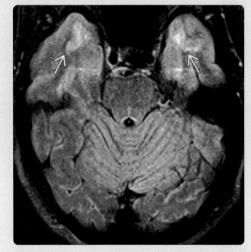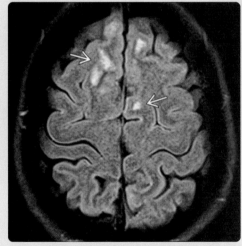

图 4-94 （左图）青年患者，偏头痛，轴位 FLAIR 示颞叶前部局灶高信号➡，高度提示 CADASIL。检测发现 NOTCH3 突变证实了 CADASIL 的诊断。（右图）同一患者，轴位 FLAIR 示额叶旁正中区上部皮层下高信号病灶➡，这一区域对于诊断 CADASIL 具有较高的敏感性及特异性，此外还包括颞叶前部及外囊

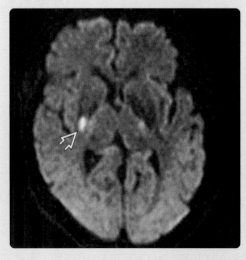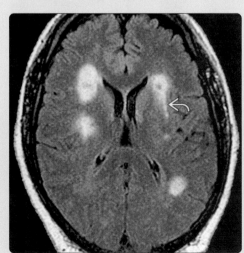

图 4-95 （左图）青年女性，无血管疾病危险因素，轴位 DWI 示右侧基底节急性腔隙性梗死➡。NOTCH3 突变证实了 CADASIL 的诊断。（右图）轴位 FLAIR 示白质内多发高信号病变，累及外囊➡。外囊为 CADASIL 特征性病变部位，罕见于其他常见小动脉硬化疾病

术语

缩写

- 常染色体显性遗传性脑动脉病伴皮层下梗死和白质脑病(cerebral autosomal dominant arteriopathy with subcortical infarcts and leukoencephalopathy, CADASIL)

定义

- 位于 19 号染色体上的 *NOTCH3* 基因突变所致的遗传性小血管病,可导致中青年人脑卒中

影像

一般特点

- 最佳诊断要点
  ○ 青/中年患者,特征性皮层下腔隙性脑梗死及白质脑病
- 部位
  ○ 颞极前部、外囊及额叶旁正中区上部具有高度敏感性和特异性
  ○ 腔隙性脑梗死可见于基底节(basalganglia, BG)和皮层下
    - 基底节>额叶>顶叶>颞叶前部
  ○ 常见部位,按发生频率:
    - 年轻患者:额叶、顶叶、外囊、颞叶前部
    - 年长患者:在上述部位外,颞叶后部和枕叶也常见累及
  ○ 大脑皮层通常不受累
- 病灶大小
  ○ 多发梗死灶,大小不一,典型为腔隙性

CT 表现

- CT 平扫
  ○ 皮层下及基底节区低密度病变

MR 表现

- T1WI
  ○ 病变的 2 种类型
    - 大面积、融合成块、等信号白质病变
    - 小面积、边界清晰、低信号病变,不累及皮层
  ○ CADASIL 患者早期表现为灰白质分界不清
- T2WI
  ○ 弥漫性白质高信号=脑白质疏松,早期表现
  ○ 散在高信号的腔隙性梗死灶
  ○ 颞极前部和额叶旁正中区上部对于诊断该病具有较高的敏感性及特异性
- FLAIR
  ○ 散在高信号腔隙性梗死灶和白质高信号
- T2*GRE
  ○ 25% ~ 50% 患者存在微出血,发生率随年龄上升
- DWI
  ○ 急性腔隙性梗死灶可见弥散受限
- PWI
  ○ 白质信号异常区可见 CBF 和 CBV 降低,MTT 未见明显变化
    - CBF 的降低可能早于白质信号出现异常
  ○ 乙酰唑胺激发试验提示白质信号异常区域血

流动力学储备降低

血管造影表现

- CADASIL 患者数字减影血管造影检查通常正常

核医学表现

- PET
  ○ ^{18}F-FDG PET:皮层和皮层下葡萄糖代谢水平下降

影像检查方法推荐

- 检查方案推荐:
  ○ MR 检查应包含 T2、FLAIR、DWI 序列

鉴别诊断

小动脉硬化性脑病

- 年长患者,通常>50 岁
- 脑室周和深部白质 T2/FLAIR 高信号
- 脑血管病变危险因素:高血压、高胆固醇血症、糖尿病

MELAS

- 线粒体脑肌病伴乳酸中毒及卒中样发作(mitochondrial encephalomyopathy with lactic acidosis and stroke-like episodes)
- 发病较早,平均发病年龄为 15 岁
- 双侧皮层和皮层下多灶性 FLAIR 高信号病灶
- 突发神经功能障碍 48h 内 ADC 值正常或升高,应考虑 MELAS 可能,尤其当常规 MR 图像上发现梗死样病变时
- 随着临床症状缓解,病灶消失,ADC 值恢复正常(组织修复)

皮层下动脉硬化性白质脑病(SAE)

- 血管性痴呆的一型,与高血压相关
- 豆状核、脑桥、丘脑、内囊及尾状核可见多发腔隙性梗死灶
- 脑室周围白质弥漫性受累,融合成块

原发性中枢神经系统血管炎

- 数字减影血管造影提示脑动脉远端管腔不规则

高凝状态

- 抗磷脂抗体、S 蛋白缺陷
  ○ 中青年患者卒中,复发率高
- "抗磷脂综合征":早发卒中、反复发作动静脉血栓形成、自发性流产、血小板减少症
- 大小不等的皮层和腔隙性梗死灶
- T2WI 上的白质高信号,静脉窦血栓
- 血管造影异常表现:大血管起始部血管炎样改变及狭窄

病理

一般特点

- 病因
  ○ *NOTCH3* 基因突变所致的常染色体显性疾病,

是主要累及穿支动脉和柔脑膜动脉的血管病变
- 受累血管管腔狭窄,导致 CBF 和代谢水平降低
○ 伴少量白质高信号的 CADASIL 患者,脑血管舒张能力仍正常但总 CBF 值下降
- 遗传学
○ 位于 19p13 的 NOTCH3 基因点突变,常染色体显性遗传
- NOTCH3 基因编码大分子跨膜受体,该受体生理条件下表达于血管平滑肌细胞中
- 胞外结构域包含 34 个带有 6 个半胱氨酸残基的表皮生长因子重复序列 (epidermal growth factor repeats)
- 目前已报道了 150 种以上的 CADASIL 突变
  □ 突变导致受累的 EGFR 的半胱氨酸残基的个数为奇数
○ 目前亦有新发突变的报道
- 合并异常
○ 可累及其他器官 (皮肤、肌肉、肝、脾) 小血管,但临床主要为脑受累表现

大体病理和术中特征

- 慢性小动脉疾病特征性表现
○ 弥漫性脱髓鞘;脑室周围及半卵圆中心白质疏松
○ 白质和基底节腔隙性梗死
○ 血管周围间隙扩大
○ 皮层肉眼外观萎缩

显微镜下特征

- 穿支小动脉以及柔脑膜动脉的血管病变,特征性表现为:
○ 动脉壁增厚 (致管腔狭窄),但内皮细胞正常
○ 管壁中层细胞外非淀粉样嗜锇颗粒沉积,并延伸至外膜
○ 平滑肌细胞形态发生变化,并可能从管壁中消失
- 皮层细胞广泛凋亡,第 3 层和第 5 层细胞受累为著

临床要点

临床表现

- 最常见症状体征
○ 首发症状常为 TIA/脑卒中或有先兆的偏头痛
○ TIA 和脑卒中是该病最常见的临床表现 (所有患者中的 60%~85%)
- 发病年龄从 20~58 岁,平均年龄:41~49 岁
- 通常没有常见危险因素
- 绝大多数存在反复发作的卒中
- 常见反复发作的腔隙性卒中
○ 伴有先兆的偏头痛 (通常不典型) (20%~40%)
- 若存在,常为早于 TIA/脑卒中的首发症状
- 平均发病年龄为 25~30 岁,女性发病较早 (相较男性提前 1~10 年)
○ 认知功能损伤常见,发生率随年龄增长而增加
- 近 90%患者存在执行障碍,常与记忆力和注意力受损有关

○ 行为异常常见 (75%)
- 抑郁 (46%)、睡眠障碍 (45%)、易激惹/情绪不稳 (43%)、淡漠 (41%)
○ 癫痫 (5%~10%);可能与脑卒中相关,而非 CADASIL 原发表现
- 临床特点
○ 临床表现各异
○ 中青年患者常以伴有前兆的偏头痛或 TIA/脑卒中为首发表现

人口统计学

- 年龄
○ 中年患者常以缺血症状起病
- MR 改变平均出现于 30 岁,在 10~15 年内进展为 TIA/脑卒中
- 若存在偏头痛,常早于其他症状出现
- 性别
○ 无性别差异,但男性及女性的预后/预期寿命不同
- 流行病学
○ 患病率尚不明确
- 全世界范围内已报道超过 500 个家系
- 一项来自苏格兰的小规模研究报道最低患病率为 1.98/10 万
  □ 预计患病率约为 4/10 万
  □ 可能由于多种因素影响低估了真实的患病率水平
○ 是最常见的遗传性脑小血管疾病

病程和预后

- 男性患者发生脑卒中的平均年龄略早于女性,但无显著差异 (男性=50.7 岁,女性=52.5 岁)
- 男性病情通常进展较快,死亡更早

治疗

- 无特异性治疗方法,予支持治疗

诊断纲要

注意

- 对中青年 CADASIL 患者临床和影像学表现的充分理解有助于疾病的早期诊断
- 对于不明原因的急性脑病,应考虑 CADASIL 可能

影像解读要点

- 影像学标志:皮层下白质高信号、腔隙性梗死灶
- 在临床症状出现之前 MR 上常可见特征性白质高信号
- 年轻患者颞叶白质受累提示 CADASIL

参考文献

1. Ayrignac X et al: Adult-onset genetic leukoencephalopathies: A MRI pattern-based approach in a comprehensive study of 154 patients. Brain. 138(Pt 2):284-92, 2015
2. Bianchi S et al: CADASIL in central Italy: a retrospective clinical and genetic study in 229 patients. J Neurol. 262(1):134-41, 2015
3. De Guio F et al: White matter edema at the early stage of cerebral autosomal-dominant arteriopathy with subcortical infarcts and leukoencephalopathy. Stroke. 46(1):258-61, 2015
4. Chabriat H et al: Cadasil. Lancet Neurol. 8(7):643-53, 2009

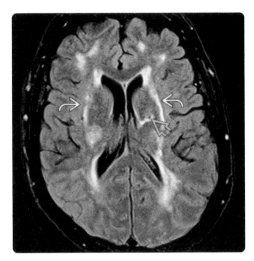
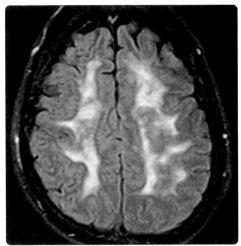

图 4-96 （左图）40 岁女性，CADASIL，轴位 FLAIR 示广泛白质高信号➔，伴外囊受累，左侧基底节慢性腔隙性梗死灶◨。（右图）同一患者，轴位 FLAIR 示弥漫性白质病变。年轻患者发现弥漫性白质病变伴腔隙性梗死，需考虑 CADASIL 的可能

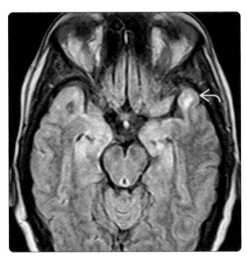
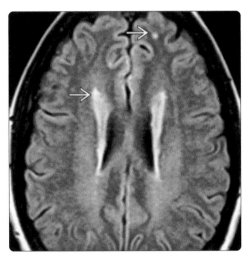

图 4-97 （左图）经颞叶水平轴位 FLAIR 示皮层下白质内局灶性白质高信号➔，图中所示为一名经遗传学检查确诊为 CADASIL 的 31 岁年轻患者的早期病变，患者只有伴视觉先兆的偏头痛症状。（右图）同一患者，轴位 FLAIR 示额叶及脑室周围白质内非特异性高信号➔。这些白质损伤常见于临床症状出现之前

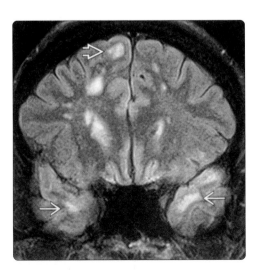
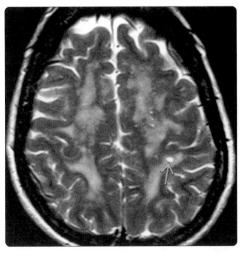

图 4-98 （左图）38 岁男性，CADASIL，冠状位 FLAIR 示颞叶前部➔、额叶➔、脑室周围多发白质高信号病变。该疾病累及大脑穿支动脉和柔脑膜动脉上的平滑肌细胞。（右图）CADASIL 患者，轴位 T2WI 示广泛融合性白质病变及慢性腔隙性梗死➔。CADASIL 是脑内最常见的遗传性小血管病

十二、白塞病（Behçet 病）

要　点

术语

- 以复发性口腔及生殖器溃疡和眼葡萄膜炎为特征的慢性、特发性、呈复发-缓解发作的多系统血管炎性疾病
  - 高达 20%～25% 患者存在中枢神经系统受累

影像

- 最佳诊断要点：口腔及生殖器溃疡患者脑干中发现 T2 高信号病变
  - 中脑＞脑桥＞基底节＞丘脑＞白质
  - 局灶或多发病变
  - 急性期可见受累结构范围扩大
- T2WI：病变为高信号
- 增强 T1WI：典型表现为斑片样增强
- 急性期病变 NAA 峰下降
  - 缓解后 NAA 峰可恢复正常
- 慢性期可见受累结构萎缩

主要鉴别诊断

- 脑胶质瘤病
- 急性播散性脑脊髓炎（acute disseminated encephalomyelitis，ADEM）
- 原发性中枢神经系统淋巴瘤
- 血管炎
- 多发性硬化

临床要点

- 神经功能障碍（偏瘫）、头痛、癫痫为常见症状
- 多见于年轻患者，中位发病年龄：40 岁

诊断纲要

- 年轻患者发现脑干或深部灰质核团病变，需考虑白塞病可能
- 病变强化方式有助于鉴别白塞病与其他病变

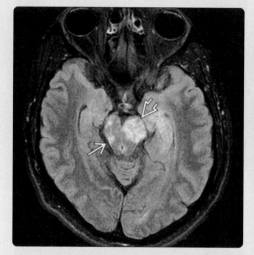
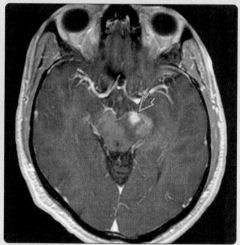

图 4-99　（左图）35 岁男性，神经-白塞病，轴位 FLAIR 示中脑腹侧左缘略肿胀，可见异常高信号➡，中脑右侧可见斑片状高信号➡。口腔及生殖器溃疡是这一反复发作、慢性特发性多系统血管炎性疾病的临床特点。（右图）同一患者，轴位增强 T1WI 示中脑内的较大病灶可见强化➡。影像表现通常类似肿瘤、血管炎及脱髓鞘病变

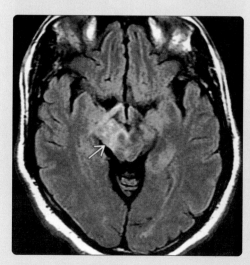
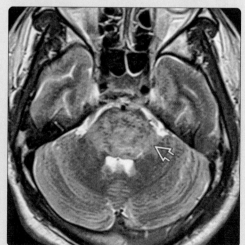

图 4-100　（左图）同一患者，2 年后轴位 FLAIR 示中脑左侧病灶修复，中脑右侧较大病灶可见进展➡，累及大脑脚。该病典型临床表现为复发-缓解型。（右图）年轻男性，口腔溃疡，临床诊断为白塞病，轴位 T2WI 示脑桥轻度肿胀，呈高信号➡。中脑和基底节亦可见病灶。该病中丘脑和白质受累较为少见

术语

同义词

- 神经-白塞病

定义

- 以复发性口腔及生殖器溃疡和眼葡萄膜炎为特征的慢性、特发性、呈复发-缓解发作的多系统血管炎性疾病
  - 高达 20%~25%患者存在中枢神经系统受累

影像

一般特点

- 最佳诊断要点
  - 口腔及生殖器溃疡患者脑干中发现 T2 高信号病变
- 部位
  - 脑干为最常见的好发部位
    - 病变典型部位位于中脑腹侧(大脑脚)和脑桥
  - 基底节常见受累
  - 丘脑和白质亦可受累
  - 脊髓及颞叶内侧很少累及
  - 其他脑实质以外病变,伴血管受累的:静脉窦血栓>>动脉闭塞、动脉瘤
- 大小
  - 大小各异
- 形态
  - 急性期可见受累结构肿胀
  - 局灶或多发病变

影像检查方法推荐

- 最佳影像检查:
  - 增强 MR

CT 表现

- CT 平扫:通常正常
  - 可见轻微低密度病变

MR 表现

- T1WI:等信号或低信号病变
- T2WI:高信号病变
  - 可见受累结构肿胀
- FLAIR:高信号病变
- DWI:多变,急性期病变可见弥散受限
- 增强 T1WI:常见斑片样增强
- MRS:急性期病灶 NAA 峰下降

鉴别诊断

脑胶质瘤病

- T2 高信号团块,伴受累结构肿大
- 通常无强化

ADEM

- 皮层下白质及深部灰质核团 T2 高信号病变,常有病毒感染的前驱症状或疫苗接种史

- 脑干受累不常见

原发性中枢神经系统淋巴瘤

- 典型表现为毗邻室管膜表面的强化病灶
- 通常在 T2WI 上为低信号,DWI 检查为阳性

血管炎

- 常为幕上的 T2 高信号病变
- 急性期病灶弥散受限
- 强化方式各异

多发性硬化

- 胼胝体-透明隔区病变最为常见
- 脑干腹侧病变少见

病理

一般特点

- 病因
  - 原因不明的多系统血管炎性疾病
- 合并异常
  - 中枢神经系统受累患者通常合并口腔及生殖器溃疡、眼葡萄膜炎

显微镜下特征

- 血管周围炎性细胞浸润±坏死征象

临床要点

临床表现

- 最常见症状体征
  - 神经功能障碍(偏瘫)、头痛、癫痫
  - 神经系统受累多在系统性症状出现后几月至几年内出现(5%患者以神经系统病变为首发症状)
- 临床特点
  - 脑脊液检查:淋巴细胞及蛋白水平升高

人口统计学

- 年龄
  - 多见于年轻成年人(20~40 岁);亦有报道见于儿童
- 性别
  - 神经-白塞病患者:男>女
- 流行病学
  - 5%~25%白塞病患者存在中枢神经系统受累

治疗

- 糖皮质激素和免疫抑制治疗

诊断纲要

注意

- 年轻患者发现脑干及深部灰质核团病变,需考虑白塞病可能

参考文献

1. Miller JJ et al: Neuro-behçet disease and autoinflammatory disorders. Semin Neurol. 34(4):437-43, 2014
2. Noel N et al: Long-term outcome of neuro-Behçet's disease. Arthritis Rheumatol. 66(5):1306-14, 2014
3. Farahangiz S et al: Magnetic resonance imaging findings and outcome of neuro-Behçet's disease: the predictive factors. Int J Rheum Dis. 15(6):e142-9, 2012

十三、Susac 综合征

要　点

术语

- 发生于脑、视网膜、耳蜗的微血管病

影像

- 临床三联征患者的胼胝体内可见 T2 高信号病变
  - 脑病、双侧听力丧失、视网膜小动脉分支闭塞
- 类似多发性硬化的多发 T2 高信号病变
  - 病灶多为圆形,胼胝体中部受累较胼胝体-隔区更为常见
- 好发于脑干、基底节、丘脑、皮层下白质、半卵圆中心
- 急性期病灶可见弥散受限
- 病变及柔脑膜的强化方式各异

主要鉴别诊断

- 多发性硬化
- ADEM

- 系统性红斑狼疮
- 血管炎

病理

- 大脑皮层微梗死灶,影像检查通常难以显示
- 病理检查一般无脱髓鞘改变

临床要点

- 20~40 岁发病
- 病程通常为自限性(2~4 年),但可导致永久性失聪或失明

诊断纲要

- 大多数患者(高达 97%)就诊时不具有典型的三联征表现
- 完整三联征表现可见于 2 周或 2 年后
- 胼胝体受累并伴有临床三联征表现的患者,需考虑 Susac 综合征可能

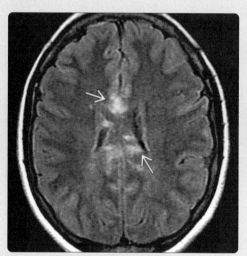
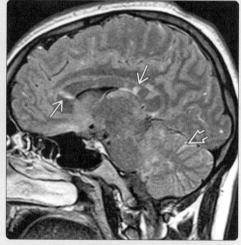

图 4-101　(左图)27 岁女性,Susac 综合征伴头痛、意识障碍,轴位 FLAIR 示胼胝体多发高信号➡。典型临床三联征包括脑病、双侧听力丧失,以及视网膜动脉分支闭塞。(右图)矢状位增强 FLAIR 示典型的胼胝体体部高信号病变➡。高达半数的患者可见柔脑膜强化➡

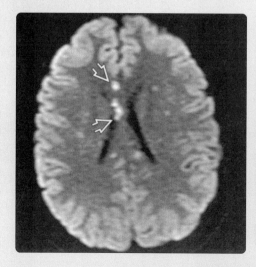
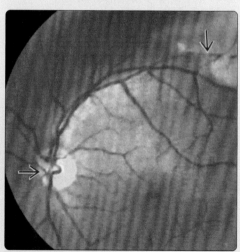

图 4-102　(左图)轴位 DWI 示多发高信号病变➡,多数病变可见相应的 ADC 值降低,提示为真性弥散受限。急性期病变可类似血管炎表现。(右图)检眼镜检查示视网膜小动脉分支多发闭塞,以及管腔不规则➡,为 Susac 综合征典型表现。影像学检查上 Susac 综合征常与多发性硬化相混淆。其病因尚不明确,但多表现为自身免疫性微血管病,而非脱髓鞘性病变

术语

同义词

- 视网膜-耳蜗-脑血管病,曾被称为耳蜗、视网膜、脑组织小梗死(small infarctions of cochlear, retinal, and encephalic tissue,SICRET)综合征

定义

- 脑、视网膜、耳蜗微血管病

影像

一般特点

- 最佳诊断要点
  - 临床三联征的患者的胼胝体中可见 T2 高信号病变
  - 脑病、双侧听力丧失、视网膜小动脉分支闭塞
- 部位
  - 常见于胼胝体体部和压部,中部受累多见
  - 可累及脑干、基底节、丘脑、皮层下白质、半卵圆中心

影像检查方法推荐

- 最佳影像检查:
  - 增强 MR

CT 表现

- CT 平扫
  - 通常正常
  - 可用于除外其他病因导致的听力丧失或脑病

MR 表现

- T2WI
  - 类似多发性硬化的多灶性 T2 高信号
    - 病灶多为圆形,胼胝体中部受累较胼胝体-隔区更为常见
  - 可累及脑干、基底节、丘脑、皮层下白质、半卵圆中心
- FLAIR
  - 胼胝体可见圆形、穿凿样高信号病变
- DWI
  - 急性期胼胝体病变呈弥散受限(微梗死)
- 增强 T1WI
  - 白质病变强化各异
  - 柔脑膜强化各异
- DTI:白质纤维束的各向异性分数(FA)降低,胼胝体尤为明显

鉴别诊断

多发性硬化

- 最常见的误诊疾病,其胼胝体部白质病灶形态相似
- 典型病变位于脑室周和胼胝体-隔区交界处

ADEM

- 病毒感染前驱症状或疫苗接种后,单相性病程
- 基底节和白质内 T2 高信号病灶

系统性红斑狼疮

- 白质内多发 T2 高信号病灶,血管炎表现

血管炎

- DWI+,FLAIR 高信号病灶
- 不累及胼胝体

病理

显微镜下特征

- 病理上无脱髓鞘改变
- 轴突密度正常,胶质细胞反应性改变
- 大脑皮层微梗死灶,影像学检查多不可见

临床要点

临床表现

- 最常见症状体征
  - 双侧听力丧失(耳蜗受累)
    - 可为单侧或不对称性
    - 可伴有耳鸣、眩晕、步态不稳、恶心、呕吐、眼球震颤
  - 脑部病变(头痛最为常见,多为重度头痛或偏头痛)
  - 视网膜动脉分支闭塞
- 其他症状体征
  - 记忆力减退、意识障碍、行为异常、共济失调、构音不良、偏执性精神病,偶见缄默
  - 脑脊液:蛋白水平升高,淋巴细胞增多
- 临床鉴别诊断:偏头痛、Ménière 病(双侧感音性耳聋)

人口统计学

- 年龄:20~40 岁
- 性别:女性>>>男性

病程和预后

- 病程通常为自限性(2~4 年),但可导致永久性失聪或失明

治疗

- 免疫抑制剂和抗血栓药物

诊断纲要

注意

- 大多数患者(高达 97%)就诊时不具有典型的三联征表现
- 完整三联征表现可见于 2 周或 2 年后

影像解读要点

- 胼胝体受累并伴有临床三联征表现的患者,需考虑 Susac 综合征可能

参考文献

1. Greco A et al: Susac's syndrome–pathogenesis, clinical variants and treatment approaches. Autoimmun Rev. 13(8):814-21, 2014
2. Dörr J et al: Characteristics of Susac syndrome: a review of all reported cases. Nat Rev Neurol. 9(6):307-16, 2013
3. Mateen FJ et al: Susac syndrome: clinical characteristics and treatment in 29 new cases. Eur J Neurol. 19(6):800-11, 2012
4. Do TH et al: Susac syndrome: report of four cases and review of the literature. AJNR Am J Neuroradiol. 25(3):382-8, 2004

要点

术语

- 纤维肌性发育不良(fibromuscular dysplasia,FMD)
  - 原因不明的动脉疾病
  - 平滑肌、纤维组织过度增生
  - 累及中/大动脉

影像

- 肾动脉为最常见的发病部位(约75%)
- 头颈部FMD(约70%)
  - 颈内动脉(30%~50%)>颈外动脉>椎动脉(10%~20%)
  - 颈动脉分叉处常不受累
  - >50%病例为双侧受累
  - 颅内血管受累少见(颈内动脉床突上段、大脑中动脉)
- CTA
  - 动脉管腔不规则或"串珠样"±狭窄或动脉瘤(罕见)
- DWI-MR

- FMD的缺血性后遗症最敏感的检查手段
- DSA
  - 1型(85%):典型"串珠样"改变=动脉中膜纤维组织增生
  - 2型(10%):长管状狭窄=动脉内膜纤维组织增生
  - 3型(5%):动脉一侧偏心性外凸改变=外膜周围纤维组织增生

主要鉴别诊断

- 动脉粥样硬化
- 驻波
- 非粥样硬化性血管病变

临床要点

- 症状:高血压、脑卒中、动脉夹层
- 治疗
  - 抗血小板药物±抗凝药物可降低血栓栓塞后遗症(卒中)风险
  - 球囊扩张术
  - 动脉瘤患者可予覆膜支架或动脉重建术

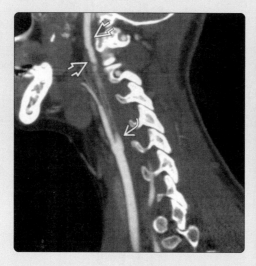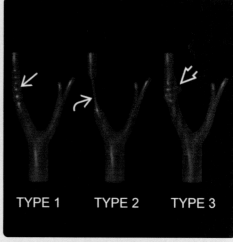

图4-103 (左图)40岁女性,创伤后矢状位CTA示典型FMD病变。颈动脉可见1型FMD改变,管腔呈节段性收缩和扩张➡。C1-C2为最常见受累部位。注意颈动脉窦通常不受累➡。(右图)颈动脉分叉部示意图显示FMD的几种主要亚型。1型表现为节段性收缩和扩张➡,2型表现为管状狭窄➡,3型表现为局限性狭窄±憩室➡

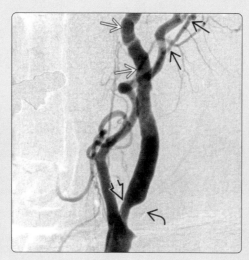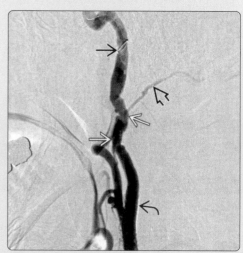

图4-104 (左图)左颈动脉斜位DSA示颈动脉窦动脉粥样硬化性狭窄➡。管壁钙化表现为轻微的减影伪影➡。图示上部可见颈内动脉管腔不规则伴串珠样改变,符合FMD表现➡。此外还可见颈外动脉分支明显受累➡。(右图)颈动脉粥样硬化性狭窄➡支架术后,侧位DSA可见狭窄远端保护性装置➡。可见FMD造成的颈内动脉➡和枕动脉➡管腔形态不规则

术语

缩写

- 纤维肌性发育不良(fibromuscular dysplasia,FMD)

定义

- 原因不明的动脉疾病
  - 平滑肌、纤维组织过度增生
  - 累及中/大动脉

影像

一般特点

- 最佳诊断要点
  - 青/中年患者动脉管腔不规则("串珠样")
- 部位
  - 肾动脉=最常见发病部位(约 75%)
  - 头颈部动脉(约 70%)
    - 颈内动脉(30%~50%)>颈外动脉>椎动脉(10%~20%)
    - >50%病例为双侧受累
    - 颈动脉分叉处常不受累
  - 颅内血管受累少见(颈内动脉床突上段、大脑中动脉)
- 形态
  - 动脉管壁波浪状改变,典型者呈"串珠样"外观
    - ±动脉狭窄、动脉瘤

CT 表现

- CTA
  - 动脉管腔不规则或"串珠样"
    - ±狭窄或动脉瘤(不常见)
    - 无管壁钙化

MR 表现

- DWI
  - 对于 FMD 的缺血性后遗症最敏感
- MRA
  - 可见"串珠样"改变

超声表现

- 彩色多普勒
  - 颈动脉壁可见管壁隆起或增厚±狭窄

血管造影表现

- 3 种亚型在 DSA 中具有不同表现
  - 1 型(85%):典型"串珠样"改变=动脉中膜纤维组织增生
  - 2 型(10%):长管状狭窄=动脉内膜纤维组织增生
  - 3 型(5%):动脉一侧偏心性外凸改变=外膜周围纤维组织增生

鉴别诊断

动脉粥样硬化

- 常见于老年患者
- 典型病变为短节段性狭窄(非"串珠样"),与管壁钙化有关

动脉"驻波"

- 病因未明,为心动周期正常逆向搏动造成的振动

- 表现为一过性"串珠样"改变
  - 周期性十分规律,管壁光滑可与 FMD 鉴别

非动脉粥样硬化性血管病变

- 多发性大动脉炎、巨细胞动脉炎

病理

一般特点

- 病因
  - 尚不明确;认为是一种发育异常,而非退行性或炎性病变
- 合并异常
  - 颅内囊状动脉瘤见于 10%患者
  - 自发性动脉夹层(20%位于颈内动脉)
  - 湍流所致血栓栓塞性后遗症→血栓形成
    - 15%~20%患者存在 TIA 或卒中

显微镜下特征

- 动脉壁的平滑肌细胞、纤维组织过度增生

临床要点

临床表现

- 最常见症状体征
  - 肾性高血压(肾动脉狭窄)
- 其他症状体征
  - 头颈部 FMD
    - 狭窄→TIA/卒中
    - 夹层±卒中
    - 动脉瘤→对周围结构的占位效应、破裂(罕见)

人口统计学

- 年龄
  - 发病年龄:25~50 岁
- 性别
  - 男性∶女性=1∶9(最常见亚型)

病程和预后

- 缓慢进展的动脉形态不规则±狭窄

治疗

- 抗血小板药物±抗凝药物可降低血栓栓塞后遗症(卒中)风险
- 球囊扩张术
- 动脉瘤患者可予覆膜支架或动脉重建术

诊断纲要

注意

- 患有高血压、卒中、动脉夹层的年轻患者,需考虑 FMD 可能
- FMD 患者行头部 CTA/MRA 以排除伴发的颅内动脉瘤

参考文献

1. Persu A et al: European consensus on the diagnosis and management of fibromuscular dysplasia. J Hypertens. 32(7):1367-78, 2014
2. Olin JW et al: The United States registry for fibromuscular dysplasia: results in the first 447 patients. Circulation. 125(25):3182-90, 2012

要　点

术语

- 大脑半球缺如,丘脑、脑干、小脑、颅骨/脑膜结构完整
  - 脑组织缺失空间内充满脑脊液("水囊脑")
  - 可能由孕早期之后宫内血管闭塞、感染或创伤所致

影像

- 大脑缺如,颅腔内充满脑脊液
- 丘脑、小脑、脑干、大脑镰完整
- 常可见颞叶、枕叶残余
- 大头畸形

主要鉴别诊断

- 重度脑积水
- 前脑无叶无裂畸形(alobar holoprosencephaly,HPE)
- 严重双侧分离型脑裂畸形(open-lip schizencephaly)

- 囊性脑软化

病理

- 宫内大脑前循环受损
- 提示性病史:缺氧、感染、易栓状态、母亲毒素暴露史、放射线损伤、遗传因素、双胞胎输血证候群

临床要点

- 新生儿大头畸形、发育障碍、颅骨透明征
  - 高应激状态、反射亢进、癫痫
- 神经功能基本丧失,仅保留脑干功能
- 预后:多于婴儿期死亡;长期幸存者罕见
- 脑室分流治疗大头畸形

诊断纲要

- 大脑镰完整是积水性无脑畸形区别于前脑无叶无裂畸形的鉴别点
- 贴附于颅骨内侧的薄层大脑皮层是重度脑积水区别于积水性无脑畸形的鉴别点

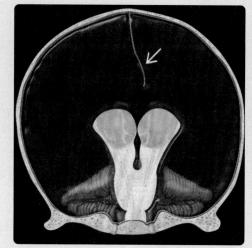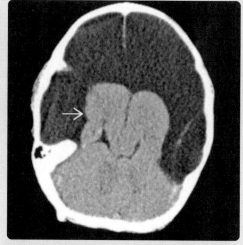

图 4-105 （左图）冠状位示意图示积水性无脑畸形典型特征。大脑半球几乎全部缺如,但丘脑、脑干、小脑结构完整。大脑镰➡似"漂浮"于充满脑脊液的颅腔上部。（右图）轴位 CT 平扫示大脑半球被脑脊液所取代,除颞叶内侧以外大脑皮层广泛缺失➡。由大脑后循环供血的后颅窝和间脑结构完整

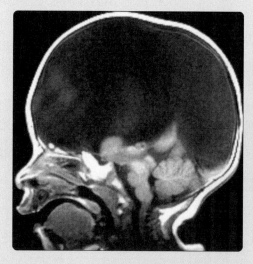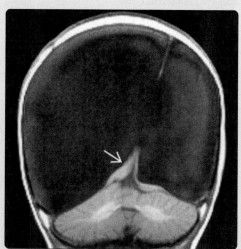

图 4-106 （左图）新生儿大头畸形,矢状位 T1WI 示大脑皮层缺如,脑脊液几乎占据幕上的全部区域。脑干与小脑形态正常。（右图）冠状位 T1MR 示颅腔扩张,脑脊液充盈,仅可见极少量残余脑结构➡。注意受动脉搏动的影响,脑脊液呈轻度不均匀（Courtesy A. Illner, MD）

术语

定义

- 大脑半球缺如,丘脑、脑干、小脑、颅骨/脑膜结构完整
  - 脑组织缺失空间内充满脑脊液
  - 可能由孕早期之后宫内血管闭塞、感染或创伤所致
- 半球型积水性无脑畸形:罕见的单侧型积水性无脑畸形

影像

一般特点

- 最佳诊断要点
  - 大脑缺如,颅腔内充满脑脊液
  - 大脑镰和后颅窝结构完整
- 部位
  - 大脑半球
- 形态
  - "水囊脑"
- 丘脑、小脑、脑干、大脑镰完整
- 常可见内侧颞叶、枕叶残余

CT 表现

- 颅腔内充满脑脊液
- 大头畸形

MR 表现

- 大脑皮层缺如
- 大脑镰完整或部分缺如
- 残余脑结构中无胶质细胞增生

超声表现

- 颅腔无回声

其他辅助检查表现

- CTA、MRA:颈内动脉床突上段及其分支血管闭锁、狭窄、闭塞、畸形或正常
- 产前超声/MR:严重出血可能预示积水性无脑畸形

影像检查方法推荐

- 最佳影像检查:
  - 产前超声为治疗性干预提供可能
  - 产后 MR 为损伤程度最佳的评估手段

鉴别诊断

重度脑积水

- 可见大脑皮层受压变薄紧贴颅骨内侧

前脑无叶无裂畸形(HPE)

- 中线结构融合;大脑镰缺如

严重双侧分离型脑裂畸形

- 外侧裂周畸形脑裂,内衬异常灰质

囊性脑软化

- 脑内散在分布的囊腔,伴胶质细胞增生

病理

一般特点

- 病因
  - 宫内大脑前循环受损
  - 发生于孕 20~27 周的脑损伤可致脑组织液化性坏死
  - 提示:缺氧、感染、易栓状态、母亲毒素暴露史、放射线损伤、遗传因素、双胞胎输血证候群
  - *COL4A1* 基因突变,伴产前大出血
- 遗传学
  - 散发性
  - 罕见的常染色体隐性遗传综合征
    - Fowler 型:积水性无脑畸形、胎儿无动症、中枢神经系统血管病变
    - 微积水性无脑畸形:积水性无脑畸形、小头畸形、体型小(Chr 16p13.3~12.1)
- 合并异常
  - 少数报告:血管畸形、肾发育不良

大体病理和术中特征

- 大脑半球脑实质被内衬柔脑膜、充满脑脊液的"囊腔"取代

显微镜下特征

- 残余脑实质可见内含铁血黄素颗粒的巨噬细胞

临床要点

临床表现

- 最常见症状体征
  - 大头畸形(脉络丛结构完整,脑脊液分泌过剩)
- 其他症状体征
  - 高度应激状态、反射亢进、癫痫
- 临床特点
  - 新生儿大头畸形、发育障碍、颅骨透明征

人口统计学

- 年龄:通常在出生后头几周内诊断
- 流行病学:出生发病率<1:10 000;年轻女性怀孕患病风险增加 10 倍以上

病程和预后

- 神经功能基本丧失,仅保留脑干功能
- 进行性脑积水需分流脑脊液

治疗

- 脑室分流术治疗大头畸形
- 脉络丛内镜电凝术

诊断纲要

影像解读要点

- 大脑镰完整是积水性无脑畸形区别于前脑无叶无裂畸形的鉴别点
- 贴附于颅骨内侧的薄层大脑皮层是重度脑积水区别于积水性无脑畸形的鉴别点

参考文献

1. Kim SY et al: Endoscopic coagulation of choroid plexus in hydranencephaly. J Korean Neurosurg Soc. 55(6):375-8, 2014
2. Pavone P et al: Hydranencephaly: cerebral spinal fluid instead of cerebral mantles. Ital J Pediatr. 40(1):79, 2014
3. Cecchetto G et al: Looking at the missing brain: hydranencephaly case series and literature review. Pediatr Neurol. 48(2):152-8, 2013
4. Sepulveda W et al: Prenatal sonography in hydranencephaly: findings during the early stages of disease. J Ultrasound Med. 31(5):799-804, 2012

要 点

术语

- 早产儿脑白质损伤(white matter injury of prematurity,WMIP)不同于生发基质出血(germinal matrix hemorrhage,GMH)
  - 在 WMIP 中,损伤主要发生于白质;而 GMH 的损伤主要发生于生发基质的血管上
- 脑室周围白质软化(periventricular leukomalacia,PVL)= WMIP,但 PVL 用于强调损伤位于脑室周围,而并非所有脑白质
- 早产儿脑病=WMIP 以及其相关神经元/轴索异常

影像

- 最佳超声早期征象:失去正常组织回声,呈强回声晕
- 最佳 MR 早期征象:受累部位 T1 高信号伴弥散受限(DWI 高亮区,ADC 值降低)
  - 急性 DWI 异常>T1、T2 信号异常及急性 DWI 异常>慢性损伤

- 最佳 MR 晚期征象:白质体积减小,有时可见胶质细胞增生或脑室扩张
- 目前在新生儿 ICU 中,白质内囊变形成已较少见

主要鉴别诊断

- 正常脑室周围晕环(periventricular halo)
- 感染
- 先天性代谢功能异常

病理

- 主要始动因子:炎症(因母体感染/产后败血症)、缺血

临床要点

- 通常无症状
- 大脑异常的严重程度与范围=破坏性进程+发育障碍

图 4-107 (左图)34 孕周早产儿,出生后 17 天行经额角斜位颅脑超声示脑白质回声弥漫性增高,伴微小空腔形成➡,后者常被称为"囊变"。(右图)同一患者 1 天后,轴位 T2WI 更好地显示白质损伤的程度和范围,并清晰显示出白质空腔(囊性区)➡的范围更广泛

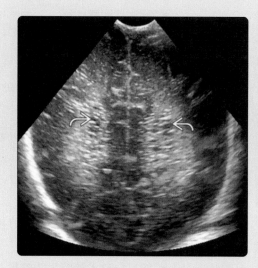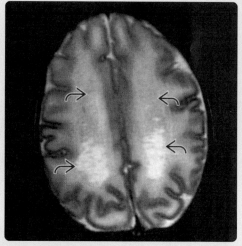

图 4-108 (左图)同一患儿,出生后 18 天,轴位 T1WI 示侧脑室三角区周围(peritrigonalregions)➡空腔样的白质损伤,左侧额角旁亦可见较轻损伤➡。(右图)同一患儿,3 月龄,轴位 T2WI 示空腔几乎完全塌陷,致脑室代偿性扩张及白质体积减小。2 岁时随访,该患儿出现轻度痉挛性双侧瘫痪及轻度语言能力发育迟缓

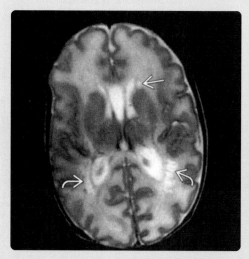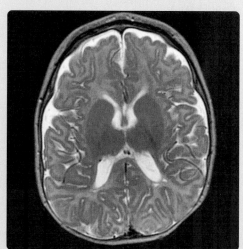

术语

缩写

- 早产儿脑白质损伤(white matter injury of prematurity,WMIP)、缺氧缺血性脑病(hypoxic ischemic encephalopathy,HIE)、缺氧缺血性损伤(hypoxic ischemic injury,HII)、脑室周围白质软化(periventricular leukomalacia,PVL)、极低出生体重儿(very low birth weight,VLBW)

定义

- WMIP 不同于生发基质出血(germinal matrix hemorrhage,GMH)
  - 在 WMIP 中,损伤主要发生于白质;而 GMH 的损伤主要发生于生发基质的血管上
- PVL=WMIP,但 PVL 用于强调损伤位于脑室周围,而并非所有脑白质
- VLBW = 新生儿体重≤1 500g(占所有新生儿的 1%~5%)
- 早产儿脑病=WMIP 以及其相关神经元/轴索异常

影像

一般特点

- 最佳诊断要点
  - 最佳超声早期征象:失去正常组织回声,呈强回声晕
  - 最佳 MR 早期征象:受累部位 T1 高信号伴弥散受限(DWI 高亮区,ADC 值降低)
  - 最佳 MR 晚期征象:白质体积减小,部分可有胶质细胞增生或脑室扩张
  - 目前在新生儿 ICU 中,白质内囊变形成已较少见
- 部位
  - 局灶(侧脑室三角区周围最为常见)或弥散性白质受累
  - 丘脑(可能继发于白质损伤)
  - 常合并小脑下内侧出血
- 大小
  - 大多数白质病灶不超过 3mm
- 形态
  - 慢性期:白质体积缩减小
    - 白质体积减小(尤其是胼胝体)
    - 脑室边缘呈波浪形
    - 继发性脑室扩张(不同程度)
    - ±皮层及深层灰质体积
    - ±脑桥及小脑体积减小

CT 表现

- CT 平扫
  - 对非出血性 WMIP 不敏感

MR 表现

- T1WI
  - 早期
    - 可表现正常,常低估损伤范围
    - 白质 T1 信号减低:弥漫性(水肿或缺血)或

- 局灶性(空腔形成)
    - 局灶性白质 T1 信号增高(髓鞘降解产物、出血或小胶质细胞激活)±空腔形成
  - 晚期
    - 形态改变见上文
- T2WI
  - 早期
    - 可表现正常,常低估损伤范围
    - 白质 T2 信号增高:弥漫性(水肿或缺血)或局灶性(空腔形成)
    - 局灶性白质 T2 信号减低(髓鞘降解产物、出血或小胶质细胞激活)
  - 晚期:形态改变见上,胶质细胞增生(若损伤发生于孕 24~26 周之后)
- FLAIR
  - 早期:对损伤不敏感
  - 晚期:与 T2 成像相同,但对脑室周围胶质细胞增生更敏感
- T2* GRE
  - 出血部位可见开花征
- DWI
  - 急性期最为敏感
  - 新发损伤区信号增高、ADC 值下降,但 DWI、ADC 进展和恢复正常的时程尚不明确
  - 急性期 DWI 异常的范围通常较 T1 和 T2 显示的急慢性期异常区域更广泛
- MRS
  - 乳酸峰↑
  - NAA 峰↑(早产儿中为正常现象)
  - 兴奋性神经递质↑
  - 特别提示:在无损伤的早产儿白质、脑脊液中亦常见少量乳酸存在

超声表现

- 灰阶超声
  - 早期:局灶或弥散性回声增强,主要位于侧脑室额角和三角区
  - 亚急性期:±空腔(需 7~10 天后出现)
  - 晚期:空腔常塌陷;白质体积减小,继发性脑室扩张

影像检查方法推荐

- 最佳影像检查:
  - MR 含 DWI 序列
    - 敏感性及特异性最高的影像检查方法
    - 必须权衡患者转运至 MR 检查室过程中的风险
    - 与超声相比,对损伤类型(缺血、出血或水肿)敏感性、特异性更高
  - 头部超声
    - 目前仍用于筛查:价格低廉,可于床旁进行,但与 MR 相比,敏感性、特异性较低
- 检查方案推荐
  - 目前实际检查方案推荐
    - 对所有孕龄不足 30 周出生的早产儿,分别于出生后 7~14 天及校正孕龄 36~40 周行头部超声筛查
  - MR
    - 若超声检查异常:尽早行 MR 检查(含 DWI 序列)明确损伤范围,评估预后

- 对颅脑超声检查正常,但存在风险的 VLBW 新生儿,于出院时行 MR 检查

鉴别诊断

正常脑室周围晕环

- 旁矢状位超声可见脑室三角区后上方正常高回声团
- 若回声性质不对称、粗糙、呈球形,或回声信号高于脉络丛,需考虑 WMIP

感染

- 先天性 CMV 感染:小头畸形、钙化、白质水肿±多小脑回,DWI 正常
- 枸橼酸杆菌:累及额叶
- 肠病毒[特别是 echo 病毒、副肠孤病毒(parechovirus)]

先天性代谢功能异常

- 尿素循环障碍、线粒体疾病

病理

一般特点

- 病因
  - 主要始动因子:炎症(因母体感染/产后败血症)、缺血
  - 早产儿大脑特有的危险因素
    - 不成熟的少突胶质细胞及皮层板下神经元在自由基、兴奋性毒性作用和细胞因子暴露下更易受损
    - 小胶质细胞含量丰富
    - 脑血管自我调节功能受损→非压力顺应性脑循环
    - 脑室周围血管解剖性和生理性因素(动脉终末区)
  - 白质原发损伤±皮层板下神经元受累
  - 目前尚不明确是否存在原发或继发于发育障碍/白质损伤的更为广泛的神经元/轴索异常
- 合并异常
  - 脑室内出血

分期、分级和分类

- 局灶性:深部白质局灶性坏死,伴各种细胞成分丢失
  - 巨大型:囊腔≥1~2mm(见于<5%的 VLBW 婴儿,亦称作囊性 PVL)
  - 微小型:目前影像学检查无法检出囊腔,可进展为胶质瘢痕
- 弥散性:显著的星形胶质细胞和小胶质细胞增生,髓鞘少突胶质细胞成熟异常(致髓鞘形成不良、体积减小)

临床要点

临床表现

- 最常见症状体征
  - 急性期:通常无症状±脑电图中央颞区周围尖波;需进行风险评估及筛查
- 临床特点
  - 母亲:产前护理不良、未足月胎膜早破、绒毛膜

- 羊膜炎、先兆子痫、B 族链球菌感染
  - 未足月新生儿:VLBW、脑室内出血、I 型呼吸窘迫综合征、低碳酸血症、低血压、脓毒血症、贫血、窒息

人口统计学

- 年龄
  - VLBW 婴儿中 WMIP 发生率<20%(从 2001 年的 50%下降至此)
  - 全球范围内约有 5%早产儿患有 WMIP
- 性别
  - 男性>女性
- 流行病学
  - VLBW→发生率<20%(合并脑室内出血则发生率更高)
  - 孕龄<33 周→发生率升高
  - 囊性 WMIP 或 3 级脑室内出血的患者,超过半数会进展为脑瘫

病程和预后

- 大脑异常的严重程度与范围=破坏性进程+发育障碍
- 重症病例可出现痉挛性双瘫/四肢瘫、癫痫、小头畸形、失明、耳聋
- 脑室内出血伴 WMIP、WMIP 伴脑体积减少、广泛梗死或癫痫者预后不良
- 痉挛性双瘫(合并囊性 WMIP)
- 不伴运动障碍的认知功能障碍(合并非囊性 WMIP 及小脑损伤)
  - 多数患儿存在工作记忆和注意力障碍
  - 丘脑、小脑、大脑皮层的受累可能导致认知功能障碍

治疗

- 产前照顾护理显著降低未足月分娩率(已从 35%降至 8%)
- 支持治疗

诊断纲要

影像解读要点

- 颅脑超声可能低估 WMIP 病情
- 与足月儿 HII 相同,损伤会随时间逐步进展

参考文献

1. Herzog M et al: Impact of risk factors other than prematurity on periventricular leukomalacia. A population-based matched case control study. Eur J Obstet Gynecol Reprod Biol. 187:57-9, 2015
2. Zammit C et al: Cerebral white matter injuries following a hypoxic/ischemic insult during the perinatal period: pathophysiology, prognostic factors, and future strategy of treatment approach. A minireview. Curr Pharm Des. 21(11):1418-25, 2015
3. Hart AR et al: Diffusion-weighted imaging and magnetic resonance proton spectroscopy following preterm birth. Clin Radiol. 69(8):870-9, 2014
4. de Vries LS et al: Imaging the premature brain: ultrasound or MRI? Neuroradiology. 55 Suppl 2:13-22, 2013
5. de Vries LS et al: Value of sequential MRI in preterm infants. Neurology. 81(24):2062-3, 2013
6. Chau V et al: Postnatal infection is associated with widespread abnormalities of brain development in premature newborns. Pediatr Res. 71(3):274-9, 2012
7. Xu D et al: MR spectroscopy of normative premature newborns. J Magn Reson Imaging. 33(2):306-11, 2011

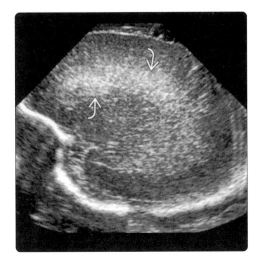
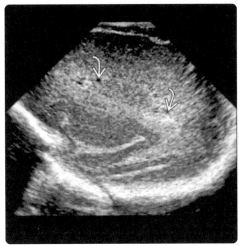

图 4-109 （左图）早产儿出生后 3 天,颅脑超声经额角斜矢状位示大脑半球白质广泛云雾状回声增强或"火焰状"高回声➡。（右图）同一患儿,几天后,颅脑超声斜矢状位示高回声白质内部小空腔➡形成。随后一周,白质损伤区内病变进展为较大空腔（未显示）

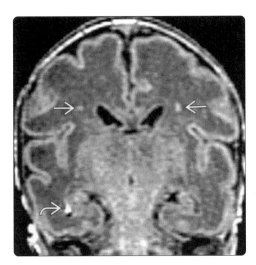
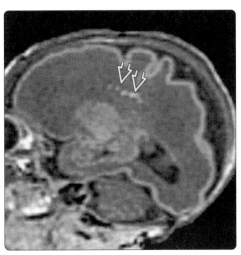

图 4-110 （左图）冠状位 T1WI 示双侧深部白质局灶性损伤➡。这一类型的早产儿脑白质损伤（WMIP）远较囊性 WNIP 更为常见,后者由于当今新生儿 ICU 围产期照护水平的提高已很少见。右侧颞叶可见偶发的生发基质出血➡。（右图）孕 27 周出生的胎儿,矢状位 T1WI 示深部白质可见多发局灶性 WMIP ➡。脑沟结构明显未成熟

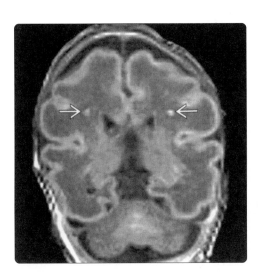
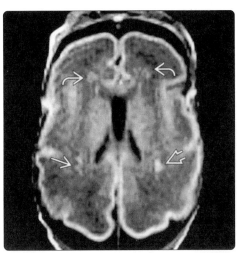

图 4-111 （左图）冠状位 T1WI 示双侧 WMIP ➡。该区域(深部白质)是 WMIP 最常见的受累部位,因而脑室周围白质软化这一术语现已被 WMIP 替代。注意小脑(图中结构正常)在孕后期及出生后的生长发育更为明显。（右图）孕 26 周早产儿,轴位 T1WI 示脑沟极浅。三角区➡是 MWIP 常见受累部位;左侧病变➡较大。额角周围➡为生发区

要　点

术语

- 缺氧缺血性损伤(hypoxic ischemic injury,HII):获得性全脑动脉低灌注所致(多种因素均能够增加易损性及潜在损伤的程度)损伤的影像学改变
- 缺氧缺血性脑病(hypoxic ischemic encephalopathy,HIE):发生于足月或近足月新生儿中的临床综合征

影像

- 重度 HII:腹外侧丘脑±内囊后肢(posterior limb internal capsule,PLIC)中的皮质脊髓束(cortico-spinal tract,CST)ADC 值减低
- 部分 HII:腹外侧丘脑及内囊后肢皮质脊髓束不受累,皮层损伤最重的部位位于脑沟深部
- DWI 高亮区及 ADC 值的下降出现较早,甚至于 T1WI/T2WI 正常时亦可出现
- 损伤随时间演变:在最初几天内,由于迟发性细胞死亡 DWI、ADC 异常的范围及程度会逐渐进展;在 7~10 天左右,DWI、ADC 恢复正常或进一步进展
- 超声和 CT 对 HII 不敏感,在低温治疗后尤甚

主要鉴别诊断

- 静脉损伤
  - 静脉分布区水肿、出血或缺血
- 低血糖
  - 后循环受累为主,注意血糖水平
- 线粒体疾病
- 尿素循环障碍
- 其他先天性代谢异常
  - 特别是单纯性亚硫酸盐氧化酶缺乏、钼辅因子缺陷
- 核黄疸(败血症、缺氧可加重病情)

临床要点

- 治疗:33.5℃低温治疗 72h

图 4-112 (左图)出生后 1 天新生儿,生后 5min Apgar 评分 0 分,轴位 ADC 图示腹外侧丘脑➘及内囊后肢皮质脊髓束➚ ADC 值显著降低。这一病例随后确诊为重度 HII。(右图)同一患儿,出生后 4 天,轴位 ADC 图示 ADC 值下降区已进展至双侧尾状核➘和豆状核➚。ADC 值迟发性异常提示在此期间已发生迟发性坏死

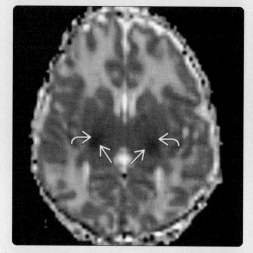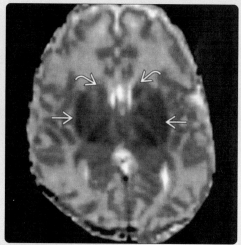

图 4-113 (左图)出生后 1 天患儿,癫痫发作,轴位 DWI 示散在小灶性高信号,主要位于脑沟深部➘。患儿被诊断为部分 HII。(右图)同一患儿,出生后 3 天,轴位 DWI 示 DWI 异常的范围和程度显著进展,提示迟发性坏死。脑沟深部➘可见受累,而腹外侧丘脑➚与内囊后肢皮质脊髓束➚未累及

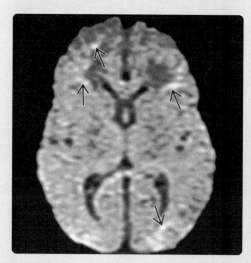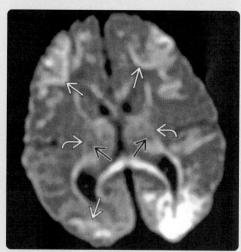

术语

缩写

- 缺氧缺血性损伤(hypoxic ischemic injury, HII)、缺氧缺血性脑病(hypoxic ischemic encephalopathy, HIE)

同义词

- 缺氧缺血性创伤(hypoxic ischemic insult)、围产期或分娩期窒息、新生儿窒息

定义

- HII:获得性全脑动脉低灌注所致(多种因素均能够增加易损性及潜在损伤的程度)损伤的影像学改变
  ○ 并非所有 HII 均可达到 HIE 的临床诊断标准
- HIE:发生于足月或近足月新生儿中的临床综合征
  ○ 并非所有 HIE 的影像学检查都存在 HII
- 重度 HII:大脑血流完全或几乎完全中断
- 部分 HII:大脑血流量减少的程度较轻

影像

一般特点

- 最佳诊断要点
  ○ 重度 HII:腹外侧丘脑±内囊后肢中的皮质脊髓束 ADC 值减低
  ○ 部分 HII:腹外侧丘脑及内囊后肢中的皮质脊髓束不受累,皮层损伤最重的部位位于脑沟深部
- 部位
  ○ 重度 HII
    - 腹外侧丘脑及内囊后肢中的皮质脊髓束
    - ±中央颞区周围皮层、其他皮层(脑沟深部受累多于脑回表浅处)、白质、海马、中脑、脑干背侧、小脑上蚓部
    - 亚急性期:丘脑和基底节完全受累
  ○ 部分 HII
    - 腹外侧丘脑及内囊后肢中的皮质脊髓束不受累
    - 双侧皮层及皮层下白质对称或不对称性受累,损伤最重常位于脑沟深部

CT 表现

- CT 平扫
  ○ 不敏感
  ○ 重度 HII:深部灰质核团密度减低,边界不清
  ○ 部分 HII:灰白质分界不清

MR 表现

- T1WI
  ○ 重度 HII
    - 亚急性期(起病至起病后 3 天):腹外侧丘脑±后外侧壳核±中央颞区脑沟深部皮层信号升高,内囊后肢中的皮质脊髓束正常高信号消失
  ○ 部分 HII
    - 亚急性期:脑沟深部信号升高大约始于起病后第 3 天
- T2WI

- 重度 HII
  - 急性期:深部灰质核团±皮质边缘模糊不清
  - 亚急性期:约始于起病后第 6 天腹外侧丘脑±壳核后外侧信号减低,白质信号升高
  - 慢性期:腹外侧丘脑±壳核后外侧信号升高±体积减小,±其他部位胶质细胞增生及体积减小
  ○ 部分 HII
    - 急性期:皮质边缘模糊不清
    - 亚急性期:白质信号升高
    - 慢性期:不同程度的脑体积减少及胶质细胞增生
- T2* GRE
  ○ 与 HII 直接相关的出血的晕状伪影罕见
- DWI
  ○ DWI 高亮区及 ADC 值的下降出现较早,甚至于 T1WI/T2WI 正常时亦可出现
  ○ 损伤随时间演变:在最初几天内,由于迟发性细胞死亡 DWI、ADC 异常的范围及程度会逐渐进展;在 7~10 天左右,DWI、ADC 恢复正常或进一步进展
  ○ 低温治疗后,DWI 对病变敏感性下降
- MRA
  ○ 多为正常,或因新生儿细小动脉中的湍流导致信号消失
- MRV
  ○ 多为正常,常可见因产道挤压所致的上矢状窦局灶性狭窄
- MRS
  ○ NAA 峰降低与预后不良相关
  ○ 基底节 α-谷氨酸/谷氨酰胺峰值水平升高与损伤的严重程度相关
  ○ 乳酸峰升高与预后不良相关

超声表现

- 灰阶超声
  ○ 不敏感,可见损伤区域回声增强
- 彩色多普勒
  ○ 重度 HII 中血流阻力指数下降
  ○ 有助于排除 Willis 环中的血栓

影像检查方法推荐

- 最佳影像检查:
  ○ DWI 联合 MRS:对早期脑组织缺血性坏死极其敏感
    - 注意低温治疗可能会降低检查对早期损伤的敏感性
- 检查方案推荐
  ○ 在较轻的损伤中,DWI 可能需 24h 后才能出现异常
    - 为提高对微小损伤的敏感性,可同时测定 ADC、DWI,并考虑增加 b 值

鉴别诊断

静脉损伤

- 静脉分布区水肿、出血或缺血
- 非全脑性动脉低灌注=理论上不是 HII

低血糖

- 后循环受累为主,注意血糖水平
- 可加重缺氧缺血性损伤

线粒体疾病

- 若病程呈良性表现,需考虑此病
- 损伤模式与 HII 一致

尿素循环障碍

- 基底节和丘脑受累模式不同

其他先天性代谢异常

- 多数可见基底节异常;丘脑受累少见

核黄疸

- 败血症、缺氧可加重病情
- 急性期 T1WI 表现与重度损伤相似;伴有明确的高胆红素血症
- 苍白球受累(而非壳核或丘脑)

病理

一般特点

- 病因
  - 重度 HII
    - 前哨事件:类似于呼吸心搏骤停
    - 血流和氧供严重缺乏持续数分钟至 1h
    - 代谢需求最高的区域损伤最为严重
  - 部分 HII
    - 无前哨事件,因此对此部分病例理解尚不充分
    - 中等程度的血流和氧供缺乏,持续性或间断持续数小时至数天
    - 血供向高代谢需求区域进行再分布→相应区域免于受累
  - 窒息诱发一系列细胞生化级联反应→细胞功能异常、水肿或死亡
    - 细胞外谷氨酸累积,激活突触后兴奋性氨基酸受体
    - 突触后受体分布随大脑发育改变→不同孕龄表现出不同的损伤模式
  - 多种因素可致细胞死亡
    - 原发性神经元细胞死亡(损伤即刻发生)
    - 反应性细胞死亡(数小时或数天后的再灌注损伤)
    - 癫痫相关性细胞损伤
- 遗传学
  - 对 Apgar 评分正常或存在 HII 家族史的 HII 患儿,应寻找先天性代谢异常原因
    - 单纯性亚硫酸盐氧化酶缺乏、钼辅因子缺陷起病较早,影像学表现与 HII 类似
    - 通过临床病程进行鉴别诊断
- 合并异常
  - 母亲:感染、先兆子痫、糖尿病、可卡因
  - 婴儿:孕龄不足、低血红蛋白、生长迟滞、低血钙/血糖、败血症、高热、癫痫发作、先天性心脏病、尿 S100B 蛋白升高
  - 缺血常累及多个器官(如心肌、肾脏)

分期、分级和分类

- Sarnat 分期(根据临床和脑电图表现)

大体病理和术中特征

- 重度 HII:海马、基底节、丘脑、中央颞区周围皮层萎缩
- 部分 HII:瘢痕性脑回、胶质细胞增生和萎缩,中央颞区不受累

临床要点

临床表现

- 最常见症状体征
  - Sarnat Ⅰ 期(轻度):高度警觉/易激惹、瞳孔放大、心率升高、脑电图正常
  - Sarnat Ⅱ 期(中度):昏睡、肌张力减低、瞳孔缩小、心率降低、癫痫发作
  - Sarnat Ⅲ 期(重度):昏迷、软瘫、反射消失、癫痫发作

人口统计学

- 年龄
  - 足月或接近足月儿在即将分娩前、分娩中和产后
- 流行病学
  - HIE:活产新生儿中发病率可高达 2/1 000 例(0.2%)

病程和预后

- 预后各异,从正常(Sarnat Ⅰ 期)到痉挛性四肢瘫、发育迟缓、小头畸形、癫痫(Sarnat Ⅲ 期)
- 重度 HII(腹外侧丘脑损伤):锥体外系性脑瘫、致死率及致残率高
- 部分 HII:痉挛性四肢瘫

治疗

- 复苏,纠正液体和电解质失衡
- 治疗癫痫
- 低温治疗:33.5℃ 低温治疗 72h

诊断纲要

注意

- 若临床表现不典型,需考虑产前 HII 伴宫内损伤和修复,或先天性代谢异常

影像解读要点

- DWI 对于诊断十分关键,但会随时间进展:起病 1 天内可正常,严重程度在几天内逐渐增加,约 1 周左右恢复正常

参考文献

1. Bell E et al: Magnetic resonance imaging (MRI) and prognostication in neonatal hypoxic-ischemic injury: a vignette-based study of Canadian specialty physicians. J Child Neurol. 30(2):174-81, 2015

2. Dinan D et al: Easily overlooked sonographic findings in the evaluation of neonatal encephalopathy: lessons learned from magnetic resonance imaging. Semin Ultrasound CT MR. 35(6):627-51, 2014

3. Rollins N et al: Predictive value of neonatal MRI showing no or minor degrees of brain injury after hypothermia. Pediatr Neurol. 50(5):447-51, 2014

4. Gano D et al: Evolution of pattern of injury and quantitative MRI on days 1 and 3 in term newborns with hypoxic-ischemic encephalopathy. Pediatr Res. 74(1):82-7, 2013

5. Shankaran S et al: Childhood outcomes after hypothermia for neonatal encephalopathy. N Engl J Med. 366(22):2085-92, 2012

6. Okereafor A et al: Patterns of brain injury in neonates exposed to perinatal sentinel events. Pediatrics. 121(5):906-14, 2008

7. Vermeulen RJ et al: Diffusion-weighted and conventional MR imaging in neonatal hypoxic ischemia: two-year follow-up study. Radiology. 249(2):631-9, 2008

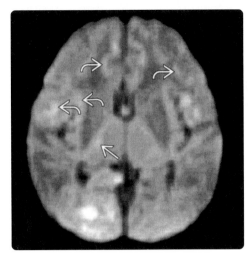
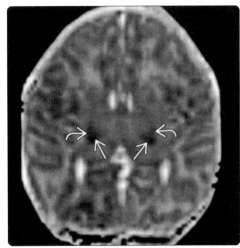

图 4-114 （左图）重度 HII 患儿，轴位 DWI 示右侧腹外侧丘脑/皮质脊髓束区➡️高信号，伴皮层、皮层下多发高信号病灶。重度 HII 中，脑沟深部➡️受累常较为严重。（右图）同一患儿，轴位 ADC 图更好地显示腹外侧丘脑➡️及皮质脊髓束➡️ADC 值减低，伴皮层、皮层下白质多发受累。与 DWI 相比较，ADC 能够更好地显示新生儿颅脑损伤

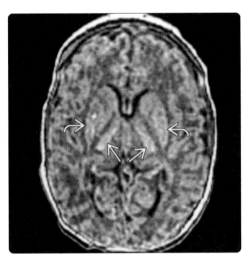
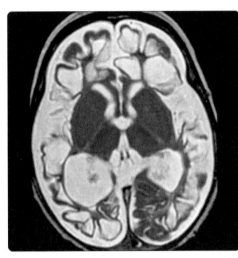

图 4-115 （左图）生产时受产伤患儿出生后 9 天，重度 HII，轴位 T1WI 示双侧腹外侧丘脑➡️和壳核➡️高信号。（右图）同一患儿，6 个月后，轴位 T2WI 示弥漫性囊性脑软化范围较新生儿期的 DWI/ADC 异常范围扩大，提示新生儿期后存在迟发性细胞死亡

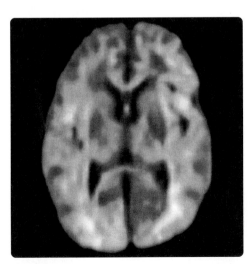
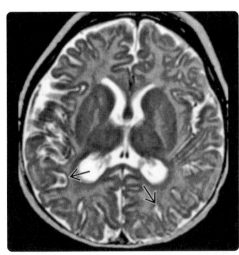

图 4-116 （左图）部分 HII 患儿，轴位 DWI 示弥漫性皮层下白质和深部灰质高信号，腹外侧丘脑和皮层脊髓束未受累。（右图）同一患儿，6 个月复查，轴位 T2WI 示弥漫性脑体积减小，伴脑沟深部皮层散在轻度变薄➡️，表明既往影像学检查中弥散显著减低的区域并不一定会进展为囊性脑软化

要点

术语

- 缺氧缺血性损伤(hypoxic ischemic injury,HII)包括全脑性缺氧缺血性损伤、全脑缺氧性损伤、大脑低灌注损伤
  - 病因:心搏骤停、脑血管疾病、溺水、窒息

影像

- 根据大脑成熟程度和伤害的严重程度、持续时间的不同,损伤表现形式差异显著
  - 轻至中度:"分水岭"区(watershed zone)梗死
  - 重度:灰质结构(基底节、丘脑、皮层、小脑、海马)受累
- HII 事件发生后几小时内,MR 是评估损伤范围的最佳手段
  - DWI:最早提示异常的序列(损伤后几小时内)
  - DWI:深部核团±皮层弥散受限
  - T2/FLAIR:小脑、基底节、皮层信号增高
- 采用 T2WI 显示急性期改变不可靠
- MRS:HII 后 24h 内敏感性更高,对损伤严重程度的显示更佳
  - 乳酸峰升高,谷氨酰胺-谷氨酸峰升高

主要鉴别诊断

- 区域性缺血性脑梗死
- 创伤性脑水肿
- 中毒/代谢性疾病
- 急性高血压脑病,PRES
- 克-雅病(Creutzfeldt-Jakob disease,CJD)
- MELAS

病理

- 无论何种病因,病理生理过程大致相同
  - CBF 下降,血氧合水平降低
  - 能量代谢方式从氧化磷酸化转化为无氧代谢
  - 谷氨酸相关的细胞毒性过程

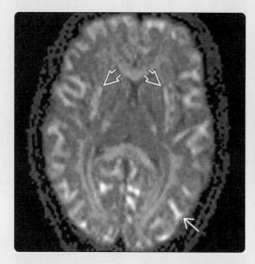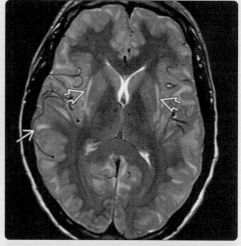

图 4-117 (左图)21 岁男性,重度 HII 昏迷患者,轴位 DTI 示皮层和皮层下白质➡及外囊➡细胞毒性水肿相关性广泛高信号改变。(右图)同一患者,轴位 T2WI 示皮层、皮层下白质➡、外囊➡弥漫性高信号。脑沟完全消失与脑回肿胀有关。重度 HII 常可见视觉和感觉运动皮层受累

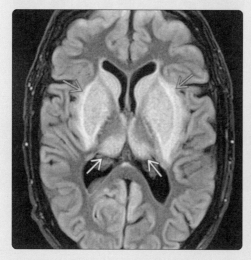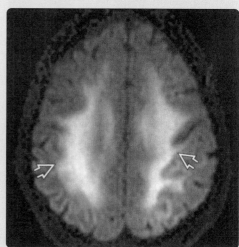

图 4-118 (左图)心搏骤停复苏后患者,轴位 FLAIR 示双侧基底节➡及丘脑➡对称性高信号。T2 和 FLAIR 序列在亚急性期早期(24h 至 2 周)常可见异常,表现为受累部位信号增高及受损灰质结构肿胀。(右图)43 岁女性轻中度 HII 患者,轴位 DTI 示细胞毒性水肿相关性广泛白质高信号➡。DWI 信号异常区域可于第 1 周末出现假正常化

术语

同义词

- 缺氧缺血性损伤(hypoxic ischemic injury,HII),缺氧缺血性脑病(hypoxic ischemic encephalopathy,HIE)

定义

- 包括各种病因的损伤:全脑性缺氧缺血性损伤、全脑缺氧性损伤、大脑低灌注损伤

影像

一般特点

- 最佳诊断要点
  ○ 深部灰质核团±皮层对称性 T2/FLAIR 高信号
- 部位
  ○ 轻至中度:"分水岭"区梗死
  ○ 重度:灰质结构[基底节、丘脑、皮层(感觉运动及视觉皮层)、小脑、海马]受累
    - 高龄患者小脑受累更为多见;浦肯野细胞对缺血敏感
  ○ 根据大脑成熟程度和伤害的严重程度、持续时间的不同,损伤表现形式差异显著

CT 表现

- CT 平扫
  ○ 弥漫性脑水肿伴脑脊液间隙消失
  ○ 皮层灰质密度减低,灰白质分界不清
  ○ 双侧基底节密度减低
  ○ 小脑灰白质"反转"或"白色小脑征"(white cerebellum sign)提示损伤严重、预后不良

MR 表现

- T1WI
  ○ 正常或极轻微异常
  ○ T1WI 基底节可呈高信号
  ○ 灰质信号异常可持续至第 2 周末
  ○ 慢性期可呈皮层假性层状坏死
- T2WI
  ○ 发病前 24h 内表现正常或仅极轻微异常
  ○ T2WI 基底节常呈高信号
  ○ 灰质信号异常可持续至第 2 周末
  ○ 慢性期可见基底节残留高信号
- FLAIR
  ○ 深部灰质核团±皮层对称性高信号
- DWI
  ○ 最早提示异常的成像序列,HII 发生后几小时即可见改变
    - 小脑半球、基底节、大脑皮层信号增高
  ○ 第 1 周末 DWI 异常可出现假性正常化
  ○ HII 发生后的超急性期中,ADC 值因水分子从细胞外间隙向细胞内涌入而减低
    - 在严重白质损伤,以及部分严重基底节和丘脑损伤病例中,ADC 值减低
    - 部分病例损伤较轻,但临床症状明显,起病初期 ADC 值可呈假性正常甚或先升高
    - 异常的 ADC 值经过 2 周可假性正常化,而各向异性分数(fractional anisotropy,FA)仍在下降
  ○ DTI:FA 可异常
    - FA 降低可能提示白质结构的破坏
    - 基底节/丘脑中度损伤可因迟发性坏死而出现萎缩,而非显著的梗死(可能与早期 ADC 水平正常有关)
      □ 在中度灰质损伤和部分重度损伤中,可伴发 FA 减低→与晚期显著损伤有关
- PWI
  ○ 在大鼠模型中,HII 复苏后即刻出现过度灌注:皮层和纹状体高灌注数小时后,出现轻度低灌注
- MRS
  ○ HII 发生后的 24h 内,敏感性更高,对损伤严重程度的显示更佳
    - 1.33ppm 处乳酸峰升高,2.3ppm 处谷氨酰胺-谷氨酸峰升高
    - 24h 后乳酸峰升高提示神经功能预后不佳
    - 急性期 NAA 峰常为正常,急性损伤后 48h 开始下降

影像检查方法推荐

- 最佳影像检查:
  ○ MR,特别是 DWI/DTI,是发病后最敏感的检查手段
- 检查方案推荐
  ○ DTI/DWI 敏感性最高
  ○ 采用 T2/FLAIR 序列显示急性缺血性脑改变不可靠
  ○ T2* GRE/SWI 有助于检出点状出血或蛛网膜下腔出血

鉴别诊断

急性缺血性脑梗死

- 按血管供血区分布的楔形 T2 高信号
- 急性期 DWI 可表现异常

创伤性脑水肿/缺血

- 白质血管源性水肿和灰质细胞毒性水肿共同造成脑室受压、脑沟消失→脑疝
- 血管受压可导致梗死

中毒/代谢性疾病

- 灰质对能量耗竭敏感,易受损伤
  ○ 一氧化碳中毒:苍白球±皮层下白质 T2 高信号
  ○ 甲醇中毒:壳核高信号±出血性坏死
  ○ 线粒体脑病:对称性基底节异常

○ 毒品[海洛因;亚甲基二氧基甲基苯丙胺(methylenedioxymethamphetamine,MDMA),又名摇头丸]:苍白球 T2 高信号

急性高血压脑病,PRES

- 双侧顶枕区皮层下白质显著的血管源性水肿
- 可累及深部灰质核团

克-雅病

- 基底节、丘脑、大脑皮层 T2 信号进行性升高
- 散发性 CJD 中可见皮层 FLAIR 高信号
- DWI:深部灰质核团和皮层弥散受限;疾病晚期 DWI 异常或可自行消退

MELAS

- 伴有乳酸酸中毒及卒中样发作的线粒体脑肌病
- 儿童卒中的罕见病因
- 脑回肿胀伴 T2 高信号;横跨血管分布区
- 皮层下及深部白质不受累

病理

分期、分级和分类

- 无论何种病因,病理生理过程大致相同
  ○ 脑血流量下降,血氧合水平降低
  ○ 心搏骤停及脑血管病所致的脑缺血,以及继发于血流减少出现的低氧
    - 能量代谢方式从氧化磷酸化转化为无氧代谢:ATP 减少,乳酸升高
    - 突触前谷氨酸释放→NMDA 受体激活→诱导细胞毒性过程
      □ 严重能量耗竭→细胞坏死;轻度能量耗竭→凋亡
- 大脑成熟程度、缺氧缺血损伤的严重程度、持续时间长短决定脑损伤部位
- 选择性易损性:损伤模式反映了最早受累的选择性兴奋性神经元通路的功能异常
  ○ 谷氨酸或兴奋性氨基酸受体密度最高的区域对损伤更为易感
  ○ 能量需求最旺盛的区域最易出现能量供应不足
  ○ 损伤发生后的数天内,细胞死亡可能并不显著
- 迟发性白质损伤:缺氧性白质脑病
  ○ 2%～3%的患者发生在 HII 后 2～3 周内
  ○ 神经功能急性损伤后临床情况稳定,多数患者(75%)可恢复
- 缺氧缺血性脑损伤效应与年龄相关,但损伤的严重程度并不随着年龄和发育水平的升高而呈线性增加
  ○ 未成熟的大脑对 HII 的耐受性较成人更差
  ○ 中年人群对 HII 耐受性要强于低龄和高龄人群
- 缺血期间弥散受限可能是由细胞膜钠-钾泵系统

的破坏所致细胞毒性水肿造成的
  ○ 随着细胞毒性水肿进展→细胞外间隙内的水转移至胞内
  ○ 细胞膜保持完整,组织内总水量不升高;初期:FA 升高,ADC 值下降,T2WI 无明显异常
- 短时间的 HII 常累及大脑皮层和海马,而持续时间较长的 HII 则造成更为广泛的损伤,并可能伴发大脑半球空洞性病变
  ○ 在未成熟的大脑中,空洞性病变、垂直带状分布的非空洞性病变、钙化更为常见
- 预后不良的病变模式:广泛皮层及深部灰质受累,内侧枕叶及环中央-中颞区受累,中央前回受累,弥漫性白质受累,脑干、小脑和/或海马受累

临床要点

临床表现

- 最常见症状体征
  ○ 病因:心搏骤停、脑血管病、溺水、窒息
  ○ 淹溺后的缺氧可累及壳核和尾状核

病程和预后

- 死亡或长期严重神经功能障碍
  ○ 神经系统后遗症,如脑瘫和癫痫

治疗

- 支持治疗;无法阻止继发的进行性损伤
- 低温治疗
- 兴奋性氨基酸拮抗剂

诊断纲要

影像解读要点

- 发病 24h 内 MR 结果阴性者,应在 2～4 天复查 MR 除外迟发性损伤

影像报告要点

- 皮层和深部灰质受累情况的描述十分重要

参考文献

1. Tekes A et al: Apparent diffusion coefficient scalars correlate with near-infrared spectroscopy markers of cerebrovascular autoregulation in neonates cooled for perinatal hypoxic-ischemic injury. AJNR Am J Neuroradiol. 36(1):188-93, 2015
2. Ghei SK et al: MR imaging of hypoxic-ischemic injury in term neonates: pearls and pitfalls. Radiographics. 34(4):1047-61, 2014
3. Muttikkal TJ et al: MRI patterns of global hypoxic-ischemic injury in adults. J Neuroradiol. 40(3):164-71, 2013
4. White ML et al: Anatomical patterns and correlated MRI findings of non-perinatal hypoxic-ischaemic encephalopathy. Br J Radiol. 86(1021):20120464, 2013
5. Wu O et al: Comatose patients with cardiac arrest: predicting clinical outcome with diffusion-weighted MR imaging. Radiology. 252(1):173-81, 2009
6. Huang BY et al: Hypoxic-ischemic brain injury: imaging findings from birth to adulthood. Radiographics. 28(2):417-39; quiz 617, 2008
7. Schaefer P. Stroke and cerebral ischemia. In Edelman R: Clinical Magnetic Resonance Imaging. 3rd ed. Philadelphia: Saunders Elsevier. 1454-98, 2006

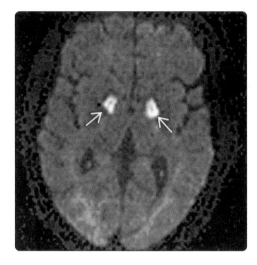

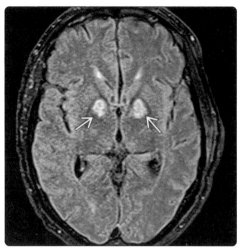

图 4-119　（左图）重度缺氧性损伤患者，轴位 DTI 示双侧苍白球对称性高信号➡️。DTI 是能够最早提示异常的成像序列，缺氧缺血事件发生后几小时即可见改变。（右图）轴位 FLAIR 成像示双侧苍白球对称性高信号➡️。影像学方面需鉴别诊断包括一氧化碳中毒以及毒品滥用［如海洛因和亚甲基二氧基甲基苯丙胺（methylenedioxymeth-amphetamine，MDMA），又名摇头丸］

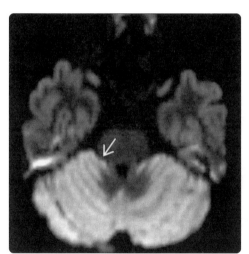

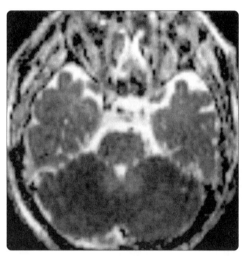

图 4-120　（左图）轴位 DWI 示双侧小脑半球弥漫性信号升高➡️。成人重度缺氧缺血损伤可累及小脑。浦肯野细胞对缺血性损伤十分敏感。在新生儿中，未成熟的浦肯野细胞对小脑皮层有保护作用。（右图）轴位 ADC 显示由细胞毒性水肿造成的双侧小脑半球弥漫性信号减低

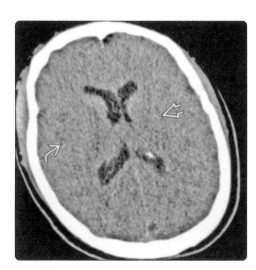

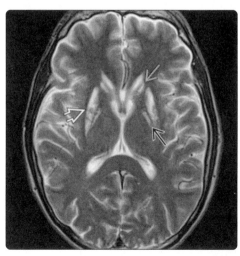

图 4-121　（左图）轴位 CT 平扫示脑实质弥漫低密度伴灰白质分界不清➡️。深部灰质核团边界不清➡️。脑沟裂完全消失。若出现小脑密度减低，提示损伤严重，预后不良。（右图）26 岁男性，轴位 T2WI 示重度 HII 慢性后遗症，可见基底节萎缩伴高信号，尾状核头部➡️、壳核➡️、苍白球➡️均有受累

要 点

术语

- 低血压性脑梗死（hypotensive cerebral infarction, HCI）
  - 因脑血流供应不足，无法满足脑组织代谢需求所导致的梗死（低血流状态）
  - 交界区/分水岭区的 2 种类型梗死
    - 大动脉供血区之间的交界区
      - 多见于皮层、灰-白质交界区
    - 细小穿支动脉之间的边缘带
      - 多见于深部白质

影像

- 最佳影像检查
  - MRDWI/ADC 序列±pMR
- 皮层交界区
  - 大动脉供血区之间
  - 多见于灰-白质交界区
  - 供血区之间的低信号
- 白质交界区

- 穿支动脉供血区之间
- 多见于深部白质（半卵圆中心）
- 病灶数≥3
- 前后方向上线样分布→串珠样改变
- 若病变为单侧性，注意寻找是否存在大动脉的狭窄
- 影像检查方法推荐
  - MR+GRE、DWI、MRA（双侧颈部动脉及颅内动脉）
  - ±pMR（可显示受累区域 CBF↓）
  - 若无法行 MR 检查，可采用 CT 平扫、pCT、CTA
  - 对于颈内动脉完全或次全闭塞的判断，CTA/DSA 优于 MRA

主要鉴别诊断

- 急性栓塞性脑梗死
- 动脉粥样硬化（"小血管病"）
- 可逆性后部脑病综合征（posterior reversible encephalopathy syndrome, PRES）
- 血管炎
- 假性层状坏死[其他病因（如 Reye 综合征、狼疮等）]

图 4-122　（左图）T1WI 图示为两处分水岭区。外侧分水岭区以青绿色标出，黄线示位于穿支动脉和大动脉供血区之间的内侧（白质）分水岭区。（右图）轴位大体病理示大脑低灌注所致的典型外侧（皮层）分水岭区梗死➡。患者于数日后幸存下来，大体病理可见残存瘀点-出血性改变

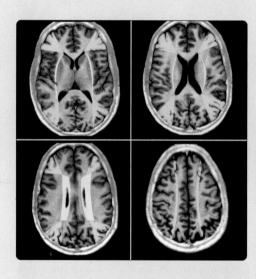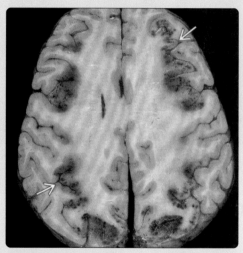

图 4-123　（左图）低血压继发一过性脑低灌注患者，轴位 FLAIR 示沿皮层分水岭区多灶性高信号➡。大脑前动脉、大脑后动脉以及大脑中动脉供血区交界处异常最为显著➡。（右图）同一患者，DWI 示双侧皮层分水岭区弥散受限➡，三支血管供血区交界处最明显➡。诊断为低血压性分水岭区脑梗死

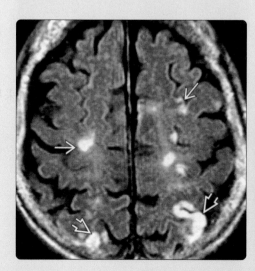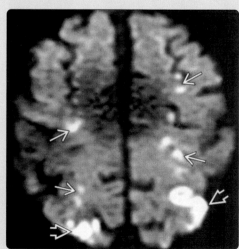

术语

缩写

- 低血压性脑梗死(hypotensive cerebral infarction, HCI)

同义词

- 交界区或分水岭区梗死

定义

- 因脑血流量(cerebralbloodflow,CBF)不足,无法满足脑组织代谢需求所导致的梗死(低血流状态)

影像

一般特点

- 最佳诊断要点
  - DWI/ADC 序列弥散受限
- 部位
  - 2 种类型
    - 大动脉供血区之间的交界区
      - 多见于皮层、灰-白质交界区
    - 细小穿支动脉之间的交界区
      - 多见于深部白质
  - 围产期重度窒息病例可见幕上结构受累
  - 全脑 HIE 所致的双侧病变(伴潜在血管狭窄+相对低灌注)可引起单侧临床症状
- 形态
  - 位于血管供血区交界处,以皮层为基底的楔形病变
  - 深部白质分水岭区,串珠样改变
    - 半卵圆中心线样排列的多发圆形病灶
  - 假性层状坏死=曲线样、脑回样病灶,皮层短 T1 信号
  - 弥漫性幕上病变(全脑 HIE)

CT 表现

- CT 平扫
  - 大动脉供血区交界处梗死
    - 血管供血区之间的灰-白质交界处低密度
    - 重度(如全脑 HIE)
      - 常见显著血流动力学异常(如低血压)
      - 多数病例幕上灰白质分界不清
      - 基底节、丘脑受累
      - 偶见仅累及基底节±海马
    - "白色"小脑(或称"小脑反转征")
      - 与幕上低密度改变对比,小脑呈相对高密度
  - 深部白质分水岭区梗死
    - 半卵圆中心白质病灶数≥3
    - 串珠样改变
      - 前后方向线样分布
      - 与侧脑室平行
      - 表现类似多发栓塞
    - 病变可为单侧性
      - 需在梗死侧寻找大血管狭窄的证据

- 若双侧血管狭窄±显著血流动力学异常,病变可表现为双侧性
- 增强 CT
  - 亚急性期 HCI 可强化
- CTA
  - 用于明确颈内动脉完全或次全闭塞
- CT 灌注成像
  - 受累部位 CBF↓

MR 表现

- T1WI
  - 急性期:脑回±基底节肿胀,信号减低
  - 亚急性期:脑回样皮层高信号=假性层状坏死
    - 常见于全脑 HIE
- T2WI
  - 受累区域高信号
  - 重度病例可见脑池/脑沟受压
- FLAIR
  - 栓塞血管多呈高信号
  - 对早期梗死敏感性更高
- DWI
  - 弥散受限(DWI 序列上呈高信号,ADC 图上呈低信号)
    - 可鉴别细胞毒性水肿和血管源性水肿
    - 有助于评估术中缺氧
  - 全脑 HIE 可呈弥漫性高信号
    - 呈现类似"假性正常"表现
- T1WI 增强
  - 亚急性期梗死可见强化
    - 通常呈脑回样强化
    - ±基底节受累
- MRA
  - 大血管狭窄使得发生低血压后更易发生分水岭区梗死
- MRS
  - 乳酸峰升高,NAA 降低±乳酸呈双峰(中等长度 TE 时间)

血管造影表现

- DSA 可提示分水岭区梗死的高危状态
  - 颅外、颅内大血管明显狭窄

影像检查方法推荐

- 最佳影像检查:
  - MR+GRE、MRA、DWI
- 检查方案推荐
  - MR+DWI、MRA(颈部、颅内)±pMR
  - 若无法行 MR 检查,可采用 CT 平扫、pCT、CTA

鉴别诊断

脑梗死(急性,多发栓塞性)

- 常为双侧、多个血管供血区受累
- 也可发生于交界区

动脉粥样硬化("小血管病")

- 散在、多灶性病变

- 分水岭区不是特异性好发部位
- 脑室额角周围病变,病变可融合
  - 常见于慢性高血压患者

可逆性后部脑病综合征

- 通常无弥散受限(血管源性水肿)
- 常见于大脑后动脉分布区皮层及皮层下结构
- 分水岭区、基底节受累较少见

血管炎

- 常见皮层下受累
- 皮层、皮层下白质、基底节斑片状强化

假性层状坏死(其他病因)

- 伴发多种其他疾病
  - Reye 综合征、狼疮、脑桥中央髓鞘溶解、免疫抑制治疗
- 亚急性栓塞性脑梗死中瘀点状出血("出血转化")

病理

一般特点

- 病因
  - 灌注或氧合异常引起的全脑损伤
  - 病因包括重度持续性低血压、心搏骤停复苏后、严重窒息、一氧化碳中毒
  - 大血管狭窄导致血管供血区之间的"交界区"在血流动力学异常时更易发生梗死
    - 深部白质梗死(串珠样)与临床血流动力学异常密切相关
    - 可伴近端颈内动脉狭窄/闭塞
  - 栓塞性脑梗死也可发生于交界区,使临床及影像表现复杂
    - 在心源性栓塞患者中,3.2%的患者可发生皮层交界区梗死
      - □ 在颈内动脉重度狭窄的患者中,发病率为 3.6%
    - 定向性栓塞是大多数交界区栓塞性梗死的主要原因(Willis 环血管直径的差异导致定向性血流形成)
- 交界区梗死→脑软化±瘢痕脑回

分期、分级和分类

- 病变分布分类
  - 皮层交界区梗死(双侧或单侧)
  - 深部白质梗死(穿支动脉分水岭区)
  - 皮层假性层状坏死
  - 深部灰质核团受累为主

大体病理和术中特征

- 脑组织苍白、肿胀;灰白质分界"模糊"
- 脑软化(慢性期)

显微镜下特征

- 4h 后:嗜伊红神经元伴核固缩
- 15~24h:中性粒细胞浸润,坏死细胞核类似嗜伊红"影细胞"
- 2~3 天:血液源性吞噬细胞渗出
- 1 周:反应性星形细胞增生,毛细血管密度增加
- 终末期:星形细胞包绕的液性空腔
- 假性层状坏死累及第 3、5、6 层皮层细胞

临床要点

临床表现

- 最常见症状体征
  - 精神状态改变,昏迷
- 临床特点
  - 颈内动脉重度狭窄者,一过性低血压可致急性脑梗死
  - 严重窒息或长期低血压患者

人口统计学

- 年龄
  - 各年龄段
- 性别
  - 无性别差异
- 流行病学
  - 低血压性梗死约占脑梗死的 0.7%~3.2%

病程和预后

- 实验研究表明个体对单纯缺氧损伤的耐受性强于并发低血压的缺氧损伤
- 预后取决于损伤程度;临床预后通常不良
- 弥漫性损伤局限于深部核团,未累及大脑皮层提示轻度损伤,神经功能改善显著

治疗

- 治疗基础病
  - 尽快纠正低血压
  - 大血管狭窄处的重塑再通

诊断纲要

注意

- 低血压性梗死常伴有近端大血管病变,需行 MRA、CTA 评估颈部、颅内血管

影像解读要点

- 半卵圆中心串珠样病变是血流动力学异常的特异性表现

参考文献

1. Greer DM et al: Neuroprognostication of hypoxic-ischaemic coma in the therapeutic hypothermia era. Nat Rev Neurol. 10(4):190-203, 2014
2. van der Eerden AW et al: White matter changes in comatose survivors of anoxic ischemic encephalopathy and traumatic brain injury: comparative diffusion-tensor imaging study. Radiology. 270(2):506-16, 2014
3. Phipps MS et al: Orthostatic hypotension among outpatients with ischemic stroke. J Neurol Sci. 314(1-2):62-5, 2012
4. Moore MJ et al: Reducing the gray zone: imaging spectrum of hypoperfusion and hypoxic brain injury in adults. Emerg Radiol. 17(2):123-30, 2010
5. Chen CJ et al: Multi-Slice CT angiography in diagnosing total versus near occlusions of the internal carotid artery: comparison with catheter angiography. Stroke. 35(1):83-5, 2004
6. Derdeyn CP et al: Severe hemodynamic impairment and border zone–region infarction. Radiology. 220(1):195-201, 2001

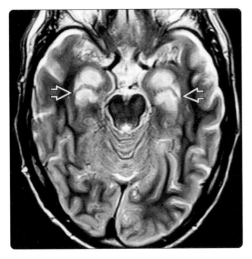 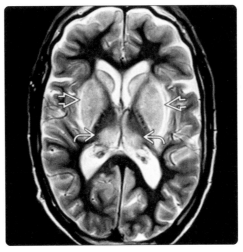

图 4-124 （左图）53 岁男性，心搏骤停长程复苏后，轴位 T2WI 示双侧海马对称性高信号➡。皮层灰质也可见弥漫性不易察觉的略高信号。（右图）T2WI 更高层面显示基底节➡、双侧丘脑➡对称性高信号

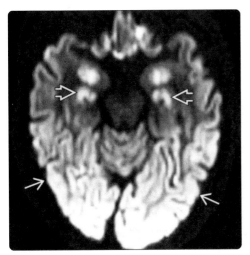 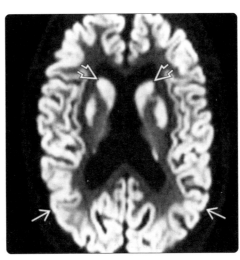

图 4-125 （左图）同一患者，DWI 示海马➡、皮层对称性弥散受限➡。（右图）DWI 更高层面显示基底节➡弥散受限。皮层对称性弥散受限➡使得灰白质边界更为明显

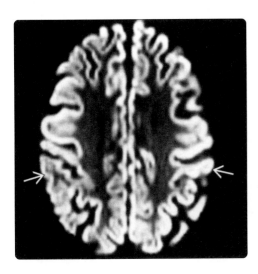 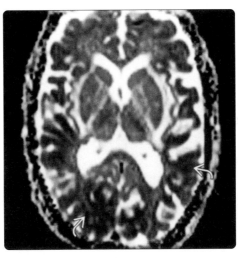

图 4-126 （左图）放射冠水平的更高层面可见"高亮"皮层➡。弥散受限显著且对称可能导致病变被忽略。（右图）同一患者，ADC 图示基底节层面可见除皮层和基底节之外，弥散受限在可能同时累及皮层下及深部白质➡

要点

术语

- 血管完整性的破坏所致的急性神经功能改变

影像

- 最佳影像检查
  - MR+弥散、灌注、MRA
  - 若MRA结果为阴性而DWI结果为阳性,建议行MRV
  - 紧急条件下可行"有限的"MR(FLAIR、DWI、SWI)
- 影像表现
  - CT
    - "岛带征"=岛叶皮层边界不清
    - 大脑中动脉高密度征(hyperdense MCA sign, HMCAS)=血栓栓塞的大脑中动脉密度增高
    - 寻找钙化栓子(提示存在心脏病)
    - ±CTA
  - MR
    - DWI是对缺血性损伤敏感性最高的序列
    - 灌注成像可明确缺血半暗带
    - FLAIR可显示血管内信号
    - 动脉管壁影像学检查可检出血管病变

病理

- 病因
  - 最常见:心脏病(25%~50%)
  - 其他:镰状细胞病(发病风险升高200~400倍)、外伤
  - 超过33%的病例未发现潜在病因

临床要点

- 作为儿童死亡的重要原因之一,该病尚未得到充分认识
  - 可误诊为癫痫(发作后表现)、偏头痛
  - 儿童卒中患者常有迟发表现
  - 复发风险高(20%~40%),特别是伴有钙化栓子时

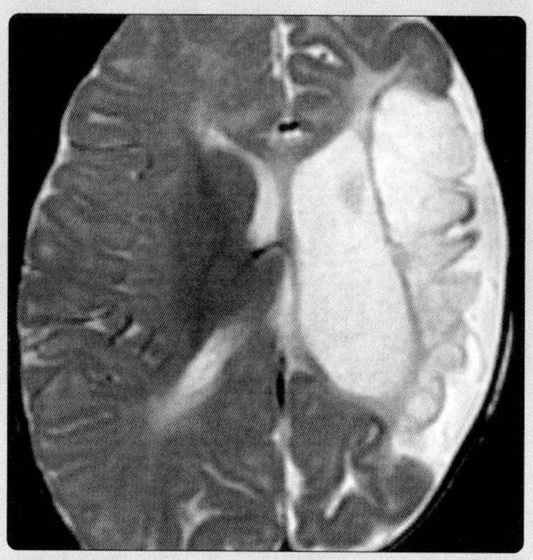

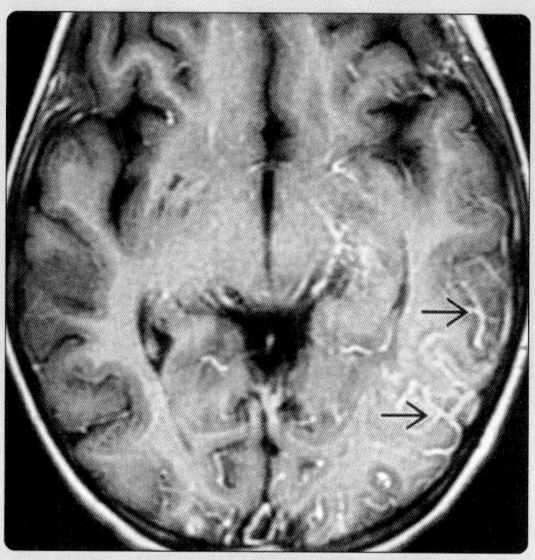

图4-127 (左图)4月龄患儿,左利手,轴位T2WI示左大脑中动脉供血区成熟脑软化灶形成。左右利手的偏好不应出现于12~18个月之前。**(右图)**镰状细胞病患儿,继发烟雾病,轴位T1WI增强扫描示强化的脑沟动脉呈典型的"爬行常春藤征"➡。大脑中动脉狭窄远端分支内的缓慢血流,使得造影剂缩短T1的作用克服了流空效应,形成高信号

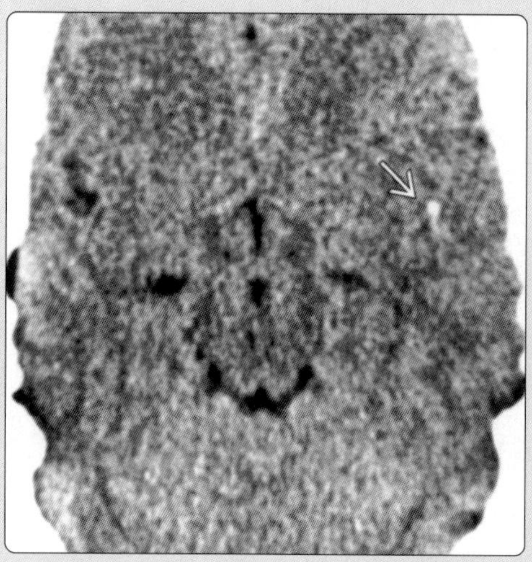

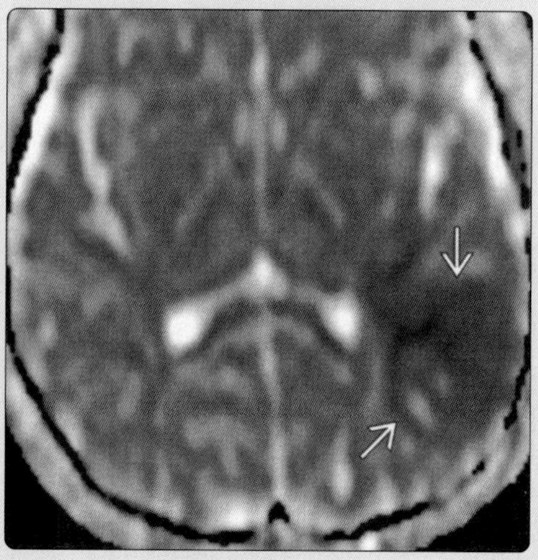

图4-128 (左图)15岁少年患者,言语困难伴右手无力,轴位CT平扫示大脑中动脉密度升高➡。患者于症状出现后12h前来就诊,仅予阿司匹林治疗。**(右图)**同一少年患者,轴位ADC示左侧大脑中动脉供血区远端弥散受限➡。脑软化形成,但6个月后患者神经系统检查正常。即使在影像学表现相同的情况下,儿童神经功能的恢复能力明显高于成年人

术语

同义词

- 脑梗死、脑缺血

定义

- 血管完整性的破坏所致的急性神经功能改变
  - 可为动脉性或静脉性
  - 可为出血性或非出血性

影像

一般特点

- 最佳诊断要点
  - 受累血管供血区水肿、弥散受限
- 部位
  - 大脑中动脉近端及远端供血区受累最为常见
- 形态
  - 动脉闭塞所致的卒中范围常与血管供血区相一致
  - 静脉引流区范围常不甚明确

CT 表现

- CT 平扫
  - 受累灰质密度减低
    - "岛带征"
      □ 岛叶皮层不可辨认
  - 大脑中动脉高密度征（HMCAS）
    - 血栓栓塞的大脑中动脉密度增高
  - 卒中的出血转化
    - 皮层出血通常为斑点状
    - 白质或深部核团出血常为团块样
      □ 梗死组织内存在血肿
  - 静脉血栓患者硬脑膜窦密度增高
    - "delta（Δ）征"
- 增强 CT
  - 梗死区强化通常出现于 5~7 天以后
  - 在无强化的血栓周围可见矢状窦壁的强化
    - "空 delta 征"
- CTA
  - 对评估急性期局灶性血管异常无价值
  - 可清晰显示动脉闭塞/狭窄
  - 可用于评估血管的治疗效果
    - 血管完整性的重建可能与神经功能的恢复不相平行

MR 表现

- T1WI
  - 受累血管供血区脑回肿胀,信号减低
  - 正常血管流空消失
    - 血流流动伪影可产生假阳性
    - 正常静脉可因血流缓慢而呈现不规则信号
- T1WI 脂肪抑制序列
  - 压脂相可用于识别血管夹层中的新月形壁内血肿
    - 需与 MRA 配合使用
- T2WI
  - 动脉闭塞 12~24h 后,受累血管的供血区出现水肿
- FLAIR
  - 对于缺血所致的细胞毒性水肿较 T2WI 更为敏感
    - 6~12h 后出现高信号
  - 亦可见正常血管流空信号的消失
    - "爬行常春藤征"=动脉闭塞部位远端的脑沟内可见高亮血管影（血流缓慢）
      □ T1WI 增强扫描可见相同征象
      □ 典型表现见于烟雾病
- T2* GRE
  - 对血液成分的代谢产物敏感性高,特别是含铁血黄素
    - 可能影响急性期治疗方案的选择
- DWI
  - 对缺血性损伤最为敏感的成像序列
  - 动脉闭塞后 45min 内即可见弥散受限
  - ADC 图对除外 T2 穿透效应所致的假阳性结果十分重要
- PWI
  - 卒中急性期可为高危脑区评估提供宝贵信息
  - 缺血半暗带=灌注减低但尚未发生梗死的部位（灌注-弥散不匹配）
  - 可用于发现卒中急性期治疗中可挽救的脑区
  - 动脉自旋标记技术有望在不使用造影剂的条件下进行标准灌注成像
- 增强 T1WI
  - 最早发现远端动脉闭塞的征象=闭塞动脉远端供血区内的动脉强化
    - 远端血管床的侧支循环较慢
    - 快速动脉血流产生的正常流空效应被造影剂的短 T1 作用所掩盖
  - 动脉壁成像（1mm 层厚增强三维成像）可发现血管病变
- MRA
  - 对大型及中型的脑动脉闭塞和狭窄敏感性较高
- MRV
  - 可评估局灶性血管闭塞、狭窄以及对治疗的反应情况
- MRS
  - 乳酸峰升高是缺血/梗死的标志

超声表现

- 灰阶超声
  - 急性/亚急性期受累血管供血区呈高回声信号
- 彩色多普勒
  - 新生儿囟门未闭者适宜采用直接多普勒检查评估血管闭塞情况
  - 经颅多普勒超声可经颞鳞部评估 Willis 环
    - 血流速度增快提示 MRA 图像上可能存在狭窄

－ 可用于镰状细胞病患儿的筛查

血管造影表现

- 儿童卒中的急性期很少需要进行介入血管造影检查
  ○ 仅适用于计划行血管内治疗时
- 细致评估原发性血管病的最佳方法

影像检查方法推荐

- 最佳影像检查
  ○ MR+弥散、灌注、MRA
    － 若 MRA 结果为阴性而 DWI 结果为阳性,建议行 MRV
  ○ 紧急条件下可行"有限的"MR(FLAIR、DWI、SWI)

鉴别诊断

线粒体脑病

- 线粒体脑肌病伴高乳酸血症和卒中样发作综合征(MELAS 综合征)、肌阵挛癫痫伴破碎红纤维综合征(myoclonic epilepsy with ragged red fibers, MERRF)

脑炎

- 病毒性脑炎、ADEM、大脑炎

中毒

- 一氧化碳中毒、乙二醇中毒

病理

一般特点

- 病因
  ○ 超过 33%的病例未发现潜在病因
- 合并异常
  ○ 心脏病(25%~50%)、镰状细胞血症(发病风险升高 200~400 倍)、外伤
  ○ 化疗、败血症

大体病理和术中特征

- 病理表现与成人相似
- 前循环>后循环;左侧>右侧

临床要点

临床表现

- 最常见症状体征
  ○ 局灶性神经功能缺损常被淡漠、昏迷、易激惹等症状所掩盖
  ○ 癫痫=神经功能缺损多归为发作后状态
- 其他症状体征
  ○ 言语障碍、步态异常
  ○ 25%病例中有短暂的先兆事件

- 作为儿童死亡的重要原因之一,该病尚未得到充分认识
  ○ 儿童卒中患者发病症状常常延迟(>24h)
    － 儿童、看护者、医生对症状的认识和理解不足

人口统计学

- 年龄
  ○ 1 岁以下婴幼儿发病率/病死率最高
- 性别
  ○ 男孩>女孩
- 流行病学
  ○ 美国每年的发病率为 2/10 万~3/10 万
  ○ 病死率:0.6/10 万
  ○ "卒中带"
    － 美国东南部发病率较高
  ○ 近期的头颈部损伤或感染增加卒中的发生比率
  ○ 伴有血管病的已知临床综合征(NF1、PHACE、镰状细胞病)

病程和预后

- 20%~40%复发
- 儿童神经功能的恢复能力明显优于成年人
  ○ 合并的危险因素较少
  ○ 侧支循环较好

治疗

- 临床治疗机会/获益的时间窗明显短于成人患者
- 对于存在明确的血管损害或血管病变的慢性期患者,阿司匹林是主要治疗手段
- 对于高危的镰状细胞病患儿可予输血治疗
- 少数病例曾采用溶栓治疗
  ○ 出血风险高于可接受的水平
  ○ 大量病例采用相对保守治疗手段,预后较好,因此溶栓治疗的应用较少

诊断纲要

注意

- 对于新发癫痫患儿,常规考虑卒中的可能

影像解读要点

- 必须明确有无出血性并发症

参考文献

1. Amlie-Lefond C et al: Factors Associated with the Presentation of Moyamoya in Childhood. J Stroke Cerebrovasc Dis. ePub, 2015
2. Hamilton W et al: Cost and Outcome in Pediatric Ischemic Stroke. J Child Neurol. ePub, 2015
3. Kirton A et al: Paediatric stroke: pressing issues and promising directions. Lancet Neurol. 14(1):92-102, 2015
4. Miteff CI et al: Acute 'limited' magnetic resonance imaging in childhood stroke-an illustrative case. Emerg Radiol. ePub, 2015
5. Ahmadzadeh KL et al: Pediatric stroke presenting as a seizure. Case Rep Emerg Med. 2014:838537, 2014
6. Singhal NS et al: Role of trauma and infection in childhood hemorrhagic stroke due to vascular lesions. Neurology. 81(6):581-4, 2013
7. Hills NK et al: Recent trauma and acute infection as risk factors for childhood arterial ischemic stroke. Ann Neurol. 72(6):850-8, 2012

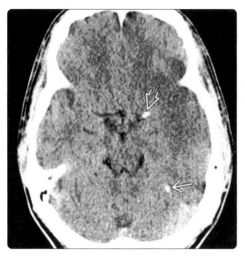 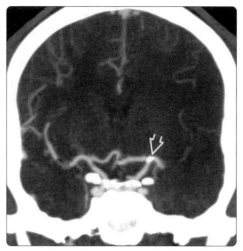

图 4-129 （左图）青少年男性，多次肺动脉瓣上狭窄、主动脉瓣狭窄修补术后，合并细菌性心内膜炎，突发右侧偏瘫。CT平扫示右侧大脑外侧裂卵圆形钙化灶➡，左侧枕叶另一处钙化密度影➡。（右图）CT平扫后行CT血管成像，冠状位MIP示钙化密度影➡骑跨于颈内动脉末端分叉处

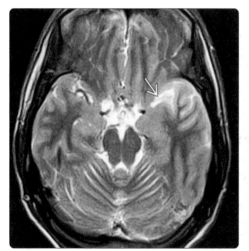 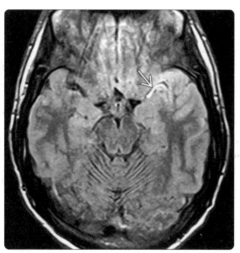

图 4-130 （左图）同一患者，轴位T2WI示左侧大脑中动脉（与右侧正常大脑中动脉相比）水平段流空信号消失➡。（右图）轴位FLAIR示左侧大脑中动脉M1段➡血管内与低流速相一致的信号

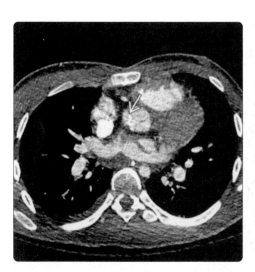 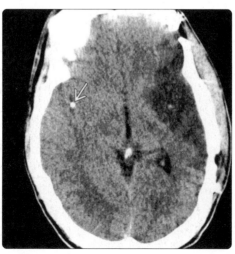

图 4-131 （左图）胸部轴位CT血管造影示主动脉无冠窦的钙化➡。患者曾反复行主动脉瓣置换术。（右图）术后1个月，患者突发左侧无力。右侧大脑外侧裂可见新发钙化栓子➡。心脏病（25%～50%）是儿童卒中的常见诱因

要　点

术语

- 大脑偏侧萎缩（cerebral hemiatrophy，CH）
- Dyke-Davidoff-Masson 综合征（DDMS）

影像

- 一般特点
  - 单侧脑萎缩
  - 同侧鼻旁窦、乳突含气过多
  - 同侧颅板增厚
- 伴随表现
  - 同侧大脑脚、丘脑萎缩（Wallerian 变性）
  - ±交叉性小脑萎缩/神经功能联系不能
- MR 可能有助于明确偏侧萎缩病因
  - 血管性/感染性损伤
  - 脑软化/胶质细胞增生
  - 对应部位 T2/FLAIR 高信号

主要鉴别诊断

- 斯德奇-韦伯综合征

- Rasmussen 脑炎
- 偏侧巨脑畸形
- 大脑中动脉供血区大面积梗死

病理

- 宫内/幼儿期（<3 岁）半球损伤
  - 单侧性
  - 血管性、创伤性常见，感染性少见
  - 同侧脑发育障碍
  - 颅骨板障增厚，窦结构内扩

临床要点

- 对侧偏瘫/轻偏瘫
- 面部不对称、精神发育迟滞
- 对难治性癫痫患者予大脑半球切除术
  - 早期手术切除成功率 85%

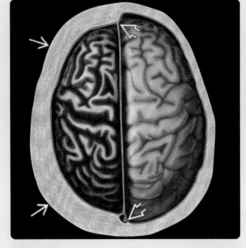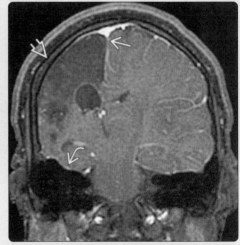

图 4-132　（左图）示意图示 Dyke-Davidoff-Masson 综合征。右侧大脑半球萎缩，颅板增厚➡。如损伤发生于生长发育早期，大脑镰可偏离中线➡。（右图）冠状位 T1WI 增强示右侧半球萎缩。大脑镰偏离中线➡，左侧颞骨膨大，乳突嵴抬高➡。右侧颅板➡较左侧正常颅板可见增厚（Courtesy M. Edwards-Brown，MD）

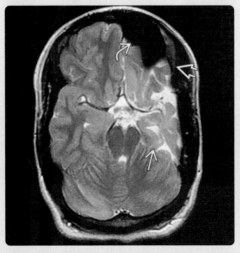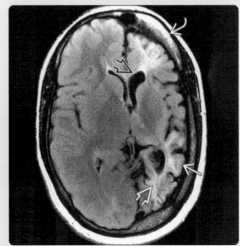

图 4-133　（左图）16 岁患者，癫痫伴轻偏瘫，轴位 T2WI 示典型 Dyke-Davidoff-Masson 综合征表现，左侧大脑容量减少➡、颅板增厚➡、额窦明显增大➡。（右图）同一患者，轴位 FLAIR 示皮层萎缩➡伴白质胶质细胞增生。可见侧脑室扩张➡及颅板增厚➡。同侧脑生长发育迟缓导致颅板增厚、鼻旁窦扩张伴过度充气

术语

缩写

- 大脑偏侧萎缩(cerebral hemiatrophy，CH)

同义词

- Dyke-Davidoff-Masson 综合征(DDMS)

定义

- 临床表现为偏瘫、癫痫发作、面部不对称、精神发育迟滞的综合征

影像

一般特点

- 最佳诊断要点
  - 单侧大脑萎缩，伴
    - 同侧颅板增厚
    - 同侧鼻旁窦、乳突含气过多
- 部位
  - 70%发生于左侧半球
  - 出生后头 3 年内，右半球灌注增加可能有保护作用

影像检查方法推荐

- 最佳影像检查：
  - CT 平扫+骨 CT

X 线表现

- X 线检查
  - 单侧颅板增厚
  - 同侧鼻旁窦、乳突小房扩大
  - 同侧蝶骨翼、颞骨岩部骨嵴抬高

CT 表现

- CT 平扫
  - 大脑偏侧萎缩
    - 脑沟、脑脊液间隙增宽
    - 同侧脑室扩大
  - 同侧含气间隙增宽
    - 鼻旁窦
    - 乳突小房
  - ±对侧半球轻度代偿性增生
- 骨 CT
  - 同侧颅板可增厚

MR 表现

- MR 有助于明确偏侧萎缩病因
  - T2/FLAIR 高信号
  - 脑软化/胶质细胞增生(血管性/感染性病变)
- Wallerian 变性
  - 同侧大脑脚、丘脑萎缩

鉴别诊断

斯德奇-韦伯综合征

- 面部鲜红斑痣+同侧萎缩

- 软脑膜血管瘤+营养不良性皮层钙化
- 同侧脉络丛增粗
- 颅骨、鼻窦、乳突改变类似 DDMS

Rasmussen 脑炎

- 局灶性难治性癫痫的罕见病因
- 偏侧萎缩的中心在颞叶内侧、外侧裂周围
- 颅板无 DDMS 特征性改变

偏侧巨脑畸形

- 大脑半球错构瘤样过度增生
- 较小侧的半球结构正常

大脑中动脉供血区大面积梗死

- 萎缩局限于大脑中动脉供血区
- 可见颅板过度增生造成的异常改变
- 无 DDMS 特征性颅板改变

病理

一般特点

- 病因
  - 宫内/幼儿期单侧半球损伤
    - 血管性、创伤性常见，感染性少见
  - 同侧脑发育障碍
    - 颅骨板障增厚，窦结构内扩
- 合并异常
  - 交叉性小脑萎缩/神经功能联系不能

临床要点

临床表现

- 最常见症状体征
  - 对侧偏瘫/轻偏瘫
  - 癫痫、精神发育迟滞

人口统计学

- 年龄
  - 任何年龄段
  - 损伤多发生于宫内或幼儿期(<3 岁)
- 性别
  - 男性：70%；女性：30%
  - 男性大脑功能的"双侧不对称性"可能表现得更为显著

治疗

- 对难治性癫痫患者予大脑半球切除术
  - 早期手术切除成功率85%

参考文献

1. Biçici V et al: Dyke-Davidoff-Masson syndrome in adulthood: A 50-year diagnostic delay. Neurology. 83(12):1121, 2014
2. Park KI et al: Dyke-davidoff-masson syndrome: cases of two brothers and literature review. J Epilepsy Res. 4(1):24-7, 2014
3. Slon V et al: Dyke-Davidoff-Masson syndrome in a 6,000-year old skull. Neuroradiology. 54(12):1413-5, 2012
4. Atalar MH et al: Cerebral hemiatrophy (Dyke-Davidoff-Masson syndrome) in childhood: clinicoradiological analysis of 19 cases. Pediatr Int. 49(1):70-5, 2007
5. Unal O et al: Left hemisphere and male sex dominance of cerebral hemiatrophy (Dyke-Davidoff-Masson Syndrome). Clin Imaging. 28(3):163-5, 2004

要 点

术语

- 脑供血中断所致的脑缺血/梗死,伴各种形式的神经功能异常

影像

- 大动脉(供血区)梗死
  - 通常呈楔形;灰质白质均可受累
- 栓塞性梗死
  - 常为局灶性/小病灶,位于灰白质交界处
- CT平扫
  - 血管高密度=血凝块("大脑中动脉致密征")
  - (50%~70%)发作3h内灰白质分界不清
    - "岛带征":灰白质分界不清
    - "基底节模糊征"
  - 钙化栓子
    - 切不可忽视(复发卒中风险高)
- CTA:对于显示大血管闭塞效果好
- pCT:根据"CBF/CBV不匹配"区域评估缺血半暗带

- MR
  - 脑实质±动脉内FLAIR高信号
  - DWI信号增高,ADC值减低
  - MR灌注可见CBF、CBV降低

主要鉴别诊断

- 类似血管高密度征的其他情况
- 脑实质密度减低(非血管性病因)

病理

- 重度缺血的核心区
  - $CBF < 6 \sim 8 cm^3/(100g \cdot min)$
- 边缘的缺血半暗带
  - $CBF: 10 \sim 20 cm^3/(100g \cdot min)$

临床要点

- 全球范围内第二常见死因
- 全美范围内病死率位居第一
- 静脉溶栓(起病3h内)

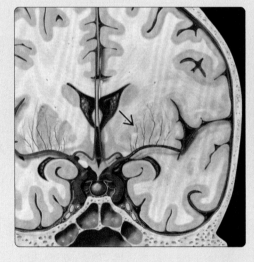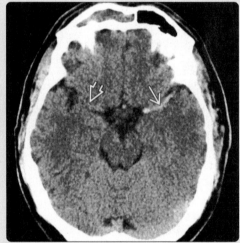

图4-134 (左图)冠状位示意图示左侧大脑中动脉M1段闭塞。大脑中动脉近端闭塞累及整个供血区,包括基底节(豆纹动脉➡供血)。起病初期CT中发现灰白质分界模糊提示急性缺血,如基底节模糊、"岛带征"。(右图)46岁男性,CT平扫示左侧大脑中动脉致密➡(右侧正常大脑中动脉密度仅轻度增高➡)

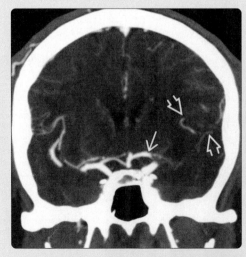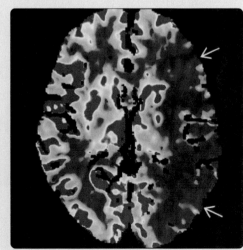

图4-135 (左图)冠状位CTA最大密度投影(MIP)示左侧大脑中动脉近端闭塞➡。大脑中动脉远端分支➡可见大脑前、后动脉侧支循环来源的少量血供。(右图)轴位CT灌注成像示左侧大脑中动脉供血区➡脑血流量减低

术语

同义词

- 卒中、脑血管意外（cerebrovascular accident, CVA）、脑血管病

定义

- 脑供血中断所致的脑缺血/梗死，伴各种形式的神经功能异常

影像

一般特点

- 最佳诊断要点
  - DWI 信号增高，ADC 值减低（弥散率减低）
  - CT 或 MR 灌注成像可见脑血流量（cerebral blood flow，CBF）、脑血容量（cerebral blood volume，CBV）降低
- 部位
  - 一条或多条血管供血区或交界区（"分水岭"）
- 大小
  - 取决于缺血程度以及侧支循环情况
- 形态
  - 供血区梗死
    - 与动脉供血区相吻合
    - 通常呈楔形；灰质白质均可受累
  - 栓塞性梗死（常为局灶性/小病灶，位于灰白质交界处）

CT 表现

- CT 平扫
  - 血管高密度（特异性高，敏感性低）
    - 提示脑血管内急性血栓
    - 35%～50%患者可见大脑中动脉 M1 段高密度改变
    - "圆点征"：外侧裂内闭塞的大脑中动脉分支（16%～17%）
  - 起病 3h 内灰白质分界不清（50%～70%）
    - 深部核团模糊不清
    - 皮层"条带"消失
  - 脑实质密度减低
    - 若早期病变范围>1/3 大脑中动脉供血区，其后常会进展为更大范围的病变
    - 起病后 2～3 周，多达 54%的患者病灶可短暂转变为等密度（CT"迷雾征"）
  - 12～24h 之内，脑回肿胀，脑沟消失
  - 15%～45%患者出现"出血转化"
    - 通常为迟发性（24～48h）
    - 可为大范围（实质型）或瘀点状
  - 钙化栓子
    - 管腔或脑沟内圆形/卵圆形高密度影
    - 来源：心源性（钙化性瓣膜疾病）>颈部血管粥样硬化
    - 卒中复发风险高
- CECT
  - 皮层血管强化：血流缓慢或侧支循环开放急性期

- 血管缺失：提示可能闭塞
  - 灌注 CT（pCT）：评估缺血核心和缺血半暗带；明确血管再通后获益最大的患者
    - pCT 计算 CBF、CBV、达峰时间（time to peak，TTP）；去卷积可计算平均通过时间（mean transit time，MTT）
  - 发作 48～72h 后可见皮层/脑回强化
- CTA：明确闭塞、夹层、狭窄、侧支循环状态

MR 表现

- T1WI
  - 早期皮层肿胀，信号减低，灰白质分界消失
- T2WI
  - 12～24h 内出现皮层肿胀、信号增高
  - 起病后 2～3 周可正常化（MR"迷雾征"）
- FLAIR
  - 在其他序列尚正常时，脑实质出现高信号（发作后 6h）
  - 动脉内 FLAIR 高信号是大血管闭塞或血流缓慢的早期征象
- T2*GRE
  - 检测急性期血液产物
  - 由于血凝块的顺磁性，可见动脉晕状伪影（血栓形成的血管）
  - 钙化栓子亦可见磁敏感伪迹
- DWI
  - 高信号（细胞毒性水肿）
    - 使超急性期卒中检出率提高至 95%
    - 通常与"梗死核心"（最终梗死范围）相关；部分弥散异常为可逆性的（TIA、偏头痛）
    - 起病后 24h 内，对脑干和延髓病变的敏感性可能较低
    - 弥散受限通常持续 7～10 天
      - 起病后，高信号可持续长达 2 个月
      - 10 天后，T2 效应可能掩盖低 ADC 信号：T2"穿透效应"
  - 相应区域在 ADC 图上呈低信号
    - 可在组织恢复灌注后恢复正常
    - ADC 图上的高信号或等信号（T2"穿透效应"）可能类似弥散受限
  - 在复杂病例中用于鉴别细胞毒性水肿与血管源性水肿
    - 肿瘤切除术后有助于评估新发病变
- PWI
  - 动态增强团注扫描法或动脉自旋标记技术
    - 最大斜率可用于计算相对 CBF、CBV
    - 去卷积用于计算绝对值
  - 造影剂团注追踪法 T2*钆灌注成像（PWI）及 CBV 图
    - 灌注减低；75%患者异常区域大于 DWI 的异常区域
    - DWI/PWI"不匹配"：缺血半暗带或"高危组织"
- T1WI 增强
  - 随疾病的时期不同，表现为不同的强化形式
    - 超急性期：血管内强化（因缓慢的正向或逆向侧支血流所致的血流停滞）
    - 急性期：脑膜强化（24～48h 内出现软脑膜侧支循环血流，3～4 天后消退）
    - 亚急性期：脑实质强化（24～48h 后出现，可

持续数周至数月）
- MRA：大血管闭塞、狭窄、侧支循环情况
- MRS：乳酸峰升高，NAA 峰降低
- 常规 MR 序列阳性率约为 70%～80%
  ○ 弥散受限将对准确率提高至 95%
- DTI
  ○ 多向弥散加权成像；至少需要 6 个方向以上，才能计算 DTI 示踪和 ADC 图
    - 空间分辨率更高
  ○ 对小缺血灶、栓子、皮层卒中可能更敏感

血管造影表现

- 常规造影：血管闭塞（截断、变细、"轨道征"）
  ○ 正向血流缓慢，逆向侧支血流
- 神经介入：动脉内溶栓治疗被选择性用于 6h 时间窗内的急性非出血性卒中
  ○ 采用取栓器进行动脉内取栓治疗

影像检查方法推荐

- 最佳影像检查：
  ○ MR+DWI、T2*GRE
- 检查方案推荐
  ○ CT 平扫作为初始检查，除外出血/占位性病变
    - 若条件允许，行 CT 灌注成像及 CTA
  ○ MR+DWI、FLAIR、GRE±MRA、PWI
  ○ 对符合适应证的患者行 DSA 溶栓治疗

鉴别诊断

类似血管高密度征的其他情况

- 血细胞比容升高（红细胞增多症）
- 血管壁微小钙化
- 弥漫性脑水肿下使得血管相对高密度
- 正常循环中血流密度总稍高于脑实质

脑实质密度减低（非血管性病因）

- 浸润性肿瘤（如星形细胞瘤）
- 脑挫裂伤
- 炎症反应（大脑炎、脑炎）
- 进展期的脑软化
- 硬脑膜窦血栓伴脑实质静脉充血水肿
- 癫痫发作

病理

一般特点

- 病因
  ○ 多种病因（血栓性，栓塞性、夹层、血管炎、低灌注）
  ○ 早期：CBF 临界性障碍
    - 重度缺血核心区 CBF<6～8cm³/（100g·min）[正常 CBF 约 60cm³/（100g·min）]
    - 氧气耗竭、能量不足、终末期去极化、离子失衡
    - 终末期广泛梗死→细胞毒性水肿、细胞死亡
  ○ 晚期：缺血向梗死的转化取决于多种因素（如高血糖会影响缺血脑组织的转归）

○ 缺血半暗带 CBF 在 10～20cm³/（100g·min）之间
  - 理论上属于可挽救的组织
  - 溶栓、神经保护剂的治疗目标
- 合并异常
  ○ 心脏疾病、高凝状态
  ○ 其他卒中危险因素：C-反应蛋白、同型半胱氨酸

大体病理和术中特征

- 大血管急性血栓形成
- 脑组织苍白、肿胀；灰白质分界模糊

临床要点

临床表现

- 最常见症状体征
  ○ 局灶性急性神经功能障碍
  ○ 轻瘫、失语、精神状态异常

人口统计学

- 年龄
  ○ 常见于年长者
  ○ 儿童和年轻患者存在潜在疾病（镰状红细胞性血症、NF1、心脏疾病、药品/毒品）时，需考虑该病
- 流行病学
  ○ 全球范围内第二常见死因
  ○ 全美范围内病死率位居第一

病程和预后

- 15%～20%的卒中病例中临床诊断上存在误诊
- 恶性 MCA 梗死（昏迷、死亡）
  ○ 占所有卒中患者的 10%
  ○ 致命性脑水肿伴颅内压升高

治疗

- "时间就是大脑"：静脉 rTPA 治疗时间窗<3h
  ○ 动脉内治疗时间窗<6h
- 患者的选择是预后的关键因素
  ○ 症状发作<6h
  ○ CT 上未见脑实质血肿
  ○ 低密度范围不超过大脑中动脉供血区的 1/3

诊断纲要

注意

- 只有在 ADC 图上存在相应改变时，DWI 阳性结果才能诊断急性卒中
- 罕见情况下，缺血或癫痫可类似肿瘤或脑炎表现

参考文献

1. Audebert HJ et al: Brain imaging in acute ischemic stroke—MRI or CT? Curr Neurol Neurosci Rep. 15(3):6, 2015
2. Copen WA: Multimodal imaging in acute ischemic stroke. Curr Treat Options Cardiovasc Med. 17(3):368, 2015
3. Walker BS et al: Calcified Cerebral Emboli, A "Do Not Miss" Imaging Diagnosis: 22 New Cases and Review of the Literature. AJNR Am J Neuroradiol. ePub, 2014

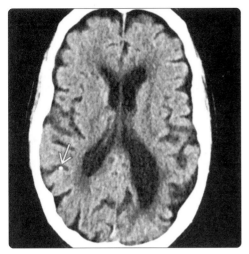
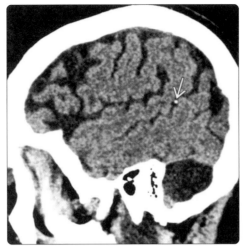

图 4-136 （左图）89 岁男性，曾多次因跌倒就诊于急诊（"排除硬膜下血肿"），轴位 CT 平扫示大脑右侧半球脑沟钙化栓子➡。（右图）同一患者，矢状位 CT 平扫重建图像示栓子位于右侧颞上沟➡。患者随后检出患有钙化性二尖瓣病变。脑内钙化栓子存在卒中复发的高度风险

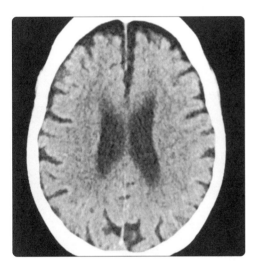
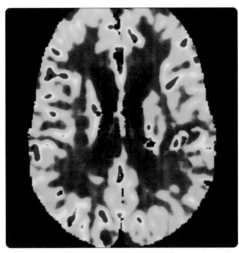

图 4-137 （左图）急诊室中一名突发失语的"脑血管病"患者，轴位 CT 平扫未见异常。（右图）随后立即行轴位灌注 CT 成像，脑血容量大致正常

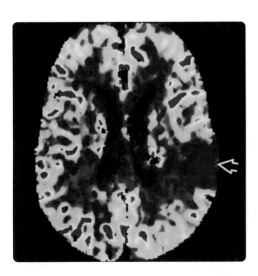
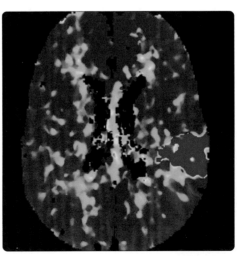

图 4-138 （左图）轴位 CBF 图示左侧大脑中动脉后支灌注显著降低➡。（右图）同一患者，血液流空时间显著降低，与急性缺血不伴梗死的表现相符。予静脉 TPA 后症状缓解

要 点

术语

- 亚急性梗死:是指缺血事件发生后的 2~14 天

影像

- 最佳诊断要点:基底节及皮层的脑回样水肿及强化
- 通常呈楔形,累及血管供血区内的灰质及白质
- 20%~25% 大脑中动脉闭塞患者通常于 48~72h 内发生缺血性梗死初期的出血性转化
- "2-2-2"规则:第 2 天开始出现强化,第 2 周达峰,2 个月后消失
- MRS:梗死组织乳酸峰升高,NAA 值下降
- DWI:早期弥散受限明显,ADC 值减低,在进展至亚急性期的过程中出现反转
- "迷雾"效应 = 发病 1~2 周后 T2WI 正常,T1WI 增强扫描后显著强化

主要鉴别诊断

- 肿瘤

- 静脉性梗死
- 脑炎/大脑炎

临床要点

- 急性起病的局灶性神经功能障碍
- 年长患者,具有常见危险因素,如高血压、糖尿病、吸烟史、肥胖、高胆固醇血症等
- 梗死后 1 个月内死亡原因多为神经系统并发症,约 1/4 死于卒中复发
- 首次梗死发作后急性期给予抗凝治疗可降低病死率

诊断纲要

- 增强扫描是明确亚急性脑梗死的关键
- 亚急性缺血常易与肿瘤混淆
  - 推荐短期随诊明确病变演化进程

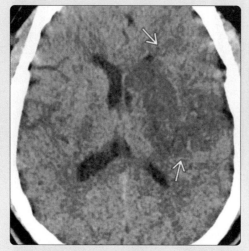
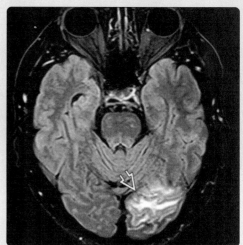

图 4-139 （左图）肢体无力、语言困难 48h,轴位 CT 示典型早期亚急性脑梗死表现。左侧大脑中动脉供血区灰、白质内可见楔形低密度区➡️。（右图）58 岁男性,视觉异常 1 周,轴位 FLAIR 示典型亚急性梗死表现,大脑后动脉供血区枕叶皮层及皮层下白质高信号➡️

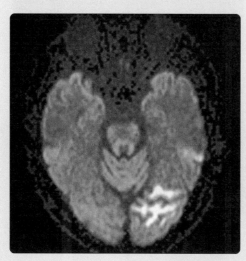
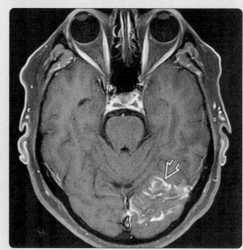

图 4-140 （左图）轴位 DWI 示左侧大脑后动脉供血区高信号。此高信号为真性弥散受限和 T2 穿透效应的叠加效果。（右图）同一患者,轴位 T1WI 增强扫描示沿枕叶皮层分布的脑回样增强➡️。强化最早可出现于早期缺血事件 2 天后,可持续至 2 个月。无临床病史的情况下,影像学表现可与肿瘤、静脉性梗死、大脑炎类似

术语

缩写

- 亚急性卒中,亚急性脑血管意外(subacute cerebrovascular accident,CVA)

定义

- 脑局部血流中断后发生的局灶性脑坏死
- 亚急性梗死:缺血事件发生后的 2~14 天
- 出血性转化(hemorrhagic transformation,HT)或可出现

影像

一般特点

- 最佳诊断要点
  - 基底节/皮层脑回样强化
  - 寻找出血性转化的证据
    - 通常见于 20%~25% 的患者,发生于急性事件 2~7 天后
- 部位
  - 血管供血分布区域,包括大脑半球、脑干、小脑
- 大小
  - 个体差异显著
  - 从局灶性("腔隙性")到半球病变
- 形态
  - 因受累部位、大小、病因而各不相同
  - 常呈楔形;灰质和白质同时受累
    - 可辨认的血管供血区

CT 表现

- CT 平扫
  - 楔形密度减低区,累及灰质及白质
  - 早期占位效应显著,7~10 天时消退;由于边界不清,异常区域常小于预期大小
  - 20%~25% 大脑中动脉闭塞患者通常于 48~72h 内发生缺血性梗死初期的出血性转化
    - 基底节和皮层是常见的受累部位
    - 大多数中/大范围亚急性梗死可检出出血性病灶
- CECT
  - 强化多为斑片状或脑回样强化
  - 最早可于发作 2~3 天后出现;持续 8~10 周
  - "2-2-2"规则:第 2 天开始出现强化,第 2 周达峰,2 个月后消失
- CTA
  - 血管亚急性闭塞与预后不良有着显著的独立相关性
    - 出院后的美国国立卫生研究院卒中量表(discharge National Institutes of Health Stroke Scale,NIHSS)评分明显减低
- CT 灌注
  - 对急性期卒中的诊断价值优于亚急性卒中
    - 有助于评估病变组织预后
  - 梗死和梗死周围组织 rCBF、rCBV 均存在显著差异

MR 表现

- T1WI
  - 低信号水肿伴占位效应
  - HT:出血性信号改变
  - 可见脑回样信号升高(假性层状坏死)
- T2WI
  - 高信号水肿伴占位效应
  - "迷雾"效应=发作 1~2 周后 T2WI 正常,T1WI 增强扫描显著强化
  - HT:类似血肿的信号演变
  - 可发生早期 Wallerian 变性
    - 注意皮层脊髓束内边界清晰的高信号带
- FLAIR
  - 高信号水肿伴占位效应
  - 血流缓慢/闭塞血管呈高信号("斑点征")
  - 1 周后,梗死最终体积与 FLAIR 异常范围相符
- T2* GRE
  - 若发生 HT,可见晕状伪影
- DWI
  - 早期弥散受限明显,ADC 值减低,随着病程进入/经历亚急性期中,出现反转
  - 在亚急性梗死的检查中,DWI 和 T1WI 增强扫描互为补充
    - 亚急性早期可 DWI 升高,T1 强化减低
- T1WI 增强
  - 起病 48h 内血管内强化;3~4 天后,随血管再通强化逐渐消退
  - 脑实质强化(多为斑片状或脑回样强化)
    - 最早可出现起病后 2~3 天
    - 可持续 8~10 周
- MRA
  - 血管闭塞(大血管)
- MRS
  - 梗死组织乳酸峰升高,NAA 峰减低
  - 亚急性和慢性期梗死时,乳酸/胆碱及 NAA/胆碱比值与预后相关
- MRT2* 灌注
  - 急性期梗死 rCBV 减低,亚急性期开始升高,提示再灌注后的富血状态
  - 慢性期灌注再次减低

血管造影表现

- 传统造影
  - 可见腔内血栓和/或血管闭塞
  - 顺向血流缓慢伴动脉排空延迟
  - 侧支循环的逆向灌注缓慢
  - "裸区"=无灌注或灌注减慢的脑组织

核医学表现

- SPECT 或 PET 提示灌注降低或缺失
- HMPAO SPECT 可显示急性及亚急性期再灌注后的富血状态

影像检查方法推荐

- 最佳影像检查:
  - MR 加 DWI,T2*,T1WI 增强扫描
  - 考虑 CT 或 MR 灌注成像(对急性期卒中更有

帮助)
- 检查方案推荐
  - CT 和 MR:增强扫描评估亚急性期

鉴别诊断

肿瘤

- DWI:血管源性("肿瘤性")水肿,而非细胞毒性水肿
- 肿块样强化,而非斑片状、脑回样强化
- 随诊复查时影像学表现不会进展

静脉性梗死

- 不符合动脉供血分布
- 静脉闭塞而非动脉闭塞,常见于大静脉窦
- 出血性病变更为常见,以白质受累为主,而非皮层
- 临床表现/基础病(创伤、高凝状态、妊娠、脱水)不同

脑炎/大脑炎

- DWI:显著弥散受限
- 不符合血管分布
- 脑回样、环形强化(晚期大脑炎)
- 临床表现不同

病理

一般特点

- 病因
  - 大脑持续缺血
  - 缺血的持续时间和严重程度决定细胞的存活情况
  - 少数病例为感染所致
    - 脑膜炎后遗症(细菌、真菌等感染)
  - 也可由炎症性疾病导致,如血管病、脉管炎等
  - 在不干预的情况下,单侧幕上病变的范围扩大会造成下行性小脑幕切迹疝-枕叶缺血性梗死
  - 缺血/梗死常累及血管灌注区或分水岭区(边缘带),分布形式取决于病因
  - 其他因素:侧支循环丰富、灌注减低的程度、时长和分布情况
- 遗传学
  - 高胆固醇血症、糖尿病、高血压、同型半胱氨酸增加卒中风险

大体病理和术中特征

- 灰白质分界不清
- 占位效应导致脑沟变浅,相邻结构移位
- 水潴留导致缺血组织软化

显微镜下特征

- 轴突碎片化,早期髓鞘崩解;少突胶质细胞、星形胶质细胞缺失
- 48h:中性粒细胞穿透血管壁进入脑组织
- 72~96h:巨噬细胞在血管周围聚集
- 2 周:巨噬细胞为主要的反应性细胞

临床要点

临床表现

- 最常见症状体征
  - 急性起病的局灶性神经功能障碍
  - 约 50% 的脑梗死患者最终发展为永久性神经功能障碍,在发病前存在 TIA
- 临床特点
  - 年长患者,具有常见危险因素:高血压、糖尿病、吸烟史、肥胖、高胆固醇血症等

人口统计学

- 年龄
  - 通常>55 岁
  - 女性的发病年龄通常略高于男性
- 性别
  - 对年龄进行校正后,女性的致残率更高
  - 死亡率相近
- 流行病学
  - 全美范围内发病率位列第一
  - 全美范围内死亡率位列第三

病程和预后

- 梗死后 1 个月内死亡原因多为神经系统并发症
  - 约 1/4 死于卒中复发
- 晚期死于呼吸系统、心血管疾病

治疗

- 为改善长期生存状况,积极处理心肺疾病是关键
- 首次梗死发作后给予急性期抗凝治疗可降低病死率
- 最新研究:急性期卒中应用低温疗法及基因疗法(抗凋亡蛋白 BCL-2)

诊断纲要

注意

- 病变区是否存在其他占位性病变(如肿瘤)
- 推荐短期随诊明确病变演化进程

影像解读要点

- 强化是诊断脑梗死亚急性期的关键
- DWI/ADC 的改变对诊断是有帮助的

参考文献

1. Zöllner JP et al: Changes of pH and energy state in subacute human ischemia assessed by multinuclear magnetic resonance spectroscopy. Stroke. 46(2):441-6, 2015
2. Brunner IC et al: Plasticity and response to action observation: a longitudinal FMRI study of potential mirror neurons in patients with subacute stroke. Neurorehabil Neural Repair. 28(9):874 84, 2014
3. Ntaios G et al: Acute imaging does not improve ASTRAL score's accuracy despite having a prognostic value. Int J Stroke. 9(7):926-31, 2014
4. Qiao Y et al: Intracranial plaque enhancement in patients with cerebrovascular events on high-spatial-resolution MR images. Radiology. 271(2):534-42, 2014
5. Drier A et al: Prediction of subacute infarct size in acute middle cerebral artery stroke: comparison of perfusion-weighted imaging and apparent diffusion coefficient maps. Radiology. 265(2):511-7, 2012

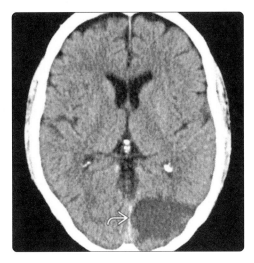
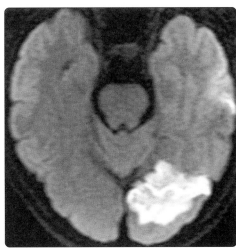

图 4-141　（左图）61 岁老年患者，出现症状后 3 天，轴位 CT 示左侧枕叶低密度病灶，为大脑后动脉供血区亚急性期脑梗死，累及皮层及皮层下白质➡️，未见出血性转化。（右图）轴位 DWI 示弥散受限（同时相应部位 ADC 图上呈低信号，此处未标出）。卒中发作几天后，真性弥散受限仍然存在，随后逐渐恢复，DWI 信号减低，由于穿透效应 ADC 信号增高

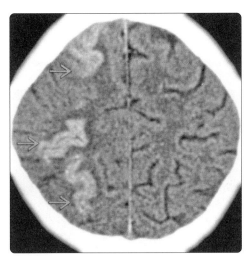
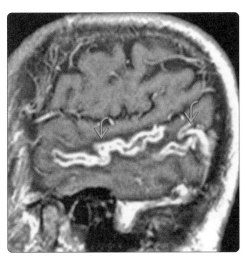

图 4-142　（左图）轴位 CT 示脑回样高密度➡️，考虑与右侧半球分水岭区梗死造成的皮层假性层状坏死/出血性转化有关。（右图）矢状位 T1 增强扫描示右侧大脑中动脉供血区边界清楚的脑回样强化➡️。本例亚急性晚期梗死中未见占位效应。亚急性梗死的主要鉴别诊断包括肿瘤和大脑炎。影像学复查对除外肿瘤性病变是必要的

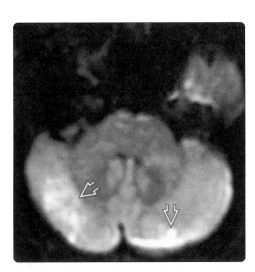
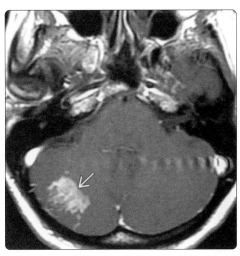

图 4-143　（左图）后循环梗死后 5 天，轴位 DWI 示双侧小脑半球弥散受限造成的高信号➡️。DWI 高信号可持续至急性卒中发作后 7~10 天。（右图）同一患者，45 岁女性，轴位 T1 增强扫描示右侧小脑半球斑片状强化➡️，该患者由于心脏瓣膜异常导致多血管供血区的栓塞性病变。心源性栓塞约占卒中病例的 15%~25%

要 点

影像

- 脑体积下降伴病灶边缘胶质细胞增生
- 经典表现:楔形脑软化
- 血管分布区梗死
  - 累及大动脉供血的脑区
- 分水岭梗死
  - 累及主要血管供血区交界处的脑区
- 腔隙性梗死
  - 基底节/丘脑、深部白质受累最为常见

主要鉴别诊断

- 脑穿通性囊肿
- 蛛网膜囊肿
- 术后/外伤后脑软化
- 低密度脑肿瘤

病理

- 脑体积减低、胶质细胞增生是特征性病理改变

临床要点

- 具有典型危险因素的老年患者
- 局灶性神经功能障碍
  - 因脑梗死的大小、部位不同而表现各异
- 卒中的严重程度是卒中后 30 天死亡率的最佳预测因子
- 腔隙性卒中是伴发血管性痴呆的患者最常见的卒中亚型

诊断纲要

- 评估相关急性梗死灶是否位于同一血管供血区
- 评估基础病
  - CTA/MRA 检查颅内外血管
  - 如阴性,考虑心源性病因
- 评估危险因素

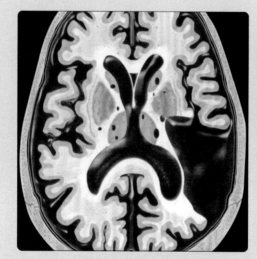
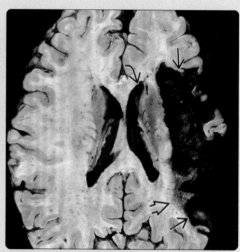

图 4-144 (左图)轴位示意图示左侧大脑中动脉供血区区后部慢性梗死。梗死灶边缘胶质细胞增生。图中还可见小腔隙性梗死和脑萎缩。(右图)轴位大体病理示脑室中部层面可见慢性左侧大脑中动脉梗死伴典型大脑中动脉供血区脑软化➡。周围白质可见胶质细胞增生➡及左侧侧脑室轻度代偿性扩张➡(Courtesy R. Hewlett,MD)

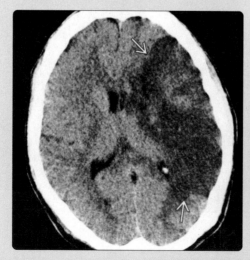
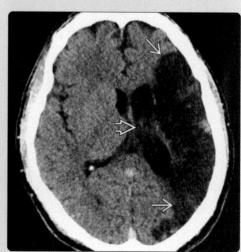

图 4-145 (左图)左侧大脑中动脉供血区大面积梗死 2 天后,CT 平扫示累及皮层、白质、基底节的楔形低密度区➡,可见中等程度的占位效应,侧脑室镰下疝。(右图)慢性梗死 2 个月后随诊复查示占位效应已完全缓解,左侧大脑中动脉供血区广泛脑软化➡。左侧脑室见代偿性扩张➡

术语

缩写

- 脑梗死(cerebral infarction,CI)

同义词

- 陈旧性缺血性卒中
- 梗死后脑软化

定义

- 持续性脑缺血的终末结局

影像

一般特点

- 最佳诊断要点
  - 脑体积下降伴病灶边缘胶质细胞增生
- 部位
  - 大脑半球、脑干、小脑
  - 供血区梗死累及大动脉供血的脑区
    - 常见部位
      - 幕上:大脑中动脉、大脑前动脉、大脑后动脉分布区
      - 幕下:基底动脉、小脑后下动脉分布区
  - 分水岭区(边缘带)梗死累及主要血管供血区**交界处**的脑区
  - 腔隙性梗死为深部穿支动脉供血区的小梗死
    - 基底节/丘脑、深部白质受累最为常见
- 大小
  - 差异明显
    - 从局灶性("腔隙性")到累及脑叶或半球损伤(半球性)
- 形态
  - 差异明显,取决于病变部位、大小、血管损伤病因各不相同
  - 经典表现:楔形脑软化

CT 表现

- CT 平扫
  - 病变血管分布区局灶性边缘清晰的低密度区
  - 邻近脑沟增宽;同侧脑室扩张
  - 可出现 Wallerian 变性
  - 梗死大脑罕见营养不良性钙化
- 增强 CT
  - 无强化
- CTA
  - 可见病变血管血流消失

MR 表现

- T1WI
  - 病变区与脑脊液等信号
  - 邻近脑沟增宽;同侧脑室扩张
  - 可出现 Wallerian 变性
- T2WI
  - 病变区与脑脊液等信号
  - 梗死灶边缘可见继发于胶质细胞增生/海绵状改变的信号增高
  - 标准 SE/FSE 序列可能难以鉴别亚急性梗死和慢性梗死,因为二者弛豫时间均有延长
- FLAIR
  - 脑软化灶呈低信号
  - 病灶边缘白质胶质细胞增生呈高信号
- T2* GRE
  - 胶质细胞增生区或梗死灶边缘可见含铁血黄素沉积
- DWI
  - 无弥散受限;弥散系数增高(ADC 图上呈高信号)
- T1WI 增强扫描
  - 无强化
- MRA
  - 可见病变血管血流消失
- MRS
  - 病变部位可见 NAA 峰缺失

血管造影表现

- 传统造影
  - 可见病变血管及其供血区血流消失

影像检查方法推荐

- 最佳影像检查:
  - CT 或 MR
- 检查方案推荐
  - 具有典型影像表现者(即无占位效应或脑体积降低)无须做增强

鉴别诊断

脑穿通性囊肿

- 先天性囊肿,常见于较年轻的患者
- 病灶边缘同样可见胶质细胞增生

蛛网膜囊肿

- 边缘无胶质细胞增生
- 常见于非典型血管供血区
- 脑表面被覆完整的灰质,受囊肿推挤移位

术后/外伤后脑软化

- 病史及辅助检查有助于鉴别
- 外伤后可见柔脑膜囊肿

低密度脑肿瘤

- 常见占位效应
- 与脑脊液相比,通常呈稍高密度/信号

病理

一般特点

- 病因
  - 持续性脑缺血
  - 缺血损伤的持续时间和严重程度决定细胞存活情况
    - 不同类型细胞对缺血的敏感性不同,CI 所致结果亦不相同
    - 其他因素包括侧支循环血供是否充分,以及血流减低的程度、持续时间和分布范围

- ○ 大多数 CI 由供血区、分水岭区和腔隙性梗死造成
- ○ 感染/炎症等病因少见
  - 脑膜炎(细菌性、分枝杆菌性等)后遗症
  - 血管病、血管炎等
- ○ 罕见病因
  - 单侧下行性小脑幕切迹疝
  - 可致继发性枕叶缺血性梗死
- 遗传学
  - ○ 高胆固醇血症、糖尿病、高血压、高同型半胱氨酸血症均增加卒中风险

大体病理和术中特征

- 脑体积减低、胶质细胞增生是特征性病理改变
- 组织液化导致囊肿形成
- 囊腔内可见血管呈小梁样分布,外周包绕致密胶质组织
- 分布形式取决于病因,常见于大血管供血区或分水岭区(边缘带)

显微镜下特征

- 沿梗死灶边缘的纤维性胶质细胞增生
- 梗死灶间隙可见巨噬细胞持续存在;部分巨噬细胞内可见含铁血黄素

临床要点

临床表现

- 最常见症状体征
  - ○ 急性发病的局灶性神经功能障碍
- 临床特点
  - ○ 具有典型危险因素的老年患者
    - 高血压、糖尿病、吸烟史、肥胖、高胆固醇血症等

人口统计学

- 年龄
  - ○ 通常>55 岁
- 性别
  - ○ 女性的发病年龄通常略高于男性
  - ○ 对年龄进行校正后,女性的致残率更高
  - ○ 死亡率相近
- 流行病学
  - ○ 西方国家第二或第三大死亡病因(仅次于心血管疾病和癌症)
  - ○ 是长期残障的主要原因
  - ○ 首发卒中患者有 1/5 可存活超过 10 年
  - ○ 美国预计每年新发病例为 760 000 ~ 780 000 例;每年死亡约 150 000 例
  - ○ 全美卒中幸存者约为 5 800 000 名

病程和预后

- CI 大小及神经功能障碍程度不同,预后差异显著
- 卒中的严重程度是卒中后 30 天死亡率的最佳预测因子
- 美国卒中致死率在 20 世纪 70 至 80 年代显著下降,但在 20 世纪 90 年代整体持平
- 预计未来 30 年间,美国卒中死亡率要比一般人群死亡率增高 3 倍

- 腔隙性卒中是伴发血管性痴呆的患者最常见的卒中亚型

治疗

- 首发梗死急性期抗凝治疗可降低死亡率
- 积极治疗呼吸及心脏疾病是提高长期存活率的关键

诊断纲要

注意

- 病变是否为蛛网膜囊肿或脑穿通性囊肿

影像解读要点

- 寻找血管供血区脑体积减少的迹象
- 评估相关急性期梗死灶是否位于同一血管供血区

报告注意事项

- 评估基础病
  - ○ 不同血管供血区的多发梗死灶
    - 提示心源性栓子或血管炎
  - ○ 双侧分水岭区梗死
    - 低灌注事件
  - ○ 单侧分水岭区梗死
    - 低灌注事件及同侧颈动脉狭窄
  - ○ 外伤后脑梗死
    - 评估动脉夹层

参考文献

1. Sikiö M et al: MRI Texture Analysis and Diffusion Tensor Imaging in Chronic Right Hemisphere Ischemic Stroke. J Neuroimaging. ePub, 2014
2. Allen LM et al: Sequence-specific MR imaging findings that are useful in dating ischemic stroke. Radiographics. 32(5):1285-97; discussion 1297-9, 2012
3. Bagher-Ebadian H et al: Predicting final extent of ischemic infarction using artificial neural network analysis of multi-parametric MRI in patients with stroke. PLoS One. 6(8):e22626, 2011
4. Danaei G et al: The preventable causes of death in the United States: comparative risk assessment of dietary, lifestyle, and metabolic risk factors. PLoS Med. 6(4):e1000058, 2009
5. Donnan GA et al: Penumbral selection of patients for trials of acute stroke therapy. Lancet Neurol. 8(3):261-9, 2009
6. Elkind MS: Outcomes after stroke: risk of recurrent ischemic stroke and other events. Am J Med. 122(4 Suppl 2):S7-13, 2009
7. Lloyd-Jones D et al: Heart disease and stroke statistics--2009 update: a report from the American Heart Association Statistics Committee and Stroke Statistics Subcommittee. Circulation. 2009 Jan 27;119(3):480-6. Erratum in: Circulation. 119(3):e182, 2009
8. Roberts CS et al: Additional stroke-related and non-stroke-related cardiovascular costs and hospitalizations in managed-care patients after ischemic stroke. Stroke. 40(4):1425-32, 2009
9. Donnan GA et al: Stroke. Lancet. 371(9624):1612-23, 2008
10. Mark VW et al: Poststroke cerebral peduncular atrophy correlates with a measure of corticospinal tract injury in the cerebral hemisphere. AJNR Am J Neuroradiol. 29(2):354-8, 2008
11. Muñoz Maniega S et al: Changes in NAA and lactate following ischemic stroke: a serial MR spectroscopic imaging study. Neurology. 71(24):1993-9, 2008
12. Glodzik-Sobanska L et al: Prefrontal N-acetylaspartate and poststroke recovery: a longitudinal proton spectroscopy study. AJNR Am J Neuroradiol. 28(3):470-4, 2007
13. De Simone T et al: Wallerian degeneration of the pontocerebellar fibers. AJNR Am J Neuroradiol. 26(5):1062-5, 2005
14. Saito K et al: Mechanisms of bihemispheric brain infarctions in the anterior circulation on diffusion-weighted images. AJNR Am J Neuroradiol. 26(4):809-14, 2005
15. Hankey GJ: Long-term outcome after ischaemic stroke/transient ischaemic attack. Cerebrovasc Dis. 16 Suppl 1:14-9,16, 2003
16. Hardie K et al: Ten-year survival after first-ever stroke in the perth community stroke study. Stroke. 34(8):1842-6, 2003

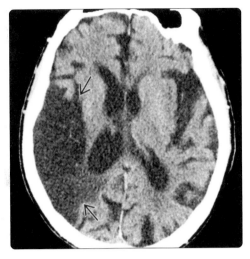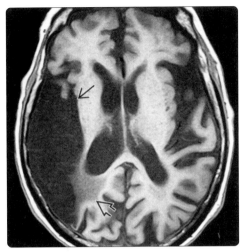

图 4-146 （左图）轴位 CT 平扫示典型右侧大脑中动脉慢性梗死➡️。脑软化灶为低密度，同侧脑室扩张。（右图）同一患者，T1WI 示脑软化灶➡️与相邻脑室中的脑脊液信号相相同。梗死灶边缘白质➡️胶质细胞增生，信号较正常白质减低

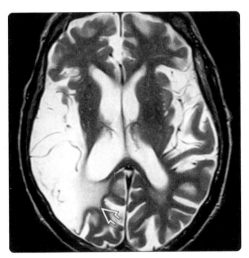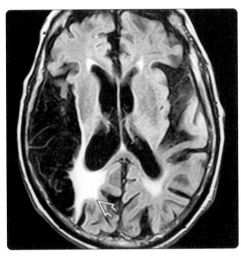

图 4-147 （左图）同一患者，轴位 T2WI 示慢性梗死灶与脑脊液信号相等，卒中病灶边缘胶质增生的白质➡️信号轻度增高。（右图）同一患者，FLAIR 示卒中所致的囊性脑软化灶信号显著减低，而周边胶质增生白质➡️仍为高信号

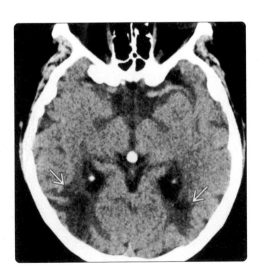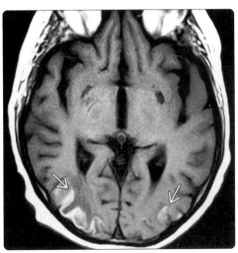

图 4-148 （左图）既往卒中患者，主诉视物障碍，轴位 CT 平扫示双侧枕叶密度减低➡️。（右图）同一患者，轴位 T1WI 示枕叶白质低信号伴脑回样短 T1 信号➡️。这一征象为慢性双侧枕叶梗死的出血性转化的残留表现

要　点

术语

- 由栓子(通常是心源性的)栓塞所致的多动脉供血区的梗死

影像

- 最佳诊断要点:多个动脉供血区 DWI 弥散受限
- CT 平扫:多发低密度区,灰白质分界不清
- T2/FLAIR:多发幕上幕下区高信号区,常在某支血管分布区内
  - 可为不同时期的病灶
- 栓塞性梗死好发于血管的终末皮层支,导致楔形梗死灶
- 心脏超声可提示瓣膜赘生物、心腔内充盈缺损、房间隔或室间隔缺损
- 最佳影像检查:MR+DWI,FLAIR,T1WIC+

主要鉴别诊断

- 低血压性脑梗死
- 多发性硬化
- 脑实质转移瘤
- 血管炎

临床要点

- 多种局灶性神经症状,与单一血管分布特征不相符
- 栓塞的间接征象,如碎片样出血或反常性栓子
- 心源性栓子是多发栓塞性梗死的最常见病因
  - 可为败血症性或良性
- 颈动脉病变同时伴有大脑后动脉起始部变异,也可导致多发栓塞性梗死
- 心脏及血管评估→治疗基础病

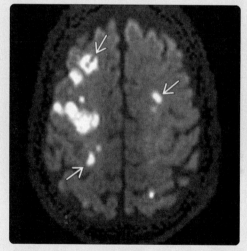
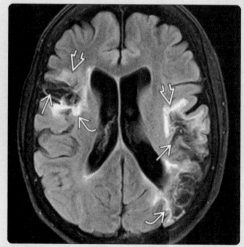

图 4-149 (左图)心源性栓子所致的急性双侧大脑中动脉分布区缺血患者,轴位 DTI 示病变部位多发弥散高信号区➡。(右图)未经治疗的房颤患者,轴位 FLAIR 示慢性双侧大脑中动脉供血区缺血➡。脑软化➡及周边胶质细胞增生➡,均为慢性缺血的典型表现

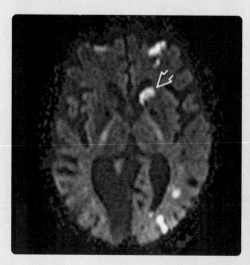
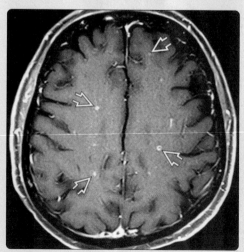

图 4-150 (左图)轴位 DTI 示左侧大脑半球多个血管分布区急性缺血病变。该患者患有颈内动脉重度粥样硬化伴胚胎型大脑后动脉,可见大脑中动脉、大脑后动脉供血区,以及大脑前动脉来源的 Heubner 回返动脉(尾状核头部)供血区受累➡。(右图)心脏瓣膜赘生物患者,轴位 T1C+FS 成像示脓毒性栓子引起的双侧半球多发强化病灶➡

要 点

术语

- 脂肪栓子所致的急性卒中

影像

- 具有相关病史的急性缺血性改变
  - 长骨或骨盆骨折、心脏手术、关节置换术
- 影像表现多与血栓栓塞性卒中类似
- 常同时累及灰、白质
  - 可累及深部及脑室周围白质
  - 可累及深部灰质核团
- 可累及典型的血管供血区
- 可类似"分水岭"梗死表现
- CT 平扫:急性期常无异常
  - "大脑中动脉低密度征"可能与大脑中动脉内部的脂肪栓子有关
- T2WI:多发散在的高信号小病灶
- DWI:急性期弥散受限

主要鉴别诊断

- 急性缺血性脑梗死

- 急性高血压脑病,PRES
- 血管炎

病理

- 即使在无异常分流病变的情况下,脂肪栓子亦可穿过肺毛细血管网,造成全身栓塞性病变(脑、肾最为常见)

临床要点

- 脂肪栓塞综合征:肺部、中枢神经系统、皮肤表现
  - 低氧血症、意识障碍、皮肤瘀点瘀斑
- 神经功能障碍表现各异,从意识不清到昏迷/癫痫发作等脑部表现
- 虽不常见,但具有潜在致命性
- 骨折后发生脂肪栓塞综合征:高达 2.2%

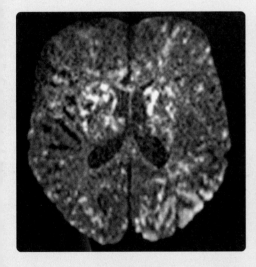
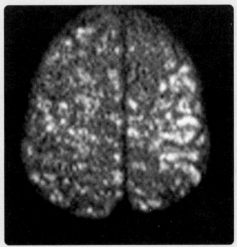

图 4-151 (左图)68 岁老年患者,髋关节术后出现意识状态改变,轴位 DWI 示灰白质内大量点状弥散受限病灶。基底节和丘脑的广泛受累。(右图)同一患者,轴位 DWI 示脂肪栓子所致急性缺血造成广泛弥散受限。左侧大脑中动脉供血区局部受累相对显著,额叶和颞叶均有累及

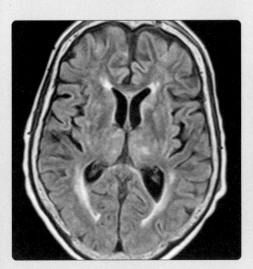
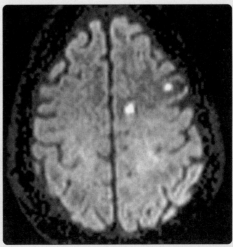

图 4-152 (左图)同一患者,轴位 FLAIR 示深部灰质核团及室周白质轻度异常高信号。弥散成像是对急性卒中最为敏感的序列。(右图)39 岁外伤患者,双侧髋臼骨折,轴位 DTI 示 2 处点状弥散受限病灶。与 DWI 相比,DTI 对急性缺血更为敏感。脂肪性栓塞表现通常与血栓栓塞性卒中类似

十三、腔隙性梗死

术语

- 位于基底节、丘脑、脑桥或脑白质内的深部小梗死,直径≤15mm

影像

- 常见于深部灰质核团,尤其是壳核、丘脑、尾状核;内囊、脑桥
  - 其他病变位置包括深部及脑室周围白质
- 病灶大小从镜下可见到 15mm 不等
- 由于病灶微小,大多数急性腔隙性梗死 CT 难以发现
- 急性期:T2/FLAIR 信号升高
- 慢性期:FLAIR 中央低信号,外周高信号(胶质细胞增生)
- DWI:急性期/亚急性期弥散受限(高信号)
  - 可显示其他检查方法无法检出的小病灶
- 血管周围间隙的扩大是影像学上主要的鉴别诊断

病理

- 供应深部灰质的狭长、单一穿支终末动脉的栓塞、粥样硬化性、血栓形成性病变
- 腔隙性梗死的大小取决于血管闭塞的程度以及病变血管的解剖结构

临床要点

- 临床表现多样,取决于病变大小、位置、数目
- 大多数腔隙性梗死在临床上表现为"静息性",引起的神经功能障碍通常十分轻微,不易被患者和医生察觉
- 常见脑血管病危险因素:高血压、糖尿病、吸烟史、肥胖、高胆固醇血症等
- 腔隙性梗死可占所有卒中病例的 25%
- 腔隙性卒中是伴发血管性痴呆的患者中最常见的卒中亚型

图 4-153　(左图)轴位示意图示双侧丘脑☒、基底节☒(最常受累部位)大量腔隙性梗死灶。另可见血管周围间隙(Virchow-Robin 间隙)扩大☒,是一种常见的正常变异。(右图)慢性高血压患者,轴位 FLAIR 示室周白质多发慢性腔隙性梗死➔,病灶中央低信号为脑软化灶,外周胶质细胞增生呈稍高信号。注意慢性小血管缺血引起的高信号➔

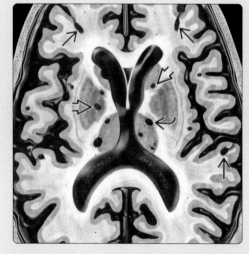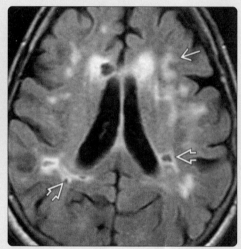

图 4-154　(左图)轴位 DWI 示脑桥(腔隙性梗死好发部位)急性腔隙性梗死造成的局灶性弥散高信号➔。腔隙性梗死的危险因素包括高血压、糖尿病、吸烟史、肥胖及高胆固醇血症。(右图)轴位 FLAIR 示右侧丘脑➔慢性腔隙性梗死,中央脑软化伴外周轻度胶质增生。病灶周边的胶质细胞增生和典型的病变部位有助于慢性腔隙性梗死和血管周围间隙的鉴别

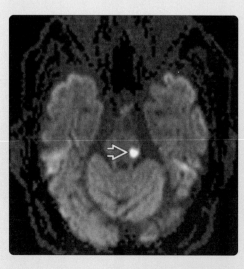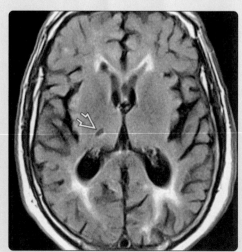

术语

同义词

- 腔隙性梗死(lacunar infarction,LI),腔隙性卒中
- "腔隙"(lacunes)

定义

- 位于基底节、丘脑、脑桥或脑白质的深部小梗死,直径≤15mm
- 来源于拉丁语"Lacuna",意为孔洞
  - 用于描述小灶性脑软化
- "L'étatlacunaire"或"腔隙状态"=基底节多发腔隙性梗死,伴周围胶质细胞增生

影像

一般特点

- 最佳诊断要点
  - 位于基底节、丘脑、白质的边界清晰的小灶性脑实质损害(脑软化)
- 部位
  - 常见于深部灰质核团,尤其是壳核、丘脑、尾状核;内囊、脑桥
  - 亦可见于其他部位
    - 65 以上老年人脑白质
    - 伴有皮层下梗死和白质脑病的常染色体显性遗传性脑动脉病(CADASIL)特征性表现为皮层下腔隙性梗死
- 大小
  - 通常直径在 3~15mm 之间
  - 大多数病灶<8mm
- 形态
  - 通常呈圆形或卵圆形

CT 表现

- CT 平扫
  - 病灶较小时 CT 可能难以发现
  - 边界清楚的低密度(类似脑脊液密度)小病灶
  - 通常在广泛的白质病变基础之上发现;通常为多发
- 增强 CT
  - 急性期晚期/亚急性期早期可见强化

MR 表现

- T1WI
  - 边界清晰的低信号小病灶
- T2WI
  - 边界清晰的高信号小病灶
- FLAIR
  - 急性期:信号增高
  - 慢性期:中心囊性成分信号减低(低信号),周边(胶质增生)高信号
- DWI
  - 急性期/亚急性期弥散受限(高信号)
  - 可显示常规序列上未检出的病变
- PWI
  - 2/3 病例可见 PWI 异常

- T1WI 增强
  - 急性期晚期/亚急性期早期可见强化
- MRA
  - 正常

影像检查方法推荐

- 最佳影像检查:
  - 慢性腔隙性梗死可行 CT 平扫;急性期有症状的患者可行 MRDWI 序列
  - MR 在腔隙性梗死和血管周围间隙的鉴别上更有价值
- 检查方案推荐
  - 急性期可行 MR+DWI 序列

鉴别诊断

血管周围间隙扩大

- 组织间隙液体积聚引起的 Virchow-Robin 间隙扩大所致的正常变异
- 可见于各个部位,但倾向聚集于前联合周围和大脑白质内
- 在各脉冲序列上信号强度均与脑脊液相近
- 各个年龄均可发病
- 高龄患者病灶大小和发病频率均有所增加
- 多达 25% 的病例在 FLAIR 或 T2WI 序列上可见轻微高信号晕影
- 病灶可膨胀,发生在丛集聚集是(表现类似肿瘤)

État Criblé

- 多发扩大的 Virchow-Robin 间隙,最常见于基底节
- État Criblé 中血管壁增厚、硬化,可见管腔扩张
- 血管周围组织可见反应性星形细胞增生,以及沿变性轴突分布的胶质纤维均质性增生

脑囊虫病

- 表现与脑实质内良性囊肿类似
- 影像表现各异,取决于囊肿发育时期、宿主反应
- 20%~50% 为单发性;多发性病例的病灶数目一般也较少
- 囊肿周边的炎症反应可将脑沟压闭,使病变形似位于脑实质内

病理

一般特点

- 病因
  - 供应深部灰质及白质的狭长、单一穿支终末动脉的栓塞、粥样硬化性或血栓形成性病变
    - LI 病灶大小取决于血管闭塞的程度以及病变血管的解剖结构
  - 一些研究表明脑小血管病与 LI 中存在慢性内皮功能障碍
    - LI 患者的白质中存在轻度血脑屏障功能障碍,而皮层缺血性卒中的患者中未见
  - 内皮易栓性改变可能在介导缺血性脑白质疏松的表现型中起重要作用
- 遗传学
  - 通常为散发

- ○ 可继发于遗传性疾病 CADASIL
- 合并异常
  - ○ 大多数腔隙性梗死在临床上表现为"静息性"，引起的神经功能障碍通常十分轻微，不易被患者和医生察觉
  - ○ 脑小血管病变是认知功能障碍重要的血管源性病因

大体病理和术中特征

- 与其他类型的脑梗死相似
- 最早可见的改变为病变部位轻度脱色及软化
- 48~72h 内可形成明确的坏死，缺血区域软化、破碎伴周围组织肿胀
- 随病情进展，组织液化坏死形成囊肿；较大的病灶表现更为明显
- 囊腔内部可见血管小梁穿行，周围包绕致密的胶质增生组织

显微镜下特征

- 梗死灶边缘胶质增生
- 供血动脉呈高血压性玻璃样变
- 部分腔隙灶内可见染色的巨噬细胞，提示可能存在出血成分

临床要点

临床表现

- 最常见症状体征
  - ○ 根据病灶的大小、部位、数目差异，可有各种临床表现
  - ○ 临床表现各异，可有患者无临床表现，部分患者存在局灶性神经功能障碍、认知功能障碍，甚至痴呆
    - 有研究表明≥65 岁人群中 23%存在孤立性腔隙性梗死
      □ 其中 66%为单发性，89%无临床表现
  - ○ 单纯运动型卒中与内囊的 LI 之间存在显著的相关性
  - ○ 具有典型腔隙性综合征表现的患者中约有 1/4MR 上存在非腔隙性梗死
  - ○ 腔隙性综合征患者中仅有大约 60%可见 LI 责任病灶
- 临床特点
  - ○ 老年、高血压患者
  - ○ 常见脑血管病危险因素：高血压、糖尿病、吸烟史、肥胖、高胆固醇血症等

人口统计学

- 年龄
  - ○ 多发于>55 岁患者，发病率随年龄增加
  - ○ 冠心病或外周血管病是年轻人发生梗死的危险因素
  - ○ CADASIL 患者出现症状的时间略早，大约于 45 岁开始出现 TIA/卒中样症状；认知功能下降最早可始于 35 岁
- 性别
  - ○ 无性别差异性
- 流行病学
  - ○ 腔隙性梗死占所有卒中病例的 25%
  - ○ 与系统性高血压密切相关
  - ○ 腔隙性卒中是伴发血管性痴呆的患者最常见的卒中亚型
  - ○ 颈内动脉供血区腔隙性梗死的患者同侧颈动脉狭窄的发生概率显著增高

病程和预后

- 从无临床表现到局灶性神经功能障碍
- 高血压和糖尿病是复发性腔隙性梗死的重要危险因素
- 多数 LI 患者 5 年后功能恢复情况较好
  - ○ 以重度卒中首发，并伴有其他血管病危险因素的患者，其病死率、卒中再发以及躯体和认知功能下降的风险均较高
- 与非腔隙性梗死相比，腔隙性梗死早期死亡率以及卒中复发率较低；发病 1 个月后两者预后无显著差异
- 无症状性梗死病例随后发生卒中或痴呆的风险增高 2 倍以上
- 多发性 LI 是功能恢复以及卒中再发风险重要的预测指标

治疗

- 治疗通常以对潜在的血管病的治疗为主
- 发病机制、预防与治疗等方面仍需深入研究，以求为 LI 患者提供更具针对性的长期管理策略
  - ○ 危险因素的纠正可能在此类卒中的干预治疗中有着重要地位

诊断纲要

注意

- "腔隙性"病灶是否真的是 Virchow-Robin 间隙？
- 是否存在可干预的栓子来源

影像解读要点

- 定义规定 LI 的病灶必须位于终末动脉供血区，且大小不超过 15mm

参考文献

1. Dhamoon MS et al: Long-term disability after lacunar stroke: Secondary prevention of small subcortical strokes. Neurology. ePub, 2015
2. Hart RG et al: Predictors of stroke recurrence in patients with recent lacunar stroke and response to interventions according to risk status: secondary prevention of small subcortical strokes trial. J Stroke Cerebrovasc Dis. 23(4):618-24, 2014
3. Kitagawa K et al: Association between carotid stenosis or lacunar infarction and incident dementia in patients with vascular risk factors. Eur J Neurol. ePub, 2014
4. Palacio S et al: Lacunar strokes in patients with diabetes mellitus: risk factors, infarct location, and prognosis: the secondary prevention of small subcortical strokes study. Stroke. 45(9):2689-94, 2014
5. Staals J et al: Stroke subtype, vascular risk factors, and total MRI brain small-vessel disease burden. Neurology. 83(14):1228-34, 2014
6. De Reuck J et al: The classic lacunar syndromes: clinical and neuroimaging correlates. Eur J Neurol. 15(7):681-4, 2008
7. Jackson C et al: Are lacunar strokes really different? A systematic review of differences in risk factor profiles between lacunar and nonlacunar infarcts. Stroke. 36(4):891-901, 2005
8. Vermeer SE et al: Silent brain infarcts and the risk of dementia and cognitive decline. N Engl J Med. 348(13):1215-22, 2003

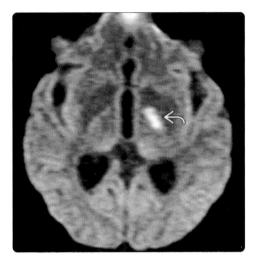
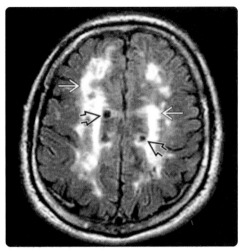

图 4-155　（左图）轴位 DWI 示急性腔隙性梗死 ➫所致的内囊后肢皮层脊髓束高信号。该部位的腔隙性梗死与运动功能障碍有着密切的关联（尽管大多数病变无明显临床症状）。（右图）轴位 FLAIR 示慢性小血管性缺血（动脉粥样硬化）引起的广泛融合性白质信号异常 ➡。该年轻 CADASIL 患者的影像学检查还可见多发慢性腔隙性梗死灶 ➱

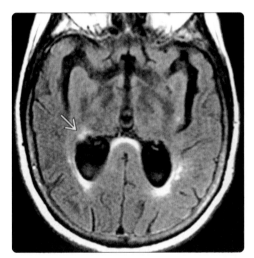
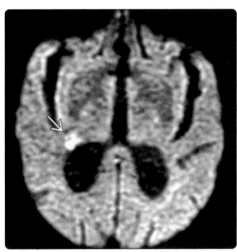

图 4-156　（左图）轴位 FLAIR 示急性腔隙性梗死造成的双侧脑室周围及沿外侧丘脑分布的局灶性高信号病灶 ➡。腔隙性梗死与血管性痴呆密切相关。（右图）同一患者，轴位 DWI 示急性缺血所致的高信号 ➡。若无 DWI，则无法将该急性腔隙性病灶从慢性小血管病变背景中区分出来，而后者是腔隙性梗死的常见并发症

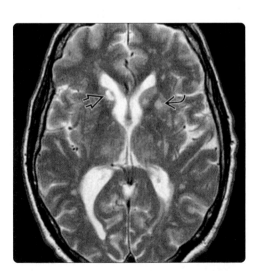
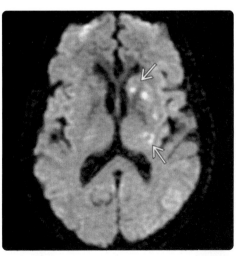

图 4-157　（左图）轴位 T2WI 示基底节多发慢性腔隙性梗死典型表现，基底节是常见受累部位。双侧尾状核头部 ➱和左侧壳核 ➡亦可见受累。（右图）年轻患者，药物滥用史，轴位 DWI 示多发急性腔隙性梗死引起的多发弥散受限 ➡。在年轻患者中，药物滥用和动脉夹层是腔隙性梗死常见的危险因素

要 点

术语

- 少见疾病(1%~3%),多作为大脑再灌注治疗的并发症而发生
  - 其他病因较为少见
    - 癫痫状态
    - MELAS
- 同侧脑血流量(cerebralbloodflow,CBF)显著增加,远远超过正常代谢需求

影像

- 颈动脉内膜剥脱术后同侧脑回肿胀,脑沟消失
- MR 灌注(pMR)、CT 灌注(pCT)可见 CBF、CBV 升高

主要鉴别诊断

- 急性缺血性脑梗死
- 癫痫持续状态
- MELAS
- 急性高血压脑病,PRES

- 高碳酸血症

病理

- 大脑过度灌注综合征(cerebral hyperperfusion syndrome,CHS)可能由血管自主调节功能障碍、大脑血流动力学异常改变导致
  - "正常灌注压突破"
  - 血管再通治疗后正常血流灌注的快速重建→此前低灌注的脑区出现过度灌注

临床要点

- 3%颈动脉内膜剥脱术后的患者可出现 CHS
- 典型表现:单侧头痛、神经功能障碍、癫痫"三联征"
  - 认知功能损伤程度各异
  - 同侧面部、眼部疼痛

诊断纲要

- 需与卒中/TIA 鉴别

图 4-158 (左图)56 岁男性,左侧颈内动脉近端>70%狭窄,行颈动脉内膜剥脱术。术后几小时突发意识不清,伴右侧肢体无力。灌注扫描原始像示左侧半球血管影显著增加⊠。(右图)同一患者,CT 灌注表现大致正常,但左侧 CBF(2a、2b区)与右侧相比有所增加

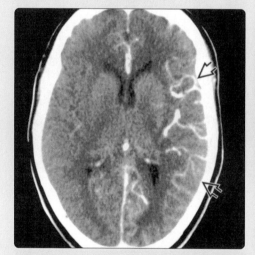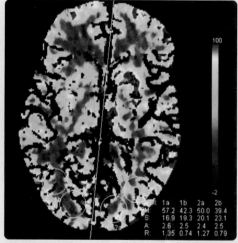

图 4-159 (左图)同一患者,TTP 示病变异常更为显著。异常部位并非右侧大脑中动脉供血区(绿色),而是位于左侧(蓝色),该区域 TTP 信号明显缩短。(右图)同一患者,轴位 T2WI 示脑回肿胀,脑沟消失,左侧颞叶及顶枕叶皮层/皮层下白质➡、基底节➡高信号。DWI(未提供)提示正常。该病例为典型的颈动脉内膜剥脱术后过度灌注综合征

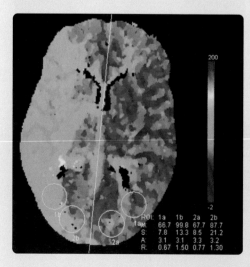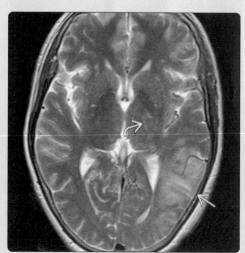

术语

缩写

- 大脑过度灌注综合征(cerebral hyperperfusion syndrome,CHS)

同义词

- 颈动脉内膜剥脱术后过度灌注
- 过度灌注

定义

- 少见疾病(1%~3%),多作为大脑再灌注治疗的并发症而发生
  - 颈动脉内膜剥脱术(carotid endarterectomy, CEA)后常见 CBF 轻度升高,多数为无症状性
  - CHS 定义为 rCBF 水平较术前增加≥100%
- 同侧脑血流量 CBF 显著增加,远远超过正常代谢需求
  - 通常见于颈动脉血管再通术后
  - 也可见于其他情况(如癫痫持续状态、MELAS)

影像

一般特点

- 最佳诊断要点
  - 颈动脉内膜剥脱术后同侧脑回肿胀,脑沟消失
  - MR 灌注(pMR)、CT 灌注(pCT)可见 CBF、CBV 升高
- 大小
  - 大小各异
- 形态
  - 沿血管供血区分布

影像检查方法推荐

- 最佳影像检查:
  - MR 的 DWI、PWI 序列
  - SPECT
- 检查方案推荐
  - 加 T2*(GRE 或 SWI)序列除外出血

CT 表现

- CT 平扫
  - 脑回肿胀
  - 皮层消失
  - ±低密度(亦可无密度改变)
  - <1%患者可见广泛出血
- 增强 CT
  - 血管强化增强使得血管影明显
  - 重症病例中可见造影剂外渗(罕见)

MR 表现

- T1WI
  - 皮层肿胀
  - ±轻度低信号
  - 脑沟消失
- T2WI
  - 脑回肿胀,高信号
- FLAIR
  - 皮层高信号
  - 增强后 FLAIR 提示蛛网膜下腔高信号,有报道认为是由 BBB 功能障碍造成
- T2*GRE
  - <1%患者可见广泛出血
  - GRE 或 SWI 上可见"晕状伪影"
- DWI
  - 因水肿为血管源性而非细胞毒性,通常表现正常
  - 与术前相比,约有 25%患者 DWI 可见小灶性弥散受限
- PWI
  - CBV、CBF 升高
  - MTT 延长
    - 双侧 MTT 差异超过 3s 提示 CHS
- T1WI 增强
  - 可表现正常
  - 可见凸显脑血管的轻度强化
  - 重症病例中脑实质强化
- MRA
  - 术前大脑中动脉供血区信号减低提示患者术后存在 CHS 风险

其他影像检查表现

- SPECT
  - ^{123}I-IMP 或 ^{123}I-iomazenil SPECT
    - 术后同侧大脑半球灌注过度
    - 无症状患者亦可检出
    - 可与 CT、MR 无法检出的长期神经元损伤有关
    - 可与交叉性小脑失联络有关

鉴别诊断

急性缺血性脑梗死

- 达峰时间/平均通过时间延长(不减低)
- DWI 常可见弥散受限(CHS 多为阴性表现)

癫痫持续状态

- 病变脑区代谢性高灌注
- 癫痫发作史有助于鉴别,但不是必需的

急性高血压脑病,PRES

- 自主调节功能障碍→过度灌注→内皮损伤/血管源性水肿
- 好发于后循环
- 血压显著升高(病因多样)
  - 子痫、先兆子痫
  - 化疗
  - 肾功能衰竭
  - 溶血性尿毒综合征/血栓性血小板减少性紫癜

○ 药物滥用(尤其是可卡因)

MELAS

- 急性氧化磷酸化障碍
- 以血管源性水肿、过度灌注、神经元性损伤为表现的卒中样发作
- 皮层高信号、强化
- 非病变区行 MRS,寻找乳酸峰

高碳酸血症

- 二氧化碳是 CBF 的正性刺激因子
- 对脑血管有扩张作用

病理

一般特点

- 病因
  ○ 颈动脉内膜剥脱/支架植入术后认知功能障碍可能源自
    - 剥离、支架植入操作过程中出现的脑栓塞
    - 颈动脉夹闭期间的全脑低灌注
    - 大脑过度灌注综合征
  ○ CHS 可能由血管自主调节功能障碍、大脑血流动力学异常改变导致
    - "正常灌注压突破"
      □ 慢性缺血→自主调节功能障碍
      □ 正常血管收缩功能消失
      □ "抵抗性"血管管腔慢性扩张
      □ 血管再通治疗后正常血流灌注的快速重建→此前的低灌注区过度灌注

临床要点

临床表现

- 典型表现:单侧头痛、神经功能障碍、癫痫"三联征"
- 其他症状体征
  ○ 认知功能障碍程度各异
  ○ 面部、眼部疼痛

人口统计学

- 年龄
  ○ 动脉内膜剥脱术后 CHS 常见于老年患者
  ○ 其他病因(如癫痫、MELAS)则可见于各年龄段
- 流行病学
  ○ 3%颈动脉内膜剥脱术后患者可出现 CHS
  ○ 协同临床危险因素
    - 年龄
    - 高血压(尤其是术后高血压)
    - 糖尿病
    - 双侧病变
    - 颈内动脉狭窄程度
      □ 高度狭窄>低度
    - 对侧颈动脉闭塞或高度狭窄
    - 夹闭时间

- 颈动脉功能储备下降
- 侧支循环不良
- 脑血管对乙酰唑胺反应性降低

病程和预后

- 神经系统急症
  ○ 若未及时/充分救治,可导致死亡或重度残疾
- 若不伴颅内出血
  ○ 通常可逆
  ○ 无严重组织损伤
  ○ 可导致持续性轻度认知功能障碍
- 1%CHS 伴有颅内出血
  ○ 预后不良

治疗

- 预防
  ○ 尽量减少术中脑缺血
  ○ 考虑术后持续麻醉/镇静
  ○ 术后严格控制血压

诊断纲要

注意

- 颈动脉内膜剥脱/颈动脉支架植入术后患者出现神经功能障碍
  ○ 需鉴别 CHS 与卒中/TIA

(孙晓宁 译)

参考文献

1. Cano EJ et al: Asymmetric brain edema after cardiac transplantation: cerebroautoregulatory failure and relative hyperperfusion. Transplant Proc. 47(1):194-7, 2015

2. Fujimura M et al: Quantitative analysis of early postoperative cerebral blood flow contributes to the prediction and diagnosis of cerebral hyperperfusion syndrome after revascularization surgery for moyamoya disease. Neurol Res. 37(2):131-8, 2015

3. Horie N et al: De novo ivy sign indicates postoperative hyperperfusion in moyamoya disease. Stroke. 45(5):1488-91, 2014

4. Rafiq MK et al: Cerebral hyperperfusion syndrome. Pract Neurol. 14(1):64-6, 2014

5. Brantley HP et al: Hyperperfusion syndrome following carotid artery stenting: the largest single-operator series to date. J Invasive Cardiol. 21(1):27-30, 2009

6. Grunwald IQ et al: Hyperperfusion syndrome after carotid stent angioplasty. Neuroradiology. 51(3):169-74, 2009

7. Kuroda H et al: Prediction of cerebral hyperperfusion after carotid endarterectomy using middle cerebral artery signal intensity in preoperative single-slab 3-dimensional time-of-flight magnetic resonance angiography. Neurosurgery. 64(6):1065-71; discussion 1071-2, 2009

8. Medel R et al: Hyperperfusion syndrome following endovascular cerebral revascularization. Neurosurg Focus. 26(3):E4, 2009

9. Moulakakis KG et al: Hyperperfusion syndrome after carotid revascularization. J Vasc Surg. 49(4):1060-8, 2009

10. Tseng YC et al: Prediction of cerebral hyperperfusion syndrome after carotid stenting: a cerebral perfusion computed tomography study. J Comput Assist Tomogr. 33(4):540-5, 2009

11. Hirooka R et al: Magnetic resonance imaging in patients with cerebral hyperperfusion and cognitive impairment after carotid endarterectomy. J Neurosurg. 108(6):1178-83, 2008

12. Fukuda T et al: Prediction of cerebral hyperperfusion after carotid endarterectomy using cerebral blood volume measured by perfusion-weighted MR imaging compared with single-photon emission CT. AJNR Am J Neuroradiol. 28(4):737-42, 2007

13. Park KY et al: Cortical sulcal effacement on brain CT associated with cerebral hyperperfusion after carotid artery stenting. J Neurol Sci. 260(1-2):83-6, 2007

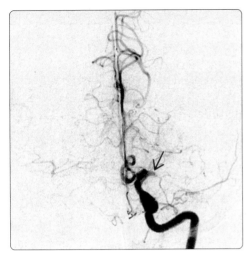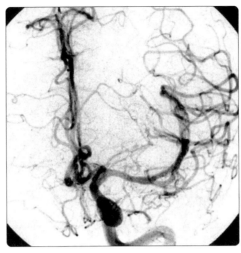

图 4-160　（左图）患者突发右侧肢体无力，卒中样表现，后前位 DSA 可见左侧大脑中动脉起始部远端截断➡。大脑中动脉远端可见极少量侧支循环血流。（右图）左侧大脑中动脉超选择性导管介入并予组织纤溶酶原激活物 2h 后，后前位 DSA 可见正常循环重建

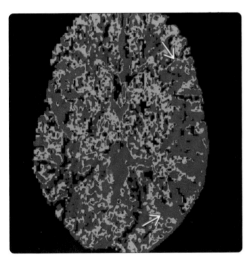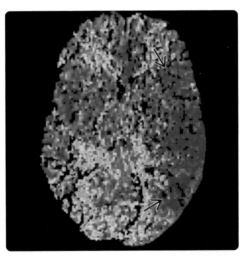

图 4-161　（左图）上述闭塞的左侧大脑中动脉再通后，患者右侧肢体无力加重，并出现搏动性头痛。轴位 MR 灌注示左侧颞叶和顶叶 CBF 升高（红色区域➡）而非减低。（右图）同一患者，轴位 MR 灌注示脑血容量升高➡

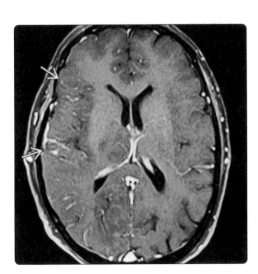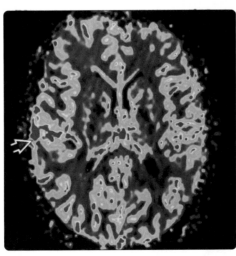

图 4-162　（左图）52 岁女性，长时间癫痫发作后出现左侧肢体无力，T1 增强扫描示癫痫持续状态下大脑过度灌注。与左侧大脑半球相比，右侧颞叶血管内强化明显，脑沟强化➡。（右图）同一患者，pMR 示右侧颞叶 CBF 升高➡，与 T1 增强扫描中的血管内强化相对应

要　点

影像

- 一般特点
  - 增强 CT、T1WI 增强扫描上呈"空三角征"
- CT
  - CT 平扫上静脉窦密度升高（通常>70HU）
  - ±皮层静脉密度增高（"条索征"）
  - CTV：硬脑膜窦充盈缺损（血栓）
- MR
  - T2* GRE 可见血栓呈低信号"晕状伪影"
  - 2D TOF MRV 示栓塞的静脉窦血流消失
- 检查方案推荐
  - CT 平扫、增强 CT±CTV 作为初筛手段
  - 若 CT 检查结果为阴性，行 MR + MRV（T2*，DWI，T1WI 增强）
  - 若 MRV 无法明确，DSA 为金标准

主要鉴别诊断

- 正常表现（正常动脉、静脉可表现有轻度密度增高）
- 血细胞比容增高（新生儿、红细胞增多症）

- 硬脑膜窦发育不全/不良
  - 无"晕状伪影"；无侧支循环/静脉性梗死
- "巨大"蛛网膜颗粒
  - 圆形/卵圆形，无血栓样的长条形外观
- 急性硬膜下血肿
  - 被覆小脑幕上的血肿易与横窦（transversesinus，TS）血栓形成相混淆

诊断纲要

- 查看 MRV 原始图像
  - 排除假性闭塞（如 TS 发育不全）
- 查看 T1WI 以排除 MRV 假阴性结果
- 查看 CT 平扫以排除致密血栓，后者在增强 CT 或 CTV 中可呈假阴性
- 脑组织外观正常
  - 不能排除 CVT
- 若无创影像学检查无法明确，DSA 有助于明确诊断
- 慢性血栓可有强化
  - 再通或肉芽组织强化

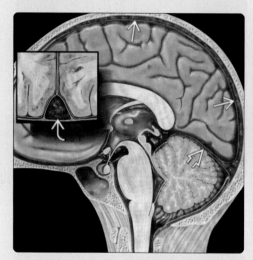
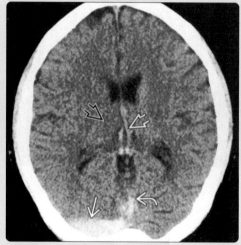

图 4-163　（左图）矢状位示意图示上矢状窦➡️、直窦➡️血栓形成。左上部局部放大显示增强扫描中上矢状窦横切面内的血栓（"空三角征"）➡️。（右图）25 岁男性，头痛进行性加重，CT 平扫示右侧横窦➡️、直窦➡️密度增高。双侧大脑内静脉均可见密度升高➡️，右侧丘脑➡️可见密度减低伴组织水肿

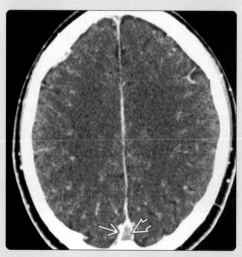
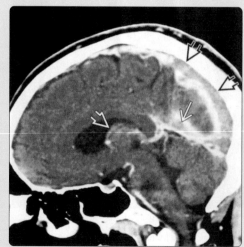

图 4-164　（左图）同一患者，轴位 CTV 原始图像示上矢状窦周围硬脑膜强化➡️，但其血栓填充的窦腔➡️未见强化（"空三角征"）。（右图）同一患者，CTV 矢状位重建图像示上矢状窦➡️、直窦➡️广泛无强化血栓分布。大脑内静脉➡️闭塞，未见强化。影像学所见提示硬脑膜窦、深静脉广泛血栓形成

术语

缩写

- 硬脑膜窦血栓形成(dural sinus thrombosis,DST)
  - 慢性硬脑膜窦血栓形成(chronic dural sinus thrombosis,cDST)
- 大脑静脉血栓形成(cerebral vein thrombosis,CVT)

定义

- 颅内硬脑膜窦的血栓性闭塞

影像

一般特点

- 最佳诊断要点
  - CT 平扫上密度升高(65~70HU)
  - 增强 CT、T1WI 增强扫描上呈"空三角征"
- 部位
  - 硬脑膜窦±邻近皮层静脉血栓

CT 表现

- CT 平扫
  - 早期影像学表现通常轻微
  - 静脉窦密度增高(与颈动脉相比)
    - 通常>65HU(74±9HU,正常为 53±7HU)
    - 需将血栓和高密度静脉窦与血细胞比容增高相鉴别
      □ HU:HCT 比值:血栓性 1.9±0.32,非血栓性 1.33±0.12
  - ±皮层静脉密度增高("条索征")
  - ±静脉性梗死(50%)
    - 皮层/皮层下瘀点状出血、水肿
    - 直窦(Straight sinus,SS)±大脑内静脉(internal cerebral veins,ICV)闭塞
      □ 丘脑/基底节密度减低、肿胀
- 增强 CT
  - "空三角征"(25%~30%)
    - 增强的硬脑膜环绕无强化的血栓
  - 静脉"凹凸不平",管腔扩张/不规则(侧支通路)
- CTA/CTV
  - 硬脑膜窦充盈缺损(血栓)
    - 注意:急性期栓子可表现为高密度,增强 CT/CTV 可为假阴性
      □ 常规行 CT 平扫作为对照

MR 表现

- T1WI
  - 急性血栓:与脑组织相比等信号
  - 亚急性血栓:高信号
  - 慢性血栓:等信号
  - 硬脑膜窦血流的正常变异可类似血栓征象;血管检查(CTV 或 MRV)对确诊可疑 DST 更为可靠
- T2WI
  - 急性血栓:低信号
    - 注意:低信号栓子可类似正常静脉窦"流空信号"
  - 亚急性血栓:高信号
  - 慢性血栓:高信号
    - 陈旧血栓栓塞的静脉窦最终表现为等信号
  - 静脉性梗死:占位效应,邻近脑实质内混杂高/低信号
- PD/intermediate
  - 正常流空信号消失
  - 比 T2WI 序列更敏感
- FLAIR
  - 血栓信号表现各异
  - 静脉性缺血/梗死呈高信号
- T2*GRE
  - 低信号血栓可见"晕状伪影"
  - ±低信号瘀点状出血
- DWI
  - 40%的闭塞血管中可见高信号血栓(常见 T2"穿透效应")
  - 脑实质在 DWI/ADC 图上表现各异
    - 血管源性和细胞毒性水肿共存
      □ 细胞毒性水肿可能先于血管源性水肿出现
      □ 脑实质异常通常为可逆性的
- T1WI 增强
  - 急性、亚急性 DST:硬脑膜强化,血栓无强化("空三角征")
  - cDST:陈旧血栓可强化
    - 机化的纤维组织±血管再通
      □ 假阴性结果的潜在原因
    - 寻找"迂曲"血管影
- MRV
  - 2D TOF 或增强 MRV
  - 2D TOF MRV 栓塞静脉窦中血流消失
    - 静脉窦破损样或凹凸不平样改变
    - 异常的侧支通道(如髓质静脉扩张)
  - 在 MRV 上 T1 高信号(亚急性)血栓类似血流信号;查看常规序列及原始图像排出伪影可能
    - MRV 假阴性的潜在原因
  - MIP 上发现血流间隙,需查看源图像以重点除外发育不良性静脉窦变异,尤其是横窦和乙状窦
    - MIP 假阳性的潜在原因
  - 增强 MRV(CE-MRV)对血栓、小静脉细节、侧支循环的显示优于 2D TOF
  - 相位对比 MRV 对于 T1 高信号血栓的显示没有影响
- SWI 示"晕状伪影"血栓
  - 注意:皮层及深部静脉通常呈低信号(去氧血红蛋白)
  - 寻找异常显影的髓质静脉(部分 DST 中存在缓慢的侧支血流)

血管造影表现

- 受累静脉窦闭塞
- 邻近未闭的皮层静脉血流缓慢
- 侧支静脉引流的开放

影像检查方法推荐

- 最佳影像检查:
  - CT 平扫、增强 CT±CTV 作为初筛手段
  - MR、MRV(包括 T2*,DWI,T1WIC+)

- 检查方案推荐
  - 若 CT/增强 CT/CTV 为阴性,行 MR+MRV
  - 若 MRV 无法明确,DSA 为金标准

鉴别诊断

正常表现

- 正常动脉、静脉在 CT 平扫上可表现为轻度密度增高

血细胞比容增高

- 新生儿常见(脑实质密度偏低,生理性红细胞增多)
- 真性红细胞增多症(动静脉同等程度密度升高)

硬脑膜窦发育不全/不良

- 先天性横窦发育不全/不良
  - 横窦血流间隙(31%);非优势侧
  - 右侧优势型占 59%,左侧优势型占 25%,平衡型占 16%
- 小脑幕"高分裂(high-splitting)"

"巨大"蛛网膜颗粒

- 圆形/卵圆形充盈缺损(血栓通常具长条形外观)
- 影像密度/信号与脑脊液相似
- 24%增强 CT,13%MR 中无异常表现
  - 影像上好发于横窦,左侧>右侧
  - 组织学上蛛网膜颗粒最常见于上矢状窦(外侧隐窝,影像检查显示欠佳)

急性硬膜下血肿

- 被覆小脑幕上的血肿易与横窦(transverse sinus,TS)血栓形成相混淆

病理

一般特点

- 病因
  - 易感因素多种多样
    - 外伤、感染、炎症
    - 妊娠、口服避孕药
    - 代谢性因素(脱水、甲状腺毒症、肝硬化)
    - 血液系统疾病(凝血障碍)
    - 胶原-血管病(如抗磷脂抗体综合征)
    - 血管炎(如白塞病)
  - 最常见病变形式
    - 硬脑膜窦内血栓形成
    - 血栓累及皮层静脉
    - 静脉回流障碍,静脉压升高
    - 血脑屏障破坏,血管源性水肿、出血
    - 静脉性梗死伴细胞毒性水肿
- 遗传学
  - 活化蛋白 C 抵抗症(通常由 V 因子 *Leiden* 突变导致):散发性 CVT 最常见病因
  - 蛋白 S 缺乏
  - 凝血酶原(Ⅱ因子)基因突变
- 合并异常
  - 硬脑膜动静脉瘘;可能存在静脉闭塞性基础病变

分期、分级和分类

- 静脉性缺血分级
  - 1 型:无异常
  - 2 型:T2/FLAIR 呈高信号;无强化
  - 3 型:T2/FLAIR 呈高信号;强化
  - 4 型:出血或静脉性梗死

大体病理和术中特征

- 急性血栓导致静脉窦闭塞、扩张
- 邻近皮层静脉血栓
- 邻近皮层水肿;瘀点状出血

显微镜下特征

- 静脉血栓形成,慢性血栓可见增生性纤维组织

临床要点

临床表现

- 最常见症状体征
  - 临床诊断通常较为困难
    - 最常见:头痛
    - 其他表现:恶心、呕吐±神经功能障碍

人口统计学

- 年龄
  - 各年龄段均可受累
- 性别
  - 女性>男性
- 流行病学
  - 静脉性梗死占急性卒中的 1%

病程和预后

- 差异显著:从无症状到昏迷、死亡
  - 高达 50%的病例会进展为静脉性梗死
  - 大脑重度肿胀、脑疝可致命

治疗

- 住院肝素治疗,序贯出院后华法林(香豆素)治疗
- 重症病例可行血管内机械取栓±局部肝素注射

诊断纲要

注意

- 怀疑慢性 DST 的患者需行血管造影
- 需鉴别蛛网膜颗粒所致的静脉充盈缺损

参考文献

1. Coutinho JM et al: Cerebral venous thrombosis in the absence of headache. Stroke. 46(1):245-7, 2015
2. Lizé F et al: Septic cavernous sinus thrombosis secondary to acute bacterial sinusitis: A retrospective study of seven cases. Am J Rhinol Allergy. 29(1):7-12, 2015
3. Bonneville F: Imaging of cerebral venous thrombosis. Diagn Interv Imaging. 95(12):1145-50, 2014
4. Buyck PJ et al: CT density measurement and H:H ratio are useful in diagnosing acute cerebral venous sinus thrombosis. AJNR Am J Neuroradiol. 34(8):1568-72, 2013
5. Gala NB et al: Current endovascular treatment options of dural venous sinus thrombosis: a review of the literature. J Neurointerv Surg. 5(1):28-34, 2013
6. Black DF et al: Cerebral venous sinus density on noncontrast CT correlates with hematocrit. AJNR Am J Neuroradiol. 32(7):1354-7, 2011

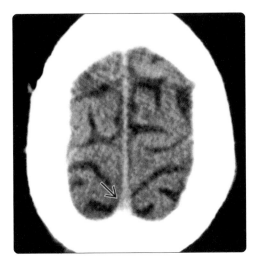

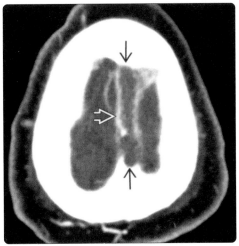

图 4-165 （左图）68 岁男性，头痛、意识障碍 2 天，CT 平扫未见明显异常。上矢状窦 ⇨ CT 值为 60HU。（右图）同一患者，轴位 CT 静脉造影示无强化的血栓 ⇨ 充满上矢状窦。上矢状窦的硬脑膜窦壁可见强化 ⇨

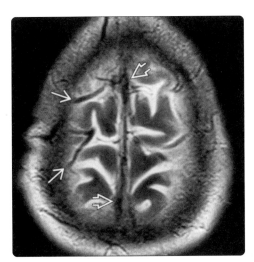

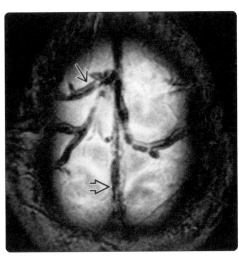

图 4-166 （左图）同一患者，T2WI 示上矢状窦 ⇨ 及皮层静脉 ⇨ 低信号，与正常"流空信号"类似。（右图）T2* GRE 示上矢状窦 ⇨ 及皮层静脉 ⇨ 血栓"晕状伪影"。急性血栓在 T2WI 上呈类似正常的"流空信号"，但磁敏感加权扫描（GRE 或 SWI）能轻易检出腔内血栓

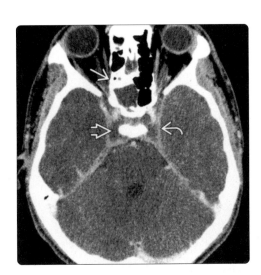

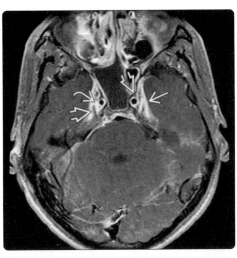

图 4-167 （左图）海绵窦血栓的诊断较为困难。多数病例表现为重度蝶窦炎 ⇨ 的并发症，表现为强化的硬脑膜窦壁 ⇨ 内存在无强化血栓 ⇨。（右图）同一患者，轴位 T1 增强示无强化血栓 ⇨ 存在于强化的海绵窦窦壁 ⇨ 和内部间隔 ⇨ 之间。海绵窦血栓性静脉炎的患者几乎都存在头痛、脑神经麻痹，以及蝶窦炎

要 点

术语

- 皮层/大脑静脉血栓形成（Cortical/cerebral venous thrombosis，CVT）
- 硬脑膜窦血栓形成（dural sinus thrombosis，DST）
- CVT 伴 DST 多于单纯性 CVT

影像

- CT 平扫
  - "条索征"（高密度静脉）
  - 受累静脉通常扩张（管腔扩张伴血栓形成），形态不规则
  - ±脑实质瘀点状出血、水肿
- 增强 CT
  - 若存在 DST，"空三角征"（25%~30%）
  - CTV：血栓可表现为充盈缺损
- MR
  - 急性血栓在 T1WI 上呈等信号
  - T2WI 低信号（表现与流空信号类似）
  - T2* GRE 检出效果最好（血栓可见晕状伪影）
- 2D 时间飞跃（time of flight，TOF）MRV
  - 血栓表现为静脉窦不连续，血管内流空信号消失
  - 亚急性血栓呈 T1 高信号（在 MIP 上与残存血流相近）
- 检查方案推荐
  - CT 平扫、增强 CT±CTV
  - 若 CT 检查阴性→MR/MRV T1WI 增强、GRE 序列
  - 若 MR 无法明确→DSA（金标准）

主要鉴别诊断

- 正常表现（循环血流呈稍高密度）
- 解剖变异（硬脑膜窦发育不良的节段可类似 DST）

临床要点

- 头痛是最常见的症状

诊断纲要

- 若发现凸面蛛网膜下腔出血，考虑 CVT 可能

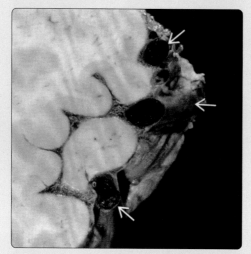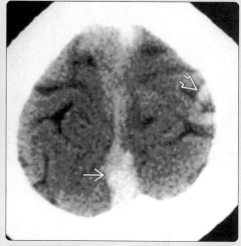

图 4-168 （左图）活检示若干皮层静脉内血栓➡，为"条索征"的病理学基础（Courtesy E. T. Hedley-Whyte，MD）。（右图）上矢状窦内血栓形成患者，轴位 CT 平扫示上矢状窦扩张伴致密血栓填充➡。大脑半球凸面的静脉内可见血栓➡。大多数（但非全部）皮层静脉血栓是由邻近硬脑膜窦血栓蔓延而来

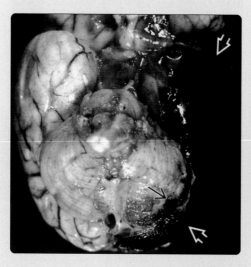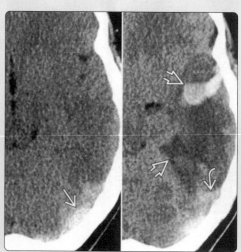

图 4-169 （左图）活检示横窦血栓形成➡致 Labbé 静脉闭塞，颞叶、顶叶、枕叶广泛静脉性梗死伴出血➡（Courtesy R. Hewlett，MD）。（右图）23 岁女性，"偏头痛"就诊于急诊，初始 CT 平扫检查（左图）提示正常。注意左侧横窦高密度血栓➡。1 天后复查 CT（右图）示 Labbé 静脉血栓➡及左侧颞叶大面积出血性静脉性梗死➡

术语

缩写

- 皮层/大脑静脉血栓形成(Cortical/cerebral venous thrombosis,CVT)
- 硬脑膜窦血栓形成(dural sinus thrombosis,DST)

定义

- 大脑浅表静脉血栓形成
  - 常伴随 DST,但亦可发生无 DST 的单纯性 CVT

影像

一般特点

- 最佳诊断要点
  - CT 平扫、T2* GRE"条索征"
- 部位
  - 皮层静脉(无命名)
    - Labbé 静脉(解剖学)
    - Trolard 静脉(解剖学)
  - 可为单发,亦可多发
- 形态
  - 受累静脉通常扩张(管腔扩张伴血栓形成),形状不规则
  - 线形、香烟样血栓

CT 表现

- CT 平扫
  - 皮层静脉密度增高("条索征")±DST
  - 常可见脑实质内异常
    - 瘀点状出血、水肿
    - 受累血管引流区密度减低
  - 需结合 CT 平扫排除 CTV 假阴性
    - 血栓致密,类似强化
- 增强 CT
  - 若存在 DST
    - "空三角征"(25%~30%)
  - 静脉"凹凸不平",管腔不规则强化(侧支通路)
- CTV
  - 血栓可表现为皮层静脉内充盈缺损
  - 异常侧支通路(如扩张的髓质静脉)
  - CTV 阴性不能排除 CVT
    - 对慢性 CVT 价值有限
      □ 机化血栓亦可强化
    - 对非闭塞性血栓价值有限
    - 采用薄层(0.6mm)MDCT 及增强扫描静脉期等适当的检查技术,结合矢状位、冠状位 MPR(1~2mm)
    - 矢状位、冠状位厚层(3~5mm)扫描或重叠扫描 MIP
    - 同时进行 CT 平扫对除外致密性血栓所致的 CTV 假阴性十分重要
    - 亚急性及慢性血栓可强化:潜在的假阴性

MR 表现

- T1WI
  - 早期血栓呈等信号,随后为高信号
  - ±静脉性梗死
    - 脑回肿胀、水肿,呈低信号
  - 若存在出血,病灶呈等信号或稍高信号
- T2WI
  - 急性期血栓呈低信号,随后为高信号
    - 急性血凝块信号与流空信号类似
  - 静脉性梗死
    - 脑回肿胀、水肿,呈高信号
    - 若存在出血,病灶呈低信号
- FLAIR
  - 血栓通常为高信号
  - 脑实质水肿,呈高信号
- T2* GRE
  - GRE 是对血栓最敏感的序列
    - 低信号("黑色"),条索样
  - SWI 序列因正常静脉内部固有的低信号,因此价值有限
- DWI
  - DWI/ADC 表现因缺血、水肿类型、出血等因素而各有不同
    - 鉴别细胞毒性水肿和血管源性水肿
- T1WI 增强
  - 薄层(1mm)3D 容积扫描技术
  - 急性/亚急性早期血凝块:血凝块周围组织的强化可显示血凝块的轮廓
  - 晚期血凝块:血栓、纤维组织一般可见强化
  - 静脉性梗死:斑片状强化
- MRV
  - 2D 时间飞跃(time of flight,TOF)MRV 中的血栓表现为静脉窦不连续,血液流空信号消失
    - 可见异常侧支通路(如扩张的髓质静脉)
    - 诊断时发现闭塞的静脉预示 2~3 个月内血管再通率较低
  - 增强 MRV(CE-MRV)
    - 更快;相较 TOF 能够更好地显示无强化的血栓和小静脉
  - TOF 的局限性
    - T1 高信号(亚急性)的血栓在 MIP 上的表现与残存血流相近(假阴性 MRV)
    - 需对照原始图像和常规 MR 序列除外假阴性的可能
  - 相位对比 MRV:注意不要将 T1 高信号血栓与血流混淆

超声表现

- 经颅多普勒超声(transcranial Doppler,TCD)
  - 在 ICU 床旁检测静脉流速
  - 若出现静脉流速下降,积极给予治疗
  - 注意:连续测量静脉流速正常不能除外 CVT

血管造影表现

- 常规 DSA,静脉相
  - 比 MR 更为准确,尤其对于单纯性皮层静脉血栓形成
  - 被视为金标准
  - 由于血栓再通和机化所致的强化,使得慢性血栓的诊断较为困难
- 介入:溶栓和/或机械取栓治疗

影像检查方法推荐

- 最佳影像检查:
  - CT 平扫、增强 CT±CTV
  - 若 CT 检查阴性但高度怀疑 CVT,行 MR T1WI

增强、GRE 序列
○ DSA 是金标准
- 检查方案推荐
  ○ 若 CT 检查阴性→MR T1WI 增强、GRE、MRV
  ○ 若 MR、MRV 无法明确→DSA

鉴别诊断

正常表现

- 正常循环血流在 CT 平扫上为稍高密度

解剖变异

- 先天性发育不良可类似 DST
- Trolard、Labbé 静脉，中等大小的表浅大脑静脉之，管径大小存在负相关性
  ○ 若前两者管径较大时，表浅静脉则通常发育不良

"巨大"蛛网膜颗粒

- 与 DST 类似
- 圆形/卵圆形充盈缺损（血栓为长条线样）
- 影像密度/信号与脑脊液相当

脑出血

- 与静脉性梗死类似
- 淀粉样变
- 脑挫伤
- 高血压

病理

一般特点

- 病因
  ○ 20%~25%病因不明
  ○ 易感因素多种多样（目前已发现>100 种）
    - 外伤、感染、炎症、恶性肿瘤
    - 妊娠、口服避孕药
    - 代谢性因素（脱水、甲状腺毒症、肝硬化、高同型半胱氨酸血症等）
    - 血液系统疾病（凝血障碍）
    - 胶原-血管病（如抗磷脂抗体综合征）
    - 血管炎（如白塞病）
    - 药物（雄激素、MDMA"摇头丸"）
  ○ 最常见病变形式
    - 硬脑膜窦内血栓形成
    - 血栓累及皮层静脉
    - 静脉回流障碍，静脉压升高
    - 血脑屏障破坏，血管源性水肿、出血
    - 静脉性梗死伴细胞毒性水肿
  ○ 可出现不伴 DST 的单纯性 CVT，但十分少见

大体病理和术中特征

- 急性血栓导致静脉窦闭塞、扩张
- 邻近皮层静脉内血栓
- 临近皮层水肿；常合并瘀点状出血

显微镜下特征

- 皮层静脉及静脉窦血栓

临床要点

临床表现

- 最常见症状体征
  ○ 临床诊断通常较为困难
    - 头痛（95%）
    - 癫痫（47%）、轻瘫（43%）、视乳头水肿（41%）
    - 意识状态改变（39%）、昏迷（15%）
    - 单纯性颅内压升高（20%）
  ○ 局灶性神经功能障碍表现多样（取决于病变部位）

人口统计学

- 年龄
  ○ 任何年龄段均可受累
- 性别
  ○ 男性<女性
- 流行病学
  ○ 急性卒中的 1%

病程和预后

- 差异显著：可从无症状到死亡
  ○ 单纯性颅内高压、CT"空三角征"（易于早期诊断）的病例预后较好
  ○ 视乳头水肿、意识状态改变、昏迷、年龄>33 岁、诊断延误>10 天、颅内出血、直窦受累与不良预后相关
- 高达 50%的病例会进展为静脉性梗死
  ○ 总病死率 10%；复发率高达 12%

诊断纲要

注意

- 若发现凸面蛛网膜下腔出血，考虑 CVT 可能

影像解读要点

- MR/MRV 需结合 $T2^*$ GRE 序列

参考文献

1. Altinkaya N et al: Diagnostic value of T2*-weighted gradient-echo MRI for segmental evaluation in cerebral venous sinus thrombosis. Clin Imaging. 39(1):15-9, 2015
2. Coutinho JM et al: Cerebral venous thrombosis in the absence of headache. Stroke. 46(1):245-7, 2015
3. Singh R et al: Isolated cortical vein thrombosis: case series. J Neurosurg. 1-7, 2015
4. Coutinho JM et al: Isolated cortical vein thrombosis: systematic review of case reports and case series. Stroke. 45(6):1836-8, 2014
5. Khosravi M et al: Cord sign: cortical venous thrombosis evolving to a ring enhancing lesion. Br J Neurosurg. 27(1):139-40, 2013
6. Shivaprasad S et al: Neurological picture. Vein of Labbe thrombosis by CT and MRI. J Neurol Neurosurg Psychiatry. 83(12):1168-9, 2012
7. Verma R et al: Subarachnoid haemorrhage as the initial manifestation of cortical venous thrombosis. BMJ Case Rep. 2012, 2012
8. Black DF et al: Cerebral venous sinus density on noncontrast CT correlates with hematocrit. AJNR Am J Neuroradiol. 32(7):1354-7, 2011
9. Rathakrishnan R et al: The clinico-radiological spectrum of isolated cortical vein thrombosis. J Clin Neurosci. 18(10):1408-11, 2011

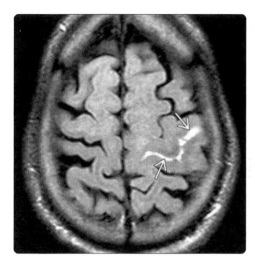
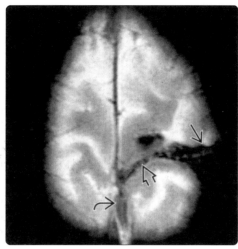

图 4-170 （左图）患者因头痛就诊于急诊，CT平扫示凸面蛛网膜下腔出血（图像未给出），FLAIR示左侧正中沟高信号➡。（右图）同一患者，T2*示凸面蛛网膜下腔出血➡的来源为一支栓塞的皮层静脉➡。上矢状窦➡未见"晕状伪影"，提示静脉血栓为单纯性，不伴其他静脉结构血栓

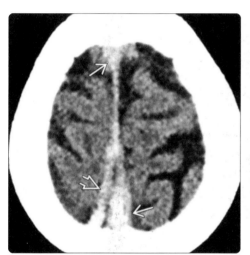
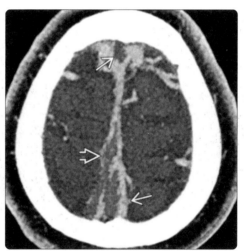

图 4-171 （左图）62 岁女性，头痛伴左侧肢体无力，CT平扫示上矢状窦密度增高（72HU）➡。另见高密度皮层静脉（"条索征"）➡。（右图）同一患者，CTV示上矢状窦➡及皮层静脉➡内无强化血栓（"空三角征"）

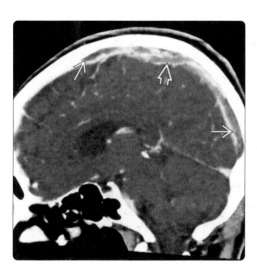
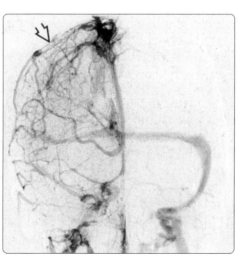

图 4-172 （左图）矢状位CTV示部分闭塞的上矢状窦➡及邻近皮层静脉➡中存在无强化血栓。（右图）右侧颈内动脉DSA后前位静脉相证实粗大的Trolard静脉内存在无强化血栓➡

要 点

术语

- 大脑深静脉血栓性闭塞
  - 常累及双侧大脑内静脉(internal cerebral vein, ICV)±Galen 静脉(vein of Galen, VOG)、直窦(straight sinus, SS)
  - 常发生在更为广泛的深静脉窦血栓的基础上

影像

- CT 平扫
  - ICV±VOG、SS 密度增高
  - 丘脑/基底节密度增高,灰白质分界消失
    - 深部灰白质交界不同程度消失
    - 丘脑看似"消失"在低密度白质背景中
  - ±瘀点状出血
- 增强 CT
  - ICV 强化消失,可见扩张的侧支通路
  - 小脑幕周围深部白质内静脉"凹凸不平",管腔不规则(侧支通路)

- MR
  - 急性血凝块在 T2WI 上呈低信号,T2* 序列上见"晕状伪影"
  - SWI 序列上深部(髓质)白质静脉显影明显、迂曲
- 检查方案推荐
  - 若 CT/增强 CT/CTV 为阴性→MR+MRV
  - 若 MRV 无法明确→DSA

主要鉴别诊断

- 其他双侧丘脑/基底节病变
  - 肿瘤(如双侧丘脑星形细胞瘤)
  - 非静脉性缺血(如 Percheron 动脉梗死)
  - 中毒/代谢性疾病(如一氧化碳中毒)

临床要点

- 静脉血栓形成=卒中的 1%~2%
- ICV 血栓形成=静脉性"卒中"的 10%

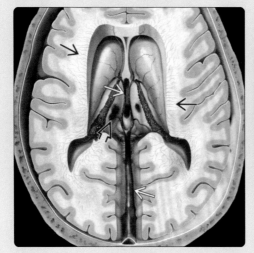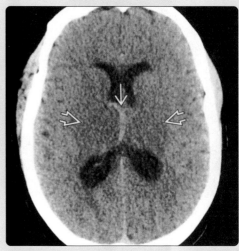

图 4-173 (左图)轴位示意图示 ICV 和 SS 内血栓形成➡️继发脉络丛及丘脑出血➡️。丘脑、基底节、深部白质水肿均为常见表现。线样白质髓质静脉➡️肿胀并强化。(右图)32 岁女性,重度头痛,CT 平扫示大脑内静脉(internal cerebral vein, ICV)密度增高➡️。双侧丘脑水肿,与轴位白质比较呈对称性等密度改变➡️(正常应为高密度)

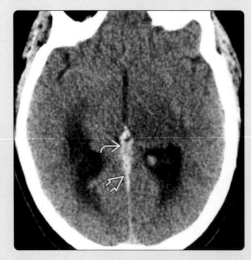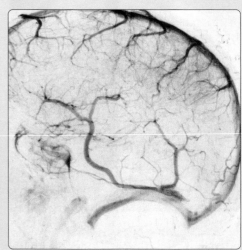

图 4-174 (左图)CT 平扫示较低层面内可见 Galen 静脉➡️及直窦➡️内都存在血栓且密度增高(70HU)。(右图)侧位 DSA 静脉相示上矢状窦及横窦正常显影。ICV、Galen 静脉、直窦因血栓形成而无造影剂充盈。深部静脉(Galen 系统)闭塞

术语

缩写

- 大脑深静脉血栓形成（deep cerebral venous thrombosis，DCVT）
- 大脑内静脉（internal cerebral vein，ICV）血栓形成

定义

- 大脑深静脉血栓性闭塞
  - 常累及双侧 ICV±Galen 静脉（vein of Galen，VOG）、直窦（straight sinus，SS）
  - 常发生在更为广泛的深静脉窦血栓（dural sinus thrombosis，DST）的基础上

影像

一般特点

- 最佳诊断要点
  - ICV±VOG、SS 密度增高±双侧丘脑密度减低
    - 深部灰白质分界不同程度消失
    - 丘脑看似"消失"在低密度白质背景中
- 部位
  - ICV±VOG、SS、Rosenthal 基底静脉
  - 双侧 ICV 血栓形成>>单侧
  - 水肿（静脉性淤血）
    - 深部灰质核团、内囊、深部白质
    - 中脑、小脑上部不同程度受累

CT 表现

- CT 平扫
  - ICV±VOG、SS 密度增高
  - 脑实质异常表现各异
    - 丘脑/基底节密度增高，灰白质分界消失
    - ±瘀点状出血
- CECT
  - "空三角征"（若存在 DST）
  - 小脑幕周围深部白质内静脉"凹凸不平"，管腔扩张/不规则（侧支通路）
- CTV
  - ICV 强化消失，可见扩张的侧支通路
  - 由于机化血栓亦可强化，CTV 在慢性病例中的价值有限

MR 表现

- T1WI
  - 血凝块：早期等 T1 信号，随后呈高信号
  - 静脉性高压：丘脑、基底节肿胀，呈低信号
  - 静脉性梗死：水肿呈低信号，其内可有出血
- T2WI
  - 急性血栓呈低信号，与流空信号类似
  - 丘脑、基底节肿胀，呈高信号
    - 对应部位血管源性±细胞毒性水肿
  - 静脉性梗死：脑实质肿胀，水肿呈低信号，其内可有出血
- FLAIR
  - 闭塞静脉呈高信号
  - 对基底节水肿的高信号显示最佳

- T2* GRE
  - 血栓呈低信号，"晕状伪影"
  - SWI 可见深部（髓质）白质静脉突出、迂曲
  - 不同的瘀点状出血
- DWI
  - 影像学表现各异
  - 基底节/丘脑早期可出现弥散受限，随后正常
  - 血栓、出血性病变可有弥散受限
- T1WIC+
  - 急性/亚急性早期凝血块：周围强化可显示血凝块轮廓
  - 晚期血凝块：血栓、纤维组织常可见强化
  - 深部白质（髓质）静脉淤血，表现为自脑室向外辐射状线样强化灶
  - 静脉性水肿/高压：无强化
  - 脑实质静脉性梗死：斑片状强化
- MRV
  - 2D 时间飞跃（time of flight，TOF）MRV 中示 ICV "消失"，VOG、SS 信号不同程度缺失
    - 可见异常侧支通路
  - 增强 MRV（CE-MRV）
    - 更快；相较 TOF 能够更好地显示无强化血栓和小静脉
  - TOF 的局限性
    - T1WI 上的高信号血栓在 MIP 上易与残存血流混淆
    - 通常需对照原始图像和常规 MR 序列
  - 相位对比 MRV：注意不要将 T1 高信号血栓与血流混淆

血管造影表现

- 常规
  - DSA 比 MR 更为准确
  - 正常大脑深静脉均应在血管造影中显像
    - DCVT 中，闭塞的 ICV 不显像（"缺失"）
    - 侧支静脉通路（如髓质静脉）扩张
- 介入：溶栓和/或机械取栓治疗

影像检查方法推荐

- 最佳影像检查：
  - CT 平扫、增强 CT±CTV 静脉成像
  - 若计划行介入治疗，可行常规 DSA
- 检查方案推荐
  - 若 CT/增强 CT/CTV 为阴性→MR+MRV
  - 若 MRV 无法明确→DSA

鉴别诊断

非静脉性缺血性损伤

- 动脉闭塞
  - Percheron 动脉脑缺血
  - 基底动脉尖端脑梗死
- 全脑低氧血症

原发性中枢神经系统淋巴瘤

- T2 高信号团块可见强化
- 沿室管膜表面分布（丘脑>基底节）
- 静脉系统正常

双侧丘脑星形细胞瘤

- 深部灰质核团 T2 高信号团块
- 静脉系统正常
- 胆碱峰升高，NAA 峰减低
- 血管源性水肿，非细胞毒性水肿

一氧化碳中毒

- 深部灰质核团 T2 高信号，常见苍白球受累
- 静脉系统正常
- 碳氧血红蛋白阳性
- 典型樱桃红色皮肤罕见

病理

一般特点

- 病因
  - 20%~25%病因不明
  - 易感因素多种多样（目前已发现>100 种）
    - 外伤、感染、炎症
    - 妊娠、围产期
    - 代谢性因素（脱水、甲状腺毒症、肝硬化等）
    - 血液系统疾病（凝血障碍）
    - 胶原-血管病（如抗磷脂抗体综合征）
    - 血管炎（如白塞病）
    - 药物（口服避孕药、雄激素、"摇头丸"）
    - 溃疡性结肠炎
  - 常见病变演变过程
    - 血栓首先在硬脑膜窦内形成
    - 血栓蔓延至皮层静脉
    - 静脉回流受阻，静脉压升高
    - 血脑屏障破坏，血管源性水肿、出血
    - 静脉性梗死继发细胞毒性水肿
- 遗传学
  - V 因子 *Leiden* 突变是散发性 CVT 最为常见的病因

分期、分级和分类

- 静脉性缺血
  - 1 型：无异常
  - 2 型：T2WI/FLAIR 高信号；无强化
  - 3 型：T2WI/FLAIR 高信号；强化
  - 4 型：出血或静脉性梗死

大体病理和术中特征

- 急性血栓形成致 ICV 闭塞、扩张
- 继发静脉性高压
- 邻近丘脑水肿伴不同程度出血

显微镜下特征

- 闭塞血管内血栓形成

临床要点

临床表现

- 最常见症状体征

  - 头痛、恶心、呕吐
    - ±神经功能异常、癫痫

人口统计学

- 年龄
  - 各年龄段均可发病
    - 尤其是高龄体弱者
    - 妊娠、围产期、口服避孕药物的妇女
- 性别
  - 女性>男性
- 流行病学
  - 静脉性血栓形成约占卒中的 1%~2%
  - ICV 血栓形成＝静脉性"卒中"的 10%

病程和预后

- CVT 的临床诊断通常较难
- 预后差异显著，从无症状到死亡
  - 大部分患者在发病 16 个月后无遗留症状
  - 部分（13%）病例预后不良
  - 致死/致残的预测因素
    - 入院 CT 检查发现出血
    - DWI 提示细胞毒性水肿（梗死）

治疗

- 肝素±rTPA
- 血管内溶栓

诊断纲要

注意

- 无法明确诊断或拟行介入治疗的病例行 DSA 检查

影像解读要点

- 早期影像学表现轻微，常被忽略
- 行 CTV 的同时，进行 CT 平扫
- T2"流空信号"不能除外 DCVT
- 2D TOF MRV 不应在脱离常规序列的情况下单独解读
- CTA/MRA/DSA 下深部静脉系统未显影必定是异常征象

参考文献

1. Barboza MA et al: Intracranial venous collaterals in cerebral venous thrombosis: clinical and imaging impact. J Neurol Neurosurg Psychiatry. ePub, 2015
2. Coutinho JM et al: Cerebral venous thrombosis in the absence of headache. Stroke. 46(1):245-7, 2015
3. Bonneville F: Imaging of cerebral venous thrombosis. Diagn Interv Imaging. 95(12):1145-50, 2014
4. Linn J et al: Noncontrast CT in deep cerebral venous thrombosis and sinus thrombosis: comparison of its diagnostic value for both entities. AJNR Am J Neuroradiol. 30(4):728-35, 2009
5. Linn J et al: Diagnostic value of multidetector-row CT angiography in the evaluation of thrombosis of the cerebral venous sinuses. AJNR Am J Neuroradiol. 28(5):946-52, 2007
6. Rodallec MH et al: Cerebral venous thrombosis and multidetector CT angiography: tips and tricks. Radiographics. 26 Suppl 1:S5-18; discussion S42-3, 2006

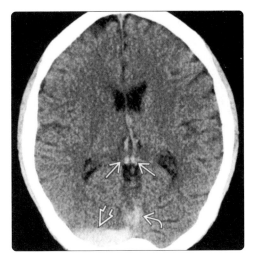 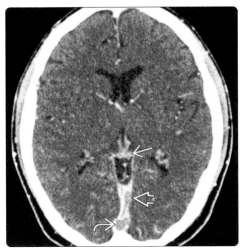

图 4-175 （左图）25 岁男性，头痛、嗜睡，CT 平扫示 ICV ➡、直窦➡、横窦➡信号增高。丘脑与周边白质等密度，看似"消失"于白质背景中。（右图）同一患者，CTV 示 ICV ➡、直窦➡及窦汇➡内无强化血栓

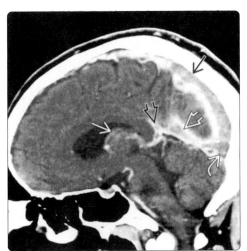 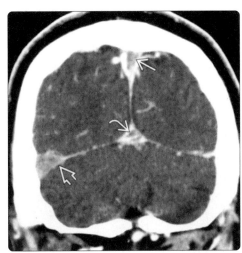

图 4-176 （左图）同一患者，轴位原始图像重建矢状位图示 ICV ➡、Galen 静脉➡、直窦➡窦汇➡、上矢状窦➡广泛无强化血栓形成。（右图）冠状位 CTV 示上矢状窦➡、窦汇➡、右侧横窦➡血栓

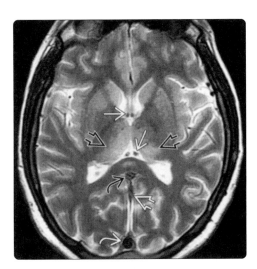 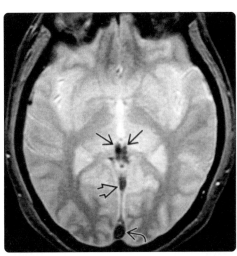

图 4-177 （左图）同一患者，轴位 T2WI 示双侧丘脑水肿➡。ICV ➡、Galen 静脉➡、直窦➡、窦汇➡内部急性血栓为低信号，与"流空信号"类似。（右图）同一患者，T2* GRE 示 ICV ➡、直窦➡、窦汇➡内部急性血栓"晕状伪影"

要　点

术语

- 蛛网膜颗粒(arachnoid granulation, AG)
  - 是指膨大的蛛网膜绒毛突入较大的硬脑膜窦腔中
- 异位蛛网膜颗粒(aberrant arachnoid granulation, AbAG)
  - AG 穿透硬脑膜,但未能伸入静脉窦腔,常见于蝶骨或颞骨

影像

- 窦内 AG:静脉窦内边界清楚、不连续的充盈缺损 ±颅内板侵蚀
  - 增强 CT:无强化;密度近似脑脊液
  - MR:T1/T2 信号与脑脊液相近;FLAIR 常为高信号
- AbAG:蝶骨或颞骨多发局灶性缺损
  - 蝶骨常见受累部位:蝶骨大翼
  - 颞骨常见受累部位:后壁或鼓室天盖
  - CT:蝶骨或颞骨多发光滑凹陷

- MR:T1/T2 信号与脑脊液相近

主要鉴别诊断

- 硬脑膜窦发育不全/不良
- 横窦-乙状窦假性损伤
- 硬脑膜窦血栓形成
- 硬脑膜动静脉瘘

临床要点

- 窦内 AG:除少数特例外,无临床症状
- AbAG:大多数无临床症状
  - 若颗粒较大,并出现破裂,可能出现**脑脊液漏**±脑膜炎
  - 蝶骨:脑脊液漏→蝶窦积液→脑脊液鼻漏
  - 颞骨:脑脊液漏→中耳-乳突积液→脑脊液耳漏
  - 较大 AG 常与**脑膨出**相关(±癫痫)
  - **脑膜炎**可能并发于脑脊液漏
- 治疗
  - 窦内 AG:无须治疗
  - AbAG:除非出现脑脊液漏,否则无须治疗

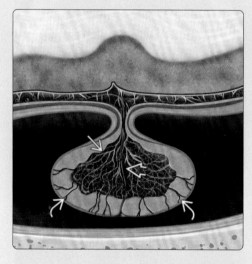
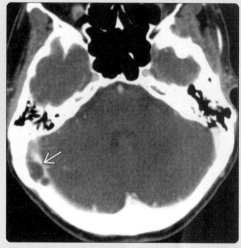

图 4-178　(左图)示意图为巨大蛛网膜颗粒(arachnoid granulation, AG)自蛛网膜下腔突入横窦。脑脊液核心➡延伸入 AG,并经由蛛网膜与静脉窦内皮之间无沟通➡。巨大蛛网膜颗粒内部常可见明显的静脉网络⇒与分隔。(右图)轴位增强 CT 示横-乙状窦分界处巨大蛛网膜颗粒➡。这一发现最初被误诊为静脉窦血栓形成

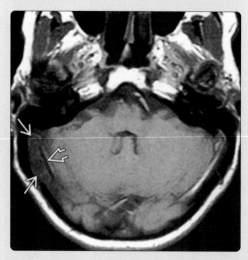
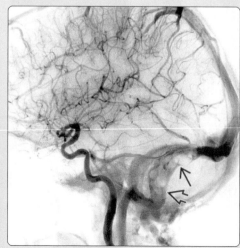

图 4-179　(左图)同一患者,轴位 T1WI 示位于横窦及近端乙状窦的多发低信号巨大蛛网膜颗粒➡。其内侧低信号线形结构➡为硬脑膜。(右图)颈内动脉血管造影侧位像清晰地显示横窦➡、近端乙状窦➡内多发巨大蛛网膜颗粒。病变处未见窦内压力差

术语

缩写

- 蛛网膜颗粒(arachnoid granulation,AG)
- 异位蛛网膜颗粒(aberrant arachnoid granulation,AbAG)

同义词

- Pacchionian 凹陷、颗粒、小体
- 若颗粒较大→"巨大"蛛网膜颗粒
- 若位于蝶骨和颞骨→AbAG

定义

- 蛛网膜绒毛:用于描述较小的 AG
- AG:膨大的蛛网膜绒毛突入较大的硬脑膜窦腔中
- AbAG:AG 穿透硬脑膜,但未能伸入静脉窦腔,常见于蝶骨或颞骨
  - 亦被称为蛛网膜陷窝或骨-硬脑膜缺损

影像

一般特点

- 最佳诊断要点
  - 窦内 AG:静脉窦内不连续的充盈缺损±颅内板侵蚀
    - 增强 CT:无强化;密度近似脑脊液
    - MR:T1/T2 信号与脑脊液相近;FLAIR 常为高信号
  - AbAG:蝶骨多发局灶性缺损,多位于蝶骨大翼
    - 骨 CT:蝶骨多发光滑凹陷
    - MR:T1/T2 信号与脑脊液相近
- 部位
  - 最常见受累部位:横窦
  - 其他部位:乙状窦、矢状窦,或直窦
  - AbAG 所在部位:蝶骨,常见于大翼或外侧窦壁
    - 颞骨:后壁或鼓室天盖
- 大小
  - 5~15mm 之间
  - 若超过 15mm 称为"巨大 AG"
- 形态
  - 单发或多发卵圆形病变
  - 颅内板局灶骨性陷窝

CT 表现

- CT 平扫
  - 窦内 AG 与脑脊液等密度
  - 脑脊液的搏动引起颅内板侵蚀或呈波浪状
  - AbAG:蝶骨局灶骨性缺损
    - 若病变较大,表现为多房性;类似骨源性囊性病变
- 增强 CT
  - 静脉窦内部局灶卵圆形充盈缺损,无强化
  - 与脑脊液等信号
  - AbAG:脑脊液密度伴边缘(硬脑膜)轻微强化
- CTV
  - 静脉窦内部局灶性充盈缺损

MR 表现

- T1WI
  - 与脑脊液等信号的静脉窦缺损
- T2WI
  - 高信号(类似脑脊液)
  - 较大静脉窦内由正常流空信号包绕
  - AbAG:蝶骨内高信号缺损
    - 若颗粒较大,可见蛛网膜囊突入蝶窦腔内
      □ 蛛网膜束在缺损内表现为线样低信号
    - 较大损伤可出现脑脊液漏入蝶窦
      □ 若存在脑脊液漏,蝶窦内可见液平
    - 较大病变可引起脑膨出
- T1WI 增强
  - 窦内 AG:硬脑膜窦内血流强化包绕的卵圆形无强化病灶
    - 静脉、分隔可强化
  - AbAG:蝶骨内无强化病灶
- MRV
  - 窦内 AG
    - 原始图像示 AG 所在部位局灶性信号缺失
    - MRV 重建示受累静脉窦充盈缺损

影像检查方法推荐

- 最佳影像检查:
  - 窦内 AG:增强 MR+MRV
  - AbAG:颅底骨 CT
    - 增强 MR 重点观察蝶骨区

鉴别诊断

硬脑膜发育不全/不良

- 先天性横窦发育不全/不良
- 小脑幕"高分裂(high-splitting)"

横窦-乙状窦假性损伤

- 窦内的非对称性复杂血流,与本病相似
- 并非出现于所有序列;MRV 可排除该病

硬脑膜窦血栓形成

- 静脉窦内长节段血流下降
- CT 平扫:密度升高
- 增强 CT:静脉窦腔内无强化血凝块
- MR:T1 高信号或 T2 序列流空消失
  - T1 增强:静脉窦腔内无强化血凝块

硬脑膜动静脉瘘

- MR:横窦-乙状窦再通、形态不规则
  - MRA:颈外动脉分支增粗、反流;早期静脉引流
- 血管造影:颈外动脉分支增粗、反流

病理

一般特点

- 病因
  - 窦内 AG:正常变异的蛛网膜绒毛膨大

- 穿透被覆于静脉窦表面的硬脑膜
- AG 边缘蛛网膜帽细胞负责脑脊液的重吸收
  - AbAG：AG 穿透硬脑膜，但未能伸入蝶骨或颞骨的静脉窦腔
    - 脑脊液的搏动使 AbAG 进一步扩大，蛛网膜囊腔膨大
    - 膨大的蛛网膜囊袋穿透其下邻近结构（硬脑膜及其下骨质）
    - 若囊袋牵拉邻近结构造成着力点出现破裂，脑脊液可进入受累气腔中
      - 蝶骨-蝶窦：脑脊液漏→蝶窦积液→脑脊液鼻漏
      - 颞骨-气房：脑脊液漏→中耳-乳突积液→脑脊液耳漏
      - 较大 AG 的病例可能会引起脑膨出

大体病理和术中特征

- AG：突入静脉窦或蛛网膜下腔的光滑蛛网膜颗粒
- AbAG：蝶窦外侧壁或蝶骨大翼骨-硬脑膜及骨性缺损

显微镜下特征

- 膨大的蛛网膜绒毛
- 中央为脑脊液核心的疏松结缔组织
- 边缘区为致密结缔组织
- 穿透静脉窦壁硬脑膜

临床要点

临床表现

- 最常见症状体征
  - 窦内 AG：除少数特例外，无临床症状
    - 若怀疑静脉窦内存在巨大 AG，导致静脉性高压伴头痛，需行血管造影及压力测定
    - 大多数病例中，硬脑膜窦中巨大 AG 两侧不存在压力差
  - AbAG：大多数无临床症状
    - 若脑脊液搏动导致 AbAG 进一步膨大，突入蝶窦或颞骨骨壁，可能出现脑脊液漏±脑膜炎
      - 蝶窦壁破裂→脑脊液鼻漏
      - 颞骨气房破裂→脑脊液耳漏
    - 若出现严重脑膨出，可能发生癫痫
- 其他症状体征
  - 肥胖中年女性患者脑脊液鼻漏可引起良性颅内压升高
    - 在蝶窦周边蝶骨寻找 AbAG 证据

人口统计学

- 年龄
  - 发病率随年龄增加而上升；≥40 岁
- 流行病学
  - 窦内 AG：25% 增强 CT 或 T2WI
  - AbAG：影像学罕见
    - 蝶骨：<2%
    - 颞骨：<1%

病程和预后

- 窦内 AG：一般无症状

- AbAG：可以一直很小
  - 若受脑脊液搏动刺激可逐渐增大，可穿透硬脑膜、骨质和气房
    - 可致脑脊液漏、脑膨出、脑膜炎

治疗

- 窦内 AG：无须治疗
- AbAG：除非出现脑脊液漏，否则无须治疗
  - 较大的无症状性 AbAG 可随诊
  - 若蝶窦或颞骨内部出现脑脊液漏，需行手术修补硬脑膜
    - 手术修补可降低脑膜炎发生概率

诊断纲要

注意

- 若窦内巨大 AG 伴头痛病史，考虑行血管造影评估窦内压力差
- 若发现蝶骨外侧壁 AbAG，寻找是否存在蝶窦内液体以明确脑脊液漏
  - 亦可采用 MR 评估脑膨出的可能
- 若发现颞骨后壁 AbAG，寻找是否存在乳突小房内液体以明确脑脊液漏

影像解读要点

- 窦内 AG
  - 明确 AG 密度（增强 CT、CT 血管造影）、信号强度（T1/T2 序列）是否与脑脊液相近
  - 明确静脉窦近端及远端影像学表现是否正常
- 蝶窦外侧壁或颞骨后壁的 AbAG
  - 若体积较大或多发，查看是否脑脊液漏

参考文献

1. Battal B et al: Brain herniations into the dural venous sinuses or calvarium: MRI of a recently recognized entity. Neuroradiol J. 27(1):55-62, 2014
2. De Keyzer B et al: Giant arachnoid granulations mimicking pathology. A report of three cases. Neuroradiol J. 27(3):316-21, 2014
3. Settecase F et al: Spontaneous lateral sphenoid cephaloceles: anatomic factors contributing to pathogenesis and proposed classification. AJNR Am J Neuroradiol. 35(4):784-9, 2014
4. La Fata V et al: CSF leaks: correlation of high-resolution CT and multiplanar reformations with intraoperative endoscopic findings. AJNR Am J Neuroradiol. 29(3):536-41, 2008
5. Lloyd KM et al: Imaging of skull base cerebrospinal fluid leaks in adults. Radiology. 248(3):725-36, 2008
6. Schuknecht B et al: Nontraumatic skull base defects with spontaneous CSF rhinorrhea and arachnoid herniation: imaging findings and correlation with endoscopic sinus surgery in 27 patients. AJNR Am J Neuroradiol. 29(3):542-9, 2008
7. Amlashi SF et al: Intracranial hypertension and giant arachnoid granulations. J Neurol Neurosurg Psychiatry. 75(1):172, 2004
8. Liang L et al: Normal structures in the intracranial dural sinuses: delineation with 3D contrast-enhanced magnetization prepared rapid acquisition gradient-echo imaging sequence. AJNR Am J Neuroradiol. 23(10):1739-46, 2002
9. Casey SO et al: Prevalence of arachnoid granulations as detected with CT venography of the dural sinuses. AJNR Am J Neuroradiol. 18(5):993-4, 1997
10. Leach JL et al: Normal appearance of arachnoid granulations on contrast-enhanced CT and MR of the brain: differentiation from dural sinus disease. AJNR Am J Neuroradiol. 17(8):1523-32, 1996
11. Roche J et al: Arachnoid granulations in the transverse and sigmoid sinuses: CT, MR, and MR angiographic appearance of a normal anatomic variation. AJNR Am J Neuroradiol. 17(4):677-83, 1996

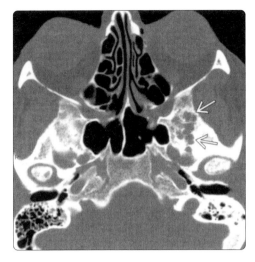

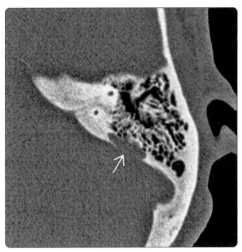

图 4-180 （左图）轴位骨 CT 示蝶窦中部水平蝶骨大翼多发卵圆形骨性缺损➡️，为异位蛛网膜颗粒(蛛网膜陷窝)。这些蛛网膜颗粒可能随脑脊液搏动而逐渐膨大。（右图）左耳颞骨轴位 CT 示乳突鼓室盖后内侧异位蛛网膜颗粒➡️。乳突内未见脑脊液

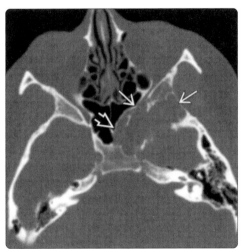

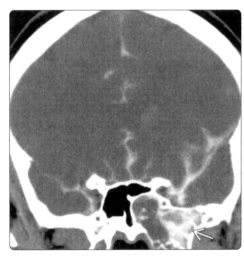

图 4-181 （左图）轴位骨 CT 示蝶骨左侧大翼➡️及基底部➡️多房状病变。该病变的最常见病因为脑脊液搏动所致的异位蛛网膜颗粒膨大。（右图）同一患者,脑池造影冠状位 CT 可见造影剂从蛛网膜下腔外漏➡️至巨大异位蛛网膜颗粒中

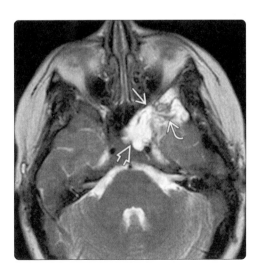

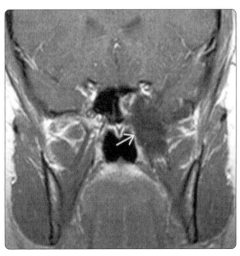

图 4-182 （左图）同一患者,轴位 T2WI 示蝶骨大翼➡️及基底部➡️可见脑脊液信号。含有蛛网膜束➡️的蛛网膜陷窝可见于巨大异位蛛网膜颗粒。（右图）同一患者,冠状位 T1WI 增强示蝶骨翼膨大,其内可见脑脊液信号➡️。这一表现提示蛛网膜陷窝中的巨大异位蛛网膜颗粒内部充满脑脊液

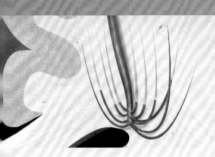

第五章
脑血管畸形

总论

脑血管畸形（cerebrovascular malformation，CVM）是一组血管形态发生异常的不同疾病，包括动脉、毛细血管、静脉以及各种血管不同组合。

CVM 的临床表现、病程和治疗方式取决于它们的类型、部位、大小和血流动力学特征。部分 CVM，如静脉或毛细血管畸形，几乎长期无症状，因此通常仅在影像学检查和尸检中偶尔发现。其他 CVM，如动静脉畸形和海绵状血管畸形，则可能毫无征兆地出现意外出血。

术语

由于缺乏共识，脑血管畸形的命名一直以来比较混乱，包括血管瘤（angioma，hemangioma）、血管发育异常（developmental anomaly）、血管畸形（malformation）和错构瘤（hamartoma）等。例如，静脉血管畸形（venous vascular malformation）也被称为静脉血管瘤（venous angioma）、静脉异常（venous anomaly）、静脉畸形（venous malformation）和发育性静脉异常（developmental venous anomaly，DVA）。文献中，海绵状血管畸形（cavernous malformation）也被称为海绵状血管瘤（cavernous angioma，cavernous hemangioma）和海绵窦瘤（cavernoma）。

在讨论脑血管畸形时使用准确的命名非常重要。目前，血管异常（vascular anomaly）大致可分为两大类：血管畸形（vascular malformation）和血管瘤（hemangioma）。所有的脑血管畸形（又称 angioma）均为血管结构发育异常病变。相反，血管瘤则是真正的由增生血管形成的肿瘤。在最新的 WHO 分类蓝皮书中，血管瘤被归为间叶肿瘤、非脑膜皮型肿瘤。

血管瘤是良性的血管肿瘤，可为毛细血管性或海绵状，而非血管之畸形。大多数颅内血管瘤发生于颅骨、脑膜和硬脑膜静脉窦内，而大多数血管畸形则位于脑实质中。因此，血管瘤这个术语应用于描述血管增殖性肿瘤而非血管畸形。CVM 将在本章中讨论，而血管瘤则作为肿瘤在其他章节讨论。

流行病学

由于缺少准确的流行病学数据，对 CVM 整体患病率的估计比较困难。Cushing 和 Bailey 发现血管异常约占所有颅内肿瘤的 1%。据 ICD-9 编码数据显示，CVM 患者住院率每年为 1.5~1.8 例/10 万人。据估计，约 5% 的非创伤性颅内出血由 CVM 引起。

采用现代影像学技术，尤其是增强 MRI，发现高达 8%~10% 的患者于影像学检查中发现 CVM。大多数（静脉和毛细血管畸形）无临床症状，通常为意外发现。

胚胎学

人类胎儿的血管系统发育由两个相关的过程组成：血管发生和血管生成。血管发生始于中胚层来源的前体细胞——成血管细胞（hemangioblast）首次分化为内皮细胞。成血管细胞岛组成外部的内皮细胞前体（又称血管母细胞）和内部的造血干细胞（hematopoietic stem cell）。

血管母细胞形成毛细血管样的管状结构，构成了原始血管丛。该胚胎血管网将经历一系列的重塑过程，包括出芽、吻合和逆向分化等。血管壁结构生成过程中，迁移活化的血管周细胞引导内皮细胞分化为动脉或静脉亚型。

血管生成是在一系列细胞间信号因子和生长因子调控下进行的，其中包括 Ang-1、Ang-2、Tie2、VEGF、PDGF、TGF-β 以及其他因子。血管生成过程中各个过程及成分的突变就与各种 CVM 的形成有关。

分类

一般而言，CVM 传统上是按组织病理学进行分类，最近的分类是依据胚胎学和分子遗传学进行的。随着神经血管介入技术的发展，CVM 也可采用更具实用性及功能性的分类方法。

组织病理学分类

大多数神经病理学教材将 CVM 分为 4 大类：①动静脉畸形；②静脉血管瘤；③毛细血管扩张症；④海绵状血管瘤。本书采用的即为该组织病理学分类。

胚胎学分类

Lasjaunias 等人提出按胚胎"位变异构"的概念来划分血管畸形，这一概念可以解释某些脑部和皮肤血管畸形之间已知联系。他们将之称为脑动脉异位综合征（cerebral arterial metameric syndrome，CAM）。例如，CAM1 将前脑鼻眼部的 AVM 联系起来。因此，CAM1 患者应同时存在鼻部或者视网膜的神经皮肤 AVM 和脑实质 AVM。

分子学分类

越来越多的家族性 CVM 的致病基因逐渐确定，使我们能够在分子水平上诊断这些疾病。某些基因（如 CCM1/KRIT1、CCM2/MGC4607、CCM3/PDCD10）的特异突变导致常染色体显性遗传的海绵状血管畸形综合征（CCM1、CCM2 和 CCM3）。某些脑部 AVM 患者由于 RASA1 基因突变同时也存在皮肤毛细血管畸形。遗传性出血性毛细血管扩张症（hereditary hemorrhagic telangiectasis，HHT）由多个基因突变造成，如 HHT1 中的内皮素基因（ENG）突变。海绵状血管畸形和静脉血管畸形是缘于分子水平的 CCM 基因突变，还仅仅是表型上的差异，目前尚无定论。

功能性分类

血管介入放射科医生提出一种高度实用的功能性分类系统，将所有的 CVM 分为两个基本类别：①存在动静脉分流的 CVM；②不存在动静脉分流的 CVM。前者包括动静脉畸形和动静脉瘘。后者几乎涵盖了其他所有 CVM（静脉性、毛细血管性和海绵状血管畸形）。前者适合采用介入治疗，而后者适合随诊观察或手术治疗。

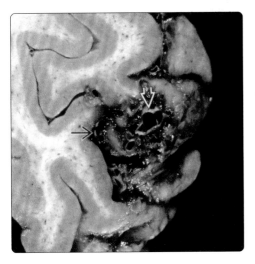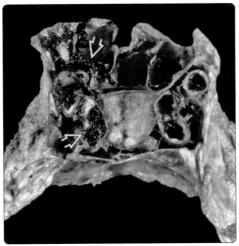

图5-1 （左图）尸检大脑示未破裂的动静脉畸形（AVM）。AVM血管巢由多条薄壁血管组成➡️。图示粗大的血管➡️可能为巢内动脉瘤（Courtesy R. Hewlett, MD）。（右图）尸检示栓塞的颈内动脉-海绵窦瘘，为另一种存在动静脉分流的CVM，可见多条扩张的、动脉化的静脉管腔➡️（Courtesy B. Horton, MD）

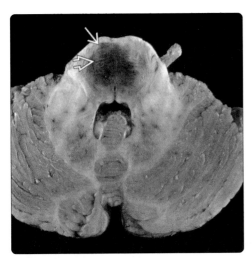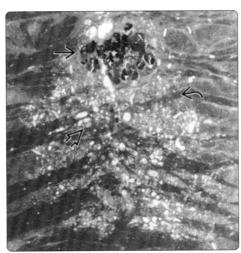

图5-2 （左图）尸检轴位图像显示一巨大脑桥毛细血管扩张症➡️。脑桥横行纤维可见➡️穿过扩张的毛细血管，无中断变形（Courtesy B. Horton, MD）。（右图）低倍显微病理示脑桥海绵状-毛细血管畸形。海绵状血管畸形➡️和多条细小的薄壁血管➡️穿行于正常白质中➡️（Courtesy AFIP）

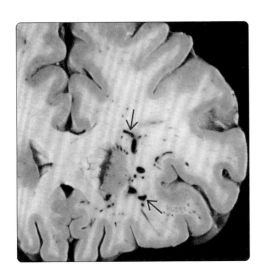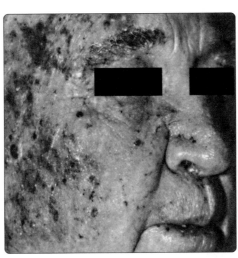

图5-3 （左图）尸检脑冠状位示额叶侧脑室旁偶然发现的发育性静脉异常。可见增粗的静脉管腔➡️和其中的正常脑白质（Courtesy M. Castillo, MD）。（右图）遗传性出血性毛细血管扩张症患者合并多次严重鼻出血，临床照片显示皮肤、头皮、鼻腔及口腔黏膜可见数量众多的小毛细血管扩张

要　点

术语

- 软脑膜血管畸形
  - 动脉→静脉分流,之间无毛细血管床介入

影像

- 一般特点
  - 幕上(85%),后颅窝(15%)
- CT/CTA
  - 等/高密度的蛇形血管±钙化
  - 供血动脉、畸形血管团巢和引流静脉强化
- MR
  - "蠕虫袋"/匍行的"蜂巢"样流空组成的血管巢
  - 在 AVM 血管团中无正常脑组织
  - 轻度或无占位效应
  - ±FLAIR 上高信号(胶质增生)
  - 若存在出血,T2* GRE 上有"开花征"
- DSA:显示内部血管构造,即 AVM 的 3 个组成成分的最佳手段
  - 增粗的供血动脉
  - 排列紧密的血管巢
  - 扩张的引流静脉
- 巢内"动脉瘤">50%
- 供血动脉血流相关性动脉瘤(10%~15%)

主要鉴别诊断

- 胶质母细胞瘤合并动静脉分流
- 硬脑膜动静脉瘘

临床要点

- 年出血风险差异大
  - 总体年出血风险为 2%~4%(累计值)
  - 未破裂 AVM,且血管巢及引流静脉均位置表浅,则出血风险<1%
  - 已破裂 AVM,且血管巢及引流静脉均位于深部,则出血风险≥30%

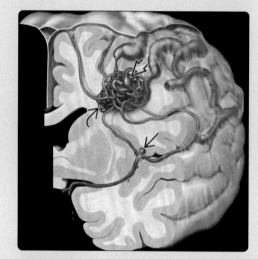
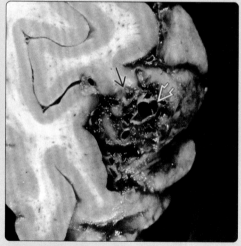

图 5-4 (左图)冠状位示意图为典型脑动静脉畸形(AVM)。可见血管巢⊿和巢内动脉瘤⊠,增粗的供血动脉和"带蒂"动脉瘤⊟。(右图)尸检示典型的 AVM。血管巢⊿内紧密排列的血管之间无正常脑组织。可见一薄壁巢内动脉瘤⊿(Courtesy R. Hewlett, MD)

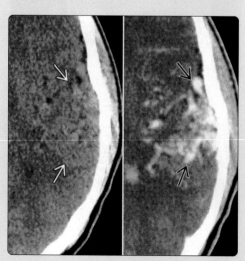
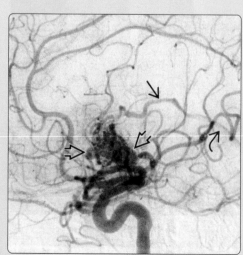

图 5-5 (左图)轴位 CT 平扫(左侧)示未破裂 AVM 典型的蛇形强化⊟。CT 增强(右侧)示典型的显著均匀楔形强化⊟。(右图)侧位 DSA 示典型的 AVM,可见一个由排列紧密的血管组成的血管巢⊿。无巢内动脉瘤或供血动脉带蒂动脉瘤。可见深部静脉提前引流入大脑内静脉⊟和直窦

术语

缩写

- 动静脉畸形(arteriovenous malformation,AVM)

定义

- 软脑膜血管畸形,伴动脉→静脉直接分流,中间无毛细血管床介入

影像

一般特点

- 最佳诊断要点
  - MR 上"蠕虫袋"(流空)信号,轻度或无占位效应
- 部位
  - 可发生于脑部任意部位
    - 幕上(85%),后颅窝(15%)
  - 98%为孤立、散发
    - 多发 AVM 罕见,通常表现为综合征
- 大小
  - 大小各异
  - 大多数症状性 AVM 为 3~6cm
- 形态
  - 3 个成分
    - 增粗的供血动脉
    - 排列紧密的血管巢
    - 扩张的引流静脉
  - 其中无正常脑组织

CT 表现

- CT 平扫
  - 可正常(如 AVM 非常小)
  - 等/高密度蛇形血管
  - 25%~30%可见钙化
  - AVM 出血→脑实质、脑室内出血>>蛛网膜下腔出血
  - 栓塞后表现:血管巢内液态栓子呈高密度
- 增强 CT
  - 供血动脉、血管巢和引流静脉显著强化
- CTA
  - 可显示增粗的动脉和引流静脉

MR 表现

- T1WI
  - 信号随血流速度、方向、是否出血及出血时间而变化
  - 排列紧密的肿块:"蜂巢"样流空
- T2WI
  - 匍行的"蜂巢"样流空信号组成的血管巢
  - 不同程度的出血
  - 血管巢内几乎或完全无正常脑组织
    - 可见少量胶质增生性高信号组织
- FLAIR
  - 流空±周围高信号(胶质增生)
- T2*GRE
  - 如果存在出血,可见"开花征"
- 增强 T1WI
  - 血管巢和引流静脉明显强化
  - 快速血流可无强化("流空")
- MRA
  - 有助于大致评估栓塞/放疗后血流情况
  - 无法显示血管巢结构细节

血管造影表现

- DSA 是显示血管巢内部构造的最佳手段
- 提高帧频,并增加每次采集造影剂注射的体积和速率
- 显示 AVM 的 3 个成分
  - 增粗的动脉±流速相关动脉瘤
  - 紧密排列的血管组成的血管巢±巢内动脉瘤
  - 提前显影的引流静脉±高流量血管病引起的静脉狭窄(增加颅内出血的风险)
- 27%~32%具有"双重"动脉供血(软脑膜、硬脑膜)

检查方法推荐

- 最佳影像检查
  - 高帧频 DSA±超选导管
- 检查方案推荐
  - 标准 MR(包括增强 MRA,GRE 序列)

鉴别诊断

胶质母细胞瘤合并动静脉分流

- 胶质母细胞瘤强化(DSA 上肿瘤的造影剂流出),有占位效应
- 血管间存在部分脑组织

血栓形成的(隐匿性)动静脉畸形

- 海绵状血管瘤
- 钙化的肿瘤
- 少突胶质细胞瘤
- 低级别星形细胞瘤

硬脑膜动静脉瘘

- 无血栓形成的管腔内存在动静脉分流±部分血栓形成性硬脑膜静脉窦、平行的静脉血管或邻近的皮层静脉
- 最常见部位=横窦/乙状窦
- 与软脑膜动静脉血管畸形的不同在于:
  - 部位:血管巢和硬脑膜静脉窦关系密切
  - 主要供血来源:硬脑膜动脉>>软脑膜动脉
    - 例如:脑膜中动脉、脑膜后动脉,小脑镰动脉,ICA 海绵窦段的小脑幕支,枕动脉,Davidoff 和 Schechter 动脉
  - 部分较大硬脑膜动静脉瘘(dural AV fistula,dAVF)可能存在软脑膜侧支供血
  - 血流相关动脉瘤罕见

病理

一般特点

- 病因
  - 血管生成的调控异常
    - 血管内皮生长因子(VEGF),介导内皮增殖和迁移的受体
    - 介导血管成熟、重塑的细胞因子受体
- 遗传学

- 散发性 AVM 有多个上调或下调基因
  - 参与血管生成的同源基因(如 HOXD3 和 HOXB3)可能出现功能异常
  - 9 号常染色体上 p21 的单核苷酸多态性可能与 AVM 临床和血管造影特征有关
  - 综合征性 AVM(占 2%)
    - HHT1 中的多发 AVM(*endoglin* 基因突变)
    - 颅面部动静脉变异构综合征(CAM)具有眶部/颌面部±颅内 AVM
- 合并异常
  - 供血动脉的血流相关动脉瘤(10%~15%)
  - 巢内"动脉瘤">50%
  - 血管"盗血"可造成邻近脑组织缺血
    - PET 可显示血流动力学异常

分期、分级和分类

- Spetzler-Martin(SM)分级
  - 以下手术风险评级得分的总和分为 1~5 级
    - 大小
      - □ 小型(<3cm)= 1
      - □ 中型(3~6cm)= 2
      - □ 大型(>6cm)= 3
    - 部位
      - □ "非重要功能区"= 0
      - □ "重要功能区"= 1
      - □ "重要功能区"是指感觉运动皮层、视觉皮层,下丘脑,丘脑,内囊,脑干,小脑脚,深部核团
    - 静脉引流
      - □ 仅累及浅表静脉 = 0
      - □ 深部静脉受累 = 1
- 基于显微手术预后,Lawton 提出改良的 SM 分级
  - Grade Ⅲ 中又不尽相同,可进一步分为三个亚类
    - 小型 AVM 位于重要功能区,且具有深部静脉引流(Grade Ⅲ-)
    - 中型 AVM 具有深部静脉(Grade Ⅲ)或位于"重要功能区"(Grade Ⅲ+)
    - 大型 AVM(Grade Ⅲ*)

大体病理和术中特征

- 缠结的血管构成的致密楔形团块

显微特征

- 表现多样
  - 供血动脉通常增粗,但发育成熟(部分管壁可增厚)
  - 增粗的引流静脉(可出现相应的静脉曲张、狭窄)
  - 血管巢
    - 大量细小动静脉分流聚集而成
    - 发育不良的薄壁血管(无毛细血管床)
    - 胶原纤维排列紊乱,肌化程度各异
    - 内部不存在正常脑组织(可有部分胶质增生)
  - 血管巢周围毛细血管网(perinidal capillary net-work,PNCN)
    - 血管巢周围 1~7mm 的范围内,环绕以扩张的毛细血管

- PNCN 中的血管比正常毛细血管大 10~25 倍

临床要点

临床表现

- 最常见的症状体征
  - 头痛合并出血(50%~60%)
  - 癫痫发作(15%~25%)
  - 局灶性神经功能障碍(10%~25%)
- 临床特点
  - 年青壮年患者出现自发性(非创伤性)ICH

人口统计学

- 年龄
  - 发病高峰年龄 = 20~40 岁(15 岁之前占 25%)
- 性别
  - 男 = 女
- 流行病学
  - 最常见的症状性脑血管畸形
  - 散发性 AVM 发病率:0.04%~0.52%

病程和预后

- 脑 AVM 具有多种形态和血管构成
  - 年出血风险差异显著
    - 总年出血风险为 2%~4%(累计值)
    - 未破裂 AVM,且血管巢及引流静脉均位置表浅,则出血风险<1%
    - 已破裂 AVM,且血管巢及引流静脉均位于深部,则出血风险≥30%

治疗

- 栓塞
- 显微神经外科手术切除
- 立体定位放射外科治疗

诊断纲要

注意

- MR 上发现血管样病变中血流流空之间存在脑实质,则该病变很可能为血管肿瘤,而不是 AVM

影像解读要点

- 仔细寻找"带蒂"巢内动脉瘤
- 寻找提前显影的微小引流静脉;这可能是诊断巨大血栓形成性 AVM 的唯一线索

参考文献

1. Ding D: Pathobiology of cerebral arteriovenous malformations: correlating genetic polymorphisms to clinical presentation and nidus angioarchitecture. Cerebrovasc Dis. 38(1):75, 2014

2. Gaballah M et al: Intraoperative cerebral angiography in arteriovenous malformation resection in children: a single institutional experience. J Neurosurg Pediatr. 13(2):222-8, 2014

3. Jeon HJ et al: Surgical outcomes after classifying Grade III arteriovenous malformations according to Lawton's modified Spetzler-Martin grading system. Clin Neurol Neurosurg. 124:72-80, 2014

4. Mohr JP et al: Medical management with or without interventional therapy for unruptured brain arteriovenous malformations (ARUBA): a multicentre, non-blinded, randomised trial. Lancet. 383(9917):614-21, 2014

5. Shankar JJ et al: Angioarchitecture of brain AVM determines the presentation with seizures: proposed scoring system. AJNR Am J Neuroradiol. 34(5):1028-34, 2013

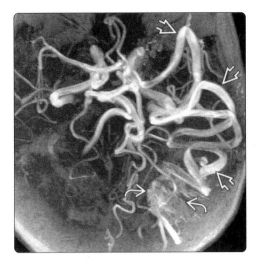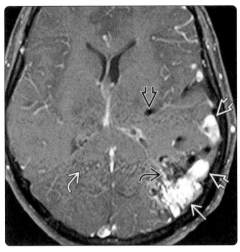

图 5-6 （左图）38 岁患者，进行性加重的头痛和视力障碍，轴位 TOF MRA 的 MIP 图像示左侧顶枕部 AVM➡，供血动脉 MCA 明显增粗➡。（右图）同一患者轴位增强 MR T1WI 示血管巢明显强化➡和表浅引流静脉➡。由于血管内的高速血流，部分血管巢➡和供血动脉➡呈流空信号。图像中可见明显播散的相位伪影➡

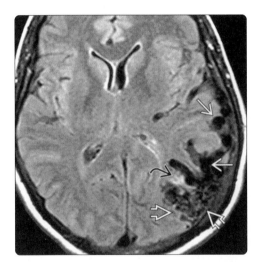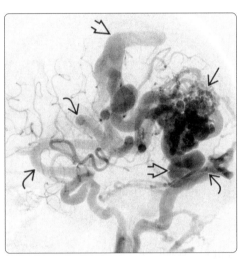

图 5-7 （左图）轴位 FLAIR 示"蜂窝"样流空信号，为 AVM 的血管巢➡。血管巢前方巨大蛇形的流空信号为供血动脉 MCA±引流静脉➡。相对于病变大小，左侧脑室三角区仅存在轻微占位效应。血管巢周围部分高信号➡可能提示胶质增生。（右图）同一患者颈内动脉 DSA 侧位像示增粗的 MCA 供血动脉➡、扩张/扭曲浅表引流静脉和 AVM 血管巢➡

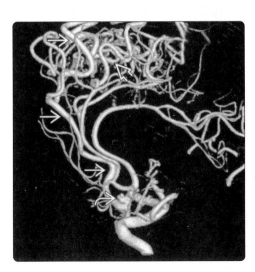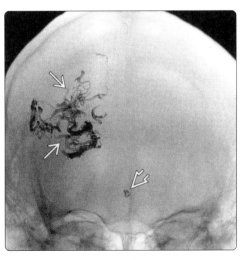

图 5-8 （左图）左斜位颈内动脉 3D DSA 示增粗的大脑前动脉➡供血额叶 AVM➡。前交通动脉的血流相关动脉瘤➡可能为 ICH 潜在诱因。（右图）前后位未减影图像示 ACA 和 MCA 多条供血动脉 3 次分期栓塞后，血管巢内可见玛瑙样充盈缺损以及邻近供血动脉➡。ACA 供血动脉栓塞之前，ACoA 血流相关动脉瘤已被弹簧圈填充➡

要　点

影像

- 部位：硬脑膜窦壁
  - 后颅窝>>幕上
  - 可累及任意硬脑膜窦（TS/SS 最常见）
- CT 平扫
  - 通常正常
  - 若出口静脉发生栓塞或者血流相关动脉瘤、静脉袋破裂，可能会出现 ICH
- CT 骨窗
  - 扩张的颅骨内血管沟
  - ±增宽的棘孔
- MR
  - 栓塞的静脉窦为等信号±T1/T2WI 上的流空信号
  - 栓塞的静脉窦在 $T2^*$ 上表现出"开花征"
  - dAVF 存在皮层静脉引流，可有脑实质出血
  - FLAIR：等信号栓塞静脉窦±如存在静脉充血或者缺血，可引起周围水肿
- MR/CTA：栓塞的硬脑膜窦壁上（裂隙状）微小血管网

主要鉴别诊断

- 发育不良的横窦-乙状窦
- 乙状窦-颈静脉孔假性病变
- 栓塞的硬脑膜窦
- 硬脑膜窦狭窄

病理

- 成人 dAVF 通常为获得性，而非先天性
- 可继发于创伤、静脉窦栓塞
- 病理性激活新生血管生成作用

临床要点

- 占所有伴动静脉分流的脑血管畸形的 10%~15%
- 成人>>儿童
- 疾病进展取决于病变部位和静脉引流方式
- 治疗手段：血管内介入治疗、手术和立体定向放疗

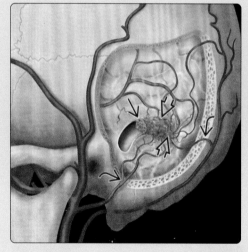
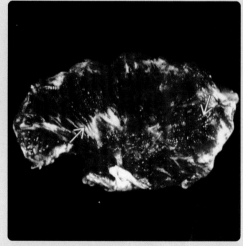

图 5-9　（左图）示意图示横窦栓塞的 dAVF ➡。由颈外动脉发出的多条骨穿支 ➡ 向位于硬脑膜上大量微小动静脉瘘供血 ➡。（右图）横窦壁上切除的 dAVF 肿块手术标本示大量裂隙样血管 ➡（Courtesy R. Hewlett, MD）

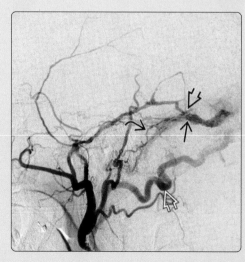
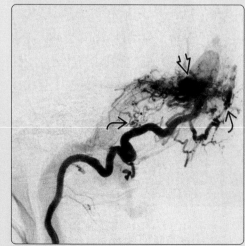

图 5-10　（左图）颈外动脉 DSA 侧位像示 dAVF 血管造影的典型表现。同侧横窦闭塞 ➡，耳后动脉 ➡ 多条粗大分支向横窦壁上的 dAVF ➡ 供血。枕动脉 ➡ 明显增粗。（右图）同一患者，选择性枕动脉造影清晰地展示了闭塞横窦中的 dAVF 团块 ➡。可见多条增粗的骨穿支 ➡ 向颅内的 dAVF 供血

术语

缩写

- 硬脑膜动静脉瘘(dural arteriovenous fistula,dAVF)

同义词

- 硬脑膜动静脉瘘(dural arteriovenous shunt,dAVS)

定义

- 具有常见血管构筑的一系列不同病变(硬脑膜静脉窦壁中的动静脉短路)

影像

一般特点

- 最佳诊断要点
  - MR/CTA:栓塞的硬脑膜窦壁上的(裂隙样)微小血管网
  - DSA:动脉血供主要来源于脑膜动脉
  - CT 骨窗:扩张的颅骨内血管沟,增宽的棘孔
- 部位
  - 后颅窝>>幕上
  - 可累及任意硬脑膜窦
    - 最常见(35%~40%)= 横窦(transverse sinus,TS)+乙状窦(sigmoid sinus,SS)
    - 其他常见部位 = 海绵窦(cavernous sinus,CS)、上矢状窦(superior sagittal sinus,SSS)和岩上窦(superior petrosal sinus,SPS)

CT 表现

- CT 平扫
  - 可见颅骨滋养动脉走行的血管沟扩张
  - 同侧棘孔增宽
    - 内含通常为 aAVF 供血的脑膜中动脉
  - 并发症:蛛网膜下腔出血、脑水肿(静脉高压)
- 增强 CT
  - 可见扭曲供血动脉±血流相关动脉瘤(不常见),引流静脉
  - 受累及的硬脑膜窦出现完全性或部分性栓塞或狭窄
- CTA
  - 标准 3D CTA 有助于展示血管构筑的整体情况
  - 320 排动态 4D-CTA 有助于获得容积图像,以及良好的时间/空间分辨率

MR 表现

- T1WI
  - 栓塞的硬脑膜窦显示为等信号±流空信号
- T2WI
  - 栓塞的硬脑膜窦显示为等信号±流空信号
  - 邻近脑组织可见局灶性高信号
    - 寻找逆行性软脑膜静脉引流
    - 寻找静脉性灌注异常

- FLAIR
  - 栓塞的硬脑膜窦显示为等信号±周围水肿(如存在静脉缺血/充血)
- T2*GRE
  - 栓塞的硬脑膜窦的"开花征"
  - 罕见:脑实质出血
    - 通常见于存在皮层静脉引流的病例中
    - 寻找栓塞的引流静脉
- DWI
  - 正常,除非存在静脉性梗死或缺血
- 增强 T1WI
  - 慢性血栓栓塞性静脉窦通常强化
- MRA
  - 有助于显示血管巢构筑和血流动力学的总体情况
  - 若动静脉分流较小或流速较慢,则 TOF MRA 可为阴性
- MRV
  - 显示闭塞的静脉窦、侧支循环
  - 低流速编码值(VENC)的 3DPC 法 MRA 可显示瘘口、供血动脉和引流静脉的逆向血流

血管造影表现

- 常规造影
  - 典型表现为多条供血动脉
    - 颈外动脉(ECA)的硬膜支/骨穿支最常见
    - 颈内动脉(ICA),椎动脉(VA)的小脑幕支/硬膜支
    - 巨大 dAVF 存在软脑膜动脉侧支供血
  - 常见动脉流入并行的静脉通道("接受者囊",recipient pouch)
  - 受累硬脑膜静脉窦常发生栓塞或狭窄
  - 硬脑膜窦及皮层静脉的血液反流与症状进展、出血风险相关
  - 软脑膜静脉迂曲增粗("假性静脉炎"样)伴静脉充血/静脉高压(临床进展)
  - 高流量静脉病变→进行性狭窄、出口闭塞、出血

检查方法推荐

- 最佳影像检查
  - DSA±超选硬膜支、骨穿支供血动脉造影
- 检查方案推荐
  - MR 筛查,增强 MRA
  - DSA 用于显示供血和静脉引流

鉴别诊断

软脑膜动静脉瘘

- 先天性血管病变合并脑内血管巢,且之间无正常脑实质
- 主要由软脑膜动脉供血,可能存在硬脑膜动脉的侧支供血(和 dAVF 相反)

乙状窦-颈内静脉孔假性病变

- 缓慢或不对称的血流造成 MR 上多变的信号

- 可采用多重编码梯度 MRV 显示

栓塞的硬脑膜窦

- 侧支/充血的引流静脉类似于 dAVF
- 可为自发性、创伤性或感染性(血栓性静脉炎)

硬脑膜窦狭窄

- 可有显著的侧支引流静脉

病理

一般特点

- 病因
  - 成人 dAVF 通常为获得性而非先天性
    - 通常为特发性
    - 可继发于创伤、静脉窦栓塞
  - 幼儿 dAVF 为先天性,通常与硬脑膜窦增宽有关
  - 新生血管生成作用的病理性激活
    - 肉芽组织中增生的毛细血管在硬膜窦中被机化的血栓所阻塞
    - 硬膜内层微血管网的出芽/增生与薄壁静脉丛相连,构成了微动静脉瘘
    - dAVF 中的高 bFGF、VEGF 表达
- 合并异常
  - 皮层静脉引流与水肿、脑病相关
  - 静脉高压可导致儿童发育迟滞
  - 皮层静脉/硬脑膜窦的动脉化血流→高流量静脉病变,ICH 和脑病风险上升

分期、分级和分类

- 颅内 dAVF 的 Cognard 分型提出 ICH 风险与静脉引流方式相关
  - 1 型:位于静脉窦壁内,正常的顺行静脉引流(低风险;良性病程)
  - 2A 型:位于静脉窦壁内,存在血液反流至静脉窦(但未达皮层静脉)
  - 2B 型:反流至皮层静脉(10%~20%出血风险)
  - 3 型:直接皮层静脉引流,无静脉扩张(40%出血风险)
  - 4 型:直接皮层静脉引流,静脉扩张(65%出血风险)
  - 5 型:脊髓髓周静脉引流(进行性脊髓病)

大体病理和术中特征

- 多条增粗的硬脑膜动脉汇入栓塞的硬膜窦壁上
- 增粗的皮层引流静脉(±血管狭窄、扩张或迂曲)

显微镜下特征

- 动脉化静脉的内膜不规侧增厚和内弹力层不同程度缺失

临床要点

临床表现

- 最常见的症状体征
  - 临床表现取决于病变部位、有无静脉高压
    - 横窦-乙状窦(TS-SS)=搏动性耳鸣
    - 海绵窦=搏动性突眼,第 Ⅲ、Ⅳ、Ⅵ 对脑神经病变
    - 幼儿 dAVF:发育迟滞,头围增加
  - 不常见:脑病相关症状(静脉高压、缺血或栓塞)
    - 进行性痴呆
- 临床特点
  - 中年患者出现脉搏同步性耳鸣

人口统计学

- 年龄
  - 成人>>儿童
    - 通常见于中年患者
    - 儿童 dAVF 罕见,死亡率高
- 流行病学
  - 占所有脑血管畸形伴动静脉分流的 10%~15%

病程和预后

- 取决于病变部位和静脉引流方式
  - 98%的无逆行静脉引流的 dAVF 为良性病程
  - 逆行静脉引流的 dAVF,临床病程进行性加重

治疗

- 保守治疗:观察±颈动脉压迫术
- 如存在以下情况:①存在出血风险;②1、2A 型伴搏动性耳鸣,治疗方式如下:
  - 用微粒或液体材料栓塞供血动脉,弹簧圈栓塞引流静脉囊/静脉窦
  - 受累硬膜窦的手术骨架化

诊断纲要

注意

- DSA 可用于排除非主观性搏动性耳鸣患者的 dAVF

影像解读要点

- 小 dAVF 的 MR+MRA 可为阴性
- 行 DSA 排除 dAVF 时,一定要行双侧 ICA、ECA 和椎动脉检查

参考文献

1. Tian B et al: Four-dimensional computed tomography angiographic evaluation of cranial dural arteriovenous fistula before and after embolization. Eur J Radiol. ePub, 2015
2. Zaidi HA et al: Multimodal treatment strategies for complex pediatric cerebral arteriovenous fistulas: contemporary case series at Barrow Neurological Institute. J Neurosurg Pediatr. 1-10, 2015
3. Appaduray SP et al: Pediatric dural arteriovenous malformations. J Neurosurg Pediatr. 14(1):16-22, 2014
4. D'Orazio F et al: 320-Row Detector Dynamic 4D-CTA for the Assessment of Brain and Spinal Cord Vascular Shunting Malformations. A Technical Note. Neuroradiol J. 27(6):710-7, 2014
5. Hacein-Bey L et al: Natural history, current concepts, classification, factors impacting endovascular therapy, and pathophysiology of cerebral and spinal dural arteriovenous fistulas. Clin Neurol Neurosurg. 121:64-75, 2014
6. Shin NY et al: Venous angioarchitectural features of intracranial dural arteriovenous shunt and its relation to the clinical course. Neuroradiology. 55(9):1119-27, 2013

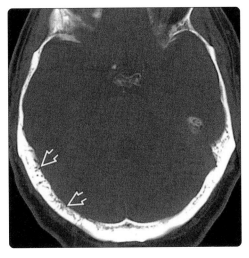
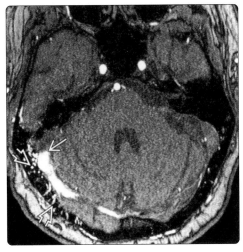

图 5-11 （左图）耳鸣患者，轴位骨窗 CT 示右枕骨鳞部有多个扩张的穿骨支血管沟↗。（右图）同一患者，增强 MRA 示右侧硬脑膜膜窦血栓形成→，多个强化的穿骨支血管沟→等后颅窝 dAVF 特征性表现

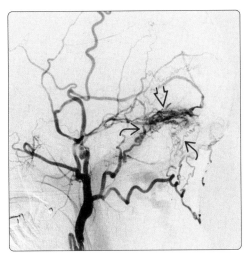
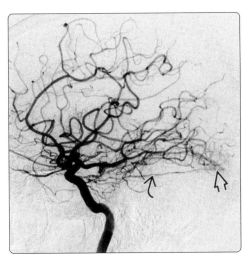

图 5-12 （左图）耳鸣患者，颈外动脉 DSA 侧位像示栓塞横窦中的 dAVF↗，耳后动脉和枕动脉的多条穿骨支↗参与供血。（右图）同一患者，选择性颈内动脉造影示 ICA 海绵窦段发出的脑膜垂体干↗增粗，共同参与 dAVF↗供血

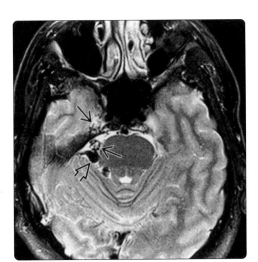
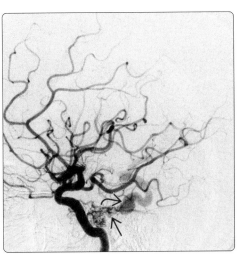

图 5-13 （左图）48 岁男性患者，右侧三叉神经痛，轴位 T2WI 示 Meckel 憩室和桥小脑脚池中缠绕的血管团→和明显的流空信号↗。（右图）同一患者，颈内动脉造影侧位像示缠绕的血管团↗由扩张的 ICA 硬膜支供血，与提早显影的增粗的引流静脉↗形成直接通路

要　点

术语

- 软脑膜血管畸形伴直接动静脉分流
  - 一支或多支软脑膜(皮层)动脉与单个静脉沟通
  - 中间无毛细血管床或巢
  - 可发生于脑及脊髓的任意部位
  - 可位于表面、脑内或室管膜中
- 罕见(占所有脑血管畸形的 1%~2%)

影像

- CT:等/高密度蛇形血管±钙化
  - 供血动脉和引流静脉强化
- DSA
  - 扩张的供血动脉与增粗的静脉直接沟通
  - ±动脉汇合处恰好在瘘连接前
  - 中间无血管巢介入

主要鉴别诊断

- 动静脉畸形(AVM)
- 硬脑膜动静脉瘘
- Galen 静脉动脉瘤样畸形

病理

- 发育成熟的增粗动脉,曲张的引流静脉
- 引流静脉"动脉化",血管壁增厚
  - 可能存在曲张的"动脉瘤"±高流量静脉病变、狭窄

临床要点

- 出血风险远高于 AVM
- 自发性血管闭塞更常见,尤其在婴儿中
- 适用于引流静脉在瘘形成部位闭塞的情况

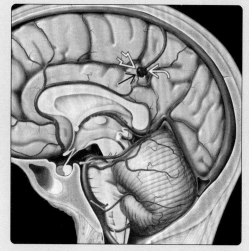
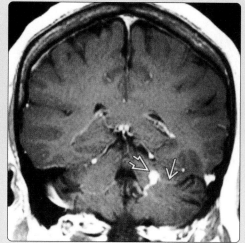

图 5-14 (左图)示意图示直接软脑膜动静脉瘘➡,可见从供血动脉➡到扩张迂曲的引流静脉➡之间血管管径的突然变化。病变内无血管巢这是软脑膜动静脉瘘和 AVM 的不同之处。(右图)冠状位增强 T1WI 示小脑 pAVF,单支供血动脉➡引流入曲张的静脉➡

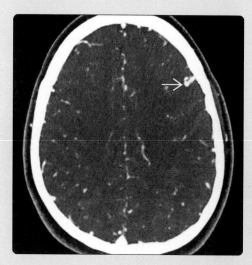
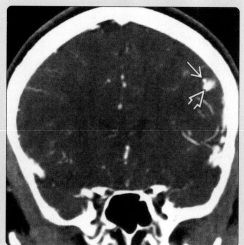

图 5-15 (左图)HHT 患者,轴位 CTA 示脑表面脑沟内的增粗血管➡。(右图)同一患者,冠状位 CTA 示一小簇小动脉➡汇入扩张的静脉中➡。手术证实该病变为 pAVF

术语

缩写

- 软脑膜动静脉瘘(pial arteriovenous fistula, pAVF)

定义

- 软脑膜血管畸形伴直接动静脉分流
  - 一支或多支软脑膜(皮层)动脉与单支静脉通道沟通
  - 中间无毛细血管床或巢结构介入
- 罕见(占所有脑血管畸形的 1%~2%)

影像

一般特点

- 最佳诊断要点
  - 扩张的皮层动脉、引流静脉,但无血管巢结构
- 部位
  - 皮层表面,脑实质内
  - 可发生于脑、脊髓的任意部位
    - 后颅窝罕见

CT 表现

- CT 平扫
  - 等/高密度的蛇形血管
- CTA
  - 显示供血动脉、引流静脉/静脉曲张

MR 表现

- T2WI
  - 扩张匍行的流空信号
  - 各种不同的血肿
- T2*GRE
  - ±"开花样"低信号血液代谢产物

血管造影表现

- 显示血管构筑情况
  - 瘘发生于血管管径突然变化的部位
- 扩张的供血动脉
  - 单支>多支
    - ±动脉汇合处恰好在瘘连接前
  - 直接引流至增粗的静脉
- 中间无血管巢结构介入
- 单支引流静脉(±静脉曲张)

检查方法推荐

- 最佳影像检查
  - DSA 为显示血管构筑的最佳手段
- 检查方案推荐
  - CTA/增强 MRA 是最佳的无创性检查方法

鉴别诊断

动静脉畸形

- 存在明确的由微动静脉分流形成的血管巢结构
  - 血管巢:大小从几微米至几厘米不等
  - 血管巢内存在较大的瘘道连接
  - DSA 显示小血管通道上可见血管瘤样基质
- 比 pAVF 更常见

硬脑膜动静脉瘘

- 动静脉分流位于无血栓形成或部分血栓形成的硬脑膜窦中(DVS)
- 引流至硬脑膜窦
- 与 pAVF 的不同之处:
  - 瘘道与 DVS 关系密切或位于 DVS 壁内
  - 主要供血来自硬脑膜(脑膜)动脉>>软脑膜动脉
    - 例如,脑膜前、中、后动脉,ICA 海绵窦段的小脑幕支,PCA,枕动脉,咽升动脉

Galen 静脉动脉瘤样畸形

- 实际是 Galen 静脉的 pAVF
- 差异仅在位置不同
  - 由脉络膜后动脉内侧支供血,引流至大脑前静脉
  - 经直窦或永存镰状窦引流

病理

一般特点

- 病因
  - pAVM 的致病因素:血管生成失调
  - 创伤
- 遗传学
  - 散发性 pAVF,类似 pAVM,可能存在多个上调/下调表达的致病基因
  - 综合征性 *pAVF* 与 *HHT1* 基因(内皮素基因)突变相关

大体病理和术中特征

- 引流静脉"动脉化"
  - 管壁增厚±高流量静脉病变引起的狭窄
  - 可有曲张性"动脉瘤"

临床要点

临床表现

- 最常见的症状体征
  - 头痛
  - 颅内杂音

病程和预后

- 和 AVM 相比,出血风险增加
  - 保守治疗的死亡率>60%

治疗

- 介入栓塞
  - 适用于引流静脉在瘘道处闭塞的情况
- 显微外科手术分离

参考文献

1. Sugimoto T et al: Effectiveness of intraoperative indocyanine green videoangiography in direct surgical treatment of pediatric intracranial pial arteriovenous fistula. J Neurosurg Pediatr. 15(1):55-9, 2015
2. Jouibari MF et al: Pial arteriovenous fistula with giant varices: report of two cases with good surgical outcome. J Cerebrovasc Endovasc Neurosurg. 16(2):98-103, 2014
3. Lin N et al: Non-galenic arteriovenous fistulas in adults: transarterial embolization and literature review. J Neurointerv Surg. ePub, 2014
4. Jabbour P et al: Endovascular treatment of cerebral dural and pial arteriovenous fistulas. Neuroimaging Clin N Am. 23(4):625-36, 2013

四、Galen 静脉动脉瘤样畸形

术语

- Galen 静脉畸形(vein of Galen malformation,VGAM)
- 脉络膜深动脉和胚胎性前脑内侧静脉(median prosencephalic vein,MPV)之间的动静脉瘘
- 经 MPV 的高血流量阻碍了 Galen 静脉的形成→VGAM 的命名不恰当

影像

- 最佳诊断要点:新生儿或婴儿中巨大中线位置的静脉瘤(MPV)
- 50% 的 MPV 经胚胎性镰状窦引流

主要鉴别诊断

- Galen 静脉动脉瘤样扩张(vein of Galen aneurysmal dilatation,VGAD)
- 儿童硬脑膜动静脉瘘

- 复杂性发育性静脉异常(developmental venous anomaly,DVA)
- 巨大动脉瘤

病理

- 是新生儿高输出型心力衰竭最常见的心外病因
- 合并异常
  ○ 脑积水
  ○ 脑缺血/脑萎缩

临床要点

- 年龄:新生儿起病最常见
- 预后取决于分流流量、治疗时机和治疗成功与否
  ○ 在 4~5 月龄时可行单次或分期经动脉栓塞治疗(transarterial embolization,TAE)
- 就诊时存在脑部损伤或多系统脏器功能衰竭是治疗的禁忌证

图 5-16 (左图)示意图示 Galen 静脉畸形。可见增粗的脉络膜后动脉➡引流至扩张的 Markowski 前脑内侧静脉(MPV)➡。MPV 继而经胚胎性镰状窦➡汇入上矢状窦。未见直窦。(右图)新生儿患者,高输出型充血性心衰,增强 CT 示团块样 VGAM➡汇入扩张的镰状窦➡,造成阻塞性脑积水

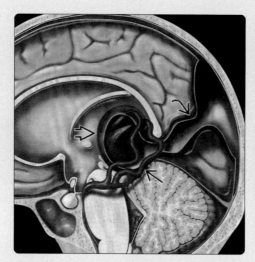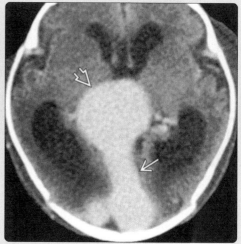

图 5-17 (左图)矢状位 T2WI 示与扩张的 MPV➡沟通的巨大的供血动脉➡。可见镰状窦➡增粗,直窦缺如。(右图)同一患者,DSA 示 VGAM➡由多条动脉通过瘘管直接供血➡

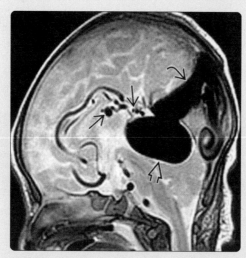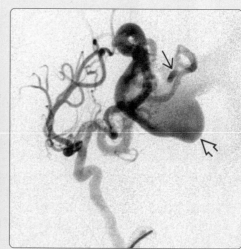

术语

缩写

- Galen 静脉(vein of Galen, VofG), Galen 静脉动脉瘤样畸形(vein of Galen aneurysmal malformation, VGAM), Markowski 前脑内侧静脉(median prosencephalic vein, MPV)

同义词

- Galen 静脉"动脉瘤"(vein of Galen"aneurysm"), Galen 静脉曲张(Galenic varix)

定义

- 胼周动脉/脉络膜深动脉和胚胎性前脑内侧静脉(VofG 的前体)之间的动静脉瘘(AVF)
- 经 MPV 的高血流量阻碍了 Galen 静脉的形成; VGAM 的命名不恰当

影像

一般特点

- 最佳诊断要点发生在新生儿或婴儿中巨大中线位置的静脉瘤(MPV)
- 部位:四叠体池
- 大小:很小到数厘米之间
- 形态:管状或球形的静脉瘤

X 线表现

- 胸片:充血性心力衰竭(CHF)
  ○ 心脏扩大,肺水肿

CT 表现

- CT 平扫
  ○ 相对于脑组织,MPV 为略高密度
  ○ 脑积水
  ○ 皮层下低密度白质为和钙化→慢性静脉性缺血
  ○ 颅内出血(罕见)
- 增强 CT
  ○ 供血动脉和 MPV 的血管性强化
- CTA
  ○ 可显示供血动脉和静脉引流

MR 表现

- T1WI
  ○ MPV:由于高流速血流或湍流呈流空信号或混杂信号
    - 局灶性高信号:血栓
    - 高速血流和湍流可造成相位伪影
  ○ 脑内局灶性高信号:钙化,缺血
  ○ 邻近结构下移:顶盖受压,扁桃体下疝
- T2WI
  ○ MPV:由于高速血流或湍流呈流空信号或混杂信号
  ○ MPV 周围的供血动脉可呈流空信号
  ○ 在髓鞘未形成的胎儿脑组织中很少能见到缺血灶

- DWI:急性缺血/梗死可见弥散受限
- MRA:显示供血动脉
- 增强 MRA:可同时显示动静脉解剖结构
- MRV:显示 MPV 和静脉解剖结构
- 胎儿 MR:明确脑部或其他末梢器官损伤
- 产前或产后的影像检查发现严重损伤是积极治疗的禁忌证

超声表现

- 灰度超声
  ○ 中线肿块呈轻度回声
- 彩色多普勒
  ○ MPV 内动脉化的血流
- 产前超声:孕晚期可确认 VGAM
  ○ 大脑中动脉阻力增加→盗血
  ○ 心脏扩张,胎儿水肿=预后差

血管造影表现

- 常见的供血动脉
  ○ 脉络膜后动脉内侧支/外侧支
  ○ 胼周动脉
- 静脉解剖
  ○ 50%MPV 经胚胎性镰状窦引流
    - 合并直窦缺如
  ○ 其他静脉窦不同程度的缺如或狭窄
  ○ 逆流入软脑膜静脉系统增加颅内出血风险
    - 需紧急处理
  ○ 脑部中央结构的静脉回流通常不经过 MPV,而是经岩上窦和海绵窦引流

检查方法推荐

- 最佳影像检查
  ○ MR 和 MRA/MRV
  ○ 理论上,在患儿 4~5 月龄时,行导管造影和第一次栓塞治疗
- 检查方案推荐
  ○ 增强 MRA 可免除 MRV 检查

鉴别诊断

Galen 静脉动脉瘤样扩张

- 静脉引流至真性 Galen 静脉的动静脉畸形
- 比 VGAM 少见
- 一般不出现在 3 岁前

儿童硬脑膜动静脉瘘

- 高流量瘘道:新生儿表现与 VGAM 类似
- 常见巨大动脉瘤和静脉曲张
- 颈外动脉→窦汇、横窦或上矢状窦
- 分娩后可出现自发性栓塞

复杂性发育性静脉异常

- 正常脑实质的引流静脉扩张
- 无血管巢或动静脉分流
- 和蓝色橡皮疱样痣综合征相关

巨大动脉瘤

- 与静脉异常无关
- 血管壁"洋葱皮"样分层

病理

一般特点

- 胚胎学
  - 正常
    - 脉络膜动脉支流引流至单支临时中线静脉（MPV）
    - 正常情况下，MPV 在孕 11 周时退化
    - 孕 12 周时和大脑内静脉/基底静脉共同形成 Galen 静脉
  - 异常
    - MPV 未退化
    - 原始动静脉瘘道持续存在，形成 VGAM
  - 孕 5 周：动脉开始向原始脑膜分化的脉络丛供血
  - 孕 10 周：脉络丛血流并入大脑内静脉→MPV 退化
  - MPV 尾部保留，和大脑内静脉汇合形成 Galen 静脉
- 病因
  - 脉络膜动脉和 MPV 之间的动静脉瘘
  - 瘘道血流量增加阻止了 MPV 的正常退化
- 遗传学：散发
  - 罕见报道遗传性血管发育不良综合征
- 流行病学
  - 罕见：不到所有脑血管畸形的 1%
  - 多达儿童血管畸形的 30%
  - 是新生儿高输出型心力衰竭最常见的心外病因
- 合并异常
  - 静脉闭塞、狭窄
    - 原发闭锁 vs 压力和血流增加引起的闭塞
    - 为右心提供保护
  - 脑缺血/脑萎缩
    - 动脉盗血
    - 慢性静脉高压
  - 脑水肿
    - 静脉高压引起的 CSF 吸收降低
    - ±中脑导水管阻塞
  - 房间隔缺损，主动脉缩窄

分期、分级和分类

- Lasjaunias 系统
  - Ⅰ型：脉络膜型（多支脉络膜动脉经分支静脉汇入前 MPV）
  - Ⅱ型：管壁型（MPV 下外侧壁有单一/多发瘘道）
- Mortazavi 系统（0~1 分：非紧急，1 期血管内介入治疗；2 分：紧急介入治疗，分期治疗；3 分：考虑介入治疗或姑息治疗，分期治疗）
  - 供血动脉
    - 除 P1~2、丘脑穿支动脉、脉络膜动脉和基底动脉的其他动脉：0 分
    - 以下任一：P1~2、丘脑穿支动脉、脉络膜动脉或基底动脉：1 分
  - 临床症状
    - 无心力衰竭：0 分
    - 心力衰竭：1 分
  - 年龄
    - ≥5 月龄：0 分
    - <5 月龄：1 分

大体病理和术中特征

- 邻近 MPV 的畸形结构
  - 松果体，第三脑室的脉络组织

显微镜下特征

- MPV 血管壁增厚，±钙化

临床要点

临床表现

- 最常见的症状体征
  - 新生儿：高输出型 CHF，颅内杂音
  - 婴儿：巨颅（脑积水）
  - 大龄儿童、成人（罕见）：头痛、颅内出血
- 其他症状体征
  - 发育迟滞，夭折，癫痫发作，器官衰竭

人口统计学

- 年龄：新生儿最常见
  - 3 岁后诊断罕见
- 性别：男：女＝2：1

病程和预后

- 如不治疗，难治性心脏和多系统衰竭将导致新生儿死亡
- 预后取决于分流血流量、治疗时机和治疗成功与否
- 胎儿期的高静脉压可造成严重的颅脑损伤

治疗

- 颅脑损伤和多器官衰竭是治疗的禁忌证
- 需内科治疗 CHF 至 4~5 月龄
  - 心衰的治疗是早期神经介入的保证
- 在 4~5 月龄时行单次或分期经动脉栓塞治疗（TAE）
- 脑积水的治疗尚不统一

诊断纲要

影像解读要点

- 结合相应的临床表现，影像学表现可以确诊

报告建议

- MR 报告需体现颅脑损伤的进行性改变

参考文献

1. Pop R et al: Flow control using Scepter(TM) balloons for Onyx embolization of a vein of Galen aneurysmal malformation. Childs Nerv Syst. 31(1):135-40, 2015

2. Mortazavi MM et al: Vein of Galen aneurysmal malformations: critical analysis of the literature with proposal of a new classification system. J Neurosurg Pediatr. 12(3):293-306, 2013

3. Jagadeesan BD et al: Susceptibility-weighted imaging: a new tool in the diagnosis and evaluation of abnormalities of the vein of Galen in children. AJNR Am J Neuroradiol. 33(9):1747-51, 2012

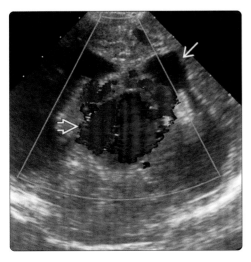
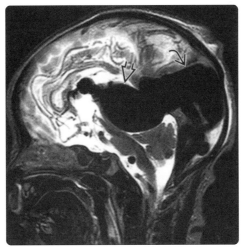

图 5-18　（左图）高输出型 CHF 的新生儿，冠状位彩色多普勒超声示具有双向血流的巨大中线占位➡️。可见脑积水➡️。（右图）同一患者，矢状位 T2WI 示巨大 VGAM、扩张的 MPV➡️和镰状窦➡️，多支脉络膜动脉供血

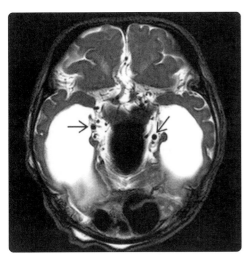
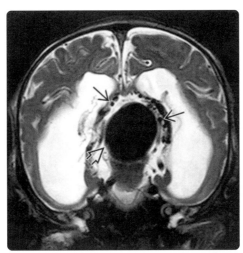

图 5-19　（左图）轴位 T2WI 示严重的梗阻性脑积水，脉络膜供血动脉呈增粗扩张的"流空"➡️。（右图）冠状位 T2WI 示脉络膜供血动脉➡️环绕着高度扩张的 MPV➡️

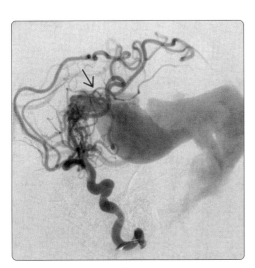
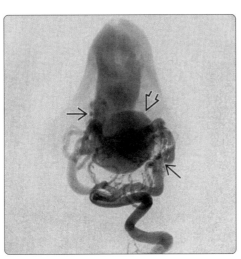

图 5-20　（左图）同一患者，颈内动脉造影侧位 DSA 示多支增粗的大脑前动脉分支➡️向 VGAM 供血。（右图）同一患者，椎基底动脉造影前后位 DSA 清楚地显示高度扩张的大脑后动脉及其脉络膜分支➡️，直接汇入 VGAM➡️（Courtesy S. Blaser，MD）

要　点

术语

- 具有成熟静脉成分的先天性脑血管畸形
- 可能是其他正常静脉引流形式的解剖变异

影像

- 一般特点
  - 增粗的髓质(白质)静脉,伞样静脉回流("海蛇头")
  - 位于脑室角部旁
  - 多个线样或点状强化灶
  - 汇入单支增粗的"集合"静脉
  - "集合"静脉汇入硬脑膜窦/室管膜深静脉
  - 通常为单发,大小各异(<2~3cm)
  - 若为混合畸形或引流静脉栓塞,可发生出血
- CT 表现通常正常,增粗的"集合"静脉可呈高密度
- MR
  - 信号多变,取决于大小和血流
  - SWI 上为低信号(引流静脉的 BOLD 效应)
  - 明显强化

主要鉴别诊断

- 混合血管畸形(通常为海绵状血管畸形)
- 血管肿瘤
- 硬脑膜窦栓塞(慢性)

病理

- 15%~20%同时存在海绵状血管畸形和/或毛细血管畸形
- 蓝色橡皮疱样痣综合征(blue rubber bleb nevus syndrome,BRBNS)
- 脑沟-回形成紊乱(sulcation-gyration disorder),可导致癫痫
- 颈面部静脉或淋巴管畸形(CAM-3)

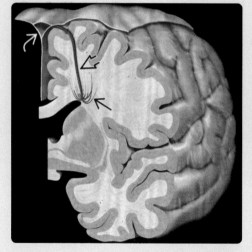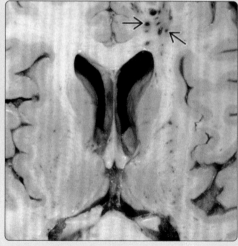

图 5-21　(左图)斜冠位示意图示 DVA 典型伞样"海蛇头"表现,由增粗的髓质(深部白质)静脉➡汇入扩张的经皮层"集合"静脉➡组成,最终引流至上矢状窦➡。(右图)大体病理示偶然发现的 DVA,在侧脑室额角旁可见散在的增粗的静脉管腔➡。静脉分支之间可见正常脑组织。未发现出血(Courtesy R. Hewlett,MD)

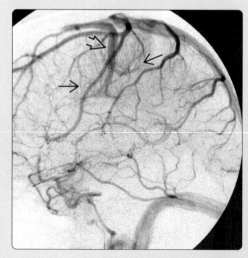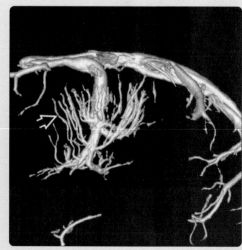

图 5-22　(左图)侧位 DSA 静脉相示 DSA 典型的"海蛇头"表现,多支增粗的髓质静脉➡汇入扩张的经皮层"集合"静脉➡。(右图)同一患者,3D 表面阴影重建清晰的显示了 DVA 典型的"海蛇头"➡(Courtesy P. Lasjaunias,MD)

术语

缩写

- 发育性静脉异常(developmental venous anomaly, DVA)

同义词

- 静脉血管瘤(venous angioma)

定义

- 具有成熟静脉成分的先天性脑血管畸形
- 可能是其他正常静脉引流形式的解剖变异

影像

一般特点

- 最佳诊断要点
  - "海蛇头"(扩张的髓质/白质静脉)
- 部位
  - 位于脑室角部旁
    - 最常见:侧脑室额角旁
    - 其他:临近第四脑室
- 大小
  - 大小差异可很大,但通常<3cm
- 形态
  - 增粗的髓质(白质)静脉,伞样静脉回流("海蛇头")
  - "集合"静脉汇入硬脑膜窦/室管膜深静脉
  - 通常为单发
    - 蓝色橡皮疱样痣综合征中可为多发

CT 表现

- CT 平扫
  - 常见:增粗的"集合"静脉可呈高密度;非病理性表现
  - 偶见:如为混合海绵状血管畸形(CM),则可能存在钙化
  - 罕见:急性脑实质出血(如果引流静脉存在自发性血栓形成)
- 增强 CT
  - 多个线样或点状强化灶
    - 连续层面上边界清楚的、圆形/卵圆形的强化区
    - 汇入单支增粗的管状引流静脉
    - 偶在单一层面可见线样结构

MR 表现

- T1WI
  - 小的 DVA 可表现正常
  - 信号多变,取决于大小、血流
    - 流空
  - 如为混合畸形或引流静脉栓塞,则可发生出血
- T2WI
  - ±流空
  - ±血液代谢产物
- FLAIR
  - 通常正常;如存在静脉性缺血或出血,则可见高信号区域
- T2* GRE
  - 如 CM 较大或合并出血,则 GRE 上可呈低信号(开花征)
  - SWI 上低信号(引流静脉中的 BOLD 效应)
    - 如为高流量,脱氧血红蛋白减少;可呈等信号
- DWI
  - 引流区弥散通常正常或轻度受限
  - 罕见:急性静脉梗死导致弥散受限,呈高信号
- PWI
  - 近80%存在灌注异常
    - 脑血流量(CBF)增加
    - 脑血容量(CBV)增加
    - 平均通过时间(MTT)增加
- 增强 T1WI
  - 明显强化
    - 星形、管状血管汇于"集合"静脉
    - "集合"静脉汇入硬脑膜窦/室管膜静脉
- MRA
  - 动脉期通常正常
  - 增强 MRA 可显示低流量 DVA
- MRV
  - 显示"海蛇头"和引流方式
- MRS
  - 正常

血管造影表现

- DSA
  - >95%的病例中动脉期正常
  - 毛细血管期通常正常(罕见:显著的"流入"±动静脉分流)
  - 静脉期:"海蛇头"
  - <5%不典型(静脉-动静脉畸形的过渡形式,供血动脉增粗,伴动静脉分流)

核医学表现

- 75%的病例邻近脑实质存在代谢降低

检查方法推荐

- 最佳影像检查
  - 增强 T1WI+SWI,MRV
- 检查方案推荐
  - 包含 T2* 序列(GRE,SWI)

鉴别诊断

混合性血管畸形(通常为海绵状血管畸形)

- 常合并出血

血管肿瘤

- 髓质静脉增粗
- 占位效应,通常强化

硬脑膜窦栓塞(慢性)

- 慢性血栓形成→静脉瘀滞
- 髓质静脉作为侧支引流,管腔增粗

斯德奇-韦伯综合征

- 可形成高度增粗的髓质、室管膜下和脉络丛静脉
- 同时存在颜面部血管瘤

静脉曲张（单发）

- 可发生，但是静脉曲张不合并 DVA 很罕见

脱髓鞘疾病

- 罕见：活动性、进行性脱髓鞘病变可见显著的髓质静脉

病理

一般特点

- 病因
  - 不表达生长因子
  - 表达成熟血管生成中的结构蛋白
- 遗传学
  - 大约 50% 为常染色体显性遗传
  - 染色体 9p 上的突变
    - 可见皮肤、口腔/消化道黏膜和脑静脉畸形的不同疾病谱
- 合并异常
  - 15% ~ 20% DVA 合并海绵状和/或毛细血管畸形
  - 蓝色橡皮疱样痣综合征（blue rubber bleb nevus syndrome，BRBNS）
  - 颅骨膜血窦（静脉异常的皮肤体征）
  - 脑沟-回形成紊乱（sulcation-gyration disorder），可导致癫痫
  - 颈面部静脉或淋巴管畸形（CAM-3）
    - 胚胎学
      □ 在正常动脉发育接近完成时髓质静脉发育停止
      □ 发育停止导致原始胚胎性白质深静脉保留

大体病理和术中特征

- 增粗的放射状髓质静脉
- 静脉分支被正常脑组织分隔
- 增粗的经皮层或室管膜下引流静脉

显微镜下特征

- 正常脑白质中弥漫分布薄壁扩张血管（无胶质增生）
- 有时可见增厚的玻璃样变血管壁
- 20% 为混合畸形（CM 最常见），可有出血
- 变异："血管造影隐匿性" DVA，具有紧密排列的畸形血管和部分变性的血管壁

临床要点

临床表现

- 最常见的症状体征
  - 通常无症状
  - 不常见症状

- 头痛
- 癫痫发作（如合并皮层发育不良）
- 出血合并局灶神经功能缺陷（如合并海绵状血管畸形或栓塞）
- 临床特点
  - MR 检查时偶然发现无症状性 DVA 患者

人口统计学

- 年龄
  - 所有年龄
- 性别
  - 男 = 女
- 种族
  - 无已知偏向
- 流行病学
  - 尸检时最常见的脑血管畸形
  - 占脑血管畸形的 60%
  - 增强 MR 检查中，发病率为 2.5% ~ 9%

病程和预后

- 出血风险（每病变每年）：0.15%
  - 引流静脉的狭窄或血栓形成增加出血风险
  - 合并海绵状血管畸形增加出血风险

治疗

- 孤立的静脉异常无推荐治疗方式（尝试切除可引起静脉性梗死）
- 混合型静脉异常：取决于合并病变

诊断纲要

注意

- DVA 内可见正常脑组织介入（并为之提供了主要的静脉引流）

影像解读要点

- 如果你在门诊每月没有见到一两例 DVA，那么你很有可能忽略了它们
- 如果没有进行足够多的增强 MR，那么你可能会漏诊偶发的 DVA

参考文献

1. Harrison G et al: Gamma Knife Stereotactic Radiosurgery for Trigeminal Neuralgia Caused by a Developmental Venous Anomaly. Stereotact Funct Neurosurg. 93(2):110-113, 2015
2. Agarwal A et al: Spontaneous thrombosis of developmental venous anomaly (DVA) with venous infarct and acute cerebellar ataxia. Emerg Radiol. 21(4):427-30, 2014
3. Horsch S et al: Developmental venous anomaly in the newborn brain. Neuroradiology. Epub ahead of print, 2014
4. Iv M et al: Association of developmental venous anomalies with perfusion abnormalities on arterial spin labeling and bolus perfusion-weighted imaging. J Neuroimaging. Epub ahead of print, 2014
5. Jung HN et al: Diffusion and perfusion MRI findings of the signal-intensity abnormalities of brain associated with developmental venous anomaly. AJNR Am J Neuroradiol. Epub ahead of print, 2014
6. Larvie M et al: Brain Metabolic Abnormalities Associated with Developmental Venous Anomalies. AJNR Am J Neuroradiol. ePub, 2014
7. Griffiths D et al: Thrombosis of a developmental venous anomaly causing venous infarction and pontine hemorrhage. J Stroke Cerebrovasc Dis. 22(8):e653-5, 2013

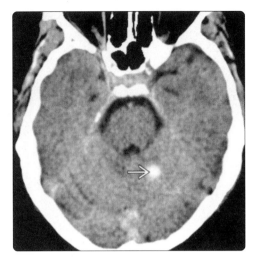

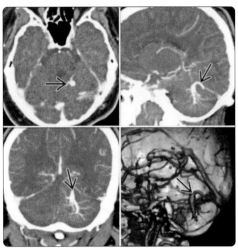

图 5-23 （左图）轴位 CT 平扫示左侧小脑半球边界清楚的高密度灶➡。（右图）同一患者，轴、矢、冠状位和 CTA 3D 重建图像示清楚地显示 DVA ➡

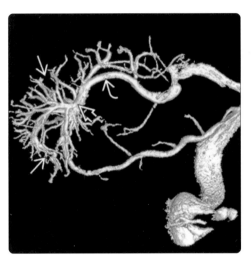

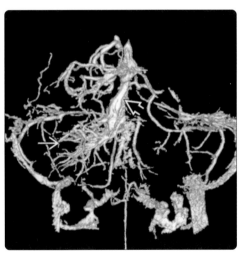

图 5-24 （左图）DSA 颈内动脉造影侧位 3D 示巨大额叶 DVA ➡，引流至大脑内静脉➡的一个隔膜支➡（Courtesy P. Lasjaunias, MD）。（右图）3D DSA 前后位示右侧小脑较大的 DVA ➡，汇入增粗的小脑中央前静脉➡（Courtesy P. Lasjaunias, MD）

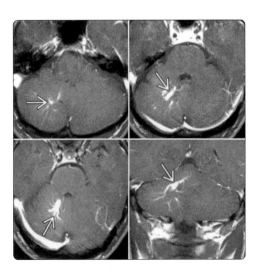

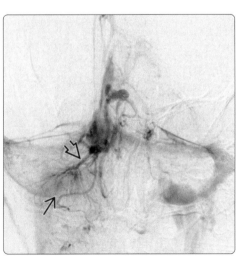

图 5-25 （左图）无症状患者，轴位和冠状位增强 T1WI 系列图像示偶然发现的较大的小脑 DVA ➡。（右图）同一患者，前后位 DSA 静脉相示 DVA 的"海蛇头征"象➡，包括扩张的静脉和一条粗大的"集合"静脉➡

图 5-26 （左图）DVA 常合并皮层发育不良。32 岁女性,头痛,轴位 T2WI 示左侧额叶皮层发育不良➡,周围可见多发明显的"流空信号"➡。（右图）同一患者,增强 T1FS 示左侧额叶巨大静脉瘤➡。纵裂内巨大管状结构是一个大的静脉曲张➡

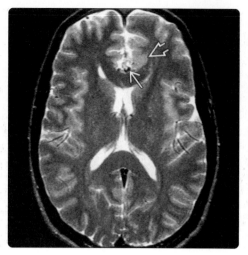
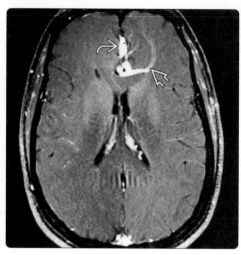

图 5-27 （左图）同一患者,冠状位增强 T1WI 示较大的 DVA➡,汇入纵裂内曲张的静脉➡。（右图）同一患者,矢状位增强 T1WI 示至少 2 条以上的 DVA"集合"静脉➡,汇入纵裂内较大的曲张静脉➡

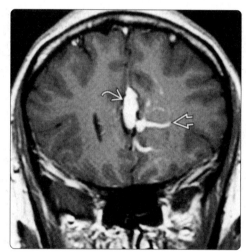
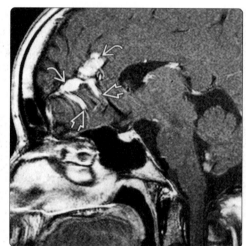

图 5-28 （左图）同一患者,侧位 DSA 静脉早期图像示 DVA 增粗的髓质静脉➡（"海蛇头"）。大"集合"静脉➡正开始充满造影剂。（右图）静脉晚期图像示巨大静脉曲张➡,将 DVA 的血液汇入显著增粗下矢状窦➡。上矢状窦的前三分之一发育不良或缺如,因此上矢状窦起源于➡冠状缝附近一支粗大的皮层静脉汇入处➡

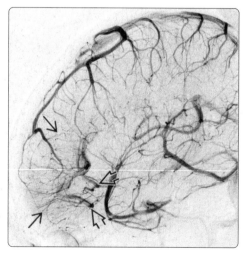
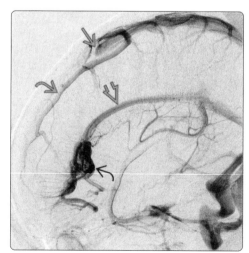

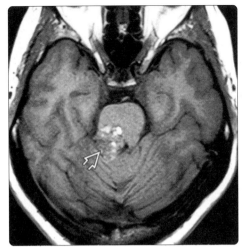
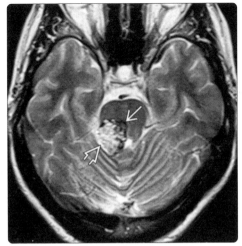

图 5-29　（左图）脑 DVA 常混合海绵状血管畸形。轴位 T1WI 示右侧中脑背侧混杂信号的外生性占肿块（"爆米花球病变"）�。（右图）同一患者，T2WI 示病变内信号混杂➛，周围包绕极低信号的含铁血黄素环➔，提示很可能是海绵状血管畸形

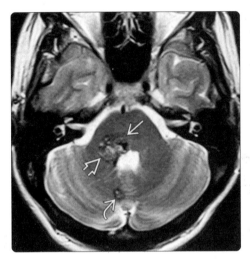
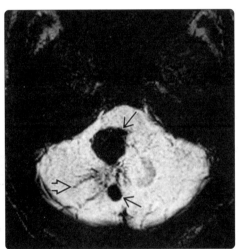

图 5-30　（左侧）同一患者，下方层面的 T2WI 示中脑病变后的另一处"爆米花球"病变➛，其向下延伸进至脑桥中央和右侧小脑脚➔。轻微的线样高信号➔位于两处病变之间。（右图）T2* SWI 示两处病变均为显著低信号➔。线样异常信号于 T2WI 上也为低信号。病变为出血，线样低信号➔则为 DVA 中的脱氧血液

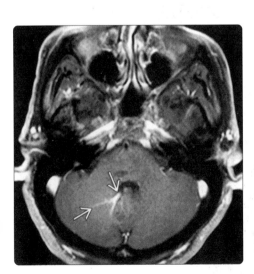
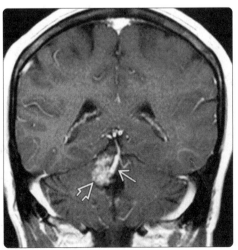

图 5-31　（左侧）增强 T1FS 示 DVA 典型的线样及管状明显强化灶➔。（右图）冠状位增强 T1WI 示海绵状血管畸形➛和 DVA➔。混合性海绵状-静脉血管畸形较常见。外科医生应该知道 DVA 存在时，手术不能结扎"集合"静脉，否则可能引起静脉性梗死

要 点

术语

- 颅内硬脑膜静脉窦和颅外静脉系统的异常沟通

影像

- CTV、MRV 可显示颅骨骨膜窦的所有血管结构
  - CT 可显示骨质缺损
  - 95%位于中线或旁正中矢状位上
    - 最常累及上矢状窦

主要鉴别诊断

- 闭合性脑膨出
  - 主要鉴别点为是闭合性脑膨出合并硬脑膜窦疝出
- 皮样囊肿
- 血管瘤

临床要点

- 存在长期无痛性、可复性的头皮肿块的儿童
- 手术切除后预后良好
- 手术禁忌:如颅骨骨膜窦作为颅内静脉的主要回流血管或者引流发育性静脉异常时

诊断纲要

- 应描述颅骨骨膜窦在颅内静脉回流中的所占的比重
- 评估相关的 DVA 或其他先天性静脉变异
- 颅骨骨膜窦切除前需全面评估 DVS 网
- 需要行 DSA 明确颅内静脉流出途径,鉴别闭合性脑膨出合并硬脑膜窦疝出
  - 25%为优势血管(颅内静脉主要回流途径)
  - 75%为附属血管(颅内静脉次要回流途径)

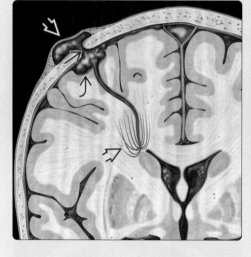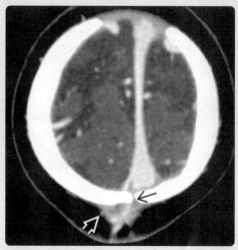

图 5-32 (左图)冠状位示意图示旁正中矢状面上的颅骨骨膜窦,包含了颅内静脉曲张➩、穿骨静脉、DVA➩及头皮静脉曲张➩。颅骨骨膜窦是典型的中线/中线旁头皮静脉曲张,它经穿骨静脉和/或皮质静脉连接上矢状窦。(右图)轴位CTV 示小颅骨骨膜窦。头皮曲张静脉➩经颅顶骨质缺损处➩汇入上矢状窦。未见合并其他颅内异常

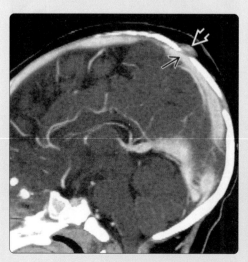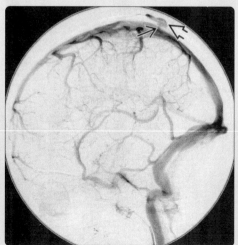

图 5-33 (左图)同一患者矢状位重建 CTV 示头皮静脉曲张➩经颅顶骨质缺损➩与上矢状窦沟通。(右图)另一患者,DSA 静脉晚期示较小的颅骨骨膜窦,一支细小的穿骨静脉➩将曲张静脉➩与上矢状窦相连。这是一个附属型颅骨骨膜窦

术语

缩写

- 颅骨骨膜窦(sinus pericranii,SP)

定义

- 颅内硬脑膜静脉窦(dural venous sinus,DVS)和颅外静脉系统的异常沟通

影像

一般特点

- 最佳诊断要点
  - 头皮血管病变与其下方的 DVS 沟通
- 部位
  - 95%位于中线/中线旁
    - 额部(40%),顶部(34%),枕部(23%),颞部(4%)
  - 上矢状窦(SSS)最常累及
    - 横窦、窦汇不常见
- 大小
  - 头皮病变:1~13cm;2~6cm 最常见
  - 骨质缺损:1~4mm(巨大缺损罕见)
- 形态
  - 颅外部分
    - 最常见=不同大小的静脉曲张
    - 一支或多支增粗的静脉
    - 真性头皮静脉畸形(VM)或 AVM 罕见
  - 颅内部分
    - 中线部位 SP:直接经颅骨与上矢状窦沟通
    - 旁正中矢状位 SP:明显的皮层/头皮静脉与 DVS 沟通
    - ±合并 DVA

CT 表现

- CT 平扫
  - 均匀的软组织密度头皮肿块
    - 分隔、囊变、静脉结石罕见(通常合并 VM)
  - 骨窗
    - 单发或多发的、边界清楚的骨质缺损
    - 侵蚀压力来源于其下方的曲张静脉/VM
- 增强 CT
  - 边界清晰的明显强化
    - 如有血栓形成或 VM,则强化欠均匀
- CTV:显示血管成分的最佳手段

MR 表现

- T1WI
  - 多数呈等信号、低信号,或等低混杂信号
    - 如存在亚急性血栓则呈高信号
    - 如静脉曲张/VM 存在高速血流,则呈"流空"信号
- T2WI
  - 多数呈高信号
    - 由于存在湍流,较大的静脉曲张/VM 可见混杂信号
    - 如静脉曲张/VM 存在高速血流,则呈"流空"信号
- 增强 T1WI
  - 边界清晰的明显强化
    - 如存在血栓,信号混杂
    - 如存在 VM,可见边缘强化或实性强化
- MRV
  - 可显示 SP 所有血管成分

超声表现

- 灰阶超声
  - 低回声头皮肿块和穿骨供血静脉
  - 颅骨的声影限制了颅内结构的评估
- 彩色多普勒
  - 显示血流方向

血管造影表现

- 静脉晚期可显示 DVS 和颅外静脉之间的沟通

其他物理检查表现

- 经皮穿刺静脉造影(percutaneous venography,PV)
  - 显示头皮静脉
  - 显示穿骨静脉及不恒定的 DVS

检查方法推荐

- 最佳影像检查
  - CTV、增强 T1WI/MRV
    - 均适宜显示 SP 及相关颅内异常
    - CT 显示骨质缺损最佳
- 检查方案推荐
  - 术前需行 DSA 检查评估颅内静脉引流情况

鉴别诊断

闭合性脑膨出

- 颅内容物经颅骨缺损向外膨出形成小型的疝
- 除非血管/DVS 同时膨出,否则无强化
- 单独采用 MR 很难鉴别 SP 和闭合性脑膨出

皮样囊肿

- 边界清晰的液体或脂肪密度病变
- 典型部位位于前囟门/前囟

血管瘤

- 明显强化的肿块,伴流空
- 典型的强化演变过程

横纹肌肉瘤、朗格汉斯细胞组织细胞增多症、神经母细胞瘤转移

- 强化的侵袭性占位
- DVS 受侵后表现为充盈缺损

病理

一般特点

- 病因

- 多数为先天性
  - 可能在胚胎发育晚期出现了异常的静脉发育
  - 大多数/大量的板障静脉或导静脉之上出现了颅缝不完全性融合
  - 胚胎期 DVS 血栓形成
- 创伤
  - 颅外板的导静脉破坏
  - 撕裂伤或 DVS 血栓形成
- 自发性
  - 继发于既往"被遗忘"的创伤
  - 亚临床产后 DVS 血栓形成
- 合并异常
  - DVA
  - 全身性静脉畸形
  - 蓝色橡皮疱样痣综合征
  - 多颅缝早闭
    - SP 继发于 DVS、颈内静脉发育不良/闭锁或颅内高压
  - 个案报道有先天性真皮发育不全（cutis aplasia congentia）

分期、分级和分类

- 基于颅内静脉引流情况
  - 25% 为优势血管（颅内静脉主要回流途径）
  - 75% 为附属血管（颅内静脉次要回流途径）

大体病理和术中特征

- 头皮静脉曲张/VM：蓝色的、充满血液的囊性结构或囊性网状结构，颅骨骨膜下方>上方

显微镜下特征

- 头皮静脉曲张/VM：非肌性静脉血管
  - 内衬内皮=先天性
  - 纤维覆盖/纤维帽=创伤性
  - ±吞噬含铁血黄素的巨噬细胞，血栓

临床要点

临床表现

- 最常见的症状体征
  - 无痛、非搏动性前额/头皮肿块（10%可见淡蓝色斑点）
    - 直立位缩小
    - 俯卧位、Valsalva 或哭泣时扩大
  - 罕见：疼痛、头痛、恶心、头晕
- 临床特点
  - 存在长期无痛性、可复性的头皮肿块的儿童

人口统计学

- 年龄
  - 范围：0~70 岁
    - 通常儿童或青年时起病
- 性别
  - 女性略多

- 流行病学
  - 罕见
    - 约 11% 的患者在接受颅面部 VM 治疗时发现

病程和预后

- 尚未明确
  - 通常较稳定，良性病程；自愈罕见
  - 如未发现 SP 被损伤，可能出现出血和空气栓塞的风险
- 手术切除后预后良好

治疗

- 全面评估 DVS，确认 SP 切除的可行性
  - 如 SP 为优势型，则为手术禁忌
- 手术
  - 结扎经颅骨的导静脉，切除头皮病变，用骨蜡修补封闭骨质缺损
- 血管内介入治疗
  - 适用于附属型
  - 经静脉或直接经皮栓塞治疗（弹簧圈，硬化剂）

诊断纲要

注意

- 如 SP 合并多发颅内 DVA，考虑蓝色橡皮疱样痣综合征

影像解读要点

- 评估合并的颅内静脉异常（DVA）和先天性静脉变异
- 颅骨骨膜窦切除前需全面评估 DVS 系统
- 具有诊断意义的影像学特征
  - 除非血栓形成，否则主要鉴别诊断应考虑闭合性脑膨出合并硬脑膜窦膨出

影像报告要点

- 应描述颅骨骨膜窦在颅内静脉回流中的所占的比重

参考文献

1. Pavanello M et al: Sinus pericranii: diagnosis and management in 21 pediatric patients. J Neurosurg Pediatr. 15(1):60-70, 2015
2. Saba R et al: Sinus pericranii in a young adult with chronic headache. BMJ Case Rep. 2013, 2013
3. Akram H et al: Sinus pericranii: an overview and literature review of a rare cranial venous anomaly (a review of the existing literature with case examples). Neurosurg Rev. 35(1):15-26; discussion 26, 2012
4. Kanavaki A et al: Sinus pericranii: a scalp mass in a 6-month-old boy. Pediatr Neurosurg. 48(2):126-8, 2012
5. Kim YJ et al: Sonographic features of sinus pericranii in 4 pediatric patients. J Ultrasound Med. 2011 Mar;30(3):411-7. Erratum in: J Ultrasound Med. 30(5):684, 2011
6. Rozen WM et al: Spontaneous involution of two sinus pericranii - a unique case and review of the literature. J Clin Neurosci. 15(7):833-5, 2008
7. Gandolfo C et al: Sinus pericranii: diagnostic and therapeutic considerations in 15 patients. Neuroradiology. 49(6):505-14, 2007
8. Nomura S et al: Association of intra- and extradural developmental venous anomalies, so-called venous angioma and sinus pericranii. Childs Nerv Syst. 22(4):428-31, 2006

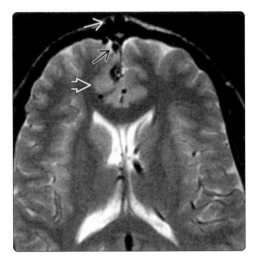
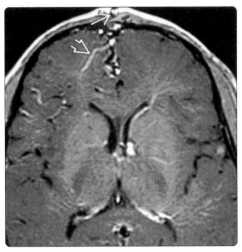

图 5-34　（左图）轴位 T2WI 示额部软组织头皮肿块 ➡。可见明显的 "流空" ➡ 和其下方脑组织的皮层发育不良 ➡。（右图）同一患者，轴位增强 T1WI 示头皮肿块和其下方脑组织中 ➡ 强化的血管 ➡

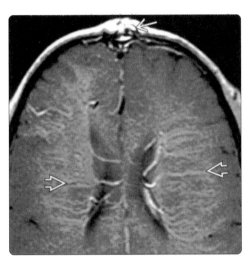
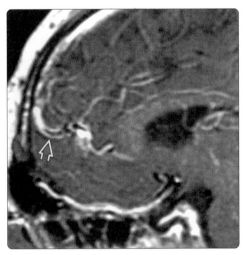

图 5-35　（左图）同一患者，头侧增强 T1WI 示头皮肿块内的管状强化结构 ➡，以及双侧半球白质内明显的髓质静脉 ➡。（右图）同一患者，矢状位增强 T1WI 示明显的静脉 ➡ 汇集于额部头皮肿块

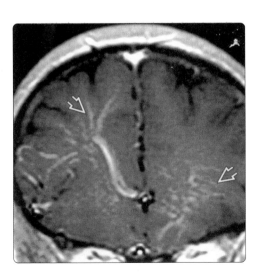
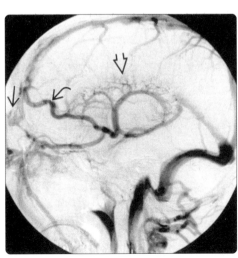

图 5-36　（左图）同一患者，冠状位增强 T1WI 示双侧发育性静脉异常 ➡。（右图）侧位 DSA 静脉期示巨大 DVA ➡ 和与 SP ➡ 相连的较大引流静脉 ➡。此病变为优势型 SP（Courtesy J. Rees, MD）

三、海绵状血管畸形

要 点

术语

- 海绵状血管畸形(cavernous malformation,CM)
- 良性血管错构瘤(benign vascular hamartoma)
  - 包含紧密并排的未成熟血管("海绵状"),不含神经组织
  - 不同时期的病变内出血

影像

- 概况:不同大小的小室,内含不同时期的血液
  - 形态各异,取决于出血时期
  - 大小从微小至巨大(>6cm)不等
- 典型 MR 表现:T2WI 上为"爆米花球"和极低信号的含铁血黄素环
- DSA:通常正常("血管造影隐匿性血管畸形"),除非合并 DVA
- CM 的 Zabramski 分类

- 1 型:亚急性出血(可能掩盖 CM)
- 2 型:T1WI、T2WI 上混杂信号(典型的"爆米花球"病变)
- 3 型:慢性出血(T1WI、T2WI 上等低信号)
- 4 型:点状微出血(T2* 上为"开花样黑点")

主要鉴别诊断

- 动静脉畸形
- 出血性肿瘤
- 钙化的肿瘤
- 高血压性微出血
- 淀粉样血管病变

临床要点

- 生物学行为多变(增大,消退,原位再生)
- 所有年龄(发病高峰=40~60 岁)

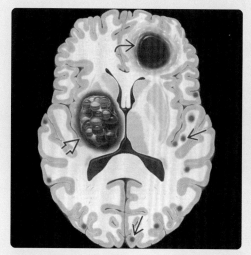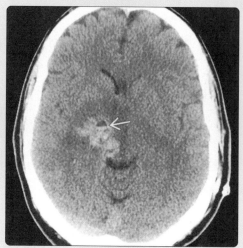

图 5-37 (左图)轴位示意图示不同时期的海绵状血管畸形伴亚急性出血➡,和典型"爆米花球"病变,内含多个含血小室及边缘含铁血黄素环。还可见多灶性"开花样黑点"➡。(右图)轴位 CT 平扫示右侧丘脑混合密度的肿块,周围伴水肿。可见肿块内液-液平面➡

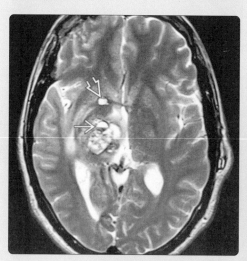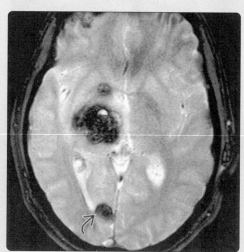

图 5-38 (左图)同一患者,轴位 T2WI 示 CM 典型"爆米花球"外观,含有多个含液小室➡。另可见第二处不同病变➡。(右图)同一患者,T2* GRE 示两个病变内部及之间显著的"开花样征"象。右侧枕叶存在第三处病变➡,但在标准 FSE T2WI 序列上难以显示

术语

缩写

- 海绵状血管畸形(cavernous malformation,CM)

同义词

- 海绵状血管瘤(cavernoma)

定义

- 良性血管错构瘤,伴病变内出血,不含神经组织
  - 包含大量紧密并排的未成熟血管("海绵状")
  - 不同时期的病变内出血
- CM 表现为多种动态生物学行为(增大,消退,原位再生)

影像

一般特点

- 最佳诊断要点
  - T2WI 上呈"爆米花球"和极低信号的含铁血黄素环
- 部位
  - 海绵状血管畸形可发生于体内任意部位
  - 脑部最常见位置
    - 半球>脑干、小脑
  - 脊髓罕见(更常见于多发海绵状血管畸形综合征患者)
- 大小
  - 从微小到巨大(>6cm)不等
  - 大多数在 0.5~4cm
- 形态
  - 散在分叶状的肿块,内含互相交织的血管
  - 不同大小的小室,内含不同时期的血液

CT 表现

- CT 平扫
  - 30%~50%为阴性
  - 边界清楚的圆形/卵圆形高密度病变,通常 <3cm
    - 40%~60%有钙化
    - 无占位效应,除非近期有出血
  - 周围脑组织通常正常
- 增强 CT
  - 极少/无强化,除非合并其他病变[如发育性静脉异常(DVA)]
- CTA
  - 通常阴性

MR 表现

- T1WI
  - 形态各异,取决于出血时期
    - 常见表现:"爆米花球"外观和高低混杂信号的含血小室
    - 少见表现:急性期出血(非特异)
  - T1WI 上常可见病变周围高信号

- 有助于与其他出血性占位相鉴别
- T2WI
  - 最典型表现为网状爆米花样病变
    - 中心为混杂信号,边缘为极低信号含铁血黄素环
    - 伴液-液平面的含血小室
  - 少见:低信号
- FLAIR
  - 在急性病变中可见周围水肿
- $T2^*$ GRE
  - 明显的磁敏感效应(低信号"开花征")
  - 多发 CM:GRE 上大量点状低信号灶("黑点")是最常见的表现
    - SWI 比 GRE 敏感很多
- DWI
  - 可见磁敏感效应;周围脑组织正常
- 增强 T1WI
  - 极少或无强化(可显示合并的静脉畸形)
- MRA
  - 正常(除非存在混合性畸形)
  - 大的急性出血可能会掩盖 CM 更多典型特征

血管造影表现

- 常规
  - DSA
    - 通常正常("血管造影隐匿性血管畸形")
    - 病变内低血流量,不伴动静脉分流
    - 如存在大量或急性出血,则呈非血管性占位效应
    - ±合并其他血管畸形(如 DVA)
    - 罕见:静脉湖,造影剂"流入"

检查方法推荐

- 最佳影像检查
  - MR
    - 较小第 4 型病变在标准 T1WI、T2WI 上可为阴性
    - 采用 $T2^*$ 序列(SWI>GRE)
- 检查方案推荐
  - 采用长 TE(35ms)的 $T2^*$ GRE 序列
  - 包含增强 T1WI,发现合并的其他异常(如 DVA)

鉴别诊断

"爆米花球"样病变

- 动静脉畸形
- 出血性肿瘤
- 钙化的肿瘤

多发"黑点"

- 陈旧创伤[弥漫性轴索损伤(DAI),脑挫伤]
- 高血压性微出血
- 淀粉样血管病变
- 毛细血管扩张症
- 罕见:脂肪栓塞、血栓性微血管病变、颅腔积气

病理

一般特点

- 病因
  - CM 是不成熟性血管病变,伴内皮细胞增殖和新生血管异常增多
  - VEGF、β-FGF 和 TFG-α 的表达
- 遗传学
  - 散发性 CM
    - 无 *KRIT1* 基因突变
    - PTEN 启动子甲基化突变常见(同样常见于家族性海绵状血管畸形综合征中)
  - 多发性(家族性)海绵状血管畸形综合征为常染色体显性遗传,外显率各异
    - 累及 3 个独立基因位点:*KRIT1/CCM1*、*MGC4607/CCM2* 和 *PDCD10/CCM3* 基因
      □ *KRIT1/CCM1* 65%~70%
      □ *MGC4607/CCM2* 18%
      □ *PDCD10/CCM3* 10%~15%
- 合并异常
  - 发育性静脉异常(混合性血管畸形最常见)
  - 浅表性铁质沉积症
  - 家族性 CM 在 T2/FLAIR 序列上可见更多的白质高信号

分期、分级和分类

- CM 的 Zabramski 分型
  - 1 型:亚急性出血(T1WI 上为高信号;T2WI 上为高或低信号)
  - 2 型:不同时期的出血,在 T1WI、T2WI 上为混杂信号(典型的"爆米花球"样病变)
  - 3 型:慢性出血(T1WI、T2WI 上等低信号)
  - 4 型:点状微出血("黑点"),除 GRE 序列以外很难看到

大体病理和术中特征

- 散在分叶状蓝紫色小结节(桑葚样)

显微镜下特征

- 血管构筑
  - 薄壁海绵中"平坦"部位
  - "蜂巢"区可见显著的毛细血管增生
- 薄壁间隙,内衬内皮细胞
  - 不同演变时期的出血
  - 不含正常脑组织

临床要点

临床表现

- 最常见的症状体征
  - 癫痫(50%)
  - 神经功能缺损(25%)(可为进行性)
  - 无症状(20%)

人口统计学

- 年龄

  - 发病高峰:40~60 岁
    - 可在儿童期发病
  - 家族性 CM 较散发性更早起病
- 种族
  - 多发性(家族性)CM 综合征多发生于墨西哥后裔的拉丁裔美国人
    - *KRIT1(Q445X)* 基因的基础突变
    - 阳性家族史=90%的基因突变会导致 CM
  - CM 可发生于任意种族
- 流行病学
  - 最常见的血管造影隐匿性血管畸形
  - 发病率大约为 0.5%
    - 2/3 为单发、散发性
    - 1/3 为多发、家族性

病程和预后

- 动态的生物学行为,变化很大(可进展、扩大、消退)
  - "黑点"病变意味着出血概率为 0.7 每年每病灶
- 病变可原位再生
  - 放射治疗可加速病变形成
- 反复颅内出血可促进生长
  - 散发=0.25%~0.7%每年
  - 未来出血风险=既往出血史
  - 再出血风险初期较高,2~3 年后降低
- 家族性 CM 具有极高的出血风险和形成新病灶风险
  - 据估计约为 1%每年每病灶

诊断纲要

注意

- 自发性颅内出血的患者需进一步行 T2* 检查,查找其他病变

参考文献

1. Golden MJ et al: Increased Number of White Matter Lesions in Patients with Familial Cerebral Cavernous Malformations. AJNR Am J Neuroradiol. ePub, 2015

2. Golden M et al: Sensitivity of patients with familial cerebral cavernous malformations to therapeutic radiation. J Med Imaging Radiat Oncol. ePub, 2015

3. Qiao N et al: A systematic review and meta-analysis of surgeries performed for treating deep-seated cerebral cavernous malformations. Br J Neurosurg. 1-7, 2015

4. Cigoli MS et al: PDCD10 gene mutations in multiple cerebral cavernous malformations. PLoS One. 9(10):e110438, 2014

5. Meng G et al: The association between cerebral developmental venous anomaly and concomitant cavernous malformation: an observational study using magnetic resonance imaging. BMC Neurol. 14:50, 2014

6. Mikati AG et al: Dynamic permeability and quantitative susceptibility: related imaging biomarkers in cerebral cavernous malformations. Stroke. 45(2):598-601, 2014

7. Moore SA et al: Long-term natural history of incidentally discovered cavernous malformations in a single-center cohort. J Neurosurg. 120(5):1188-92, 2014

8. Nikoubashman O et al: Natural history of cerebral dot-like cavernomas. Clin Radiol. 68(8):e453-9, 2013

9. Al-Holou WN et al: Natural history and imaging prevalence of cavernous malformations in children and young adults. J Neurosurg Pediatr. 9(2):198-205, 2012

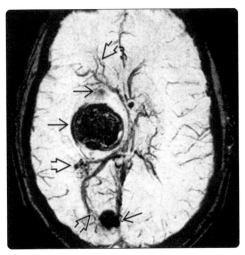

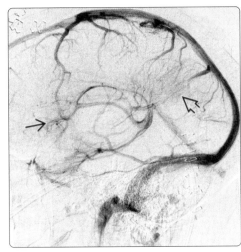

图5-39 （左图）同一患者,轴位 T2* SWI 示三处 CM ⊟ 周围显著的静脉血管 ⊟。（右图）同一患者,侧位 DSA 静脉期示 SWI 上低信号的结构为增粗的静脉 ⊟。可见发育性静脉异常（DVA）典型的"海蛇头"样改变 ⊟。海绵状血管畸形和静脉畸形是最常见的混合血管畸形

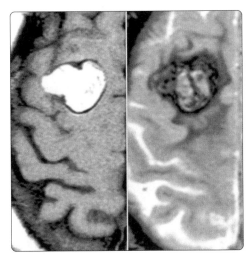

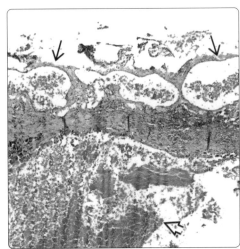

图5-40 （左图）49 岁女性,脑挫伤后 4 个月余,轴位 T1WI 和 T2* GRE 示右侧额顶叶亚急性出血性病变。（右图）同一患者,手术标本 HE 染色后示充满血凝块的腔室,血凝块呈斑片状模糊结构 ⊟。腔室壁由内衬内皮细胞薄壁血管 ⊟ 构成。诊断是典型海绵状血管畸形,Zabramski 1 型（Courtesy R. Hewlett,MD）

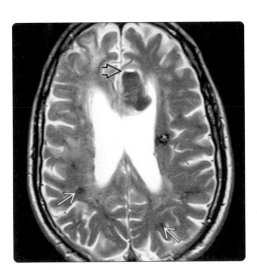

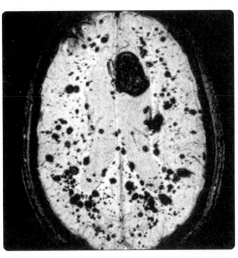

图5-41 （左图）多发性海绵状血管畸形患者,FSEn T2WI 示左侧额叶较大病灶,可见液-液平面 ⊟。双侧大脑半球均可见多发低信号病灶 ➡。（右图）同一患者,T2* SWI MIP 图像示大量"开花样黑点"病灶,为 Zabramski 4 型 CM 的典型特征（点状微出血）。在显示磁场不均匀性方面,T2* 比 FSE T2WI 敏感很多,SWI 比 GRE 敏感

四、毛细血管扩张症

术语

- 脑毛细血管扩张症（brain capillary telangiectasia，BCT）
- 增粗扩张的毛细血管团块，其间散布正常脑实质

影像

- 一般特点
  - 常见部位：脑桥、小脑、脊髓
  - 通常<1cm
- CT
  - 通常正常
- MR
  - T1WI 通常正常
  - T2WI
    - 50%正常
    - 50%为高信号点状模糊病灶
- 大的 BCT 可表现为分界不清的 FLAIR 高信号
- GRE 呈中度低信号；SWI 呈显著低信号
- 增强 T1WI 表现为斑点或斑块状强化
- 大的 BCT 通常含有显著的线样引流静脉

主要鉴别诊断

- 发育性静脉异常
- 转移癌
- 海绵状血管畸形
- 毛细血管瘤

临床要点

- BCT 占所有颅内血管畸形的 15%～20%
- 通常在尸检或影像学检查时偶然发现
- 罕见：头痛、眩晕、耳鸣
- 临床病程为良性，病情稳定
  - 除非组织学成分混杂（通常与 CM 混合）

图 5-42 （左图）轴位大体病理示脑桥较大的毛细血管扩张症。图中暗黑色➔是由脱氧血所造成，而不是直接出血。可见穿过扩张毛细血管扩张症的桥横纤维并未中断➔。（右图）神经功能正常的头痛患者，轴位 T2WI 示脑桥中央非常细微的点状高信号➔

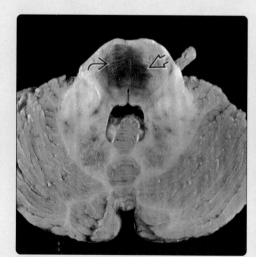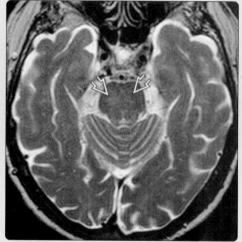

图 5-43 （左图）同一患者，轴位 T2*GRE 示脑桥中央细微低信号➔。（右图）同一患者，轴位增强 T1WI 示脑桥中央轻度毛刷样强化➔，是毛细血管扩张症的典型特征（Courtesy P. Rodriguez，MD）

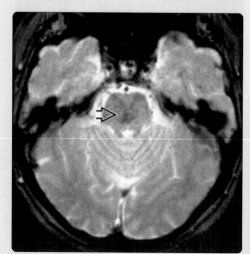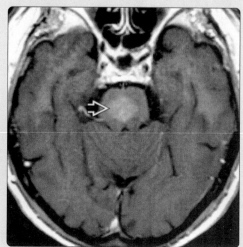

术语

缩写

- 脑毛细血管扩张症(brain capillary telangiectasia, BCT)
- 脑血管畸形(cerebrovascular malformation, CVM)

同义词

- 毛细血管畸形(capillary malformation)
- 而非毛细血管瘤(capillary"hemangioma")
  ○ 血管瘤是真性的良性血管肿瘤
  ○ 通常在面部、头皮、背部、胸部和眼眶
  ○ 较少见:硬脑膜窦、静脉窦
  ○ 脑实质内极其罕见

定义

- 增粗的薄壁毛细血管团块,由正常脑实质包绕和分隔

影像

一般特点

- 最佳诊断要点
  ○ T2*上低信号病灶,增强后可见轻度毛刷状强化
- 部位
  ○ 可见于任意部位
  ○ 最常见部位
    - 脑桥
    - 小脑
    - 延髓
    - 脊髓
  ○ 高达1/3的病变位于大脑半球
    - 黑质
    - 皮层
- 大小
  ○ 通常<1cm
  ○ 有时可为"巨大"(>1cm)
  ○ 单发>>多发
- 形态
  ○ 小,边缘不清
  ○ 无占位效应
  ○ 无水肿

CT 表现

- CT 平扫
  ○ 通常正常
  ○ 偶见钙化
    - 除非组织学成分混杂(最常见与海绵状血管畸形混合)
- 增强 CT
  ○ 通常正常

MR 表现

- T1WI
  ○ 通常正常

○ 如果与 CM 混合,则可呈高信号或低/高信号("爆米花样")
- T2WI
  ○ 50%正常
  ○ 50%为边缘模糊的点状高信号
- FLAIR
  ○ 通常正常
  ○ 如果病变较大,则呈边界模糊的高信号
  ○ 无占位效应,水肿
- T2* GRE
  ○ GRE
    - 病灶呈中等强度低信号
      □ 非出血信号(除非混合了 CM)
      □ 血流瘀滞造成氧化血红蛋黑→脱氧血红蛋黑
    - 如果与 CM 混合,多灶性的 BCT 偶可呈黑色或灰色"小点"
  ○ SWI
    - SWI 较标准 T2* GRE 敏感很多
    - 病变可呈极低信号
- DWI
  ○ 通常正常
- PWI
  ○ 灌注表现为显著降低后快速回升到基线
- 增强 T1WI
  ○ 轻度斑点或斑块状边缘模糊的强化
    - 可见增粗的中央引流静脉及明显线样强化
  ○ 大 BCT
    - 通常包含点状、线样/分支状血管
      □ 表现为放射状的引流静脉
      □ 常可见较大的"集合"静脉
    - 常见 BCT 和发育性静脉异常(DVA)混合存在
- DTI
  ○ BCT 分布于正常的黑质纤维中
  ○ 各向异性无改变
  ○ 黑质纤维无杂乱和移位

血管造影表现

- 常规
  ○ 通常正常
  ○ 轻度血管"染色"±引流静脉
  ○ 注意查找合并的 DVA

检查方法推荐

- 最佳影像检查
  ○ MR 包含 T2*、增强 T1WI 序列
- 检查方案推荐
  ○ 包含 SWI

鉴别诊断

发育性静脉异常

- 常与 BCT 混合

转移癌

- 明显强化>>轻度强化
- 罕见于脑桥/小脑

海绵状血管畸形

- 伴液-液平面的含血小室
- 完整的含铁血黄素环
- 可与 BCT 混合,引起出血

毛细血管瘤

- 成血管肿瘤,非先天性 CVM
- 硬脑膜窦、静脉窦>>脑实质

病理

一般特点

- 病因
  - 散发性 BCT 的确切病因尚不明确
  - 可能是放射性损伤的并发症
    - 20%接受全脑放射的儿童
- 遗传学
  - 可能与 *SLP1* 突变相关
    - 灌注增加→VEGF 表达上调→毛细血管发育异常
  - 非缺血性静脉高压引起毛细血管密度增加
    - 低氧诱导因子-1-α(HIF-1-α),下游靶器官 VEGF 表达上调
- 合并异常
  - 常与其他血管畸形混合(海绵状或静脉血管畸形)
  - 遗传性出血性毛细血管扩张症(hereditary hemorrhagic telangiectasia,HHT)
    - 又称为 Olser-Weber-Rendu 病
    - 常染色体显性遗传疾病
    - 常合并脑、肺、胃肠道或肝脏等部位的血管畸形
      - 脑毛细血管畸形是 HHT 最常见的表型
      - CT 在鼻黏膜中也常见(鼻出血,可为致命性出血)
      - HHT 的基因突变与病变类型或数量之间没有明确联系
    - HHT 相关性脑卒中通常继发于肺部 AVM/AV、脑 AVM 伴出血、囊状动脉瘤致 SAH
  - 巨头毛细血管畸形综合征(macrocephaly capillary malformation syndrome,MCM syndrome)
    - 又称为巨头大理石样皮肤毛细血管扩张症(macrocephaly-cutis marmorata telangiectasia congenita,M-CMTC)
      - 面部鲜红斑痣,大理石样皮肤
    - 胎儿期脑部生长迅速
      - 巨头症,多小脑回畸形
      - 扁桃体疝
      - 巨脑室,硬脑膜静脉窦扩张
      - 血管周围间隙显著
      - 皮肤>>脑部毛细血管畸形

大体病理和术中特征

- 大多数 BCT 是意外发现

- 大的 BCT 可呈粉红色或微暗的
- 无出血,除非混合其他血管畸形(如 CM)

显微镜下特征

- 增粗但组织学上正常的毛细血管聚集成团
  - 薄壁、内衬内皮细胞
  - 最大血管管腔可能为引流静脉
- 正常脑组织分布于扩张的毛细血管之间
- 非复杂性 BCT 周围无胶质增生、出血和钙化

临床要点

临床表现

- 最常见的症状体征
  - 通常在尸检或影像学检查时偶然发现
  - 罕见:头痛、眩晕、耳鸣
- 临床特点
  - 无症状的中年患者,脑干发现分界不清的强化病灶

人口统计学

- 年龄
  - 任意年龄;30~40 岁最常见
  - 儿童起病罕见,但确实存在
- 流行病学
  - 所有颅内血管畸形的 15%~20%
  - HHT 中最常见的血管畸形

病程和预后

- 临床上为良性,病情稳定,除非为混合型
- 进展性病程报道罕见

治疗

- 无

诊断纲要

影像解读要点

- $T2^*$ 序列上为中等程度低信号脑桥病变,增强扫描后轻度强化,通常为 BCT

参考文献

1. Andrade CS et al: Giant symptomatic capillary telangiectasia of the brain. Arq Neuropsiquiatr. 73(1):66-7, 2015
2. Krings T et al: Neurovascular Manifestations in Hereditary Hemorrhagic Telangiectasia: Imaging Features and Genotype-Phenotype Correlations. AJNR Am J Neuroradiol. ePub, 2015
3. Chaudhry US et al: Susceptibility-Weighted MR Imaging: A Better Technique in the Detection of Capillary Telangiectasia Compared with T2* Gradient-Echo. AJNR Am J Neuroradiol. 35(12):2302-5, 2014
4. Gelal F et al: Capillary telangiectasia of the brain: imaging with various magnetic resonance techniques. JBR-BTR. 97(4):233-8, 2014
5. Gross BA et al: Cerebral capillary telangiectasias: a meta-analysis and review of the literature. Neurosurg Rev. 36(2):187-93; discussion 194, 2013
6. El-Koussy M et al: Susceptibility-weighted MR imaging for diagnosis of capillary telangiectasia of the brain. AJNR Am J Neuroradiol. 33(4):715-20, 2012
7. Ozcan HN et al: MRI findings in giant pontine capillary telangiectasis associated with a developmental venous anomaly. JBR-BTR. 94(5):293-4, 2011

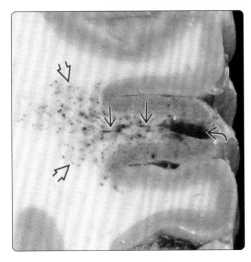
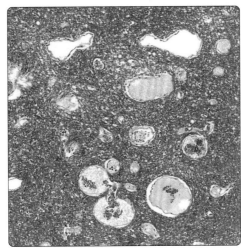

图 5-44 （左图）大体病理示典型的毛细血管瘤⬇。可见看似正常的黑质分布于扩张的毛细血管之间。许多毛细血管扩张症都存在一支明显的中央静脉➡，汇入皮层静脉➡。（右图）同一患者，固蓝染色的显微病理示正常白质（蓝染组织）分布于在扩张但组织学上正常的毛细血管之间（Courtesy P. Berger, MD）

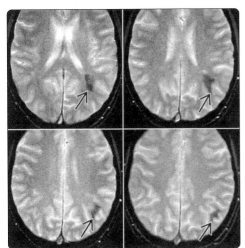
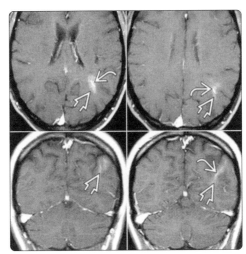

图 5-45 （左图）无症状的患者，轴位 T2* GRE 示左顶叶皮层下局灶性楔形低信号➡。（右图）同一患者，轴位（上图）和冠状位（下图）增强 T1WI 示轻度毛刷状强化➡，为毛细血管扩张症的典型特征。可见明显的中央引流静脉➡

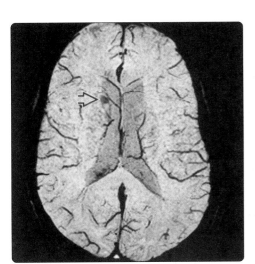
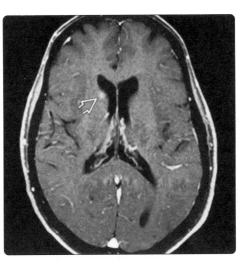

图 5-46 （左图）轴位 T2* SWI MIP 示右侧尾状核直径 8mm 的圆形低信号➡。（右图）同一患者，轴位增强 T1WI 示轻度毛刷状强化➡，为毛细血管扩张症的典型特征。这是非局灶性头痛患者的偶然发现

第六章

肿　瘤

引言

目前,学术界最为普遍认可的脑肿瘤分类方法是由世界卫生组织(the World Health Organization,WHO)组织世界著名神经病理学家主持编制的,工作组定期召集相关共识会议并向全世界公开发表决议。继 2007 年版 WHO 中枢神经系统肿瘤分级"蓝皮书"之后,最新版本已于 2016 年底问世。

脑肿瘤的组织学分类与分级对于疾病的治疗至关重要。因此尽管随着肿瘤分子表达谱分析的发展,肿瘤分子病理研究日新月异,组织学分级仍是预测肿瘤生物学行为的主要指标。在各种不同的分级模式中,WHO 中枢神经系统肿瘤分类与分级方法最为广泛接受,本书即采用此法进行分类。

中枢神经系统肿瘤的分类/分级

总则

中枢神经系统肿瘤分为原发性和转移性肿瘤。原发性肿瘤又分为 6 种主要类型。目前最为多见的是神经上皮组织肿瘤,其次是脑膜瘤。脑神经和脊神经肿瘤、淋巴瘤和造血组织肿瘤、生殖细胞肿瘤相对少见,但是同样重要。最后一类原发性肿瘤为鞍区肿瘤,其分类依据发生部位而非组织学类型。

神经上皮组织肿瘤

这一类型极其庞杂,因此又被分为数个独立的肿瘤亚型。既往认为脑肿瘤由成熟的神经元或神经胶质细胞(例如星形胶质细胞、少突胶质细胞、室管膜细胞等)去分化所致,目前公认大部分脑肿瘤源自神经干细胞。

星形胶质细胞肿瘤:星形胶质细胞肿瘤具有许多组织学类型及亚型,生物学行为差异巨大,涉及范围从良性的、相对局限的肿瘤,如毛细胞型星形细胞瘤(pilocytic astrocytoma,PA)和室管膜下巨细胞型星形细胞瘤(subependymal giant cell astrocytoma,SGCA/SEGA),直至高度恶性的、弥漫性浸润性生长的胶质母细胞瘤(glioblastoma,GBM)。

两种局限的星形胶质细胞肿瘤(PA 和 SGCA)被确定为 WHO Ⅰ级肿瘤,二者均无恶性进展的倾向。然而,PA 的变异型——毛细胞黏液样星形细胞瘤,可能表现得更具侵袭性,被归类于 WHO Ⅱ级肿瘤。

虽然弥漫性浸润性生长的星形胶质细胞肿瘤在影像学上可能表现的相对独立,但是实际上肿瘤与正常脑组织之间并无明确边界。最低级别者被简单地称为"弥漫性星形细胞瘤",并被确定为 WHO Ⅱ级。间变性星形细胞瘤(anaplastic astrocytoma,AA)则属于 WHO Ⅲ级,而 GBM 属于 WHO Ⅳ级肿瘤。

患者年龄对于星形胶质细胞肿瘤的分型和定位具有重要影响。例如,弥漫性浸润性生长的星形胶质细胞肿瘤最常见于成人的大脑半球和儿童的脑桥。PA 则好发于儿童和年轻成人,多见于小脑和第三脑室周围,而大脑半球罕见。

少突胶质细胞肿瘤:包括从弥漫性浸润性生长但相对分化较好的少突胶质细胞瘤(WHO Ⅱ级)至间变性少突胶质细胞瘤(WHO Ⅲ级)等不同类型。

低级别神经胶质细胞肿瘤(Low grade gliomas,LGG):LGG 已经被细化为 3 个分子亚型,从而建立了强大的、无重叠的临床相关分类法,其在预测生物学行为方面优于传统的组织学方法。LGG 的分类基于 3 个重要标记物——IDH1 基因突变、1p19q 共缺失、ATRX(a-地中海贫血/X 连锁智力低下综合征)基因突变的 FISH(荧光原位杂交)状态。

分子分型首先根据 IDH1 状态将弥漫性浸润性生长的星形胶质细胞肿瘤分为两类。预后较好的星形胶质细胞肿瘤表现为 IDH1 突变[IDH1(+)]和/或 ATRX 突变[ATRX(+)],1p19q 无缺失。第二类表现为 IDH1(-)("野生型"),尽管在组织学上可能呈低级别(WHO Ⅱ级),"野生型"肿瘤仍属于侵袭性肿瘤,表现上更加类似 GBM。表现为 1p19q 共缺失的少突胶质细胞瘤通常呈 IDH1(+),而 ATRX 无突变。

MGMT(O-6-甲基鸟嘌呤-DNA 甲基转移酶)启动子区表达谱分析对于神经胶质细胞瘤的治疗分层非常重要,MGMT(+)肿瘤化疗敏感性通常高于"野生型"肿瘤。

儿童与成人神经胶质细胞肿瘤的差异:虽然两者显微镜下表现一致,但是儿童神经胶质细胞肿瘤的基因型通常不同于其成人对照者。儿童内生型脑桥胶质瘤是病死率极高的侵袭性肿瘤,其存在组蛋白(H3)和 ACVR1 突变。而儿童少突胶质细胞瘤罕见 1p19q 共缺失,亦与成人患者不同。

室管膜肿瘤:传统的组织学分类将室管膜肿瘤分为 WHO Ⅰ级的室管膜下瘤或黏液乳头状型室管膜瘤、WHO Ⅱ级的室管膜瘤(进一步细分为细胞型、乳头状型、透明细胞型和伸长细胞型)和 WHO Ⅲ级的(间变性)室管膜瘤。

近年来,通过 DNA 甲基化图谱分析已经确定了 9 种室管膜瘤分子亚型。在不同风险分层患者的治疗中,分子分型的指导作用优于目前采用的组织病理学分级方法。

脉络丛肿瘤:脉络丛肿瘤(choroid plexus tumor,CPT)是位于脑室内的乳头状肿瘤,近 80% 见于儿童。CPT 的传统分类包括:脉络丛乳头状瘤(choroid plexus papilloma,CPP;WHO Ⅰ级)、非典型性脉络丛乳头状瘤(atypical choroid plexus papilloma,aCPP;WHO Ⅱ级)和脉络丛癌(choroid plexus carcinoma,CPCa;WHO Ⅲ级)。新近的基因组学分析发现,aCPP 只是 CPP 的未成熟变异型,两者细胞遗传学特征相似,其区别仅表现为前者增殖活性增高;而 CPCa 却是在遗传学上截然不同的另一类肿瘤。

CPP 的发病率是 CPCa 的 5~10 倍。所有脉络丛肿瘤均可经脑脊液播散,因此手术干预前应行全脑脊髓的影像学检查。

其他神经上皮肿瘤:这些罕见的肿瘤包括星形母细胞瘤、第三脑室脊索样胶质瘤和血管中心性胶质瘤。

神经元和混合性神经元-胶质细胞肿瘤:含有神经节样细胞、分化成熟的神经细胞或分化不良的神经母细胞的神经上皮肿瘤被划归于这一类型繁多的分组,包括神经节细胞肿瘤(神经节细胞瘤、神经节细胞胶质瘤)、促纤维增生性婴儿型神经节细胞胶质瘤/星形细胞瘤(desmoplastic infantile ganglioglioma/astrocytoma,DIG/DIA)、神经细胞瘤(中枢神经细胞瘤和新增的脑室外神经细胞瘤)、胚胎发育不良性神经上皮肿瘤(dysembryoplastic neuroepithelial tumor,DNET)、乳头状胶质神经元肿瘤、(第四脑室)菊形团形成性胶质神经元肿瘤和小脑脂肪神经母细胞瘤。

松果体区肿瘤:松果体区肿瘤在颅内肿瘤中所占比例不足 1%,包括生殖细胞肿瘤和松果体实质肿瘤,后者比之前者更为少见。鉴于生殖细胞肿瘤还可以发生于颅内除松果体腺之外的其他区域,故将其单独分类。

松果体细胞瘤常见于成人,生长缓慢,边界清晰,属于 WHO Ⅰ级。松果体母细胞瘤则主要见于儿童,为高度恶性的原始胚胎肿瘤,侵袭性高,而且早期即可经脑脊液播散,属于 WHO Ⅳ级。

中度分化的松果体实质肿瘤(pineal parenchymal tumor of intermediate differentiation,PPTID)呈中度恶性,可能属于 WHO Ⅱ级或Ⅲ级。许多所谓的侵袭性松果体细胞瘤或许应归于此类。另外,新命名的肿瘤——松果体区乳头状肿瘤(papillary tumor of the pineal region,PTPR)为罕见的成人神经上皮肿瘤,目前尚未对其进行 WHO 分级。

胚胎性肿瘤:该组包括髓母细胞瘤、中枢神经系统原始神经外胚层肿瘤(primitive neuroectodermal tumors,PNET)和非典型性畸胎样/横纹肌样肿瘤(atypical teratoid/rhabdoid tumor,AT/RT)。即使缺乏明显的横纹肌样细胞,依据 *SMARCB1*(*INI1/hSNF5*)突变仍可作出 AT/RT 的诊断。

髓母细胞瘤(medulloblastoma,MB)具有 1 种经典组织学类型和 3 种变异型,目前又根据分子表达谱将其分为 4 型(基于风险分层的 MB 患者治疗的第一步)。尽管全部 4 种亚型均属 WHO Ⅳ级肿瘤,它们的生物学行为却存在着很大的差异,其中 1 种特定的亚型(Wnt)与更加良好的预后相关。

脑膜肿瘤

概述:脑膜肿瘤在原发性中枢神经系统肿瘤中占第二位,包括脑膜瘤和间叶性非脑膜内皮性肿瘤(亦即并非脑膜瘤的肿瘤)。血管外皮细胞瘤、血管母细胞瘤和黑素细胞病变也被认为是脑膜肿瘤的组成部分。

脑膜瘤:脑膜瘤起源于脑膜内皮细胞(蛛网膜帽细胞)。大多数附着于硬膜,但是也可发生于其他部位(例如侧脑室脉络丛)。尽管脑膜瘤被分为很多组织学亚型(例如内皮型、纤维型、砂粒型等),目前的 WHO 分类方式仍显简单。绝大多数脑膜瘤为良性,相当于 WHO Ⅰ级。非典型性脑膜瘤,以及脊索样型和透明细胞型两种变异型,是 WHO Ⅱ级肿瘤。间变性(恶性)脑膜瘤则属于 WHO Ⅲ级。

间叶性非脑膜内皮性肿瘤:良性与恶性间叶肿瘤均可发于中枢神经系统,多为软组织或骨肿瘤。一般情况下,都存在良性与恶性(肉瘤)两种类型。例如,脂肪瘤与脂肪肉瘤,软骨瘤与软骨肉瘤,骨瘤与骨肉瘤。

血管外皮细胞瘤(hemangiopericytoma,HPC)为富细胞的血管性间叶肿瘤,几乎总是附着于硬膜,属于 WHO Ⅱ或Ⅲ级肿瘤。血管母细胞瘤(hemangioblastoma,HGBL)是 WHO Ⅰ级肿瘤,由基质细胞和不计其数的小血管组成,可以是散发病例,抑或作为 von Hippel-Lindau 综合征(von Hippel-Lindau syndrome,VHL)的组成部分。中枢神经系统原发性黑素细胞肿瘤罕见,其起源于柔脑膜黑素细胞,可呈弥漫性或局限性生长,良恶性均有。

脑神经(和脊神经)肿瘤

施万细胞瘤:施万细胞瘤是良性的、有包膜的、由分化良好的施万细胞组成的神经鞘肿瘤。可为单发或多发,多发性血旺细胞瘤与神经纤维瘤病 2 型及施万细胞瘤病(以多发性施万细胞瘤为特征,但缺乏神经纤维瘤病 2 型其他特征的综合征)相关。颅内施万细胞瘤几乎总是与脑神经相关(截至目前以前庭蜗神经最为常见),但是偶尔会以脑实质内病变的形式出现。施万细胞瘤无恶变,被确定为 WHO Ⅰ级肿瘤。

神经纤维瘤:神经纤维瘤(neurofibromas,NF)是弥漫性浸润性生长的、由施万细胞和成纤维细胞组成的神经外的肿瘤。可表现为单发性头皮神经纤维瘤,多发性 NF 或丛状型 NF 则是神经纤维瘤病 1 型的组成部分。神经纤维瘤在组织学上相当于 WHO Ⅰ级,而丛状型神经纤维瘤可以恶变为恶性周围神经鞘肿瘤(malignant peripheral nerve sheath tumors,MPNST)。使用类似于肉瘤的分级方法,可以将 MPNST 划分为 WHO Ⅱ～Ⅳ级。

淋巴瘤和造血组织肿瘤

原发中枢神经系统淋巴瘤:经高效抗逆转录病毒治疗的人类免疫缺陷病毒携带者/艾滋病患者,以及其他免疫功能低下人群,原发性中枢神经系统淋巴瘤(primary CNS lymphomas,PCNSL)的发病率显著升高。PCNSL 既可为局灶性脑实质内肿瘤,也可以发生在血管内。可单发或多发,最常见于大脑半球。超过 95% 的 PCNSL 是弥漫性大 B 细胞淋巴瘤。

生殖细胞肿瘤

颅内生殖细胞肿瘤(germ cell tumors,GCT)与发生于性腺和性腺以外部位的生殖细胞肿瘤具有形态学上的同源性。青少年患者占 80%～90%,绝大多数发生在颅内中线结构(松果体区、第三脑室周围)。

鞍区肿瘤

颅咽管瘤:颅咽管瘤为通常呈部分囊变的良性肿瘤(WHO Ⅰ级),是儿童最常见的颅内非神经上皮肿瘤。颅咽管瘤呈明显的双峰型发病年龄分布,囊性的釉质细胞型多见于儿童,而第二个较小的发病高峰则出现在中年成人;少见的乳头状型多为实性,几乎仅见于成人。

其他鞍区肿瘤:神经垂体颗粒细胞肿瘤是发生在成人的罕见肿瘤,通常起自漏斗部。垂体细胞瘤是发生在成人的神经胶质细胞肿瘤,通常也起自漏斗部。腺垂体梭形细胞嗜酸细胞瘤则是起自腺垂体的非内分泌肿瘤。上述罕见肿瘤均属于 WHO Ⅰ级。

神经上皮肿瘤					
肿瘤	分级	肿瘤	分级	肿瘤	分级
星形胶质细胞肿瘤		**脉络丛肿瘤**		**神经元和混合性神经元-胶质细胞肿瘤**	
毛细胞型星形细胞瘤	I	脉络丛乳头状瘤	I	神经节细胞瘤	I
毛细胞黏液样星形细胞瘤	II	非典型性脉络丛乳头状瘤	II	神经节细胞胶质瘤	I
室管膜下巨细胞型星形细胞瘤	I	脉络丛癌	III	促纤维增生性婴儿型神经节细胞胶质瘤/星形细胞瘤（DIG/DIA）	I
多形性黄色星形细胞瘤	II			胚胎发育不良性神经上皮肿瘤（DNET）	I
间变性星形细胞瘤	III	**松果体区肿瘤**		中枢神经细胞瘤	II
胶质母细胞瘤	IV	松果体细胞瘤	I	脑室外神经细胞瘤	II
胶质肉瘤	IV	中度分化的松果体实质肿瘤（PPTID）	II ~ III	小脑脂肪神经细胞瘤	II
大脑胶质瘤病	III , II ~ IV	松果体母细胞瘤	IV	（脊髓）副神经节瘤	I
		松果体区乳头状肿瘤（PTPR）	II ~ III	乳头状胶质神经元肿瘤	I
少突胶质细胞肿瘤				菊形团形成性胶质神经元肿瘤（RGNT）	I
少突胶质细胞瘤	II	**室管膜肿瘤**			
间变性少突胶质细胞瘤	III	室管膜下瘤	I	**其他神经上皮肿瘤**	
少突星形细胞瘤	各异	黏液乳头状型室管膜瘤	I	星形母细胞瘤	
		室管膜瘤	II	第三脑室脊索样胶质瘤	II
胚胎性肿瘤		间变性室管膜瘤	III	血管中心性胶质瘤（ANET）	I
髓母细胞瘤	IV				
原始神经外胚层肿瘤	IV				
非典型性畸胎样/横纹肌样肿瘤	IV				

脑膜肿瘤					
肿瘤	分级	肿瘤	分级	肿瘤	分级
脑膜内皮肿瘤		**非脑膜内皮性间叶性肿瘤**		**原发性黑素细胞肿瘤**	
脑膜瘤	I	脂肪瘤	I	弥漫性黑素细胞瘤	
非典型性脑膜瘤	II	脂肪肉瘤		黑素细胞瘤	
间变性/恶性脑膜瘤	III	软骨瘤	I	恶性黑素瘤	
		软骨肉瘤		脑膜黑素瘤病	
其他相关肿瘤		骨瘤			
血管母细胞瘤	I	骨肉瘤			
		骨软骨瘤			
		血管瘤	I		
		血管外皮细胞瘤	II ~ III		

其 他 肿 瘤					
肿瘤	分级	肿瘤	分级	肿瘤	分级
脑神经和脊神经肿瘤		**生殖细胞肿瘤**		**鞍区肿瘤**	
施万细胞瘤	I	生殖细胞瘤		颅咽管瘤	I
神经纤维瘤	I	胚胎性癌		釉质细胞型	
恶性周围神经鞘瘤（MPNST）	II ~ IV	卵黄囊肿瘤		乳头状型	
		混合性生殖细胞肿瘤		神经垂体颗粒细胞肿瘤	I
淋巴瘤/造血组织肿瘤		畸胎瘤		垂体细胞瘤	I
恶性淋巴瘤				梭形细胞嗜酸细胞瘤	I

改编自 2007 World Health Organization Classification of Tumors of the Central Nervous System。

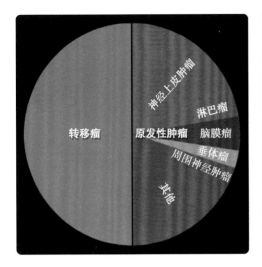

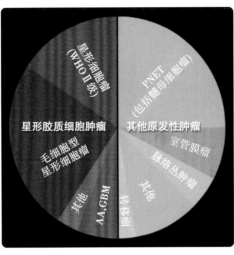

图 6-1 （左图）图示成人脑肿瘤相对患病率。近 1/2 为源于全身性恶性肿瘤的转移瘤，另 1/2 为原发性肿瘤。（右图）图示儿童脑肿瘤。转移瘤、间变性星形细胞瘤（AA）和胶质母细胞瘤（GBM）罕见，毛细胞型星形细胞瘤和原始神经外胚层肿瘤（PNET）较成人更为多见

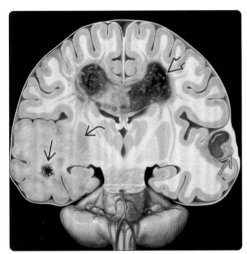

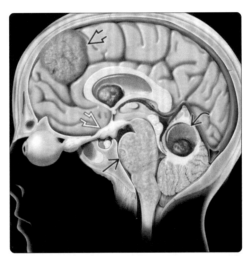

图 6-2 （左图）示意图所示为成人星形胶质细胞肿瘤。低级别星形细胞瘤 ▱（WHO Ⅱ级）具有向间变性 ▱ 转化的内在趋势。GBM ▱ 最为常见，图中见于胼胝体。多形性黄色星形细胞瘤为囊性肿瘤，伴毗邻硬膜的瘤结节和硬膜增厚 ▱。（右图）示意图所示为儿童星形胶质细胞肿瘤。脑干"胶质瘤" ▱ 和毛细胞型星形细胞瘤（PA）▱ 常见。除第三脑室周围 PA 外 ▱，幕上星形胶质细胞肿瘤 ▱ 较成人少见

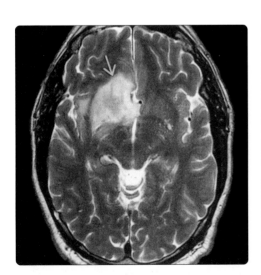

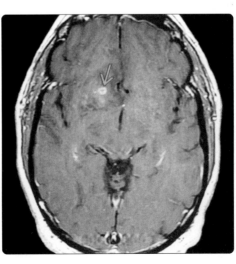

图 6-3 （左图）58 岁男性患者，两次癫痫发作。轴位 T2WI 示右侧基底节、额叶、外囊和内囊后肢浸润性生长的不均匀高信号肿块 ▱。（右图）同一患者。增强 T1WI 可见肿块中心少量强化灶 ▱。肿块部位（额叶）和大面积无强化区提示肿瘤可能为继发性 GBM。活检证实 *IDH*（+），*EGFR*（-），*MGMT*（+），*p53* 70%（+），*PTEN* 25%（+），*MIB-1* 90%

要 点

术语

- 分化良好但呈浸润性生长的肿瘤,进展缓慢
- 星形胶质细胞起源的原发性脑肿瘤,具有恶变为间变性星形细胞瘤的内在趋势

影像

- 局灶性或弥漫性无强化的脑白质肿块
- T2WI 呈均匀的高信号肿块
- 可蔓延至邻近皮层
- 通常无强化
  - 强化提示已向更高级别进展
- MRS:典型的高胆碱峰与低 NAA 峰,但无特异性
- 灌注:rCBV(相对脑血容量)较之 AA 为低
- 大脑半球为最好发的部位
  - 幕上占 2/3:额叶与颞叶
- 幕下占 1/3:脑干(50%的脑干"胶质瘤"为低级别星形细胞瘤)
- 低级别星形细胞瘤可能无法与其他肿瘤鉴别,包括 AA 和少突胶质细胞瘤
- 影像检查可见清晰的边界,但是通常在异常影像信号之外仍能发现肿瘤细胞

主要鉴别诊断

- 间变性星形细胞瘤(AA)
- 少突胶质细胞瘤
- 脑缺血
- 脑炎

病理

- WHO Ⅱ 级

临床要点

- 癫痫发作是最常见的特征性表现
- 大多数患者发病年龄在 20~45 岁,平均 34 岁
- 中位生存期:6~10 年
- 低龄、肿瘤全切除的患者生存期更长
- *IDH*(+)、*ARTX*(+)、*MGMT*(+)提示预后更佳

图 6-4 (左图)冠状位示意图所示为中心区位于脑白质的浸润性肿块,遍布左侧颞叶。轴位小图可见中脑上方轻度占位效应。低级别星形细胞瘤多见于年轻成人。(右图)34 岁男性患者,癫痫发作。轴位 T2WI 示中心区位于右侧颞叶白质的浸润性高信号肿块➡,伴被覆皮层受累。对比增强图像未见强化。切除术后确诊为 WHO Ⅱ 级星形细胞瘤

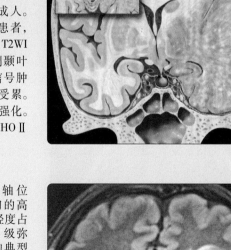
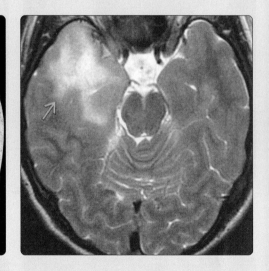

图 6-5 (左图)轴位 FLAIR 示相对均匀的高信号肿块,伴局部轻度占位效应,呈 WHO Ⅱ 级弥漫性星形细胞瘤的典型特征。此类浸润性肿瘤可呈局灶性,抑或弥漫性。纤维型星形细胞瘤是其最常见的组织学变异型。(右图)同一患者。轴位 MRP 示额颞叶肿块 rCBV 降低➡,提示为低级别肿瘤。MRP 有助于术前肿瘤分级、预测生存期和活检定向

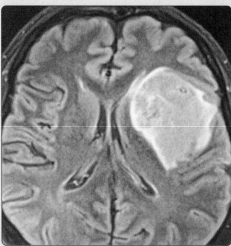
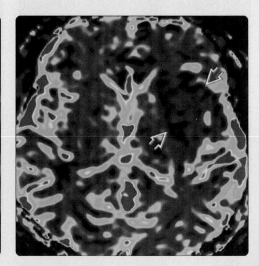

术语

同义词

- 弥漫性星形细胞瘤,WHO Ⅱ 级星形细胞瘤,纤维型星形细胞瘤,低级别星形细胞瘤(low-grade astrocytoma,LGA)

定义

- 星形胶质细胞起源的原发性脑肿瘤,具有恶变为间变性星形细胞瘤(AA)的内在趋势
- 分化良好但呈浸润性生长的肿瘤,进展缓慢

影像

一般特征

- 最佳诊断要点
  - 局灶性或弥漫性无强化的脑白质肿块
- 部位
  - 大脑半球,幕上占 2/3
    - 额叶占 1/3,颞叶占 1/3
    - 枕叶相对少见
    - 脑白质肿瘤可扩散至皮层
  - 幕下占 1/3
    - 脑干(50% 的脑干"胶质瘤"为低级别星形细胞瘤)
    - 好发于儿童/青少年的脑桥和延髓
    - 小脑罕有受累
  - 20% 累及深部灰质结构:丘脑和基底节
  - 偶发于脊髓
- 大小
  - 各异
- 形态
  - 均质肿块,伴受累结构增大及变形
  - 影像检查可见清晰的边界,但是通常在异常影像信号之外仍能发现肿瘤细胞

CT 表现

- CT 平扫
  - 边界不清的均匀低密度/等密度肿块
  - 20% 可见钙化,罕见囊变
  - 皮层肿块区域颅骨侵蚀(罕见)
- 增强 CT
  - 无强化或轻微强化
    - 若强化应高度怀疑病灶恶变

MR 表现

- T1WI
  - 均匀的低信号肿块
  - 可蔓延至脑白质及邻近皮层
  - 看似边界清楚,但是浸润邻近脑组织
  - 钙化和囊变少见
  - 出血和瘤周水肿罕见
- T2WI
  - 均匀的高信号肿块

- 看似边界清楚,但是浸润邻近脑组织
- 钙化和囊变少见
- 出血和瘤周水肿罕见
- 可蔓延至邻近皮层
- FLAIR
  - 均匀的高信号肿块
- DWI
  - 通常无弥散受限
- 增强 T1WI
  - 一般无强化
  - 强化提示已向更高级别进展
- MRS
  - 典型的高胆碱峰与低 NAA 峰,但无特异性
  - ml/Cr 比值增高(0.82±0.25)
  - 可以比常规 MR 更好地描绘肿瘤范围
- MRP
  - rCBV 较之 AA 和 GBM 为低
  - 渗透率值低于高级别肿瘤
  - rCBV 增高有助于预测肿瘤进展时间

核医学表现

- PET
  - 低级别星形细胞瘤 FDG 摄取类似于正常脑白质
  - 星形细胞瘤内 FDG 摄取与肿瘤组织学分级有较好的相关性
  - FDG、^{18}F-胆碱和 ^{11}C-胆碱 PET 有助于活检定向(多为高代谢区)

影像检查方法推荐

- 检查方案推荐
  - 增强 MR
  - MRS 和灌注成像有助于诊断

鉴别诊断

间变性星形细胞瘤(AA)

- 病变位于大脑半球白质,通常无强化
- 局灶性或弥漫性肿块
- 可能需经活检以鉴别
- MRP 可见 CBV 升高

少突胶质细胞瘤

- 肿块主体位于皮层,强化程度不等
- 常见钙化
- 可能难以鉴别

脑缺血

- 符合血管分布(大脑前动脉、大脑中动脉、大脑后动脉),急性起病
- 弥散受限(急性/亚急性早期)
- 病灶常呈楔形,累及灰质和白质

脑炎

- 以脑水肿、斑片状强化为特征
- 常见弥散受限

- 通常起病更加急骤

疱疹病毒性脑炎

- 局限于边缘系统和颞叶
- 常见出血和强化
- 急性起病

癫痫持续状态

- 活动性癫痫发作可能导致异常信号和强化
- 癫痫发作病史

病理

一般特征

- 病因学
  - 起源于分化成熟的星形胶质细胞或星形胶质前体细胞
  - 星形胶质细胞肿瘤的特点是细胞分化程度高、生长缓慢、邻近结构弥漫性浸润
- 遗传学
  - *TP53* 突变率 25%~50%
  - 通常 *IDH1*(+)、*ATRX* 突变(最高达 85%)
  - *PDGFRA*(血小板源性生长因子受体-α)过表达
  - 染色体异常:7q 增加;8q 扩增;10p、22q 杂合性缺失;6 号染色体缺失
- 合并异常
  - 伴发利-弗劳梅尼综合征(Li-Fraumeni syndrome,LFS)和遗传性多发内生软骨瘤病 1 型(Ollier 病)

分期、分级和分类

- WHO Ⅱ 级

大体病理和术中特征

- 受累结构增大、变形
- 肿块呈弥漫性浸润性生长,伴灰白质界面模糊
- 看似边界非常清楚,但是弥漫性浸润邻近脑组织
- 偶有囊变及钙化

显微镜下特征

- 分化良好的纤维型或肥胖细胞型肿瘤样星形胶质细胞
- 背景结构疏松,多为微囊样肿瘤基质
- 细胞密度中度增加
- 偶见细胞核异型性
- 通常没有或罕见有丝分裂活跃
- 无微血管增生或坏死
- MIB-1 增殖指数低(<4%)
- 免疫组织化学:GFAP(胶质纤维酸性蛋白)(+)
- 组织学变异型
  - 纤维型(最常见)
  - 肥胖细胞型(最有可能恶变为 AA 和 GBM)
  - 原浆型(罕见)

临床要点

临床表现

- 最常见的症状/体征
  - 癫痫发作,颅内压增高
  - 其他症状/体征:依肿瘤部位而异
    - 癫痫发作、局灶性神经功能缺损、行为改变

人口统计学

- 年龄
  - 多发于 20~45 岁
  - 任何年龄均可发病,平均 34 岁
- 性别
  - 男性稍多于女性
- 流行病学
  - 占成人神经胶质细胞肿瘤的 25%~30%
  - 占全部星形胶质细胞肿瘤的 10%~15%
  - 儿童星形细胞瘤次常见(毛细胞型最多)
  - 每年每百万人口中新发病例约 1.4 人

病程和预后

- 罕有患者任由低级别肿瘤进展
- 中位生存期:6~10 年
- 恶变为 AA 和 GBM 的内在趋势(主要死因)
- 50%~70% 的患者肿瘤复发与恶变相关
- 恶变大多发生于起病后平均 4~5 年
- 低龄、肿瘤全切除的患者生存期更长
- 对于肿瘤次全切除的患者,放疗可延长生存时间
- *IDH1*(+)、*ARTX*(+)、MGMT(+)提示预后更佳
- 肿瘤位于脑桥者预后差;位于延髓者预后更好(特别是背侧外生型者)

治疗

- 首选手术切除
- 肿瘤复发或进展时常需辅以化疗和放疗

诊断纲要

注意

- 低级别星形细胞瘤可能难以与 AA、少突胶质细胞瘤等其他肿瘤相鉴别
- 急性/亚急性缺血可能类似于弥漫性星形细胞瘤,DWI、病史及 MR 随访有助于鉴别

影像解读要点

- 如 T2WI 呈主要局限于脑白质的膨胀性高信号肿块,应考虑低级别星形细胞瘤

参考文献

1. Arevalo-Perez J et al: Dynamic Contrast-Enhanced Perfusion MRI and Diffusion-Weighted Imaging in Grading of Gliomas. J Neuroimaging. ePub, 2015
2. Jia ZZ et al: The assessment of immature microvascular density in brain gliomas with dynamic contrast-enhanced magnetic resonance imaging. Eur J Radiol. ePub, 2015
3. Ogura R et al: Immunohistochemical profiles of IDH1, MGMT and P53: Practical significance for prognostication of patients with diffuse gliomas. Neuropathology. 35(4):324-35, 2015
4. Reuss DE et al: ATRX and IDH1-R132H immunohistochemistry with subsequent copy number analysis and IDH sequencing as a basis for an "integrated" diagnostic approach for adult astrocytoma, oligodendroglioma and glioblastoma. Acta Neuropathol. 129(1):133-46, 2015
5. Cha S: Neuroimaging in neuro-oncology. Neurotherapeutics. 6(3):465-77, 2009
6. Louis DN et al (): WHO Classification of Tumours of the Central Nervous System: Diffuse Astrocytoma. Lyon: IARC Press. 25-9, 2007

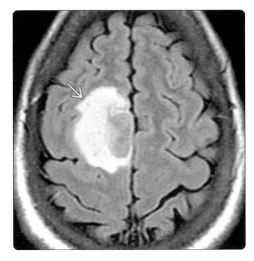
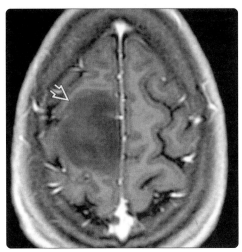

图 6-6　（左图）28 岁女性患者。轴位 FLAIR 示额叶后部边界清楚的高信号肿块➡️，病灶中心位于脑白质，并蔓延至被覆皮层。发病年龄低、手术全切除的患者生存期更长。（右图）同一患者。轴位增强 T1WI 示肿块无强化➡️，呈 WHO Ⅱ 级星形细胞瘤典型表现。影像学类似于少突胶质细胞瘤。该肿瘤 IDH1（+），同样提示预后良好

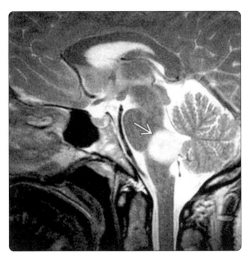
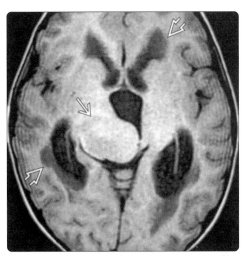

图 6-7　（左图）矢状位 T2WI 示延髓背侧外生型肿块➡️，蔓延至第四脑室。活检证实为低级别星形细胞瘤。大部分脑干胶质瘤为 WHO Ⅱ 级弥漫性星形细胞瘤。（右图）轴位 T1WI 示丘脑等信号巨大肿块➡️，伴重度脑积水及间质水肿（脑室周围脑脊液渗出）➡️。活检证实为弥漫性浸润性生长的纤维型星形细胞瘤。脑积水属于弥漫性星形细胞瘤的罕见并发症

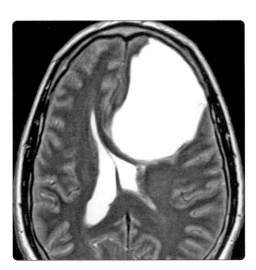
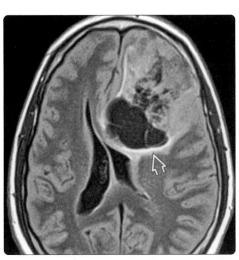

图 6-8　（左图）青年男性患者，癫痫发作。轴位 T2WI 示额叶高信号巨大肿块，占位效应显著。切除术后确诊为 WHO Ⅱ 级原浆型星形细胞瘤。（右图）同一患者。轴位 FLAIR 示肿块信号不均，伴瘤周轻度血管源性水肿➡️。原浆型星形细胞瘤属于弥漫性星形细胞瘤的罕见变异型，常见黏液样变性和微囊形成，额颞叶区域为经典发病部位

二、间变性星形细胞瘤

要　点

术语

- 具有间变性和显著增殖潜能的、弥漫性浸润性生长的恶性星形细胞瘤

影像

- 浸润性生长的肿块,主要累及脑白质,强化程度不等
- T2WI 呈不均匀高信号
- 几乎总能在异常信号强度区域之外发现肿瘤细胞
- 可累及被覆皮层
- 通常无强化
  - 偶见局灶性、结节样、均匀的、斑片状强化
  - 若环形强化则可疑胶质母细胞瘤(GBM)
- MRS:Cho/Cr 比值增高,NAA 峰降低
- MRP:最大 rCBV 升高
- AA 的组织学和影像学特征介于低级别星形细胞瘤与 GBM 之间

主要鉴别诊断

- 低级别弥漫性星形细胞瘤
- GBM
- 少突胶质细胞瘤
- 脑炎
- 脑缺血

病理

- WHO Ⅲ级
- 通常由低级别(弥漫性)星形细胞瘤(WHO Ⅱ级)进展而致(75%)

临床要点

- 最常见的临床表现:WHO Ⅱ级星形细胞瘤患者显著临床恶化
- 任何年龄均可发病,40~50 岁最常见
- 占星形胶质细胞肿瘤的 1/3
- IDH1(+)和 MGMT(+)与生存期延长相关
- 中位生存期:2~3 年

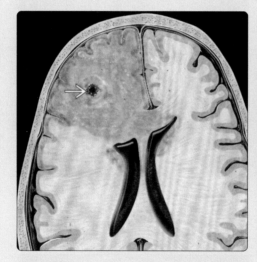
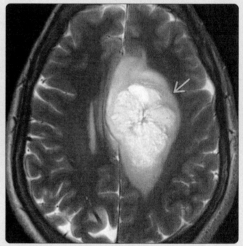

图 6-9 (左图)轴位示意图所示为脑白质浸润性肿块,并沿胼胝体蔓延,伴局灶性出血➡和局部占位效应。脑白质内蔓延是间变性星形细胞瘤(AA)的典型特征,最好发于大脑半球。(右图)轴位 T2WI 示额叶不均匀高信号肿块,伴局部占位效应➡。切除术后确诊为 WHO Ⅲ级 AA,此类高级别神经胶质细胞肿瘤具有恶变为 GBM 的内在趋势

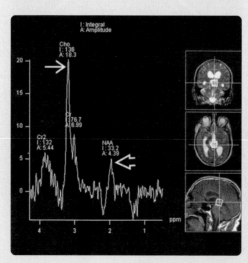
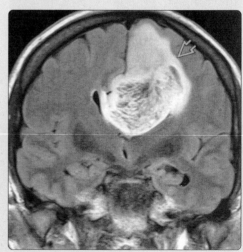

图 6-10 (左图)顶盖间变性星形细胞瘤患者。MRS 显示高胆碱峰➡和低 NAA 峰➡,呈典型的恶性肿瘤频谱。(右图)47 岁男性患者。冠状位 FLAIR 示不均匀高信号肿块➡,病灶中心位于额叶白质。间变性星形细胞瘤占全部星形胶质细胞肿瘤的 1/3,介于低级别(弥漫性)星形细胞瘤(WHO Ⅱ级)与 GBM(WHO Ⅳ级)之间

术语

缩写

- 间变性星形细胞瘤(anaplastic astrocytoma,AA)

同义词

- WHO Ⅲ 级星形细胞瘤,恶性星形细胞瘤,高级别星形细胞瘤

定义

- 具有局灶性或弥漫性间变性和显著增殖潜能、弥漫性浸润性生长的恶性星形细胞瘤

影像

一般特征

- 最佳诊断要点
  - 浸润性生长的肿块,主要累及脑白质,强化程度不等
- 部位
  - 大脑半球白质
    - 常累及额叶和颞叶
  - 可累及脑桥、丘脑(儿童常见于脑桥)
  - 偶有脑干、脊髓受累
- 大小
  - 各异
- 形态
  - 典型表现为边界不清的大脑半球白质内肿块
  - 抑或呈现清晰边界
  - 几乎总能在异常信号强度区域之外发现肿瘤细胞

CT 表现

- CT 平扫
  - 边界不清的低密度肿块
  - 罕见钙化和出血
- 增强 CT
  - 大多数无强化
  - 偶见局灶性、斑片状、不均匀强化
  - 若环形强化,则需考虑已恶变为多形性胶质母细胞瘤(GBM)

MR 表现

- T1WI
  - 等信号至低信号混杂的脑白质肿块
  - 可累及被覆皮层
  - 罕见钙化、出血和囊变
- T2WI
  - 不均匀高信号
  - 边界清楚,但是邻近脑组织浸润
  - 可能累及被覆皮层
  - 在罕见情况下,存在明显的流空,提示已恶变为 GBM
- FLAIR
  - 不均匀高信号
- DWI
  - 通常无弥散受限
- 增强 T1WI
  - 通常无强化

- 偶见局灶性、结节样、均匀的、斑片状强化
- 若环形强化则可疑 GBM
- MRS
  - Cho/Cr 比值升高,NAA 峰降低
- 动态增强 T2WI
  - 最大 rCBV 较之低级别星形细胞瘤升高
  - 渗透率较之低级别星形细胞瘤增高
- 脑白质纤维束弥散张量成像(diffusion tensor imaging,DTI)或有助于手术规划

核医学表现

- PET
  - 较之低级别星形胶质细胞肿瘤代谢更高
  - 高级别神经胶质细胞肿瘤 FDG 摄取率接近或超过正常脑灰质
  - 肿瘤/白质比值>1.5 和肿瘤/灰质比值>0.6 提示高级别肿瘤
  - 在鉴别肿瘤复发与放射性脑损伤方面,FDG 的敏感性为 81%~85%,特异性为 50%~94%

影像检查方法推荐

- 检查方案推荐
  - 增强 MR
  - MRS、MRP 和 DTI 有助于诊断

鉴别诊断

低级别弥漫性星形细胞瘤

- 局灶性或弥漫性生长的脑白质肿块
- 典型表现为无强化的大脑半球肿块
- 可能需经活检以鉴别

多形性胶质母细胞瘤(GBM)

- 95%存在中心坏死及边缘强化
- 广泛的瘤周 T2WI/FLAIR 异常信号
- 出血并不少见

脑炎

- T2WI 高信号及斑片状强化
- 弥散受限为特征性表现

脑缺血

- 符合血管分布(大脑中动脉,大脑前动脉,大脑后动脉)
- 若呈急性/亚急性则弥散受限
- 病灶常呈楔形,累及灰质和白质
- 亚急性缺血可呈脑回样强化

少突胶质细胞瘤

- 强化形式多样的皮层肿块
- 常见钙化
- 可能难以鉴别

癫痫持续状态

- 活动性癫痫发作可能导致异常信号和强化
- 癫痫发作病史
- 需行影像学随访

疱疹病毒性脑炎

- 局限于边缘系统和颞叶

- 常见出血产物和强化
- 通常急性起病

病理

一般特征

- 病因学
  - 起源于向星形胶质细胞分化的前体干细胞
  - 通常由低级别(弥漫性)星形细胞瘤(WHO Ⅱ级)进展而致(约 75%)
    - 从低级别(弥漫性)星形细胞瘤恶变为 AA 的过程伴随多种遗传学改变
  - 偶为原发肿瘤
- 遗传学
  - 可见 TP53 突变和 17p 杂合性缺失
    - p53 过表达提示预后不良
  - 细胞周期调节基因异常
  - 染色体 10q、19q、22q 杂合性缺失
  - 染色体 6q 缺失(30%)
  - 多数 IDH1(+)
  - 常见 MGMT 甲基化
- 以细胞异型性和有丝分裂活跃为特征的、具有生物学侵袭性的星形细胞瘤
  - 恶变为 GBM 的内在趋势

分期、分级和分类

- WHO Ⅲ级
- 介于低级别(弥漫性)星形细胞瘤(WHO Ⅱ级)和 GBM(WHO Ⅳ级)之间

大体病理和术中特征

- 浸润性生长的肿块,无明显边界
- 常蔓延至受侵结构,但无直接破坏
- 边界清楚,但常浸润邻近脑组织
- 囊变、出血少见

显微镜下特征

- 以细胞密度增加、有丝分裂显著活跃、核异型性明显为特征
- 高核/浆比
- 胞核/胞质多形性
- 无坏死或微血管增生(若存在则为 WHO Ⅳ级)
- 免疫组织化学:通常 GFAP(+)
- Ki-67(MIB-1)增殖指数 5%~10%

临床要点

临床表现

- 最常见的症状/体征
  - 低级别(弥漫性)星形细胞瘤(WHO Ⅱ级)患者临床恶化加速
  - 依部位而异
    - 常见癫痫发作、局灶性神经功能缺损
    - 可有头痛、嗜睡
    - 颅内压增高
    - 人格或行为改变

人口统计学

- 年龄
  - 任何年龄均可发病,40~50 岁最常见

- 性别
  - 男:女 = 1.6:1
- 流行病学
  - 占星形胶质细胞肿瘤的 1/3
  - 占神经胶质细胞肿瘤的 25%
  - WHO Ⅱ、Ⅲ、Ⅳ级的弥漫性浸润性生长的神经胶质细胞肿瘤占全部原发性肿瘤的 60% 以上

病程和预后

- 中位生存期:2~3 年
- 通常在 WHO Ⅱ级肿瘤切除术后复发时出现
  - 一般 IDH1(+)(预后较好)
- IDH1(−)(野生型)与预后较差相关(类似于 GBM)
- 常进展为继发性 GBM
  - 进展期多为 2 年
- 常沿白质纤维束扩散
  - 可能沿室管膜、柔脑膜及脑脊液扩散
- 发病年龄低、Karnofsky 评分高、肿瘤全切除者生存期延长
- 其他与生存期较长相关的因素
  - 无强化,增殖指数 ≤5.1%,存在少突胶质细胞成分
  - IDH1(+),MGMT 甲基化(+)

治疗

- 手术切除,并辅以放疗和化疗(替莫唑胺)

诊断纲要

注意

- AA 可能类似于其他肿瘤,特别是弥漫性低级别星形细胞瘤(WHO Ⅱ级)
- 类似的非肿瘤性疾病,如脑炎等,可能需要借助病史进行鉴别
- AA 的组织学和影像学特征介于低级别星形细胞瘤与 GBM 之间

影像解读要点

- AA 通常为无强化的大脑半球的肿块
- 若见新的强化区,则很可能恶变

参考文献

1. Ogura R et al: Immunohistochemical profiles of IDH1, MGMT and P53: Practical significance for prognostication of patients with diffuse gliomas. Neuropathology. 35(4): 324-35, 2015
2. Speirs CK et al: Impact of 1p/19q codeletion and histology on outcomes of anaplastic gliomas treated with radiation therapy and temozolomide. Int J Radiat Oncol Biol Phys. 91(2):268-76, 2015
3. Gempt J et al: Multimodal imaging in cerebral gliomas and its neuropathological correlation. Eur J Radiol. 83(5):829-34, 2014
4. Minniti G et al: IDH1 mutation and MGMT methylation status predict survival in patients with anaplastic astrocytoma treated with temozolomide-based chemoradiotherapy. J Neurooncol. 118(2):377-83, 2014
5. Rusthoven CG et al: The impact of adjuvant radiation therapy for high-grade gliomas by histology in the United States population. Int J Radiat Oncol Biol Phys. 90(4):894-902, 2014
6. Hirai T et al: Prognostic value of perfusion MR imaging of high-grade astrocytomas: long-term follow-up study. AJNR Am J Neuroradiol. 29(8):1505-10, 2008
7. Iwamoto FM et al: Clinical relevance of 1p and 19q deletion for patients with WHO grade 2 and 3 gliomas. J Neurooncol. 88(3):293-8, 2008
8. Louis DN et al (eds): WHO Classification of Tumours of the Central Nervous System: Anaplastic Astrocytoma. Lyon, France: IARC Press. 30-2, 2007

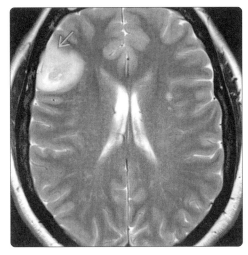 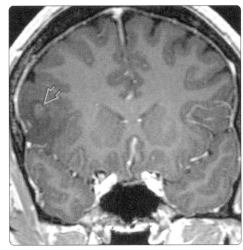

图 6-11 （左图）47 岁女性患者。轴位 T2WI 示右侧额叶不均匀高信号肿块➡，病灶中心位于脑白质，伴被覆皮层受累。虽然肿块边界清楚，但是肿瘤细胞常扩散至异常信号之外。（右图）同一患者。冠状位增强 T1WI 示肿块内部局灶性强化➡。AA 强化形式多变，可无强化，亦可呈斑片状或结节样强化，但多数 AA 无强化

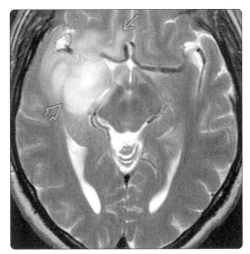 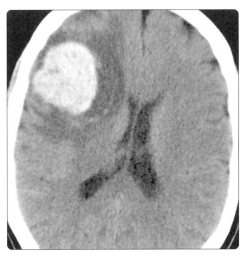

图 6-12 （左图）62 岁男性患者，轴位 T2WI 示位于右侧颞叶浸润性高信号肿块➡，并蔓延至额叶下部➡。增强图像未见强化。间变性星形细胞瘤常类似于更为良性的弥漫性星形细胞瘤。（右图）轴位 CT 平扫示右侧额叶出血性肿块，伴周边低密度和占位效应。间变性星形细胞瘤和 GBM 均可见出血，但 WHO Ⅳ 级的 GBM 更为常见

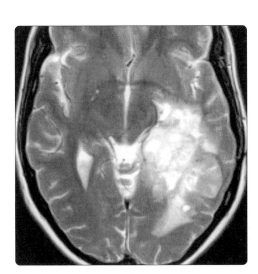 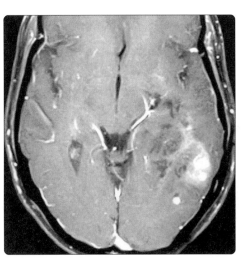

图 6-13 （左图）既往曾接受过治疗的低级别（弥漫性）星形细胞瘤患者。轴位 T2WI 示左侧颞叶后部及枕叶不均匀高信号肿块。（右图）同一患者。轴位增强 T1WI 示新发肿块不均匀强化。患者首次诊断为 WHO Ⅱ 级星形细胞瘤，新近临床恶化，再次活检证实为 WHO Ⅲ 级星形细胞瘤。低级别星形细胞瘤新发强化往往提示肿瘤恶变

要 点

术语

- 以坏死和新生血管形成为特征的快速生长的恶性星形胶质细胞肿瘤
- 最常见的颅内原发性肿瘤

影像

- 最佳诊断要点:中心坏死,并被不规则强化的厚壁肿瘤组织外壳环绕
- 不规则高信号肿块,邻近结构肿瘤浸润/血管源性水肿
- 可见坏死、囊变、出血、液平、流空(新生血管形成)
- 幕上脑白质为最常见的部位
  - 大脑半球>脑干>小脑
- 有活性的肿瘤远远超出信号改变的范围

主要鉴别诊断

- 脓肿

- 转移瘤
- 原发性中枢神经系统淋巴瘤
- 间变性星形细胞瘤
- 肿瘤样脱髓鞘病变
- 亚急性脑缺血

病理

- 分为两型:原发性(新生)和继发性(由低级别星形细胞瘤恶化而致)
- 以坏死和微血管增生为特征
- WHO Ⅳ级

临床要点

- 症状依部位而异:常见癫痫发作、局灶性神经功能缺损
- 发病高峰 45~75 岁,但是任何年龄均可发病
- 占全部颅内肿瘤的 12%~15%
- 占星形胶质细胞肿瘤的 60%~75%
- 持续进展,通常生存期<1 年

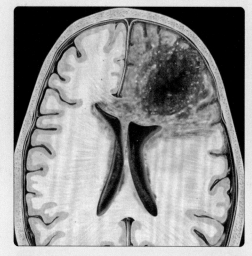
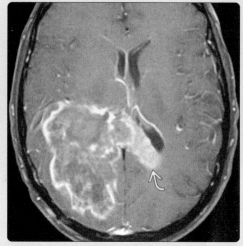

图 6-14 (左图)轴位示意图所示为 GBM 的典型表现。肿块呈浸润性生长,并经胼胝体蔓延。病灶中心坏死,并被肿瘤组织外壳环绕。(右图)60岁男性患者,急性癫痫发作。轴位增强 T1WI FS 示不均匀强化的枕叶肿块,伴中心坏死,并经胼胝体压部蔓延 ➡,呈 GBM 特征性表现。额叶和颞叶是 GBM 最常见的部位

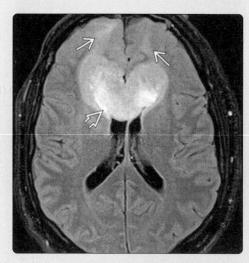
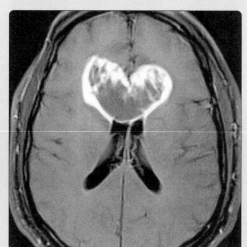

图 6-15 (左图)轴位 FLAIR 示横贯胼胝体膝部的不均匀高信号肿块 ➡,伴异常信号扩散至额叶皮层下白质 ➡。有活性的肿瘤细胞可扩散至 MR 异常信号区域之外。(右图)同一患者。轴位增强 T1WI FS 示肿瘤中心坏死,并被强化的厚壁肿瘤组织外壳环绕,呈 GBM 特征性表现。包括淋巴瘤、脱髓鞘病变在内的其他病变亦可累及胼胝体

术语

同义词

- WHO Ⅳ级星形细胞瘤,恶性星形细胞瘤,多形性胶质母细胞瘤(glioblastoma multiforme,GBM)

定义

- 以坏死和新生血管形成为特征的快速生长的恶性星形胶质细胞肿瘤
- 最常见的颅内原发性肿瘤

影像

一般特征

- 最佳诊断要点
  - 中心坏死,并被不规则强化的厚壁肿瘤组织外壳环绕
- 部位
  - 最常见于幕上脑白质
    - 额叶、颞叶、顶叶>枕叶
  - 大脑半球>脑干>小脑
  - 基底节/丘脑少见
  - 脑干、小脑肿瘤更多见于儿童
- 形态
  - 边界不清的、弥漫性浸润性生长的、坏死性的、大脑半球肿块
  - 肿瘤通常横贯白质纤维束侵及对侧大脑半球
    - 胼胝体("蝴蝶状"胶质瘤)
    - 前联合与后联合
  - 罕见脑膜受侵
  - 罕见多发病灶(约5%)

CT 表现

- CT 平扫
  - 不规则等密度或低密度肿块,伴中心低密度坏死
  - 明显的占位效应及瘤周水肿/肿瘤浸润
  - 出血并不少见
  - 罕见钙化(与低级别肿瘤恶变相关)
- 增强 CT
  - 显著的不均匀、不规则的边缘强化

MR 表现

- T1WI
  - 不规则等信号、低信号脑白质肿块
  - 常见坏死、囊变和不规则的厚壁
  - 可见亚急性出血
- T2WI
  - 不均匀高信号肿块,伴邻近结构肿瘤浸润/血管源性水肿
  - 可见坏死、囊变、出血、液平、流空(新生血管形成)
  - 有活性的肿瘤远远超出信号改变区域
- FLAIR
  - 不均匀高信号肿块,伴邻近结构肿瘤浸润/血管源性水肿
- T2*GRE
  - 磁敏感性伪影与血液产物相关
- DWI
  - ADC 值低于低级别神经胶质细胞肿瘤

- 肿瘤实性部分弥散受限程度不等
- MRP
  - 最大 rCBV 较之低级别肿瘤增高
  - 渗透率较之低级别肿瘤增高
- 增强 T1WI
  - 典型表现为中心坏死,并被不规则强化的厚壁外壳环绕
  - 强化可呈实性、环形、结节样或斑片状
- MRS
  - NAA 峰、肌醇峰降低
  - 胆碱峰、乳酸/脂质峰(1.33ppm)升高
- 弥散张量成像(DTI)有助于手术规划

核医学表现

- PET
  - 恶性肿瘤呈高葡萄糖代谢和 FDG 浓聚
  - 肿瘤/白质比值>1.5 和肿瘤/灰质比值>0.6 提示高级别肿瘤

影像检查方法推荐

- 最佳影像检查
  - 增强 MR 最为敏感
  - MRS、MRP、乏氧成像、DTI 等最新技术有助于提高诊断/活检准确性

鉴别诊断

脓肿

- 环形强化,但常较 GBM 壁薄
- T2WI 呈低信号边缘,通常弥散受限
- MRS 可见琥珀酸盐峰和氨基酸峰

转移瘤

- 典型表现为灰白质交界区多发病变
- 圆形病变多于浸润性生长的病变
- 单发病变常难以鉴别

原发性中枢神经系统淋巴瘤

- 脑室周围强化的肿块
- 常横贯胼胝体
- T2WI 典型表现为等信号/低信号
- AIDS 相关淋巴瘤常见坏死

间变性星形细胞瘤

- 多为无强化的脑白质肿块
- 强化或预示已恶变为 GBM
- 或许难以鉴别

肿瘤样脱髓鞘病变

- 常呈不完全的、马蹄样强化,开口朝向皮层
- 病变部位典型,患者年龄偏低

亚急性脑缺血

- 呈典型的血管分布(大脑中动脉,大脑后动脉,大脑前动脉)
- 可有占位效应和脑回样强化
- 影像学随访有助于鉴别

癫痫持续状态

- 活动性癫痫发作可能导致异常信号和强化

- 强化常呈弥漫性,灰质和白质均可受累
- 癫痫发作病史

动静脉畸形(AVM)

- 多发流空,伴轻微占位效应
- 若伴出血,可能类似于 GBM

病理

一般特征

- 病因学
  - 分为两型:原发性(新生)和继发性(由低级别星形细胞瘤恶变而致)
    - 遗传学机制不同,表现相同
  - 创造"适合的环境"而播散
  - 罕见辐射相关病例
- 遗传学
  - 原发性 GBM(新生)
    - 发病年龄较高(平均年龄 62 岁),生物学侵袭性更强
    - 新生(既往无低级别肿瘤),很可能起源于神经干细胞
    - EGFR、MDM2 扩增和过表达
    - PTEN 突变(40% 以上的病例)
    - 染色体 10p 杂合性缺失
    - 占全部 GBM 的 90% 以上
  - 继发性 GBM
    - 发病年龄较低(平均年龄 45 岁),较原发性 GBM 侵袭性弱
    - 从低级别星形细胞瘤进展而来(进展期通常 4~5 年)
    - TP53、IDH1 突变
    - PDGFR 扩增和过表达
    - 染色体 10q、17p 杂合性缺失
    - 端粒酶活性和 hTERT 表达增高
    - 占全部 GBM 的 10% 以下
- 合并异常
  - 散发或作为遗传性肿瘤综合征的一部分
    - 神经纤维瘤病 1 型,利-弗劳梅尼综合征(TP53 突变)
    - Turcot 综合征,Ollier 病,Maffucci 综合征
  - 巨细胞型胶质母细胞瘤是 GBM 的组织学变异型(5%),预后稍好

分期、分级和分类

- WHO Ⅳ级

大体病理和术中特征

- 环绕坏死中心的淡红灰色肿瘤"外壳"
  - 坏死是 GBM 的显著特征
- 大多数 GBM 存在明显的新生血管形成,伴或不伴肉眼可见的出血

显微镜下特征

- 以坏死和微血管增生为特征
- 多形性星形胶质细胞,核异型性明显,有丝分裂活跃
- MIB-1 增殖指数高(>10%)

临床要点

临床表现

- 最常见的症状/体征
  - 依部位而异:常见癫痫发作、局灶性神经功能缺损
  - 颅内压增高、精神状态改变
  - 典型表现为症状持续时间短(<3 个月)

人口统计学

- 年龄
  - 发病高峰 45~75 岁,但是任何年龄均可发病
- 性别
  - 男性居多(男:女 = 1.3:1)
- 流行病学
  - 最常见的原发性脑肿瘤
  - 占全部颅内肿瘤的 12%~15%
  - 占星形胶质细胞肿瘤的 60%~75%
  - 年发病率 3/10 万~4/10 万
  - 20% 以上呈多灶性(2%~5% 为同时发生的相互独立的肿瘤)

病程和预后

- 持续进展
- 预后极差(多在发病 9~12 个月内死亡)
- 转移模式
  - 最常见:沿白质纤维束蔓延
  - 较少见:室管膜/软脑膜下扩散、脑脊液转移、血管旁间隙
  - 少见:硬膜/颅骨受侵袭
  - 罕见:神经系统外扩散(肺、肝、淋巴结、骨)
- 生存期较长的独立预测因素
  - 年龄(低龄:<45 岁),Karnofsky 能力状态量表评分(较高),切除程度(全切除与次全切除);MGMT 甲基化状态
  - 术前 MR 坏死和强化的程度

治疗

- 活检/肿瘤大部分切除,并辅以放疗和化疗(替莫唑胺)
- 新型血管生成抑制剂,特别使用贝伐单抗(血管内皮生长因子抑制剂)治疗复发病例

诊断纲要

注意

- GBM、淋巴瘤、脱髓鞘病变均可见胼胝体受累,而转移瘤较少累及胼胝体

影像解读要点

- 有活性的肿瘤远远超出异常信号区域

参考文献

1. Harris RJ et al: MRI perfusion measurements calculated using advanced deconvolution techniques predict survival in recurrent glioblastoma treated with bevacizumab. J Neurooncol. 122(3):497-505, 2015
2. Mabray MC et al: Modern brain tumor imaging. Brain Tumor Res Treat. 3(1):8-23, 2015
3. Pope WB: Genomics of brain tumor imaging. Neuroimaging Clin N Am. 25(1):105-19, 2015
4. Louis DN et al: WHO classification of tumours of the central nervous system: glioblastoma. Lyon: IARC Press. 33-49, 2007

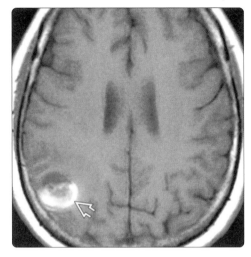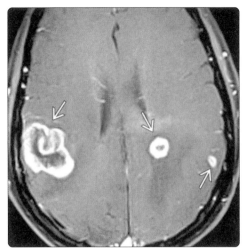

图 6-16 （左图）62 岁女性患者。轴位 T1WI 示出血性肿块➡，短 T1 信号与亚急性期出血产物有关。活检证实为 GBM。无高血压病史的不明原因颅内出血老年患者均需考虑 GBM。（右图）72 岁男性患者。轴位增强 T1WI 示 3 处各自独立的强化病灶➡，提示为多灶性 GBM。罕见的同期发生的多灶性 GBM 仅见于约 5% 的病例中

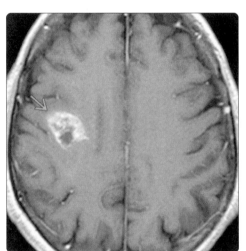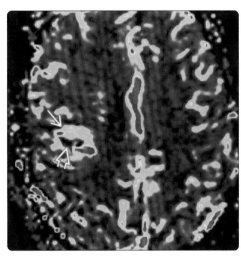

图 6-17 （左图）42 岁男性患者，新发癫痫发作。轴位增强 T1WI 示边缘强化的肿块➡，伴轻微占位效应。（右图）同一患者。轴位 MRP 示肿瘤实性部分 rCBV 增高➡，中心坏死区 rCBV 降低➡。MRP 有助于提高术前诊断的准确性；此外，若肿瘤所在部位导致无法全切除，则常使用 MRP 辅助引导活检

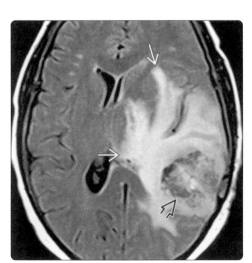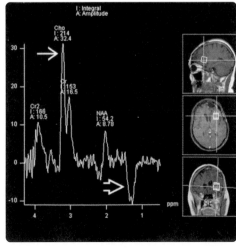

图 6-18 （左图）GBM 患者。轴位 FLAIR 示不均质肿块➡，以及肿块周围典型的广泛异常信号➡，此系肿瘤细胞和血管源性水肿两者混合的表现。在病理学上，异常信号区域之外仍可发现肿瘤细胞。（右图）复发性 GBM 患者。MRS 所示为典型的恶性肿瘤波谱，胆碱峰显著升高➡，在 2.02ppm 位置 NAA 峰降低，在 1.33ppm 位置可见倒置乳酸峰➡

要 点

术语

- 罕见的胶质母细胞瘤变异型,同时包含神经胶质成分和间质成分
- 原发性或继发性(复发性胶质母细胞瘤呈肉瘤样生长)

影像

- 不均匀强化的肿块,伴硬膜受侵袭,伴或不伴颅骨受累
- 可能难以与 GBM 鉴别
- 颞叶>顶叶>额叶>枕叶
- 不均质肿块,与出血、坏死有关
- 不均匀、不规则的厚壁强化,伴中心坏死

主要鉴别诊断

- 胶质母细胞瘤(GBM)
- 转移瘤
- 血管外皮细胞瘤

- 恶性脑膜瘤

病理

- 肉瘤样成分被认为源自 GBM 中发生转化的血管成分
- WHO Ⅳ 级

临床要点

- 最常见的症状:头痛、癫痫发作、局灶性神经功能缺损
- 多发于 40~60 岁
- 预后差,中位生存期 6~12 个月
- 常见颅外转移(15%~30%)
- 治疗:手术切除,并辅以放疗、化疗

诊断纲要

- 对于伴有硬膜受侵袭的周边部肿块应考虑胶质肉瘤

图 6-19 (左图)冠状位示意图所示为胶质肉瘤的典型表现,肿块不均匀坏死,位于周边部,并侵袭硬膜➡️和邻近颅骨。另外,肿瘤呈浸润性生长,累及胼胝体。硬膜受侵袭伴或不伴颅骨受累有助于将此胶质母细胞瘤(GBM)变异型从典型 GBM 中区分开来。(右图)轴位增强 T1WI 示额叶不均质肿块,伴厚壁强化和硬膜受侵袭➡️,为胶质肉瘤的典型表现

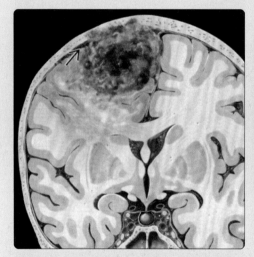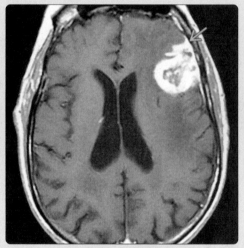

图 6-20 (左图)57 岁男性患者,轴位 T2WI 示右侧额叶不均质肿块➡️。(右图)同一患者。轴位增强 T1WI 示肿块边缘不均匀强化➡️,伴中心坏死所致的低信号。无硬膜受累时,胶质肉瘤与典型 GBM 难以鉴别。两者均为 WHO Ⅳ 级,预后差

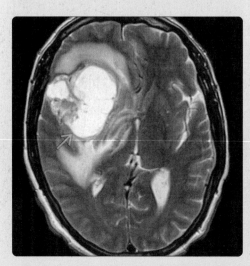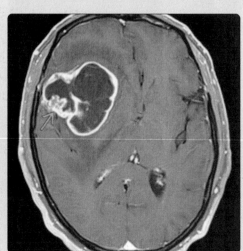

术语

定义

- 罕见的胶质母细胞瘤变异型,同时包含神经胶质成分和间质成分
- 原发性或继发性(复发性胶质母细胞瘤呈肉瘤样生长)

影像

一般特征

- 最佳诊断要点
  - 不均匀强化的肿块,伴硬脑膜受侵袭,伴或不伴颅骨受累
  - 可能难以与 GBM 鉴别
- 部位
  - 大脑半球
    - 颞叶>顶叶>额叶>枕叶
  - 后颅窝或脑室内罕见
- 大小
  - 各异,一般 3~8cm
- 形态
  - 浸润性生长的肿块,或可部分边界清楚

CT 表现

- CT 平扫
  - 不均质肿块,伴瘤周水肿
  - 可见出血
- 增强 CT
  - 不均匀、不规则的厚壁强化
  - 可见硬膜受累,伴或不伴颅骨受累

MR 表现

- T1WI
  - 不均匀低信号肿块
- T2WI
  - 不均质肿块,与出血、坏死有关
  - 显著的瘤周水肿,浸润性肿瘤
- 增强 T1WI
  - 不均匀、不规则的厚壁强化,伴中心坏死
  - 可见硬膜受累,伴或不伴颅骨受累

鉴别诊断

胶质母细胞瘤

- 通常难以鉴别
- 不均质肿块,伴出血和坏死
- 无硬膜或颅骨受累

转移瘤

- 常呈多发病变;通常已知原发肿瘤

血管外皮细胞瘤

- 轴外占位伴硬膜及颅骨侵犯

恶性脑膜瘤

- 脑外肿块,伴脑实质受侵袭

脓肿

- 病灶环形强化,伴中心坏死
- T2WI 低信号边缘,加扫 DWI 像可呈典型表现

病理

一般特征

- 病因学
  - 肉瘤样成分被认为源自 GBM 中发生转化的血管成分
  - 有报道称放疗诱导肉瘤样变

分期、分级和分类

- WHO Ⅳ 级

大体病理和术中特征

- 术中特征近似于转移瘤或脑膜瘤
- 质硬的分叶状肿块,伴中心坏死,伴或不伴脑膜受侵袭

显微镜下特征

- 恶性的神经胶质成分和间质成分

临床要点

临床表现

- 最常见的症状/体征
  - 颅内压增高:头痛
- 其他症状/体征
  - 依部位而异:癫痫发作、局灶性神经功能缺损

人口统计学

- 年龄
  - 多发于 40~60 岁
  - 曾有先天性胶质肉瘤的报道(罕见)
- 性别
  - 男:女=2:1
- 流行病学
  - 罕见,占 GBM 的 2%~8%

病程和预后

- 预后差,中位生存期:6~12 个月
- 通常局部复发
- 常见颅外转移(15%~30%)

治疗

- 手术切除,并辅以放疗±化疗

诊断纲要

影像解读要点

- 对于伴有硬膜受侵袭的周边部肿块应考虑胶质肉瘤
- 胶质肉瘤可能近似于胶质母细胞瘤和转移瘤
- 肿瘤细胞扩散至强化肿块之外

参考文献

1. McAleer MF et al: Therapeutic management of gliosarcoma in the temozolomide era. CNS Oncol. 4(3):171-8, 2015
2. Blumenthal DT et al: A Phase III study of radiation therapy (RT) and O6-benzylguanine + BCNU versus RT and BCNU alone and methylation status in newly diagnosed glioblastoma and gliosarcoma: Southwest Oncology Group (SWOG) study S0001. Int J Clin Oncol. ePub, 2014
3. Smith AB et al: From the radiologic pathology archives: mass lesions of the dura: beyond meningioma-radiologic-pathologic correlation. Radiographics. 34(2):295-312, 2014
4. Romero-Rojas AE et al: Primary gliosarcoma of the brain: radiologic and histopathologic features. Neuroradiol J. 26(6):639-48, 2013
5. Kleihues et al: WHO Classification of Tumours of the Central Nervous System: Gliosarcoma. Lyon: IARC Press. 48-9, 2007

要 点

术语

- 弥漫性浸润性生长的、经常发生于双侧的神经胶质细胞肿瘤,至少累及 3 个脑叶
- 肿瘤浸润范围与其组织学和临床特征不成比例

影像

- T2WI 高信号的、浸润性生长的肿块,伴受累结构增大
  - 通常位于大脑半球(75%)
  - 脑部结构增大、变形,但是无破坏
- 通常无或仅有轻微强化
- 强化预示恶变或恶性神经胶质细胞瘤病灶
- MRS:胆碱峰增高,NAA 峰降低

主要鉴别诊断

- 小动脉硬化
- 血管炎
- 间变性星形细胞瘤

- 病毒性脑炎
- 脱髓鞘病变

病理

- 通常属于 WHO Ⅲ 级;波动于 WHO Ⅱ-Ⅳ 级之间
- 具有很多弥漫性浸润性生长的星形细胞瘤的特征
- 在罕见情况下,少突胶质细胞瘤是主要的细胞类型
- 主要依据组织学和影像学进行诊断

临床要点

- 症状:精神状态改变、痴呆、头痛、癫痫发作、昏睡
- 治疗:活检确诊,±放疗和化疗
- 发病高峰 40~50 岁,但是任何年龄均可发病
- 持续进展
- 生存期数周至数年不等
  - 中位生存期约 14 个月

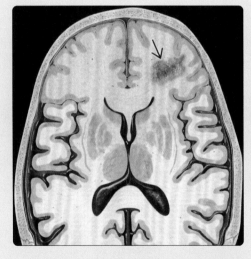
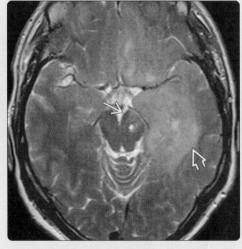

图 6-21 (左图)轴位示意图所示为浸润性生长的肿瘤,累及额叶、岛叶和基底节,内在大脑结构无破坏,并且可见局部恶变 ➡。(右图)轴位 T2WI 示左侧大脑脚异常高信号 ➡、左侧颞叶和额叶皮髓质边界模糊 ➡。受累结构轻微肿胀,而内在结构相对无破坏,呈大脑胶质瘤病的典型表现

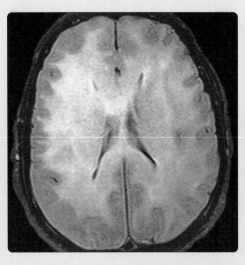
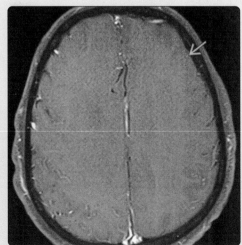

图 6-22 (左图)73 岁男性患者。轴位 FLAIR 示广泛分布于整个大脑半球幕上脑白质的弥漫性高信号。大脑胶质瘤病可能近似于包括小动脉粥样硬化在内的非肿瘤性脑白质病变。(右图)同一患者。轴位增强 T1WI 示无强化,符合大脑胶质瘤病的典型表现,而强化常与局灶性细胞间变或疾病进展相对应。另外,可见轻度脑沟消失 ➡。此类浸润性肿瘤可为 WHO Ⅱ 级至 Ⅳ 级

术语

缩写

- 大脑胶质瘤病(gliomatosis cerebri,GC)

同义词

- 神经胶质瘤病,弥漫性大脑胶质瘤病

定义

- 弥漫性浸润性生长的、经常发生于双侧的神经胶质细胞肿瘤,至少累及 3 个脑叶
- 肿瘤浸润范围与其组织学和临床特征不成比例

影像

一般特征

- 最佳诊断要点
  - T2WI 高信号的、浸润性生长的肿块,伴受累结构增大
- 部位
  - 通常累及大脑半球白质(76%),还可能累及皮层(19%)
  - 累及 3 个以上脑叶,弥漫于脑白质及以下结构
    - 基底节、丘脑(75%)
    - 脑干(52%)
    - 胼胝体(50%)
    - 小脑(29%)
    - 脊髓(9%)
  - 可横贯胼胝体或中间块
- 形态
  - 内在脑部结构浸润、增大,但是无破坏

CT 表现

- CT 平扫
  - 边界不清、不对称的低密度肿块(通常仅为稍低密度)
  - 灰白质边界消失,伴肿胀和轻度占位效应
- 增强 CT
  - 通常无强化

MR 表现

- T1WI
  - 等信号或低信号的、浸润性生长的肿块
  - 通常信号均匀
- T2WI
  - 均匀高信号的、浸润性生长的肿块
  - 占位效应伴轻度弥漫性脑沟及脑室消失
  - 可致脑积水(罕见)
- FLAIR
  - 均匀高信号的、浸润性生长的肿块
- DWI
  - 通常无弥散受限
- 增强 T1WI
  - 通常无或仅有轻微强化
  - 罕见斑片状强化
  - 强化预示恶变或恶性神经胶质细胞瘤病灶
- MRS
  - 肌醇峰(ml)明显升高
  - 胆碱峰增高
  - NAA 峰降低
  - 在 1.33ppm 位置有或无乳酸峰及脂质峰(预示生存期缩短)
- 动态 MR
  - 低 rCBV:与无血管增生对应
  - 高 rCBV:提示高级别肿瘤
- DTI(弥散张量成像)
  - 相比于其他肿瘤,在 GC 中神经纤维无破坏

核医学表现

- FDG PET 示显著低代谢

影像检查方法推荐

- 检查方案推荐
  - 多平面增强 MR
  - MRS 和灌注成像有助于进一步显示其特征

鉴别诊断

小动脉硬化

- 脑老化,微血管病
- 无占位效应;无皮层受累
- 多伴脑容积减少
- 部分病例需经活检鉴别

血管炎

- 常见多发缺血灶
- 急性期 DWI 呈阳性表现
- 可见斑片状、多灶性强化
- 或需经活检鉴别

间变性星形细胞瘤

- 可呈孤立性或浸润性生长,而较少呈弥漫性
- 强化形式多样

病毒性脑炎

- 起病更急,病史有助于鉴别
- 有或无脑膜受累
- 疱疹病毒侵及颞叶和边缘系统

脱髓鞘病变

- 常为典型部位的多发病变
- 多无明显占位效应
- 常呈不完全性环形强化,开口朝向皮层
- 可累及脑白质和深部灰质核团

进行性多灶性白质脑病

- T2WI 示脑室旁、皮层下白质非对称性高信号
- 通常无或轻微强化
- 通常位于顶枕区,可能横贯胼胝体
- 常见于免疫抑制患者,如 AIDS

淋巴瘤

- 原发性中枢神经系统淋巴瘤,位于脑室旁/深部灰质的强化肿块

○ 通常累及胼胝体
○ T2WI 呈等信号/低信号
- 血管内淋巴瘤可呈弥漫性浸润性生长

遗传性/获得性代谢疾病

- 异染性脑白质营养不良(metachromatic leukodys-trophy,MLD):T2WI 呈融合性脑室旁白质高信号
- Alexander 病:额叶白质高信号并强化

病理

一般特征

- 病因学
  ○ 存在争议,目前被归类为组织来源不明的肿瘤
  ○ 部分性近似于弥漫性浸润性生长的星形细胞瘤
  ○ 在罕见情况下,少突胶质细胞瘤是主要的细胞类型
- 遗传学
  ○ *TP53* 突变与弥漫性星形细胞瘤近似,但发生率较低
  ○ 少突胶质细胞瘤亚型常见染色体 1p 和 19q 缺失
  ○ 可有 *IDH1* 突变

分期、分级和分类

- 通常属于 WHO Ⅲ 级(波动于 WHO Ⅱ-Ⅳ 级之间)
- 主要依据组织学和影像学进行诊断

大体病理和术中特征

- GC 分为两种大体病理类型:
  ○ 1 型:肿瘤过度生长,受累结构肿胀,但无局限性肿瘤包块形成
  ○ 2 型:弥漫性病变,以及具有恶性特征的局灶性肿瘤包块(可由 1 型发展而来)
- 灰白质边界模糊,有或无明显的肿瘤结节
- 内在脑部结构无破坏
- 肿瘤弥漫性过度生长

显微镜下特征

- 肿瘤广泛浸润,与其组织学特征不成比例
  ○ 通常无坏死和新生血管形成
- 神经上皮肿瘤,伴脑实质肿瘤细胞弥漫性侵袭
- 神经胶质细胞细长,伴细胞核浓染,有丝分裂程度不等
- 沿有髓神经纤维或在有髓神经纤维之间弥漫性浸润
- 免疫组织化学:通常 *GFAP*(+),S100(+)
- Ki-67 增殖指数 1%~30%

临床要点

临床表现

- 最常见的症状/体征
  ○ 精神状态改变、痴呆、头痛、癫痫发作、昏睡
- 其他症状/体征
  ○ 脑神经征,颅内压增高,人格改变
  ○ 罕见:脑积水

人口统计学

- 年龄

○ 发病高峰 40~50 岁
○ 任何年龄均可发病,从新生儿到 83 岁老年人均有报道
- 性别
  ○ 无性别差异
- 流行病学
  ○ 罕见
  ○ 约占全部星形胶质细胞肿瘤的 1%

病程和预后

- 持续进展
- 预后差
  ○ 1 年死亡率 50%
  ○ 3 年死亡率 75%
- 生存期数周至数年不等,中位生存期约 14 个月
- Karnofsky 能力状态量表评分 ≥70 预示生存期延长
- Ki-67 标记指数可能与生存时间相关
- *IDH1* 突变预示生存期延长
- 罕见并发脑积水或脑疝
- GC 并发出血极其罕见

治疗

- 立体定向活检(若存在强化结节,则选其为靶点)
- 对化疗、放疗反应各异
  ○ 部分报道显示治疗可延长生存期
- 早期使用类固醇类药物治疗可能获益
- 偶需手术减压、脑室分流

诊断纲要

注意

- GC 属于弥漫性浸润性生长的神经胶质细胞肿瘤,有可能被误诊为非肿瘤性脑白质病变

影像解读要点

- 广泛的 MR 异常表现及肿瘤浸润与其组织学特征不成比例
- 较之尸检发现,MR 经常会低估疾病的严重程度
- 3 个或 3 个以上邻近脑叶的多部位受累是 GC 的特征

参考文献

1. Jung TY et al: Gliomatosis cerebri having a poor performance status without recurrence after radiotherapy: a single institutional experience. Clin Neurol Neurosurg. 130:1-5, 2015
2. Kandula S et al: Patterns of presentation and failure in patients with gliomatosis cerebri treated with partial-brain radiation therapy. Cancer. 120(17):2713-20, 2014
3. Chappé C et al: Primary gliomatosis cerebri involving gray matter in pediatrics: a distinct entity? A multicenter study of 14 cases. Childs Nerv Syst. 29(4):565-71, 2013
4. Chen S et al: Gliomatosis cerebri: clinical characteristics, management, and outcomes. J Neurooncol. 112(2):267-75, 2013
5. Kwon MJ et al: Mutated IDH1 is a favorable prognostic factor for type 2 gliomatosis cerebri. Brain Pathol. 22(3):307-17, 2012
6. Park S et al: Gliomatosis cerebri: clinicopathologic study of 33 cases and comparison of mass forming and diffuse types. Clin Neuropathol. 28(2):73-82, 2009
7. Fuller GN et al: WHO Classification of Tumours of the Central Nervous System: Gliomatosis cerebri. Lyon: IARC Press. 50-2, 2007
8. Taillibert S et al: Gliomatosis cerebri: a review of 296 cases from the ANOCEF database and the literature. J Neurooncol. 76(2):201-5, 2006

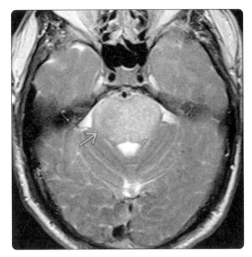
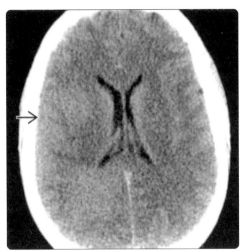

图 6-23 （左图）轴位 T2WI 示增大的脑桥遍及异常高信号◳，影像学表现近似于弥漫性脑桥胶质瘤。大脑胶质瘤病最常累及双侧大脑半球，但是约 50% 的患者可扩散至脑干。（右图）轴位 CT 平扫示正常灰白质界面和脑沟均消失◳。大脑胶质瘤病的 CT 表现可能正常，故其 CT 诊断较为困难

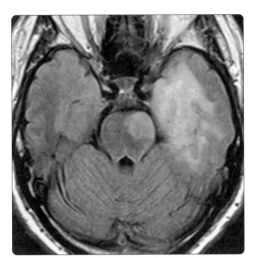
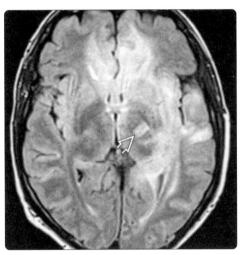

图 6-24 （左图）轴位 FLAIR 示左侧脑干异常高信号，并扩散至颞叶。可见受累结构轻微肿胀，而内在结构相对无破坏，此系大脑胶质瘤病的典型表现。（右图）同一患者。轴位 FLAIR 示左侧颞顶叶、胼胝体、额叶和丘脑◳高信号。大脑胶质瘤病通常为 WHO Ⅲ 级肿瘤，该患者经活检证实为 WHO Ⅳ 级肿瘤

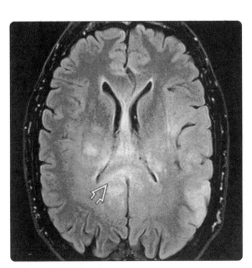
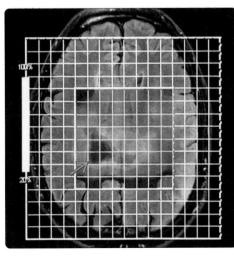

图 6-25 （左图）WHO Ⅲ级大脑胶质瘤病患者。轴位 FLAIR 示左侧颞顶叶、胼胝体◳、双侧基底节高信号。（右图）同一患者。轴位 MRS 胆碱峰伪彩图示右侧大脑半球红色区域胆碱峰增高◳，该区域活检很可能显示为更高级别的肿瘤。MRS 可表现为正常，抑或胆碱峰增高、NAA 峰降低。胆碱峰增高以及存在乳酸峰预示生存期缩短

要　点

术语

- 毛细胞型星形细胞瘤（pilocytic astrocytoma，PA）：边界清楚、生长缓慢的肿瘤，常伴囊肿和附壁结节

影像

- 囊性小脑肿块，伴强化的附壁结节
  - 发生于小脑半球，压迫第四脑室
- 视神经/视交叉/视束增大，强化程度不等
- 小脑（60%）>视神经/视交叉（25%~30%）>第三脑室旁>脑干
- 边界清楚，几乎无瘤周水肿
- 肿瘤的侵袭性表现（强化和 MRS）可导致误诊

主要鉴别诊断

- 髓母细胞瘤（PNET-MB）
- 室管膜瘤
- 神经节细胞胶质瘤

- 血管母细胞瘤
- 脱髓鞘病变

病理

- WHO Ⅰ 级
- 15%的神经纤维瘤病 1 型（neurofibromatosis type 1，NF1）患者存在 PA，最常见于视路
- 多达 1/3 的视路 PA 患者合并 NF1
- 最常见的儿童原发性脑肿瘤

临床要点

- 临床表现依部位而异
  - 最常见头痛、恶心、呕吐
  - 视力丧失（视路病变）
  - 共济失调、小脑体征（小脑病变）
- 发病高峰:5~15 岁
- 肿瘤生长缓慢，预后良好
- 20 年中位生存率>70%

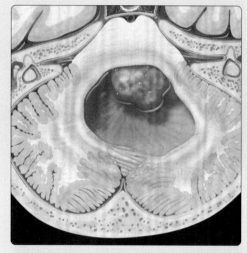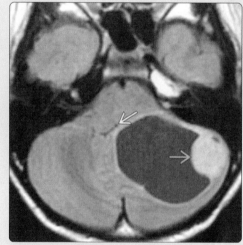

图 6-26　（左图）轴位示意图所示为后颅窝毛细胞型星形细胞瘤（PA），内含附壁结节的囊肿是其特征性表现。此类 WHO Ⅰ 级肿瘤最常发生于小脑半球，并压迫第四脑室。（右图）儿童患者。轴位 FLAIR 示小脑 PA 经典的囊肿并附壁结节的表现➡，可见邻近小脑无瘤周水肿，为 PA 的典型表现。常见肿瘤压迫第四脑室➡造成脑积水

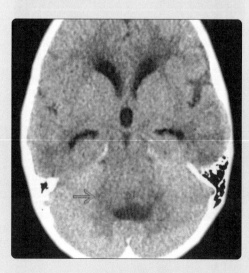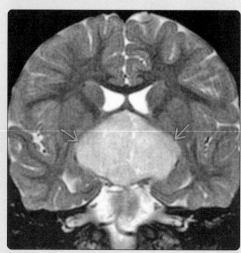

图 6-27　（左图）轴位 CT 平扫示后颅窝囊实性等密度肿块➡，并致梗阻性脑积水。有无高密度有助于鉴别 PA 与髓母细胞瘤。（右图）冠状位 T2WI 示下丘脑/视交叉高信号肿块➡，无瘤周水肿。位于该部位的 PA 强化程度不等。视路 PA 与神经纤维瘤病 1 型（NF1）高度相关，近 1/3 的视路 PA 患者合并 NF1

术语

缩写

- 毛细胞型星形细胞瘤(pilocytic astrocytoma,PA),青少年纤维细胞型星形细胞瘤(juvenile pilocytic astrocytoma,JPA)

定义

- 毛细胞型星形细胞瘤:边界清楚、生长缓慢的肿瘤,常伴囊肿和附壁结节
- 以致密排列的含毛发样胞质纤维(Rosenthal 纤维)和/或嗜酸性颗粒小体的双极细胞为特征

影像

一般特征

- 最佳诊断要点
  - 囊性小脑肿块,伴强化的附壁结节
  - 视神经/视交叉/视束增大,强化程度不等
- 部位
  - 小脑(60%)>视神经/视交叉(25%~30%)>第三脑室旁>脑干
- 大小
  - 位于小脑的病变偏大,通常>3cm
  - 视神经病变通常较小
- 形态
  - 总体形态通常取决于囊性成分
  - 边界清楚,几乎无瘤周长 T2 信号
  - 大"i"字表现:视神经肿瘤使视神经变长和增宽而致眶内视神经膨胀

CT 表

- CT 平扫
  - 边界清楚的囊实性肿块
  - 几乎无瘤周水肿
  - 实性成分较之灰质呈低密度至等密度
  - 20%可见钙化,出血不常见
  - 在某些部位,易导致梗阻性脑积水
- 增强 CT
  - 95%以上强化(形式多样)
    - 50%囊肿无强化,附壁结节明显强化
    - 40%呈中心坏死、不均匀强化的实性肿块
    - 10%呈均质实性肿块
    - 延迟显像可见囊肿内对比剂蓄积
    - 囊壁可能部分强化

MR 表现

- T1WI
  - 实性部分呈相对于灰质的等/低信号
  - 囊肿内容物呈相对于脑脊液的等信号至轻度高信号
- T2WI
  - 实性部分呈相对于灰质的高信号
  - 囊肿内容物呈相对于脑脊液的等/高信号
  - 视路呈相对于灰质的高信号
- FLAIR
  - 实性部分呈相对于灰质的高信号
  - 囊肿内容物信号不被抑制,呈相对于脑脊液的高信号
  - 神经纤维瘤病 1 型(NF1)患者视交叉/下丘脑肿瘤的边界往往难以分辨
- DWI
  - 实性肿瘤的弥散系数近似于灰质
- 增强 T1WI
  - 实性部分呈显著但不均匀的强化
  - 囊壁偶有强化
  - 罕见:柔脑膜转移
  - 视路:强化形式多样
- MRS:具有侵袭性行为的代谢模式
  - 胆碱峰增高,NAA 峰降低,乳酸峰增高
  - MRS 表现出来的矛盾说明其并不能准确反映肿瘤的临床行为

超声表现

- 灰阶超声
  - 实性成分呈相对脑实质的高回声
  - 囊肿中可能含有坏死组织碎片

血管造影表现

- 常规造影:无血管的肿块
  - 实性部分偶尔可见新生血管生成

核医学表现

- PET
  - ^{18}F-FDG 检查示 PA 肿瘤代谢增高
  - PET 表现出来的矛盾说明其并不能准确反映肿瘤的组织学行为

影像检查方法推荐

- 最佳影像检查
  - 增强 MR
- 检查方案推荐
  - 多平面或 3D 容积增强扫描是显示原始结构和扩散程度的关键

鉴别诊断

髓母细胞瘤(PNET-MB)

- 位于中线的高密度强化肿块,可侵及第四脑室
- 实性成分 T2WI 呈相对于灰质的等信号,低 ADC 值
- 发病年龄较低(2~6 岁)

室管膜瘤

- "可塑性"肿瘤,可经第四脑室孔向外蔓延
- 常见钙化、囊变、出血
- 不均匀强化

神经节细胞胶质瘤

- 基底部位于皮层的囊实性强化肿块
- 常见钙化
- 多发于颞叶或额叶

血管母细胞瘤

- 位于小脑周边部与供血血管相关的、内含强化小附壁结节的大囊肿

- 发生于成人的肿瘤
- 与 von Hippel-Lindau 病相关

毛细胞黏液样星形细胞瘤

- 发生于婴幼儿的视交叉/下丘脑肿瘤
- 实性,可强化
- 更易播散,更具侵袭性

脱髓鞘病变/炎症

- 发生于急性多发性硬化患者的视神经炎、急性播散性脑炎、假瘤等与视神经胶质瘤相似
- "肿瘤样"多发性硬化与大脑半球 PA 相似

病理

一般特征

- 病因学
  - 星形胶质前体细胞
- 遗传学
  - 综合征型:伴发于 NF1
    - 15% 的 NF1 患者存在 PA,最常见于视路
    - 多达 1/3 的视路 PA 患者合并 NF1
  - 散发型:抑癌基因无明确缺失
- 合并异常
  - NF1 是主要发病人群
  - 常致梗阻性脑积水
  - 大体观和临床表现依部位而异

分期、分级和分类

- WHO Ⅰ级

大体病理和术中特征

- 肿块呈灰色,质软,边界清楚,有或无囊肿

显微镜下特征

- 两种类型的星形胶质细胞,呈典型的双相分布
  - 排列致密的双极细胞,内含 Rosenthal 纤维
  - 排列疏松的多极细胞,内含微囊、嗜酸性颗粒小体
- 大量具有肾小球样特征的血管
- 可具侵袭性,但仍属于 WHO Ⅰ级
- MIB-1 增殖指数约 1%
- *GFAP* (+),*IDH1* (−)

临床要点

临床表现

- 最常见的症状/体征
  - 头痛、恶心、呕吐(脑积水和颅内压增高所致)
  - 视力丧失(视路病变)
  - 共济失调、小脑体征(小脑病变)
  - 癫痫发作、局灶性神经功能缺损、占位效应(大脑半球病变)
- 临床特点
  - 5 ~ 15 岁的儿童
  - 经详细问诊可知病史较长:数月至数年

人口统计学

- 年龄

- 80% 以上发病年龄在 20 岁以下
- 发病高峰:5 ~ 15 岁
  - 较之髓母细胞瘤患儿发病年龄更高
- 性别
  - 男 = 女
- 流行病学
  - 占全部神经胶质细胞肿瘤的 5% ~ 10%
  - 儿童最常见的原发性脑肿瘤(占全部儿童原发性脑肿瘤的 25%)
  - 占儿童后颅窝星形胶质细胞肿瘤的 85%

病程和预后

- 生长缓慢,占位效应多不明显
  - 偶见未经治疗、部分切除或活检后肿瘤自发消失的病例
- 在罕见病例,肿瘤可经蛛网膜下腔播散(但仍属于 WHO Ⅰ级)
- 10 年生存率 >90%
- 20 年中位生存率 >70%
- 罕见与既往放疗相关的恶变特征的报道

治疗

- 小脑或大脑半球病变:手术切除
  - 若残存无法切除的进展性肿瘤,则需辅以化疗或放疗
- 视神经/视交叉/下丘脑病变:通常不作处理
  - 稳定的或缓慢进展的肿瘤可随诊观察
  - 若视力丧失,考虑减瘤或姑息手术
  - 快速进展性病变行放疗或化疗

诊断纲要

注意

- 儿童患者发现小脑或幕上囊肿伴强化结节,则 PA 的可能性最大
- 成人通常不考虑该诊断
- 罕见表现为脑脊液转移或出血性肿块

影像解读要点

- 小脑病变应与髓母细胞瘤鉴别
  - PA 发生于小脑半球,压迫第四脑室,边界清楚,DWI 信号与灰质近似
- PA 的侵袭性表现可导致误诊
  - 儿童伴囊变的可强化脑内肿瘤,PA 的可能性最大
- PA 的 MRS 模式与其临床行为不符

参考文献

1. Alkonyi B et al: Differential imaging characteristics and dissemination potential of pilomyxoid astrocytomas versus pilocytic astrocytomas. Neuroradiology. 57(6):625-38, 2015
2. Collins VP et al: Pilocytic astrocytoma: pathology, molecular mechanisms and markers. Acta Neuropathol. 129(6):775-88, 2015
3. Nabavizadeh SA et al: High accuracy of arterial spin labeling perfusion imaging in differentiation of pilomyxoid from pilocytic astrocytoma. Neuroradiology. 57(5):527-33, 2015
4. Mazloom A et al: Outcome of patients with pilocytic astrocytoma and leptomeningeal dissemination. Int J Radiat Oncol Biol Phys. 84(2):350-4, 2012
5. Burger PC et al: Pilocytic astrocytoma. In Louis DN et al: Tumours of the Central Nervous System. Lyon: IARC Press. 14-21, 2007

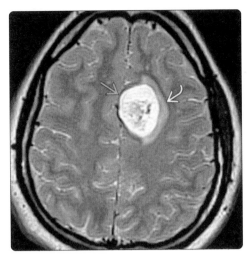
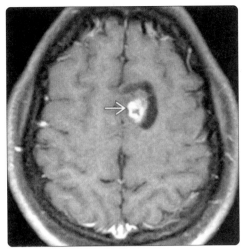

图 6-28 （左图）19 岁女性患者。轴位 T2WI 示额叶不均匀高信号肿块➜，伴轻度瘤周水肿➡。（右图）同一患者。轴位增强 T1WI 示肿瘤中心强化➡，伴部分囊变。毛细胞型星形细胞瘤最常见于后颅窝（60%）和视神经/视交叉（25% ~ 30%）。在幕上，PA 常见于第三脑室旁，而大脑半球罕见。囊实性表现是此类 WHO Ⅰ级肿瘤的典型特征

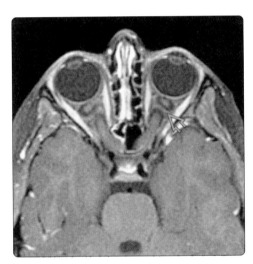
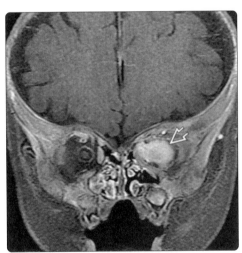

图 6-29 （左图）NF1 患者，伴发双侧视神经胶质瘤。轴位增强 T1WI FS 示眶内视神经呈大"i"字表现，系邻近眼球侧变长的视神经膨胀所致➜。（右图）冠状位增强 T1WI FS 示明显强化的视神经胶质瘤➡。视神经毛细胞型星形细胞瘤强化程度不等，可以从无强化直至明显强化。视路 PA 与 NF1 密切相关

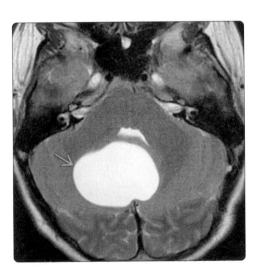
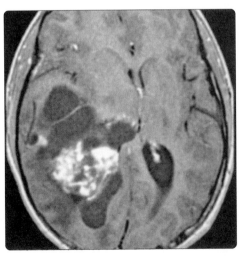

图 6-30 （左图）青少年患者，小脑症状。轴位 T2WI 示后颅窝高信号肿块➡，边界清楚。无瘤周水肿是毛细胞型星形细胞瘤的典型特征。增强后可见强化的附壁结节。（右图）儿童患者。轴位增强 T1WI 示巨大囊实性肿块，可见与之相关的占位效应。肿瘤体积巨大及不均匀强化提示其组织学侵袭性更强，但切除术后证实为 WHO Ⅰ级 PA

要 点

术语

- 毛细胞黏液样星形细胞瘤(pilomyxoid astrocytoma,PMA):毛细胞型星形细胞瘤(PA)侵袭性更强的黏液样变异型
  - 局部复发和经脑脊液播散的风险较高

影像

- 60%位于鞍上(位于下丘脑/视交叉、内侧颞叶的巨大 H 形肿块)
- 40%位于间脑之外(大脑半球、脑室)
- 边界十分清楚,几乎无水肿
- 显著强化
- 20%可见瘤内出血

主要鉴别诊断

- 毛细胞型星形细胞瘤
- 低级别弥漫性星形细胞瘤
- 多形性胶质母细胞瘤

病理

- WHO Ⅱ级(典型的 PA 属于 WHO Ⅰ级)

临床要点

- 常见:婴幼儿及低龄儿童(<4 岁)
- 少见:大龄儿童及年轻成人
- 在最初诊断为 PA 的患者中,5%~10%有可能实际上是 PMA
  - 特别是伴发肿瘤出血、极低龄儿童发病或存在脑脊液播散者

诊断纲要

- 若存在下列情况,则需考虑 PMA
  - 婴幼儿或低龄儿童存在巨大的或出血性的 H 形鞍上肿块
  - 任何存在非典型影像学表现(如出血、转移)的可疑 PA 患者

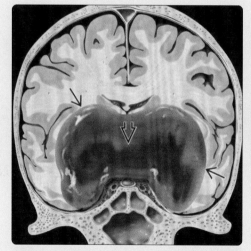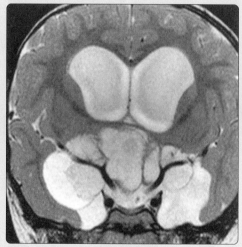

图 6-31 (左图)冠状位示意图所示为毛细胞黏液样星形细胞瘤(PMA)。可见巨大的 H 形肿块➡,其中心部位于下丘脑/视交叉区域,向双侧颞叶蔓延。肿瘤边界相对清楚,几乎无瘤周水肿。闪亮的黏液样基质是其典型特征。约 20% 的 PMA 并发出血➡,但是经典毛细胞型星形细胞瘤(PA)并不常见。(右图)婴幼儿患者,头围增大。冠状位 T2WI 示侧脑室显著扩张和鞍上分叶状高信号肿块

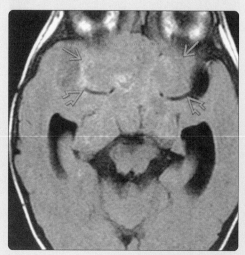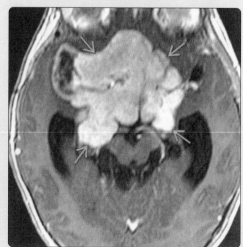

图 6-32 (左图)同一患者。轴位 FLAIR 示彻底充满鞍上池的巨大肿块➡,抬高并包绕双侧大脑中动脉➡。肿块呈相对于皮层的稍高信号。(右图)同一患者。轴位增强 T1WI SPGR 示肿块显著均匀强化➡。中心部位于鞍上池的 H 形布局是毛细胞黏液样星形细胞瘤的典型特征。该患者手术后确诊为 PMA(Courtesy M. Thurnher, MD)

术语

缩写

- 毛细胞黏液样星形细胞瘤(pilomyxoid astrocytoma, PMA)
- 毛细胞型星形细胞瘤(PA)的黏液样变异型

定义

- 肿瘤由散在分布于富含黏多糖的基质中的单一型的纤维细胞构成
  - 较之 PA,侵袭性更强,局部复发与播散的风险更高

影像

一般特征

- 最佳诊断要点
  - 发生于婴幼儿或低龄儿童,位于下丘脑/视交叉、内侧颞叶的巨大 H 形肿块
- 部位
  - 60%位于鞍上
    - 视交叉,下丘脑
    - 较大的肿瘤经常蔓延至邻近结构
    - 常累及深部灰质核团、颞叶、邻近脑白质
  - 40%位于间脑之外
    - 大脑半球
      □ 第二位的好发部位
      □ 颞叶最常见
      □ 可仅累及皮层
    - 已被报道的较少见部位
      □ 中脑
      □ 小脑
      □ 第四脑室
      □ 脊髓
- 大小
  - 各异
    - 平均:4cm
    - 通常巨大(高达 12cm)
- 形态
  - 边界十分清楚

CT 表现

- CT 平扫
  - 均匀低密度最常见
  - 20%可见瘤内出血
    - 高密度
    - 低/高混杂密度
  - 可伴钙化,但不常见
- 增强 CT
  - 显著但不均匀的强化
  - 1/3 可见不规则的中心非强化区

MR 表现

- T1WI
  - 常见:均匀低信号(几乎 2/3 的病例)
  - 较少见:低/高混杂信号(10%~15%)
  - 罕见:血-液平面
- T2WI
  - 70%呈均匀高信号
  - 15%呈不均匀高信号
  - 10%呈中心低信号,边缘高信号
- FLAIR
  - 50%呈均匀高信号
  - 33%呈不均匀高信号
  - 边界相对清楚
  - 几乎无瘤周水肿
- T2* GRE
  - 20%可见瘤内出血
  - 可呈显著低信号
- DWI
  - 通常无弥散受限
- 增强 T1WI
  - 显著但不均匀的强化
    - 50%呈不均匀强化(如边缘)
    - 40%为实性,呈均匀强化
    - 10%无强化
  - 常见颅底/脊髓硬膜强化,提示脑脊液播散

其他检查表现

- MRS
  - Cho 峰增高,Cr 峰和 NAA 峰降低,有或无乳酸峰
  - 部分学者报道,呈 Cho 峰、Cr 峰、NAA 峰均降低的低代谢模式

影像检查方法推荐

- 最佳影像检查
  - 常规 MR,加扫增强 T1WI、DWI、T2*(GRE 或 SWI)、MRS 等序列

鉴别诊断

毛细胞型星形细胞瘤

- 大龄儿童(平均确诊年龄:6 岁)
- PMA 的 T2WI/FLAIR 信号通常更高(黏液样基质)
- 罕见出血和脑脊液播散

低级别弥漫性星形细胞瘤

- 高峰年龄:20~45 岁
- 大脑半球、脑干>间脑
- 无强化

多形性胶质母细胞瘤

- 常见出血、坏死
- 位于下丘脑者罕见
- 患者年龄通常较大
- 可能起源于低级别星形细胞瘤

病理

一般特征

- 遗传学
  - PMA 在基因表达上与 PA 存在显著差异
    - *H19*、*DACT2*、细胞外基质胶原、IGF2BP3(*IMP3*)在 PMA 中过表达
    - 分化成熟为 PA 的趋势多变
- 合并异常
  - 有报道称极少数病例合并神经纤维瘤病 1 型

分期、分级和分类

- WHO Ⅱ级(PA 属于 WHO Ⅰ级)

- ○ 若呈间变性特征则为Ⅲ级
- ○ 虽然罕见，但是偶可恶变为多形性胶质母细胞瘤（WHOⅣ级）
- *MIB-1* 一般较低（1%～2%），但在间变性多形性黄色星形细胞瘤中较高

大体病理和术中特征

- 巨大的、边界十分清楚的肿块
- 可见坏死、出血

显微镜下特征

- 缺乏 PA 中典型的双相模式
- 由单一型的纤维性肿瘤细胞构成
  - ○ 散布于黏液样（富含黏多糖的）基质中
  - ○ GFAP（＋），波形蛋白（＋）
- 显著的血管中心性生长模式（血管周围菊形团）
  - ○ 可见明显的血管增生
  - ○ 常见肿瘤细胞浸润邻近脑组织
  - ○ 罕见坏死

临床要点

临床表现

- 最常见的症状/体征
  - ○ 颅内压增高征
    - — 头痛
    - — 恶心、呕吐
  - ○ 发育迟缓
  - ○ 发育停滞（又称间脑综合征）
  - ○ 视觉障碍
  - ○ 下丘脑功能障碍
- 其他症状/体征
  - ○ 癫痫发作
  - ○ 局灶性神经功能缺损

人口统计学

- 年龄
  - ○ 常见：婴幼儿及低龄儿童（＜4 岁）
  - ○ 少见：大龄儿童及年轻成人
  - ○ 罕见：中年成人（最高达 46 岁）
- 性别
  - ○ 男性稍多于女性（男：女＝4：3）
- 流行病学
  - ○ 罕见；占星形胶质细胞肿瘤的比例不足 1%
  - ○ 在最初诊断为 PA 的患者中，5%～10%有可能是 PMA；特别是伴发出血或肿瘤发生于极低龄儿童者

病程和预后

- 较之 PA，复发率更高
- 常见脑脊液播散
- 双向模式
  - ○ 可分化成熟为 PA
  - ○ 可去分化为 GBM

治疗

- 部分切除并行辅助性治疗可延长生存期

诊断纲要

注意

- 若存在下列情况，则需考虑毛细胞黏液样星形细胞瘤
  - ○ 婴幼儿或低龄儿童存在巨大的或出血性的鞍上肿块
  - ○ 影像学表现不典型的 PA（如伴发出血）
- 如果"毛细胞型星形细胞瘤"反复复发，并伴脑脊液播散，则考虑 PMA，需复核组织病理学检查

影像解读要点

- H 形鞍上肿块有可能是 PMA

参考文献

1. Alkonyi B et al: Differential imaging characteristics and dissemination potential of pilomyxoid astrocytomas versus pilocytic astrocytomas. Neuroradiology. 57(6):625-38, 2015
2. Amarasinghe SG et al: A rare case of multicystic disseminated astrocytoma with pilomyxoid characteristics in a 4-year-old child. Childs Nerv Syst. 31(4):625-9, 2015
3. El Beltagy MA et al: Surgical and clinical aspects of cerebellar pilomyxoid-spectrum astrocytomas in children. Childs Nerv Syst. 30(6):1045-53, 2014
4. Kleinschmidt-DeMasters BK et al: Pilomyxoid Astrocytoma (PMA) Shows Significant Differences in Gene Expression vs. Pilocytic Astrocytoma (PA) and Variable Tendency Toward Maturation to PA. Brain Pathol. 25(4):429-40, 2015
5. Amirjamshidi A et al: Pilomyxoid astrocytoma. J Neurosurg Pediatr. 11(5):613, 2013
6. Bhargava D et al: Occurrence and distribution of pilomyxoid astrocytoma. Br J Neurosurg. 27(4):413-8, 2013
7. Lee IH et al: Imaging characteristics of pilomyxoid astrocytomas in comparison with pilocytic astrocytomas. Eur J Radiol. 79(2):311-6, 2011
8. Johnson MW et al: Spectrum of pilomyxoid astrocytomas: intermediate pilomyxoid tumors. Am J Surg Pathol. 34(12):1783-91, 2010
9. Amatya VJ et al: Clinicopathological and immunohistochemical features of three pilomyxoid astrocytomas: comparative study with 11 pilocytic astrocytomas. Pathol Int. 59(2):80-5, 2009
10. Buccoliero AM et al: Occipital pilomyxoid astrocytoma in a 14-year-old girl–case report. Clin Neuropathol. 27(6):373-7, 2008
11. Komotar RJ et al: Magnetic resonance imaging characteristics of pilomyxoid astrocytoma. Neurol Res. 30(9):945-51, 2008
12. Linscott LL et al: Pilomyxoid astrocytoma: expanding the imaging spectrum. AJNR Am J Neuroradiol. 29(10):1861-6, 2008
13. Brat DJ et al: Newly codified glial neoplasms of the 2007 WHO Classification of Tumours of the Central Nervous System: angiocentric glioma, pilomyxoid astrocytoma and pituicytoma. Brain Pathol. 17(3):319-24, 2007
14. Ceppa EP et al: The pilomyxoid astrocytoma and its relationship to pilocytic astrocytoma: report of a case and a critical review of the entity. J Neurooncol. 81(2):191-6, 2007
15. Morales H et al: Magnetic resonance imaging and spectroscopy of pilomyxoid astrocytomas: case reports and comparison with pilocytic astrocytomas. J Comput Assist Tomogr. 31(5):682-7, 2007
16. Komotar RJ et al: Astrocytoma with pilomyxoid features presenting in an adult. Neuropathology. 26(1):89-93, 2006
17. Melendez B et al: BCR gene disruption in a pilomyxoid astrocytoma. Neuropathology. 26(5):442-6, 2006
18. Cirak B et al: Proton magnetic resonance spectroscopic imaging in pediatric pilomyxoid astrocytoma. Childs Nerv Syst. 21(5):404-9, 2005
19. Komotar RJ et al: Pilomyxoid astrocytoma of the spinal cord: report of three cases. Neurosurgery. 56(1):191, 2005
20. Chikai K et al: Clinico-pathological features of pilomyxoid astrocytoma of the optic pathway. Acta Neuropathol (Berl). 108(2):109-14, 2004
21. Darwish B et al: Juvenile pilocytic astrocytoma 'pilomyxoid variant' with spinal metastases. J Clin Neurosci. 11(6):640-2, 2004
22. Komotar RJ et al: Pilomyxoid astrocytoma: a review. MedGenMed. 6(4):42, 2004
23. Arslanoglu A et al: MR imaging characteristics of pilomyxoid astrocytomas. AJNR Am J Neuroradiol. 24(9):1906-8, 2003
24. Burger PC et al: Pathology of diencephalic astrocytomas. Pediatr Neurosurg. 32(4):214-9, 2000
25. Tihan T et al: Pediatric astrocytomas with monomorphous pilomyxoid features and a less favorable outcome. J Neuropathol Exp Neurol. 58(10):1061-8, 1999

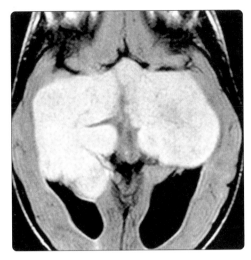
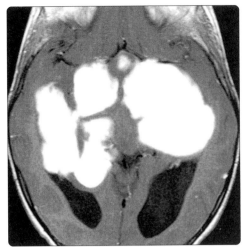

图 6-33 （左图）3 岁患儿。轴位 FLAIR 示巨大的 H 形鞍上肿块，蔓延至基底节和双侧内侧颞叶。尽管肿瘤体积巨大，但其边界相当清楚，并且无瘤周水肿。（右图）同一患儿。轴位增强 T1WI 示肿块显著均匀强化

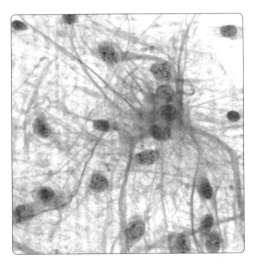
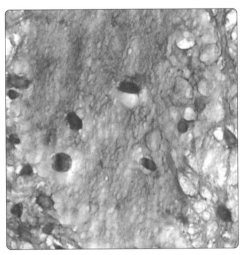

图 6-34 （左图）同一患儿。活检镜下病理显示"毛细胞型"双极肿瘤细胞，未见 Rosenthal 纤维。（右图）黏蛋白染色切片高倍镜下病理显示黏液样基质（蓝色）和散布其中的神经胶质细胞核。MIB-1 升高。最终诊断为毛细胞黏液样星形细胞瘤（WHO Ⅱ 级）（Courtesy R. Hewlett, MD）

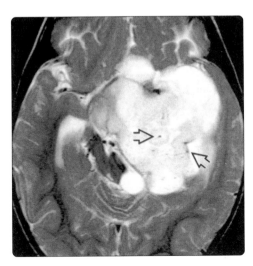
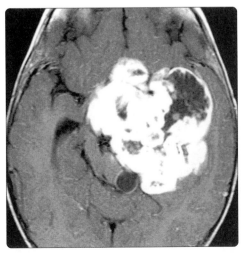

图 6-35 （左图）20 月龄患儿。轴位 T2WI 示鞍上及内侧颞叶巨大肿块。其内散在短 T2 信号灶➡️，提示出血（未扫 T2* 序列）。（右图）同一患儿。轴位增强 T1WI 示混杂的实性部分和边缘强化。活检显示拉长的"纤维"细胞散布在富含黏蛋白的基质中，符合 PMA（Courtesy R. Hewlett, MD）

三、多形性黄色星形细胞瘤

术语

- 星形胶质细胞肿瘤,好发于儿童和年轻成人,通常预后良好

影像

- 肿块位于大脑半球周边部,常累及皮层和硬膜
  - 颞叶最常见
- 幕上皮层肿块,伴邻近部位强化的硬膜"尾征"
  - 典型表现为伴有强化的附壁结节的囊肿
  - 强化结节通常紧邻软脑膜表面

主要鉴别诊断

- 神经节细胞胶质瘤
- 毛细胞型星形细胞瘤
- 胚胎发育不良性神经上皮肿瘤(DNET)
- 少突胶质细胞瘤
- 脑膜瘤

病理

- WHO Ⅱ 级

- 也被描述为"多形性黄色星形细胞瘤伴间变性特征"

临床要点

- 大多数患者癫痫病程较长,通常为复杂部分性发作(颞叶)
  - 罕见但是重要的颞叶癫痫病因
- 儿童和年轻成人肿瘤,多数低于 18 岁
- 占全部星形胶质细胞肿瘤的比例不足 1%
- 手术切除可作为治疗选择
- 10 年生存率 70%
- 切除程度和有丝分裂指数是最重要的预后相关因素

诊断纲要

- 若癫痫病史较长的年轻成人存在皮层肿块和硬膜增厚,则需考虑多形性黄色星形细胞瘤
- 神经节细胞胶质瘤可能与多形性黄色星形细胞瘤临床和影像学表现相似

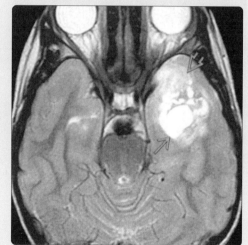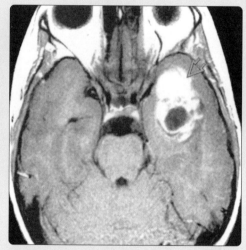

图 6-36 (左图)6 岁女性癫痫患儿。轴位 T2WI 示颞叶囊➡️实➡️性肿块。(右图)同一患儿。轴位增强 T1WI 示肿块实性部分明显强化➡️,相对缺乏瘤周水肿和占位效应,呈多形性黄色星形细胞瘤的特征。影像学鉴别诊断包括神经节细胞胶质瘤和毛细胞型星形细胞瘤,若呈现沿着硬膜的强化,则有助于准确的术前诊断

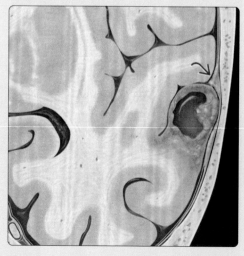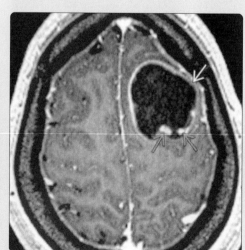

图 6-37 (左图)冠状位示意图所示为多形性黄色星形细胞瘤的特征性表现。可见囊实性皮层肿块,伴邻近硬膜增厚➡️。附壁结节通常紧邻软脑膜表面,可致硬膜"尾征"。偶见邻近颅骨变薄。(右图)轴位增强 T1WI 示位于额叶周边部的肿块,邻近硬膜➡️伴局部轻度占位效应,可见强化的实性附壁结节➡️。手术后确诊为多形性黄色星形细胞瘤。此类 WHO Ⅱ 级肿瘤通常发生于颞叶

术语

缩写

- 多形性黄色星形细胞瘤(pleomorphic xanthoastro-cytoma,PXA)

定义

- 星形胶质细胞肿瘤,好发于儿童和年轻成人,通常预后良好
  - 位于大脑半球浅表部位,并累及硬膜

影像

一般特征

- 最佳诊断要点
  - 幕上皮层肿块,伴邻近部位强化的硬膜"尾征"
  - 典型表现为伴有强化的附壁结节的囊肿
- 部位
  - 肿块位于大脑半球周边部,常累及皮层和硬膜
    - 98%位于幕上
  - 颞叶最常见(40%~50%)
    - 额叶和顶叶>枕叶
  - 罕见于小脑、鞍区,脊髓,视网膜
- 大小
  - 各异
- 形态
  - 50%~60%呈伴紧邻硬膜的附壁结节的囊肿(抑或为实性)
  - 通常呈边界清楚的圆形或卵圆形肿块(抑或边界不清)
  - 尽管边界清楚,肿瘤仍常浸润脑组织和血管周围间隙

CT 表现

- CT 平扫
  - 囊/实性肿块:低密度,伴混杂密度结节
  - 实性肿块:各异,低密度、高密度或混杂密度
  - 通常轻微或无水肿
  - 钙化、出血、明显的颅骨侵蚀(罕见)
- 增强 CT
  - 肿瘤结节显著强化,有时强化不均匀

MR 表现

- T1WI
  - 肿块呈相对于灰质的低信号或等信号
  - 可见混杂信号
  - 囊性部分呈相对于脑脊液的等信号
  - 可伴皮层发育不良(罕见)
- T2WI
  - 高信号或混杂信号肿块
  - 囊性部分呈相对于脑脊液的等信号
  - 瘤周水肿(罕见)
- FLAIR
  - 高信号或混杂信号肿块
  - 囊性部分呈相对于脑脊液的等信号
- DWI
  - 实性部分可见 ADC(表观弥散系数)低信号强度
  - 较之毛细胞型星形细胞瘤和神经节细胞胶质瘤,ADC 值和 ADC 比率相对较低
  - 肿瘤与正常脑组织的平均 ADC 比率:1.14±0.26
- 增强 T1WI
  - 通常中度/显著强化,边界清楚
  - 邻近硬膜强化,常见硬膜"尾征"(约70%)
    - 强化结节通常紧邻软脑膜表面
  - 罕见:肿瘤向深部蔓延和远处转移

血管造影表现

- 通常无血管
- 血管显影提示坏死性或侵袭性 PXA

核医学表现

- PET
  - 即使在低级别 PXA,FDG PET 也可呈高代谢灶

影像检查方法推荐

- 最佳影像检查
  - 多平面 MR 最为敏感
  - CT 有助于发现颅骨改变
- 检查方案推荐
  - 包括冠状位像的增强 MR 有助于更好地评估颞叶病变

鉴别诊断

神经节细胞胶质瘤

- 基底部位于皮层的大脑半球肿块,囊/实性,或实性
- 常见附壁结节,多不邻近硬膜
- 强化程度不等,无强化的硬膜"尾征"
- 常见钙化,可致颅骨变薄

毛细胞型星形细胞瘤

- 除下丘脑/视交叉之外,幕上其他部位罕见
- 通常呈囊实性或实性肿块
- 强化,但无硬膜"尾征"

胚胎发育不良性神经上皮肿瘤(DNET)

- 皮层浅表肿瘤,边界清楚
- 多囊泡样表现
- T2WI 高信号肿块,罕见轻度强化
- 可致颅骨变薄

少突胶质细胞瘤

- 不均质肿块,伴钙化
- 通常较 PXA 更大、更弥散
- 可致颅骨变薄/侵蚀

脑膜瘤

- 肿块基底部位于硬膜,弥漫性强化,伴硬膜"尾征"
- 多发于高龄患者

低级别星形细胞瘤(WHO Ⅱ级)

- 边界清楚,但具有浸润性的脑白质肿块
- 无强化

病理

一般特征

- 病因学
  - 可能起源于皮层(软脑膜下)星形胶质细胞
  - 可能起源于具有分化为神经元和星形胶质细胞潜能的多潜能神经外胚层前体细胞,或者预先存在的错构瘤性病变
- 遗传学
  - 与遗传性肿瘤综合征无明确关联
  - 偶有神经纤维瘤病1型和斯德奇-韦伯综合征(Sturge-Weber syndrome, SWS)患者伴发 PXA 的报道
  - 有报道称 PXA 存在 TP53 突变(低发生率)
  - 肿瘤存在 BRAF 突变与较长的总体生存期相关
  - 常见9号染色体缺失
- 合并异常
  - PXA 可伴发神经节细胞胶质瘤和少突胶质细胞瘤(罕见)
  - 有报道称 PXA 伴发 DNET 和非典型性畸胎样/横纹肌样肿瘤
  - 罕见同时发生的、多中心的 PXA 病变
  - 可伴发皮层发育不良

分期、分级和分类

- WHO Ⅱ级
- 具有间变性特征的 PXA(10%~15%)
  - 有丝分裂增多(每10个高倍镜视野下核分裂象5个或5个以上)和/或坏死
  - 预后更差
    - 复发率增高,生存率降低
  - 部分学者将此类 PXA 划归 WHO Ⅲ级

大体病理和术中特征

- 囊性肿块,伴有紧邻硬膜的附壁结节
- 可能完全呈实性
- 常见柔脑膜粘连/附着
- 罕见硬膜侵袭
- 深部边缘可见脑实质浸润

显微镜下特征

- 位置表浅、边界清楚的星形胶质细胞肿瘤,因细胞多形性和黄色瘤样变而得名
- 多形性表现
  - 纤维型和多核瘤巨细胞型星形胶质细胞
  - 多数黄色瘤样(含脂)细胞 GFAP 阳性
  - 致密的网硬蛋白网络
  - 淋巴细胞浸润
- 肿瘤与皮层分界清楚,但可见浸润
- 部分病例突触素、神经丝蛋白、S100 蛋白阳性
- CD34 抗原有助于 PXA 与其他肿瘤的鉴别
- 罕见/无坏死和有丝分裂
  - 通常 MIB-1 指数<1%

临床要点

临床表现

- 最常见的症状/体征
  - 大多数患者癫痫病程较长,通常为复杂部分性发作(颞叶)
  - 其他症状/体征:头痛、局灶性神经功能缺损

人口统计学

- 年龄
  - 儿童和年轻成人肿瘤
    - 通常低于30岁
    - 2/3 低于18岁
    - 年龄范围:2~82岁,平均:26岁
- 性别
  - 无明确的性别差异
- 流行病学
  - 占全部星形胶质细胞肿瘤的比例不足1%
  - 罕见但是重要的颞叶癫痫病因

病程和预后

- 通常边界清楚,生长缓慢
- 肿瘤复发不常见
- 出血是罕见并发症
- 10年生存率70%
- 5年生存率75%~80%
- 恶变见于10%~25%的病例
- 切除程度和有丝分裂指数是最重要的预后相关因素
- 确诊时年龄较小预示总体生存率更高
- 侵袭性 PXA 伴恶性进展者,或可发生播散

治疗

- 手术切除可作为治疗选择
- 肿瘤复发可再次切除
- 放疗和化疗使得部分病例的预后稍有改善

诊断纲要

注意

- 若癫痫病史较长的年轻成人存在皮层肿块和硬膜增厚,则需考虑 PXA
- 神经节细胞胶质瘤可能与 PXA 临床和影像学表现相似

影像解读要点

- 发生于年轻患者的脑膜瘤样病变高度可疑 PXA

参考文献

1. Ho CY et al: Relative cerebral blood volume from dynamic susceptibility contrast perfusion in the grading of pediatric primary brain tumors. Neuroradiology. 57(3):299-306, 2015
2. Ida CM et al: Pleomorphic Xanthoastrocytoma: Natural History and Long-Term Follow-Up. Brain Pathol. ePub, 2014
3. Koelsche C et al: BRAF-mutated pleomorphic xanthoastrocytoma is associated with temporal location, reticulin fiber deposition and CD34 expression. Brain Pathol. 24(3):221-9, 2014
4. Moore W et al: Pleomorphic xanthoastrocytoma of childhood: MR imaging and diffusion MR imaging features. AJNR Am J Neuroradiol. 35(11):2192-6, 2014
5. Oh T et al: Pleomorphic xanthoastrocytomas: institutional experience of 18 patients. J Clin Neurosci. 21(10):1767-72, 2014
6. Borja MJ et al: Conventional and advanced MRI features of pediatric intracranial tumors: supratentorial tumors. AJR Am J Roentgenol. 200(5):W483-503, 2013
7. Neal MT et al: Pleomorphic xanthoastrocytoma in two siblings with neurofibromatosis type 1 (NF-1). Clin Neuropathol. 31(1):54-6, 2012
8. Hirose T et al: Pleomorphic xanthoastrocytoma: a comparative pathological study between conventional and anaplastic types. Histopathology. 52(2):183-93, 2008
9. Louis DN et al: WHO Classification of Tumours of the Central Nervous System: Pleomorphic xanthoastrocytoma. Lyon: IARC Press. 22-24, 2007

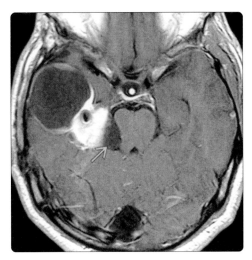 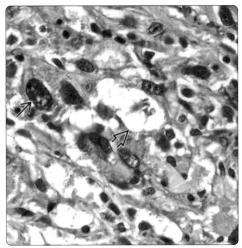

图 6-38 （左图）复发性多形性黄色星形细胞瘤（PXA）患者。轴位增强 T1WI 颞叶囊实性肿块。可见肿瘤脑外部分➡对于邻近的中脑具有占位效应。（右图）同一患者。HE 染色镜下病理显示肿瘤细胞呈明显的多形性，内含多核巨细胞➡，并伴空泡形成➡，呈 WHO Ⅱ 级 PXA 的特征。发生恶变的病例占 10% ~ 25%（Courtesy R. Hewlett, MD）

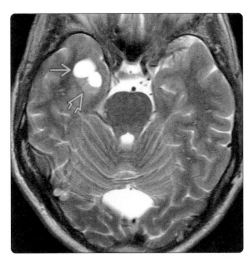 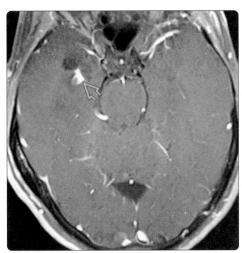

图 6-39 （左图）癫痫患者。轴位 T2WI 示颞叶囊➡实➡性肿块，无明显的占位效应和瘤周水肿。（右图）同一患者。轴位增强 T1WI FS 示肿块呈轻微结节样强化➡，影像学鉴别诊断包括神经节细胞胶质瘤、毛细胞型星形细胞瘤、PXA 和 DNET。手术切除后确诊为 PXA，WHO Ⅱ 级。冠状位像通常有助于更好地呈现 PXA 典型的硬膜受累表现

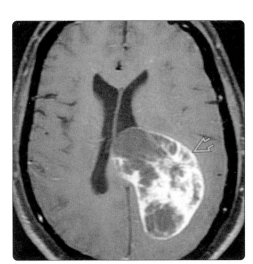 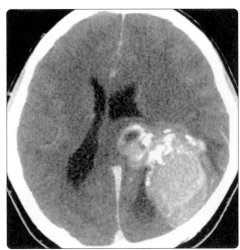

图 6-40 （左图）49 岁男性患者。轴位增强 T1WI FS 示脑室旁不均匀强化肿块➡，伴局部占位效应。手术切除后确诊为 PXA，WHO Ⅱ 级，此类肿瘤通常发于儿童或年轻成人。（右图）轴位增强 CT 示顶枕叶部分钙化的混杂密度巨大肿块，伴斑片状强化。手术切除后被归类为 PXA 伴间变性特征，WHO Ⅲ 级，肿瘤有丝分裂比率较高。此类间变性肿瘤并不常见，通常预后不良

要　点

术语

- 室管膜下巨细胞型星形细胞瘤（subependymal giant cell astrocytoma，SGCA/SEGA）
- 发生于结节性硬化症（tuberous sclerosis complex，TSC）患者，生长缓慢的良性胶质神经元肿瘤
  - 起自室间孔附近

影像

- 一般表现
  - TSC 患者室间孔附近增大的强化肿块
  - 结节性硬化的其他表现（皮层结节、室管膜下结节）

主要鉴别诊断

- 脉络丛肿瘤
  - 脉络丛乳头状瘤>非典型性脉络丛乳头状瘤、脉络丛癌
- 中枢神经细胞瘤
  - 侧脑室体部

- 星形细胞瘤
  - 毛细胞型星形细胞瘤、脊索样胶质瘤（罕见）
- 室管膜下瘤
  - 中老年成人
- 幕上 PNET（罕见）
  - 低龄儿童，不伴 TSC

病理

- SGCA 很可能起源于生发基质处的室管膜下结节
- 可能表现为神经元迁移障碍
- WHO Ⅰ级，全切除者可治愈

临床要点

- TSC 患者最常见的中枢神经系统肿瘤
  - 高达 15% 的 TSC 患者伴发 SGCA
  - 非 TSC 患者罕见（如果有的话）
- 通常 20 岁之前发病
- 采用西罗莫司（依维莫司）治疗
  - 多数结节性硬化患者 SEGA 可在 9 个月内缩小 50%

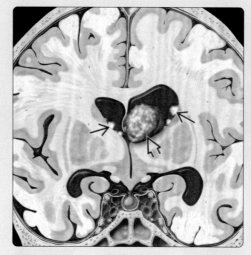
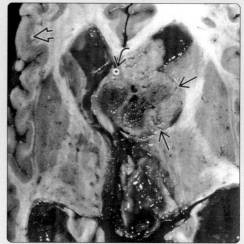

图 6-41　（左图）冠状位示意图显示起自室间孔左侧近旁的室管膜下巨细胞型星形细胞瘤（SGCA），伴继发性脑积水。可见室管膜下结节。（右图）结节性硬化症（TSC）患者。经脑室轴位切面显示巨大 SGCA 阻塞室间孔。可见肿瘤边界清楚，伴皮层结节。尽管急诊行脑室分流，但是并未成功实现脑室减压

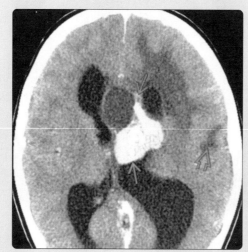
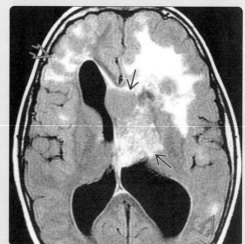

图 6-42　（左图）结节性硬化症患者。轴位增强 CT 示部分钙化的巨大肿块，阻塞室间孔。可见位于皮层结节下方的低密度脑白质病变。（右图）同一患者。轴位 FLAIR 示肿块呈不均匀高信号。可见皮层结节和皮层下白质高信号。手术证实为 SGCA

术语

缩写

- 室管膜下巨细胞型星形细胞瘤(subependymal giant cell astrocytoma, SGCA/SEGA)

定义

- 发生于结节性硬化症(tuberous sclerosis complex, TSC)患者,起自室间孔附近,生长缓慢的良性胶质神经元肿瘤

影像

一般特征

- 最佳诊断要点
  - TSC 患者室间孔附近增大的强化肿块
    - TSC 的其他影像表现(皮层结节、室管膜下结节)
    - 已有缺乏 TSC 临床/基因证据的室管膜下巨细胞型星形细胞瘤的报道,但是非常罕见
- 部位
  - 超过 90%的结节性硬化(tuberous sclerosis, TS)患者存在室管膜下结节(subependymal nodules, SEN)
    - 侧脑室邻近尾状核的区域
  - SEGA 可能起源于 SEN
    - 几乎总是邻近室间孔
- 大小
  - SEGA 大小各异,缓慢生长
    - 通常发现于 2~3cm 时;可致梗阻性脑积水
  - SEN 多为 5~10mm
    - 室间孔附近较大的 SEN 需要长期影像学追随
      □ 当 SEN 保持稳定时,SEGA 通常缓慢生长
- 形态
  - 边界清楚,常呈分叶状
  - 叶状边缘

CT 表现

- CT 平扫
  - 密度不均匀,低密度至等密度
  - 不同程度钙化
  - 脑积水
- 增强 CT
  - 显著不均匀强化
  - 若表现为间断性生长,则提示 SGCA
  - 首诊时,肿瘤通常>1cm
- 灌注 CT
  - 可见轻度高灌注

MR 表现

- T1WI
  - 相对于灰质的低信号至等信号
  - 有或无钙化(高信号至低信号)
- T2WI
  - 信号不均匀
    - 等信号至高信号
  - 钙化灶呈低信号

- 脑积水
- PD/intermediate
  - 高信号
- FLAIR
  - 不均匀高信号
  - 脑室梗阻造成的脑室旁间质水肿
- T2*GRE
  - 钙化导致的低信号
- DWI
  - ADC(表观弥散系数)值低于 TS 的脑实质错构瘤
- 增强 T1WI
  - 显著强化
    - 强化本身不能作为与错构瘤鉴别的依据
  - 若室间孔附近增大的强化肿块>1.2cm,则提示 SGCA
  - 无脑脊液播散
- MRS
  - 由于该原发性神经胶质细胞肿瘤中的某些神经元成分,NAA 峰低于预期降幅

影像检查方法推荐

- 最佳影像检查
  - MR 既可显示肿块范围,又能显示所伴发的 TSC 的特征
- 检查方案推荐
  - FLAIR 有助于发现 TSC 难以察觉的中枢神经系统特征
  - 建议 SGCA 随访时每 1~2 年复查一次颅脑 MR 平扫+增强

鉴别诊断

脉络丛乳头状瘤

- 多位于侧脑室三角区,而室间孔罕见

星形细胞瘤

- 起源:透明隔穹窿部或基底节内侧
  - 常见的儿童脑内肿瘤
  - 强化程度各异,罕见钙化

生殖细胞瘤

- 紧邻中线,常起自第三脑室附近
- 可发生于基底节,与 SGCA 类似
- 早期即有脑脊液播散

室管膜下瘤

- 见于中老年成人
- 第四脑室下部/侧脑室额角

中枢神经细胞瘤

- 分叶状肿块,边界清楚,血管化各异
- 侧脑室体部>室间孔或透明隔
- 常见坏死和囊变
- 见于年轻成人

幕上 PNET

- 可呈外生性生长,并向脑室内蔓延

- 无瘤周水肿
- 细胞密度高,T2WI 呈等信号至稍高信号

病理

一般特征

- 病因学
  - SGCA 很可能起源于生发基质处的室管膜下结节
  - 可能表现为神经元迁移障碍复合症
- 遗传学
  - 50%的 TSC 患者有阳性家族史
    - 新生突变率高
    - 遗传方式:常染色体显性
    - 外显率高
    - 表型变异性显著
  - 分子遗传学
    - 2 个不同的 *TSC* 基因位点(TSC1 位于染色体 9q,TSC2 位于染色体 16p)
    - TSC1 和 TSC2 的蛋白产物分别为错构素和结节素
      □ 主要的细胞生长与增殖调控因子,可以抑制哺乳动物类西罗莫司靶蛋白(mammalian target of rapamycin,mTOR)
    - 突变会导致 mTOR 活化
- 合并异常
  - TSC 的其他中枢神经系统或神经系统外表现

分期、分级和分类

- WHO Ⅰ级

大体病理和术中特征

- 肿块边界清楚,起自邻近室间孔的侧脑室壁
  - 有或无囊变、钙化和出血
- 不经脑脊液途径播散

显微镜下特征

- SGCA 肿瘤细胞可呈多种星形胶质细胞表型
  - 巨锥形节细胞样星形胶质细胞
  - 血管周围假栅栏样结构
- 在组织学上可能与室管膜下结节难以鉴别
  - 基于大小和生长方式进行诊断
- 免疫组织化学
  - GFAP 与 S100 免疫反应性各异
  - 神经胶质细胞与神经元抗原表达各异

临床要点

临床表现

- 最常见的症状/体征
  - 肿瘤阻塞室间孔,致使颅内压增高
    - 头痛,呕吐,意识丧失
  - 其他症状/体征
    - 日益恶化的癫痫
    - 自发性大出血
- 临床特点
  - TSC 患者逐渐出现脑室梗阻的症状体征
  - 癫痫日益加重

人口统计学

- 年龄
  - SGCA 通常发生于 20 岁之前
    - 平均年龄:11 岁
    - 20~25 岁之后罕发
- 流行病学
  - 占全部儿童脑肿瘤的 1.4%
  - TSC 患者最常见的中枢神经系统肿瘤
    - SGCA 的发病率:TSC 患者的 10%~20%
    - 罕发于非 TSC 患者
- 先天性病例少有报道
- 无种族或性别差异

病程和预后

- 缓慢生长的单发良性肿瘤
- 症状因脑室梗阻所致
- 全切除者预后良好,复发率低
- 罕见自发性大出血

治疗

- 已有使用西罗莫司(依维莫司)治疗成功的报道
  - mTORC1 通路的一部分
  - 重建 *TSC1* 或 *TSC2* 突变所抑制的分子通路
- 大部分病例不再需要手术治疗

诊断纲要

注意

- SGCA 多见于表现为日益恶化的癫痫和/或脑室梗阻症状的 TSC 患者

影像解读要点

- TSC 患者脑室内室间孔附近增大的强化肿块
- 室间孔肿块及伴发的脑室内出血

参考文献

1. Beaumont TL et al: Subependymal giant cell astrocytoma in the absence of tuberous sclerosis complex: case report. J Neurosurg Pediatr. 1-4, 2015
2. Cardamone M et al: Mammalian target of rapamycin inhibitors for intractable epilepsy and subependymal giant cell astrocytomas in tuberous sclerosis complex. J Pediatr. 164(5):1195-200, 2014
3. Harter DH et al: A management strategy for intraventricular subependymal giant cell astrocytomas in tuberous sclerosis complex. J Neurosurg Pediatr. 13(1):21-8, 2014
4. Kotulska K et al: Surgical treatment of subependymal giant cell astrocytoma in tuberous sclerosis complex patients. Pediatr Neurol. 50(4):307-12, 2014
5. Ouyang T et al: Subependymal giant cell astrocytoma: current concepts, management, and future directions. Childs Nerv Syst. 30(4):561-70, 2014
6. Rovira À et al: Recommendations for the radiological diagnosis and follow-up of neuropathological abnormalities associated with tuberous sclerosis complex. J Neurooncol. 118(2):205-23, 2014
7. Krueger DA et al: Everolimus long-term safety and efficacy in subependymal giant cell astrocytoma. Neurology. 80(6):574-80, 2013
8. Roth J et al: Subependymal giant cell astrocytoma: diagnosis, screening, and treatment. Recommendations from the International Tuberous Sclerosis Complex Consensus Conference 2012. Pediatr Neurol. 49(6):439-44, 2013
9. Bucciliero AM et al: Subependymal giant cell astrocytoma (SEGA): Is it an astrocytoma? Morphological, immunohistochemical and ultrastructural study. Neuropathology. 29(1):25-30, 2009
10. Khayal IS et al: Characterization of low-grade gliomas using RGB color maps derived from ADC histograms. J Magn Reson Imaging. 30(1):209-13, 2009

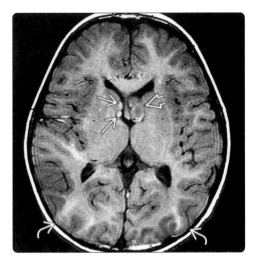

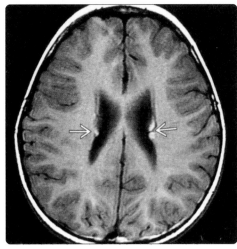

图 6-43 （左图）13 岁男性 TS 患儿。轴位 T1WI 示右侧侧脑室额角两枚 SEN ➡，左侧侧脑室额角邻近室间孔处一枚双叶状混杂信号肿块 ➡。可见连续的皮层结节 ➡，伴脑回增宽，灰白质边界不清。（右图）轴位 T1WI 更近头侧层面可见其他的 SEN ➡

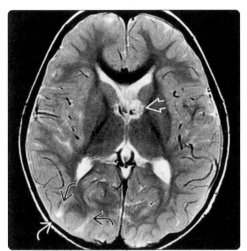

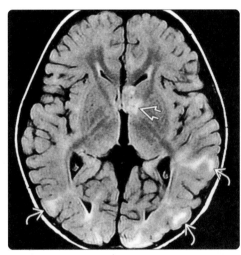

图 6-44 （左图）同一患者。轴位 T2WI 示左侧侧脑室额角分叶状肿块 ➡，较之白质与灰质呈高信号。皮层结节 ➡ 下方可见若干皮层下火焰状脑白质高信号 ➡。（右图）同一患者。轴位 FLAIR 示左侧侧脑室额角分叶状肿块 ➡，尚未阻塞侧脑室。位于皮层结节下方的火焰状脑白质高信号 ➡ 在该序列上更加明显

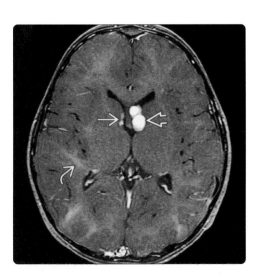

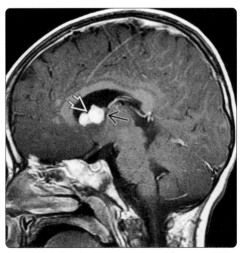

图 6-45 （左图）同一患者。增强 T1WI FS 示右侧侧脑室额角 SEN ➡ 和左侧侧脑室额角分叶状肿块 ➡ 均强化。火焰状脑白质高信号在此图像中更为清晰可见，其中一支放射状条带 ➡ 蔓延至脑室边缘。（右图）同一患者。矢状位增强 T1WI 示左侧侧脑室额角分叶状肿块 ➡ 紧邻室间孔 ➡，但是并未将其阻塞。该患者拟诊为 SGCA，未行手术治疗，随访数年仍处于稳定状态

要　点

术语

- 分化良好,生长缓慢,但呈弥漫性浸润性生长的皮层/皮层下肿瘤

影像

- 最常见于额叶(50%~65%)
- 最佳诊断要点:发生于中年成人,部分钙化的额叶皮层下/皮层肿块
  - T2WI 通常呈不均匀高信号肿块
- 约50%可强化
  - 通常呈不均匀强化
- 先前无强化的少突胶质细胞瘤新发强化提示恶变

主要鉴别诊断

- 间变性少突胶质细胞瘤
- 低级别弥漫性星形细胞瘤
- 神经节细胞胶质瘤

- 胚胎发育不良性神经上皮肿瘤(DNET)
- 多形性黄色星形细胞瘤(PXA)
- 脑炎
- 脑缺血

病理

- 染色体 1p 和 19q 杂合性缺失(50%~70%)
- WHO Ⅱ 级
- 间变性少突胶质细胞瘤为 WHO Ⅲ 级
- 较之相同级别的星形胶质细胞肿瘤,少突胶质细胞肿瘤预后更好

临床要点

- 占原发颅内肿瘤的 5%~10%
- 最常见的临床表现为癫痫发作、头痛和局灶性神经功能缺损
- 发病高峰:30~50 岁
- 中位生存期:10 年
- 染色体 1p、19q 缺失和 IDH1(+)者预后更好

图 6-46　(左图)轴位示意图所示为不均匀囊实性肿块,累及皮层和皮层下白质,呈少突胶质细胞瘤的典型特征。可见肿瘤深部边缘呈浸润性➡,以及颅骨变薄➡。(右图) 20 岁男性患者。轴位 CT 平扫示左侧额叶伴钙化的巨大肿块➡,呈少突胶质细胞瘤的典型特征。绝大多数少突胶质细胞肿瘤伴有钙化(70%~90%)。钙化有助于将其与其他神经胶质细胞肿瘤进行鉴别,尤其是星形胶质细胞肿瘤

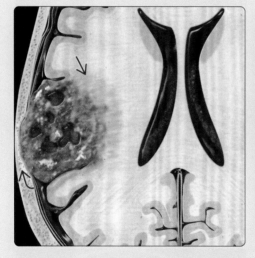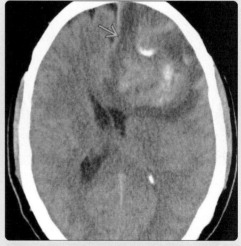

图 6-47　(左图)同一患者。轴位 FLARI 示不均匀高信号的浸润性肿块,遍布额叶脑回。发生于额叶、皮层及皮层下白质同时受累是少突胶质细胞瘤的典型特征。(右图)同一患者。轴位增强 T1WI 示该 WHO Ⅱ 级少突胶质细胞瘤呈不均匀强化➡。常规影像学检查难以鉴别 WHO Ⅱ 级与 Ⅲ 级少突胶质细胞瘤,MRS 和 MRP 或有助于术前预测肿瘤级别

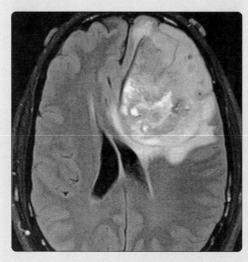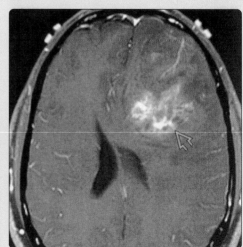

术语

定义

- 分化良好,生长缓慢,但呈弥漫性浸润性生长的皮层/皮层下肿瘤

影像

一般特征

- 最佳诊断要点
  - 发生于中年成人,部分钙化的皮层下/皮层肿块
- 部位
  - 通常累及皮层下白质和皮层
  - 幕上居多(85%),大脑半球白质
    - 最常见于额叶(50%~65%)
    - 可累及颞叶、顶叶或枕叶
    - 罕见于后颅窝
    - 脑室内、脑干、脊髓以及原发于柔脑膜者极其罕见
- 形态
  - 分界较清楚的浸润性肿块

CT 表现

- CT 平扫
  - 蔓延至皮层的混杂密度(低/等密度)大脑半球肿块
  - 多数伴有结节状或成簇的钙化(70%~90%)
  - 常见囊变(20%)
  - 出血和水肿少见
  - 可致颅骨增生、变薄或侵蚀
- 增强 CT
  - 约 50% 可强化
  - 强化程度从无强化至显著强化程度不等

MR 表现

- T1WI
  - 大脑半球肿块,呈相对于灰质的低信号至等信号
  - 通常呈不均匀信号
  - 皮层和皮层下肿块,伴皮层肿胀
  - 边界较清楚,并发轻度水肿
- T2WI
  - 通常呈不均匀高信号肿块
    - 信号不均匀与钙化、囊变和少见的出血产物有关
  - 边界较清楚,并发轻度水肿
  - 通常蔓延至被覆皮层
  - 除间变性病变之外,罕见出血、坏死
  - 可致颅骨增生、侵蚀
- FLAIR
  - 通常呈不均匀高信号
  - 边界较清楚,但呈浸润性生长
- T2*GRE
  - 钙化表现为开花征
- DWI
  - 通常无弥散受限
- 增强 T1WI
  - 通常呈不均匀强化
  - 约 50% 可强化
  - 罕见柔脑膜强化
- MRS
  - Cho 峰增高,NAA 峰降低
  - 脂质峰/乳酸峰消失有助于与间变性少突胶质细胞瘤鉴别
  - 2HG MRS 被认为有助于确定 *IDH* 突变状态
- MRP
  - rCBV(相对脑血容量)有助于区分 WHO II 级与 III 级肿瘤
  - rCBV 升高的病灶可以类似于高级别肿瘤

核医学表现

- PET
  - FDG 摄取率类似于正常脑白质
  - 少突胶质细胞瘤和间变性少突胶质细胞瘤对 [11]C-蛋氨酸的摄取存在显著差异

影像检查方法推荐

- 最佳影像检查
  - MR 显示肿瘤轮廓最为敏感
  - CT 有助于识别钙化
- 检查方案推荐
  - 增强 MR,加扫 T2*GRE 或 SWI±MRS、MRP 等序列

鉴别诊断

间变性少突胶质细胞瘤

- 或需活检鉴别
- MRS、MRP 或 PET 有助于鉴别

低级别弥漫性星形细胞瘤

- 钙化少见
- 通常累及脑白质,皮层相对地很少受累
- 可能难以鉴别

神经节细胞胶质瘤

- 通常位于颞叶及皮层
- 伴有强化结节的囊肿,边界清楚
- 常见钙化
- 好发于儿童和年轻成人的肿瘤

胚胎发育不良性神经上皮肿瘤(DNET)

- 边界清楚的皮层肿瘤
- 不均匀气泡样表现
- 强化程度不等
- 好发于儿童、年轻成人的肿瘤

多形性黄色星形细胞瘤(PXA)

- 幕上皮层肿块,常见硬膜"尾征"
- 通常呈伴有附壁结节的囊肿,也可呈实性
- 强化结节毗邻软脑膜面
- 好发于儿童、年轻成人的肿瘤

脑炎

- T2WI 呈高信号和斑片状强化
- 通常弥散受限

脑缺血

- 通常符合血管分布(大脑中动脉,大脑前动脉,大脑后动脉)
- 急性/亚急性期弥散受限
- 累及灰质和白质,常呈楔形
- 亚急性期皮层脑回样强化

动静脉畸形

- 典型表现为多发扩张的流空
- 常见钙化
- 若血栓形成,则难以鉴别

疱疹病毒性脑炎

- 局限于边界系统、颞叶
- 常见出血产物和强化
- 通常急性起病

病理

一般特征

- 病因学
  - 起源于成熟少突胶质细胞或未成熟胶质前体细胞的肿瘤性转化
- 遗传学
  - 染色体 1p 和 19q 杂合性缺失(50%~70%)
  - *IDH1* 突变(+)(80%)
  - 儿童病例通常 *IDH*(−)而 *MGMT*(+)
  - *ATRX* 无突变
  - 已有家族性病例报道
- 合并异常
  - 少突星形细胞瘤包括少突胶质细胞瘤和弥漫性星形细胞瘤两种肿瘤细胞类型
    - 有学者提议废除少突星形细胞瘤这一术语,改为基于 *IDH1* 突变状态进行肿瘤分类
  - 偶尔伴发其他肿瘤,如多形性黄色星形细胞瘤(PXA)
  - 偶见多灶性或多中心性
  - 少突胶质细胞大脑胶质瘤病(罕见)
  - 原发性柔脑膜少突胶质细胞瘤病(极为罕见)

分期、分级和分类

- WHO Ⅱ 级
- 间变性少突胶质细胞瘤为 WHO Ⅲ 级
  - 有丝分裂,微血管增生,有或无坏死
- 较之相同级别的星形胶质细胞肿瘤,少突胶质细胞肿瘤预后更好

大体病理和术中特征

- 皮层/皮层下白质浸润性实性病变
- 肿块边界清楚,灰红色,质软,无包膜
- 常见钙化,有或无囊变、出血

显微镜下特征

- 肿瘤细胞密度中等,偶见有丝分裂
- 细胞核呈圆形,均质;细胞质透明
  - 可见核周空晕,而煎蛋样和蜂窝状表现很可能为伪影
- 可见毛细血管分支交织形成的致密网格
- MIB-1 增殖指数<5%

临床要点

临床表现

- 最常见的症状/体征
  - 癫痫发作、头痛、局灶性神经功能缺损
  - 患者病史相对较长

人口统计学

- 年龄
  - 发病高峰:30~50 岁
- 性别
  - 男性稍多于女性
- 流行病学
  - 占原发性颅内肿瘤的 5%~10%
  - 占全部神经胶质细胞肿瘤的 5%~20%
  - 第三常见的神经胶质细胞肿瘤

病程和预后

- 预后较好的相关因素:发病年龄较低、额叶病变、无强化、全切除、部分切除后辅以放疗
- 预后不佳的相关因素:坏死、细胞密度增高、有丝分裂活跃、细胞核异型性、细胞多形性、微血管增生
- 中位生存期:10 年
- 5 年生存率:50%~75%
- 局部复发常见,而脑脊液播散并不常见
- 染色体 1p、19q 缺失和 *IDH1*(+)者化疗敏感性更高,预后更好
- 无 *IDH1* 突变的肿瘤属于野生型,表现为更强的侵袭性和更低的生存率

治疗

- 手术切除是主要治疗手段
- ±辅助性放疗和化疗(替莫唑胺)

诊断纲要

注意

- 额叶钙化肿块需考虑少突胶质细胞瘤
- 少突胶质细胞肿瘤可能近似于位在皮层的肿物(亦即 DNET),但是后者通常好发于年轻患者

影像解读要点

- 常规影像学检查难以准确区分少突胶质细胞瘤(WHO Ⅱ 级)与间变性少突胶质细胞瘤(WHO Ⅲ 级)
- 少突胶质细胞肿瘤是最常见的存在钙化的颅内肿瘤
- 先前无强化的少突胶质细胞瘤新发强化提示恶变

参考文献

1. Ogura R et al: Immunohistochemical profiles of IDH1, MGMT and P53: Practical significance for prognostication of patients with diffuse gliomas. Neuropathology. ePub, 2015
2. Reuss DE et al: ATRX and IDH1-R132H immunohistochemistry with subsequent copy number analysis and IDH sequencing as a basis for an "integrated" diagnostic approach for adult astrocytoma, oligodendroglioma and glioblastoma. Acta Neuropathol. 129(1):133-46, 2015
3. Sahm F et al: Farewell to oligoastrocytoma: in situ molecular genetics favor classification as either oligodendroglioma or astrocytoma. Acta Neuropathol. 128(4):551-9, 2014

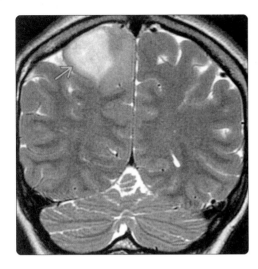
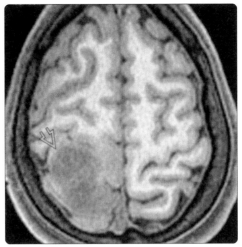

图 6-48 （左图）冠状位 T2WI 示脑白质边界清楚的高信号肿块➡，伴被覆皮层受累。切除术后确诊为 WHO Ⅱ级少突胶质细胞瘤，染色体 1p 和 19q 缺失。染色体 1p、19q 缺失和 *IDH1* 突变与生存期延长相关。（右图）同一患者。轴位 T1WI 示累及右侧额顶叶皮层和深部脑白质的低信号肿块➡，增强扫描无强化。约 50% 的 WHO Ⅱ级少突胶质细胞瘤可见强化

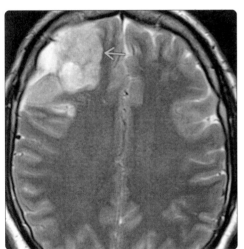
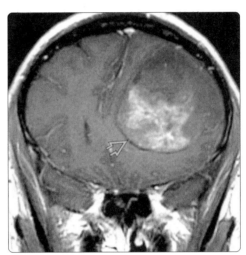

图 6-49 （左图）轴位 T2WI 示累及皮层和皮层下白质的不均匀高信号肿块➡，并发轻度占位效应。影像学表现高度提示少突胶质细胞瘤，但是切除术后确诊为间变性少突胶质细胞瘤。常规影像学检查难以准确区分少突胶质细胞瘤（WHO Ⅱ级）与间变性少突胶质细胞瘤（WHO Ⅲ级），MRS 和 MRP 可能有助于进行鉴别。（右图）冠状位增强 T1WI 示额叶不均匀强化的 WHO Ⅱ级少突胶质细胞瘤➡

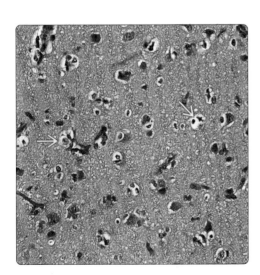
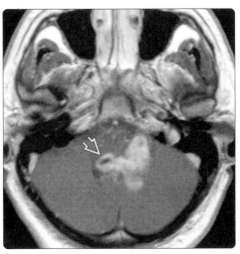

图 6-50 （左图）高倍镜下病理图示与核周空晕相关的煎蛋样经典组织病理学表现➡，呈少突胶质细胞瘤的特征。较之同一级别的星形胶质细胞肿瘤，少突胶质细胞肿瘤预后更好。（右图）轴位增强 T1WI 示后颅窝累及第四脑室的不均匀强化肿块➡。尽管影像学表现类似于室管膜瘤，但是切除术后证实为 WHO Ⅱ级少突胶质细胞瘤

要 点

术语

- 具有局灶性或弥漫性恶性组织学特征的少突胶质细胞瘤

影像

- 最佳诊断要点:累及皮层和皮层下白质的额叶钙化肿块
  - 最常见的部位为额叶,其次为颞叶
- 多数伴有结节状或成簇的钙化
- 可见出血或坏死
- 强化程度不等
  - 间变性少突胶质细胞瘤比低级别少突胶质细胞瘤更易强化
- 几乎总能在异常信号区域之外发现肿瘤细胞
- MRS 和 MRP 或有助于 WHO Ⅱ 级与 Ⅲ 级少突胶质细胞肿瘤的鉴别

主要鉴别诊断

- 少突胶质细胞瘤

- 间变性星形细胞瘤(AA)
- 多形性胶质母细胞瘤(GBM)
- 脑炎
- 脑缺血

病理

- WHO Ⅲ 级
- 较之同一级别的星形胶质细胞肿瘤,少突胶质细胞肿瘤预后更好

临床要点

- 最常见的临床表现为头痛和癫痫发作
- 任何年龄均可发病,平均年龄 49 岁
- 20%～50% 的少突胶质细胞肿瘤呈间变性
- 中位生存期:4 年
- 5 年生存率:40%～45%,10 年生存率:15%
- 染色体 1p 和 19q 缺失与生存期延长相关

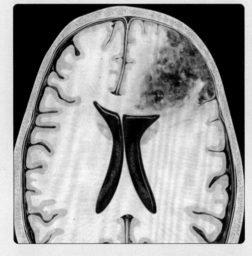
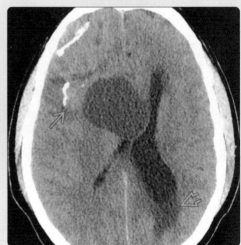

图 6-51 (左图)轴位示意图所示为额叶皮层和皮层下不均质肿块,伴有坏死和出血区,可见占位效应和浸润性边界,呈间变性少突胶质细胞瘤(WHO Ⅲ 级)的典型特征。此类恶性神经胶质细胞肿瘤预后差。(右图)43 岁男性患者,癫痫发作。轴位 CT 示额叶囊实性钙化肿块➡。同时合并脑室内梗阻性脑积水,表现为脑室扩张和脑室周围脑脊液渗出(间质性水肿)⇨

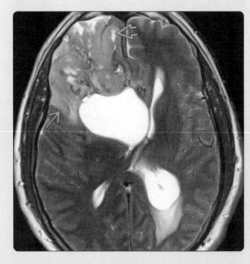
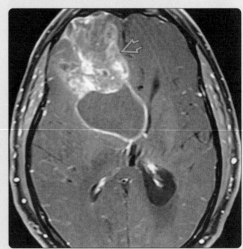

图 6-52 (左图)同一患者。轴位 T2WI 示不均匀高信号肿块➡,伴显著的占位效应和并发的脑积水。T2WI 信号不均与囊变➡和钙化相关。CT 或 MR T2* 序列更易于显示钙化。(右图)同一患者。轴位增强 T1WI 示肿块不均匀强化➡,切除术后确诊为 WHO Ⅲ 级间变性少突胶质细胞瘤。强化在 WHO Ⅲ 级少突胶质细胞肿瘤中比 Ⅱ 级更为常见

二、间变性少突胶质细胞瘤

术语

缩写

- 间变性少突胶质细胞瘤(anaplastic oligodendroglioma,AO),高级别少突胶质细胞瘤

定义

- 高细胞密度的、弥漫性浸润性生长的神经胶质细胞瘤
- 具有局灶性或弥漫性恶性组织学特征的少突胶质细胞瘤

影像

一般特征

- 最佳诊断要点
  - 累及皮层和皮层下白质的额叶钙化肿块
- 部位
  - 幕上大脑半球肿块,累及皮层和皮层下白质
  - 最常见于额叶,其次为颞叶
  - 可累及顶叶或枕叶
  - 经常蔓延至被覆皮层
- 形态
  - 弥漫性浸润性肿块
  - 边界清楚,但常具浸润性
  - 在异常信号区域之外几乎总能发现肿瘤细胞

CT 表现

- CT 平扫
  - 混杂密度(低/等密度)肿块
  - 多数伴有结节状或成簇的钙化
    - 可见脑回样钙化
  - 常见囊变
  - 可见出血或坏死
  - 可致颅骨增生、变薄或侵蚀

MR 表现

- T1WI
  - 不均匀低信号的浸润性肿块
  - 边界清楚
  - 可见出血产物、水肿、坏死
  - 可见皮层肿胀
- T2WI
  - 不均匀高信号的浸润性肿块
    - 不均匀信号与钙化、囊变、出血产物相关
  - 通常蔓延至被覆皮层
  - 可见出血,坏死
- FLAIR
  - 不均匀高信号的浸润性肿块
  - 通常蔓延至被覆皮层
- T2* GRE
  - 钙化和/或出血表现为开花征
- DWI
  - 通常无弥散受限
- 增强 T1WI
  - 强化程度不等
  - 新发强化提示恶变
  - 50%的少突胶质细胞肿瘤可强化
  - AO 比低级别少突胶质细胞瘤更易强化
- MRS
  - Cho/Cr 比值增高,NAA 峰降低
  - 在 1.33ppm 位置可见脂质/乳酸峰
- MRP
  - 常见高 rCBV(相对脑血容量)
  - 有助于鉴别 WHO Ⅱ 级与Ⅲ级少突胶质细胞肿瘤
  - 有助于引导活检

核医学表现

- PET
  - 葡萄糖代谢增高,FDG 积聚摄近似于或高于脑灰质
  - 高级别神经胶质细胞肿瘤 FDG 摄取近似于或高于正常脑灰质
  - 肿瘤/白质>1.5 且肿瘤/灰质>0.6,提示高级别肿瘤
  - 少突胶质细胞瘤与 AO 对[11]C-蛋氨酸的摄取存在显著差异

影像检查方法推荐

- 最佳影像检查
  - MR 适于显示肿瘤,CT 适于显示钙化
- 检查方案推荐
  - MR 平扫+增强,加扫 GRE±MRS 和 MRP 等序列

鉴别诊断

少突胶质细胞瘤

- 累及灰质和白质的钙化肿块
- 边界清楚
- 可能需要活检鉴别
- MRS 和 MRP 有助于术前诊断

间变性星形细胞瘤(AA)

- 浸润性肿块,主要累及脑白质
- 通常无强化,罕见钙化
- 可能难以鉴别

多形性胶质母细胞瘤(GBM)

- 存在中心坏死、边缘强化者占95%
- 肿瘤周围广泛的 T2WI/FLAIR 异常信号
- 常见出血

脑炎

- T2WI 高信号及斑片状强化
- 通常弥散受限
- 可呈肿块样
- 通常急性起病

脑缺血

- 通常符合血管分布(大脑中动脉,大脑前动脉,大脑后动脉)
- 急性/亚急性期弥散受限
- 累及灰质和白质,常呈楔形
- 亚急性期皮层脑回样强化

疱疹病毒性脑炎

- 局限于边缘系统、颞叶
- 常见出血产物和强化
- 通常急性起病

脑膜瘤

- 以基底部位于硬膜的脑实质外强化肿块

- 常见钙化,伴宽大的硬脑膜基底部和硬膜"尾征"
- 骨质增生和钙化是其特征性表现
- 老年患者

病理

一般特征

- 病因学
  - 可新发,也可源自先前 WHO Ⅱ 级少突胶质细胞瘤的恶变
  - 起源于成熟少突胶质细胞或未成熟胶质前体细胞的肿瘤性转化
- 遗传学
  - 染色体 1p 和 19q 杂合性缺失(30%~40%)
  - 较之 WHO Ⅱ 级少突胶质细胞瘤,Ⅲ 级肿瘤的平均染色体受累数量更高
- 合并异常
  - 常见少突星形细胞瘤(包括两种不同肿瘤细胞类型的混合性肿瘤)
    - 近来有学者提议废除少突星形细胞瘤这一术语,改为基于 *IDH1* 突变状态进行分类
    - WHO Ⅱ 级(少突星形细胞瘤)
    - WHO Ⅲ 级(间变性少突星形细胞瘤)
    - 生存期低于单纯少突胶质细胞瘤

分期、分级和分类

- WHO Ⅲ 级
- 极少呈多灶性或多中心性
- 罕见少突胶质细胞型大脑胶质瘤病

大体病理和术中特征

- 肿块边界清楚,灰红色,质软,无包膜
- 位于皮层和皮层下白质
- 钙化极其常见
- 常见囊变和出血
- 可见坏死
- 偶尔浸润被覆的柔脑膜

显微镜下特征

- 细胞核呈圆形,均质;细胞质透明
  - 可见核周空晕,而煎蛋样和蜂窝状表现应为固定所致的伪影
- 微钙化,黏液样变性/囊变
- 毛细血管分支交织形成致密网格
  - 鸡笼铁丝网状表现
- 细胞密度增高,异型性明显
- 有丝分裂活跃
- 微血管增生和坏死

临床要点

临床表现

- 最常见的症状/体征
  - 头痛、癫痫发作最为常见
  - 局灶性神经功能缺损
  - 症状持续时间短于 WHO Ⅱ 级少突胶质细胞瘤

人口统计学

- 年龄
  - 发病高峰:30~60 岁
  - 任何年龄均可发病,平均年龄 49 岁
  - 平均发病年龄大于 WHO Ⅱ 级肿瘤患者
- 性别
  - 男性稍多于女性
- 流行病学
  - 20%~50% 的少突胶质细胞肿瘤呈间变性
  - 少突胶质细胞肿瘤占全部神经胶质细胞肿瘤的 5%~25%

病程和预后

- 预后差,生存期数月至数年
- 中位生存期:4 年
- 5 年生存率:40%~45%,10 年生存率:15%
- 常见肿瘤局部复发
- 脑脊液转移不常见
- 罕见全身转移
- 柔脑膜少突胶质细胞瘤病、脊髓转移极为罕见
- 预后较好的相关因素:
  - 年龄<50 岁
  - Karnofsky 能力状态(KPS)量表评分:90~100
  - 肿瘤直径≤4cm
  - 肿瘤全切除
- 抑癌基因 CDKN2A 缺失与生存期缩短相关
- 染色体 1p 和 19q 杂合性缺失与生存期延长相关
- 少突胶质细胞肿瘤较同一级别的星形胶质细胞肿瘤预后更好

治疗

- 手术切除,辅以化疗和放疗

诊断纲要

注意

- 许多神经胶质细胞肿瘤近似于 AO
- 钙化、皮层肿胀等表现可能有助于 AO 与其他神经胶质细胞肿瘤的鉴别

影像解读要点

- 常规 MR 检查难以准确区分 AO 与 WHO Ⅱ 级少突胶质细胞瘤
- 几乎总能在异常信号区域之外发现肿瘤细胞
- 先前无强化的少突胶质细胞瘤新发强化提示恶变

参考文献

1. Ahluwalia MS et al: Efficacy and patient-reported outcomes with dose-intense temozolomide in patients with newly diagnosed pure and mixed anaplastic oligodendroglioma: a phase II multicenter study. J Neurooncol. 122(1):111-9, 2015

2. Kobayashi K et al: Prognostic value of volume-based measurements on (11)C-methionine PET in glioma patients. Eur J Nucl Med Mol Imaging. 42(7):1071-80, 2015

3. Speirs CK et al: Impact of 1p/19q codeletion and histology on outcomes of anaplastic gliomas treated with radiation therapy and temozolomide. Int J Radiat Oncol Biol Phys. 91(2):268-76, 2015

4. Fudaba H et al: Comparison of multiple parameters obtained on 3T pulsed arterial spin-labeling, diffusion tensor imaging, and MRS and the Ki-67 labeling index in evaluating glioma grading. AJNR Am J Neuroradiol. 35(11):2091-8, 2014

5. Chawla S et al: Differentiation between oligodendroglioma genotypes using dynamic susceptibility contrast perfusion-weighted imaging and proton MR spectroscopy. AJNR Am J Neuroradiol. 34(8):1542-9, 2013

6. Louis DN et al: WHO Classification of Tumours of the Central Nervous System: Anaplastic Oligodendroglioma. Lyon, France: IARC Press. 60-2, 2007

二、间变性少突胶质细胞瘤

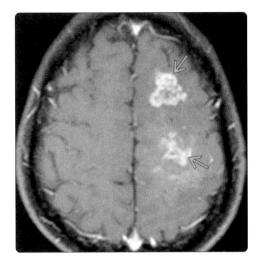 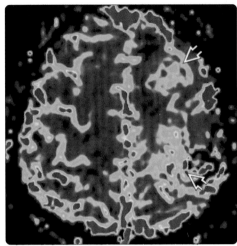

图 6-53　（左图）间变性少突胶质细胞瘤患者,已行手术、放疗和替莫唑胺治疗。轴位增强 T1WI 示左侧额叶新发强化灶➡。先前无强化的肿块新发强化高度提示病情进展。（右图）DSC（动态磁敏感对比增强）MRP 检查轴位 rCBV 伪彩图示新发强化区域 rCBV 增高➡,与肿瘤进展相关

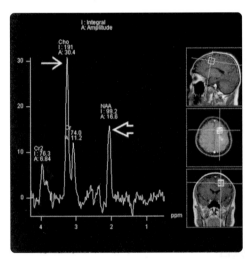 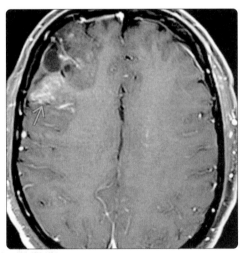

图 6-54　（左图）同一患者。MRS 呈典型的恶性肿瘤波谱,胆碱峰显著增高➡,NAA 峰降低➡。MRP 与 MRS 或有助于神经胶质细胞肿瘤患者的手术前诊断和治疗后评估。（右图）轴位增强 T1WI FS 示额叶不均匀强化肿块➡,切除术后证实为 WHO Ⅲ级少突胶质细胞肿瘤。较之同一级别的单纯星形胶质细胞肿瘤,少突胶质细胞肿瘤预后更好

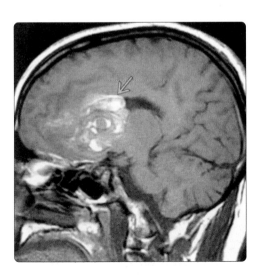 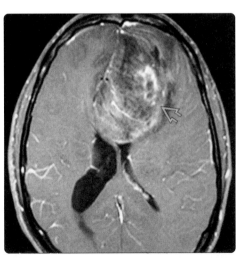

图 6-55　（左图）间变性少突胶质细胞瘤患者。矢状位 T1WI 示不均匀信号肿块➡,其中高信号区与出血产物和钙化相关。（右图）另一间变性少突胶质细胞瘤患者。轴位增强 T1WI FS 示不均匀强化的巨大肿块➡。约 50% 的少突胶质细胞肿瘤强化,强化与否无助于准确鉴别 WHO Ⅱ级与Ⅲ级少突胶质细胞肿瘤

三、星形母细胞瘤

要　点

术语

- 罕见的神经胶质细胞肿瘤,存在血管周围假菊形团,生物学行为多变

影像

- 大脑半球边界清楚的囊实性混杂肿块,伴气泡样表现
- 几乎都位于幕上,通常在大脑半球内
- 大多数(80%以上)伴有钙化
- T2WI:囊实性肿块,实性部分呈不均匀气泡样表现
- GRE/SWI:低信号,与钙化或出血产物相关
- 通常呈不均匀强化(75%)
  - 斑片状与环形强化混杂模式
- MRS 可呈 NAA 峰降低,胆碱峰增高

主要鉴别诊断

- 室管膜瘤

- 原始神经外胚层肿瘤
- 非典型性畸胎样/横纹肌样肿瘤
- 少突胶质细胞瘤
- 多形性黄色星形细胞瘤

病理

- 尚未正式确定 WHO 分级
  - 同时存在低级别与高级别肿瘤的组织学特征

临床要点

- 最常见的临床表现:头痛、癫痫发作和局灶性神经功能缺损
- 任何年龄均可发病,中位年龄 11 岁(发病高峰:10～30 岁)
- 罕见:占原发性神经胶质细胞肿瘤的 0.5%～3%
- 低级别星形母细胞瘤的远期生存率通常较好
- 手术切除是治疗的选择
- 高级别(间变性)病变需辅助性放疗和化疗

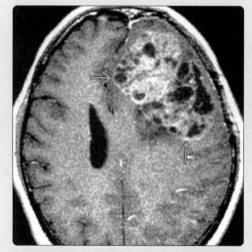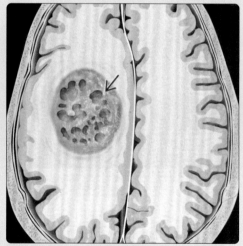

图 6-56　(左图)轴位增强 T1WI 示额叶巨大肿块,呈不均匀显著强化。可见被强化的囊壁组织和实性团块所包绕的多发性囊肿 ➡️,但是瘤周水肿和占位效应相对于病变大小而言较为轻微,系星形母细胞瘤的典型表现。(右图)轴位示意图所示为大脑半球边界清楚的囊实性混杂肿块,伴钙化 ➡️ 和气泡样表现,均为星形母细胞瘤的特征

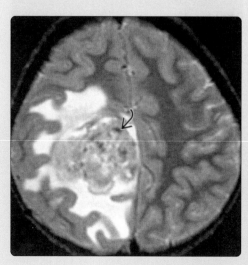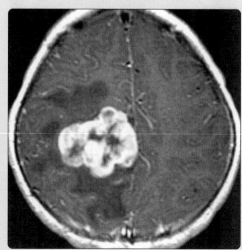

图 6-57　(左图)5 岁患儿,癫痫发作。轴位 T2WI 示不均匀信号巨大肿块,其中低信号区 ➡️ 与钙化相关。此类罕见肿瘤主要发生于儿童和年轻成人。(右图)同一患者。轴位增强 T1WI 示肿块呈不均匀显著强化。组织学表现为分化良好的星型母细胞瘤。手术切除为首选治疗,间变性肿瘤还需辅以放疗和化疗

术语

定义
- 罕见的神经胶质细胞肿瘤,存在血管周围假菊形团,生物学行为多变

影像

一般特征
- 最佳诊断要点
  - 儿童或年轻成人大脑半球边界清楚的囊实性混杂肿块,伴气泡样表现
- 部位
  - 几乎都位于幕上,通常在大脑半球内
    - 顶叶>额叶
- 大小
  - 范围:1~10cm;平均:4cm
- 形态
  - 边界清楚、分叶状、以实性成分为主的囊实性肿块

CT 表现
- CT 平扫
  - 通常高密度、低密度、等密度区域相互混杂
  - 大多数(80%以上)伴有钙化

MR 表现
- T1WI
  - 信号不均匀的囊实性肿块
- T2WI
  - 囊实性肿块,实性部分伴不均匀气泡样表现
  - 相对于白质的高信号(80%)
  - 50%缺乏瘤周高信号
- 增强 T1WI
  - 不均匀强化(70%~75%)
  - <10%无强化

影像检查方法推荐
- 最佳影像检查
  - CT 平扫最适于明确钙化
  - 多平面增强 MR 最适于评估肿瘤

鉴别诊断

室管膜瘤
- 幕上(1/3):位于脑实质/脑室周围的不均匀强化肿块
- 常见出血、坏死、钙化和水肿

原始神经外胚层肿瘤(PNET)
- 位于周边部脑实质的不均匀肿块
- 常见出血、囊变和钙化

非典型性畸胎样/横纹肌样肿瘤(AT/RT)
- 不均匀实性肿块,伴出血、坏死、钙化、囊变

少突胶质细胞瘤
- 基底部位于皮层的周边部肿块,有或无强化
- 钙化常见,轻微瘤周水肿

多形性黄色星形细胞瘤
- 典型表现为颞叶囊肿,伴附壁结节
- 强化结节邻近硬膜,伴硬膜"尾征"

毛细胞型星形细胞瘤
- 通常呈强化的实性成分伴囊肿

病理

分期、分级和分类
- 尚未正式确定 WHO 分级
- 部分病理学家依据组织学特征区分高分化(低级别)或间变性(高级别)

大体病理和术中特征
- 肿块边界清楚,局限性生长,常见囊变
- 低级别或高级别病变均可见坏死

显微镜下特征
- 血管周围假菊形团
- 细胞核深染,呈卵圆形,抑或被拉伸,有或无钙化

临床要点

临床表现
- 最常见的症状/体征
  - 头痛、癫痫发作、局灶性神经功能缺损

人口统计学
- 年龄
  - 最常见于儿童和年轻成人
    - 中位年龄:11 岁
- 性别
  - 女性居多
- 流行病学
  - 罕见(占原发性神经胶质细胞肿瘤的 0.5%~3%)

病程和预后
- 肿瘤全切除者预后良好
- 低级别星形母细胞瘤的远期生存率通常较好
- 间变性组织学特征与肿瘤复发和进展相关

诊断纲要

注意
- 发生于儿童或年轻成人的大脑半球"气泡样"肿块或为星形母细胞瘤

影像解读要点
- 星形母细胞瘤通常缺乏与病变大小相适应的显著占位效应

参考文献
1. Asha U et al: Lack of IDH1 mutation in astroblastomas suggests putative origin from ependymoglial cells? Neuropathology. ePub, 2015
2. de la Garma VH et al: High-grade astroblastoma in a child: Report of one case and review of literature. Surg Neurol Int. 5:111, 2014
3. Janz C et al: Astroblastoma: report of two cases with unexpected clinical behavior and review of the literature. Clin Neurol Neurosurg. 125:114-24, 2014

要　　点

术语

- 罕见的神经胶质细胞瘤,起自第三脑室前壁/顶部

影像

- 发生于成人的第三脑室肿块,边界清楚,均匀强化
- CT:位于第三脑室前部的中等密度肿块
- 可见钙化
- 10%～15%的病例伴脑积水

主要鉴别诊断

- 颅咽管瘤
- 毛细胞型星形细胞瘤
- 生殖细胞瘤
- 脉络丛乳头状瘤
- 胶样囊肿

病理

- WHO Ⅱ级
- 卵圆形/多边形上皮样细胞呈条索状/簇状分布于黏液样基质中
- 很可能起源于室管膜
  - 起源于终板内/附近的室管膜细胞
  - 可能起自连合下器

临床要点

- 最常见的症状为脑积水所致的头痛、恶心
  - 内分泌紊乱(甲状腺功能减退,尿崩症,闭经)
  - 自主神经机能异常
  - 视觉障碍
- 手术切除为主要治疗方法

诊断纲要

- 对于发生在成人第三脑室前部的可强化的 T2WI 高信号肿块,需考虑第三脑室脊索样胶质瘤

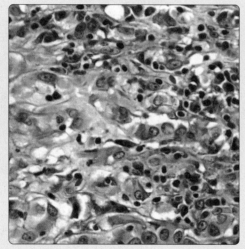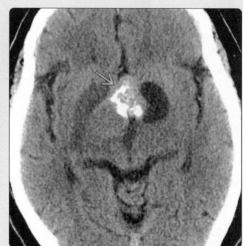

图 6-58　(左图)典型的脊索样胶质瘤 HE 染色切片高倍镜下病理图显示富含嗜酸性胞质的上皮样细胞呈簇状和条索状分布于黏液样基质中,GFAP(图中未显示)呈强阳性。(右图)48 岁男性患者,视觉改变。轴位 CT 示鞍上/第三脑室前部囊实性钙化肿块➡。影像学表现类似于更为常见的颅咽管瘤,手术切除后确诊为脊索样胶质瘤(Courtesy L. Shah,MD)

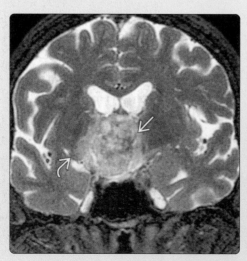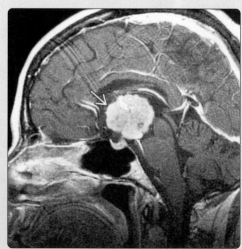

图 6-59　(左图)65 岁女性患者,近 3 年来体重增加,伴人格改变。冠状位 T2WI FS 示分叶状不均匀高信号肿块➡,大部分位于第三脑室内,视束➡向侧方移位。(右图)同一患者。矢状位增强 T1WI 示第三脑室明显均匀强化的轻微分叶状肿块➡。组织病理学诊断为脊索样胶质瘤(Courtesy C. Glastonbury,MBBS)

术语

缩写
- 第三脑室脊索样胶质瘤（chordoid glioma of third ventricle，CGOTV）

定义
- 罕见的神经胶质细胞瘤，起自第三脑室前壁或顶部

影像

一般特征
- 最佳诊断要点
  - 边界清楚、均匀强化的第三脑室前部肿块
- 部位
  - 悬垂于第三脑室顶部/前壁
- 大小
  - 1.5~7cm
- 形态
  - 圆形或卵圆形，边界清楚

MR 表现
- T1WI
  - 第三脑室肿块，呈相对于脑组织的等信号
  - 10%~15%的病例合并脑积水
- T2WI
  - 第三脑室等/高信号肿块
- 增强 T1WI
  - 明显均匀强化

影像检查方法推荐
- 检查方案推荐
  - 鞍区薄扫
    - 矢状位、冠状位 T1WI、T2WI 薄层扫描
    - 矢状位、冠状位增强 T1WI FS

鉴别诊断

颅咽管瘤
- 肿块质地不均匀，90%呈囊性，90%存在钙化
- 最常见于鞍区
- 儿童多于成人

毛细胞型星形细胞瘤
- 起自视束、下丘脑、第三脑室底
- 见于儿童、年轻成人，或伴神经纤维瘤病 1 型

生殖细胞瘤
- 常见尿崩症
- 通常累及垂体柄、鞍上或松果体区
- CT 呈高密度，均匀强化
- 见于儿童、年轻成人

脉络丛乳头状瘤
- 儿童侧脑室可强化的分叶状肿块
- 第三脑室罕见
- 患儿通常小于 5 岁

胶样囊肿
- 于室间孔处楔入两侧穹窿之间
- 圆形，无强化

室管膜瘤
- 通常为第四脑室可强化的肿块
- 第三脑室少见

病理

一般特征
- 病因学
  - 很可能起源于室管膜
    - 起源于终板内或附近的室管膜细胞
    - 可能起自连合下器

分期、分级和分类
- WHO Ⅱ级

大体病理和术中特征
- 边界非常清楚
- 偶可蔓延至邻近的下丘脑组织
- 钙化及囊变区表现各异；出血罕见

显微镜下特征
- 卵圆形/多边形上皮样细胞呈条索状/簇状分布于黏液样基质中
  - GFAP 强阳性；波形蛋白阳性
  - 有丝分裂不常见

临床要点

临床表现
- 最常见的症状/体征
  - 脑积水导致的头痛，伴或不伴恶心
- 其他症状/体征
  - 视野缺损
  - 内分泌紊乱（10%~15%）
    - 甲状腺功能减退，尿崩症，闭经
  - 自主神经机能异常（多汗）

人口统计学
- 年龄：成人（35~60 岁）
- 性别：女性居多（男：女＝1:2）
- 流行病学：罕见，在全部神经胶质细胞肿瘤中所占比例<1%

病程和预后
- 生长缓慢

治疗
- 手术切除是首选治疗方法

诊断纲要

影像解读要点
- 发生在成人第三脑室的边界清楚的巨大肿块

参考文献

1. Hewer E et al: Suprasellar chordoid neoplasm with expression of thyroid transcription factor 1: evidence that chordoid glioma of the third ventricle and pituicytoma may form part of a spectrum of lineage-related tumors of the basal forebrain. Hum Pathol. ePub, 2015
2. Morais BA et al: Chordoid glioma: Case report and review of the literature. Int J Surg Case Rep. 7C:168-71, 2015
3. Smith AB et al: From the radiologic pathology archives: intraventricular neoplasms: radiologic-pathologic correlation. Radiographics. 33(1):21-43, 2013
4. Glastonbury CM et al: Masses and malformations of the third ventricle: normal anatomic relationships and differential diagnoses. Radiographics. 31(7):1889-905, 2011

术语

- 血管中心性胶质瘤（angiocentric glioma，AG），亦被称之为：
  - 血管中心性神经上皮肿瘤（ANET）
  - 单形性血管中心性胶质瘤
- 与癫痫相关的、缓慢生长的低级别皮层肿瘤，主要影响儿童和年轻成人

影像

- 额叶、颞叶为最常见发病部位
- 边界不清的皮层无强化肿块
  - 实性最常见
  - 罕见囊实性混杂
  - T1WI 呈边缘环形高信号
- T2WI、FLAIR 呈高信号
  - 通常呈蒂状向脑室蔓延

主要鉴别诊断

- 胚胎发育不良性神经上皮肿瘤（DNET）

- 神经节细胞胶质瘤
- 少突胶质细胞瘤

病理

- WHO Ⅰ级
  - 血管中心性生长模式
  - MIB-1 增殖指数低（1%~5%）
  - 无恶变

临床要点

- 病程较长的耐药性局灶性癫痫
  - 通常在儿童期起病
- 肿瘤全切除可治愈

诊断纲要

- 发生于儿童/年轻成人的、伴有难治性癫痫的皮层肿瘤
- T1WI 呈边缘环形高信号的无强化皮层肿块

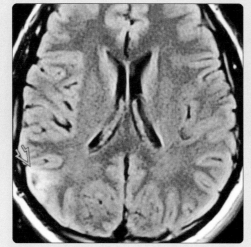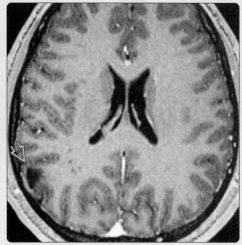

图 6-60 （左图）年轻成人患者，长期癫痫发作。轴位 FLAIR 示右侧顶叶皮层及皮层下楔形高信号肿块➘，未见瘤周水肿。（右图）同一患者。轴位增强 T1WI 示肿块无强化➘，为血管中心性胶质瘤的典型表现。毗邻肿瘤常见皮层局灶性不典型增生，手术中必须同时切除，以避免癫痫复发（Courtesy MCastillo，MD）

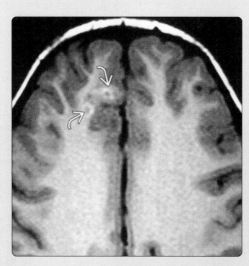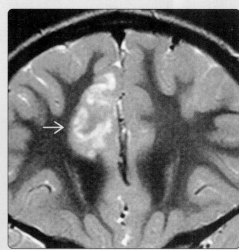

图 6-61 （左图）6 岁患儿，难治性癫痫。轴位 T1WI 示边界不清的皮层及皮层下肿块。可见环形高信号区➚，为血管中心性胶质瘤的典型表现。（右图）同一患者。冠状位 T2WI 示右侧额叶皮层及皮层下高信号病变➡。手术切除后确诊为血管中心性胶质瘤，但影像学表现近似于更为常见的 DNET（Courtesy A. Rossi，MD）

术语

缩写

- 血管中心性胶质瘤(angiocentric glioma,AG)

同义词

- 血管中心性神经上皮肿瘤(angiocentric neuroepithelial tumor,ANET)
- 单形性血管中心性胶质瘤(monomorphous angiocentric glioma)

定义

- 与癫痫相关的、缓慢生长的低级别皮层肿瘤,主要影响儿童和年轻成人

影像

一般特征

- 最佳诊断要点
  - 发生于儿童/年轻成人癫痫患者的,边界不清的皮层/皮层下无强化肿块
- 部位
  - 皮层或皮层下白质
  - 额叶>颞叶,均为最常见发病部位
- 大小
  - 3~4cm(可高达10cm)

影像检查方法推荐

- 最佳影像检查
  - MR

CT 表现

- 基底部位于皮层的实性肿瘤
- 无钙化、出血或坏死

MR 表现

- T1WI
  - 边界不清的皮层/皮层下肿块
  - 实性最常见
    - 罕见囊实性混杂
  - 可呈低/等/高信号
  - 可见边缘环形高信号
- T2WI
  - 皮层/皮层下膨胀性高信号肿块
  - 通常呈蒂状向脑室蔓延
- FLAIR
  - 高信号
  - 呈蒂状向脑室蔓延
- 增强 T1WI
  - 通常无强化

鉴别诊断

胚胎发育不良性神经上皮肿瘤(DNET)

- 皮层/皮层下囊性或"气泡样"T2WI高信号肿块
- 或呈楔形,尖端指向脑室
- 强化不常见

神经节细胞胶质瘤

- 常呈伴有囊肿和附壁结节的皮层肿块
- 以实性肿块为主
- 可见钙化(30%~50%)和强化(50%)

少突胶质细胞瘤

- 皮层/皮层下圆形或卵形T2WI高信号肿块

- 80%存在钙化,强化程度不等

病理

一般特征

- 病因学
  - 起源不明:可能起源于星形细胞和室管膜细胞谱系
  - 胚胎发育不良学说
    - 可能起源于放射状排列的神经胶质细胞
- 合并异常
  - 常见邻近皮层局灶性不典型增生

分期、分级和分类

- WHO Ⅰ级

显微镜下特征

- 具有室管膜细胞特征的多边形/纺锤形小肿瘤细胞
- 血管中心性生长模式
- MIB-1增殖指数低(1%~5%)

临床要点

临床表现

- 最常见的症状/体征
  - 儿童期起病的耐药性局灶性癫痫

人口统计学

- 年龄
  - 儿童,年轻成人
- 流行病学
  - 在经癫痫手术发现的肿瘤中,AG所占比例超过8%

病程和预后

- 良性病程
- 无恶变

治疗

- 肿瘤全切除可治愈

诊断纲要

注意

- 发生于儿童/年轻成人的、伴有长期癫痫发作的皮层肿瘤

影像解读要点

- T1WI呈边缘环形高信号的、边界不清的无强化皮层肿瘤

参考文献

1. Ni HC et al: Angiocentric glioma: a report of nine new cases, including four with atypical histological features. Neuropathol Appl Neurobiol. 41(3):333-46, 2015
2. Grajkowska W et al: Angiocentric glioma: a rare intractable epilepsy-related tumour in children. Folia Neuropathol. 52(3):253-9, 2014
3. Buccoliero AM et al: Angiocentric glioma: clinical, morphological, immunohistochemical and molecular features in three pediatric cases. Clin Neuropathol. 32(2):107-13, 2013
4. Liu CQ et al: Refractory temporal lobe epilepsy caused by angiocentric glioma complicated with focal cortical dysplasia: a surgical case series. J Neurooncol. 110(3):375-80, 2012
5. Lellouch-Tubiana A et al: Angiocentric neuroepithelial tumor (ANET): a new epilepsy-related clinicopathological entity with distinctive MRI. Brain Pathol. 15(4):281-6, 2005

要 点

术语

- 后颅窝室管膜瘤(posterior fossa ependymoma,PF-EPN)

影像

- 室管膜瘤可发生于神经轴的任何位置
- 最常见部位:后颅窝(2/3 的病例)
  - 位于第四脑室主体/下部的分叶状肿块
    - 质软的或"可塑的"肿瘤
      - 顺应脑室形状
      - 可经正中孔被挤入小脑延髓池
      - 或可经外侧孔蔓延至桥小脑角池
- CT 平扫
  - 常见钙化(50%)
  - 有或无囊肿、出血
  - 常见梗阻性脑积水
- MR
  - 强化程度不等
  - DWI 通常无弥散受限

病理

- 后颅窝室管膜瘤分为 3 种分子亚型
  - 后颅窝室管膜瘤 A 亚型(PF-EPN-A)
    - 最常见(50%)
    - 多发于婴幼儿
    - 预后差
  - 后颅窝室管膜瘤 B 亚型(PF-EPN-B)
    - 占全部 PF-EPN 的 10%
    - 多发于大龄儿童、成人
    - 预后较好
  - 室管膜下瘤(PF-SE;单独章节进行讨论)

临床要点

- 颅内压增高的体征
- 发生脑脊液播散者占 3%~17%

诊断纲要

- 远较 PNET-MB 或毛细胞型星形细胞瘤少见

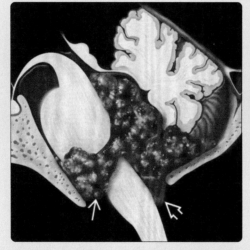
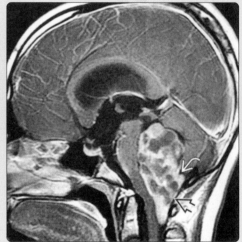

图 6-62 (左图)矢状位示意图所示为后颅窝室管膜瘤,并经第四脑室出口孔道蔓延至小脑延髓池➡和桥小脑角池➡。"可塑性"生长模式是该部位室管膜瘤的典型特征,并且因此增加了手术切除的难度。(右图)矢状位增强 T1WI 示典型的 PF-EPN,呈可强化的、囊实性混杂的分叶状肿块,充满第四脑室,脑干受压前移,并且肿瘤还经正中孔➡向后下方蔓延至小脑延髓池➡

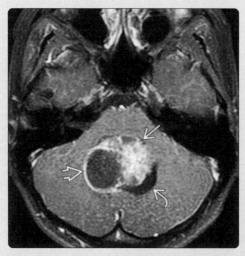
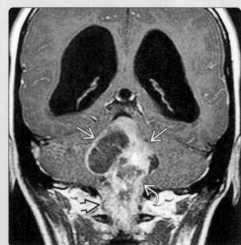

图 6-63 (左图)同一患者。轴位增强 T1WI FS 示可强化的囊➡实➡性混杂肿瘤,充满第四脑室,并致第四脑室扩张➡。(右图)同一患者。冠状位增强 T1WI 示可强化的囊实性混杂肿块,顺应已扩张的第四脑室的形状➡。肿瘤经扩大的正中孔向下推移➡,蔓延至上颈椎椎管内➡。手术后确诊为 WHO Ⅱ级细胞型室管膜瘤

术语

定义

- 后颅窝室管膜瘤(posterior fossa ependymoma,PF-EPN)
  - 缓慢生长的、起源于室管膜细胞的肿瘤
  - 亚型:细胞型、乳头型、透明细胞型、伸长细胞型

影像

一般特征

- 最佳诊断要点
  - 肿瘤质软且"可塑",可经第四脑室各孔被推挤至周边各脑池内
  - 不均匀密度/信号
  - 伴或不伴与第四脑室底之间界面模糊
- 部位
  - 可见于神经轴的任何位置(大脑半球、后脑、脊髓)
  - 2/3 位于后颅窝(最常见于第四脑室)
    - 通常起自第四脑室下 1/2 部
    - 经外侧孔向前外侧蔓延
  - 1/3 位于幕上
    - 大多数位于脑室外,脑室周围白质内
- 大小
  - 2~4cm
- 形态
  - 顺应脑室形状
  - 典型表现:第四脑室下部分叶状肿块
    - 经侧隐窝向前外侧蔓延至桥小脑角池
    - 经正中孔向后下方蔓延至小脑延髓池

CT 表现

- CT 平扫
  - 第四脑室肿块
  - 常见钙化(50%);有或无囊肿、出血
  - 常见脑积水
- 增强 CT
  - 不均匀强化,程度不等

MR 表现

- T1WI
  - 不均匀信号,通常呈等/低信号
  - 囊性病灶呈相对于脑脊液的稍高信号
  - 常见高信号灶(钙化、出血产物)
- T2WI
  - 不均匀信号,通常呈等/高信号
  - 高信号囊性病灶
  - 低信号灶(钙化、出血产物)
- FLAIR
  - 肿瘤和脑脊液之间界面清晰
  - 肿瘤囊性部分呈相对于脑脊液的显著高信号
- T2* GRE
  - 钙化、出血表现为开花征
- DWI
  - 无弥散受限(相对低的细胞密度)
  - 瘤内出血可致影像学表现复杂
- 增强 T1WI
  - 强化

- 从无强化到轻/中度强化表现各异
- 通常呈不均匀强化
- MRS
  - NAA 峰降低,Cho 峰增高
    - NAA/Cho 比值较 PNET-MB 更高
  - 乳酸峰增高
  - 仅用 MRS 无法可靠地鉴别室管膜瘤和星形细胞瘤或 PNET-MB

影像检查方法推荐

- 最佳影像检查
  - CT 平扫+增强 MR、MRS
- 检查方案推荐
  - 术前行全神经轴影像学检查
  - 需将影像学与临床表现相结合以与 PNET-MB 鉴别
  - 高质量的矢状位成像有助于辨别肿瘤起点(第四脑室顶,抑或第四脑室底)

鉴别诊断

髓母细胞瘤(PNET-MB)

- CT 平扫呈高密度
- 均匀密度肿块
- 起自第四脑室顶
- 与第四脑室底之间的界面更为清晰
- ADC 值低,细胞密度高

小脑毛细胞型星形细胞瘤(PA)

- 小脑半球不均质肿瘤
- 囊肿伴附壁结节
- 实性部分显著强化

脑干胶质瘤

- 累及脑干的浸润性肿块
- MR 信号均匀
- 可经背侧侵入第四脑室

非典型性畸胎样/横纹肌样肿瘤(AT/RT)

- 巨大肿块,伴囊肿或坏死
- 强化形式多样

脉络丛乳头状瘤

- 脑室内肿瘤,显著强化
- 成人更常见于第四脑室

少突胶质细胞瘤

- 发生于年轻成人的幕上不均质肿块
- 额叶伴有钙化的病变

胶质母细胞瘤

- 常见于老年成人;颅后窝罕见
- 幕上不均质恶性肿块
- 常见坏死、出血

病理

一般特征

- 病因学

- 目前认为肿瘤起源于不同解剖位置的放射状神经胶质细胞
  - 不同细胞种类之间的差异在肿瘤中仍然存在
  - 或可解释所观察到的部分异质性
- 遗传学
  - 几乎完全无基因扩增
    - 以全染色体增加或缺失为特征
    - 表观遗传学异常非常重要
  - 通过 DNA 甲基化图谱分析将室管膜瘤划分为 9 种分子亚型
  - 后颅窝室管膜瘤包括 3 种亚型
    - 室管膜下瘤(PF-SE)
    - 后颅窝室管膜瘤 A 亚型(PF-EPN-A)
      - □ 最多见的室管膜瘤亚型(约占全部病例的 50%)
      - □ 多发于婴幼儿
      - □ 基因组稳定("无基因缺失")
      - □ 表观遗传学异常[CpG 岛甲基子表型(CpG island methylator phenotype,CIMP)阳性]
      - □ 高度恶性,手术、放疗均疗效不佳
      - □ 但是,对于 CIMP(+)的("甲基化的")肿瘤,DNA/H3K27 甲基化靶向药物可能有效
    - 后颅窝室管膜瘤 B 亚型(PF-EPN-B)
      - □ 多发于大龄儿童、成人
      - □ 占全部病例的 10%
      - □ 全部室管膜瘤亚型中基因组最不稳定的亚型
      - □ 基因拷贝数大范围改变(通常为全染色体增加/缺失)
      - □ 预后较好
      - □ CIMP(-)
  - 肿瘤复发时分子分型保持稳定
  - 在风险分层方面,分子分型优于组织病理学分级

分期、分级和分类

- WHO Ⅱ 级(低级别,分化好)
- WHO Ⅲ 级(高级别,间变性)

大体病理和术中特征

- 边界清楚
- 质软、分叶状、灰红色肿块
- 有或无囊变、坏死、出血
- 经第四脑室出口孔道向外蔓延,呈"可塑性生长"
- 典型表现为推挤而非侵袭邻近脑实质

显微镜下特征

- 即使组织学特征完全相同,但不同解剖位置起源的室管膜瘤的生物学行为和临床表现也不相同

临床要点

临床表现

- 最常见的症状/体征
  - 颅内压增高:头痛、恶心、呕吐
- 临床特点
  - 高峰年龄:1~5 岁;头痛、呕吐
- 其他
  - 共济失调、偏瘫、视觉障碍、颈痛、斜颈、头晕
  - 婴幼儿:易激惹、昏睡、发育迟缓、呕吐、巨头畸形

人口统计学

- 年龄

  - ○ PF-EPN-A
    - 1~5 岁(平均年龄:3 岁)
  - ○ PF-EPN-B
    - 平均确诊年龄:30 岁
- 性别
  - 男性稍多于女性
- 流行病学
  - 占全部颅内肿瘤的 3%~5%
  - 占儿童后颅窝肿瘤的 15%
    - 第三常见的儿童后颅窝肿瘤
      - □ 最常见的是 PA 和 PNET-MB

病程和预后

- 预后差异大
  - PF-EPN-A 5 年总体生存率:50%~60%
  - PF-EPN-B 5 年生存率:90%~95%
- 3%~17%发生脑脊液播散
- 复发后 5 年生存率:15%

治疗

- 最大范围的安全手术切除,并辅以放疗
  - 由于肿瘤的粘连和浸润特性,手术切除难度通常较大
  - 全切除肿瘤并辅以放疗可提高生存率
- 化疗不能提高生存率

诊断纲要

注意

- 远较 PNET-MB 或 PA 少见
- 较之 PNET-MB 或 PA,肿瘤全切除有助于很大程度地提高生存率
- 通过影像学监测以发现肿瘤无症状复发,能够提高生存率

影像解读要点

- 模糊界面
  - 位于第四脑室底,提示室管膜瘤
  - 位于第四脑室顶,提示 PNET-MB

参考文献

1. Archer TC et al: Defining the molecular landscape of ependymomas. Cancer Cell. 27(5):613-5, 2015
2. Huse JT et al: The emerging molecular foundations of pediatric brain tumors. J Child Neurol. ePub, 2015
3. Mohankumar KM et al: An in vivo screen identifies ependymoma oncogenes and tumor-suppressor genes. Nat Genet. ePub, 2015
4. Nowak J et al: Systematic comparison of MRI findings in pediatric ependymoblastoma with ependymoma and CNS primitive neuroectodermal tumor not otherwise specified. Neuro Oncol. ePub, 2015
5. Mack SC et al: Epigenomic alterations define lethal CIMP-positive ependymomas of infancy. Nature. 506(7489):445-50, 2014
6. Nobusawa S et al: Molecular genetics of ependymomas and pediatric diffuse gliomas: a short review. Brain Tumor Pathol. 31(4):229-33, 2014
7. Yuh EL et al: Imaging of ependymomas: MRI and CT. Childs Nerv Syst. 25(10):1203-13, 2009
8. Schneider JF et al: Multiparametric differentiation of posterior fossa tumors in children using diffusion-weighted imaging and short echo-time 1H-MR spectroscopy. J Magn Reson Imaging. 26(6):1390-8, 2007
9. Good CD et al: Surveillance neuroimaging in childhood intracranial ependymoma: how effective, how often, and for how long? J Neurosurg. 94(1):27-32, 2001

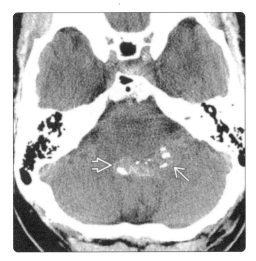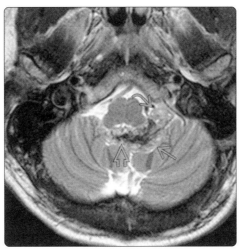

图 6-64　（左图）轴位 CT 平扫示第四脑室下部部分钙化的高密度肿块 ➡️，可见肿物向右侧桥小脑角池蔓延 ➡️。（右图）同一患者。轴位 T2WI 示肿块边界清楚，经第四脑室下部中线 ➡️ 蔓延至左侧侧隐窝 ➡️ 并侵入桥小脑角池 ➡️

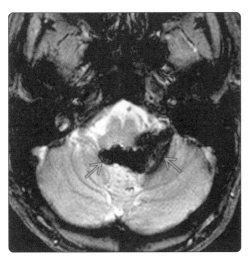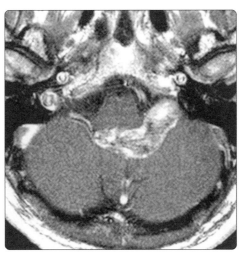

图 6-65　（左图）同一患者。T2*GRE 示广泛的开花征 ➡️，可能为肿瘤钙化与出血共同所致。（右图）同一患者。轴位增强 T1WI 示肿块呈不均匀中度强化。肿瘤经第四脑室外侧孔被"推挤"而出，并呈分叶状与"可塑性"表现为室管膜瘤的特征

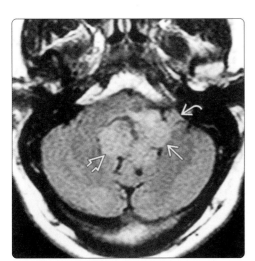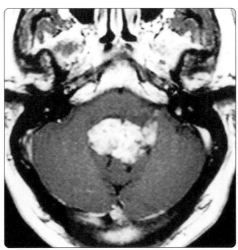

图 6-66　（左图）49 岁男性患者，枕下疼痛。轴位 FLAIR 示第四脑室内稍高信号分叶状肿块 ➡️。可见肿块经左侧外侧孔 ➡️ 向前外侧蔓延至左侧桥小脑角池 ➡️。（右图）同一患者。轴位增强 T1WI 示肿块呈略不均匀的显著强化。手术证实为 WHO Ⅱ级伸长细胞型室管膜瘤

485

二、幕上室管膜瘤

要点

影像

- 室管膜瘤常见的发病部位
  - 2/3 位于幕下，1/3 位于幕上
  - 45% ~ 65% 的幕上室管膜瘤（supratentorial ependymoma，STE）位于脑室外
  - STE 好发部位：大脑半球>第三脑室>侧脑室
- 一般特征
  - 大脑半球表现复杂的囊实性混杂巨大肿块
  - 常见钙化和瘤内出血
  - 不均匀中度强化

主要鉴别诊断

- 胶质母细胞瘤
- 神经节细胞胶质瘤
- 星形母细胞瘤
- 少突胶质细胞瘤/间变性少突胶质细胞瘤
- 多形性黄色星形细胞瘤
- 幕上 PNET
- 非典型性畸胎样/横纹肌样肿瘤

病理

- 成人 STE 多为 WHO Ⅲ级肿瘤

临床要点

- 多发于大龄儿童、成人
  - 癫痫发作
- 影响预后的最重要因素：发病部位
- 小于 3 岁的患儿预后差

诊断纲要

- 大龄儿童或成人大脑半球/皮层囊实性混杂的、伴有钙化的巨大肿块，需考虑 STE

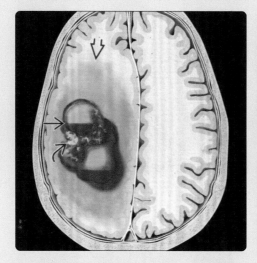

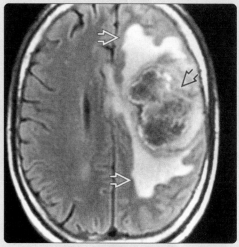

图 6-67 （**左图**）示意图所示为幕上室管膜瘤（STE），呈大脑半球巨大的出血性肿块，伴多发囊肿、液-液平面、钙化、显著占位效应和瘤周水肿。（**右图**）47 岁男性患者，大脑半球间变性 STE（WHO Ⅲ级）。轴位 FLAIR 示左侧额叶脑室外不均质肿块，伴瘤周水肿

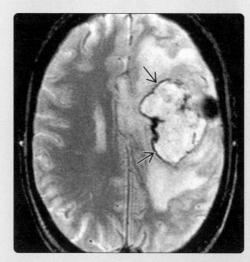

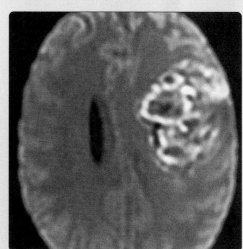

图 6-68 （**左图**）同一患者。轴位 T2* GRE 可见肿瘤边缘低信号带，提示为出血。STE 常见瘤内出血。（**右图**）同一患者。轴位 DWI 示肿瘤呈不均匀高信号，分别为弥散增加区域（暗区）和出血而致的弥散受限区域（高信号）

术语

缩写

- 幕上室管膜瘤(supratentorial ependymoma,STE)

同义词

- 大脑半球 STE(亦称大脑表面室管膜瘤)
- 幕上异位皮层室管膜瘤
- 皮层室管膜瘤

定义

- 位于幕上的室管膜瘤

影像

一般特征

- 最佳诊断要点
  ○ 大脑半球表现复杂的囊实性混杂巨大肿块
- 部位
  ○ 室管膜瘤常见的发病部位
    - 2/3 位于幕下(ITE)
    - 1/3 位于幕上(STE)
  ○ 45%~65%的 STE 位于脑室外
    - 大脑半球白质或皮层
      □ 额叶为皮层 STE 最常见的发病部位
      □ 肿瘤位于皮层,或起自脑白质并浸润性生长至皮层
    - 罕见:鞍上区
  ○ 少见的发病部位:脑室内
    - 第三脑室>侧脑室
- 大小
  ○ STE 被发现时的体积通常较 ITE 更大
    - >4cm 者占 95%

CT 表现

- CT 平扫
  ○ 等/低密度混杂
    - 高密度=实性部分
    - 低密度=囊性成分
    - 钙化(44%)
      □ 可为小的散发灶,也可以非常广泛
  ○ 或可见骨质破坏(肿瘤侵袭脑膜、硬膜、骨)

MR 表现

- T1WI
  ○ 等/低信号
  ○ 囊肿与脑脊液信号一致
- T2WI
  ○ 形态特征多样
    - 囊肿伴附壁结节
    - 实性肿块
    - 部分坏死的巨大肿块
  ○ 信号强度各异
    - 高/低信号(细胞密度高、钙化)
    - 囊肿呈高信号(与脑脊液信号一致)
- T2*GRE
  ○ 低信号,提示出血或钙化
- DWI
  ○ 细胞密度较高的实性部分信号强度高,而 ADC 值低
- 增强 T1WI
  ○ 肿瘤(实性部分)中度强化,伴坏死灶
  ○ 罕见无强化
  ○ 强化形式
    - 囊肿+附壁结节(通常位于大脑半球)
      □ 附壁结节中度或重度强化
      □ 囊肿无强化或边缘强化
  ○ 部分肿瘤毗邻脑室
  ○ 皮层 STE 可与脑表面连通

影像检查方法推荐

- 最佳影像检查
  ○ MR±增强
  ○ T2*(出血、钙化)

鉴别诊断

胶质母细胞瘤

- 如果 STE 呈部分坏死的巨大肿块,需考虑 GBM
- 少见:低级别间变性星形细胞瘤

星形细胞瘤(其他)

- 间变性星形细胞瘤、间变性多形性黄色星形细胞瘤可有极其复杂的不均质表现

少突胶质细胞瘤/间变性少突胶质细胞瘤

- 位于大脑半球
- 位于皮层及皮层下
- 钙化
- 颅骨内板呈扇贝边形凹陷

星形母细胞瘤

- 好发于大龄儿童和年轻成人
- 囊实性肿块
- 位于幕上
- 钙化

幕上 PNET

- 好发于小于 5 岁的儿童
- 与脑室分界清晰

非典型性畸胎样/横纹肌样肿瘤

- 好发于低龄儿童

神经节细胞胶质瘤

- 最常见于颞叶
- 影像学表现并不复杂(常呈囊肿伴结节)

血管中心性胶质瘤

- 好发于儿童、年轻成人
- 无强化的皮层肿块
- T1WI 呈边缘环形高信号
- 起自儿童期的癫痫病史

乳头状胶质神经元肿瘤

- 皮层肿块,常与脑室相连

- 钙化
- 可表现为囊性或伴结节的囊肿

病理

一般特征

- 病因学
  - 一般来说,室管膜瘤是起源于脑室系统室管膜层的,以神经胶质细胞为基础的肿瘤
  - 脑室外 STE 的起源为以下二者之一
    - 位于脑室各角的室管膜细胞的胚胎性残余
    - 随机分布于脑室周围的胚胎性室管膜残余
- 遗传学
  - 染色体 1q(与侵袭性临床行为相关)、12q、7q、8、9 增加
  - STE 核周 LRIG3 蛋白表达较 ITE 更高
  - 染色体 22、22q、10q、3、6q、9q 部分或完全缺失
    - STE 常见染色体 9q 包含 P16 *INK4A* 基因
  - EphB-ephrin 和 Notch 信号转导通路的成分在 STE 中表达上调
  - 新增亚型:**19 号染色体三体型室管膜瘤**
    - WHO Ⅲ 级
    - 占全部室管膜瘤的 9%

分期、分级和分类

- 室管膜下瘤和黏液乳头状型室管膜瘤属于 WHO Ⅰ 级
- 室管膜瘤属于 WHO Ⅱ 级
  - 包括 4 种变异型:细胞型、乳头型、透明细胞型、伸长细胞型
- 间变性室管膜瘤属于 WHO Ⅲ 级
  - 大多数成人 STE 为 WHO Ⅲ 级肿瘤
  - 具备以下 4 项特征中的至少 2 项
    - 有丝分裂活跃(每 10 个高倍镜视野可见 4 个以上有丝分裂象)
    - 细胞密度高
    - 内皮增生
    - 坏死(假栅栏样坏死)

大体病理和术中特征

- 肿瘤边界清楚
- 分叶状肿块,表面呈灰红色,部分出血和钙化

显微镜下特征

- 组织学特征
  - 血管周围菊形团
  - 室管膜菊形团
  - GFAP(+)
- 血管中心性非菊形团生长模式
- 实性肿瘤生长方式多样
- 增殖指数低
- 脑实质浸润
  - 沿轴索浸润性生长,神经元周围卫星现象,聚积于软脑膜下

临床要点

临床表现

- 最常见的症状/体征
  - 癫痫发作是最常见的症状
  - 局灶性运动或感觉功能缺失,头痛

人口统计学

- 年龄
  - 双相分布
    - 1~5 岁儿童最常见,20~30 岁呈较小的发病高峰
- 性别
  - 男性多于女性
- 流行病学
  - 室管膜瘤占全部颅内肿瘤的 1.2%~7.8%
  - 儿童第三常见的颅内肿瘤

病程和预后

- 幕上室管膜瘤 5 年生存率(72%)显著高于幕下室管膜瘤
- 较之大脑半球肿瘤,第三脑室室管膜瘤复发率更高
- 最重要的预后因素:部位
- 3 岁以下患儿预后较差

治疗

- 全切除肿瘤,并辅以放疗

诊断纲要

注意

- 大龄儿童或成人位于脑室内或皮层的巨大囊实性钙化肿块

参考文献

1. de Andrade FG et al: Immunohistochemical expression of cyclin D1 is higher in supratentorial ependymomas and predicts relapses in gross total resection cases. Neuropathology. ePub, 2015
2. Mohaghegh MR et al: Supratentorial cortical ependymoma: An unusual presentation of a rare tumor. Adv Biomed Res. 4:72, 2015
3. Khilji MF et al: Supratentorial extraventricular anaplastic ependymoma in a child. BMJ Case Rep. 2014, 2014
4. Purdy E et al: Ependymoma in children under the age of 3 years: a report from the Canadian Pediatric Brain Tumour Consortium. J Neurooncol. 117(2):359-64, 2014
5. Alexiou GA et al: Supratentorial ependymomas in children: Analysis of nine cases. J Pediatr Neurosci. 8(1):15-8, 2013
6. Cage TA et al: A systematic review of treatment outcomes in pediatric patients with intracranial ependymomas. J Neurosurg Pediatr. 11(6):673-81, 2013
7. Li JY et al: Giant cell ependymoma-report of three cases and review of the literature. Int J Clin Exp Pathol. 5(5):458-62, 2012
8. Reis F et al: Supratentorial tanycytic ependymoma: an uncommon fibrillary ependymoma variant. Arq Neuropsiquiatr. 69(4):723, 2011
9. Niazi TN et al: WHO Grade II and III supratentorial hemispheric ependymomas in adults: case series and review of treatment options. J Neurooncol. 91(3):323-8, 2009
10. Yi W et al: Expression of leucine-rich repeats and immunoglobulin-like domains (LRIG) proteins in human ependymoma relates to tumor location, WHO grade, and patient age. Clin Neuropathol. 28(1):21-7, 2009
11. Lehman NL: Central nervous system tumors with ependymal features: a broadened spectrum of primarily ependymal differentiation? J Neuropathol Exp Neurol. 67(3):177-88, 2008
12. Lehman NL: Patterns of brain infiltration and secondary structure formation in supratentorial ependymal tumors. J Neuropathol Exp Neurol. 67(9):900-10, 2008
13. Miyazawa T et al: Supratentorial ectopic cortical ependymoma occurring with intratumoral hemorrhage. Brain Tumor Pathol. 24(1):35-40, 2007
14. Rousseau E et al: Trisomy 19 ependymoma, a newly recognized genetico-histological association, including clear cell ependymoma. Mol Cancer. 6:47, 2007
15. Vinchon M et al: Supratentorial ependymoma in children. Pediatr Neurosurg. 34(2):77-87, 2001

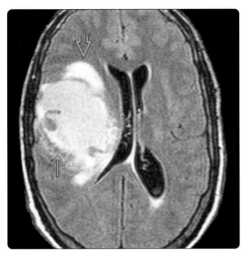

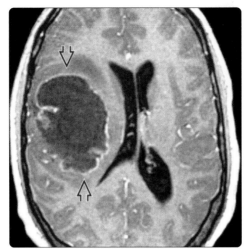

图 6-69 （左图）轴位 FLAIR 示右侧大脑半球巨大囊性肿块➡，伴瘤周水肿➡。右侧脑室受压，中线稍移位。（右图）同一患者。轴位增强 T1WI 示环绕无强化囊性部分的周边强化➡。手术证实为 STE，该 STE 与脑室系统无任何毗邻关系

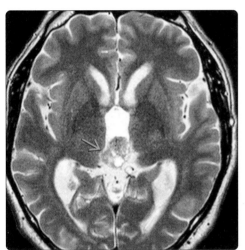

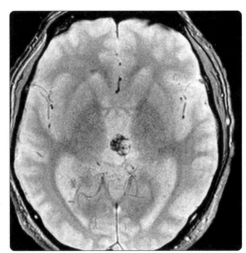

图 6-70 （左图）STE 患者。轴位 T2WI 示第三脑室内不均质肿块➡。可见相对低信号，以及瘤内小囊肿。（右图）同一患者。轴位 T2* GRE 示呈开花征表现的低信号灶，提示钙化或出血

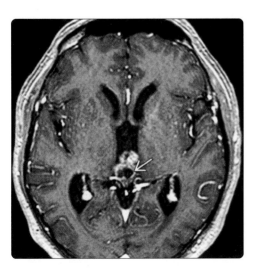

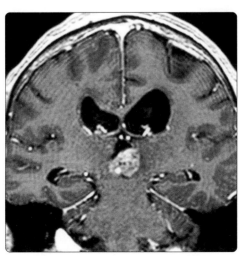

图 6-71 （左图）同一患者。轴位增强 T1WI 示肿瘤不均匀显著强化。可见肿瘤实性部分和大小各异的瘤内囊肿，以及一枚边缘强化的较大囊肿➡。（右图）同一患者。冠状位增强 T1WI 示第三脑室内不均匀强化的结节样肿块

要　点

术语

- 罕见的、分化良好的、良性脑室内室管膜肿瘤,通常附着于脑室壁

影像

- 位于脑室内,第四脑室下部较为典型(60%)
- 其他部位:侧脑室>第三脑室>脊髓
- T2WI/FLAIR 呈脑室内高信号肿块
  - 囊变导致信号不均匀;较大病变可见出血产物或钙化
- 强化程度不等,典型表现为无强化至轻度强化
- T2WI 和 FLAIR 通常是最敏感的序列

主要鉴别诊断

- 室管膜瘤
- 中枢神经细胞瘤
- 室管膜下巨细胞型星形细胞瘤
- 脉络丛乳头状瘤(CPP)
- 血管母细胞瘤
- 转移瘤

病理

- WHO Ⅰ 级

临床要点

- 症状性肿瘤占 40%,通常为幕上病变
  - 与颅内压增高、脑积水相关
- 多发于中老年成人(通常 40~60 岁)
- 治疗:无症状患者可行保守治疗,并影像学随访
- 大多数病例可经手术切除治愈
- 幕上病变预后极佳
  - 复发极其罕见

诊断纲要

- 发生于老年男性患者的第四脑室或侧脑室内高信号肿块,需考虑室管膜下瘤

图 6-72　(左图)矢状位示意图所示为起自第四脑室底的边界清楚的实性肿块,伴轻微占位效应⊐。无脑积水是室管膜下瘤的典型表现。(右图)64 岁男性患者,头痛。矢状位 FLAIR 示沿第四脑室下部生长的实性高信号肿块⊐。手术证实为室管膜下瘤,这些第四脑室肿瘤多无临床症状,T2WI 和 FLAIR 通常是识别此类 WHO Ⅰ级肿瘤最敏感的序列

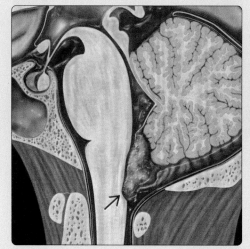
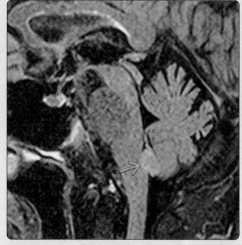

图 6-73　(左图)轴位 T2WI 示位于延髓水平,沿第四脑室下部生长的高信号肿块⊐(室管膜下瘤的经典影像学表现)。(右图)轴位增强 T1WI 示位于第四脑室流出道的强化肿块⊐。室管膜下瘤通常无强化或轻度强化,中度强化并不常见。肿瘤可经正中孔长出,该例可见肿瘤经外侧孔向前蔓延至小脑半球⊐

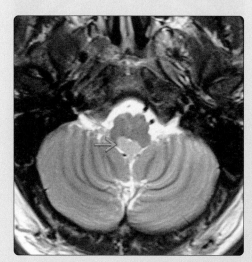
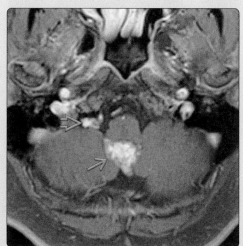

术语

同义词

- 曾用名:室管膜下肾小球样星形细胞瘤、室管膜下星形细胞瘤,室管膜下混合型神经胶质细胞瘤

定义

- 罕见的、分化良好的、良性脑室内室管膜肿瘤,通常附着于脑室壁

影像

一般特征

- 最佳诊断要点
  - 脑室内 T2WI 高信号肿块,呈分叶状,无强化
- 部位
  - 典型发病部位:脑室内,第四脑室下部(60%)
    - 常经第四脑室正中孔长出
  - 其他发病部位:侧脑室>第三脑室>脊髓(颈段或颈胸段)
    - 侧脑室:附着于透明隔或侧脑室壁
  - 罕见发病部位:脑室旁
- 大小
  - 通常较小,1~2cm
  - 可能长大,>5cm
    - 肿瘤较大时,常出现临床症状
- 形态
  - 边界清楚的分叶状实性肿块
  - 肿瘤较大时,可见囊变、出血、钙化

CT 表现

- CT 平扫
  - 等密度至低密度脑室内肿块
  - 较大病变可见囊变或钙化
  - 出血罕见
- 增强 CT
  - 通常无强化或轻微强化
  - 可见不均匀强化

MR 表现

- T1WI
  - 脑室内肿块,呈相对于白质的低信号或低信号
  - 典型表现为信号均匀的实性肿块
  - 较大病变可见信号不均匀
- T2WI
  - 脑室内高信号肿块
  - 信号不均匀与囊变相关;较大病变可见出血产物或钙化
  - 邻近脑实质无水肿
- FLAIR
  - 脑室内高信号肿块
  - 邻近脑实质无水肿
- T2*GRE
  - 位于第四脑室的和较大的病变可见钙化所致的开花征
- 增强 T1WI
  - 强化程度不等,通常为无强化至轻微强化
  - 可见显著强化:第四脑室室管膜下瘤较侧脑室室管膜下瘤更常见

核医学表现

- PET
  - 极少数报道显示葡萄糖代谢率和动力学常数极低
    - 低代谢提示细胞密度低且生长缓慢

影像检查方法推荐

- 最佳影像检查
  - MR 最为敏感
  - CT 有助于辨识钙化
- 检查方案推荐
  - 多平面增强 MR,包括 T2WI、FLAIR

鉴别诊断

室管膜瘤

- 低龄患者
- 不均匀强化肿块,伴水肿
- 典型表现为第四脑室肿块,伴脑积水
- 幕上肿瘤通常位于脑实质

中枢神经细胞瘤

- 通常呈气泡样表现,常见钙化
- 位于侧脑室,附着于透明隔
- 中度强化至显著强化

室管膜下巨细胞型星形细胞瘤

- 位于室间孔的强化肿块
- 常见钙化
- 结节性硬化症患者:室管膜下结节,皮层结节,脑白质病变

脉络丛乳头状瘤(CPP)

- 通常发生于儿童的肿瘤,位于侧脑室
- 在成人,位于第四脑室
- 乳头状强化肿块,常见脑积水

血管母细胞瘤

- 伴有强化附壁结节的囊性肿块
- 通常位于小脑半球,并且毗邻软脑膜面
- 脑室内罕见

转移瘤

- 通常已知原发肿瘤
- 通常为灰白质交界区多发病变
- 若位于脑室内,通常累及脉络丛

海绵状血管畸形

- 脑室内罕见,占全部病例的 2.5%~11%
- 常见钙化和含铁血黄素沉积所致的 T2WI 低信号外缘
- 强化程度不等

病理

一般特征

- 病因学

- 可能的细胞起源:室管膜下神经胶质细胞、室管膜下区星形胶质细胞、室管膜细胞
    - 很有可能起源于室管膜下神经胶质前体细胞
- 遗传学
    - 多为散发型
    - 已有罕见家族性病例的报道
- 合并异常
    - 包含星形胶质细胞和室管膜成分
    - 偶与细胞型室管膜瘤共存
    - 罕见:多发病变

分期、分级和分类

- WHO Ⅰ级

大体病理和术中特征

- 实性肿块,边界清楚,白色或浅灰色,无血管
- 牢固附着于肿瘤起始部位
    - 第四脑室:通常位于底部
    - 侧脑室:透明隔或外侧壁
- 较大病变呈分叶状,钙化更常见;常见出血、囊变
- 第四脑室病变常经正中孔长出

显微镜下特征

- 纤维密度高,细胞密度低,伴胞核聚集
- 室间孔附近的肿瘤常见微囊变
- 第四脑室肿瘤常见钙化
- 罕见或无有丝分裂,MIB<1%
- 罕见出血
- 免疫组织化学:GFAP 强阳性
- 电镜下表现:充满胶质中间丝的细胞突起密集成堆

临床要点

临床表现

- 最常见的症状/体征
    - 大多数无症状
    - 症状性肿瘤占 40%,通常为幕上病变
        - 与颅内压增高、脑积水相关
            □ 头痛、共济失调步态、视觉障碍、脑神经病变、眼球震颤、眩晕、恶心、呕吐

人口统计学

- 年龄
    - 多发于中老年成人(通常 40~60 岁)
        - 无症状患者:平均发病年龄 60 岁
        - 症状性患者:平均发病年龄 40 岁
    - 儿童罕见
- 性别
    - 男性多于女性
- 流行病学
    - 文献报告尸检发现率 0.5%~1%
    - 占颅内肿瘤的 0.7%
    - 约占室管膜肿瘤的 8%

病程和预后

- 幕上病变预后极佳
- 复发极其罕见

- 并发症包括脑积水及罕见的出血
- 罕见的、生长缓慢的良性肿瘤,通常在影像学检查或尸检时被偶然发现

治疗

- 大多数病例经手术切除可治愈
    - 侧脑室病变:全切除
    - 第四脑室病变:次全切除更为常见
- 围术期死亡率低,但是若肿瘤附着于邻近结构则死亡率升高
- 若存在脑积水,或需行脑脊液分流术
- 辅助性放疗与否尚存争议
- 无症状患者可行保守治疗,并影像学随访

诊断纲要

注意

- 其他脑室内肿瘤通常强化更明显
- 可能与室管膜瘤或中枢神经细胞瘤难以鉴别
- 鉴别诊断随年龄而异
    - 成人:中枢神经细胞瘤、脉络丛乳头状瘤、转移瘤、血管母细胞瘤
    - 儿童:室管膜瘤、脉络丛乳头状瘤、室管膜下巨细胞型星形细胞瘤

影像解读要点

- 发生于老年男性患者的第四脑室或侧脑室高信号肿块,需考虑室管膜下瘤
- 通常 T2WI 和 FLAIR 最为敏感

参考文献

1. Bi Z et al: Clinical, radiological, and pathological features in 43 cases of intracranial subependymoma. J Neurosurg. 122(1):49-60, 2015
2. Arvanitis LD et al: A 40-year-old male with an intraventricular tumor. Combined tanycytic ependymoma and subependymoma. Brain Pathol. 23(3):359-60, 2013
3. Hou Z et al: Clinical features and management of intracranial subependymomas in children. J Clin Neurosci. 20(1):84-8, 2013
4. Iwasaki M et al: Thoracolumbar intramedullary subependymoma with multiple cystic formation: a case report and review. Eur Spine J. 22 Suppl 3:S317-20, 2013
5. Smith AB et al: From the radiologic pathology archives: intraventricular neoplasms: radiologic-pathologic correlation. Radiographics. 33(1):21-43, 2013
6. Cunha AM et al: Cerebellopontine angle subependymoma without fourth ventricle extension: an uncommon tumor in a rare location. Neuropathology. 32(2):164-70, 2012
7. Jain A et al: Subependymoma: clinical features and surgical outcomes. Neurol Res. 34(7):677-84, 2012
8. Koral K et al: Subependymoma of the cerebellopontine angle and prepontine cistern in a 15-year-old adolescent boy. AJNR Am J Neuroradiol. 29(1):190-1, 2008
9. Louis DN et al: WHO Classification of Tumours of the Central Nervous System: Subependymoma. Lyon: IARC Press. 70-71, 2007
10. Rushing EJ et al: Subependymoma revisited: clinicopathological evaluation of 83 cases. J Neurooncol. 85(3):297-305, 2007
11. Ragel BT et al: Subependymomas: an analysis of clinical and imaging features. Neurosurgery. 58(5):881-90; discussion 881-90, 2006
12. Rath TJ et al: Massive symptomatic subependymoma of the lateral ventricles: case report and review of the literature. Neuroradiology. 47(3):183-8, 2005
13. Im SH et al: Clinicopathological study of seven cases of symptomatic supratentorial subependymoma. J Neurooncol. 61(1):57-67, 2003
14. Burger PC et al: Surgical pathology of the nervous system and its coverings: The Brain: Tumors. 4th ed. Philadelphia: Churchill Livingstone. 250-4, 2002

三、室管膜下瘤

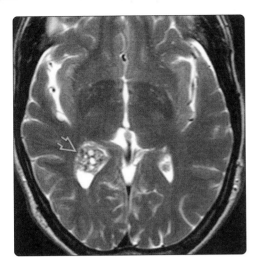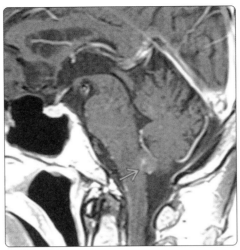

图 6-74　（左图）58 岁男性患者。轴位 T2WI 示右侧侧脑室不均匀信号肿块➪。手术证实为室管膜下瘤。影像学表现与海绵状血管畸形相似。（右图）矢状位增强 T1WI 示肿块轻度强化➪。室管膜下瘤最常见于第四脑室下部（50%～60%），次常见于侧脑室（30%～40%）。此类肿瘤首选保守治疗，或经手术切除而治愈

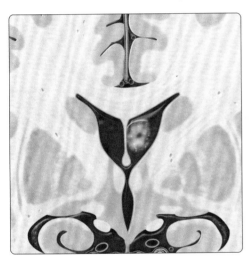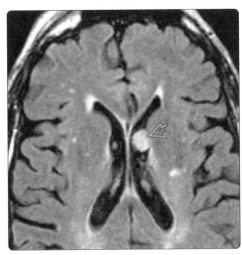

图 6-75　（左图）冠状位示意图所示为脑室内边界清楚的实性肿块，附着于透明隔，无占位效应和脑积水。室管膜下瘤通常无症状，但可导致脑积水和颅内压增高。（右图）轴位 FLAIR 示侧脑室透明隔水平高信号肿块➪。侧脑室室管膜下瘤通常附着于透明隔或外侧壁

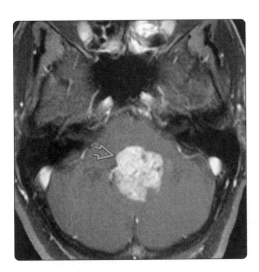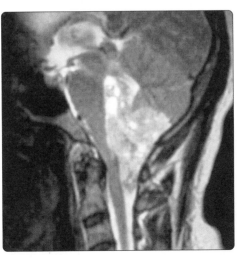

图 6-76　（左图）轴位增强 T1WI 示第四脑室显著强化肿块➪。鉴别诊断需考虑室管膜瘤和脉络丛乳头状瘤，经手术证实为室管膜下瘤。（右图）矢状位 T2WI 示充满第四脑室并向下蔓延的不均匀信号肿块。此类 WHO I 级室管膜下瘤增强扫描可见强化。较大病变可见囊肿、出血和钙化。影像学表现与室管膜瘤和血管母细胞瘤相似

第六章　肿瘤

要　点

术语

- 脉络丛肿瘤(choroid plexus tumor,CPT)
  - CPT 的三种类型
    - 脉络丛乳头状瘤(choroid plexus papilloma,CPP)(WHO Ⅰ级)
    - 非典型性脉络丛乳头状瘤(atypical choroid plexus papilloma,aCPP)(WHO Ⅱ级)
    - 脉络丛癌(choroid plexus carcinoma,CPCa)(WHO Ⅲ级)

影像

- 典型表现:儿童侧脑室三角区分叶状(菜花样)强化肿块
- CPP 的发生比例与脉络丛数量相称
  - 50%位于侧脑室(通常在三角区)
  - 40%位于第四脑室和/或第四脑室外侧孔
  - 5%位于第三脑室(顶)
- 脑积水(过度分泌、梗阻)

主要鉴别诊断

- 非典型性脉络丛乳头状瘤

- 脉络丛癌
- 生理性脉络丛扩张
- 脉络丛黄色肉芽肿
- 脑膜瘤
- 脑室内转移瘤
- 髓母细胞瘤
- 室管膜瘤

临床要点

- 1 岁以下儿童最常见的脑肿瘤
  - 占全部 1 岁以内儿童脑肿瘤的 13.1%
  - 7.9%的胎儿脑肿瘤经由超声诊断
- 良性、生长缓慢
  - 有或无脑脊液播散(无法区分 CPP 与 CPCa)
  - 罕见恶变

诊断纲要

- 若 2 岁以下儿童发现脑室内肿块,需考虑 CPP
- 影像学检查难以准确鉴别 CPP 与 aCPP、CPCa

图 6-77　(左图)轴位示意图所示为起自左侧侧脑室三角区脉络球的脉络丛乳头状瘤(CPP)。可见特征性的叶状体样表面突起。CPP 最常见于儿童侧脑室。(右图)巨头畸形患儿。轴位 CT 平扫示脑积水,伴左侧侧脑室三角区分叶状肿块➡

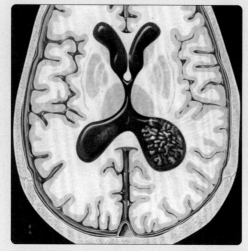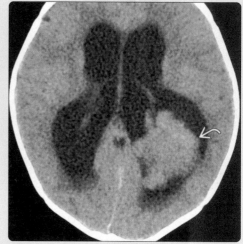

图 6-78　(左图)同一患者。轴位 T2WI 示侧脑室不均匀高信号肿块,伴散在的低信号血管流空➡,提示血管分布丰富。肿块具有显著的分叶特性。(右图)轴位增强 T1WI 示伴叶状体样突起的分叶状肿瘤显著强化,符合 CPP 的特征。仅凭传统影像学检查难以准确鉴别 CPP 与非典型性脉络丛乳头状瘤(aCPP)

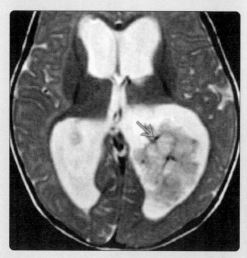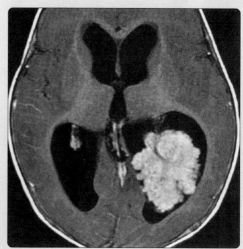

术语

缩写

- 脉络丛肿瘤(choroid plexus tumor,CPT)
  - CPT 公认的三种亚型
    - 脉络丛乳头状瘤(choroid plexus papilloma,CPP)
    - 非典型性脉络丛乳头状瘤(atypical choroid plexus papilloma,aCPP)
    - 脉络丛癌(choroid plexus carcinoma,CPCa)

定义

- 起源于脉络丛上皮细胞的良性(WHO Ⅰ级)乳头状肿瘤

影像

一般特征

- 最佳诊断要点
  - 儿童脑室内显著强化的分叶状(菜花样)肿块
- 部位
  - CPP 的发生比例与正常脉络丛数量相称
    - 50%位于侧脑室三角区,左>右
    - 40%位于第四脑室(后髓帆)和第四脑室外侧孔
    - 5%位于第三脑室(顶)
    - 5%位于多部位(确诊时同时存在的病变)
    - 罕见:桥小脑角、鞍上、脑实质内
- 大小
  - 微小至巨大不等
- 形态
  - 菜花样肿块

CT 表现

- CT 平扫
  - 脑室内分叶状肿块
  - 75%呈等密度或高密度
  - 25%存在钙化
  - 脑积水
    - 脑脊液过度分泌、梗阻
    - 多达 800~1 500ml/d
- 增强 CT
  - 显著均匀强化
    - 不均匀强化提示脉络丛癌
  - 脑实质无或轻微受侵

MR 表现

- T1WI
  - 边界清楚的分叶状等信号至低信号肿块
- T2WI
  - 等信号至高信号肿块
  - 伴或不伴肿块内线样影及分支血管流空
  - 巨大 CPP 可包埋于脑实质内
    - 广泛浸润提示 CPCa
  - 常见脑积水
- FLAIR
  - 脑室周围高信号
    - 常见脑室梗阻所致的脑室周围间质水肿
    - 同侧非对称性 T2WI 高信号,预示肿瘤浸润和 CPCa
- T2*GRE
  - 若存在钙化和/或出血产物,则有或无低信号灶
- 增强 T1WI
  - 显著均匀强化
  - 偶有囊肿和小坏死灶
  - 可以辨识脑脊液播散
- MRA
  - 肿块内血流相关信号
  - 脉络丛动脉扩张(三角区肿块)
- MRS
  - 若肿瘤坏死,则 NAA 峰消失,胆碱峰和乳酸峰轻度增高
  - CPP 患者 ml(肌醇)峰增高有助于与 CPCa 鉴别

超声表现

- 灰阶超声
  - 伴叶状体样突起的强回声肿块
  - 肿块回声强度近似于正常脉络丛
  - 脑积水

血管造影表现

- 常规造影
  - 脉络丛动脉扩张
  - 血管显影延迟
  - 动静脉瘘

影像检查方法推荐

- 最佳影像检查
  - MR 平扫+增强
- 检查方案推荐
  - 术前行全神经轴增强 MR

鉴别诊断

非典型性脉络丛乳头状瘤

- 神经病理学诊断
  - WHO Ⅱ级:增殖活性增高,细胞异型性
    - 每 10 个高倍镜视野可见 2 个以上有丝分裂象
  - 仅凭影像学检查与 CPP 难以鉴别
    - CPP:aCPP=10:1
  - 细胞遗传学特征与 CPP 近似

脉络丛癌

- 仅凭影像学检查与 CPP 难以鉴别
- CPP:CPCa=2:1
- 不均质性更显著,更有可能侵袭脑实质

生理性脉络丛扩张

- 侧支静脉引流(斯德奇-韦伯综合征)
- 大脑半球切除术后脉络丛扩张

绒毛肥大

- 罕见(许多拟诊为 VH 的病例可能是双侧 CPP)
- MIB-1 增殖指数有助于鉴别诊断

脑膜瘤

- 多发于老年成人
- 脑室内边界清楚的强化肿块
- 需考虑神经纤维瘤病 2 型

脑室内转移瘤

- 儿童罕见

- 已知原发肿瘤的病史

髓母细胞瘤

- 儿童第四脑室高密度肿块
- 较之 CPP 更接近于球形

室管膜瘤

- 更常见于儿童第四脑室
- 不均匀强化肿块

室管膜下瘤

- 不强化的脑室内肿块

脉络丛黄色肉芽肿

- 分布于强化的侧脑室三角区脉络丛中的多房性囊肿
- 多发于中老年成人
- 良性,偶然发现
- 通常为双侧性

病理

一般特征

- 遗传学
  - 遗传学改变常见(90%以上的 CPP)
    - 常见超二倍体和局部染色体增加
    - *TWIST1*(抑制 p53 的转录因子)高表达
    - 与 Aicardi 综合征和利-弗劳梅尼综合征伴发
- 合并异常
  - 弥漫性脑积水,源于:
    - 脑脊液过度分泌
    - 机械性梗阻
    - 脑脊液重吸收障碍(出血所致)

分期、分级和分类

- WHO Ⅰ级

大体病理和术中特征

- 脑室内边界清楚的分叶状肿块
  - 有或无囊肿、坏死、出血

显微镜下特征

- 由纤维血管结缔组织构成的叶状体
  - 被覆立方上皮或柱状上皮
- 通常有丝分裂不活跃,无坏死及脑实质浸润
- 与非肿瘤性脉络丛(choroid plexus,CP)相似
- 免疫组织化学
  - 甲状腺素运载蛋白或有助于与正常 CP 鉴别
  - GFAP 活性有助于与正常 CP 鉴别
  - Kir7.1 和斯钙素-1 活性有助于鉴别正常 CP 与其他细胞起源的 CPT

临床要点

临床表现

- 最常见的症状/体征
  - 巨头畸形、囟门隆起、呕吐、头痛、共济失调、癫痫发作
- 临床特点
  - 2 岁以下儿童,表现为颅内压增高的症状体征

人口统计学

- 年龄
  - 侧脑室 CPP:80%小于 20 岁
  - 第四脑室 CPP:更常见于成人
- 性别
  - 侧脑室:男:女 = 1:1
  - 第四脑室:男:女 = 3:2
- 流行病学
  - 占全部成人脑肿瘤的 1%以下
  - 占全部儿童脑肿瘤的 2%~4%
  - 1 岁以下儿童最常见的脑肿瘤之一
    - 50%在 10 岁前确诊
    - 86%在 5 岁前发病
    - 占全部 1 岁以内儿童脑肿瘤的 13.1%
    - 7.9%的胎儿脑肿瘤经由超声诊断

病程和预后

- 良性、生长缓慢
  - 罕见恶变
- 5 年生存率约 100%

治疗

- 肿瘤全切除(罕见复发)

诊断纲要

注意

- 若 2 岁以下儿童发现脑室内肿块,需考虑 CPP

影像解读要点

- 仅凭影像学检查难以准确鉴别 CPP 与 aCPP 或 CPCa
  - 最终诊断依据组织学检查
- 发生于低龄儿童的脑室内显著强化的分叶状肿块最有可能为 CPT

参考文献

1. Cannon DM et al: Choroid plexus tumor epidemiology and outcomes: implications for surgical and radiotherapeutic management. J Neurooncol. 121(1):151-7, 2015
2. Japp AS et al: High-resolution genomic analysis does not qualify atypical plexus papilloma as a separate entity among choroid plexus tumors. J Neuropathol Exp Neurol. 74(2):110-20, 2015
3. Thomas C et al: Pediatric atypical choroid plexus papilloma reconsidered: increased mitotic activity is prognostic only in older children. Acta Neuropathol. ePub, 2015
4. Anderson M et al: Unique presentation of cerebellopontine angle choroid plexus papillomas: case report and review of the literature. J Neurol Surg Rep. 75(1):e27-32, 2014
5. Turkoglu E et al: Clinical outcome of adult choroid plexus tumors: retrospective analysis of a single institute. Acta Neurochir (Wien). 156(8):1461-8; discussion 1467-8, 2014
6. Gupta P et al: Choroid plexus papilloma of the third ventricle: A rare infantile brain tumor. J Pediatr Neurosci. 8(3):247-9, 2013
7. Safaee M et al: Surgical outcomes in choroid plexus papillomas: an institutional experience. J Neurooncol. 113(1):117-25, 2013
8. Lysyy O et al: Choroid plexus papilloma in an infant: ultrasound diagnosis. Eur J Pediatr. 171(11):1717-8, 2012
9. Ogiwara H et al: Choroid plexus tumors in pediatric patients. Br J Neurosurg. 26(1):32-7, 2012
10. Hasselblatt M et al: TWIST-1 is overexpressed in neoplastic choroid plexus epithelial cells and promotes proliferation and invasion. Cancer Res. 69(6):2219-23, 2009
11. Naeini RM et al: Spectrum of choroid plexus lesions in children. AJR Am J Roentgenol. 192(1):32-40, 2009

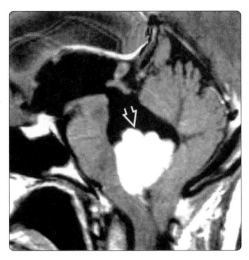
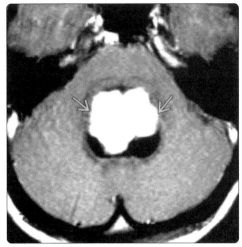

图 6-79 （左图）成年患者，头痛。矢状位增强 T1WI 示第四脑室 CPP，可见肿块呈分叶状、菜花样➡。成人脉络丛肿瘤最易累及第四脑室脉络丛，此类肿瘤大多位于第四脑室中央或侧隐窝。（右图）同一患者。轴位增强 T1WI 示肿块显著强化➡

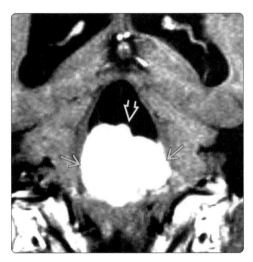
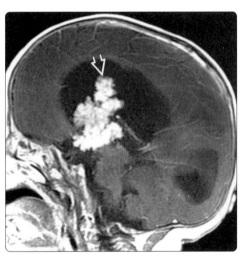

图 6-80 （左图）同一患者。冠状位增强 T1WI 示肿块呈分叶状，边界清楚➡，显著均匀强化➡。（右图）儿童患者，头围增大，视乳头水肿。矢状位增强 T1WI 示第三脑室显著强化的分叶状肿块，并具有明显的叶状体样突起➡。第三脑室并非脉络丛肿瘤的好发部位。可见肿瘤经室间孔向头侧蔓延，并致脑积水

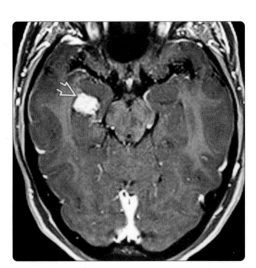
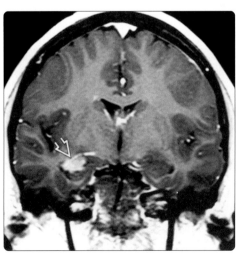

图 6-81 （左图）19 岁女性患者，头痛，恶心，呕吐。轴位增强 T1WI FS 示右侧侧脑室颞角显著强化肿块➡。（右图）同一患者。冠状位增强 T1WI 示脑室内肿块➡呈分叶状，边界清楚。术前诊断脑膜瘤，病理学检查证实为典型性 CPP。侧脑室颞角并非 CPP 的好发部位，但是该病例影像学表现与诊断相符

要　点

术语

- 起源于脉络丛上皮细胞的恶性肿瘤（WHO Ⅲ级）

影像

- 最佳诊断要点：5 岁以下儿童，脑室内强化肿块，伴室管膜浸润，有或无明显血管流空
  - 非对称性脑室周围脑白质水肿，提示肿瘤浸润
- MR 可能难以区分脉络丛乳头状瘤与脉络丛癌
  - 信号不均匀、脑实质浸润和脑脊液播散表现者倾向于 CPCa
- 术前脊髓影像学检查非常重要

主要鉴别诊断

- 脉络丛乳头状瘤（CPP）
- 室管膜瘤
- 室管膜下巨细胞型星形细胞瘤

病理

- WHO Ⅲ级
- 显微镜下特征：细胞密度高、细胞多形性、有丝分裂活跃
  - 囊肿、坏死、出血、微钙化
  - 常见脑实质浸润
- 在利-弗劳梅尼综合征和 Aicardi 综合征患者发病率增高

临床要点

- 多发于婴儿和低龄儿童
  - 70% 在 2 岁前发病
- 最常见的临床表现为恶心、呕吐、头痛、反应迟钝
- CPCa 占全部脉络丛肿瘤的 20%~40%
- 生长迅速
- 5 年生存率 30%~50%
- 存在脑实质浸润或脑脊液播散者预后差

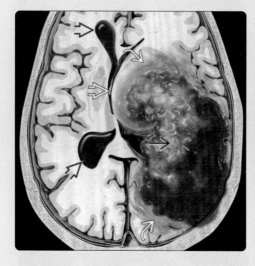
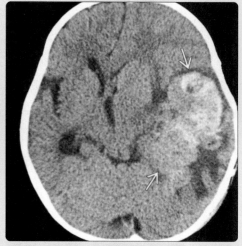

图 6-82　（左图）轴位示意图所示为位于左侧侧脑室三角区的分叶状肿块➡。可见瘤周脑组织肿瘤浸润并肿胀➡，完全符合脉络丛癌的特征。同时导致中线移位➡，以及右侧侧脑室受压➡。（右图）2 岁女性患儿，头围增大，视乳头水肿。轴位 CT 平扫示左侧大脑半球以高密度为主的肿块➡

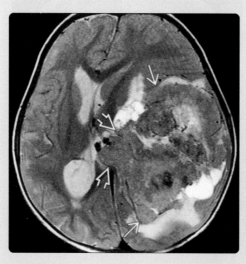
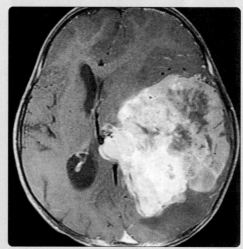

图 6-83　（左图）同一患者。轴位 T2WI 示信号强度极不均匀的分叶状肿块。病变可能起自左侧侧脑室三角区➡，并且广泛侵袭邻近脑组织➡。（右图）轴位增强 T1WI 示肿块显著但不均匀强化。手术证实为脉络丛癌（WHO Ⅲ级）

术语

缩写

- 脉络丛癌(choroid plexus carcinoma,CPCa)
- 脉络丛肿瘤(choroid plexus tumor,CPT)

定义

- 起源于脉络丛上皮细胞的恶性肿瘤

影像

一般特征

- 最佳诊断要点
  - 5 岁以下儿童,脑室内强化肿块,伴室管膜浸润
  - 与脉络丛乳头状瘤(CPP)的鉴别需要依据组织学,而非影像学检查
- 部位
  - 几乎都起自侧脑室
- 大小
  - 各异
- 形态
  - 菜花样肿块
  - 常见坏死、囊肿和出血

CT 表现

- CT 平扫
  - 边缘不规则的等密度至高密度肿块
  - 常见坏死、囊肿、出血
  - 常见脑积水
  - 20%~25%伴有钙化
- 增强 CT
  - 不均匀显著强化
  - 瘤周水肿
  - 有或无脑脊液播散

MR 表现

- T1WI
  - 脑室内等信号至低信号肿块
  - 分叶状或边缘不规则,伴乳头状突起
  - 信号不均匀(坏死、囊肿、出血)
- T2WI
  - 低/等/高混杂信号肿块
  - 信号不均匀,与坏死、囊肿、出血、钙化相关
  - 有或无显著流空
  - 大多侵袭脑实质而致脑水肿
- PD/intermediate
  - 不均匀信号肿块,伴血管流空
- FLAIR
  - 脑室内不均匀信号肿块
  - 脑室周围脑白质水肿,提示肿瘤浸润
  - 脑积水导致脑脊液经室管膜渗出
- T2* GRE
  - 出血或钙化呈低信号
- DWI
  - 肿瘤实性成分 ADC 值低
- 增强 T1WI
  - 不均匀强化,有或无脑脊液播散
- MRS
  - NAA 峰消失;胆碱峰增高,伴或不伴乳酸峰增高

血管造影表现

- 常规造影
  - 脉络丛动脉扩张,血管显影延迟

核医学表现

- PET
  - 肿瘤/正常脑组织^{11}C-蛋氨酸比值增高
- ^{99m}Tc-MIBI 在 CPT 中增高

影像检查方法推荐

- 最佳影像检查
  - 脑和脊髓增强 MR
- 检查方案推荐
  - 术前行全神经轴增强 MR

鉴别诊断

脉络丛乳头状瘤(CPP)

- MR 可能难以鉴别 CPCa 与典型/非典型 CPP
- 侵袭性 CPP 可经脑脊液通路播散种植
- CPP 偶见轻微脑实质浸润

室管膜瘤

- 第四脑室不均匀信号肿块
- 典型表现为经第四脑室各孔被推挤至周边各脑池内
- 幕上室管膜瘤通常位于脑室外

室管膜下巨细胞型星形细胞瘤

- 结节性硬化所伴发的中枢神经系统表现
- 典型发生部位位于室间孔附近
- 罕致水肿

星形胶质细胞肿瘤

- 可能起自脑室周围组织(透明隔、丘脑)
- 肿块表面光滑或呈分叶状,边缘无乳头状突起
- 高级别肿瘤可致脑室周围水肿

髓母细胞瘤

- 第四脑室高密度圆形肿块
- 起自第四脑室顶(上髓帆)

中枢神经细胞瘤

- 成人脑室内"气泡样"肿块
- 通常附着于透明隔

脑膜瘤

- 边界清楚的卵圆形强化肿块
- 儿童少见,或伴神经纤维瘤病 2 型

原始神经外胚层肿瘤(PNET)

- 侧脑室内分叶状不均质肿瘤
- 可能起自大脑半球深部
- 瘤周水肿通常较轻微

非典型性畸胎样/横纹肌样肿瘤(AT/RT)

- 不均质肿瘤,伴囊肿或出血

- 常见于后颅窝,或发生于侧脑室,通常位于脑实质内
- 通常发生于 2 岁以下患儿
- 免疫组织化学示 INI1 蛋白阴性
  - 大多数 CPCa 呈阳性

血管病变

- 动静脉畸形
- 海绵状血管畸形

转移瘤

- 通常已知既往肿瘤病史
- 常为多发病变
- 儿童罕见

病理

一般特征

- 病因学
  - 50% 的 CPT 可检测到 SV40 病毒 DNA 序列
- 遗传学
  - 在利-弗劳梅尼综合征和 Aicardi 综合征患者发病率增高
    - 利-弗劳梅尼综合征 TP53 突变/缺失
      - 常染色体显性遗传的肿瘤易感综合征
  - 同时存在横纹肌样肿瘤和 SNF5(INI1) 突变
- 合并异常
  - 弥漫性脑积水(机械性梗阻、脑脊液分泌增多、重吸收减少)

分期、分级和分类

- WHO Ⅲ 级

大体病理和术中特征

- 脑室内边界清楚的分叶状肿块
- 室管膜浸润

显微镜下特征

- 细胞密度高、细胞多形性、有丝分裂活跃
- 囊肿、坏死、出血、微钙化
- 常见脑实质浸润
- 或可脑脊液播散
- Ki-67(MIB-1)增殖指数较高(约 14%~20%)

免疫组织化学

- Kir7.1 和斯钙素-1 或可鉴别脉络丛肿瘤与其他细胞起源的肿瘤
- CPC 可表达细胞角蛋白
- 甲状腺素运载蛋白和 S100(+)(少于 CPP)

遗传学改变

- 多条染色体复发性拷贝数缺失或增加,随年龄不同而异

临床要点

临床表现

- 最常见的症状/体征
  - 恶心、呕吐、头痛、反应迟钝
  - 局灶性神经功能缺损的症状和体征

- 临床特点
  - 婴儿或儿童,颅内压增高和局灶性神经功能缺损

人口统计学

- 年龄
  - 婴儿和低龄儿童(通常低于 5 岁)
  - 中位年龄:26~32 个月
- 性别
  - 男性 = 女性
- 流行病学
  - 儿童患者占 80%
  - 2 岁以下患儿占 70%
  - 占全部 CPT 的 20%~40%
  - 约占儿童幕上肿瘤的 5%
  - 占全部儿童颅内肿瘤的 1% 以下

病程和预后

- 小部分由 WHO Ⅰ级和Ⅱ级乳头状瘤恶变而来
- 生长迅速
- 5 年生存率 30%~50%
- 伴脑实质浸润和脑脊液播散,预后差

治疗

- "Head Start"(HS)项目的放疗辐射规避策略可显著改善生存率,并最大程度减少神经认知后遗症
  - 首先尽可能全切除肿瘤
  - 继之大剂量巩固性清髓性化疗
    - 联合自体造血干细胞解救治疗
  - 化疗后加行或不加放疗(根据患者年龄、残余肿瘤的证据决定)

诊断纲要

注意

- CPCa 多发于儿童,可见脑室内侵袭性肿块,以及局灶性神经功能缺失体征

影像解读要点

- MR 或难以区分乳头状瘤和癌
- 信号不均匀、脑实质浸润、脑脊液播散提示 CPCa
- 术前应行脊髓影像学检查

参考文献

1. Cannon DM et al: Choroid plexus tumor epidemiology and outcomes: implications for surgical and radiotherapeutic management. J Neurooncol. 121(1):151-7, 2015
2. Zaky W et al: Choroid plexus carcinoma in children: The Head Start experience. Pediatr Blood Cancer. 62(5):784-9, 2015
3. Ruland V et al: Choroid plexus carcinomas are characterized by complex chromosomal alterations related to patient age and prognosis. Genes Chromosomes Cancer. 53(5):373-80, 2014
4. Korchi AM et al: Pseudoprogression after proton beam irradiation for a choroid plexus carcinoma in pediatric patient: MRI and PET imaging patterns. Childs Nerv Syst. 29(3):509-12, 2013
5. Gonzalez KD et al: Beyond Li Fraumeni syndrome: clinical characteristics of families with p53 germline mutations. J Clin Oncol. 27(8):1250-6, 2009
6. Gopal P et al: Choroid plexus carcinoma. Arch Pathol Lab Med. 132(8):1350-4, 2008
7. Wrede B et al: Chemotherapy improves the survival of patients with choroid plexus carcinoma: a meta-analysis of individual cases with choroid plexus tumors. J Neurooncol. 85(3):345-51, 2007
8. Levy ML et al: Choroid plexus tumors in children: significance of stromal invasion. Neurosurgery. 48(2):303-9, 2001
9. Malkin D et al: Tissue-specific expression of SV40 in tumors associated with the Li-Fraumeni syndrome. Oncogene. 20(33):4441-9, 2001

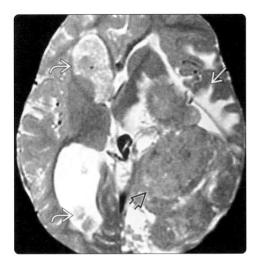 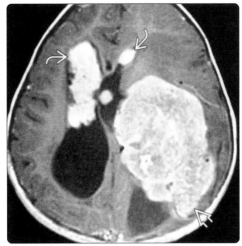

图 6-84 （左图）轴位 T2WI 示左侧侧脑室巨大脉络丛癌➡，伴经脑脊液播散转移的多发结节➡。可见脑实质浸润所致非对称性脑室周围 T2 高信号➡。（右图）同一患者。轴位增强 T1WI 示侧脑室脉络丛癌明显强化，伴室管膜浸润➡和经脑脊液播散转移的多发结节➡。脑脊液播散和脑实质浸润提示预后差

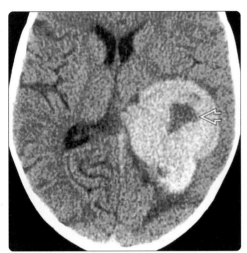 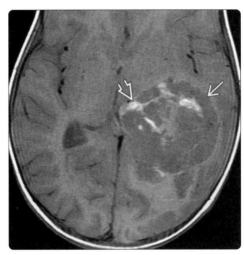

图 6-85 （左图）2 岁患儿，精神状态改变。轴位 CT 平扫示左侧侧脑室三角区高密度肿块，并伴坏死区➡。（右图）同一患者。轴位 T1WI 示不均匀质地肿块，致使左侧侧脑室三角区扩张➡。T1 高信号区➡为出血灶

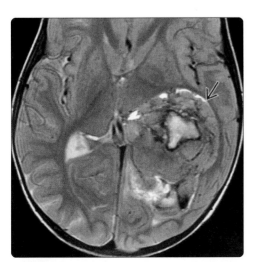 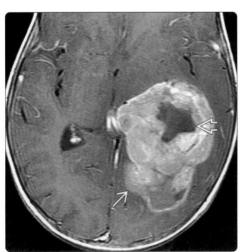

图 6-86 （左图）轴位 T2WI 示充满左侧侧脑室三角区及颞角的不均匀质地巨大肿块➡。（右图）同一患者。轴位增强 T1WI 示脑室内肿块呈显著强化，伴中心坏死➡。可见邻近的枕叶强化，提示肿瘤浸润➡。经手术证实为 CPCa

要　　点

术语

- 分化良好、生长缓慢的神经上皮肿瘤,由肿瘤性神经节细胞和肿瘤性神经胶质细胞构成
- 颞叶癫痫(temporal lobe epilepsy,TLE)最常见的肿瘤性病因

影像

- 最佳诊断要点:儿童/年轻成人 TLE 患者基底部位于皮层、部分囊变的强化肿块
- 可发生在任何部位,最常见于大脑半球表浅部位和颞叶(>75%)
- 伴有附壁结节的局限性囊肿最为常见
- 可呈实性,边界清楚
- 钙化常见(超过 50%)
- 浅表病灶可致皮层扩张和颅骨变薄
- 约 50%可强化
- 检查方法推荐:增强 MR,为更好地进行颞叶评价应包括冠状位 T2WI

主要鉴别诊断

- 多形性黄色星形细胞瘤(PXA)
- 胚胎发育不良性神经上皮肿瘤(DNET)
- 星形细胞瘤
- 少突胶质细胞瘤
- 脑囊虫病

病理

- WHO Ⅰ 或 Ⅱ 级(Ⅰ 级占 80%)
- 少见:间变性神经节细胞胶质瘤(WHO Ⅲ 级)
- 罕见:含有多形性胶质母细胞瘤样神经胶质成分的恶性肿瘤(WHO Ⅳ 级)

临床要点

- 任何年龄均可发病,高峰年龄:10~20 岁
- 最常见的混合性神经元-胶质细胞肿瘤
- 皮层发育不良常与神经节细胞胶质瘤相关
- 手术全切除者预后极佳

图 6-87　(左图)冠状位示意图所示为边界清楚的囊实性颞叶肿块,致使其上覆皮层扩张,并可见颅骨变薄,呈浅表部位神经节细胞胶质瘤的典型表现。神经节细胞胶质瘤是最常见的导致颞叶癫痫的肿瘤。(右图)年轻成人,颞叶癫痫。冠状位增强 T1WI 示边界清楚的囊实性颞叶肿块,伴有明显强化的壁结节➡,此为神经节细胞胶质瘤经典的强化形式

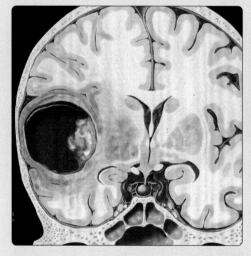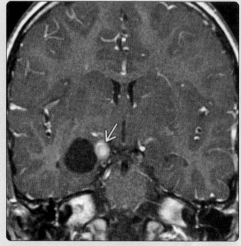

图 6-88　(左图)25 岁患者,头痛、癫痫发作。轴位 CT 示部分钙化的额叶肿块➡。缺乏瘤周水肿是神经节细胞胶质瘤的典型表现。影像学表现与少突胶质细胞瘤相似。30%~50%的神经节细胞胶质瘤有钙化。(右图)女性患者,癫痫发作。冠状位增强 T1WI 示右侧颞叶神经节细胞胶质瘤,其内可见难以察觉的强化影➡。该病灶需与DNET、星形细胞瘤、PXA和少突胶质细胞瘤鉴别

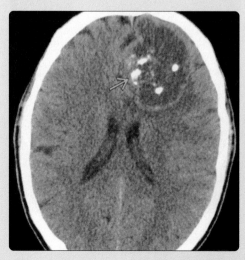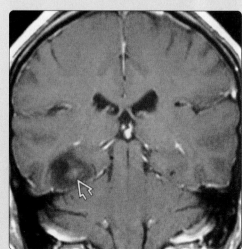

术语

缩写

- 神经节细胞胶质瘤(ganglioglioma,GG)

定义

- 分化良好、生长缓慢的神经上皮肿瘤,由肿瘤性神经节细胞和肿瘤性神经胶质细胞构成
- 颞叶癫痫(temporal lobe epilepsy,TLE)最常见的肿瘤性病因

影像

一般特征

- 最佳诊断要点
  - 儿童/年轻成人 TLE 患者基底部位于皮层、部分囊变的强化肿块
- 部位
  - 可发生在任何部位,最常见于大脑半球表浅部位和颞叶(>75%)
    - 额叶和顶叶为次常见发病部位
  - 罕见部位:脑干、小脑、松果体区、视神经/视交叉、脑室内、垂体轴、脊髓、脑神经
- 大小
  - 成人肿瘤大小各异,通常 2~3cm
  - 儿童肿瘤较大,通常>4cm
  - 有报道称可达 6cm 以上
- 形态
  - 3 种形式
    - 最常见:伴有附壁结节的局限性囊肿
    - 实性肿瘤(常致脑回增厚、扩张)
    - 少见:边界不清的浸润性肿块
  - 钙化常见(多达 50%)
  - 发生在低龄患者(<10 岁)的神经节细胞胶质瘤体积更大,囊性成分也更多

CT 表现

- CT 平扫
  - 密度各异
    - 40%呈低密度
    - 30%呈低密度(囊肿)和等密度(结节)混杂
    - 15%呈等密度或高密度
  - 钙化常见(35%~50%)
  - 浅表病灶可致皮层扩张和颅骨变薄
  - 罕见出血
- 增强 CT
  - 约 50%可强化
    - 从均匀中度强化到不均匀强化,多种多样
    - 可呈弥漫性、环形或结节样
    - 常呈伴有强化结节的囊肿

MR 表现

- T1WI
  - 肿块呈相对于灰质的低信号或等信号
    - 罕见高信号
  - 钙化可呈不同的信号强度
  - 可伴皮层发育不良
- T2WI
  - 通常为高信号肿块

  - 信号可能不均匀
  - 无瘤周水肿
- $T2^*$ GRE
  - 可见钙化所致的开花征
- 增强 T1WI
  - 强化程度不等,常呈中度不均匀强化
    - 或可呈轻度均匀环形强化
    - 部分 GG 无强化
  - 脑膜强化罕见
- MRS
  - 有报道称胆碱峰增高

核医学表现

- PET
  - FDG PET 通常摄取活性降低,提示肿瘤低代谢
  - 可有一些高代谢灶
- ^{201}Th SPECT:高级别神经节细胞胶质瘤(Ⅲ、Ⅳ级)活性增高
  - 神经节细胞胶质瘤 SPECT 活性通常降低或正常

影像检查方法推荐

- 最佳影像检查
  - 多平面 MR
- 检查方案推荐
  - 对比增强 MR,包括冠状位 T2WI 以更好地评价颞叶

鉴别诊断

多形性黄色星形细胞瘤(PXA)

- 幕上皮层肿块,常见硬膜"尾征"
- 常呈伴有附壁结节的囊肿,可呈实性
- 强化结节毗邻软脑膜面
- 颞叶为最常见发病部位

胚胎发育不良性神经上皮肿瘤(DNET)

- 皮层浅表肿块,边界清楚
- 多囊泡样表现
- T2WI 高信号肿块,罕见轻度强化
- 可致颅骨变薄

毛细胞型星形细胞瘤

- 除下丘脑/视交叉外,幕上罕见
- 通常为囊实性或实性肿块
- 通常可强化

低级别星形细胞瘤(Ⅱ级)

- 边界清楚但呈浸润性生长的脑白质肿块
- 无强化

少突胶质细胞瘤

- 不均质钙化肿块
- 通常较神经节细胞胶质瘤更为弥漫
- 可致颅骨变薄/侵蚀

脑囊虫病

- 伴囊内"小圆点"的囊肿
- 常见钙化
- 常呈多发病灶

- 影像学表现因病理分期、宿主反应而异

病理

一般特征

- 病因学
  - 两种理论
    - 伴有神经胶质成分肿瘤性转化的,起源于发育不良、结构畸形的胶质神经元前体细胞病变
    - 神经胶质错构瘤或软脑膜下颗粒细胞的肿瘤性转化
- 遗传学
  - 有报道称 7 号和 12 号染色体增加
  - 肿瘤性神经胶质细胞染色体 22q 缺失
  - 散发型
    - 恶变患者可见 *TP53* 突变
  - 综合征型
    - 已有 Turcot 综合征、神经纤维瘤病 1 型和 2 型患者伴发神经节细胞胶质瘤的报道
- 合并异常
  - 已发现神经节细胞胶质瘤与少突胶质细胞瘤、DNET、伸长细胞型室管膜瘤伴发的病例
  - 已有恶变为 GBM、神经母细胞瘤的报道
  - 常伴皮层发育不良
    - 可能与突变影响 mTORC1 通路相关

分期、分级和分类

- 常见:WHO Ⅰ级(占 80%)或 Ⅱ级
- 少见:间变性神经节细胞胶质瘤(WHO Ⅲ级)
- 罕见:含有多形性胶质母细胞瘤样神经胶质成分的恶性肿瘤(WHO Ⅳ级)

大体病理和术中特征

- 实性或伴附壁结节的囊性肿块
- 边界清楚的质硬肿块,常致皮层扩张
- 常见钙化

显微镜下特征

- 成熟的肿瘤性神经节细胞和肿瘤性神经胶质细胞(通常为星形胶质细胞)相互混杂
- 异形细胞,偶见双核神经元
  - 神经元细胞的免疫组织化学
    - 突触素和神经丝蛋白阳性
    - 多呈 CD34 免疫反应性(占神经节细胞胶质瘤的 70%~80%)
- 电镜下可见致密核心颗粒,突触形态多样
- 肿瘤性神经胶质细胞 GFAP(+)
- 罕见有丝分裂[75% Ki-67<1%,MIB 较低(1%~3%)]

临床要点

临床表现

- 最常见的症状/体征
  - 慢性颞叶癫痫(约 90%)
    - 通常为复杂部分性发作
  - 其他症状/体征:头痛和颅内压增高的体征

人口统计学

- 年龄
  - 儿童和年轻成人
  - 80%的患者低于 30 岁
  - 任何年龄均可发病
  - 高峰年龄:10~20 岁
- 性别
  - 男性稍多于女性
- 流行病学
  - 占原发性颅内肿瘤的 1%
  - 最常见的混合性神经元-胶质细胞肿瘤
  - 约占儿童中枢神经系统肿瘤的 5%
  - TLE 最常见的肿瘤性病因
    - 神经节细胞胶质瘤(40%)>DNET(20%)>毛细胞型星形细胞瘤>低级别星形细胞瘤>少突胶质细胞瘤>多形性黄色星形细胞瘤

病程和预后

- 手术全切除者预后极佳
- 94%的患者无复发生存期 7.5 年
- 绝大多数患者手术后无癫痫发作(80%)
- 肿瘤分化良好,生长缓慢
- 恶变罕见(神经胶质成分约占 5%~10%)

治疗

- 手术切除是治疗选择
- 侵袭性或无法切除的肿瘤可行放疗和/或化疗

诊断纲要

注意

- 神经节细胞胶质瘤多见于具有 TLE 病史的年轻患者
- 10 岁以下儿童的神经节细胞胶质瘤体积更大,而且更多呈囊性

影像解读要点

- 伴有强化附壁结节的囊肿是神经节细胞胶质瘤的典型表现,但是并非其特异性表现

参考文献

1. Dudley RW et al: Pediatric low-grade ganglioglioma: epidemiology, treatments, and outcome analysis on 348 children from the surveillance, epidemiology, and end results database. Neurosurgery. 76(3):313-9; discussion 319; quiz 319-20, 2015
2. Lucas JT Jr et al: Anaplastic ganglioglioma: a report of three cases and review of the literature. J Neurooncol. 123(1):171-7, 2015
3. Deling L et al: Intraventricular ganglioglioma prognosis and hydrocephalus: the largest case series and systematic literature review. Acta Neurochir (Wien). 155(7):1253-60, 2013
4. Gopalakrishnan CV et al: Brainstem ganglioglioma in an infant: Case report and review of literature. J Pediatr Neurosci. 8(1):41-5, 2013
5. Allende DS et al: The expanding family of glioneuronal tumors. Adv Anat Pathol. 16(1):33-9, 2009
6. Karremann M et al: Anaplastic ganglioglioma in children. J Neurooncol. 92(2):157-63, 2009
7. Westwood DA et al: Pontomedullary ganglioglioma: a rare tumour in an unusual location. J Clin Neurosci. 16(1):108-10, 2009
8. Adachi Y et al: Gangliogliomas: Characteristic imaging findings and role in the temporal lobe epilepsy. Neuroradiology. 50(10):829-34, 2008
9. Brat DJ et al: Surgical neuropathology update: a review of changes introduced by the WHO classification of tumours of the central nervous system, 4th edition. Arch Pathol Lab Med. 132(6):993-1007, 2008
10. Park YS et al: Factors contributing to resectability and seizure outcomes in 44 patients with ganglioglioma. Clin Neurol Neurosurg. 110(7):667-73, 2008

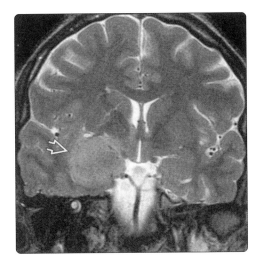 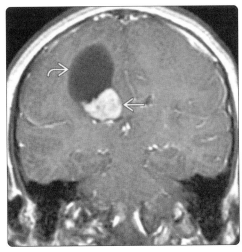

图 6-89 （左图）25 岁患者，颞叶癫痫。冠状位 T2WI 示边界清楚的高信号肿块➡。T2WI 薄层扫描有助于评估颞叶癫痫患者。经手术证实，该无强化的肿块为神经节细胞胶质瘤。（右图）冠状位增强 T1WI 示边界清楚的额叶肿块，位于其深部的强化软组织结节➡推挤脑室，且与其囊性部分➡的界限清晰。深部脑白质并非神经节细胞胶质瘤的典型发病部位

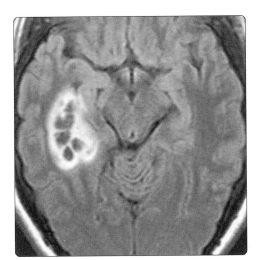 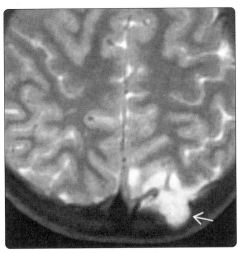

图 6-90 （左图）轴位 FLAIR 示边界清楚的颞叶多房性肿块，缺乏瘤周水肿和明显占位效应是神经节细胞胶质瘤的典型表现。此类 WHO Ⅰ级肿瘤经手术切除预后极佳。（右图）轴位 T2WI 示顶叶高信号囊性肿块➡，伴被覆颅骨变薄。该肿块呈伴有强化附壁结节的囊肿，为神经节细胞胶质瘤的典型表现。浅表部位的肿瘤常伴颅骨变薄

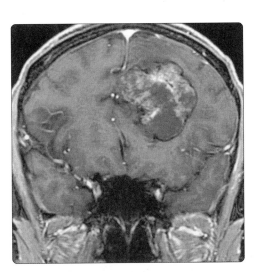 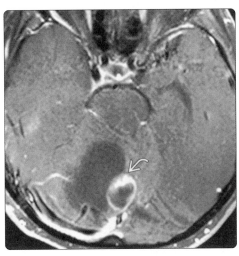

图 6-91 （左图）年轻患者，癫痫发作。冠状位增强 T1WI 示额叶不均匀强化肿块，手术后确诊为神经节细胞胶质瘤。额叶是神经节细胞胶质瘤次常见的发病部位。（右图）轴位增强 T1WI FS 示巨大囊性肿块，其内侧缘可见强化的伴有附壁结节的小囊肿➡。后颅窝并非神经节细胞胶质瘤的典型发病部位，该年轻成年患者的鉴别诊断需包括血管母细胞瘤和毛细胞型星形细胞瘤

要　点

术语

- 婴儿累及大脑皮层浅表和柔脑膜的巨大囊性肿瘤
- 婴儿促纤维增生型神经节细胞胶质瘤（desmo-plastic infantile ganglioglioma，DIG/DIGG）
  - 显著的促纤维增生型基质，以及肿瘤性星形胶质细胞和多变的神经元成分
- 婴儿促纤维增生型星形细胞瘤（desmoplastic in-fantile astrocytoma，DIA）
  - 促纤维增生型基质和肿瘤性星形胶质细胞

影像

- 最佳诊断要点：发生于 2 岁以下婴儿的幕上周边部位肿瘤，伴有囊肿和结节
  - 巨大囊肿和基底部位于皮层的肿瘤结节
  - 邻近脑膜强化
  - 实性部分呈 T2WI 低信号
- 额叶和顶叶>颞叶>枕叶
- 囊肿可能巨大，从而导致婴儿巨头畸形和囟门膨隆

主要鉴别诊断

- 原始神经外胚层肿瘤（PNET）
- 幕上室管膜瘤
- 多形性黄色星形细胞瘤（PXA）
- 血管母细胞瘤
- 神经节细胞胶质瘤
- 毛细胞型星形细胞瘤

病理

- WHO Ⅰ级
- 细胞增生区、有丝分裂区、坏死区均可能导致被误诊为高级别肿瘤

临床要点

- 1~24 个月最多见（高峰年龄：3~6 个月）
- 占 1 岁以内婴儿颅内肿瘤的 16%
- 15 年中位生存率达 75% 以上
- 手术切除通常可治愈

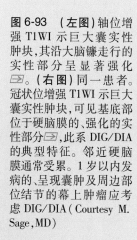

图 6-92 （左图）冠状位示意图所示为婴儿促纤维增生型神经节细胞胶质瘤/星形细胞瘤（DIG/DIA）致使患儿头颅增大。可见占据优势的囊性部分➡，以及基底部位于硬脑膜的促纤维增生型基质斑块➡，同时伴有轻微瘤周水肿和脑积水。（右图）冠状位 T2WI 示囊实性巨大肿块，斑块样实性成分位于周边部位，呈 T2WI 低信号➡，此系 DIG/DIA 的典型特征。同时可见与之密切相关的占位效应和脑积水➡

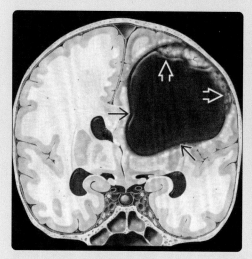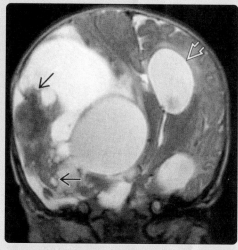

图 6-93 （左图）轴位增强 T1WI 示巨大囊实性肿块，其沿大脑镰走行的实性部分呈显著强化➡。（右图）同一患者。冠状位增强 T1WI 示巨大囊实性肿块，可见基底部位于硬脑膜的、强化的实性部分➡，此系 DIG/DIA 的典型特征。邻近硬脑膜通常受累。1 岁以内发病的、呈现囊肿及周边部位结节的幕上肿瘤应考虑 DIG/DIA（Courtesy M. Sage，MD）

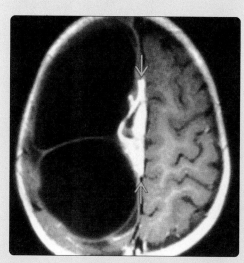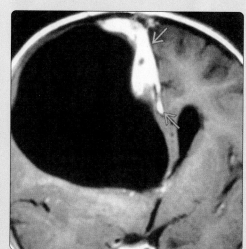

术语

缩写

- 婴儿促纤维增生型神经节细胞胶质瘤(desmo-plastic infantile ganglioglioma,DIG/DIGG)
- 婴儿促纤维增生型星形细胞瘤(desmoplastic infantile astrocytoma,DIA)

同义词

- 婴儿促纤维增生型幕上神经上皮肿瘤
- 大脑表浅星形细胞瘤±附着于硬脑膜的神经元成分

定义

- 婴儿巨大囊性肿瘤,累及大脑皮层表浅部位和柔脑膜,经常附着于硬脑膜
- DIG:显著的促纤维增生型基质,以及肿瘤性星形胶质细胞和多变的神经元成分
- DIA:促纤维增生型基质和肿瘤性星形胶质细胞

影像

一般特征

- 最佳诊断要点
  - 发生于 2 岁以下婴儿的巨大囊肿和基底部位于皮层的强化肿瘤结节/斑块
  - 邻近软脑膜强化,硬脑膜反应性增厚
  - 实性部分呈 T2WI 低信号
- 部位
  - 幕上:额叶/顶叶>颞叶>枕叶
- 大小
  - 囊肿可能巨大,从而导致婴儿巨头畸形和囟门膨隆
- 形态
  - 囊实性肿块,常伴硬脑膜附着

CT 表现

- CT 平扫
  - 囊实性不均匀密度巨大肿块
  - 边界清楚的低密度囊肿(相对于脑脊液的等密度)
  - 实性肿瘤结节呈相对于灰质的等/稍高密度
  - 钙化极为罕见
- 增强 CT
  - 囊肿:无强化
  - 结节:显著强化
- CTA
  - 乏血管,脑实质内、外血管共同供血
  - 血管明显环绕在巨大囊肿周围

MR 表现

- T1WI
  - 囊肿:低信号,通常呈分叶状
    - 可见分隔
  - 实性部分:结节或斑块样区域,信号不均匀
- T2WI
  - 囊肿呈高信号
  - 分叶状实性肿瘤结节呈低信号
  - 瘤周水肿程度取决于局部脑室梗阻状况

- FLAIR
  - 囊肿呈相对于脑脊液的等信号
  - 实性部分常呈相对于灰质的等信号
- T2*GRE
  - 无出血或钙化
- DWI
  - 通常无弥散受限
- 增强 T1WI
  - 实性肿瘤结节显著均匀强化
  - 毗邻实性肿瘤的柔脑膜和硬脑膜强化为其典型特征
  - 囊肿通常较强化的实性结节更接近中心区域,有或无囊壁强化
- MRS
  - NAA 峰降低,胆碱峰增高

超声表现

- 灰阶超声
  - 多房性巨大肿块
  - 如果探及肿瘤结节,则呈低回声

影像检查方法推荐

- 最佳影像检查
  - 多平面增强 MR

鉴别诊断

原始神经外胚层肿瘤(PNET)

- 实性肿瘤,CT 呈高密度,T2WI 呈相对于灰质的等信号,内含囊肿、钙化、水肿
- 大脑半球不均匀强化的巨大肿块
- 巨大囊肿较 DIG/DIA 少见

幕上室管膜瘤

- 无特异性影像学表现,但常有钙化
- 与 DIG/DIA 相比,实性部分通常较少位于边缘
- 囊肿结构通常不如 DIG/DIA 复杂

多形性黄色星形细胞瘤(PXA)

- 可与 DIG 表现一致
- 发生于老年患者、儿童和年轻成人
- 颞叶为最常见的发病部位

血管母细胞瘤

- 后颅窝伴附壁结节的囊肿
- 实性结节富血管,可见流空
- 发生于老年患者
- 影像学表现与 DIG 相似,但幕上罕见

神经节细胞胶质瘤

- 与 DIG 表现类似,但通常较小
- 常见钙化
- 发生于老年患者、儿童和年轻成人
- 颞叶为最常见的发病部位

毛细胞型星形细胞瘤

- 婴儿罕见
- 大脑半球少见
- 囊肿通常较小,结节呈 T1WI 高信号

病理

一般特征

- 病因学
  - 可能与皮层下区的祖细胞和及成熟的软脑膜下星形胶质细胞相关
- 遗传学
  - DIG 与 DIA 呈现同一肿瘤的组织学谱,而非两种独立个体
  - 罕见大量染色体改变,且变化无常
  - 罕见 BRAF V600E 突变,其影响对 DIA/DIG 的分型

分期、分级和分类

- WHO Ⅰ 级

大体病理和术中特征

- 两个不同的组成部分
  - 基底部位于皮层的实性肿瘤结节,伴邻近硬脑膜增厚
  - 与之伴发的巨大囊肿压迫邻近脑室系统
- 巨大囊肿内含黄色液体
- 紧密附着于硬脑膜及脑实质
- 肿瘤实性成分内无坏死,无出血

显微镜下特征

- DIA:星形胶质细胞是唯一的肿瘤细胞
- DIG:星形胶质细胞和肿瘤性神经元
  - 纤维组织明显增生,星形胶质细胞和神经元细胞混杂
  - 未成熟的神经元成分和肿瘤性星形胶质细胞
- 胶原基质中的梭形细胞呈漩涡状排列
- Ki-67(MIB-1)增殖指数<2%~5%
  - 罕见:Ki-67 较高,恶性组织学特征,临床表现上呈侵袭性

免疫组织化学

- GFAP 和波形蛋白阳性
- 若含神经元成分,则突触素阳性(DIG)

临床要点

临床表现

- 最常见的症状/体征
  - 头围增大,囟门膨隆,偏瘫和癫痫发作
  - 大龄儿童:癫痫发作和局灶性神经系统症状/体征
- 临床特点
  - 进展迅速的巨头畸形婴儿

人口统计学

- 年龄
  - 1~24 个月最多见(高峰年龄 3~6 个月)
  - 发生于 24 个月以下的儿童,通常不超过 12 个月;偶发于大龄患儿(5~17 岁)
- 性别
  - 男性稍多于女性(男:女=2:1)
- 流行病学
  - 占儿童颅内肿瘤的 1.25%
  - 占 1 岁以内患儿颅内肿瘤的 16%

病程和预后

- 确诊后 15 年中位生存率达 75% 以上
- 罕见自行消失
- 间变极罕见
- 罕见柔脑膜转移

治疗

- 手术切除可治愈,全切除者无复发
- 脑实质浸润或复发者需行化疗

诊断纲要

注意

- 发生于婴儿的巨大囊性肿块,并伴沿脑膜走行的斑块样或结节成分者,需考虑 DIG/DIA
- 在报告中提及 DIG/DIA 非常重要,因为病理医师最初可能会误诊为高级别恶性肿瘤

影像解读要点

- 实性部分位于周边部位,累及皮层,经常侵犯邻近脑膜
- 实性部分呈 T2WI 低信号

参考文献

1. Bader A et al: Radiological features of infantile glioblastoma and desmoplastic infantile tumors: British Columbia's Children's Hospital experience. J Neurosurg Pediatr. 1-7, 2015
2. Koelsche C et al: BRAF V600E expression and distribution in desmoplastic infantile astrocytoma/ganglioglioma. Neuropathol Appl Neurobiol. 40(3):337-44, 2014
3. Gessi M et al: Genome-wide DNA copy number analysis of desmoplastic infantile astrocytomas and desmoplastic infantile gangliogliomas. J Neuropathol Exp Neurol. 72(9):807-15, 2013
4. Romero-Rojas AE et al: Desmoplastic infantile ganglioglioma with late presentation. A clinical, radiological and histopathological analysis. Neuroradiol J. 26(6):649-54, 2013
5. Chandrashekhar TN et al: Pathological spectrum of neuronal/glioneuronal tumors from a tertiary referral neurological Institute. Neuropathology. 32(1):1-12, 2012
6. Schindler G et al: Analysis of BRAF V600E mutation in 1,320 nervous system tumors reveals high mutation frequencies in pleomorphic xanthoastrocytoma, ganglioglioma and extra-cerebellar pilocytic astrocytoma. Acta Neuropathol. 121(3):397-405, 2011
7. Balaji R et al: Imaging of desmoplastic infantile ganglioglioma: a spectroscopic viewpoint. Childs Nerv Syst. 25(4):497-501, 2009
8. Hoving EW et al: Desmoplastic infantile ganglioglioma with a malignant course. J Neurosurg Pediatr. 1(1):95-8, 2008
9. Brat DJ et al: Desmoplastic infantile astrocytoma and ganglioglioma. In Louis DN et al: Tumours of the Central Nervous System. Lyon: IARC Press. 96-8, 2007
10. Darwish B et al: Desmoplastic infantile ganglioglioma/astrocytoma with cerebrospinal metastasis. J Clin Neurosci. 14(5):498-501, 2007
11. Lönnrot K et al: Desmoplastic infantile ganglioglioma: novel aspects in clinical presentation and genetics. Surg Neurol. 68(3):304-8; discussion 308, 2007
12. Bhardwaj M et al: Desmoplastic infantile ganglioglioma with calcification. Neuropathology. 26(4):318-22, 2006
13. Cerdá-Nicolás M et al: Desmoplastic infantile ganglioglioma. Morphological, immunohistochemical and genetic features. Histopathology. 48(5):617-21, 2006
14. Bächli H et al: Therapeutic strategies and management of desmoplastic infantile ganglioglioma: two case reports and literature overview. Childs Nerv Syst. 19(5-6):359-66, 2003
15. Tamburrini G et al: Desmoplastic infantile ganglioglioma. Childs Nerv Syst. 19(5-6):292-7, 2003
16. Shin JH et al: Neuronal tumors of the central nervous system: radiologic findings and pathologic correlation. Radiographics. 22(5):1177-89, 2002

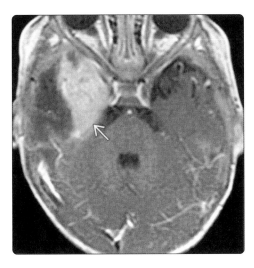

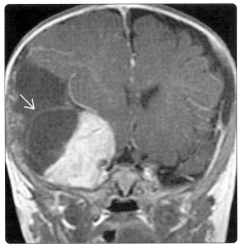

图 6-94 （左图）轴位增强 T1WI 示颞叶囊实性肿块,实性部分显著强化➡。（右图）同一患者。冠状位增强 T1WI 示该囊实性肿块囊性部分可见内部分隔➡,并伴轻度占位效应。DIG/DIA 通常巨大,基底部位于皮层的实性部分强化,并且累及邻近的软脑膜和硬脑膜,是为此类罕见肿瘤的典型特征

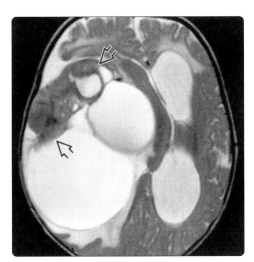

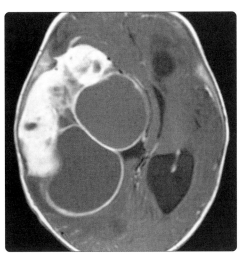

图 6-95 （左图）轴位 T2WI 示右侧大脑半球多房囊实性巨大肿块。基底部位于皮层的实性部分呈 T2WI 低信号➡是 DIG/DIA 的典型表现。（右图）同一患者。轴位增强 T1WI 示肿块实性成分显著强化,而囊肿壁轻度强化。DIG/DIA 常见于婴儿,肿瘤巨大,多近 13cm。最常见的临床表现为巨头畸形和癫痫发作

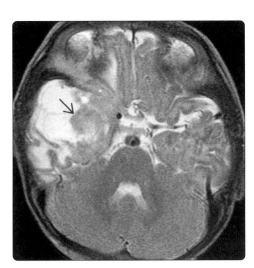

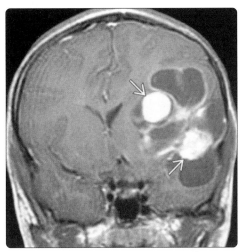

图 6-96 （左图）轴位 T2WI 示不均匀信号囊实性肿块,位于内侧的实性部分呈低信号,基底部位于皮层➡,确诊为 DIA/DIG。（右图）冠状位增强 T1WI 示额叶不均匀信号囊实性肿块,可见显著强化的多发实性结节➡。DIA/DIG 实性部分通常位于周边部位,而且其基底部位于硬脑膜。辨识此类 WHO Ⅰ 级肿瘤非常重要,因为初始病理可能提示为更偏恶性的肿瘤

要　点

术语

- 胚胎发育不良性神经上皮肿瘤（dysembryoplastic neuroepithelial tumor, DNET）
  - 良性混合性胶质细胞-神经元肿瘤
  - 常伴皮层发育不良

影像

- 可发生于幕上皮层任何区域
  - 颞叶最为常见，额叶次之
  - 肿块经常"指向"脑室
- 边界清楚，楔形
  - 囊性（"气泡样"）皮层内肿块
  - 轻微/无占位效应
  - 无瘤周水肿
- 经年缓慢生长
- 通常无强化
- 20%～30%存在病灶轻微点状或环状强化
  - 若强化则复发率增高

主要鉴别诊断

- 局灶性皮层发育不良 II 型（Taylor 分型）
- 神经上皮囊肿
- 神经节细胞胶质瘤
- 多形性黄色星形细胞瘤（PXA）
- 血管中心性胶质瘤（亦称 ANET）

病理

- WHO I 级
- 标志：特异性胶质神经元成分（specific glioneuronal element, SGNE）

临床要点

- 儿童/年轻成人，病程较长的药物难治性复杂部分性癫痫发作
- 手术切除常可治愈
- 即使肿瘤复发及强化，组织学上通常仍为良性

图 6-97 （左图）冠状斜位示意图所示为皮层囊性 DNET 的典型表现，多房性肿瘤导致脑回肿胀。DNET 常见于儿童/年轻成人，多表现为癫痫发作。（右图）年轻成人，癫痫发作。矢状位 T1WI 示 DNET 特征性的"气泡样"表现。可见皮层楔形肿块，呈 T1WI 低信号➡，此类 WHO I 级肿瘤手术切除预后极佳

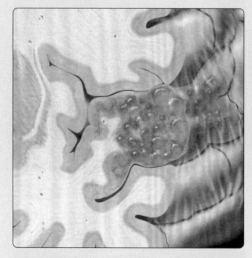
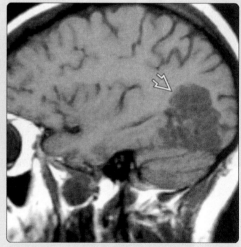

图 6-98 （左图）轴位 T2WI 示右侧额叶基底部位于皮层的楔形分叶状囊性肿块➡。相对于肿瘤的大小，水肿和占位效应不明显，此系 DNET 的典型特征。（右图）同一患者。轴位 FLAIR 所示为 DNET 的特征性表现。可见肿块呈楔形，基底部位于皮层，边界清楚，呈高信号边缘➡。肿瘤指向脑室，无瘤周水肿

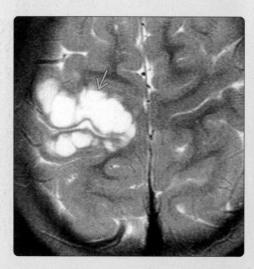
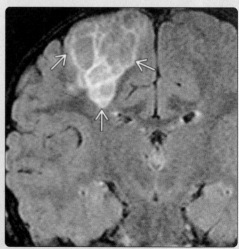

三、胚胎发育不良性神经上皮肿瘤

术语

缩写

- 胚胎发育不良性神经上皮肿瘤(dysembryoplastic neuroepithelial tumor,DNET)

同义词

- 混合性胶质细胞-神经元肿瘤

定义

- 高致痫性良性肿瘤,常伴皮层发育不良

影像

一般特征

- 最佳诊断要点
  - 发生于病程较长的复杂部分性癫痫发作年轻患者的、边界清楚的楔形/卵圆形多房性皮层肿块
- 部位
  - 可发生于幕上皮层的任何区域
    - 颞叶最常见(45%~68%)
      - 常见于杏仁核/海马
    - 额叶也很常见(1/3)
    - 基底节和透明隔较少见
  - 皮层肿块经常"指向"脑室
- 大小
  - 大小各异:通常较小(仅累及部分脑回)
  - 已有累及脑叶大部分的巨大病变(数厘米)的报道
- 形态
  - 边界清楚,楔形,囊性
  - 相对于病灶大小,无或仅有轻度占位效应
  - 不伴瘤周水肿
  - 经年缓慢生长
    - 可有被覆颅骨变薄

CT 表现

- CT 平扫
  - 楔形/卵圆形
    - 皮层/皮层下
    - 44%~60%颅骨内板呈锯齿样
  - 低密度
    - 首次 CT 可能类似于卒中
      - 但无颞叶萎缩改变
  - 20%~36%可见钙化
- 增强 CT
  - 通常无强化
  - 20%可见轻微结节样或斑片状强化
    - 若强化则复发率增高
- CTA
  - CTA、MRA 以及常规血管造影未见血管

MR 表现

- T1WI
  - 分叶状、"气泡样"低信号肿块
    - 皮层;可蔓延至皮层下白质,偶至基底节
- T2WI
  - 分叶状或分隔样表现
  - 显著高信号
  - 假囊状或多房性表现
    - 少见真性囊肿
- PD/intermediate
  - 边缘高信号
- FLAIR
  - 各异
    - 低/等信号混杂
    - 边界清楚,肿块周围完全或不完全环形高信号
  - 无瘤周水肿
- T2*GRE
  - DNET 瘤内出血少见,一旦发生
    - 可能伴发微血管病变
    - 可能与海绵状瘤相似
- DWI
  - 弥散率高
- 增强 T1WI
  - 通常无强化
  - 多达 30%存在病灶点状或环形强化
- MRS
  - 无特异性,但部分病例存在乳酸峰
  - 波谱通常正常

核医学表现

- PET
  - ^{18}F-FDG PET 显示葡萄糖低代谢
  - ^{11}C-MET 摄取低于神经节细胞胶质瘤或神经胶质细胞肿瘤
- ^{99m}Tc-HMPAO SPECT
  - 发作期可呈高灌注
  - 发作间期通常呈低灌注

影像检查方法推荐

- 最佳影像检查
  - MR,包括增强 T1WI、FLIAR,包括或不包括 MRS

鉴别诊断

局灶性皮层发育不良 II 型

- 皮层单发结节性硬化样病变
- 单个脑回扩张
- 貌似结节,但无强化

神经上皮囊肿

- 无强化的单一或复杂囊性结构
- FLAIR 无边缘高信号

神经节细胞胶质瘤

- 常见钙化
- 常呈囊实性成分混杂
- 实性部分显著强化

多形性黄色星形细胞瘤(PXA)

- 强化结节,邻近软脑膜
- 可能有软脑膜强化
- 可见硬膜"尾征"

血管中心性胶质瘤

- 亦称为血管中心性神经上皮肿瘤(ANET)

- 罕见皮层浅表病灶,通常位于额顶叶
- 儿童/年轻成人,病程较长的癫痫病史

病理

一般特征

- 病因学
  - 胚胎学:生发基质中可能存在细胞发育不良
  - 沿神经元迁移通路蔓延至皮层
  - 伴发皮层发育不良
  - 内含胶样囊肿
- 遗传学
  - 散发型
  - 非肿瘤性局灶性皮层发育不良可能与综合征相关
  - 已有伴发于神经纤维瘤病 1 型的报道,但多为散发型

分期、分级和分类

- WHO Ⅰ级

大体病理和术中特征

- 新皮层病变
- 脑回增厚
- 肿瘤的胶质神经元成分具有黏性
- 质硬结节提示基质成分较多

显微镜下特征

- 标志:特异性胶质神经元成分(specific glioneuronal element,SGNE)
  - 特征性表现为轴突垂直于皮层聚积成束
  - 束内间杂少突胶质样细胞
  - 其他细胞呈星形细胞和神经元分化
- 部分组织学类型
  - 复杂型
    - 多发结节样结构
    - 细胞成分混杂
    - 皮层发育不良灶
    - SGNE
  - 单纯型:仅含 SGNE
  - 非特异型:不含 SGNE
    - 但是神经影像学特征与复杂型相同
- 微囊性变
  - 神经元"漂浮"于浅淡嗜伊红染色的黏液状基质中
- 常见钙化和柔脑膜受累
- 常见邻近皮层发育不良
- 增殖潜能低,MIB-1 指数各异

临床要点

临床表现

- 最常见的症状/体征
  - 复杂部分性癫痫发作
- 临床特点
  - 儿童或年轻成人,病程较长的药物难治性复杂部分性癫痫发作

人口统计学

- 年龄
  - 儿童和年轻成人

  - 10～30 岁
  - 多于 20 岁前发病
- 性别
  - 男性稍多于女性
- 种族
  - 尚无数据
- 流行病学
  - 占全部原发性脑肿瘤的 1% 以下
  - 约占 20 岁以下患者原发性脑神经上皮肿瘤的 1%
  - 占 20 岁以上患者神经上皮肿瘤的 0.2%
  - 有报道称占癫痫病例的 5%～80%

病程和预后

- 良性病变
  - 罕见恶变或脊髓转移
- 体积长期无变化或仅极缓慢生长
- 罕见复发
  - 注意术前影像学非典型特征(强化)
  - 有恶变报道,但极罕见
    - 影像学检查或具警示性(如新发环形强化肿块)
    - 通常组织学上仍呈良性

治疗

- 癫痫发作可能变得难以控制
  - 肿瘤及其周边组织内的谷氨酸受体或可解释典型难治性癫痫发作的原因
- 手术切除致痫灶(可能需要将皮层发育不良包括在内)
- 通常手术切除可治愈

诊断纲要

注意

- 若病程较长的儿童或年轻成人复杂部分性癫痫患者发现"气泡样"T2WI 高信号皮层肿块,需考虑 DNET

影像解读要点

- 注意强化病灶,可能提示较 DNET 恶性程度更高的病变

参考文献

1. Alexander H et al: Progressive dysembryoplastic neuroepithelial tumour. J Clin Neurosci. 22(1):221-4, 2015
2. Ranger A et al: Seizures in children with dysembryoplastic neuroepithelial tumors of the brain-A review of surgical outcomes across several studies. Childs Nerv Syst. ePub, 2015
3. Kim AH et al: Recurrence after gross-total resection of low-grade pediatric brain tumors: the frequency and timing of postoperative imaging. J Neurosurg Pediatr. 14(4):356-64, 2014
4. Yang AI et al: Multifocal dysembryoplastic neuroepithelial tumours associated with refractory epilepsy. Epileptic Disord. 16(3):328-32, 2014
5. Chuang NA et al: Glioblastoma multiforme arising from dysembryoplastic neuroepithelial tumor in a child in the absence of therapy. J Pediatr Hematol Oncol. Epub ahead of print, 2013
6. Daghistani R et al: Atypical characteristics and behavior of dysembryoplastic neuroepithelial tumors. Neuroradiology. 55(2):217-24, 2013
7. Englot DJ et al: Factors associated with seizure freedom in the surgical resection of glioneuronal tumors. Epilepsia. 53(1):51-7, 2012
8. Bird-Lieberman G et al: Diffuse hemispheric dysembryoplastic neuroepithelial tumor: a new radiological variant associated with early-onset severe epilepsy. J Neurosurg Pediatr. 7(4):416-20, 2011
9. Bilginer B et al: Surgery for epilepsy in children with dysembryoplastic neuroepithelial tumor: clinical spectrum, seizure outcome, neuroradiology, and pathology. Childs Nerv Syst. 25(4):485-91, 2009

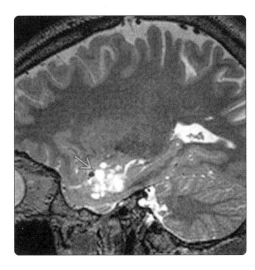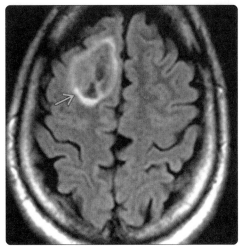

图 6-99　（左图）罹患颞叶癫痫的年轻患者。矢状位 T2WI 示皮层和皮层下气泡样肿块➡，无瘤周水肿，此系 DNET 的典型表现。绝大多数患者手术切除可治愈。（右图）较为年长的成人患者。轴位 FLAIR 示被典型的高信号边缘➡环绕的，基底部位于皮层的额叶 DNET。FLAIR 高信号边缘可见于约 75% 的 DNET 病例，无瘤周水肿也是此类 WHO Ⅰ级肿瘤的特征

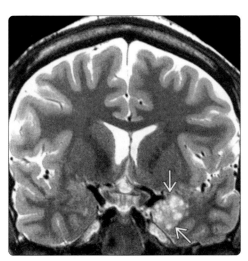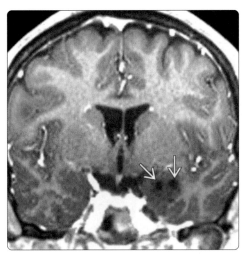

图 6-100　（左图）冠状位 T2WI 示左侧颞叶内侧边界清楚的"气泡样"肿块➡。该肿瘤质地不均，同时含有囊性和较多的实性区域，无瘤周水肿。（右图）同一患者。冠状位增强 T1WI 示基底部位于皮层的肿块，内含囊性区➡，肿瘤实性部分无强化。此类肿瘤很少强化，若强化通常呈结节样或点状

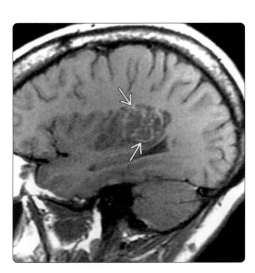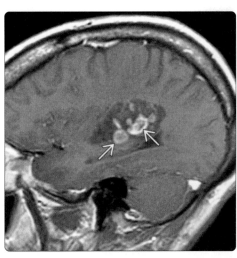

图 6-101　（左图）DNET 患者，已行多次手术治疗。矢状位 T1WI 示基底部位于皮层的"气泡样"颞叶肿块，大部分呈低信号，伴有少量散在的短 T1 区➡。（右图）同一患者。矢状位增强 T1WI 示不均匀强化灶➡，大多围绕着肿块囊性成分。具有非典型性特征的 DNET 可表现为更强的侵袭性，尽管多次复发，该肿瘤在组织学上仍呈良性

要 点

术语

- 脑室内具有神经元分化的神经上皮肿瘤,常见于年轻成人

影像

- 最佳诊断要点:侧脑室额角或体部"气泡样"肿块
  - 或可累及第三脑室
- CT:通常呈伴有钙化的囊实性混杂肿块
  - 经常合并脑积水
  - 很少合并出血
- MR:质地不均,T2WI 高信号,"气泡样"表现
  - 可能以实性成分为主
  - 中度或显著不均匀强化
- MRS:胆碱峰增高,NAA 峰降低
  - 在 3.55ppm 位置可见甘氨酸峰
- 年轻成人脑室内邻近室间孔的"气泡样"、"羽毛样"或实性肿块,需考虑中枢神经细胞瘤

主要鉴别诊断

- 室管膜下瘤
- 室管膜下巨细胞型星形细胞瘤
- 脑室内转移瘤
- 室管膜瘤
- 脉络丛乳头状瘤

临床要点

- 年轻成人,好发于 20~40 岁
- 常为良性,局部复发不常见
  - 手术切除常可治愈
  - 若切除不完全,放疗、化疗和/或放射外科治疗或有帮助
- 5 年生存率:90%
- MIB-1>2%~3%者预后不良
- 最常见的临床表现包括:头痛、颅内压增高、精神状态异常、癫痫发作
  - 继发于室间孔梗阻的脑积水

图 6-102 (左图)轴位示意图所示为附着于透明隔的、边界清楚的、分叶状、"气泡样"肿块,脑室扩张与室间孔梗阻相关,此系中枢神经细胞瘤的典型表现。此类 WHO Ⅱ级肿瘤经手术全切除常可治愈。(右图)轴位 CT 平扫示侧脑室内附着于透明隔的、质地不均的、囊实性肿块➡,合并脑积水是中枢神经细胞瘤的典型特征

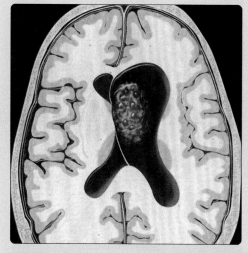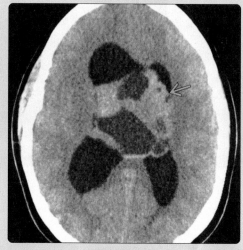

图 6-103 (左图)20 岁患者,头痛。轴位 T2WI 示侧脑室体部附着于透明隔的肿块➡,实性为主,伴有显著流空➡。(右图)同一患者。轴位增强 T1WI 示肿块弥漫强化➡,手术证实为中枢神经细胞瘤。影像学鉴别需包括室管膜下巨细胞型星形细胞瘤和脑膜瘤(Courtesy S. van der Westhuizen,MD)

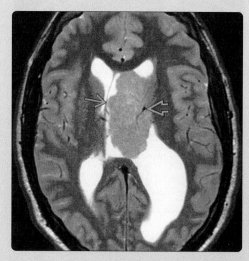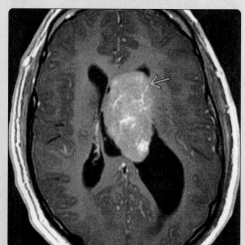

术语

缩写

- 中枢神经细胞瘤(central neurocytoma,CN)

同义词

- 神经细胞瘤

定义

- 脑室内具有神经元分化的神经上皮肿瘤
- 脑室内室间孔区边界清楚的神经细胞肿瘤

影像

一般特征

- 最佳诊断要点
  - 侧脑室前角或体部的"气泡样"肿块
- 部位
  - 通常位于幕上脑室内
  - 脑室内附着于透明隔的肿块
    - 超过50%位于侧脑室额角或体部,邻近室间孔
    - 15%蔓延至第三脑室
  - 双侧侧脑室占13%
  - 单纯第三脑室约占5%
  - 第四脑室极为罕见
  - 罕见具有神经细胞瘤特征的脑室外肿瘤(脑室外神经细胞瘤)
    - 脑实质、小脑、脑干、脊髓
- 形态
  - 边界清楚的分叶状肿物,伴瘤内"囊肿"
  - 影像学检查可见特征性气泡样表现
  - 可能以实性成分为主

CT 表现

- CT 平扫
  - 通常囊实性混杂(等/高密度)
  - 常见钙化(50%~70%)
  - 常见脑积水
  - 很少合并出血
- 增强 CT
  - 中度不均匀强化

MR 表现

- T1WI
  - 质地不均,多呈相对于灰质的等信号
  - 囊肿呈低信号
  - 可见显著流空
  - 罕见出血
- T2WI
  - 质地不均,呈高信号气泡样表现
  - 经常并发脑积水
  - 钙化常呈低信号
  - 可见显著流空
- FLAIR
  - 质地不均,以高信号为主的肿块

- T2*GRE
  - 可见钙化所致的开花征
- 增强 T1WI
  - 中度或显著不均匀强化
- MRS
  - 通常胆碱峰增高,NAA 峰降低
  - 通常在 3.55ppm 位置可见甘氨酸峰
  - 可见丙氨酸峰

血管造影表现

- DSA:表现各异
  - 从无血管占位到血运丰富的病变

核医学表现

- PET
  - FDG PET 代谢减低是其典型特征
  - 非典型性中枢神经细胞瘤可见高代谢活性

影像检查方法推荐

- 检查方案推荐
  - 多平面增强 MR+冠状位 T2WI

鉴别诊断

室管膜下瘤

- 可能难以鉴别
- 高龄患者
- 通常轻微或无强化
- 第四脑室>侧脑室

室管膜下巨细胞型星形细胞瘤

- 肿块位于室间孔,常见钙化
- 寻找结节性硬化的征象
  - 室管膜下结节、皮层结节、白质病变

脑室内转移瘤

- 不常见,通常见于高龄患者
- 通常已经确诊原发肿瘤

室管膜瘤

- 幕上室管膜瘤很少发生于脑室内
- 不均匀强化肿块,伴水肿
- 侵袭性特征

脉络丛乳头状瘤

- 常见于低龄患者,好发于侧脑室
- 成年患者好发于第四脑室
- 显著强化的脉络丛肿块,常见脑积水

脑膜瘤

- 边界清楚、显著强化的肿块
- 通常位于侧脑室三角区
- 高龄患者

海绵状血管畸形

- 脑室内罕见(达11%)

- 常见钙化和 T2 低信号的含铁血黄素外缘

少突胶质细胞瘤

- 通常为强化程度不等的皮层肿块
- 主要依据组织学进行鉴别

病理

一般特征

- 病因学
  - 很有可能起源于神经胶质细胞或双潜能祖细胞
- 遗传学
  - 有报道称染色体 7、2p、10q、18q、13q 异常
- 合并异常
  - "中枢神经细胞瘤"属于典型的脑室内肿瘤
    - 罕见脑实质受侵,仅见于更具侵袭性的肿瘤
  - 中枢神经细胞瘤罕与髓母细胞瘤并发

分期、分级和分类

- WHO Ⅱ级
- "非典型性中枢神经细胞瘤"(侵袭性变异型)
  - MIB-1 指数>2%
  - 血管增生

大体病理和术中特征

- 脑室内边界清楚的浅灰色质脆肿块
- 血管分布中等,可见钙化,罕见出血
- 通常附着于透明隔或侧脑室壁

显微镜下特征

- 类似于少突胶质细胞瘤
  - 既往很多中枢神经细胞瘤被误诊
- 伴神经元分化的、均匀一致的圆形细胞
  - 细胞核呈小圆点状,伴核周空晕
- 结构模式多样(可与其他肿瘤类似)
  - 细胞大小一致
  - 血管周围假菊形团(室管膜瘤)
  - 蜂窝状表现(少突胶质细胞瘤)
  - 较大的纤维区域(松果体细胞瘤)
- 良性(增殖率低,有丝分裂象少见)
  - MIB-1 通常较低(<2%)
- 间变、坏死罕见
  - 有丝分裂可能活跃,MIB-1>2%~3%
  - 微血管增生
- 突触素和神经元特异性烯醇化酶阳性;罕见 GFAP 阳性
- 电镜下表现:染色质呈细小斑点状,核仁小而清晰,细胞突起具有神经炎性特征(微管)

临床要点

临床表现

- 最常见的症状/特征
  - 头痛、颅内压增高、精神状态改变、癫痫发作
- 其他症状/体征
  - 继发于室间孔梗阻的脑积水

- 位于室间隔、第三脑室、下丘脑的肿瘤会有视觉障碍、激素异常
- 有急性脑室梗阻和死亡的报道
- 罕见无症状患者

人口统计学

- 年龄
  - 年轻成人,好发于 20~40 岁(70%)
  - 发病年龄在 1~67 岁;平均 29 岁
- 性别
  - 无性别差异
- 流行病学
  - 占全部原发颅内肿瘤的 1%以下
  - 约占脑室内肿瘤的 10%
  - 占 20~40 岁脑室内肿瘤患者的 50%

病程和预后

- 常为良性,局部复发不常见
  - 手术切除通常可治愈
- 罕见合并出血
- 5 年生存率90%
- MIB-1>2%~3%者预后较差
- 脑脊液播散极为罕见
- 肿瘤蔓延至脑室外的患者临床预后较差

治疗

- 首选手术全切除
- 若切除不完全,放疗、化疗和/或放射外科治疗或有帮助
- 放射外科治疗可改善局部控制率,提高生存率

诊断纲要

注意

- 室管膜下瘤和巨细胞型星形细胞瘤与中枢神经细胞瘤相似,临床信息或有助于鉴别诊断
- 可能与其他肿瘤的病理学表现相似,因此影像学诊断至关重要

影像解读要点

- 年轻成人脑室内邻近室间孔的"气泡样"或"羽毛样"肿块,需考虑中枢神经细胞瘤
- 中枢神经细胞瘤通常附着于透明隔

参考文献

1. Bonney PA et al: Histology and molecular aspects of central neurocytoma. Neurosurg Clin N Am. 26(1):21-9, 2015
2. Choudhri O et al: Atypical and rare variants of central neurocytomas. Neurosurg Clin N Am. 26(1):91-8, 2015
3. Donoho D et al: Imaging of central neurocytomas. Neurosurg Clin N Am. 26(1):11-9, 2015
4. Chen YD et al: Long-term outcomes of adjuvant radiotherapy after surgical resection of central neurocytoma. Radiat Oncol. 9:242, 2014
5. Tlili-Graiess K et al: Diffusion weighted MR imaging and proton MR spectroscopy findings of central neurocytoma with pathological correlation. J Neuroradiol. 41(4):243-50, 2014
6. Kim JW et al: Radiosurgery for central neurocytoma: long-term outcome and failure pattern. J Neurooncol. 115(3):505-11, 2013
7. Patel DM et al: Update on the diagnosis, pathogenesis, and treatment strategies for central neurocytoma. J Clin Neurosci. 20(9):1193-9, 2013

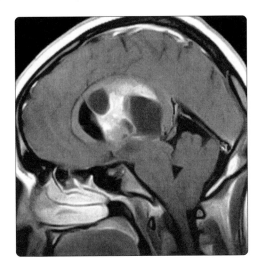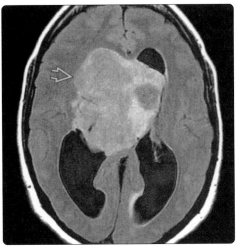

图 6-104 （左图）36 岁女性患者，矢状位增强 T1WI 示脑室内不均匀强化的囊实性肿块，手术证实为 WHO Ⅱ级中枢神经细胞瘤。此类肿瘤经手术切除通常可治愈。（右图）轴位 FLAIR 示侧脑室内不均匀高信号肿块➡。可见继发性脑积水，系中枢神经细胞瘤的典型表现（Courtesy M. Michel，MD）

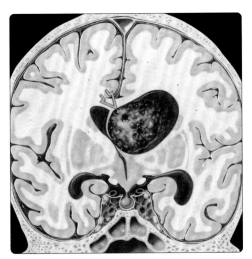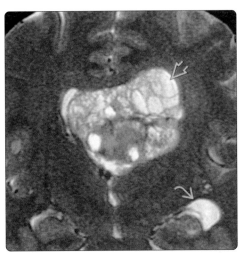

图 6-105 （左图）冠状位示意图所示为脑室内"气泡样"、分叶状中枢神经细胞瘤➡，伴透明隔偏移，以及继发性脑室扩张。（右图）冠状位 T2WI 示侧脑室中枢神经细胞瘤典型的气泡样表现➡，伴透明隔偏移，侧脑室颞角扩张➡。通常呈显著不均匀强化。此类肿瘤最常发生于 20～40 岁的年轻成人

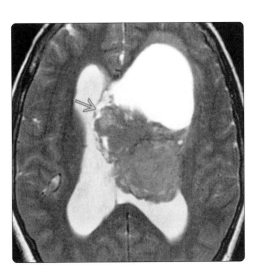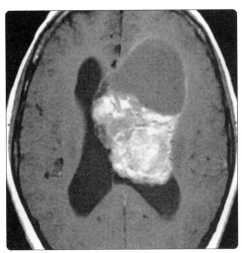

图 6-106 （左图）轴位 T2WI 示侧脑室内不均匀"气泡样"肿块，附着于透明隔➡，伴发脑积水，系中枢神经细胞瘤的典型表现。（右图）同一患者。轴位增强 T1WI 示分叶状肿块显著强化，伴充满侧脑室额角的巨大囊肿。影像学特征与室管膜下瘤和室管膜下巨细胞型星形细胞瘤相似，临床特征有助于鉴别诊断

术语

- 脑室系统外的神经上皮肿瘤,通常位于脑实质内

影像

- 最佳诊断要点:年轻成人脑实质内边界清楚的囊实性强化肿块
- 多位于幕上,累及大脑半球
  - 额叶和顶叶最常见
  - 深部灰质核团少见
- 10%~15%伴有钙化
- T2WI:不均匀高信号肿块
- T2*GRE:可见开花征,与出血产物或钙化相关
- 增强T1WI:实性部分强化程度不等
  - 可有囊肿,并伴壁结节

主要鉴别诊断

- 少突胶质细胞瘤

- 毛细胞型星形细胞瘤
- 神经节细胞胶质瘤
- DNET
- 胶质母细胞瘤

病理

- WHO Ⅱ级
- 可与中枢神经细胞瘤一致
  - 通常包含神经节细胞和神经节样细胞

临床要点

- 癫痫发作,头痛,偏瘫是最常见的特征
- 好发于儿童和年轻成人(中位年龄34岁)
- 罕见:占原发性中枢神经系统肿瘤的0.5%以下
- 手术切除通常可治愈
- 手术次全切除、非典型性组织学特征、高细胞增殖率与复发相关

图6-107 (左图)冠状位T2WI示颞叶浅表不均匀高信号肿块➡,位于颞叶浅表。气泡样表现近似于DNET,但经证实为脑室外神经细胞瘤(Courtesy A. Rossi, MD)。(右图)61岁女性,乏力。冠状位增强T1WI示顶叶呈边缘结节样强化的肿块➡。组织学诊断为脑室外神经细胞瘤(Courtesy J. Boxerman, MD)

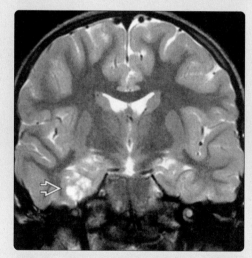 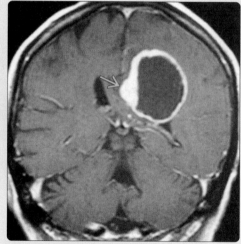

图6-108 (左图)轴位FLAIR示额叶囊实性肿块,伴轻度瘤周血管源性水肿(Courtesy N. Fischbein, MD)。(右图)同一患者。轴位增强T1WI示肿瘤实性部分不均匀强化➡,囊性部分边缘强化➡。缺乏显著的血管源性水肿是脑室外神经细胞瘤的典型表现。影像学鉴别诊断包括少突胶质细胞瘤、星形细胞瘤和神经节细胞胶质瘤(Courtesy N. Fischbein, MD)

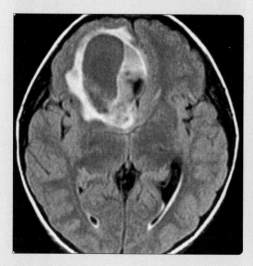 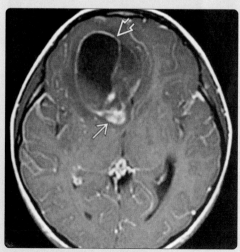

术语

缩写

- 脑室外神经细胞瘤（extraventricular neurocytoma，EVN）

定义

- 位于脑室系统外的神经上皮肿瘤，多位于脑实质内

影像

一般特点

- 最佳诊断要点
  - 边界清楚伴强化的囊实性脑实质肿块，青年人多见
- 部位
  - 大多位于幕上大脑半球
    - 额、顶叶最常见
    - 深部灰质核团相对少见
  - 小脑和脑干罕见
  - 鞍区、松果体和脊髓有个案报道
- 形态
  - 囊实性肿块
  - 也可为伴壁结节的囊性肿瘤

影像检查方法推荐

- 检查方案推荐
  - 增强 MRI 及 GRE，±MRS

CT 表现

- CT 平扫
  - 边界清楚的囊实性占位
  - 10%~15%可见钙化
  - 不同程度的血管源性水肿

MR 表现

- T1WI：囊性、混杂实性占位
  - 通常累及深部白质（WM），可累及皮层
- T2WI：混杂高信号肿块
  - 典型可见轻度血管源性水肿
- T2*GRE：可发现出血、钙化造成的晕状伪影
- T1WI 增强：实性部分不均匀强化
  - 可见囊肿和脑室壁结节
- MRS：NAA 峰↓，胆碱峰（Cho）↑

鉴别诊断

少突胶质细胞瘤

- 钙化，不均质肿块
- 不同程度强化

毛细胞型星形细胞瘤

- 囊实性或实性强化肿块
- 好发于后颅窝、视交叉/下丘脑

神经节胶质细胞瘤

- 儿童及青年患者，皮层囊实性强化肿块
- 常见于颞叶>顶叶、额叶

DNET

- 青年患者，皮层内皂泡样肿块

胶质母细胞瘤

- 伴中心坏死的混杂信号肿块
- 常见于老年患者

病理

一般特点

- 病因
  - 可能来源于胶质前体细胞
- 合并异常
  - 曾有个案报道见于 I 型神经纤维瘤病患者

分期、分级和分类

- WHO Ⅱ级

大体病理和术中特征

- 可见囊性、坏死、钙化
- 出血罕见

显微镜下特征

- 可与中枢神经细胞瘤相同
  - 细胞排列紧密，细胞学形态一致
- 通常包含神经节细胞或神经节样细胞
- 常见血管玻璃样变性和致密钙化
- 突触素阳性，常有 GFAP 阳性

临床要点

临床表现

- 最常见症状：癫痫发作，头痛，偏瘫

人口统计学

- 年龄
  - 常见于儿童、青年（平均年龄：34 岁）
- 性别
  - 无性别差异
- 流行病学
  - 罕见：在原发性中枢系统肿瘤中占<0.5%

病程和预后

- 手术切除通常可治愈
- 次全切除，组织学特征不典型，高细胞增殖率与肿瘤复发相关

治疗

- 手术切除±辅助治疗
- 肿瘤复发应行放疗

参考文献

1. Sweiss FB et al: Extraventricular neurocytomas. Neurosurg Clin N Am. 26(1):99-104, 2015
2. Kawaji H et al: Extraventricular neurocytoma of the sellar region with spinal dissemination. Brain Tumor Pathol. 31(1):51-6, 2014
3. Nabavizadeh SA et al: Extraventricular neurocytoma and ganglioneurocytoma: advanced MR imaging, histopathological, and chromosomal findings. J Neuroimaging. 24(6):613-6, 2014
4. Huang WY et al: Computed tomography and magnetic resonance features of extraventricular neurocytoma: a study of eight cases. Clin Radiol. 68(4):e206-12, 2013
5. Liu K et al: MR imaging of cerebral extraventricular neurocytoma: a report of 9 cases. AJNR Am J Neuroradiol. 34(3):541-6, 2013

第一篇 基于病理的诊断

术语

- 小脑脂肪神经细胞瘤
- 成人罕见的小脑实质肿瘤
  - 包含神经元、变异的星形胶质细胞和脂肪瘤成分

影像

- CT
  - 低密度(脂肪密度)
- MR
  - T1WI 上高信号
  - T2WI 上不均匀高信号
  - 脂肪抑制序列上脂肪成分信号被抑制
  - 不均匀强化

主要鉴别诊断

- 含脂肪细胞的髓母细胞瘤
- 畸胎瘤

- 间变性少突胶质细胞瘤
- 室管膜瘤

病理

- TP53 错义突变
- WHO Ⅱ级
- 中低度核分裂指数
  - MIB-1 平均值:2.5%

临床特点

- 头痛是最常见的临床症状
  - 根据病变部位不同而出现的局灶性小脑症状
- 年龄范围:24~77 岁,平均年龄:50 岁
- 男 = 女
- 大约 2/3 患者肿瘤切除后 1~12 年内复发
  - 5 年生存率:48%
- 成人中发现含脂肪成分的小脑肿瘤,需考虑小脑脂肪神经细胞瘤

图 6-109 (左图)小脑脂肪神经细胞瘤主要成分包括典型的神经细胞➡和特征性的不同的类似脂肪组织的脂质细胞➡。(From DP:Neuro)。(右图)轴位 T1WI 平扫图像示左侧小脑半球肿块内可见不规则高信号区➡高信号是由于脂肪组织缩短 T1 弛豫时间所致。肿块大部分为等信号,边界不清➡(Courtesy AFIP)

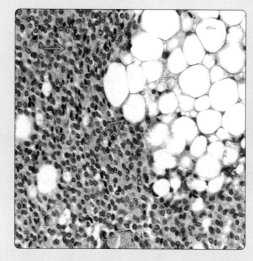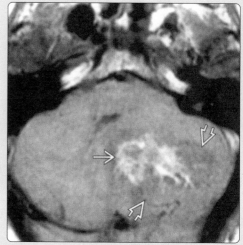

图 6-110 (左图)同一患者,轴位 T2WI 示左侧小脑不均质肿块,较之脂肪成分➡呈稍低信号,肿瘤内大部分为含有更多细胞成分,无脂肪的高信号部分➡。可见肿瘤对第四脑室有明显的占位效应➡(Courtesy AFIP)。(右图)轴位 T2WI 示肿瘤的占位效应明显累及第四脑室➡下部,导致幕上脑积水(Courtesy AFIP)

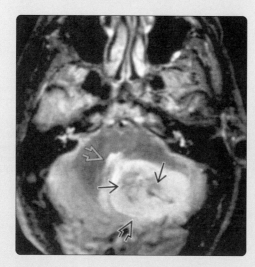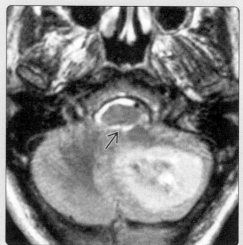

七、乳头状胶质神经元肿瘤

要　点

术语

- 惰性胶质神经元肿瘤
  - 曾被认为是神经节细胞胶质瘤的一种亚型
  - 也曾被称为伴有胶质分化的假乳头状神经细胞瘤

影像

- 一般特点
  - 最常见于大脑半球
    - 好发于颞叶
  - 伴实性、囊性或壁结节结构的脑实质肿物
- CT 表现
  - 部分钙化占位±囊性区域
- MR 表现
  - T1WI 上为等±低信号囊肿
  - T2WI 上为不均匀高信号
  - FLAIR 上为不均匀高信号结节（囊肿信号可被抑制）
  - T1WI 增强为不均匀显著强化

- 影像学表现可鉴别神经节细胞胶质瘤

主要鉴别诊断

- 神经节细胞胶质瘤
- 少突胶质细胞瘤
- 脑囊虫病
- 室管膜瘤

病理

- "双相"成分,包括神经细胞、胶质细胞
- WHO Ⅰ级,低 MIB-1 指数(1%~2%)

临床要点

- 最常见的症状为癫痫发作、头痛
- 发生于儿童、青年(年龄范围:4~75 岁)
- 完全切除可能可治愈
- 尽管有侵袭性乳头状胶质神经元肿瘤的报道,肿瘤通常呈惰性生长

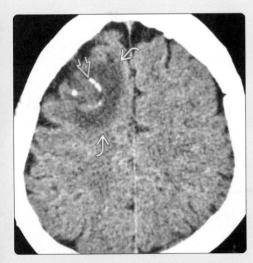
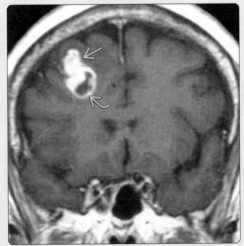

图 6-111　(左图)一位新入境移民癫痫发作,轴位 CT 平扫示右侧额叶肿块,伴不完整的环形钙化➡️及病变周围中等程度的水肿➡️。影像学需与肿瘤和寄生虫感染鉴别。(右图)同一患者,状位 T1WI 增强扫描示一不均匀显著强化肿块➡️,以及一较大的囊肿伴边缘环形强化➡️。立体定向活检证实肿块为乳头状胶质神经元肿瘤

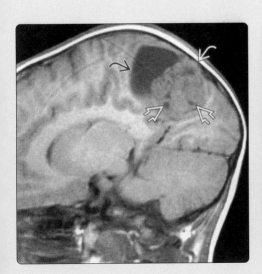
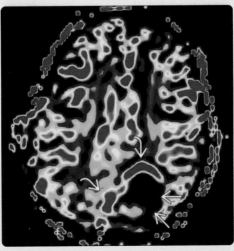

图 6-112　(左图)8 岁男孩,癫痫发作,矢状位 T1WI 示囊➡️实➡️性顶叶肿块。实性部分呈分叶状,瘤内可见少量囊变➡️。乳头状胶质神经元肿瘤最常见于颞叶(Courtesy M. Castillo, MD)。(右图)同一患者,轴位 MR 灌注示顶叶肿块➡️灌注相对减低,边缘灌注相对增加➡️。手术证实为乳头状胶质神经元肿瘤(Courtesy M. Castillo, MD)

要　点

术语

- 菊形团形成性胶质神经元肿瘤（RGNT）
- 少见的、生长缓慢的良性肿瘤，发生于青年人
  - 最常见于第四脑室，其次是小脑
  - 松果体区、桥小脑角及大脑半球少见

影像

- 小脑中线肿瘤
  - 囊实性混杂信号团块
  - 不同程度钙化、出血
  - T2WI 高信号
- 不同程度强化

主要鉴别诊断

- 室管膜瘤
- 髓母细胞瘤（PNET-MB）
- 毛细胞型星形细胞瘤
- 转移瘤

病理

- WHO Ⅰ级
- 2 种成分
  - 神经细胞成分：由神经细胞形成的神经细胞性或血管周围的假菊形团
  - 星形细胞成分：与毛细胞型星形细胞瘤类似

临床要点

- 中、青年人
- 最常见的症状是头痛（60% 与脑积水有关）和共济失调
- 良性肿瘤，无恶变倾向
  - 曾有肿瘤经脑脊液播散至脑室系统的报道

诊断纲要

- 年轻患者发现边界清晰的第四脑室占位，合并囊性结节且无明显水肿时，应该怀疑 RGNT

图 6-113　（左图）青年患者，头痛，矢状位 T1WI 示充满第四脑室的混杂信号肿块➡。局灶性短 T1 信号提示出血。T1WI 增强扫描未见明显强化。病理证实为 RGNT。（右图）31 岁男性，头痛，冠状位 T2WI 示松果体区混杂信号肿块➡，伴占位效应，周围水肿不明显。肿瘤切除后证实为 RGNT。这类肿瘤最常见于后颅窝，位于第四脑室内或小脑蚓部

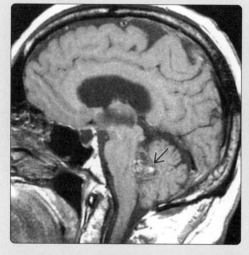
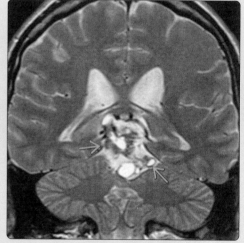

图 6-114　（左图）患头痛、查体发现视乳头水肿，轴位 T2*GRE 示一较大的、多囊性的后颅窝中线占位。可见液-液平面➡以及低信号钙化区➡。（右图）同一患者，轴位 T1WI 增强扫描示第四脑室内肿瘤呈不均匀轻度强化➡。可见视乳头水肿导致视神经鞘扩张和视盘抬高➡。手术证实为 RGNT

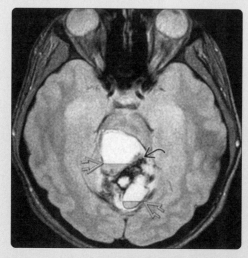
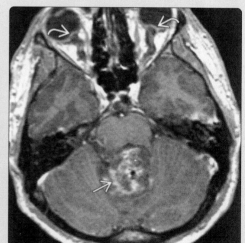

术语

缩写

- 菊形团形成性胶质神经元肿瘤（RGNT）

同义词

- 最初被描述为小脑胚胎发育不良性神经上皮肿瘤（DNET）

定义

- 少见的、生长缓慢的良性肿瘤
  - 最常见的部位为第四脑室（有时被称为第四脑室 RGNT）

影像

一般特点

- 最佳诊断要点
  - 中青年患者小脑中线囊实性肿物，不伴水肿
- 部位
  - 多数位于小脑中线第四脑室附近（后颅窝）
  - 少见于松果体区、桥小脑角及大脑半球
- 大小
  - 1.5～10cm 不等

影像检查方法推荐

- 最佳影像检查
  - MR，包括 T1WI 增强，T2*（出血、钙化）

CT 表现

- CT 平扫
  - 后颅窝中线囊实性占位
  - 不同程度钙化、出血

MR 表现

- T1WI
  - 等或低信号
- T2WI
  - 不均匀高信号
- T2*GRE
  - 出血常见
- T1WI 增强
  - 不同程度强化（从无强化到不均匀强化）

鉴别诊断

室管膜瘤

- 儿童期常见肿瘤
- 从侧孔"挤出"
- 不均匀显著强化

髓母细胞瘤（PNET-MB）

- 儿童多于成人
- 通常表现为明显强化
- 出血明显，囊肿形成少见

毛细胞型星形细胞瘤

- 儿童多于成人
- 表现为囊肿伴壁结节
  - 结节明显强化

- 若囊壁强化，与 RGNT 类似

转移瘤

- 老年多于青年
- 通常已知原发肿瘤

病理

一般特点

- 病因
  - 起源于室管膜下区的多能细胞

分期、分级和分类

- WHO Ⅰ级

大体病理和术中特征

- 囊性或结节性表现

显微镜下特征

- 2 种成分
  - 神经细胞成分：由神经细胞形成的，神经细胞性或血管周围的假菊形团
  - 星形细胞成分：与毛细胞型星形细胞瘤类似

临床要点

临床表现

- 最常见症状体征
  - 头痛，共济失调
- 其他症状体征
  - 恶心、眩晕
  - 60% 的患者表现为阻塞性脑积水

人口统计学

- 年龄
  - 中、青年
    - 平均年龄：约 30 岁
- 性别
  - 男：女 = 1：2

病程和预后

- 良性，无恶变倾向

治疗

- 手术切除±辅助治疗

诊断纲要

注意

- 年轻患者发现边界清晰的第四脑室占位，合并囊性结节且无明显水肿时，应怀疑 RGNT

参考文献

1. Allinson KS et al: Rosette-forming glioneuronal tumor with dissemination throughout the ventricular system: a case report. Clin Neuropathol. 34(2):64-9, 2015

2. Smith AB et al: From the radiologic pathology archives: intraventricular neoplasms: radiologic-pathologic correlation. Radiographics. 33(1):21-43, 2013

3. Zhang J et al: A comprehensive analysis of 41 patients with rosette-forming glioneuronal tumors of the fourth ventricle. J Clin Neurosci. 20(3):335-41, 2013

要　点

术语

- 松果体细胞瘤(PC),松果体实质瘤(PPT)
- 松果体细胞瘤由均一的成熟小细胞组成
  - 细胞与松果体细胞类似

影像

- 一般特点:边界清晰的、强化的松果体区占位
  - 可能类似良性的松果体囊肿、中度分化的松果体实质肿瘤(PPTID)
  - 通常小于3cm
  - 可压迫邻近结构
  - 罕见累及第三脑室,侵袭性生长少见
  - 可压迫导水管,导致脑积水
- CT表现
  - 边界清晰、等或低密度松果体区占位
  - 边缘钙化常见("爆裂样")
  - 增强CT:实性、环状、结节样强化
- MR表现(最敏感)
  - 可囊变
  - 可呈实性强化或边缘强化

鉴别诊断

- 非肿瘤性松果体囊肿
- 中度分化的松果体实质肿瘤(PPTID)
- 松果体母细胞瘤
- 生殖细胞瘤,其他生殖细胞肿瘤

临床要点

- 最常见的特征为头痛、Parinaud综合征(双眼上视麻痹)
- 可出现颅内压增高、共济失调、脑积水和精神状态改变
- 最常见于成年人,平均年龄40岁
- 稳定或缓慢生长肿瘤
- 生殖细胞标记物(AFP,hCG)无异常
- 首选治疗方式为手术切除或立体定位活检
  - 手术完全切除通常可治愈

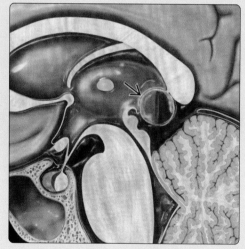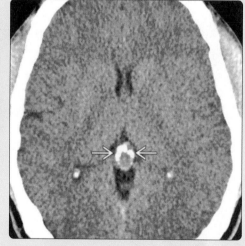

图6-115　(左图)矢状位示意图为松果体囊性占位➡️,伴液-液平面和肿块边缘结节样肿瘤组织,是松果体细胞瘤的典型特征。无明显占位效应。偶尔可发现垂体细胞瘤或伴发脑积水。(右图)轴位CT平扫示典型的松果体细胞瘤。注意这一起源于松果体区小占位边缘可见"爆裂样"钙化➡️。肿瘤直径稍大于1cm,无脑积水

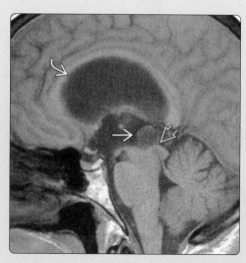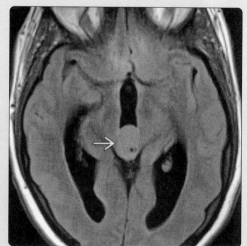

图6-116　(左图)50岁女性,头痛,矢状位T1WI示松果体区囊性占位➡️、脑室相应扩大➡️及占位效应压迫顶盖➡️。顶盖上方肿块造成的占位效常会导致Parinaud综合征,表现为双眼上视麻痹。(右图)同一患者,轴位FLAIR示分叶状松果体区高信号占位➡️伴相应脑室扩大。手术证实为松果体细胞瘤。该肿瘤为WHO Ⅰ级,病情可稳定多年

术语

缩写

- 松果体细胞瘤(PC)

定义

- 生长缓慢的松果体实质瘤(PPT),见于青年人
  - 由均一的成熟小细胞组成,与松果体细胞类似

影像

一般特点

- 最佳诊断要点
  - 边界清晰的松果体占位,松果体边缘可见"爆裂样"钙化
  - 可类似于松果体囊肿或中度分化的松果体实质肿瘤(PPTID)
- 部位
  - 松果体区
  - 很少蔓延至第三脑室
  - 侵袭性生长少见
  - 可压迫邻近结构
    - 如苯酚酞水管受压,可能导致脑水肿,少见
- 大小
  - 通常小于3cm
- 形态
  - 边界清晰的圆形或分叶状占位

CT 表现

- CT 平扫
  - 等或低密度占位
  - 边缘钙化("爆裂样")
  - 可出现囊变
- 增强 CT
  - 可有强化,常为不均匀强化

MR 表现

- T1WI
  - 圆形或分叶状等或低信号占位
- T2WI
  - 圆形或分叶状高信号占位
- FLAIR
  - 圆形或分叶状高信号松果体占位
- T2* GRE
  - 可见钙化
    - 病变边缘或病变内呈"开花征"
  - 可见出血(相对少见)
- T1WI 增强
  - 常见显著强化
  - 可呈实质强化或边缘强化

影像检查方法推荐

- 最佳影像检查
  - MR 最敏感
  - CT 有助于确认钙化
- 检查方法推荐
  - MR,包括增强冠状位和矢状位图像

鉴别诊断

非肿瘤性松果体囊肿

- 圆形、光滑的囊性占位

- 通常小于 1cm,也可达 2cm
- 钙化和囊内液体表现各异
- 无或轻度边缘强化
  - 后部常可见强化的受压腺体
- 影像学上难以与 PC 鉴别

中度分化的松果体实质肿瘤(PPTID)

- 通常见于中、老年
- PPTID 比 PC 更具侵袭性
  - 侵袭性见于 PC 和松果体母细胞瘤
  - WHO Ⅱ级或Ⅲ级

松果体母细胞瘤

- 患者更年轻
- 大的、分叶状、不均匀病变
- 占位效应、脑实质受累、脑脊液播散
- 可见于视网膜母细胞瘤患者("三侧性视网膜母细胞瘤")

生殖细胞瘤

- 松果体"包裹样"钙化
- 明显强化,通常强化较均匀
- 诊断时通常存在脑脊液播散
- CT 上呈高密度
- 常见于青年男性

松果体区乳头状肿瘤(PTPR)

- 少见
- 影像学上可能难以与 PC、PPTID 相鉴别

星形细胞瘤

- 侵袭性生长,T2 高信号占位
- 占位效应明显
- 强化程度不一

其他类型生殖细胞肿瘤(GCT)

- 畸胎瘤
- 绒毛膜癌,内胚窦瘤(卵黄囊),胚胎性癌,混合性生殖细胞肿瘤
- 可见脂肪、出血、囊变
- 实验室检查有助于诊断,如 AFP,hCG

脑膜瘤

- 均匀显著强化占位,伴脑膜尾征
- 中老年女性

病理

一般特点

- 病因
  - 起源于松果体实质细胞("松果体细胞")或其前体细胞
  - 松果体细胞具有光感和神经内分泌功能
- 遗传学
  - 无 TP53 突变
  - 染色体获得或缺失的报道结论不一

分期、分级和分类

- WHO Ⅰ级
- 松果体实质肿瘤的分级
  - 根据核分裂、神经微丝蛋白染色结果进行分级

- 一级:无核分裂象,神经微丝蛋白(+)(典型 PC)
- 二级:10 倍镜下每视野<6 个核分裂象,神经微丝蛋白(+)(PPTID)
- 三级:<6 个核分裂象,神经微丝蛋白(-),或≥6 个核分裂象,神经微丝蛋白(+)(PPTID)
- 四级:多变的核分裂象±神经微丝蛋白(松果体母细胞瘤)

合并异常

- 边界清楚、灰褐色肿块
  - 切面呈均质性或颗粒状
- 可见囊肿、小出血灶
- 压迫但不侵犯邻近结构
- 很少蔓延至第三脑室者少见

显微镜下特征

- 肿瘤分化良好
  - 小而均一的成熟细胞
    - 类似松果体细胞
  - 肿瘤呈片状或分叶状
  - 可见间充质细胞组成的分隔
  - 神经元、神经节细胞、星形细胞分化不一
- 特征性巨大纤维细胞型"松果体瘤样菊形团"
  - 形成一个完整的环形网状结构大菊形团
- 无核分裂、坏死
- 免疫组化
  - 突触素强阳性
  - 神经元特异烯醇化酶(NSE)强阳性
- 电镜
  - 微管
  - 核清晰或核致密的小泡
  - 突触
- 多形性亚型(可能为 PPTID)
  - 混合性/中度分化,核分裂象
  - 偶可见坏死、内皮过度增生

临床要点

临床表现

- 最常见症状体征
  - 头痛
  - Parinaud 综合征(上视麻痹)
- 其他症状体征
  - 颅内压增高,脑积水
  - 共济失调
  - 精神状态改变
- 临床特点
  - 生殖细胞肿瘤标记物
    - AFP 、hCG 缺失

人口统计学

- 年龄
  - 可发生在任何年龄,包括儿童
  - 平均年龄:35~40 岁
- 性别
  - 男=女
- 流行病学
  - 不到颅内原发肿瘤的 1%

- 松果体区肿瘤约占儿童颅内肿瘤的 3%~8%
- 松果体实质瘤(PPT)占松果体肿瘤的 15%~30%
  - PPT:松果体细胞瘤,中等分化的松果体实质肿瘤(PPTID),松果体母细胞瘤
- 生殖细胞肿瘤约占松果体肿瘤的 40%
  - 生殖细胞瘤>>PPT
- 松果体细胞瘤:约占 PPT 的 45%

病程和预后

- 稳定或缓慢生长的肿瘤
- 5 年总生存率约为 85%~100%
  - 5 年生存率为 90%(Ⅱ级)到 100%(Ⅰ级)
- 很少合并出血

治疗

- 主要治疗为手术切除或立体定向活检
- 手术完全切除通常可治愈
  - 必要时行脑脊液分流术
- 术后放疗存在争议
- 部分报道建议立体定向放疗可作为主要或辅助治疗手段

诊断纲要

注意

- 松果体细胞瘤可能为囊性,类似松果体囊肿
- 可表现为侵袭性,类似松果体母细胞瘤或 PPTID
- 临床信息有助于松果体区占位的鉴别

影像解读要点

- 松果体细胞瘤钙化为周边性
  - 生殖细胞瘤呈"吞食性"腺体钙化
- 通常为实质性强化,也可为边缘强化

参考文献

1. Balossier A et al: Role of radiosurgery in the management of pineal region tumours: indications, method, outcome. Neurochirurgie. 61(2-3):216-22, 2015
2. Awa R et al: Neuroimaging diagnosis of pineal region tumors-quest for pathognomonic finding of germinoma. Neuroradiology. 56(7):525-34, 2014
3. Farnia B et al: Clinical Outcomes and Patterns of Failure in Pineoblastoma: A 30-Year, Single-Institution Retrospective Review. World Neurosurg. 82(6):1232-1241, 2014
4. Jouvet A et al: Pineal parenchymal tumours and pineal cysts. Neurochirurgie. ePub, 2014
5. Dumrongpisutikul N et al: Distinguishing between germinomas and pineal cell tumors on MR imaging. AJNR Am J Neuroradiol. 33(3):550-5, 2012
6. Tong T et al: MRI and 1H-MRS on diagnosis of pineal region tumors. Clin Imaging. 36(6):702-9, 2012
7. Villà S et al: Primary pineal tumors: outcome and prognostic factors--a study from the Rare Cancer Network (RCN). Clin Transl Oncol. 14(11):827-34, 2012
8. Wilson DA et al: Long-term radiosurgical control of subtotally resected adult pineocytomas. J Neurosurg. 117(2):212-7, 2012
9. Kano H et al: Role of stereotactic radiosurgery in the management of pineal parenchymal tumors. Prog Neurol Surg. 23:44-58, 2009
10. Boco T et al: Papillary tumor of the pineal region. Neuropathology. 28(1):87-92, 2008
11. Fakhran S et al: Pineocytoma mimicking a pineal cyst on imaging: true diagnostic dilemma or a case of incomplete imaging? AJNR Am J Neuroradiol. 29(1):159-63, 2008
12. Lekovic GP et al: Role of Gamma Knife surgery in the management of pineal region tumors. Neurosurg Focus. 23(6):E12, 2007
13. Smirniotopoulos JG et al: Pineal region masses: differential diagnosis. Radiographics. 12(3):577-96, 1992

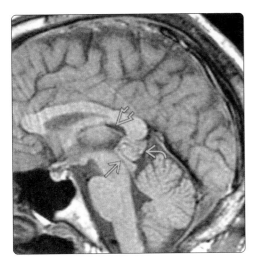 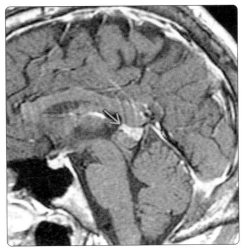

图 6-117 （左图）矢状位 T1WI 示松果体区一个边界清晰的占位，与脑实质信号相等◰，对顶盖存在轻微的占位效应，中脑导水管未受累◰，无明显脑积水。该松果体肿瘤位于大脑内静脉◰和胼胝体压部下方。（右图）同一患者，矢状位增强 T1WI 示松果体细胞瘤不均匀强化，肿瘤上部可见结节状显著强化的部分◰

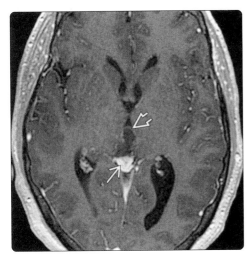 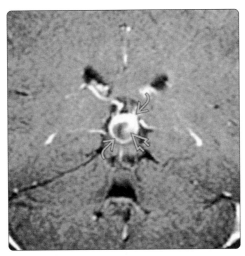

图 6-118 （左图）轴位增强 T1WI 为松果体细胞瘤的影像，可见一个分叶状的部分强化◰，部分囊变◰的松果体区占位。松果体细胞瘤是最常见的松果体实质肿瘤，存在囊变时易与良性的松果体囊肿相混淆（Courtesy C. Glastonbury，MBBS）。（右图）松果体细胞瘤患者，冠状位增强 T1WI 示囊性松果体占位可见边缘强化及实性部分显著强化◰。病变中央可见小的靶样强化◰

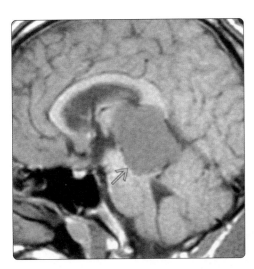 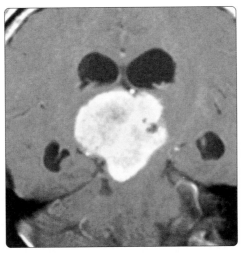

图 6-119 （左图）矢状位 T1WI 示松果体细胞瘤的变异表现，可见肿瘤较大，呈分叶状，边界清晰，压迫中脑导水管引起梗阻性脑积水。肿瘤信号略高于脑脊液，略低于脑组织。（右图）冠状位增强 T1WI 示肿瘤显著强化，强化略欠均匀。考虑为"变异型"的松果体细胞瘤病例需与中度分化的松果体实质肿瘤（PPTID）相鉴别，后者更具侵袭性

二、中度分化的松果体实质肿瘤

术语

- 松果体腺的原发实质肿瘤
  - 恶性程度介于松果体细胞瘤和松果体母细胞瘤之间

影像

- 一般特点
  - 表现为侵袭性生长的成人松果体占位
  - 常蔓延至邻近结构(脑室、丘脑)
  - 分叶状,中度血管分布
  - 大小不等,小至<1cm,大至约 6cm
- CT 表现
  - 松果体区高密度占位
  - "吞食样"松果体腺钙化
- MR 表现
  - T1WI:混杂等/低信号
  - T2WI:相对于灰质呈等信号+小灶性高信号
  - FLAIR:高信号

- 不均匀显著强化
  - MRS:Cho 峰升高,NAA 峰降低
- 中、老年患者发现松果体区具有侵袭性表现的肿瘤,需考虑 PPTID

主要鉴别诊断

- 生殖细胞瘤
- 松果体细胞瘤
- 松果体母细胞瘤
- 松果体区乳头状肿瘤(PTPR)

病理

- 神经上皮肿瘤
  - 起源于松果体细胞或它们的前体
- WHO Ⅱ 或 Ⅲ 级

临床要点

- 临床表现特点:复视,Parinaud 综合征,头痛

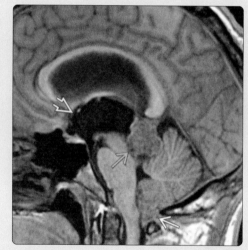
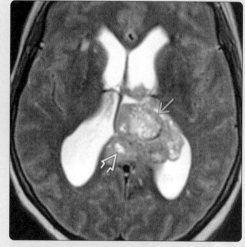

图 6-120　(左图)21 岁男性,头痛,矢状位 T1WI 示松果体区占位➡,伴梗阻性脑积水、第三脑室扩大➡及小脑扁桃体下移➡。影像学上需鉴别 PPTID、松果体母细胞瘤及生殖细胞瘤。(右图)轴位 T2WI 可见一巨大 PPTID➡侵袭脑室。肿瘤在 T2WI 上呈不均匀信号,伴多发囊性灶➡,是 PPTID 的典型特征(Courtesy L. Loevner,MD)

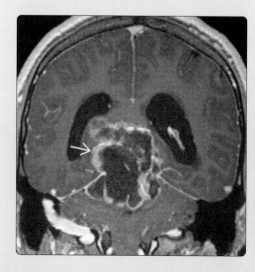
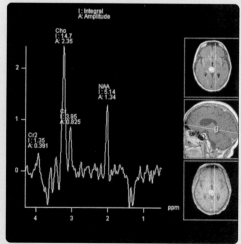

图 6-121　(左图)24 岁男性,冠状位增强 T1WI 示一个较大的松果体区占位,伴边缘强化➡。手术证实为 PPTID。(右图)48 岁女性,MRS 示胆碱峰升高,NAA 峰降低和呈双峰的乳酸峰。影像学表现具有明显的侵袭性,不符合松果体细胞瘤。生殖细胞瘤在中年女性中少见。虽然松果体区乳头状肿瘤也是一种可能的诊断,但影像学提示 PPTID 可能性最大。组织学检查证实为 PPTID

术语

- 中度分化的松果体实质肿瘤（PPTID）

定义

- 松果体腺的原发实质肿瘤
  - 恶性程度介于松果体细胞瘤和松果体母细胞瘤之间
    - 松果体细胞瘤:肿瘤由类似于松果体细胞的、小的成熟细胞组成,生长缓慢
    - 松果体母细胞瘤:高度恶性的松果体原始胚胎性肿瘤

影像

一般特点

- 最佳诊断要点
  - 发生在成人的、具有侵袭性表现的松果体占位
- 部位
  - 松果体腺占位
  - 常蔓延至邻近结构:脑室、顶盖、丘脑
  - 脑脊液播散(少见)
- 大小
  - 大小不等,小至<1cm,大至约6cm

CT 表现

- CT 平扫
  - 以松果体区为中心的高密度占位,±脑积水
  - "吞食样"松果体腺钙化

MR 表现

- T1WI
  - 分叶状混杂等/低信号占位
- T2WI
  - 与灰质信号相当
  - 肿瘤内常可见小囊样高信号灶
- T2* GRE
  - 可见局灶性"开花征"
- T1WI 增强
  - 显著不均匀强化

影像检查方法推荐

- 检查方案推荐
  - 增强前、后的矢状位、轴位、冠状位 T1WI
    - T2WI、FLAIR、T2*（GRE、SWI）、DWI
  - 术前行全脑及全脊髓全面扫描,筛查脑脊液播散

鉴别诊断

生殖细胞瘤

- 最常见的松果体肿瘤
- 男性远多于女性,大多数为儿童及<25岁年轻患者
- 吞食样松果体腺钙化
- 脑室内、远隔部位脑脊液播散常见

松果体细胞瘤

- 最常见的松果体实质肿瘤
- 一般发生于成人（平均年龄:35~40岁）
- "炸裂样"松果体腺钙化
- 病变呈实性或囊实性,实性部分可见强化

松果体母细胞瘤

- 可发生在任何年龄,最常见于儿童;男性=女性
- 与大的 PPTID 相鉴别可能需要活检
- 脑脊液播散常见,且发生较早

松果体区乳头状肿瘤（PTPR）

- 少见的具有乳头状结构的神经上皮肿瘤
- 影像学、大体病理上与 PPTID、松果体细胞瘤难以鉴别

病理

一般特点

- 病因
  - 神经上皮肿瘤
- 历史背景
  - 直到2007年,PPTID 才作为一个独立的疾病被大家广泛认识
  - 在2007年前,诊断为"松果体细胞瘤 vs 松果体母细胞瘤"或"不典型的松果体细胞瘤"可能就是 PPTID

分期、分级和分类

- WHO Ⅱ或Ⅲ级

大体病理和术中特征

- 界限清楚、质软的肿瘤,无肉眼可见的出血或坏死

显微镜下特征

- 弥漫成片、相对一致的小细胞
- 中到高度的细胞致密程度;轻到中度的核异型性

临床要点

临床表现

- 最常见症状体征
  - 复视,Parinaud 综合征,头痛
- 其他症状体征
  - 颅内压升高、共济失调表现

人口统计学

- 松果体区肿瘤是一组少见肿瘤
  - 占所有颅内肿瘤的1%
  - 生殖细胞瘤远多于松果体实质肿瘤
  - PPTID 约占松果体实质肿瘤的20%

治疗

- 常见治疗手段为立体定向活检,手术切除

参考文献

1. Yu T et al: Twenty-seven cases of pineal parenchymal tumours of intermediate differentiation: mitotic count, Ki-67 labelling index and extent of resection predict prognosis. J Neurol Neurosurg Psychiatry. ePub, 2015
2. Ito T et al: Clinicopathologic study of pineal parenchymal tumors of intermediate differentiation. World Neurosurg. 81(5-6):783-9, 2014
3. Nakazato Y et al: Pineal parenchymal tumour of intermediate differentiation. In DN Louis et al: WHO Classification of Tumours of the Central Nervous System. Lyon: IARC Press. 124-5, 2007

三、松果体母细胞瘤

术语

- 松果体母细胞瘤(PB)
  - 松果体实质肿瘤(非生殖细胞)
  - 恶性程度高,原始胚胎性肿瘤(PNET)

影像

- 一般特点
  - 大的、异质性的松果体占位
  - 分叶状,边界不清
- 常侵袭邻近脑组织
  - 胼胝体、丘脑、中脑、小脑蚓部
- 实性部分
  - CT 平扫
    - 高密度,伴边缘钙化
  - MR
    - T2WI 上呈等低信号
    - 常表现为弥散受限
    - 不同程度的不均匀增强

鉴别诊断

- 生殖细胞肿瘤
- 其他松果体实质肿瘤

病理

- WHO Ⅳ级
  - 起源于松果体实质细胞(松果体细胞)的胚胎前体
- 通常视网膜和松果体腺被认为是感光器官系统起源的
- 视网膜母细胞瘤基因 *RB1* 的胚系突变→"三侧性"视网膜母细胞瘤
- *DICER1* 的胚系 LOE 突变→独特的常染色体显性遗传的肿瘤/发育不良易感综合征(DICER1 综合征),其中就包括 PB

诊断纲要

- 术前进行全轴系的影像检查
  - MR 或 CSF 检查发现肿瘤播散高达 45%

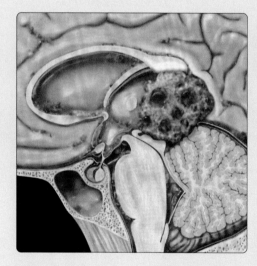
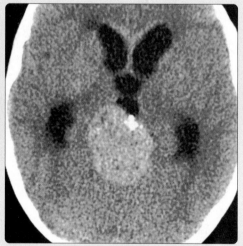

图 6-122　(左图)矢状位示意图为一个大的、异质性松果体占位,以及肿瘤内部的出血和坏死区。可见邻近结构受压、脑积水和弥漫性脑脊液种植,这是松果体母细胞瘤的典型表现。(右图)轴位CT 平扫示一大的、高密度松果体区占位,伴边缘钙化;经证实为松果体母细胞瘤。生殖细胞瘤有相似外观,但当瘤内出现钙化时常为中心性(吞食样)

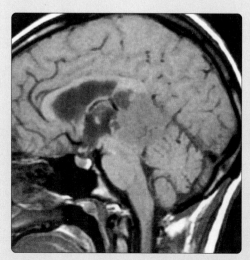
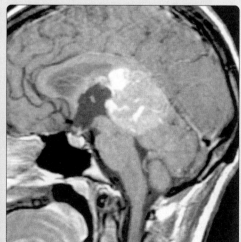

图 6-123　(左图)矢状位 T1WI 示轻度异质性的松果体区占位,侵及中脑顶盖和胼胝体压部,这是松果体母细胞瘤的典型表现。(右图)同一患者,矢状位 T1WI 增强示该松果体区占位呈中度不均匀增强,同样是松果体母细胞瘤的典型表现

术语

缩写

- 松果体母细胞瘤(PB)

同义词

- 松果体腺的原始神经外胚层肿瘤(PNET)

定义

- 高度恶性的松果体腺原始胚胎性肿瘤

影像

一般特点

- 最佳诊断要点
  - 儿童患者,大的、异质性、高密度松果体占位,伴边缘钙化
- 部位
  - 松果体腺
    - 松果体占位位于胼胝体压部下方
    - 大脑内静脉上抬
    - 中脑顶盖受压变平
  - 常侵袭邻近脑组织
    - 胼胝体、丘脑、中脑、小脑蚓部
- 大小
  - 大(大部分≥3cm)
- 形态
  - 不规则、分叶状占位,边界欠清

CT 表现

- CT 平扫
  - 混杂密度,实性部分通常为高密度
  - 常见边缘钙化
  - 几乎100%的病例存在梗阻性脑积水
- 增强 CT
  - 轻度至显著不均匀强化

MR 表现

- T1WI
  - 不均匀;实性部分呈等低信号
- T2WI
  - 异质性
    - 相对于皮层,实性部分多呈等低信号,少数呈稍高信号
    - 坏死、出血及囊变常见
  - 特征性的轻度瘤周水肿
- T2*GRE
  - 钙化和出血可表现为"开花征"
- 增强 T1WI
  - 不均匀强化
- MRS
  - Cho 峰↑;NAA 峰↓
  - TE 为20毫秒时,可见显著的谷氨酸和牛磺酸峰(约3.4ppm)

其他表现

- 血清肿瘤标记物无升高

影像检查方法推荐

- 最佳影像检查
  - MR(包括 T1WI 增强,DWI)
- 检查方案推荐
  - 术前行全脑脊髓影像检查
    - 15%~45%的患者存在脑脊液播散
  - 矢状位显示松果体区解剖最佳

鉴别诊断

生殖细胞肿瘤(GCT)

- 生殖细胞瘤:无法通过影像与 PB 相鉴别
- 成熟性畸胎瘤
  - 第二常见的生殖细胞肿瘤和松果体区肿瘤
  - 异质性、多囊性占位,伴灶性钙化和脂肪
- 绒毛膜癌、内胚窦瘤、胚胎性癌
  - 少见,高度恶性
  - 血清肿瘤标记物特征性升高
    - 绒毛膜癌:β-hCG
    - 内胚层窦瘤:AFP
    - 胚胎细胞瘤:β-hCG 和 AFP
- 10%GCT 是混合性的组织学类型(混合型 GCT)

其他松果体实质肿瘤(PTT)

- 松果体细胞瘤(WHO Ⅰ级),中度分化的松果体实质肿瘤(PPTID,WHO Ⅱ-Ⅲ级)
- 起源于松果体腺实质细胞
- 边界清楚的占位伴"炸裂样"松果体钙化
- 与松果体母细胞瘤相比好发年龄更大
- 同源盒基因(CRX)可见表达于松果体实质肿瘤、视网膜母细胞瘤、部分髓母细胞瘤和 PNET

松果体区乳头状肿瘤

- 少见,好发年龄较大

三侧性视网膜母细胞瘤

- 一些作者认为与视网膜母细胞瘤相关的原始圆细胞松果体肿瘤即松果体母细胞瘤
- 注意是否存在眼部病变

星形细胞瘤

- 极少起源于松果体腺
- 更常见起源于丘脑或中脑顶盖
- 毛细胞型星形细胞瘤(WHO Ⅰ级)最常见
- 顶盖星形细胞瘤
  - 无强化,边界清晰,膨胀性生长的顶盖占位
- 丘脑星形细胞瘤
  - T2 高信号,中线旁的占位或伴壁结节强化的囊性病变

脑膜瘤

- 女性(50~70 岁)
- 边界清晰、圆形、以硬脑膜为基底的占位,在所有序列中相对于皮层呈等信号,强化显著均匀
- 松果体区脑膜瘤起源于小脑幕、大脑镰
- 硬膜"尾征"(35%~80%)

转移瘤

- 松果体腺转移瘤少见
- 腺癌曾有报道

病理

一般特点

- 病因
  ○ 起源于松果体实质细胞（松果体细胞）的胚胎前体
  ○ 松果体细胞具有光感和神经内分泌功能
  ○ 通常视网膜和松果体腺被认为是感光器官系统起源的
- 遗传学
  ○ *DICER1* 的胚系 LOE 突变→独特的常染色体显性遗传的肿瘤/发育不良易感综合征（DICER1 综合征）
    – *DICER1* 是 PB、睫状体髓上皮瘤中非常重要的易感性基因
  ○ 曾有报道 11 号染色体缺失的
  ○ 视网膜母细胞瘤基因 *RB1* 的胚系突变→"三侧性"视网膜母细胞瘤
    – 双侧视网膜母细胞瘤+PNET 样松果体母细胞瘤
    – PB 在双侧视网膜母细胞瘤中发生率是单侧视网膜母细胞瘤中的 10 倍

分期、分级和分类

- WHO Ⅳ级
- 新的 PPT 预后分级系统
  ○ Ⅰ级=松果体细胞瘤
  ○ Ⅱ和Ⅲ级=中度分化的松果体实质肿瘤
    – 如果<6 个核分裂且神经微丝免疫标记（+），则为Ⅱ级
    – 如果≥6 个核分裂或<6 个核分裂但神经微丝免疫标记（−），则为Ⅲ级
  ○ Ⅳ级=松果体母细胞瘤

大体病理和术中特征

- 柔软、易碎、边界不清、浸润性
- 压迫、侵袭中脑导水管，导致脑积水
- 尸检常发现脑脊液播散

显微镜下特征

- 富细胞肿瘤
  ○ 核分裂常见，MIB-1 增高

临床要点

临床表现

- 最常见症状体征
  ○ 颅内压升高（脑积水）
    – 头痛、恶心、呕吐、嗜睡
    – 视乳头水肿、外展神经麻痹
- 其他症状体征
  ○ Parinaud 综合征、共济失调
- 临床特点
  ○ 蹒跚步态伴 Parinaud 综合征，以及颅内压升高的症状体征

人口统计学

- 年龄
  ○ 儿童>青年（罕见病例年龄高达 50 岁）
  ○ 儿童患者确诊时的平均年龄=3 岁
- 性别
  ○ 男：女=1：2
- 流行病学
  ○ PPT 占原发脑肿瘤的 0.5%~1%，占松果体区肿瘤的 15%
  ○ PB 占 PPT 的 30%~45%

病程和预后

- CSF 播散常见
  ○ 在 MR 检查和/或 CSF 检查中，高达 45% 的患者存在脊髓播散
- 血源性转移至骨偶有报道
- 预后差，出现症状后的中位生存期为 16~25 个月

诊断纲要

注意

- 松果体区占位是 GCT 吗？（远比 PPT 更常见）
  ○ 患者的血清肿瘤标记物是否升高？
  ○ 患者是男性？
  ○ 是否同时合并鞍上占位（生殖细胞瘤）？

影像解读要点

- PB 和生殖细胞瘤在 CT 上常表现为高密度（T2WI 呈低信号），且易发生脑脊液播散
- PB 表现为边缘"炸裂样"钙化，典型的生殖细胞瘤表现为中心性"吞食样"钙化

临床要点

- 典型的松果体区星形细胞瘤没有 Parinaud 综合征的表现

参考文献

1. Choudhri AF et al: Diffusion characteristics of pediatric pineal tumors. Neuroradiol J. ePub, 2015
2. Alkhotani A et al: A 49 year-old woman with a pineal mass. Brain Pathol. 24(2):191-2, 2014
3. de Kock L et al: Germ-line and somatic DICER1 mutations in pineoblastoma. Acta Neuropathol. 128(4):583-95, 2014
4. Farnia B et al: Clinical outcomes and patterns of failure in pineoblastoma: a 30-year, single-institution retrospective review. World Neurosurg. 82(6):1232-1241, 2014
5. Jouvet A et al: Pineal parenchymal tumours and pineal cysts. Neurochirurgie. ePub, 2014
6. Kakigi T et al: Quantitative imaging values of CT, MR, and FDG-PET to differentiate pineal parenchymal tumors and germinomas: are they useful? Neuroradiology. 56(4):297-303, 2014
7. Manila A et al: Is CRX protein a useful marker in differential diagnosis of tumors of the pineal region? Pediatr Dev Pathol. 17(2):85-8, 2014
8. Ramasubramanian A et al: Incidence of pineal gland cyst and pineoblastoma in children with retinoblastoma during the chemoreduction era. Am J Ophthalmol. 156(4):825-9, 2013
9. Dumrongpisutikul N et al: Distinguishing between germinomas and pineal cell tumors on MR imaging. AJNR Am J Neuroradiol. 33(3):550-5, 2012
10. Villà S et al: Primary pineal tumors: outcome and prognostic factors–a study from the Rare Cancer Network (RCN). Clin Transl Oncol. 14(11):827-34, 2012
11. Cuccia V et al: Pinealoblastomas in children. Childs Nerv Syst. 22(6):577-85, 2006

三、松果体母细胞瘤

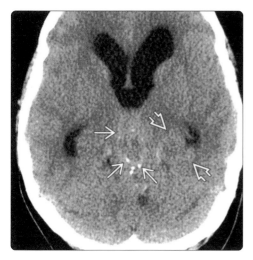 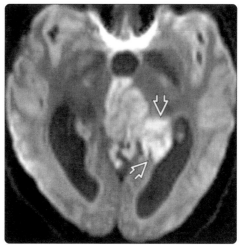

图 6-124 （左图）轴位 CT 平扫示松果体区边界不清浸润性生长的稍高密度占位。可见边缘钙化➡。进一步观察可见占位对邻近脑实质的侵袭➡。中脑导水管受压，引起脑积水。（右图）轴位 DWI 示该实性团块弥散受限。DWI 清楚显示出团块的边界及对邻近脑实质的侵袭➡

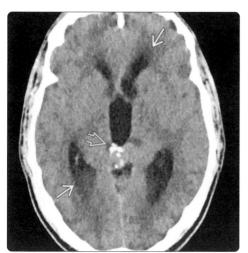 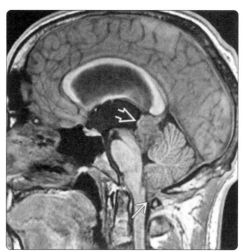

图 6-125 （左图）23 岁男性，头痛数周，近期出现视力模糊急诊就诊。轴位 CT 平扫示松果体区钙化肿块➡。图中可见中度梗阻性脑积水，即侧脑室扩大伴脑室边缘模糊➡。（右图）同一患者，矢状位 T1WI MPRAGE 示松果体区的分叶状肿物➡。第三/侧脑室中度扩大，小脑扁桃体向下移位➡

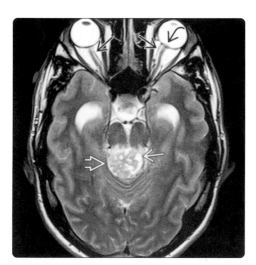 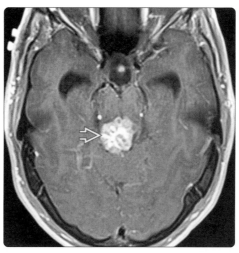

图 6-126 （左图）同一患者，T2WI 示占位➡呈不均匀高信号，伴大量的瘤内囊肿➡。视乳头水肿表现视盘向眼内突出➡及视神经鞘增宽➡出现。（右图）同一患者，增强 T1WI 示占位呈不均匀显著强化➡。术前诊断考虑中度分化的松果体实质肿瘤 vs 松果体区乳头状肿瘤。最终确诊为松果体母细胞瘤，WHO IV 级

要　点

术语

- 松果体区乳头状肿瘤(PTPR)

影像

- 松果体区边界清楚的强化占位
- T1WI:可为不均匀高信号
- T2WI:常见囊性区域
- 中度不均匀增强
- 影像上通常与其他松果体实质瘤相似

主要鉴别诊断

- 生殖细胞瘤
- 松果体细胞瘤
- 松果体母细胞瘤
- 中度分化的松果体实质肿瘤(PPTID)
- 畸胎瘤

病理

- 可能起源于下连合器的特异性室管膜细胞
- WHO Ⅱ-Ⅲ级
- 上皮肿瘤
  - 乳头状区域可见大的立方形或柱状细胞
  - 细胞角蛋白(+),EMA(-)

临床要点

- 最常见的是颅内压增高相关的症状,头痛
- 主要发生在成人,以 30~50 岁居多
- >5 个核分裂/10 个高倍视野,患者生存率降低、复发概率增加
- 易局部复发
- 常见脑脊液播散
- 治疗:手术切除±辅助放射治疗
- 手术完整切除者治愈率高

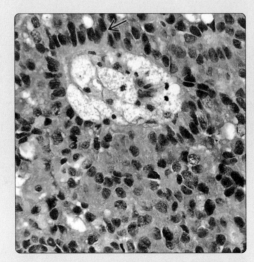
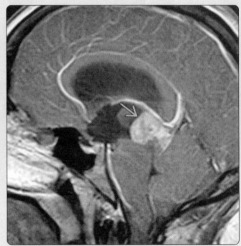

图 6-127 (左图)显微镜下 HE 染色可见松果体区乳头状肿瘤典型的上皮特征➡(From DP:Neuropathology)。(右图)矢状位 T1WI 增强示一不均匀强化的松果体区占位➡。病变阻塞中脑导水管,引起脑积水。影像学鉴别诊断需考虑松果体实质肿瘤和生殖细胞肿瘤。手术证实为松果体区乳头状肿瘤(Courtesy P. Burger,MD)

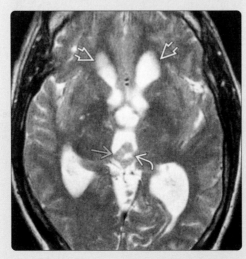
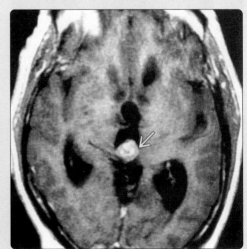

图 6-128 (左图)66 岁男性,头痛,轴位 T2WI 示松果体区一小的不均匀信号占位➡。占位主要呈等信号,还包含一个小的、局限性囊样区域➡。患者存在脑积水,脑脊液外渗(间质性水肿)造成脑室边缘模糊不清➡(Courtesy J. Rees,MD)。(右图)同一患者,轴位 T1WI 增强示病变弥漫性强化,局部强化欠均匀➡(Courtesy J. Rees,MD)

术语

缩写
- 松果体区乳头状肿瘤(PTPR)

影像

一般特点
- 最佳诊断要点
  ○ 成人松果体区强化肿块
- 大小
  ○ 不定,1~6cm
- 形态
  ○ 边界清晰,±囊性区域

影像检查方法推荐
- 最佳影像检查
  ○ MR±钆造影剂增强
- 检查方案推荐
  ○ 薄层矢状位 T1WI 平扫以及增强扫描

MR 表现
- T1WI
  ○ 表现多样,可表现为不均匀高信号
- T2WI
  ○ 不均匀等高信号
- FLAIR
  ○ 高信号
- T1WI 增强
  ○ 中等不均匀强化

鉴别诊断

生殖细胞瘤
- 最常见的松果体区肿瘤
- 青年男性>中年人
- "吞食样"松果体腺钙化
- 脑室内以及 CSF 远处播散常见

松果体细胞瘤
- 最常见的松果体实质肿瘤
- 起源于松果体腺,"炸裂样"松果体腺钙化
- 实性或囊实性,实性部分强化

松果体母细胞瘤
- 可发生于任何年龄,最常见于儿童,男=女
- 松果体区强化占位
- CSF 播散常见且发生较早

中度分化的松果体实质肿瘤(PPTID)
- 成人松果体区侵袭性强化占位
- 与 PTPR 难以鉴别
- 组织学诊断

畸胎瘤
- 松果体区异质性占位,含有脂肪密度/信号
- 脂肪抑制序列信号减低

病理

一般特点
- 病因
  ○ 可能起源于第三脑室后壁下连合器的特异性室管膜细胞
  ○ 可能与松果体隐窝的室管膜细胞有关
- 遗传学
  ○ 大多数患者有 10 号和22q 染色体缺失
  ○ 4、8、9、12 号染色体增加
- 合并异常
  ○ 无其他相关的异常或综合征

分期、分级和分类
- WHO Ⅱ~Ⅲ级

大体病理和术中特征
- 中等或较大的边界清晰的占位

显微镜下特征
- 具有特征性乳头区的上皮肿瘤,伴大立方形或柱形细胞,部分伴更小细胞
- 可见室管膜型菊形团、管状区以及血管旁假菊形团结构
- 免疫组化
  ○ 细胞角蛋白、S100、NSE、波形蛋白(vimentin)强阳性
  ○ GFAP 弱阳性或无反应
- 偶见坏死区,核分裂象不定

临床要点

临床表现
- 最常见症状体征
  ○ 非特异性中枢神经系统症状,头痛

人口统计学
- 年龄
  ○ 据报道 5~66 岁均可发病,但主要发生于成人,平均年龄 32 岁

病程和预后
- 预后不同:5 年生存率73%,无进展生存率27%
- >5 个核分裂/10 个高倍视野,患者生存率降低、复发概率增加
- 易局部复发
- 常见脑脊液播散

治疗
- 手术完整切除者治愈率高
- 次全切除者应辅助放疗
- 化疗效果不明确

参考文献

1. Edson MA et al: Outcomes after surgery and radiotherapy for papillary tumor of the pineal region. World Neurosurg. ePub, 2015
2. Heim S et al: Increased mitotic and proliferative activity are associated with worse prognosis in papillary tumors of the pineal region. Am J Surg Pathol. 38(1):106-10, 2014
3. Cohen AL et al: Bevacizumab is effective for recurrent papillary tumor of the pineal region: first report. Case Rep Oncol. 6(2):434-40, 2013
4. Fauchon F et al: Role of surgery, radiotherapy and chemotherapy in papillary tumors of the pineal region: a multicenter study. J Neurooncol. 112(2):223-31, 2013
5. Chang AH et al: MR imaging of papillary tumor of the pineal region. AJNR Am J Neuroradiol. 29(1):187-9, 2008
6. Roncaroli F et al: Papillary tumor of the pineal region and spindle cell oncocytoma of the pituitary: new tumor entities in the 2007 WHO Classification. Brain Pathol. 17(3):314-8, 2007

要　点

术语

- 髓母细胞瘤(MB)
  - 恶性的、侵袭性的、细胞致密的胚胎性肿瘤
- 四种分子亚型
  - WNT 型
  - SHH 型
  - 3 型
  - 4 型

影像

- 不同亚型好发部位不同
  - 中线(第四脑室)
    - 主要(但不绝对)为 3 型和 4 型
  - 小脑脚/桥小脑角池:WNT
  - 小脑半球(侧面):SHH
- CT 平扫:90%呈高密度(钙化不常见,出血罕见)
- MR:>90%存在强化(4 型轻微/无强化)
  - 弥散受限,ADC 值降低
  - 增强 T1WI 是发现脑脊液播散的必要检查

主要鉴别诊断

- 非典型性畸胎瘤/横纹肌样肿瘤(AT/RT)
- 室管膜瘤
- 小脑毛细胞型星形细胞瘤(PA)

病理

- WHO Ⅳ级(WNT 型危险度更低)
- 组织学亚型
  - 经典型
  - 促纤维增生型
  - MB 伴广泛结节(MBEN)
  - 大细胞型/间变性(LC/A)

临床要点

- 儿童最常见的恶性脑部肿瘤
- 不同的突变、亚型,预后不同
  - WNT 型预后最好,3 型预后最差

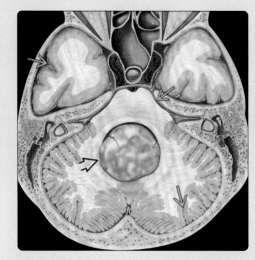
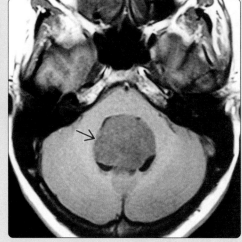

图 6-129　(左图)轴位示意图为一个以第四脑室为中心的球形肿瘤 ⬎,是髓母细胞瘤典型影像表现。初诊时常见脑脊液播散("糖霜征"),图中用蓝色表示 ⬎。(右图)轴位 T1WI 示一个经典的髓母细胞瘤影像表现,为第四脑室内稍低信号圆形占位 ⬎

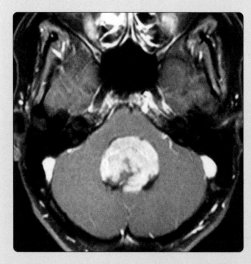
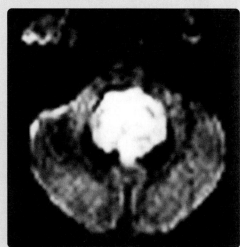

图 6-130　(左图)同一患者,轴位 T1WI 增强 FS 示该占位呈显著强化,强化略不均匀,未见明确脑脊液播散。(右图)同一患者,DWI 示明显的弥散受限。手术证实为促纤维增生型髓母细胞瘤。第四脑室中线是促纤维增生型髓母细胞瘤(MB)第 2 常见的好发部位,是经典型髓母细胞瘤最常见的好发部位。组织病理证实为促纤维增生型髓母细胞瘤,SHH 型

术语

缩写

- 髓母细胞瘤(MB)

同义词

- PNET-MB

定义

- 恶性的、侵袭性的、细胞致密的胚胎性肿瘤
  - 非单一疾病实体
  - 四种不同的分子亚型
    - 每一亚型的细胞来源不同
    - 每一亚型的分子和临床特点不同
    - 每一亚型的治疗方法不同
    - 复燃/复发时分子亚型不变
  - 髓母细胞瘤亚型
    - WNT 型
    - SHH 型
    - 3 型
    - 4 型

影像

一般特点

- 最佳诊断要点
  - 最常见:第四脑室圆形致密占位
- 部位
  - 不同亚型发生于小脑的不同部位,与每一亚型独特的遗传变异和细胞来源有关
    - 中线(第四脑室)
    - 主要(但不绝对)为 3 型和 4 型
      - 小脑脚/桥小脑角池
    - WNT 型最常见
      - 小脑半球(侧面)
    - SHH 型(略大于 50%,其余大多位于中线)

CT 表现

- CT 平扫
  - 第四脑室实性占位
    - 90%呈高密度
    - 高达 20%患者存在钙化,出血罕见
    - 40%~50%中可见肿瘤内小囊肿/坏死
  - 脑积水常见(95%)
- 增强 CT
  - >90%患者存在强化
    - 相对均匀
    - 偶见斑片状强化(可能由于造影剂填充速度缓慢所致)

MR 表现

- T1WI
  - 相对于灰质(GM)呈低信号
- T2WI
  - 接近于灰质信号,或相对于灰质呈略高信号
- FLAIR
  - 相对于脑组织呈高信号
  - 在第四脑室,脑脊液和肿瘤分界清晰
- DWI
  - 弥散受限,ADC 值降低

- T1WI 增强
  - >90%存在强化(4 型轻微/无强化)
  - 通常不均匀
  - 增强扫描是发现 CSF 播散必要检查
    - 脑表面线状糖衣样强化:"糖衣病"(Zuckerguss)
    - 广泛的葡萄样肿瘤结节常见于促纤维增生型和髓母细胞瘤伴广泛结节(MBEN)
    - 可见硬膜尾征,类似脑膜瘤(小脑半球)
  - 脊髓增强 MR(整个神经轴)
    - 高达 1/3 的患者发病时即有蛛网膜下转移
    - 术前行影像学检查以避免术后假阳性:椎管内的血液可能类似或掩盖转移灶
- MRS
  - NAA 峰↓↓
  - Cho 峰↑↑
  - 常可见乳酸峰
  - Tau 峰升高(短 T2)
  - Cr/Cho<0.75 和 mI/NAA<2.1 提示 MB(类似室管膜瘤)

影像检查方法推荐

- 最佳影像检查
  - 增强 MR

鉴别诊断

非典型性畸胎瘤/横纹肌样肿瘤(AT/RT)

- 首要鉴别诊断(影像学上无法区分)

小脑毛细胞型星形细胞瘤(PA)

- 小脑半球>第四脑室
- 囊肿伴强化结节

室管膜瘤

- 通过第四脑室侧孔或枕骨大孔蔓延生长
- 异质性(钙化和出血更常见)
- ADC 值较高(细胞稀疏)

脉络丛乳头状瘤(CPP)

- 第四脑室少见,大多数患者为成人

病理

一般特点

- 病因
  - WNT 型,SHH 型
    - WNT,SHH 信号通路调节神经干细胞自我更新、分化
  - 3 型
    - 第 10~15 孕周时的小脑颗粒神经元前体细胞
      - 神经元分化异常
      - 15 周时类似于视杆细胞前体细胞
  - 4 型
    - 第 20~30 周时的小脑谷氨酸能颗粒神经元前体细胞(GNP)
      - 突触修剪凋亡调节异常
      - 多巴胺、导向蛋白信号和细胞周期调节异常
- 遗传学

- ○ WNT 型
  - – *DKK1*,*DKK2*,*DKK3*,*WNT16* 等
- ○ SHH 型
  - – *PTCH1*,*PTCH2* 和 *SUFU*(婴儿)
  - – *TP53*,*GLI2* 和 *MYCN* 扩增(儿童)
  - – *SMO*(成人)
- ○ 3 型
  - – 一过性视杆细胞前体细胞基因 NRL
  - – *CRX*(通常在第 15 周时逆行至松果体腺),*SAG* 的过度表达
  - – 3 型髓母细胞瘤和松果体母细胞瘤通常在组织学上难以鉴别
- ○ 4 型
  - – 晚期颗粒细胞标志物,reelin 信号通路表达
  - – *SNCAIP* 过度表达仅出现在 4 型
    - □ 促进 GNP 增殖,逃避凋亡
- 合并异常
  - ○ 一些家族性癌症综合征(如 Gorlin 综合征)

分期、分级和分类

- WHO Ⅳ级(WNT 型危险度更低)

显微镜下特征

- 组织学亚型
  - ○ 经典型
  - ○ 促纤维增生型
  - ○ 髓母细胞瘤伴广泛结节(MBEN)
  - ○ 大细胞型/间变性(LC/A)
- MB 的诊断应基于分子亚型和组织学、免疫组化结果
  - ○ WNT 型:经典型(90%)
  - ○ SHH 型:四种组织学分型均可表现为 SHH 型
    - – 几乎所有的促纤维增生型 MB 都是 SHH 型
    - – 其他亚型
  - ○ 3 型:大部分为经典型或 LC/A 型(促纤维增生型少见)
    - – 根据第 8 号染色体上 *MYC* 扩增的情况,可进一步细分为不同类型
  - ○ 4 型:除促纤维增生型的其他所有亚型
    - – 复发合并转移

临床要点

临床表现

- 最常见症状体征
  - ○ 共济失调、颅内压升高体征
  - ○ 在婴儿中可见巨头畸形伴骨缝开裂
- 临床特点
  - ○ 症状出现时间相对较短(平均 2 个月)
  - ○ 症状反映局部占位效应和/或颅内压增高
    - – 恶心、呕吐及共济失调
    - – 脑神经麻痹(较脑干星形细胞瘤少见)
  - ○ 对于恶心、呕吐患者进行胃肠道检查,可能应优先于诊断性的神经影像检查

人口统计学

- 年龄
  - ○ 75%的患者<10 岁
  - ○ 大多数患者诊断时年龄为 5 岁
- 性别
  - ○ 男:女 = 2:1~4:1

- 流行病学
  - ○ 最常见的恶性小儿脑肿瘤
    - – 占小儿脑肿瘤的 15%~20%
    - – 占儿童后颅窝肿瘤的 30%~40%
    - – 是造成儿童肿瘤相关死亡的主要原因
  - ○ 成人少见

病程和预后

- 不同的突变、亚型,预后不同
  - ○ WNT 型预后最好(唯一一个分级为低危的亚型)
  - ○ 3 型预后最差
    - – 如果存在 *MYC* 扩增或 17q 等臂染色体或 M(+),则更高危
  - ○ SHH 型预后介于 WNT 型和 3 型之间
    - – 成人优于儿童或婴儿
    - – 如果 M0、无 *GLI2* 扩增、无 14q 丢失,则为低危
  - ○ 4 型预后介于 WNT 型和 3 型之间
    - – 如果 M(+),则为高危,如存在 11 号染色体丢失和 17 号染色体增加,则为低危
- 风险也依据组织学类型不同而不同
  - ○ 一般来说,促纤维增生型>经典型>LC/A 型

治疗

- 手术切除,辅助化疗
- 如果>3 岁,脑脊髓放疗
- 低危型髓母细胞瘤(WNT 型)或可降低治疗强度

诊断纲要

注意

- 小于 3 岁的 AT/RT 患者
- 全脑及全脊髓的术前评估、整个术野的术后评估是预后的关键

影像解读要点

- 起源于第四脑室顶部的肿瘤=PNET-MB
- 起源于第四脑室底部的肿瘤=室管膜瘤
- 儿童期后颅窝肿瘤如果考虑 MB,一定要把 AT/RT 考虑在内

参考文献

1. Brandes AA et al: New perspectives in the treatment of adult medulloblastoma in the era of molecular oncology. Crit Rev Oncol Hematol. 94(3):348-359, 2015
2. Wang X et al: Medulloblastoma subgroups remain stable across primary and metastatic compartments. Acta Neuropathol. 129(3):449-57, 2015
3. Gerber NU et al: Recent developments and current concepts in medulloblastoma. Cancer Treat Rev. 40(3):356-65, 2014
4. Hooper CM et al: Gene expression analyses of the spatio-temporal relationships of human medulloblastoma subgroups during early human neurogenesis. PLoS One. 9(11):e112909, 2014
5. Perreault S et al: MRI surrogates for molecular subgroups of medulloblastoma. AJNR Am J Neuroradiol. 35(7):1263-9, 2014
6. Shih DJ et al: Cytogenetic prognostication within medulloblastoma subgroups. J Clin Oncol. 32(9):886-96, 2014
7. Rodriguez Gutierrez D et al: Metrics and textural features of MRI diffusion to improve classification of pediatric posterior fossa tumors. AJNR Am J Neuroradiol. 35(5):1009-15, 2014
8. Pitsika M et al: Cerebellar mutism. J Neurosurg Pediatr. 12(6):604-14, 2013
9. Spina A et al: Review of cerebellopontine angle medulloblastoma. Br J Neurosurg. 27(3):316-20, 2013
10. Yeom KW et al: Distinctive MRI features of pediatric medulloblastoma subtypes. AJR Am J Roentgenol. 200(4):895-903, 2013

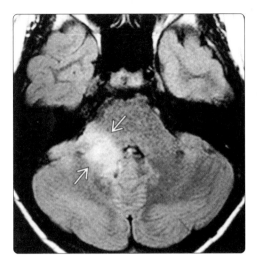
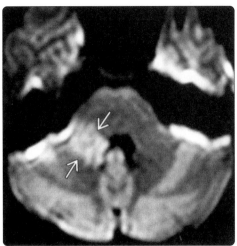

图 6-131 （左图）11 岁女孩，听力丧失、面瘫和行走不稳，轴位 FLAIR 示右侧桥小脑角高信号占位➡️，主要以小脑中脚为中心。（右图）同一患者，DWI 示占位➡️呈明显的、均匀的弥散受限

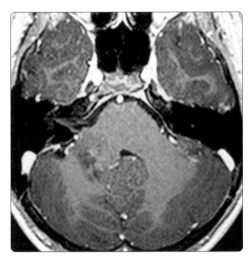
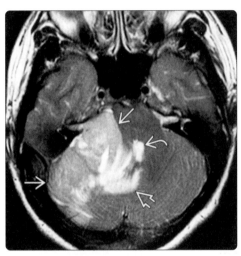

图 6-132 （左图）轴位 T1WI 增强示占位轻度强化。手术证实为髓母细胞瘤，符合术前诊断。分子亚型为 WNT 型（Courtesy S. Blaser，MD）。（右图）27 岁女性，头痛，轴位 T2WI 示右侧小脑半球外侧一个高信号占位➡️。占位周围可见中度水肿➡️。病变压迫并推挤第四脑室移位➡️

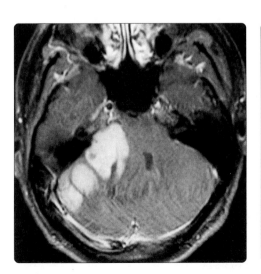
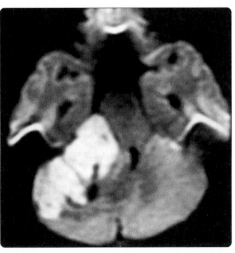

图 6-133 （左图）同一患者，轴位 T1WI 增强 FS 示肿物呈中等均匀强化。未见脑脊液播散。（右图）同一患者，DWI 示占位弥散受限（同时可见 ADC 低信号，图像未提供）。经手术及分子亚型证实为促纤维增生型髓母细胞瘤，SHH 亚型

要　点

术语

- 中枢神经系统幕上原始神经外胚层肿瘤(S-PNET)
  - 由未分化的神经上皮细胞组成的胚胎性肿瘤

影像

- 大的、外观复杂的大脑半球占位,发生在婴儿或幼儿
- 根据位置不同,病变大小不定
  - 大脑半球的 PNET 较大(平均直径 5cm)
  - 鞍上、松果体区的 PNET 较小
- 边界清晰→弥漫性浸润
  - 轻度瘤周水肿
- 钙化常见(50%~70%)
- 不均匀密度/信号/强化
  - 弥散受限常见

主要鉴别诊断

- 非典型性畸胎瘤/横纹肌样肿瘤(AT/RT)
- 星形细胞瘤
- 室管膜瘤

病理

- WHO Ⅳ级
- 数个组织学亚型目前已经合并为一个通用诊断名称
  - 特征性的 C19MC 扩增/LIN28(+)
  - 显著的原始神经元特征
  - 75% 位于大脑半球

诊断纲要

- 如果婴儿出现大脑半球的巨大块状占位,水肿较轻,应考虑 PNET 或 AT/RT
- 术前行全脑全脊髓的增强 MR
  - 增强 FLAIR 可发现蛛网膜下腔播散种植

图 6-134　(左图)大脑半球的 PNET,冠状位大体病理示大脑半球巨大块状占位➡。剖面可见不均质外观,伴灶状出血和坏死。➡(Courtesy Rubinstein Collection,AFIP)。(右图)轴位 T1WI 示一个脑内巨大实性占位➡,病变特征性地缺少瘤周水肿。虽然出血区域呈高信号➡,但病变整体相对于灰质呈稍低信号。大脑镰下疝造成脑室梗阻伴扩张➡

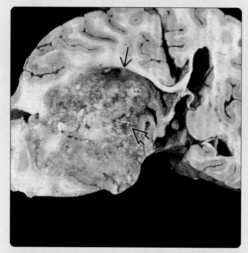
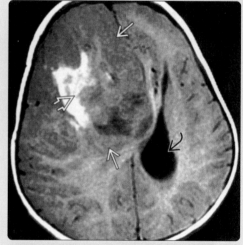

图 6-135　(左图)轴位 T2WI 示一个右侧额叶巨大稍高信号占位➡。病变信号略高于灰质,未见瘤周水肿。肿瘤中心和内侧的异质性和高信号提示坏死➡。(右图)轴位 DWI 示这一细胞致密的病变内部弥散受限➡。弥散受限在相应的 ADC 图像上得到证实(未提供图像)

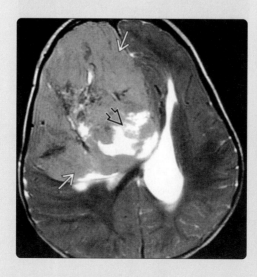
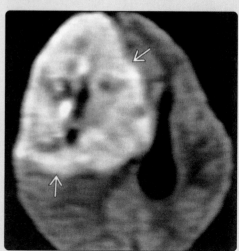

术语

缩写

- 中枢神经系统幕上原始神经外胚层肿瘤(S-PNET)

定义

- CNS PNET:包含了不同组织学类型的通用名称
  - 由未分化的神经上皮细胞组成
  - 对不同分化的广泛包容性
    - 包含星形细胞、室管膜细胞、神经元、肌肉及黑素的成分

影像

一般特点

- 最佳诊断要点
  - 发生于婴幼儿中,大的、外观复杂的大脑半球占位,伴轻度瘤周水肿
- 部位
  - 大脑半球
    - 皮层或皮层下
    - 丘脑
  - 鞍上
  - 松果体
- 大小
  - 根据位置不同,病变大小不同
    - 诊断时大脑半球 PNET 较大,平均直径约5cm
      - 婴儿的大脑半球病变常常是巨大的
    - 鞍上的 PNET 常较小
      - 由于病变对邻近结构的占位效应,症状出现较早(如神经内分泌和视觉障碍)
    - 松果体 PNET 引起脑积水和凝视/会聚障碍
- 形态
  - 边界清晰→弥漫性浸润

X 线表现

- X 线摄相
  - 巨头畸形和颅缝开裂(新生儿和婴儿)

CT 表现

- CT 平扫
  - 等高密度
  - 钙化(50%~70%)
  - 出血和坏死常见
- 增强 CT
  - 不均匀强化
  - 易发生蛛网膜下肿瘤播散

MR 表现

- T1WI
  - 相对于灰质呈等低信号
  - 均质→异质性
- T2WI
  - 相对于灰质,实性成分呈等稍高信号
  - 无或轻微瘤周水肿,可能表现为边界清晰
  - 钙化→低信号灶
  - 血液产物→混杂信号
- PD/intermediate
  - 稍高信号
- FLAIR
  - 实性部分高信号
  - 轻度瘤周水肿
  - 增强 FLAIR 可发现软脑膜转移
- T2* GRE
  - 因血液产物引起的失相位
- DWI
  - 弥散受限常见
- T1WI 增强
  - 不均匀强化
  - 蛛网膜下播散常见
  - 减影成像有助于出血病变的诊断
- MRS
  - NAA 峰↓,肌酸峰↓,Cho 峰↑,+脂质和乳酸

超声表现

- 先天性 S-PNET(产前超声检查)
  - 巨大强回声半球占位
  - 脑积水

影像检查方法推荐

- 最佳影像检查
  - MR(包括 T1WI 增强、FLAIR、DWI、MRS)
- 检查方案推荐
  - 术前行全脑全脊髓 T1WI 增强检查
  - 增强 FLAIR 有助于发现软脑膜转移

鉴别诊断

非典型性畸胎瘤/横纹肌样肿瘤(AT/RT)

- 后颅窝>50%,幕上 39%
- 坏死、囊肿和血管源性水肿常见
- 蛛网膜下播散常见

星形细胞瘤(AA,GBM)

- 广泛的血管源性水肿
- 钙化

室管膜瘤

- 发生于幕上(30%)时,通常位于脑内
  - 只有 15%~25%起源于第三脑室或侧脑室
- 坏死和出血不常见

脉络丛乳头状癌

- 脑实质显著受侵袭
- 广泛的血管源性水肿
- 显著强化

海绵状血管畸形

- 在新生儿、婴儿中可能是巨大的(几乎占据整个半球)
- 类似出血性肿瘤

病理

一般特点

- 病因

- ○ 抑癌基因的异常可能起一定作用
- ○ 表观遗传学失调造成了肿瘤表型的不均质,是肿瘤发生和进展的驱动因素
- ○ *C19MC* 扩增/LIN28(+)
- 遗传学
  - ○ 不同于髓母细胞瘤(PNET-MB),17 号染色体畸变(少见)
  - ○ 抑癌基因的体细胞突变
    - *ASCL1*
    - 22 号染色体上的 *SMARCB1*
  - ○ S-PNET 的其他染色体异常
    - *TTYH1-C19MC* 基因融合
    - 11 号染色体短臂畸变
    - 9、13、1q 染色体三体和 18q 的端粒长度固定
- 合并异常
  - ○ 遗传综合征
    - Gorlin 综合征
    - Turcot 综合征
    - 遗传性视网膜母细胞瘤和继发恶性肿瘤的风险
    - Rubinstein-Taybi 综合征

分期、分级和分类

- 所有 PNET 均为 WHO Ⅳ级
- 2007 年 WHO 分级
  - ○ CNS PNET 和胚胎性肿瘤不再另行分级(CNS PNET,NOS)
  - ○ CNS PNET 组织学亚型
    - 神经母细胞瘤
    - 节细胞神经母细胞瘤
    - 室管膜母细胞瘤(EPB)
    - 胚胎性肿瘤伴丰富神经纤维及真性玫瑰花结(ETANTR)
    - 髓上皮瘤(MEP)
- EPB、ETANTR 和 MEP 现在合并为一种疾病诊断名称(尚未命名)
  - ○ 组织学亚型和分子差异有着密切联系
    - 以 *C19MC* 扩增/LIN28(+)为特征
      □ LIN28(+)(但无 *C19MC*)也可见于其他小儿恶性脑肿瘤中(如横纹肌样脑瘤,一些恶性胶质瘤)
    - 显著的原始神经元特征
    - 发生于<4 岁的儿童
    - 75%位于大脑
- 新名称:"1 型 CNS-PNET"
- "CNS-PNET"现用于不常见的、不符合上述分子特征的肿瘤

大体病理和术中特征

- 均匀度各异
  - ○ 实性均质→囊性、坏死、出血和部分钙化
  - ○ 除非有显著的结缔组织增生,实性部分及软组织部分呈浅粉红色
  - ○ 肿瘤和脑组织的界限从模糊不清到境界分明不等

显微镜下特征

- 类似于髓母细胞瘤(PNET-MB)

临床要点

临床特征

- 最常见症状体征
  - ○ 因肿瘤的起源部位和大小而不同
    - 大脑半球→癫痫发作、精神状态改变、运动障碍、颅内压增高
    - 鞍上→视觉障碍、内分泌障碍
    - 松果体→脑积水、Parinaud 综合征
- 其他症状体征
  - ○ 因脑疝或弥散性脑脊液播散引起的颅脑病变
- 临床特点
  - ○ 婴儿表现为巨头畸形、癫痫发作和巨大半球占位

人口统计学

- 年龄
  - ○ 最常见于幼童
    - 诊断时平均年龄:30~35 个月
- 性别
  - ○ 男:女 = 2:1
- 种族差异
  - ○ 无种族易患倾向
- 流行病学
  - ○ S-PNET 占小儿脑肿瘤的 1%
  - ○ 在所有 CNS-PNET 中,5%~6%是幕上的

病程和预后

- 相比于后颅窝 PNET(PNET-MB),S-PNET 生存率更低
  - ○ S-PNET 的 5 年生存率:30%~35%
  - ○ PNET-MB 的 5 年生存率:80%~85%
- 严重钙化的 S-PNET 预后略好

治疗

- 积极地手术切除,化疗、脑脊髓放疗
- mTOR 抑制剂可能有助于 LIN28(+)的肿瘤治疗

诊断纲要

注意

- 新生儿、婴儿、幼童 S-PNET
  - ○ 不伴水肿的半球肿瘤
  - ○ 鞍上或松果体占位

影像解读要点

- 巨大半球占位伴轻微瘤周水肿

参考文献

1. Nowak J et al: Systematic comparison of MRI findings in pediatric ependymoblastoma with ependymoma and CNS primitive neuroectodermal tumor not otherwise specified. Neuro Oncol. ePub, 2015
2. Korshunov A et al: Embryonal tumor with abundant neuropil and true rosettes (ETANTR), ependymoblastoma, and medulloepithelioma share molecular similarity and comprise a single clinicopathological entity. Acta Neuropathol. 128(2):279-89, 2014
3. Nowak J et al: MRI characteristics of ependymoblastoma: results from 22 centrally reviewed cases. AJNR Am J Neuroradiol. 35(10):1996-2001, 2014
4. Spence T et al: CNS-PNETs with C19MC amplification and/or LIN28 expression comprise a distinct histogenetic diagnostic and therapeutic entity. Acta Neuropathol. 128(2):291-303, 2014

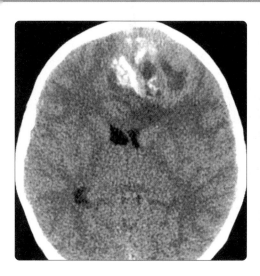
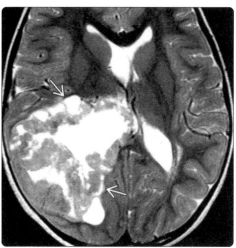

图 6-136 （左图）轴位CT 平扫示额叶典型的脑内异质性 PNET，可见细胞致密的征象和轻度或无瘤周水肿。肿瘤主要为高密度，伴散在钙化。（右图）7 岁男孩，癫痫发作，轴位 T2WI 示右顶叶巨大不均匀等高混杂信号肿物➡。图中未见瘤周水肿

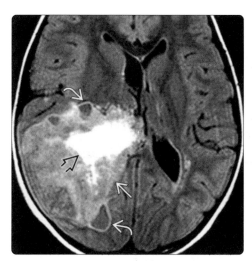
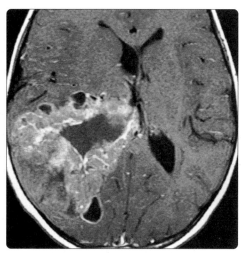

图 6-137 （左图）同一患者，FLAIR 示中心坏死的高信号区➡、肿瘤的实性部分➡和若干个瘤内囊肿➡，囊肿内信号未被完全抑制。（右图）同一患者，T1WI 增强示占位实性部分和瘤内囊肿周边的不均匀强化。中心坏死区域不强化。手术发现为 PNET

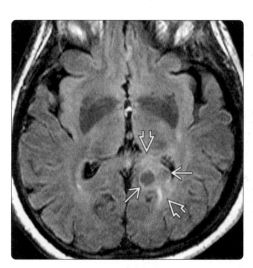
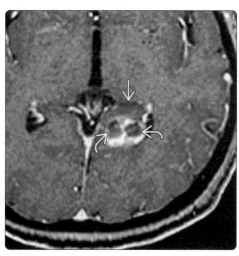

图 6-138 （左图）轴位FLAIR 示一个分叶状、异质性占位➡，位于左侧顶枕交界处的侧脑室三角区内侧。周围的白质内有许多轻微的稍高信号➡，经证实为浸润性肿瘤。（右图）同一患者，轴位 T1WI 增强示分叶部分不均匀强化，伴中心坏死➡。浸润部分无强化➡。最终诊断为幕上 PNET

要　点

术语

- 伴 *SMARCB1/hSNF5* 基因突变的高度恶性肿瘤（常见于儿童）
- INI1 蛋白表达缺失是 CNS AT/RT 的标志

影像

- 婴儿的异质性颅内占位
- CT 上的高密度占位
- 通常包含囊肿或出血
- 相对于肿瘤大小而言，水肿较轻
- 不均匀强化
- 软脑膜播散常见
- 实性部分在 DWI 上表现为弥散受限，ADC 值降低
  - 囊性/坏死区弥散性增高，ADC 值增高

主要鉴别诊断

- 髓母细胞瘤，其他 PNET

病理

- WHO Ⅳ 级
- 形态学变化大，免疫表型差异明显
- 向间叶细胞、神经元细胞、胶质细胞、上皮细胞等各个方向分化
  - 被称为"畸胎瘤样"的原因
  - 横纹肌细胞常见，但并恒定出现
  - 常包含原始神经外胚层细胞，与 PNET 类似
- INI1 蛋白免疫印迹缺失与 *hSNF5/INI1* 基因突变相关
  - 是确诊 AT/RT 的可靠依据

诊断纲要

- 小于 3 岁儿童的巨大肿瘤要考虑到 AT/RT
- 无论何时诊断髓母细胞瘤（PNET-MB）时，一定要同时考虑 AT/RT

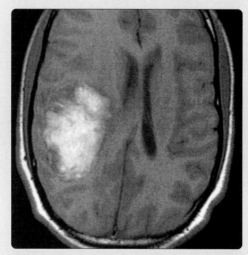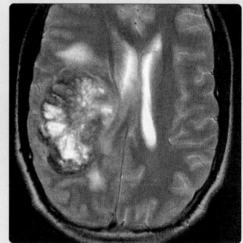

图 6-139　（左图）轴位 T1WI 示右侧顶叶较大的、显著高信号占位，提示为出血。（右图）同一患者，轴位 T2WI 示一个信号极不均匀的病变，同时混杂着高、低、等信号区。瘤周水肿相对轻微

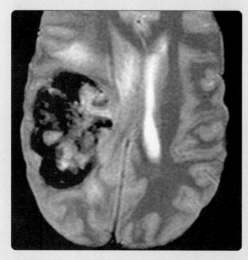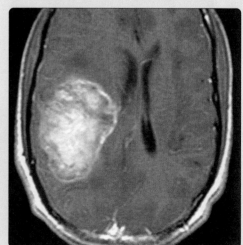

图 6-140　（左图）轴位 T2* GRE 示占位内显著低信号，呈"开花征"，与出血一致。（右图）同一患者，轴位 T1WI 增强示占位周边轻度强化。手术证实为 AT/RT（Courtesy R. Hewlett, MD）

术语

缩写

- 非典型性畸胎瘤-横纹肌样肿瘤（AT/RT）

同义词

- 大脑恶性横纹肌样肿瘤
- 横纹肌样脑瘤

定义

- 伴 *SMARCB1/hSNF5* 基因突变的高度恶性肿瘤（常见于儿童）
  - INI1 蛋白表达缺失是 CNS AT/RT 的标志

影像

一般特点

- 最佳诊断要点
  - 婴儿或幼童的异质性颅内占位
  - 中等大小，块状肿瘤伴囊实性混杂成分
- 部位
  - 幕下（47%）
    - 大多数偏离中线
    - 桥小脑角（CPA）
    - 小脑和/或脑干
  - 幕上（41%）
    - 大脑半球或鞍上
  - 幕上和幕下同时（12%）
  - 15%~20%初诊时就存在肿瘤播散
- 大小
  - 大多数发病时 1~3cm（也可能非常巨大）
- 形态
  - 大致呈球形、不规则形或分叶状

CT 表现

- CT 平扫
  - 高密度占位
  - 通常包含囊肿和/或出血
  - 可有钙化
  - 常见梗阻性脑积水
- 增强 CT
  - 典型表现为显著不均匀强化

MR 表现

- T1WI
  - 异质性
    - 相对于脑组织呈等信号
    - ±高信号出血灶
    - 囊性部分相对于 CSF 呈稍高信号
- T2WI
  - 异质性
    - 低信号灶（出血）
    - 高信号灶（囊肿）
- FLAIR
  - 实性肿瘤呈等高信号
  - 囊肿相对于 CSF 呈高信号
  - 脑积水所致室旁水肿
  - 相对于肿瘤大小而言，水肿较轻
- T2* GRE
  - 出血灶的低信号"开花征"
- DWI
  - 可因细胞致密造成弥散受限
  - ADC 值降低
- T1WI 增强
  - 不均匀强化
  - 软脑膜播散常见（15%~20%）
    - 弥散线性强化
    - 多发结节
  - "脑到脑"的脑实质转移
- MRA
  - 肿瘤组织包裹的血管可能显示狭窄
- MRS
  - 侵袭性代谢模式
    - Cho 峰升高
    - NAA 峰、肌酸峰降低或缺失
    - 脂肪和乳酸峰常见

影像检查方法推荐

- 最佳影像检查
  - 增强 MR
- 检查方案推荐
  - 就诊时应行全 CNS 影像检查，明确肿瘤的蛛网膜下播散

鉴别诊断

髓母细胞瘤（PNET-MB）

- 后颅窝肿瘤
- AT/RT 比 PNET-MB 更易出现囊肿
- CPA 区的异质性肿瘤从统计学上更可能是 PNET-MB，但 AT/RT 更具典型性

室管膜瘤

- "可塑性"肿瘤，通过第四脑室侧孔向外蔓延
- 钙化、囊肿、出血常见
- 显著不均匀强化

脉络丛乳头状瘤（CPP）

- 脑室内占位
- 均匀强化

胶质母细胞瘤/肉瘤

- 高级别胶质瘤
- 从脑干向外部生长

畸胎瘤

- 更常见于松果体区或鞍旁
- 因钙化、出血等在影像学上表现为不均匀

病理

一般特点

- 遗传学
  - *SMARCB1* 突变伴 INI1 表达缺失或突变，对 AT/RT 具有诊断意义
    - SWI/SNF 染色质重塑复合物的核心成分
  - 2 种 AT/RT 分子亚型，每一种的临床病理特点、生存率都不同
    - 1 型：ASCL1 上调（NOTCH 信号通路的调节

因子,原始神经细胞谱系的标志物)
- □ 60%为幕上,40%为幕下
- □ 向神经细胞分化＝5 年生存率
  - *ASCL1* 阴性肿瘤(幕下,预后差)
    - □ BMP/MAPK 信号通路活跃,向间叶细胞分化
    - □ 70%为幕下,30%为幕上
    - □ 位于幕下、BMP 激活者预后更差
  - 家族性病例见于横纹样瘤易感综合征(RTPS)
    - 当有 *SMARCB1* 基因突变时称为 RTPS1
    - *SMARCB4* 基因突变→RTPS2

分期、分级和分类

- WHO Ⅳ级
  - 当缺乏分子学信息时,诊断为"胚胎性肿瘤伴横纹肌样特征"

大体病理和术中特征

- 通常在发病时就已经不能切除
- 肿瘤边界不清
- 浸润脑实质

显微镜下特征

- 形态学变化大,免疫表型差异明显
- 向间叶细胞、神经元细胞、胶质细胞、上皮细胞等各个方向分化
  - 被称为"畸胎瘤样"的原因
  - 横纹肌细胞常见,但并不恒定出现
    - 大的、苍白的、形态一致的细胞,伴中度嗜酸性的细胞质
  - 常包含原始神经外胚层细胞,类似于 PNET
- INI1 蛋白免疫印迹缺失与 *hSNF5/INI1* 基因突变相关
  - 是确诊 AT/RT 的可靠依据

临床要点

临床表现

- 最常见症状体征
  - 颅内压升高的体征
    - 嗜睡
    - 呕吐
    - 头围增大
  - 其他症状体征
    - 斜颈
    - 癫痫发作
    - 技能退化
    - 婴儿急性面神经麻痹

人口统计学

- 年龄
  - <3 岁,成人有一个更小的峰
    - 成人肿瘤多发生在非典型部位(如松果体区、鞍上、脊椎)
- 性别
  - 男＝女
- 流行病学
  - 少见>3 岁
  - 在小于 3 岁儿童的原发性 CNS 肿瘤中,高达20%

病程和预后

- 伴软脑膜转移患者的中位生存期＝16 个月,不伴软脑膜转移者则为 149 个月
- 死亡率 64%

治疗

- 积极手术和化疗可以延长生存时间,但预后仍较差
- 放疗已经证实可以延长生存时间,尤其是对较年长儿童
  - 由于放疗对于发育中的大脑的损害,在年幼儿童中放疗是有争议的
- 针对 PNET-MB 的化疗方案收效甚微

诊断纲要

注意

- 小于 3 岁儿童的巨大肿瘤都要考虑 AT/RT
- 无论何时诊断髓母细胞瘤(PNET-MB)时,一定要同时考虑 AT/RT

影像解读要点

- 影像学表现是非特异的
- 相比于 PNET-MB,AT/RT 更不均匀或更有可能发生于幕上

参考文献

1. Sredni ST et al: Rhabdoid tumor predisposition syndrome. Pediatr Dev Pathol. 18(1):49-58, 2015
2. Torchia J et al: Molecular subgroups of atypical teratoid rhabdoid tumours in children: an integrated genomic and clinicopathological analysis. Lancet Oncol. 16(5):569-82, 2015
3. Agaimy A: The expanding family of SMARCB1(INI1)-deficient neoplasia: implications of phenotypic, biological, and molecular heterogeneity. Adv Anat Pathol. 21(6):394-410, 2014
4. Kubicky CD et al: Rare primary central nervous system tumors. Rare Tumors. 6(3):5449, 2014
5. Louis DN et al: International Society Of Neuropathology–Haarlem consensus guidelines for nervous system tumor classification and grading. Brain Pathol. 24(5):429-35, 2014
6. Margol AS et al: Pathology and diagnosis of SMARCB1-deficient tumors. Cancer Genet. 207(9):358-64, 2014
7. Siu A et al: Association of cerebellopontine angle atypical teratoid/rhabdoid tumors with acute facial nerve palsy in infants. J Neurosurg Pediatr. 13(1):29-32, 2014
8. Souki C et al: Atypical teratoid rhabdoid tumor in adulthood. Clin Neuropathol. 33(3):245-50, 2014
9. Xin X et al: A primary spinal extradural atypical teratoid/rhabdoid tumor of the cervical spine with bony involvement. J Child Neurol. 29(5):670-3, 2014
10. Au Yong KJ et al: How specific is the MRI appearance of supratentorial atypical teratoid rhabdoid tumors? Pediatr Radiol. 43(3):347-54, 2013
11. Bruggers CS et al: Magnetic resonance imaging spectroscopy in pediatric atypical teratoid rhabdoid tumors of the brain. J Pediatr Hematol Oncol. Epub ahead of print, 2013
12. Koral K et al: Diffusion MRI improves the accuracy of preoperative diagnosis of common pediatric cerebellar tumors among reviewers with different experience levels. AJNR Am J Neuroradiol. 34(12):2360-5, 2013
13. Birks DK et al: Claudin 6 is a positive marker for atypical teratoid/rhabdoid tumors. Brain Pathol. 20(1):140-50, 2010
14. Koral K et al: Imaging characteristics of atypical teratoid-rhabdoid tumor in children compared with medulloblastoma. AJR Am J Roentgenol. 190(3):809-14, 2008
15. Warmuth-Metz M et al: CT and MR imaging in atypical teratoid/rhabdoid tumors of the central nervous system. Neuroradiology. 50(5):447-52, 2008
16. Squire SE et al: Atypical teratoid/rhabdoid tumor: the controversy behind radiation therapy. J Neurooncol. 81(1):97-111, 2007
17. Meyers SP et al: Primary intracranial atypical teratoid/rhabdoid tumors of infancy and childhood: MRI features and patient outcomes. AJNR Am J Neuroradiol. 27(5):962-71, 2006

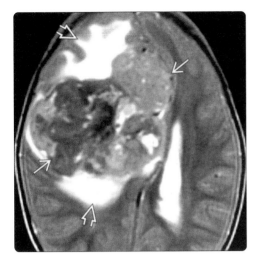 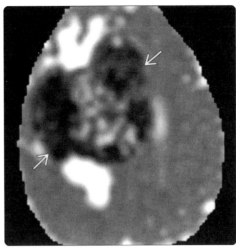

图 6-141　（左图）轴位 T2WI 示一个幕上巨大团块状异质性肿瘤➡，伴中心出血以及占位效应。尽管存在少量水肿➡，但相对于肿瘤大小而言，水肿要相对较轻。（右图）同一患者，轴位 ADC 示占位 ADC 值降低➡，与肿瘤的细胞致密属性相符

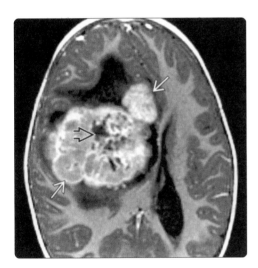 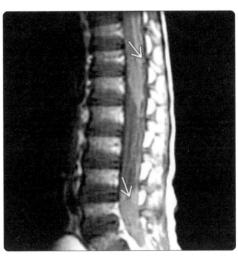

图 6-142　（左图）同一患者，轴位 T1WI 增强示显著不均匀强化➡。在这个以实性为主的占位中可见一些中心坏死区。➡。（右图）矢状位 T1WI 增强示"掉落"的转移灶➡。正如这个病例所示，所有儿童后颅窝肿瘤患者均应在术前行全脑脊髓增强扫描，以除外蛛网膜下转移

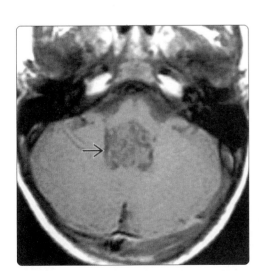 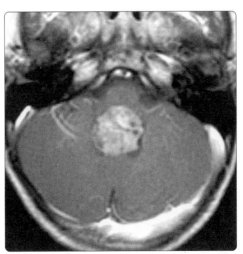

图 6-143　（左图）3 岁男孩，晨起呕吐 4~6 周，轴位 T1WI 示第四脑室占位➡。（右图）同一患者，轴位 T1WI 增强示占位呈中等不均匀强化。术后诊断为髓母细胞瘤。最终病理诊断为 AT/RT

术语

- 起源于胚胎神经嵴细胞衍生的交感神经系统的恶性肿瘤

影像

- 典型的影像学表现
  - "毛骨悚然样"外观的眼眶和颅骨针尖状骨膜炎±骨破坏
- 颅骨转移
  - 几乎总是发生在硬膜外,以颅盖骨为基底
- 脑实质转移少见
  - 随着治疗手段的进步,发病率升高,Ⅳ期转移性肿瘤
  - 大部分脑实质内的神经母细胞瘤侵及幕上,伴出血

主要鉴别诊断

- 白血病

- 朗格汉斯细胞组织细胞增生症
- 脑外血肿
- 尤因肉瘤(Ewing sarcoma)

病理

- 颅骨转移提示疾病为Ⅳ期
  - 60%~75%的患者生存时间<1 年
  - 即使经过积极的治疗,只有 15%的患者生存时间>1 年

临床要点

- <5 岁儿童最常见的颅外实性肿瘤
  - 占所有儿童肿瘤的 8%~10%
- <1 个月患儿(先天性)最常见的肿瘤
  - 诊断时平均年龄为 22 个月
  - 就诊时 20%~55%的患者有眼部症状
    - 突眼和"熊猫眼"
- 骨转移最常见,2/3 的患者诊断时存在骨转移
  - Ⅳ期肿瘤

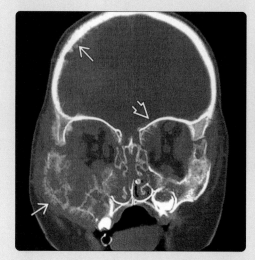
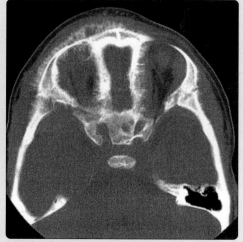

图 6-144 　(左图)患有腹部占位儿童,冠状位 CT 平扫示眼眶、面部骨质及颅盖骨针尖状骨膜炎,呈"毛骨悚然样"的外观➡,伴巨大软组织占位。病变为双侧➡。转移性Ⅳ期神经母细胞瘤典型表现是累及颅骨和眶部骨质。(右图)同一患者,轴位 CT 平扫示"毛骨悚然样"表现。眶部受累常导致突眼和瘀斑的"熊猫眼",这可能会被误认为是虐待所致

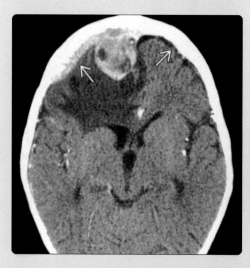
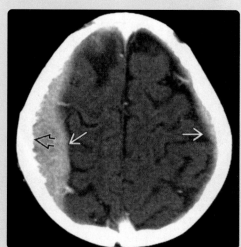

图 6-145 　(左图)2 岁男孩,神经母细胞瘤,轴位增强 CT 示额叶显著不均匀强化的硬膜外占位➡,伴占位效应和水肿。(右图)同一患者,头部增强 CT 示明显强化的硬膜外占位➡。表层颅骨➡表面不规则,提示颅盖骨受累。颅内受累常由邻近的颅盖骨转移而来,伴硬脑膜受侵。脑实质转移少见

术语

缩写

- 神经母细胞瘤(NB),成神经细胞瘤(NBT)

定义

- 起源于胚胎神经嵴细胞衍生的交感神经系统的恶性肿瘤

影像

一般特点

- 最佳诊断要点
  - 针尖状眶周骨占位,导致患儿突眼、"熊猫眼"
- 部位
  - 颅骨的转移几乎总是发生在硬膜外、以颅盖骨为基底的占位
    - 以颅盖骨、眶骨或颅骨为基底
  - 脑实质转移少见,但随着治疗手段的进步,发病率升高,Ⅳ期转移性肿瘤
    - 在64%的高危患者中,中枢神经系统神经母细胞瘤(CNS NB)是疾病复发的唯一病灶
    - 对于NB而言,CNS可能代表着"避难所"
    - 大多数脑实质NB侵及幕上,伴出血
    - 软脑膜、脑室内病变也可发生
- 形态
  - 沿着骨轮廓的、新月形或梭形
  - 通常边界不清
- 典型的影像学表现:"毛骨悚然样"外观的眼眶和颅骨针尖状骨膜炎±骨破坏

X线表现

- 冠状缝增宽和新生骨膜骨

CT表现

- CT平扫
  - 最适合用于显示颅骨或蝶骨翼伸出的,骨膜骨的细骨针
  - 软组织占位通常相对于脑组织呈等高密度
    - 可类似于硬膜外或硬膜下血肿
  - 病变可突入眼眶(肌锥外间隙),蔓延至周围间隙,而不累及眶隔前间隙
  - 可穿透颅骨内、外板
  - 可为双侧性的

MR表现

- T1WI
  - 略不均匀
  - 相对于肌肉呈低信号
- T2WI
  - 不均匀
  - 相对于脑组织呈低信号
  - 相对于肌肉呈稍高信号
- FLAIR:不均匀;相对于肌肉呈高信号
- T2*GRE:低信号
- T1WI增强:显著强化,可为不均匀强化
- MRV:可压迫邻近的硬膜窦变窄,或侵袭邻近硬膜窦

核医学检查表现

- 骨扫描
  - MIBG(间碘苄胍)
    - 儿茶苯酚胺类似物
    - 用^{131}I或^{123}I标记
    - 神经嵴细胞摄取显著增加
      □ NB、节细胞神经母细胞瘤、节细胞神经瘤、类癌、甲状腺髓样癌
    - 对NBT具有99%的特异性
    - 警告:高达30%的NB患者不是MIBG阳性
      □ 漏诊50%的复发性肿瘤
    - 无法区别是骨的疾病还是骨髓的疾病
  - ^{99m}Tc-MDP(亚甲基二膦酸盐)
    - 肿瘤的钙代谢会导致摄取增加,对神经嵴组织无特异性
    - 对骨转移有74%的敏感性
    - 可以鉴别骨髓疾病和骨疾病
    - 在<1岁的儿童中,骨扫描对于鉴别疾病Ⅳ期和Ⅳ-S期是必要的
  - ^{111}In喷曲肽
    - 生长抑素类似物
    - 对NBT不特异,不优于MIBG
- PET
  - 在少数病例中,FDG PET对复发肿瘤具有高度敏感性和特异性
  - 由于去分化导致MIBG阴性时,FDG PET可以发现复发

影像检查方法推荐

- 最佳影像检查
  - CT/MR用于评估原发肿瘤
  - 核医学MIBG和^{99m}Tc-MDP骨扫描
  - 如果闪烁显像提示转移,行脑或眶部CT检查
- 检查方案推荐
  - 增强MR扫描和脂肪饱和序列,以辅助CT检查

鉴别诊断

白血病

- 以硬脑膜或颅盖骨为基底的占位
- 实质占位更常见
- MR上更均匀

朗格汉斯细胞组织细胞增生症(LCH)

- 溶骨性病变,无新生骨膜骨
- 常合并尿崩症

脑外血肿

- 硬膜下或硬膜外血肿
- 要考虑出血性疾病或虐待儿童

尤因肉瘤

- <1%的病例累及颅骨
- 侵袭性骨破坏
- 针尖状的骨膜反应

骨肉瘤

- 罕见原发于颅盖骨

横纹肌肉瘤

- 儿童眶部最常见的软组织恶性肿瘤
- 双侧受累少见,可以侵及眶隔前间隙

四、转移性神经母细胞瘤

重型 β 地中海贫血

- 典型的"毛骨悚然样"颅盖骨膨胀
- 无类似神经母细胞瘤的局灶性或破坏性病变

病理

一般特点

- 病因
  - 起源于病理上成熟的神经嵴祖细胞
  - 原发肿瘤起源于交感神经节
  - 无已知的诱发因素
- 遗传学
  - 1p、4p、2p、12p、16p、17q 的多个基因位点与 NB 相关
    - 2 号染色体上的 Myc-N 致癌基因是重要标记
    - 35%的患者有 1 号染色体短臂缺失
  - 1%~2%的病例为遗传性
- 合并异常
  - 少见合并 Beckwith-Wiedemann 综合征、神经纤维瘤病 1 型
  - 部分合并神经嵴病综合征
    - Hirschsprung 病,先天性中枢性通气不足,Di-George 综合征

分期、分级和分类

- 颅盖骨转移提示疾病Ⅳ期
- 国际神经母细胞瘤分期系统
  - Ⅰ期:局限于原发器官
  - ⅡA 期:单侧肿瘤,无淋巴结阳性
  - ⅡB 期:单侧肿瘤,单侧淋巴结阳性
  - Ⅲ期:对侧受累
  - Ⅳ期:远处转移
  - Ⅳ-S 期:诊断时<1 岁,Ⅰ/Ⅱ期+局限于皮肤、肝脏或骨髓的转移性病变

合并异常

- 浅灰褐色柔软结节
- 浸润性或局限性生长,无包膜
- 坏死、出血、钙化程度不一

显微镜下特征

- 未分化的蓝色圆形细胞,胞质少,核深染
- 可以形成 Homer-Wright 菊形团
- 节细胞神经母细胞瘤有散在成熟的神经节细胞
  - 同一肿瘤的不同区域可能有节细胞神经母细胞瘤或神经母细胞瘤

临床要点

临床表现

- 最常见症状体征
  - "熊猫眼"(眶旁瘀斑)
  - 可触及的颅盖骨占位
- 其他症状体征
  - 可触及的腹部或脊髓旁占位
  - 头颅转移性病变很少单独发生
- 临床特点
  - 发病时 20%~55%的患者有眼部症状
    - 突眼和"熊猫眼",50%为双侧

- Horner 综合征
- 眼阵挛、肌阵挛和共济失调
  - 婴儿的肌阵挛性脑病
  - 副肿瘤综合征(非转移)
  - 高达 2%~4%的 NB 患者,预后更好
- 血管活性肠肽(VIP)升高
  - 高达 7%的 NBT 患者
  - 腹泻、低血钾、胃酸缺乏
- 尿液中香草酸、香草基扁桃酸升高(>90%)

人口统计学

- 年龄
  - 诊断时平均年龄为 22 个月
  - 40%诊断时小于 1 岁
  - 35%诊断时 1~2 岁
  - 25%诊断时>2 岁
  - 89%在 5 岁内诊断
- 性别
  - 男:女 = 1.2:1
- 流行病学
  - <5 岁儿童最常见的颅外实性肿瘤
  - 占所有儿童肿瘤的 8%~10%
  - <1 个月患儿(先天性)最常见的肿瘤
  - 骨转移最常见,2/3 的患者诊断时伴骨转移
  - 6~12 个月内 1%~2%患者症状自发退化,多数是Ⅳ-S 期
  - NB 是最常见的和侵袭性的 NBT

病程和预后

- Ⅰ、Ⅱ 和Ⅳ-S 期,3 年无病生存率(EFS)为 75%~90%
- Ⅲ期:<1 岁的患者 1 年 EFS 为 80%~90%,>1 岁的患者 3 年 EFS 为 50%
- Ⅳ期:<1 岁的患者 1 年 EFS 为 60%~75%,>1 岁的患者 3 年 EFS 为 15%
- 提示预后差的因素:1p 缺失、17q 易位、Myc-N 扩增
- 提示预后好的因素:病灶局限、Ⅳ-S 期、Myc-N 扩增减少

治疗

- 手术切除+化疗、放疗
- 骨髓移植
- Ⅳ-S 可能会发生自发退化

诊断纲要

注意

- 行腹部影像学检查以明确原发肿瘤位置

影像解读要点

- CT 平扫有助于明确针尖样骨刺,在鉴别诊断上除外 LCH

参考文献

1. Nabavizadeh SA et al: Imaging findings of patients with metastatic neuroblastoma to the brain. Acad Radiol. 21(3):329-37, 2014
2. Wiens AL et al: The pathological spectrum of solid CNS metastases in the pediatric population. J Neurosurg Pediatr. 14(2):129-35, 2014

四、转移性神经母细胞瘤

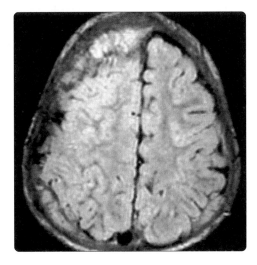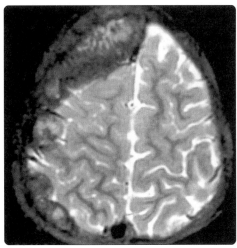

图 6-146 （左图）硬膜外移性神经母细胞瘤的患者，轴位 FLAIR 示信号不均匀，尽管占位效应明显，其下方脑实质仅见轻微的反应性改变。（右图）同一患者，轴位 T2WI 示该转移性神经母细胞瘤呈不均匀低信号。细胞致密以及高核质比的占位在 T2WI 上呈特征性的低信号

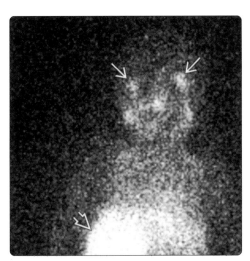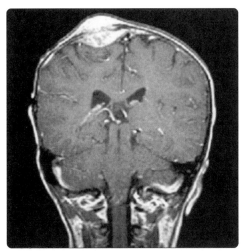

图 6-147 （左图）冠状位 [123]I 标记的 MIBG 示眶部摄取增高区 ➡，与神经母细胞瘤转移相关。注意右侧腹部肿瘤原发部位的大面积摄取增多 ➡。尽管 MIBG 扫描对于神经母细胞瘤高度特异，仍有高达 30% 的原发性和 50% 的复发性神经母细胞瘤不摄取 MIBG。（右图）神经母细胞瘤患儿，冠状位 T1WI 增强示一个强化的凸面占位，病变中心位于板障骨间隙，骨膜下和硬膜外均有侵及

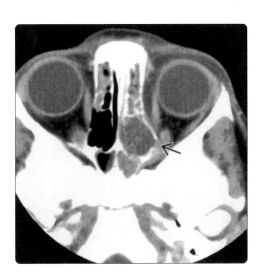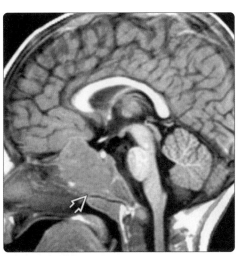

图 6-148 （左图）神经母细胞瘤患儿，轴位 CT 平扫示筛骨占位。可见一个小的骨侵蚀灶 ➡，提示神经母细胞瘤转移的诊断是正确的。（右图）2 岁患儿，Ⅳ期神经母细胞瘤，矢状位 T1WI 示一个轻度不均匀、大的、以中央颅骨为基底的占位 ➡，伴显著的斜坡膨大。影像学上类似于其他恶性肿瘤。转移性神经母细胞瘤最常累及颅盖骨或眼眶区域

要点

术语

- 有包膜的良性神经鞘肿瘤,由已分化的肿瘤性施万细胞组成
  - 所有神经鞘瘤中的99%与脑神经相关
  - 95%累及第Ⅷ对脑神经
  - 所有颅内神经鞘瘤中,<1%为发生于脑实质内

影像

- CT
  - 相对于脑组织呈等稍高密度
  - 临近骨质、颅孔呈平滑的扇形扩大
  - 显著强化,部分强化欠均匀
- MR
  - 在T2WI、FLAIR上呈不均匀高信号
  - 100%强化(显著不均匀强化)

主要鉴别诊断

- 脑神经神经鞘瘤(脑神经增粗、强化)
  - 转移瘤
  - 淋巴瘤
  - 多发性硬化
  - 神经纤维瘤病2型
- 脑实质神经鞘瘤(罕见)
  - 神经节细胞胶质瘤
  - 多形性黄色瘤型星形细胞瘤
  - 毛细胞型星形细胞瘤

病理

- 梭形肿瘤性施万细胞
- 单一的细胞类型,2种基本组织类型
  - 细胞致密(Antoni A型)
  - 细胞稀疏±脂肪化±囊性变(Antoni B型)

图6-149　(左图)58岁男性,右侧三叉神经神经鞘瘤。轴位T2WI示一个不均匀高信号占位➡,从脑池段经三叉神经腔延伸至脑桥➡,包裹基底动脉➡。(右图)肿瘤实性部分呈显著不均匀强化➡

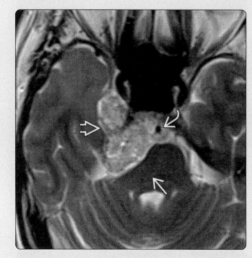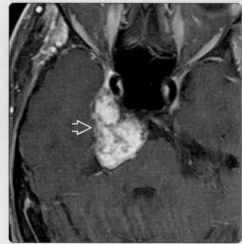

图6-150　(左图)同一患者,轴位CISS MRI示一个肿瘤相关性囊肿➡,和脑组织相比呈高信号,和脑脊液相比呈低信号➡。并造成对脑桥和小脑中脚的占位效应➡。(右图)该肿瘤相关囊肿无强化➡,和神经鞘瘤的实性部分强化形成对比➡

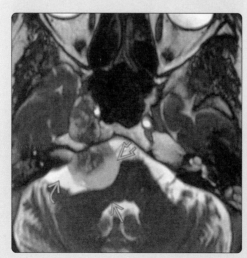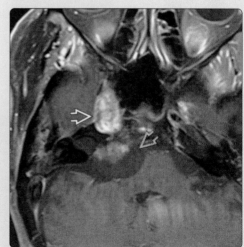

术语

缩写

- 非前庭施万细胞瘤(nVS)

同义词

- 神经鞘膜瘤(neurilemmoma),神经鞘瘤(neurinoma)

定义

- 有包膜的良性神经鞘肿瘤,由已分化的肿瘤性施万细胞组成

影像

一般特点

- 最佳诊断要点
  - T2 高信号,显著不均匀强化的脑神经占位
- 部位
  - 脑外的
    - 99%的颅内神经鞘瘤是脑外的
      □ 起源于某个脑神经
    - 95%神经鞘瘤和第Ⅷ对脑神经相关[前庭神经鞘瘤(VS)]
      □ VS=成人第 2 位常见的脑外肿瘤(脑膜瘤最常见)
      □ VS 约占所有桥小脑角-内听道占位的 90%
    - 颅内神经鞘瘤的 1%~5%为非前庭性神经鞘瘤
    - nVS 的相对患病率
      □ 三叉神经(V)是第 2 位常见的神经鞘瘤
      □ 所有其他 CN 的神经鞘瘤均不常见
      □ Ⅸ>Ⅹ>Ⅶ>Ⅺ>Ⅻ
      □ 在非 2 型神经纤维瘤病的患者中,Ⅲ、Ⅳ、Ⅵ的非前庭性神经鞘瘤少见
  - 脑内的
    - 占颅内所有神经鞘瘤的 1%
  - 神经鞘瘤可以是单发或多发的
    - 单发的(散发的)神经鞘瘤
    - 多发神经鞘瘤
      □ 2 型神经纤维瘤病
      □ 神经鞘瘤病
- 大小
  - 从微小到巨大不等
    - 小的神经鞘瘤来自动眼神经
    - 最大的神经鞘瘤来自第Ⅷ、V 对脑神经
- 形态
  - 光滑、边界清晰,常分叶

CT 表现

- CT 平扫
  - 相对于脑组织呈等稍高密度
  - 寻找临近骨质和颅孔的受累征象
    - 光滑扩大
    - 薄层硬化,但边界清晰
    - 第 V 对脑神经神经鞘瘤经常延伸入(或起源于)三叉神经腔
    - nVS(如第 V、Ⅸ对脑神经)的颅外延伸比 VS 更常见
  - 约 5%患者在脑和肿瘤之间产生肿瘤相关的、非肿瘤性的囊肿
  - 钙化、血肿不常见
- 增强 CT
  - 显著强化,部分强化欠均匀

MR 发现

- T1WI
  - 相对于脑组织呈等信号
  - 肿瘤相关囊肿呈低信号
- T2WI
  - 不均匀的高信号
  - 肿瘤相关囊肿呈极高信号
- FLAIR
  - 结节和肿瘤相关性囊肿可以是高信号
- T2* GRE
  - 可显示小的"开花征"出血灶
- DWI
  - 无弥散受限(ADC 值与脑组织相等或高于脑组织)
  - 可能有助于和细胞致密的恶性肿瘤相鉴别(ADC 值低于脑组织)
- T1WI 增强
  - 100%强化
    - 显著强化,通常不均匀
    - 10%~15%有壁内囊肿(无强化)
    - 非肿瘤性肿瘤相关囊肿无强化

影像检查方法推荐

- 最佳影像检查
  - 平扫 T1WI、T2WI,全脑 FLAIR 成像、轴位、冠状位 T1WI 增强
- 检查方案推荐
  - 对于怀疑为脑神经神经鞘瘤患者
    - 增加高分辨 T2 薄扫或 CISS 或 3D T2 多翻转角快速自旋回波(SPACE 或 CUBE)

鉴别诊断

脑神经神经鞘瘤

- 脑神经增粗、强化
  - 转移瘤
  - 淋巴瘤
  - 多发性硬化
  - 2 型神经纤维瘤
  - 神经系统结节病
  - 慢性炎性脱髓鞘性多发性神经病(CIDP)

脑实质神经鞘瘤(罕见)

- 神经节细胞胶质瘤
- 多形性黄色瘤型星形细胞瘤
- 毛细胞型星形细胞瘤
- 血管母细胞瘤

病理

一般特点

- 病因
  - 良性脑神经肿瘤
    - 起源于胶质细胞-施万细胞连接处

- – 从脑到胶质细胞-施万细胞连接处的距离因脑神经的不同而不同
  - 脑实质神经鞘瘤可能起源于去分化的神经嵴细胞
- 遗传学
  - 60%的散发神经鞘瘤中存在 NF2 抑癌基因的体细胞失活突变
    - – 22q 染色体失去保留的野生型等位基因
    - – 编码 Merlin 蛋白(神经膜蛋白)
  - 神经鞘瘤病中抑癌/染色体重构基因 SMARCB1 的胚系突变
    - – AKA INI1,hSNF5 和 BA547
    - – 位于第 22 号染色体,NF2 基因的着丝粒
    - – 在神经鞘瘤病患者受累的体细胞中,发现在 SMARCB1 和 NF2 之间存在相互作用的、复杂的多次打击突变

分期、分级和分类

- WHO Ⅰ级

大体病理和术中特征

- 浅黄褐色,橡皮样
  - 圆形或卵圆形
  - 有神经外膜形成的包膜,边界清晰
- 偏心性地起源于脑神经
  - 神经鞘瘤旁脑神经常表现为"分叉状"
- 15%~20%的患者含有充满液体的囊肿
  - 多数是肿瘤内小囊肿
  - 偶可见非肿瘤性大囊肿,在肿瘤和脑组织之间以液体集聚的形式存在
- 出血
  - 可发生小出血灶,但不常见
  - 大血肿少见(<1%)

显微镜下特征

- 梭形许旺肿瘤细胞
- 单一的细胞类型,2 种基本组织类型
  - 细胞致密,梭形核(Antoni A 型)
    - – 常见"Verocay 小体"=被无核区域分隔的、细胞核明显呈栅栏样排列的灶性区域
  - 细胞稀疏,基质排列紊乱,常见囊变(Antoni B 型)
    - – 可呈 Antoni A 型退变的谱系表现
- 免疫组化
  - S100 蛋白显著表达
  - 弹性蛋白表达多变
  - GFAP 通常阴性
- 少见变异=黑素型神经鞘瘤

临床要点

临床表现

- 最常见症状体征
  - 脑神经神经鞘瘤
    - – 前庭性神经鞘瘤(VS)
      - □ 单侧感音性耳聋
      - □ 小 VS:耳鸣、平衡失调常见
      - □ 大 VS:三叉神经±面神经病
    - – nVS 症状根据受累神经的不同而不同

- 脑实质神经鞘瘤
  - – 非常少见
  - – 癫痫发作
  - – 头痛
  - – 局灶性神经系统功能障碍少见

人口统计学

- 年龄
  - 成人(除非是神经纤维瘤病 2 型)
    - – 年龄范围:30~70 岁
    - – 发病高峰:40~60 岁
- 流行病学
  - 神经鞘瘤占所有颅内肿瘤的 8%
  - 前庭性神经鞘瘤占所有桥小脑角肿瘤的 90%
  - 90%的神经鞘瘤为单发
  - 5%的患者合并 2 型神经纤维瘤病
  - 5%的患者合并神经鞘瘤病

病程和预后

- 良性、生长缓慢
- 恶变概率极低

治疗

- 前庭性神经鞘瘤
  - 手术切除
  - 分次的/立体定向神经外科手术
- 其他(非前庭性神经鞘瘤)
  - 根据部位的不同而不同

诊断纲要

注意

- 若存在以下情况,患者可能有 NF2
  - 非常见部位的 nVS
  - >1 个神经鞘瘤
  - 合并存在脑膜瘤
- 若存在以下情况,患者可能有神经鞘瘤病
  - >1 个神经鞘瘤
  - 无 VS
  - 年龄>35 岁

参考文献

1. Sanmillán JL et al: Supratentorial brain schwannomas: an uncommon location for a common tumour. Br J Neurosurg. 28(1):25-8, 2014
2. Bondi S et al: Non-vestibular head and neck schwannomas: a 10-year experience. Eur Arch Otorhinolaryngol. 270(8):2365-9, 2013
3. Luo W et al: Intracranial intraparenchymal and intraventricular schwannomas: report of 18 cases. Clin Neurol Neurosurg. 115(7):1052-7, 2013
4. Rousseau G et al: SMARCB1/INI1 germline mutations contribute to 10% of sporadic schwannomatosis. BMC Neurol. 11:9, 2011
5. Sughrue ME et al: The natural history of untreated sporadic vestibular schwannomas: a comprehensive review of hearing outcomes. J Neurosurg. 112(1):163-7, 2010
6. Ambekar S et al: Frontal intraparenchymal Schwannoma—case report and review of literature. Br J Neurosurg. 23(1):86-9, 2009
7. Asthagiri AR et al: Neurofibromatosis type 2. Lancet. 373(9679):1974-86, 2009
8. Azarpira N et al: Cytologic findings in pigmented melanotic schwannoma: a case report. Acta Cytol. 53(1):113-5, 2009
9. Godefroy WP et al: Surgery for large vestibular schwannoma: residual tumor and outcome. Otol Neurotol. 30(5):629-34, 2009

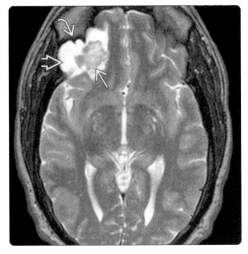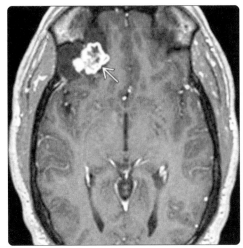

图 6-151 （左图）轴位 T2WI 示右侧额叶下方一个囊性占位➡️伴壁结节➡️。临近颅骨可见良性重构（呈扇形）➡️，这是缓慢生长肿瘤的一个特征性改变。（右图）轴位 T1WI 增强示囊壁结节显著强化➡️。大部分颅内神经鞘瘤是位于轴外，与脑神经相关。脑实质型神经鞘瘤少见（在神经鞘瘤中占<1%）。常常表现为伴囊结节形成的囊肿

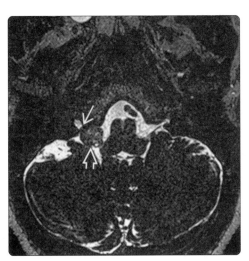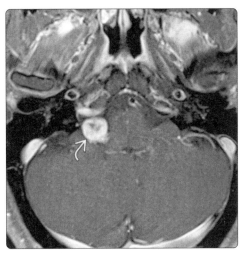

图 6-152 （左图）57 岁男性，神经鞘瘤，轴位 T2SPACE 示右侧桥小脑角区一个不均匀低信号占位➡️，向外延伸至颈静脉孔➡️。（右图）占位可见显著靶样强化➡️，与神经鞘瘤表现一致。根据肿物的部位和侵袭范围，考虑可能起源于第 IX、X 或 XI 对脑神经。中央无强化区在 T2WI 上呈高信号（未显示），常见于细胞稀疏、基质排列紊乱的 Antoni B 型区

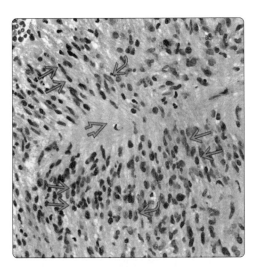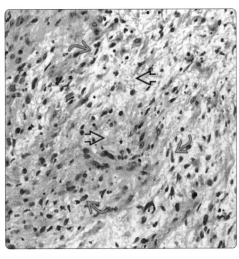

图 6-153 （左图）光镜下（HE 染色 400 倍）可见神经鞘瘤细胞致密区（Antoni A 型）的典型特征。梭形核➡️呈栅栏样排列➡️，被无核区➡️分隔，这种现象被称为"Verocay 小体"，是 Antoni A 型区的特征表现。（右图）相反的，Antoni B 型区域细胞少稀疏，梭形核➡️分布在排列紊乱的基质背景中➡️，在 T2WI 上常表现为稍高信号

要点

术语

- 丛状型神经纤维瘤(PNF):浸润性神经外肿瘤
    - 只发生在神经纤维瘤病 1 型(NF1)患者中
- 孤立性神经纤维瘤(SNF):圆形或卵圆形皮下占位
    - 通常单发,不合并 NF1

影像

- 一般特点
    - PNF:NF1 患者,伴蠕虫样软组织占位,边界欠清,浸润性生长
    - PNF:眼眶(三叉神经眼支)、头皮、腮腺
    - SNF:边界清晰的圆形或卵圆形头皮占位
    - SNF:皮肤、脊髓或周围神经根[少见,若存在则累及脑神经(CN)]
- CT 表现
    - PNF 侵及三叉神经眼支
    - 可见眶上裂增宽
    - 可向颅内延伸,进入海绵窦
    - 几乎从不延伸超过 Meckel 憩室(三叉神经)
    - 中度到显著强化
- MR 表现
    - T1WI:等信号,浸润性
    - T2WI:高信号
    - 显著强化,略有不均

主要鉴别诊断

- 神经鞘瘤
- 转移瘤
- 恶性周围神经鞘瘤(MPNST)
- 肉瘤

临床要点

- 2%~12%的 PNF 恶变成 MPNST

诊断纲要

- 寻找 NF1 的其他影像学特征(视神经/视通路胶质瘤、骨或血管发育不良、白质病变、硬脊膜扩张、脊膜侧膨出等)

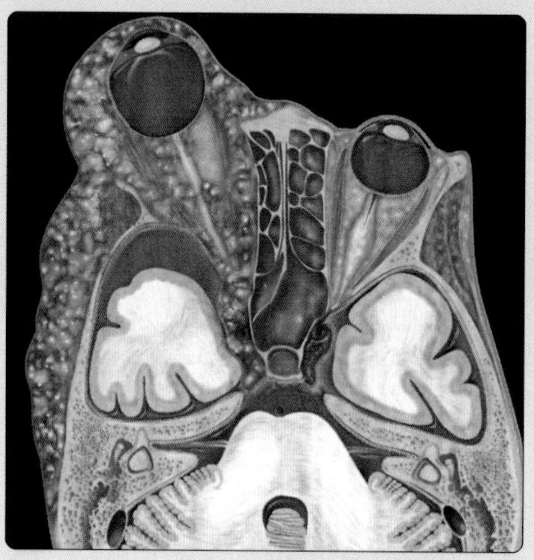

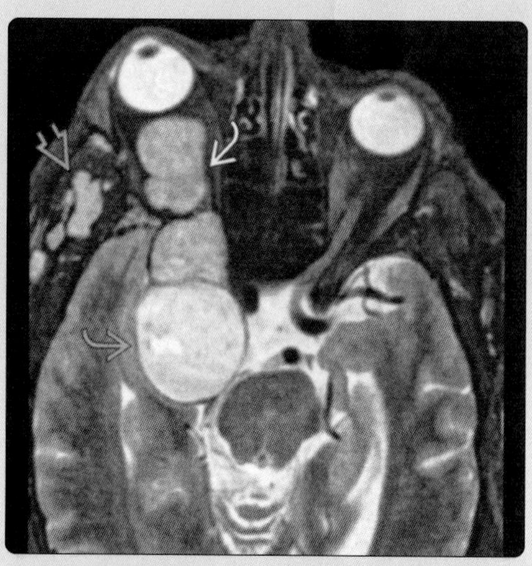

图 6-154 (左图)轴位示意图示右侧面部和眼眶广泛的丛状型神经纤维瘤,导致突眼。**(右图)**轴位 T2WI 示右侧海绵窦一个大的分叶状占位▱,经显著扩大的眶上裂侵及球后间隙➡。右颞头皮可见受累⊳。丛状型神经纤维瘤进入并围绕眼眶、沿头皮生长,这种程度的颅内受累少见

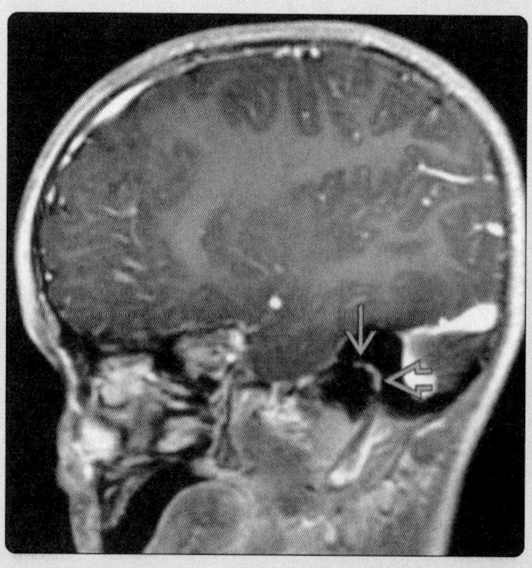

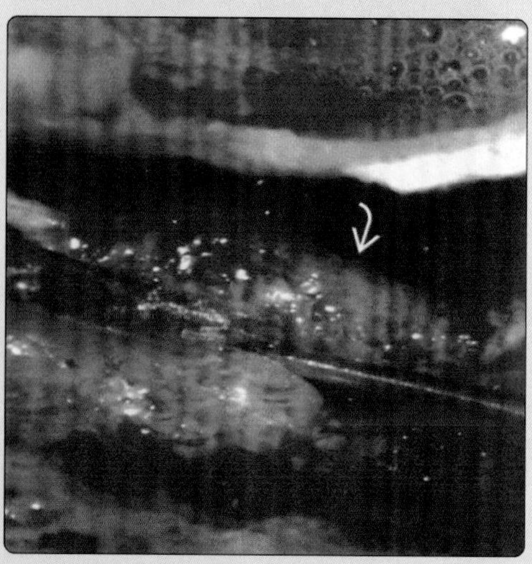

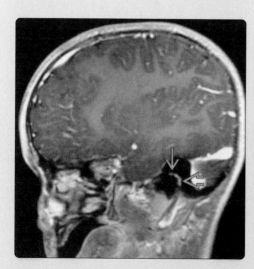

图 6-155 (左图)4 岁患儿,左侧进行性面瘫,T1WI 增强斜矢状位重建可见沿左侧面神经鼓室段⊳和下行乳突段⊳的异常强化。**(右图)**左侧面神经鞘瘤患者,术中手术影像示患者行经颅中窝入路乳突切除术,并在完全暴露增粗的面神经➡后整块切除

术语

缩写

- 神经纤维瘤（NF）

定义

- 丛状型神经纤维瘤（PNF）：浸润性神经外肿瘤
  - 只发生在 NF1 患者中
- 孤立性神经纤维瘤（SNF）：圆形或卵圆形皮下占位
  - 不合并 NF1

影像

一般特点

- 最佳诊断要点
  - PNF：NF1 患者，伴蠕虫样软组织占位，边界欠清，浸润性生长侵及头皮、眼眶或腮腺
  - SNF：边界清晰的圆形或卵圆形头皮占位
- 部位
  - PNF：头颈部，最常见于眼眶（三叉神经眼支）
    - 头皮、腮腺（面神经）
    - 脊髓、周围神经根
  - SNF：皮肤、脊髓或周围神经根
    - 少见（若存在）累及脑神经
- 形态
  - 大小不一，边界清晰（SNF）或弥漫性浸润（PNF）

CT 表现

- CT 平扫
  - 丛状型神经纤维瘤
    - 占位侵及三叉神经眼支
    - PNF 可使眶上裂增宽，侵及海绵窦（几乎从不侵及三叉神经腔后部）
    - 其他部位：头皮、颅底（如腮腺、翼腭窝）
- 增强 CT
  - 中度或显著强化

MR 表现

- T1WI
  - PNF＝等信号、浸润性占位
- T2WI
  - 高信号
- T1WI 增强
  - 显著强化，略有不均

影像检查方法推荐

- 最佳影像检查
  - MR±增强扫描
- 检查方案推荐
  - PNF：扫描全脑全脊髓寻找其他 NF1 的表现

鉴别诊断

神经鞘瘤

- 通常为单发，边界清晰
- 可累及脑神经、脊神经根（头皮少见）

转移瘤

- 仅存在头皮病变，无邻近骨质或硬脑膜受累少见

恶性周围神经鞘瘤（MPNST）

- 浸润性、侵袭性生长

颅骨或头皮肉瘤

- Kaposi 肉瘤（通常见于 AIDS 患者）
- 尤因肉瘤（Ewing sarcoma）（转移性的）

淋巴瘤

- 常累及颅骨、硬脑膜

头皮血管畸形

- 可见于 NF1 患者

病理

一般特点

- 遗传学
  - 1 型神经纤维瘤病＝NF1 胚系突变（神经纤维蛋白肿瘤抑制因子）伴残余野生型等位基因缺失
    - 常染色体显性，50%新发突变
- 合并异常
  - PNF＝NF1 的其他特征

分期、分级和分类

- NF＝WHO Ⅰ级

大体病理和术中特征

- PNF 可能看上去像浸润性的"蠕虫包囊"
- SNF 为卵圆形或梭形、边界清晰的结节

显微镜下特征

- 肿瘤性施万细胞，伴其他神经细胞基质成分（成纤维细胞、轴突、神经束膜和肥大细胞）
- 胶原纤维基质、黏液基质

临床要点

临床表现

- 最常见症状体征
  - 无痛性头皮或皮肤占位

病程和预后

- 生长缓慢
- 2%~12%的主要神经 PNF 和 NF 恶变成恶性周围神经鞘瘤

治疗

- ±手术切除（PNF 复发率高）

诊断纲要

注意

- 寻找 NF1 的其他影像学特征

参考文献

1. Riccardi VM: Ketotifen suppression of NF1 neurofibroma growth over 30 years. Am J Med Genet A. ePub, 2015
2. Hirbe AC et al: Neurofibromatosis type 1: a multidisciplinary approach to care. Lancet Neurol. 13(8):834-43, 2014

要　　点

术语

- 血管母细胞瘤（HGBL）：发生于成人的血管极其丰富肿瘤，最常见于小脑、脑干、脊髓
  - 25%～40% 的 HGBL 见于 VHL 患者

影像

- 最佳诊断要点：成人小脑占位，伴强化壁结节的囊肿
- 一般特点
  - 成人后颅窝脑内占位
  - 50%～60% 为囊性部分+"壁"结节；40%实性强化占位
  - 90%～95% 位于后颅窝
  - 5%～10% 位于幕上（围绕视通路、半球，常见于 VHL）

主要鉴别诊断

- 转移瘤（成人）
- 毛细胞型星形细胞瘤（儿童）

- 海绵状血管畸形（CM）
- 遗传性出血性毛细血管扩张症（HHT）

病理

- WHO Ⅰ级
- 红色或淡黄色、边界清楚、无包膜、富含血管的占位，紧临软脑膜
- 组织学显示基质细胞、大量小血管

临床要点

- 头痛是最常见症状
- 主要治疗=手术切除
- 有 VHL 家族史的患者 10 岁后应开始进行 MR 扫描

诊断纲要

- 中/老年人最常见的后颅窝脑内占位为转移瘤，而非 HGBL
- 中/老年人最常见的后颅窝脑内原发性占位为 HGBL

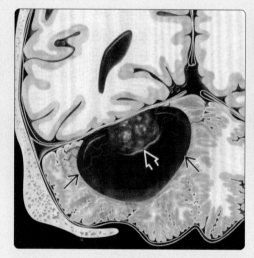
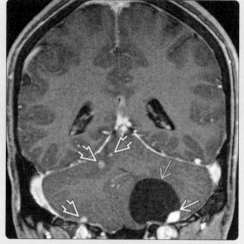

图 6-156　（左图）冠状位示意图为一个典型的小脑血管母细胞瘤，可见大的囊性占位➡伴软脑膜下血管丰富的瘤结节➡。这种低级别肿瘤是成人中最常见的原发性后颅窝肿瘤。（右图）VHL 伴多发血管母细胞瘤患者，冠状位 T1WI 增强示一个巨大囊肿伴壁结节➡。囊壁由受压的正常小脑形成，故无强化➡。另一个血管母细胞瘤呈强化实性占位外观➡

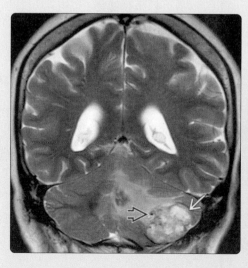
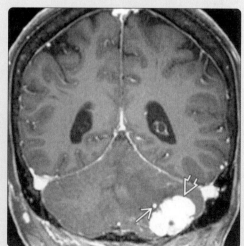

图 6-157　（左图）60 岁女性，头痛的，冠状位 T2WI 示不均质的小脑占位➡，伴明显的流空效应➡以及周围水肿。（右图）同一患者，冠状位 T1WI 增强示占位显著强化➡，并可见一明显的邻近血管➡。手术证实为血管母细胞瘤。该患者的影像学上主要应与转移瘤相鉴别。在散发病例中，这种 WHO 分级为 Ⅰ 级的肿瘤预后极佳

术语

缩写

- 血管母细胞瘤(HGBL)

同义词

- 毛细血管瘤

定义

- 成人中生长缓慢的、血管极其丰富的肿瘤,最常见于小脑、脑干、脊髓

影像

一般特点

- 最佳诊断要点
  - 成人小脑占位,伴软脑膜下强化壁结节的囊
- 部位
  - 后颅窝(90%~95%)
    - 小脑半球(80%)
    - 小脑蚓部(15%),其他部位,如延髓、第四脑室(5%)
  - 幕上(5%~10%)(围绕视通路、半球,常见于von Hippel-Lindau 综合征)
  - 脊髓,通常为背侧面
  - 罕见发生于脑外、以硬脑膜为基底的占位
    - 发生于脊髓时,髓外亦罕见
- 大小
  - 大小不等,从微小到数厘米不等
- 形态
  - 50%~60%为囊+"壁"结节;40%实性

CT 表现

- CT 平扫
  - 低密度囊+等高密度结节
  - 无钙化
  - 少见出血
- 增强 CT
  - 结节显著增强,相对均匀
  - 囊壁通常无增强
- CTA
  - 可明确供血动脉

MR 表现

- T1WI
  - 结节相对于大脑呈等信号±流空信号
  - 相对于脑脊液,囊性部分呈轻中度稍高信号
- T2WI
  - 结节和囊肿相对于脑实质均为高信号
  - 部分病例中可见显著流空信号
- FLAIR
  - 结节和囊均为高信号
- T2*GRE
  - 若存在血液产物,可有"开花征"
- DWI
  - 囊性部分呈轻度或显著低信号
- T1WI 增强
  - 常见:结节增强极其显著
  - 少见:实性肿瘤增强
  - 罕见:环形强化占位

血管造影表现

- 因为通过 MR 即可诊断,故使用较少,术前栓塞不常见
  - 大的无血管占位(囊性部分)
  - 血管丰富的结节
    - 染色延迟
    - ±动静脉分流(早期引流静脉)

影像检查方法推荐

- 最佳影像检查
  - 增强 MR(对于小的 HGBL,敏感性远高于 CT)
- 检查方案推荐
  - VHL 家族的患者 10 岁后应进行 MR 筛查
  - 脊髓病变常见,因此需行全脊髓筛查

鉴别诊断

毛细胞型星形细胞瘤

- 囊性部分及壁结节
- 影像上与 HGBL 相似
- 儿童及青年多见

转移瘤

- 后颅窝孤立性转移瘤不常见
  - 但在>40 岁的成人中最常见的后颅窝脑实质占位是转移瘤!
- 也可以血管极其丰富
- 实性>囊性
- 多发>单发
- 血源性转移瘤(肾细胞癌)不表达抑制素 A 或GLUT1;HGBL 表达

海绵状血管畸形(CM)

- 含血液成分的不均匀占位
- 边缘常见含铁血黄素环
- 强化少见
- 可有突发出血
- 完整的含铁血黄素环是 CM 的典型表现

胶质母细胞瘤

- 成人患者,不规则环形强化占位
- 后颅窝不是好发部位

血管神经皮肤综合征

- 遗传性出血性毛细血管扩张症(HHT)
- Wyburn-Mason 综合征
- 多发颅内 AVM 可与 HGBL 类似

病理

一般特点

- 病因
  - 明确的组织起源不明
  - 2 种细胞类型的存在提示未分化的前体细胞可能具有血管以及间质的分化潜能
  - 选择性理论:基质细胞是肿瘤性的,而血管细胞

是对基质 VEGF 的非肿瘤性反应
- 遗传学
  - 家族性 HGBL(VHL 病)
    - 常染色体显性遗传
    - 染色体3p 突变
    - 抑制基因产物(VHL 蛋白)导致肿瘤性转化
    - VEGF 在基质细胞中高表达
    - 其他 *VHL* 基因突变常见
  - 散发的 HGBL
    - 重组人促红素的增量调节在散发的和 VHL-相关的 HGBL 中均常见
- 合并异常
  - 继发性红细胞增多(可生成重组人促红素)
  - 25%~40%的 HGBL 患者同时伴有 VHL
  - 其他 VHL 特征(内脏囊肿、肾透明细胞癌)+家族史

分期、分级和分类

- WHO Ⅰ级
- MIB-1 指数低,通常<1
- 散发与 VHL-相关的 HGBL 之间无差别

大体病理和术中特征

- 红色或淡黄色、边界清楚、无包膜、富含血管的占位,紧临软脑膜
  - ±含黄褐色液体的囊

显微镜下特征

- 结节
  - 大的空泡基质细胞
    - 肿瘤新生物成分
    - 含脂质空泡(形态学上为"透明细胞")
  - 免疫组化
    - 细胞角蛋白、EMA 阴性
    - 抑制素 A、GLUT1 阳性
    - VEGF 蛋白过度表达
  - 富含毛细血管网
- 囊壁
  - 常压迫脑组织(非肿瘤)
  - 程度不一的瘤内出血

临床要点

临床表现

- 最常见症状体征
  - 散发 HGBL
    - 头痛(85%),平衡失调,头晕
  - 家族性
    - 视网膜 HGBL:眼出血通常是 VHL 的首发表现
    - 其他:由于肾细胞癌、红细胞增多、内淋巴囊瘤引起的症状

人口统计学

- 年龄
  - 散发 HGBL
    - 高峰 40~60 岁
    - 儿童罕见
  - 家族性
    - VHL 相关的 HGBL 发病年龄更早(15 岁以下少见)

- 视网膜 HGBL:平均发病年龄 25 岁
- 性别
  - 男性略多于女性
- 流行病学
  - VHL 患病率为 1:40 000~1:36(编者按:原文为 1:36,似应为 1:36 000)
  - <1/2(25%~40%)HGBL 与 VHL 相关
  - 占原发颅内肿瘤的 1%~2%
    - 占成人后颅窝肿瘤的 7%~10%
  - 成人中第二常见的后颅窝肿瘤(仅次于转移瘤)
  - 占脊髓肿瘤的 3%~13%

病程和预后

- 通常为良性肿瘤,缓慢生长
  - 症状通常是由于囊肿扩大造成(可快速发生)
  - 罕见:肿瘤软脑膜播散,软脑膜血管母细胞瘤
- 2/3VHL 相关的单发 HGBL 病例可形成其他额外病变
  - 平均:每 2 年 1 个新病变
  - 需要定期筛查,终生随诊
  - VHL 相关的 HGBL 病例中常见生长期、相对静止期的混合
  - VHL 患者的中位生存期:49 岁

治疗

- 整体手术切除(分块切除可引起致命性出血)
  - 10 年生存率:85%
  - 复发率:15%~20%
- 术前栓塞术:效果有限,使用较少
- 若病变稳定且无症状,或可考虑非手术的随诊观察
- 药物和基因靶向治疗正在开展

诊断纲要

注意

- VHL 患者应进行全脑及全脊髓检查除外其他 HGBL

影像解读要点

- 中/老年人最常见的后颅窝脑内占位为转移瘤,而非 HGBL
- 中/老年人最常见的原发性后颅窝脑内占位为 HGBL

影像报告要点

- 占位效应的程度
- 是否存在出血
- 需要增加的筛查范围

参考文献

1. Kano H et al: Stereotactic radiosurgery for intracranial hemangioblastomas: a retrospective international outcome study. J Neurosurg. 1-10, 2015
2. Gorovoy IR et al: Retinal hemangioblastoma. JAMA Ophthalmol. 132(3):325, 2014
3. Liao CC et al: Clinical features and surgical outcomes of sporadic cerebellar hemangioblastomas. Clin Neurol Neurosurg. 125:160-5, 2014
4. Shin GW et al: Preoperative embolization of cerebellar hemangioblastoma with onyx: report of three cases. Neurointervention. 9(1):45-9, 2014
5. Courcoutsakis NA et al: Aggressive leptomeningeal hemangioblastomatosis of the central nervous system in a patient with von Hippel-Lindau disease. AJNR Am J Neuroradiol. 30(4):758-60, 2009

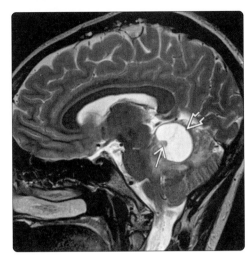 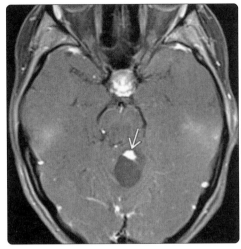

图 6-158 （左图）29 岁女性，矢状位 T2WI 示后颅窝囊➡实➡性占位，伴瘤周水肿。（右图）同一患者，轴位增强 T1WI 示血管母细胞瘤典型的囊+壁结节表现➡。在儿童或青年中，主要鉴别诊断为毛细胞型星形细胞瘤

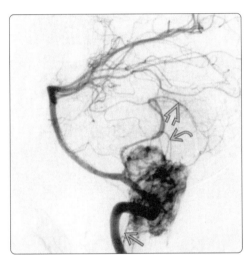 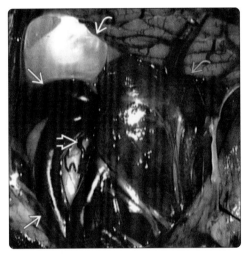

图 6-159 （左图）侧位 DSA 示一个血管极为丰富的瘤结节，由小脑后下动脉的分支➡和椎动脉、脊髓前动脉➡供血。无血管的占位效应由巨大的相关囊肿使半球上部的分支动脉➡移位所致。（右图）同一病变，术中影像示实性、血管丰富的肿瘤结节➡，含淡黄色液体的囊性部分➡和明显增粗的小脑后下动脉➡伴显著扩张的供血动脉➡

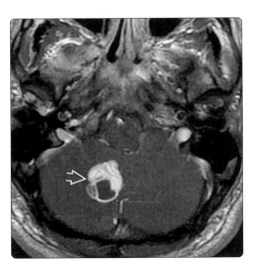 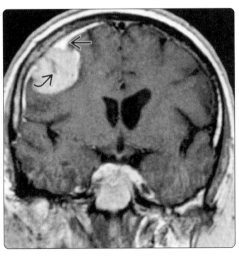

图 6-160 （左图）35 岁男性，轴位增强 T1WI 示后颅窝囊实性强化的血管母细胞瘤➡。（右图）罕见的以硬脑膜为基底脑外血管母细胞瘤，可见肿瘤弥漫强化，病变中央可见流空➡。该变异病例影像学表现与脑膜瘤类似，可见轻度强化的硬脑膜尾征➡。大多数幕上的血管母细胞瘤簇集在视神经和视交叉周围（Courtesy J. Rees, MD）

二、血管外皮细胞瘤

术语

- 细胞致密并可见血管生成的间充质肿瘤,几乎总是附着于硬脑膜

影像

- 附着于硬脑膜上的、分叶状、强化的脑外占位,±颅骨侵蚀
  - 类似于脑膜瘤,但无钙化或骨质增生
- 典型表现为异质性、幕上、脑外占位,枕部最常见
- 常累及大脑镰、小脑幕以及硬脑膜窦
- 显著强化,常不均匀
- 约50%可见硬膜"尾征"

主要鉴别诊断

- 脑膜瘤
- 硬脑膜转移瘤
- 淋巴瘤

- 神经胶质肉瘤

病理

- WHO Ⅱ级和WHO Ⅲ级(间变性)
- 血管外皮细胞瘤(HPC):与脑膜瘤无关的,独立的一种间充质肿瘤
  - 起源于全身各处的原始间充质细胞

临床要点

- 头痛是最常见表现
- 常发生在40~60岁,平均43岁
- 占原发性CNS肿瘤<1%
- 治疗方法为手术切除加放疗,或放射外科治疗
- 局部复发常见(50%~90%)

诊断纲要

- 当"脑膜瘤"具有非典型特征(直接侵蚀骨质,多发流空信号)时,要考虑血管外皮细胞瘤

图6-161 (左图)轴位T1WI增强示附着于大脑镰➡、不均匀强化的巨大占位▱。影像上类似于更常见的不典型脑膜瘤。手术证实为血管外皮细胞瘤。(右图)轴位T1WI增强示一个分叶状不均匀强化占位,伴中心低信号▱,可能与坏死有关。血管外皮细胞瘤常可见颅骨▱侵蚀。这类罕见肿瘤常附着于大脑镰、小脑幕或硬脑膜窦

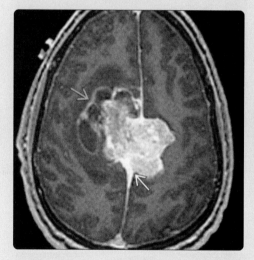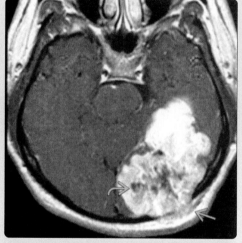

图6-162 (左图)轴位T1WI增强示强化的脑外占位沿着蝶骨大翼延伸至眼眶。虽然这一病变类似于脑膜瘤,但邻近骨质的侵蚀➡而非骨质增生有助于更具侵袭性的血管外皮细胞瘤的诊断。(右图)大体病理切片为血管外皮细胞瘤的典型表现:分叶状,边界清晰,血管丰富,伴多发血管管腔扩大(Courtesy R. Hewlett,MD)

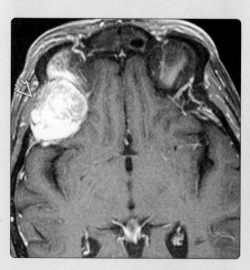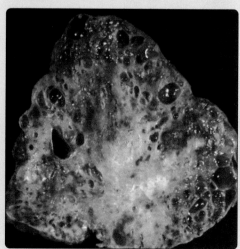

术语

缩写

- 血管外皮细胞瘤(HPC),脑膜血管外皮细胞瘤

同义词

- 在过去的文献中称为"成血管细胞性脑膜瘤",血管外皮细胞型
- 新文献中支持采用孤立性纤维性肿瘤(SFT),血管外皮细胞瘤型,富于细胞型 SFT 或恶性 SFT

定义

- 细胞致密并可见血管生成的间充质肿瘤,几乎总附着于硬脑膜
- 与周细胞(毛细血管周围可收缩的细胞)恶变相关的肉瘤
  - 可发生于体内任何有毛细血管的区域

影像

一般特点

- 最佳诊断要点
  - 附着于硬脑膜上的,分叶状、强化的脑外肿块,±颅骨侵蚀
  - 类似于脑膜瘤,但无钙化或骨质增生
- 部位
  - 幕上:枕部最常见
  - 常累及大脑镰、小脑幕或硬脑膜窦
  - 脑实质、颅底、脑神经、脑室内受累的报道少见
- 大小
  - 大小不等,2~9cm,通常>4cm
- 形态
  - 分叶状、以硬脑膜为基底的脑外占位
    - 可能以窄蒂或广基底附着于硬膜
  - 硬膜"尾征"常见,约50%
  - 罕见发生于脑内

CT 表现

- CT 平扫
  - 高密度脑外占位,伴周围水肿
    - 常见低密度囊性或坏死区
  - 可见颅骨侵蚀
  - 无钙化或骨质增生
- 增强 CT
  - 显著不均匀强化

MR 表现

- T1WI
  - 异质性占位,相对于灰质呈等信号
  - 可见流空信号
- T2WI
  - 异质性等信号占位
  - 常见显著流空信号
  - 常见周围水肿、占位效应
  - 可见脑积水
- T1WI 增强
  - 显著增强,常不均匀

- 约50%患者可见硬膜"尾征"
- 可见中央坏死
- MRV
  - 可显示硬脑膜窦闭塞

血管造影表现

- 血管丰富的肿瘤,伴不规则的肿瘤血管和延迟、明显的肿瘤染色
- 广泛的动静脉分流
- 常见硬-软脑膜混合血供
- 术前栓塞术可能有所帮助

核医学检查表现

- 骨扫描
  - 有助于寻找颅外转移
- PET
  - 早期的 FDG 研究表明 HPC 的代谢率低于灰质

影像检查方法推荐

- 最佳影像检查
  - CT 有助于评估骨质侵蚀
  - 多平面成像 MR 最敏感
- 检查方案推荐
  - 多平面成像增强 MR±MRS
  - 因颅外转移常见,骨扫描有助于患者随诊

鉴别诊断

脑膜瘤

- 可能难以鉴别
- 以硬脑膜为基底的、强化的脑外占位
- 常为宽硬膜基底伴钙化,硬膜"尾征"
- 骨质增生和钙化是特征性表现

硬脑膜转移瘤

- 难以与硬脑膜转移瘤伴颅骨侵蚀鉴别
- 常为多发病变
- 通常存在已知原发肿瘤
  - 乳腺癌和前列腺癌最常见

神经胶质肉瘤

- 罕见的神经胶质肿瘤,常累及硬脑膜
- 不均匀强化的脑实质占位

淋巴瘤

- 淋巴瘤累及硬脑膜可能类似于 HPC
  - 弥漫性强化的硬膜肿块,常呈多灶性
  - T2 低信号与增高的细胞密度有关
- 颅骨受累不常见
- 常无流空信号

神经系统结节病

- 可见以硬脑膜为基底的占位,通常为多灶性
- 无颅骨受累
- 软脑膜常强化

孤立性纤维性肿瘤

- 边界清楚的、以硬膜为基底的强化占位

- 可伴有邻近的骨质增生
- 极为罕见,<20 例报道

病理

一般特点

- 病因
  - 与脑膜瘤无关的,独立的一种间充质肿瘤
    - 被认为是成纤维性肉瘤
  - 组织来源不明
    - 可能与孤立性纤维性肿瘤为同一形态学谱系
  - 起源于全身的原始间充质细胞
    - 最常累及下肢、骨盆和腹膜后间隙的软组织
    - 大约 15% 发生在头部和颈部(头皮、面部、颈部、鼻腔)
    - 发生于 CNS 预后较差
- 遗传学
  - 没有一致性的染色体缺失或增加
  - 有 12 号和 3 号染色体异常的报道

分期、分级和分类

- WHO Ⅱ级
  - Ⅱa:细胞致密,无坏死,≤ 5 个核分裂象/10HPF
  - Ⅱb:细胞致密,无坏死,>5 个核分裂象/10HPF
- WHO Ⅲ级(间变性)
  - 细胞致密,有坏死,>5 个核分裂象/10HPF

大体病理和术中特征

- 血管极为丰富,故术中易出血
- 边界清楚的、有包膜的质硬团块,附着于硬脑膜
- 切面为灰色或红褐色,可见明显的血管间隙

显微镜下特征

- 细胞致密、形态单一的肿瘤,肿胀的细胞在致密网状结构中不定向排列
- 特征性的"鹿角"样血管模式
  - 肿瘤细胞分叶状聚集于宽而分支的毛细血管周围
- 免疫组化:ⅩⅢa 因子、Leu-7 和 CD34 抗体有助于与其他肿瘤鉴别
  - 弹性蛋白阳性
  - 上皮细胞膜抗原(EMA)阴性,S100 阴性
- 显著的有丝分裂活性,中位 Ki-67 指数(MIB-1)为 5%~10%

临床要点

临床表现

- 最常见症状体征
  - 头痛
- 其他症状体征
  - 与肿瘤位置有关:局灶性神经功能障碍、癫痫发作

人口统计学

- 年龄
  - 最常见于 40~60 岁,平均年龄 43 岁
  - 可以发生在任何年龄阶段,儿童不常见
- 性别
  - 男性略多于女性
- 流行病学
  - 占原发性 CNS 肿瘤的<1%,约 0.4%
  - 占所有脑膜肿瘤的 2%~4%
  - HPC 与脑膜瘤的比率=1:50

病程和预后

- 局部复发常见(50%~90%)
  - 复发通常发生于 40~70 个月内
  - 5 年复发率 65%,12 年复发率 90%
- 颅外转移常见(高达 30%)
  - 常见转移至肝脏、肺、淋巴结和骨
  - 转移后平均生存期为 2 年
- 并发症
  - 可侵及硬脑膜窦、骨和脑神经
  - 出血(罕见)
- 可引起肿瘤性骨软化症
  - 罕见间充质肿瘤相关的副肿瘤综合征
- 5 年生存率已有所提升(高达 93%)
- 手术完整切除和放射治疗可提高总体生存率

治疗

- 肿瘤血运丰富,术前栓塞术可能有所帮助
- 可选择手术切除加放射治疗,或放射外科治疗
  - 减低局部复发风险
- 在复发病例中,放射外科治疗可作为再次手术的一个有效替代选择
- 最近部分报道显示化疗可以改善肿瘤复发患者的生存率
- 细致长期的随访是必需的
  - 初次诊断后的多年内存在局部复发和转移的潜在风险

诊断纲要

注意

- 骨质侵蚀最常见于转移瘤,但也可以提示 HPC
- 硬膜"尾征"是非特异性的,但更常见于脑膜瘤

影像解读要点

- 当"脑膜瘤"具有不典型特征(直接侵蚀骨质和多发流空信号)时,要考虑 HPC

参考文献

1. Damodaran O et al: Primary intracranial haemangiopericytoma: comparison of survival outcomes and metastatic potential in WHO grade Ⅱ and Ⅲ variants. J Clin Neurosci. 21(8):1310-4, 2014
2. Liu L et al: Comparison of ADC values of intracranial hemangiopericytomas and angiomatous and anaplastic meningiomas. J Neuroradiol. 41(3):188-94, 2014
3. Smith AB et al: From the radiologic pathology archives: mass lesions of the dura: beyond meningioma-radiologic-pathologic correlation. Radiographics. 34(2):295-312, 2014
4. Scheithauer BW et al: The 2007 WHO classification of tumors of the nervous system: controversies in surgical neuropathology. Brain Pathol. 2008 Jul;18(3):307-16. Erratum in: Brain Pathol. 18(4):640, 2008
5. Louis DN et al: WHO Classification of Tumours of the CNS: Haemangiopericytoma. Lyon: IARC Press. 178-80, 2007

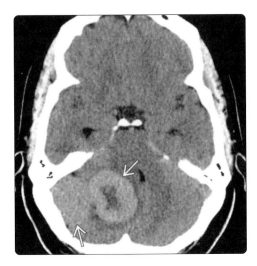
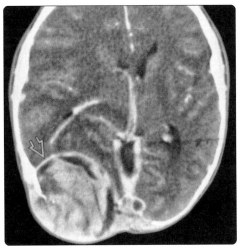

图 6-163　（左图）轴位 CT 平扫示后颅窝高密度占位➡️伴占位效应。手术证实为间变性血管外皮细胞瘤，WHO Ⅲ级。（右图）轴位增强 CT 示枕部一个不均匀强化占位➡️，伴广泛的骨质侵蚀。可见周围水肿及占位效应。该病变的位置外观符合典型的血管外皮细胞瘤。这种罕见的肿瘤复发率高，且常出现 CNS 外转移

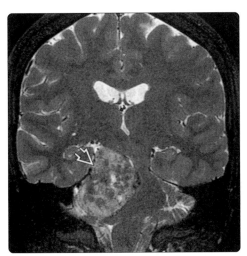
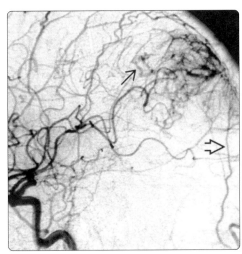

图 6-164　（左图）冠状位 T2WI 示右侧桥小脑角区一个较大的、异质性占位➡️，附着于硬脑膜。手术证实为血管外皮细胞瘤。（右图）DSA ICA 侧位示动静脉分流，伴早期静脉引流➡️。图中还可见一额外的硬脑膜供血动脉为枕动脉的分支➡️。硬-软脑膜混合供血是血管外皮细胞瘤的特征性表现。手术前行栓塞术常常对治疗有帮助

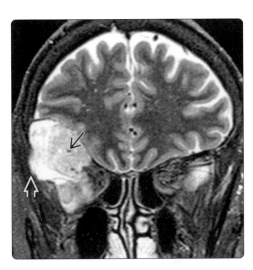
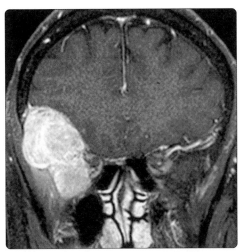

图 6-165　（左图）冠状位 T2WI 示血管外皮细胞瘤的特征性表现，额叶下不均匀高信号占位，伴中央流空信号➡️和骨质侵蚀➡️。（右图）同一患者，冠状位 T1WI 增强示分叶状占位弥漫强化。影像学上类似脑膜瘤。CT 有助于进一步明确骨质侵蚀。影像学上其他需要鉴别的诊断有硬脑膜转移瘤和淋巴瘤

要　点

术语

- 恶性原发性中枢神经系统肿瘤,主要由 B 淋巴细胞组成

影像

- 最佳诊断要点:基底神经节和/或脑室周围白质内的强化病变
- 60%~80%位于幕上
  - 常累及、贯穿胼胝体
  - 常邻近室管膜表面、沿室管膜蔓延
- CT 上典型病例呈高密度(有助于诊断)
- 在免疫力正常人群中呈脑室周围弥漫性强化的占位
- 在免疫力低下人群中可见出血或坏死
- DWI:ADC 值低
- PWI:rCBV 比值低
- PCNSL 的特征是好发于脑室周围以及室管膜下受累

- 胼胝体受累可见于 PCNSL、胶质母细胞瘤(GBM)、罕见的转移瘤和脱髓鞘病变

主要鉴别诊断

- 获得性弓形虫病
- 胶质母细胞瘤(GBM)
- 脓肿
- 进行性多灶性白质脑病(PML)

病理

- 98%为弥漫大 B 细胞性、非霍奇金淋巴瘤

临床要点

- 影像和预后因患者免疫状态的不同而不同
- 占原发性脑肿瘤的 6.6%,患病率呈上升趋势
- 预后不良
- 立体定向活检后行 XRT 和化疗是首选疗法
- 立体定向活检后行化疗,±XRT

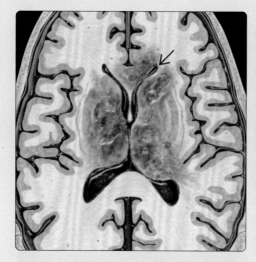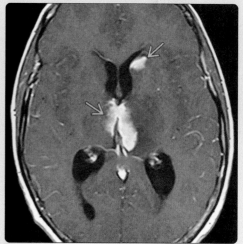

图 6-166 （左图）轴位示意图示原发性中枢神经系统淋巴瘤(PCNSL)的典型表现,脑室周围多发病变,累及基底节、丘脑和胼胝体。病变沿室管膜下广泛播散➡。PCNSL 通常沿着室管膜表面蔓延播散。（右图）63 岁患者,轴位 T1WI 增强为 PCNSL 的典型表现。可见基底节多发沿着脑室室管膜分布的均匀强化占位➡

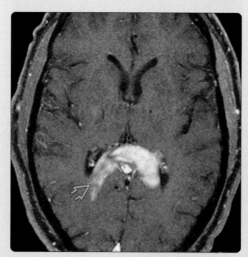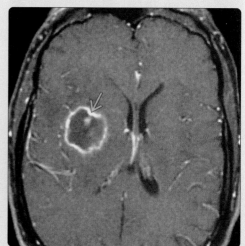

图 6-167 （左图）76 岁男性,头痛,轴位 T1WI 增强示均匀强化占位贯穿胼胝体➡,为典型的 PCNSL 表现。主要鉴别诊断为胶质母细胞瘤,其异质性表现通常更明显。（右图）艾滋病患者,轴位 T1WI 增强示一个环形强化占位,伴"靶征"➡,提示弓形虫病。出血、坏死及环形强化病变是艾滋病患者 PCNSL 的典型表现

术语

缩写

- 原发性中枢神经系统淋巴瘤(PCNSL)

定义

- 无全身性淋巴瘤,起源于中枢神经系统的结外恶性淋巴瘤

影像

一般特点

- 最佳诊断要点
  - 基底节和脑室周围白质内(WM)的强化病变
- 部位
  - 幕上(60%~80%)
    - 额叶、颞叶、顶叶最常见
  - 深部灰质核团常受累(10%)
  - 病变簇集于脑室周围、灰白质交界处
  - 常累及或贯穿胼胝体(5%~10%)
  - 常邻近室管膜表面,沿室管膜蔓延
  - 后颅窝、鞍区、松果体区不常见
  - 累及脊髓罕见(1%)
  - 可见软脑膜或硬脑膜受累(更常见于继发性淋巴瘤)
- 形态
  - 单发占位或多发病变
  - 边界清楚或浸润性生长

CT 表现

- CT 平扫
  - 典型病例呈高密度,也可呈等密度
  - ±出血、坏死(免疫力低下者)
- 增强 CT
  - 常见:中等均匀强化(免疫力正常者)
  - 少见:环形强化(免疫力低下者)
  - 罕见:无强化(浸润性)

MR 表现

- T1WI
  - 免疫力正常者:相对于皮层呈均匀的等低信号
  - 免疫力低下者:等低信号
    - 可能因出血或坏死呈不均匀信号
- T2WI
  - 免疫力正常者:相对于皮层呈均匀等低信号
    - 低信号与较高的核质比有关
  - 免疫力低下者:等低信号
    - 可能因出血或坏死呈不均匀信号
    - 钙化罕见,常见于治疗后
  - 通常为轻度周围水肿
- FLAIR
  - 均匀等低信号
  - 免疫力低下者:等低信号
  - 可呈高信号
- T2* GRE
  - 可见血液产物或钙化呈"开花征"(免疫力低下者)
- DWI
  - 可见弥散受限
  - 与恶性胶质瘤相比,ADC 值低
    - ADC 最小值低于胶质母细胞瘤
- PWI
  - 相对 CBV 比值较恶性胶质瘤低
    - 相对 CBV 比值远低于胶质母细胞瘤
- T1WI 增强
  - 免疫力正常者:显著均匀强化
  - 免疫力低下者:因中心坏死形成边缘强化,或均匀强化
  - 无增强非常罕见
- MRS
  - NAA 峰下降,Cho 峰上升
  - 脂质和乳酸峰曾有报道
- DTI
  - 低 FA 和 ADC
    - PCNSL 的 FA 和 ADC 显著低于胶质母细胞瘤(GBM)

核医学检查表现

- FDG PET 和[201]Tl-SPECT 呈高代谢

影像检查方法推荐

- 检查方案推荐
  - 增强 MR±DWI、PWI、DTI
  - 当考虑弓形虫病时,PET 或[201]Tl-SPECT 可能有助于诊断

鉴别诊断

获得性弓形虫病

- 累及基底节、皮髓交界处
- 病灶强化,"偏心靶征"
- 无室管膜播散
- 常规 MR 常常难以鉴别
  - DWI、DTI、灌注成像有助于鉴别
  - SPECT、PET 有助于诊断(等低代谢)

胶质母细胞瘤(GBM)

- "蝶形胶质瘤",累及胼胝体
- 出血常见
- 通常呈不均匀强化
- 95% 可见坏死伴环形强化

脓肿

- T2WI 上呈环状低信号,通常弥散受限
- 周边强化,伴中心坏死
- 靠近脑室侧的强化常较薄
- MRS:囊腔内氨基酸峰增高(短 TE)

进行性多灶性白质脑病(PML)

- T2WI 上白质呈高信号,无强化
- 累及皮层下的 U 形纤维和胼胝体

脱髓鞘

- 可累及胼胝体
- 常呈不完整"马蹄形"强化,开口朝向皮层
- 典型部位的其他病变

- 较年轻患者

转移瘤

- 常见多灶性病变
- 明显的血管源性水肿

神经系统结节病

- 典型表现可见"花边样"软脑膜强化
- 硬脑膜、软脑膜远多于脑实质病变
- 多数患者伴有全身性病变

继发性中枢神经系统淋巴瘤

- 常见淋巴瘤性脑膜炎或硬脑膜病变
- 可见单发/多发深部、脑室旁病变

病理

一般特点

- 病因
  - 因为 CNS 中不存在淋巴组织或淋巴循环,起源部位目前还存在争议
  - 遗传性或获得性免疫缺陷者好发
- 遗传学
  - 1、6、7、14 号染色体存在克隆性异常
  - (1;14)(6;14)(13;18)染色体易位曾有报道
- 合并异常
  - 免疫力低下患者中 EBV(Epstein-Barr virus)起主要作用(95%)
  - 8%的 PCNSL 患者曾患恶性肿瘤,如白血病及腺癌
  - 罕见病例可见 PCNSL 继发于脱髓鞘病变

分期、分级和分类

- 大多数为弥漫大 B 细胞性、非霍奇金淋巴瘤

大体病理和术中特征

- 大脑半球单发或多发占位
- 边界清晰>浸润性
- HIV 阳性患者中可见中心坏死、出血

显微镜下特征

- 细胞环绕、浸润血管和血管间隙
- 高核质比(高电子密度)
- MIB-1、增殖指数常增高(50%~70%)

临床要点

临床表现

- 最常见症状体征
  - 精神状态改变,局灶性神经功能障碍
- 其他症状体征
  - 认知、神经精神障碍
  - 头痛、颅内压升高、癫痫发作
- 临床特点
  - 5%~30%的 PCNSL 患者细胞学阳性

人口统计学

- 年龄
  - 免疫力正常者:60~70 岁,平均 60 岁
  - 免疫力低下者:
    - AIDS 患者:平均年龄 39 岁
    - 移植受体:平均年龄 37 岁
    - 遗传性免疫缺陷者:平均年龄 10 岁
- 性别:男性好发
- 流行病学
  - 占原发性颅内肿瘤的 6.6%
  - 占约 1%的淋巴瘤
  - PCNSL 见于 0.4%的 AIDS 患者
    - PCNSL 是 AIDS 定义的条件之一
    - 高效抗病毒疗法(HAART)降低了 AIDS 患者所有类型的 NHL 的发生率
  - 移植后淋巴瘤,CNS 受累占 22%

病程和预后

- 预后不良
- 中位生存期
  - 免疫力正常者:50 个月
  - AIDS 患者:36 个月
    - 高效抗病毒疗法(HAART)及 X 线放射治疗(XRT)显著改善了预后
- 预后良好因素
  - 单发病变
  - 脑膜和脑室周围无病变
  - 免疫力正常患者
  - 年龄<60 岁
    - 年龄<61 岁的患者,5 年生存率为 75%
- 对类固醇和 XRT 有强烈但短暂的反应
- 罕见:PCNSL 合并其他全身系统性疾病

治疗

- 立体定向活检,随后行化疗±XRT
- 通过破坏血脑屏障增强化疗药物传递的治疗方法或许有益

诊断纲要

注意

- 胼胝体受累可见于 PCNSL、GBM、罕见转移瘤和脱髓鞘病变
- 类固醇可显著缩小病变和强化,掩盖活检结果
- 在高达 8%的 PCNSL 患者中,存在隐匿的全身疾病,有助于全面分期

影像解读要点

- 影像和预后因免疫状态的不同而不同
- 在 CT 平扫上 PCNSL 病变呈特征性的高密度
- 脑室周围和室管膜下受累是 PCNSL 的特征性表现

参考文献

1. Lu SS et al: Histogram analysis of apparent diffusion coefficient maps for differentiating primary CNS lymphomas from tumefactive demyelinating lesions. AJR Am J Roentgenol. 204(4):827-34, 2015

2. Matinella A et al: Neurological complications of HIV infection in pre-HAART and HAART era: a retrospective study. J Neurol. 262(5):1317-27, 2015

3. Yamasaki F et al: Magnetic resonance spectroscopy detection of high lipid levels in intraaxial tumors without central necrosis: a characteristic of malignant lymphoma. J Neurosurg. 122(6):1370-9, 2015

4. Kickingereder P et al: Evaluation of microvascular permeability with dynamic contrast-enhanced MRI for the differentiation of primary CNS lymphoma and glioblastoma: radiologic-pathologic correlation. AJNR Am J Neuroradiol. 35(8):1503-8, 2014

5. Louis DN et al: WHO Classification of Tumours of the Central Nervous System: Malignant lymphomas. Lyon: IARC Press. 188-92, 2007

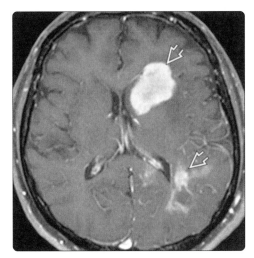
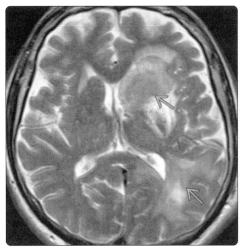

图 6-168 （左图）轴位 T1WI 增强示 PCNSL 的典型表现，脑室周围白质内多发强化占位➡。因为 PCNSL 的初始治疗为立体定向活检，而非手术切除，因此术前识别 PC-NSL 是非常重要的。（右图）同一患者，轴位 T2WI 示病灶内低信号区➡，与肿瘤内高核质比相关，这在 PCNSL 中常见。这个巨大的 PCNSL 为弥漫大 B 细胞淋巴瘤，非霍奇金淋巴瘤

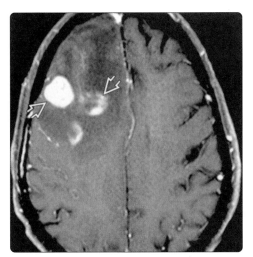
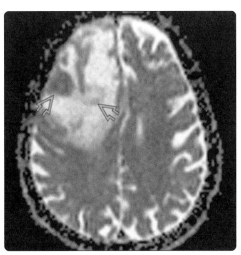

图 6-169 （左图）轴位 T1WI 增强示右额叶多发均匀强化占位➡，强化边缘光滑，是 PCNSL 的典型表现。由于免疫抑制患者人数增加，PCNSL 的患病率也在上升。（右图）同一患者，轴位 DWI ADC 图示典型的瘤内弥散受限，伴低 ADC 值➡。DWI 已证实有助于 PC-NSL 和其他肿瘤及脱髓鞘病变的鉴别

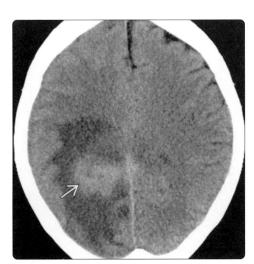
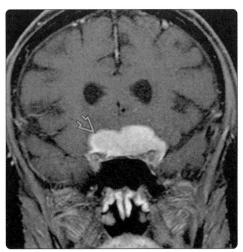

图 6-170 （左图）轴位 CT 平扫示一高密度占位➡伴周围血管源性水肿。CT 上呈高密度是 PCNSL 的典型表现，有助于准确的术前诊断。（右图）女性患者，视神经病变，轴位 T1WI 增强示一个以硬脑膜为基底的前颅窝占位➡。影像学上类似脑膜瘤，活检证实为 PCNSL。硬脑膜受累更常见于继发性中枢神经系统淋巴瘤

四、血管内(血管中心性)淋巴瘤

术语

- 罕见的以血管内淋巴样细胞增殖为特征的恶性肿瘤,好发于中枢神经系统和皮肤

影像

- T2/FLAIR 显示深部白质、皮层及基底节多灶性高信号
  - 可类似梗死灶
- 常见弥散受限
- GRE/SWI:常见多灶性出血
- 典型表现为线样和斑片状强化
  - 可见脑膜和/或硬脑膜强化
- 常类似于血管炎

主要鉴别诊断

- 血管炎
- 多发梗死性痴呆
- 原发性中枢神经系统淋巴瘤(PCNSL)
- 神经系统结节病

病理

- 恶性淋巴细胞堵塞和扩张小动脉、小静脉、毛细血管

临床要点

- 痴呆是最常见的临床表现特点
- 可能表现为多发的卒中样发作
- 发生于 50～70 岁,平均年龄:60～65 岁
- 通过皮肤或脑组织活检诊断
- 疾病快速进展,死亡率高
  - 平均生存时间:7～13 个月
- 罕见,但患病率被低估
  - 高达 75% 的病例中枢神经系统受累

诊断纲要

- 血管内淋巴瘤(IVL)表现是非特异性的,但患者表现为痴呆,伴多灶性强化病变时,需要考虑到 IVL

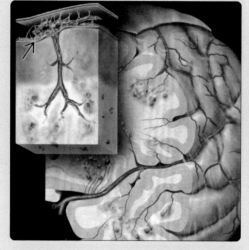
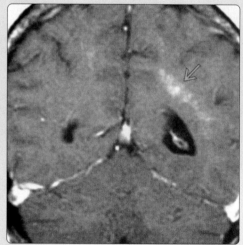

图 6-171 (左图)示意图示恶性淋巴细胞堵塞和扩张小动脉、小静脉、毛细血管,导致局部缺血。还可见脑膜受累 ➡,这是血管内淋巴瘤的典型表现。(右图)患有痴呆的 IVL 患者,冠状位 T1WI 增强示深部脑白质内典型的多灶性线状和斑片状强化 ➡。强化位于对应的 T2/FLAIR 高信号区,这常常是术前诊断的关键

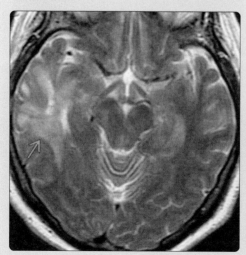
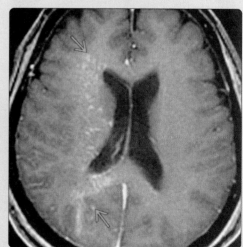

图 6-172 (左图)老年患者,轴位 T2WI 示右颞叶脑室周围及皮层下白质内融合成片的高信号区 ➡。在 IVL 中 T2WI 高信号是非特异性的,其他类似疾病包括慢性小血管性缺血。皮层病变亦常见。(右图)同一患者,轴位 T1WI 增强示脑室周围及皮层下白质内多灶性线状、结节状强化 ➡,是 IVL 的典型表现

四、血管内(血管中心性)淋巴瘤

术语

缩写

- 血管内(血管中心性)淋巴瘤(IVL)

同义词

- 血管内恶性淋巴瘤病
- 嗜血管内皮性淋巴瘤
- 恶性血管内皮瘤病
- 嗜血管性大细胞淋巴瘤
- 血管内 B 细胞淋巴瘤

定义

- 罕见的以血管内淋巴样细胞增殖为特征的恶性肿瘤,好发于中枢神经系统和皮肤
- 以嗜血管性生长为特征的非霍奇金淋巴瘤

影像

一般特点

- 最佳诊断要点
  - 深部白质(WM)、皮层或基底节多灶性 T2WI 异常高信号,伴强化
  - 常见线样和结节状强化
  - IVL 无确诊标准
- 部位
  - 幕上
    - 脑室周围/深部脑白质、灰白质交界处
  - 可累及基底节、脑干、小脑
  - 有累及脊髓的案例报道

CT 表现

- CT 平扫
  - 通常表现正常或非特异性
  - 脑白质、皮层或基底节的局灶性、双侧、不对称性低密度病变
- 增强 CT
  - 强化程度不一
    - 从无到中等强化

MR 表现

- T1WI
  - 多灶性低信号病变
  - 可见血液产物
- T2WI
  - 绝大多数表现为深部脑白质高信号
    - 如水肿、胶质增生
  - 可见皮层高信号、梗死样病变(1/3 的病例)
  - 常见基底节高信号病变
  - 可见出血性转化
- T2*GRE
  - 可见血液产物的"开花征"
- DWI
  - 常见弥散受限
  - 常类似于急性脑卒中或血管炎
- T1WI 增强
  - 程度不一的强化

- 线状、斑片状、点状、结节状、环形、脑回样、均匀强化
  - 脑膜和/或硬脑膜强化
- SWI
  - 微出血所致的多灶性血液产物

血管造影表现

- 常类似于血管炎
  - 交替出现的狭窄和扩张,呈"串珠样",主要累及第二、三级分支

影像检查方法推荐

- 最佳影像检查
  - 多平面重建 MR
- 检查方案推荐
  - 增强 MR+DWI

核医学检查表现

- PET
  - FDG PET 有助于骨髓和肾脏 IVL 的诊断

鉴别诊断

血管炎

- 多灶性皮层下缺血±强化
- 急性期 DWI 可见阳性表现
- DSA 提示诊断(IVL 可有类似表现)
- 强化方式可类似于 IVL(特别是肉芽肿性血管炎)
- 影像学和临床特点类似 IVL

多发梗死性痴呆

- 大、小梗死,脑白质病变
- 典型病例累及深部灰质核团
- 临床诊断类似 IVL

原发性中枢神经系统淋巴瘤(PCNSL)

- 基底节、脑室周围白质强化病变
- 胼胝体常受累
- 特征性室管膜受累

神经系统结节病

- 硬脑膜或软脑膜强化
- 通常不累及脑白质
- 患者常合并系统性疾病

病毒性脑炎

- T2/FLAIR 上高信号病变
- DWI 上常为高信号±强化
- 病理标本可类似 IVL

病理

一般特点

- 病因
  - 侵袭性、恶性 B 细胞性非霍奇金淋巴瘤,嗜血管性
    - 可能起源于 T 细胞,罕见起源于 NK 细胞

- ○ IVL 通常累及中枢神经系统和皮肤
  - 可累及任何器官
    - □ 据报道见于肾脏、骨髓、乳腺、子宫、睾丸、肺、喉、肾上腺
- 合并异常
  - ○ 可能与 EB 病毒(EBV)有关
    - NK-IVL 通常 EBV 阳性

大体病理和术中特征

- 不同时期的小梗死,遍布于皮层和皮层下白质
  - ○ 可有瘀斑样出血>融合状肉眼可见的出血性病变
- 肉眼观察可为正常
- 可能引起脑部占位(少见)

显微镜下特征

- 典型病例可见大 B 细胞积聚
- 恶性淋巴细胞堵塞和扩张小动脉、小静脉、毛细血管
- 从最小的血管周围蔓延至邻近脑实质
- CD20(+),CD19(+),CD22(+),CD79a(+)
- Ki-67 高增殖活性

临床要点

临床表现

- 最常见症状体征
  - ○ 痴呆、意识障碍、记忆丧失
  - ○ 多发的卒中样发作
  - ○ 亚洲患者常表现为噬血细胞综合征(亚洲变异型)
- 其他症状体征
  - ○ 认知障碍、局灶性神经功能障碍、癫痫发作、发热
  - ○ 有报道脊髓受累出现脊髓病
- 临床特点
  - ○ 皮肤改变
    - 腹部和大腿出现隆起的斑块或结节(50%)
  - ○ CSF 检查可见蛋白质增高
  - ○ 外周血涂片或骨髓涂片无恶性细胞
  - ○ 实验室检查常不能确诊
  - ○ 常表现为无淋巴结病变

人口统计学

- 年龄
  - ○ 发生于 50~70 岁,平均年龄:60~65 岁
- 性别
  - ○ 男性稍多于女性
- 流行病学
  - ○ 罕见,但患病率被低估
  - ○ 高达 75% 的病例中枢神经系统受累

病程和预后

- 疾病快速进展,死亡率高
- 平均生存时间:7~13 个月
  - ○ 近期报道生存时间有轻度改善
- 死亡率:>80%
- 少数病例可见自发性症状消失
- 确诊常需尸检

- 第 1 年复发风险:25%
- 从诊断到中枢神经系统复发的间隔时间短

治疗

- 通过皮肤或脑组织活检诊断
- 治疗主要包括类固醇和化疗(利妥昔单抗,甲氨蝶呤)
- 放射治疗的效果各异

诊断纲要

注意

- 评估痴呆患者,增强 MR 可能有帮助
- 在临床和影像上,IVL 常类似血管炎和血管性痴呆
- 确诊常需行立体定向活检

影像解读要点

- 血管内淋巴瘤(IVL)表现是非特异性的,但患者表现为痴呆,伴多灶性强化病变时,需考虑到 IVL
- 沿血管周围间隙的线状强化提示 IVL
- IVL 最常见的影像学表现为缺血灶,常可见急性期缺血灶

参考文献

1. Colavolpe C et al: FDG-PET/CT is a pivotal imaging modality to diagnose rare intravascular large B-cell lymphoma: case report and review of literature. Hematol Oncol. 33(2):99-109, 2015
2. Nguyen GH et al: Unusual variants of intravascular malignant hematopoietic neoplasms: a report of 4 cases and review of the literature. Am J Dermatopathol. 37(5):360-7, 2015
3. Wang L et al: Intravascular NK/T-cell lymphoma: a report of five cases with cutaneous manifestation from China. J Cutan Pathol. ePub, 2015
4. Sekiguchi Y et al: Intravascular large B-cell lymphoma with pontine involvement successfully treated with R-CHOP therapy and intrathecal administration: a case report and review of literature. Int J Clin Exp Pathol. 7(6):3363-9, 2014
5. Roohi F: Diagnosis of intravascular lymphoma. JAMA Neurol. 70(7):941, 2013
6. Shimada K et al: Central nervous system involvement in intravascular large B-cell lymphoma: a retrospective analysis of 109 patients. Cancer Sci. 101(6):1480-6, 2010
7. Liu H et al: Spinal cord infarct as the initial clinical presentation of intravascular malignant lymphomatosis. J Clin Neurosci. 16(4):570-3, 2009
8. Pusch G et al: Intravascular lymphoma presenting with neurological signs but diagnosed by prostate biopsy: suspicion as a key to early diagnosis. Eur J Neurol. 16(3):e39-41, 2009
9. Sumer M et al: Intravascular lymphoma masquerading as multiembolic stroke developing after coronary artery by-pass surgery. Neurologist. 15(2):98-101, 2009
10. Yago K et al: Usefulness of FDG-PET/CT for the diagnosis of intravascular large B-cell lymphoma presenting with fever of unknown origin and renal dysfunction. Rinsho Ketsueki. 50(6):499-502, 2009
11. Anda T et al: Ruptured distal middle cerebral artery aneurysm filled with tumor cells in a patient with intravascular large B-cell lymphoma. J Neurosurg. 109(3):492-6, 2008
12. Balkema C et al: Usefulness of FDG-PET to diagnose intravascular lymphoma with encephalopathy and renal involvement. Acta Clin Belg. 63(3):185-9, 2008
13. Cerroni L et al: Intravascular large T-cell or NK-cell lymphoma: a rare variant of intravascular large cell lymphoma with frequent cytotoxic phenotype and association with Epstein-Barr virus infection. Am J Surg Pathol. 32(6):891-8, 2008
14. Grove CS et al: Intravascular lymphoma presenting as progressive paraparesis. J Clin Neurosci. 15(9):1056-8, 2008
15. Im SH et al: Headache as the only presentation of intravascular lymphoma. Headache. 48(4):627-9, 2008
16. Louis DN et al: Malignant lymphomas. In Louis DN et al: WHO Classification of Tumours of the Central Nervous System. Lyon: IARC Press. 188-192, 2007

四、血管内（血管中心性）淋巴瘤

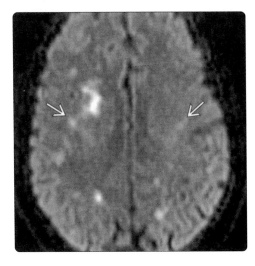
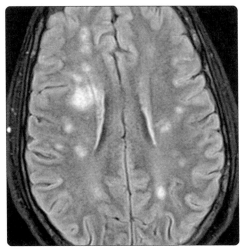

图 6-173　（左图）60 岁患者，意识障碍进行性加重，轴位 DWI 示大脑半球中多发不同时期的弥散受限病灶➡。（右图）同一患者，轴位 FLAIR 示脑室周围和皮层下白质内多发的、非特异性高信号。未行增强时，影像表现无特异性，患者可能已被诊断为血栓栓塞性疾病、慢性小血管性缺血或血管炎。IVL 在临床和影像上常类似血管炎

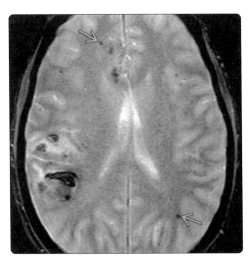
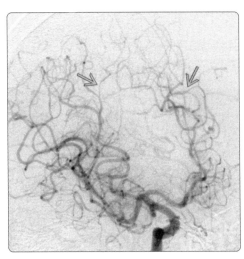

图 6-174　（左图）同一患者，轴位 GRE 示与多发出血相关的多灶性磁敏感伪影➡或"开花征"遍布大脑半球。尸检证实为 IVL。GRE 和 SWI 有助于识别 IVL 中常见的微出血。（右图）同一患者，右侧颈内动脉 DSA 造影，后前位示中小血管多发狭窄➡。这种表现在 IVL 和血管炎中均可见。常需进行活检明确诊断

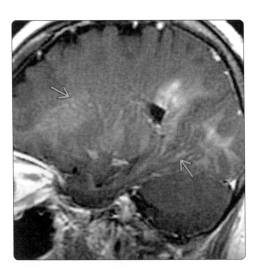
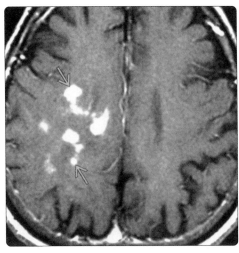

图 6-175　（左图）IVL 患者，矢状位 T1WI 增强示典型的线样和斑点状强化➡，常见于 IVL。当强化沿血管周围间隙方向分布时，提示为 IVL。（右图）同一患者，轴位 T1WI 增强示大脑半球白质内多发强化灶➡。IVL 的强化方式非常多变，可表现为线样、斑点状、斑片状、结节状、环形、脑回样或均匀强化。也曾有脑膜和/或硬脑膜强化的报道

术语

- 髓外白血病性肿瘤(EML)
- 同义词:粒细胞肉瘤,绿色瘤

影像

- 最佳诊断要点:在已知或疑似骨髓增殖性疾病患者中发现均匀强化的肿瘤
- 脑膜病变(以硬脑膜为基底或软脑膜)>脑实质内病变
- CT 平扫:高密度
- 增强 CT:中等均匀强化
- MR
  ○ T2/FLAIR 上呈等低信号
  ○ DWI 上弥散受限

主要鉴别诊断

- 转移性神经母细胞瘤(NBT)

- 脑膜瘤
- 脑外血肿
- 髓外造血
- 朗格汉斯细胞组织细胞增生症(LCH)

病理

- 中枢神经系统白血病表现为三种形式
  ○ 脑膜疾病(通常伴有 ALL)
  ○ 血管内聚集物(白细胞瘀滞):可能破裂、出血,伴白血病数量显著增高
  ○ 肿瘤样占位(绿色瘤)
- 其他多种颅内表现,白血病/治疗的并发症
  ○ 可逆性后部脑病综合征
  ○ 骨髓移植后的移植后淋巴增殖性疾病(PTLD)
  ○ 侵袭性真菌感染
  ○ 化疗相关的静脉血栓形成
  ○ 放疗后远期产生的海绵状血管瘤

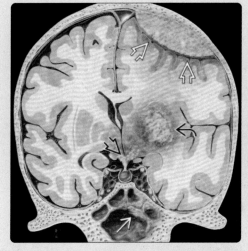
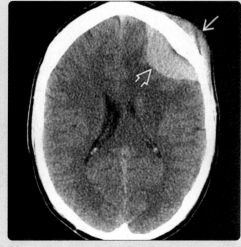

图 6-176　(左图)冠状位示意图示多发白血病灶浸润颅底/鼻旁窦➡、下丘脑/漏斗部➡、基底节➡和硬脑膜➡。病理呈现绿色外观而命名为"绿色瘤"。目前可被接受的术语为"粒细胞肉瘤"。(右图)急性髓系白血病(AML)患儿,伴可触及的头皮肿物,轴位 CT 平扫示以颅骨为中心的颅内➡及颅外➡高密度占位

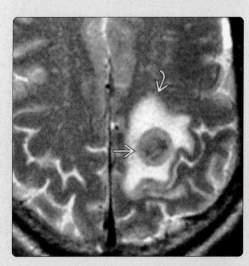
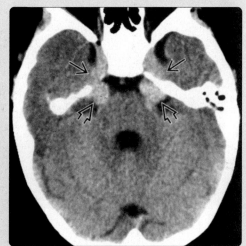

图 6-177　(左图)AML 患儿,轴位 T2WI 示一个顶叶低信号占位➡,周围环绕环形水肿➡。AML 伴脑实质内转移(脑实质粒细胞肉瘤)的病例少见。(右图)5 岁 AML 女孩,CT 平扫示绿色瘤浸润三叉神经,使三叉神经脑池段➡和 Meckel 憩室段➡增粗(Courtesy N. Aggarwal, MD)

术语

缩写

- 髓外白血病性肿瘤(EML)
- 髓外髓母细胞瘤,髓外髓样细胞瘤(EmMCT)

同义词

- 粒细胞肉瘤,绿色瘤

定义

- 髓母细胞/中幼粒细胞/早幼粒细胞的实体肿瘤
  ○ 见于骨髓增殖性疾病患者
- 其他多种白血病/治疗并发症的颅内表现
  ○ 可逆性后部脑病综合征
  ○ 侵袭性真菌感染
  ○ 放疗后远期产生的海绵状血管瘤
  ○ 骨髓移植后的移植后淋巴增殖性疾病(PTLD)
  ○ 化疗相关的静脉血栓形成(门冬酰胺酶)
  ○ 血管炎
    - 白血病的首发症状
    - 继发于治疗(反式维A酸)
    - 继发于感染(如曲霉菌感染)

影像

一般特点

- 最佳诊断要点
  ○ 在已知或疑似骨髓增殖性疾病患者中,均匀强化占位
  ○ 急性髓系白血病(AML)最常见的并发症
- 部位
  ○ 脑膜病变(以硬脑膜为基底或软脑膜)>脑实质内病变

CT 表现

- CT 平扫
  ○ 相对于脑组织呈等高密度
    - 可迅速转变为低密度(坏死、液化)
  ○ 可表现为(或类似)血肿
  ○ 寻找颅底/鼻旁窦的受累
- 增强 CT
  ○ 均匀强化
    - 高密度或存在出血,可能掩盖强化
  ○ 可有边缘强化,类似脓肿

MR 表现

- T1WI
  ○ 相对于脑组织呈等低信号
  ○ 可与急性血肿、非出血性占位相鉴别
- T2WI
  ○ 信号不易,可为低信号
  ○ 软脑膜病变可能蔓延至血管周围间隙,类似斑片状白质高信号
- FLAIR
  ○ 对软脑膜病变,比 T2WI 更敏感
- T2*GRE
  ○ 有助于鉴别海绵状血管瘤(白血病治疗的远期并发症)
- DWI
  ○ 可呈弥散受限(在 DWI 上为高信号,在 ADC 上为低信号)
  ○ 有助于区别缺血性并发症和 PRES
- T1WI 增强
  ○ 均匀强化
    - 伴坏死或液化时强化可不均匀
  ○ 软脑膜或血管周围间隙强化
  ○ 评估以颅骨为基底的疾病,脂肪抑制序列必不可少
- MRA
  ○ PRES 病例中可见血管痉挛
  ○ 可检出中等血管的血管炎
- MRV
  ○ 对于评估出血性病变十分必要
  ○ 判定静脉血栓的形成和范围

核医学检查表现

- 骨扫描
  ○ ^{99m}Tc-MDP 常用于白血病患者的骨病
  ○ 软组织摄取通常反映高钙血症,而非绿色瘤
- PET
  ○ 在 FDG PET 检查中呈摄取显著增高

影像检查方法推荐

- 最佳影像检查
  ○ 增强 MR
- 检查方案推荐
  ○ 采用脂肪抑制 T1WI 增强

鉴别诊断

转移性神经母细胞瘤(NBT)

- 无颅外病变时很少发生
- 特征性"熊猫眼"的临床表现
- 针状骨膜炎

脑膜瘤

- 可能很难鉴别
- 硬膜"尾征"在脑膜瘤患者中更常见

脑外血肿

- 颅外的软组织肿胀或颅骨骨折
- 如果没有相关病史,需考虑虐待儿童的可能

髓外造血

- T2WI 上呈显著低信号
- 相同的高危人群

朗格汉斯细胞组织细胞增生症(LCH)

- 邻近骨组织破坏,无骨膜反应
- 尿崩症

尤因肉瘤

- 侵袭性生长
- 邻近骨质破坏

神经系统结节病

- 类似软脑膜疾病
- 少数病例可表现为以硬脑膜为基底的占位

病理

一般特点

- 病因
  - 部分病例与暴露接触相关
    - 电离辐射、烃类、苯、烷化剂
- 遗传学
  - 与不伴有中枢神经系统疾病患者相比，CNS 受累的患者 11q23 异常的发生率更高
  - 在 AML 伴绿色瘤的患者中，有第 8、21 号染色体易位的报道
  - 在一些遗传性综合征中，AML 有较高的发生率
    - Down 综合征、Bloom 综合征、范科尼综合征
- 合并异常
  - 在非 AML 性骨髓增殖性疾病中少见
    - 髓样化生
    - 高嗜酸性粒细胞综合征
    - 真性红细胞增多症
- 中枢神经系统白血病表现为三种形式
  - 脑膜病变
    - 通常伴有急性淋巴细胞性白血病（ALL）
  - 血管内的聚集物（白细胞瘀滞）
    - 可能破裂、出血（伴白细胞数量显著增高）
  - 局灶性肿瘤性占位（绿色瘤）
- 绿色瘤
  - 1811 年被第一次描述为白血病性肿块
  - 术语"绿色瘤"产生于 1853 年
  - 在 1966 年重命名为粒细胞肉瘤

大体病理和术中特征

- 在>70% 的病例中，病理呈现绿色外观而命名为"绿色瘤"
  - 由高水平的髓过氧化物酶导致

显微镜下特征

- 中到大细胞
- 多形性细胞核
- 多发的有丝分裂，呈"满天星"样表现

临床要点

临床表现

- 最常见症状体征
  - 可能先于白血病的骨髓诊断
  - 50% 的病例仅在尸检时确诊
  - 中枢神经系统病变更具有症状性
  - 局部占位效应产生局灶体征
  - 因出血产生的头痛
- 临床特点
  - AML 儿童出现新的神经系统症状或体征

人口统计学

- 年龄
  - 60% 的患者<15 岁
- 性别

- 男：女 = 1.38：1
- 种族
  - <19 岁的西班牙儿童白血病患病率最高
  - 欧洲裔美国人患病率>非洲裔
- 流行病学
  - 占 AML 患者的 5%~10%，占 CML 患者的 1%~2%
  - CNS 疾病的危险因素 = 年龄<45 岁、WBC 计数>50 000/μl、11q23 染色体易位

病程和预后

- AML 的总生存率为 40%~50%
- 发生于其他骨髓增生异常综合征基础上的绿色瘤
  - 提示急性转化
  - 预后不良的征象

治疗

- 诱导化疗
  - 阿糖胞苷（Ara-C）
  - 蒽环类药物
- 为巩固治疗行骨髓移植
- 注意：甲氨蝶呤治疗可引起卒中样症状
  - MR 上可见圆形白质病变，伴弥散受限

诊断纲要

注意

- 在具有相似表现的，相同的患者人群中可出现髓外造血
- 在儿童 AML 患者中，出血性病变可能是绿色瘤或治疗并发症的表现

影像解读要点

- 多部位的、多灶性病变提示该病的诊断
- 绿色瘤伴边缘强化（罕见）可类似脓肿

参考文献

1. Bar M et al: Central nervous system involvement in acute myeloid leukemia patients undergoing hematopoietic cell transplantation. Biol Blood Marrow Transplant. 21(3):546-51, 2015
2. Cheng CL et al: Risk factors and clinical outcomes of acute myeloid leukaemia with central nervous system involvement in adults. BMC Cancer. 15(1):344, 2015
3. Bhojwani D et al: Methotrexate-induced neurotoxicity and leukoencephalopathy in childhood acute lymphoblastic leukemia. J Clin Oncol. 32(9):949-59, 2014
4. Rozovski U et al: Incidence of and risk factors for involvement of the central nervous system in acute myeloid leukemia. Leuk Lymphoma. 1-6, 2014
5. Morioka S et al: Effects of chemotherapy on the brain in childhood: diffusion tensor imaging of subtle white matter damage. Neuroradiology. 55(10):1251-7, 2013
6. Spataro R et al: Neurological picture. Petechial brain haemorrhages in acute lymphoblastic leukaemia. J Neurol Neurosurg Psychiatry. 84(8):908, 2013
7. Faraci M et al: Magnetic resonance imaging in childhood leukemia survivors treated with cranial radiotherapy: a cross sectional, single center study. Pediatr Blood Cancer. 57(2):240-6, 2011
8. Dicuonzo F et al: Posterior reversible encephalopathy syndrome associated with methotrexate neurotoxicity: conventional magnetic resonance and diffusion-weighted imaging findings. J Child Neurol. 24(8):1013-8, 2009
9. Koenig MK et al: Central nervous system complications of blastic hyperleukocytosis in childhood acute lymphoblastic leukemia: diagnostic and prognostic implications. J Child Neurol. 23(11):1347-52, 2008
10. Hakyemez B et al: Parlak M. Intracranial myeloid sarcoma: conventional and advanced MRI findings. Br J Radiol. 80(954):e109-12, 2007

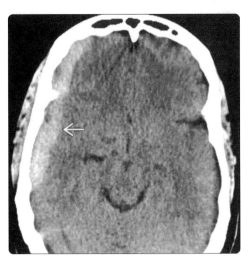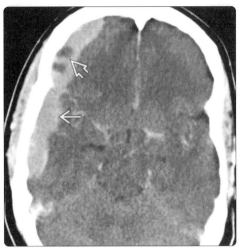

图 6-178 （左图）急性髓系白血病患者，轴位CT平扫示一个以硬脑膜为基底的、类似硬膜下血肿的高密度占位 ➡️。（右图）轴位增强CT示以硬脑膜为基底的占位呈均匀强化 ➡️，因此可除外单纯性出血。考虑为坏死/液化导致的小范围无强化区 ➡️，而不是快速出血。这是AML患者以硬脑膜为基底的白细胞浸润的典型表现

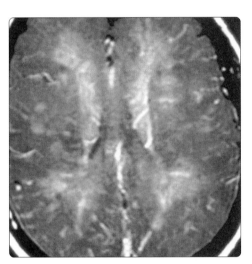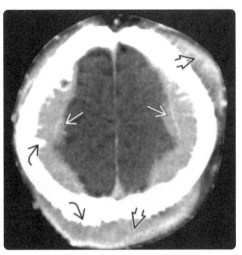

图 6-179 （左图）白血病患者，伴进展性脑病，轴位T1WI增强示多发强化的血管内和血管周围浸润。"癌性脑炎"是白血病的罕见并发症。（右图）白血病伴颅骨受累患者，轴位增强CT示双侧凸面较大硬膜外白血病肿块 ➡️。骨膜下可见肿瘤积聚 ➡️。颅骨内、外板的针状改变 ➡️ 提示骨髓广泛受累

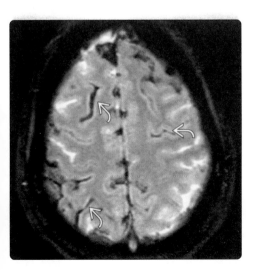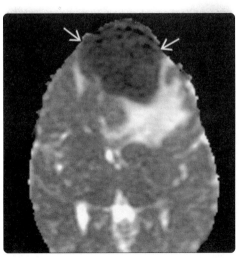

图 6-180 （左图）AML患者急性发作，轴位T2*GRE示软脑膜低信号 ➡️。脑脊液检查提示出血和白血病细胞浸润。（右图）13岁女孩，鼻窦炎及头皮肿胀，轴位ADC示一个局限性的、极低信号占位 ➡️，病变在CT上呈高密度，DWI上呈高信号，并伴显著强化（未提供图像）。活检和血液检查证实为高危型ALL

要　点

术语

- 颅内生殖细胞肿瘤(iGCT)
- iGCT 位于颅内,与性腺生殖细胞肿瘤同源(卵巢无性细胞瘤、睾丸精原细胞瘤)

影像

- 最常见:位于/靠近中线
  - 松果体区约 50%~65%
  - 鞍上约 25%~35%
- 较少见:基底节/丘脑约 5%~10%
- 20% 为多发
  - 最常见:松果体区+鞍上
- CT 平扫(松果体区生殖细胞瘤)
  - 松果体区高密度占位伴"吞食样"松果体钙化
- MR(鞍上生殖细胞瘤)
  - 垂体后叶高信号缺失
  - "饱满"垂体柄/垂体
  - 相对均匀的显著强化
  - 可有囊肿、出血(少见)

主要鉴别诊断

- 松果体区生殖细胞瘤
  - 松果体细胞瘤
  - 其他松果体区生殖细胞肿瘤
- 鞍上生殖细胞瘤
  - 成人
    - 神经系统结节病
    - 转移瘤
  - 儿童
    - 朗格汉斯细胞组织细胞增生症(LCH)

临床要点

- 90%的患者<20 岁
- 松果体区生殖细胞瘤:男:女 ≈ 10:1

诊断纲要

- 患有尿崩症的年轻患者应考虑生殖细胞瘤或 LCH

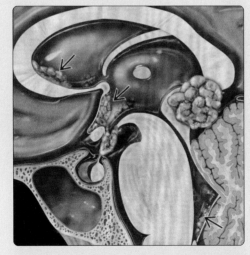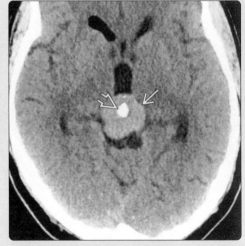

图 6-181 (左图)矢状位示意图显示鞍上和松果体区同时存在的生殖细胞瘤。侧脑室、第三脑室、第四脑室中可见肿瘤随脑脊液播散➡。(右图)轴位 CT 平扫示松果体区生殖细胞瘤的典型表现,一个边界清晰、稍高密度的占位➡,伴吞食样松果体腺钙化➡

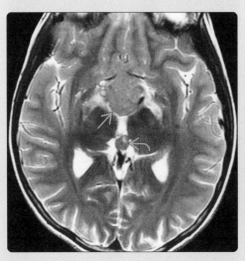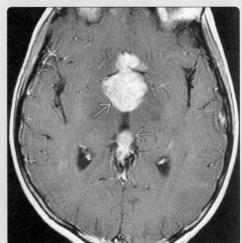

图 6-182 (左图)14 岁男孩,视觉障碍,轴位 T2WI 示一个稍低信号鞍上占位➡。另一个较小的占位➡位于松果体区。(右图)同一患者,T1WI 增强示分叶状鞍上占位➡显著强化。松果体区占位呈相同程度的显著强化➡。松果体区及鞍上同时出现的生殖细胞瘤(有时被称为"双中线"生殖细胞瘤)见于 20% 的病例

术语

缩写

- 颅内生殖细胞肿瘤(iGCT)

同义词

- 无性细胞瘤、性腺外精原细胞瘤

定义

- iGCT 位于颅内,与性腺生殖细胞肿瘤同源(卵巢无性细胞瘤、睾丸精原细胞瘤)

影像

一般特点

- 最佳诊断要点
  - 松果体区高密度占位伴"吞食样"松果体钙化
  - 鞍上占位伴尿崩症(DI)
  - 基底节占位伴同侧的偏侧萎缩
- 部位
  - 最常见:位于/靠近中线(80%~90%)
    - 松果体区约 50%~65%
    - 鞍上约 25%~35%
  - 较少见:基底节/丘脑约 5%~10%
  - 其他部位:脑室内(第三脑室)、蝶鞍内、延髓、髓内、中脑、半球
- 大小
  - 随部位不同而大小不同
    - 松果体区:如果不伴脑积水,体积可较大,中脑压迫±侵袭
    - 垂体柄:常在早期出现尿崩症
      - 占位最初可能很小/不易发现
- 数量
  - 20%为多发,最常见:松果体区+鞍上

CT 表现

- CT 平扫
  - 分叶状高密度占位
    - 松果体区:占位沿第三脑室后部蔓延或包裹钙化的松果体腺
    - 鞍上:"饱满"垂体漏斗部
    - 基底节:早期常无异常,后期病变呈等高密度,无占位效应
      - 早期在 CT 平扫上可见单发的钙化点
  - ±囊肿
  - ±出血(特别是基底节区生殖细胞瘤)
  - ±脑积水
- 增强 CT
  - 显著均匀强化±脑脊液播散
    - 松果体区:寻找第三脑室后部、中脑/丘脑浸润
    - 鞍上:寻找垂体柄增粗、第三脑室底、侧壁及穹窿前柱的浸润

MR 表现

- T1WI
  - 相对于灰质呈等高信号
  - "饱满"垂体柄/垂体
    - 垂体后叶高信号缺失

- 垂体后叶高信号在 99.7%的正常人中存在
  - 基底节区/丘脑:20%~33%伴同侧的偏侧萎缩
- T2WI
  - 相对于灰质呈等高信号(高核质比)
    - 囊变/坏死灶(T2 高信号)
      - 多发囊肿常见于生殖细胞瘤和所有 GCT 中(高达 44%)
    - 较少见:低信号灶(出血)
- FLAIR
  - 相对于灰质呈稍高信号
- T2*GRE
  - 钙化、出血呈"开花征"
- DWI
  - 由于细胞密度较高,弥散受限
- T1WI 增强
  - 显著均匀强化,±脑脊液播散,±脑实质受累
  - 基底节和丘脑:边界不清的强化
    - 晚期可见病变囊变(由于前期的出血和肿瘤进展)
- MRS
  - Cho 峰升高,NAA 峰降低,±乳酸峰

影像检查方法推荐

- 最佳影像检查
  - 脑和脊髓的 MR 增强扫描
- 检查方案推荐
  - 术前对全脑脊髓进行 MR 检查

鉴别诊断

其他松果体区生殖细胞肿瘤

- 恶性的混合性生殖细胞肿瘤、卵黄囊瘤、绒毛膜癌、胚胎性癌
- 未成熟性畸胎瘤、成熟性畸胎瘤、混合性成熟/未成熟性畸胎瘤

松果体母细胞瘤

- 大的、异质性松果体占位;伴边缘钙化
- 梗阻性脑积水

松果体细胞瘤

- 占位内松果体钙化呈"炸裂样",而不是"吞食样"

中度分化的松果体实质肿瘤(PPTID)

- 松果体占位,组织病理学介于松果体细胞瘤和松果体母细胞瘤之间

松果体囊肿(非典型)

- 常常>15mm,边缘环形强化,囊内容物成分不同而信号不同,±顶盖受压

其他松果体区占位

- 星形细胞瘤
- 转移瘤
- 脑膜瘤
- 视网膜母细胞瘤
  - 三侧性视网膜母细胞瘤→检查眼眶和鞍上区
- 松果体区乳头状肿瘤

"饱满"漏斗

- 儿童
  - 朗格汉斯细胞组织细胞增生症(LCH)
  - 灰结节错构瘤(与灰质相比呈等信号,无强化)
- 成人
  - 神经系统结节病
  - 转移瘤

病理

一般特点

- 病因
  - 遗传学
    - 常有 CCND2(12p13)畸变
    - 单纯的生殖细胞瘤中还常可见 KIT 变异
- 合并异常
  - Klinefelter 综合征(47XXY)
  - Down 综合征
  - 1 型神经纤维瘤病
  - 实验室检查结果紊乱
    - 胎盘碱性磷酸酶(PLAP)升高
    - 大部分生殖细胞瘤出现血清和脑脊液中的 β-HCG 升高,与组织学类型无关

分期、分级和分类

- 多部位受累(松果体区、鞍上、基底节、丘脑),在美国考虑为转移瘤,在加拿大和欧洲考虑为同时发病
- 单纯的生殖细胞瘤:WHO Ⅱ 级
- 含有合体滋养层巨细胞(STGC)的生殖细胞瘤:WHO Ⅱ-Ⅲ 级

大体病理和术中特征

- 柔软、易碎的灰白色肿块±坏死

显微镜下特征

- 片状的大多边形原始生殖细胞
- 沿纤维血管分隔的淋巴细胞浸润
- 免疫组化显示 PLAP、c-kit、OCT3/4 高表达

临床要点

临床表现

- 最常见症状体征
  - 松果体区生殖细胞瘤
    - Parinaud 综合征(向上凝视麻痹和会聚障碍)
    - 由于顶盖受压或侵袭导致的头痛(脑积水)
  - 鞍上生殖细胞瘤
    - 尿崩症(DI)
    - 视力丧失
    - 下丘脑-垂体功能障碍(生长发育迟缓、性早熟)
  - 偏中线的生殖细胞瘤
    - 缓慢进展的轻偏瘫(由于内囊受累和继发的沃勒变性)
    - 进行性的精神异常、人格改变和不明原因发热
    - 早熟、尿崩症、偏盲、语言障碍
    - 手足徐动

人口统计学

- 年龄
  - 中枢神经系统生殖细胞瘤主要见于年轻患者
    - 90%的患者<20 岁
    - 发病高峰期:10~12 岁
- 性别
  - 松果体区生殖细胞瘤:男：女 ≈ 10：1
  - 鞍上生殖细胞瘤:女性更常见
  - 所有类型的 CNS 生殖细胞瘤:男：女 = 1.5：1~2：1
- 种族
  - 中枢神经系统生殖细胞瘤在亚洲更常见(9%~15%)
- 流行病学
  - 生殖细胞瘤→占所有 CNS 肿瘤的 1%~2%
    - 占所有 iGCT 的 2/3
    - 占松果体区肿瘤的 50%
    - 占儿童 CNS 肿瘤的 2%~4%(在日本儿童中,占 CNS 肿瘤的 9%~15%)

病程和预后

- 单纯的生殖细胞瘤预后良好
  - β-HCG 中度升高→预后良好
- 常见脑脊液播散和邻近脑实质的侵袭

治疗

- 应行活检明确组织学类型,"单纯"的生殖细胞瘤预后最佳
- 减小 XRT 治疗的剂量及范围±辅助化疗

参考文献

1. Takami H et al: Human chorionic gonadotropin is expressed virtually in all intracranial germ cell tumors. J Neurooncol. 124(1):23-32, 2015
2. Vasiljevic A et al: Histopathology of pineal germ cell tumors. Neurochirurgie. 61(2-3):130-7, 2015
3. Côté M et al: Normal dimensions of the posterior pituitary bright spot on magnetic resonance imaging. J Neurosurg. 120(2):357-62, 2014
4. Fukushima S et al: Mutually exclusive mutations of KIT and RAS are associated with KIT mRNA expression and chromosomal instability in primary intracranial pure germinomas. Acta Neuropathol. 127(6):911-25, 2014
5. Terashima K et al: Genome-wide analysis of DNA copy number alterations and loss of heterozygosity in intracranial germ cell tumors. Pediatr Blood Cancer. 61(4):593-600, 2014
6. Jinguji S et al: Factors affecting functional outcomes in long-term survivors of intracranial germinomas: a 20-year experience in a single institution. J Neurosurg Pediatr. 11(4):454-63, 2013
7. Khan AA et al: An unusual anatomic and geographic location of primary germinoma of the fourth ventricle. J Clin Neurosci. 20(11):1620-2, 2013
8. Sethi RV et al: Delayed diagnosis in children with intracranial germ cell tumors. J Pediatr. 163(5):1448-53, 2013
9. Park DeWitt J et al: Primary intracranial germ cell tumor originating from septum pellucidum that mimics central neurocytoma. J Clin Oncol. 30(27):e274-7, 2012
10. Lee J et al: Atypical basal ganglia germinoma presenting as cerebral hemiatrophy: diagnosis and follow-up with 11C-methionine positron emission tomography. Childs Nerv Syst. 25(1):29-37, 2009
11. Guerrero-Vázquez S et al: [Simultaneous suprasellar and pineal germinoma: a case report] Rev Neurol. 46(7):411-5, 2008
12. Rossi A et al: Bilateral germinoma of the basal ganglia. Pediatr Blood Cancer. 50(1):177-9, 2008
13. Sartori S et al: Germinoma with synchronous involvement of midline and off-midline structures associated with progressive hemiparesis and hemiatrophy in a young adult. Childs Nerv Syst. 23(11):1341-5, 2007
14. Ueno T et al: Spectrum of germ cell tumors: from head to toe. Radiographics. 24(2):387-404, 2004

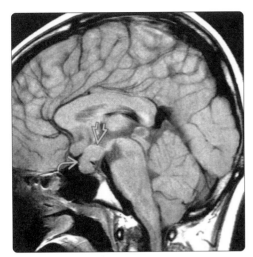
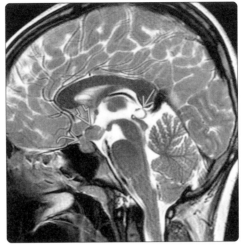

图 6-183 （左图）4 岁女孩，尿崩症，矢状位 T1WI 示垂体后叶高信号缺失。一个等信号分叶状占位使漏斗柄增粗➡，并向上延伸至下丘脑和第三脑室➡。（右图）同一患者，矢状位 T2WI 示等信号占位累及垂体柄➡和下丘脑、第三脑室➡。可见良性外观的松果体区囊肿➡

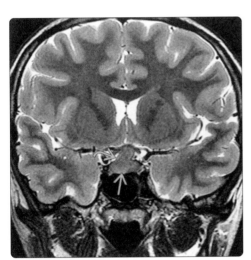
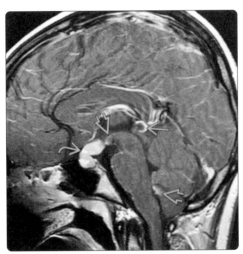

图 6-184 （左图）同一患者，冠状位 T2WI 示占位➡可能侵及漏斗柄和垂体➡。（右图）同一患者，矢状位 T1WI 增强示占位➡显著均匀强化。良性的松果体区囊肿可见边缘环形强化➡。可见少量的脑脊液播散➡，并经腰穿检查证实。活检证实为生殖细胞瘤

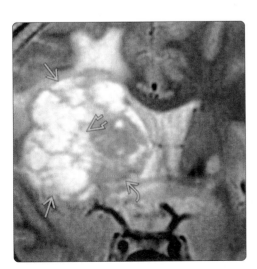
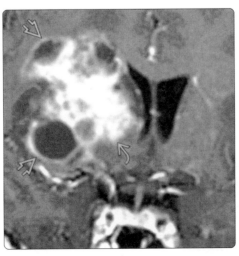

图 6-185 （左图）冠状位 T2WI 示右侧基底节一个混杂信号占位➡。肿瘤内可见许多小囊➡。肿瘤的实性部分➡与灰质信号相等。（右图）冠状位 T1WI 增强示囊壁➡及肿瘤实性部分➡可见强化。活检证实为生殖细胞瘤。原发于基底节区和丘脑的生殖细胞瘤并不常见，外观上常常不典型，并常见瘤内出血及囊肿（Courtesy R. Babbel, MD）

二、畸胎瘤

要　点

术语

- 畸胎瘤:非生殖细胞瘤性生殖细胞肿瘤
  - 起源于多能生殖细胞
  - 三胚层肿瘤(包含起源于三个胚层的组织成分)
- 分类
  - 成熟性畸胎瘤
  - 不成熟性畸胎瘤
  - 畸胎瘤恶变

影像

- CT平扫
  - 中线占位,包含钙化、软组织、囊肿和脂肪
- T1WI
  - 脂肪→高信号,钙化→信号不一
  - 软组织成分呈等至高信号,可强化
- T2WI:钙化呈低信号
- DWI:实性成分(细胞致密)弥散受限
- 50%的患者解剖学起源无法确定

- 新生儿或胎儿的巨大全脑占位
- 解剖学标志消失
- 宫内超声:巨头畸形
  - 占位体积迅速增大,高低混杂回声

主要鉴别诊断

- 生殖细胞瘤
- 其他非生殖细胞瘤性生殖细胞肿瘤
- PNET,AT/RT
- 皮样囊肿
- 颅咽管瘤

临床要点

- 常在宫内或新生儿期被发现
- 男:女 = 4:1

诊断纲要

- 如果新生儿出现全脑肿瘤,需考虑畸胎瘤

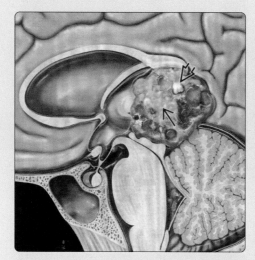
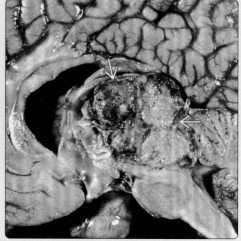

图 6-186　(左图)矢状位示意图为一个不均匀的松果体区畸胎瘤,由实性成分、钙化➘和脂肪成分➘组成。(右图)大体病理标本矢状切面示松果体区畸胎瘤➡,伴梗阻性脑积水(Courtesy B. Alvord,MD)

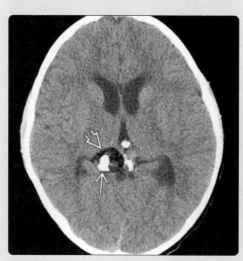
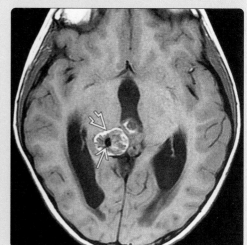

图 6-187　(左图)8岁男孩,头痛、晨起恶心、呕吐,轴位CT平扫示松果体区混杂密度占位。占位中可见脂肪样组织➡和形似牙齿的钙化成分➡。梗阻性脑积水,侧脑室中等程度扩大。(右图)同一患者,T1WI示该分叶状软组织占位呈高➡、等混杂信号,中央可见低信号牙齿状结构➡

术语

定义

- 畸胎瘤:非生殖细胞瘤性生殖细胞肿瘤
  - 起源于多能生殖细胞
  - 三胚层肿瘤(包含起源于三个胚层的组织成分)
- 分类
  - 成熟性畸胎瘤(最常见,分化好)
  - 未成熟性畸胎瘤(一些分化不完全的组织)
  - 畸胎瘤恶变

影像

一般特点

- 最佳诊断要点
  - 中线占位,包含钙化、软组织、囊肿和脂肪
  - 新生儿或胎儿的巨大全脑占位
- 部位
  - 中线
    - 松果体区
      □ 顶盖、中脑常常受累
    - 蝶鞍/鞍上
      □ 下丘脑、视交叉
      □ 较少见:鞍旁(海绵窦或颅中窝内侧)
    - 基底节,丘脑
    - 脊髓(胸腰段交界处)
  - 少见部位
    - 大脑半球
    - 脑室
    - 约50%的患者病变巨大,以至于不能确定病变的解剖学起源
- 大小
  - 多变;婴儿畸胎瘤常常巨大("全脑性")

CT 表现

- CT 平扫
  - 脂肪、软组织、钙化
  - 常见囊性成分
  - 通常很大(可能占据整个颅腔)
- 增强 CT
  - 软组织成分可见强化
- 骨 CT
  - 寻找牙齿外形的钙化成分

MR 表现

- T1WI
  - 脂肪成分呈高信号
  - 钙化成分信号不一
- T2WI
  - 软组织成分呈等高信号
  - 病灶周围水肿
    - 常轻度或无水肿(成熟性畸胎瘤)
    - 未成熟性(恶性)畸胎瘤常见
- FLAIR
  - 囊性成分信号↓,实性成分信号↑
- T2*GRE
  - 钙化导致信号减低
- DWI
  - 实性成分(细胞致密)弥散受限
  - 在伴巨大块状幕上肿瘤的 1 岁以内患者中有助于鉴别肿瘤分级的高低
    - ADC 值和肿瘤分级负相关
- T1WI 增强
  - 软组织强化
- 胎儿 MR
  - 含有脂肪、液体、骨及软组织成分的高度异质性占位
  - 常位于中线,可充满颅腔甚至使颅腔扩大
  - 当占位较小时,常位于中线
    - 鞍上 vs 松果体区 vs 第四脑室

超声表现

- 新生儿:异质性占位,伴病变内部声影(钙化)
- 宫内超声
  - 颅内占位(通常巨大)
  - 脑积水、羊水过多

影像检查方法推荐

- 最佳影像检查
  - CT:识别软组织、脂肪、钙化
  - MR 能够非常好地显示畸胎瘤和中线结构的关系
- 检查方案推荐
  - MR±脂肪抑制序列

鉴别诊断

生殖细胞瘤

- 均质表现

其他非生殖细胞瘤性生殖细胞肿瘤

- 包括胚胎性癌、卵黄囊瘤、绒毛膜癌、混合性生殖细胞瘤
- 鞍上或松果体区的异质性占位

颅咽管瘤

- 囊实性,钙化

皮样囊肿

- 轻度或无强化
- 钙化常见
- 注意有无破裂及脂肪滴

松果体母细胞瘤

- 松果体区巨大占位,伴"炸裂样"钙化
- 100%存在脑积水

幕上 PNET

- 钙化、出血、坏死常见
- 不含脂肪成分

非典型畸胎瘤/横纹肌样肿瘤(AT/RT)

- 新生儿的巨大块状 AT/RT 难以鉴别

星形细胞瘤

- 新生儿 GBM 可表现为巨大、块状、高度异质性占位

脂肪瘤

- 包含脂肪、钙化成分但不含软组织成分

- 鞍上少见

病理

一般特点

- 病因
  - 发生在胎儿发育的第 3 周或第 4 周
  - 原条或其衍生物发育异常
- 遗传学
  - 所有颅内生殖细胞肿瘤（iGCT）中均存在获得性低甲基化及 X 染色体的活化
- 合并异常
  - 血清中癌胚抗原（CEA）增高
  - 如果肿瘤包含肠腺成分（卵黄囊细胞），AFP 增高

分期、分级和分类

- WHO 分类
  - 成熟性畸胎瘤
  - 未成熟性畸胎瘤
  - 畸胎瘤恶变（TMT）
    - 常发生于未成熟性畸胎瘤
    - 包含体细胞恶性肿瘤（如横纹肌肉瘤）

大体病理和术中特征

- 成熟性畸胎瘤→分化完全的组织
  - 成熟性畸胎瘤常存在囊性成分
- 未成熟性或恶性畸胎瘤→类似胎儿组织
- 畸胎瘤可能作为其中一部分，与生殖细胞瘤或非生殖细胞瘤性 iGCT 一起构成混合性肿瘤

显微镜下特征

- 包含代表三个胚层的成分
  - 外胚层
  - 中胚层
  - 内胚层

临床要点

临床表现

- 最常见症状体征
  - 巨头畸形→先天性畸胎瘤
  - Parinaud 综合征→松果体区病变
- 其他症状体征
  - 血清 CEA 增高
- 临床特点
  - 宫内证实存在脑积水、巨头畸形和异质性占位
  - 先天性畸胎瘤
    - 颅内弥散型：巨大的肿瘤取代了颅内成分
    - 小肿瘤引起脑积水
    - 占位型：延伸至眶内、咽部、颈部

人口统计学

- 年龄
  - 诊断时平均年龄=15 岁
  - 年龄范围：新生儿期至 60 岁
  - 常在宫内或新生儿期发现
- 性别
  - 男>女
- 种族
  - 亚洲人中更常见
- 流行病学

- 占儿童期颅内肿瘤的 2%~4%
- 主要的围产期脑肿瘤（42%）

病程和预后

- 恶性畸胎瘤的 5 年生存率：18%
- 先天性畸胎瘤
  - 可通过宫内超声或胎儿 MR 发现
  - 绝大多数死产或死于产后第一周
- 在所有胎儿脑肿瘤中生存率最低
- 松果体区成熟性畸胎瘤预后良好
- 恶性（未成熟性）畸胎瘤中脑脊液播散常见

治疗

- 手术切除
  - 手术后第 1 年死亡率：20%

诊断纲要

注意

- 新生儿全脑性肿瘤应考虑到畸胎瘤
- 年轻、男性为主、好发于松果体区的异质性中线肿瘤

影像解读要点

- 中线肿瘤，主要累及鞍区和松果体区，包含脂肪、软组织和钙化

参考文献

1. Zygourakis CC et al: Management of central nervous system teratoma. J Clin Neurosci. 22(1):98-104, 2015
2. Kralik SF et al: Diffusion imaging for tumor grading of supratentorial brain tumors in the first year of life. AJNR Am J Neuroradiol. 35(4):815-23, 2014
3. Bohara M et al: Mature posterior fossa teratoma mimicking dermoid cyst. Brain Tumor Pathol. 30(4):262-5, 2013
4. Ghosal N et al: Posterior third ventricular mature teratoma with a hemangiomatous component. Clin Neuropathol. 32(6):532-5, 2013
5. Goyal N et al: Intracranial teratomas in children: a clinicopathological study. Childs Nerv Syst. 29(11):2035-42, 2013
6. Liu Z et al: Imaging characteristics of primary intracranial teratoma. Acta Radiol. Epub ahead of print, 2013
7. Sanyal P et al: A case of mature cystic teratoma arising from the fourth ventricle. Case Rep Pathol. 2013:702424, 2013
8. Sweiss RB et al: Suprasellar mature cystic teratoma: an unusual location for an uncommon tumor. Case Rep Neurol Med. 2013:180497, 2013
9. Taniguchi M et al: A rapidly expanding immature teratoma originating from a neurohypophyseal germinoma. Neuropathol Appl Neurobiol. 39(4):445-8, 2013
10. Goyal N et al: Mature teratoma in association with neural tube defect (occipital encephalocele): series of four cases and review of the literature. Pediatr Neurosurg. 48(2):67-72, 2012
11. Isaacs H: Fetal brain tumors: a review of 154 cases. Am J Perinatol. 26(6):453-66, 2009
12. Sato K et al: Pathology of intracranial germ cell tumors. Prog Neurol Surg. 23:59-75, 2009
13. Berhouma M et al: Transcortical approach to a huge pineal mature teratoma. Pediatr Neurosurg. 44(1):52-4, 2008
14. Köken G et al: Prenatal diagnosis of a fetal intracranial immature teratoma. Fetal Diagn Ther. 24(4):368-71, 2008
15. Noudel R et al: Intracranial teratomas in children: the role and timing of surgical removal. J Neurosurg Pediatr. 2(5):331-8, 2008
16. Arslan E et al: Massive congenital intracranial immature teratoma of the lateral ventricle with retro-orbital extension: a case report and review of the literature. Pediatr Neurosurg. 43(4):338-42, 2007
17. Erman T et al: Congenital intracranial immature teratoma of the lateral ventricle: a case report and review of the literature. Neurol Res. 27(1):53-6, 2005
18. Cavalheiro S et al: Fetal brain tumors. Childs Nerv Syst. 19(7-8):529-36, 2003
19. Jaing TH et al: Intracranial germ cell tumors: a retrospective study of 44 children. Pediatr Neurol. 26(5):369-73, 2002

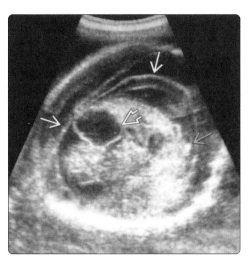
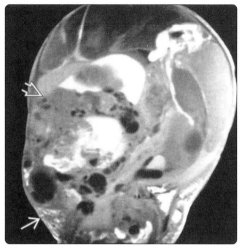

图 6-188 （左图）胎儿超声示巨头胎儿➡，颅内几乎完全被高◲、低➡混杂回声组织占据，无正常可识别的解剖结构。之后证实为死胎，伴未成熟性畸胎瘤。（右图）死胎尸检 T1WI 示所有脑组织被一个高度混杂信号占位➡取代。可见占位延伸至面部➡。尸检证实为含原始神经外胚层组织的未成熟性畸胎瘤

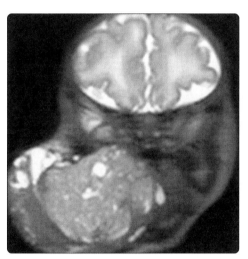
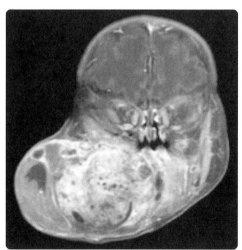

图 6-189 （左图）冠状位 T2WI 示新生儿颈部一个相对低信号（提示细胞致密）的巨大占位，病变未累及脑内。（右图）同一患者，冠状位 T1WI 增强示这一巨大占位强化不均匀。手术证实为未成熟性畸胎瘤伴局部恶变

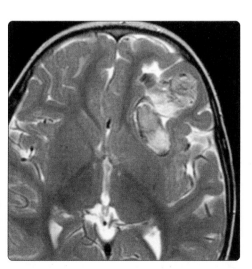
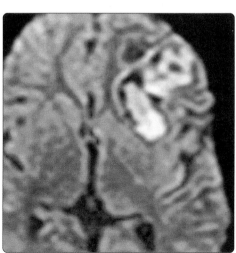

图 6-190 （左图）轴位 T2WI 示病变显著增大。（右图）轴位 DWI 示左侧额叶占位呈高信号，提示细胞密度高。手术证实为成熟性畸胎瘤

要点

术语

- 生殖细胞肿瘤（GCT）的两个主要类型
  - 最常见＝生殖细胞瘤（50%～70%）
  - 非生殖细胞瘤性 GCT
- 非生殖细胞瘤性恶性 GCT
  - 畸胎瘤恶变
  - 胚胎性癌
  - 卵黄囊瘤（内胚窦瘤）
  - 绒毛膜癌

影像

- 部位
  - 松果体区是最常见的部位
  - 可位于鞍上
  - 倾向于紧临中线
- MR 特征
  - 相对于灰质呈等低信号
  - 常见短 T1 信号（蛋白质、血液或脂肪）
  - 不均匀强化±脑脊液播散

主要鉴别诊断

- 生殖细胞瘤
- 松果体母细胞瘤
- 中度分化的松果体实质肿瘤（PPTID）
- 松果体细胞瘤
- 星形细胞瘤

临床要点

- 发病高峰为 10～15 岁
- 围青春期患者（少见<4 岁）
- 男：女＝14：1（单纯的松果体区肿瘤）
- 视觉、内分泌症状，Parinaud 综合征
- 下丘脑或垂体功能障碍的体征（鞍上）

诊断纲要

- 仅依靠影像学，难以与生殖细胞瘤鉴别

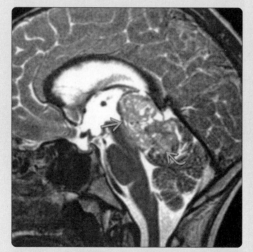
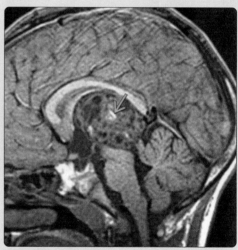

图 6-191 （左图）13 岁男孩，混合性生殖细胞肿瘤（GCT），矢状位 T2WI 示一个分叶状、囊实混杂性松果体区占位➡，伴小脑蚓部局部受累➡。（右图）8 岁男孩，胚胎性癌，Parinaud 综合征，矢状位 T1WI 示一个异质性占位，局限性短 T1 提示存在出血➡。和其他颅内 GCT 一样，这种肿瘤好发于紧临中线区域，病可作为混合性生殖细胞肿瘤中的一种成分而出现

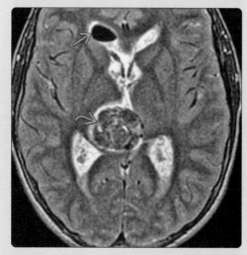
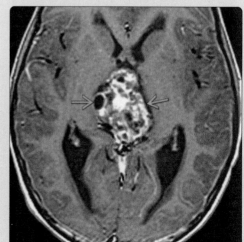

图 6-192 （左图）胚胎性癌患者，轴位 T2WI 示一个不均匀低信号松果体区占位➡。占位呈相对低信号主要是由于这种高度恶性肿瘤的高核质比。同时右侧脑室额角内可见置管后所致的气体影像➡。（右图）轴位 T1WI 增强示松果体区胚胎性癌内的不均匀强化➡。胚胎性癌的预后通常比混合性生殖细胞肿瘤差

术语

缩写

- 生殖细胞肿瘤(GCT)

同义词

- 恶性生殖细胞肿瘤
- 原发性生殖细胞肿瘤(PGCT)
- 颅内生殖细胞肿瘤

定义

- 由未分化的上皮细胞组成的恶性肿瘤
- 在形态学、免疫表型上均与性腺或轴外 GCT 同源的,但发生在中枢神经系统
- 生殖细胞肿瘤两个主要类型
  - 生殖细胞瘤(50%~70%)
  - 非生殖细胞瘤性 GCT(NGGCT)
    - 胚胎性癌
    - 卵黄囊瘤(YST)
    - 绒毛膜癌
    - 畸胎瘤
    - 混合性生殖细胞肿瘤

影像

一般特点

- 最佳诊断要点
  - 青少年松果体区或鞍上异质性占位
- 部位
  - 和其他 CNS GCT 一样,紧临中线
  - 脑干 GCT(少见)
- 大小
  - 鞍上、松果体区的 GCT 常小于位于大脑半球的肿瘤
- 形态
  - 典型表现为分叶状、边界清晰

CT 表现

- CT 平扫
  - 密度不均匀(混杂、等高密度)
  - ±脑积水
- 增强 CT
  - 强化,±囊肿、出血

MR 表现

- T1WI
  - 相对于灰质呈等低信号
  - 由蛋白质、血液或脂肪成分所致的短 T1 信号
- T2WI
  - 相对于灰质呈等稍高信号
- FLAIR
  - 实性部分呈高信号
- T2*GRE
  - 出血灶引起的磁敏感伪迹(失相位)
- DWI
  - ±实性成分内弥散受限
- T1WI 增强
  - 不均匀强化
  - 脑脊液播散不定

- MRS
  - 胆碱峰、脂肪峰和乳酸峰升高
  - NAA 峰降低

血管造影表现

- 表现不一(可见异常丰富的血管)

影像检查方法推荐

- 最佳影像检查
  - 增强 MR±MRS
  - 增强扫描对于绝大多数肿瘤的诊断有帮助
- 检查方案推荐
  - 术前进行全脑及全脊髓的 MR 检查

鉴别诊断

生殖细胞瘤

- 典型病变位于中线:松果体区、鞍上、基底节区
- 松果体区占位包裹松果体腺
- CT 上呈高密度
- 显著强化

松果体母细胞瘤

- 大的、分叶状、强化的松果体区占位
- 占位效应,侵及脑实质,脑脊液播散
- 所有年龄阶段均可发生,常见于儿童或青春期

中度分化的松果体实质肿瘤(PPTID)

- 常见于中、老年患者
- 异质性松果体区占位
- WHO 分级为 Ⅱ 或 Ⅲ 级

松果体细胞瘤

- 青年患者,强化的松果体区占位
- 一般<3cm
- 可呈囊性、实性或混合性
- 可类似于松果体囊肿或 PPTID

星形细胞瘤

- 可发生在顶盖、胼胝体压部
- T2/FLAIR 上呈高信号
- 根据分级的不同,强化程度不同

幕上 PNET

- 轻度瘤周水肿
- 强化的异质性脑实质占位

病理

一般特点

- 病因
  - 畸变发生在:
    - 组织发生
    - 生殖细胞移行
    - 干细胞
  - 两种可能的理论:
    - "生殖细胞"理论
      - GCT 起源于胚胎发育过程中原始生殖细胞

的异常移行,伴继发的恶变
  - "胚胎细胞"理论
    - □ GCT 起源于移行异常的多能胚胎细胞
- 遗传学
  - 曾有报道接近三倍体的复杂核型
  - 生殖细胞瘤中的 *p14* 和 *KIT* 基因变异
  - *CDKN2A* 纯合子缺失或移码突变(71% 的 ICGCT)
  - *CDKN2A* 的过度表达
    - 与颅内生殖细胞肿瘤的不良预后相关
- 合并异常
  - Klinefelter 综合征(47XXY)
  - Down 综合征

分期、分级和分类

- 非生殖细胞瘤性 GCT 的类型
  - 畸胎瘤(成熟性、未成熟性、恶变)
  - 卵黄囊瘤(内胚窦瘤)
  - 胚胎性癌
  - 绒毛膜癌
- 恶性 GCT 通常在组织学上是混合性的
  - 可能与生殖细胞瘤、其他非生殖细胞瘤性 GCT 同时存在
  - 预后和肿瘤内恶性程度最高的成分相关
    - 绒毛膜癌、卵黄囊瘤、胚胎性癌成分预后最差

大体病理和术中特征

- 质软的肿物,常常易碎

显微镜下特征

- 未分化的上皮细胞
- YST:微小纤维血管性突起形成明显的乳头状结构(Schiller-Duval 小体)
- 胚胎性癌:具有上皮细胞特征及活跃的有丝分裂的间变性大细胞
- 绒毛膜癌:胚外分化
- 其他 GCT 常为混合性的

特殊的免疫组化标记物

- 人绒促性素(hCG):绒毛膜癌
- α-胎儿球蛋白(AFP):畸胎瘤、卵黄囊瘤
- 人胎盘碱性磷酸酶(PLAP):生殖细胞瘤、胚胎性癌、±卵黄囊瘤、绒毛膜癌
- 细胞角蛋白:可见于所有类型的 GCT
- C-Kit(CD117):生殖细胞瘤±畸胎瘤
- OCT4(POU5F1):生殖细胞瘤、胚胎性癌

临床要点

临床表现

- 最常见症状体征
  - 下丘脑或垂体功能障碍的体征
  - 由鞍上或松果体区占位导致的颅内压增高
  - 其他症状体征
    - 视觉、内分泌症状
    - Parinaud 综合征(向上凝视麻痹)
  - 脑干 GCT:肺部相关的主诉、颅脑神经病变
- 其他症状体征
  - 绒毛膜癌:血清和 CSF 中 hCG 水平增高
- 临床特点

- 青春期患者,第三脑室附近阻塞性中线占位,±局灶性神经功能障碍

人口统计学

- 年龄
  - 围青春期有明显的易患倾向
    - 发病高峰为 10~15 岁
    - 少见<4 岁
- 性别
  - 松果体区肿瘤患者中,男性患病率稍高于女性
    - 单纯的松果体区肿瘤,男:女 = 14:1
  - 鞍上占位病例中女性比例较高
- 种族
  - 亚洲人中更常见
    - 在日本,所有原发性脑肿瘤中 1.8%~3% 为 GCT(<15 岁的患者中,占 15%)
- 流行病学
  - 少见(占所有中枢神经系统肿瘤的 0.3%~3.4%)
  - 畸胎瘤是主要的围产期脑肿瘤
    - 占胎儿脑肿瘤的 42%

病程和预后

- 局部侵犯,有潜在的转移风险
- 随访:以 PLAP、细胞角蛋白标志物
- 卵黄囊瘤
  - 中位生存期:<2 年
  - 5 年生存率:<25%
- 绒毛膜癌是恶性程度最高的颅内 GCT
  - 出血风险高
  - 神经系统以外或脑脊液播散

治疗

- 手术切除→化疗→全脑全脊髓放疗
- 结合放疗前后的化疗:提高生存率

诊断纲要

注意

- 青春期患者出现松果体区或鞍上异质性占位,需考虑胚胎性癌
- 要考虑从睾丸起源的胚胎性癌转移
- 脑出血并伴多发假性动脉瘤患者,需考虑其他部位起源的绒毛膜癌转移

影像解读要点

- 仅依靠影像学,难以与其他 CNS GCT 鉴别

参考文献

1. Ben Nsir A et al: Primary pure and nonsecreting embryonal carcinoma of the anterior third ventricle: a case report. Pediatr Neurosurg. 50(2):76-9, 2015
2. Lai IC et al: Treatment results and prognostic factors for intracranial nongerminomatous germ cell tumors: single institute experience. Childs Nerv Syst. 31(5):683-91, 2015
3. Ogiwara H et al: Second-look surgery for intracranial germ cell tumors. Neurosurgery. 76(6):658-62, 2015
4. Ogiwara H et al: Apparent diffusion coefficient of intracranial germ cell tumors. J Neurooncol. 121(3):565-71, 2015
5. Takami H et al: Human chorionic gonadotropin is expressed virtually in all intracranial germ cell tumors. J Neurooncol. ePub, 2015
6. Wang L et al: Novel somatic and germline mutations in intracranial germ cell tumours. Nature. 511(7508):241-5, 2014

三、其他恶性生殖细胞肿瘤

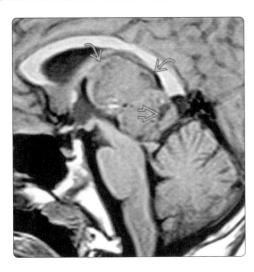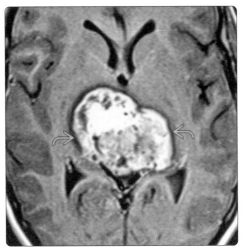

图 6-193　（左图）5 岁男孩，冠状位 T1WI 示一个边界清晰、分叶状、低信号中线松果体占位➡，含有小囊性成分➡（Courtesy A. Rossi, MD）。（右图）同一患者，轴位 T1WI 增强示占位呈显著不均匀强化➡。术前全脑全脊髓检查未见脑脊液播散的证据。组织病理学检查证实为卵黄囊瘤（Courtesy A. Rossi, MD）

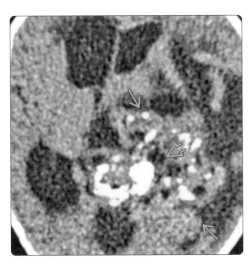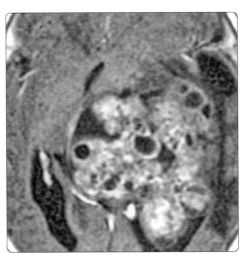

图 6-194　（左图）轴位 CT 平扫显示一个分叶状、异质性占位➡，病变中心位于左侧下丘脑，造成梗阻性脑积水。可见多发钙化、肿瘤内小囊➡和瘤周水肿。（右图）同一患者，轴位 T1WI 显示占位的高度异质性。实性肿瘤局灶性强化混杂有囊性改变是这例肿瘤的特点。组织病理学检查证实为未成熟性畸胎瘤

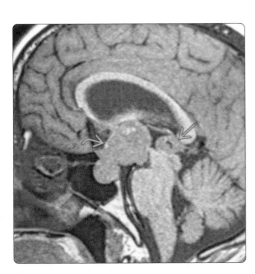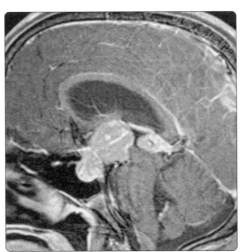

图 6-195　（左图）22 岁男性患者，头痛、尿崩症，CT 平扫（未提供图像）发现一个鞍上高密度占位。矢状位 T1WI 示"双中线"占位，即一个较小的松果体区占位➡和一个较大的鞍内和鞍上占位➡。（右图）同一患者，矢状位 T1WI 增强示占位呈显著不均匀强化。术前诊断为生殖细胞瘤，活检证实为胚胎性癌，一种高度恶性的肿瘤

要 点

术语

- 继发性的脑肿瘤(转移),起源于:
  - 中枢神经系统以外的肿瘤播散到 CNS(通常是血行播散)
  - 原发于 CNS 的肿瘤由一个部位播散到另一个部位(通常是位置上的延伸,如沿着白质纤维素蔓延)

影像

- 一般特点
  - 灰白质交界区的圆形强化病变(动脉交界区)
  - 大部分转移灶是边界清晰的、离散的>>浸润性的、球形的>>线样的
  - 50%为孤立病灶;20%有 2 个转移灶
  - 30%的患者有 3 个或更多转移灶
- MR 信号强度因以下情况不同而变化
  - 细胞密度、核质比
  - 出血存在与否
- DWI 上常无弥散受限

- 例外:细胞致密的转移灶可存在弥散受限

主要鉴别诊断

- 脓肿(孤立的或多发的)
- 多形性胶质母细胞瘤
- 脑梗死(多发性栓塞)
- 脱髓鞘疾病(如肿瘤样多发性硬化)

病理

- 全部脑肿瘤中至少 50%存在转移瘤
- 在 10%的病例中,脑部是唯一转移部位

临床要点

- 典型表现是转移部位和数量的进行性增加
- 全脑放疗的中位生存期=3~6 个月
- 单用立体定向活检>全脑放疗
- 与预后较好的因素包括:1~4 个转移灶、全脑放疗对生存质量及认知功能有明显不良影响
- 手术切除孤立的转移灶也许能改善预后

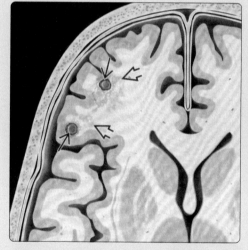
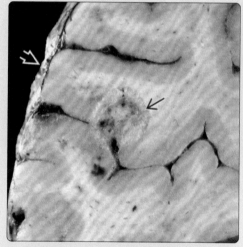

图 6-196 (左图)轴位图像显示脑实质转移瘤⇨伴周边水肿⇨。灰-白质交界区是最常见的受累部位,大多数转移瘤呈圆形、无弥散性的浸润。(右图)一个典型的转移瘤⇨的脑部尸检轴位特写图片,病变位于转移瘤的典型部位,即灰-白质交界区。注意病变呈圆形、中心坏死、水肿相对缺失,同时存在弥散性软脑膜转移播散⇨

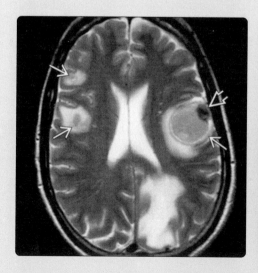
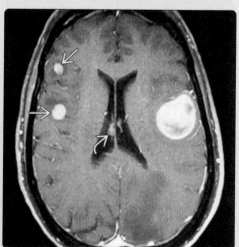

图 6-197 (左图)一位癫痫发作、有黑素瘤病史的 52 岁男性,轴位 T2WI MR 显示灰-白质交界区多灶性病变➡。肿瘤周边可见中等程度的水肿。其中一个病灶内可见低信号结节➡,提示至少一个病灶为出血性转移瘤。(右图)同一位患者,轴位 T1WI 增强 FS MR 显示强化的脑实质病变➡。注意右侧侧脑室脉络丛的小转移瘤➡在对应的 T2WI MR 上显示不佳

术语

缩写

- 脑实质转移瘤(METS)

定义

- 继发性的脑肿瘤(转移),起源于:
  - 中枢神经系统以外的肿瘤播散到 CNS(通常是血行播散)
  - 原发于 CNS 的肿瘤由一个部位播散到另一个部位(通常是位置上的延伸,如沿着白质纤维素蔓延)

影像

一般特点

- 最佳诊断要点
  - 灰白质交界区离散的强化病变
- 部位
  - 常见部位:动脉交界区或灰-白质(GM-WM)交界区
    - 80%位于大脑半球
    - 15%位于小脑
    - 3%位于基底节
    - <1%位于中脑、脑桥、延髓
  - 不常见部位:
    - 仅 5%位于深部脑白质
  - 少见部位:
    - 弥漫性浸润的肿瘤("癌性脑炎")
      □ 血管周围(如血管内淋巴瘤)
      □ 神经周围(如腺样囊性癌沿三叉神经蔓延到脑桥)
- 形态
  - 大部分转移灶是边界清晰的、离散的>>浸润性的、球形的>>线样的
  - 50%为孤立病灶;20%有 2 个转移灶
  - 30%的患者有 3 个或更多转移灶

CT 表现

- CT 平扫
  - 灰-白质交界区的等→低密度病变
  - 不同程度的瘤周水肿(无→显著不等)
  - 颅内出血程度不一(ICH)
    - 老年患者中,转移瘤可能引起"自发性"颅内出血
- 增强 CT
  - 显著的强化,可表现为斑点状、结节状或环形强化
  - 延迟扫描可见肿瘤强化的程度、数量和大小增加

MR 表现

- T1WI
  - 最常见:等/低信号
  - 较少见:高信号
    - 一些非出血性转移瘤(如黑素瘤)本身表现为 T1 信号
    - 出血性转移瘤
      □ 呈不规则的/奇特的表现,呈进行性变化

(相比于非肿瘤性 ICH)

- T2WI
  - 信号强度取决于
    - 细胞密度、核质比
    - 有无出血
  - 多灶性高信号转移灶可能类似于白质血管病
- FLAIR
  - 常为中度高信号,伴显著高信号的交界区水肿
- T2* GRE
  - 如果存在出血,可呈"开花征"
- DWI
  - DWI 上通常无弥散受限
    - 例外:细胞致密的转移灶可存在弥散受限
- T1WI 增强
  - 几乎所有转移瘤均存在强化
    - 通常显著强化
    - 强化的模式多变
      □ 实性均匀强化
      □ 结节样强化
      □ 环形强化
  - 动态磁敏感对比增强 MR
    - 可显示相对脑血容量(rCBV)增高
    - 用常规影像可能难以鉴别转移瘤和高级别胶质瘤
      □ 胶质瘤周边脑组织的 rCBV 值较转移瘤高
- MRS
  - Cho 峰↑
  - 常存在脂肪峰或脂肪/乳酸峰
  - 80%~85%缺少肌酸峰(Cr)
- 弥散张量成像(DTI)
  - 各向异性分数有助于鉴别转移瘤和多形性胶质母细胞瘤(GBM)
  - 纤维束成像可能有助于检测白质束受侵袭状况

核医学检查表现

- PET
  - PET/CT 有助于全身转移瘤的诊断
    - 对于脑实质病变不如 MR 敏感
  - PET/MR
    - 对于黑素瘤的分期可能有优势

影像检查方法推荐

- 最佳影像检查
  - MR(包括 DWI、T2* GRE、T1WI 增强)
- 检查方法推荐
  - T1WI 增强 FS MR 可使强化病灶更为醒目
  - 三维磁化强度预备梯度回波序列(3D MP-RAGE 序列)可以提高检查效力
  - 20~30min 的延迟扫描序列常会显示额外的其他病变
  - 与常规剂量相比,双倍或三倍造影剂剂量可提高敏感性,但提高的程度目前还不明确

鉴别诊断

脓肿

- DWI 上常表现为弥散受限
- MRS:氨基酸峰升高,囊性成分的乳酸峰升高;无 Cho 峰升高

多形性胶质母细胞瘤

- 倾向于浸润性生长,位于脑深部(而不是离散的

灰-白质交界区占位）
- 孤立病灶＞多灶性病变
  - 孤立的转移瘤可类似于 GBM

多发性栓塞性脑梗死

- 动脉交界区常见
- 环形强化模式不常见
- 多发性急性栓塞性卒中常表现为弥散受限
- 慢性期表现为高信号
  - 如果病变无强化，则不是转移瘤

多发性硬化

- 脑室旁＞灰-白质交界区
- 不完整的环形、马蹄形强化
- 发生于较年轻的患者

病理

一般特点

- 病因
  - 由原发于全身各处的肿瘤经血源性播散产生
    - 最常见的原发恶性肿瘤来源为肺、乳腺、黑素瘤
    - 10%来源不明
- 遗传学
  - 转移瘤的形成是复杂的，常存在基因介导的事件
    - 肿瘤抑制因子的失活
    - 原癌基因的激活
- 合并异常
  - 常累及其他器官
  - 在 10%的病例中，脑部是唯一转移部位
  - 边缘性脑炎
    - 副肿瘤综合征（肿瘤的远隔效应）
    - 类似于单纯疱疹性脑炎（呈亚急性的临床表现）

大体病理和术中特征

- 圆形和融合的、相对离散的、黄褐色或灰白色占位
- 程度不一的水肿、占位效应，从很少至显著不等
- 出血在一些转移瘤中常见（黑素瘤、绒毛膜癌、肺癌或肾细胞癌）

显微镜下特征

- 通常与原发肿瘤相似
- 转移瘤通常挤占、替换而不是浸润脑组织
- 坏死、新生血管常见
- 明显的核分裂；标记指数可能比原发灶高

临床要点

临床表现

- 最常见症状体征
  - 癫痫发作、局灶性神经功能障碍
- 临床要点
  - 中老年患者，伴已知的躯体肿瘤、新发的神经系统症状

人口统计学

- 年龄
  - 随着年龄的增长，患病率增高
    - 少见于儿童（颅骨、硬脑膜较脑实质更常见）
    - 发病高峰＞65 岁
- 性别
  - 男性患病率稍高
- 流行病学
  - 随着治疗手段的进步，患躯体肿瘤的患者生存期也在延长
    - 目前转移瘤是成人最常见的中枢神经系统肿瘤
  - 结局
    - 转移瘤和 CNS 原发肿瘤的患病率比在升高
    - 转移瘤目前占所有脑肿瘤的比例高达 50%
    - 在尸检病例中，25%躯体肿瘤的患者被发现有脑部受累

病程和预后

- 典型表现是转移部位和数量的进行性增加
- 全脑放疗的中位生存期＝3~6 个月
  - 年龄小、卡氏评分（Karnofsky performance status，KPS）高与较长的生存期相关

治疗

- 单用立体定向活检＞全脑放疗
  - 1~4 个转移灶、全脑放疗对生存质量及认知功能有明显不良影响的患者预后较好
- 手术切除孤立的转移灶也许能改善预后

诊断纲要

注意

- 老年患者中出现自发性 ICH 或新发的癫痫，可能为转移瘤所致

影像解读要点

- 老年患者的脑白质病变（不明性质的高信号，unidentified bright objects，UBO）可能是由多灶性转移瘤引起的
- 对于有脑白质病变、出现难以解释的智力下降的患者，要考虑行 T1WI 增强 MR 检查

参考文献

1. Kwak HS et al: Detection of small brain metastases at 3 T: comparing the diagnostic performances of contrast-enhanced T1-weighted SPACE, MPRAGE, and 2D FLASH imaging. Clin Imaging. ePub, 2015

2. Pfannenberg C et al: [Whole-body staging of malignant melanoma: advantages, limitations and current importance of PET-CT, whole-body MRI and PET-MRI.] Radiologe. 55(2):120-6, 2015

3. Puhalla S et al: Unsanctifying the sanctuary: challenges and opportunities with brain metastases. Neuro Oncol. 17(5):639-651, 2015

4. Rodriguez A et al: Neurosurgical management of brain metastases. Curr Probl Cancer. ePub, 2015

5. Seidel C et al: Analysis of frequency of deep white matter metastasis on cerebral MRI. J Neurooncol. ePub, 2015

6. Sneed PK et al: Adverse radiation effect after stereotactic radiosurgery for brain metastases: incidence, time course, and risk factors. J Neurosurg. 1-14, 2015

7. Nensa F et al: Clinical applications of PET/MRI: current status and future perspectives. Diagn Interv Radiol. 20(5):438-47, 2014

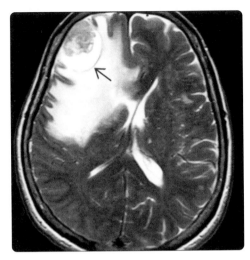
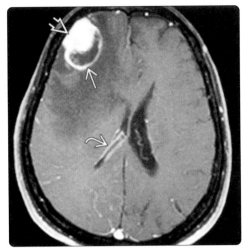

图 6-198 （左图）轴位 T2WI MR 显示右侧额叶一个孤立性转移瘤➡️，原发肿瘤为肺癌。病变周围可见大量水肿，占位效应引起显著的侧脑室大脑镰下疝。（右图）同一位患者，轴位 T1WI 增强 FS MR 显示一个孤立的脑实质转移瘤，由囊性成分➡️和结节成分➡️组成。进一步图像分析发现沿右侧侧脑室壁分布的室管膜下强化➡️

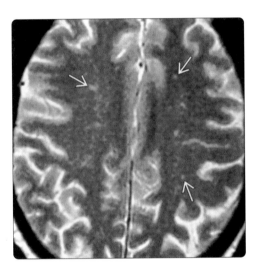
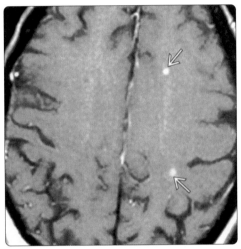

图 6-199 （左图）一位中年患者，临床表现为难以解释的智能减退，神经系统查体正常。轴位 T2WI MR 显示多灶性白质高信号（WMH）➡️。转移瘤与小血管病所致的 WMH 难以鉴别，后者是最常见的动脉转移硬化性病变。（右图）同一位患者，轴位 T1WI 增强 MR 显示若干个强化的白质病灶➡️。其他成像（未提供）显示若干个室管膜下的强化病灶。进一步检查确诊为乳腺癌

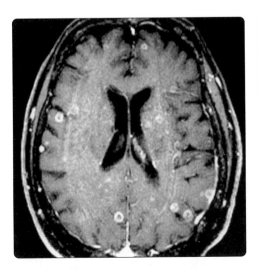
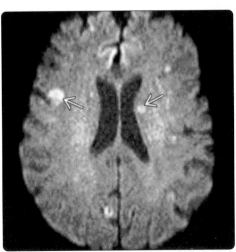

图 6-200 （左图）一位70岁女性乳腺癌患者，轴位 T1WI 增强 FS MR 显示多发斑点状病灶伴环状强化。（右图）同一位患者，轴位 DWI MR 显示数个弥散受限的病灶➡️，ADC 上呈低信号（未提供图像）。大多数肿瘤无弥散受限，但转移瘤常常核质比较高，有时表现为弥散受限

二、其他颅内转移瘤

要　点

术语

- 在除颅骨、脑膜或脑实质以外的部位出现的脑转移瘤

影像

- 一般特点
  - >95%的脑转移瘤是位于脑实质内的
  - 只有1%~2%发生于脑室、垂体腺等
  - 通常发生在血运非常丰富的部位
  - 脑室外转移瘤比脑实质转移瘤(常呈圆形)更弥漫、更具浸润性
- 部位
  - 脉络丛±脑室室管膜
  - 垂体腺漏斗部
  - 眼(脉络膜)
  - 脑神经
  - 松果体腺
  - 已存在的肿瘤("碰撞瘤")

- 最佳影像检查:MR(包括T1WI增强FS)
  - 转移瘤几乎总是强化

主要鉴别诊断

- 因部位的不同而不同
- 脉络丛、脑室=脑膜瘤
- 垂体腺、漏斗柄
  - 垂体大腺瘤
  - 淋巴细胞性垂体炎
  - 淋巴瘤
- 脑神经=神经纤维瘤病2型、淋巴瘤
- 眼(眼球)
  - 眼部黑素瘤
  - 视网膜或脉络膜脱离
  - 脉络膜血管瘤

诊断纲要

- 为寻找可能的转移灶而行脑部影像检查时,需在脑实质外寻找"隐匿病灶"

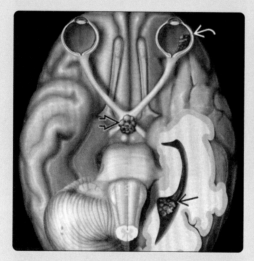
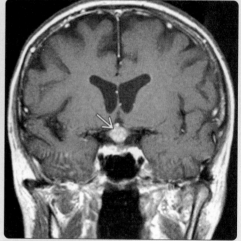

图6-201　(左图)颏下顶位示意图示各种非脑实质性中枢神经系统转移瘤的典型部位。这些部位包括脉络丛、脑室➡、垂体腺、漏斗柄➡和眼(视网膜的脉络膜)➡。(右图)老年女性,乳腺癌,冠状位T1WI增强示漏斗柄增粗并强化➡。经确认这是该患者唯一的颅内转移灶

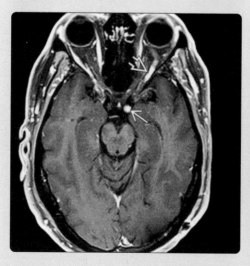
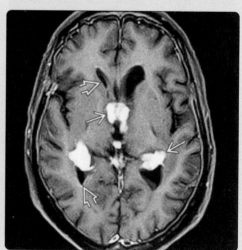

图6-202　(左图)罹患复视及食管癌患者,轴位T1WI增强FS示左侧动眼神经上一个强化结节➡,左侧视神经/视神经鞘同样可见强化➡。造血系统肿瘤(如淋巴瘤)的脑神经转移瘤比颅外肿瘤的脑神经转移瘤常见。(右图)系统性B细胞淋巴瘤患者,轴位T1WI增强FS示脉络丛多发转移灶➡。室管膜下可见微小的转移灶➡伴弥漫性硬脑膜、蛛网膜增厚

术语

定义

- 在除颅骨、脑膜或脑实质以外的部位出现的脑转移瘤

影像

一般特点

- 最佳诊断要点
  - 已确诊为全身性原发肿瘤患者,出现"少见的"占位
- 部位
  - 通常发生在血运非常丰富的部位
  - 脉络丛±脑室室管膜
  - 垂体腺、漏斗部
  - 脑神经
  - 眼(葡萄膜)
    - 常为晚期、播散性病变,预后差
  - 松果体腺
  - 已存在的肿瘤("碰撞瘤")
    - 2 种不同类型的肿瘤发生在同一部位
    - 转移到脑膜瘤最为常见
- 形态
  - 比圆形脑实质转移瘤更弥漫、更具浸润性

影像检查方法推荐

- 最佳影像检查
  - MR(包括 T1WI 增强 FS)

鉴别诊断

脉络丛、脑室

- 脑膜瘤
- 脉络丛囊肿(黄色肉芽肿)
- 脑室炎/脉络丛炎

垂体腺、漏斗柄

- 垂体大腺瘤
- 淋巴细胞性垂体炎
- 淋巴瘤

脑神经(多发强化)

- 淋巴瘤
  - 可能和其他转移瘤难以鉴别
  - 经常被覆于脑神经、脑表面
- 神经纤维瘤病 2 型
- 莱姆病
- 慢性炎症性脱髓鞘性多发性神经病

眼(眼球)

- 眼部黑素瘤
  - 大多数眼部黑素瘤发生在脉络膜
  - 睫状体、虹膜病变少见
- 视网膜或脉络膜脱离
  - 视网膜呈 V 形
  - 脉络膜呈卵圆形,平行于脉络膜平面
- 脉络膜血管瘤
  - 中老年患者
  - 视乳头区或黄斑区双凸形占位
  - 可以是孤立的或弥漫性的
  - 显著强化(>转移瘤、黑素瘤)

病理

一般特点

- 病因
  - 颅外原发灶
    - 乳腺癌最常见
    - 其他包括肺、肾、结肠
  - 颅内来源,"脑→脑"转移瘤
    - 多形性胶质母细胞瘤、间变性星形细胞瘤最常见
      - 白质>脑实质外
- 合并异常
  - 其他 CNS 转移瘤(常为多灶性)
    - 脑实质
    - 软脑膜-蛛网膜下腔
    - 颅骨、脑膜
  - 全身性转移瘤
    - 通常多器官受累
    - 10%的病例中,脑是唯一受累部位

临床要点

临床表现

- 最常见症状体征
  - 因部位的不同而不同

人口统计学

- 年龄
  - 中老年患者
- 流行病学
  - >95%的脑转移瘤是位于脑实质内的
  - 仅 1%~2%的转移瘤位于脑室、垂体腺等部位

诊断纲要

注意

- 中老年转移瘤患者存在脑室内或眼球内占位

影像解读要点

- 为寻找可能的转移灶而行脑部影像检查时,需在脑实质外寻找"隐匿病灶"

参考文献

1. Arepalli S et al: Choroidal metastases: Origin, features, and therapy. Indian J Ophthalmol. 63(2):122-7, 2015
2. Shields CL et al: Iris metastasis from systemic cancer in 104 patients: the 2014 Jerry A. Shields Lecture. Cornea. 34(1):42-8, 2015
3. Shah SU et al: Uveal metastasis from lung cancer: clinical features, treatment, and outcome in 194 patients. Ophthalmology. 121(1):352-7, 2014
4. Shapira Y et al: The ventricular system and choroid plexus as a primary site for renal cell carcinoma metastasis. Acta Neurochir (Wien). 156(8):1469-74, 2014

要　点

术语

- 全身性淋巴瘤患者继发中枢神经系统受累

影像

- 继发性 CNS 淋巴瘤：颅骨、硬脑膜、软脑膜>>脑实质占位
- 最佳诊断要点：弥漫强化硬脑膜占位±骨质受累
  - 可见软脑膜强化或 FLAIR 上 CSF 未被抑制；CT 上呈高密度
- 与其他肿瘤相比，rCBV 较低

主要鉴别诊断

- 脑膜瘤
- 脑膜转移瘤
- 原发性 CNS 淋巴瘤
- 软脑膜病变
- 血管外皮细胞瘤

临床要点

- CNS 复发的预测性标记物
  - 血浆乳酸脱氢酶（LDH）水平升高
  - 出现"B"症状
  - 超过 1 个结外部位受累
  - 进展期
- 侵袭性组织学特征增加了 SCNSL 的风险
- 累及肝脏、膀胱、睾丸或肾上腺，则 CSF 播散的风险增加
- 淋巴瘤的 CNS 受累几乎都是致命的
- 患者为 CNS 复发高危人群时，推荐使用预防性 CNS 化疗

诊断纲要

- 表现为 CNS 淋巴瘤的患者中有 8% 为隐匿性淋巴瘤
- SCNSL 常类似于脑膜瘤或其他转移性疾病

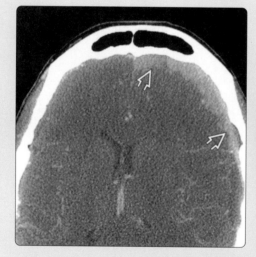
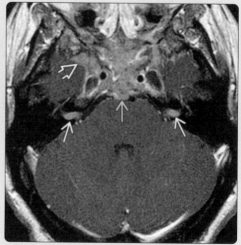

图 6-203 （左图）轴位增强 CT 示与转移性颅内淋巴瘤相关的硬脑膜广泛强化➡。继发性淋巴瘤好发于脑膜。大约 1/3 的全身性淋巴瘤患者出现 CNS 病变。（右图）轴位 T1WI 增强示一个以颅骨为基底的、强化的中线占位➡，内听道内硬脑膜➡、软脑膜➡可见强化。在转移性疾病中，特别是乳腺癌和淋巴瘤中，斜坡常常受累

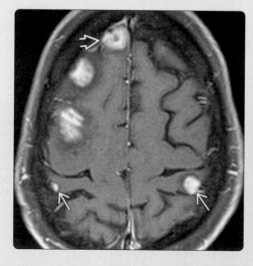
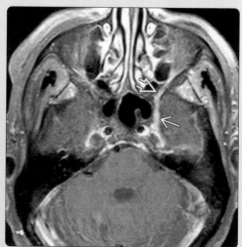

图 6-204 （左图）54 岁男性，全身性淋巴瘤，轴位 T1WI 增强示多发强化占位，其中部分病变累及硬脑膜➡，其他病变位于脑实质内➡。颅内转移性淋巴瘤常累及硬脑膜，类似脑膜瘤。（右图）全身性淋巴瘤患者，伴新发面部感觉异常，轴位 T1WI 增强 FS 示三叉神经上颌支（CN5V2）可见强化➡，从海绵窦延伸至翼腭窝➡

术语

同义词

- 继发性中枢神经系统淋巴瘤(SCNSL)

定义

- 全身性淋巴瘤患者继发中枢神经系统受累

影像

一般特点

- 最佳诊断要点
  - 强化的硬脑膜占位±骨质受累
- 部位
  - 通常累及硬脑膜或软脑膜
  - 也可发生脑实质病变
  - 周围神经受累=神经淋巴瘤病
  - 脊髓受累:约 3%~5%
- 形态
  - 孤立性占位或多发病变
  - 可边界清晰或呈浸润性生长

影像检查方法推荐

- 检查方案推荐
  - 增强 MR

MR 表现

- T1WI
  - 单发或多发的等低信号占位
- T2WI
  - 相对于皮层呈均匀等低信号
- FLAIR
  - 软脑膜:脑沟处 CSF 未被抑制
- PWI
  - 与其他肿瘤相比,rCBV 较低
- T1WI 增强
  - 弥漫强化的硬脑膜占位±骨质受累
  - 可见软脑膜强化

鉴别诊断

脑膜瘤

- 老年女性患者,占位强化伴硬膜尾征
- 常为孤立性病变
- 可能难以鉴别

脑膜转移瘤

- 前列腺和乳腺的原发肿瘤可引起硬脑膜转移
- 可见颅盖骨受侵蚀

原发性 CNS 淋巴瘤

- 脑室旁或基底节强化占位
- DWI 通常+
- 很少以硬脑膜占位的形式出现

软脑膜病变

- 感染性脑膜炎常可通过临床诊断
- 癌性脑膜炎难以鉴别

血管外皮细胞瘤

- 分叶状脑外占位±颅骨侵蚀
- 典型表现为不均匀强化

病理

一般特点

- 病因
  - 全身性淋巴瘤患者继发中枢神经系统受累(全身性 B 细胞淋巴瘤通常占 80%)
  - 移植后淋巴瘤患者中 22% 出现 CNS 受累

分期、分级和分类

- 高度侵袭性淋巴瘤(如淋巴母细胞性淋巴瘤和 Burkitt 淋巴瘤),CNS 复发风险高
- 中度侵袭性淋巴瘤亚型(如弥漫大 B 细胞淋巴瘤)CNS 复发风险较低
- 霍奇金病少罕见

大体病理和术中特征

- 典型表现为质硬的硬脑膜占位
- 脑实质占位少见

临床要点

临床表现

- 最常见症状体征
  - 头痛、精神状态改变
- 临床特点
  - 脑脊液的多聚酶链式反应(PCR)和流式细胞仪有助于正确诊断

人口统计学

- 年龄
  - 常发生在 60~79 岁

病程和预后

- 淋巴瘤 CNS 复发的预测性标记物
  - 血浆乳酸脱氢酶(LDH)水平升高
  - 出现“B”症状
    - 发热、夜汗、体重下降
  - 超过 1 个结外部位受累
  - 进展期
- 侵袭性组织学特征增加了 SCNSL 的风险
- 累及肝脏、膀胱、睾丸或肾上腺,则 CSF 播散的风险增加
- 淋巴瘤的 CNS 受累几乎都是致命的

治疗

- 患者为 CNS 复发高危人群时,推荐使用预防性 CNS 化疗

诊断纲要

注意

- 表现为 CNS 淋巴瘤患者中有 8% 为隐匿性全身性淋巴瘤

参考文献

1. Oh DH et al: Treatment of patients with secondary central nervous system lymphoma with high-dose busulfan/thiotepa-based conditioning and autologous stem cell transplant. Leuk Lymphoma. 1-6, 2015
2. Baraniskin A et al: Modern cerebrospinal fluid analyses for the diagnosis of diffuse large B-cell lymphoma of the CNS. CNS Oncol. 3(1):77-85, 2014
3. Ferreri AJ: Risk of CNS dissemination in extranodal lymphomas. Lancet Oncol. 15(4):e159-69, 2014
4. Louis DN et al: WHO classification of tumours of the central nervous system: Malignant lymphomas. Lyon: IARC Press. 188-92, 2007

要　点

术语

- 恶性肿瘤的神经系统远隔效应,与中枢神经系统外肿瘤相关
  - 最常见的肿瘤:小细胞肺癌
- 边缘性脑炎(LE)是临床上最常见的副肿瘤综合征

影像

- 边缘性脑炎:颞叶内侧、边缘系统呈高信号
  - 类似于疱疹性脑炎,但是呈亚急性或慢性病程
- 副肿瘤性小脑变性(PCD):小脑萎缩
- 脑干脑炎:中脑、脑桥、小脑脚、基底节呈 T2 高信号
- 大部分副肿瘤综合征无相关影像学表现

主要鉴别诊断

- 疱疹性脑炎

- 低级别(Ⅱ级)弥漫性星形细胞瘤
- 癫痫持续状态
- 脑胶质瘤病

临床要点

- 发生副肿瘤综合征的全身性恶性肿瘤患者略低于 1%
- 发病机制与自身抗体介导的或细胞毒性 T 细胞相关的免疫反应有关
  - 60%的患者存在血清自身抗体阳性
- LE:记忆丧失、认知障碍、痴呆、精神心理异常、癫痫发作
- PCD:共济失调、运动不协调、构音障碍、眼球震颤
- 脑干脑炎:脑干功能障碍,包括脑神经麻痹、视觉改变
- 针对原发肿瘤的治疗可以改善症状

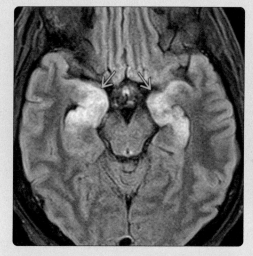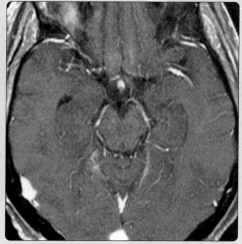

图 6-205 (左图)轴位 FLAIR 示双侧颞叶内侧异常高信号➡为边缘性脑炎的特征性表现。边缘性脑炎是最常见的副肿瘤综合征。双侧受累是边缘性脑炎的典型特征。(右图)同一患者,轴位 T1WI 增强示颞叶内侧未见明显强化。边缘性脑炎常见强化。针对原发肿瘤进行治疗后,患者的症状经常得到改善

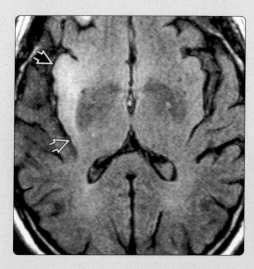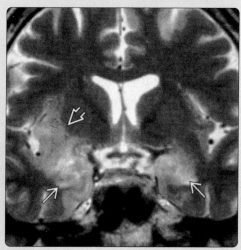

图 6-206 (左图)老年患者,罹患小细胞肺癌及亚急性痴呆,轴位 FLAIR 示右侧岛叶显著高信号➡。(右图)同一患者,冠状位 T2WI 示双侧颞叶内侧➡和右侧岛叶皮层➡异常高信号。边缘性脑炎的影像学表现类似于疱疹性脑炎,然而边缘性脑炎患者呈亚急性病程。如出血提示为疱疹性脑炎而非边缘性脑炎

术语

同义词

- 副肿瘤综合征(PS),副肿瘤性疾病

定义

- 恶性肿瘤的神经系统远隔效应,与中枢神经系统外肿瘤相关
  - 最常见的肿瘤:小细胞肺癌
- 边缘性脑炎(LE)是临床上最常见的副肿瘤综合征
  - 唯一具有明确影像学特征的 PS

影像

一般特点

- 最佳诊断要点
  - 边缘性脑炎:颞叶内侧、边缘系统呈高信号
    - 类似于疱疹性脑炎,但是病程不同(亚急性 vs 慢性)
  - 20%~40%的患者初次检查结果正常
- LE 好发部位:海马、杏仁核、扣带回、梨状皮层、额叶下部皮层、岛叶皮层

CT 表现

- CT 平扫:>95%患者初次 CT 扫描结果正常
  - 罕见:颞叶内侧低密度
- 增强 CT:通常无肉眼可见的强化

MR 表现

- T1WI
  - 颞叶内侧(海马、杏仁核)、岛叶皮层、扣带回、额叶下部皮层、额叶下白质(WM)呈低信号
  - 可见轻微占位效应
  - 慢性病例可见萎缩
  - 无出血
- DWI
  - 罕见弥散受限
- T2WI:颞叶内侧(海马、杏仁核)、岛叶皮层、扣带回、额叶下部皮层、额叶下白质呈高信号
  - 可见轻微占位效应
- FLAIR:颞叶、岛叶皮层、扣带回、额叶下部皮层、额叶下白质呈高信号
- T2* GRE:无出血
  - 若发现出血产物,需考虑疱疹性脑炎
- T1WI 增强:常见斑片状强化
- 脑干脑炎:中脑、脑桥、小脑脚、基底节呈 T2WI 高信号
- 副肿瘤性小脑变性(PCD):小脑萎缩

核医学检查表现

- FDG PET:LE 患者颞叶内侧葡萄糖代谢增高

影像检查方法推荐

- 检查方案推荐
  - 增强 MR,冠状位 T2WI 或 FLAIR
  - 如果初次检查正常,而临床高度怀疑,则考虑复查 MR

- 大部分副肿瘤综合征无相关影像学表现

鉴别诊断

疱疹性脑炎

- 颞叶、边缘系统呈 T2WI 高信号
- 常见占位效应;DWI 常见弥散受限
- 起病急骤、发热性疾病
- HSV 滴度(CSF、血清)早期可能为阴性
- 急性期晚期/亚急性期可见出血
- 可能与边缘性脑炎难以鉴别

低级别(Ⅱ级)弥漫性星形细胞瘤

- 单侧 T2WI 高信号占位
- 可累及颞叶内侧
- 通常为无强化

癫痫持续状态

- 癫痫发作可引起颞叶内侧 T2WI/FLAIR 异常信号
- 典型特征是皮层强化,伴 DWI 弥散受限
- 癫痫临床病史

大脑胶质瘤病

- 弥漫性生长,无边缘系统受累倾向
- 多个相邻脑叶成 T2WI 高信号
- 受累区域逐渐扩大

脑实质转移瘤

- 典型表现为多发强化病变
- 原发肿瘤常已确诊

病理

一般特点

- 病因
  - 发病机制与自身抗体介导的或细胞毒性 T 细胞相关的免疫反应有关
  - 60%的患者血清自身抗体阳性
    - 抗-Hu(肺癌):边缘性脑炎
    - 抗-Ta(睾丸生殖细胞肿瘤):边缘性脑炎、脑干脑炎
    - 抗-Yo(乳腺和卵巢):副肿瘤性小脑变性
    - 抗-Tr(霍奇金病):副肿瘤性小脑变性
    - 抗-Ri(肺、乳腺、卵巢):眼阵挛-肌阵挛综合征
  - 边缘系统外的可逆性副肿瘤性脑病
    - 与乳腺癌、肺癌相关
    - 当原发肿瘤得到控制时可恢复
  - 新的有关细胞表面抗原的报道:电压门控性钾通道(VGKC)和氮甲基天冬氨酸受体(NMDAR)
    - 与其他肿瘤相关(胸腺瘤、畸胎瘤、霍奇金淋巴瘤)
    - 或由自身抗体介导,对免疫治疗反应较好(90%)
    - 患者可表现为边缘性脑炎;但更常见的表现为严重精神症状、癫痫发作、运动障碍、自主神经障碍或通气不足
  - 新的 α-氨基-3-羟基-5-甲基-4-异噁唑丙酸受体(AMPAR)抗体

- 与边缘性脑炎相关
- 可能与其他抗体并存

分期、分级和分类

- PS 分为中枢神经系统（CNS）、周围神经系统（PNS）、CNS/PNS、神经肌肉接头的疾病
  - CNS：副肿瘤性小脑变性（PCD）、眼阵挛-肌阵挛综合征、视网膜病
  - PNS：感觉-运动性神经病、自主神经病
  - CNS、PNS 同时受累：脑脊髓炎（边缘性脑炎、脑干脑炎、脊髓炎、运动神经元病）
  - 神经肌肉接头：Lambert-Eaton 肌无力综合征
- 边缘性脑炎是最常见的 PS
  - 非副肿瘤性边缘性脑炎也有报道
- PCD 是次常见的副肿瘤综合征
- 同一患者可发生多种 PS

大体病理和术中特征

- LE：边界不清的灰质（GM）软化、变色
  - 海马、扣带回、梨状皮层、颞叶额眶面、岛叶皮层、杏仁核；典型表现为双侧受累
- PCD：小脑萎缩、脑回变薄
- 脑干脑炎：脑干软化

显微镜下特征

- 边缘性脑炎
  - 神经元丢失、反应性神经胶质增生、血管旁淋巴细胞浸润、小胶质细胞结节
  - 无肿瘤细胞，无病毒包含体
- PCD：浦肯野细胞丢失、小胶质细胞增生、Bergmann 胶质性病变增生、颗粒细胞减少
- 脑干脑炎：血管旁炎性浸润、胶质细胞结节、噬神经细胞现象

临床要点

临床表现

- 最常见症状体征
  - LE：记忆丧失、认知障碍、痴呆、精神心理异常（焦虑、抑郁、幻觉）、癫痫发作；亚急性病程
  - PCD：共济失调、运动不协调、构音障碍、眼球震颤
    - >50 岁的患者，小脑变性占副肿瘤综合征病例的 50%，常先于远隔恶性肿瘤出现
  - 脑干脑炎：脑干功能障碍，包括脑神经麻痹、视觉改变
  - 已确诊原发肿瘤的患者，必须除外其他并发症
    - 转移瘤、感染、代谢异常、化疗效应
- 临床特点
  - 高达 60% 的患者在发病之初并未发现原发肿瘤，许多患者经过诊断性检查仍未发现肿瘤
  - 在血清或 CSF 中检测出抗神经元抗体，有助于副肿瘤综合征与原发肿瘤的鉴别
  - 原发肿瘤
    - 边缘性脑炎
      □ 最常见：小细胞肺癌
      □ 其他 = 胃肠道（GI）、泌尿生殖道（GU）（卵巢＞肾脏＞子宫）、淋巴瘤、乳腺、睾丸、胸腺、神经母细胞瘤（儿童）

      □ 90% 的患者 CSF 阳性（细胞数量增多，蛋白质增高，寡克隆带）
      □ EEG 提示额叶受累
    - 副肿瘤性小脑变性
      □ GU（卵巢）、乳腺、肺、淋巴瘤
    - 眼阵挛-肌阵挛综合征
      □ 神经母细胞瘤、肺癌
    - Lambert-Eaton 肌无力综合征
      □ 小细胞肺癌

人口统计学

- 年龄：任何年龄均可发病，最常见于成人
- 流行病学：不足 1% 的全身性恶性肿瘤患者发生副肿瘤综合征

病程和预后

- 与原发肿瘤相关
- 有报道称，与不伴 PS 的患者相比，伴 PS 的患者原发肿瘤更倾向于惰性生长
- 与副肿瘤综合征的类型相关
  - 长期的、缓慢进展的认知下降（LE）
  - 进行性共济失调、无力（PCD、脊髓变性）

治疗

- 原发肿瘤的治疗可以改善 PS 的神经系统症状（25%~45%）
- 切除原发肿瘤±放化疗
- 副肿瘤综合征的治疗方式多样
  - 针对原发肿瘤的治疗是最佳治疗
  - ±类固醇激素、免疫球蛋白、血浆置换

诊断纲要

注意

- LE 是唯一具有明确影像学特征的 PS
- 在原发肿瘤确诊之前，副肿瘤综合征常常已明显在临床上表现出来
- 由于 LE 的初次 MR 检查经常正常，如果初次结果正常，但临床高度怀疑，需复查 MR

影像解读要点

- 疱疹性脑炎影像学上类似于 LE，但前者呈急性病程
  - 患者的初始治疗通常为抗病毒疗法，直至 HSV 滴度阴性为止
- 如出血则提示疱疹性脑炎，而非边缘性脑炎

参考文献

1. Höftberger R et al: Encephalitis and AMPA receptor antibodies: Novel findings in a case series of 22 patients. Neurology. 84(24):2403-12, 2015
2. Thomas AC et al: Autoimmune limbic encephalitis detected on FDG brain scan performed for the evaluation of dementia. Clin Nucl Med. 40(4):358-9, 2015
3. Kotsenas AL et al: MRI findings in autoimmune voltage-gated potassium channel complex encephalitis with seizures: one potential etiology for mesial temporal sclerosis. AJNR Am J Neuroradiol. 35(1):84-9, 2014
4. Baumgartner A et al: Cerebral FDG-PET and MRI findings in autoimmune limbic encephalitis: correlation with autoantibody types. J Neurol. 260(11):2744-53, 2013
5. Scaravilli F et al: The neuropathology of paraneoplastic syndromes. Brain Pathol. 9(2):251-60, 1999

四、副肿瘤综合征

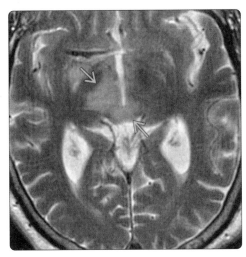
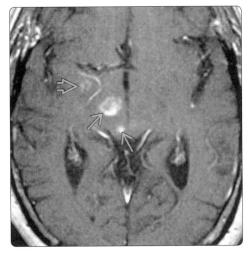

图 6-207 （左图）轴位 T2WI 示与脑干脑炎相关的中脑高信号➡。中脑、脑桥、小脑脚和基底节高信号脑干脑炎的特征性表现。（右图）同一患者，轴位 T1WI 增强示中脑➡和颞叶内侧病变➡呈斑片状强化。此例患者存在新发脑干症状，诊断为边缘性脑炎。同一患者可发生多种副肿瘤综合征

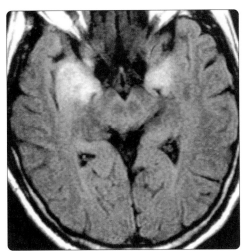
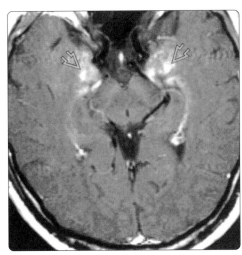

图 6-208 （左图）轴位 FLAIR 示边缘性脑炎相关的双侧颞叶内侧异常高信号。由于边缘性脑炎的影像学表现与疱疹性脑炎类似，大部分患者的初始治疗为抗病毒疗法，直至 HSV 滴度阴性为止。不足 1% 的恶性肿瘤患者会发生副肿瘤综合征。（右图）同一患者，轴位 T1WI 增强示颞叶内侧斑片状强化➡。边缘性脑炎是唯一具有明确影像学特征的副肿瘤综合征

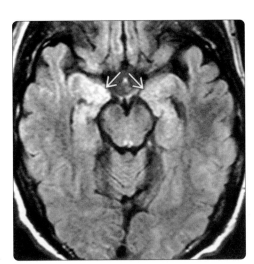
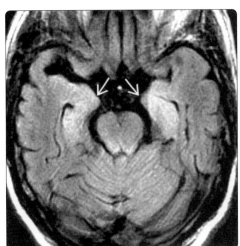

图 6-209 （左图）年轻患者，黑素瘤及亚急性痴呆，轴位 FLAIR 示海马区呈不对称稍高信号➡。（右图）亚急性痴呆及 VGKC 自身抗体阳性患者，轴位 FLAIR 示双侧颞叶内侧高信号➡。未发现原发肿瘤的患者仍可发生 VGKC，临床表现为边缘性脑炎。VGKC 对免疫治疗反应良好

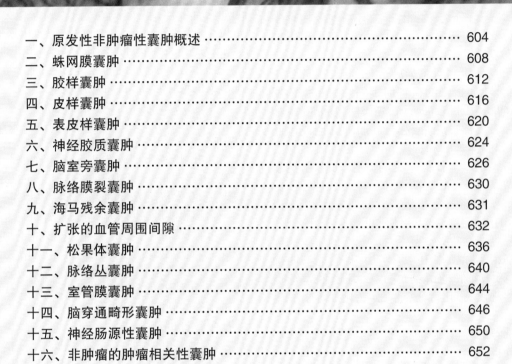

第七章
原发性非肿瘤性囊肿

分析脑囊肿的一般方法

一般思路

概述：脑囊肿是头部 CT 和 MRI 影像中的常见发现，包括很多种类，其中一些较为关键，另外一些则为偶发性。本篇主要讨论原发性非肿瘤性脑囊肿，不包括囊性肿瘤（如毛细胞型星形细胞瘤和血管母细胞瘤）、常有瘤内囊性部分的实性肿瘤（如室管膜瘤）、常有中心坏死的肿瘤（如胶质母细胞瘤）、寄生虫性囊肿（脑囊虫病、棘球蚴病）以及囊性脑畸形（丹迪-沃克谱系疾病）。

由于非肿瘤性囊肿的病因、病理和临床意义各不相同，对其进行分类非常困难。有些神经病理学家根据囊肿壁的组织学表现予以分类，亦可根据推测的囊肿来源或发病机制进行分类。

若基于发病机制对脑囊肿进行分组，可分为正常的解剖变异［如扩张的血管周围间隙（菲尔绍-罗宾间隙，Virchow-Robin space）］、先天性包涵囊肿（如皮样囊肿和表皮样囊肿）或起自胚胎外胚层或内胚层的病变（如胶体囊肿和神经肠源性囊肿）。当然，还有一些不属于以上任何一类的囊肿（如脉络丛囊肿和非肿瘤性与肿瘤相关的囊肿）。因此，神经影像学医生经常要面临一个非常实际的两难困境：MRI 或 CT 提示的囊肿样病变，其性质可能会是什么呢？还包括哪些鉴别诊断呢？鉴于对囊肿壁的组织病理学诊断在临床实际操作中并不实用，我们能够明确的信息只有：①囊肿的解剖位置；②其影像学特点（密度/信号强度、强化特征、是否伴钙化灶等）；③患者年龄。

目前推荐的分析脑囊肿的首要步骤是基于其解剖位置的分析。

基于解剖位置对脑囊肿的分析

一般思路

主要特点：颅内囊样病变的四大诊断特征：①确定囊肿位于脑内还是脑外；②判断囊肿位于幕上还是幕下；③判断囊肿是否位于中线；④进一步判断位于脑实质内还是脑室内。虽然许多颅内囊肿可见于多个位置，但每种囊肿都有其相对好发部位。

脑外囊肿

幕上脑外囊肿 幕上非肿瘤、非感染性的脑外囊肿在中线部位或偏离中线位置均可发生，松果体囊肿和颅颊裂囊肿（Rathke cleft cyst，RCC）则只发生于中线位置。虽然皮样囊肿似乎更倾向于发生于中线位置（如鞍上池），但亦发生于偏离中线的位置，可于蛛网膜下腔仔细寻找皮样囊肿破裂后的脂肪"滴"。

蛛网膜囊肿（arachnoid cyst，AC）：通常不发生于中线位置。幕上中线区的蛛网膜囊肿相对少见，最常见部位是鞍上池，其次为四叠体池和中间帆腔。大的鞍上 AC 常见于儿童，可引起梗阻性脑积水。AC 是最常见的偏离中线的脑外幕上囊肿，可发生于任何部位，50%以上位于中颅窝，偶发于大脑半球凸面，最常见于顶部。AC 在所有的序列上都与脑脊液信号一致，并且在 FLAIR 和 DWI 序列上可与表皮样囊肿相区别。AC 在 FLAIR 序列上信号完全被抑制，无扩散受限。

脑外肿瘤（如脑膜瘤、神经鞘瘤、垂体大腺瘤和颅咽管瘤）可伴明显的瘤外囊肿。这些非肿瘤性但与肿瘤相关的囊肿在幕上和幕下均可发生。肿瘤相关性囊肿是一种良性的液体集聚，外观可呈澄清透明如脑脊液样，亦可富含蛋白。肿瘤相关性囊肿通常位于肿瘤与脑的交界处，在肿物与相邻皮层之间。至于肿瘤相关性囊肿的本质究竟是真正的蛛网膜囊肿、是阻塞的血管周围间隙、还是由神经胶质细胞包围形成的液体集聚，目前仍存在争议。

相比于颅内囊肿，头皮囊肿和颅骨囊肿比较少见。皮脂腺囊肿（更准确的名称应为毛根鞘囊肿）是在中老年患者中较为常见的头皮肿块。大多数于 CT 和 MR 检查中偶然发现。毛根鞘囊肿可单发或多发，边界清晰，大小从几毫米到几厘米不等，典型表现是 60 岁以上女性的表皮下头皮肿物。

柔脑膜囊肿，也称为"生长性骨折"，是一种罕见但不可忽视的脑外囊肿类型，最常见于顶骨。典型表现是创伤后脑软化部位附近可见增大的颅骨骨折。绝大多数患者年龄都在 3 岁以下，表现为逐渐增大的、可触及的软组织肿块。液体和软化脑组织通过撕裂的硬脑膜和蛛网膜，然后通过不断扩张的线性颅骨骨折部分，向外突出。柔脑膜囊肿通常表现为线状透明的颅骨病变，边缘光滑呈扇形。

幕下脑外囊肿 后颅窝的非肿瘤性脑囊肿大部分位于偏离中线的位置，主要包括表皮样囊肿和蛛网膜囊肿。

后颅窝桥小脑角区是表皮样囊肿最常见的位置。偶尔，表皮样囊肿也会发生在第四脑室中。第四脑室表皮样囊肿表现与阻塞扩张的第四脑室很像，但表皮样囊肿在 FLAIR 上信号不被抑制，一定程度的扩散受限。

第二常见的后颅窝囊肿是 AC，桥小脑角是 AC 最常见好发部位，亦可见于中线枕大池处。肿瘤相关性囊肿有时亦见于桥小脑角池，大多数与前庭神经鞘瘤有关，但桥小脑角脑膜瘤也有可能引起肿瘤相关性囊肿的形成。

神经肠源性囊肿是一种先天性内胚层囊肿，更常见于椎管内。颅内神经肠源性囊肿发生于小脑延髓池中，通常位于中线或稍偏中线处，脑桥延髓交界处的前方。神经肠源性囊肿有时可见于桥小脑角池较低位置，偏离中线，亦可伴颅骨骨性缺损，但较为罕见。

一种可能与后颅窝神经肠源性囊肿相混淆的解剖学变异是斜坡后颅内脊索残余,尸检报告中的发生率大约为2%。脊索残余是一种凝胶状的脊索残余物,可见于从鞍背到骶尾部任何部位,通常发生于桥前池,并通过细长的蒂附着于背侧斜坡缺损处。在T2WI上,神经肠源性囊肿和颅内脊索残余都是高信号的。而临床常见的脊索瘤则是恶性的脊索残余。

脑内囊肿

幕上脑内囊肿 对于幕上脑内囊肿来说,解剖位置是鉴别诊断的关键,脑实质囊肿与脑室内囊肿完全不同。最常见的脑实质囊肿是扩大的血管周围间隙。血管周围间隙多见于基底节位置,多呈簇状位于前连合周围。另一常见部位是中脑,当囊肿发生在中脑时,扩大的血管周围间隙可能会引起梗阻性脑积水。明显的血管周围间隙也可见于皮层下和深部白质。血管周围间隙是被覆软脑膜、内含细胞间液的结构,常成簇状排列,大小不一。大部分的血管周围间隙呈完全低信号,75%的周围可见正常脑组织,这一点有助于将其与先天性脑穿通畸形囊肿相鉴别。

海马残余囊肿是常见的正常变异,表现为海马内一串脑脊液样的小囊肿,位于侧脑室颞角内侧。它们是由胚胎Ammon角和齿状回融合缺陷或不完全融合引起的,没有临床意义。脑穿通畸形囊肿是第三常见的幕上脑实质囊肿,可与脑室相交通,周围常衬有胶质增生的脑白质而非室管膜,是由脑损伤引起的(例如围产期或者是产前损伤)。脑穿通畸形囊肿周围的脑组织通常在T2WI和FLAIR上都呈高信号。

新生儿脑室旁囊肿包括一系列、有重叠的脑室旁囊性病变类型,其范围从囊性脑室旁白质软化、Connatal囊肿到生发中心溶解性囊肿。

神经胶质囊肿,有时被称为神经上皮囊肿,是脑白质内良性胶质包裹的囊腔。虽然这种囊肿可见于任何部位,但最常见的部位是额叶。神经胶质囊肿往往是单发的,而血管周围间隙通常是大小不同的多个囊肿聚集在一起。脉络膜裂囊肿是一种神经胶质囊肿,发生于脉络膜裂任何部位,大多数都是在侧脑室的颞角内侧。海马残余囊肿发生于胚胎Ammon角和齿状回不完全融合时,通常多发,表现为排列在海马外侧缘的一串含脑脊液的小囊肿。

幕上脑室内囊肿最常见于侧脑室三角区和室间孔。脉络丛囊肿是最常见的颅内神经上皮囊肿,尸检报告中发生率高达50%。大多数的脉络丛囊肿实际上是黄色肉芽肿。由于脉络丛上皮细胞退化和/或脱落,脉络膜丛脂质聚集形成。脉络丛囊肿常在中老年人的神经系统影像中偶然发现,通常是双侧多发的。大多数的脉络膜囊肿都很小,直径约为2~8mm。通常在FLAIR上信号不完全被抑制,并在DWI上可表现为中等高信号。

室管膜囊肿是一种罕见的由室管膜包裹的侧脑室良性囊肿。尽管文献报道中提示有患者表现为头痛、癫痫、和/或梗阻性脑积水,但大多数室管膜囊肿(甚至是较大的那些)都是偶然发现的无症状病变。囊肿中含有室管膜细胞分泌的澄清浆液状的脑脊液样的液体,因此室管膜囊肿在所有的序列中都跟脑脊液表现一致,在FLAIR上信号完全被抑制。

胶样囊肿几乎只发生于室间孔,囊肿通常附着于第三脑室顶壁前上部,跨越穹隆嵌入室间孔中。胶样囊肿是内胚层来源的,含有主要成分是黏蛋白的黏液性胶状物质。胶样囊肿也可能会含有血液降解产物、泡沫细胞和胆固醇结晶。即使是相对较小的胶样囊肿也可能会突然阻塞室间孔,导致急性脑积水,偶尔会造成脑疝,伴临床迅速恶化。影像学方面,如在NECT上于室间孔位置见一边界清晰的高密度肿块,则可确诊胶样囊肿。

幕下脑内囊肿 幕下脑囊肿十分罕见,疑似者实则多数为血管周围间隙。仅有齿状核内部及周边部位相对常见,且多为无症状性囊肿;偶见脑桥部位的较大血管周围间隙,可能是颅内神经病变的罕见原因。

第四脑室内的非肿瘤性非寄生虫性囊肿极为罕见,通常并非真正的囊肿,而是扩大的第四脑室。感染或动脉瘤性蛛网膜下腔出血可引起脑脊液循环的出口梗阻,此时若导水管附近同时存在上游的梗阻,那么第四脑室就会被完全阻塞;由于出口受阻,随着脉络丛不断产生脑脊液,第四脑室就会逐渐扩张,看似幕下脑内囊肿。后颅窝的幕下表皮样囊肿可见于第四脑室,但桥小脑角相对多见。影像上一些室管膜囊肿与脑脊液非常相似,只有FLAIR和DWI上才能区分室管膜囊肿与扩张的第四脑室中的脑脊液。

参考文献

1. Aboud E et al: Giant intracranial epidermoids: is total removal feasible? J Neurosurg. 1-14, 2015
2. Ali M et al: Exploring predictors of surgery and comparing operative treatment approaches for pediatric intracranial arachnoid cysts: a case series of 83 patients. J Neurosurg Pediatr. 1-8, 2015
3. Kalani MY et al: Pineal cyst resection in the absence of ventriculomegaly or Parinaud's syndrome: clinical outcomes and implications for patient selection. J Neurosurg. 1-5, 2015
4. Ahmad M et al: Giant perivascular spaces: utility of MR in differentiation from other cystic lesions of the brain. JBR-BTR. 97(6):364-5, 2014
5. Demir MK et al: Rare and challenging extra-axial brain lesions: CT and MRI findings with clinico-radiological differential diagnosis and pathological correlation. Diagn Interv Radiol. 20(5):448-52, 2014
6. Fanous AA et al: Analysis of the growth pattern of a dermoid cyst. J Neurosurg Pediatr. 14(6):621-5, 2014
7. Bender B et al: MR imaging findings in colloid cysts of the sellar region: comparison with colloid cysts of the third ventricle and Rathke's cleft cysts. Acad Radiol. 20(11):1457-65, 2013
8. Hingwala DR et al: Neuroenteric cysts of the brain-comprehensive magnetic resonance imaging. Indian J Radiol Imaging. 23(2):155-63, 2013
9. Osborn AG et al: Intracranial cysts: radiologic-pathologic correlation and imaging approach. Radiology. 239(3):650-64, 2006

颅内囊肿样病变	
脑外	脑内
幕上	幕上
中线	脑实质
松果体囊肿	扩大的血管周围间隙
皮样囊肿	神经胶质囊肿
颅颊裂囊肿	脑穿通畸形囊肿
蛛网膜囊肿（鞍上）	Connatal 囊肿、生发中心溶解性囊肿
	海马残余囊肿
偏离中线	脑室内
蛛网膜囊肿（中颅窝，大脑半球凸面）	脉络丛囊肿
表皮样囊肿	室管膜囊肿
肿瘤相关性囊肿（大腺瘤，脑膜瘤）	胶样囊肿
皮脂腺囊肿（头皮）	
柔脑膜囊肿（"生长性骨折"）	
幕下	幕下
中线	脑实质
神经肠源性囊肿	扩大的血管周围间隙（齿状核）
蛛网膜囊肿	
偏离中线	脑室内
表皮样囊肿（桥小脑角）	表皮样囊肿（第四脑室，枕大池）
蛛网膜囊肿（桥小脑角）	囊性扩张的第四脑室
肿瘤相关性囊肿（神经鞘瘤，脑膜瘤）	

非肿瘤性、非感染性的脑囊性病变是根据常见的解剖位置分类的。第一步是区分为脑内还是脑外，之后是区分幕上还是幕下。脑外囊肿进一步细分为中线和偏离中线的病变。脑内囊肿被进一步分为脑实质囊肿和脑室内囊肿

不同类型颅内囊肿的最常见位置	
囊肿类型	常见位置
蛛网膜囊肿	中颅窝；桥小脑角；鞍上池
脉络膜裂囊肿	脉络膜裂，在颞角与鞍上池之间
脉络丛囊肿	脉络丛球
胶样囊肿	室间孔/第三脑室前上部
Connatal 囊肿	侧脑室旁或侧脑室内，邻近侧脑室额角或体部
皮样囊肿	鞍上，额鼻部（大脑纵裂前下部）
扩大的血管周围间隙	基底节，中脑，大脑白质，齿状核
表皮样囊肿	桥小脑角
室管膜囊肿	侧脑室（三角区最常见）
生发中心溶解性假性囊肿	脑室旁，沿尾状丘脑沟的室管膜下
海马残余囊肿	海马，侧脑室内侧
柔脑膜囊肿（"生长性骨折"）	顶骨
神经肠源性囊肿	脑桥延髓交界处桥前池
神经胶质囊肿	额/颞叶皮层下白质，脉络膜裂
松果体囊肿	松果体
脑穿通畸形囊肿	大脑半球，在侧脑室附近
颅颊裂囊肿	鞍上，鞍内
皮脂腺（毛根鞘）囊肿	头皮（真皮或皮下组织）
肿瘤相关性囊肿	在正常脑组织与神经鞘瘤、脑膜瘤、大腺瘤之间

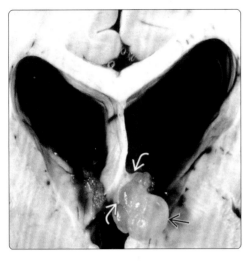
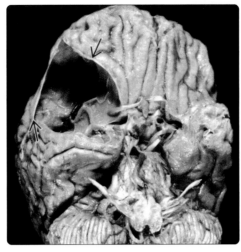

图 7-1 （左图）尸检胶样囊肿大体病理表现，通过室间孔的冠状面。注意胶状的分叶状囊肿 ➡，跨越穹窿 ➡。该患者死于突发性的脑积水（Courtesy J. Townsend, MD）。（右图）尸检脑部大体病理，从下方看，可见中颅窝一巨大的蛛网膜囊肿。在两层蛛网膜之间可见脑脊液 ➡（Courtesy J. Townsend, MD）

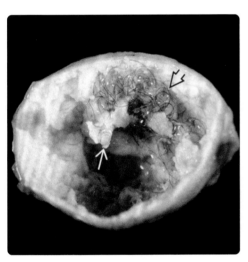
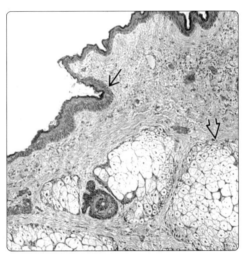

图 7-2 （左图）切开的皮样囊肿大体手术标本，可见特征性的复层鳞状上皮细胞和囊内角蛋白碎片 ➡。囊肿内有纠结缠绕的头发 ➡，切片时包含厚的、油性的皮脂物质（Courtesy R. Hewlett, MD）。（右图）典型皮样囊肿显微镜下表现，可见被鳞状上皮 ➡ 和皮脂腺 ➡ 包绕的囊腔，腔内含有脱落的角质碎屑

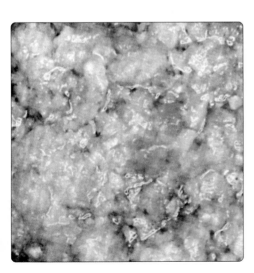
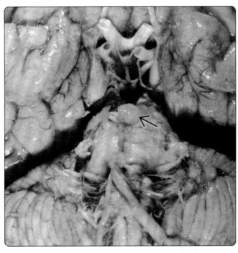

图 7-3 （左图）表皮样囊肿特写，可见由鳞状上皮结节状和珍珠状的白色角蛋白组成的菜花样囊肿表面。（右图）尸检标本，可见在脑桥前方有一小的、胶样结节 ➡。此为良性颅内脊索残余，是一种脊索残留物，大体表现非常类似于神经肠源性囊肿（Courtesy R. Hewlett, MD）

要 点

术语

- 蛛网膜内充满脑脊液的液囊,不与脑室系统相交通

影像

- 一般特点
  - 边界清楚的圆形/卵圆形脑外囊肿
  - 与脑脊液等密度/等信号强度
- 位置
  - 中颅窝(50%~60%)
  - 桥小脑角(10%)
  - 鞍上池(10%)
  - 其他部位(10%)(大脑凸面,四叠体池)
- MR 表现
  - 在所有序列上与脑脊液信号强度相同
  - FLAIR 上水的信号被完全抑制
  - DWI 上弥散不受限
  - CISS,FIESTA:用于观察囊肿壁及附近结构

- 2D cine PC:用于发现蛛网膜囊肿和邻近蛛网膜下隙之间有无交通

主要鉴别诊断

- 表皮样囊肿
- 其他非肿瘤性囊肿(如脑穿通畸形囊肿)
- 慢性硬膜下血肿
- 硬膜下积液

临床要点

- 最常见的先天性颅内囊性异常
- 占所有颅内肿块的 1%
- 任何年龄均可发生(75%见于儿童)
- 经常是偶然发现

诊断纲要

- FLAIR,DWI 是用于鉴别蛛网膜囊肿和表皮样囊肿的最佳序列

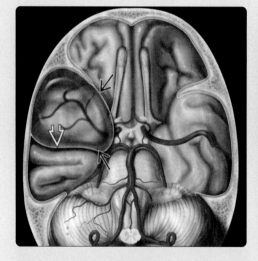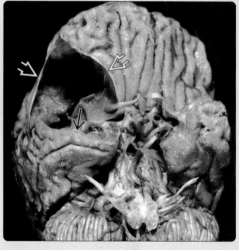

图 7-4 (左图)图为中颅窝蛛网膜囊肿。注意蛛网膜➡️被分裂并内含脑脊液。中颅窝扩大,覆盖其上的颅骨变薄。注意颞叶➡️位置后移。(右图)颅顶位观察颅脑尸体解剖偶然发现的中颅窝蛛网膜囊肿。注意到蛛网膜➡️"撕裂",其中含有大量脑脊液(在移除过程中流干)。颞叶位置后移➡️,中颅窝扩大(Courtesy J. Townsend,MD)

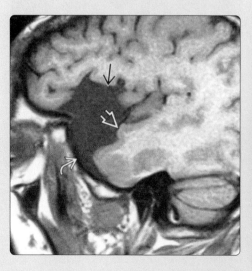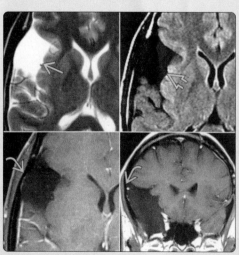

图 7-5 (左图)矢状位 T1WI MR 图示典型中颅窝蛛网膜囊肿➡️。注意蝶骨大翼➡️的扩张和后移的颞叶➡️。(右图)包括轴位 T2、FLAIR、增强后 T1WI 和冠状位 T1 增强图像,图示蛛网膜囊肿边缘呈扇形。蛛网膜囊肿在 T2WI 上是类似于脑脊液➡️信号,FLAIR 上呈完全抑制信号➡️,邻近颅骨扩张➡️,不强化

术语

缩写

- 蛛网膜囊肿(arachnoid cyst,AC)

同义词

- 脑膜囊肿

定义

- 蛛网膜内充满脑脊液的液囊,不与脑室系统相交通

影像

一般特点

- 最佳诊断特征
  - 边界清楚的圆形/卵圆形脑外囊肿,与脑脊液密度/信号相同
- 位置
  - 中颅窝(50%~60%)
  - 桥小脑角(10%)
  - 鞍上蛛网膜囊肿(10%),变异类型(10%)
    - 非交通性=Liliequist膜囊肿
    - 交通性=脚间池囊性扩张
  - 混杂类型(10%)
    - 大脑凸面
    - 四叠体板
    - 后小脑
- 大小
  - 几毫米到5cm不等,甚至更大
- 形态学
  - 边界清晰的透明囊肿
  - 具有脑外占位的特征
    - 皮质塌陷征
    - "扣状"灰白质分界

CT 表现

- NECT
  - 通常为脑脊液密度
    - 如果存在囊肿内出血则为高密度(罕见)
  - 颅骨可能扩张,变薄或结构改变
- CECT
  - 不强化
- CTA
  - 中颅窝蛛网膜囊肿使大脑中动脉后移
- 脑池造影术可显示与蛛网膜下腔相交通

MR 表现

- T1WI
  - 边缘清晰的、与脑脊液等信号的脑外液体集合
- T2WI
  - 信号强度与脑脊液相同
- PD/中间
  - 信号强度与脑脊液相同
- FLAIR
  - 信号被完全抑制
- T2*GRE
  - 无"散焦现象",有出血除外(罕见)
- DWI
  - 不受限;几乎与脑室信号一致
- T1WI C+
  - 不强化
- MRA
  - 皮层血管远离颅盖骨
- MRV
  - 可能显示静脉回流异常
- MRS
  - 可预测90%的类似表现的颅内囊肿性病变的病理

超声表现

- 灰阶超声
  - 用于诊断1岁以下婴儿透声的蛛网膜囊肿

血管造影表现

- 在中颅窝蛛网膜囊肿中,大脑中动脉、侧裂三角后移

核医学表现

- SPECT
  - 在囊肿周围大脑组织可能表现为低灌注

检查方法推荐

- 最佳影像检查技术
  - MR扫描加FLAIR,DWI序列
- 推荐检查技术
  - 考虑增加
    - MR脑池造影术
      - CISS,FIESTA(高分辨序列用于显示囊肿壁及其邻近解剖结构);尤其是鞍上池
      - 有助于区分扩张的蛛网膜下隙与蛛网膜囊肿
    - MR脑脊液成像,定量分析
      - 2D cine PC(用于发现蛛网膜囊肿与邻近蛛网膜下隙是否存在交通)

鉴别诊断

表皮样囊肿

- 扇形边缘
- 见缝就钻的生长模式
  - 蔓延进入脑池
  - 围绕、包埋血管/神经
    - 蛛网膜囊肿通常会使血管和脑神经移位,但不会将其包埋
- FLAIR上不呈抑制信号
- DWI上弥散受限(亮的)

慢性硬膜下血肿

- 与脑脊液信号不同
- 经常双侧发生,扁豆形
- 膜强化±
- 在T2*上寻找"散焦"的焦点
  - 蛛网膜囊肿出血时出现的概率<5%

硬膜下积液

- 通常双侧
- 新月形或扁平形

其他非肿瘤性囊肿

- 脑穿通畸形囊肿

- ○ 被大脑神经胶质组织包围,而不是被挤压的脑皮质
  - ○ 通常有脑部创伤、脑卒中史
- 神经肠源性囊肿
  - ○ 罕见;脊髓、后颅窝=最常见位置
  - ○ 通常含有蛋白质样的液体
- 神经胶质(胶质室管膜)囊肿
  - ○ 罕见
  - ○ 通常位于脑内

病理

一般特点

- 病因
  - ○ 旧概念=发育过程中蛛网膜"撕裂"或形成憩室
  - ○ 新概念(中颅窝蛛网膜囊肿)
    - 额叶、颞叶胚胎时期的脑膜(内脑膜)在 Sylvian 裂形成时没有完成融合
    - 保持了分开的状态,形成"双层"蛛网膜
  - ○ 可能的发病机制
    - 囊肿壁分泌液体活跃
    - 脑脊液流动使其缓慢扩张
    - 脑脊液通过单向(球-阀)流动聚集
  - ○ 罕见:可形成于脑脊液分流并发症
- 遗传学
  - ○ 通常为散发,非综合征型,很少呈家族遗传
  - ○ 可遗传的代谢失调
    - "黏性的"软脑膜;黏多糖症
- 伴发的异常
  - ○ 颞叶可能看起来(或者是)发育不全(中颅窝蛛网膜囊肿)
  - ○ 硬膜下血肿
    - 中颅窝蛛网膜囊肿中 5%会发生
  - ○ 蛛网膜囊肿综合征
    - Acrocallosal 综合征(1/3 的囊肿),Aicardi 综合征,Pallister-Hall 综合征
  - ○ 室周巨大的蛛网膜囊肿可能会导致脑积水,可能与下列因素有关:
    - Monro 孔狭窄
    - 中脑导水管狭窄/闭塞

分期、分级和分类

- 中颅窝蛛网膜囊肿的 Galassi 分类:病灶大小/占位效应重,分级增加,上与基底池交通减少,分级减轻
  - ○ 第一类:小的,纺锤形的;在中颅窝前部内
  - ○ 第二类:上部超过 Sylvian 裂;颞叶移位
  - ○ 第三类:极大,充满整个中颅窝;额叶/颞叶/顶叶移位

大体病理和术中特征

- 膜透亮的含液囊肿
- 蛛网膜层膨出,内含脑脊液

显微镜下特征

- 囊肿壁有不同种组织结构,这可能解释了为什么一些囊肿会长大
  - ○ 50%有蛛网膜样组织

- ○ 17%有较厚的壁,大多数具有纤维结缔组织
- ○ 33%有纤毛细胞
- 没有炎性、恶性改变

临床要点

临床表现

- 最常见的症状和体征
  - ○ 通常没有症状,意外发现
  - ○ 根据囊肿大小和位置不同症状不同
    - 头痛、眩晕、感音性耳聋、半侧面肌痉挛/抽搐
    - SSAC 可引起梗阻性脑积水
- 其他症状和体征
  - ○ 罕见的,撕裂的中颅窝蛛网膜囊肿会造成颅内压力增加,需要分流

人口统计学

- 年龄
  - ○ 可见于任何年龄
  - ○ 75%在儿童中发现(如果有,症状出现可能被延迟)
- 性别
  - ○ 男：女 = 3：1 ~ 5：1;尤其是中颅窝囊肿
- 民族
  - ○ 没有报道
- 流行病学
  - ○ 最常见的先天性颅内囊肿性异常
  - ○ 占所有颅内占位的 1%
  - ○ 2%是在发生癫痫后进行神经影像学检查意外发现的

自然病程和预后

- 可能(但通常不会)逐渐增大
- 偶尔会自然减压

治疗

- 通常不需治疗
  - ○ 大多数蛛网膜囊肿都是意外发现的
- 切除术(可能通过内镜)
- 开窗术/袋形缝术
- 分流术(通常选择囊肿-腹膜分流)

诊断纲要

影像解读要点

- FLAIR,DWI 序列是用于鉴别囊肿样颅内占位病因的最佳方法

参考文献

1. De Keersmaecker B et al: Outcome of 12 antenatally diagnosed fetal arachnoid cysts: Case series and review of the literature. Eur J Paediatr Neurol. 19(2):114-121, 2015
2. Adrien J et al: Petrous and sphenoid arachnoid cysts: Diagnosis and management. Head Neck. Epub ahead of print, 2014
3. Balak N: The Sylvian fissure, cistern and arachnoid membrane. Br J Neurosurg. 28(1):98-106, 2014
4. Liu Z et al: Arachnoid cysts with subdural hematoma or intracystic hemorrhage in children. Pediatr Emerg Care. 30(5):345-51, 2014
5. Rabiei K et al: Diverse arachnoid cyst morphology indicates different pathophysiological origins. Fluids Barriers CNS. 11(1):5, 2014
6. Adeeb N et al: The intracranial arachnoid mater : a comprehensive review of its history, anatomy, imaging, and pathology. Childs Nerv Syst. 29(1):17-33, 2013

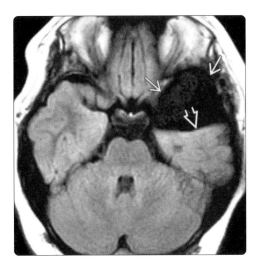
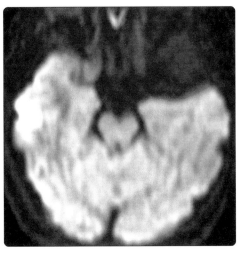

图7-6 （左图）9岁癫痫患者,轴位 FLAIR MR 图像示一较大的脑脊液样占位➡️,中颅窝轻度扩张,颞叶向后移位➡️。（右图）同一患者,轴位 DWI MR 图像示该囊性占位弥散没有受限。典型的蛛网膜囊肿在所有序列上都与脑脊液信号相同,在 FLAIR 上信号完全抑制,DWI 上弥散不受限

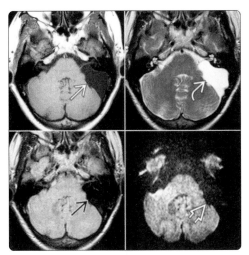
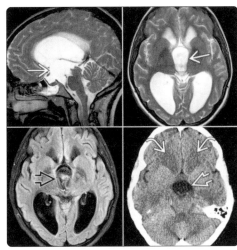

图7-7 （左图）组合图片示经典后颅窝蛛网膜囊肿,在 T1 ➡️ 和 T2WI ➡️ 上与脑脊液信号一致。囊肿在 FLAIR ➡️ 上信号完全抑制,DWI 上弥散不受限➡️。（右图）鞍上蛛网膜囊肿在 T2WI ➡️ 上与脑脊液信号一致。囊肿内脑脊液脉动在 FLAIR ➡️ 上不显示完全抑制。CT 脑池图显示扩张的侧脑室轻度显影➡️,非交通性的蛛网膜囊肿➡️仍然未显影

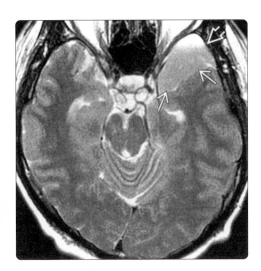
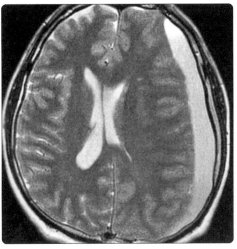

图7-8 （左图）一位头部外伤者在最初影像评估中发现一中颅窝蛛网膜囊肿（未显示）。几天后患者感到嗜睡,右侧无力进行性加重,重复 MR 检查,显示囊肿内出血➡️。注意蛛网膜囊肿中急性出血与脑脊液交界的液-液水平➡️。（右图）同一患者的头部轴位 T2WIMR 图像显示继发硬膜下血肿。蛛网膜囊肿患者患有硬膜下血肿的风险升高,囊肿内出血不常见

要 点

术语

- 单腔的含黏蛋白的第三脑室囊肿

影像

- >99%的囊肿会楔入 Monro 孔中
  - 穹隆柱骑跨、覆盖住囊肿
  - 大部分在 NECT 上呈高密度
  - 密度与水合状态呈负相关
- MR 信号更加多变
  - 总体上反映水的含量
  - 大多数在 T2WI 上与大脑组织等信号强度（小囊肿可能很难被发现）
  - 25%的囊肿呈低/高信号混杂（"黑洞"效应）
  - 可能显示轻度边缘强化（罕见）

主要鉴别诊断

- 脑囊虫病
- 脑脊液流动伪影（MR"假性囊肿"）
- 椎基底动脉延长扩张症（vertebrobasilar dolichoectasia,VBD）/动脉瘤

- 室管膜下瘤
- 颅咽管瘤

病理

- 来源于胚胎内胚层,而不是神经外胚层
- 与其他前肠来源的囊肿类似（神经肠源性囊肿,颅颊裂囊肿）

临床要点

- 40%~50%无症状,意外发现
- 头痛（50%~60%）
  - 急性 Monro 孔阻塞可能导致急性脑积水、脑疝,最终死亡
- 高峰年龄=30~50 岁（儿童罕见）
- 90%保持稳定或不再增大
- 10%会增大

诊断纲要

- 注意第三脑室脑脊液流动伪影和胶样囊肿十分相似

图 7-9 （左图）轴位示意图显示位于 Monro 孔的典型胶样囊肿,造成轻/中度梗阻性脑积水。注意到穹隆和脉络丛被囊肿向上向周边推移➡。（右图）一位突然不明原因死亡的患者的脑轴位大体病理图显示巨大胶样囊肿➡,造成中度梗阻性脑积水。同时存在一个小的透明隔腔。穹隆➡覆盖在囊肿上方（Courtesy R. Hewlett,MD）

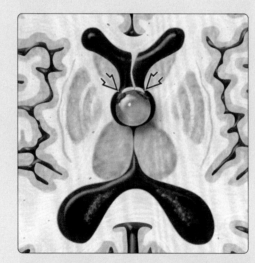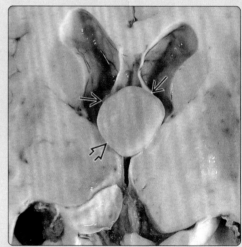

图 7-10 （左图）65 岁老年男性因"雷击"样头痛,做 CT 检查,寻找是否有蛛网膜下腔出血,图为轴位 NECT,图上见一高密度肿块➡嵌入 Monro 孔内和第三脑室上部,为典型的胶样囊肿。（右图）同一患者矢状位 T2WI MR 图像,图示肿物➡呈低信号,提示其中含有浓度较高的蛋白样内容物。注意到侧脑室显著增大,第三脑室大小正常。胶样囊肿被急诊手术切除

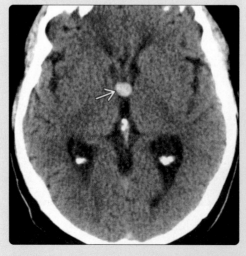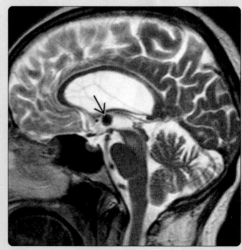

术语

缩写

- 胶样囊肿(colloid cyst,CC)

同义词

- 旁突体囊肿,内胚层囊肿

定义

- 单腔的含黏蛋白的第三脑室囊肿

影像

一般特点

- 最佳诊断特征
  ○ NECT 上 Monro 孔位置高密度肿物
- 位置
  ○ >99% 的囊肿嵌入 Monro 孔中
    - 附着于第三脑室顶部前端
    - 穹窿柱骑跨、覆盖住囊肿
    - 侧脑室额角后部在囊肿外侧呈八字形张开
  ○ <1% 发生在其他部位
    - 第四脑室外侧
    - 室外胶样囊肿(非常罕见)
      □ 脑实质(小脑)
      □ 脑外(脑桥前侧,脑膜,嗅沟)
- 大小
  ○ 不等(从几毫米到 3cm)
  ○ 平均:15mm
- 形态学
  ○ 边界清晰的圆形>卵圆形/分叶的肿物

CT 表现

- NECT
  ○ 密度与水合状态呈负相关
    - 2/3 高密度
    - 1/3 等/低密度
  ○ 脑积水±
  ○ 罕见
    - 低密度
    - 密度/大小改变
    - 出血(囊肿"卒中"),钙化罕见
- CECT
  ○ 通常不增强
  ○ 边缘增强(罕见)

MR 表现

- T1WI
  ○ 信号强度与胆固醇浓度相关
    - 2/3 在 T1WI 上呈高信号
    - 1/3 等信号强度
  ○ 小的胶样囊肿可能很难被发现
  ○ 可能伴有脑室扩张
- T2WI
  ○ 信号变异更多
    - 通常反映水的含量
    - 大多数在 T2WI 上与脑组织信号相同
      □ 小的胶样囊肿可能很难看见
  ○ 较少见的表现
    - 25% 的囊肿呈低/高混杂信号("黑洞"效应)
    - 液-液平面
- FLAIR
  ○ 不抑制
- DWI
  ○ 不受限
- T1WI C+
  ○ 通常不强化
  ○ 罕见:可能会显示周围(边缘)强化
- MRS
  ○ 缺乏正常脑组织代谢物

检查方法推荐

- 推荐检查技术
  ○ NECT+MR 增强扫描
  ○ ±对无症状、没有脑积水,<1cm 的囊肿,可连续影像随访

鉴别诊断

脑囊虫病

- 脑实质和脑池中多发病变
- 常伴随室管膜炎或基底池脑膜炎
- 常见钙化
- 存在头节

脑脊液流动伪影(MR"假性囊肿")

- 多层面重建确认是伪影
- 寻找相位伪影

椎基底动脉延长扩张症/动脉瘤

- 重度 VBD 可显示为 Monro 孔高密度肿物
- 寻找血管流空现象,MR 相位伪影

肿瘤

- 室管膜下瘤
  ○ 侧脑室额角
  ○ 附着于透明隔
  ○ 片状/完全实性强化
- 颅咽管瘤
  ○ 第三脑室是罕见位置
  ○ 通常不嵌入 Monro 孔、穹窿中
  ○ 钙化,边缘强化/结节状强化常见
- 垂体腺瘤
  ○ 第三脑室罕见
  ○ 强化(通常明显、均匀强化)

脉络丛肿瘤

- 脉络丛乳头状瘤
  ○ 第三脑室罕见
  ○ 早期童年肿瘤
- 黄色肉芽肿
  ○ 第三脑室罕见
  ○ 卵圆形>圆形
  ○ 可以是高密度或低密度±钙化
  ○ 可造成 Monro 孔梗阻

- ○ 影像学检查不能鉴别
- 脉络丛囊肿
  - ○ 通常见于新生儿
  - ○ 超声表现为无回声

病理

一般特点

- 病因
  - ○ 来源于胚胎内胚层,而不是神经内胚层
    - 与其他前肠来源的囊肿相似(神经肠源性囊肿、颅颊裂囊肿)
    - 异位的内胚层成分迁移进入胚胎期间脑顶部
  - ○ 内容物由黏蛋白分泌物和脱落的上皮细胞组成
- 遗传学
  - ○ 未知
- 伴发的异常
  - ○ 不同程度的脑积水

大体病理和术中特征

- 平滑的,球形/卵圆形、边界清晰的囊肿
  - ○ 厚的胶状中心,黏性程度不同(黏液性的或粉状的)
  - ○ 罕见=近期/远期出血
- 大体表现、位置能够确诊

显微镜下特征

- 外壁=薄的纤维囊
- 内衬
  - ○ 单层或假复层上皮
  - ○ 散在分布的杯状细胞、纤毛细胞
  - ○ 支附于薄的结缔组织层
- 囊肿内容物:
  - ○ PAS+胶状物质
  - ○ 黏性可变
  - ○ ±坏死的白细胞、胆固醇结晶
- 免疫组化
  - ○ ±上皮抗原反应性(细胞角蛋白,EMA)
  - ○ 神经上皮标志物阴性
- 电镜
  - ○ 像成熟的呼吸上皮
  - ○ 无纤毛细胞或高柱状上皮细胞
  - ○ 基底细胞包含致密核心囊泡

临床要点

临床表现

- 最常见的症状和体征
  - ○ 头痛(50%~60%)
  - ○ 更少见=恶心、呕吐、记忆丧失、性格改变、步态障碍、视力改变
  - ○ 急性 Monro 孔梗阻可能会导致急性脑积水,脑疝,甚至死亡
  - ○ 40%~50%没有症状,意外发现
    - 3 年、5 年和 10 年后发生囊肿相关症状的概率分别是 0、0、8%
- 临床特点
  - ○ 成人,有头痛症状

人口统计学

- 年龄
  - ○ 30~40 岁
    - 高峰在 40 岁
    - 儿童中罕见(仅有 8%在诊断时<15 岁)
- 性别
  - ○ 男=女
- 流行病学
  - ○ 0.5%~1.0%为原发性脑肿瘤
  - ○ 15%~20%为脑室内肿物
  - ○ 很少有家族聚集性案例报道

病程和预后

- 预后与发病年龄、生长速度、是否发生脑脊液梗阻相关
- 90%是稳定的,或停止增大
  - ○ 年龄较大
  - ○ 小囊肿
  - ○ 没有脑积水
  - ○ NECT 上高密度,T2WI MR 上低信号
- 10%会增大
  - ○ 较年轻的患者
  - ○ 囊肿较大,存在脑积水
  - ○ NECT 上等/低密度,T2WI 上通常高信号
  - ○ 可能迅速增大,造成昏迷/死亡
- 胶样囊肿早期诊断并切除后预后良好

治疗

- 最常见=完全手术切除
  - ○ 神经导航辅助下内镜切除手术日益普遍
  - ○ 50%患者会有短期记忆障碍(通常可好转)
  - ○ 如果完全切除很少复发
- 选择方式
  - ○ 前冠旁正中微创开颅术
  - ○ 立体定向穿刺(黏性较大/实性囊肿非常难操作)
  - ○ 影像特点可预测经皮治疗的难度
    - CT 上高密度/T2WI 上低信号提示黏度高
  - ○ 脑室分流
  - ○ 观察(少见;不推荐,因为很小的胶样囊肿也可能突然发生梗阻)

诊断纲要

注意

- 考虑为长期存在间断性头痛患者行 CT 或 MR 检查
- 确诊胶样囊肿后立即联系相关专科医师(尤其是存在脑积水的时候)

影像解读要点

- 注意第三脑室脑脊液流动伪影与胶样囊肿类似

参考文献

1. Margetis K et al: Endoscopic resection of incidental colloid cysts. J Neurosurg. 120(6):1259-67, 2014
2. Diyora B et al: Hemorrhagic colloid cyst: Case report and review of the literature. Asian J Neurosurg. 8(3):162, 2013

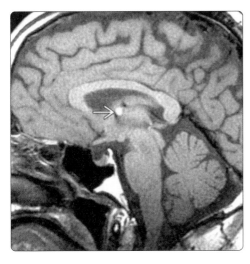
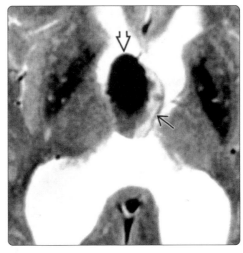

图 7-11　（左图）矢状面 T1WI MR 图像示一微小胶样囊肿➡，在一位无症状患者中意外发现。（右图）轴位 T2WI MR 图像示该患者有一巨大胶样囊肿，图示显示其"黑洞"效应➡，注意到病变中有非常低的信号➡，这是由于其具有高浓度的粉末状的蛋白样内容物。这种囊肿很难穿刺治疗，通常会被手术切除

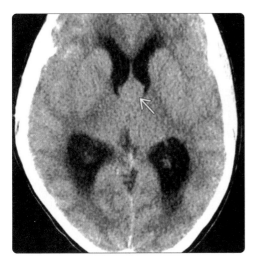
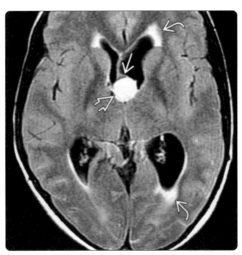

图 7-12　（左图）一位 16 岁男孩轴位 NECT 图像，该患者到急诊时有严重的头痛和视乳头水肿，图示严重的梗阻性脑积水，侧脑室扩张，大脑表面沟完全消失。在 Monro 孔位置见一等密度肿物➡。（右图）同一患者轴位 FLAIR MR 图像示病变➡呈明显高信号，穹窿骑跨在其上➡。脑室扩张伴交通性脑积水➡。胶样囊肿被手术切除

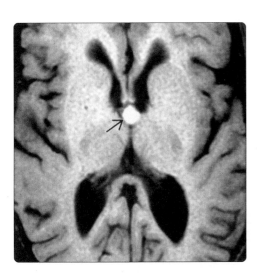
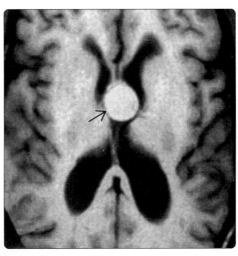

图 7-13　（左图）一位患者患有轻微头痛，该图为其轴位 T1WI MR 图像，图示在 Monro 孔位置有一小胶样囊肿➡。患者拒绝手术，胶样囊肿偶尔可在很短时间内迅速增大。（右图）同一位患者几月后头痛突然明显加重，该图为其之后的轴位 T1WI MR 图像。囊肿➡增大了，现在造成了中度梗阻性脑积水。没有证据表明典型的胶样囊肿会出现出血

四、皮样囊肿

要 点

术语

- 良性、异位的鳞状上皮囊肿,具有皮肤成分,包括毛囊、皮脂腺、汗腺等

影像

- 位于中线、单囊、含脂肪的囊性病变
  - 如果囊肿破裂蛛网膜下会出现脂滴
- 颅内最好发位置为蝶鞍上区或后颅窝
- 颅外位置=脊髓,眼眶
  - 可能与皮肤有瘘管相连(皮肤窦道)
- CT 上低密度,CT 值为负值(脂肪)
  - 20%囊钙化
- MR:T1 上高信号
  - 脂肪抑制序列可确诊含脂质成分
  - 囊肿内和脑室内有脂肪-液体平面(如果囊肿破裂)
- 囊肿破裂:软脑膜广泛强化,可能是化学性脑膜炎导致

主要鉴别诊断

- 表皮样囊肿
- 颅咽管瘤
- 畸胎瘤
- 脂肪瘤

临床要点

- 罕见:占原发性颅内肿瘤<0.5%
- 硬膜内表皮样囊肿是皮样囊肿的4~9倍
- 囊肿破裂可显著增加发病率和死亡率
- 皮样囊肿+皮肤窦道可导致脑膜炎、脑积水
- 治疗:完全手术切除;±脑积水分流

图 7-14 (左图)额叶下皮样囊肿➡️的矢状图,图示一不均匀的含脂肪肿物,内有鳞状上皮和皮肤附属物。图中侧脑室内有脂肪-液体平面➡️,蛛网膜下腔内含有脂肪粒➡️,以上均与囊肿破裂有关。(右图)轴位 NECT 图示一低密度中线含脂肪肿物,病灶有局灶性钙化➡️,是皮样囊肿破裂的特征表现。注意到 Sylvian 裂和蛛网膜下腔中低密度的脂滴➡️

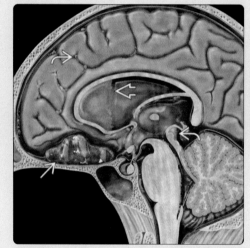
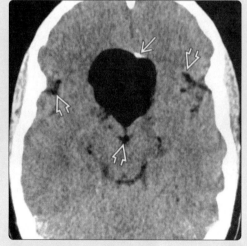

图 7-15 (左图)T1WI 图示典型的皮样囊肿是高信号➡️,注意到邻近 Sylvian 裂中有脂滴➡️,是皮样囊肿破裂的典型特征。(右图)同一位患者轴位 FSE T2WI 图示肿物➡️呈高信号,内部信号不均匀,手术中确诊了皮样囊肿破裂

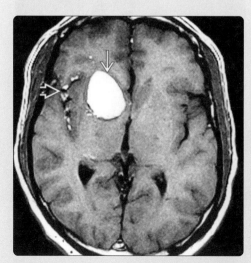
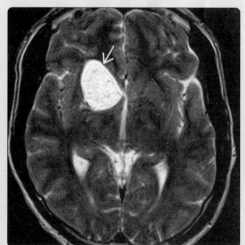

术语

同义词

- 皮样包涵囊肿,外胚层包涵囊肿

定义

- 良性、异位的鳞状上皮囊肿,具有皮肤成分,包括毛囊、皮脂腺、汗腺等

影像

一般特点

- 最佳诊断特征
  - 含脂肪的中线非强化单腔囊性病变
    - 如果囊肿破裂蛛网膜下腔会有脂滴
- 位置
  - 鞍上区,蝶鞍旁
  - 后颅窝较少见;枕大池,第四脑室,基底池
  - 颅外位置=脊髓,眼眶
    - 可能有于皮肤相通的瘘管(皮肤窦道)
    - 眼眶:颧-额缝的皮脂瘤
  - 囊肿破裂:囊种内容物在蛛网膜下腔/脑室内播散
- 大小
  - 不等
- 形态学
  - 边界清晰的含脂质肿物

CT 表现

- NECT
  - 圆形/分叶状的边界清晰的单腔囊性肿物
  - 低密度,因含脂肪,CT 值为负值
  - 囊钙化(20%)
  - 囊肿破裂后,脂滴散落在脑池中,可能会在脑室内形成脂-液体平面
  - 颅骨/头皮皮样囊肿造成板障骨扩张
  - 额鼻皮样囊肿窦道:二裂鸡冠,大盲孔+窦道
  - 致密皮样囊肿少见:高密度
- CECT
  - 没有感染的时候通常不强化

MR 表现

- T1WI
  - 未破裂的:高信号
  - 破裂的:脂滴呈非常高信号
    - 脂肪抑制序列可确认脂质成分
    - 囊肿内有脂肪-液体平面;如果囊肿破裂,脑室中也会存在
  - 致密皮样囊肿少见:非常高信号
- T2WI
  - 未破裂的:不均匀,低信号到高信号均有
    - 长 TR 频率编码方向存在化学位移伪影
  - 破裂的:典型的高信号脂滴
  - 罕见致密皮样囊肿:非常低信号

- 有毛发:细曲线样低信号
- T1WI C+
  - ±被囊轻度强化,中心不强化
  - 囊肿破裂:软脑膜广泛强化,可能是由于化学性脑膜炎导致
  - 伴有感染:可能看到环形强化
- MRS
  - 在 0.9~1.3ppm 可见升高的脂质峰

血管造影表现

- 囊肿破裂造成化学性脑膜炎会导致血管痉挛
  - 血管成形术可能缓解血管痉挛
- 皮样囊肿包裹的血管破裂风险上升

检查方法推荐

- 最佳影像检查
  - 脂肪饱和序列 MR
- 推荐检查
  - 脂肪抑制序列来确认诊断
  - 化学位移选择性序列用于发现微小的脂滴

鉴别诊断

表皮样囊肿

- 大多数表皮样囊肿与脑脊液相似,而不是脂肪
- DWI 上弥散受限,是其典型表现
- 囊肿被覆鳞状上皮,没有真皮成分
- 比皮样囊肿常见 4~9 倍
- 偏离中线的>中线位置的:桥小脑角(40%~50%),蝶鞍旁/中颅窝(10%~15%),板障骨(10%)

颅咽管瘤

- 同样是鞍上区/中线常见,通常部分位于鞍内
- CT:多房性实性强化组织(90%),大多数结节钙化
- MR:通常 T1 上低信号,T2 高信号,明显强化
- 比皮样囊肿常见(占原发颅内肿瘤的 3%~5%)

畸胎瘤

- 好发部位类似,但松果体区域更好发
- 90%有所有 3 胚层成分:外胚层,中胚层,内胚层
- 通常多囊/多房
- 成分不均匀,含钙化、脑脊液、脂质和软组织成分
- 没有脂肪-液体平面

脂肪瘤

- 均匀的中线脂肪
- 皮样囊肿更多表现为不均匀
- 钙化比皮样囊肿少见

病理

一般特点

- 病因
  - 胚胎学(2 种理论)

四、皮样囊肿

- 表面外胚层在上皮融合处/沿着正常的胚胎内陷过程被隔离
  - 神经管闭合时包含部分皮肤外胚层;胚胎发育3~5周时
  ○ 也可能由于创伤性种植引起,任何年龄均可(比如腰穿)
  ○ 与表皮样囊肿病因相似,在发育后期产生,偏离中线生长
- 遗传学
  ○ 通常散发
  ○ 与戈尔登哈尔综合征(Goldenhar syndrome)相关
  ○ 可能与先天性短颈综合征(Klippel-Feil syndrome)相关
- 伴发的异常
  ○ 枕/鼻额真皮窦可能存在;89%真皮窦可能与包涵囊肿相关
  ○ 戈尔登哈尔综合征(又名:眼耳脊柱发育不良);先天性异常包括
    - 颅内脂肪瘤和皮样囊肿
    - 眼部皮样囊肿
    - 第1、2鳃弓发育异常
    - 心血管、面部、眼部、耳部、内脏和脊柱畸形

大体病理和术中特征

- 厚壁单腔囊肿
- 内容物=漂浮在蛋白样物质上的,由脂肪分泌的脂质和胆固醇成分

显微镜下特征

- 外壁为鳞状上皮
- 内衬包含真皮成分,毛囊,皮脂腺和顶泌汗腺
- 鳞状细胞癌变性罕见
  ○ 主要为鳞状细胞,伴有少量腺体分化
  ○ 提示低分化鳞状细胞癌伴有腺瘤成分

临床要点

临床表现

- 最常见的症状和体征
  ○ 非复杂性皮样囊肿:头痛(32%),癫痫发作(30%)是最常见的临床症状
    - 大囊肿可导致梗阻性脑积水
    - 更为少见可发生垂体功能减退、尿崩症或脑神经损伤
    - 鞍上囊肿可伴有视觉障碍
  ○ 囊肿破裂可导致化学性脑膜炎(6.9%)
- 其他症状和体征
  ○ 有窦道存在时可反复发生脑膜炎

人口统计学

- 年龄
  ○ 20~30岁
- 性别
  ○ 男性稍高于女性
- 流行病学
  ○ 罕见:占原发性脑肿瘤<0.5%
  ○ 表皮样囊肿发病率是硬膜内皮样囊肿的4~9倍

病程和预后

- 良性,生长缓慢
- 病变越大,破裂风险越高
- 破裂可显著增加发病率/死亡率
  ○ 相对罕见,通常自发发生
  ○ 癫痫发作,昏迷,血管痉挛,梗死,死亡
- 皮样囊肿+真皮窦可能会导致脑膜炎,脑积水
- 很少会有发生恶变,恶变为鳞状细胞癌
  ○ 由外来物质引起的长期或修复性过程导致细胞不典型增生和新生物形成
  ○ 手术切除后几年都有可能发生

治疗

- 完全手术切除
  ○ 残留囊肿可能导致复发
  ○ 手术残余物很罕见有时会发生鳞状细胞癌变
- 术中/术后可能发生内容物蛛网膜下腔播散
  ○ 导致无菌性脑膜炎或其他并发症(脑积水,癫痫发作,脑神经损伤)
    - 可能需行脑积水分流术
  ○ 或者,散落的脂肪颗粒可能不因其症状,没有影像学和神经学上的改变
    - 可选择"等待、观察"策略
    - 定期MR和临床查体是必需的,以避免并发症的发生

诊断纲要

注意

- 如果在眉间或鸡冠处发现可疑皮样囊肿,要注意是否存在窦道

影像解读要点

- 在NECT和MR T1WI脂肪抑制序列上存在脂肪密度或信号

参考文献

1. Fanous AA et al: Analysis of the growth pattern of a dermoid cyst. J Neurosurg Pediatr. 14(6):621-5, 2014
2. Wang YM et al: Spontaneous rupture of intracranial dermoid cyst with chemical meningitis. J Emerg Med. 44(2):e275-6, 2013
3. Ren X et al: Clinical, radiological, and pathological features of 24 atypical intracranial epidermoid cysts. J Neurosurg. 116(3):611-21, 2012
4. Li ZJ et al: Unusual CT hyperattenuating dermoid cyst of cerebellum: a new case report and literature review. Cerebellum. 10(3):536-9, 2011
5. Turgut M: Klippel-Feil syndrome in association with posterior fossa dermoid tumour. Acta Neurochir (Wien). 151(3):269-76, 2009
6. Liu JK et al: Ruptured intracranial dermoid cysts: clinical, radiographic, and surgical features. Neurosurgery. 62(2):377-84; discussion 384, 2008
7. Orakcioglu B et al: Intracranial dermoid cysts: variations of radiological and clinical features. Acta Neurochir (Wien). 150(12):1227-34; discussion 1234, 2008

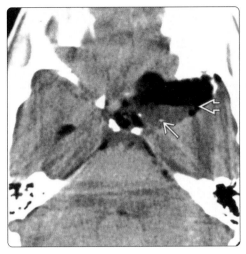

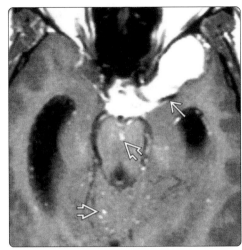

图 7-16 （左图）轴位 NECT 图示在左蝶鞍旁区域有一大的异质性的脂肪样肿物,注意到皮样囊肿内典型的脂肪-液体平面➡和小钙化灶➡。（右图）同一患者轴位 T1WI MR 图像示一高信号肿物➡,在整个蛛网膜下腔有散在点状高信号➡。破裂的皮样囊肿会导致化学性脑膜炎,虽然这不常见,但会因癫痫发作、血管痉挛、脑梗死甚至死亡导致发病率显著上升

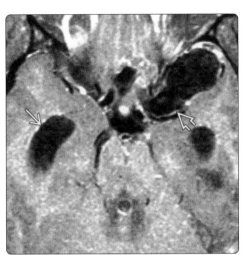

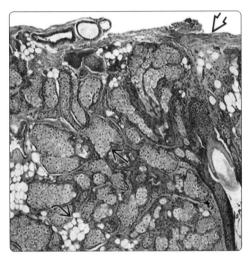

图 7-17 （左图）同一位患者轴位 T1WI C + FS MR 图像显示脂肪肿物信号被完全抑制,被囊轻微强化➡。化学性脑膜炎导致严重的交通性脑积水➡。皮样囊肿破裂的患者通常会进行手术切除囊肿,同时进行脑室减压。（右图）高分辨镜下病理显示典型皮样囊肿特征,表面有角蛋白排列➡,多种皮脂腺➡和脂肪➡

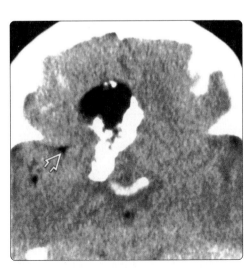

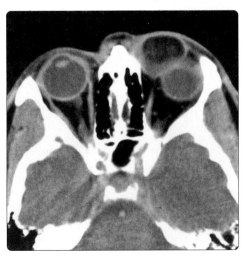

图 7-18 （左图）轴位 NECT 显示一大的、混合脂肪和钙化的肿物,位于蝶鞍旁和额叶下部。Sylvian 裂附近可见低密度脂滴➡,与囊肿破裂相关,这种囊肿最常见的症状是头痛和发热。囊肿破裂可能造成化学性脑膜炎。（右图）一位刚成年患者的位轴 CECT 显示一含脂肪的眼眶囊肿。眼眶皮样囊肿是最常见的“皮肤脂肪瘤”,通常与颧-额缝相关

要　点

术语

- 颅内表皮样囊肿:先天性包涵囊肿

影像

- 脑脊液样的肿物,侵入脑池,包裹神经血管结构
- 形态学:分叶的、不规则的、有"叶"的菜花样肿物
- FLAIR:信号通常不能被完全抑制
- DWI:弥散呈高信号,与蛛网膜囊肿明确鉴别

主要鉴别诊断

- 蛛网膜囊肿
- 炎性囊肿(如脑囊虫病)
- 囊性肿瘤
- 皮样囊肿

病理

- 胚胎发育第3~5周,在神经管闭合时起源于外胚
层上皮组织

临床要点

- 根据其位置和对临近神经血管结构的影响不同
而症状不同
  - 最常见症状:头痛
  - 常见第Ⅴ、Ⅶ、Ⅷ对脑神经病变
- 占颅内原发性肿瘤的0.2%~1.8%
- 极少数恶变为鳞状细胞癌
- 治疗:显微手术切除
  - 如果没有切除完全,复发常见

诊断纲要

- 包埋和包绕神经血管结构,而不是使其移位
- FLAIR上信号不完全被抑制;DWI呈高信号

图7-19　(左图)矢状位示意图显示一多叶的表皮样囊肿,主要位于脑桥前池中。明显的占位效应使得脑桥、延髓和脊髓颈部上段移位。(右图)矢状位T1WI C+MR显示桥前池一不强化的表皮样囊肿▷,有明显的占位效应,脑桥、中脑、下丘脑受压。其信号稍高于正常脑脊液▷,侵入脑桥周围进入环池▷

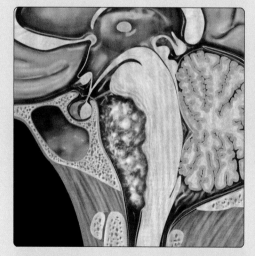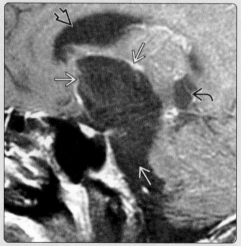

图7-20　(左图)大体病理标本显示一表皮样囊肿从桥小脑角池向前上方延伸,侵入桥前池,包裹基底动脉▷。注意其典型的珍珠样外观(Courtesy E. Hedley-Whyte, MD)。(右图)组图描绘了桥小脑角表皮样囊肿在T1-和T2WI上与脑脊液信号表现一致▷,FLAIR信号不完全被抑制▷,具有中度的弥散受限▷

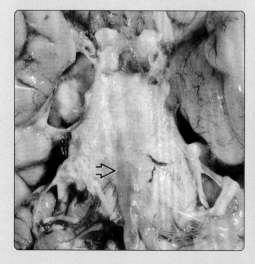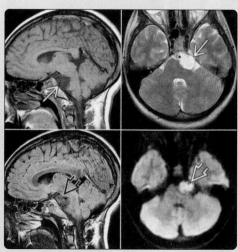

术语

同义词

- 外胚层包涵囊肿

定义

- 颅内表皮样囊肿:先天性包涵囊肿

影像

一般特点

- 最佳诊断特征
  ○ 脑脊液样肿物,侵入脑池包绕神经血管结构
- 位置
  ○ 硬膜内(90%),主要位于基底池
    – 桥小脑角(40%~50%)
    – 第四脑室(17%)
    – 蝶鞍旁/中颅窝(10%~15%)
    – 大脑半球(罕见)(1.5%)
    – 脑干位置极其罕见
    – 脑室内,侧脑室颞角,第三或第四脑室的脉络膜组织中
    – 硬膜外(10%);颅骨(额骨、顶骨、枕骨、蝶骨的板障骨内),脊柱
- 形态学
  ○ 分叶的、不规则的、有"叶"的菜花样肿物
  ○ 包埋邻近结构,没有占位效应除非囊肿较大

X 线表现

- X 线
  ○ 板障骨内表皮样囊肿
    – 可能改变头皮、外侧/内侧颅骨表面、硬膜外间隙外观
    – 通常为圆形或分叶状
    – 边界清晰,边缘硬化

CT 表现

- NECT
  ○ 圆形/分叶状肿物
  ○ >95%低密度,与脑脊液相似
  ○ 10%~25%有钙化
  ○ 罕见变异="致密"的表皮样囊肿
    – 3%为颅内表皮样囊肿
    – 继发于出血,高蛋白,囊肿碎片皂化成钙皂或含铁色素
- CECT
  ○ 通常没有强化,囊肿壁可显示轻微强化
- 骨 CT
  ○ 可能有骨侵蚀;在板障内时会有锐利的皮质边缘

MR 表现

- T1WI
  ○ 通常(约75%)比脑脊液信号稍高
  ○ 分叶的病灶边缘部分可能比中央部分信号稍高
  ○ 少见比脑组织信号高("白色表皮样囊肿"),因其含有大量甘油三酯和不饱和脂肪酸
  ○ 少见比脑脊液信号低("黑色表皮样囊肿")
    – 存在实性胆固醇结晶和角蛋白
    – 缺乏甘油三酯和不饱和脂肪酸
- T2WI
  ○ 通常相比于脑脊液,呈等信号(65%)到轻度高信号(35%)
  ○ 由于钙化,水合降低,黏性分泌物和含铁成分,非常罕见会呈现低信号
  ○ FLAIR
  ○ 通常信号不被完全抑制
- DWI
  ○ 特征性高信号
    – 因沿二维几何平面弥散而导致的高度各向异性
  ○ 归因于平行层状角蛋白细丝和薄片的微观结构
    – 虽然白质也显示高度各向异性,但与其相比,表皮样囊肿的弥散是顺着单一方向的
  ○ ADC=大脑实质
- T1WI C+
  ○ 通常没有强化,虽然囊肿边缘可能会显示轻微强化(25%)
  ○ 肿物强化是恶变的征象
- MRS
  ○ 有乳酸峰
  ○ 没有 NAA、胆碱或脂质峰

血管造影表现

- 常规造影
  ○ 根据囊肿位置和大小不同,可能会显示无血管占位效应

非血管性介入治疗

- 脊髓 X 线成像
  ○ 脑池造影对比勾勒出不规则分叶状肿瘤的边界,延伸到间隙

检查方法推荐

- 最佳影像检查
  ○ MR
- 推荐检查
  ○ FLAIR 有助于区别常规序列无法区别的病灶
  ○ 弥散高信号可将其与蛛网膜囊肿明确区分开

鉴别诊断

蛛网膜囊肿

- 通常在所有标准序列中与脑脊液信号相同
  ○ 通常在 FLAIR 上信号被完全抑制
  ○ 弥散低信号:含有高度移动的脑脊液,ADC=静止水
- 蛛网膜囊肿会使周围结构移位,而不是包埋和包绕周围结构
- 表面平滑,不像表皮样囊肿具有分叶结构

炎性囊肿

- 如脑囊虫病
- 通常有强化
- 密度/信号强度经常不完全与脑脊液相同

- 邻近脑组织有水肿、神经胶质增生

囊性肿瘤

- 密度/信号强度不像脑脊液
- 经常有强化

皮样囊肿

- 通常在中线或中线附近
- 表现和脂肪相似,而不像脑脊液,含有皮肤附属结构;经常会发生破裂

病理

一般特点

- 病因
  - 先天性:胚胎学
    - 来源于神经管闭合时包含的部分外胚层;胚胎发育 3~5 周时
    - 先天性硬膜内桥小脑角表皮样囊肿来源于第一鳃弓细胞
  - 获得性:由于创伤引起
    - 对颅内肿物来说不是常见病因
    - 在脊柱更常见,由于腰穿损伤导致
- 遗传学
  - 散发
- 伴发的异常
  - 可能有枕/鼻额真皮窦道

大体病理和术中特征

- 外层常有光泽晶莹的珍珠母外观("美丽的肿瘤")
- 质地柔软
  - 与邻近结构/空间形态一致
- 分叶状赘生物
  - 可包埋脑组织
- 特征性生长模式,侵入脑池,包裹神经血管结构
- 囊肿内有柔软、蜡状、奶油状或片状物质

显微镜下特征

- 囊肿壁=内层单层柱状鳞状上皮,纤维囊覆盖
- 囊肿内容物=实性胆固醇结晶,角蛋白酶碎片;没有皮肤附属器
- 随着上皮逐渐脱落,转化为角蛋白/胆固醇结晶,形成同心层,囊肿长大

临床要点

临床表现

- 最常见的症状和体征
  - 根据囊肿位置和对周围神经血管结构影响不同而不同
    - 最常见症状:头痛
    - 第 V、Ⅶ、Ⅷ 对脑神经病变常见
    - 第四脑室小脑的症状常见,但颅内压增高罕见
    - 垂体功能减退,尿崩症少见
    - 如果囊肿位于 Sylvian 裂或颞叶,会引起癫痫发作

  - 可能很多年都没有临床症状

人口统计学

- 年龄
  - 20~60 岁发生,高峰在 40 岁
  - 儿童中不常见
- 性别
  - 男性=女性
    - CT 高密度病变女性较为常见(男:女 = 1:2.5)
- 流行病学
  - 占颅内原发性肿瘤的 0.2%~1.8%
  - 远比皮样囊肿常见(高 4~9 倍)
  - 最常见的先天性颅内肿瘤
  - 在听神经瘤和脑膜瘤之后第三常见的桥小脑角/内耳道肿物

自然病程和预后

- 生长缓慢:上皮成分生长速率与正常上皮生长速率相同
- 如果内容物漏出可能发生化学性脑膜炎
- 罕见有恶变变为鳞状细胞癌的报道
  - 由外来物质引起的长期或修复性过程导致细胞不典型增生和肿瘤形成
  - 经常频繁复发
  - 可能发生在手术切除几年后
  - 发生的中位年龄:52 岁,男性居多

治疗

- 微创手术切除
  - 根据局部位置不同手术难易程度不同
  - 如果囊肿没有切除干净,复发很常见
  - 术中/术后过程中可能发生内涵物散落在蛛网膜下腔
    - 可能导致化学性脑膜炎
    - 有个案报道脑脊液播散和种植
- 有报道切除后会有鳞状细胞癌恶变风险,很罕见

诊断纲要

注意

- 如果囊肿侵袭包绕神经血管结构,而不是使其移位,可以考虑为表皮样囊肿

影像解读要点

- 除常在 FLAIR 显示不完全抑制外,在影像学上与脑脊液相同
- DWI 高信号是诊断性的特征

参考文献

1. Aboud E et al: Giant intracranial epidermoids: is total removal feasible? J Neurosurg. 1-14, 2015
2. Law EK et al: Atypical intracranial epidermoid cysts: rare anomalies with unique radiological features. Case Rep Radiol. 2015:528632, 2015
3. Vellutini EA et al: Malignant transformation of intracranial epidermoid cyst. Br J Neurosurg. 28(4):507-9, 2014
4. Ren X et al: Clinical, radiological, and pathological features of 24 atypical intracranial epidermoid cysts. J Neurosurg. 116(3):611-21, 2012

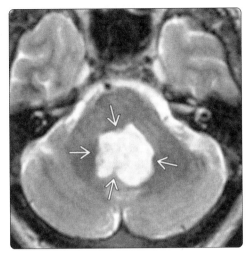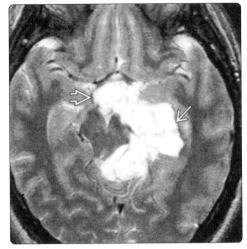

图 7-21 （左图）轴位 T2WI MR 图像显示了在第四脑室中"扇形"扩张的表皮样囊肿➡️。这是表皮样囊肿第二常见的位置，但统计学上讲其实并不常见，只有 17%。（右图）轴位 T2WIMR 显示在环池位置有一高信号分叶状肿物➡️。大多数表皮样囊肿位于一侧，但这个囊肿非常巨大，并且有很大一部分位于鞍上。➡️

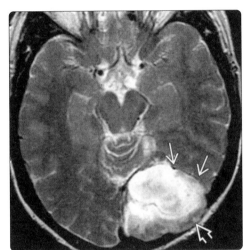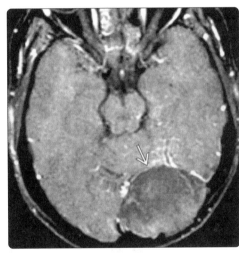

图 7-22 （左图）轴位 T2WI MR 图像显示一脑外左侧枕部肿物，使得颅骨有一扇形凸出➡️，并且使硬脑膜向内移位➡️。（右图）同一位患者轴位 T1WI C+FS MR 图像显示肿物没有强化➡️DWI（没有显示）确定了表皮样囊肿的诊断，这是一个表皮样囊肿的不典型位置

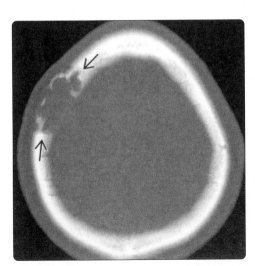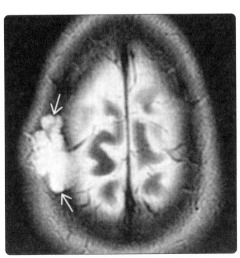

图 7-23 （左图）轴位骨 CT 图像示板障骨内表皮样囊肿的典型表现，膨胀性的病变有锐利的边缘➡️。（右图）同一位患者轴位 T2WI MR 显示分叶状的高信号肿物使颅骨呈扇形改变➡️，板障骨内表皮样囊肿最后被手术移除了

要　点

术语

- 神经胶质囊肿(neuroglial cyst,NGC),又名胶质室管膜囊肿
- 良性、内衬神经胶质细胞、内含液体的囊腔,位于脑白质内
  - 可能发生在神经轴的任何位置
  - 额叶最好发
  - 大小从几毫米到几厘米均有

影像

- CT
  - 边界清晰,低密度,单囊的脑实质内囊肿
  - 没有钙化或强化
- MR
  - T1 低信号/T2 高信号(与脑脊液一致)
  - 通常在 FLAIR 上信号被抑制
  - DWI 弥散不受限
  - 没有强化
  - 周围组织信号没有或很少有异常

主要鉴别诊断

- 脑穿通畸形囊肿
- 扩大的血管周围间隙
- 蛛网膜囊肿
- 室管膜囊肿
- 表皮样囊肿
- 感染性囊肿(比如脑囊虫病,棘球蚴病)

诊断纲要

- 脑实质囊肿,不与脑室系统相交通,周围很少或没有胶质增生,可能是神经胶质囊肿
- FLAIR、DWI 来帮助鉴别不同种类的颅内囊肿

图 7-24 (左图)轴位示意图显示一典型的神经胶质囊肿。该病变边界清晰、单囊、不与脑室相交通,其内含有澄清液体。周围脑组织正常。神经胶质囊肿内衬神经胶质细胞、星形胶质细胞及很少的室管膜细胞。(右图)一儿童的轴位 FLAIR MR 图像显示一个偶然发现的位于左额叶皮质下白质的良性囊肿➡。这个囊肿在所有序列上与脑脊液一致,并且没有强化

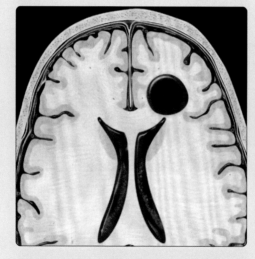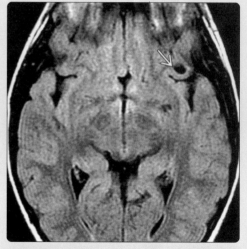

图 7-25 (左图)一青年人的轴位 FLAIR MR 图像,患者有头痛表现,图像显示在右侧额叶有一巨大的脑脊液样的囊肿。➡(右图)同一患者轴位 DWI MR 显示该病灶没有弥散受限。医生对囊肿做了活检及引流,病理检查显示囊肿内衬为胶质组织,没有上皮成分

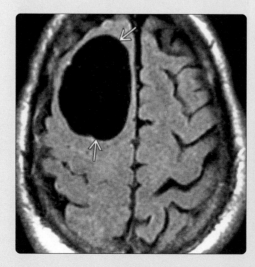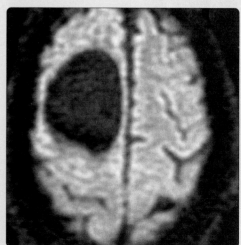

术语

缩写

- 神经胶质囊肿（neuroglial cyst，NGC）

同义词

- 胶质室管膜囊肿

定义

- 良性、内衬神经胶质细胞、内含液体的囊腔，位于脑白质内

影像

一般特点

- 最佳诊断特征
  - 没有强化的脑脊液样的脑实质囊肿，囊肿周围很少或没有信号异常
- 位置
  - 可能发生在神经轴的任何位置
    - 额叶最常见
    - 脑实质内>脑实质外
- 大小
  - 从几毫米到几厘米不等
- 形态学
  - 平滑的，圆形，单囊，良性外观的囊肿

CT 表现

- NECT
  - 边界清晰，低密度囊肿
    - 单囊，没有钙化
- CECT
  - 囊肿壁没有强化

MR 表现

- T1WI
  - 通常低信号，同脑脊液信号
- T2WI
  - 高信号
- PD/intermediate
  - 可能比脑脊液信号稍高
- FLAIR
  - 通常信号被抑制
- DWI
  - 通常没有弥散受限
- T1WI C+
  - 没有强化

检查方法推荐

- 最佳影像检查
  - MR T1WI C+，FLAIR，DWI

鉴别诊断

脑穿通畸形囊肿

- 与脑室相交通
- 周围脑组织经常显示胶质增生、海绵样水肿

扩大的血管周围间隙

- 不同大小的囊肿聚集>单一的、单腔的囊肿

蛛网膜囊肿

- 脑外

室管膜囊肿

- 脑室内

表皮样囊肿

- 在 FLAIR 上信号通常不被抑制，DWI 上弥散受限

感染性囊肿

- 比如脑囊虫病，棘球蚴病

病理

大体病理和术中特征

- 圆形、壁平滑、单腔的囊肿，通常含有像脑脊液一样的澄清液体

显微镜下特征

- 从柱状上皮（室管膜型）到像脉络丛的立方上皮均有
  - 胶质纤维酸性蛋白（GFAP）表达不同
  - 细胞角蛋白、EMA 没有表达

临床要点

临床表现

- 最常见的症状和体征
  - 头痛
- 其他症状和体征
  - 癫痫发作
  - 神经功能损伤（取决于囊肿的大小和位置）

人口统计学

- 年龄
  - 任何年龄均可发生；成人>儿童
- 性别
  - 男性＝女性
- 流行病学
  - 不常见（占颅内囊肿的<1%）

病程和预后

- 根据囊肿大小、位置不同而不同
- 很多年都可一直保持稳定

治疗

- 观察 vs 开窗术/囊肿引流

诊断纲要

影像解读要点

- 采用 FLAIR，DWI 来帮助鉴别不同种类的颅内囊肿

参考文献

1. El-Ghandour NM: Endoscopic treatment of intraparenchymal arachnoid cysts in children. J Neurosurg Pediatr. 14(5):501-7, 2014
2. Fiorindi A et al: Neuroendoscopic options in the treatment of mesencephalic expanding cysts: report of four cases and review of the literature. Clin Neurol Neurosurg. 115(11):2370-6, 2013
3. Eyselbergs M et al: Epileptic seizure due to neuroglial cyst. JBR-BTR. 95(3):142-3, 2012
4. Osborn AG et al: Intracranial cysts: radiologic-pathologic correlation and imaging approach. Radiology. 239(3):650-64, 2006

要　点

术语

- 新生儿脑室旁囊肿
  - 包括多种脑室周围囊性病变

影像

- 前脉络丛囊肿(ACPC)
  - 位于尾状核丘脑沟后方,在脉络丛中或突出进入侧脑室
- 室管膜下假性囊肿(SEPC)
  - 没有出血的:位于尾状核丘脑沟前方
  - 出血后:通常位于尾状核丘脑沟
- Connatal 囊肿
  - 处于或低于额角和/或侧脑室体部的上外侧
- 囊性室周白质软化症(cPVL)
  - 处于或高于额角的上外侧
  - 沿侧脑室边缘分布

临床要点

- 双侧前脉络丛囊肿或室管膜下假性囊肿→寻找是否存在系统性疾病
  - 先天性代谢障碍、TORCH、孕期服用可卡因等
- 囊性室周白质软化症:与细胞因子损伤相关更常见
  - 新生儿肠道病毒感染
  - 母亲绒毛膜羊膜炎
  - 败血症
- 室管膜下假性囊肿和/或前脉络丛囊肿在新生儿的发生率达 5%
  - 经常可随时间自行消失

诊断纲要

- 产前检查超声发现孤立的室管膜下假性囊肿,在下列情况下应进一步检查
  - 囊肿直径≥9mm
  - 室管膜下假性囊肿位于尾状核丘脑切迹后方
  - 室管膜下假性囊肿有不典型的形态学特征
  - 室管膜下假性囊肿正对着颞角

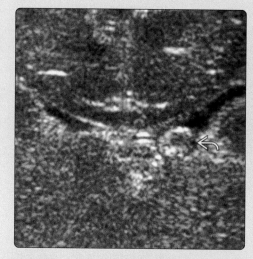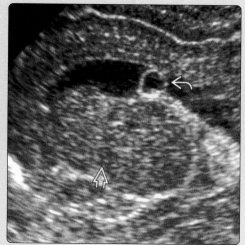

图 7-26　(左图)一位宫内发育迟缓的新生儿冠状位超声图像图示左侧侧脑室前角见圆形囊肿➡。(右图)同一位新生儿纵向超声图显示囊肿➡在尾状核丘脑沟后方⇨,囊肿可能在超声上显示"跳动"

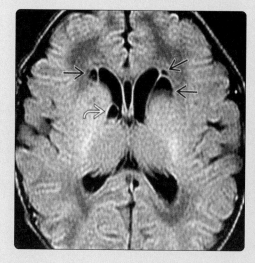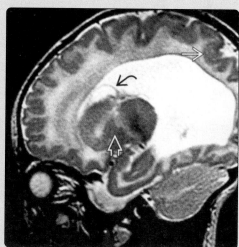

图 7-27　(左图)一新生儿患有线粒体缺陷综合征(mitochondrial depletion syndrome)及乳酸性酸中毒,图为其轴位 FLAIR MR 图像,图示多发脑室旁囊肿。胎儿在宫内时即发现位于额角附近的大的脑室旁囊肿➡,此外可见一室管膜下囊肿➡在尾状核丘脑沟前方。(右图)一患有脑肝肾综合征的新生儿矢状位 T2WI MR 图像,可见巨脑室、局灶性皮质发育不良➡以及位于尾状核丘脑沟前方➡的巨大室管膜下囊肿➡

术语

缩写

- 新生儿脑室旁囊肿(PC)

定义

- 新生儿脑室旁囊肿:包括多种脑室旁囊性病变
  - 前脉络丛囊肿(ACPC)
    - 脉络丛前部囊肿,位于侧脑室体部
  - 室管膜下假性囊肿(SEPC)
    - 室管膜下囊肿位于尾状核区域;可能是先天性(生殖细胞来源的)或获得性(出血后的)
  - 固有囊肿,又名前角缩窄
    - 有争议,一些作者认为固有囊肿(connatal cyst)是生殖细胞来源囊肿(germinolytic)的一种
  - 囊性室周白质软化症(cPVL),以前称为脑室旁囊肿
- 在文献中这些概念有一定的交叉和困惑

影像

一般特点

- 最佳诊断特征
  - 前脉络丛囊肿
    - 圆形,厚壁或双层壁
    - 在超声上了寻找与脉搏相一致的"跳动"的前脉络丛囊肿,可确定其位于脉络丛内
  - 室管膜下假性囊肿
    - 泪滴状,薄壁
    - 没有出血的
  - 位于尾状丘脑沟前方
    - 出血性的
  - 位于尾状核丘脑沟,急性期可见出血
  - 囊性室周白质软化
    - 局部脑容量丢失
- 位置
  - 前脉络丛囊肿
    - 位于尾状核丘脑沟后方
    - 在脉络丛中或突出进入侧脑室
  - 室管膜下假性囊肿
    - 没有出血的
  - 位于尾状核丘脑沟前方
    - 出血后
  - 通常位于尾状核丘脑切迹
    - 位于左侧稍多见
  - Connatal 囊肿
    - 处于或低于侧脑室额角和/或体部的上外侧
    - 在 Monro 孔前方
  - 囊性室周白质软化症
    - 处于或高于额角的上外侧
    - 沿侧脑室边缘分布,由前至后
    - 囊肿通常与脑室相交通(脑穿通畸形)或通过室管膜与脑室分离
- 大小

  - 室管膜下假性囊肿:2~11mm
  - 囊性室周白质软化症的囊肿大小最为多变,直径可能有几厘米
- 形态学
  - 前脉络丛囊肿:圆形,可能存在双层壁,囊肿内无隔
  - 室管膜下假性囊肿:泪滴状,薄壁

CT 表现

- NECT:囊肿内出血可能为寻找病因提供线索

超声表现

- 前脉络丛囊肿:双层壁,可能随脉搏"跳动"

检查方法推荐

- 最佳影像检查
  - 高分辨超声/线阵扫描
- 推荐检查技术
  - 采用 MR 梯度序列来排除或确认出血病因

鉴别诊断

蛛网膜囊肿

- Monro 孔巨大的蛛网膜囊肿
- 通过位置来鉴别
  - 不沿尾状核丘脑沟分布
  - 不在额角上外侧
  - 不沿着脑室边缘分布

脉络丛乳头状瘤

- 罕见,脉络丛乳头状瘤可能是完全囊性的
- 更倾向于位于脑室内,而不是脑室周

海马残余囊肿

- 海马,齿状回通常融合
- 缺陷导致的残留囊肿位于原始海马裂内
- 常见于侧脑室颞角内侧
- 与脑脊液信号相似,沿海马"串珠样"分布

脑白质病伴钙化及囊肿

- 通常可从外膜(coat)及遗传学上缺乏 *CTC1* 突变来区分
- 在基底节、丘脑、齿状核、脑干、深部脑白质、囊肿周围存在致密的钙化
- 弥漫性的脑白质病,通常对称位于脑室周围
- 囊肿位于基底节、丘脑、深部脑白质、小脑、脑干

病理

一般特点

- 病因
  - 室管膜下假性囊肿:室管膜下神经元和胶质细胞原始基质增生
    - 代谢活跃,血管富集

– 损伤(感染、出血、遗传性)→细胞溶解

大体病理和术中特征

- 室管膜下囊肿
  - 囊肿腔外包有假包膜
  - 假包膜包含原始细胞和神经胶质组织,没有上皮细胞
  - ±出血或者反应性星形胶质细胞,囊性坏死
- Connatal 囊肿:内衬室管膜细胞
- 囊性室周白质软化症:白质坏死形成空洞

临床要点

临床表现

- 最常见的症状和体征
  - 室管膜下假性囊肿与前脉络丛囊肿
    - 相比于前脉络丛囊肿,室管膜下假性囊肿更可能与畸形或系统性疾病相关
    - 单侧的前脉络丛囊肿或室管膜下假性囊肿
  - 常不与畸形相关
    - 双侧的前脉络丛囊肿或室管膜下假性囊肿
  - 寻找系统性疾病
- 其他的症状和体征
  - 前脉络丛囊肿非常偶尔会造成 Monro 孔梗阻

自然病程和预后

- 室管膜下假性囊肿和/或前脉络丛囊肿在新生儿中的发病率达 5%,通常随时间可自行消失
  - 没有潜在疾病存在时,患有室管膜下假性囊肿的新生儿神经系统发育正常(需要排除巨细胞病毒感染)
  - 低体重婴儿出生后获得的室管膜下假性囊肿(出血性)= 运动神经发育缺陷的风险因素
- 囊性室周白质软化症预后通常不良,取决于被毁的脑组织量有多少,这些组织随时间会逐渐融合进脑室

治疗

- 不需治疗,除非发生侧脑室梗阻

诊断纲要

注意

- 双侧室管膜下假性囊肿是系统性疾病的标志
  - 异倍性和多发先天畸形综合征
  - 生长发育:宫内发育迟缓,巨大儿,Soto 综合征
  - TORCH:巨细胞病毒,风疹
  - 宫内暴露于可卡因
  - 先天性代谢功能障碍
    - 过氧化物酶体产生障碍(Zellweger)
    - 先天性乳酸酸中毒,PDH 缺陷
    - 全羧化酶合成酶缺陷
    - D-2OH 和 L-2OH 戊二酸血症

- 产前检查超声发现孤立的室管膜下假性囊肿,在下列情况下应进一步检查
  - 囊肿直径≥9mm
  - 室管膜下假性囊肿正对着颞角
  - 室管膜下假性囊肿位于尾状核丘脑切迹后方
  - 室管膜下假性囊肿具有不典型的形态学特征

影像解读要点

- CT 或梯度序列可能有助于鉴别诊断

报告提示

- 可能非常困难,或者几乎不可能鉴别室管膜下假性囊肿和前脉络丛囊肿

参考文献

1. Drenckhahn A et al: Leukodystrophy with multiple beaded periventricular cysts: unusual cranial MRI results in Canavan disease. J Inherit Metab Dis. ePub, 2015
2. Esteban H et al: Prenatal features of isolated subependymal pseudocysts associated with adverse pregnancy outcome. Ultrasound Obstet Gynecol. ePub, 2015
3. Livingston JH et al: Leukoencephalopathy with calcifications and cysts: a purely neurological disorder distinct from coats plus. Neuropediatrics. 45(3):175-82, 2014
4. Cevey-Macherel M et al: Neurodevelopment outcome of newborns with cerebral subependymal pseudocysts at 18 and 46 months: a prospective study. Arch Dis Child. 98(7):497-502, 2013
5. Tan ZY et al: Case of the month. Ultrasound and MRI features of connatal cysts: clinicoradiological differentiation from other supratentorial periventricular cystic lesions. Br J Radiol. 83(986):180-3, 2010
6. Fernandez Alvarez JR et al: Diagnostic value of subependymal pseudocysts and choroid plexus cysts on neonatal cerebral ultrasound: a meta-analysis. Arch Dis Child Fetal Neonatal Ed. 94(6):F443-6, 2009
7. Leijser LM et al: Brain imaging findings in very preterm infants throughout the neonatal period: part I. Incidences and evolution of lesions, comparison between ultrasound and MRI. Early Hum Dev. 85(2):101-9, 2009
8. van Baalen A et al: From fossil to fetus: nonhemorrhagic germinal matrix echodensity caused by mineralizing vasculitis–hypothesis of fossilizing germinolysis and gliosis. J Child Neurol. 24(1):36-44, 2009
9. Soares-Fernandes JP et al: Neonatal pyruvate dehydrogenase deficiency due to a R302H mutation in the PDHA1 gene: MRI findings. Pediatr Radiol. 38(5):559-62, 2008
10. van Baalen A et al: Anterior choroid plexus cysts: distinction from germinolysis by high-resolution sonography. Pediatr Int. 50(1):57-61, 2008
11. Chuang YC et al: Neurodevelopment in very low birth weight premature infants with postnatal subependymal cysts. J Child Neurol. 22(4):402-5, 2007
12. van Baalen A et al: [Non-haemorrhagic subependymal pseudocysts: ultrasonographic, histological and pathogenetic variability.] Ultraschall Med. 28(3):296-300, 2007
13. Epelman M et al: Differential diagnosis of intracranial cystic lesions at head US: correlation with CT and MR imaging. Radiographics. 26(1):173-96, 2006
14. Finsterer J et al: Adult unilateral periventricular pseudocysts with ipsilateral headache. Clin Neurol Neurosurg. 108(1):73-6, 2005
15. Cuillier F et al: [Subependymal pseudocysts in the fetal brain revealing Zellweger syndrome.] J Gynecol Obstet Biol Reprod (Paris). 33(4):325-9, 2004
16. Qian JH et al: [Prospective study on prognosis of infants with neonatal subependymal cysts.] Zhonghua Er Ke Za Zhi. 42(12):913-6, 2004
17. Herini E et al: Clinical features of infants with subependymal germinolysis and choroid plexus cysts. Pediatr Int. 45(6):692-6, 2003
18. Pal BR et al: Frontal horn thin walled cysts in preterm neonates are benign. Arch Dis Child Fetal Neonatal Ed. 85(3):F187-93, 2001
19. Rosenfeld DL et al: Coarctation of the lateral ventricles: an alternative explanation for subependymal pseudocysts. Pediatr Radiol. 27(12):895-7, 1997
20. Shackelford GD et al: Cysts of the subependymal germinal matrix: sonographic demonstration with pathologic correlation. Radiology. 149(1):117-21, 1983
21. Takashima S et al: Old subependymal necrosis and hemorrhage in the prematurely born infants. Brain Dev. 1(4):299-304, 1979

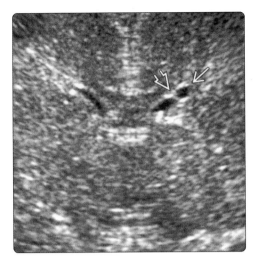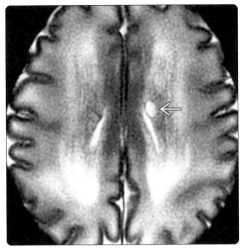

图 7-28 （左图）一位 31 周出生新生儿出生后一天冠状位超声图示一囊肿➡️位于前角的外侧角，囊肿与前角有网状连接➡️或融合，代表着这是一个 Connatal 囊肿。（右图）同一新生儿轴位 T2WI MR 图像显示 Connatal 囊肿➡️。在接下来复查的超声和 MR 上均没有发现，这是 Connatal 囊肿的典型表现

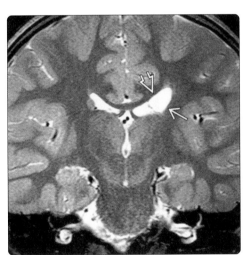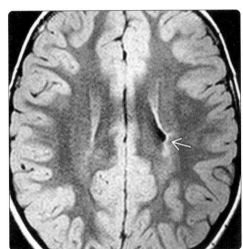

图 7-29 （左图）一有先天性偏瘫史的患儿冠状位 T2WI MR 图像示在前角位置有一明显囊肿➡️，然而，注意到这个孩子尾状核体部丢失➡️，新生儿缺血后有室旁脑容量丢失。（右图）同一患儿轴位 FLAIR MR 图像显示尾状核体部局灶性萎缩，周围胶质细胞增生➡️

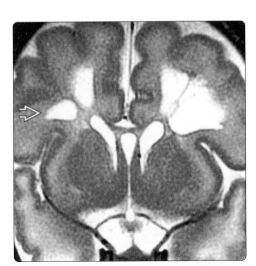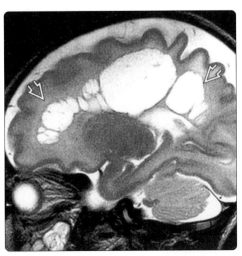

图 7-30 （左图）一早产儿冠状位 T2WI MR 图像，其母亲孕期患有绒毛膜羊膜炎，图示一较大的脑室周围囊肿➡️，这种表现更常称为广泛的囊性室周白质软化症。（右图）矢状位 T2WI MR 显示一广泛的囊性白质损伤➡️。病变没有与脑室相交通，这一现象报道见于患有新生儿肠道病毒感染或暴露于孕期绒毛膜羊膜炎的足月或早产儿

要　点

术语

- 从脉络膜裂中或附近产生的脑外神经上皮囊肿

影像

- 最佳诊断特征
  - 颞叶内侧、脉络膜裂的囊性病变
  - MR 轴位图上为边界清晰的圆形或卵圆形病变，矢状位上呈"纺锤形"
- NECT
  - 沿颞叶内侧呈脑脊液样密度，位于颞角后内侧
- MR
  - 在所有序列上和脑脊液一致
    - FLAIR：信号被完全抑制
    - DWI：没有弥散受限
    - T1C+：没有强化
  - 矢状 MR 呈典型的"纺锤"形

- 冠状 T2WI 可显示与脉络膜裂的关系

主要鉴别诊断

- 蛛网膜囊肿
- 表皮样囊肿
- 皮样囊肿
- 囊性肿瘤

病理

- 可能的病因 = 胚胎脉络组织发育不良
- 脉络丛裂解剖
  - 脉络丛裂是海马伞与间脑之间的脑脊液间隙
  - 一条浅裂隙，从颞叶前部向后上弯曲到侧脑室房

临床要点

- 良性病变，偶然发现
- 大多数无症状

图 7-31 （左图）矢状位 TIWI MR 显示一大的脉络膜裂囊肿➡️，对邻近海马产生占位效应，虽然大多数此类囊肿为偶然发现，但也有个案报道称其与复杂局部性癫痫有关。（右图）同一位患者，轴位 FLAIR MR 成像显示脉络膜裂囊肿➡️为等信号，恰好位于钩回后部。囊肿使侧脑室颞角移位、正常海马扭曲。在MR 所有序列中，囊肿的信号与脑脊液相同

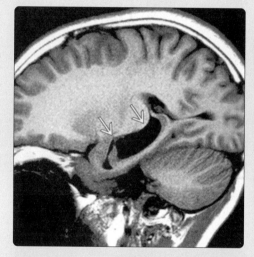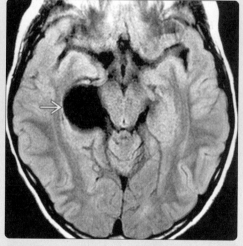

图 7-32 （左图）冠状位T2WI MR 显示一脉络膜裂囊肿使颞角移位、海马和海马旁回扁平、扭转➡️。（右图）一位年轻患者患有头痛，图为其中轴FLAIR 成像，偶然发现一位于颞角内侧的脉络膜裂囊肿➡️。这些良性囊肿在核磁所有扫描序列（包括 DWI 成像）中与脑脊液信号相同，无强化。这些囊肿通常无须治疗，除非其伴发药物难治性癫痫

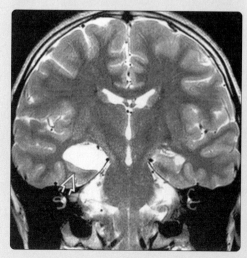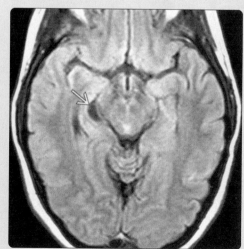

要　点

术语

- 同义词:海马残余囊肿、海马沟腔
- 沿原始海马沟残腔的单个或成串排列的囊肿

影像

- 沿海马外侧边缘成串排列的囊肿
- 在所有 MR 序列中,囊肿信号与脑脊液一致
  - T2WI:高信号
  - FLAIR:信号完全被抑制
  - T1WI C+:无强化

主要鉴别诊断

- 颞叶内侧硬化
- 脉络膜裂囊肿
- 蛛网膜囊肿

- 胚胎发育不良性神经上皮瘤

病理

- 代表部分未融合的海马沟
- 胚胎学
  - 原始海马沟是由海马角和齿状回彼此折叠形成裂隙
  - 海马角和齿状回融合,留下浅的海马沟作为痕迹
  - 这一融合过程有缺陷,会造成原始沟内残留囊肿

临床要点

- 偶然发现,不与其病理相关
- 通常在用高分辨影像评估癫痫发作患者时被发现(10%~15%)
- 有报道称在阿尔茨海默病患者中,因其颞叶萎缩,囊肿可能扩大

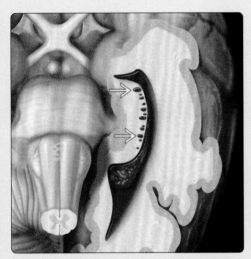
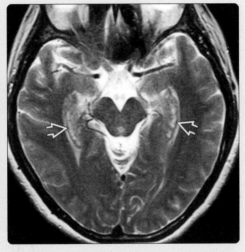

图 7-33　(左图)正常颞叶轴位示意图显示海马外侧成串囊肿,沿原始海马沟的残腔分布➡,提示为海马残余囊肿,这些偶然发现具有特征性表现。(右图)一位无任何症状的患者,其轴位 T2WI 显示在双侧颞叶内侧均有明显的海马沟残余囊肿➡

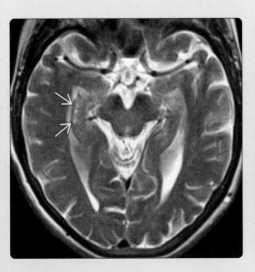
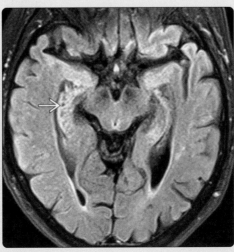

图 7-34　(左图)轴位 T2WI 显示海马内小的高信号囊肿➡,这些胚胎期海马沟未融合的残腔表现为脑脊液样的囊肿,沿海马呈"串珠样"分布。(右图)同一患者轴位 FLAIR 图像,图示海马残余囊肿信号被完全抑制➡。"串珠样"外观是这些正常变异的典型表现,在颞叶萎缩的患者中可见囊肿扩大

要 点

术语

- 内衬软脑膜、充满组织间液的结构
  - 与穿支动脉伴行
  - 与蛛网膜下腔无直接交通

影像

- 大小不等的、边界清晰的、无强化的簇集分布的囊肿
- 血管周围间隙可发生在任何部位,任何年龄;在大多数患者,3T MR 成像最易辨认
- 正常的血管周围间隙最常见位置 = 基底节区(在前联合周围簇集)
  - 中脑,丘脑
  - 深部脑白质(包括胼胝体、岛叶皮层下、最外囊)
  - 几乎从不累及皮质(血管周围间隙扩张多发生皮层下白质)
- 血管周围间隙大小通常为 5mm 或更小
  - 偶尔会扩张,达到很大的体积
  - 最常见的扩张的血管周围间隙("巨大的"或"肿瘤样的")位置 = 中脑
  - 可能造成占位效应、梗阻性脑积水
  - 与脑脊液呈等密度/等信号强度

主要鉴别诊断

- 腔隙性脑梗死
- 囊性肿瘤(如胚胎发育不良性神经上皮瘤、囊性星型细胞瘤)
- 感染性/炎症性囊肿

临床要点

- 避免误诊为严重疾病
- 通常多年内大小保持不变

诊断纲要

- 采用 3T MR 成像,几乎所有患者,任何部位的病变,影像表现为显著,但是正常结构的血管周围间隙均可被确诊

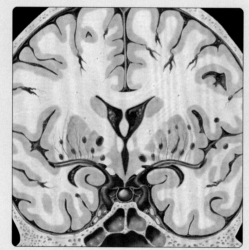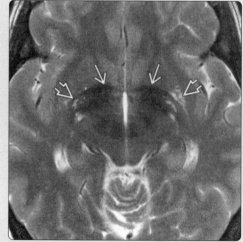

图 7-35 (左图)冠状位示意图显示正常血管周围间隙与基底节和皮层下白质内的穿支动脉伴行。正常血管周围间隙簇集在前联合周围,但在所有部位均可发生。(右图)3T MR 扫描轴位 T2WI 显示多个小的血管周围间隙➡️簇集基底节后 1/3 的前联合周围➡️,这是正常的影像表现

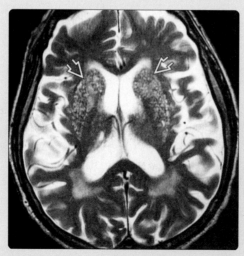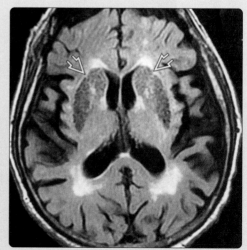

图 7-36 (左图)一位患有轻度认知退化的 88 岁女性,其轴位 T2WI 图像显示在双侧基底节区有无数细小的脑脊液样的囊肿➡️。(右图)同一患者轴位 FLAIR 图像显示几乎所有的基底节囊肿➡️信号被完全抑制,意味着其中充满了类似于脑脊液的液体。囊肿的对称性及 FLAIR 上缺乏高信号说明这些是扩大的血管周围间隙,有时称为"筛状状态",不是腔隙性脑梗死

术语

缩写

- 血管周围间隙(perivascular spaces,PVS)

同义词

- 菲尔绍-罗宾间隙(Virchow-Robin spaces)

定义

- 内衬软脑膜、充满组织间液的结构,与穿支动脉伴行,但与蛛网膜下腔无直接交通

影像

一般特点

- 最佳诊断特征
  - 簇集的、大小不同的、充满脑脊液样液体的间隙
    - 围绕/伴行穿支动脉
    - 几乎可见于任何部位、任何年龄
- 位置
  - 正常的血管周围间隙最常见的位置=基底节区(簇集于前联合周围)
  - 其他常见不稳
    - 中脑/丘脑
    - 深部脑白质
    - 岛叶皮层下、最外囊
  - 较少见的部位
    - 齿状回
    - 胼胝体、扣带回
  - 扩大的血管周围间隙("巨大的"或"肿瘤样的")最常见的位置=中脑
    - 几乎可见于任何部位
    - 几乎从不累及皮质(血管周围间隙在皮层下白质内扩大)
- 大小
  - 血管周围间隙通常为5mm或更小
    - 偶尔扩张,可达较大体积(达至数厘米)
    - 可能引起局部占位效应,脑积水
    - 广泛分布的血管周围间隙扩张可能看起来形态十分怪异
- 形态学
  - 边界清晰的、大小各异的、簇集分布的脑实质囊肿
  - 囊肿多发>单发

CT 表现

- NECT
  - 簇集的圆形/卵圆形/线形/斑点形囊性病变
    - 低密度(密度=脑脊液)
    - 没有钙化
- CECT
  - 无强化

MR 表现

- T1WI
  - 多发的边界清楚的囊肿,与脑脊液等信号
  - 常见局部占位效应
    - 被覆的脑回扩张
    - 位于丘脑中脑的扩张的血管周围间隙可能压迫导水管或第三脑室,引起脑积水
- T2WI
  - 看起来与脑脊液等信号
    - 血管周围间隙内的信号强度实际测量略低于脑脊液
  - 相邻脑组织无水肿;可有信号强度增高
- PD/intermediate
  - 与脑脊液等信号
- FLAIR
  - 信号被完全抑制
  - 在扩大血管周围间隙周边脑组织中,25%有轻微信号增高
- T2* GRE
  - 无"开花征"
- DWI
  - 无弥散受限
- T1WI C+
  - 无强化
  - ±可见强化的穿支动脉
- MRS
  - 相邻脑组织波谱通常正常

检查方法推荐

- 最佳影像检查
  - 常规 MR+FLAIR,DWI
- 推荐检查技术
  - 可采用增强扫描

鉴别诊断

腔隙性脑梗死

- 年长患者常见
- 多位于基底节、脑白质
- 相邻脑实质呈高信号

囊性肿瘤

- 多发于脑桥、小脑、丘脑/下丘脑
- 单发>多发
- 信号强度与脑脊液不是很一致
- 常见脑实质信号异常
- 可有强化

感染性/炎症性囊肿

- 脑囊虫病
  - 囊肿常有头节
  - 大多<1cm
  - 可能多发,但不呈簇集状分布

○ 囊肿壁常有强化
○ 通常存在周围组织水肿
- 其他寄生虫
  ○ 包虫囊肿常单发,通常发生于儿童
  ○ 多房性的寄生虫囊肿通常可见强化,相比于血管周围间隙,影像上表现更像肿瘤

病理

一般特点

- 病因
  ○ 学说:在穿支动脉、软脑膜之间的组织间液积聚
  ○ 组织间液回流受阻,造成血管周围间隙囊性扩张
    - 扩张的囊性外观的间隙
    - 内容物实际为组织间液,而不是脑脊液
- 遗传学
  ○ 通常正常,除非是发生于低级别的黏多糖贮积病(贺勒病)的血管周围间隙扩张
  ○ 在部分先天性肌营养不良患者中,血管周围间隙会扩张
- 伴发的异常
  ○ 脑积水(中脑扩张的血管周围间隙可阻塞导水管)
  ○ 据报道,由扩张的/梗阻的血管周围间隙引起的"囊肿"可伴发垂体腺瘤、大的动脉瘤
  ○ 在感染、肿瘤性疾病中,血管周围间隙为其进入中枢神经系统提供了入侵点
    - 通过毛细血管、小静脉迁移进入血管周围间隙
    - 进一步通过胶质界膜进入脑实质
  ○ 可能增加发生微血管病变的风险

大体病理和术中特征

- 易于分离的充满液体的囊性结构

显微镜下特征

- 单层或双层凹入的软脑膜
- 软脑膜变为筛孔状,在毛细血管水平消失
- 血管周围间隙通常在皮层内很小,在皮层下白质中会扩张
- 周围脑组织通常无胶质增生、淀粉样物质沉积

临床要点

临床表现

- 最常见的症状和体征
  ○ 通常正常,在影像检查/尸检中偶然发现
  ○ 没有特异性症状(如头痛)
  ○ 据报道,与高血压性脑出血、脑小血管病风险增加有关
- 临床特点
  ○ 患者无特异性症状,无局灶性症状,具有看起来形态怪异的、令人担忧的呈多囊性外观的大脑肿物,最初易诊断为"囊性肿物"

人口统计学

- 年龄
  ○ 可见于任何部位、任何年龄

- 3T MR 成像中最易辨认
  ○ 可见于 25%~30%的儿童(良性正常变异)
  ○ 扩大的血管周围间隙
    - 平均年龄在 45 岁左右
    - 可能发生于儿童
- 性别
  ○ 巨大的血管周围间隙:男:女=1.8:1
- 流行病学
  ○ 常见的非肿瘤性脑"囊肿"
  ○ 是 T2WI 多灶性高信号的常见病因

自然病程和预后

- 通常在多年内大小保持不变
- 很少持续扩张
- "肿瘤样"的血管周围间隙自然消失的报道罕见

治疗

- "观察随诊",不应当被错认为其他严重疾病
- 如果中脑病变导致脑积水,行脑室分流
  ○ 有报道称,脑室腹腔分流术可缓解症状

诊断纲要

注意

- 在 MR 或 CT 上,多发囊性、非强化的占位可能是簇集的扩大的血管周围间隙

影像解读要点

- 采用 3T MR 成像,几乎所有患者,任何部位的病变,影像表现为显著,但是正常结构的血管周围间隙均可被确诊

参考文献

1. Branch BC et al: Posterior fossa giant tumefactive perivascular spaces: 8-year follow-up in an adolescent. Surg Neurol Int. 6:2, 2015
2. Kilsdonk I et al: Perivascular spaces in MS patients at 7 Tesla MRI: A marker of neurodegeneration? Mult Scler. 21(2):155-62, 2015
3. Lochhead JJ et al: Rapid transport within cerebral perivascular spaces underlies widespread tracer distribution in the brain after intranasal administration. J Cereb Blood Flow Metab. 35(3):371-81, 2015
4. Ramirez J et al: Visible Virchow-Robin spaces on magnetic resonance imaging of Alzheimer's disease patients and normal elderly from the Sunnybrook Dementia Study. J Alzheimers Dis. 43(2):415-24, 2015
5. Bouvy WH et al: Visualization of perivascular spaces and perforating arteries with 7 T magnetic resonance imaging. Invest Radiol. 49(5):307-13, 2014
6. Eluvathingal Muttikkal TJ et al: Spontaneous regression and recurrence of a tumefactive perivascular space. Neuroradiol J. 27(2):195-202, 2014
7. Hawkes CA et al: Failure of perivascular drainage of β-amyloid in cerebral amyloid angiopathy. Brain Pathol. 24(4):396-403, 2014
8. Hladky SB et al: Mechanisms of fluid movement into, through and out of the brain: evaluation of the evidence. Fluids Barriers CNS. 11(1):26, 2014
9. Roelz R et al: Giant perivascular spaces causing hemiparesis successfully treated by cystoventriculoperitoneal shunt. Br J Neurosurg. 1-3, 2014
10. Saylisoy S et al: Is there a connection between perivascular space and subarachnoid space? J Comput Assist Tomogr. 38(1):33-5, 2014
11. Yakushiji Y et al: Topography and associations of perivascular spaces in healthy adults: the Kashima scan study. Neurology. 83(23):2116-23, 2014
12. Martinez-Ramirez S et al: Topography of dilated perivascular spaces in subjects from a memory clinic cohort. Neurology. 80(17):1551-6, 2013
13. Stephens T et al: Giant tumefactive perivascular spaces. J Neurol Sci. 266(1-2):171-3, 2008
14. Salzman KL et al: Giant tumefactive perivascular spaces. AJNR Am J Neuroradiol. 26(2):298-305, 2005

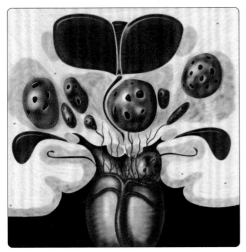
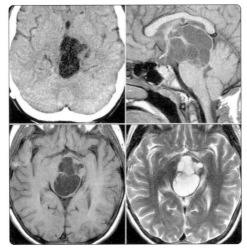

图7-37 （左图）冠状位示意图显示中脑和丘脑部的扩大的血管周围间隙，在第三脑室和导水管形成占位效应，导致脑积水。（右图）组合影像为一位15岁男孩，他因"囊性大脑肿物"患有长期分流的脑积水，这些多发的扩张的血管周围间隙使中脑扩张，造成脑积水。这些大小各异的血管周围间隙，在所有序列上均和脑脊液相同

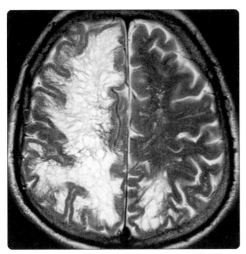
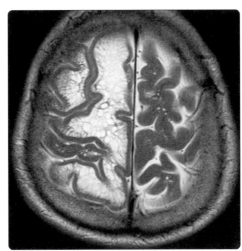

图7-38 （左图）一位69岁男性，患有中度老年痴呆，没有局部神经症状，图为其轴位T2WI影像。图示在双侧大脑半球白质部分均有多发囊性病变。（右图）同一位患者更多层面头部的扫描图像显示由于囊肿的存在，脑回明显扩张。被覆的皮质没有异常。这些发现与巨大的"肿瘤样"的血管周围间隙相一致（Courtesy M. Warmuth-Metz, MD）

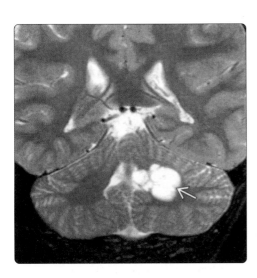
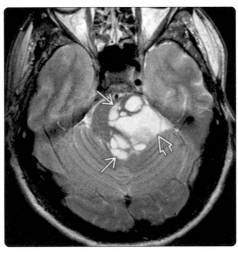

图7-39 （左图）这是一位患有头痛的儿童，被多次诊断为"囊性脑部肿瘤"，这是其冠状位T2WI MR图像。图示位于左侧齿状核的扩张的血管周围间隙➡。（右图）一位27岁患者，左侧面部麻木及感音性耳聋，图为其轴位T2WI MR图像，图示大小不一的囊肿➡，其中一大的囊肿➡扩张到桥小脑角，可能压迫第Ⅶ、Ⅷ对脑神经。T1WI C+MR 未见强化

要 点

术语

- 松果体内的、内衬神经胶质的非肿瘤性囊肿

影像

- CT
  - 位于第三脑室后的,边界清晰的光滑囊肿
  - 80%<10mm(可能很大,有报道可达 4.5cm)
  - 相比于脑脊液,液体呈等/稍高密度
  - 25%有囊壁钙化
- MR
  - 在大多数序列中,比脑脊液信号稍高(55%~60%)
  - 等信号(40%)
  - 1%~2%合并脑出血(信号强度不均)
  - 在 FLAIR 上信号没有被抑制

主要鉴别诊断

- 正常松果体
- 松果体瘤

- 表皮样囊肿
- 蛛网膜囊肿
- 中分化的松果体实质肿瘤

临床要点

- 绝大多数无临床症状,偶然发现
  - 可见于任何年龄
  - 可见于 1%~5%的正常 MR 检查中
  - 在儿童中可自行消除
- 头痛(少见)
- "松果体卒中",伴有囊内出血(罕见)
  - ±急性脑积水,突然死亡(非常罕见)

诊断纲要

- 仅通过影像学检查,不能区分良性松果体囊肿和松果体瘤
  - 二者在多年内均可保持稳定
- 不均匀强化,结节状或环状强化的松果体占位可能为良性囊肿,而非肿瘤

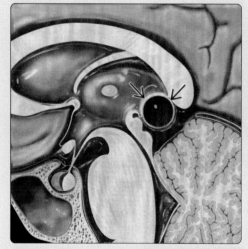
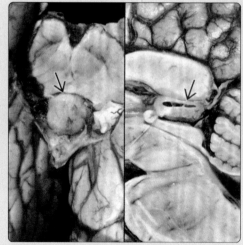

图 7-40 (左图)矢状位示意图显示在松果体中存在一小的囊性病变➡。小的良性松果体囊肿通常在尸检或影像检查上偶然发现。(右图)颏下顶位(左图)和矢状位中线切面(右图)显示一例尸检偶然发现的良性非肿瘤性松果体囊肿。囊肿界限清晰➡,囊壁中等厚度(Courtesy E. Tessa Hedley-Whyte,MD)

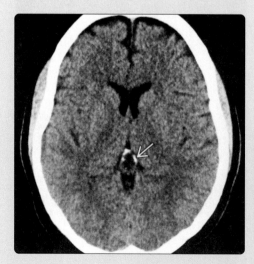
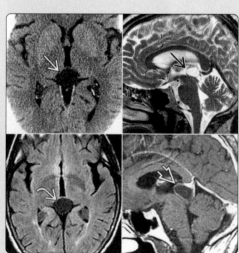

图 7-41 (左图)一位患有慢性非特异性头痛,神经查体正常的患者,图示其轴位 NECT 扫描,显示一环形钙化的 16mm 囊性松果体腺➡,病变在几年内一直保持稳定,被认为是一个非肿瘤性的松果体囊肿。(右图)组合 NECT 图片上显示一20mm 松果体囊肿➡,位于第三脑室附近,比脑脊液密度稍高。病变在T2WI➡和 FLAIR➡上呈低信号。T1 增强➡上显示一薄的强化环。手术证实这个是松果体囊肿。

术语

缩写

- 松果体囊肿(pineal cyst,PC)

同义词

- 松果体的神经胶质囊肿

定义

- 非肿瘤性的、松果体内的、内衬神经胶质的囊肿

影像

一般特点

- 最佳诊断特征
  ○ 充满液体的松果体区占位
- 位置
  ○ 顶盖以上,与顶盖边界清楚
  ○ 中间帆、大脑内静脉下
- 大小
  ○ 大多数较小(<1cm)
  ○ 偶尔达到或超过2cm
- 形态学
  ○ 圆形/卵圆形,囊肿壁相对较薄
    - 95%对顶盖、导水管轻微压迫/无压迫
      □ 可能是多房的
    - 5%使顶盖变平,偶见压迫导水管
    - 脑积水情况各异(伴巨大囊肿或囊肿卒中)
      □ 第三脑室、侧脑室扩张
      □ 第四脑室正常

CT 表现

- NECT
  ○ 边界清晰,囊壁光滑,位于第三脑室后
    - 相对于脑脊液,囊液呈等/稍高密度
    - 囊壁钙化(25%)
    - 罕见:高密度囊肿
      □ 急性出血("松果体卒中")
- CECT
  ○ 环形或结节状强化

MR 表现

- T1WI
  ○ 信号强度略高于脑脊液(55%~60%)
  ○ 等信号(40%)
  ○ 出血性改变(信号强度不均匀)(1%~2%)
- T2WI
  ○ 相对于脑脊液,呈等/稍高信号
  ○ 多囊/有分隔(20%~25%)
- PD/intermediate
  ○ 信号高于脑脊液(85%~90%)
- FLAIR
  ○ 信号不被抑制
  ○ 中度高信号
- T2*GRE
  ○ 通常正常
  ○ 少见:"开花征"(陈旧或近期出血)
- DWI
  ○ 通常无弥散受限
- T1WI C+
  ○ 松果体腺经常增强(没有血脑屏障)
    - 最常见:薄的边缘强化(≤2mm)
      □ 可呈部分、偏心性、不完全强化
    - 少见:结节状,不规则强化
    - 在延迟扫描中,囊肿区可见填充,类似实体瘤
      □ 注射对比剂后立刻做冠状位增强 MR,可与肿瘤相鉴别
- MRV
  ○ 大的病变可使大脑内静脉抬高
- MRS
  ○ 神经元标记物缺乏

血管造影表现

- 动脉期几乎正常
- 静脉期
  ○ 若存在大的松果体囊肿,可显示大脑内静脉抬高、移位
  ○ 若存在脑积水,丘脑纹状体静脉可受挤压弯曲

检查方法推荐

- 最佳影像检查
  ○ MR±增强扫描
    - DWI,T2*,MRS 可能有帮助
- 推荐检查技术
  ○ 在这一解剖结构复杂的区域,采用薄层扫描(≤3mm)用于发现、确诊病变

鉴别诊断

正常松果体

- 可能呈囊性
- 在增强成像中,有3种解剖学外观
  ○ 结节状强化(52%)
  ○ 新月形强化(26%)
  ○ 环状强化(22%)

松果体瘤

- 通常为实性或部分囊实性
- 纯囊性松果体瘤非常少见
  ○ 在影像学检查上可能难以鉴别
  ○ 需要组织学进行确诊
  ○ 在系列随诊成像中,松果体囊肿和松果体瘤可能很多年均无变化

表皮样囊肿

- 四叠体池是相对少见的位置
- 外观呈"菜花样"
- DWI 成像呈轻/中度弥散受限

蛛网膜囊肿

- 使正常松果体腺移位;无钙化,无强化
- 与脑脊液密度、信号强度一致

中分化的松果体实质肿瘤

- 占松果体实质肿瘤的20%
- 通常较大,比松果体囊肿或松果体瘤更不均匀

○ 通常延伸到临近结构
○ 脑脊液播散很常见

病理

一般特点

- 病因
  ○ 病因/发病机理:3 个主要学说
    - 胚胎的松果体腔扩张
    - 缺血性神经胶质变性±出血性膨大
    - 在激素影响下,先前存在的小囊肿扩张
- 遗传学
  ○ 未知
- 伴发的异常
  ○ 脑积水(不常见)
  ○ 胚胎学
    - 原始松果体憩室分为松果体隐窝、松果体腔
    - 松果体腔通常被神经胶质纤维充填闭塞
    - 不完全的闭塞可能遗留残余空腔

大体病理和术中特征

- 囊壁光滑、柔软、呈黄褐色至黄色
  ○ 囊腔可为单腔或多腔
  ○ 囊内容物的液体多样
    - 从澄清黄色(最常见)到血性不等
- 80%<10mm
- 可能较大(有报道可达 4.5cm)

显微镜下特征

- 表面覆有一层细嫩的软脑膜(通常不完整)
- 中间层为变薄的松果体实质
  ○ ±钙化
- 内层为致密的神经胶质组织,伴有
  ○ 不同的颗粒样小体
  ○ ±富含含铁血黄素的巨噬细胞
- 与松果体瘤相比
  ○ 具有多形核的、小的、圆形细胞呈假小叶状排列
  ○ "胞饮细胞"(吞噬细胞)呈菊形团样
  ○ 神经元分化
    - 神经元特异性烯醇化酶(NSE),突触素阳性细胞

临床要点

临床表现

- 最常见的症状和体征
  ○ 绝大多数无临床症状
    - 在影像检查/尸检时偶然发现
  ○ 大的囊肿(>1cm)可能有症状(很少)
    - 50%有头痛(导水管受压、脑积水)
    - 10%有 Parinaud 综合征(顶盖受压)
    - Sx 与出血有关
  ○ 少见:"松果体卒中"
    - 剧烈头痛(可呈"雷击样",类似于动脉瘤破裂后蛛网膜下腔出血)
    - 囊内出血,急性脑积水,猝死
- 临床特点
  ○ 青年女性,伴有非局限性头痛

人口统计学

- 年龄
  ○ 可发生于任何年龄
    - 成人>儿童
  ○ 在 21~30 岁之间的女性,发病率明显高于其他人群
    - 在女性中,发病率随年龄增长而下降
    - 在男性中没有变化
- 性别
  ○ 男:女 = 3:1
- 种族
  ○ 未知
- 流行病学
  ○ 见于 1%~5%MR 检查正常者
    - 2%发生在儿童,青年成人
  ○ 在尸检中,25%~40%存在松果体内的微小囊肿

自然病程和预后

- 男性中,松果体囊肿大小基本保持不变
- 部分女性中,青春期松果体囊肿会扩张,随年龄增长而缩小
- 罕见:突然增大,出血("松果体卒中")

治疗

- 通常无须治疗
- 不典型/有症状的病变,可能需要立体定位抽吸或活检/切除
  ○ 首选方法 = 幕下小脑上入路

诊断纲要

注意

- 松果体囊肿通常无症状,MR 成像中偶然发现
- 松果体囊肿的 MR 表现各异
  ○ 单纯囊性占位
  ○ 占位伴出血、强化或脑积水
- 不均匀的、结节样的或环形强化的松果体占位,可能是良性囊肿,而非肿瘤

影像解读要点

- 仅通过影像学检查,不能区分良性松果体囊肿和松果体瘤
- 准确诊断需要组织病理学
  ○ 临近组织可发生组织破碎、囊肿破裂或反应性改变

参考文献

1. Kalani MY et al: Pineal cyst resection in the absence of ventriculomegaly or Parinaud's syndrome: clinical outcomes and implications for patient selection. J Neurosurg. 1-5, 2015
2. Westphal M et al: Pineal lesions: a multidisciplinary challenge. Adv Tech Stand Neurosurg. 42:79-102, 2015
3. Berhouma M et al: Update on the management of pineal cysts: Case series and a review of the literature. Neurochirurgie. ePub, 2014
4. Jouvet A et al: Pineal parenchymal tumours and pineal cysts. Neurochirurgie. ePub, 2014
5. Kahilogullari G et al: Pineal cysts in children: case-based update. Childs Nerv Syst. 29(5):753-60, 2013
6. Choy W et al: Pineal cyst: a review of clinical and radiological features. Neurosurg Clin N Am. 22(3):341-51, vii, 2011

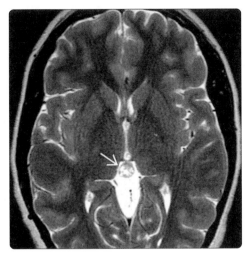
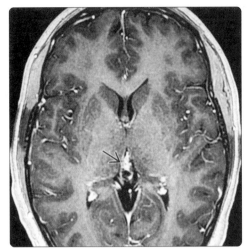

图 7-42　（左图）一位 52 岁老年男性，头晕，复视，但神经查体正常，这是其轴位 T2WI 图像。图示一正常大小但呈多囊性外观的松果体➡。（右图）同一位患者 T1C+FS 图像显示松果体环形点状强化➡。多囊松果体通常是正常变异

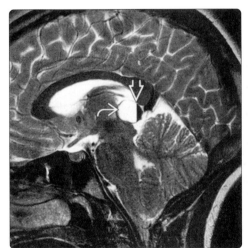
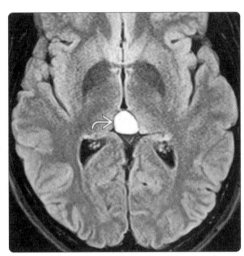

图 7-43　（左图）一位 17 岁女性，突然出现严重的头痛，这是其矢状位 T2FS MR 图像。图示一囊性松果体➡，有一个血-液体平面➡。（右图）同一患者轴位 FLAIR MR 图像示充满液体的松果体囊肿➡，FLAIR 上信号没有被抑制。没有梗阻性脑积水

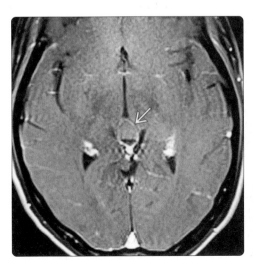
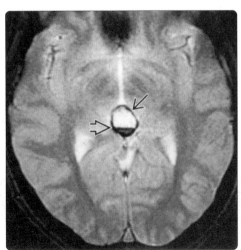

图 7-44　（左图）同一位患者 T1C+FS 显示囊肿壁较薄的环形强化➡。（右图）轴位 T2* GRE 扫描显示囊肿壁出血➡，囊内有一独立的血-液体平面➡。松果体卒中非常罕见，但可以造成急性神经系统症状

要点

术语

- 非肿瘤性的,非炎性的囊肿
  - 包含在脉络丛内
  - 内衬受压的结缔组织

影像

- 一般
  - 通常位于侧脑室三角区
  - 通常较小(2~8mm)
  - 罕见:大的囊肿(>2cm)
  - 通常多发,常双侧
- CT
  - 相对于脑脊液,等密度或略高密度
  - 成人中不规则、周围钙化常见
- MR
  - 在 T1WI 上,相对于脑脊液呈等或稍高信号
  - 在 FLAIR 上 2/3 呈等信号,1/3 呈低信号
  - 60%~80%在 DWI 上很"明亮"
  - 不同程度的强化(环形、结节状、实性),从无强化到显著强化不等

主要鉴别诊断

- 室管膜囊肿
- 脑囊虫病
- 表皮样囊肿
- 脉络丛乳头状瘤
  - 纯囊性脉络丛乳头状瘤非常罕见

临床要点

- 可见于年龄的两极(胎儿、老年)
  - 常见于胎儿、婴儿和老年人
  - 在儿童和年轻人中少见
- 通常无临床症状,偶然发现
- 与 Aicardi 综合征、18 三体相关

诊断纲要

- 成人中最常见的脉络丛占位=脉络丛囊肿

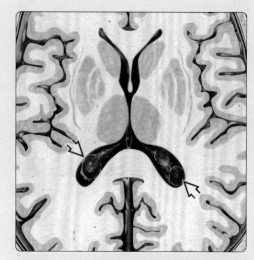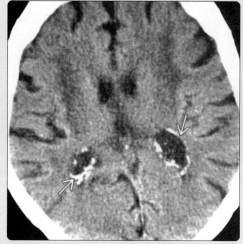

图 7-45 (左图)轴位示意图显示脉络丛区多发囊性占位➡,常在中年和老年人影像检查时偶然发现,大多为退变的黄色肉芽肿。(右图)一位有轻度头部外伤史和神经系统查体正常的患者,轴位 NECT 显示双侧侧脑室后角的囊性占位,周边为致密钙化➡。临床无症状,为偶然发现

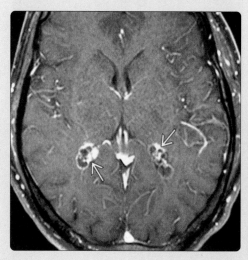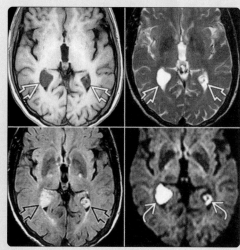

图 7-46 (左图)一位 52 岁男性,患有头痛,神经查体正常,其轴位 T1WI C+FS MR 显示双侧侧脑室三角区多发混合实性和环形强化囊肿➡。(右图)一系列轴位 MR 扫描图像显示一老年患者意外发现的双侧脉络丛囊肿。囊肿在 T1WI 和 T2WI 上均显示比脑脊液信号稍高➡,通常在 FLAIR 上信号不被抑制➡,DWI 上通常非常明亮➡

十二、脉络丛囊肿

术语

缩写

- 脉络丛囊肿(choroid plexus cyst,CPC)
- 脉络丛黄色肉芽肿(choroid plexus xanthogranuloma,CPX)

定义

- 脉络丛的非肿瘤性、非炎性囊肿
  - 内衬受压的结缔组织
  - 成人:脉络丛囊肿在年长者中,经常为影像学检查中偶然发现(约40%患病率)
  - 胎儿:在妊娠期的第2个3个月(4~6个月)期间,1%的胎儿可见脉络丛囊肿

影像

一般特点

- 最佳诊断特征
  - 老年患者,T2WI成像显示脉络丛"高亮"囊肿
  - 胎儿或新生儿在超声下显示大的(>2mm)脉络丛囊肿
- 位置
  - 最常见:侧脑室三角区
    - 附着于或位于脉络丛内
    - >2/3为双侧
  - 不常见:第三脑室和第四脑室
- 大小
  - 不等
    - 通常较小(2~8mm)
    - 通常多发
    - 少见:大囊肿(>2cm)
- 形态学
  - 在脉络丛内,囊性或结节性/部分囊性的占位

CT表现

- NECT
  - 相对于脑脊液,等/稍高信号(因为蛋白成分增加)
  - 在大多数成人中,呈不规则的,周围钙化表现
- CECT
  - 强化情况各异,从无强化到实性成分边缘强化不等

MR表现

- T1WI
  - 相对于脑脊液,呈等或稍高信号(因为蛋白成分增加)
- T2WI
  - 相比于脑脊液,呈高信号
- PD/intermediate
  - 高信号
- FLAIR
  - 2/3等信号,1/3低信号
- T2*GRE
  - 局灶性"开花征"常见
    - 钙化(囊内出血罕见)
- DWI
  - 60%~80%呈高信号
- T1WI C+
  - 强化各异,从无到明显强化不等
  - 强化方式多样(实性、环形、结节样)
  - 延迟扫描可显示囊肿内造影剂充盈

超声表现

- 灰阶超声
  - 产前超声
    - >2mm的囊肿被脉络膜回声所包绕
    - 缺乏其他异常表现,发生染色体异常风险低

检查方法推荐

- 最佳影像检查
  - 成人:MR±增强扫描
  - 胎儿,新生儿
    - 产前:母亲超声或MR
    - 产后:在前囟门、后囟门、乳突囟门窗做超声
- 推荐检查技术
  - MR增强,FLAIR,DWI
  - 在侧脑室三角区水平做横截面超声检查

鉴别诊断

室管膜囊肿

- 无强化
- 通常为单侧
- 密度、信号强度更类似于脑脊液
- 免疫组化可以区别

脑囊虫病

- 多发囊肿常见(蛛网膜下腔、脑实质、脑室)
- 与脉络丛不相关
- 注意查找头节,以及其他脑囊虫病征象(如实质钙化)
- 可能会发生转移

表皮样囊肿

- 位于脑室内少见(第四脑室>>侧脑室)
- "菜花样"潜行性方式生长

脉络丛乳头状瘤

- 5岁以下儿童
- 相对单一的显著强化
- 纯囊性脉络丛乳头状瘤非常罕见

脉络丛绒毛样增生

- 非常罕见
- 常有脑脊液过度生成
- 导致脑积水

超声下的"假性病灶"

- 胎儿脉络丛中小的无回声区系正常表现,不是脉络丛囊肿
- 在横截面上,正常的充满液体的侧脑室三角区可被误认为脉络丛囊肿
- "分离的"或"缩短的"脉络膜可能类似脉络丛囊肿

肿瘤

- 脑膜瘤(实性病变常见)
- 转移瘤(囊性病变少见)
- 囊性星型细胞瘤(在老年人中少见)

斯德奇-韦伯综合征

- 与畸形同侧的、增大的"血管瘤性的"脉络丛

脉络丛梗死

- 常见于脉络膜动脉梗死
- 在 DWI 中,可引起脑室内信号增高

脉络丛海绵状(血管)瘤

- 罕见占位,成人常见
- 当 MR 显示可疑时,常提示该病变

病理

一般特点

- 病因
  - 脉络丛囊肿
    - 在脉络丛内,脂质脱落、脉络丛上皮细胞退变积聚
    - 脂质刺激的黄瘤样反应
- 遗传学
  - 仅 6% 的病例中,发现大的胎儿脉络丛囊肿和 21 三体或 18 三体综合征有关
  - 其他畸形的存在,使染色体非整倍性基因突变的风险增高
- 伴发的异常
  - 胎儿脉络丛囊肿
    - 18 三体综合征(风险轻度增高,<2 倍基线风险)
    - 21 三体综合征(只有当其他标记物存在时)
  - 成人脉络丛囊肿:可能引起梗阻性脑积水(罕见)
  - Aicardi 综合征
    - 通过患者存在视网膜裂陷,严重的胼胝体发育不全或无发育,多小脑回畸形,异位症来诊断
    - 通常伴发脉络丛乳头状瘤,但可能合并脉络丛囊肿

大体病理和术中特征

- 脉络丛囊肿通常见于中年人、老年人尸检中
  - 脉络丛血管球的结节状、部分囊性变、浅黄-灰色占位性病变
  - 内容物常为胶状质,蛋白含量高
  - 罕见:出血

显微镜下特征

- 神经上皮的微囊肿
- 常伴有脉络丛上皮组织内陷
- 囊肿内含有泡沫状的、富含脂质的组织细胞形成的集状结构
- 异物巨细胞
- 慢性炎症浸润(淋巴细胞、浆细胞)
- 胆固醇裂隙、含铁血黄素
- 常见周围沙粒体样钙化
- 前白蛋白、细胞角蛋白、神经胶质酸性蛋白(GFAP)、上皮膜抗原(EMA)、S100 免疫组化阳性

临床要点

临床表现

- 最常见的症状和体征
  - 成人脉络丛囊肿
    - 典型:临床无症状,尸检/影像检查偶然发现
    - 罕见:头痛

人口统计学

- 年龄
  - 可见于年龄的两极
    - 成人脉络丛囊肿:患病率随年龄而增高
    - 胎儿脉络丛囊肿:患病率随年龄而降低
- 性别
  - 与患病率关系未知
- 种族
  - 与患病率关系未知
- 流行病学
  - 是神经上皮囊肿的最常见类型
    - 常规超声检查,占所有孕妇的 1%
    - 50% 的胎儿患有 18 三体综合征
    - 在所有尸检的成人中,超过 1/3 偶然发现小的无症状的脉络丛囊肿

自然病程和预后

- 胎儿脉络丛囊肿
  - 一过性表现:无论是单发或伴发异常,通常在孕期第三个三月期间(7~9 个月)消失
  - 脉络丛囊肿+次要标记物=患染色体异常的风险为 20%
  - 脉络丛囊肿+主要标记物=患染色体异常的风险为 50%
- 成人脉络丛囊肿
  - 通常无症状、不进展

治疗

- 成人脉络丛囊肿:通常无须治疗
  - 罕见:梗阻性脑积水分流术
- 胎儿脉络丛囊肿
  - 标记物阴性:无须治疗
  - 标记物阳性:可行羊膜穿刺

诊断纲要

注意

- 若在胎儿超声检查时发生存在脉络丛囊肿及其他异常(如心脏发育异常,握手伴手指重叠,畸形足等),要考虑行羊膜腔穿刺术染色体核型检查

影像解读要点

- 良性退行性囊肿(黄色肉芽肿):是成人中脉络丛占位的最常见病因

参考文献

1. de Lara D et al: Endoscopic treatment of a third ventricle choroid plexus cyst. Neurosurg Focus. 34(1 Suppl):Video 9, 2013
2. Moreau E et al: Incidental bilateral xanthogranuloma of the lateral ventricles at autopsy--a case report. J Forensic Leg Med. 20(6):647-9, 2013
3. Norton KI et al: Prevalence of choroid plexus cysts in term and near-term infants with congenital heart disease. AJR Am J Roentgenol. 196(3):W326-9, 2011
4. Peltier J et al: [Rare tumors of the lateral ventricle. Review of the literature.] Neurochirurgie. 57(4-6):225-9, 2011
5. Naeini RM et al: Spectrum of choroid plexus lesions in children. AJR Am J Roentgenol. 192(1):32-40, 2009
6. Kinoshita T et al: Clinically silent choroid plexus cyst: evaluation by diffusion-weighted MRI. Neuroradiology. 47(4):251-5, 2005

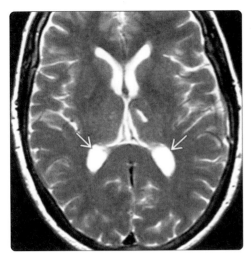 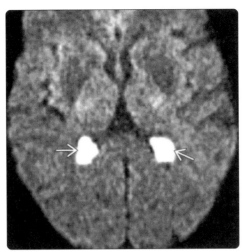

图 7-47 （左图）一位左侧丘脑陈旧性梗死史无症状的患者，轴位 T2WI MR 显示双侧侧脑室三角区高信号病变➡，由于相对于脑脊液呈等信号，病变很难看到。（右图）轴位 DWI MR 显示脉络丛病变弥散受限➡，在 DWI 成像上，脉络丛囊肿常呈弥散受限

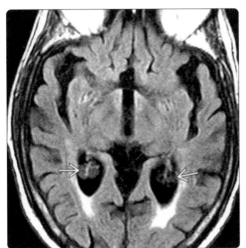 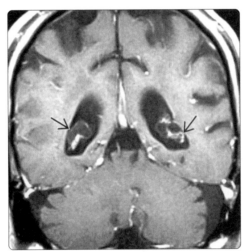

图 7-48 （左图）一位患有记忆力障碍的老年高血压患者，行头 MR 检查，轴位 FLAIR 成像显示弥漫性脑萎缩，尤以颞叶萎缩明显，双侧侧脑室三角区与枕角周围可见高信号，注意脑室内囊肿，看起来是"悬挂"于脉络膜血管球➡。（右图）同一患者冠状位 T1WI C+MR 显示囊肿周边强化➡，为脉络丛囊肿典型表现

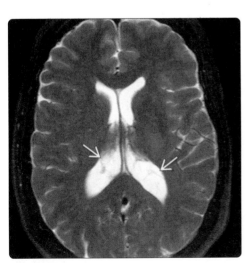 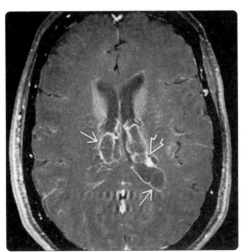

图 7-49 （左图）一位正常患者的轴位 T2FS 扫描显示多发双侧脉络丛囊肿➡。（右图）同一位患者轴位 T1C＋FS 扫描显示脉络丛囊肿，囊肿有边缘强化➡及实性强化➡。偶然发现脉络丛囊肿（黄色肉芽肿）

要 点

术语

- 先天性、良性、内衬室管膜的大脑囊肿

影像

- 无强化的薄壁囊肿
  - 呈脑脊液的密度/信号
- 最常见部位=脑室内(侧脑室;第三脑室少见)
  - 少见:脑实质内、蛛网膜下腔

主要的鉴别诊断

- 侧脑室不对称(正常变异)
- 脉络丛囊肿
- 蛛网膜囊肿
- 表皮样囊肿
- 神经肠源性囊肿
- 脑穿通性囊肿
- 脑囊虫病

病理

- 薄壁囊肿,内含澄清的血清样液体
- 充满液体的腔隙,内衬柱状或立方细胞

临床要点

- 通常无症状
- 头痛、癫痫发作、步态异常、痴呆
- 症状与脑脊液梗阻/颅内压增高相关
- 年轻成年人(通常<40岁)
- 在无症状的病变中,间断随访通常没有临床和影像学变化
- 采用神经导航辅助下的开窗术来治疗有症状的脑室内囊肿

诊断纲要

- 室管膜囊肿可能和其他颅内良性囊肿难以鉴别
- 在MR所有序列(包括DWI)中,室管膜囊肿与脑脊液信号一致;无强化

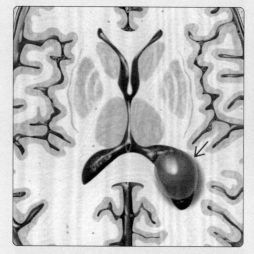
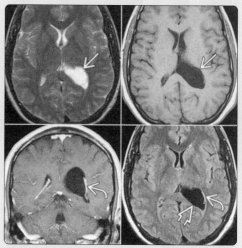

图7-50 (左图)轴位示意图显示一例典型的侧脑室室管膜囊肿➡,可见含脑脊液样的单房囊肿,囊肿使周围脉络丛移位。在所有的影像检查序列上,室管膜囊肿通常与脑脊液信号一致。(右图)MR扫描显示位于左侧侧脑室三角区的室管膜囊肿,具有典型的外观。囊肿➡在所有序列上与脑脊液一致,在FLAIR➡上信号被完全抑制。注意到脉络丛➡在囊肿周围移位。这个囊肿是在这位无症状的患者中被偶然发现的

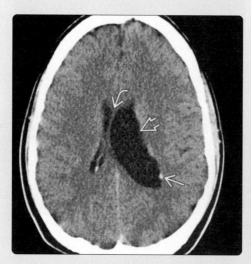
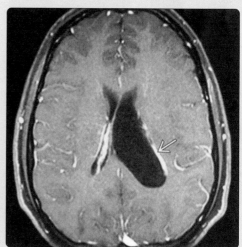

图7-51 (左图)一位22岁头痛患者,NECT显示在侧脑室体部有一脑脊液样的占位➡。巨大的脑室内囊肿使得透明隔在中线移位➡,外侧钙化的脉络丛移位➡。(右图)同一位患者T1C+FS显示囊肿没有强化。有强化的脉络丛➡在囊肿外侧移位。神经导航辅助下的内镜开窗术用以移除该室管膜囊肿

术语

缩写

- 室管膜囊肿(ependymal cyst，EC)

同义词

- 神经上皮囊肿、胶质室管膜囊肿

定义

- 先天的、良性的、内衬室管膜的脑内囊肿

影像

一般特点

- 最佳诊断特征
  - 无强化、薄壁、呈脑脊液密度/信号
- 位置
  - 最常见部位：脑室内(侧脑室>第三、四脑室)
  - 少见部位：大脑实质
- 大小
  - 通常较小(2~3mm)，但据报道也有达 8~9mm
- 形态学
  - 囊肿壁薄、光滑

CT 表现

- NECT
  - 相对脑脊液呈等密度；钙化极为罕见
- CECT
  - 没有强化

MR 表现

- T1WI
  - 相对于脑脊液，呈等信号，可能见到囊壁
- T2WI
  - 相对于脑脊液，呈等/稍高信号(含有蛋白)
- FLAIR
  - 相对于脑脊液，呈等信号(可被抑制)
- DWI
  - 与脑脊液等信号
- T1WI C+
  - 除了是感染，其他没有强化

检查方法推荐

- 最佳影像检查
  - 多方位 MR 加 T1WIC+、DWI 序列

鉴别诊断

侧脑室不对称

- 侧脑室不对称，是正常变异

脉络丛囊肿

- 通常为双侧，起源于脉络丛血管球

脑囊虫病

- 可见头节；在 FLAIR 上不被抑制

蛛网膜囊肿

- 可能难以鉴别；与脑脊液密度一致

表皮样囊肿

- 蛛网膜下腔>脑室(第四脑室最常见)

- FLAIR 上信号不均匀，DWI 上高信号

神经肠源性囊肿

- 轴外(通常位于后颅窝)>脑实质

病理

大体病理和术中特征

- 薄壁囊肿
- 充满澄清的血清样液体

显微镜下特征

- 充满液体的腔隙
  - 可能内衬柱状或立方上皮

临床要点

临床表现

- 最常见的症状和体征
  - 通常无症状
- 其他症状和体征
  - 很少会头痛、癫痫发作、步态异常、痴呆
  - 症状与脑脊液梗阻/颅内压升高有关

人口统计学

- 年龄
  - 年轻成年人(通常<40 岁)
- 性别
  - 男性多发
- 流行病学
  - 不常见(<25 例有症状的案例报道)

自然病程和预后

- 不常见，所以自然病程不清楚
- 在无症状的病变中，间断随访显示没有临床和影像学上的改变
  - 随访最好的影像学工具是 MR

治疗

- 若无症状，保守治疗
- 通过神经导航辅助下的开窗术来治疗有症状的脑室内囊肿

诊断纲要

注意

- 室管膜囊肿可能很难与其他良性颅内囊肿鉴别

影像解读要点

- 在所有 MR 所有序列中(包括 DWI)，室管膜囊肿与脑脊液信号一致；无强化

参考文献

1. Yang T et al: Clinical characteristics and surgical outcomes of spinal intramedullary ependymal cysts. Acta Neurochir (Wien). 156(2):269-75, 2014
2. Prieto R et al: Ependymal cyst of the midbrain. Clin Neuropathol. 32(3):183-8, 2013
3. Savas Erdeve S et al: The endocrine spectrum of intracranial cysts in childhood and review of the literature. J Pediatr Endocrinol Metab. 24(11-12):867-75, 2011
4. 1: Osborn AG, Preece MT. Intracranial cysts: radiologic-pathologic correlation and imaging approach. Radiology. 2006 Jun;239(3):650-64. Review. PubMed PMID: 16714456. and imaging approach. Radiology. 2006 Jun;239(3):650-64. Review. PubMed PMID: 16714456.

要 点

术语

- 充满脑脊液的脑实质内空洞
  - 深部、单侧/双侧的空洞
  - 通常与脑室和/或蛛网膜下腔相交通
  - 内衬反应性神经胶质增生/星形胶质细胞增生
- 先天性(围产期脑部受损)或获得性(脑外伤、感染等)

影像

- 最佳诊断特征:充满脑脊液的空洞,伴有相邻的脑室扩大
- MR:囊壁光滑的空洞;与脑脊液信号相等;内衬胶质增生的白质

主要鉴别诊断

- 要考虑蛛网膜囊肿、室管膜囊肿、肿瘤性或炎性囊肿

- 胼胝体发育不良
- 脑软化
- 脑裂畸形
- Dandy-Walker 畸形
- 积水性无脑畸形

病理

- 先天性:在宫腔内,由于脑血管事件或感染(CMV)导致破坏性损伤
- 获得性:损伤发生在出生后,继发于脑外伤、脑部手术、血管阻塞或感染
- 遗传性:罕见,常染色体显性的家族性脑穿通畸形→前胶原缺乏

临床要点

- 痉挛性偏瘫是最常见的症状
- 治疗适应征:展位效应,具有局灶性/整体性难治性症状的患者

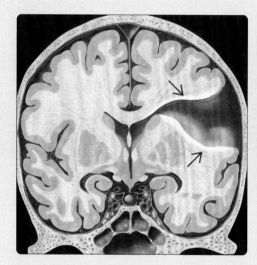
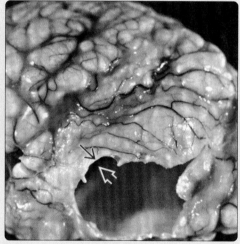

图 7-52 （左图）冠状位示意图显示一脑实质内充满脑脊液的空洞,与左侧侧脑室和蛛网膜下腔相交通。注意到典型的脑穿通性囊肿内衬胶质增生的白质➡。（右图）尸检大脑的侧面观,见到一颞叶脑穿通性囊肿,为充满脑脊液的空洞,从大脑表面➡一直延伸到脑室颞角室管膜➡。囊肿内衬有胶质增生的白质(Courtesy J. Townsend, MD)

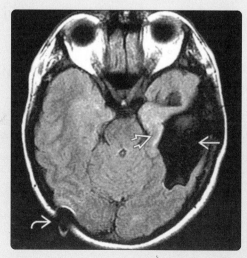
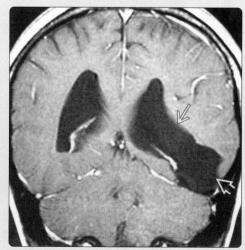

图 7-53 （左图）轴位 FLAIR 图像显示脑穿通性囊肿为被脑脊液替代的脑实质,在所有序列上都与脑脊液信号相同,包括 FLAIR,信号被完全抑制➡。注意到少量相关的白质胶质增生➡。磁敏感性伪影继发于脑室切开分流术➡。（右图）同一位患者冠状 T1C + MR 显示一脑脊液密度的脑实质缺陷➡,与左侧侧脑室三角区相交通,枕角扩张➡。这是典型的脑穿通性囊肿

术语

同义词

- 脑穿通畸形(porencephaly)

定义

- 各种脑穿通畸形的定义
  - 先天性/获得性的充满脑脊液的空洞,通常与脑室系统相通
    - 深部、单侧/双侧空洞
    - 内衬反应性神经胶质增生/星形胶质细胞增生
  - 脑实质的囊肿/空洞
    - 与蛛网膜下腔有"孔隙"相通
  - 空洞形成于胎儿期或婴儿早期
    - 在围产期脑部受损
    - 经常与蛛网膜下腔和/或侧脑室相通

影像

一般特点

- 最佳诊断特征
  - 充满脑脊液的空洞;相邻的脑室扩张
- 位置
  - 通常与大脑动脉供血范围相符(怀孕中期的缺血性损伤)
  - 皮层/皮层下空洞,单侧/双侧
  - 通常与侧脑室相通
- 大小
  - 各异,从很小到巨大不等

CT 表现

- NECT
  - 脑实质内壁平滑的空洞
    - 与脑脊液密度相等
  - 与脑室直接相通
  - 可见到来源于脑室的薄膜分隔空洞
- CECT
  - 充满脑脊液的空洞,无强化
- 骨 CT
  - 因长期脑脊液搏动,引起颅骨重塑
- CTA
  - 在脑穿通畸形部位缺乏血管

MR 表现

- T1WI
  - 腔壁光滑;与脑脊液等信号;内衬白质
- T2WI
  - 常见脑萎缩、胶质增生;与脑脊液等信号;内衬白质
- FLAIR
  - 可准确显示囊肿的脑脊液内容物和周边的胶质增生
- T1WI C+
  - 囊肿无强化

超声表现

- 先天性脑穿通畸形的产前超声

- 单发或多发的无回声病变
- 部分皮层组织可能保留

非血管介入检查

- 脊髓造影术
  - 向腰椎椎管内注入造影剂可充盈囊腔

核医学检查表现

- PET
  - 相应部位缺乏糖代谢

检查方法推荐

- 最佳影像检查
  - MR
- 推荐检查技术
  - FLAIR

鉴别诊断

蛛网膜囊肿

- 与脑脊液等信号的脑外囊肿,可能会产生不同程度的占位效应
- 与脑穿通性囊肿不同的是,蛛网膜囊肿属于脑外囊肿,可使脑组织远离相邻颅骨

室管膜囊肿

- 脑室内;脑组织通常正常

肿瘤性囊肿

- 肿瘤形成过程中任何的囊性表现

炎性囊肿

- 占位效应,若为肿瘤性则会有强化

胼胝体发育不良

- 从第三脑室向头侧延伸的充盈脑脊液的间隙
- 平行于侧脑室
- 空洞脑:侧脑室枕角、颞角后部扩张

脑软化

- 妊娠后期、围产期或产后损伤(血栓形成性/栓塞性梗死、窒息、感染)
- 可能密度稍高于脑脊液,相比于脑脊液呈高信号(T1、T2、FLAIR)
- 空洞通常不与脑室系统相通
  - 通常有分隔,内衬增生的星形胶质细胞

脑裂畸形

- 脑实质内空腔内衬灰质,从脑室表面延伸至脑表面

Dandy-Walker 畸形

- 大的后颅窝中央囊肿,与第四脑室广泛相通
- 小脑蚓部旋转、抬高、变小,与小脑幕相连
- 小脑幕和横窦向上移位

积水性无脑畸形

- 在大脑发育早期过程中受到破坏,由弓形虫、巨

细胞病毒或动脉闭塞所致
- 脑皮质和白质受到破坏,被薄壁的充满脑脊液的软脑膜囊腔所替代

病理

一般特点

- 病因
  - 先天性:在宫腔内,由于脑血管事件或感染(CMV)导致破坏性损伤
    - 可能由于产前的外伤诱发,即使是轻微的或没有直接的作用于子宫壁,也可能会诱发
  - 获得性:损伤发生在出生后,继发于脑外伤、脑部手术、血管阻塞或感染
- 遗传学
  - 大部分为散发
  - 遗传性病例经常源于出血
    - 罕见,常染色体显性遗传的家族性脑穿通畸形
  - 染色体 13qter→编码Ⅳ型 α_1 前胶原蛋白的基因突变
  - 编码一种基底膜蛋白,在所有组织中表达
  - 整个生命历程中,脑内出血风险增加
    - 遗传性血栓形成,最常见为第 V 因子 *Leiden* 突变的杂合现象(*F5* 基因)
- 伴发的异常
  - 杏仁核-海马萎缩通常与先天性脑穿通畸形并存(一些文献报道中并存率达 95%)
    - 尽管囊肿是单侧的,但萎缩可能双侧均有
  - 综合征:透明隔-视神经发育不良,口面指综合征Ⅰ型,脑颅皮肤脂肪过多症,Proteus 综合征,Delleman 综合征,DK-focomelia 综合征
  - 同种免疫性血小板减少症
  - 凝血病(如血管性血友病),第 V 或第 X 因子缺乏症,母亲孕期应用华法林
  - 与血管破坏缺陷相关的多胎妊娠:大的肠闭锁,横断的肢体缺陷,脑穿通畸形和肾发育不良

大体病理和术中特征

- 囊壁光滑的、充满脑脊液的空洞
  - 内衬胶质细胞或胶质增生的白质
- 被覆的颅骨
  - 由于长期的脑脊液搏动,可引起颅骨重塑
  - 当中间的脑组织干扰了脑脊液搏动的传导,颅骨可能增厚

显微镜下特征

- 先天性脑穿通性囊肿
  - 灰质和白质坏死
  - 充满液体的局灶性空洞,囊壁光滑,周围轻微反应性胶质增生
- 获得性脑穿通性囊肿
  - 发育成熟的脑对损害的反应,表现为显著的星形胶质细胞增生
  - 导致囊腔通常有分隔,囊壁不规则,主要由反应性星形胶质细胞组成

临床要点

临床表现

- 最常见的症状和体征
  - 最常见症状为痉挛性偏瘫
  - 可能伴有严重的神经功能缺陷
    - 智力发育迟缓、难治性癫痫
- 临床特点
  - 小脑症状;眼部体征
  - 各种形式的大脑性瘫痪
  - 癫痫、神经运动迟滞

人口统计学

- 年龄
  - 小儿最常见;也可见于成人
- 性别
  - 男婴>女婴,尤其是母亲年龄<20 岁者
- 流行病学
  - 在 1 000 例先天性和获得性脑损害患者中,脑穿通性囊肿发生率为 2.5%
  - 每 10 000 例存活新生儿中,患病率为 0.035%

自然病程和预后

- 与脑室系统有狭窄的交通,可能增加囊肿内压力→占位效应
- 新生儿如果脑实质内存在回声增强和脑穿通性囊肿,其远期神经发育预后更差

治疗

- 通常不需要治疗
- 治疗指征:占位效应,局部性/全面性难治性癫痫
  - 囊肿腹腔分流术(首选)
  - 如果没有与脑室系统相通,囊壁开窗术或囊肿壁部分切除
  - 伴有难治性癫痫的儿童,可在囊肿开孔术和向侧脑室开窗术中获益
- 先天性脑穿通畸形应进行胶原 *4A1* 基因突变的筛选

诊断纲要

注意

- 蛛网膜囊肿类似于脑穿通性囊肿

影像解读要点

- 若有癫痫发作,需要评估海马情况

参考文献

1. Williams T et al: Antenatal diagnosis of intracranial haemorrhage and porencephalic cyst. BMJ Case Rep. 2015, 2015
2. Bennett-Back O et al: Magnetoencephalography helps delineate the extent of the epileptogenic zone for surgical planning in children with intractable epilepsy due to porencephalic cyst/encephalomalacia. J Neurosurg Pediatr. 14(3):271-8, 2014
3. Ryzenman JM et al: Porencephalic cyst: a review of the literature and management of a rare cause of cerebrospinal fluid otorrhea. Otol Neurotol. 28(3):381-6, 2007

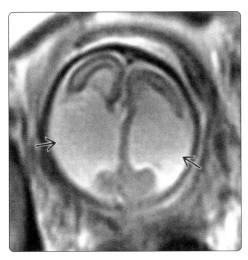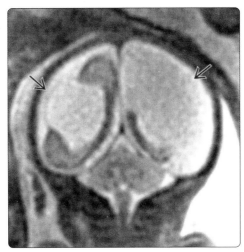

图 7-54 （左图）一例胎儿的轴位 T2WI MR 显示双侧幕上的脑穿通性囊肿➡，与脑脊液信号相等，病变与扩张的侧脑室相通。（右图）同一位患者，冠状位 T2WI MR 很好的显示了双侧幕上的脑穿通性囊肿➡，患儿后颅窝结构正常。先天性脑穿通性囊肿系宫内破坏性病变所致，通常由脑血管事件或感染损伤引起

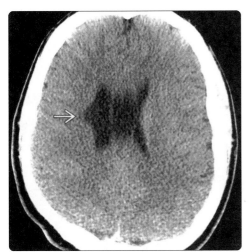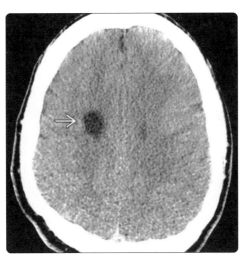

图 7-55 （左图）轴位 NECT 显示右侧侧脑室的脑室穿通性扩张➡，腔壁光滑，就像侧脑室壁的延伸，与脑脊液密度相等。（右图）同一例胎儿，轴位 NECT 显示病变是如何延伸入脑实质，表现为深的、囊壁光滑、单侧的空洞➡。注意到被覆的脑组织形态正常

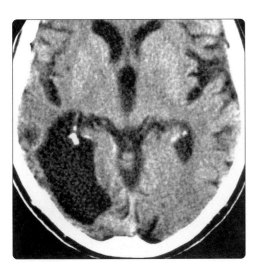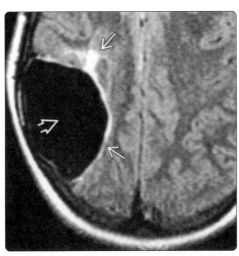

图 7-56 （左图）一低密度影从枕角向外向后延伸。一非常薄的环形皮层看起来包围着侧脑室的囊性扩张，囊肿几乎达到了大脑表面，可被看作是脑穿通性扩张或一个侧脑室的脑穿通性囊肿。（右图）轴位 FLAIR MR 显示右侧顶叶病变内的液体信号完全受抑制➡。注意这例典型的穿通性囊肿内衬高信号的胶质增生白质➡

要　点

术语

- 先天性内胚层囊肿
  - 类似 Rathke 裂、胶样囊肿

影像

- 一般特点
  - 延髓前方长形、无强化、比脑脊液信号略高的占位
- 部位
  - 脊髓比脑更常见(3:1)
  - 70%~75%的颅内神经肠源性囊肿位于幕下、脑外
  - 位于脑桥延髓交界的前部/外侧
  - 25%~30%位于幕上(蝶鞍上、大脑半球)
- CT
  - 呈低/等/高密度,无钙化
  - 通常没有骨质异常
- MR
  - 在 T1WI 上,相比于脑脊液,几乎均呈等/高信号
  - 在 T2WI 上,90%比脑脊液信号高,10%比脑脊液信号低
  - 在 DWI 上通常没有弥散受限
  - 通常无强化(在部分病例中呈轻度边缘强化)

主要鉴别诊断

- 最常见
  - 表皮样囊肿
  - 蛛网膜囊肿
- 更少见
  - 施旺细胞瘤(囊性)
- 罕见
  - 颅内脊索瘤

诊断纲要

- 位于脑干前部、相对于脑脊液呈高密度/高信号占位,可能是神经肠源性囊肿

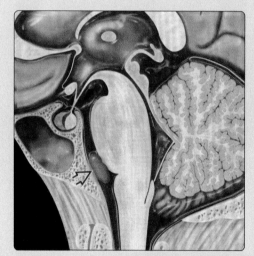
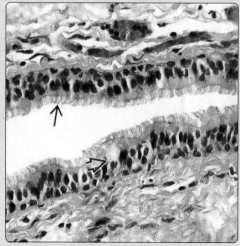

图 7-57 (左图)矢状位示意图显示一典型神经肠源性囊肿➡。颅内神经肠源性囊肿最常见于中线附近,脑干前部。(右图)神经管原肠(内胚层)囊肿通常内衬假复层柱状上皮及纤毛细胞➡。存在数量各异的分泌黏液的杯状细胞➡ (Courtesy P. Burger, MD)

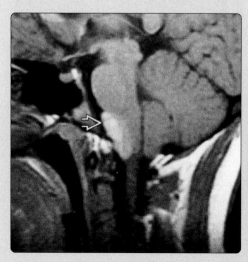
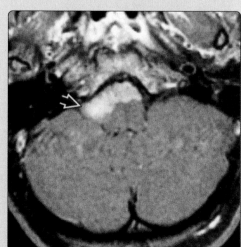

图 7-58 (左图)矢状位 T1WI 图像显示典型神经肠源性囊肿,边界清晰的、高信号的、卵圆形的正中旁占位➡,位于脑桥延髓交界处。(右图)同一位患者轴位 T1C+FS MR 图像显示占位➡延伸至延髓下部前方下外侧。占位中心稍偏离中线,是后颅窝神经肠源性囊肿的典型位置

术语

缩写
- 神经肠源性囊肿(neurenteric cyst,NEC)

同义词
- 神经上皮囊肿、肠源性囊肿、肠囊肿

定义
- 罕见的、良性的、畸形的、内胚层的、中枢神经系统囊肿

影像

一般特点
- 最佳诊断特征
  - 位于延髓前的,长方形的、无强化的、T1/T2 成像上呈略高信号的占位
- 位置
  - 脊髓比脑部更常见(3:1)
  - 70%~75%的颅内神经肠源性囊肿见于后颅窝
    - >95%在颅外
    - 位于脑桥延髓交界处前侧/外侧
    - 70%延伸至中线
  - 25%~30%位于幕上
    - 蝶鞍上,四叠体池
    - 大脑半球(额叶最常见)
- 大小
  - 后颅窝病变通常<2cm;幕上病变通常较大
- 形态学
  - 平滑、分叶、边界清楚

CT 表现
- NECT
  - 低/等/高密度占位,没有钙化或出血
  - 通常没有骨质异常
- CECT
  - 无强化

MR 表现
- T1WI
  - 相对于脑脊液,通常呈等/高信号
- T2WI
  - 相对于脑脊液,90%呈高信号,10%呈低信号
- FLAIR
  - 比脑脊液信号高
- DWI
  - 通常无弥散受限,但少数时可能显示轻度弥散受限
- T1WI C+
  - 通常无强化;偶尔见轻度边缘强化

检查方法推荐
- 最佳影像检查
  - MR T1C+、FLAIR、DWI 序列

鉴别诊断

表皮样囊肿
- "白色"表皮样囊肿(罕见)在 T1WI 上呈高信号
- DWI 上通常弥散受限

皮样囊肿
- 类似脂肪;常有钙化

蛛网膜囊肿
- 在所有序列上类似于脑脊液

施旺细胞瘤
- 显著强化;通常不位于中线

其他内胚层囊肿
- Rathke 裂、胶样囊肿
- 可通过部位来鉴别

颅内脊索瘤
- 脊索的残留
- 通常累及斜坡

病理

一般特点
- 病因
  - 先天性内胚层囊肿
  - 可能起源于持续存在的神经肠管

大体病理和术中特征
- 透明、薄壁、光滑、圆形/分叶状的囊肿
- 内容物性质各异,从澄清无色液体(类似于脑脊液)到较浓稠的、更黏的液体不等

临床要点

临床表现
- 最常见的症状和体征
  - 脑部=无症状或头痛

人口统计学
- 年龄
  - 任何年龄均可;高峰在 34 岁
- 性别
  - 男:女=1:3
- 流行病学
  - 罕见(仅有 75 例颅内病变的病例报道)

自然病程和预后
- 可能数年内保持稳定或非常缓慢的增大

治疗
- 保守观察或手术全切

诊断纲要

注意
- 脑干前部的占位性病变,相对于脑脊液呈高密度/高信号,可能是神经肠源性囊肿

参考文献

1. Medhi G et al: T1 Hyperintense Prepontine Mass with Restricted Diffusion-A White Epidermoid or a Neuroenteric Cyst? J Neuroimaging. ePub, 2015
2. Mathon B et al: Intracranial neurenteric cyst mimicking prepontine subarachnoid hemorrhage. Rev Neurol (Paris). 170(4):301-2, 2014
3. Roder C et al: Neurenteric cysts of the cerebellopontine angle. J Neurol Surg A Cent Eur Neurosurg. 74 Suppl 1:e36-40, 2013
4. Gauden AJ et al: Intracranial neuroenteric cysts: a concise review including an illustrative patient. J Clin Neurosci. 19(3):352-9, 2012
5. Little MW et al: Neurenteric cyst of the anterior cranial fossa: case report and literature review. Acta Neurochir (Wien). 153(7):1519-25, 2011
6. Preece MT et al: Intracranial neurenteric cysts: imaging and pathology spectrum. AJNR Am J Neuroradiol. 27(6):1211-6, 2006

要 点

术语

- 非肿瘤性的肿瘤相关性囊肿(TAC)
- 良性的内含液体的囊肿
  - 与肿瘤相邻,但不在肿瘤内

影像

- 非肿瘤性的肿瘤相关性囊肿的一般影像特征
  - 光滑,边界清楚
  - 可能单发、多发、多房
  - 直接与肿瘤相邻
  - 通常位于肿瘤和脑组织之间
  - 此类囊肿通常脑外>脑内
  - 大小各异,从非常小到很大不等
  - 引起肿瘤相关性囊肿的肿瘤通常很大
- CT
  - 毗邻占位病变的低密度液体积聚
  - 没有钙化、出血
  - 无强化

- MR
  - 信号强度各异(取决于蛋白含量)
  - 相对于脑脊液,通常呈高信号
  - 在 FLAIR 上可能被抑制
  - 通常在 DWI 上没有弥散受限
  - 无/轻度强化

主要鉴别诊断

- 蛛网膜囊肿
- 扩大的血管周围间隙
- 囊性肿瘤

病理

- 被认为是肿瘤的"附带表现"
- 最大可能是比邻巨大脑外肿瘤的脑脊液池内陷而形成的囊肿
- 随着肿瘤的生长,在肿瘤和其相邻脑组织之间的脑脊液陷入

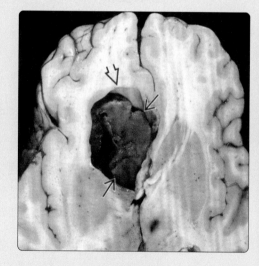
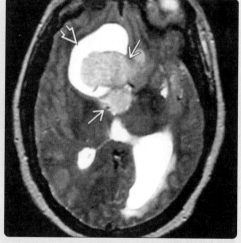

图 7-59 (左图)大体病理显示一例巨大的垂体巨腺瘤➡,伴发一巨大的、良性的、非肿瘤性的、肿瘤周围囊肿➡(Courtesy R. Hewlett, MD)。(右图)一位 58 岁男性患有巨大的垂体巨腺瘤,并呈分叶状向蝶鞍上延伸➡,这是其轴位 T2WI 图像,显示一与其相关的、良性的非肿瘤性的肿瘤周围囊肿➡。在肿瘤被移除后囊肿破裂了,并且没有再复发

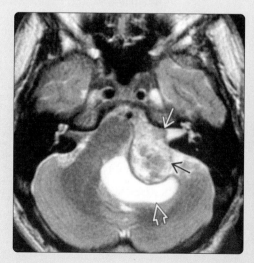
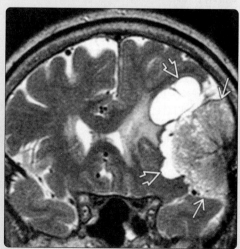

图 7-60 (左图)一个左侧听力进行性下降的 33 岁男性患者,轴位 T2WI MR 显示一个巨大的、混杂信号的桥小脑角占位➡,病变延伸至内听道近端。注意与肿瘤伴发的巨大囊肿➡,相对于脑脊液呈等信号。肿瘤为前庭神经鞘瘤。(右图)冠状位 T2WI MR 显示一例典型的脑膜瘤➡,伴发数个肿瘤相关性囊肿➡。肿瘤呈显著不均一强化,但囊肿无强化

术语

缩写

- 非肿瘤性的肿瘤相关性囊肿(nonneoplastic tumor-associated cyst,TAC)

同义词

- 肿瘤旁囊肿
- "肿瘤预警"囊肿(在外科手术中,可能预示很快接近肿瘤部位)
- 肿瘤相关性蛛网膜囊肿
- 肿瘤相关性扩张的血管周围间隙

定义

- 良性的充满液体的囊肿,毗邻肿瘤,但不在肿瘤内生长

影像

一般特点

- 最佳诊断特征
  - 紧邻肿瘤的无强化的囊肿
- 位置
  - 毗邻肿瘤
    - 脑外肿瘤相关性囊肿比脑内常见多的
    - 肿瘤相关性囊肿通常在肿瘤和脑组织之间
- 大小
  - 大小各异,从很小至非常巨大不等
  - 引起肿瘤相关性囊肿的肿瘤通常巨大
- 形态学
  - 光滑、边界清楚
  - 可为单发、多发、多房

检查方法推荐

- 最佳影像检查
  - 增强 MR
- 推荐检查技术
  - 包括 FLAIR、DWI 序列

CT 表现

- NECT
  - 低密度
  - 没有钙化、出血
- CECT
  - 无强化

MR 表现

- T1WI
  - 取决于内容物的蛋白质含量
    - 相对于脑组织呈低信号
    - 相对于脑脊液,呈等至高信号
- T2WI
  - 高信号
- FLAIR
  - 信号可能被抑制
- DWI
  - 通常无弥散受限
  - 可能显示轻度扩散系数增加

- T1WI C+
  - 通常无强化
  - 可有微弱/轻度的周边强化
    - 继发于反应性炎性改变,囊肿壁内无肿瘤细胞

鉴别诊断

蛛网膜囊肿

- 非肿瘤相关性蛛网膜囊肿比肿瘤相关性囊肿更为常见
- 通常表现和脑脊液完全相似
  - 在 FLAIR 上信号受抑制
  - 在 DWI 上没有弥散受限/扩散系数增加

扩大的血管周围间隙

- 位于脑实质内,不在脑外
- 大小各异的簇集囊肿>>单发病变
- 内含组织间液,但表现类似脑脊液

囊性肿瘤

- 星型细胞瘤
- 血管母细胞瘤
- 施旺细胞瘤

病理

一般特点

- 病因
  - 确切病因不清
  - 被认为是肿瘤"附带现象"
  - 最大可能为毗邻巨大脑外肿瘤的脑脊液池内陷而形成的囊肿
    - 随着肿瘤的生长,在肿瘤和其相邻脑组织之间的脑脊液陷入
  - 血管周围间隙内陷作为病因的可能性不大
  - 部分肿瘤相关性囊肿可能确实为蛛网膜囊肿

大体病理和术中特征

- 薄的囊壁
- 囊内液体性状各异,从澄清到浑浊、富含蛋白质不等

显微镜下特征

- 肿瘤相关性囊肿囊壁通常为胶质增生的脑组织±反应性星形胶质细胞、淋巴细胞
- 没有肿瘤细胞

参考文献

1. Herde RF, et al: Peritumoral cysts associated with pituitary macroadenoma. J Neurosurg 2015 in press.
2. Güzel A et al: Pituitary adenoma coexisting with a suprasellar arachnoid cyst. Turk Neurosurg. 17(2):138-41, 2007
3. Jung S et al: Increased expression of intracystic matrix metalloproteinases in brain tumors: relationship to the pathogenesis of brain tumor-associated cysts and peritumoral edema. J Clin Neurosci. 14(12):1192-8, 2007
4. Arai M et al: Enhancing gliotic cyst wall with microvascular proliferation adjacent to a meningioma. J Clin Neurosci. 13(1):136-9, 2006
5. Osborn AG et al: Intracranial cysts: radiologic-pathologic correlation and imaging approach. Radiology. 239(3):650-64, 2006
6. Lonser RR et al: Edema is a precursor to central nervous system peritumoral cyst formation. Ann Neurol. 58(3):392-9, 2005

第八章
中枢神经系统感染性疾病

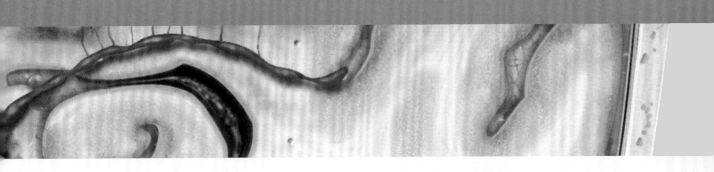

第三节　炎性和脱髓鞘病

分类　感染性疾病可以分为先天性和获得性感染。感染性疾病可以根据病因进一步分类,例如细菌性、病毒性、真菌性、寄生虫和立克次体感染。

根据疾病的严重程度,感染性疾病可以有多种不同的表现。有些疾病(例如典型的疱疹病毒性脑炎)呈急性、爆发性病程,其他则表现为亚急性或慢性病程[例如亚急性硬化性全脑炎(SSPE)和Rasmussen脑炎]。

先天性感染性疾病

术语　先天性脑感染通常被归为一类,并被简称为TORCH感染(包括弓形虫、风疹病毒、巨细胞病毒和疱疹病毒感染),若涵盖先天梅毒,则可统称为TORCH(S)或(S)TORCH。

其他先天性感染包括人免疫缺陷病毒(HIV)感染和淋巴细胞性脉络丛脑膜炎(LCM)。大约40%的HIV阳性的母亲会将HIV感染传递给婴儿,但这一概率在孕母接受HAART治疗,并经剖宫产分娩后出现了明显的下降。

病因　除了疱疹病毒以外,大多数先天性感染都是通过胎盘途径传递给胎儿,而疱疹病毒是在分娩过程中获得的。除弓形虫和梅毒以外,多数先天性感染都是病毒感染。除巨细胞病毒(CMV)感染和疱疹病毒性脑炎可能发生率相对较高以外,多数先天性感染都很罕见。

病理　由于病原体和感染的时间不同,各种病原体经胎盘传播后可引起不同的表现。若感染发生在胎儿发育的早期(例如妊娠的前三个月),通常会引起流产或出生缺陷。幸存的新生儿可发生畸形,例如神经元移行缺陷或脑裂畸形。若感染发生在妊娠晚期,由主要表现为脑组织破坏。常出现小脑畸形伴全脑破坏和广泛脑软化。营养不良性脑实质钙化是CMV、弓形虫、HIV和先天性风疹病毒感染的特征性表现。

获得性感染/炎性疾病

细菌感染

常见引起脑膜炎的细菌包括肺炎链球菌、脑膜炎奈瑟菌、流感嗜血杆菌、单核细胞增多性李斯特菌、B族链球菌和大肠埃希菌。

脑膜炎　不论引起脑膜炎的病原体是什么,化脓性渗出物聚集于基底池是脑膜炎共有的病理特征。渗出物可以填满脑池和蛛网膜下腔。软脑膜-蛛网膜强化是最常见影像学表现。其他并发症表现,例如脑积水、积脓和血管炎,伴或不伴脑梗死,也很常见。

脑脓肿　脑脓肿的发展需经历4个阶段:早期和晚期脑炎期,以及早期和晚期脓腔形成。在早期脑炎阶段,感染通常呈局灶性病变,但并不局限,往往形成由炎症细胞、水肿、坏死灶和瘀点样出血组成

的尚未形成包膜的肿物。在晚期脑炎阶段,感染灶互相融合。可见到中心坏死,边缘由炎症细胞、肉芽组织和成纤维细胞组成,边界不清。早期脓肿形成期紧接着晚期脑炎阶段之后出现。通常在感染2~4周后,形成界限清楚的胶原纤维囊壁,伴中心液化坏死。最后脓腔收缩塌陷。晚期脓肿形成阶段往往可以持续数月,影像学表现常在症状缓解后仍能长期存在。

脑室炎　脓肿壁在脑室旁最薄。如果脓肿破入脑室,则会引起脑室炎(脑室积脓)和脉络丛炎。脑室内脓肿破裂通常是致命的。

病毒感染

急性病毒感染　单纯疱疹病毒脑炎(HSE)是最常见的非流行性病毒性脑炎。超过95%的患者是由1型单纯疱疹病毒(即口腔疱疹病毒)引起的。目前最常见的引起流行性病毒性脑炎的病原体是西尼罗河病毒。

亚急性和慢性病毒感染　许多病毒需经历缓慢的孵育期,因此引起的症状以持续数月甚至数年的持续进展为特征,如亚急性硬化性全脑炎(SSPE),和JC病毒引起的进行性多灶性白质脑病(PML)。

其他感染

结核杆菌感染　每年大约有800万~1 000万例新发结核杆菌感染病例,患病率在发展中国家更高。结核杆菌感染是一个特殊的公共卫生问题。多耐药和泛耐药结核杆菌的出现使得结核感染的早期识别和及时治疗变得更加重要。而HIV与结核杆菌之间相互增强彼此感染致命性的"死亡交叉",是人们特别关注的要点。

寄生虫感染　脑囊虫病(NCC)已经成为世界范围内最常见的中枢神经系统寄生虫感染,同时也是世界范围内引起癫痫发作最常见的原因。尽管大多数寄生虫感染很少累及脑组织,但大多数囊尾蚴病(NCC)患者最终都会出现中枢神经系统病灶。

真菌感染　真菌是一种无所不在的生物,真菌感染是世界许多地区的地方病。大多数真菌,例如曲霉菌,并不常感染人类,通常是通过吸入或穿刺伤引起,在免疫健全患者中,真菌感染引起的肺部病变较脑部感染更多见。

中枢神经系统和全身性真菌感染通常出现在免疫低下患者中。HIV感染/AIDS患者和免疫抑制剂的应用是引起患者发生机会性感染的易感因素。

立克次体感染　立克次体感染,例如落基山斑点热和地中海斑点热,通常伴有皮疹,中枢神经系统感染并不常见,当患者出现中枢神经系统感染时,立克次体常特征性累及血管周围间隙,并引起基底节梗死样病灶。

螺旋体感染　螺旋体是一类革兰氏阴性菌。梅毒和莱姆病分别由苍白密螺旋体和伯氏疏螺旋体引起,是螺旋体感染中最常见的疾病。莱姆病是美国最常见虫媒疾病(蜱虫),莱姆神经疏螺旋体病是继发于伯氏疏螺旋体全身感染的神经系统受累。

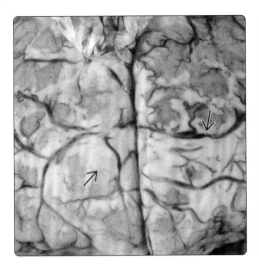

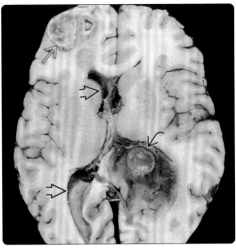

图 8-1 （左图）一例死于急性细菌性脑膜炎患者的尸检大脑近观图。显示脑沟内浓厚的化脓性渗出物➡。其下方脑回水肿、弥漫肿胀。软脑膜炎症、淤血，皮层血管明显（Courtesy R. Hewlett, MD）。（右图）尸检显示多发化脓性脓肿➡，深部白质➡可见一个大脓肿破入脑室内，引起脑室炎➡（Courtesy R. Hewlett, MD）

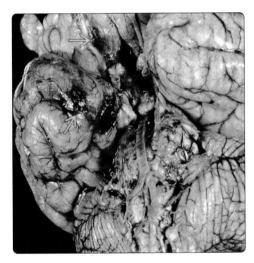

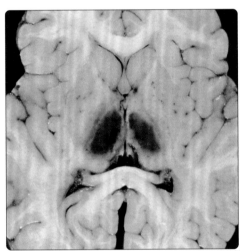

图 8-2 （左图）尸检脑组织显示急性疱疹病毒性脑炎典型表现，显示边缘系统的显著受累，本例中表现为颞叶和额叶下部皮层出血性坏死➡（Courtesy R. Hewlett, MD）。（右图）急性出血性坏死性脑炎患者的尸检病例，可能是病毒感染。许多非流行性病毒性脑炎好发于基底节、丘脑、中脑和脑桥（Courtesy R. Hewlett, MD）

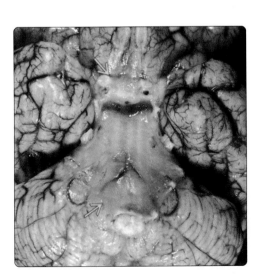

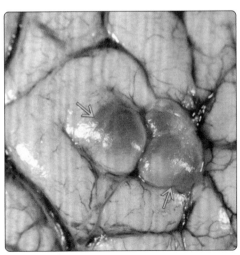

图 8-3 （左图）尸检显示结核性脑膜炎（TBM）。TBM➡通常引起基底池厚重、化脓样外观的渗出物。不论病原体类型，脑膜炎的影像学和病理学表现都很相似（Courtesy R. Hewlett, MD）。（右图）尸检显示位于浅表脑沟内的 2 个脑囊虫病（NCC）囊肿➡。蛛网膜下腔是脑囊虫病在大脑内最常见的累及部位（Courtesy R. Hewlett, MD）

要 点

术语

- 经胎盘传播、引起先天性感染的病原体首字母缩写
- TORCH(S),(S)TORCH,先天性感染,宫内感染

影像

- CMV、弓形虫、淋巴细胞性脉络膜炎、HIV、风疹病毒均可引起脑实质钙化(Ca^{2+})
- CMV→脑室周围钙化(Ca^{2+})±囊肿、皮层裂隙、皮质发育不良、脑白质异常和小脑发育不良
- 超声可用于新生儿筛查,磁共振(MR)用于全面评估,非增强计算机断层扫描(NECT)用于检测或确诊脑实质钙化(Ca^{2+})
- 风疹和单纯疱疹病毒可引起脑叶破坏和脑软化

鉴别诊断

- 假性 TORCH 综合征→基底节钙化,进行性脱髓鞘改变

- 先天性淋巴细胞性脉络膜炎→小头畸形或巨头畸形,脑实质钙化表现与 CMV 感染十分相似

病理

- CMV 是宫内感染最常见的原因;疱疹病毒 DNA

临床要点

- CMV 是最常见的 TORCH 感染
- CMV 感染(10%)可表现为出生时小头畸形、肝脾肿大、瘀斑样皮疹
- 先天性弓形虫感染通常出生时并不明显,在出生后 2~3 个月开始出现症状
- 分娩过程中获得性感染的单纯疱疹病毒感染通常在出生后 3~15 天出现癫痫、昏睡

诊断纲要

- CMV→小头畸形,皮层发育不良,脑室周围钙化(Ca^{2+})±囊腔形成,脑白质病变和小脑发育不良

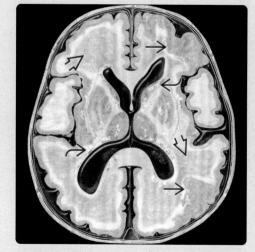 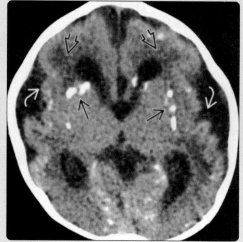

图 8-4 (左图)轴位图像显示脑室周围脑实质钙化☑,白质破坏☑和皮层发育不良☑,均为宫内巨细胞病毒感染的特征表现。(右图)巨细胞病毒感染引起小头畸形患儿的平扫 CT 轴位图像显示广泛脑实质钙化➡。注意侧裂池增宽➡。MR(未显示)证实双侧侧裂池周围多小脑回畸形。双侧额叶白质低密度影➡符合脱髓鞘改变

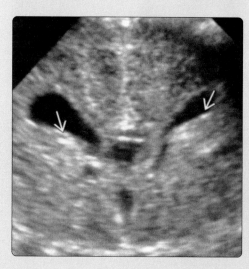 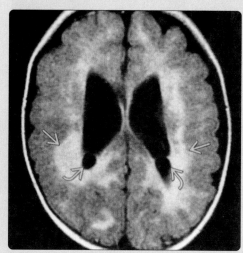

图 8-5 (左图)脑室周围高回声病灶➡符合先天性 CMV 感染患者平扫 CT 上钙化病灶。超声同样可用于检测囊样病变、裂隙和脑裂畸形,均与先天性 CMV 感染有关。(右图)先天性 CMV 感染 FLAIR MR 轴位图像显示脑室周围生发中心溶解性囊肿➡和神经胶质增生导致的广泛脑白质高信号➡

术语

同义词

- TORCH(S),(S)TROCH,先天性感染,宫内感染

定义

- 由经胎盘传播的病原体引起的先天性感染
  - 弓形虫感染(toxo):刚地弓形虫
  - 风疹:风疹病毒
  - 巨细胞病毒(CMV):最常见的 TORCH 感染类型
  - 疱疹:单纯疱疹病毒 2 型(HSV-2)
  - 其他:人免疫缺陷病毒(HIV),淋巴细胞性脉络膜炎(LCM),梅毒

影像

一般特点

- 最佳诊断线索
  - 弓形虫、CMV、HIV 和风疹病毒感染均引起脑实质钙化(Ca^{2+})
  - CMV 引起脑室周围囊肿、裂隙、脑裂畸形和移行异常
  - 不同于成年人 HSV 感染(局限于额叶和颞叶),新生儿 HSV 感染,为弥漫性、多灶性改变
  - 风疹病毒和单纯疱疹病毒可引起脑叶破坏和脑软化
  - 梅毒常引起基底部脑膜炎

CT 表现

- 非增强 CT(NECT)
  - 巨细胞病毒
    - 约50%的患者表现为脑实质和/或脑室周围钙化(Ca^{2+})
    - 局灶性脑白质低衰减区域,±囊肿形成
    - 移行异常,皮层裂隙,脑裂畸形
    - 脑室扩张,脑容量减少,小脑发育不良
  - 弓形虫感染
    - 脑实质和脑室周围钙化散在分布,通常不如 CMV 病毒感染中钙化范围广泛
  - 单纯疱疹病毒
    - 衰减减弱的大病灶,±高衰减出血灶
  - HIV
    - 常合并脑容量减少,基底节和皮层下钙化(Ca^{2+})
- 增强 CT(CECT)
  - 伴有脑膜炎症性成分的病灶(梅毒、单纯疱疹病毒)可能表现为强化

MR 表现

- T1WI
  - 巨细胞病毒
    - 脑室周围室管膜下由于钙化引起的短 T1 信号,脑白质低信号
  - 单纯疱疹病毒
    - 出血区域可能表现为高信号病灶
- T2WI
  - 巨细胞病毒
    - 皮层异常(多小脑回畸形、脑裂畸形),海马发育不良(纵向发育不良)
  - 单纯疱疹病毒
    - T2WI 相上正常"暗皮层"区域消失,弥散受限,±出血性病灶
- FLAIR
  - 巨细胞病毒
    - 由神经胶质增生和脱髓鞘引起的局灶、斑片状或融合性信号增高区域
- T2* GRE
  - CMV、弓形虫、HIV 感染中由于钙化(Ca^{2+})表现为低信号病灶
  - 单纯疱疹病毒和风疹病毒感染中表现为发散模糊的出血灶
- T1WI C+
  - 梅毒感染中可表现为基底脑膜增厚强化
  - 单纯疱疹病毒感染可表现为斑片状轻微的脑实质强化
- MRS
  - 活动性病灶:肌醇和兴奋性氨基酸增高
  - 慢性病变:N-乙酰天冬氨酸减低

超声表现

- 灰阶超声
  - CMV、弓形虫感染中表现为脑室周围有钙化回声病灶(Ca^{2+})
  - 基底节和丘脑分支样回声:豆纹血管病变
    - 与 CMV、弓形虫、梅毒、风疹病毒感染和三倍体有关
  - 脑室周围假性囊肿和脑室粘连

影像学推荐

- 最佳影像检查
  - 颅脑超声用于新生儿筛查
  - 头颅 MR 用于全面评价颅内异常表现
- 检查方法推荐
  - T2* GRE 和/或 NECT 用于检测脑室周钙化(Ca^{2+})或出血

鉴别诊断

结节性硬化

- 室管膜下钙化(Ca^{2+})特征
- 外周结节可能表现类似为移行异常表现
- 白质病变可能与 TORCH 感染中神经胶质增生相似

先天性淋巴细胞性脉络膜炎

- 形成坏死性室管膜炎→导水管梗阻;巨头畸形(43%),小头畸形(13%)
- NECT 表现可能与 CMV 感染十分相似

假性 TORCH 综合征

- 又称 Baraister-Reardon 综合征,Aicardi-Goutières 综合征[脑脊液(CSF)细胞增多,脑脊液中干扰素 α 增高]
  - 进行性大脑和小脑脱髓鞘
  - 基底节钙化(Ca^{2+}),±脑室周围钙化(Ca^{2+})

病理

一般特点

- 病因

- 巨细胞病毒
  - 疱疹病毒科中十分常见的一种 DNA 病毒
  - 引起宫内感染最常见的原因
  - 妊娠期母亲有原发或再度激活的感染
- 单纯疱疹病毒性脑炎
  - 单纯疱疹病毒 2 型
  - 分娩过程中活动性的生殖器感染；经胎盘传播相对少见
- 风疹
  - 披膜病毒科病毒，在美国十分少见
  - 孕早期母亲感染有流产和出生缺陷的高风险
- 弓形虫感染
  - 猫是这一种原虫性寄生虫的终宿主
  - 在美国，50% 的弓形虫感染来源于被污染的肉类
  - 妊娠期间活动性感染→20%~50% 先天性感染
- HIV
  - 经宫颈途径传播
  - 除非采取预防措施，约 30% 的 HIV 阳性女性会导致 HIV 的母婴传播
- 梅毒
  - 由螺旋体细菌属苍白密螺旋体感染引起

大体病理和术中特征

- CMV 病毒感染中常见小头畸形、脑裂畸形、多小脑回畸形
- 弓形虫、风疹病毒、单纯疱疹病毒感染中常见脑组织炎症或破坏

显微镜下特征

- 弓形虫感染可能可见胞囊内的寄生虫
- 风疹病毒感染中可见缺血性坏死
- CMV 病毒感染中可见小胶质细胞结节和巨细胞性细胞

临床要点

临床表现

- 最常见的体征/症状
  - CMV 感染可以在出生时（10%），即表现为小头畸形、肝脾肿大和瘀点样皮疹
    - 55% 有系统性病变的患者，伴有中枢神经系统受累
  - 先天性弓形虫感染通常在出生时并不明显，多在出生后 2~3 个月发病
    - 白瞳症（脉络膜视网膜炎）
  - 在分娩过程中获得的单纯疱疹病毒感染，通常表现为出生后 3~15 天出现癫痫发作，昏睡
    - 宫内感染单纯疱疹病毒（5%）通常表现为出生时脑水肿和生长迟滞
  - HIV 感染通常在出生后 6~12 个月确诊，伴有发育延迟
  - 风疹病毒感染常表现为瘀点样皮疹、低出生体重和白瞳症（白内障）
  - 梅毒→新生儿发育停滞和易激惹，婴幼儿骨痛

人口统计学

- 流行病学
  - CMV 是最常见的 TORCH 感染
    - 在美国发病率 30 000~40 000 例/年

- 宫内刚地弓形虫感染发病率据报道约为 1~6 例/1 000 新生儿
- 单纯疱疹病毒是第二常见的 TORCH 感染
  - 发病率 1/5 000 新生儿
- 由于风疹病毒疫苗接种计划的推行，先天性风疹病毒感染在美国十分罕见
- 先天性梅毒的发病率不同地区各异，报道中发病率最高的地区是南非

自然病程和预后

- 妊娠期间弓形虫和 CMV 病毒的感染的时段与疾病严重程度有关
  - 孕早期感染预后更差
- 伴有 CMV 感染引起神经系统症状的新生儿中，多达 95% 有严重神经发育后遗症

治疗

- 更昔洛韦可能使 CMV 感染婴儿获益
- 风疹病毒感染无特异性治疗
- 孕中期、孕晚期及哺乳期间使用抗反转录病毒治疗可以预防 HIV 传播
- 乙胺嘧啶和磺胺嘧啶可用于治疗新生儿弓形虫感染→与未治疗组相比预后改善
- 单纯疱疹病毒可用阿昔洛韦治疗
- 所有螺旋体感染均应使用青霉素治疗

诊断纲要

考虑

- 新生儿和婴儿 TORCH 感染常伴有小头畸形、眼部异常和宫内生长受限

影像解读要点

- 当影像学出现以下表现时，应考虑先天性 CMV 病毒性脑炎
  - 小头畸形，多小脑回畸形，脑室周围钙化（Ca^{2+}）和囊肿，皮层裂隙，脑白质病变，小脑发育不良

参考文献

1. Bajaj M et al: Clinical and neuroimaging findings in neonatal herpes simplex virus infection. J Pediatr. 165(2):404-407.e1, 2014
2. Bale JF Jr: Congenital cytomegalovirus infection. Handb Clin Neurol. 123:319-26, 2014
3. Wilson MR et al: Diseases of the central nervous system caused by lymphocytic choriomeningitis virus and other arenaviruses. Handb Clin Neurol. 123:671-81, 2014
4. Anderson JL et al: Congenital Lymphocytic Choriomeningitis Virus: When to Consider the Diagnosis. J Child Neurol. 29(6):837-842, 2013
5. Nickerson JP et al: Neuroimaging of pediatric intracranial infection–part 2: TORCH, viral, fungal, and parasitic infections. J Neuroimaging. 22(2):e52-63, 2012
6. Parmar H et al: Pediatric intracranial infections. Neuroimaging Clin N Am. 22(4):707-25, 2012
7. Kulkarni AM et al: Fetal intracranial calcification: pseudo-TORCH phenotype and discussion of related phenotypes. Am J Med Genet A. 152A(4):930-7, 2010
8. Briggs TA et al: Band-like intracranial calcification with simplified gyration and polymicrogyria: a distinct "pseudo-TORCH" phenotype. Am J Med Genet A. 146A(24):3173-80, 2008
9. Sanchis A et al: Genetic syndromes mimic congenital infections. J Pediatr. 146(5):701-5, 2005
10. de Vries LS et al: The spectrum of cranial ultrasound and magnetic resonance imaging abnormalities in congenital cytomegalovirus infection. Neuropediatrics. 35(2):113-9, 2004
11. Jones J et al: Congenital toxoplasmosis. Am Fam Physician. 67(10):2131-8, 2003

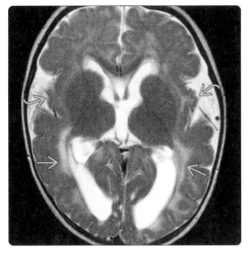
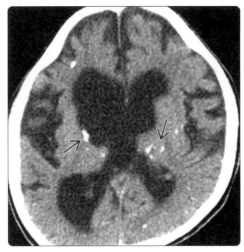

图 8-6 （左图）先天性 CMV 病毒感染患儿的 T2WI FSE 序列 MR 轴位图像显示由于脑裂周围多小脑回畸形引起的广泛脑裂池增宽➡。神经胶质增生和脱髓鞘导致脑室周围白质融合病变信号增高➡。（右图）弓形虫感染患者的 NECT 轴位图像显示多发散在脑钙化灶➡，注意脑室扩张和大脑半球脑容量减少。该病是由原虫刚地弓形虫感染引起

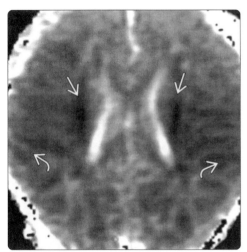
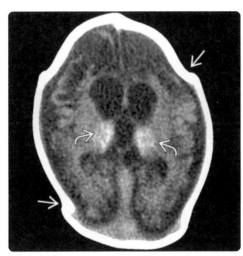

图 8-7 （左图）一例急性单纯疱疹 2 型病毒感染引起癫痫发作患儿的 ADC 轴位影像显示脑室周围白质➡、皮层和皮层下白质➡弥漫性低信号。（右图）一例表现为白内障的先天性风疹病毒感染患儿的 NECT 轴位图像显示大脑半球萎缩。图像中可见继发于脑容量丢失的颅缝重叠➡，注意中央基底节钙化➡

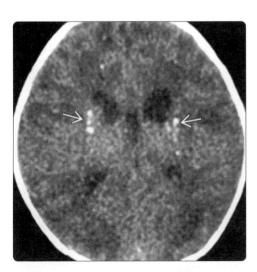
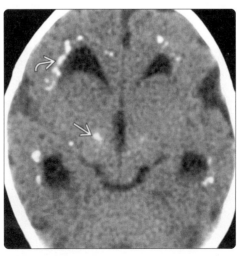

图 8-8 （左图）一例表现为小头畸形的淋巴细胞性脉络膜炎病毒感染患儿的 NECT 轴位图像显示散在的基底节钙化➡。这一疾病的临床和影像学特征可与巨细胞病毒感染高度相似。（右图）假性 TORCH 综合征患儿的 NECT 轴位图像显示基底节钙化➡和脑室周围钙化➡。假性 TORCH 综合征是一种常染色体隐性遗传疾病，表现为脑实质钙化和进行性脱髓鞘

二、先天性巨细胞病毒

要　点

术语

- 先天性巨细胞病毒（CMV）
  - CMV 病毒是美国最常见的宫内感染病原体

影像

- 小脑畸形：脑损伤的疾病谱和严重程度取决于胎儿感染的时期
- 颅脑超声
  - 脑室围围高回声病灶
  - 分支样基底节高回声（豆状核纹状体血管病）
  - 脑室周围环状透明样病灶可能之后出现室管膜下钙化（Ca²⁺）
- 临床怀疑 CMV 感染应完善非增强 CT，和/或补充头 MR
  - 颅内钙化（Ca²⁺，40% ~ 70%）：脑室周围（室管膜下）（生发层溶解性区域）
- 头 MR 用于全面评估颅脑异常
  - 无脑回畸形→巨脑回畸形→弥漫性多小脑回畸形→局灶性皮层发育不良→脑裂畸形性裂隙
  - 脑白质异常：脑室周围生发层溶解性囊肿，脱髓鞘，神经胶质增生
  - 小脑发育不良

鉴别诊断

- 先天性淋巴细胞性脉络膜炎（LCM）
- 弓形虫感染
- 假性 TORCH 综合征

病理

- 疱疹病毒家族中广泛存在的 DNA 病毒
- 血源性播散至脉络丛，并在室管膜、生发基质和毛细血管内皮复制

临床要点

- 大多数被感染的新生儿表现正常
- 55% 有系统性感染的患儿存在中枢神经系统受累

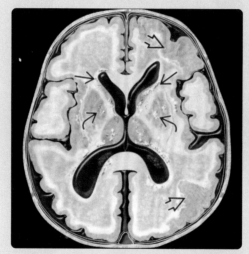
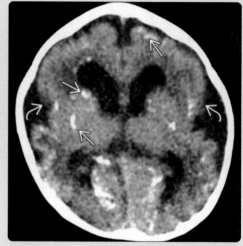

图 8-9　（左图）轴位图像显示大量脑室周围 ⇨ 和基底节 ⇨ 钙化。注意皮层发育不良区域（多小脑回畸形）⇨。脑室扩张提示邻近脑白质容量减少。黄色区域脑白质异常提示水肿、脱髓鞘和/或神经胶质增生区域。（右图）NECT 轴位图像显示广泛脑室周围和脑实质钙化 ⇨。注意开放的外侧裂和外侧裂周围单一的皮层 ⇨。MR 确证为多小脑回畸形

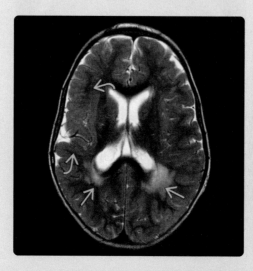
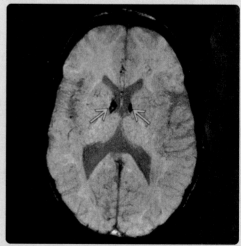

图 8-10　（左图）先天性 CMV 感染患儿的 T2WI MR 轴位图像显示右侧外侧裂周围皮质发育不良 ⇨（可能为多小脑回畸形）和顶叶为著的脑白质异常信号区域 ⇨，可能是由于神经胶质增生和/或脱髓鞘改变。脑室扩张继发于脑白质容量减少。（右图）同一患者的 SWI 轴位图像显示钙化引起的额叶脑室周低信号 ⇨

术语

缩写

- 先天性巨细胞病毒(CMV)

定义

- 巨细胞病毒经胎盘传播引起的先天性感染,CMV是疱疹病毒家族中的一员
  - 在美国,引起宫内感染最常见的病原体

影像

一般特点

- 最佳诊断线索
  - 小头畸形,大脑损伤的疾病谱取决于胎儿感染的时期
  - 颅内钙化(40%~70%);脑室周围(室管膜下生发基质区域)
  - 移行异常:无脑回畸形→巨脑回畸形→多小脑回畸形→脑裂畸形性裂隙
  - 脑白质异常:髓鞘形成延迟,髓鞘形成障碍
  - 大脑、小脑发育不良
  - 脑室周囊肿,脑室扩大,脑室粘连,豆状核纹状体血管病
- 妊娠期感染的时期决定中枢神经系统损伤的类型
  - 18周以前→神经元、胶质细胞数目减少,无脑回畸形,小脑变小,脑室扩张
  - 18~24周→移行异常,小脑发育不良,脑裂畸形
  - 孕晚期→髓鞘形成延迟,髓鞘形成障碍,脑室周囊肿
  - 围产期→髓鞘成熟延迟,局灶性脑白质损伤(星形胶质细胞增生)

CT 表现

- 非增强 CT(NECT)
  - 颅内钙化(Ca^{2+},40%~70%):脑室周围(室管膜下)(生发基层溶解性区域)
  - 脑白质容量丢失,脑白质低衰减,±脑室周囊肿,脑室扩张
  - 皮层脑回异常
  - 小脑发育不良

MR 表现

- T1WI
  - 脑室周围室管膜下方继发于钙化的短T1信号
  - 脑室扩张和脑室周围脑白质容量丢失±脑室周围囊肿
  - 小脑发育不良
- T2WI
  - 移行异常:无脑回畸形,巨脑回畸形,弥漫性或局灶性多发小脑回畸形,脑裂畸形
  - 髓鞘形成延迟或破坏±脑室周围囊肿(通常位于颞极)
  - 局灶性脑白质病灶,表现为高T2信号(神经胶质增生/脱髓鞘病灶),主要在顶叶深部白质
  - 海马发育不全(纵向)
- FLAIR
  - 由于胶质细胞增生导致的局部、斑片样或融合性高信号区域±脑室周围低信号囊肿
- $T2^*$ GRE
  - 钙化(Ca^{2+})导致的脑室周围信号减低
- MRS
  - 由于神经元成分丢失导致 N-乙酰天冬氨酸(NAA)/肌酐(Cr)比降低,肌醇增高(胶质细胞增生)

超声表现

- 灰阶超声
  - 脑室周围环状透明区可能较室管膜下钙化(Ca^{2+})出现更早
  - 基底节和丘脑分支样回声(豆状核纹状体血管病变)
  - 脑室周围囊肿和脑室粘连
  - 小脑发育不良

影像学建议

- 最佳影像检查
  - 超声检查用于围产期或新生儿筛查
  - 非增强 CT(NECT)通常不是必需的
  - 颅脑 MR 可用于全面评估脑部异常
- 方案建议
  - 高分辨新生儿神经超声检查
  - NECT 或 $T2^*$ GRE 序列可用于检测不明显的钙化灶或出血

鉴别诊断

先天性淋巴细胞性脉络膜炎

- 啮齿动物为媒介传播的沙粒病毒:野生家鼠和仓鼠携带
- 坏死性室管膜炎导致导水管梗阻(巨头畸形43%,小头畸形13%)
- NECT 上影像学表现可能与 CMV 病毒感染高度相似

弓形虫感染

- 原虫性寄生虫
  - 母源性危险因素包括:
    - 妊娠期间接触猫的排泄物
    - 进食生肉或未煮熟的肉类
- 发病率约为 CMV 感染的 1/10,巨头畸形>小头畸形,皮层发育不良更少见,随机分布的脑实质钙化(Ca^{2+})

假性 TORCH 综合征

- Baraister-Reardon 综合征,艾卡迪-戈提埃综合征(脑脊液细胞增多,脑脊液干扰素 α 增高)
  - 常染色体隐性遗传,进行性大脑和小脑脱髓鞘和退行性变
  - 基底节和脑干钙化(Ca^{2+}),脑室周围钙化(Ca^{2+})更少见
- 编码封闭蛋白(occludin)的 OCLN 基因突变
  - 常染色体隐性遗传的小头畸形
  - 多小脑回畸形伴皮层下带状钙化

病理

一般特点

- 病因
  - CMV 是疱疹病毒家族的一种分布广泛的 DNA 病毒
  - 嗜神经病毒,在室管膜、生发基质和毛细血管内皮内复制
  - 胎盘炎引起慢性缺血,并导致继发性灌注不足
- 宫内感染最常见的病因
- 感染机制
  - 胎儿感染
    - 母亲妊娠期间原发性感染 VS. 母亲既往潜伏性感染妊娠期间再激活
  - 新生儿感染
    - 母亲在分娩过程中感染,通过哺乳或输血的方式传播病毒

分期,分级和分类

- 妊娠期间感染的时机决定病变类型
  - 妊娠 8~20 周期间神经元形成
  - 妊娠 24~26 周神经元移行
  - 星形胶质细胞在神经元形成晚期开始生成
  - 妊娠 26 周时生发中心最大
  - 少突胶质细胞在妊娠晚期的前一个半月内形成

大体病理和术中特征

- 小头畸形
- 孕早期感染
  - 生发中心坏死,胶质细胞和神经元减少,脑白质容量丢失

显微镜下特征

- CMV 感染的标志:巨细胞内可见病毒核团和胞质内涵体
- 斑片样或局灶细胞坏死(特别是生发基质细胞)
- 血管炎症和血栓形成,血管和室管膜下方营养不良性钙化(Ca^{2+})

临床要点

临床表现

- 最常见的体征和症状
  - 多数被感染的新生儿表现正常
  - 10%被感染的患儿有系统性疾病体征
    - 肝脾肿大,瘀点,脉络膜视网膜炎,黄疸,宫内生长受限
  - 55%有系统性病变的患者存在中枢神经系统受累
    - 小头畸形,癫痫发作,肌张力减低或增高,神经感音性耳聋(SNHL)
- 临床特点
  - 血清阴性的女性发生垂直传播的风险最高
- 诊断方法
  - 快速培养技术用于诊断 CMV(尿)
  - 晚期诊断可以通过 PCR 技术检测新生儿 Guthrie 卡内 CMV-DNA
  - 脑脊液 β-2 微球蛋白水平升高、小头畸形、神经系统影像学表现对预后有预测价值

人口统计学

- 流行病学
  - 全部新生儿中约 1%患儿存在 CMV 感染(其中 10%存在中枢神经系统受累或系统性疾病的症状或体征)
  - 约 40%妊娠期间存在 CMV 感染的母亲会将病毒传播给胎儿

自然病程和预后

- 3 个预后亚组
  - 存在中枢神经系统受累的新生儿(小头畸形,脑室周围钙化)
    - 高达 95%的本组患儿存在严重神经发育后遗症
  - 仅存在系统性临床表现的新生儿(肝脾肿大,瘀点,黄疸)
    - 预后较好,但仍受到严重影响
  - 存在 CMV 感染但无中枢神经系统受累或系统性临床表现
    - 预后最好,但仍有发育延迟、运动障碍和神经感音性耳聋风险
  - 总死亡率约 5%

治疗

- 更昔洛韦治疗可能使被感染的患儿获益

诊断纲要

考虑

- 在发育延迟、伴有神经感音性耳聋的小头畸形患儿应考虑先天性 CMV 病毒感染

影像解读要点

- 当 MR 出现以下表现时,需考虑先天性 CMV 脑炎
  - 小头畸形,移行异常,脑室周围囊肿,脑白质异常和小脑发育不良
- 当 NECT 表现为典型 CMV 感染样表现,但(S)TORCH 筛查阴性时,应考虑
  - 淋巴细胞性脉络膜炎(LCM)和假性 TORCH 综合征

参考文献

1. Capretti MG et al: Role of cerebral ultrasound and magnetic resonance imaging in newborns with congenital cytomegalovirus infection. Brain Dev. 36(3):203-11, 2014
2. Alarcon A et al: Clinical, biochemical, and neuroimaging findings predict long-term neurodevelopmental outcome in symptomatic congenital cytomegalovirus infection. J Pediatr. 163(3):828-34, 2013
3. Fink KR et al: Neuroimaging of pediatric central nervous system cytomegalovirus infection. Radiographics. 30(7):1779-96, 2010
4. Lanari M et al: Neuroimaging in CMV congenital infected neonates: how and when. Early Hum Dev. 88 Suppl 2:S3-5, 2012
5. Manara R et al: Brain magnetic resonance findings in symptomatic congenital cytomegalovirus infection. Pediatr Radiol. 41(8):962-70, 2011
6. Malinger G et al: Imaging of fetal cytomegalovirus infection. Fetal Diagn Ther. 29(2):117-26, 2011
7. O'Driscoll MC et al: Recessive mutations in the gene encoding the tight junction protein occludin cause band-like calcification with simplified gyration and polymicrogyria. Am J Hum Genet. 87(3):354-64, 2010
8. Malm G et al: Congenital cytomegalovirus infections. Semin Fetal Neonatal Med. 12(3):154-9, 2007

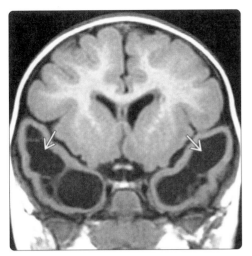

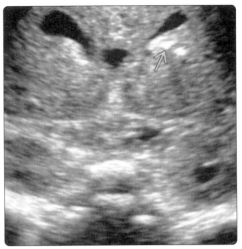

图 8-11 （左图）一例小头畸形患儿的 T1WI MR 冠状位图像显示大量脑室周围空腔样生化层溶解性囊肿➡。超声、CT 或 MR 检测到这类囊肿应考虑可能的先天性 CMV 感染。（右图）先天性 CMV 感染患者的冠状位颅脑超声显示脑室周围有回声反射病灶➡，符合钙化表现

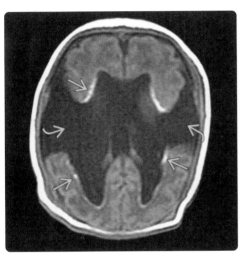

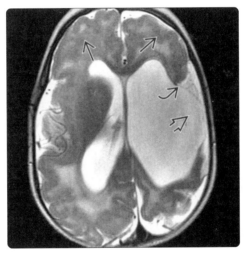

图 8-12 （左图）一例先天性 CMV 感染患儿的 T1WI 轴位图像显示双侧分离型脑裂畸形➡。注意脑室周围由于钙化导致的 T1 高信号➡。（右图）T2WI MR 轴位图像显示左侧半球分离型脑裂畸形➡，衬以皮层多小脑回畸形➡。注意双侧额叶广泛的小脑回畸形➡，斑片样脑白质高信号提示脱髓鞘区域或胶质细胞增生

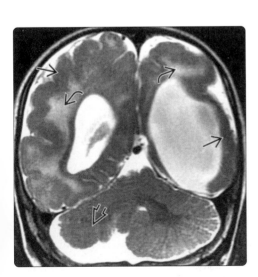

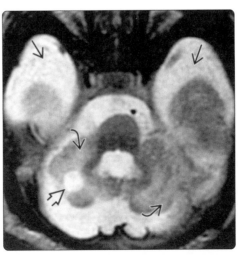

图 8-13 （左图）T2WI MR 冠状位图像显示继发于脑白质容量丢失的脑室扩张，反映水肿、胶质细胞增生或脱髓鞘➡的脑白质高信号，以及多小脑回畸形➡。此外需注意右侧小脑半球发育不良➡。（右图）一例新生儿的 T2WI MR 轴位图像显示小脑发育不良➡和小脑局灶性囊性损伤➡。颅中窝蛛网膜下腔间隙扩张➡是颞叶发育不良的表现

要　点

术语

- 先天性获得性免疫缺陷综合征（AIDS），即母源传播的 AIDS

影像

- 基底节钙化（Ca^{2+}），大脑发育不良
- 脑叶萎缩，尤其以额叶为著
- 豆状核纹状体微血管病变：基底节钙化（Ca^{2+}，30%～85%）>额叶脑白质病变>小脑病变
- 脑萎缩，±钙化引起的基底节区短 T1 信号
- ±额叶皮层下脑白质高信号，梗死
- 梭形血管病变（晚期表现）
- 包括 MRA 和基线 NECT/MR

鉴别诊断

- 巨细胞病毒感染：脑室周围实质钙化（Ca^{2+}），小头畸形，皮质发育不良
- 弓形虫感染：散在脑实质钙化，±脑积水
- 假性 TORCH 综合征：基底节、脑干和脑实质钙化，神经退行性病变

病理

- 小胶质细胞和巨噬细胞中的 HIV
- 纤维化和钙化性血管病变，血管瘤，卒中，脱髓鞘病变，±出血

临床要点

- 发育延迟，进行性脑病，运动性里程碑事件减少，卒中
- 儿童 HIV 感染：占美国 HIV 病例约 2%，全球范围内约 5%～25%，90% 经垂直传播获得
- 绝大多数在分娩、孕晚期或通过哺乳获得
- 机会性感染较成人 HIV 感染患者少见

诊断纲要

- 月龄>2 个月的患儿存在双侧对称性基底节钙化时应考虑先天性 HIV 感染
- 当检测到梭形血管病变时应怀疑先天性 HIV 感染

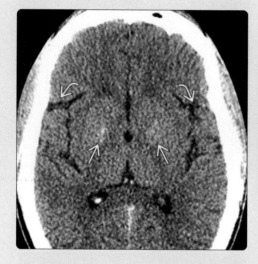
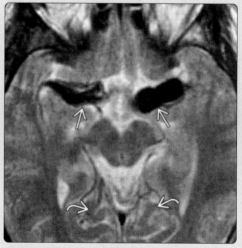

图 8-14　（左图）一例经垂直传播感染 HIV 的 5 岁女童的 NECT 轴位图像显示轻到中度脑萎缩，大脑外侧裂池明显➦。注意累及苍白球的局灶性钙化➡。（右图）一例有既往卒中史并有先天性 HIV 感染的 12 岁男童的 T2WI MR 轴位图像显示 Willis 环动脉梭形血管瘤样扩张➡。同时存在累及枕叶➚的早期脑萎缩证据

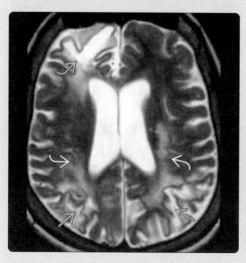
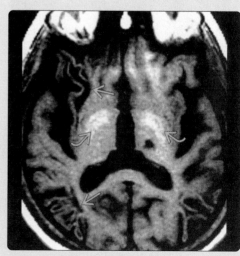

图 8-15　（左图）一例先天性 HIV 感染的 10 岁男童的 T2WI MR 轴位图像显示右侧额叶➥和双侧顶叶➪由于陈旧性脑梗死导致的脑软化灶。注意弥漫性脑容量丢失和深部脑白质边界不清的 T2 信号改变➦。（右图）同一例患者的 T1WI MR 轴位图像显示基底节区钙化引起的短 T1 信号➥，同时也值得注意了陈旧性脑梗死导致的囊性脑软化➥

术语

同义词

- 先天性 AIDS，儿童人免疫缺陷病毒 1 型感染

定义

- 早期宫内感染、妊娠晚期感染、分娩中或经哺乳感染

影像

一般特点

- 最佳影像学线索
  - 基底节钙化 Ca^{2+}
  - 脑萎缩

CT 表现

- NECT
  - 脑萎缩，额叶为著
  - 豆状核纹状体微血管病变：基底节钙化（30%~85%）>额叶白质病变>小脑病变
- 增强 CT（CECT）
  - ±基底节钙化出现前可有轻微基底节强化
- CTA
  - 颅内血管扩张或梭形扩张（3%~5%）

MR 表现

- T1WI
  - 脑萎缩，±基底节区钙化导致的短 T1 信号
- T2WI
  - ±额叶皮层下脑白质高信号，梗死
- $T2^*$ GRE
  - 可能钙化表现更明显
- DWI
  - ±卒中患者出现弥散受限
- T1WI C+
  - ±早期轻微基底节强化
- MRA
  - 梭形血管病变（晚期）
- MRS 序列
  - N-乙酰天冬氨酸（NAA）减低，肌醇/肌酐比值增高，出现兴奋性神经递质

影像学推荐

- 最佳影像检查
  - 非增强 CT（NECT）
- 检查方法推荐
  - 包括 MRA 和基线 NECT/MR

鉴别诊断

巨细胞病毒

- 脑室周围钙化，小头畸形，皮层发育不良

弓形虫感染

- 散在脑实质钙化，±脑积水

病理

一般特点

- 病因
  - HIV 侵犯小胶质细胞和巨噬细胞

大体病理和术中特征

- 广泛脑容量丢失
- 纤维化和钙化性血管病变，血管瘤，卒中，脱髓鞘±出血
- 尸检中脑血管病变的发生率为 25%，（3%~5%可在影像学检查中发现脑血管病变）

显微镜下特征

- 小胶质细胞结节，多核巨细胞，钙化性血管病变，髓鞘丢失

临床要点

临床表现

- 最常见的体征和症状
  - 脑病，运动性里程碑事件减少
  - 卒中，小头畸形
- 临床特点
  - 儿童通常在出生 3 个月后出现症状
    - 肝大，淋巴结肿大，肺炎，感染，脑病
    - 当母亲分娩前接受抗病毒预防治疗时，新生儿先天性 CMV 感染率较高

人口统计学

- 年龄
  - 症状在出生后 12 周后才出现；部分患儿 10 岁以前都表现为无症状性感染
- 流行病学
  - 儿童 HIV 病例占美国 HIV 病例 2%，全球范围内 5%~25%，其中 90%经垂直传播获得
    - 绝大多数在出生时、孕晚期或通过哺乳获得

自然病程和预后

- 如果出生后 1 年内出现症状→20%患者在婴儿期死亡
- 机会性感染较成人 HIV 感染更少见

治疗

- 可通过 PCR、HIV 血培养、p24 抗原检测确诊
- 抗反转录病毒治疗可以改善预后

诊断纲要

影像解读要点

- 当月龄>2 个月的患儿存在双侧对称性基底节钙化时应考虑先天性 HIV 感染
- 当检测到梭形血管病变时需考虑 HIV 感染

参考文献

1. Tardieu M et al: Virus-induced lesions and the fetal brain: examples of the transmission of HIV-1 and CMV from mother to offspring. Handb Clin Neurol. 112:1103-8, 2013
2. Parmar H et al: Pediatric intracranial infections. Neuroimaging Clin N Am. 22(4):707-25, 2012

四、新生儿疱疹病毒性脑炎

要　点

术语

- 新生儿单纯疱疹性脑炎,单纯疱疹病毒 2 型 (HSV-2),新生儿单纯疱疹病毒

影像

- 早期:脑水肿,DWI 异常
- 晚期:脑萎缩,囊肿形成,脑室扩张,钙化
- 多样性颅脑受累,早期 DWI 异常
- 多样性:脑白质,脑灰质(皮层,基底节),颞叶,脑干,小脑,±脑灰白质交界区
  - 不同于成人和年长儿童患者单纯疱疹性脑炎,新生儿单纯疱疹性脑炎通常表现为弥漫性病变,而非好发且局限于颞叶
- 早期:CT 表现正常(27%),表现为分布多样性,低密度病灶
- 早期:T2 高信号(水肿、神经元坏死),基底节受累(57%)
- 出血性病变较 HSV-1 感染更罕见

鉴别诊断

- 围生期和/或出生后感染
- 动脉性或静脉性脑卒中/缺血
- 垂直传播感染,TORCH
  - CMV 感染→小头畸形,钙化,皮层裂隙或脑裂形成不良
  - 弓形虫感染→散在脑实质钙化,脑积水

病理

- 传播途径:围生期感染(85%),出生后感染(10%),宫内感染(5%)

临床要点

- 若母亲患有活动性感染,可采用剖宫产分娩,静脉输注阿昔洛韦

诊断纲要

- 当新生儿存在无法解释的 DWI 异常时应怀疑 HSV-2 感染

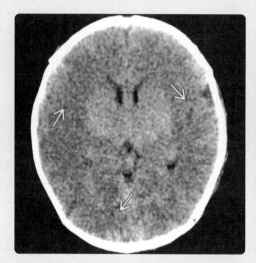
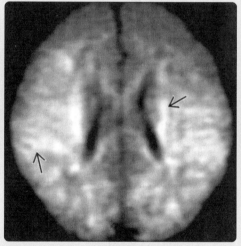

图 8-16　(左图)一例患 HSV-2 脑炎新生儿的 NECT 轴位图像显示广泛分布的灰质和白质低密度➡,基线 NECT 在高达 27% 的患儿中可能表现正常。(右图)一例患有癫痫和囟门凸起的 2 周患儿的 DWI MR 轴位图像显示双侧大脑半球广泛弥散受限➡,以随机分布的方式同时累及灰质和白质,并检测到抗单纯疱疹病毒 IgM 升高和 PCR 结果阳性。DWI 是早期检测必需的检查手段

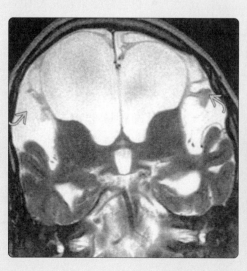
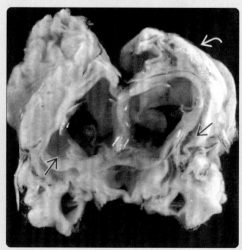

图 8-17　(左图)一例患有围生期 HSV-2 脑炎的新生儿的 T2MR 冠状位图像显示双侧大脑半球广泛囊性脑软化➡,伴有侧脑室显著的"拉空样"扩张。(右图)冠状位大体病理显示新生儿经垂直传播感染 2 型单纯疱疹病毒后的大脑改变,表现为脑室扩张和囊性脑软化➡,同时缺乏正常的皮层脑沟➡。大约 5% 的新生儿 HSV-2 型感染是经宫内感染获得的

术语

缩写

- 新生儿单纯疱疹病毒（HSV），单纯疱疹病毒-2 型（HSV-2）

影像

一般特点

- 最佳诊断线索
  - 多样性颅脑受累，早期 DWI 异常
- 受累部位
  - 多变性：脑白质，灰质（皮层，基底节），颞叶，小脑，脑干，±灰白质交界区

CT 表现

- 非增强 CT（NECT）
  - 早期：正常（27%），分布部位多变性，低密度病灶
  - 晚期：脑积水，囊肿，钙化（基底节，丘脑，皮层或脑白质）

MR 表现

- T1WI
  - 早期：组织肿胀，受累区域 T1 低信号
  - 晚期：脑萎缩，囊肿，脑室扩张，±短 T1 信号（实质钙化 Ca^{2+}）
- T2WI
  - 早期：T2 高信号（脑水肿，神经元坏死），约 57% 基底节受累
  - 晚期：囊性脑软化，脑萎缩，脑白质高信号
- T2* GRE
  - 出血灶相对单纯疱疹病毒 1 型感染更少见
- DWI
  - 受累区域弥散受限
- T1WI C+
  - 受累区域斑片样强化，±脑膜强化
- MRS
  - 急性：乙酰胆碱升高，葡萄糖升高，谷氨酰胺升高，±乳酸酯，N-乙酰天冬氨酸减低
  - 慢性：所有代谢产物减低

超声表现

- 早期：基底节区线性回声
- 晚期：多发性囊性脑软化，±钙化（Ca^{2+}）

影像学推荐

- 检查方法推荐
  - 非增强 CT（NECT）、MR

鉴别诊断

围生期和/或出生后感染

- 其他细菌或病毒感染可以与新生儿单纯疱疹病毒感染表现相似

脑卒中/缺血

- 动脉性或静脉性脑梗死

垂直传播性感染，TORCH

- CMV→小头畸形，钙化（Ca^{2+}），皮质裂隙或畸形
- 弓形虫感染：散在分布的钙化（Ca^{2+}），脑积水

病理

一般特点

- 病因
  - 传播途径：围生期感染（85%），出生后感染（10%），宫内感染（5%）

分期、分级和分类

- 宫内、围生期或出生后感染获得的单纯疱疹病毒感染被分为以下几种类型：
  - 宫内感染
  - 弥散病变
  - 中枢神经系统病变

大体病理和术中特征

- 早期：脑膜脑炎，坏死，±出血，小胶质细胞增生
- 晚期：萎缩，囊肿，钙化（Ca^{2+}），±脑积水

临床要点

临床表现

- 最常见的临床体征/症状
  - 出生后感染：昏睡，呼吸暂停，喂养差，±癫痫发作，囟门凸出
  - 宫内感染：低出生体重，小头畸形，小眼畸形，±黏膜溃疡
- 临床特点
  - 脑脊液：细胞增多（单核细胞增多），蛋白升高
  - 脑电图（EEG）：非特异性表现

人口统计学

- 年龄
  - 围生期感染的起病时间：出生后 2~4 周
- 流行病学
  - 不常见，发病率约为 1/3 200 例分娩

自然病程与预后

- 中枢神经系统受累新生儿死亡率约 3%，弥漫病变新生儿死亡率约 29%
- 幸存患儿：脑性瘫痪，癫痫发作，智力发育迟滞

治疗

- 若存在活动性母源性感染可行剖宫产分娩，静脉输注阿昔洛韦

诊断纲要

考虑

- 新生儿出现无法解释的 DWI 异常时应考虑 HSV-2 感染

影像解读要点

- 出生后感染：受累部位多变性，+DWI 弥散受限，±出血
- 宫内感染：脑萎缩，散在钙化（Ca^{2+}），囊性脑软化，脑室扩张

参考文献

1. Bajaj M et al: Clinical and neuroimaging findings in neonatal herpes simplex virus infection. J Pediatr. 165(2):404-407.e1, 2014
2. Pinninti SG et al: Neonatal herpes simplex virus infections. Pediatr Clin North Am. 60(2):351-65, 2013

要　点

术语

- B 族链球菌性脑膜炎，B 族 β 溶血性链球菌性脑膜炎
- 发达国家新生儿脑膜炎的首要病因

影像

- 急性临床表现：脑膜炎，脑炎，血管炎，脑室炎，硬膜下腔积液、积脓，动脉性或静脉性脑梗死
- 动脉分布区域常受累
- 受累部位多变：硬膜，软脑膜，脑实质强化
- 室管膜强化+脑室残迹=脑室炎
- 灰质-白质交界处模糊或缺失±基底节、丘脑、脑白质高信号
- FLAIR 序列上皮层、蛛网膜下腔、硬膜下、脑裂池、脑室内高信号
- 梗死和积脓腔内弥散受限

- 硬膜下积液（薄壁）和积脓（厚壁）腔壁边缘强化
- 动脉狭窄，±阻塞
- 硬膜静脉窦/皮层静脉血栓形成：约 30%
- MR 及增强 MR、DWI、MRA 和 MRV

鉴别诊断

- 肠源性，革兰阴性细菌性脑膜炎
- 大肠埃希菌：和 B 族链球菌性脑膜炎同为发达国家新生儿脑膜炎的主要病因
- 单核细胞增生性李斯特菌：革兰氏阳性杆菌
- 肠杆菌：出生后最初的几个月内脑膜炎最常见的病因

诊断纲要

- 没有特异性影像学表现足以区分 B 族链球菌性脑膜炎与其他新生儿脑膜炎

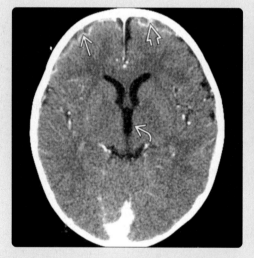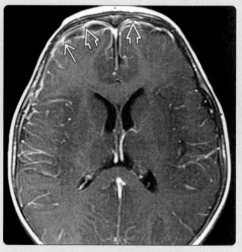

图 8-18 （左图）一例 B 族链球菌性脑膜炎患儿的增强 CT（CECT）轴位图像显示皮层强化➡和软脑膜强化➡，注意侧脑室前角和第三脑室扩张➡，反映脑脊液循环受阻。（右图）同一例患者的增强 MR T1WI 增强序列（在基线 CECT 完成后 24h 完善以评估该患者癫痫持续状态情况）轴位图像更清晰地显示了周围额叶皮层➡和软脑膜强化➡。脑脊液革兰氏染色显示革兰氏阳性双球菌

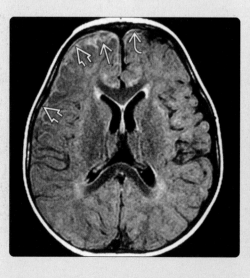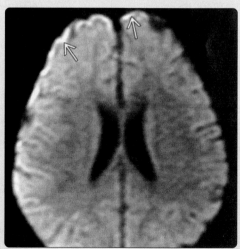

图 8-19 （左图）MR FLAIR 轴位成像是一种敏感检测早期复杂性脑外液体积聚的检查手段。FLAIR 序列高信号可见于右侧额叶皮层➡和右侧额颞叶蛛网膜下腔内➡。注意左侧额叶蛛网膜下腔的早期受累➡。（右图）同一例脑膜炎患者磁共振 DWI 序列轴位图像有助于鉴别硬膜下积液和硬膜下积脓。双侧额叶硬膜下积聚物高信号➡表现出低 ADC 值

术语

缩写

- B 族链球菌(GBS)性脑膜炎

同义词

- B 族 β 溶血性链球菌性脑膜炎

定义

- 发达国家新生儿脑膜炎首要病因
  - 早发型病变(EOD):GBS 脓毒血症出现在出生后一周内
  - 迟发型病变(LOD):GBS 脓毒血症出现在出生后 1~4 周内

影像

一般特点

- 最佳诊断线索
  - 新生儿脑膜脑炎
- 受累部位
  - 软脑膜、大脑半球和深部灰质
- 形态学
  - 多灶性受累
  - 动脉分布区域常受累,特别是基底节和丘脑
- 急性临床表现:脑膜炎,脑炎,血管炎,脑室炎,硬膜下积液,硬膜下积脓,动脉性和静脉性梗死
- 慢性后遗症:包裹性脑积水,囊性脑软化

CT 表现

- 非增强 CT(NECT)
  - 脑积水±独立性脑室残迹
  - 动脉分布区域、基底节、丘脑、白质低密度
  - 偶可见高密度病灶=出血性静脉性梗死,层状坏死
  - 硬膜下积聚物低密度(积液或积脓)
- 对比增强 CT(CECT)
  - 受累部位多变性:硬膜、软脑膜和脑实质强化
    - 硬膜下积液和积脓灶边缘强化
  - 室管膜强化/脑室残迹

MR 表现

- T1WI
  - 低信号或高信号病灶都很常见
    - 多灶性低信号病灶=水肿、缺血和梗死
    - 皮层局部、基底节或脑白质高信号灶=板状坏死,出血性静脉性梗死
- T2WI
  - 灰质-白质交界处模糊或缺失,±基底节、丘脑和脑白质高信号
- FLAIR
  - 皮层和蛛网膜下腔、硬膜下腔、脑裂腔隙以及脑室内高信号
- T2*GRE
  - 发散性出血灶
- DWI
  - 梗死、脓液积聚区域弥散受限
- T1WI C+
  - 受累部位多变性:硬膜、软脑膜、脑实质和脑实质强化
  - 硬膜下积液(薄壁)和硬膜下积脓(厚壁)腔壁边缘强化
- MRA
  - 动脉狭窄±梗阻
- MRV
  - 硬膜静脉窦或皮层静脉血栓形成(发生率高达 30%)
- MRS 序列
  - 胆碱升高,N-乙酰天冬氨酸减低,缺血或梗死区域乳酸升高

超声表现

- 灰阶超声检查
  - 脑沟和脑实质回声增高→脑积水→脑室残迹

影像学检查推荐

- 最佳影像检查
  - 增强 MR、DWI、MRA 和 MRV
- 检查方法推荐
  - 对比增强 CT 用于血流动力学不稳定的新生儿快速初始评估

鉴别诊断

其他新生儿脑膜炎

- 肠源性,革兰阴性细菌性脑膜炎
  - 发展中国家中早发型脑膜炎的主要病因
  - 死亡率较 B 族链球菌性脑膜炎高
  - 特殊病原体
    - 大肠埃希菌:发达国家新生儿脑膜炎的主要原因(和 B 族链球菌共同组成了新生儿脑膜炎的主要病因)
    - 肠杆菌:引起出生后最初的几个月内脑膜炎发作的最常见病因
    - 枸橼酸菌属:罕见,致残率和致死率高,主要继发于反复脓肿形成
- 其他脑膜炎菌属
  - 单核细胞增多性李斯特菌:革兰氏阳性杆菌

先天性感染(TORCH)

- CMV、弓形虫感染、风疹:宫内感染,引起新生儿或婴幼儿慢性后遗症表现
  - CMV:脑室周围钙化(Ca^{2+}),小头畸形,移行影像学异常,脑软化,小脑发育不良
  - 弓形虫感染:脑实质钙化,脑软化,小眼症
- 单纯疱疹病毒感染 2 型(HSV-2):感染在经阴道分娩过程中获得,多在出生后 2~4 周内出现临床症状
  - 脑膜脑炎伴广泛水肿、坏死,晚期囊性脑软化

缺氧缺血性脑病

- 早产儿:脑室周围白质(轻度)或丘脑、基底节、脑干(严重)损害

- 足月儿:血管成熟分水岭区域(轻度)或早期髓鞘形成或代谢活跃区域(严重)损伤

病理

一般特点

- 病因
  - EOD:吸入被污染的羊水或产道分泌物
  - LOD:病因与 EOD 相似,或是出生后母源性接触、母乳喂养或院内感染
  - 新生儿不成熟的免疫系统已出现菌血症
  - 脑膜炎的发生发展与菌血症的病程和入血菌量有关
  - β-溶血素的分泌有利于 B 族链球菌透过血脑屏障
- 无乳链球菌 3 型是引起 B 族链球菌性脑膜炎的主要血清型
- B 族链球菌是新生儿免疫/炎症反应的潜在激活因素

大体病理和术中特征

- 残迹,蛛网膜下腔和脑室内渗出物
- 脑实质梗死、脑软化、血管管腔狭窄

显微镜下特征

- 血管外膜和滋养血管炎症 = 血管炎

临床要点

临床表现

- 最常见的体征和症状
  - 昏睡,喂养差,易激惹
  - 癫痫发作(40%)和囟门凸出是典型的晚期表现
- 临床特点
  - 新生儿脓毒血症患者
  - 新生儿中无脑膜炎的典型体征或症状,或表现隐匿
- 脑脊液分析:WBC 升高,蛋白质升高,葡萄糖减低
- 脑脊液或外周血革兰氏染色:革兰氏阳性双球菌
- EOD 的母源性危险因素:B 族链球菌定植,B 族链球菌性绒毛膜羊膜炎/菌尿,羊水早破持续超过 18 消失,分娩期发热体温≥38℃,既往新生儿 EOD 病史,妊娠不足 37 周时分娩(早产)

人口统计学

- 年龄
  - 90% 早发型 B 族链球菌性脑膜炎新生儿在出生后 24h 内发病
  - 晚发型 B 族链球菌性脑膜炎在出生后 1~4 周内发病,偶尔可在出生后 6 个月再发病
- 性别
  - 男性、早产儿(<37 周)时 EOD 风险最高的人群
- 种族
  - 母源性 B 族链球菌定植率最高的是非裔美籍妇女
- 流行病学

- 约 10%~30% 的孕妇患有生殖道或消化道无症状性 B 族链球菌定植
  - <1% 的链球菌定植孕妇分娩的新生儿会患有 EOD
- EOD 发病率:0.5/1 000 活婴
  - 随着孕妇筛查和分娩期药物预防,发病率下降了 50%
  - B 族链球菌性 EOD 发病率的降低伴随着新生儿革兰氏阴性细菌性脓毒血症发病率的升高
  - 由于早产儿分娩期药物预防的推广,足月儿约占早发型 B 族链球菌性脑膜炎发病率的 50%

自然病史和预后

- 预后
  - 早发型病变的死亡率
    - 足月儿(2%),周龄 34~36 周患儿(10%),周龄不足 33 周(30%)
  - 脑膜炎致残率:神经系统后遗症(12%~30%)(表现为皮层盲,肌痉挛,半球智力发育迟滞)

治疗

- 母体治疗
  - B 族链球菌筛查:妊娠 35~37 周时阴道后穹窿拭子
  - 筛查阳性或存在其他危险因素:分娩期使用静脉青霉素
  - 未来治疗策略:
    - 分娩始动时 B 族链球菌 PCR 检测和快速链球菌筛查
    - B 族链球菌疫苗:理想的预防策略,可以预防抗生素耐药型病原体的产生
- 新生儿脑膜炎
  - 大剂量静脉青霉素→±抗癫痫药物治疗→脑脊液分流术可能用于复杂性脑水肿患者

诊断纲要

影像解读要点

- 无特异性影像学表现可用于鉴别 B 族链球菌性脑膜炎和其他新生儿脑膜炎菌属引起的脑膜炎

参考文献

1. Simonsen KA et al: Early-onset neonatal sepsis. Clin Microbiol Rev. 27(1):21-47, 2014
2. Tan YC et al: Treatment strategies for central nervous system infections: an update. Expert Opin Pharmacother. 1-17, 2014
3. Baker CJ: The spectrum of perinatal group B streptococcal disease. Vaccine. 31 Suppl 4:D3-6, 2013
4. Berardi A et al: Group B streptococcus late-onset disease: 2003-2010. Pediatrics. 131(2):e361-8, 2013
5. Hernández MI et al: Stroke patterns in neonatal group B streptococcal meningitis. Pediatr Neurol. 44(4):282-8, 2011
6. Thigpen MC et al: Bacterial meningitis in the United States, 1998-2007. N Engl J Med. 364(21):2016-25, 2011
7. Hamada S et al: Neonatal group B streptococcal disease: incidence, presentation, and mortality. J Matern Fetal Neonatal Med. 21(1):53-7, 2008
8. Yikilmaz A et al: Sonographic findings in bacterial meningitis in neonates and young infants. Pediatr Radiol. 38(2):129-37, 2008
9. Smirniotopoulos JG et al: Patterns of contrast enhancement in the brain and meninges. Radiographics. 27(2):525-51, 2007

一、B 族链球菌性脑膜炎

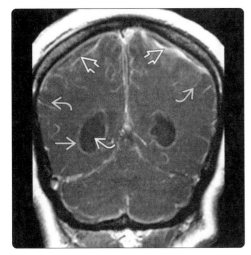

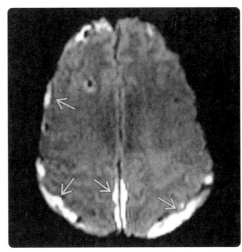

图 8-20 （左图）B 族链球菌性脑膜炎患者的 MR T1C+序列冠状位图像显示广泛软脑膜强化，可见脑室炎引起的室管膜强化伴脑室渗出物。注意脑外积聚物边缘强化。（右图）同一例患者的 MR DWI 轴位图像显示硬膜下积聚物弥散受限，符合硬膜下积脓表现，DWI 有助于鉴别反应性硬膜下积液或硬膜下积脓

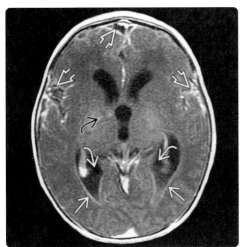

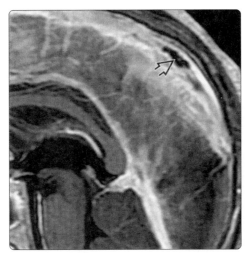

图 8-21 （左图）MR T1C+序列轴位图像显示广泛软脑膜强化。注意脑室室管膜强化，单独的脑室渗出物（脑室炎），和血管周围组织炎症或动脉炎引起的基底节强化。脑室扩张反映早期脑水肿。（右图）增强 MRV 矢状位图像显示矢状窦内一个低信号血栓，并导致部分梗阻。横窦内也可见小血栓

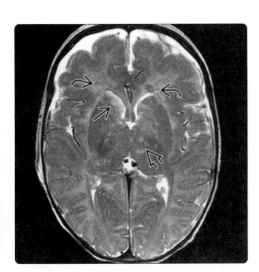

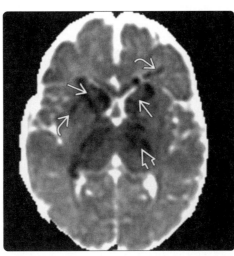

图 8-22 （左图）MR T2WI 轴位图像显示局灶性基底节，丘脑和白质高信号，反映血管周围组织炎症或动脉炎引起的脑梗死。（右图）同一例患者的 ADC 轴位图像显示多发基底节和丘脑梗死。注意散在脑白质梗死。DWI 是检测早期梗死最好的手段，因为 T2 和 FLAIR 序列早期表现可能是正常的

二、枸橼酸菌性脑膜炎

要　点

影像

- 多发、大的囊性脑白质病灶
- 好发于脑叶白质
- ±弥漫性颅内积气（由于细菌产气）
- 脓肿形态呈方形
- 边缘或点状分隔强化
- 最佳影像检查：增强 MR

鉴别诊断

- 其他细菌性颅内感染
- 脑室周围白质损伤
- 囊性脑软化
- 非偶然性颅脑外伤中脑白质撕裂伤

病理

- 感染途径：横向感染（院内感染）或垂直感染（母源性传播感染）
- 定植（皮肤、脐部残端）→菌血症→脑膜炎

临床要点

- 免疫抑制人群发病风险更高
- 新生儿和早产儿患者均属于免疫抑制人群
- 早产儿临床最可疑
- 占 5% 新生儿（革兰氏阴性细菌性）脑膜炎→占 80% 新生儿脑脓肿
- 脓肿可能仅在治疗接近结束时出现
- 80% 新生儿枸橼酸菌性脑膜炎患儿会出现脑脓肿

诊断纲要

- 方形脑白质脓肿伴边缘或点状分隔强化

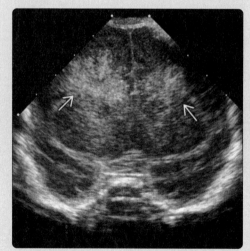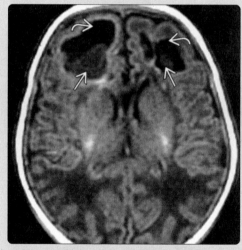

图 8-23　（左图）一例新生儿枸橼酸菌性脓毒血症患儿的颅脑超声冠状位图像显示双侧额叶白质高回声➡，与该患者更早时期的 MR（未展示）显示的脑炎范围相符（Courtesy C. Glasier, MD）。（右图）一例围生期枸橼酸菌性脓毒血症患儿的磁共振 T1WI 轴位图像显示双侧额叶"方形"脑白质脓腔➡。这些腔隙性病灶从脑炎病灶进展而来。注意脓腔内坏死性碎组织➡（Courtesy C. Glasier, MD）

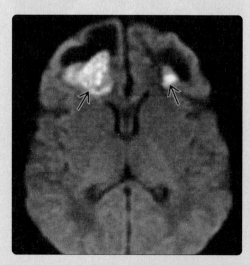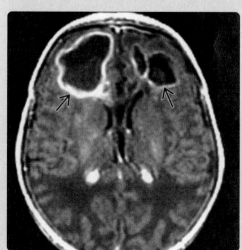

图 8-24　（左图）同一例患者的 DWI MR 轴位图像显示感染性碎组织内弥散度受限（信号增高）➡（Courtesy C. Glasier, MD）。（右图）同一例患者的磁共振 T1C+ 序列轴位图像显示脓肿的边缘强化➡。脓肿内点状分隔是对比增强 CT 或 T1WI C+MR 上可能看到的另一种征象（Courtesy C. Glasier, MD）

术语

同义词

- 枸橼酸菌性脑炎

定义

- 革兰氏阴性肠源性细菌性感染

影像

一般特点

- 最佳诊断线索
  ○ 多发、囊性、大的脑白质病灶
  ○ 完全取代脑白质结构的"多边形"脓肿,边缘与皮层平行分布
    - 更显著的占位效应或水肿更可能提示感染灶
    - 脓肿边缘圆钝提示压力升高或活动性感染
- 受累部位
  ○ 好发于脑叶白质
- 大小
  ○ 多发脑白质大囊肿
- 形态学
  ○ 方形脓肿

CT 表现

- 非增强 CT(NECT)
  ○ 早期(脑炎)
    - 斑片样,多脑叶,白质病变
    - 与无髓鞘脑组织相比密度更低
    - ±弥漫性颅内积气(由于产气引起)
  ○ 晚期(脑脓肿)
    - 脑叶白质内空腔伴分隔
    - 脓肿形态呈方形
    - 分隔可见点状钙化灶
- 对比增强 CT(CECT)
  ○ 早期(脑炎)
    - 多变性,常有隐匿的脑实质强化
  ○ 晚期(脑脓肿)
    - 分隔边缘或点状强化
    - 多发、大空腔(±分隔),并替代脑白质

MR 表现

- T1WI
  ○ 早期(脑炎)
    - 斑片状多脑叶 T1 低信号区域
  ○ 晚期(脑脓肿)
    - 多发大囊肿
    - 形态呈方形
    - 分隔
    - 脑白质 T1 异常信号消失
- T2WI
  ○ 早期(脑炎)
    - 斑片状多脑叶 T2 高信号
  ○ 晚期(脑脓肿)
    - 多发,通常为可见分隔的空腔
    - 通常为双侧
    - 脑白质内广泛 T2 高信号

- 多样性脑水肿,占位效应
- 最终,空腔可能缩小,并导致严重脑白质丢失
- FLAIR
  ○ 脑叶白质内信号增高
- $T2^*$ GRE
  ○ 分隔壁内点状钙化表现为信号减低
- T1WI C+序列
  ○ 早期(脑炎)
    - 脑白质斑片样轻微强化
  ○ 晚期(脑脓肿)
    - 斑片样脑白质强化
    - 边缘或分隔壁强化
    - 分隔内点状强化灶
- MRS
  ○ 发酵产物
    - 乳酸(1.3ppm),醋酸(1.9ppm)和琥珀酸(2.4ppm)
  ○ 中性粒细胞释放的蛋白水解终产物
    - 缬氨酸和亮氨酸(0.9ppm)

超声表现

- 灰阶超声表现
  ○ 早期(脑膜炎或脑炎)
    - 脑沟增厚伴脑沟回声增高
    - 脑白质高回声区域
    - 正常脑白质回声结构消失
  ○ 晚期(脑脓肿)
    - 脑白质内多发、有分隔的无回声或低回声空腔
- 彩色多普勒超声表现
  ○ 脓肿分隔内可见少许血流信号

影像学推荐

- 最佳影像方法
  ○ 增强 MR 是评价受累部位及其严重程度的最佳影像学方法
- 检查方法推荐
  ○ 增强 MR
    - 显示脑炎阶段早期脑实质强化
    - 发现方形脓肿内分隔点状强化
    - 发现颅内感染的并发症(血管、脑外脓液积聚)

鉴别诊断

其他细菌性颅内感染

- 通常有更显著的脓肿周围水肿及占位效应
- 寻找可能的窦区、乳突感染,或栓塞性/血源性感染源

脑室周围白质软化

- 脑白质囊肿位于额叶周围或三角区周围
- 囊性病变进展更缓慢
- 无边缘或分隔点状强化

囊性脑软化症

- 皮层和深部脑灰质受累
- 丘脑和基底节钙化
- 囊性病变替代脑白质

- 脑室被动扩张

非意外头外伤致脑白质撕裂(NAHI)

- 额叶脑白质
- 撕裂伤口内可见液平面
- NAHI 其他伴随的颅内损伤表现
  - 大脑镰旁/凸性硬膜下血肿、蛛网膜下腔出血

病理

一般特点

- 病因
  - 枸橼酸菌属的神经毒力因子
    - 独特的 32kD 细胞膜外蛋白质
    - 耐细胞吞噬
  - 枸橼酸菌属侵袭/经穿胞作用攻击微血管内皮细胞
    - 导致出血性坏死和脓肿形成
  - 枸橼酸菌属在微血管内皮细胞内发生复制
    - 导致颅内持续感染及空腔形成
- 伴随异常表现
  - 感染获得途径:横向性传播(院内感染)或垂直传播(母源性传播)
  - 定植(皮肤、脐带残端)→菌血症→脑膜炎
  - 枸橼酸菌属属于兼性厌氧菌
    - 水解尿素,葡萄糖发酵→产气

大体病理和术中特征

- 不透明的软脑膜,脓性渗出物
- 弥漫性室管膜炎

显微镜下特征

- 无形成良好的纤维性囊
- 淤血血管的血管壁内可见微生物
- 中性粒细胞和坏死细胞碎片

临床要点

临床表现

- 最常见的体征和症状
  - 脓毒血症的新生儿或早产儿:向外凸出的囟门,呼吸暂停,癫痫发作
- 临床特点
  - 在孕龄非常小的早产儿中
    - 脓毒血症、易激惹、喂养不良、向外凸出的囟门
  - 免疫抑制患者发病风险更高
    - 新生儿、虚弱的早产儿都是免疫抑制人群

人口统计学

- 年龄
  - 好发于非常年轻或年长的患者
    - 新生儿:脓毒血症、脑膜炎和脑脓肿
    - 老年人:造成泌尿系统、上呼吸道感染
  - 脓毒血症平均发病年龄:出生后 5 天
  - 早产新生儿是临床最易感人群
  - 枸橼酸菌性中枢神经系统感染在出生超过 1 个月的患儿中十分罕见
- 流行病学
  - 枸橼酸菌感染
    - 占 5%新生儿(革兰氏阴性细菌性)脑膜炎→占 80%新生儿脑脓肿
    - 脑脓肿可能仅在治疗接近结束时才出现
  - 枸橼酸菌性中枢神经系统感染
    - 绝大多数病例都是散发的→新生儿 ICU 病房中可以有爆发性感染

自然病程和预后

- 30%枸橼酸菌性中枢神经系统感染的新生儿或婴幼儿死亡
- 80%枸橼酸菌性脑膜炎患儿会出现脑脓肿
- 50%枸橼酸菌性脑膜炎或脑脓肿幸存患儿会出现严重的中枢神经系统损伤

治疗

- 抗生素是主要治疗
- 晚期脑脓肿出现后,延长静脉抗生素疗程是原则
- 脑脓肿辅助性手术引流
  - 适用于经过合理静脉抗生素治疗后脓肿仍不断增大的患者
  - 适用于对初始抗生素治疗疗效反应差的患者

诊断纲要

影像解读要点

- 脓肿周围水肿带小
- 方形脑脓肿伴灶性脓肿内分隔强化
- 并不是所有边缘强化的空腔都是脓肿
  - 有的可能是脑白质坏死和液化
- 枸橼酸菌属感染与阪崎肠杆菌感染影像学表现相似

参考文献

1. Nuñez Cuadros E et al: Medical and neurosurgical management of Citrobacter koseri, a rare cause of neonatal meningitis. J Med Microbiol. 63(Pt 1):144-7, 2014
2. Plakkal N et al: Citrobacter freundii brain abscess in a preterm infant: a case report and literature review. Pediatr Neonatol. 54(2):137-40, 2013
3. Vaz Marecos C et al: Sepsis, meningitis and cerebral abscesses caused by Citrobacter koseri. BMJ Case Rep. 2012, 2012
4. Martínez-Lage JF et al: Citrobacter koseri meningitis: a neurosurgical condition? Eur J Paediatr Neurol. 14(4):360-3, 2010
5. Samonis G et al: Citrobacter infections in a general hospital: characteristics and outcomes. Eur J Clin Microbiol Infect Dis. 28(1):61-8, 2009
6. Benca J et al: Nosocomial meningitis caused by Enterobacteriaceae: risk factors and outcome in 18 cases in 1992-2007. Neuro Endocrinol Lett. 28 Suppl 2:27-9, 2007
7. Alviedo JN et al: Diffuse pneumocephalus in neonatal Citrobacter meningitis. Pediatrics. 118(5):e1576-9, 2006
8. Agrawal D et al: Vertically acquired neonatal citrobacter brain abscess - case report and review of the literature. J Clin Neurosci. 12(2):188-90, 2005
9. Pooboni SK et al: Pneumocephalus in neonatal meningitis: diffuse, necrotizing meningo-encephalitis in Citrobacter meningitis presenting with pneumatosis oculi and pneumocephalus. Pediatr Crit Care Med. 5(4):393-5, 2004
10. Badger JL et al: Citrobacter freundii invades and replicates in human brain microvascular endothelial cells. Infect Immun. 67(8):4208-15, 1999
11. Doran TI: The role of Citrobacter in clinical disease of children: review. Clin Infect Dis. 28(2):384-94, 1999
12. Meier A et al: Neonatal citrobacter meningitis: neurosonographic observations. J Ultrasound Med. 17(6):399-401, 1998

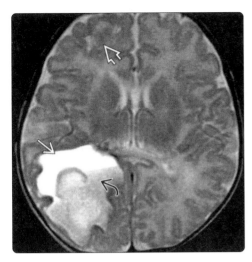 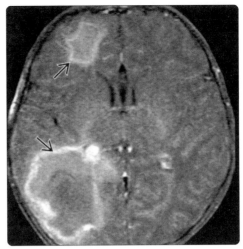

图 8-25 （左图）一例 1 个月大枸橼酸菌脓毒血症患儿的 T2WI MR 轴位图像显示大空腔性的右侧顶枕叶脓肿形成➡️和依赖性碎组织⊿。注意右侧额叶正在形成的小脓肿➡️，正在形成脓腔（Courtesy L. Lowe，MD）。（右图）可以见到右侧顶枕叶相对成熟的脓肿和右侧额叶相对早期脓肿的边缘强化⊟。由脑膜炎逐渐进展为脑炎、至脑脓肿十分常见（约 80%）（Courtesy L. Lowe，MD）

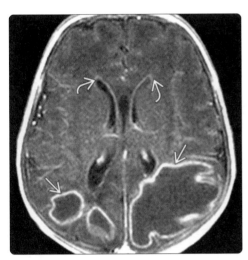 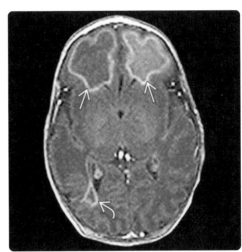

图 8-26 （左图）一例经过治疗的枸橼酸菌性脑膜炎患儿的 T1WI C+MR 轴位图像显示双侧顶枕叶边缘强化的大脓肿➡️。注意同时出现的室管膜增厚及强化➡️，提示脑室炎（Courtesy T. Booth，MD）。（右图）该例经过治疗的枸橼酸菌性脑膜炎患儿中，可以见到双侧额叶➡️和三角区周围↗️边缘强化的脓肿。长期使用静脉抗生素是这类患者治疗的原则（Courtesy T. Feygin，MD）

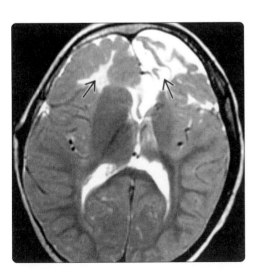 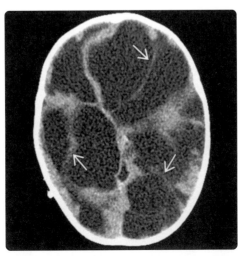

图 8-27 （左图）一例既往接受长期静脉使用抗生素治疗的枸橼酸菌性脑脓肿的 1 岁患儿，目前患有复发性癫痫发作，其 T2WI MR 轴位图像显示双侧额叶塌陷的脓腔、胶质细胞增生和脑萎缩⊟（Courtesy C. Glasier，MD）。（右图）一例初诊为枸橼酸菌性脓毒血症和脑膜炎的患儿的非增强 CT 轴位图像显示脑膜炎持续进展。注意多灶性脑脓肿导致巨大囊性脑软化和多发分隔空腔➡️（Courtesy S. Gorges，MD）

要 点

术语

- 软脑膜、蛛网膜和脑脊液的急性或慢性的炎性浸润
- 分为急性化脓性(细菌性)、淋巴细胞性(病毒性)和慢性(结核性或肉芽肿性)脑膜炎

影像

- 影像学是评估并发症的最佳手段:积脓、缺血、脑积水、脑炎或脑脓肿、脑室炎
- FLAIR MR:脑沟或脑裂内高信号
- T1WI C+:渗出物和脑组织表面(软脑膜)强化
- 延迟 C+FLAIR 序列是检测软脑膜病最敏感的检测序列
- DWI:对于检测合并症十分有用
- 基底性脑膜炎是化脓性感染、结核感染、隐球菌感染、神经梅毒、结节病和淋巴瘤的典型表现
- 脑膜炎是临床/实验室诊断,而非影像学诊断
  - 可以表现为影像学正常

鉴别诊断

- 癌性脑膜炎
- 神经结节病
- 脑脊液 FLAIR 序列信号增高(蛛网膜下腔出血、高氧血症、人工植入物、脑卒中引起静脉淤血)

病理

- 远处感染的血源性播散(如心脏、牙齿)是最常见的病因

临床要点

- 成人:头痛、发热、颈项强直±意识状态改变
- 儿童:发热、易激惹、颈项强直
- 新生儿:发热、昏睡、易激惹
- 静脉抗生素是主要治疗
- 经验性抗生素方案主要根据年龄决定
- 特异性抗生素治疗主要基于培养和药敏结果

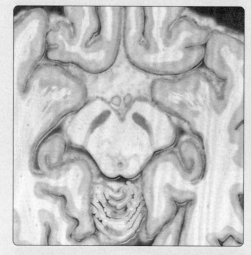
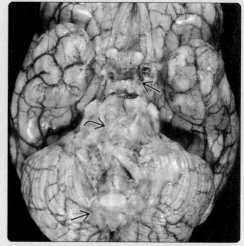

图 8-28 (左图)轴位图像显示累及软脑膜的弥漫性炎症性渗出物,充填了整个基底部脑裂和脑沟,通常会引起 CT 高密度或 MR T1 高信号,但需要谨记的是脑膜炎的诊断是基于临床表现和实验室检查,而非影像学诊断。(右图)尸检病例显示严重脑膜炎改变,表现为稠密的脓性渗出物覆盖脑桥➐,并填充基底部脑裂➐(Courtesy R. Hewlett, MD)

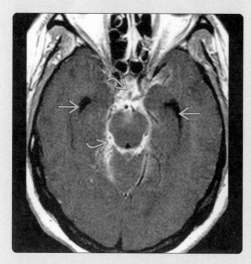
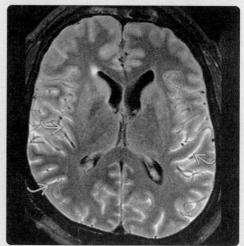

图 8-29 (左图)一例结核性脑膜炎患者的 T1WI C+MR 轴位图像显示广泛脑池强化➐,和早期脑积水➐。(右图)一例 24 岁表现为头痛、发热和呕吐的患者 FLAIR MR 轴位图像显示化脓性脑膜炎引起的广泛脑沟内高信号➐。轴位 FLAIR、T1C+和 DWI 是评估可疑脑膜炎患者重要的影像学检查

术语

同义词

- 软脑膜炎、感染性脑膜炎

定义

- 软脑膜、蛛网膜和脑脊液的急性或慢性炎症性浸润
- 分为急性化脓性(细菌性)脑膜炎、急性淋巴细胞性(病毒性)脑膜炎和慢性脑膜炎(结核性或肉芽肿性)

影像

一般特点

- 最佳诊断线索
  - 腰穿提示脑脊液阳性
- 受累部位
  - 软脑膜、蛛网膜和脑及脊髓的蛛网膜下腔
- 形态学
  - 典型表现为光滑±增厚,脑沟-脑池信号增高伴强化
  - 结核性或真菌性脑膜炎通常表现为基底部病变或融合病变,可能表现为结节性病灶
- 早期影像学表现可能正常
- 影像学是评估并发症的最佳手段
  - 脑积水:轻度一过性交通性脑积水最常见
  - 脑外积液:无菌性(积液)或感染性/化脓性(积脓)
  - 脑炎/脑脓肿
  - 脑室炎
  - 动脉狭窄或梗阻,静脉血栓形成及相关梗死

CT 表现

- 非增强 CT(NECT)
  - 最常见=正常
  - 轻度脑室扩张也很常见
  - 脑沟、基底部脑裂可能显示不清
  - 可能见到基底部脑池或脑沟密度增高,与炎症性碎片组织相关,表现类似蛛网膜下腔出血
  - ±儿童患者可能见到硬膜下积液
- 对比增强 CT(CECT)
  - 脑沟、脑池内强化的渗出物
  - 低密度区域可能与缺血性并发症有关
- CTA
  - 可能见到动脉狭窄、堵塞

MR 表现

- T1WI:等信号渗出物
- T2WI:高信号渗出物
- FLAIR:脑沟、脑池内高信号病变(非特异性表现)
  - 可能见到脑积水
- DWI:检测梗死(继发于血管性并发症)、积液、脓肿、脑室炎的有效手段
- T1WI C+:渗出物和脑组织表面(软脑膜)强化
  - 特征性评估并发症
- MRA:可能见到动脉狭窄或阻塞
- MRV:可能见到静脉血栓形成

- MRS:有助于评估并发症
  - 例如:脑炎、脓肿、梗死

超声表现

- 脑沟增宽,新生儿患者可见蛛网膜下腔内有回声沉积物
- 脑室扩张和硬膜下积聚物

影像学推荐

- 最佳影像检查
  - 对比增强 MR+DWI:评价并发症的最佳方法
- 检查序列推荐
  - MR+FLAIR、DWI、T1WI C+
  - 延迟强化 FLAIR 是评估软脑膜病变的最敏感的磁共振序列

鉴别诊断

癌性脑膜炎

- 原发肿瘤灶通常是已知的(例外=淋巴瘤)
- 乳腺癌、肺癌是最常见的颅外原发肿瘤
- 原发性中枢神经系统肿瘤:多形性胶质母细胞瘤(GBM)、髓母细胞瘤、松果体/脉络丛肿瘤、原始神经外胚层肿瘤(PNET)、非典型畸胎瘤横纹肌样肿瘤(ATRT)、室管膜瘤

神经结节病

- 蕾丝状软脑膜强化
- 可能存在脑室或硬脑膜为基底的强化占位

脑脊液内 FLAIR 信号增高

- 非特异性,可有多种病因
  - 蛛网膜下腔出血(SAH)
  - 吸入过多氧气
  - 人工植入物
  - 急性脑卒中(脑实质水肿、血管淤血)
  - 脑脊液内钆类造影剂滞留:终末期肾病透析依赖的患者

病理

一般特点

- 病因
  - 血源性感染(最常见)
    - 远隔部位感染的血源性播散(心脏、牙齿等)
    - 部分可能是通过脉络丛(缺乏血脑屏障)进入中枢神经系统
  - 直接扩散感染
    - 更少见
    - 鼻窦炎、中耳炎、眼部感染
    - 颅底骨折
  - 穿透伤(最少见)
  - 基底部脑膜炎是化脓性感染、结核感染、隐球菌感染、神经梅毒、结节病、淋巴瘤的典型表现
- 伴随异常表现
  - 并发症
    - 脑室外梗阻性脑积水(EVOH)
    - 脑室炎、脉络丛炎

- – 脑炎、脓肿
  - – 硬膜下液体积聚（积脓、积液）
  - ○ 脑血管并发症
    - – 静脉和动脉血栓形成
    - – 缺血或梗死

大体病理和术中特征

- 不论病原体是什么，大体病理通常表现相似
- 脑池、脑沟内充满浑浊样脑脊液，可见脓性渗出物
- 软脑膜-蛛网膜淤血，可能类似蛛网膜下腔出血样表现
- 皮层可能水肿

显微镜下特征

- 脑膜渗出物：中性粒细胞、纤维蛋白、细菌
- 渗出物内血管可能表现为纤维素样坏死、血栓形成
- 感染可能扩散至血管周围空间（PVS）和脑室
  - ○ PVS 可能是感染累及脑实质的中介
- 可能通过软脑膜的直接侵犯而播散
- 软脑膜下，小胶质细胞、星形胶质细胞增生

临床要点

临床表现

- 最常见的体征和症状
  - ○ 成人：头痛、发热、颈项强直±意识状态改变
    - – 布氏征（Brudzinskisign）：屈颈时髋关节和膝关节不自主屈曲
    - – 克氏征（Kernigsign）：先屈髋、屈膝，后伸直膝关节＝腘绳肌腱疼痛，产生阻力
  - ○ 儿童：发热、头痛、畏光、呕吐、易激惹、颈项强直
  - ○ 新生儿：发热、昏睡、易激惹
  - ○ 癫痫发作见于 30% 患者
  - ○ 脑膜炎是基于临床表现和实验室检查的诊断，而非影像学诊断
- 临床特点
  - ○ 脑脊液表现为白细胞升高（白细胞增多）
    - – 脑脊液蛋白质升高、葡萄糖水平下降是感染性脑膜炎的典型表现
  - ○ 脑膜炎奈瑟菌（脑膜炎双球菌）性脑膜炎患者可出现紫癜样皮损，致死率高

人口统计学

- 流行病学
  - ○ 细菌性脑膜炎：在过去 30 年内与院内感染相关的细菌性脑膜炎发病率升高
    - – 在美国，发病率约为 3/10 万例
  - ○ 脑膜炎是最常见的儿童中枢神经系统感染
  - ○ 不同年龄段的细菌感染的发病率
    - – 老年人：单核细胞增多性李斯特菌，肺炎链球菌、脑膜炎奈瑟菌、革兰氏阴性细菌
    - – 成人：肺炎链球菌、脑膜炎奈瑟菌、B 族链球菌
    - – 儿童：脑膜炎奈瑟菌
    - – 婴幼儿：肺炎链球菌、脑膜炎奈瑟菌
    - – 新生儿：B 族链球菌、大肠埃希菌、肠杆菌

- ○ 疫苗显著降低了流感嗜血杆菌脑膜炎的发病率
- ○ 病毒性脑膜炎：肠道病毒最常见
- ○ 慢性脑膜炎
  - – 结核性脑膜炎最常见
  - – 治疗后，发病率和病死率仍高
- ○ 真菌性脑膜炎：新型隐球菌（AIDS）和粗球孢子菌最常见

自然病程和预后

- 有效抗生素治疗可以降低死亡率和发病率，却不能使其变为零
- 脑脊液重吸收受阻可能导致脑积水
- 颅内压升高，脑组织灌注改变可能是早期并发症表现
- 并发症可见于 50% 的成人患者
  - ○ 感染性并发症：脑炎或脓肿、脑室炎、积脓、积液
  - ○ 血管并发症：动脉痉挛或感染性动脉炎相关的脑缺血，硬膜静脉血栓形成
  - ○ 迷路骨化是不常见的并发症
    - – 蛛网膜下腔通过耳蜗导水管导致迷路感染
    - – 典型表现为双侧听力丧失
- 病死率高达 25%

治疗

- 静脉使用抗生素
- 基于年龄经验性治疗方案
  - ○ 特异性抗生素治疗方案基于病原学培养和药敏试验
  - ○ 大多数细菌性脑膜炎：头孢曲松或头孢他啶±万古霉素
  - ○ 真菌性脑膜炎：两性霉素 B±氟康唑或氟胞嘧啶
  - ○ 结核性脑膜炎需要联合治疗：异烟肼、吡嗪酰胺、利福平
  - ○ 病毒性脑膜炎：除疱疹性脑膜炎（阿昔洛韦）以外，以支持治疗为主
- 手术治疗用于并发症治疗（脑积水、积脓）

诊断纲要

考虑

- 影像学可能表现正常，是评估并发症最有效的检查方法

影像解读要点

- 脑膜炎是基于临床表现和实验室检查的诊断，而非影像学诊断
  - ○ 可能出现影像学表现正常
- 磁共振 T1WI C+ 和 FLAIR 序列通常在诊断中是补充性的检查方法
- DWI 在检测脑膜炎并发症方面有宝贵价值

参考文献

1. Oliveira CR et al: Brain magnetic resonance imaging of infants with bacterial meningitis. J Pediatr. 165(1):134-9, 2014
2. Schoeman JF et al: Tuberculous meningitis. Handb Clin Neurol. 112:1135-8, 2013
3. Bartt R: Acute bacterial and viral meningitis. Continuum (Minneap Minn). 18(6 Infectious Disease):1255-70, 2012
4. Mohan S et al: Imaging of meningitis and ventriculitis. Neuroimaging Clin N Am. 22(4):557-83, 2012
5. Smirniotopoulos JG et al: Patterns of contrast enhancement in the brain and meninges. Radiographics. 27(2):525-51, 2007

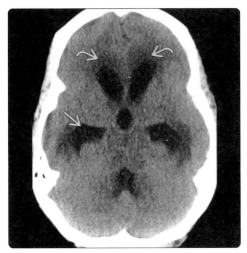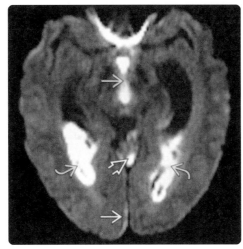

图 8-30 （左图）一例肺炎球菌性脑膜炎患者的非增强 CT 图像显示交通性脑积水➡伴脑室周围间质水肿导致的脑室周围低密度➡。（右图）同一例患者的磁共振 DWI 轴位图像显示脑膜炎并发症表现。由于脑室炎，可以见到第三脑室➡和侧脑室枕角➡内弥散受限。右侧枕叶矢状窦旁可见小的硬膜下积脓➡。注意小脑上脑池内由于渗出物导致的 DWI 高信号➡

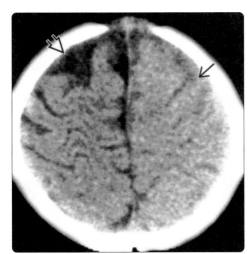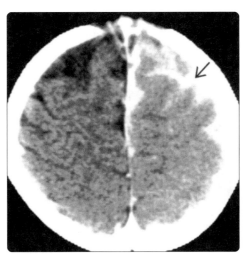

图 8-31 （左图）一例新生儿的非增强 CT 轴位图像显示左侧大脑凸面脑沟由于细菌性脑膜炎导致的炎性渗出物而不清。脓液填充的脑沟➡与其下方脑组织近乎等密度，因此也导致其难以识别，除非与正常脑脊液填充的右侧脑沟➡进行比较。（右图）同一例患者的对比增强 CT 扫描显示左侧密度增强的渗出物完全填充了脑沟➡

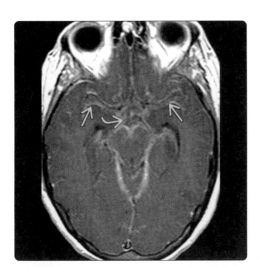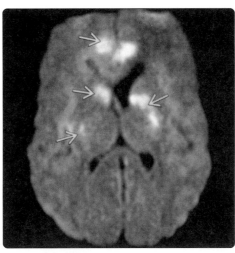

图 8-32 （左图）一例芽生菌病患者的磁共振 T1WI C+序列轴位图像显示脑膜炎引起的基底部脑池➡和外侧裂➡广泛软脑膜强化。（右图）同一例患者磁共振 DWI 轴位图像显示急性脑梗死导致的多发性灶性高信号区域➡。缺血可能是动脉痉挛/梗阻或是真性动脉炎的结果。弥散加权成像在评估脑膜炎并发症方面价值很高

四、脑 脓 肿

要　点

术语

- 脑实质的局灶化脓性感染,通常为细菌感染;真菌和寄生虫感染相对少见
- 4 个病理阶段:早期脑炎阶段、晚期脑炎阶段、早期脓腔形成阶段、晚期脓腔形成阶段

影像

- 具有边缘 T2 低信号和中央弥散受限的特点的环形强化的病灶
- 不同阶段的脓肿影像学表现各异
  - 早期脑炎阶段:边界不清的 T2 高信号病灶
- 对比增强影像表现
  - 早期脑炎阶段:斑片状强化
  - 晚期脑炎阶段:明显、不规则边缘强化
  - 早期脓腔形成阶段:边界清晰、边缘强化的薄壁脓腔
  - 晚期脓腔形成阶段:脓腔塌陷,腔壁增厚
- MRS:中央坏死区域可能出现氨基酸(0.9ppm)、乳酸(1.3ppm)、醋酸(1.9ppm)、琥珀酸(2.4ppm)

- 多维 MR±增强、DWI±MRS、灌注加权成像(PWI)
- SWI 上表现为双边征(外周低信号,中心高信号)有助于与其他边缘强化的病灶相鉴别

鉴别诊断

- 胶质母细胞瘤
- 脑实质转移瘤
- 脱髓鞘病变
- 颅内血肿吸收期改变
- 亚急性脑梗死

临床要点

- 头痛(高达 90%),可能出现癫痫发作、意识状态改变、局灶性神经功能缺失、恶心、呕吐
- 潜在致死但可治愈的病变

诊断纲要

- DWI,MRS 有助于鉴别脓肿与其他相似表现的病变

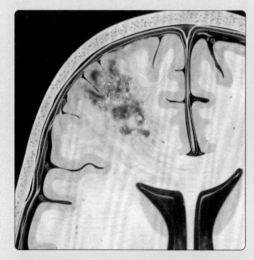
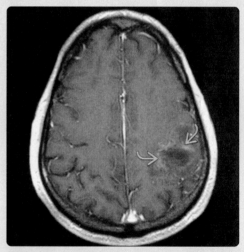

图 8-33 (左图)轴位图像显示位于额叶的早期脑炎表现,是脓肿形成的初始阶段,可见一个瘀点样出血、炎症细胞和水肿构成的局灶无包囊占位。(右图)一例表现为头痛、发热和感觉障碍的 24 岁男性患者的 T1WI C+序列轴位图像显示早期脑炎表现伴斑片样强化➡,影像学表现根据脓肿形成的不同阶段而表现各异,同时可能模仿肿瘤、脱髓鞘病变或亚急性脑梗死的影像学表现。DWI 通常有助于鉴别脓肿与其他相似表现的病变

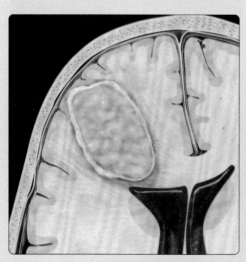
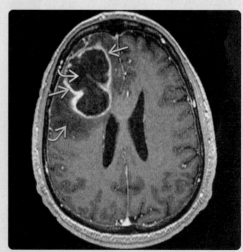

图 8-34 (左图)轴位图像显示脓肿早期脓腔形成表现,伴有中心液化性坏死和炎症性碎组织。胶原纤维和网状纤维共同形成了边界清晰的脓肿壁,注意周围水肿。(右图)T1WI C+轴位图像显示环形强化的脓肿➡,伴中心坏死➚和周围水肿➘

术语

定义

- 脑实质的局限性感染,通常为细菌性感染;真菌或寄生虫感染相对少见
- 分为 4 个病理阶段:早期脑炎阶段、晚期脑炎阶段、早期脓腔形成阶段和晚期脓腔形成阶段

影像

一般特点

- 最佳诊断线索
  - 不同阶段的脓肿影像学表现各异
  - 早期脓腔形成:边界清晰、边缘强化的薄壁脓肿
    - 环形强化病变,DWI 高信号,ADC 低信号
    - T2 高信号边缘环伴周围水肿
- 受累部位
  - 通常为幕上病变,高达 14% 为幕下病变
  - 额叶(鼻窦炎、牙源性感染)、颞叶(乳突炎)
  - 通常位于灰白质交界处(血源性感染)
  - 多发性病灶可能提示感染性栓塞
- 病变大小
  - 大小为 5mm 至数厘米各异
- 形态学
  - 薄壁、边界清晰、环形强化,囊性外观的占位

CT 表现

- 非增强 CT(NECT)
  - 早期脑炎阶段:边界不清的皮层下低密度病灶,伴占位效应,CT 早期可能表现正常
  - 晚期脑炎阶段:中心低密度区域,周围水肿,占位效应明显
  - 早期脓腔形成阶段:低密度肿物伴中度血管源性水肿和占位效应
  - 晚期脓腔形成阶段:水肿、占位效应消失
  - 含气脓肿罕见
- 对比增强 CT(CECT)
  - 早期脑炎阶段:±轻度斑片样强化
  - 晚期脑炎阶段:不规则边缘强化
  - 早期脓腔形成阶段:低密度中心伴清晰的薄壁环形强化
    - 脓肿壁最薄处位于内侧、脑室,最厚处靠近脑皮层
  - 晚期脓腔形成阶段:脓腔塌陷,囊壁增厚
    - 可能出现"子脓肿"

MR 表现

- T1WI
  - 早期脑炎阶段:边界不清,混合信号或等信号占位
  - 晚期脑炎阶段:中心低信号,等信号或轻度高信号边缘
  - 早期脓腔形成阶段:边缘较脑白质等信号或高信号,中心信号较脑脊液信号增高
  - 晚期脓腔形成阶段:脓腔塌陷,囊壁增厚
- T2WI
  - 早期脑炎阶段:边界不清的高信号占位
  - 晚期脑炎阶段:中心高信号,边缘低信号,高信号水肿带
  - 早期脓腔形成阶段:低信号边缘(由于胶原纤维、出血或顺磁性自由基引起)
  - 晚期脓腔形成阶段:水肿和占位效应消失
- T2* GRE
  - SWI 出现双边征(外周低信号,中心高信号),有助于鉴别脓肿与其他环形强化的病变
- DWI
  - 脑炎和脓肿阶段信号增高
  - ADC:脓肿中心显著信号减低(低 ADC 值)
  - 脓腔内部分各向异性分数升高
- T1WI C+序列
  - 早期脑炎阶段:斑片样强化
  - 晚期脑炎阶段:明显、不规则边缘强化
  - 早期脓腔形成阶段:边界清晰、边缘强化的薄壁脓肿
  - 晚期脓腔形成阶段:脓腔塌陷,囊壁增厚
    - 脓腔壁最薄处位于脑室侧
- MRS
  - 中心坏死区域可能出现氨基酸峰(0.9ppm)、乳酸峰(1.3ppm)、醋酸峰(1.9ppm)和琥珀酸峰(2.4ppm)
- PWI:脓肿囊壁的局部脑血容量(rCBV 值)较环形强化的肿瘤 rCBV 值更低
- 脓肿吸收:T2 低信号环消失,中心 ADC 值升高,最终强化消失
  - 小环状或斑点样强化病灶可能持续数月

核医学检查表现

- PET:脑脓肿的氟去氧葡萄糖(FDG)和 C11-蛋氨酸摄取均升高

影像学推荐

- 最佳影像检查
  - 对比增强 MR
- 检查序列推荐
  - 多维 MR±对比增强、DWI±MRS、PWI

鉴别诊断

胶质母细胞瘤

- 厚壁、结节性病灶>薄壁病灶
- 弥散加权成像低信号(高信号少见,类似脓肿表现)
- 出血常见
- 其他囊性原发性肿瘤可能呈现脓肿类似表现

脑实质转移瘤

- 厚壁、中心坏死肿物,通常为多发,水肿明显
- 可能表现为单发的环形强化病灶
- DWI 可能呈阳性表现,类似脓肿

脱髓鞘病变

- 多发性硬化,急性播散性脑脊髓炎
- 环形强化通常是不完整的(马蹄铁样)
- 相对病变大小,占位效应弱

颅内血肿吸收期改变

- 外伤或血管病变病史

- MR 可见血液相关产物或表现

亚急性脑梗死

- 脑卒中病史、血管分布区域病变
- 脑回形病变>>环形强化(少见)

病理

一般特点

- 病因
  - 颅外感染血源性播散(肺部感染、心内膜炎、泌尿道感染)
  - 颅骨感染或脑膜感染的直接扩散
    - 鼻旁窦、中耳、牙源性感染(通过无瓣膜的导静脉)
  - 术后感染
  - 穿透伤(骨碎片>金属异物)
  - 右向左分流(先天性心脏病、肺动静脉瘘)
  - 新生儿:2/3 与脑膜炎有关
    - 方形脓肿与枸橼酸菌性脑膜炎有关
  - 20%~30%的脑脓肿患者没有明确的原发感染灶(隐源性)
    - 通常为多种微生物混合感染(链球菌、葡萄球菌、厌氧菌)

大体病理和术中特征

- 早期脑炎阶段(起病 3~5 天)
  - 局灶性感染但不局限
  - 中性粒细胞、水肿构成的无包囊肿物,散在灶性坏死和瘀点样出血
- 晚期脑炎阶段(起病 4~5 天至 2 周)
  - 坏死灶融合
  - 炎症细胞、巨噬细胞、肉芽组织和成纤维细胞环绕中心坏死核,构成其边缘
  - 血管增生,包饶血管源性水肿
- 早期脓腔形成阶段(起病 2 周左右开始)
  - 边界清晰的胶原纤维性囊腔
  - 液化坏死性中心核,周围胶质细胞增生
- 晚期脓腔形成阶段
  - 中央腔隙塌陷
  - 厚壁(胶原纤维、肉芽组织、巨噬细胞、胶质细胞增生)

显微镜下特征

- 早期脑炎阶段:充血组织伴中性粒细胞浸润、坏死性血管、微生物浸润
- 晚期脑炎阶段:进行性坏死,炎症性细胞,成纤维细胞沉积在其周围的早期网状纤维基质中
- 早期脓腔形成阶段:坏死核团周围肉芽组织增生
- 晚期脓腔形成阶段:多层胶原纤维约成纤维细胞结构

临床要点

临床表现

- 最常见的体征和症状
  - 头痛(多达 90%),可能出现癫痫发作、意识状态改变、局灶神经功能障碍、恶心、呕吐

  - 发热仅见于 50%的病例
- 其他体征和症状
  - 血沉增高(75%),白细胞计数增多(50%),无白细胞增多并不能除外诊断

人口统计学

- 年龄
  - 最常见于 30~40 岁人群,25%的患者发病年龄<15 岁
- 性别
  - 男:女=2:1
- 流行病学
  - 不常见,在美国,每年发病率约 2 500 例
  - 细菌性:葡萄球菌、链球菌、肺炎球菌
  - 糖尿病患者:肺炎克雷伯菌
  - 移植后患者:诺卡菌、曲霉菌、念珠菌
  - AIDS 患者:弓形虫、结核分枝杆菌
  - 新生儿:枸橼酸菌、变形虫、假单胞菌、沙雷菌、金黄色葡萄球菌(脑膜炎相关)

自然病程和预后

- 潜在致死但可治愈的疾病
  - 立体定位手术+内科治疗明显降低了死亡率
- 治疗不充分或未治疗的脑脓肿所引起的并发症
  - 脑膜炎,子脓肿,占位效应,脑疝
  - 脑室内撕裂、脑室炎
    - 脑室碎组织伴不规则液平面
    - 脑积水和室管膜强化
- 影响预后的因素:大小、部位、感染微生物的毒力和宿主的免疫状态
- 死亡率:0%~30%
- 癫痫发作:儿童患者常见并发症

治疗

- 主要的治疗:手术引流和/或切除
- 如果病变<2.5cm 或为早期脑炎阶段:可仅使用抗生素治疗
- 激素可用于治疗脑水肿和占位效应
- 如果存在颅内压升高,腰椎穿刺是有危险的;病原体通常不能从脑脊液中确定,除非是与脑膜炎相关

诊断纲要

考虑

- DWI、MRS 有助于鉴别脓肿和其他影像学表现相似的病变
- SWI 可有双边征(外周低信号,中心高信号),有助于与其他环形强化的病变相鉴别

影像解读要点

- 寻找局部病变的原因(鼻窦炎、中耳炎、乳突炎)
- 治疗有效的患者,T2 低信号脓肿边缘在出现强化前即会吸收

参考文献

1. Brouwer MC et al: Brain abscess. N Engl J Med. 371(5):447-56, 2014
2. Rath TJ et al: Imaging of cerebritis, encephalitis, and brain abscess. Neuroimaging Clin N Am. 22(4):585-607, 2012

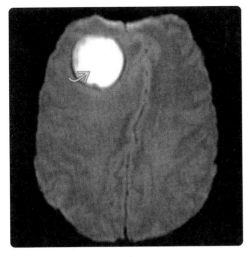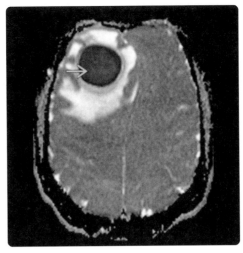

图 8-35 （左图）一例患有脑脓肿的 20 岁男性的轴位 DWI MR 图像显示右侧额叶一个边界清晰的大占位伴弥散受限➦。（右图）同一例患者的轴位 ADC 图像显示 ADC 值非常低➥。脓腔内水质子运动性受限是由于坏死性碎组织、大分子物质和脓液黏度。研究显示脑脓肿治疗后持续低 ADC 值或复发性低 ADC 值提示感染复发或治疗失败

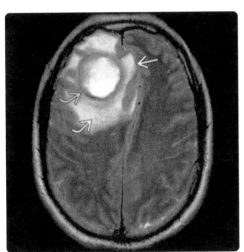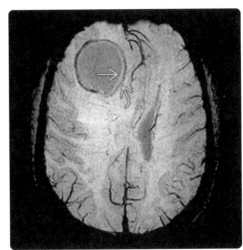

图 8-36 （左图）上述中同一例患者磁共振 T2WI 轴位显示脓肿壁 T2 低信号边缘➥伴广泛血管源性水肿➦。存在占位效应，大脑镰下疝入左侧➦。脓肿壁低信号是由于巨噬细胞吞噬作用产生自由基导致的。（右图）同一例患者 SWI 轴位图像显示特征性双边征。脓肿边缘由两层同心圆环围绕。与脓腔内容物相比，外周边缘低信号➥，内层边缘高信号➦，共同构成双边征

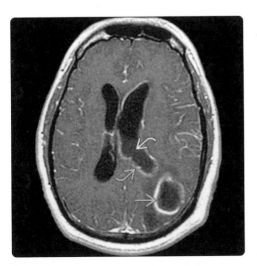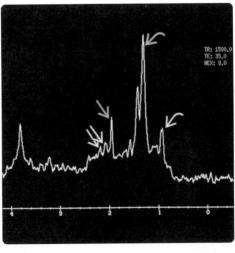

图 8-37 （左图）一例化脓性脑脓肿和脑室炎的患者磁共振 T1WI C+序列轴位图像显示环形强化病灶➥，独立的脑室碎组织➦和室管膜强化➦。（右图）MRS（TR 1 500，TE 35）显示典型的细菌性脑脓肿图谱。可以见到巨大的乳酸峰（1.3ppm，➦），醋酸峰（1.9ppm，➥），氨基酸峰（缬氨酸、亮氨酸、异亮氨酸，0.9ppm，➦）和琥珀酸峰（2.4ppm，➥）

要 点

术语

- 与脑膜炎、脑脓肿破裂或脑室内置管相关的脑室室管膜感染

影像

- 最佳影像学线索:脑室扩张伴碎组织平面,室管膜异常、脑室周围 T2/FLAIR 序列高信号
- 弥散加权成像:碎片分层且弥散受限伴低 ADC 值是特征性表现
- T1WI C+序列:明显室管膜强化伴脑室扩张
- 超声:婴幼儿可见脑室扩张伴有回声的室管膜和碎组织
  - 在检测感染后脑积水方面有重要作用

鉴别诊断

- 原发性中枢神经系统淋巴瘤

- 室管膜肿瘤播散(例如多形性胶母细胞瘤、髓母细胞瘤、松果体和脉络丛肿瘤、室管膜瘤)
- 脑室内出血
- 突起的室管膜静脉(例如动静脉畸形、发育性静脉畸形、海绵状血管瘤、斯德奇-韦伯综合征)

临床要点

- 细菌性脑室炎可能出现在外伤或神经外科手术后的健康人群
- 真菌或病毒性脑室炎最常见于免疫抑制患者
- 脑室炎可见于 30% 的脑膜炎患者,在新生儿或婴幼儿脑膜炎患者中发病率高达 80%~90%
- 高死亡率:40%~80%
- 治疗:手术冲洗、引流,联合或不联合静脉使用抗生素

图 8-38 (左图)轴位图像显示一个右侧额叶脓肿破入脑室系统内,并导致脑室炎。注意脑室内碎组织平面和沿脑室边缘的炎症反应特点 ➡。(右图)磁共振 FLAIR 序列轴位图像显示沿脑室室管膜分布的显著高信号 ➡ 和侧脑室三角区内填充的高信号碎组织 ➡。FLAIR 和 DWI 序列是检测脑室炎最敏感的磁共振序列。注意右侧基底节脓肿 ➡

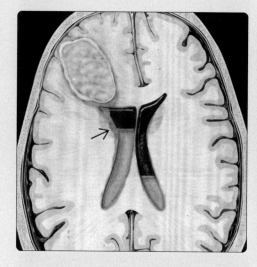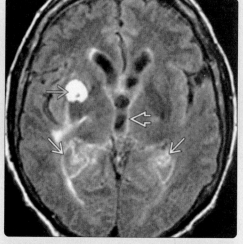

图 8-39 (左图)一例肺炎球菌性脑膜炎患者的磁共振 DWI 轴位图像显示由于相关的脑室炎引起的第三脑室内弥散受限 ➡ 和侧脑室内碎组织 ➡,小脑上池渗出物 ➡ 和硬膜下小积脓灶 ➡。DWI 在诊断脑室炎中十分具有价值。(右图)同一例患者的磁共振 T1WI C+序列轴位图像显示相关的脑室碎组织 ➡,以及室管膜 ➡ 和软脑膜 ➡ 强化

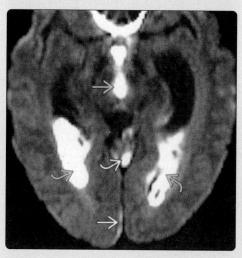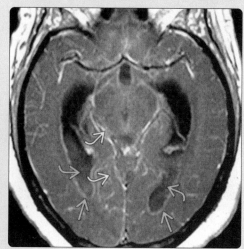

术语

同义词

- 室管膜炎、脑室脓肿、脑室积脓

定义

- 与脑膜炎、脑脓肿破裂或脑室内置管相关的脑室室管膜感染

影像

一般特点

- 最佳诊断线索
  - 脑室扩张伴脑室内碎组织平面,异常室管膜强化,脑室围 T2/FLAIR 序列高信号

CT 表现

- 非增强 CT(NECT)
  - 脑室扩张伴相关的碎组织平面
  - 沿脑室边缘轻微低密度病变
- 对比增强 CT(CECT)
  - 脑室壁强化

MR 表现

- T1WI
  - 脑室扩张伴高信号碎组织
  - 脑室周围轻微低信号病变
- T2WI
  - 沿脑室边缘的高信号病变
- FLAIR 序列
  - 沿脑室边缘的高信号病变
  - 分层的高信号碎组织
- DWI
  - 分层碎组织的弥散受限,低 ADC 值
- T1WI C+序列
  - 明显室管膜强化
  - 可能合并脉络丛炎,伴脉络丛肿大、水肿
  - 炎性分隔或小脓腔形成(慢性表现)

超声表现

- 脑室扩张伴有回声的脑室碎组织、室管膜,脑室周围高回声,婴幼儿患者脉络丛模糊不清

影像学推荐

- 最佳影像检查
  - 成人患者:MR,婴幼儿:超声
- 检查序列推荐
  - 多维 MR+对比增强、DWI、FLAIR 序列

鉴别诊断

原发性中枢神经系统淋巴瘤

- 室管膜强化,通常呈结节状
- 通常合并脑实质病变

室管膜肿瘤播散

- 原发性脑部肿瘤:多形性胶母细胞瘤、髓母细胞瘤、松果体肿瘤、室管膜瘤、脉络丛肿瘤
- 颅外原发肿瘤的转移瘤

脑室内出血

- 外伤病史,合并其他外伤后遗症
- 脑室通常不会急性扩张

突出的室管膜静脉

- 血管畸形:动静脉畸形、发育性静脉畸形、海绵状血管瘤
- 异常静脉引流(例如斯德奇-韦伯综合征)

病理

一般特点

- 病因
  - 脑膜炎或脑脓肿破入脑室系统的并发症
  - 神经外科操作并发症,最常见的是脑室内置管
  - 病原体包括细菌、真菌、病毒和寄生虫
    - 最常见的细菌性病原体:葡萄球菌、链球菌、肠杆菌

大体病理和术中特征

- 脑室内沉淀物平面伴炎症性和蛋白质类碎片

显微镜下特征

- 室管膜和室管膜下炎症伴巨噬细胞和淋巴细胞浸润

临床要点

临床表现

- 最常见的体征和症状
  - 取决于病原体,通常是惰性的
- 临床特点
  - 脑脊液细胞学、培养可能是正常的

人口统计学

- 流行病学
  - 细菌性脑室炎可能发生在外伤后或神经外科操作后的健康人群
  - 真菌或病毒性脑室炎最常见于免疫抑制患者
  - 脑室炎可见于 30% 的脑膜炎患者,在新生儿或婴幼儿脑膜炎患者中发病率高达 80%~90%
  - 鞘内注射化疗药物治疗,罕见并发

自然病程和预后

- 病死率:40%~80%

治疗

- 手术冲洗、引流,联合或不联合静脉使用抗生素

参考文献

1. Hazany S et al: Magnetic resonance imaging of infectious meningitis and ventriculitis in adults. Top Magn Reson Imaging. 23(5):315-25, 2014
2. Lummel N et al: Spectrum and Prevalence of Pathological Intracranial Magnetic Resonance Imaging Findings in Acute Bacterial Meningitis. Clin Neuroradiol. ePub, 2014
3. Mohan S et al: Imaging of meningitis and ventriculitis. Neuroimaging Clin N Am. 22(4):557-83, 2012
4. Nickerson JP et al: Neuroimaging of pediatric intracranial infection–part 1: techniques and bacterial infections. J Neuroimaging. 22(2):e42-51, 2012

要　点

术语

- 硬膜下或硬膜外腔隙或同时（15%）出现脓液积聚，硬膜下积脓更常见
- 硬膜下积脓（SDE）、硬膜外积脓（EDE）

影像

- 最佳诊断线索：脑外脓液积聚伴边缘强化，弥散加权成像阳性
- 幕上积脓更为典型
  - 硬膜外积脓：通常邻近额窦
  - 硬膜下积脓：大脑凸面积脓>50%，大脑镰旁占20%
- 幕下积脓（达10%）：与乳突炎有关
- T2MR：硬膜向内移位，呈低信号线状分隔积液和脑组织
- T1C+MR：由于肉芽组织和炎症导致边缘明显强化
- 磁共振DWI是呈现颅内积脓的发生、特性、严重程度和并发症的最佳手段

鉴别诊断

- 慢性硬膜下血肿
- 硬膜下积液、硬膜下水囊瘤

病理

- 婴幼儿、儿童：细菌性脑膜炎的并发症
- 年长儿童、成人：与鼻旁窦疾病相关（>2/3）

临床要点

- >75%的患者存在鼻窦或耳源性感染
- 硬膜外积脓、硬膜下积脓少见，但高度致死
- 并发症常见：脑炎、脓肿、静脉血栓形成、缺血、脑积水
- 死亡率：10%~15%
- 手术引流是主要治疗
- 鼻窦引流和抗生素治疗：适用于较小的鼻窦疾病相关的硬膜外积脓

图8-40　（左图）矢状位图像显示额窦化脓并直接延伸入硬膜外腔隙，导致硬膜外积脓（EDE）。注意移位的硬膜➡和邻近额叶的炎症反应。硬膜外积脓通常位于额窦邻近部位。（右图）磁共振T2WI矢状位图像显示硬膜外积脓和邻近脑组织由于脑炎导致的异常信号病灶。注意向内移位的硬膜➡，在这里鼻窦炎的患儿中表现为硬膜外积脓与脑组织之间的线性低信号

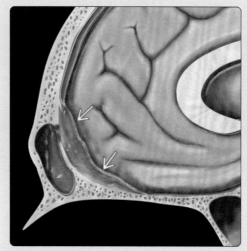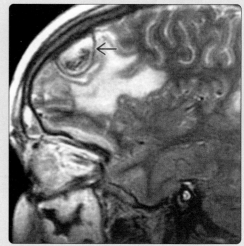

图8-41　（左图）在一例表现为头痛、发热的患者的磁共振T1WI C+FS序列轴位图像显示了与积脓有关的边缘强化的大脑镰旁液体积聚◪。（右图）同一患者的磁共振DWI轴位图像显示大脑镰旁➡高信号弥散受限和左侧额部◪硬膜下积脓。DWI是显示颅内硬膜下或硬膜外积脓存在、严重程度和并发症的重要磁共振序列

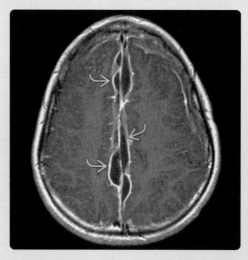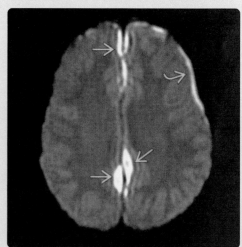

术语

缩写

- 硬膜下积脓(SDE),硬膜外积脓(EDE)

同义词

- 硬膜外积脓=硬膜外脓肿

定义

- 硬膜下或硬膜外腔隙或两者同时发生的脓液积聚,硬膜下积脓更为常见

影像

一般特点

- 最佳诊断线索
  - 脑外液体积聚伴边缘强化
- 受累部位
  - 通常为幕上积脓
    - 硬膜下积脓:凸性积脓>50%,大脑镰旁积脓占20%
    - 硬膜外积脓:通常邻近额窦
  - 幕下积脓(达10%)
    - 通常与乳突炎有关
    - >90%和脑积水相关
- 形态学
  - 硬膜下积脓:通常为新月形,冠状位图像可能表现为透镜形态(凸球镜片形)
    - 可能沿大脑幕或大脑镰在大脑半球内弥漫播散
  - 硬膜外积脓:双凸性、凸球镜片形

CT 表现

- 非增强CT(NECT)
  - 脑外脓液积聚,与脑脊液相比为等密度或高密度病变
  - 硬膜下积脓:新月形等信号或高信号液体积聚,受到硬膜反折的限制
    - 通常为双侧
    - 警惕:可能病灶很小容易漏诊
  - 硬膜外积脓:硬膜和颅骨之间的双凸性低密度脓液积聚,被颅缝所限制
    - 通常为跨过中线的连续性病变
  - 后颅窝硬膜外积脓
    - 典型者位于窦硬膜角
    - 鼓室盖±乙状窦板受侵蚀
    - 脓液可能延伸入小脑脑桥角
- 对比增强CT(CECT)
  - 明显的周围边缘强化
  - 后颅窝硬膜外积脓:注意静脉血栓形成
- 骨骼CT
  - **鼻窦炎**常见于**幕上硬膜下或硬膜外积脓**
  - **耳乳突炎**常见于**幕下硬膜下或硬膜外积脓**

MR 表现

- T1WI
  - 脑外液体积聚,较脑脊液信号高
  - 硬膜下积脓:新月形脑外液体积聚
  - 硬膜外积脓:双侧额叶凸球镜片形或凸性液体积聚
    - 在额叶区域可能横跨中线
- T2WI
  - 与脑脊液相比为等信号或高信号
  - 硬膜下积脓:新月形液体积聚,其下方脑组织可能为高信号
  - 硬膜外积脓:双侧额叶凸球镜片形或凸性液体积聚
    - 其内部移位的硬膜表现为液体和脑组织之间的线性低信号
- FLAIR
  - 与脑脊液相比为高信号
  - 硬膜下积脓:新月形液体积聚,其下方脑组织可能为高信号
  - 硬膜外积脓:双侧额叶凸球镜片形或凸性液体积聚
  - 下方脑实质高信号可能是由于脑炎或缺血(静脉性或动脉脑缺血)造成的
- DWI
  - 硬膜下积脓:**弥散受限**(信号增高)是典型表现
  - 硬膜外积脓:混杂信号板部分弥散受限成分
- T1WI C+
  - 与肉芽组织和炎性反应相关的边缘明显强化
  - 硬膜下积脓:包膜强化明显,可能内部有纤维索条分隔
  - 硬膜外积脓:液体积聚边缘强化明显
  - 可能见到邻近脑组织强化(脑炎或脑脓肿)
  - 可能见到脑膜炎相关引起的软脑膜强化
  - 额部帽状膜下蜂窝织炎或脓肿("波特头皮肿块")
- MRV:静脉栓塞事件,尤其是在硬膜下积脓

超声表现

- 在婴幼儿患者中应用十分有用
- 多种回声混杂的凸性液体积聚,伴占位效应
  - 高回声纤维条索
  - 厚的高回声内膜
  - 软脑膜-蛛网膜和蛛网膜下腔内渗出物回声增高

影像学推荐

- 最佳影像检查
  - MR **联合** DWI 是显示积脓存在、性质、程度和并发症的最佳手段
- 检查序列推荐
  - 对比增强多维 MR 联合 DWI
  - DWI 有助于评估积脓程度和并发症

鉴别诊断

慢性硬膜下血肿

- MR 显示血性成分,可能有内部分隔
- 通常沿边缘强化,强化边缘厚度较硬膜下积脓薄
- 可能难以鉴别,病史可能有助于鉴别血肿和积脓

硬膜下积液

- 脑膜炎患者伴随出现的无菌性、脑脊液样液体

积聚
- 在所有 MR 序列上表现都与脑脊液相似
- 通常无强化,可能有轻度强化
- 额叶和颞叶最常见,通常是双侧的

硬膜下水囊瘤

- 无强化的脑脊液积聚,通常有外伤或手术病史

硬膜转移瘤

- 原发肿瘤通常是已知的,常见为乳腺癌、前列腺癌
- 通常是弥漫性结节性强化
- 可能合并骨转移

病理

一般特点

- 病因
  - 婴幼儿、年轻儿童:**细菌性脑膜炎**的并发症
  - 年长儿童、成人:与**鼻旁窦疾病**有关(>2/3)
    - 通过额窦后壁直接播散
    - 通过颅内或颅外腔内**无瓣膜的桥导静脉**逆向传播
  - **乳突炎**(±中耳胆脂瘤)可见于 20% 病例
  - 头颅外伤或神经外科操作的并发症(少见)
  - 成人脑膜炎并发症(非常罕见)
  - 致病微生物:金黄色葡萄球菌、表面葡萄球菌、肠源性革兰氏阴性杆菌最常见
  - 需氧性和微需氧性链球菌(鼻旁窦感染所致)
- 硬膜下积脓较硬膜外积脓更常见
- 硬膜下积脓更容易合并脑脓肿、静脉血栓形成(>10%)
- 15% 病例同时合并硬膜下和硬膜外积脓

大体病理和术中特征

- 有包膜的黄色脓性物质积聚
- 播散广泛但可能呈分隔
- 通常合并骨炎

显微镜下特征

- 炎性浸润和肉芽组织

临床要点

临床表现

- 最常见的体征和症状
  - 大多数患者表现为发热、头痛
  - 脑膜刺激征常见,可能与脑膜炎表现相似
  - 常合并鼻窦炎
  - 脑炎或脑脓肿可以引起神经系统体征
- 临床特点
  - 鼻窦或耳源性感染可见于超过 75% 的患者
  - 额部帽状膜下脓肿("波特额部肿块")可见于多达 1/3 的患者;常见于青少年男性
  - 可能出现眶周肿胀
  - 常与脑膜炎混淆,延误诊断
  - 硬膜外积脓、硬膜下积脓少见,但高度致死

人口统计学

- 年龄

  - 可能发病于任何年龄
- 流行病学
  - 硬膜下积脓:15%~22%,硬膜外积脓占局灶性颅内感染:2%~5%
  - 硬膜下积脓:鼻窦炎(67%)、乳突炎(10%)

自然病程和预后

- 进展迅速,神经外科**急症**
- 快速演变,爆发性病程
- 硬膜外积脓偶尔可表现为惰性病程,这主要是由于硬膜成为感染灶和脑组织之间的屏障
  - 预后较硬膜下积脓更好
- 可能致死,除非及时识别和治疗
  - **腰穿可致死**
  - 脑脊液检查可能正常
- 并发症常见
  - 脑炎和脑脓肿:约 5%
  - 皮层静脉、硬膜静脉窦血栓形成(静脉性脑缺血)
  - 脑水肿
  - 脑积水(见于>90%的幕下硬膜下积脓)
- 病死率:10%~15%

治疗

- 经广泛开颅手术引流是金标准
- 静脉抗生素
- 鼻窦引流联合抗生素治疗可能适用于鼻窦疾病相关的小的硬膜外积脓

诊断纲要

考虑

- 慢性硬膜下血肿可能难以与硬膜下积脓鉴别,病史可能有助于两者的鉴别
- 注意在合并鼻窦炎和神经系统症状的患者中筛查颅内积脓
- 一旦发现硬膜下或硬膜外积脓,需要同时寻找有无鼻窦炎、乳突炎、硬膜静脉窦血栓形成和脑脓肿

影像解读要点

- 对比增强 MR 和 DWI 是最敏感的影像学手段;CT 可能漏诊小的病灶
- 弥散加权成像可以鉴别硬膜下积脓和硬膜下积液
- MR 联合 DWI 可用于监测治疗反应

参考文献

1. French H et al: Intracranial subdural empyema: a 10-year case series. Ochsner J. 14(2):188-94, 2014
2. Salomão JF et al: Neurosurgical implications of Pott's puffy tumor in children and adolescents. Childs Nerv Syst. 30(9):1527-34, 2014
3. Sharma PK et al: Orbitocranial complications of acute sinusitis in children. J Emerg Med. 47(3):282-5, 2014
4. Holland AA et al: Complicated subdural empyema in an adolescent. Arch Clin Neuropsychol. 28(1):81-91, 2013
5. Calik M et al: Masked subdural empyema secondary to frontal sinusitis. Am J Emerg Med. 30(8):1657, 2012
6. Cole TS et al: Pediatric focal intracranial suppuration: a UK single-center experience. Childs Nerv Syst. 28(12):2109-14, 2012
7. Nickerson JP et al: Neuroimaging of pediatric intracranial infection–part 1: techniques and bacterial infections. J Neuroimaging. 22(2):e42-51, 2012
8. Sarrazin JL et al: Brain infections. Diagn Interv Imaging. 93(6):473-90, 2012
9. Tsai YD et al: Intracranial suppuration: a clinical comparison of subdural empyemas and epidural abscesses. Surg Neurol. 59(3):191-6; discussion 196, 2003

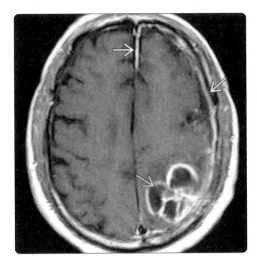

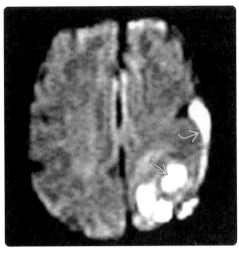

图 8-42 （左图）一例临床表现为体弱的 67 岁患者的磁共振 T1WI C+序列轴位图像显示多分隔的边缘强化的顶叶占位 ⊅，以及整个大脑半球的硬膜增厚强化延伸至半球间裂 ➡。（右图）同一例患者的磁共振 DWI 轴位图像显示占位内弥散受限 ⊅ 和硬膜下积聚物内 ⊡，确诊为颅内积脓和脑脓肿（Courtesy C. Sutton, MD）

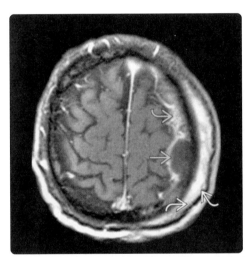

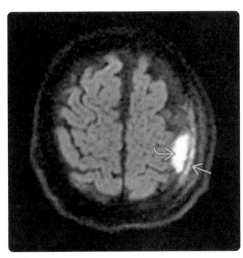

图 8-43 （左图）一例表现为发热和头皮肿胀的老年男性的磁共振 T1WI C+轴位图像显示硬膜外脓肿 ➡ 和邻近硬膜的增厚强化 ⊡。同时可见到额颞叶头皮处帽状膜下软组织强化 ➥。（右图）同一例患者的 DWI 轴位图像显示硬膜外脓肿内 ⊅ 和下方顶内 ⊡ 弥散受限。术中发现该患者为颅顶骨髓炎合并硬膜外脓肿和帽状膜下蜂窝织炎

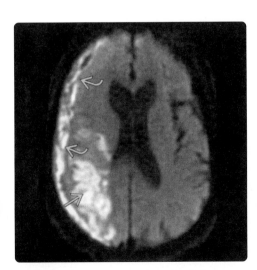

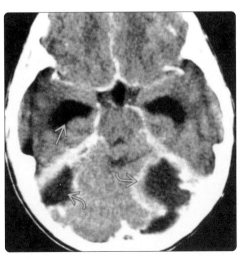

图 8-44 （左图）DWI 轴位图像显示硬膜下积脓 ⊡ 伴弥散受限。同时可以见到邻近脑实质内弥散受限 ⊅，这是由于动脉性脑梗死（大脑中动脉分布区）。硬膜下或硬膜外积脓的并发症包括脑膜炎、脑炎/脑脓肿、静脉血栓形成、脑缺血（静脉性或动脉性）。（右图）对比增强 CT 轴位图像显示双侧后颅窝硬膜下积脓 ⊡ 伴边缘不规则强化。这例乳突炎的患者随后并发了脑积水 ⊡ 和静脉血栓形成

要 点

术语

- 单纯疱疹病毒 1 型(HSV1)引起的脑实质感染
- 通常为免疫健全患者再激活反应

影像

- 最佳影像线索:大脑边缘系统(颞叶内侧和额下部皮层)在磁共振 T2/FLAIR 序列上高信号伴 DWI 上弥散受限
  - 典型表现为双侧病变,但不对称
  - 深部灰质核团不受累
- CT 早期通常呈正常表现
- MR 联合 DWI 是早期诊断最敏感的手段
- T2/FLAIR:皮层、皮层下高信号,脑白质相对不受累
- GRE:如果出现出血,则表现为水肿的脑组织内"开花状"低信号灶
- DWI:边缘系统弥散受限

- T1WI C+:早期可能见到轻度,斑片样强化
  - 脑回强化通常在起病后 1 周出现

鉴别诊断

- 急性脑缺血-梗死
- 癫痫持续状态
- 边缘叶脑炎
- 浸润性肿瘤

临床要点

- 常见临床表现:发热、头痛、癫痫发作±病毒感染的前驱症状
- 儿童常表现为非特异症状
- 脑脊液聚合酶链式反应(PCR)检测是最准确的检测方法
- HSV1 是引起 95%疱疹病毒性脑炎的致病病原体
- 一旦怀疑疱疹病毒性脑炎,应立即静脉阿昔洛韦

图 8-45 (左图)冠状位图像显示疱疹病毒性脑炎的典型表现,为双侧非对称性边缘系统受累,炎症累及颞叶、扣带回和脑岛皮层。(右图)一例诊断为单纯疱疹病毒性脑炎的 52 岁男性患者非增强 CT 轴位图像显示右侧颞叶前内侧低密度病灶 ➡,伴轻度占位效应。在起病 2～3 天后,会出现出血和对比强化

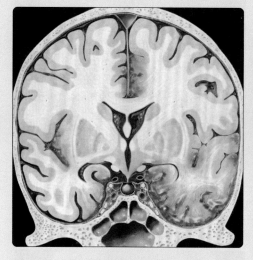 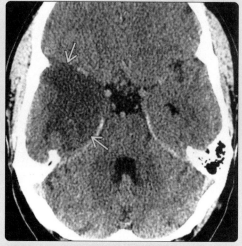

图 8-46 (左图)磁共振 FLAIR 轴位图像显示一例疱疹病毒性脑炎患者的双侧、非对称性颞叶内侧高信号病灶。注意海马 ➡ 的受累。(右图)同一例患者的磁共振 DWI 轴位图像显示颞叶内侧 ➡ 和海马 ➡ 弥散受限,表现为高亮信号。DWI 和 FLAIR 序列是检测脑炎最敏感的磁共振序列。在疱疹病毒性脑炎病程早期,CT 可能呈正常表现

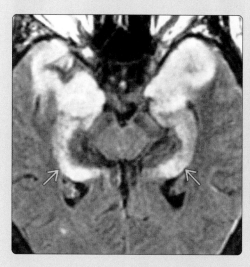 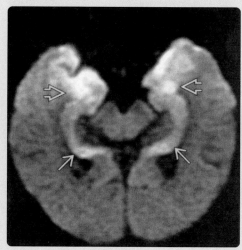

术语

缩写

- 单纯疱疹病毒性脑炎(HSE)

定义

- 单纯疱疹病毒 1 型(HSV1)引起的脑实质感染
- 典型表现为免疫健全患者的病毒再激活感染

影像

一般特点

- 最佳诊断线索
  - 颞叶内侧和额叶下方皮层异常信号伴 DWI 弥散受限
  - 扣带回和对侧颞叶的同时受累高度提示疱疹病毒性脑炎
- 受累部位
  - 边缘系统:颞叶,脑岛,额叶下方区域,扣带回为典型受累部位
  - 大脑凸面和后枕部皮层也可能受累
  - 典型为双侧非对称性病变
  - 基底节通常不受累
  - 婴幼儿或儿童患者可能表现出非典型表型(可能由 HSV1 或 HSV2 引起)
    - 可能主要为大脑半球受累
  - 累及中脑和脑桥少见(脑干脑炎)

CT 表现

- 非增强 CT(NECT)
  - 早期 CT 表现可能正常
    - 颞叶内侧、脑岛低密度病灶,轻度占位效应
    - 出血是典型的晚期表现
  - 好发于边缘系统,基底节不受累
  - CT 上最早期的征象通常出现在起病 3 天后
- 对比增强 CT(CECT)
  - 颞叶斑片样或脑回型强化(晚期急性或亚急性特征)

MR 表现

- T1WI
  - 皮层肿胀伴脑灰白质交界处模糊消失,占位效应
  - 可能见到亚急性脑出血,表现为水肿的脑组织内信号增高
  - 在晚期亚急性或慢性病例出现脑萎缩、脑软化
- T2WI
  - 皮层和皮层下高信号病灶,伴脑白质相对豁免
  - 可能见到亚急性脑出血,表现为水肿的脑组织内信号增高
- FLAIR
  - 皮层和皮层下方高信号病灶,伴脑白质相对豁免
  - 通常影像学异常出现时间早于 T2WI
- T2*GRE
  - 如果出血,表现为水肿的脑组织内开花样低信号病变
- DWI
  - 边缘系统弥散受限
  - 需注意双侧病变
  - DWI 表现可能在 T2WI 或 FLAIR 序列异常之前出现
- T1WI C+
  - 早期可能见到轻度斑片样强化
  - 脑回型强化通常见于症状出现 1 周以后
  - 偶可见到脑膜强化
  - 颞叶、脑岛皮层、额叶下皮层和扣带回可见到强化
- MRS
  - N-乙酰天冬氨酸减低,明显的脂质-乳酸峰

影像学推荐

- 最佳影像检查
  - MR(阳性结果较 CT 早 24~48h 出现)
- 检查序列推荐
  - 多维 MR 联合冠状位 T2 和/或 FLAIR、DWI、T2*GRE 序列和对比增强

鉴别诊断

急性脑缺血-梗死

- 典型脑血管供血区分布(大脑中动脉、大脑前动脉、大脑后动脉)
- 超急性表现 vs 2~3 天流感样症状病史
- 急性梗死弥散受限
- 大脑前动脉分布区脑梗死可能与单纯疱疹病毒性脑炎表现类似

癫痫持续状态

- 活动性癫痫发作可能影响血脑屏障,造成影像学信号异常和强化
- 颞叶癫痫高灌注可能与单纯疱疹病毒性脑炎表现类似
- 癫痫持续状态患者没有脑出血表现

边缘叶脑炎

- 与原发肿瘤有关的罕见副肿瘤综合征表现,最常见的原发病灶为肺
- 好发于边缘系统,通常为双侧
- 非出血性表现
- 影像学可能具有无法鉴别
- 症状发作数周至数月(vs 单纯疱疹病毒性脑炎为急性病程)

浸润性肿瘤

- 低分化胶质瘤可能累及颞叶内侧并引起癫痫发作
- 大脑胶质瘤病可能累及额叶和颞叶,可能是双侧病变
- 起病通常是隐匿的

其他类型脑炎

- 边缘系统并非典型受累部位
- 神经梅毒可能累及颞叶内侧,并模拟单纯疱疹病毒性脑炎表现
  - 可能累及脑膜、血管(闭塞性动脉内膜炎)
- 西尼罗河病毒感染可能模拟单纯疱疹病毒性脑炎的临床表现,伴典型累及基底节和/或丘脑

病理

一般特点

- 病因
  - HSV1 初始感染部位通常通过接触被感染的分泌物在鼻咽部感染
  - 病毒沿脑神经侵袭(通过舌神经、三叉神经分支)至神经节
    - 在三叉神经节内持续休眠
    - 可能自发再激活或在各种因素诱发下再激活
  - 局部创伤、免疫抑制状态、激素水平波动、情绪应激

分期、分级和分类

- 疱疹病毒包括单纯疱疹病毒 1 型(HSV1)、单纯疱疹病毒 2 型(HSV2)、EB 病毒(EBV)、巨细胞病毒(CMV)、带状疱疹病毒(VZV)、单纯疱疹病毒 6 型(HSV6)、单纯疱疹病毒型(HSV7)
- HSV 1 主要见于成人和儿童
- HSV2 更常见于新生儿
- HSV 1 和 HSV2 均为 DNA 病毒
- 病毒是专性胞内病原体

大体病理和术中特征

- 出血、坏死性脑炎
  - 典型表现为严重水肿、大块组织坏死伴出血
  - 累及颞叶、脑岛皮层、额叶眶面
  - 较少会累及扣带回和枕叶皮层

显微镜下特征

- 明显血管周围血管套现象,间质淋巴细胞性炎症
- 被感染的细胞(神经元、神经胶质细胞、内皮细胞)细胞核内包含体
  - 典型表现为嗜酸细胞性考德里(Cowdry)A 细胞核内包含体
- 免疫组化表现为病毒抗原和抗 HSV1 抗体
- 慢性病例:小胶质细胞性结节

临床要点

临床表现

- 最常见的体征和症状
  - 发热、头痛、癫痫发作±病毒感染前驱症状
  - 儿童通常表现为非特异症状
    - 行为改变、发热、头痛、癫痫发作
  - 患者通常来自免疫健全人群
    - HSV1 不常见于获得性免疫缺陷综合征(AIDS)患者
- 其他体征和症状
  - 意识状态改变
  - 局灶性或弥漫性神经功能缺损(<30%)
- 临床特点
  - 脑脊液化验提示淋巴细胞性白细胞增多,蛋白质水平增高
  - 脑脊液聚合酶链式反应(PCR)是最准确的诊断方法
    - 敏感性和特异性均接近 95%~100%
    - 假阴性 PCR 结果可能由于脑脊液采集在发病 72h 内

- 脑电图(EEG):广泛慢波背景下颞叶高电压放电
- 为确诊可能需要脑活检

人口统计学

- 年龄
  - 可能发病于任何年龄
  - 发病率最高的是青少年和年轻成人
  - 约 1/3 的患者发病年龄<20 岁
- 性别
  - 男性=女性
- 流行病学
  - HSV1 是引起 95% 的疱疹病毒性脑炎发病的致病病原体
  - 是散发性致死性脑炎最常见的病因
  - 在成人患者中,典型患者均与病毒再激活有关
  - 在新生儿患者中,可能与母源性感染有关
  - 发病率:1/100 万~3/100 万

自然病程和预后

- 可能进展为昏迷甚至死亡
  - 病死率 50%~70%
  - 快速诊断和早期抗病毒药物治疗可以降低病死率,可能改善预后
- 即使接受了阿昔洛韦治疗,仍有 2/3 的感染幸存患者存在严重神经系统功能障碍
- 感染幸存患者常并发记忆障碍、听力丧失、难治性癫痫、性格改变

治疗

- 静脉阿昔洛韦抗病毒治疗

诊断纲要

考虑

- 一旦怀疑单纯疱疹病毒性脑炎,应立即开始静脉使用阿昔洛韦抗病毒治疗
- 单侧病变可能模拟脑卒中或脑肿瘤的症状,病史可能有助于鉴别诊断
- 若临床上所有单纯疱疹病毒相关检验均为阴性,且症状为亚急性起病,则应考虑边缘叶脑炎
- 急性起病的单纯疱疹病毒性脑炎有助于与其他病因鉴别

影像解读要点

- CT 早期常呈正常表现,MR 联合 FLAIR/DWI 是早期诊断最敏感的诊断方法
- 影像学通常是诊断的关键

参考文献

1. Hatanpaa KJ et al: Neuropathology of viral infections. Handb Clin Neurol. 123:193-214, 2014
2. Mahan M et al: Neuroimaging of viral infections of the central nervous system. Handb Clin Neurol. 123:149-73, 2014
3. Steiner I et al: Update on herpes virus infections of the nervous system. Curr Neurol Neurosci Rep. 13(12):414, 2013
4. Sureka J et al: Clinico-radiological spectrum of bilateral temporal lobe hyperintensity: a retrospective review. Br J Radiol. 85(1017):e782-92, 2012
5. Akyldz BN et al: Diffusion-weighted magnetic resonance is better than polymerase chain reaction for early diagnosis of herpes simplex encephalitis: a case report. Pediatr Emerg Care. 24(6):377-9, 2008
6. Bulakbasi N et al: Central nervous system infections of herpesvirus family. Neuroimaging Clin N Am. 18(1):53-84; viii, 2008

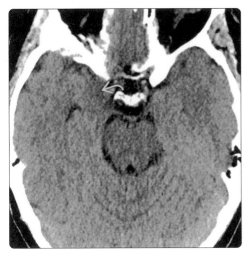
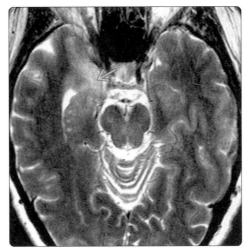

图 8-47　（左图）一例表现为发热和意识状态改变的 45 岁患者的非增强 CT 轴位图像，显示右侧颞叶内侧可疑的稍低密度改变⬧。（右图）同一例患者的磁共振 T2WI 轴位图像显示右侧颞叶内侧信号异常➡。脑脊液聚合酶链式反应（PCR）HSV1 检测阳性。CT 检查在疱疹病毒性脑炎病程早期可能表现正常

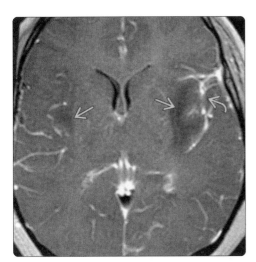
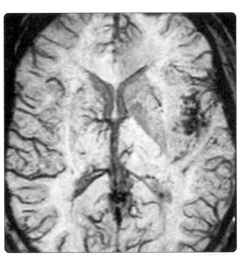

图 8-48　（左图）一例疱疹病毒脑炎亚急性阶段患者的磁共振 T1C+ 序列轴位图像显示脑岛区域双侧非对称性低信号灶➡。可见到左侧脑岛区域合并软脑膜强化➡。软脑膜、柔脑膜、弥漫性、环形强化均在疱疹病毒性脑炎中有过病例报道。（右图）同一例患者的 SWI 轴位图像显示左侧脑岛斑片状出血。急性期后（>1 周），MR 在检测出血方面优于 CT

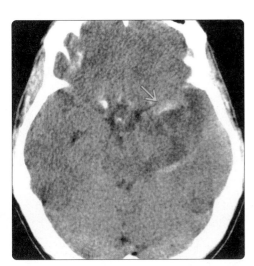
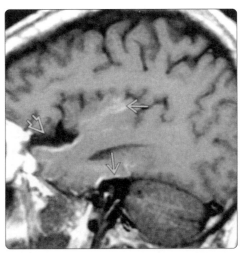

图 8-49　（左图）一例表现为意识障碍的年轻男性患者的非增强 CT（NECT）轴位图像显示左侧颞叶水肿和出血➡。尽管早期接受阿昔洛韦治疗，该患者最终仍然死于本病。在疱疹病毒性脑炎患者中，病死率约为 50% ~ 70%。（右图）一例疱疹病毒性脑炎起病 2 周的患者的磁共振 T1WI 矢状位图像显示颞叶脑容量减少➡和颞叶皮层内线性脑回型 T1 高信号➡，是亚急性皮层出血的特征性表现

要　点

术语

- 由不同种病原体引起的弥漫性脑实质炎症,最常见的是病毒感染
- 受累部位取决于致病病原体

影像

- 脑灰质±脑白质或者深部灰质核团异常 T2 高信号
- 边界不清的大的受累病灶常见,±斑片状出血
- 影像学通常无特异性表现,可模拟其他病因影像学表现

鉴别诊断

- 急性脑缺血
- 自身免疫性脑炎
- 疱疹病毒性脑炎
- 癫痫持续状态

- 中毒或代谢性疾病

病理

- 绝大多数(但非全部)是由病毒感染引起的
- 病毒向中枢神经系统的传播是通过血源性传播或经神经源性传播

临床要点

- 疱疹病毒:是散发性(非流行性)病毒性脑炎最常见的病因
- 日本脑炎:是亚洲地区最常见的流行性脑炎
- 许多脑炎都具有高发病率、高致死率的特点
- 快速诊断和早期抗病毒或抗细菌要去治疗可以降低病死率,可能改善预后

诊断纲要

- 临床病史有助于准确诊断
- DWI 较常规 MR 更早检测出病变

图 8-50 （左图）在一例免疫抑制合并巨细胞病毒性脑膜脑炎的患者的磁共振 FLAIR 序列轴位图像显示左侧额叶后部 ➡ 高信号病灶。巨细胞病毒通常累及脑室周围白质。(右图)同一例患者的 DWI 轴位图像显示左侧额叶后部 ➡ 弥散受限,伴脑灰质和脑白质同时受累,DWI 在脑炎患者中常可见阳性表现,可能是最敏感的 MR 序列

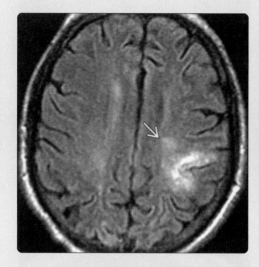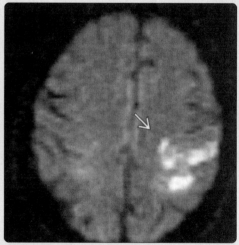

图 8-51 （左图）在一例西尼罗河病毒性脑炎患者的磁共振 FLAIR 序列轴位图像显示对称性基底节 ➡ 和丘脑异常高信号。对称性深部灰质核团受累类似中毒性和代谢性疾病的表现。(右图)一例表现为共济失调的患者的磁共振 FLAIR 序列轴位图像显示脑干 ➡ 弥漫性高信号和增大。脑干脑炎通常由病毒感染引起,其他致病菌包括单核细胞增生性李斯特菌、军团菌、支原体和莱姆病

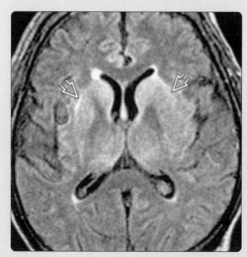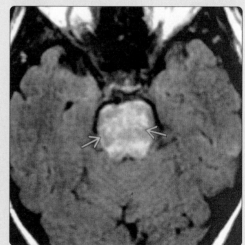

术语

定义

- 不同种病原体造成的弥漫性脑实质炎症,最常见的是病毒感染
- 受累部位取决于致病病原体

影像

一般特点

- 最佳诊断线索
  - 脑灰质±脑白质或者深部灰质核团异常 T2 高信号
  - 边界不清的、大的受累病变常见,±斑片状出血
  - 影像学通常无特异性表现
- 受累部位
  - 单纯疱疹病毒 1 型(HSV1):边缘系统
  - 巨细胞病毒(CMV):深部脑室周围白质
  - EB 病毒(EBV)
    - 多灶性、弥漫性大脑和脊髓受累
    - 胼胝体压部
  - 水痘-带状疱疹病毒(VZV)
    - 水痘:可能累及皮层多个部位
    - 带状疱疹:脑干或皮层灰质、脑神经
  - 小脑炎:双侧小脑半球受累
  - 东部马脑炎(EEE):基底节和丘脑
  - 肠病毒性脑脊髓炎
    - 肠病毒 71 型(EV)71:延髓后部、脑桥、中脑、齿状核、脊髓
    - 脊髓灰质炎病毒、柯萨奇病毒:中脑、脊髓前部
  - 汉坦病毒:腺垂体出血
  - 人免疫缺陷病毒 1 型(HIV-1):大脑白质、脑干、丘脑、基底节
  - 日本脑炎:双侧丘脑、脑干、小脑、脊髓、大脑皮层
  - 墨累山谷脑炎:多灶脑白质
  - 尼帕病毒性脑炎:脑干、海马、下丘脑、脑白质、脑灰质
  - 脑干脑炎:脑干和小脑
  - 圣路易斯脑炎:黑质
  - 西尼罗河病毒(WNV):基底节和/或丘脑、可能累及脑干、大脑白质、黑质、小脑、脊髓

CT 表现

- 非增强 CT:初始 CT 表现在大多数患者中均为阴性
  - 日本脑炎:可能可见到丘脑出血

MR 表现

- T1WI
  - 日本脑炎:双侧脑白质、脑干、基底节、丘脑低信号病灶
  - 狂犬病毒性脑炎:双侧基底节高信号病灶(罕见)
- T2WI
  - 巨细胞病毒:深部脑室周围白质斑片状信号增高
  - EB 病毒:基底节、丘脑、大脑皮层信号增高病灶

- 水痘:多灶性皮质信号增高病变
- 带状疱疹:脑干、大脑皮层信号增高病灶
- 小脑炎:小脑信号增高病灶
- 东部马脑炎:基底节和丘脑信号增高病灶,可能累及脑干、大脑皮层和脑室周围白质
- 肠病毒性脑炎(EV71):延髓后部、脑桥、中脑、小脑齿状核高信号病灶
  - 相对少见的受累部位:颈髓、丘脑、壳核
- 日本脑炎:双侧脑白质、脑干、基底节、丘脑高信号病灶
- 墨累山谷病毒性脑炎:双侧丘脑高信号病灶,可能累及中脑、大脑脚
- 尼帕病毒性脑炎:多灶性脑白质高信号病变,可能累及脑灰质
- 狂犬病毒性脑炎:脑干、海马、丘脑、脑白质、基底节边界不清的轻度高信号病变
  - 麻痹型狂犬病:延髓、脊髓高信号病变
- 脑干脑炎:脑桥、延髓、中脑斑片状高信号
- 圣路易斯病毒性脑炎:可能见到黑质高信号,通常影像学表现正常
- 西尼罗河病毒:深部灰质核团±脑白质高信号病变
- FLAIR
  - 尼帕病毒性脑炎:皮层下、深部脑白质±脑灰质分散性高信号病灶
    - 在复发性或迟发型脑炎患者中受累皮层病灶融合
- T2* GRE
  - 日本脑炎:丘脑出血
- DWI:弥散受限常见
- T1C+:多变性强化改变,从无强化到明显强化
  - 可以见到脑膜强化
  - 耳带状疱疹病(膝状神经节综合征):第 Ⅶ、Ⅷ 对脑神经及膜性迷路强化
- MRS:可能有助于鉴别脑炎和梗死

影像学推荐

- 检查序列推荐
  - 多维 MR 联合 FLAIR、DWI 和对比增强

鉴别诊断

急性脑缺血

- 典型血管分布区受累,DWI 阳性

自身免疫性脑炎

- 通常受到抗 NMDAR(天门冬氨酸受体)抗体调节,皮层下方白质病变

疱疹病毒性脑炎

- 边缘系统和颞叶受累

癫痫持续状态

- 活动性癫痫发作伴大脑高灌注,血脑屏障受影响,引起脑组织异常信号和强化

中毒或代谢性病变

- 对称性基底节或丘脑受累常见

病理

一般特点

- 病因
  - 绝大多数(但非全部)是由病毒引起
    - 病毒是专性胞内感染病原体
    - 在皮肤或呼吸道、消化道黏膜进行复制
    - 病毒传播至中枢神经系统是通过血源性或神经源性传播
    - 部分沿中枢神经系统侵袭(例如:HSV1 经舌神经传播至三叉神经节)
    - 潜伏感染可能被再激活,沿脑膜分支播散
  - 疱疹病毒包括 HSV1、HSV2、巨细胞病毒(CMV)、EB 病毒(EBV)、水痘带状疱疹病毒(VZV)、B 病毒、HHV6 和 HSV7
    - HSV2:新生儿脑炎
  - 水痘:脑膜脑炎、小脑性共济失调和无菌性脑膜炎(<1%患者)
  - 带状疱疹:脑炎、神经炎、脊髓炎或眼部疱疹
    - 脑神经(通常是第 V、Ⅶ 对脑神经)神经节内潜伏病毒可能被再激活,并播散至脑干
    - 免疫健全患者:脑神经和周围神经麻痹
    - 免疫抑制患者:弥漫性脑炎
    - 眼部带状疱疹可能造成颈内动脉坏死性脉管炎
  - EBV:传染性单核细胞增多症的致病病原体
    - 弥漫性脑炎见于<1%的患者
    - 与脑膜脑炎、吉兰-巴雷综合征、横贯性脊髓炎相关
  - 肠病毒:包括柯萨奇病毒 A 和柯萨奇病毒 B,脊髓灰质炎病毒,埃可病毒,肠病毒 68~71
  - 虫媒病毒(节肢动物为媒介传播的病毒)包括东部、西部和委内瑞拉马型脑炎、圣路易斯病毒性脑炎、日本乙型脑炎、加利福利亚脑炎、蜱媒脑炎
  - 尼帕病毒性脑炎:与被感染的猪亲密接触相关的副黏病毒感染
    - 尼帕病毒性脑炎:小血管炎症伴静脉血栓和微梗死
  - 脑干脑炎:病毒(最常见),单核细胞增生性李斯特菌、军团菌、支原体、莱姆病

大体病理和术中特征

- 血管淤血,弥漫性或局灶性水肿,±出血、坏死

显微镜下特征

- 多形核白细胞(PMN)、淋巴细胞、浆细胞和单核细胞浸润
- 特征性血管周围血管套现象
- 可能见到包含体(例如狂犬病患者中内基小体)

临床要点

临床表现

- 最常见的体征和症状
  - 表现多样:轻度脑膜病变到严重脑炎症状,±发热、病毒感染前驱症状
  - 水痘和带状疱疹:同一种病毒引起的不同的临床表现
    - 水痘性脑炎:皮疹(水痘)发病数日至数周后出现发热、头痛、呕吐、癫痫发作、意识障碍
    - 带状疱疹:免疫健全患者,皮肤病变所在皮节的脑神经或周围神经麻痹
  - 第 V 对脑神经(三叉神经)眼支是最常见受累的脑神经(带状疱疹眼病)
  - 带状疱疹:免疫抑制患者,表现为发热、脑膜刺激征、意识障碍
  - 小脑炎:感染前驱症状后突发肢体和/或步态共济失调
  - 肠病毒性脑炎(EV-71)
    - 手足口病(HFMD):发热,手、足、肘部、膝部和口唇疱疹
    - 脑神经病变,视力障碍,脑干受累可能出现呼吸困难、心动过速
  - 尼帕病毒:发热、头痛、头晕、呕吐、节段性肌阵挛、反射消失、肌张力减低、高血压
  - 墨累山谷病毒性脑炎:发热、头痛、意识障碍、震颤,可能进展为瘫痪,昏迷、呼吸衰竭
  - 狂犬病毒(脑炎型):发热、不适感、意识障碍、肢体功能障碍、自主神经刺激
    - 所有肢体的迟缓性肌无力
  - 脑干脑炎:反射消失、共济失调、眼肌麻痹
  - 圣路易斯脑炎:震颤、发热

人口统计学

- 流行病学
  - 疱疹病毒:散发性(非流行性)病毒性脑炎最常见的病因
  - 日本脑炎:亚洲地区最常见的流行性脑炎
  - EBV 感染中枢神经系统受累并不常见(<10%患病病例)
  - 水痘带状疱疹病毒:<1%患者存在中枢神经系统受累
  - 在美国存在明显的季节性差异

自然病程和预后

- 许多脑炎都具有高发病率和高病死率的特点
- 快速诊断和早期抗病毒或抗细菌药物治疗可以减低病死率,可能改善预后

诊断纲要

考虑

- 影像学可能是非特异性的,模拟其他疾病的影像学表现
- 临床表现和旅游史有助于鉴别诊断

影像解读要点

- DWI 在检测病变方面较常规 MR 可能更早

参考文献

1. Griffiths MJ et al: Japanese encephalitis virus infection. Handb Clin Neurol. 123:561-76, 2014
2. Mahan M et al: Neuroimaging of viral infections of the central nervous system. Handb Clin Neurol. 123:149-73, 2014
3. Speers DJ et al: Clinical and radiological predictors of outcome for Murray Valley encephalitis. Am J Trop Med Hyg. 88(3):481-9, 2013
4. Handique SK: Viral infections of the central nervous system. Neuroimaging Clin N Am. 21(4):777-94, vii, 2011

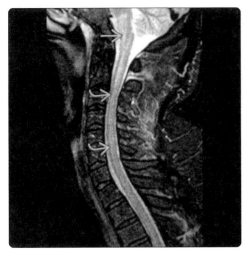
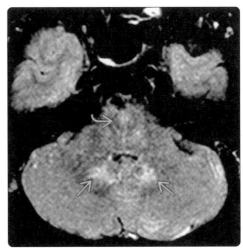

图 8-52　（左图）一例急性肠病毒性脑炎的患者的磁共振 STIR 序列矢状位图像显示累及延髓➡和颈髓➡的广泛 T2 高信号。（右图）同一例患者磁共振 FLAIR 序列轴位图像显示延髓➡和齿状核➡高信号病灶。肠病毒性脑炎可以累及脑桥、延髓、中脑、齿状核、丘脑、基底节和颈髓。肠病毒包括柯萨奇病毒、脊髓灰质炎病毒、埃可病毒和肠病毒 68~71

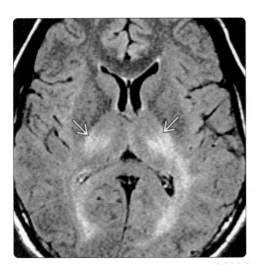
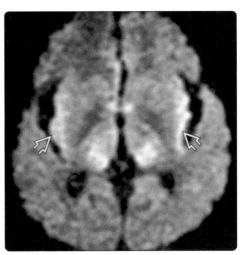

图 8-53　（左图）一例既往患有传染性单核细胞增多症的患者的磁共振 FLAIR 序列轴位图像显示丘脑➡对称性高信号病灶。EBV 感染通常累及基底节、丘脑、皮层和/或脑干。（右图）一例西尼罗河病毒性脑炎患者的 MR DWI 轴位图像显示丘脑和脑岛皮层➡对称性弥散受限。基底节和丘脑受累是典型的西尼罗河病毒性脑炎受累部位。DWI 较常规 MR 相比可能可以更早期地检测脑炎病变

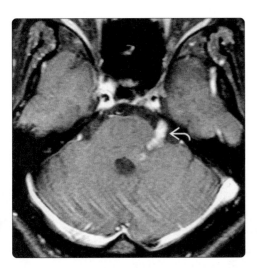
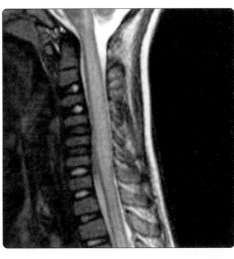

图 8-54　（左图）一例三叉神经痛患者的磁共振 T1WI C+序列轴位图像显示第 V 对脑神经、池段➡、神经根汇入区域和脑桥臂强化。三叉神经眼支（V1）是带状疱疹最常受累的脑神经。带状疱疹通常累及免疫健全患者的脑神经，水痘带状疱疹病毒性脑炎很罕见。（右图）一例麻痹型狂犬病患者的磁共振 T2WI 序列颈髓矢状位图像显示颈髓弥漫性增大和高信号病灶，麻痹型狂犬病通常累及延髓和脊髓

九、西尼罗河病毒性脑炎

要 点

术语

- 西尼罗河病毒(WNV)、西尼罗河热(WNF)、西尼罗河神经侵袭性疾病(WNND)
- 蚊媒性急性脑膜脑炎

影像

- 头部 CT 通常表现正常
- MR 联合 DWI、T1C+
  - 典型表现:双侧基底节、丘脑高信号病灶
  - T2WI/FLAIR 序列上脑白质内斑片状、界限不清的高信号灶
  - 通常无强化(据报道存在强化病例)
  - DWI 可能表现为弥散受限
- 其他受累部位
  - 脑干
  - 胼胝体压部
  - 颞叶内侧
  - 小脑
  - 脊髓、马尾

病理

- 西尼罗河病毒:黄病毒属(和日本脑炎病毒相同)
- 节肢动物为媒介传播(蚊子)

临床要点

- 感染西尼罗河病毒的患者中约 1/140 出现中枢神经系统症状
  - 潜伏期 3~14 天
- 大约 80% 感染患者无症状
  - 轻度发热综合征(西尼罗河热)可见于 20% 患者
  - 脑膜脑炎发生率<1%
  - 罕见:前部脊髓炎
- 中枢神经系统症状更常见于糖尿病或免疫抑制患者
- 治疗以支持治疗为主,建议水化治疗、退烧药、气道保护和控制癫痫发作
- 无人类疫苗
  - 预防感染的最佳方式? 预防蚊子叮咬
- 病死率大约为 10%

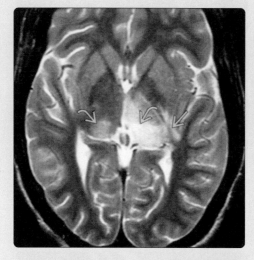
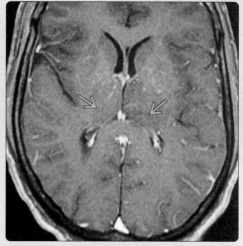

图 8-55 (左图)一例患有西尼罗河病毒性脑炎的 24 岁患者的磁共振 T2WI 序列轴位图像显示丘脑➡不对称性 T2 高信号。左侧内囊后肢➡同时存在受累。(右图)同一例患者磁共振 T1C+序列轴位图像显示丘脑➡低信号病灶,更突出的表现是左侧无明显强化。西尼罗河病毒性脑炎常见受累的解剖部位是基底节、丘脑、脑干、内侧颞叶和小脑

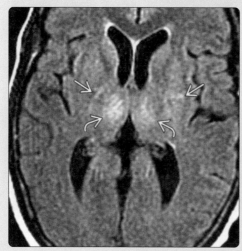
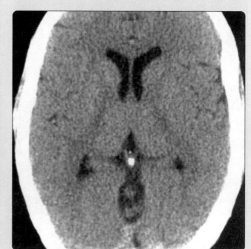

图 8-56 (左图)一例西尼罗河病毒性脑炎患者的磁共振 FLAIR 序列轴位图像显示丘脑双侧➡对称性高信号病灶。在基底节和右侧内囊➡可见轻度高信号病变。(右图)同一例患者在行 MR 检查前 6h 进行的非增强 CT 轴位图像显示为正常表现。丘脑或白质未见水肿。确实在病程早期,CT 扫描通常无明显改变

术语

缩写

- 西尼罗河病毒(WNV)、西尼罗河热(WNF)、西尼罗河神经侵袭性疾病(WNND)

定义

- 西尼罗河虫媒病毒引起的以蚊子为媒介传播的急性脑膜脑炎

影像

一般特点

- 最佳影像学线索
  ○ 双侧基底节和/或丘脑病变
- 受累部位
  ○ 典型病例:双侧基底节和丘脑
  ○ 大脑白质
  ○ 其他
    - 脑干
    - 胼胝体压部
    - 颞叶内侧
    - 小脑
    - 脊髓、马尾

影像学推荐

- 最佳影像检查
  ○ 标准 MR,包括 T1C+序列和 DWI

CT 表现

- 通常是正常的

MR 表现

- 双侧基底节、丘脑和脑干 T2 高信号病变,通常为对称性病变
- T2 或 FLAIR 序列上脑白质内斑块状边界不清的 T2 信号灶
- DWI 上可能表现为弥散受限
- 通常不存在强化(尽管有文献报道有强化病例)

鉴别诊断

脑炎(其他感染性病原体引起)

- 疱疹病毒是常见引起颞叶内侧病变的病原体

脱髓鞘疾病

- 例如急性播散性脑脊髓炎、多发性硬化、苏萨克综合征(Susac syndrome)
- 急性播散性脑脊液通常(但并不总是)不累及深部脑灰质

病理

一般特点

- 病因
  ○ 西尼罗河病毒:黄病毒属,和日本脑炎病毒一样
    - 以节肢动物为媒介(蚊子)
      □ 尖音库蚊是美国东部地区的传播媒介
      □ 五带淡色库蚊属实美国东南地区的传播媒介
      □ 环喙库蚊是美国西部和中西部的传播媒介
    - 蚊子感染鸟类(扩增动物宿主)

□ 鸟类将感染传播给其他蚊子
□ 不常见感染人类或其他哺乳动物
- 人传人传播途径罕见但仍有报道
  □ 血源性传播,移植受体
  □ 宫内暴露,结膜暴露
  □ 母乳喂养,职业暴露
- 遗传易感性
  □ 在携带 CCR5 基因 2 处突变拷贝的宿主对西尼罗河病毒感染性疾病的易感性增高

临床要点

临床表现

- 最常见的体征和症状
  ○ 约 80% 的被感染宿主无症状
  ○ 轻度发热综合征(西尼罗河热)可见于 20% 感染病例
    - 典型病例:发热、头痛、乏力、淋巴结肿大、关节痛
    - 可能出现消化道症状,包括恶心、呕吐和腹泻
    - 偶尔可出现躯干斑丘疹
    - 潜伏期 3~14 天
  ○ 脑膜脑炎(西尼罗河病毒神经侵袭性疾病 WNND)发病率<1%
    - 轻度发热综合征症状合并
      □ 癫痫发作、意识障碍、昏迷
      □ 锥体外系体征(深反射亢进随后减低)
- 其他体征和症状
  ○ 罕见合并症
    - 脊髓前角炎±脑炎
      □ 吉兰-巴雷综合征
    - 多灶性脉络膜视网膜炎
    - 肾炎、肝炎、心肌炎

人口统计学

- 年龄
  ○ 西尼罗河病毒神经侵袭性疾病(WNND)更常见于老年人
- 流行病学
  ○ 大约 1/140 的感染西尼罗河病毒患者出现中枢神经系统症状
  ○ 中枢神经系统症状更常见于糖尿病和免疫抑制患者

自然病程和预后

- 康复期延长合并乏力更为常见
- 病死率大约 10%

治疗

- 无人类疫苗
- 预防感染的最佳手段? 预防蚊虫叮咬
  ○ 穿戴浅色衣物并覆盖肢体
  ○ 使用驱虫剂
- 治疗以支持治疗为主
  ○ 推荐水化、退烧药、气道保护和控制癫痫发作管理

参考文献

1. Daep CA et al: Flaviviruses, an expanding threat in public health: focus on dengue, West Nile, and Japanese encephalitis virus. J Neurovirol. ePub, 2014
2. Racsa L et al: Clinical features of West Nile virus epidemic in Dallas, Texas, 2012. Diagn Microbiol Infect Dis. 78(2):132-6, 2014
3. Handique SK: Viral infections of the central nervous system. Neuroimaging Clin N Am. 21(4):777-94, vii, 2011
4. Kramer LD et al: West Nile virus. Lancet Neurol. 6(2):171-81, 2007
5. Ali M et al: West Nile virus infection: MR imaging findings in the nervous system. AJNR Am J Neuroradiol. 26(2):289-97, 2005

要 点

术语

- 人疱疹病毒-6 型(HHV-6)感染造成的脑炎

影像

- 免疫抑制患者出现颞叶内侧异常信号
  - 边缘系统:海马、杏仁核、海马旁回
  - 脑岛、额叶下部受累较单纯疱疹病毒性脑炎更少见
- 婴幼儿或儿童可出现不典型受累表现(基底节、丘脑、小脑、脑干)
- 最佳影像检查:MR(冠状位 T2、FLAIR 序列、DWI、T1C+序列)

鉴别诊断

- 单纯疱疹病毒性脑炎
- 副肿瘤性边缘叶脑炎
- 癫痫持续状态

病理

- HHV-6:疱疹病毒家族中的一种 DNA 病毒
- 2 个变异型:HHV-6A 和 HHV-6B
- 免疫抑制宿主群体内被再激活

临床要点

- 意识障碍、近事记忆力减退、发热、癫痫发作、头痛
- 婴幼儿患者可能出现热性惊厥
- 造血干细胞移植后患者、肺脏或肝脏移植后
- 抗病毒药物:更昔洛韦和膦甲酸钠
- 人疱疹病毒-6 型性脑炎的病死率>50%

诊断纲要

- 免疫抑制患者出现中枢神经系统症状+单侧或双侧颞叶内侧信号改变病灶应怀疑人疱疹病毒-6型性脑炎

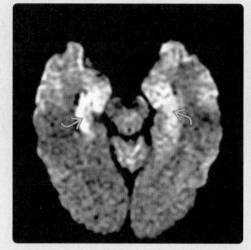
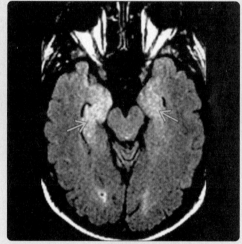

图 8-57 (左图)一例造血干细胞移植术后出现感觉障碍的 42 岁患者的磁共振 DWI 轴位图像显示双侧海马弥散受限➡️,右侧弥散受限更明显。(右图)同一例患者的磁共振 FLAIR 序列轴位图像显示双侧海马➡️相应的高信号病变,同时也是右侧病变更明显。在这例免疫抑制的患者的影像学表现是非常典型的人疱疹病毒-6 型性脑炎表现

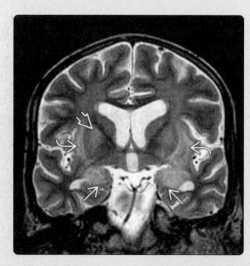
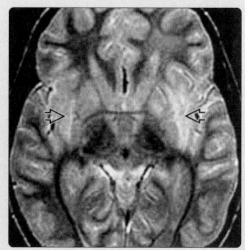

图 8-58 (左图)一例表现为发热、癫痫发作的 37 岁免疫抑制患者磁共振 T2WI 序列冠状位图像显示颞叶内侧➡️、基底节➡️和脑岛下白质➡️高信号病变。(右图)同一例患者的磁共振 T2WI 序列轴位图像脑岛下白质➡️不对称性高信号病变。与单纯疱疹病毒性脑炎相比,海马外受累在人疱疹病毒-6 型性脑炎中更少见

术语

缩写

- 人疱疹病毒-6型性（HHV-6）脑炎

定义

- 人疱疹病毒-6型引起的脑炎

影像

一般特点

- 最佳诊断线索
  - 免疫抑制患者出现颞叶内侧异常信号病灶
- 受累部位
  - 边缘系统：海马、杏仁核
  - 脑岛区域，额叶下部受累相对少见（与单纯疱疹病毒性脑炎相比）
  - 婴幼儿和儿童患者中可能出现不典型病例
    - 基底节、丘脑、小脑、脑干

CT表现

- 非增强CT
  - CT表现通常是阴性
- 对比增强CT
  - 无异常强化

MR表现

- T1WI
  - 颞叶内侧低信号病灶
- T2WI
  - 海马、杏仁核信号增高病灶，典型病例呈双侧但非对称性病变
    - 脑岛、额叶下部受累相对少见
  - 早期海马脑容量减少
- FLIAIR
  - 皮层或皮层下白质高信号
- DWI
  - 可能表现为弥散受限
- T1WI C+
  - 通常无明显强化

影像学推荐

- 最佳影像检查
  - MR（冠状位T2/FLAIR，DWI，T1C+序列）

鉴别诊断

单纯疱疹病毒性（HSV）脑炎

- 相似的受累解剖部位分布
- 强化，DWI弥散受限更常见

副肿瘤性边缘叶脑炎

- 原发肿瘤相关副肿瘤综合征和
- 症状起病隐匿

癫痫持续状态

- 颞叶内侧信号异常伴强化

病理

一般特点

- 病因

- HHV-6：疱疹病毒家族中的一种DNA病毒
- 2种变异型：HHV-6A和HHV-6B
  - 90%的0~2岁正常儿童HHV-6血清学检查呈阳性
- 原发性感染发生在<2岁的儿童患者，表现为热性皮疹（幼儿急疹/第6病）或无症状性感染
- 病毒通过唾液腺进入人体，持续潜伏性；侵犯唾液腺、白细胞和脑组织
- 免疫抑制患者人群体内病毒感染被再激活

大体病理和术中特征

- 边缘系统结构小的坏死性病变

显微镜下特征

- 严重神经元丢失、反应性星形胶质细胞增生，在星形细胞和神经元中可以检测到HHV-6 P41/P101蛋白

临床要点

临床表现

- 最常见的体征和症状
  - 意识状态改变、近事记忆力减退、发热、癫痫发作、头痛
  - 婴幼儿患者可表现为热性惊厥
- 临床特点
  - 脑脊液：淋巴细胞性白细胞升高，蛋白质水平升高
  - 脑脊液PCR（聚合酶链式反应检测）HHV-6 DNA高特异性

人口统计学

- 流行病学
  - 绝大多数儿童原发性感染发生在2岁以前
  - 免疫抑制患者人群病毒感染被再激活
    - 造血干细胞移植术后、肺/肝移植术后

自然病程和预后

- 人疱疹病毒-6型性脑炎的病死率>50%

治疗

- 抗病毒治疗：更昔洛韦和膦甲酸钠
- 阿昔洛韦（用于单纯疱疹病毒性脑炎）治疗无效

诊断纲要

考虑

- 免疫抑制患者出现中枢神经系统症状+单侧或双侧颞叶内侧信号改变病灶应怀疑人疱疹病毒-6型性脑炎

影像解读要点

- 磁共振（FLAIR、T2加权成像最敏感）

参考文献

1. Ward KN: Child and adult forms of human herpesvirus 6 encephalitis: looking back, looking forward. Curr Opin Neurol. 27(3):349-55, 2014
2. Bhanushali MJ et al: Human herpes 6 virus encephalitis complicating allogeneic hematopoietic stem cell transplantation. Neurology. 80(16):1494-500, 2013
3. Nath A et al: Novel approaches and challenges to treatment of central nervous system viral infections. Ann Neurol. 74(3):412-22, 2013

要　点

术语

- 急性小脑炎

影像

- 双侧小脑半球灰质和白质低密度病变（非增强 CT），T2 加权成像/FLAIR 序列高信号病变（MR）
- 单侧受累少见
- T2 信号延长的融合病灶，累及灰质和白质
- ±软脑膜或轻微脑实质强化
- DWI/ADC→受累区域典型表现为增高弥散

鉴别诊断

- 急性播散性脑脊髓炎
- 浸润性小脑肿瘤
- 小脑梗死

病理

- 在水痘、EBV、肠病毒、轮状病毒、人疱疹病毒 7 型、腮腺炎、麻疹、流感和支原体肺炎中均有合并发病的报道
- 在大多数病例中，明确引起病变的病原体都是未知的
- 中重度小脑肿胀→血管压迫、小脑幕切迹上疝，小脑扁桃体疝、脑干压迫、阻塞性脑积水

临床要点

- 躯干共济失调、辨距障碍和头痛
- 颅内压升高的症状：易激惹、枕部头痛和呕吐可能掩盖小脑功能障碍的病变
- 大多数症状和体征都在数周至数月内完全缓解消失
- 手术在解除小脑疝方面通常不是必需的，脑室引流可用于治疗脑积水

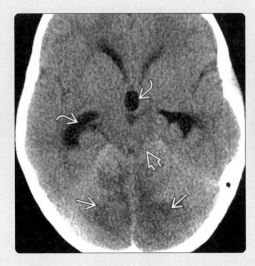
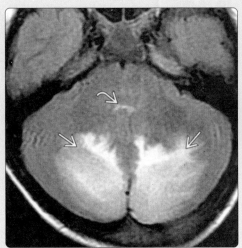

图 8-59　（左图）一例确诊 A 型流感病毒感染的 4 岁女童的非增强 CT 轴位图像显示小脑半球水肿➡️（低密度病变）同时累及脑白质和脑灰质。小脑水肿导致小脑幕上疝和四叠体池的消失➡️，导水管受压最终导致脑积水➡️。（右图）磁共振 T2WI 序列轴位图像显示小脑水肿（T2 高信号）同时累及脑灰质和脑白质➡️。注意受压的第四脑室➡️

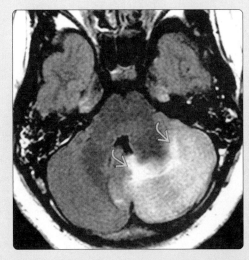
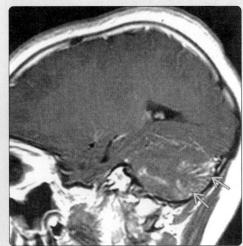

图 8-60　（左图）一例急性发作小脑性共济失调的 12 岁患者的磁共振 FLAIR 序列轴位图像显示左侧小脑半球高信号病变➡️，注意第四脑室的轻度占位效应。（右图）同一例患者的磁共振 T1C+序列矢状位图像显示沿左侧小脑半球➡️的软脑膜斑片样强化。在急性小脑炎中，单侧受累远少见于双侧受累

术语

同义词

- 急性小脑炎

定义

- 副感染、感染后或疫苗接种后小脑炎症

影像

一般特点

- 最佳诊断线索
  - 双侧小脑半球灰质和白质低密度病变（非增强 CT），T2 加权成像/FLAIR 序列高信号病变（MR），单侧受累相对少见
- 受累部位
  - 小脑灰质和白质同时受累，典型表现为双侧病变

影像学推荐

- 最佳影像检查
  - MR，包括 C+序列、DWI、MRS 序列

CT 表现

- 非增强 CT
  - 小脑半球同时累及灰质和白质的双侧，或相对少见的情况下为单侧，低密度病变

MR 表现

- T1WI
  - 小脑 T1 低信号病变
- T2WI
  - 同时累及灰质和白质的小脑 T2 高信号病变
- DWI
  - 典型表现为弥散增高
- T1WI C+
  - ±软脑膜或轻微脑实质强化
- MRS
  - 急性期：兴奋性神经递质水平升高，胆碱升高，±乳酸和脂质升高，N-乙酰天冬氨酸水平正常或减低

鉴别诊断

急性播散性脑脊髓炎（ADEM）

- 寻找幕上周围白质、基底节和脑干病变

小脑肿瘤（浸润性肿瘤）

- 小脑炎患者的典型表现为双侧脑灰质和白质同时受累有助于鉴别
- 当考虑肿瘤时，可使用 MRS 作为辅助手段（N-乙酰天冬氨酸减低，±肌酐减低；胆碱、肌醇升高，±乳酸和脂质升高）

小脑梗死

- 典型血管分布区受累，DWI 表现阳性

病理

一般特点

- 病因
  - 在水痘、EBV、肠病毒、轮状病毒、人疱疹病毒 7 型、腮腺炎病毒、麻疹、流感和支原体肺炎患者中均有合并发病的病例报道
  - 水痘疫苗接种后
  - 在大多数病例中明确的病因是未知的
- 伴随的异常表现
  - 中重度小脑肿胀→血管受压，小脑幕切迹上疝、小脑扁桃体疝、脑干受压、阻塞性脑积水

大体病理和术中特征

- 急性小脑水肿，非出血性病变，累及灰质和白质

显微镜下特征

- 急性：水肿伴淋巴细胞和嗜酸性粒细胞浸润
- 慢性±小脑萎缩

临床要点

临床表现

- 最常见的体征和症状
  - 躯干共济失调、辨距障碍和头痛
  - 颅内压升高的症状：易激惹、枕部头痛和呕吐可能掩盖其他小脑功能障碍的症状

人口统计学

- 年龄
  - 通常见于年轻儿童
- 流行病学
  - 典型病例出现在病毒感染后
    - 延迟发病可能出现在水痘带状疱疹病毒感染（水痘或带状疱疹性眼病）

自然病程和预后

- 大多数症状在数周至数月后完全缓解消失
- 严重病例伴有脑疝和脑积水：预后各异，从完全缓解到死亡均可能发生

治疗

- 通常以支持治疗为主，±激素治疗，如果病原体明确的情况下±抗病毒治疗
- 手术通常不是是解除小脑疝的必需手段，脑室引流可用于治疗脑积水

诊断纲要

考虑

- 急性脑炎出现双侧半球性小脑灰质和白质受累

影像解读要点

- 双侧小脑半球灰质和白质水肿，单侧受累相对少见

参考文献

1. Desai J et al: Acute cerebellar ataxia, acute cerebellitis, and opsoclonus-myoclonus syndrome. J Child Neurol. 27(11):1482-8, 2012
2. De Bruecker Y et al: MRI findings in acute cerebellitis. Eur Radiol. 14(8):1478-83, 2004

要　点

术语

- 慢性局灶性(局限性)脑炎
- 病因不确定的慢性进行性单侧脑组织炎症
- 以药物难治性局灶性癫痫、进行性偏瘫、认知功能减退为特征

影像

- 单侧进行性脑皮层萎缩
- CT/MR:正常→皮层肿胀→萎缩
- 通常为单侧,额岛叶为典型受累部位
- 最佳影像检查:MR 联合对比增强,±PET(FDG)

鉴别诊断

- 斯德奇-韦伯综合征(Sturge-Weber syndrome,SWS)
- 其他自身免疫性脑炎(通常为双侧)
- 半球性脑梗死(Dyke-Davidoff-Masson)

病理

- 半球性皮层萎缩
- 皮层炎症,神经元丢失,胶质细胞增生

临床要点

- 难治性部分性癫痫发作,阵挛性运动
  - 其他:轻偏瘫、视觉和感觉障碍、构音障碍、言语障碍、性格改变
- 部分复杂性癫痫发作发生频率升高→在癫痫持续状态中发生率 20%
- 手术是 Rasmussen 脑炎患者唯一明确的癫痫治疗手段

诊断纲要

- 当出现以下情况时,需考虑 Rasmussen 脑炎
  - 复杂部分性癫痫发作频率增加,初始"正常"影像学表现的患者出现发作后功能障碍(多在发作后 1~15 年出现)
  - 难治性癫痫发作伴进行性一侧半球脑萎缩,表现为 T2 高信号

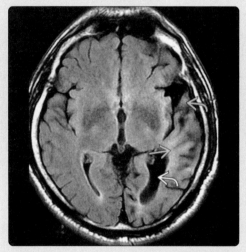 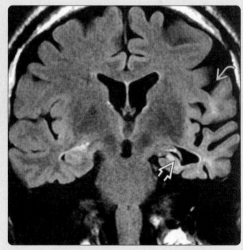

图 8-61　(左图)一例 Rasmussen 脑炎患者的磁共振 FLAIR 序列轴位图像显示左侧外侧裂周和颞叶后部脑容量减少➡️伴皮层下胶质细胞增生➡️。注意左侧侧脑室后角"拉空样"增宽扩张➡️。(右图)同一例患者磁共振 FLAIR 序列冠状位图像显示左侧外侧裂周和颞叶脑容量丢失➡️。注意左侧海马➡️明显萎缩

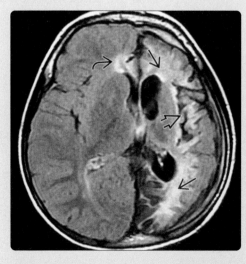 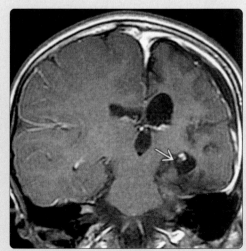

图 8-62　(左图)磁共振 FLAIR 序列轴位图像显示左侧半球脑萎缩。胶质细胞增生在 FLAIR 序列上表现为高信号➡️。注意脑岛皮层和皮层下脑萎缩➡️以及右侧额叶皮层的受累➡️。(右图)磁共振 T1WI C+序列冠状位图像显示左侧半球广泛脑萎缩。注意左侧海马明显萎缩➡️。Rasmussen 脑炎与斯德奇-韦伯综合征在 T1WI C+序列上的鉴别要点在于 Rasmussen 脑炎缺乏强化的软脑膜血管瘤病表现

术语

缩写

- Rasmussen 脑炎(RE)

同义词

- 慢性局灶性(局限性)脑炎

定义

- 原因不明的慢性进行性单侧脑组织炎症
- 以大脑半球性脑容量减少和难以控制的部分性癫痫发作为特征

影像

一般特点

- 最佳诊断线索
  - 单侧进行性大脑萎缩
  - CT/MR 初始时表现正常
    - 早期皮层肿胀,随后出现皮层/皮层下 T2/FLAIR 序列高信号病变,随后出现脑萎缩
    - 大多数脑损伤出现在疾病起病的前 8～12 个月
- 受累部位
  - 大脑半球
  - 通常为单侧,典型受累部位为额叶/岛叶和顶叶
    - 中央前回、额叶下部脑萎缩
      - 对侧小脑脑容量丢失(交叉性小脑失联络)
- 病变大小
  - 可变性病变大小,通常为脑叶性萎缩,偶尔整个大脑半球受累
- 形态学
  - 局灶性异常,"大脑半球内播散"
  - 进行性弥漫性病变

CT 表现

- 非增强 CT
  - 早期正常→脑萎缩
- 对比增强 CT
  - 通常无强化
  - 罕见一过性软脑膜和/或皮层强化

MR 表现

- T1WI
  - 由于早期脑组织肿胀引起脑沟消失
- T2WI
  - 早期脑回局灶性肿胀
    - 灰白质交界模糊,T2 信号增高
    - ±基底节、海马受累
  - 晚期:受累脑半球或脑叶萎缩
- FLAIR
  - 皮层和皮层下高信号病灶,持续进行性扩大
  - 晚期:脑萎缩,脑软化/胶质细胞增生
- T2*GRE
  - 典型者为正常表现
  - 非出血性表现
- DWI
  - 追踪图像上轻度高信号病灶,弥散增强

- T1WI C+序列
  - 通常无强化
    - 偶尔轻微软脑膜和/或皮层强化
- MRS
  - N-乙酰天冬氨酸(NAA)和胆碱减低;肌醇升高;谷氨酰胺/谷氨酸升高

核医学检查

- ^{99m}Tc 六甲基丙二基胺肟(HMPAO)闪烁扫描:即使 MR 表现正常,也可见到灌注减低
- PET/SPECT
  - 弥漫性半球性代谢/灌注减低
  - 交叉性小脑失联络
  - 一过性高代谢可能与近期癫痫发作有关(罕见)
    - ^{11}C-甲硫氨酸显示多灶性摄取增高

影像学推荐

- 最佳影像检查
  - MR+临床体征和症状+恰当的脑电图表现
- 检查序列推荐
  - MR 联合对比增强,±PET(FDG)

鉴别诊断

斯德奇-韦伯综合征

- 紫红葡萄酒色斑痣和软脑膜血管瘤强化
- 进行性半球脑萎缩
- 皮层钙化(Ca^{2+})

MELAS(线粒体脑病,乳酸酸中毒和卒中样发作)

- 急性:可能引起皮层高信号(顶枕叶最常见),+DWI 表现
- 慢性:皮层萎缩,腔隙灶梗死(基底节、丘脑)

Dyke-Davidoff-Masson(胎儿期/新生儿期大脑半球梗死)

- 单侧脑萎缩
- 代偿性颅顶增厚
- 岩嵴抬高和鼻旁窦过度充气
- 随后出现宫内和围生期脑梗死

局灶性皮质发育不良

- 可能引起半球性癫痫持续状态,引起单侧脑容量丢失

其他自身免疫性炎症性疾病

- 单侧脑血管炎,副肿瘤综合征,肿瘤性神经元抗体

病理

一般特点

- 病因
  - Rasmussen 脑炎的病因和发病机制目前仍未知
  - 免疫病理基础的证据正在逐渐增多
    - 抗体介导,T 细胞细胞毒性和小胶质细胞诱导的细胞退化
- 遗传学

- ○ 免疫功能障碍的遗传易感基础上出现可能的病毒性诱因
- 伴随的异常
  - ○ 3 种潜在的、互相重叠的因素可能促使或维持病变状态,并最终导致脑损伤
    - 病毒感染
    - 自身免疫性抗体
    - 自身免疫性细胞毒性 T 细胞

分期、分级和分类

- Rasmussen 脑炎的三个疾病分期
  - ○ 前驱期:非特异性症状,低癫痫发作频率,和轻偏瘫
  - ○ 急性期:频繁癫痫发作,通常为部分性癫痫持续状态,进行性轻偏瘫,认知功能减退
  - ○ 残留期:永久和稳定的神经功能缺损,持续性癫痫发作
- 分类和分期:MR(T2WI)
  - ○ 1 期:肿胀和高信号病变
  - ○ 2 期:正常脑容积和高信号病变
  - ○ 3 期:脑萎缩和高信号病变
  - ○ 4 期:进行性脑萎缩和正常信号

大体病理和术中特征

- 半球性脑皮层萎缩
- 损伤部位周围是正常脑皮层或仅有轻度炎症
  - ○ 活检可能误导诊断

显微镜下特征

- Robitaille 分类用于描述皮层炎症,神经元丢失,和局限于 1 个大脑半球的神经胶质增生
  - ○ 1 类(病理活跃期):正在发生的炎症反应
    - 小胶质结节,±噬神经元现象,血管周围圆形细胞
  - ○ 2 类(活动性和陈旧病变):慢性病变基础上急性病变
    - 以上病变特点加上 ≥1 个脑回节段包括全层皮层的完全坏死和空洞形成
  - ○ 3 类(较低活动性的陈旧病变)
    - 神经元丢失/胶质细胞增生和更少的小胶质细胞结节
  - ○ 4 类(毁损期病变)
    - 非特异性瘢痕化伴极少的活动性炎症

临床要点

临床表现

- 最常见的体征/症状
  - ○ 难治性癫痫发作,阵挛性运动
  - ○ 进展至部分性癫痫持续状态
  - ○ 其他:偏瘫,视觉和感觉缺损,构音障碍,言语障碍,性格改变
- 临床特点
  - ○ 年幼儿童表现为进行性部分性癫痫,药物治疗反应差
- 临床病程
  - ○ 复杂部分性癫痫发作频率增高
  - ○ 20% 表现为癫痫持续状态

- ○ 随后出现逐渐加重的癫痫发作,进行性偏瘫,认知功能减退,甚至死亡
- 脑电图(EEG):起始脑电图正常,逐渐进展至持续性单侧慢波±癫痫样放电活动
- 脑脊液:±寡克隆区带

人口统计学

- 年龄
  - ○ 通常起病于儿童期(6~8 岁)
  - ○ 10% 可见于青少年或成人
- 性别
  - ○ 男性=女性
- 种族
  - ○ 无倾向性
- 流行病学
  - ○ 前驱炎症病程
    - 扁桃体炎、上呼吸道感染、中耳炎

自然病程和预后

- 偏瘫和认知功能减退可见于绝大多数病例
- 年纪更大的患者潜伏期更长,病程持续时间更长
- 预后差
- 偏瘫是不可避免的±治疗

治疗

- 对抗癫痫药物治疗耐药
- 在以下治疗手段下±一过性症状改善,包括:血浆置换,静脉输注免疫球蛋白(IVIG),激素,B 细胞和 T 细胞靶向药物
- 手术是 Rasmussen 脑炎(RE)癫痫发作中唯一明确的治疗方法
  - ○ 功能性大脑半球切除术/中央断开
  - ○ 大脑半球切除术

诊断纲要

影像解读要点

- 考虑 Rasmussen 脑炎
  - ○ 复杂复杂性典型发作频率增高+初始影像学表现正常的患者出现发作后功能障碍,多在发作后 1~15 年出现
  - ○ 难治性癫痫发作伴一侧半球进行性脑萎缩,表现为 T2 高信号

参考文献

1. Leypoldt F et al: Autoimmune encephalopathies. Ann N Y Acad Sci. ePub, 2014
2. Press C et al: The Janus-faced nature of Rasmussen's encephalitis. Semin Pediatr Neurol. 21(2):129-36, 2014
3. Varadkar S et al: Rasmussen's encephalitis: clinical features, pathobiology, and treatment advances. Lancet Neurol. 13(2):195-205, 2014
4. Nabbout R: Autoimmune and inflammatory epilepsies. Epilepsia. 53 Suppl 4:58-62, 2012
5. Takei H et al: Dual pathology in Rasmussen's encephalitis: a study of seven cases and review of the literature. Neuropathology. 30(4):381-91, 2010
6. Cauley KA et al: Diffusion tensor imaging and tractography of Rasmussen encephalitis. Pediatr Radiol. 39(7):727-30, 2009
7. Faingold R et al: MRI appearance of Rasmussen encephalitis. Pediatr Radiol. 39(7):756, 2009
8. Tessonnier L et al: Perfusion SPECT findings in a suspected case of Rasmussen encephalitis. J Neuroimaging. 19(4):378-80, 2009
9. Bien CG et al: Diagnosis and staging of Rasmussen's encephalitis by serial MRI and histopathology. Neurology. 58(2):250-7, 2002

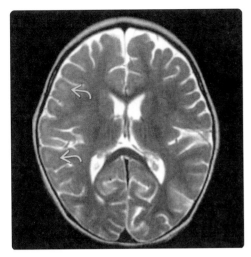
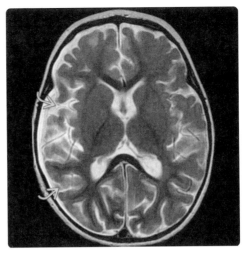

图 8-63 （左图）一例耐药局灶性癫痫发作伴进行性左侧轻偏瘫的 1 岁患儿的磁共振 T2WI 序列轴位图像显示右侧大脑半球皮质下白质➡轻微 T2 高信号病变。（右图）同一例患者一个月后的磁共振 T2WI 轴位图像显示显著的右侧大脑半球脑容量减少➡伴明显的脑沟。Rasmussen 脑炎的磁共振系列图像显示进行性脑萎缩和皮层/皮层下信号改变

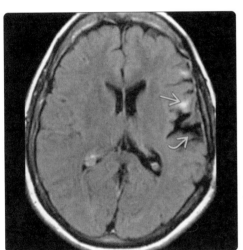
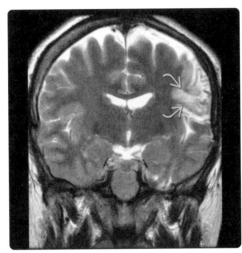

图 8-64 （左图）一例诊断 Rasmussen 脑炎（活检病理确诊）的患者磁共振 FLAIR 序列轴位图像显示由于脑容积减少导致的左侧外侧裂➡变得明显，同时伴有额叶岛盖➡皮层下胶质细胞增生。（右图）同一例患者磁共振 T2WI 冠状位图像显示左侧额叶岛盖脑容积减少和胶质细胞增生➡

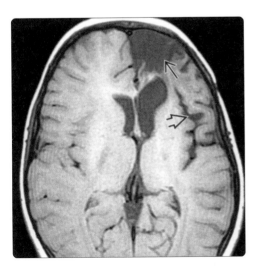
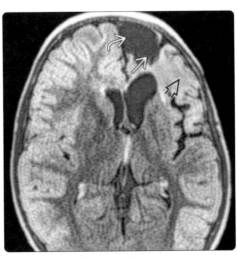

图 8-65 （左图）一例患有慢性局灶性 Rasmussen 脑炎的 4 岁女童的磁共振 T1WI 轴位图像显示➡显著的额叶萎缩。注意左侧额角拉空样扩张和环状沟➡增宽，这反映了脑岛容量减低。（右图）同一例患者磁共振 FLAIR 序列轴位图像显示额上回➡和额中回➡萎缩。萎缩和皮层下胶质细胞增生延伸至左侧额下回➡

要　点

术语

- 定义:罕见的、进行性、麻疹病毒介导的脑炎

影像

- CT:初始的影像表现通常是正常的;皮层肿胀,皮层/皮层下低密度病变
- MR:脑室周围或皮层下白质内界限不清的 T2 高信号病变
  - 额叶>顶叶>枕叶,无占位效应
- MRS:胆碱和肌醇水平升高;N-乙酰天冬氨酸减低(可能早于 MR 异常表现出现)

鉴别诊断

- 急性播散性脑脊髓炎
- 假瘤样多发性硬化
- 人免疫缺陷病毒感染

- 进行性多灶性白质脑病

病理

- 麻疹病毒感染数年后出现的感染后进行性脑炎

临床要点

- 行为改变,认知衰退,共济失调,肌阵挛和视觉障碍
- 隐匿起病;亚急性病程,死亡(症状起病后 1~3 年出现)
- 脑脊液、血清的麻疹病毒补体结合试验阳性,脑脊液出现寡克隆区带

诊断纲要

- 在出现行为改变和多灶性白质病变的移民儿童中需考虑亚急性硬化性全脑炎的可能

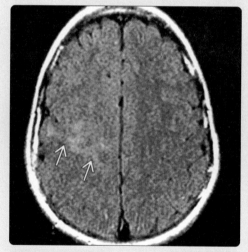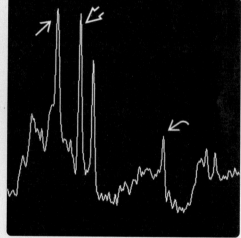

图 8-66 (左图)一例表现为逐渐加重的步态障碍和肌阵挛发作的 7 岁男童的磁共振 FLAIR 序列轴位图像显示右侧额叶后部皮层和皮层下白质 FLAIR 序列轻微的高信号病灶➡。(右图)同一例患者右侧顶叶皮质下白质的单体素质子波谱(MRS, TE = 35ms)显示胆碱升高➡和肌醇升高➡以及 N-乙酰天冬氨酸显著下降➡。这些代谢改变出现在 FLAIR 和 T2WI 序列上仅表现为轻微信号异常的时候

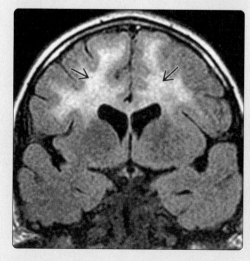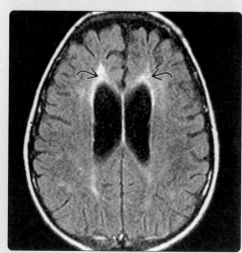

图 8-67 (左图)一例 7 岁男童(麻疹病毒确诊性脑脊液补体结合试验后)发病 6 个月后的磁共振 FLAIR 序列冠状位图像显示进行性额叶白质 FLAIR 序列高信号➡。(右图)同一例患者(起病 10 个月后,症状表现为进行性认知功能减退和逐渐加重的肌阵挛)的磁共振 FLAIR 序列轴位图像显示双侧额叶白质容量减少 FLAIR 序列高信号➡(脱髓鞘和胶质细胞增生)

术语

缩写

- 亚急性硬化性全脑炎(SSPE)

同义词

- Dawson 脑炎

定义

- 进行性麻疹病毒介导的脑炎

影像

一般特点

- 最佳诊断线索
  - 脑室周围、深部或皮层下白质 T2 高信号
- 受累部位
  - 额叶>顶叶>枕叶

CT 表现

- 非增强 CT
  - 初始影像通常为正常表现;皮层肿胀,皮层/皮层下低密度病变

MR 表现

- T1WI
  - 白质、胼胝体信号减低
- T2WI
  - 脑白质信号增高,额叶>顶叶>枕叶,通常为对称性病变,并最终导致弥漫性脑萎缩
- T1WI C+
  - 无强化
- MRS
  - 胆碱和肌醇增高;N-乙酰天冬氨酸(NAA)减低(可能早于 MR 异常表现出现)

影像学推荐

- 最佳影像检查
  - MR
- 检查序列推荐
  - MR+静脉对比增强+MRS

鉴别诊断

急性播散性脑脊髓炎

- 起病前病毒感染,周边区域 T2 信号增高

假瘤样多发性硬化

- 脑室周围白质内瘤样病变,边界强化

人免疫缺陷病毒感染

- 脑萎缩,脑白质内界限不清的 T2 信号增高病变
- 基底节密度增高(非增强 CT)

进行性多灶性白质脑病

- T2 信号增高病灶,免疫抑制患者(AIDS、恶性肿瘤)

病理

一般特点

- 病因
  - 麻疹病毒感染后数年出现的感染后进行性脑炎

大体病理和术中特征

- 早期弥漫性大脑肿胀,皮层下和脑室周围白质、基底节
- 迅速进展性弥漫性皮层萎缩

显微镜下特征

- 软脑膜、脑实质和血管周围炎症
- 反应性胶质细胞增生伴白质脱髓鞘改变,神经元和少突胶质细胞的细胞核内可见包含体

临床要点

临床表现

- 最常见的体征/症状
  - 行为改变,认知衰退,共济失调,肌阵挛和视觉障碍
- 临床特点
  - 脑脊液、血清的麻疹病毒补体结合试验阳性,脑脊液出现寡克隆区带
  - 脑电图(EEG):周期性复合波伴广泛多棘波,高电压慢波

人口统计学

- 年龄
  - 儿童,青少年早期,成人罕见
- 流行病学
  - 绝大多数患者均有 2 岁前麻疹病史:发生 SSPE 的风险增高了 16 倍

自然病程和预后

- 较轻的行为改变;运动障碍(阵发性肌阵挛);死亡(症状起病后 1~3 年出现)

治疗

- 无特异性治疗,但脑室内使用干扰素 α 和异丙肌苷可以有一定获益

诊断纲要

考虑

- 在出现行为改变和多灶性白质病变的移民儿童中需考虑亚急性硬化性全脑炎的可能

影像解读要点

- MR 表现与临床分期的相关性差

参考文献

1. Fisher DL et al: Measles-induced encephalitis. QJM. Epub ahead of print, 2014
2. Hatanpaa KJ et al: Neuropathology of viral infections. Handb Clin Neurol. 123:193-214, 2014
3. Anlar B: Subacute sclerosing panencephalitis and chronic viral encephalitis. Handb Clin Neurol. 112:1183-9, 2013
4. Buchanan R et al: Measles virus and associated central nervous system sequelae. Semin Pediatr Neurol. 19(3):107-14, 2012

要　点

术语

- 通常引起结核性脑膜炎(TBM)和/或局灶性中枢神经系统感染、颅内结核瘤

影像

- 基底部脑膜炎+颅外结核表现(肺结核)
- 脑膜炎+脑实质病灶高度提示结核病
- 结核瘤
  - 幕上脑实质最常受累
  - 通常为 T2 低信号
  - 强化明显(实性或环状强化)
- 结核脓肿:多分隔环形强化病灶
- MR:FLAIR、DWI、T1C+、±MRA、MRS
- 结核脓肿的 MRS 表现为脂质、乳酸升高,但无氨基酸峰

鉴别诊断

- 脑膜炎
- 神经结节病
- 脓肿
- 肿瘤

病理

- 中枢神经系统结核感染通常总是继发性感染(通常是肺结核来源的)
- 脑膜炎 = 中枢神经系统结核感染最常见的临床表现
  - 更常见于儿童患者

临床要点

- 严重程度各异,从无神经系统功能障碍的轻度脑膜炎到昏迷均可能发生
- 长期发病率高达 80%:精神发育迟缓,瘫痪,癫痫发作,肌僵直,语言或视觉缺损
- 病死率在 25%~30%左右,AIDS 患者群体病死率更高
- 再现性疾病(流行高发地区移民、AIDS 患者、耐药菌株)

诊断纲要

- 结核通常模拟其他疾病表现,例如肿瘤

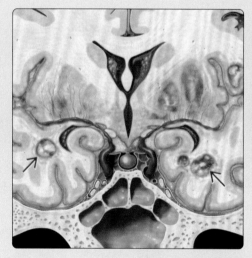
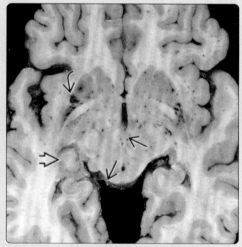

图 8-68　(左图)冠状位图像显示基底部结核性脑膜炎和颅内结核瘤➡,两者通常是同时存在的。注意血管形态不规则和血管炎相关的早期基底节缺血。(右图)大体病理轴位切片显示大量中枢神经系统结核感染的特征。基底池内脑膜炎渗出物➡、结核瘤➡和血管炎性改变➡在这张尸检标本中均有体现(Courtesy R. Hewlett, MD)

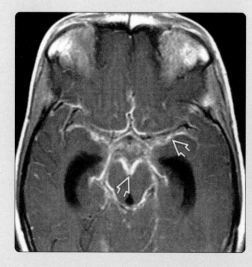
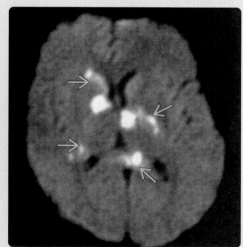

图 8-69　(左图)一例病历记载为结核性脑膜炎的患儿的磁共振 T1WI C+序列轴位图像显示沿中脑和颞叶➡增厚的线性强化。注意增大的侧脑室和中脑导水管。(右图)一例患有结核性脑膜炎患者的 MR DWI 轴位图像显示基底节、丘脑内囊和胼胝体压部多发性急性脑梗死➡。血管炎是结核性脑膜炎最常见的并发症,累及中小血管,并引起脑梗死

术语

缩写

- 结核分枝杆菌感染(结核)(TB)

定义

- 抗酸杆菌结核分枝杆菌引起的感染
- 中枢神经系统结核感染几乎都继发于血源性播散(通常来源于肺部结核感染)
  - 临床表现包括结核性脑膜炎(TBM)
  - 局灶性脑实质感染:结核瘤(常见),结核性脓肿(罕见)

影像

一般特点

- 最佳诊断线索
  - 基底部脑膜炎+颅外结核感染表现(肺部结核感染)
  - 脑膜炎+脑实质病灶高度提示
- 受累部位
  - 脑膜炎(基底池>表面脑沟)
  - 结核瘤
    - 典型脑实质感染:幕上脑组织最常受累
    - 硬膜结核瘤可能发生
- 病变大小
  - 结核瘤大小在 1mm 到 6cm 之间
  - 结核性脓肿:通常>3cm
- 形态学
  - 结核性脑膜炎:浓厚的基底部渗出物
  - 结核瘤:圆形或卵圆形肿物
    - 单发或多发(更常见)
  - 结核性脓肿:大的单发脓肿,通常为多分隔脓肿
- 伴随表现
  - 脊柱是最常见的骨性病灶,结核性脊柱炎(Potts 病)
  - 相对少见的部位:颅骨(±硬膜)、乳突
  - 结核性颈部腺炎
    - 颈部成团的结节性肿物

CT 表现

- 非增强 CT
  - 结核性脑膜炎:早期可能表现正常(10%~15%)
    - 等密度到高密度的渗出物掩盖脑脊液腔隙,充填基底池和脑沟
  - 结核瘤
    - 低密度到高密度的圆形或分叶状结节或肿物,伴有中重度脑水肿
    - 脑实质钙化(Ca^{2+})不常见(大约 20%左右)
- 对比增强 CT
  - 结核性脑膜炎:明显基底部脑膜强化
  - 结核瘤:实性或环形强化
    - 靶形征:中央灶性强化+周边环形强化
  - 结核性脓肿:单发且通常为多分隔的环形强化病灶

MR 表现

- T1WI
  - 结核性脑膜炎:渗出物较脑脊液为等信号或高信号
  - 结核瘤
    - 非干酪样肉芽肿:与脑组织相比为低信号
    - 干酪样肉芽肿
      - 实性中心:低信号或等信号
      - 坏死中心:中央低信号
      - 可能有高信号边缘环(顺磁性物质)
- T2WI
  - 结核性脑膜炎:渗出物与脑脊液相比为等信号或高信号物质;可能见到低信号结节(罕见)
  - 结核瘤
    - 非干酪样肉芽肿:与脑组织相比为高信号病变
    - 干酪样肉芽肿:低信号边缘
      - 实性中心:通常为低信号
      - 坏死中心:高信号
    - 周围脑组织水肿常见
  - 结核性脓肿:高信号病灶伴有低信号边缘和明显的血管源性水肿
- FLAIR
  - 结核性脑膜炎:基底池、脑沟内信号增高
  - 结核瘤和结核性脓肿:特征与 T2 加权成像上特征相似
- DWI
  - 结核瘤可能表现高信号中心
  - 结核性脓肿弥散受限
  - 有助于检测并发症(脑卒中、脑炎)
- T1WI C+
  - 结核性脑膜炎:显著脑膜强化,基底部明显,可能呈结节状表现
    - 点状/线状基底节强化=血管炎
    - 罕见:脑室炎、脉络膜炎
    - 罕见:硬脑膜炎伴硬脑膜增厚、强化(可能模拟脑膜瘤表现)
  - 结核瘤
    - 非干酪样肉芽肿:结节性,均匀强化
    - 干酪样肉芽肿:外周边缘强化
  - 坏死中心常呈低信号
  - 结核性脓肿:多分隔环形强化
- MRA
  - 可能见到血管狭窄、不规则、闭塞
- MRS
  - 结核性脓肿表现为显著脂质、乳酸峰,但无氨基酸峰
    - 脂质峰在 0.9ppm,1.3ppm,2.0ppm,2.8ppm
- 并发症:脑积水、脑缺血
- 慢性改变:脑萎缩,脑实质钙化(Ca^{2+}),慢性脑缺血

影像学推荐

- 最佳影像检查
  - MR:FLAIR、DWI、T1C+、±MRA、MRS

鉴别诊断

脑膜炎

- 感染性脑膜(细菌、真菌、病毒、寄生虫)
  - 球孢子菌病和隐球菌病通常为基底部受累
- 癌性脑膜炎(中枢神经系统原发或全身性原发肿瘤)或淋巴瘤

神经系统结节病
- 典型表现为柔脑膜和/或硬脑膜强化
- 引起脑实质结节较为罕见

脑脓肿
- 其他肉芽肿性疾病、寄生虫(脑囊尾蚴病)、细菌
- 化脓性脓肿通常水肿更明显,MRS 有助于鉴别诊断

肿瘤
- 原发或转移性肿瘤可能难以鉴别
- 结节样厚壁强化,弥散度各异

病理

一般特点
- 病因
  - 中枢神经系统结核感染通常继发于血源性播散(通常为肺部结核感染,消化道或生殖泌尿道结核感染罕见)
    - 充血、炎症延伸至脑膜
    - 可能累及血管周围组织,引起血管炎
  - 结核性脑膜炎病理生理
    - 血源性播散引起脑膜血管壁全层穿透性改变
    - 室管膜下或软脑膜下肉芽肿破裂入脑脊液中
  - 结核瘤病理生理
    - 血源性播散(灰白质交界处病灶)
    - 脑膜炎通过皮层静脉或小的穿通动脉播散至脑实质
  - 血管通过基底部渗出物直接受累或通过反应性血管炎间接受累(多达40%患者)
    - 感染引起的动脉痉挛导致血管栓塞和脑梗死
    - 豆纹动脉、大脑中动脉、丘脑穿通动脉最常受累
    - 梗死最常见于基底节、脑皮层、脑桥和小脑

大体病理和术中特征
- 结核性脑膜炎:脑裂池内浓厚的胶状渗出物
- 结核瘤:非干酪样、干酪样肿物伴实性中心;干酪样肿物伴中心性坏死
  - 罕见可进展为结核性脓肿
    - 分叶状肿物伴厚壁边缘,可能出现在脑实质、蛛网膜下腔和硬膜
- 结核性脓肿:有包膜的脓性物质聚集,脓液中大量可培养的结核分枝杆菌

显微镜下特征
- 结核性脑膜炎:炎症细胞,脆性易破的新生毛细血管
  - 干酪样坏死、慢性肉芽肿、动脉内膜炎、血管周围炎症性改变
- 结核瘤
  - 早期囊壁:周围成纤维细胞、内皮样细胞、朗汉斯巨细胞、淋巴细胞
  - 晚期囊壁:厚胶原蛋白层,成熟的结核瘤内可见中央液化的干酪样物质

临床要点

临床表现
- 最常见的体征/症状
  - 症状严重程度各异,从无神经系统功能障碍的轻度脑膜炎到昏迷
  - 结核性脑膜炎:发热、意识不清、头痛、昏睡、脑膜刺激征
  - 结核瘤:癫痫发作、颅内压升高表现、视乳头水肿
- 临床特点
  - 腰椎穿刺:蛋白质升高、白细胞增多(淋巴细胞为主),葡萄糖水平减低,病原学检测阴性
    - 初始腰椎穿刺中脑脊液呈阳性结果的发生率<40%
    - 分枝杆菌生长缓慢,通常需要培养 6~8 周
    - 结核分枝杆菌 PCR 检测可能有助于更早的确诊
  - 结核分枝杆菌皮肤测试可能是阴性的,尤其是早期
  - 血沉通常加快

人口统计学
- 年龄
  - 可能发生在全年龄人群,但 30 岁以前更常见
- 流行病学
  - 世界范围内:每年 800 万~1 000 万例
  - 再现性疾病(流行高发地区移民、AIDS 患者、耐药菌株)
  - 中枢神经系统结核病:占所有类型结核的 1%,占所有肺外结核的 10%~15%

自然病程和预后
- 长期发病率高达 80%:精神发育迟缓,瘫痪,癫痫发作,肌僵直,语言或视觉缺损
- 病死率在 25%~30% 之间,AIDS 患者病死率更高
- 并发症:脑积水(70%),脑卒中(高达 40%),脑神经病变(第 Ⅲ、Ⅳ、Ⅵ 对脑神经最常受累)、脊髓空洞
- 结核瘤可能需要数月至数年才能吸收

治疗
- 未经治疗的结核性脑膜炎可能在 4~8 周内致死
- 多药联合方案是必要的:异烟肼、利福平、吡嗪酰胺±乙胺丁醇或链霉素
- 尽管经过规范治疗,病变仍可能进展或增多
- 脑积水通常需要脑脊液分流

诊断纲要

考虑
- 结核感染通常会模拟其他疾病表现,例如肿瘤

影像解读要点
- 脑膜炎和脑实质病灶同时出现高度提示结核

参考文献
1. Garcia-Monco JC: Tuberculosis. Handb Clin Neurol. 121:1485-99, 2014
2. Torres C et al: Central nervous system tuberculosis. Top Magn Reson Imaging. 23(3):173-89, 2014
3. Thwaites GE et al: Tuberculous meningitis: more questions, still too few answers. Lancet Neurol. 12(10):999-1010, 2013
4. Patkar D et al: Central nervous system tuberculosis: pathophysiology and imaging findings. Neuroimaging Clin N Am. 22(4):677-705, 2012

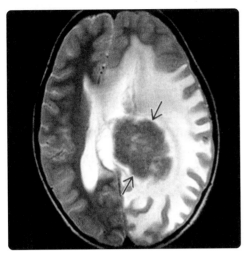 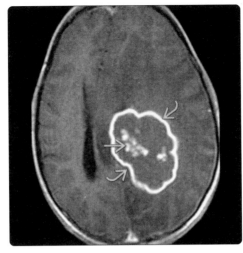

图 8-70 （左图）一例结核瘤患者的磁共振 T2WI 轴位图像显示左侧顶叶 ➡ 多数为低信号的巨大病灶，伴有累及几乎整个大脑半球的水肿。注意皮质下 U-纤维的延伸，同时其上方皮层豁免。（右图）同一例患者的磁共振 T1C+序列轴位图像显示环形强化 ➡ 和中心点状强化灶 ➡。巨大的结核瘤在标准磁共振图像上可以模拟中枢神经系统肿瘤表现

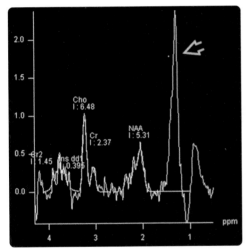 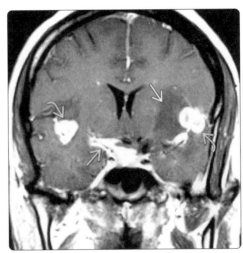

图 8-71 （左图）同一例患者的 MRS 波谱（PRESS，中等回声）显示 N-乙酰天冬氨酸峰消失和巨大的脂质峰 ➡（1.3ppm），是结核感染常见的表现。（右图）结核性脑膜炎磁共振 T1WI C+序列冠状位图像显示基底部脑膜炎 ➡ 环绕大脑中动脉和邻近大脑外侧裂的强化的结核瘤 ➡，注意与动脉炎/脑缺血相关的左侧基底节轻微低信号病变 ➡

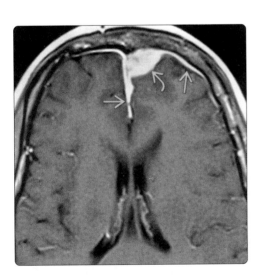 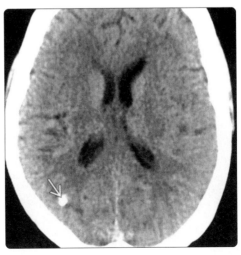

图 8-72 （左图）磁共振 T1WI C+序列轴位图像显示硬膜为基底的强化肿物 ➡ 伴有邻近的硬膜尾 ➡。手术切除后最终诊断为硬膜结核瘤。中枢神经系统结核可能累及硬膜，导致局灶性或弥漫性脑膜炎。结核性硬脑膜炎在磁共振影像上为非特异性表现，可能模拟许多炎性或非炎性疾病的表现。（右图）非增强 CT 轴位图像显示钙化愈合的结核性肉芽肿 ➡

要 点

术语

- 猪带绦虫引起的颅内寄生虫感染
  - 4 个病理阶段：囊泡期、胶状囊泡期、颗粒结节期、结节钙化期

影像

- 最佳诊断线索：囊肿伴囊腔内点状影
- 凸面蛛网膜下腔是最常见的受累部位
  - 囊肿周围炎症反应可能导致脑沟封闭，使得病变看起来像是脑内病变
- 可能累及部位：脑裂>脑实质>脑室
- 脑室内囊肿通常是孤立的
- 影像学表现随着发展阶段和宿主反应而表现各异
- 同一个宿主可能同时出现不同阶段的病变
- 磁共振 FLAIR 序列和 T1WI 有助于确定寄生虫头节和脑室内病灶
- 磁共振 GRE 序列和 SWI 有助于出现癫痫发作的年轻患者的诊断

鉴别诊断

- 脑脓肿
- 结核
- 肿瘤
- 蛛网膜囊肿
- 脑室周围间隙扩张

临床要点

- 癫痫发作、头痛、脑积水常见
  - 神经系统囊尾蚴病在幼虫退化之前通常是无症状的
- 囊尾蚴病是世界范围内最常见的寄生虫感染
  - 中枢神经系统受累占所有囊尾蚴病的 60%~90%
- 是囊尾蚴病流行区癫痫发作最常见的原因
- 血清或脑脊液的 ELISA 是确诊手段
- 口服阿苯达唑（降低寄生虫负荷和癫痫发作概率）
- 激素通常是降低脑水肿必要的治疗
- 可以考虑脑实质病变切除或引流

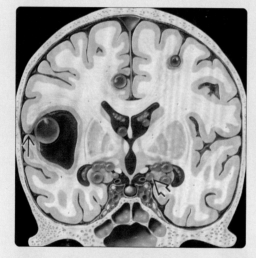
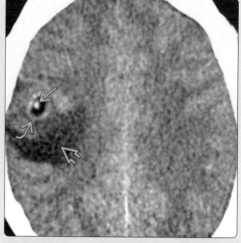

图 8-73 （左图）冠状位图像显示蛛网膜下腔和脑室内囊肿。凸性囊肿可见头节和周围炎症。注意最大的囊肿周围炎症使得脑沟封闭➡️并使其看起来如同脑实质。基底池可见无法存活的多腔性葡萄状囊肿➡️，通常是缺乏头节的。（右图）一例首次出现癫痫发作的年轻男性患者的增强对比 CT 轴位图像显示环形强化病灶➡️伴有腔内偏心性点状高密度➡️，是神经系统囊尾蚴病典型表现。注意周围水肿➡️

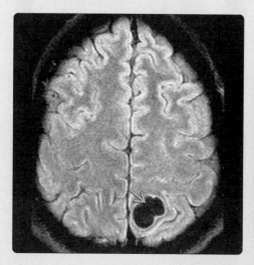
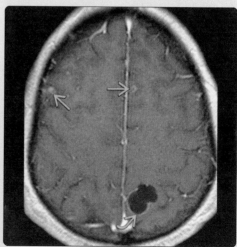

图 8-74 （左图）磁共振 FLAIR 序列轴位图像显示左侧顶叶➡️界限清楚的囊肿，其内信号与脑脊液信号一致。囊肿周围无水肿带。（右图）同一例患者磁共振 T1C+ 序列轴位图像显示囊肿轻微环形强化➡️。这些表现均是神经系统囊尾蚴病囊泡阶段的典型表现。注意额叶结节样强化病灶➡️，这是由于神经系统囊尾蚴病颗粒结节期引起的。需要记住的是神经系统囊尾蚴病的不同阶段病灶可以出现在同一个患者中

术语

- 神经系统囊尾蚴病(NCC)

同义词

- 囊尾蚴病

定义

- 猪带绦虫引起的颅内寄生虫感染
  - 四个病理阶段:囊泡期、胶状囊泡期、颗粒结节期、结节钙化期

影像

一般特点

- 最佳诊断线索
  - 囊肿伴囊内点状影
- 受累部位
  - 凸面蛛网膜下腔是最常见的受累部位
  - 累及部位:脑裂>脑实质>脑室
  - 囊实质囊肿通常是半球性的,位于灰白质交界处
  - 脑室内囊肿通常是孤立性的
    - 第四脑室最常受累
  - 基底池囊肿可能呈葡萄状(葡萄串样)
- 病变大小
  - 囊肿大小各异,通常为 1cm 大小,大小从 5~20mm 各异;其内可见头节(1~4mm 大小)
  - 脑实质囊肿通常≤1cm
  - 蛛网膜下腔囊肿可能更大
- 形态学
  - 圆形或卵圆形囊肿,孤立性囊肿占 20%~50%
  - 弥漫性病变(也称为粟粒性神经系统囊尾蚴病):罕见
- 影像学表现随病变发展阶段和宿主反应各异
- 同一例患者可能出现不同阶段的病灶
- 囊肿周围炎症反应可能封闭脑沟,使病变看起来像脑内病灶

CT 表现

- 非增强 CT
  - 囊泡期(可生长的幼虫):光滑薄壁囊肿,与脑脊液等密度,无水肿
    - 囊肿内高密度点状影=原头蚴
  - 胶状囊泡期(退化的幼虫):高密度囊液伴周围水肿
  - 颗粒结节期(愈合中阶段):轻度水肿
  - 结节钙化期(已愈合阶段):小的钙化结节
- 对比增强 CT
  - 囊泡期:无或轻度囊壁强化
  - 胶状囊泡期:增厚、环形强化的纤维囊壁
  - 颗粒结节期:内旋的强化结节
  - 结节钙化期:塌陷的钙化结节
- 蛛网膜下腔病灶:多发等密度囊肿,无头节,可能引起脑膜炎、血管炎或脑积水
- 脑室内囊肿在 CT 上表现可能不明显,但可以见到脑积水

MR 表现

- T1WI

  - 囊泡期:囊性病变与脑脊液等信号
    - 可能见到离散的偏心性头节(高信号)
  - 胶状囊泡期:囊肿较脑脊液轻度高信号
  - 颗粒结节期:增厚、收缩的囊壁,水肿减轻
  - 结节钙化期:塌陷钙化病灶
  - 有助于检测脑室内囊肿
- T2WI
  - 囊泡期:囊性病变,与脑脊液等信号
    - 可能见到离散的偏心性头节
    - 无周围水肿
  - 胶状囊泡期:囊肿是高信号病灶
    - 周围水肿,轻到重度
  - 颗粒结节期:增厚、收缩的囊壁,水肿减轻
  - 结节钙化期:塌陷的钙化病灶
- FLAIR
  - 囊泡期:囊性病变与脑脊液等密度
    - 可能见到离散的偏心性头节(信号较脑脊液高),无水肿
  - 胶状囊泡期:囊肿高信号
    - 周围水肿,轻到重度
  - 有助于检测脑室内囊肿(高信号)
  - 100%吸入纯氧可以增强病灶清晰度
- T2* GRE
  - 有助于显示钙化的头节
  - 可能表现为"多发性黑点"外观
- DWI
  - 囊性病变典型与脑脊液等信号
  - 头节可检测为高信号结节
- T1WI C+
  - 囊泡期:典型病灶无强化,可能表现为轻度强化
    - 可能见到散在偏心性头节强化
  - 胶状囊泡期:增厚的囊壁强化
    - 边缘强化结节(头节)
  - 颗粒结节期:增厚、收缩的囊壁,可能表现为结节样或环形强化
  - 结节钙化期:小的钙化病灶,罕见轻微强化
- MRS
  - 乳酸、丙氨酸、琥珀酸、胆碱增高;N-乙酰天冬氨酸和肌酐减低
- 在儿童患者中,可能表现为脑囊尾蚴病,表现为多发小的强化灶和弥漫性水肿
- 稳态序列(CISS)检测脑室内囊肿
- 脑池囊尾蚴病可能表现为葡萄状(多发分叶状、葡萄状)外观,通常缺乏头节

影像学推荐

- 最佳影像检查
  - MR 是最敏感的
  - 钙化在 CT 上可能显示更清楚
- 检查序列推荐
  - MR 联合 T1、T2 加权成像、FLAIR、GRE/SWI 和对比增强造影

鉴别诊断

脑脓肿

- 典型表现为 T2 低信号脓肿壁和 DWI 阳性
- 多发病灶可能与脓性栓塞有关

结核

- 结核瘤通常与脑膜炎伴发发生

- 通常不是囊性病变

肿瘤

- 原发性或转移性肿瘤(原发灶通常是已知的)
- 厚壁、边缘不规则的强化病灶为典型表现
- 可能表现为囊肿、壁结节(例如:毛细胞型星形胶质细胞瘤、血管母细胞瘤)

蛛网膜囊肿

- 脑脊液密度或信号的孤立性病灶
- 无强化

增宽的血管周围腔隙

- 在所有的磁共振序列上都与脑脊液信号相符,无强化

其他寄生虫感染

- 可能是囊性病变,但无可见头节

病理

一般特点

- 病因
  - 可能由猪带绦虫的幼虫引起
  - 人类是猪带绦虫繁殖周期中的中间宿主
    - 粪口传播是最常见的传播方式
    - 吞食被污染的水或食物中的虫卵
    - 从消化道内初级幼虫(六钩蚴)播散至中枢神经系统和骨骼肌肉系统
    - 一旦出现颅内感染,初级幼虫就会成熟为次级幼虫(囊尾蚴)
  - 人类也可能是终宿主(猪带绦虫感染)
    - 典型病例是由未煮熟的猪肉引起
    - 可存活的幼虫吞食后会附着在消化道内

分期、分级和分类

- 4 个病理阶段
  - 囊泡期、胶状囊泡期、颗粒结节期和结节钙化期
- 囊泡期:幼虫表现为小囊肿内细小的边缘结节,囊液清亮
  - 寄生虫存活,轻微或无炎症
  - 可能保持在这个阶段数年或是出现退变
- 胶状囊泡期:幼虫开始退化
  - 头节出现胶状退化,缓慢收缩
  - 囊液开始变得浑浊,同时囊壁增厚
  - 周围水肿和炎症
- 颗粒结节期:囊壁增厚,头节呈矿化结节,周围水肿消退
- 结节钙化期:病变完全矿化,缩小,无水肿

大体病理和术中特征

- 通常为小的半透明囊肿,伴内旋的头节

显微镜下特征

- 囊壁通常分为分界明显的 3 层,外层(角质层),中间细胞层(假上皮层),内网状层(纤维层)
- 头节有带小钩的顶突,肌性吸盘

临床要点

临床表现

- 最常见的体征/症状
  - 癫痫发作、头痛,脑积水
  - 神经系统囊尾蚴病通常在幼虫退化前为无症状的
  - 其他体征/症状:晕厥、痴呆、视觉改变,局灶性神经功能缺损、脑卒中
- 临床特点
  - 确诊依赖于血清和脑脊液 ELISA 检测

人口统计学

- 流行病学
  - 囊尾蚴病是最常见的寄生虫感染
  - 中枢神经系统感染可见于 60%~90% 的囊尾蚴病患者
  - 在多个国家流行发病(拉丁美洲、部分亚洲地区、印度、非洲和东欧地区)
    - 美国:在加利福利亚州、亚利桑那州、新墨西哥州、德克萨斯州发病率升高
  - 旅游和移民增多使得疾病传播
- 年龄:可见于任何年龄阶段,通常见于年轻成人和中年患者
- 种族:在美国,拉丁美裔患者常见

自然病程和预后

- 是流行发病区癫痫发作最常见的病因
- 感染后出现症状的潜伏时间各异:6 个月到 30 年,典型病例为 2~5 年
- 整个病变期进展完全的时间各异:1~9 年,平均为 5 年
- 蛛网膜下腔病变可能合并脑膜炎、血管炎和脑积水
- 脑室内囊尾蚴病例的发病率和病死率都增高(发病率增高与急性脑积水有关)

治疗

- 口服阿苯达唑(降低寄生虫负荷和癫痫发作的发作率)
  - 激素通常是减轻脑水肿必要的治疗选择
- 脑实质病灶可考虑切除或引流
- 脑室内病灶可以考虑内镜切除
- 脑脊液分流术通常需要用于治疗脑积水

诊断纲要

考虑

- 复杂性寄生虫性囊肿可能模拟脑肿瘤表现

影像解读要点

- 磁共振 FLAIR 序列和 T1WI 有助于明确头节和脑室内病灶
- GRE/SWI 有助于表现为癫痫发作的年轻患者的诊断

参考文献

1. Del Brutto OH: Neurocysticercosis. Handb Clin Neurol. 121:1445-59, 2014
2. Hernández RD et al: Magnetic resonance imaging in neurocysticercosis. Top Magn Reson Imaging. 23(3):191-8, 2014
3. Carpio A et al: Neurocysticercosis: Five new things. Neurol Clin Pract. 3(2):118-125, 2013

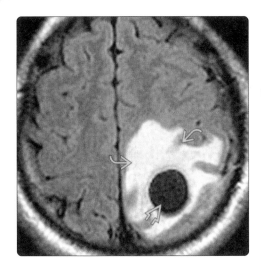

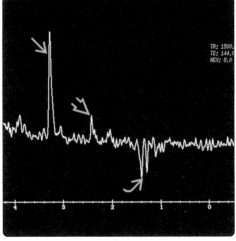

图 8-75 （左图）一例神经系统囊尾蚴病患者的磁共振 FLAIR 序列轴位图像显示巨大的脑脊液信号囊肿⇗伴广泛周围血管源性水肿⇗。在神经系统囊尾蚴病的胶状囊泡期幼虫开始退化，刺激产生显著的炎症反应，导致病灶周围明显水肿。（右图）囊腔内物质在 TR 1 500, TE 144 条件下的 MRS 显示胆碱峰⇨（3.2ppm）、琥珀酸峰⇨（2.4ppm）和乳酸峰⇨（1.3ppm）

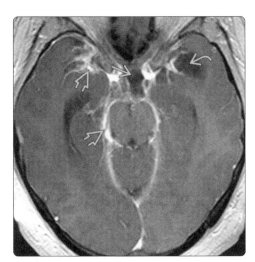

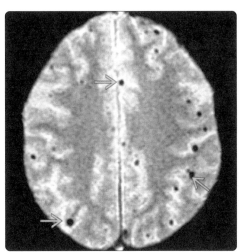

图 8-76 （左图）磁共振 T1+C 序列轴位图像显示蝶鞍上脑池⇗和左侧外侧裂⇗内多发囊肿。可见基底池和外侧裂广泛柔脑膜强化⇨。脑池内囊尾蚴病也被命名为"葡萄状"（葡萄串样）囊尾蚴病，可能引起脑膜炎症，交通性脑积水、血管炎和脑梗死。（右图）一例表现为癫痫发作的患者的磁共振 T2* GRE 序列轴位图像显示脑沟内⇨和脑实质内多灶性"黑点样"病灶，与神经系统囊尾蚴病结节钙化期有关

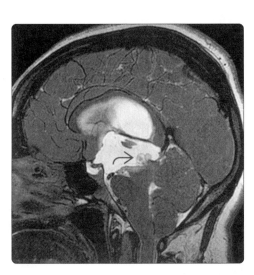

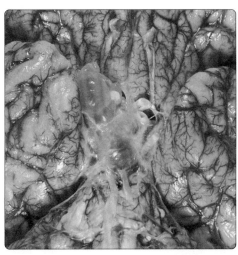

图 8-77 （左图）磁共振 FIESTA 序列矢状位图像显示脑室内囊尾蚴病引起的脑积水。注意囊肿的出现⇨阻断了第三脑室向中脑导水管的脑脊液引流。稳态自由进动序列有助于检测脑室内囊肿。（右图）大脑尸检的下面观显示多发葡萄串状囊尾蚴病囊肿。基底池囊肿常并发脑膜炎、脑积水和血管炎（Courtesy R. Hewlett,MD）

要　点

术语

- 棘球蚴病(HD),包虫囊肿(HC)
- 细粒棘球绦虫(EG)
- 多房棘球绦虫/泡状棘球绦虫(EM/EA)

影像

- 一般:儿童/年轻成人患者表现为幕上、单房性薄壁巨大囊肿
  - 无钙化或周围水肿
  - 脑脊液密度或信号
- MR
  - 细粒棘球绦虫:界限清楚的 T2 低信号边缘带,无强化
  - 多房棘球绦虫/泡状棘球绦虫:小的不规则囊肿伴结节状或环状强化,水肿
  - 乳酸、丙氨酸、醋酸和丙酮酸峰(位于2.4ppm)

鉴别诊断

- 蛛网膜囊肿

- 表皮样囊肿
- 神经胶质细胞囊肿
- 脑穿通性囊肿

病理

- 棘球绦虫引起的寄生虫感染
  - 终宿主=狗(或其他食肉动物)
  - 中间宿主=绵羊(最常见)
  - 人类可能成为中间宿主
- 中枢神经系统受累:细粒棘球绦虫感染中1%~2%;多房棘球绦虫/泡状棘球绦虫感染中3%~5%
- 包虫囊肿有三层:外层(囊周层)、中间层状膜(外囊壁)和内生发层(内囊壁)

临床要点

- 手术切除=治疗选择
- 注意:避免囊肿破裂
- 囊肿内容物破裂可引起过敏反应或复发

图 8-78 (左图)磁共振 T2 轴位图像显示左侧大脑半球巨大的单房性,脑脊液信号包虫囊肿➡,周围无水肿。可见占位效应和右侧侧脑室梗阻➡及脑室周围间质水肿➡。(右图)磁共振 FLAIR 序列轴位图像显示巨大的左侧顶叶包虫囊肿➡,可见内膜,代表附着的生发层➡和独立的高信号"包虫沙"➡。可见极轻的周围水肿➡

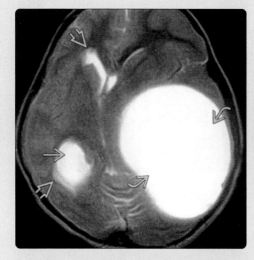
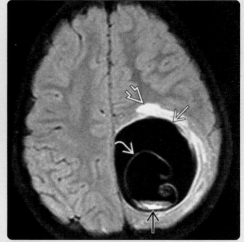

图 8-79 (左图)磁共振 T1WI C+序列轴位图像显示簇状小囊肿伴周围环形强化➡,泡状细粒棘球绦虫感染伴中枢神经系统受累是最终诊断。泡状细粒棘球绦虫感染是由大量不规则囊肿组成(直径在1~20mm之间),边界不清晰。液化坏死引起囊性中央区。(右图)对比增强 CT 冠状位图像显示棘球蚴病多样性表现。多发"子囊肿"➡出现在巨大的囊肿内➡(Courtesy S. Nagi,MD)

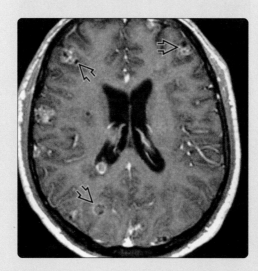
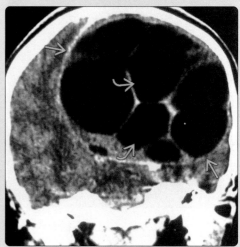

术语

缩写
- 棘球蚴病(HD),包虫囊肿(HC)
- 细粒棘球绦虫感染(EG)
- 多房棘球绦虫/泡状棘球绦虫(EM/EA)

同义词
- 棘球蚴病,包虫囊肿

影像

一般特点
- 最佳诊断线索
  - 巨大单房性薄壁囊肿
    - 无钙化和周围水肿
    - 脑脊液密度或信号
- 受累部位
  - 绝大多数包虫囊肿出现在肝和肺
  - 中枢神经系统受累:细粒棘球绦虫感染中1%~2%,多房棘球绦虫/泡状棘球绦虫感染中3%~5%
    - 最常见于幕上部位(大脑中动脉分布区)
  - 顶叶最常受累
- 病灶大小
  - 细粒棘球绦虫:巨大囊肿
  - 多房棘球绦虫/泡状棘球绦虫:更小,部分为实性/囊性病灶(1~20mm)
- 形态学
  - 细粒棘球绦虫:通常为单发性,如果破裂可能表现为多发性病灶
  - 多泡性囊肿在大脑中不常见

CT 表现
- 非增强 CT
  - 细粒棘球绦虫:单房性囊肿,与脑脊液等密度
    - 钙化<1%,更常见于多房棘球绦虫/泡状棘球绦虫感染
- 对比增强 CT
  - 正常情况下无强化

MR 表现
- T1WI
  - 细粒棘球绦虫感染:单房性囊肿,与脑脊液等信号
- T2WI
  - 细粒棘球绦虫:囊肿伴边界清晰的低信号边缘带
  - 多房棘球绦虫/泡状棘球绦虫:小的不规则囊肿伴水肿
- T1WI C+
  - 细粒棘球绦虫:无强化(如果出现多重感染,可有边缘强化)
  - 多房棘球绦虫/泡状棘球绦虫:结节状或环状强化
- MRS
  - 乳酸(1.3ppm),丙氨酸(1.48ppm),醋酸(1.92ppm),琥珀酸(2.4ppm)

鉴别诊断

蛛网膜囊肿
- 脑外囊肿,脑脊液信号/衰减信号

表皮样囊肿
- 在磁共振 FLAIR 序列上不被抑制,弥散加权成像上弥散受限

神经胶质细胞囊肿
- 难以鉴别,旅游史有助于细粒棘球绦虫感染诊断

脑穿通性囊肿
- 囊性腔隙伴邻近脑室增宽

病理

一般特点
- 病因
  - 棘球绦虫引起的寄生虫感染
    - 通常由细粒棘球绦虫感染引起,多房棘球绦虫/泡状棘球绦虫感染更少见
  - 生活周期
    - 终宿主:狗(或其他食肉动物)
    - 中间宿主:绵羊(最常见)
  - 人类可能成为通过以下方式成为中间宿主
    - 接触终宿主
    - 进食被污染的水或蔬菜

大体病理和术中特征
- 类似葡萄串样的囊泡

显微镜下特征
- 包虫囊肿分为三层
  - 外层:(囊周层):被修饰的宿主细胞形成致密的纤维化保护带
  - 中间层状膜(外囊壁):无细胞成分,允许营养物质转运
  - 内生发层(内囊壁):产生子囊泡
    - 头节(寄生虫的幼虫阶段)可见于子囊泡内

临床要点

临床表现
- 最常见的体征/症状
  - 头痛、癫痫发作、局灶性神经功能缺损、恶心、呕吐、视乳头水肿(颅内压升高表现)

人口统计学
- 年龄
  - 通常为儿童、年轻成人患者
- 流行病学
  - 细粒棘球绦虫:在澳大利亚、新西兰、中东地区、地中海地区、南美洲流行
  - 多房棘球绦虫/泡状棘球绦虫:在北美洲、中欧、俄罗斯、中国、土耳其流行

自然病程和预后
- 囊泡破裂、感染:肝包虫囊肿重要的并发症

治疗
- 手术切除=治疗选择
  - 注意:避免囊泡破裂
  - 囊肿内容物外溢可能导致过敏反应或感染复发
- 驱虫治疗(吡喹酮、阿苯达唑)

诊断纲要

考虑
- 肝包虫囊肿如果为单房性、非钙化的顶叶巨大囊肿,无周围水肿和强化
- 居住或旅行至流行发病地区

参考文献

1. Teke M et al: Imaging features of cerebral and spinal cystic echinococcosis. Radiol Med. ePub, 2014

要　点

术语

- 自由存活生长的阿米巴原虫引起的寄生虫感染
  - 溶组织内阿米巴 (*Entamoebahistolytica* , EH)，福氏耐格里阿米巴 (*Naegleriafowleri* , NF)，棘阿米巴 (*acanthamoeba* , Ac)
  - 原发性阿米巴性脑膜脑炎 (PAM)
  - 肉芽肿性阿米巴性脑炎 (GAE)

影像

- 溶组织内阿米巴 (EH)：环形强化病灶
- 福氏耐格里阿米巴：(原发性阿米巴性脑膜脑炎) 软脑膜、脑池 (最显著的强化位于嗅球附近) 强化
- 棘阿米巴：(肉芽肿性阿米巴性脑炎) 环形、线性和浅表脑回强化
- 原发性阿米巴性脑膜脑炎中深部灰质梗死

鉴别诊断

- 化脓性脑脓肿
- 其他脑炎

病理

- 溶组织内阿米巴，福氏耐格里阿米巴，棘阿米巴常见
  - 福氏耐格里阿米巴引起原发性阿米巴性脑膜脑炎
  - 棘阿米巴引起肉芽肿性阿米巴性脑炎

临床要点

- 在美国南部、南美洲、拉丁美洲、东南亚和非洲地区流行发病
  - 肉芽肿性阿米巴性脑炎：患者通常为虚弱、免疫抑制患者
  - 棘阿米巴感染：隐匿感染 (头痛、低热、癫痫发作)
- 症状：头痛、恶心、呕吐、昏睡、癫痫发作

诊断纲要

- "造型古怪"的病灶：可以模拟肿瘤表现
- 在出现脑膜脑炎同时近期有流行发病地区旅游史的患者应考虑阿米巴感染

图 8-80 （左图）一例近期曾前往非洲旅行的患者的磁共振 T2FS 序列轴位图像显示混合信号肿物 ⊿ 伴周围显著水肿 ⇨。（右图）同一例患者的磁共振 T1C+ 序列轴位图像显示分叶状强化病灶 ⊿。该例患者的活检病理显示肉芽肿性阿米巴性脑炎。该病例表明如果患者从寄生虫感染流行区归来，当出现影像学明确的形态古怪的颅内病灶时，就应该考虑阿米巴感染的可能性

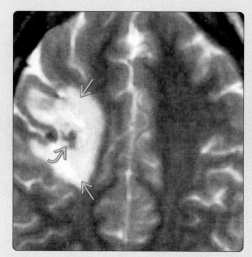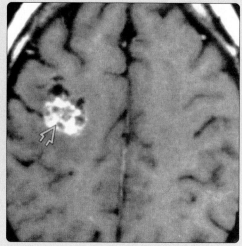

图 8-81 （左图）磁共振的 T1WIC+ 序列轴位图像显示不均匀的环形强化的右侧丘脑肿物 ⇨。注意与脑膜脑炎表现一致的柔脑膜强化 ⇨。（右图）该例患者活检获取的苏木精-伊红 (HE) 染色显微病理显示周围炎症细胞 ⊿ 包绕的阿米巴原虫) ⇨。注意嗜伊红环和固缩核团的复杂核型。这证明坏死性阿米巴性脑膜炎是由自由存活生长的棘阿米巴引起的 (Courtesy R. Hewlett, MD)

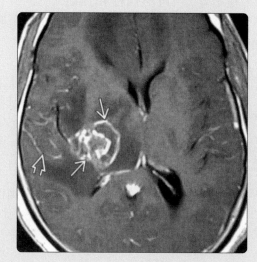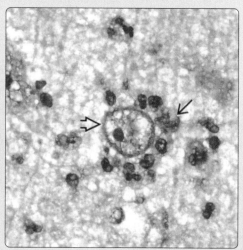

术语

缩写

- 溶组织内阿米巴（EH），福氏耐格里阿米巴（NF），棘阿米巴（Ac）
- 原发性阿米巴性脑膜脑炎（PAM）
- 肉芽肿性阿米巴性脑炎（GAE）

同义词

- 中枢神经系统阿米巴病

定义

- 自由存活生长的阿米巴原虫引起的寄生虫感染·

影像

一般特点

- 最佳诊断线索
  - 流行发病地区旅游史的患者出现脑膜脑炎，环形强化病灶
- 受累部位
  - 溶组织内阿米巴：脑膜、皮层/深部灰质
  - 福氏耐格里阿米巴：（原发性阿米巴性脑膜脑炎）嗅球部位脑膜、大脑基底部皮层
  - 棘阿米巴：（肉芽肿性阿米巴性脑炎）脑膜、丘脑、脑干、大脑半球

CT 表现

- 非增强 CT
  - 低密度病灶伴周围水肿
    - 皮层和深部灰质
- 对比增强 CT
  - 单个或多发环形强化病灶
  - 脑回、柔脑膜强化（原发性阿米巴性脑膜脑炎）

MR 表现

- T1WI
  - 低信号水肿，局灶病变
- T2WI
  - 溶组织内阿米巴：高信号病灶伴周围水肿
  - 原发性阿米巴性脑膜脑炎：边界不清的 T2 信号增高区域，占位效应
- FLAIR
  - 脑膜炎，可能引起脑脊液信号增高
- T2* GRE
  - 病灶可能由于出血而呈低信号
- DWI
  - 原发性阿米巴性脑膜脑炎患者可能出现深部灰质梗死
- T1WI C+
  - 溶组织内阿米巴：环形强化病灶
  - 福氏耐格里阿米巴：（原发性阿米巴性脑膜脑炎）柔脑膜、脑池强化（嗅球周围脑膜最明显）
  - 棘阿米巴：（肉芽肿性阿米巴性脑炎）环形、线性或浅表脑回强化

鉴别诊断

化脓性脑脓肿

- DWI 高信号，低 ADC 值

其他脑炎

- 难以鉴别

病理

一般特点

- 病因
  - 自由存活生长的阿米巴原虫引起
  - 溶组织内阿米巴，福氏耐格里阿米巴，棘阿米巴常见
    - 福氏耐格里阿米巴引起原发性阿米巴性脑膜脑炎
    - 棘阿米巴引起肉芽肿性阿米巴性脑炎
- 绝大多数都通过粪口途径传播
  - 溶组织内阿米巴和棘阿米巴通过血源性传播
- 福氏耐格里阿米巴：不流动生水中的微生物
  - 鼻黏膜→嗅神经上皮→中枢神经系统

大体病理和术中特征

- 溶组织内阿米巴：单发或多发，2～60mm 大小不等，中心坏死
- 福氏耐格里阿米巴：化脓性渗出物，脑膜充血（嗅球区域），额叶/颞叶坏死
- 棘阿米巴：多灶性出血性坏死，水肿，脓肿

临床要点

临床表现

- 最常见的体征/症状
  - 头痛，恶心，呕吐，昏睡，癫痫发作
  - 棘阿米巴：潜伏感染，头痛，低热，癫痫发作

人口统计学

- 年龄
  - 溶组织内阿米巴：20～40 岁；福氏耐格里阿米巴好发于儿童
- 性别
  - 男性>女性
- 流行病学
  - 流行地区包括美国南部、南美洲、拉丁美洲、东南亚和非洲地区
  - 肉芽肿性阿米巴性脑炎好发于虚弱、免疫抑制患者

自然病程和预后

- 原发性阿米巴脑膜脑炎：快速进展（若未经治疗，可能致死）
- 肉芽肿性阿米巴性脑炎：更隐匿，病程更长

治疗

- 手术干预，药物（咪康唑，甲硝唑，两性霉素 B，氯克霉唑）

诊断纲要

考虑

- 在脑膜脑炎患者存在近期流行感染地区旅游史时应考虑阿米巴感染

影像解读要点

- "形态古怪"的病灶：可以模拟肿瘤表现

参考文献

1. Visvesvara GS: Infections with free-living amebae. Handb Clin Neurol. 114:153-68, 2013
2. Akgoz A et al: Imaging of rickettsial, spirochetal, and parasitic infections. Neuroimaging Clin N Am. 22(4):633-57, 2012
3. Abdel Razek AA et al: Parasitic diseases of the central nervous system. Neuroimaging Clin N Am. 21(4):815-41, viii, 2011
4. Fukuma T: [Amebic meningoencephalitis.] Brain Nerve. 61(2):115-21, 2009

要 点

术语

- 脑型疟疾（CM）
- 疟原虫感染的红细胞滞留在大脑微血管系统内→多发梗死
  - 仅 2% 的疟原虫感染患者出现脑型疟疾
  - 但脑型疟疾是疟原虫感染最常见的死因

影像

- 多发皮层、丘脑梗死±出血
  - 皮层、深部脑白质、基底节、丘脑>小脑
  - 可能表现 DWI 上弥散受限
  - T2*（GRE/SWI）上弥漫性点状出血

鉴别诊断

- 多发性脑栓塞/脑梗死
- 急性婴儿双侧纹状体坏死（acute infantile bilateral striatal necrosis）

病理

- 疟疾由四种类型的疟原虫引起
  - >95% 为镰状疟原虫、间日疟原虫
  - 携带者为疟蚊
- 被感染的红细胞稽留在微血管系统内
  - 血管阻塞→脑梗死±出血
- 脑皮层、皮层下脑白质、基底节点状出血
- 被寄生的红细胞可能呈鬼影样，含有疟原虫

临床要点

- 通常为流行发病地区旅游过的年少儿童或成人患者
- 潜伏期 1~3 周
  - 发热、头痛
  - 感觉异常，癫痫发作
- 尽管接受恰当的治疗，仍有 25%~50% 的病死率
- 镰状红细胞具有一定保护意义

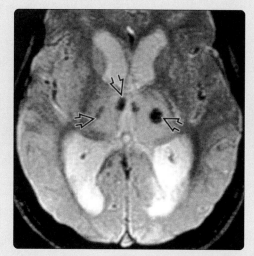
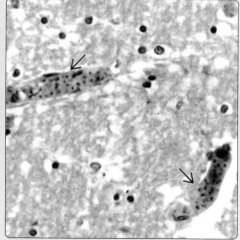

图 8-82 （左图）一例表现为感觉异常并随后进展为昏迷的疟疾患儿磁共振 T2* GRE 序列轴位图像显示双侧丘脑高信号伴大量出血灶➡。弥散加权成像和 ADC 序列（未显示）显示多发弥散受限，与脑梗死表现一致。活检病理显示双侧丘脑梗死（Courtesy R. Ramakantan, MD）。（右图）同一例患者的苏木精-伊红染色（HE）显示浅染的缺血性脑实质和含大量寄生虫的红细胞构成的血管栓塞➡（Courtesy R. Ramakantan, MD）

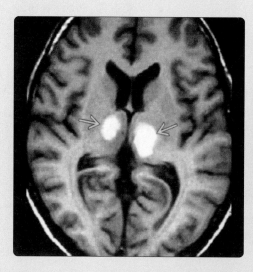
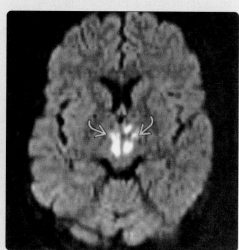

图 8-83 （左图）一例表现为高热和感觉异常的 12 岁患儿磁共振 T1WI 轴位图像显示由出血性梗死引起的丘脑对称性 T1 高信号病灶➡，毛细血管内被感染的红细胞稽留可能导致脑梗死，通常伴有出血灶（Courtesy Anagha K, MD）。（右图）一例表现为感觉异常的脑型疟疾患者的磁共振 DWI 轴位图像显示双侧弥散受限病灶➡，提示急性丘脑梗死（Courtesy R. Ramakantan, MD）

术语

缩写

- 脑型疟疾(cerebral malaria,CM)

定义

- 不同类型的疟原虫引起的寄生虫感染

影像

一般特点

- 最佳诊断显示
  - 已确诊疟疾感染的患者出现多发皮层、丘脑梗死±出血
- 受累部位
  - 皮层,深部脑白质,基底节,丘脑

CT 表现

- 非增强 CT
  - 从正常到显著特征表现各异
    - 弥漫性水肿
    - 局灶性梗死,通常为多发梗死灶
  - 皮层、丘脑、基底节
  - 脑白质、小脑

MR 表现

- T1WI
  - 不同程度低信号病灶
- T2WI
  - 局灶性高信号
    - 双侧丘脑
    - 脑室周围白质,包括胼胝体压部
- FLAIR
  - 脑白质、丘脑多灶性高信号病灶
- T2*GRE
  - 弥漫性点状出血
- DWI
  - 表现各异;可能表现为弥散受限
- T1WI C+
  - 通常无强化

影像学推荐

- 最佳影像检查
  - MR 联合 FLAIR、T2*(GRE/SWI),DWI

鉴别诊断

多发性脑栓塞/脑梗死

- 外周(灰白质交界处)>>基底节

急性婴儿双侧纹状体坏死

- 通常发病于呼吸系统疾病、流感后
- 可能合并 6 型人类疱疹病毒感染、轮状病毒性胃肠炎

病理

一般特点

- 病因
  - 4 种类型的疟原虫感染引起的疟疾
    - >95% 为镰状疟原虫、间日疟原虫
    - 较少见:三日疟原虫、卵形疟原虫
  - 携带者为疟蚊
    - 接种疟原虫子孢子
    - 通过血流携带至肝脏
    - 穿入肝细胞,变成裂殖子
    - 肝细胞破裂→裂殖子进入血流中
    - 侵袭红细胞,变成滋养子,随后变成裂殖体
  - 被感染的红细胞稽留在微脉管系统内
    - 血管堵塞→梗死±出血

大体病理和术中特征

- 大体肿胀的脑组织
  - 皮层可能表现为暗粉色(明显充血)或青灰色(血红蛋白相关的疟疾色素)
  - 皮层、皮层下脑白质、基底节点状出血

显微镜下特征

- 被感染的红细胞可能呈鬼影样,含疟原虫

临床要点

临床表现

- 最常见的体征/症状
  - 潜伏期 1~3 周
    - 发热、头痛
    - 感觉异常、癫痫发作
    - 意识水平下降,昏迷
- 其他体征/症状
  - 背痛
  - 畏光,恶心,呕吐

人口统计学

- 年龄
  - 曾至流行发病地区旅行的年少儿童、成人
- 种族
  - 镰状红细胞特征具有一定保护作用
- 流行病学
  - 仅有 2% 的镰状疟原虫感染患者出现脑型疟疾
  - 脑型疟疾是寄生虫感染最常见的死因

自然病程和预后

- 尽管接受恰当的治疗,病死率仍有 25%~50%

诊断纲要

考虑

- 疟疾,在曾至流行发病地区旅行的成人患者上

参考文献

1. Potchen MJ et al: Acute brain MRI findings in 120 Malawian children with cerebral malaria: new insights into an ancient disease. AJNR Am J Neuroradiol. 33(9):1740-6, 2012
2. Potchen MJ et al: Neuroimaging findings in children with retinopathy-confirmed cerebral malaria. Eur J Radiol. 74(1):262-8, 2010
3. Nickerson JP et al: Imaging cerebral malaria with a susceptibility-weighted MR sequence. AJNR Am J Neuroradiol. 30(6):e85-6, 2009
4. Yadav P et al: Magnetic resonance features of cerebral malaria. Acta Radiol. 49(5):566-9, 2008

要 点

影像

- 强化的幕上肿物,可能是多分叶状肿物
- 大多数寄生虫感染都是幕上病变
- 肺吸虫病(paragonimiasis):急性感染可能引起脑出血或脑梗死,随后出现肉芽肿形成
  - 聚集的多发环形强化病灶
- 血吸虫病(schistosomiasis):肉芽肿性脑炎,高信号肿物,强化点状影
  - 中央线性强化,伴周围多发点状结节呈分叉样外观
- 裂头蚴病(sparganosis):聚集的多囊性半球性肿物伴周围水肿
  - 可能出现"管道征"(寄生虫迁移所致)
  - 聚集的环形强化
- 旋毛虫病(trichinosis):嗜酸性脑膜脑炎,血管血栓,脑梗死
- 锥虫病(trypanosomiasis):脑膜脑炎,血管周围空间(perivesicularspace,PVS)内寄生虫→水肿、充血、点状出血

鉴别诊断

- 肿瘤(多形性胶母细胞瘤,转移瘤)
- 脑脓肿
- 神经囊尾蚴病
- 神经细胞结节病

病理

- 肺吸虫病:进食未完全烹饪的卫氏并殖吸虫(肺吸虫)污染的淡水蟹和小龙虾
- 血吸虫病:血吸虫感染
- 裂头蚴病:进食被污染的水或食物(蛇、蛙类)
- 旋毛虫病:进食未完全烹饪的含有传染性有包囊幼虫的肉类
- 锥虫病:非洲(采采蝇)和美洲(美洲锥虫病,食虫蝽象科锥鼻虫)

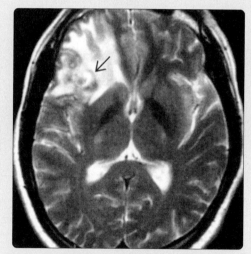
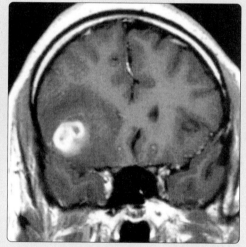

图 8-84 (左图)一例来自东亚的患者磁共振 T2WI 轴位图像显示右侧额叶异质性信号病灶,伴有占位效应和周围水肿。注意低信号边缘带➡,肺吸虫病典型表现。(右图)同一例患者的磁共振 T1WI C+序列冠状位显示聚集的环形强化病灶伴显著的周围水肿。肺吸虫病可能引起急性脑出血或梗死,随后出现肉芽肿形成。影像学可能模拟肿瘤表现。慢性病例中,则会出现钙化和脑萎缩

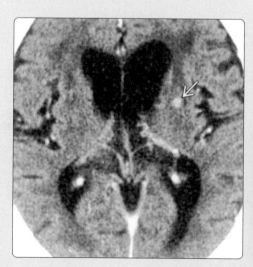
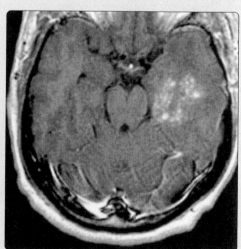

图 8-85 (左图)在一例既往患有肺吸虫病史的患者对比增强 CT 轴位图像显示弥漫性脑萎缩伴脑室扩张和基底节高信号➡。急性病程中,这些寄生虫可能引起脑梗死。(右图)磁共振 T1WI C+序列轴位图像显示左侧颞叶斑片样、结节状强化。强化灶呈轻微分支状外观,是血吸虫病的特征性表现。血吸虫通常引起肉芽肿性脑炎,并表现为脑病或癫痫发作

术语

定义

- 罕见寄生虫感染累及中枢神经系统
- 包括肺吸虫病、血吸虫病、裂头蚴病、旋毛虫病、锥虫病

影像

一般特点

- 最佳诊断线索
  - 强化的幕上肿物,可能呈多分叶状
- 受累部位
  - 大多数寄生虫感染受累部位均为幕上结构
  - 肺吸虫病:大脑半球,常见后部半球
  - 血吸虫病:大脑、小脑、脑干、脉络丛
  - 裂头蚴病:大脑白质、基底节、脑岛和小脑
  - 旋毛虫病:大脑皮层和脑白质
  - 锥虫病:脑室周围白质、胼胝体、大脑脚、小脑
- 形态学
  - 肺吸虫病:可能引起急性脑出血或脑梗死,随后出现肉芽肿形成
    - 慢性阶段,可见肿物内圆形和卵圆形钙化
  - 血吸虫病:肉芽肿性脑炎,高信号肿物,点状强化影
  - 裂头蚴病:聚集的多囊性肿物伴周围水肿
    - 可能形成"管道征",与寄生虫迁移有关
  - 旋毛虫病:嗜酸性脑膜脑炎,血管血栓,脑梗死
  - 锥虫病:脑膜脑炎,血管周围组织(PVS)内寄生虫引起脑水肿、淤血、点状出血

CT 表现

- 非增强 CT
  - 肺吸虫病:多发聚集的肉芽肿,±出血
    - 多发圆形或卵圆形钙化灶,周围低密度,脑皮层萎缩,脑室扩张
  - 血吸虫病:单个或多发高密度病变,伴水肿、占位效应
  - 裂头蚴病:聚集的多囊性肿物伴周围水肿
    - 典型病例为单侧半球性病变
    - 脑萎缩、脑组织钙化、脑室扩张可见于慢性病例
  - 旋毛虫病:低密度脑白质病变,皮层梗死
  - 锥虫病:水肿伴散在点状出血
- 对比增强 CT
  - 肺吸虫病:环形强化
  - 旋毛虫病:多发微小梗伴环形强化

MR 表现

- T2WI
  - 肺吸虫病:异质性信号肿物伴周围水肿,±出血
    - 可能有等信号或低信号边缘带
  - 血吸虫病:高信号肿物伴周围水肿
  - 裂头蚴病:聚集的多囊性肿物伴周围水肿,±出血
    - 可能见到混合信号病灶,中心低信号和外周高信号
    - 单侧脑白质退行性改变,脑皮层萎缩为慢性病例表现
  - 旋毛虫病:多发高信号微小梗死灶
    - 主要血管支配区域的边缘地带、脑室周围白质和胼胝体
  - 锥虫病:多发高信号病灶
    - 胼胝体、脑室周围白质、皮层下区域、深部灰
- T1WI C+序列
  - 肺吸虫病:聚集的多发环形强化病灶
    - 葡萄串样或肥皂泡样强化形态
    - 慢性病例:脑萎缩和钙化
  - 血吸虫病:中心线性强化,周围环绕多发点状结节呈分叉样外观
  - 裂头蚴病:表现多样,强化形式可能在随访过程中发生改变,这主要与寄生虫迁移有关
    - 管道征:周围强化的中空管道
    - 聚集的环形或豆状强化
  - 旋毛虫病:多发微梗死伴环形强化
  - 锥虫病:结节样或环纹样强化可见于美洲锥虫病患者

影像学推荐

- 最佳影像检查
  - 对比增强 MR 是最敏感的检测手段
  - CT 可能有助于明确相关的钙化灶
- 检查序列推荐
  - 对比增强 MR

鉴别诊断

多形性胶母细胞瘤

- 厚壁、边缘不规则强化伴中心坏死是典型表现
- 通常累及胼胝体
- 典型好发于年长患者

脑实质转移瘤

- 皮髓交界处的强化肿物
- 多发病灶最常见
- 原发肿瘤通常是已知确诊的

脑脓肿

- 磁共振 T2 低信号边缘带,DWI 阳性结果为典型表现
- 环形强化,脑室边缘强化壁更薄

神经囊尾蚴病

- 囊肿伴囊内边缘可见头节
- 多发病灶最常见

神经系统结节病

- 强化病灶累及硬脑膜、柔脑膜和蛛网膜下腔

- 罕见累及脑实质
  - 下丘脑>脑干>大脑半球>小脑半球

蛛网膜囊肿

- 无强化的孤立性病灶,呈脑脊液密度或信号
- 前中颅窝最常受累

病理

一般特点

- 病因
  - 肺吸虫病:进食未完全烹饪的卫氏并殖吸虫(肺吸虫)污染的淡水蟹和小龙虾
    - 寄生虫穿过颅底孔和脑膜,并直接侵袭脑实质
    - 引起肉芽肿性炎症反应
  - 血吸虫病:血吸虫感染
    - 宿主是淡水螺
    - 释放血吸虫幼虫(尾蚴)入水
    - 人类通过皮肤途径感染
    - 迁移至肺和肝脏,并到达静脉系统
  - 裂头蚴病:进食被污染的水或食物(蛇、鱼、蛙类)
    - 幼虫经颅底孔迁移至大脑
  - 旋毛虫病:进食未完全烹饪的含有传染性有包囊幼虫的肉类
  - 锥虫病:非洲(昏睡病)和美洲(美洲锥虫病)
    - 非洲:通过采采蝇传播给人类,侵袭脑膜、蛛网膜下腔和血管周围空间
    - 美洲:经食虫蝽象科锥鼻虫

大体病理和术中特征

- 肺吸虫病:囊性病变富含引起脑梗死、脑出血、脑膜炎、组织粘连的毒素
- 血吸虫病:肉芽肿性脑炎,显微镜下可见虫卵
- 裂头蚴病:术中可找到活的寄生虫或退变的寄生虫伴周围肉芽肿形成
- 旋毛虫病:嗜酸性脑膜脑炎,缺血性病灶,点状出血,坏死
- 锥虫病:水肿、充血、出血

临床要点

临床表现

- 最常见的体征/症状
  - 肺吸虫病:头痛、局灶神经功能缺损
  - 血吸虫病:脑病、癫痫发作、轻瘫、头痛、视觉改变
  - 裂头蚴病:头痛、癫痫发作、神经系统体征
  - 旋毛虫病:发热、头痛、谵妄、癫痫发作、局灶神经功能缺损
  - 非洲锥虫病:行为改变,冷漠,日间嗜睡
  - 美洲锥虫病:急性期(发热、脸部肿胀、结膜炎),慢性期(神经系统症状)

- 临床特点
  - 根据感染的病原体、发展阶段、宿主免疫反应而各异
  - ELISA 检查有助于某些疾病的诊断

人口统计学

- 年龄
  - 绝大多数寄生虫感染可发生于任何年龄,但通常累及儿童和年轻成人
- 性别
  - 绝大多数寄生虫感染都是男性受累更常见
- 流行病学
  - 神经囊尾蚴病是世界范围内最常见的寄生虫感染
  - 旅游和移民的增多导致了疾病的传播
  - 肺吸虫病:脑受累可见于 2%~27% 的患者
    - 在东亚和东南亚流行,包括韩国、中国和日本
  - 血吸虫病:2% 的患者存在中枢神经系统并发症
    - 在非洲热带地区、南美洲东北部和加勒比海群岛地区流行
  - 裂头蚴病:非常罕见
    - 在东南亚、日本、中国和韩国发病率高
  - 旋毛虫病:中枢神经系统受累可见于 10%~24% 的患者

自然病程和预后

- 部分寄生虫感染(例如棘球绦虫感染)发展缓慢超过数年
- 肺吸虫病:驱虫药物治疗通常在 6 周内即可改善患者症状,同时在 6 个月内完全缓解
- 旋毛虫病:被感染的患者中病死率为 5%~10%
- 美洲锥虫病:脑膜脑炎患者的病死率为 2%~10%

治疗

- 治疗选择各异,从口服药物治疗到病灶切除

诊断纲要

考虑

- 任何病原体引起的聚集的复杂性寄生虫囊肿都可能模拟脑肿瘤表现
- 患者旅游史通常是诊断的关键

参考文献

1. Chu S et al: Magnetic resonance imaging features of pathologically proven cerebral sparganosis. J Int Med Res. 41(3):867-77, 2013
2. Coyle CM: Schistosomiasis of the nervous system. Handb Clin Neurol. 114:271-81, 2013
3. Li YX et al: Migration: a notable feature of cerebral sparganosis on follow-up MR imaging. AJNR Am J Neuroradiol. 34(2):327-33, 2013
4. MacLean L et al: Imaging African trypanosomes. Parasite Immunol. 35(9-10):283-94, 2013
5. Pittella JE: Pathology of CNS parasitic infections. Handb Clin Neurol. 114:65-88, 2013
6. Ross AG et al: Neuroschistosomiasis. J Neurol. 259(1):22-32, 2012
7. Abdel Razek AA et al: Parasitic diseases of the central nervous system. Neuroimaging Clin N Am. 21(4):815-41, viii, 2011

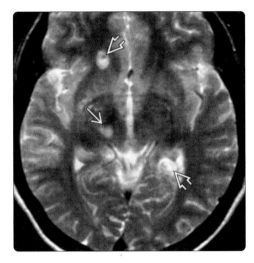

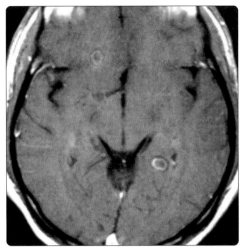

图 8-86 （左图）磁共振 T2WI 轴位图像显示大脑半球和右侧脑干散在分布的多发圆形高信号病灶➡。部分病灶呈混合信号伴低信号病灶或低信号边缘带➡。（右图）同一例裂头蚴病患者的磁共振 T1WI C+序列轴位图像显示病灶呈环形强化。影像学表现模拟其他寄生虫感染表现，包括更常见的神经囊尾蚴病。裂头蚴病极度罕见，与进食被污染的水或食物有关（Courtesy M. Castillo, MD）

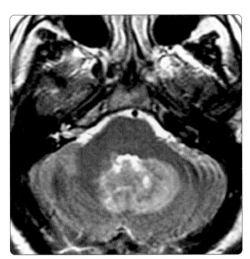

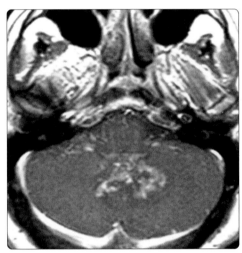

图 8-87 （左图）在一例血吸虫病年轻成人患者的磁共振 T2WI 轴位图像显示小脑水肿相关的高信号病灶。（右图）同一例患者的磁共振 T1WI C+序列显示小脑斑片样、轻度结节状强化，伴周围水肿。影像学表现模拟肉芽肿性疾病或肿瘤表现。血吸虫病通常表现为中心线性强化，周围可见多发点状结节，呈分支样外观

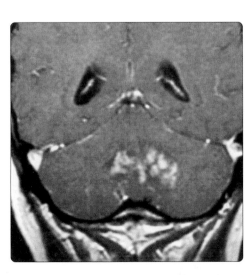

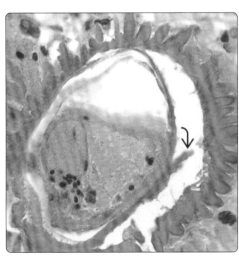

图 8-88 （左图）磁共振 T1WI C+序列冠状位图像显示后颅窝与血吸虫病相关的不规则点状和结节状强化。血吸虫病最常累及大脑半球或小脑。（右图）同一例患者的显微镜病理可见一个曼氏血吸虫卵，可见特征性外侧脊（lateralspine）➡。血吸虫感染是与吸虫纲寄生虫相关的感染，非常罕见（Courtesy D. Kremens, MD; S. Galetta, MD）

要　点

术语

- 球孢子菌病、组织胞浆菌病(常见)
- 侵袭性真菌感染(免疫抑制患者)
  - 念珠菌病(常见)
  - 曲霉菌感染、毛霉菌感染为血管侵袭性感染

影像

- 一般特点
  - 脑膜强化
  - 环形强化的大脑病灶
  - 脑梗死(腔隙性梗死和区域性梗死)
  - 弥漫性脑水肿、脑疝、脑积水
  - 出血
  - 血管炎、血管阻塞、真菌性血管瘤

鉴别诊断

- 侵袭性颅底肿瘤(例如:鳞状细胞癌)
  - 真菌感染通常为血管侵袭感染→颈内动脉闭塞
  - 鳞状细胞癌中血管阻塞很罕见
- 环形强化病灶(免疫健全患者)
  - 转移瘤、化脓性脑脓肿、脓性脑栓塞
- 环形强化病灶(免疫抑制患者)
  - 结核感染、弓形虫感染、淋巴瘤

病理

- 一般特点
  - 充血性脑膜炎、脑组织肿胀
  - 局灶性肉芽肿、脑脓肿
- 血管侵袭真菌病
  - 血管炎、脑梗死
  - 出血、真菌性血管瘤

诊断纲要

- 免疫抑制患者出现以下表现时应考虑真菌感染
  - 急性神经功能缺损
  - 多发脑病灶
  - 卒中、血管闭塞

图 8-89 (左图)尸检标本显示曲霉菌侵袭鼻旁窦和颅底。一侧颈内动脉被真菌包绕➡,而另一侧颈内动脉出现闭塞➡(Courtesy R. Hewlett, MD)。(右图)一例患有侵袭性毛霉菌病的糖尿病患者磁共振 T1C+序列轴位图像显示眶上裂➡坏死性软组织并延伸至海绵窦内➡。注意右侧颈内动脉狭窄➡,而左侧颈内动脉则正常➡

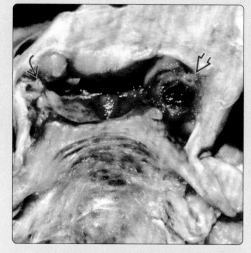
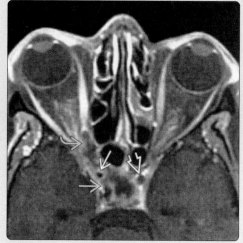

图 8-90 (左图)一例球孢子菌性脑膜炎患者的磁共振 T1C+序列轴位图像显示基底池➡和大脑外侧裂➡广泛柔脑膜强化。脑膜炎是球孢子菌病最常见的表现。(右图)一例免疫抑制患者的非增强 CT 轴位图像显示灰白质交界处多灶性脑实质出血➡。根据手术记录诊断为血管侵袭性曲霉菌病引起的出血性真菌病

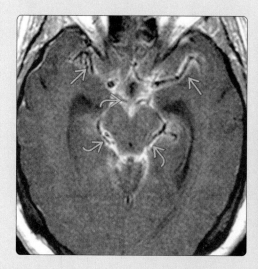
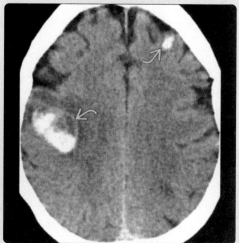

术语

定义

- 球孢子菌病
  - 散发发病,相对常见
- 组织胞浆菌病
  - 常见
- 芽生菌病
  - 罕见,散发发病,通常累及肺和皮肤
- 侵袭性中枢神经系统真菌感染
  - 患者通常为免疫抑制群体
  - 病原体
    - 有菌丝:曲霉菌、毛霉菌
    - 假菌丝/酵母菌:念珠菌

影像

一般特点

- 最佳诊断显示
  - 免疫抑制患者出现脑膜强化和颅内强化病灶
  - 球孢子菌病:脑膜炎
  - 芽生菌病和组织胞浆菌病:引起脑实质脓肿或脑膜炎的罕见感染
  - 血管侵袭性曲霉菌病:多灶性出血灶伴弥散受限
  - 毛霉菌病:额叶病灶伴显著弥散受限
  - 念珠菌病:大量<3mm 大小的微小脓肿,脓肿位于皮髓交界处、基底节或小脑
- 受累部位
  - 脑膜、大脑、脊髓
- 病灶大小
  - 大小各异(数毫米至数厘米)
- 形态学
  - 许多病灶都是环状的

CT 表现

- 非增强 CT
  - 低密度区域=感染、腔隙性梗死、区域性梗死
  - 弥漫性脑水肿、脑疝、脑积水
  - 脑出血
- 对比增强 CT
  - 强化病灶,部分为环状强化

MR 表现

- T1WI
  - 边界不清的低信号区域
- T2WI
  - 局灶或弥漫性高信号区域
  - 可能发现外周低信号边缘带
  - 真菌性脓肿的特征性表现:脓腔内突出物
- T2* GRE
  - 出血性产物形成的开花样外观
- DWI
  - 可能出现弥散受限
  - 真菌性脓肿:脓肿壁和脓腔内突起物可能表现为弥散受限伴 ADC 值减低,脓腔可能表现为 ADC 值升高

- T1WI C+
  - 增厚的脑膜强化改变
  - 脑组织病灶强化可能呈环状,单发或粟粒样
  - 真菌性脓肿:脓腔内突起物无强化
- MRA
  - 血管炎、血管闭塞、真菌性血管瘤
- MRS
  - 胆碱轻度升高,N-乙酰天冬氨酸减低,乳酸升高
  - 真菌性脑脓肿:氨基酸升高(缬氨酸、亮氨酸、异亮氨酸),乳酸升高和 3.6~4.0ppm 范围内多发增高的代谢峰

血管造影表现

- 血管炎、真菌性血管瘤

核医学检查表现

- PET
  - 代谢减低和病灶血流减低

影像学推荐

- 最佳影像检查
  - MR
- 检查序列推荐
  - 对比增强 MR 是必要的
  - MRS(鉴别感染和肿瘤)

鉴别诊断

局灶性侵袭性颅底肿瘤

- 例如:鳞状细胞癌
- 需同时筛查鼻咽部软组织肿物
- 真菌感染通常为血管性感染,伴有颈内动脉阻塞,(则在鳞状细胞癌中非常罕见)

多发环形强化颅内病变

- 免疫健全患者
  - 转移瘤
  - 化脓性脑脓肿
  - 寄生虫感染(例如神经囊尾蚴病)
  - 化脓性脑栓塞
- 免疫抑制患者
  - 结核感染
  - 弓形虫感染
  - 原发性中枢神经系统淋巴瘤

病理

一般特点

- 病因
  - 芽生菌病:皮炎芽生菌
    - 吸入性感染,可能通过宠物咬伤传播
  - 球孢子菌病:粗球孢子菌
    - 吸入性感染,随后出现血源性播散
  - 组织胞浆菌病:荚膜组织胞浆菌
    - 吸入性感染,随后出现血源性播散
  - 念珠菌病:白色念珠菌
    - 起病多累及胃肠道和/或呼吸系统

- 　　　- 随后出现血源性播散
- 　　○ 曲霉菌病:烟曲霉
- 　　　- 吸入孢子,超敏反应
- 　　　- 在免疫抑制群体发生血源性播散
- 　　　- 血管侵袭性感染
- 　　○ 毛霉菌病:藻状菌(毛霉菌、根霉菌)
- 　　　- 通过鼻咽途径侵犯人体
- 　　　- 可以通过吸入途径进入肺
- 　　　- 可以出现鼻脑途径扩散侵犯
- 　　　- 血管侵袭性感染
- 伴随的异常表现
- 　○ 组织胞浆菌病
- 　　　- 钙化/肺部空洞性病灶
- 　　　- 纵隔内结节
- 　○ 球孢子菌病
- 　　　- 通常累及肺

大体病理和术中特征

- 共同表现:脑膜充血,脑组织肿胀,局灶性肉芽肿,脓肿
- 球孢子菌病
- 　○ 中枢神经系统受累发生率30%
- 　○ 脑膜炎最常见
- 　○ 血管炎(40%)、脑梗死、脑出血
- 念珠菌病
- 　○ 出血性脑梗死
- 　○ 脑脓肿、肉芽肿(可能呈粟粒样)

显微镜下特征

- 肉芽肿或小脓肿
- 　○ 干酪样坏死、巨细胞、中性粒细胞、淋巴细胞
- 确诊必需明确感染的微生物
- 纤维化脓性脑膜炎→脑膜纤维化

临床要点

临床表现

- 最常见的体征和症状
- 　○ 共同的起病表现
- 　　　- 体重下降、发热、全身乏力、疲劳
- 　○ 脑膜炎
- 　　　- 脑卒中或脑出血引起的急性局灶性神经功能缺损
- 临床要点
- 　○ 免疫健全患者的真菌感染多存在伴随的肺部病灶(肉芽肿或气腔样病变)
- 　○ 脑脊液检查通常表现为白细胞增多,葡萄糖水平减低和蛋白质水平增高

人口统计学

- 年龄
- 　○ 更常见于年轻或老年患者
- 　○ 若是免疫抑制患者则通常可见于各个年龄阶段
- 性别
- 　○ 男性多于女性(室外活动更多)
- 种族
- 　○ 无好发倾向

- 流行病学
- 　○ 芽生菌病
- 　　　- 真菌生长于潮湿环境、腐烂木质环境中
- 　　　- 流行于非洲、美国(密西西比州、阿肯色州、肯塔基州、田纳西州、威斯康辛州)
- 　○ 球孢子菌病
- 　　　- 真菌生长于潮湿环境、腐烂木质环境中
- 　　　- 美国西南部、墨西哥北部、南美洲
- 　　　- 美国新发发病率 60 000~80 000 例/年
- 　○ 组织胞浆菌病
- 　　　- 真菌存活于鸡、鸽子、蝙蝠的粪便内
- 　　　- 约25%的美国人均存在组织胞浆菌感染
- 　　　- 弥漫性病变通常见于新生儿、儿童或免疫抑制患者
- 　○ 念珠菌病
- 　　　- 呈世界范围分布
- 　　　- 最常见的院内真菌感染
- 　　　- 在糖尿病患者和免疫抑制患者内发病率更高
- 　　　- 偶尔可见于免疫健全患者
- 　○ 毛霉菌病
- 　　　- 普遍存在,在有机质、土壤中均可发现
- 　　　- 最常累及免疫抑制患者
- 　○ 曲霉菌病
- 　　　- 普遍存在,可在潮湿环境中发现
- 　　　- 最常累及免疫抑制患者
- 　　　- 偶尔可在免疫健全患者中呈侵袭性感染

自然病程和预后

- 诊断和治疗延误→预后差

治疗

- 选择、风险和并发症
- 　○ 生存主要取决于早期诊断和及时开始抗真菌治疗
- 　　　- 两性霉素 B 可用于威胁生命的免疫抑制患者
- 　○ 生存取决于基础疾病的合理诊疗

诊断纲要

考虑

- 免疫抑制患者出现急性神经系统功能缺损应考虑真菌感染

影像解读要点

- 免疫抑制患者出现多发颅内病灶时应考虑真菌感染
- 应警惕真菌感染合并脑卒中和血管闭塞

参考文献

1. Murthy JM et al: Fungal infections of the central nervous system. Handb Clin Neurol. 121:1383-401, 2014
2. Saini J et al: Intracranial infections: key neuroimaging findings. Semin Roentgenol. 49(1):86-98, 2014
3. Starkey J et al: MRI of CNS fungal infections: review of aspergillosis to histoplasmosis and everything in between. Clin Neuroradiol. 24(3):217-30, 2014
4. Lammering JC et al: Imaging spectrum of CNS coccidioidomycosis: prevalence and significance of concurrent brain and spinal disease. AJR Am J Roentgenol. 200(6):1334-46, 2013

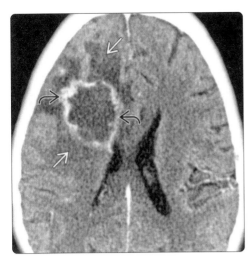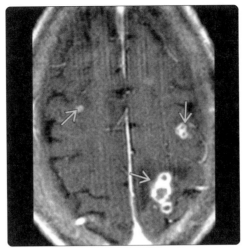

图 8-91 （左图）一例免疫抑制患者的对比增强 CT 轴位图像显示右侧额叶和深部基底节巨大的低密度肿物伴不规则边缘强化 ➘ 和周围水肿 ➡，并伴有局灶性占位效应。术中发现是曲霉菌性脑脓肿。（右图）一例播散性念珠菌病患者的磁共振 T1C+ 序列轴位图像显示多发小的环形强化病灶 ➘。念珠菌病通常表现为大量微小脓肿，脓肿主要分布于皮髓交界处、基底节和小脑

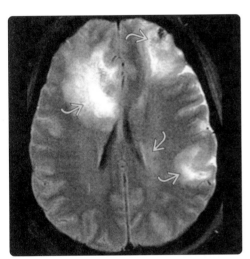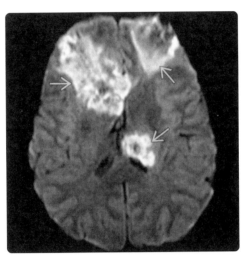

图 8-92 （左图）一例急性淋巴细胞白血病、干细胞移植术后患者的磁共振 FLAIR 序列轴位图像显示巨大的高信号区域 ➘，累及皮层、皮层下白质和基底节。同时可发现侧脑室受累的占位效应，右侧更显著。（右图）同一例患者的弥散加权成像轴位图像显示由于脑梗死引起的相应的弥散受限区域 ➡

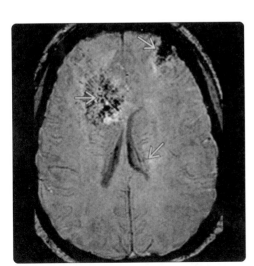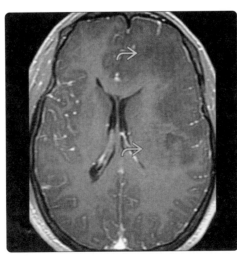

图 8-93 （左图）同一例患者的 SWI 轴位图像显示 FLAIR 序列信号异常区域内多发点状"开花样"病灶 ➘，与点状出血表现一致。（右图）同一例患者的磁共振 T1C+ 序列轴位图像并未发现任何明显强化 ➘。术中诊断为血管侵袭性毛霉菌病。血管侵袭性真菌（毛霉菌，曲霉菌）会产生弹性蛋白酶，这种酶会损害血管壁，导致炎症反应、血管炎、血栓血塞，并最终导致脑梗死

要　点

术语

- 落基山斑点热（RMS）、Q 热病、流行性斑疹伤寒（ET）
- 松鼠或其他动物患有的人兽共患病→蜱虫携带立克次体→人类
  - 例外是贝氏柯克斯体（引起 Q 热病），是通过吸入传播

影像

- 20% 的落基山斑点热患者存在影像学异常表现
  - 终末动脉梗死样病灶（尤其是基底节）
  - CT 上表现为边界不清的低密度灶
  - 血管周围间隙、深部灰质核团 T2 高信号病灶
  - ±弥漫性脑组织肿胀
  - 血管周围病灶、脑膜可能强化
- 马尾、低位脊髓可能出现异常

病理

- 落基山斑点热是由立氏立克次体感染引起的
  - 狗或森林蜱咬伤传播
- 流行性斑疹伤寒是由普氏立克次体感染引起的
  - 通过白虱传播给人类
- Q 热病是由贝氏柯克斯体感染引起的
  - 通过吸入贝氏柯克斯体污染的尘土传播

临床要点

- 落基山斑点热：最常报道为威胁生命的蜱传播性感染
- 落基山斑点热：突然发作的发热、肌痛、头痛
  - 随后出现点状皮疹（手掌、足跖，随后播散至躯干可见于 90% 的病例）
- 落基山斑点热在早期阶段难以诊断
- 落基山斑点热：即使在足量治疗下病死率为 2%~10%
- 正常 MR 表现是预后良好的标志

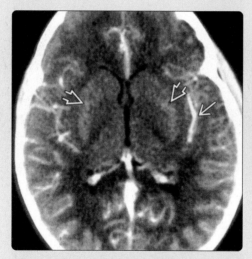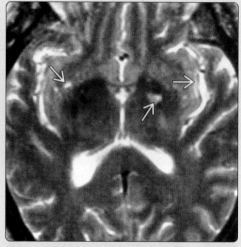

图 8-94　（左图）一例落基山斑点热患者的对比增强 CT 轴位图像显示软脑膜强化，特别是左侧脑岛强化显著➡。基底节可见部分微弱强化⇗。（右图）同一例患者的磁共振 T2WI 轴位图像显示基底节和脑岛下白质➡信号增高的点状区域。落基山斑点热是由立氏立克次体感染引起的，通过狗或森林蜱传播。血管炎是病理的特征性表现

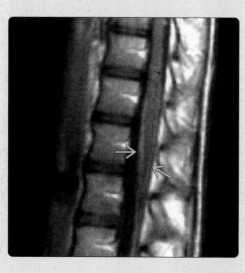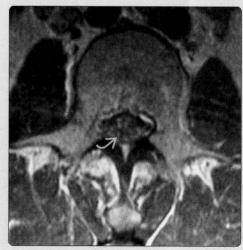

图 8-95　（左图）磁共振 T1C+序列矢状位图像显示远端脊髓和脊髓圆锥腹侧和背侧神经根强化▱。（右图）同一例患者的磁共振 T1C+序列轴位图像显示神经根强化▱，落基山斑点热（RMS）可以累及大脑、脊髓和马尾。落基山斑点热同时也是最常报道为威胁生命的蜱传播性感染。即使在足量抗生素治疗下病死率仍为 2%~10%

二十一、立克次体感染

术语

缩写
- 落基山斑点热(RMS)、Q 热病、流行性斑疹伤寒(ET)

定义
- 松鼠和其他动物患有的人兽共患病→蜱携带立克次体→人
  - Q 热病是例外(贝氏柯克斯体感染引起),是通过吸入途径传播

影像

一般特点
- 最佳诊断线索
  - CT 上表现为边界不清的低密度区域,T2WI 上表现为沿血管周围间隙和深部灰质分布的高信号病灶
  - 伴有皮疹表现
- 受累部位
  - 落基山斑点热:血管周围间隙、脑膜、马尾和低位脊髓
  - Q 热病:脑膜、小脑、脊髓
- 形态学
  - 终末动脉梗死样病灶

CT 表现
- 非增强 CT
  - 边界不清的脑白质低密度小病灶
  - 深部灰质梗死样病灶
  - 病灶可能存在小的灶性出血

MR 表现
- T2WI
  - 血管周围间隙、深部灰质核团、脑桥分布的高信号病灶
  - 弥漫性脑组织肿胀
- DWI
  - 部分病灶表现为弥散受限
- T1WI C+
  - 部分病灶和脑膜存在强化
  - 马尾神经根和下胸段脊髓强化

影像学推荐
- 最佳影像检查
  - MR(仅 20%的患者存在 MR 异常表现)
- 检查序列推荐
  - 颅脑 MR 联合 DWI、T1C+序列

鉴别诊断

隐球菌病和莱姆病
- 无皮疹表现

血管炎
- 数字减影血管造影(DSA)表现为节段性动脉狭窄
- DWI 上表现为不同阶段的多发脑梗死灶

结节病
- 蝶鞍上区域病变,眶部也常受累

病理

一般特点
- 病因
  - 落基山斑点热是由立氏立克次体感染引起的
    - 狗或森林蜱咬伤
    - 通过血流播散、增生,损伤内皮和血管平滑肌细胞
  - 流行性斑疹伤寒是由普氏立克次体感染引起的
    - 通过白虱传播给人
  - Q 热病是由贝氏柯克斯体感染引起的
    - 通过吸入被贝氏柯克斯体污染的尘土传播给人

显微镜下特征
- 落基山斑点热:血管炎、斑疹伤寒结节、血管周围浸润
- 落基山斑点热的确诊需通过皮肤活检的组织病理

临床要点

临床表现
- 最常见的体征/症状
  - 落基山斑点热:突然发作的发热、肌痛、头痛
    - 点状皮疹(90%出现在手掌、足跖),随后会出现皮疹进展
  - 在疾病早期可能难以诊断
- 临床要点
  - 落基山斑点热:贫血、血小板减少、凝血功能障碍、肝功能异常、尿素氮(BUN)水平升高

人口统计学
- 流行病学
  - 落基山斑点热:最常报道的危及生命的蜱传播性感染
  - 落基山斑点热:在美国,25%的病例来自北卡罗来纳州,>50%的病例来自美国南大西洋地区
  - 流行性斑疹伤寒:常见于贫困、卫生条件差的人口过度拥挤地区
  - Q 热病:在世界范围内均有病例报道,主要出现于与山羊、绵羊或奶牛接触的人群中

自然病程和预后
- 落基山斑点热:早期抗生素治疗→有效
  - 若未经治疗→快速进展
- 落基山斑点热:即使在足量治疗的条件下,病死率仍为 2%~10%

治疗
- 落基山斑点热:四环素、氯霉素

诊断纲要

考虑
- 正常 MR 表现不能除外诊断,但是预后良好的标志

参考文献

1. Delord M et al: Rickettsioses and Q fever in travelers (2004-2013). Travel Med Infect Dis. 12(5):443-58, 2014
2. Hart BL et al: Armies of Pestilence: CNS Infections as Potential Weapons of Mass Destruction. AJNR Am J Neuroradiol. ePub, 2014
3. Parola P et al: Update on tick-borne rickettsioses around the world: a geographic approach. Clin Microbiol Rev. 26(4):657-702, 2013

要 点

脑脊髓炎）

术语

- 莱姆病（LD），莱姆神经包柔螺旋体病（LNB）
- 多系统炎症性疾病
  - 伯氏疏螺旋体感染引起
  - 通过硬蜱传播
  - 储存宿主＝白尾鹿、野鼠

影像

- 多发性硬化样脑白质病变（可能存在强化）
  - 2~8mm 大小（巨大的"瘤样"病灶罕见）
- ±多发脑神经强化
- ±马尾、脑膜强化

鉴别诊断

- 脱髓鞘疾病
- 血管炎
- 结节病
- 慢性疲劳综合征（chronic fatigue syndrome，肌痛性

临床要点

- 美国最常见的媒介传播疾病
  - 圆形、牛眼样皮疹
  - ±流感样症状
  - 脑膜多神经炎、神经根炎常见
- 通过 ELISA 和 PCR 确诊
- 发病高峰：五月到七月
- 潜伏期各异，从数日至数周均可能
- 若未能早期治疗，则会出现进行性虚弱表现
- 10%~15% 未经治疗的患者会出现神经系统表现

诊断纲要

- 考虑地理环境、休闲经历、旅游史和季节
- 若患者影像学发现多发性硬化样病灶，伴有游走性红斑，应考虑莱姆神经包柔螺旋体病
  - ±脑神经、马尾强化

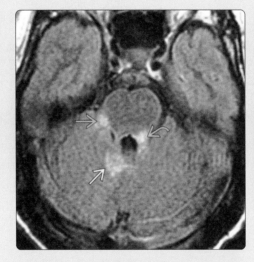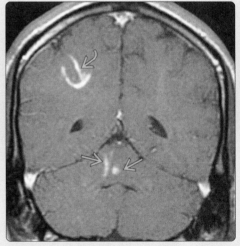

图 8-96 （左图）一例血清学诊断为莱姆病的患者的磁共振 FLAIR 序列轴位图像显示左侧小脑上脚、右侧脑桥外侧和小脑多发高信号病灶。（右图）同一例患者磁共振 T1WI C+序列冠状位图像显示右侧大脑白质病灶和后颅窝病灶强化。莱姆病通常表现为 T2 高信号病灶，神经根或脑膜存在强化

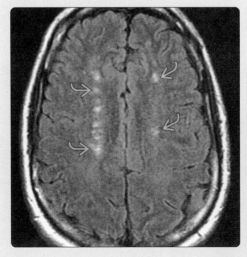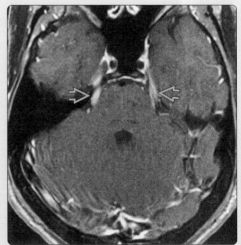

图 8-97 （左图）一例蜱虫咬伤病史并出现游走性红斑的患者 FLAIR 序列轴位图像显示深部白质多发白质高信号病灶。莱姆病的脑白质病灶可能与多发性硬化斑块表现相似，尽管胼胝体中隔交界处受累更少见。（右图）一例存在近期野营史的 24 岁男性患者磁共振 T1C+序列轴位图像显示双侧三叉神经池段强化，第Ⅲ、Ⅴ、Ⅶ对脑神经强化可见于莱姆神经包柔螺旋体病

术语

缩写

- 莱姆病(LD),莱姆神经包柔螺旋体病(LNB)

定义

- 多系统炎症性疾病
  - 由伯氏疏螺旋体感染引起(在欧洲地区存在不同亚种)
  - 通过硬蜱叮咬传播

影像

一般特点

- 最佳诊断线索
  - 多发性硬化样病灶+脑神经炎
  - 欧洲地区常见脑膜神经根神经炎(Bannwarth综合征)
- 受累部位
  - 脑室周围白质
  - 脑神经(第Ⅶ对脑神经>第Ⅲ、Ⅴ对脑神经)
  - 马尾、柔脑膜
- 病灶大小
  - 2~8mm(巨大的"瘤样"病灶罕见)

CT 表现

- 非增强 CT
  - 通常表现正常

MR 表现

- T2WI
  - 脑室周围白质和脊髓高信号病灶
- DWI
  - 部分病灶可表现为弥散受限
- T1WI C+
  - 强化各异
    - 脑白质病灶/脑膜/马尾
    - ±脑神经强化[包括第Ⅶ对脑神经发出部位、基底丛(fundaltuft)]

影像学推荐

- 检查序列推荐
  - 颅脑 MR(包括 T1C+、DWI 序列)

鉴别诊断

脱髓鞘疾病

- 脑白质病灶,位于视神经、脊髓、胼胝体中隔交界面的病灶在多发性硬化中更为常见

血管炎

- T2 信号异常病灶±动脉狭窄(DSA)

结节病

- 脑膜、血管周围间隙、漏斗部

病理

一般特点

- 病因
  - 伯氏疏螺旋体(美国)
  - 通过硬蜱传播

显微镜下特征

- 血管周围淋巴细胞、浆细胞浸润
  - 神经内膜/神经束膜/神经外膜供血血管受累
  - 引起闭塞性动脉内膜炎
- 轴突退行性变
- 淋巴细胞、浆细胞在自主神经节内聚集

临床要点

临床表现

- 最常见的体征/症状
  - 早期局限阶段:圆形、外凸扩展的皮疹("牛眼样")
    - ±流感样症状,淋巴结肿大
  - 早期播散阶段:游走性红斑(可能出现在蜱虫叮咬处以外的部位)
    - 神经系统症状:面神经麻痹、脑膜炎、轻度脑炎、记忆力减退
  - 晚期播散阶段:大脑、神经、眼部、关节、心脏受累
    - 膝关节是最常受累的关节
  - 中枢神经系统症状可见于 15%~20%存在特征性皮疹的患者
- 临床要点
  - 确诊手段:ELISA、PCR

人口统计学

- 流行病学
  - 美国最常见的媒介传播疾病
    - 在美国,发病率约为 9.7 例/10 万人次
    - 美国东北沿海地区、中西部和西部
    - 发病高峰:五月到七月
  - 白尾鹿/白足鼠是最重要的储存宿主

自然病程和预后

- 若未能早期治疗,会出现进行性虚弱表现
- 10%~15%的未经治疗患者会出现神经系统表现
- 绝大多数患者可完全康复,仅有轻微或无残留功能缺损

治疗

- 成人:多西环素、四环素、氯霉素
- 儿童:阿莫西林
- 酮内酯类抗生素(新型、研究中用药)

诊断纲要

考虑

- 若患者影像学发现多发性硬化样病灶,伴有游走性红斑,应考虑莱姆神经包柔螺旋体病
  - ±脑神经、马尾强化
- 考虑地理环境、休闲经历、旅游史和季节

参考文献

1. Hansen K et al: Lyme neuroborreliosis. Handb Clin Neurol. 115:559-75, 2013
2. Akgoz A et al: Imaging of rickettsial, spirochetal, and parasitic infections. Neuroimaging Clin N Am. 22(4):633-57, 2012
3. Hildenbrand P et al: Lyme neuroborreliosis: manifestations of a rapidly emerging zoonosis. AJNR Am J Neuroradiol. 30(6):1079-87, 2009

要　点

术语

- HIV-1 型病毒性脑炎/HIV-1 型病毒性脑病（HIVE）
- HIV 相关性神经认知障碍（HAND）
- 尽管治疗的病毒学应答效果好,但中度认知功能障碍仍很常见
- 大脑的 HIV 直接感染
  - 除外机会性感染
  - 认知功能异常、行为异常、运动障碍可见于 25%~70% 的患者
  - HIV 感染最常见的神经系统表现

影像

- CT
  - 脑萎缩
  - 双侧脑室周围/弥漫性脑白质低密度病灶
  - 基底节、小脑、脑干低密度
- MR
  - T2/FLAIR 序列上弥漫性模糊的脑白质高信号病变
  - 无强化[如果出现病灶强化,应考虑机会性感染,免疫重建炎症综合征（immune reconstitution inflammatory syndrome, IRIS）]
- MRS
  - 艾滋病痴呆综合征:肌醇升高,胆碱升高,N-乙酰天冬氨酸减低
  - 无症状且认知功能正常的患者:肌醇轻度升高

病理

- HIV 可以引起神经系统疾病
  - 不在神经元或神经胶质细胞内复制
  - 小胶质结节伴多核巨细胞
- 早期脑白质苍白,晚期新皮层感染/萎缩

诊断纲要

- HIV 阳性患者中 CT/MR 证实的"脑萎缩"并不意味着艾滋病痴呆综合征
- 首先应考虑其他可逆性病因(脱水、营养不良、蛋白质消耗性疾病、酒精中毒)

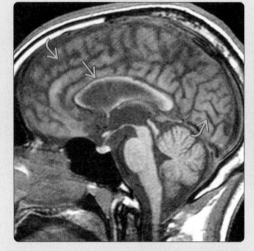
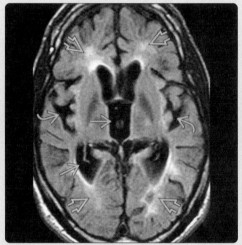

图 8-98　（左图）一例 35 岁的 HIV 感染男性患者的磁共振 T1WI 矢状位图像显示广泛的脑萎缩、脑沟增宽➡️以及胼胝体严重萎缩➡️。（右图）同一例患者磁共振 FLAIR 序列轴位图像显示了由于弥漫性脑萎缩导致的脑室扩张➡️和大脑外侧裂增宽➡️。可以见到脑室周围白质模糊的高信号区域➡️。这些影像学表现是 HIV 性脑炎特征性表现

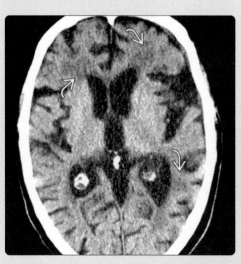
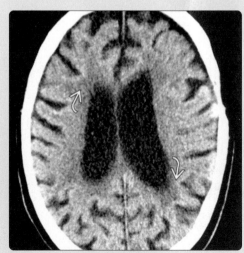

图 8-99　（左图）一例患有长期 HIV 感染/艾滋病的 38 岁男性患者,在接受高效抗逆转录病毒治疗,出现认知功能下降,左图为该患者的非增强 CT 轴位图像。注意脑萎缩和皮层下白质内低密度病灶➡️。（右图）同一例患者的非增强 CT 轴位图像显示脑室周围白质特征性低密度病灶➡️,沿着弥漫性增宽的脑沟和侧脑室分布

术语

定义

- HIV-1 型病毒性脑炎/HIV-1 型病毒性脑病（HIVE）
- HIV 引起的直接脑组织感染
  - 除外其他机会性感染证据
  - 认知功能障碍、行为异常、运动障碍可见于 25%~70% 的患者
  - HIV 相关性神经认知障碍（HAND）= HIV 感染最常见的神经系统表现
- 尽管治疗的病毒学反应良好，但中度认知功能障碍仍很常见

影像

一般特点

- 最佳诊断显示
  - 脑萎缩+双侧弥漫性脑白质异常
    - 病理/影像学表现根据患者的年龄、起病的急缓程度而各异
- 受累部位
  - 双侧脑室周/半卵圆中心脑白质、基底节、小脑、脑干
- 病变大小
  - 大小各异，通常为弥漫性分布
- 形态学
  - 延伸至灰白质交界处

CT 表现

- 非增强 CT
  - 儿童：脑萎缩和弥漫性脑白质低密度
    - 宫内 HIV 感染：特征性双侧、对称性基底节和额叶白质钙化，最终会出现强化
  - 成人：正常或轻度脑萎缩，脑白质低密度低密度
  - 无占位效应
- 对比增强 CT
  - 通常无强化

MR 表现

- T1WI
  - 脑白质异常可能不明显
- T2WI
  - 2 种影像学表现模式
    - 局灶性高信号异常表现
    - 弥漫性中高信号脑白质改变
  - 脑白质病变的分布与严重程度与临床表现无关
- FLAIR
  - 和 T2WI 影像学表现模式相似
  - 可早期发现皮层/皮层下和深部白质小病灶
  - 病灶整体更明显（与 T2 相比）
- T1WI C+
  - 受累区域无明显强化
- MRS
  - 艾滋病痴呆综合征
    - 脑白质和基底节肌醇升高、胆碱升高
    - 脑白质内 N-乙酰天冬氨酸减低
  - 无症状且认知功能正常的患者
    - 脑白质轻度肌醇升高

- HIV 脑组织感染的 2 个主要结局
  - 神经元死亡导致的脑实质萎缩
  - 深部脑白质改变（通常为脑室周围区域）→ T2WI 高信号病灶
- 磁化转移率（MTR）
  - MTR 可以鉴别 HIV 性脑炎（HIVE）和进行性多灶性白质脑病（PML）
    - 进行性多灶性白质脑病的 MTR 显著性减低（与 HIV 性脑病相比），可能是由于脱髓鞘改变
- 磁共振弥散张量成像
  - HIV 相关认知功能障碍可能表现为早期断裂各向异性减低

影像学推荐

- 最佳影像检查
  - MR 在检测脑白质病变中优于 CT
  - MRS 即使在无症状阶段也可能检测到脑白质改变
- 检查序列推荐
  - 当出现以下表现时可进行 CT 检查：
    - 新出现的癫痫发作、新发的头痛、抑郁或定向功能障碍
  - 当出现以下表现时可进行 MR 检查：
    - CT 显示局灶性肿物

鉴别诊断

进行性多灶性白质脑病

- 斑片样脑白质病变
  - 可能为单侧，但通常为双侧、非对称性分布
  - 顶枕叶受累最常见
  - 皮质下 U 型纤维受累（不像 HIV 或 CMV 病毒感染）
- 无强化，如果出现强化，应考虑免疫重建炎症综合征

巨细胞病毒相关中枢神经系统疾病

- 脑炎（弥漫性脑白质高信号）
- 脑室炎（室管膜强化）

疱疹病毒性脑炎

- 单纯疱疹病毒（HSV），人类疱疹病毒-6 型（HHV-6）：起始时表现为海马和颞叶内侧病灶

弓形虫感染

- 环形强化肿物
- T2WI/FLAIR 序列、DWI 上高信号病灶

原发性中枢神经系统淋巴瘤

- 单发/多灶性病灶，深部病灶>皮层下病灶
- 明显好发于基底节、小脑半球、丘脑、脑干、胼胝体和室管膜下区域
- 对比增强 CT：HIV 炎性患者通常表现为病灶边缘强化
- ^{201}Tl-单光子发射计算机断层扫描（SPECT）检查阳性

隐球菌感染

- 脑室周围间隙"胶状"假囊肿

- 脑膜脑炎±脑室炎,脑梗死

病理

一般特点

- 病因
  - 在原发性感染阶段,HIV 是通过单核巨噬系统转运至脑组织
  - HIV 可以引起神经系统疾病,但不在神经元/胶质细胞内增生
  - 髓鞘破坏并不典型,T2WI 上脑白质高信号可能与含水量增高有关
  - 炎症反应(T 细胞性)伴血管炎、柔脑膜炎
- 遗传学
  - *HIV* 基因组→嗜神经病毒基因型更多
  - 痴呆仅影响部分患者,取决于 *HIV* 基因组中是否发生关键性突变
- 伴随的异常表现
  - HIV 性脑炎可以与其他艾滋病相关疾病共同出现(例如:其他感染)
  - 儿童患者的进行性脑病通常伴随脊髓病
- HIV 性脑病的标志:小胶质细胞结节伴多核巨细胞(MGC)
- 反应性胶质细胞增生,局灶性坏死和脱髓鞘改变
- 轻度神经元丢失,炎症性改变较轻微
- 病毒侵入大脑可以发生在全身性感染后非常早期的阶段

分期、分级和分类

- 神经病理表现的 3 种类型
  - 第一类:HIV 性脑炎
    - 多发播散性小胶质细胞、巨噬细胞和多核巨细胞聚集病灶,如果未找到多核巨细胞,则需要 HIV 抗原或核酸才能确诊
  - 第二类:HIV 性白质脑病
    - 弥漫性和对称性脑白质损害(髓鞘丢失,反应性星形胶质细胞增生,巨噬细胞和多核巨细胞);若未找到多核巨细胞,则需要 HIV 抗原/核酸才能诊断
  - 第三类:HIV 巨细胞
    - 糖原染色(PAS)阳性,单核或多核巨噬细胞
- 轻度 HIV 性脑炎:第一类病理表现,无多核巨细胞
- 中度 HIV 性脑炎:第一类、第二类和第三类病理表现均可见到
- 重度 HIV 性脑炎:脑萎缩伴第一类或第二类病理表现

大体病理和术中特征

- 早期:脑白质苍白
- 晚期:新皮层感染、萎缩

显微镜下特征

- HIV 性脑炎
  - 被感染的细胞:大多数为巨噬细胞和小胶质细胞,星形胶质细胞少见,少突胶质细胞罕见
  - 神经元通常会出现继发性损害
  - 轻微炎症改变:血管周围巨噬细胞浸润和小胶质细胞结节
- 儿童艾滋病人群表现为进行性脑病
  - 多核巨细胞炎症性浸润

- 广泛性钙化性血管病主要累及基底节的小血管,也可以累及脑白质和脑桥
- 髓鞘形成障碍或髓鞘丢失导致的脑萎缩

临床要点

临床表现

- 最常见的体征/症状
  - 皮质下痴呆伴认知功能、运动功能障碍和行为异常
- 临床要点
  - HIV 性认知综合征:轻微或严重(痴呆)
  - 中枢性运动功能障碍
  - 行为:假性痴呆(抑郁)、谵妄和迷惑
  - 儿童:小头畸形、认知功能障碍、无力、锥体束征、共济失调和癫痫发作

人口统计学

- 年龄
  - 儿童和成人 HIV 阳性患者均可能出现
- 性别
  - 无性别倾向,HIV 性脑炎的性别分布反应的是 HIV 感染的性别分布
- 流行病学
  - 33%~67% 的成人艾滋病患者和 30%~50% 的儿童艾滋病患者均有 HIV 性脑炎受累
  - HIV 性脑炎通常在机会性感染和肿瘤之前发生,发病率与疾病阶段无关

自然病程和预后

- 一旦出现免疫抑制,患者就会出现认知功能减低
- 精细运动功能、语言流畅度和短期记忆功能缓慢进行性减低
- 数月之后:出现严重恶化,并以皮层下痴呆伴近植物人状态为终末期表现

治疗

- 高效抗逆转录病毒治疗(HAART)不能预防 HIV 性脑炎的发生,但可以降低 HIV 性脑炎的严重程度
  - HAART 时期:严重 HIV 性脑炎发生率减低,但轻中度 HIV 性脑炎发生率增高

诊断纲要

考虑

- HIV 阳性患者中 CT/MR 证实的"脑萎缩"并不意味着艾滋病痴呆综合征
  - 首先应考虑其他可逆性病因(脱水、营养不良、蛋白质消耗性疾病、酒精中毒)

影像解读要点

- CT 检查通常会漏诊特征性脑实质改变,但可以通过 MR(T2 和 FLAIR 序列)检测

参考文献

1. Bilgrami M et al: Neurologic diseases in HIV-infected patients. Handb Clin Neurol. 121:1321-44, 2014
2. Clifford DB et al: HIV-associated neurocognitive disorder. Lancet Infect Dis. 13(11):976-86, 2013
3. Risacher SL et al: Neuroimaging biomarkers of neurodegenerative diseases and dementia. Semin Neurol. 33(4):386-416, 2013

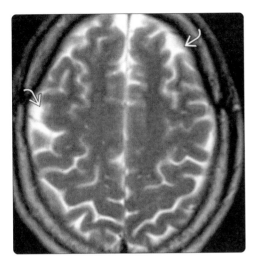
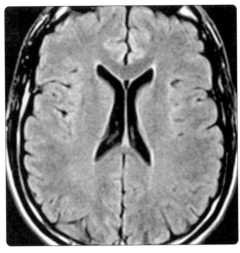

图 8-100　（左图）一例出现早期皮层下痴呆表现的 HIV 阳性患者的磁共振 T2WI 轴位图像显示多样性表现。近头顶处明显脑萎缩伴脑周脑脊液腔隙增宽➡️。HIV 性脑炎在影像学上最常见的表现为与脑萎缩相关的弥漫性"模糊样"脑白质异常。然而，部分情况下，脑萎缩可能是最明显的影像学表现，就如本例患者一样。（右图）同一例患者的磁共振 FLAIR 序列显示轻度脑萎缩，且无明显脑白质病变

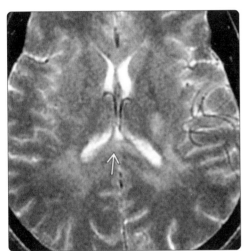
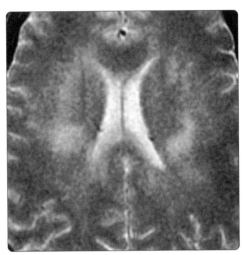

图 8-101　（左图）在 HIV/艾滋病患者中，脑白质病变可能在脑萎缩和痴呆之前出现，正如这例 34 岁表现为头痛的 HIV 阳性患者表现的一样。脑室表现正常，但可见双侧"模糊样"脑白质高信号病灶，也包括胼胝体异常表现➡️。（右图）同一例患者的磁共振 T2WI 轴位图像显示边界不清、多灶性、双侧非对称性"模糊样"脑白质高信号病变

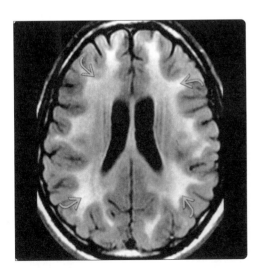
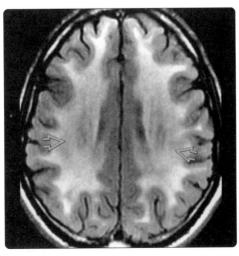

图 8-102　（左图）一例 25 岁表现为认知功能异常、行为异常的 HIV 阳性男性患者磁共振 FLAIR 序列轴位图像显示广泛融合的相对对称性脑白质高信号改变➡️和轻度脑萎缩。（右图）同一例患者的磁共振 FLAIR 序列轴位图像显示相似的弥漫性脑白质高信号➡️。上述均为 HIV 性脑炎典型表现，通常无占位效应和强化。如果出现占位效应或强化，应考虑其他诊断

要　点

术语

- 机会性感染
  - 刚地弓形虫感染引起的
  - 艾滋病患者最常见的机会性中枢神经系统感染

影像

- CT
  - 边界不清的低密度病灶+水肿
  - 基底节、皮髓质交界处、丘脑、小脑
  - 环形边缘、结节状、靶形强化
- MR
  - T2 低信号
  - T1C+序列靶形征高度提示性
- ^{201}Tl-SPECT 和 ^{18}F-FDG PET：弓形虫感染病灶通常是低代谢病灶

鉴别诊断

- 淋巴瘤

- HIV/艾滋病患者出现单发颅内肿物？
  - 淋巴瘤>弓形虫感染
- 其他机会性感染
  - 隐球菌、进行性多灶性白质脑病（通常无强化）

病理

- 美国患者群体中刚地弓形虫血清学阳性率为 20%~70%
  - 通常为潜伏感染复燃

临床要点

- 发热、全身不适、头痛

诊断纲要

- T1WI C+序列上多发靶形病灶，在 T2WI 上为暗病灶？
  - 考虑弓形虫性脑炎
- 弓形虫性脑炎通常在 2~4 周内缓解

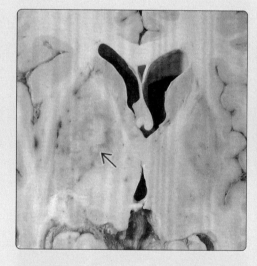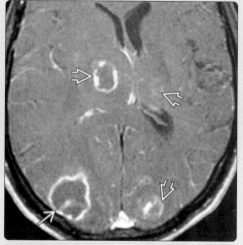

图 8-103　（左图）一例 HIV/艾滋病患者的大体病理切片经脑室轴位图像显示右侧豆状核弓形虫脓肿➡️。这个病灶是坏死性、边界不清的脓肿病灶（Courtesy R. Hewlett, MD）。（右图）磁共振 T1WI C+轴位图像显示丘脑和左侧枕叶多发环形强化病灶➡️。注意较大的病灶呈靶形外观➡️。这些病灶在 T2WI 上均为低信号病灶

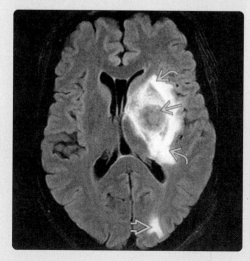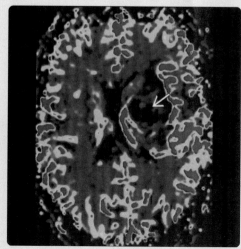

图 8-104　（左图）一例 HIV 患者磁共振 FLAIR 序列轴位图像显示左侧基底节一个巨大的低信号病灶➡️伴广泛周围水肿➡️。可见左侧枕叶另一个更小的病灶➡️。左侧基底节病灶在 T1WI C+序列上显示环形边缘和"靶形"强化。最重要的鉴别诊断考虑是弓形虫感染和淋巴瘤。（右图）磁共振灌注形成的脑血流量图轴位图像显示低脑血流容量（rCBV），提示感染（弓形虫）而非淋巴瘤

术语

缩写

- 弓形虫性脑炎(toxoplasmosis encephalitis,TE)

定义

- 刚地弓形虫引起的机会性寄生虫感染
  - 艾滋病患者最常见的机会性中枢神经系统感染

影像

一般特点

- 最佳诊断要点
  - T2 上低信号病灶伴周围结节样强化
- 受累部位
  - 基底节、皮髓质交界处、丘脑、小脑是最常见受累部位
- 病灶大小
  - 大小各异,但通常直径为 2~3cm
- 形态学
  - 圆形或卵圆形病灶

影像学推荐

- 最佳影像检查
  - MR 最敏感,^{201}Tl-SPECT 最特异
- 检查序列推荐
  - MR 联合 T2WI、FLAIR、T1C+、DWI 和 MRS

CT 表现

- 非增强 CT
  - 边界不清低密度病灶伴水肿
- 对比增强 CT
  - 多发环形/结节状强化肿物

MR 表现

- T1WI
  - 边界不清、低信号病灶
  - 偶尔病灶可呈高信号
    - 并非由于出血或钙化
    - 可能是由于凝固性坏死/蛋白
- T2WI
  - 低信号病灶+高信号周围水肿
  - 与病灶大小相比,水肿范围通常不成比例更大
- FLAIR
  - 可能见到靶形征
- DWI
  - 坏死性中心弥散增高
- PWI
  - 极度少血管性病灶
- T1WI C+
  - 环形、结节样、点状强化
  - 靶形征高度提示弓形虫性脑炎
    - 强化边缘内可见强化的结节
- MRS
  - 明显脂质和乳酸峰
  - 核医学检查
- ^{201}Tl-SPECT 和 ^{18}F-FDG PET:弓形虫感染灶为低代谢病灶

鉴别诊断

淋巴瘤

- HIV/艾滋病患者单发肿物
  - 淋巴瘤>弓形虫感染

其他机会性感染

- 隐球菌感染、进行性多灶性白质脑病(PML,通常无强化)

病理

一般特点

- 病因
  - 美国患者群体中刚地弓形虫血清学阳性率为 20%~70%
    - 通常为潜伏感染复燃
  - 终宿主=猫
    - 任何哺乳动物都可能携带弓形虫(中间宿主)
  - 主要通过吞食虫囊的途径传播给人类

显微镜下特征

- 脑实质弓形虫病灶三个明显的病理带
  - 中心寡血管带反映凝固性坏死
  - 中间带血管丰富并含有速殖子(与环形强化一致)
  - 外周带主要含有更多有包囊的缓殖子(与影像学上水肿表现一致)

临床要点

临床表现

- 最常见的体征/症状
  - 发热、全身不适、头痛

人口统计学

- 流行病学
  - 在美国,中枢神经系统弓形虫性脑炎在艾滋病患者中发生率为 3%~10%
    - 在欧洲和非洲艾滋病患者中发生率为 35%~50%
  - 当 CD4+细胞计数<200 个/μl 时,发生率更高

治疗

- 乙胺嘧啶加硫胺嘧啶;复方磺胺甲噁唑是有效的替代疗法
- 弓形虫性脑炎通常在 2~4 周内缓解,若是未缓解则提示其他病因

诊断纲要

影像解读要点

- T1WI C+序列上多发靶形征,T2WI 上低信号病灶
  - 报道要点
- 明确是否已经应用有效的治疗;若疗效不佳,则提示其他诊断

参考文献

1. Ho EL et al: Central nervous system diseases due to opportunistic and coinfections. Semin Neurol. 34(1):61-9, 2014

要　点

术语

- 获得性中枢神经系统巨细胞病毒（CMV）感染：脑膜炎、脑炎、脑室炎、横贯性脊髓炎、神经根脊髓炎、脉络膜视网膜炎
- 免疫抑制患者（艾滋病、器官移植患者）为高危人群→既往潜伏感染复燃

影像

- 最佳诊断要点：免疫抑制患者出现脑室炎伴脑室内液-碎组织平面和室管膜强化
- 脑炎：边界不清的 T2 高信号区域，强化各异
- 可能模拟 HIV 性脑炎表现，表现为 T2WI 斑片样非特异性高信号病灶
- 对比增强造影应用于所有免疫抑制患者的检查

鉴别诊断

- HIV 性脑炎

- 进行性多灶性白质脑病
- 弓形虫感染
- 急性播散性脑脊髓炎

临床要点

- 原发性巨细胞病毒感染通常是无症状的
- 感染可能继发于潜伏性病毒感染的复燃，或器官或骨髓移植患者从血清学阳性的供体新发获得
  - 在 HIV 感染晚期，低 CD4+细胞计数情况下，巨细胞病毒播散至中枢神经系统
  - 临床上可能模拟 HIV 性脑炎
- 疾病临床表现严重程度各异，主要取决于宿主免疫抑制程度
- 高效抗逆转录病毒治疗（HAART）：显著降低艾滋病患者巨细胞病毒感染的发生率；提高了抗巨细胞病毒的免疫抵抗力

图 8-105 （左图）磁共振 FLAIR 序列轴位图像显示与脑室脑炎有关的轻度脑室扩张和脑室周围高信号➡。（右图）同一例患者的磁共振 T1WI C+序列轴位图像显示室管膜➡和脑室周围➡强化。该例患者为免疫抑制状态，表现为脑室炎伴脑炎。巨细胞病毒性脑炎是一种常见的脑室脑炎，并累及脑室周围白质。然而，巨细胞病毒感染也可能引起出血性或坏死性病灶

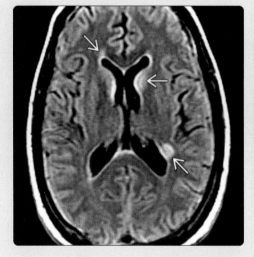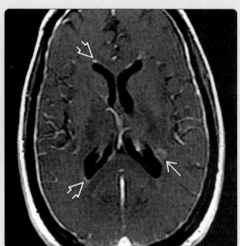

图 8-106 （左图）一例 CD4+细胞计数极低的 35 岁 HIV 阳性患者的 MR DWI 轴位图像显示脑室边缘➡的高信号边缘带。可见脑室轻度扩张和轻度脑皮层萎缩。（右图）同一例患者的磁共振 T1WI C+序列冠状位图像显示沿额角分布的不明显的高信号边缘带。上述表现均为巨细胞病毒性脑室炎的特征性表现

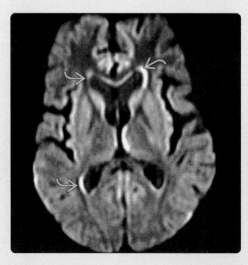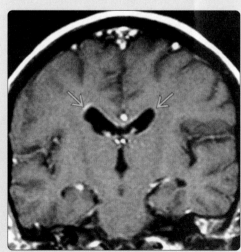

术语

缩写

- 巨细胞病毒(CMV)感染

定义

- 获得性中枢神经系统感染:脑膜炎、脑炎、脑室炎、视网膜炎、多发神经根病、脊髓炎
- 原发性巨细胞病毒感染:通常在健康成人中是无症状性感染
- 免疫抑制(艾滋病、器官移植)患者处于感染高危→继发潜伏感染复燃

影像

一般特点

- 最佳诊断线索
  - 免疫抑制患者出现脑室炎
    - 增宽的脑室伴室管膜强化
  - 无脑室周围钙化(可见于先天性巨细胞病毒感染)
  - 脑炎可能出现,常见于深部脑室周围白质
- 受累部位
  - 脑室(室管膜和室管膜下)
  - 脑室周围白质
- 形态学:脑炎可引起肿物样病灶

影像学推荐

- 最佳影像检查:MR 加增强序列

MR 表现

- T1WI
  - 脑炎:边界不清的低信号区域
  - 脑室炎:脑室扩张伴碎组织平面
- T2WI
  - 脑炎:边界不清的脑室周围高信号
  - 脑室炎:脑室扩张伴周围高信号
- FLAIR
  - 脑炎:边界不清的脑室周围高信号
  - 脑室炎:脑室扩张伴周围高信号
  - 可能引起非特异性、多灶性脑室周围白质高信号
- T1WI C+
  - 脑炎:典型病灶无明显强化
    - 可能出现坏死伴强化
  - 脑室:室管膜和脑室周围强化
- MRS:坏死性脑炎可能出现胆碱、乳酸升高,N-乙酰天冬氨酸减低
- 灌注加权成像:脑血流容量较肿瘤低

鉴别诊断

HIV 性脑炎

- 脑室周围斑片样白质 T2 高信号伴脑萎缩,无强化

进行性多灶性白质脑病

- T2 高信号脑白质病灶,累及皮质下 U 纤维,通常为额叶、顶枕叶病灶

- 皮层下 U 纤维>脑室周围白质>脑灰质

弓形虫感染

- 多发环形强化病灶
- 深部灰质核团和大脑半球

急性播散性脑脊髓炎

- 斑片样脑室周围白质 T2 高信号病灶伴强化;多出现在感染/接种疫苗后 10~14 天

病理

一般特点

- 病因
  - 绝大多数成人都存在巨细胞病毒感染
  - 巨细胞病毒的传播主要是通过接触被感染人群的分泌物
  - 中枢神经系统受累主要见于免疫抑制宿主
    - 通过血源性播散到达中枢神经系统
- 伴随的异常表现
  - 在肝脏移植患者中,人类疱疹病毒-6 型感染复燃常与巨细胞病毒感染伴随发生
  - JC 病毒可能通过巨细胞病毒交叉激活

显微镜下特征

- 巨细胞包含体细胞:细胞增大伴核内包含体,组织学上表现为"猫头鹰眼样"

临床要点

临床表现

- 最常见的体征/症状
  - 巨细胞病毒性脑炎:意识模糊、步态异常、脑神经病、反射亢进

人口统计学

- 流行病学
  - 大多数儿童在生命的早期阶段即会获得感染,成人的血清学发病率接近 100%
  - 巨细胞病毒通常在 HIV 感染晚期,CD4＋细胞计数极低的情况下播散至中枢神经系统
  - 在高效抗逆转录病毒治疗(HAART)出现前,巨细胞病毒性视网膜炎是艾滋病患者失明最常见的原因

自然病程和预后

- 原发性感染通常是无症状性感染;急性发热性疾病罕见,称为巨细胞病毒性单核细胞增多症
- 感染可能继发于潜伏性病毒感染复燃,或是器官或骨髓移植患者从血清学阳性的供体处新发获得感染

治疗

- 更昔洛韦和其他抗病毒药物可用于严重病例
- 高效抗逆转录病毒治疗:降低艾滋病患者巨细胞病毒感染的发病率

参考文献

1. Bilgrami M et al: Neurologic diseases in HIV-infected patients. Handb Clin Neurol. 121:1321-44, 2014

要　点

术语

- 新型隐球菌感染
- 典型累及 HIV 感染患者或其他免疫抑制患者的机会性真菌感染
- 隐球菌沿血管周围间隙(PVS)播散至大脑深部:基底节、丘脑、脑干、小脑、齿状核和脑室周围白质

影像

- 艾滋病患者深部灰质核团血管周围间隙扩张,通常无强化
  - 强化的程度取决于宿主细胞介导免疫反应功能的状态
- 可能见到粟粒样或柔脑膜强化结节+胶状假囊肿
- 隐球菌性肉芽肿:环形强化或实性强化
- 艾滋病患者血管周围间隙扩张→考虑隐球菌感染

- 4 种影像学表现模式:粟粒样强化脑实质结节,柔脑膜-脑池结节,隐球菌性肉芽肿,胶状假囊肿

鉴别诊断

- 获得性弓形虫感染
- 结核感染
- 原发性中枢神经系统淋巴瘤

临床要点

- 肺部来源的血源性播散相关的中枢神经系统感染
- 头痛是最常见的症状
- 艾滋病患者最常见的真菌感染
- 艾滋病患者第三常见的感染类型(HIV 感染>弓形虫感染>隐球菌感染)
- 印度墨汁染色:高特异性
  - 抗原滴度可以反映疾病严重程度

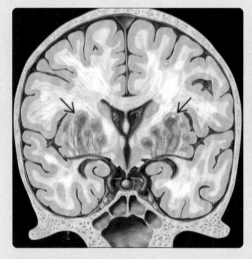
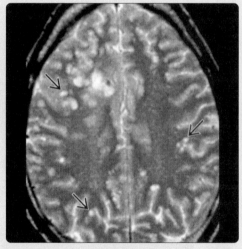

图 8-107　(左图)冠状位图像显示多发血管周围(Virchow-Robin)间隙增宽➡,间隙内充填真菌和黏液样物质,导致胶状假囊肿形成,为艾滋病患者隐球菌感染的特征性表现。(右图)在该例出现隐球菌感染的免疫抑制患者磁共振 T2WI 轴位图像显示多发血管周围间隙增宽➡。胶状假囊肿最常见于基底节和丘脑,脑干、小脑、大脑半球也可能存在假囊肿

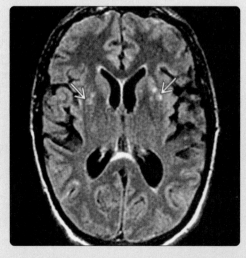
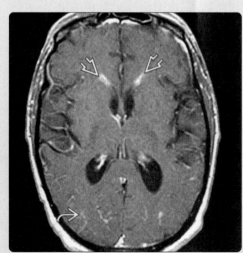

图 8-108　(左图)在该例合并隐球菌性脑膜炎的艾滋病患者磁共振 FLAIR 序列轴位图像显示血管周围间隙增宽➡伴高信号边缘带。脑积水是隐球菌感染常见的并发症。(右图)同一例患者磁共振 T1WI C+序列轴位图像显示沿侧脑室前角分布的室管膜下强化➡和结节样柔脑膜强化➡。隐球菌感染的影像学强化表现主要取决于宿主的细胞介导免疫功能状态

术语

定义

- 新型隐球菌感染
- 典型累及 HIV 感染患者和其他免疫抑制患者的机会性真菌感染
- 肺部原发感染,随后循环中隐球菌播散至蛛网膜下腔、血管周围间隙,引起软脑膜炎

影像

一般特点

- 最佳诊断线索
  - 艾滋病患者深部灰质核团血管周围间隙增宽,无明显强化
  - 强化程度取决于宿主细胞介导免疫功能的状态
    - 免疫抑制患者:通常无明显强化
  - 可能见到柔脑膜、粟粒样强化结节或隐球菌性肉芽肿
- 受累部位
  - 血管周围间隙(PVS)
  - 隐球菌沿血管周围间隙播散至中枢神经系统:基底节、丘脑、脑干、小脑、齿状核、脑白质
- 病灶大小:2~3mm 大小结节,可长达 3~4cm
- 形态学:圆形或卵圆形小病灶
  - 病灶可能出现融合,并形成胶状假囊肿或"肥皂泡样"形态

影像学推荐

- 最佳影像检查:对比增强 MR

CT 表现

- 对比增强 CT:通常正常
  - 轻微脑膜或粟粒样强化罕见

MR 表现

- T2WI:血管周围间隙充填真菌,与脑脊液等信号
- FLAIR:多发双侧小囊性病灶
  - 信号与脑脊液一致,可能见到小的高信号边缘带
  - 可能形成胶状假囊肿
    - 基底节、丘脑、脑干、小脑、脑室周围和皮层下脑白质
  - 隐球菌性肉芽肿:高信号病灶
- T1C+:强化程度取决于宿主免疫功能状态
  - 无强化是典型表现
  - 可能见到柔脑膜强化
  - 隐球菌性肉芽肿:环形或实性强化
  - 罕见:粟粒样或柔脑膜强化结节

鉴别诊断

获得性弓形虫感染

- 多发环形强化肿物+周围水肿
- 典型基底节和大脑半球受累

结核感染

- 基底部脑膜炎+脑实质病灶(结核瘤)
- 结核瘤可能表现为 T2 低信号

原发性中枢神经系统淋巴瘤

- 强化病灶,通常沿室管膜表面分布

- T2 低信号肿瘤

神经系统结节病

- 柔脑膜强化±硬膜病灶

血管周围间隙增宽

- 典型受累部位,近前联合病灶
- 在所有 MR 序列上信号强度均与脑脊液相似
- 可能难以鉴别

病理

一般特点

- 病因
  - 隐球菌主要存在于哺乳动物和鸟类粪便中
  - 在艾滋病患者中,中枢神经系统感染与肺部感染灶血源性播散有关

大体病理和术中特征

- 胶质状黏液样物质(假囊肿)位于或明显邻近基底节、中脑和脑白质的血管周围间隙

显微镜下特征

- 印度墨汁染色表现为巨大的多糖荚膜着色

临床要点

临床表现

- 最常见的体征/症状
  - 头痛是最常见的症状
- 其他体征和症状
  - 癫痫发作、视物模糊、局灶神经功能障碍(罕见)
- 临床特点
  - 腰椎穿刺:脑脊液压力升高,葡萄糖水平减低,蛋白质水平升高,轻中度白细胞增多
  - 印度墨汁染色:高特异性

人口统计学

- 流行病学
  - 艾滋病患者第三常见的感染类型(HIV 感染>弓形虫感染>隐球菌感染)
    - 10%的艾滋病患者存在隐球菌感染
    - 通常出现在 CD4+细胞计数<50~100 个/μl
  - 隐球菌性脑膜炎>>>隐球菌性肉芽肿

治疗

- 抗真菌治疗(例如:两性霉素 B)

诊断纲要

考虑

- 艾滋病患者出现血管周围间隙增宽

参考文献

1. Gottumukkala RV et al: Imaging of the brain in patients with human immunodeficiency virus infection. Top Magn Reson Imaging. 23(5):275-91, 2014
2. Starkey J et al: MRI of CNS fungal infections: review of aspergillosis to histoplasmosis and everything in between. Clin Neuroradiol. 24(3):217-30, 2014
3. Corti M et al: Magnetic resonance imaging findings in AIDS patients with central nervous system cryptococcosis. Rev Iberoam Micol. 25(4):211-4, 2008

要 点

术语

- 进行性多灶性白质脑病（PML）
  ○ DNA 病毒 JC 多瘤病毒引起的亚急性机会性感染
- JC 多瘤病毒感染少突胶质细胞，并引起免疫抑制患者出现脱髓鞘改变
- 常合并免疫抑制，通常为艾滋病
  ○ 器官移植、恶性肿瘤、化疗、骨髓增生性疾病和糖皮质激素治疗
  ○ 在多发性硬化和风湿性疾病接受治疗中的患者群体中也有报道

影像

- 多灶性 T2 高信号脱髓鞘斑块，累及皮层下白质，可延伸至深部脑白质，脑灰质通常在疾病晚期之前都是不被受累的
- 特征性累及皮层下 U 纤维（U-fibers）
- 通常无强化或占位效应
- 晚期：融合性脑白质病变，囊性改变
- 好发于额叶和顶枕叶区域、丘脑

- ○ 可能累及脑干和小脑
- 可能为单发性、多灶性或广泛融合病灶

鉴别诊断

- HIV 性脑病
- 急性播散性脑脊髓炎
- 获得性巨细胞病毒感染
- 免疫重建炎症综合征（immune reconstitution inflammatory syndrome，IRIS）

临床要点

- 未经治疗的患者预后差，通常在 2.5~4 个月内死亡
- 据报道，高效抗逆转录病毒治疗（HAART）可以改善预后

诊断纲要

- 若艾滋病患者出现多灶性皮层下脑白质病变，无占位效应或强化，应考虑进行性多灶性白质脑病，而非 HIV 性脑病

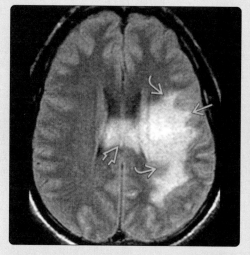
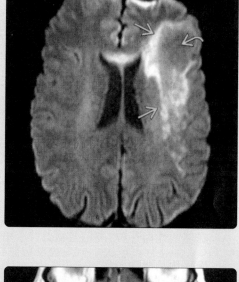

图 8-109 （左图）一例就诊时表现为嗜睡的艾滋病患者磁共振 FLAIR 序列轴位图像显示左侧额顶叶白质圆齿样高信号病变 🖾。可见皮层下 U 纤维 🖾 的受累，这是进行性多灶性白质脑病的特征性表现。注意胼胝体的受累 🖾，但缺乏占位效应。（右图）一例 CD4+细胞计数极低且患有进行性多灶性白质脑病的 HIV 感染患者 DWI 轴位图像显示中心核心低信号 🖾，伴周围稍高信号边缘带 🖾。进行性多灶性白质脑病在弥散加权成像上的表现根据疾病阶段的不同而各异

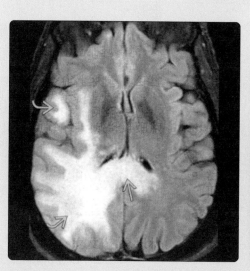
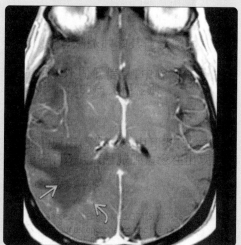

图 8-110 （左图）一例患有多发性硬化正接受那他珠单抗治疗并出现进行性多灶性白质脑病的患者磁共振 FLAIR 序列轴位图像显示累及右侧颞叶、顶叶和枕叶脑白质 🖾 和胼胝体压部 🖾 的浸润性高信号病灶。（右图）同一例患者磁共振 T1C+序列轴位图像显示脑白质低信号 🖾 伴边缘极轻微的强化 🖾。单克隆抗体（例如那他珠单抗）用于广谱免疫相关疾病的治疗，可能抑制免疫系统，使得患者好发进行性多灶性白质脑病

术语

缩写

- 进行性多灶性白质脑病(PML)

定义

- DNA 病毒 JC 多瘤病毒(JCV)引起的亚急性机会性感染

影像

一般特点

- 最佳诊断线索
  - T2 高信号、多灶性脱髓鞘斑块,累及皮层下脑白质,可能延伸至深部脑白质,在疾病晚期阶段之前,脑灰质通常免于受累
  - 典型表现为双侧,但非对称性病变,无占位效应或强化
  - 晚期阶段:融合性脑白质病灶,伴空洞样改变
- 受累部位
  - 好发于顶枕叶、丘脑
  - 小脑、脑干可能受累
- 病变大小
  - 病灶大小各异,从皮层下小病灶,到大脑半球融合性病灶
- 形态学
  - 可能为单发性、多灶性或广泛分布的大脑半球脑白质病灶

影像学推荐

- 最佳影像检查
  - 增强 MR

MR 表现

- T1WI:低信号病灶→侵袭性形态和毁损样进行性多灶性白质脑病病灶
- T2WI:高信号病灶,皮层下和脑室周围白质病变明显
  - 累及皮层下 U 纤维→圆齿样外观
- FLAIR:皮层下和脑室周围白质高信号病灶
- DWI:新发病灶可能在病灶边缘出现轻微弥散受限,陈旧病灶则无弥散受限
- T1WI C+:典型无强化
  - 轻微周边强化在罕见情况下可见到,通常在长期生存的患者中可能见到
  - 强化增高、占位效应和水肿可能归因于免疫重建
- MRS:N-乙酰天冬氨酸减低,乳酸、胆碱、脂质升高
- 磁化转移:与 HIV 性脑炎相比比率减低

鉴别诊断

HIV 性脑炎

- 脑萎缩和对称性脑室周围或弥漫性脑白质病变,累及脑岛下和三角部周围白质

获得性巨细胞病毒感染

- 可能表现为脑室炎、脑炎、视网膜炎或多发神经根病

免疫重建炎症综合征

- 通常与进行性多灶性白质脑病(JC 病毒)伴随发生

急性播散性脑脊髓炎

- 感染后/疫苗接种后免疫介导的炎症性脱髓鞘病变

病理

一般特点

- 病因
  - 到 65 岁时,50% ~ 70% 的人群均存在抗 JCV 抗体
  - 外周病毒发生血源性播散或是潜伏性颅内病灶复燃
  - 进行性多灶性白质脑病主要侵犯少突胶质细胞

大体病理和术中特征

- 脑白质或灰白质交界处多发融合性灰色异常颜色病灶

显微镜下特征

- 脱髓鞘改变,少突胶质细胞内可见嗜碱性包含体
- 奇特的反应性星形胶质细胞,细胞核深染,类似于肿瘤细胞

临床要点

临床表现

- 最常见的体征/症状
  - 意识状态改变,进行性加重的神经系统症状,头痛,嗜睡

人口统计学

- 流行病学
  - 艾滋病、器官移植、恶性肿瘤并接受化疗的患者
  - 在多发性硬化并接受 α-整合蛋白抑制剂(那他珠单抗)治疗的患者以及风湿性疾病患者中均有报道

自然病程和预后

- 未经治疗的患者预后不佳,在 2.5~4 个月内死亡

治疗

- 据报道,高效抗逆转录病毒治疗(HAART)可以改善生存率

诊断纲要

影像解读要点

- 若艾滋病患者出现多灶性皮层下脑白质病变,无占位效应或强化,应考虑进行性多灶性白质脑病,而非 HIV 性脑病

参考文献

1. Berger JR: Progressive multifocal leukoencephalopathy. Handb Clin Neurol. 123:357-76, 2014
2. Wattjes MP et al: MRI pattern in asymptomatic natalizumab-associated PML. J Neurol Neurosurg Psychiatry. ePub, 2014

要 点

术语

- 免疫重建炎症综合征（immune reconstitution inflammatory syndrome，IRIS）
  - 非典型/进行性加重的机会性感染
  - HIV 感染/艾滋病患者开始高效抗逆转录病毒治疗（HAART）后
  - 多发性硬化患者，接受免疫调节治疗

影像

- 进行性多灶性白质脑病-免疫重建炎症综合征
  - 脑白质低密度伴占位效应明显
  - 斑片样非典型性强化
- 结核-免疫重建炎症综合征
  - 柔脑膜强化增高
  - 环形或结节样强化的结核瘤体积增加
- 隐球菌感染-免疫重建炎症综合征
  - 结节样脑膜/室管膜下强化增高
  - 胶状假囊肿的大小增加

鉴别诊断

- 艾滋病患者出现弥漫性/斑片样脑白质异常
  - HIV 性脑炎、进行性多灶性白质脑病、巨细胞病毒感染
- 艾滋病患者出现局灶性或多灶性颅内病灶
  - 淋巴瘤、弓形虫感染、结核瘤、隐球菌感染

病理

- 免疫重建→针对感染性或非感染性抗原的异常免疫反应
- 既往疾病复发不会引起免疫重建炎症综合征

临床要点

- 1/4~1/3 的艾滋病患者会出现免疫重建炎症综合征
- 进行性多灶性白质脑病、结核感染是常见的免疫重建炎症综合征相关病原

诊断纲要

- 考虑免疫重建炎症综合征，在下列情况下出现病灶加重或明显强化
  - HIV 感染患者近期开始高效抗逆转录病毒治疗
  - 多发性硬化患者接受免疫调节治疗

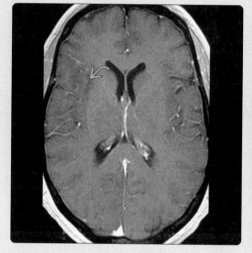 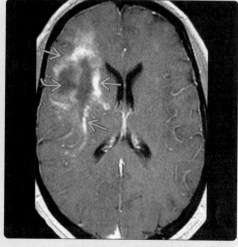

图 8-111 （左图）一例 HIV 感染合并进行性多灶性白质脑病患者的磁共振 T1WI C+序列轴位图像显示右侧脑岛区域➦轻微低密度病灶，不伴任何异常强化。FLAIR 序列图像（未呈现）显示多灶性融合的脑白质高信号。（右图）同一例患者接受高效抗逆转录病毒治疗后显著临床恶化的磁共振 T1C+序列轴位图像显示斑片状结节样和线性强化灶➥以及其下方加重的低密度病灶➦。上述均为进行性多灶性白质脑病合并免疫重建炎症综合征的典型表现

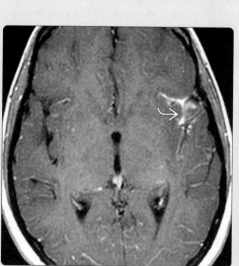 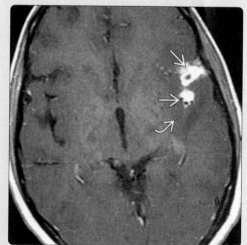

图 8-112 （左图）一例 HIV 阳性的结核性脑膜炎患者的磁共振 T1WI C+序列轴位图像显示左侧外侧裂强化➦。（右图）在接受高效抗逆转录病毒治疗后磁共振 T1WI C+序列轴位图像显示影像学表现加重，表现为更明显的结节样外观➥，同时出现周围水肿➥。病灶的加重可能是由于耐药，然而，根据疾病病程，最可能的是接受高效抗逆转录病毒治疗后出现免疫重建炎症综合征

术语

缩写
- 免疫重建炎症综合征(IRIS)

同义词
- 免疫修复疾病(immune restorationdisease,IRD)
- 免疫恢复综合征(immune restitution syndrome,IRS)

定义
- 机会性感染后发生的反常性疾病加重
  - 在开始高效抗逆转录病毒治疗(HAART)后出现
  - 多发性硬化患者接受免疫调节治疗

影像

一般特点
- 最佳诊断线索
  - HIV 感染者在接受高效抗逆转录病毒治疗后出现感染的影像学不典型表现或影像学表现恶化
  - 其他:接受免疫调节治疗患者
    - 多发性硬化患者接受单克隆抗体治疗
- 受累部位
  - 进行性多灶性白质脑病(PML):额叶/顶枕叶最常见
    - 相对罕见:后颅窝
  - 结核感染:脑膜、大脑实质
  - 隐球菌感染:Virchow-Robin 间隙(VRS),脑膜

CT 表现
- 非增强 CT
  - 进行性多灶性白质脑病-IRIS:脑白质低密度病灶伴占位效应加重
- 对比增强 CT
  - 进行性多灶性白质脑病-IRIS:不典型的异质性强化
  - 结核-IRIS:结核瘤体积增大

MR 表现
- T1WI
  - 进行性多灶性白质脑病-IRIS:低信号病灶出现融合
- T2WI
  - 进行性多灶性白质脑病-IRIS:高信号脑白质病灶增多
    - 病灶增大,出现融合,占位效应加重
  - 结核-IRIS:结核瘤周围水肿加重
- T1WI C+
  - 进行性多灶性白质脑病-IRIS:斑片样不典型强化
  - 结核-IRIS:软脑膜强化增强
    - 环形或结节样强化的结核瘤体积增大
  - 隐球菌感染-IRIS:结节性脑膜、室管膜下强化增强,胶状假囊肿体积增大

影像学推荐
- 最佳检查方法
  - MR 联合 T1C+序列、T2WI、FLAIR 序列

鉴别诊断

艾滋病患者出现弥漫性/斑片样脑白质异常
- HIV 性脑炎、进行性多灶性白质脑病、巨细胞病毒感染

艾滋病患者出现局灶性/多灶性颅内病灶
- 淋巴瘤、弓形虫感染、结核感染、隐球菌感染

病理

一般特点
- 病因
  - 免疫功能重建→针对感染性或非感染性病原的免疫反应增强但免疫反应失调
  - 既往疾病的复发或复燃不会引起 IRIS
  - CD4+细胞计数升高、病毒载量下降情况下出现的反常性临床表现恶化
  - 典型病例多发生在开始高效抗逆转录病毒治疗后最初的第 2~12 周
  - 可能暴露既往潜伏的疾病表现
  - 病原:结核分枝杆菌、巨细胞病毒、隐球菌感染、JC 病毒(进行性多灶性白质脑病)和其他病原体
  - 可能出现在非 HIV 感染的免疫抑制患者
    - 正在接受单克隆抗体治疗的多发性硬化患者

大体病理和术中特征
- 进行性多灶性白质脑病-IRIS:脑白质病灶出现多灶颜色改变
- 结核-IRIS:肉芽肿,基底部渗出物

显微镜下特征
- CD8+T 细胞增多:脑实质、柔脑膜和血管周围淋巴细胞性炎症性浸润

临床要点

临床表现
- 最常见的体征/症状
  - 进行性多灶性白质脑病-IRIS:头痛、视觉障碍、痴呆
  - 结核-IRIS:发热、淋巴结肿大、癫痫发作

人口统计学
- 流行病学
  - 开始高效抗逆转录病毒治疗时出现 IRIS 的危险因素:
    - CD4+细胞计数或比例更低,CD4+/CD8+细胞比例减低
    - HIVRNA 载量更高
  - 结核分枝杆菌是常见的 IRIS 相关的共同病原体

自然病程和预后
- 严重病例可能进展至死亡

治疗
- 继续针对机会性感染的基础治疗
- 继续高效抗逆转录病毒治疗并联合抗感染治疗

诊断纲要

考虑
- 近期开始高效抗逆转录病毒治疗的 HIV 感染患者出现既往潜伏的机会性感染加重或暴露

参考文献

1. Post MJ et al: CNS-immune reconstitution inflammatory syndrome in the setting of HIV infection, part 1: Overview and discussion of progressive multifocal leukoencephalopathy-immune reconstitution inflammatory syndrome and cryptococcal-immune reconstitution inflammatory syndrome. AJNR Am J Neuroradiol. Epub ahead of print, 2012

2. Post MJ et al: CNS-immune reconstitution inflammatory syndrome in the setting of HIV infection, part 2: Discussion of neuro-immune reconstitution inflammatory syndrome with and without other pathogens. AJNR Am J Neuroradiol. Epub ahead of print, 2012

3. Kranick SM et al: Neurologic complications of HIV-1 infection and its treatment in the era of antiretroviral therapy. Continuum (Minneap Minn). 18(6 Infectious Disease):1319-37, 2012

要 点

术语

- HIV 感染/艾滋病相关的机会性感染和肿瘤

影像

- 影像学表现
  - 原发性中枢神经系统淋巴瘤(PCNSL):强化病灶,通常表现为基底节或脑室周围白质内出血性或坏死性病灶
  - 卡波西肉瘤(Kaposi sarcoma,KS):头皮处明显强化的软组织肿物
  - 细菌性脑脓肿(bacterial abscesses,BA):环形强化病灶,在 DWI 上表现为信号增高灶
  - 曲霉菌感染(aspergillosis,As):多发环形强化病灶
  - 神经梅毒(neurosyphilis,NS):皮层或皮层下梗死灶,肉芽肿性病变,柔脑膜强化
  - HIV 相关的良性淋巴内皮性病灶(benign lym-phoepithelial lesion of HIV,BLL-HIV):多发囊性肿物使双侧腮腺逐渐肿大
- MR 是最敏感的检查方法
- PET 或 ^{201}Tl-SPECT 有助于与弓形虫感染鉴别
- 免疫重建炎症综合征(immune reconstitution inflammatory syndrome,IRIS):"野生"外观的强化病灶

鉴别诊断

- 弓形虫感染
- 转移瘤
- 结核感染

诊断纲要

- 考虑应用 DWI、MRS、PET/SPECT 来鉴别机会性感染和恶性肿瘤病灶
- 细菌性脑脓肿、曲霉菌感染、神经梅毒可能需要手术活检来明确诊断

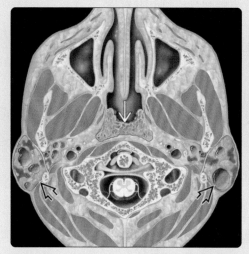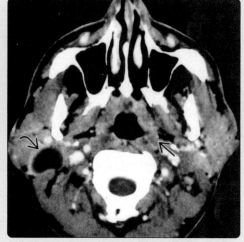

图 8-113 (左图)轴位图像显示典型 HIV 感染/艾滋病相关淋巴样和淋巴上皮性病灶。注意增生的扁桃体➡和双侧腮腺多发囊肿⊟。(右图)一例 33 岁 HIV 感染/艾滋病男性患者的对比增强 CT 轴位图像显示一个巨大的右侧腮腺囊肿,伴有边缘强化⊇和增大的咽淋巴环➡

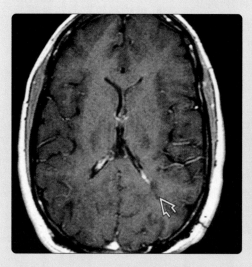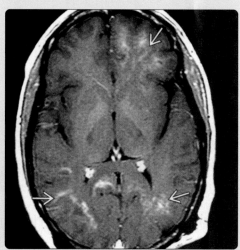

图 8-114 (左图)一例 HIV 阳性男性患者在开始高效抗逆转录病毒治疗前的 T1C+序列扫描显示一些脑室周围无强化的低信号灶➡。(右图)该患者在开始高效抗逆转录病毒治疗 3 周后出现临床恶化,T1C+序列显示广泛的斑片样强化病灶➡。脑脊液 JC 病毒检测为阳性,提示该患者诊断为进行性多灶性白质脑病-免疫重建炎症综合征(Courtesy T. Hutchins,MD)

术语

- 定义:HIV 感染/艾滋病相关的机会性感染、肿瘤

影像

一般特点

- 最佳诊断线索
  - 原发性中枢神经系统淋巴瘤(PCNSL):强化病灶,通常表现为基底节内或脑室周围白质出血性或坏死性病灶
  - 卡波西肉瘤(Kaposi sarcoma,KS):头皮处明显强化的软组织肿物
  - 细菌性脑脓肿(bacterial abscesses,BA):环形强化病灶,在 DWI 上表现为信号增高灶
  - 曲霉菌感染(aspergillosis,As):多发环形强化病灶
  - 神经梅毒(neurosyphilis,NS):皮层或皮层下梗死灶,肉芽肿性病变,柔脑膜强化
  - HIV 相关的良性淋巴内皮性病灶(benign lymphoepithelial lesion of HIV,BLL-HIV):多发囊性肿物使双侧腮腺肿大
- 受累部位
  - 原发性中枢神经系统淋巴瘤(PCNSL):90%为幕上病灶,通常有深部灰质核团受累
  - 卡波西肉瘤(KS):面部、头皮和颈部皮肤
  - 细菌性脑脓肿(BA):典型表现为幕上、额叶和顶叶病灶
  - 曲霉菌感染(As):大脑中动脉分布区域、皮质和皮层下、基底节/丘脑穿通动脉的分布区域
  - 神经梅毒(NS):皮层和皮层下,脑膜
  - HIV 相关良性淋巴上皮性病灶(BLL-HIV):腮腺
- 形态学
  - 原发性中枢神经系统淋巴瘤(PCNSL):单发肿物或多发病灶
  - 卡波西肉瘤(KS):浸润性软组织肿物
  - 细菌性脑脓肿(BA):边界平滑、环形强化的病灶
  - 曲霉菌感染(As):多发病灶,通常分布于大脑中动脉供应区域

CT 表现

- 非增强 CT
  - 原发性中枢神经系统淋巴瘤(PCNSL):低密度或高密度病灶,±出血、坏死
  - 卡波西肉瘤(KS):头皮和面部增厚的软组织肿物
  - 细菌性脑脓肿(BA):低密度肿物伴水肿和占位效应
  - 曲霉菌感染(As):多发皮质和皮层下、低密度病灶,可能伴有出血
  - 神经梅毒(NS):与皮层等密度的周边分布病灶
  - HIV 相关的良性淋巴内皮性病灶(BLL-HIV):肿大的腮腺内双侧多发、边界清楚的囊性肿物
- 对比增强 CT
  - 原发性中枢神经系统淋巴瘤(PCNSL):HIV 患者的原发性中枢神经系统淋巴瘤病灶呈环形强化
  - 卡波西肉瘤(KS):头皮软组织肿物显著强化
  - 细菌性脑脓肿(BA):薄壁环形强化
  - 曲霉菌感染(As):多发环形强化病灶
    - 与宿主的免疫功能状态有关,强化可能轻微或边界清晰
  - 神经梅毒(NS):强化的皮层病灶±硬膜增厚
  - HIV 相关的良性淋巴内皮性病灶(BLL-HIV):囊性病灶的薄壁边缘强化

MR 表现

- T1WI
  - 原发性中枢神经系统淋巴瘤(PCNSL):皮层等信号或低信号
  - 卡波西肉瘤(KS):局限增厚的头皮肿物,与肌肉等信号
  - 细菌性脑脓肿(BA):早期边缘模糊的低信号或等信号肿物,晚期肿物中心呈低信号
  - 曲霉菌感染(As):低信号肿物
    - 出血则 T1 信号增高
- T2WI
  - 原发性中枢神经系统淋巴瘤(PCNSL):皮层等信号或低信号病灶,轻度周围水肿
    - 可能由于出血、坏死而呈混杂信号表现
  - 卡波西肉瘤(KS):头皮肿物,信号较肌肉高
  - 细菌性脑脓肿(BA):囊腔样病变伴特征性 T2 低信号边缘带
  - 曲霉菌感染(As):如果出现出血,则表现为信号不均
  - 神经梅毒(NS):高信号皮层/皮层下病灶,脑梗死灶
- DWI
  - 原发性中枢神经系统淋巴瘤(PCNSL):弥散受限表现各异
  - 细菌性脑脓肿(BA):DWI 信号增高,低 ADC 值
  - 曲霉菌感染(As):脓肿壁弥散受限
- T1WI C+
  - 原发性中枢神经系统淋巴瘤(PCNSL):相比于均匀强化,外周强化伴中心坏死在 HIV 感染患者中更常见
  - 卡波西肉瘤(KS):头皮软组织肿物明显强化
  - 细菌性脑脓肿(BA):早期斑片样强化,晚期表现为边界清晰的囊腔,伴边缘薄壁强化
  - 曲霉菌感染(As):多发环形强化病灶
  - 神经梅毒(NS):病灶强化,表面软脑膜/硬膜强化也可能见到
  - HIV 相关的良性淋巴内皮性病灶(BLL-HIV):腮腺内边界清晰、边缘强化的囊性病灶
  - 免疫重建炎症综合征(IRIS):"野生"外观的强化病灶
- MRS
  - 原发性中枢神经系统淋巴瘤(PCNSL):N-乙酰天冬氨酸减低,胆碱升高
  - 细菌性脑脓肿(BA):中心坏死区域可能出现醋酸、乳酸、丙氨酸、琥珀酸和氨基酸

影像学推荐

- 最佳影像检查
  - MR 是最敏感的检测方法
- 检查序列推荐
  - 原发性中枢神经系统淋巴瘤(PCNSL):增强 MR
    - PET 或 ^{201}Tl-SPECT 有助于与弓形虫感染相鉴别
  - 细菌性脑脓肿(BA):增强 MR、DWI、MRS
  - 核医学检查
- 原发性中枢神经系统淋巴瘤(PCNSL):FDG PET/^{201}Tl-SPECT 高代谢病灶

鉴别诊断

弓形虫感染

- 强化病灶,偏心性靶形征
- PET、SPECT 有助于与原发性中枢神经系统淋巴瘤鉴别

转移瘤

- 常表现为多发病灶,显著血管源性水肿,通常原

发肿瘤是已知的

结核感染

- 皮层、灰白质交界处环形或结节样强化病灶,慢性病例中可见脑实质钙化(Ca^{2+})

病理

一般特点

- 病因
  - 原发性中枢神经系统淋巴瘤(PCNSL):通常为弥漫大 B 细胞非霍奇金淋巴瘤
    - 与 CD4+细胞计数<100 个/mm^3 有关
    - EB 病毒在免疫抑制群体是主要的致病因素
  - 卡波西肉瘤(KS):人类疱疹病毒-8 型(HHV-8)感染引起
    - 属于艾滋病定义的癌症
  - 细菌性脑脓肿(BA):葡萄球菌和链球菌是最常见的致病菌
  - 曲霉菌感染(As):曲霉菌属=有隔菌丝性霉菌
    - 烟曲霉是最常见的病原体
    - 肺部病灶血源性播散或是通过鼻窦直接播散
    - 感染性血管病:急性脑梗死,脑出血,感染性脑炎/脑脓肿
  - 神经梅毒(NS):梅毒苍白密螺旋体感染引起的性传播疾病
  - 免疫重建炎症综合征(IRIS):免疫功能重建(高效抗逆转录病毒治疗数周后出现)→过度激活的免疫反应
    - JC 病毒是最常见的病原体(进行性多灶性白质脑病-免疫重建炎症综合征)

大体病理和术中特征

- 原发性中枢神经系统淋巴瘤(PCNSL):HIV 感染患者表现为大脑半球单个多发肿物,中心性坏死和出血
- 细菌性脑脓肿(BA):取决于疾病阶段,坏死性病灶,边缘炎症细胞浸润,肉芽组织,周围血管源性水肿
- 曲霉菌感染(As):出血性脑梗死伴不同程度炎症反应
- 神经梅毒(NS):梅毒树胶肿,边缘清晰的肉芽组织性坏死性肿物(无血管性病灶)

显微镜下特征

- 原发性中枢神经系统淋巴瘤(PCNSL):小细胞性、无裂细胞性和大免疫母细胞亚型
  - 高核-浆比
  - 血管中心性:包绕和浸润血管和血管周围间隙
- 卡波西肉瘤(KS):波形蛋白呈弥漫阳性,有蒂性、溃疡性或两者同时存在
- 细菌性脑脓肿(BA):肉芽组织包绕坏死性中心
- 曲霉菌感染(As):呈锐角的有隔菌丝分支
  - 侵袭血管,沿弹性内膜层和内板层浸润
- 神经梅毒(NS):柔脑膜炎、多灶性血管炎
  - 脑组织树胶肿,脑膜和脑组织内淋巴细胞和浆细胞浸润

临床要点

临床表现

- 最常见的体征/症状
  - 原发性中枢神经系统淋巴瘤(PCNSL):嗜睡、意识模糊、头痛、癫痫发作、局部无力
  - 卡波西肉瘤(KS):通常无症状,当病灶出现溃疡或是产生局部占位效应时可能引起症状
  - 细菌性脑脓肿(BA):头痛是最常见的症状
    - 癫痫发作,局灶神经功能缺损
  - 曲霉菌感染(As):癫痫发作、意识状态改变、局灶性神经功能缺损
  - 神经梅毒(NS):通常无症状
    - 头痛、癫痫发作、性格改变、意识模糊
  - HIV 相关的良性淋巴内皮性病灶(BLL-HIV):双侧腮腺内肿物
- 临床要点
  - 原发性中枢神经系统淋巴瘤(PCNSL):CD4+细胞计数<100 个/mm^3
    - 脑脊液检查:白细胞增多,蛋白质水平升高,细胞学可见单克隆恶性外观的淋巴细胞
    - 脑脊液 EBV 病毒 DNA 的 PCR 扩增
  - 卡波西肉瘤(KS):低 CD4 细胞计数(例如:<150~200 个/mm^3)
  - 神经梅毒(NS):脑脊液检查白细胞计数升高,反应性脑脊液梅毒血清试验(VDRL)阳性和/或脑脊液梅毒苍白密螺旋体抗体指数阳性

人口统计学

- 流行病学
  - 原发性中枢神经系统淋巴瘤(PCNSL):艾滋病患者第二常见的表现为颅内肿物的疾病,仅次于弓形虫感染
    - 可见于 2%~6%的艾滋病患者
  - 卡波西肉瘤(KS):艾滋病相关卡波西肉瘤的发病率有所下降,据估计可能与高效抗逆转录病毒治疗的应用有关
  - 细菌性脑脓肿(BA):在艾滋病患者中相对不常见
  - 神经梅毒(NS):影响大约 1.5%的艾滋病患者
  - HIV 相关的良性淋巴内皮性病灶(BLL-HIV):可见于 5%的 HIV 阳性患者
  - 免疫重建炎症综合征(IRIS):可见于 25%~30%开始高效抗逆转录病毒治疗的 HIV 阳性患者

治疗

- 原发性中枢神经系统淋巴瘤(PCNSL):确诊需要立体定向脑组织活检
  - 高效抗逆转录病毒治疗联合放疗
- 卡波西肉瘤(KS):放疗是主要的治疗手段
- 细菌性脑脓肿(BA):手术引流、抗生素治疗
- 曲霉菌感染(As):手术治疗,抗真菌药物治疗
- 神经梅毒(NS):青霉素±糖皮质激素
- HIV 相关的良性淋巴内皮性病灶(BLL-HIV):高效抗逆转录病毒治疗通常可以完全或部分治愈

诊断纲要

考虑

- 考虑应用 DWI、MRS、PET/SPECT 有助于鉴别机会性感染和恶性肿瘤

影像解读要点

- HIV 患者中,原发性中枢神经系统淋巴瘤和弓形虫感染的鉴别很困难
  - PET/SPECT 可能有助于鉴别
- 细菌性脑脓肿、曲霉菌感染和神经梅毒可能需要手术活检来确诊

参考文献

1. Bilgrami M et al: Neurologic diseases in HIV-infected patients. Handb Clin Neurol. 121:1321-44, 2014
2. Gobert A et al: [HIV-related malignancies: state of art.] Bull Cancer. 101(11):1020-9, 2014
3. Rios A: HIV-related hematological malignancies: a concise review. Clin Lymphoma Myeloma Leuk. 14 Suppl:S96-103, 2014

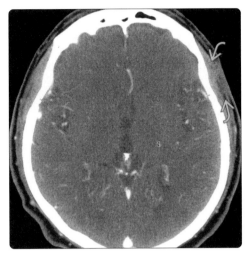
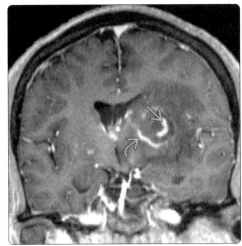

图 8-115　（左图）一例伴有头皮肿胀的 HIV 阳性患者的对比增强 CT 轴位图像显示左侧额部头皮的浸润性软组织肿物➡伴邻近皮肤增厚。根据活检结果诊断为卡波西肉瘤。卡波西肉瘤属于艾滋病定义的癌症（AIDS-definingcancers，ADC）。（右图）一例 HIV 感染患者的磁共振 T1C+序列冠状位图像显示左侧豆状核大的环形强化病灶，伴边缘➡和靶形➡强化。立体定位活检确诊为弓形虫感染。该例患者的靶形征表现高度提示其为弓形虫感染

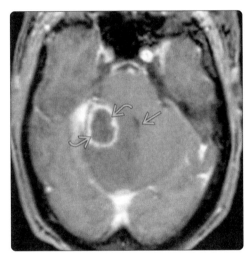
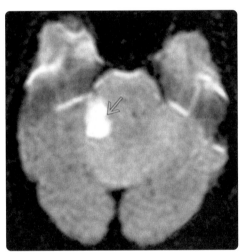

图 8-116　（左图）一例表现为共济失调的 27 岁 HIV 阳性男性患者的磁共振 T1C+序列轴位图像显示右侧小脑半球上部环形强化病灶➡。病灶和周围水肿导致第四脑室受压的占位效应➡。（右图）同一例患者 MR DWI 轴位图像显示环形强化病灶的中心部位弥散受限➡。上述表现均属于化脓性脑脓肿的典型表现。术中引流可见脓性物质

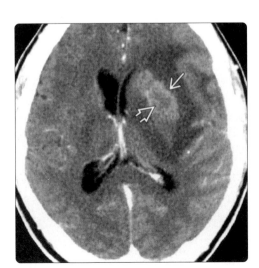
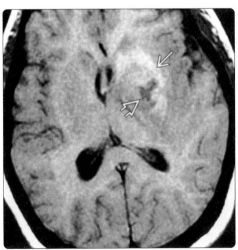

图 8-117　（左图）一例表现为基底节单发肿物的 HIV 阳性患者对比增强 CT 图像显示多个边界不清的强化病灶➡包绕坏死性中心➡。（右图）同一例患者的磁共振 T1WI 轴位图像显示亚急性出血的高信号灶➡包绕坏死性中心➡。中枢神经系统淋巴瘤除了在免疫抑制患者中外,罕见出血或出现坏死

要　点

影像

- 多发垂直于胼胝体中隔的 T2 高信号病灶是多发性硬化的特征性表现
  - 脑室周围延伸的病灶:"Dawson 手指征"
- 双侧非对称性线性/卵圆形 FLAIR 序列高信号
  - >85%的病灶位于脑室周围或小静脉周围
  - 50%~90%的病灶位于胼胝体中隔交界处
  - 通常也可能累及皮层下 U 纤维、桥臂、脑干和脊髓
- 脱髓鞘活跃期可出现一过性强化
  - >90%的病变强化在 6 个月内消失
- 罕见:巨大的瘤样强化环
- T1:低信号病灶提示预后不佳
  - 与致残、脑萎缩和疾病进展有关
- 更前沿的影像学技术可以显示正常外观的脑白质内的病灶

鉴别诊断

- 急性播散性脑脊髓炎(ADEM)
- 视神经脊髓炎
- 自身免疫介导性血管炎
- 伴皮质下梗死和白质脑病的常染色体显性遗传性脑动脉病(cerebral autosomal dominant arteriopathy with subcortical infarcts and leukoencephalopathy,CADASIL)
- 莱姆病
- Susac 综合征

临床要点

- 据估计,世界范围内大约有 250 万多发性硬化患者
- 年轻成年患者中最常见的致残性中枢神经系统疾病,在西方世界中致残率约为 1:1 000
- 好发年龄:20~40 岁
  - 发病高峰=30 岁,3%~5%的患者发病年龄<15 岁,>9%的患者发病年龄>50 岁
- 成人患者:男性:女性=1:2;青少年患者:男性:女性=1:5~1:3

诊断纲要

- 需要中枢神经系统病变时间与空间多发性才能诊断
- McDonald 诊断标准:公认的诊断标准,最近一次更新在 2010 年

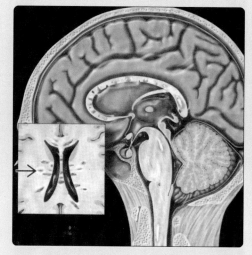
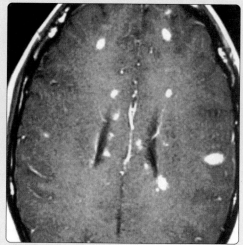

图 8-118　(左图)矢状位图像显示多发性硬化(multiple sclerosis,MS)斑块累及胼胝体、脑桥和脊髓。注意胼胝体中隔交界面沿穿通静脉分布的特征性垂直性病灶➡。(右图)磁共振 T1WI C+序列轴位图像显示大量强化多发性硬化斑块,病灶在幕上和幕下区域广泛分布。病灶可能表现为均匀强化,但也可能表现为环形或不完全环形强化

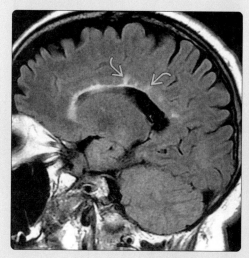
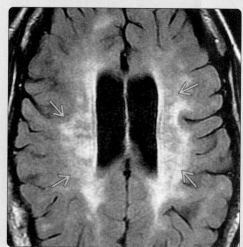

图 8-119　(左图)FLAIR 序列矢状位图像显示多发性硬化的特征性影像学表现:从侧脑室放射分布,呈典型垂直方向的胼胝体中隔高信号➡。(右图)一例多发性硬化的 35 岁女性患者 FLAIR 序列轴位图像显示广泛融合的脑室周围高信号病灶➡,是疾病进展长期多发性硬化的典型表现,伴散在分布的,线性,脑室周围病灶的缺失。注意脑室和皮层脑沟由于脑萎缩而变得更明显

术语

缩写

- 多发性硬化(multiple sclerosis,MS)

定义

- 可能是环境因素作用于遗传易感个体引起的自身免疫介导的脱髓鞘改变

影像

一般特点

- 最佳诊断线索
  ○ 多发垂直性胼胝体中隔 T2 高信号病变
- 受累部位
  ○ >85%的病灶位于脑室周围或小静脉周围
  ○ 50%~90%的病灶位于胼胝体中隔交界处
  ○ 通常也可能累及皮层下 U 纤维、桥臂、脑干和脊髓
  ○ 幕下病灶(在成人患者中<10%,在儿童患者中更常见)
- 病灶大小
  ○ 5~10mm 大小的小病灶,瘤样病灶直径在数厘米
- 形态学
  ○ 线形、圆形或卵圆形,斜形、靶形,或病灶内可见病灶

CT 表现

- 对比增强 CT
  ○ 等密度/低密度病变,±轻中度强化
  ○ 实性或环形强化模式均可能出现

MR 表现

- T1WI
  ○ 典型为低信号或等信号病灶
  ○ 低信号与轴索破坏有关("黑洞征")
  ○ T1 低信号病灶提示预后不佳
    - 与致残、脑萎缩和疾病进展有关
  ○ 齿状核高信号病灶可见于继发进展型疾病
- T2WI
  ○ 从脑室放射发散分布的高信号、线性病灶
  ○ 也好发于皮层下 U 纤维,桥臂,脑干和脊髓
  ○ 皮层病变负荷高提示为原发进展型多发性硬化
  ○ 基底节低信号病灶可见于 10%~20%的慢性病例
- FLAIR
  ○ 最早期的表现:FLAIR 序列矢状位图像上沿室管膜交替分布的线性高信号
    - 室管膜"点线征"
  ○ 双侧,非对称性,线性/卵圆形高信号病灶
  ○ 沿小静脉周围延伸,"Dawson 手指征"
    - 沿深部髓质静脉分布
  ○ 如果疾病严重,高信号病灶可出现融合
- DWI
  ○ 大多数急性斑块:正常或弥散增高
  ○ 很少急性多发性硬化斑块可能出现弥散受限
    - 通常位于急性斑块的边缘
  ○ 亚急性/慢性斑块表现为弥散增高
  ○ DTI:在轴索损伤区域可见纵向弥散度减低

- T1WI C+
  ○ 在脱髓鞘活跃期可出现一过性强化(>90%的强化改变在 6 个月内消失)
    - 结节样(68%)或环形强化(23%)
    - 半月形、不完全环形或马蹄形(9%)
    - 罕见:巨大瘤样强化环
- MRS
  ○ N-乙酰天冬氨酸(N-乙酰天冬氨酸/肌酐比值)减低,胆碱(胆碱/肌酐比值)升高,肌醇升高
  ○ MRS 异常表现可在外观正常的脑白质(normal-appearing white matter,NAWM)中被发现
  ○ 只有在继发进展型多发性硬化病灶中才会出现外观正常的脑灰质(normal-appearing gray matter,NAGM)中 N-乙酰天冬氨酸减低
    - 可以早期鉴别复发缓解型和继发进展型病变类型
- 灌注 MR(对比增强 T2* 序列):脑血流容量低
- 磁化转移(magnetization transfer,MT)
  ○ 病变和外观正常的脑白质内磁化转移率(MTR)减低
- 功能连接磁共振(fcMR)
  ○ 右侧和左侧大脑半球的功能连接率减低,主要为视觉和运动皮层
- 3.0T 与 1.5T 相比:强化病灶的数量增多 21%,强化病灶的体积增大 30%,总病灶容量增大 10%

影像学推荐

- 检查序列推荐
  ○ 强化 MR 联合矢状位 FLAIR 序列成像
  ○ 脂肪饱和序列可用于评估视神经炎

鉴别诊断

急性播散性脑脊髓炎(ADEM)

- 病毒感染性前驱症状,单时相病程,更常见于儿童
- 可能模拟多发性硬化表现,常见脑灰质受累
- 急性播散性脑脊髓炎病灶通常更大,水肿更明显,通常为对称性分布

视神经脊髓炎

- 视神经炎和脊髓病灶
- 颅内病灶并非多发性硬化典型表现,倾向于分布于脑脊液系统中线边区域

自身免疫介导性血管炎

- 胼胝体中隔交界面无强化病灶
- 血管造影呈串珠样外观

伴皮质下梗死和白质脑病的常染色体显性遗传性脑动脉病

- 早发痴呆和反复脑卒中,伴 NOTCH3 基因突变
- 病灶倾向于豁免胼胝体、皮层下 U 纤维

莱姆病

- 可能与多发性硬化表现完全相同(皮疹常见)

Susac 综合征

- 经典三联征:脑病、视网膜分支动脉闭塞、听力丧失

多发性硬化 McDonald 诊断标准（2010 年修订版）	
MR 证实的空间多发性	MR 证实的时间多发性
≥1 处 T2 高信号病灶	随访 MR 上出现新发的 T2 病灶或钆强化病灶
下列四个部位至少存在 2 处受累：	或是同时出现：
脑室周围	无症状性钆强化病灶和
近皮层区域	在任何时间出现的无强化病灶
幕下区域	
脊髓	

病理

一般特点

- 病因
  - 未知，可能是病毒和/或自身免疫因素介导作用于遗传易感个体
  - 活化的 T 细胞攻击有髓鞘的轴突
  - Cox-2、iNOS 可能导致少突胶质细胞兴奋性毒性死亡
- 遗传学
  - 多因素，一级亲属中的发病率增高

分期、分级和分类

- 主要临床亚型
  - 复发缓解型（relapsing-remitting，RR）：病初 85% 属于复发缓解型
  - 继发进展型（secondary-progressive，SP）：又称复发进展型
    - 起病 10 年后 50% 的复发缓解型患者，起病 25 年后 90% 的复发缓解型患者均会进入继发进展型病程
  - 进展复发型（progressive-relapsing，PR）
    - 罕见，定义为进展性病变伴明确的急性复发±完全缓解
    - 复发间期疾病呈持续进展
  - 影像学孤立综合征（radiologically isolated syndrome，RIS）
    - MR 表现提示多发性硬化，但无典型多发性硬化症状，且神经系统检查正常
- 多发性硬化变异型/亚型
  - 恶性/马尔堡病（Marburgdisease）：年轻患者，发热前驱症状，临床爆发性发病，数月内死亡
  - Schilder 亚型（"弥漫性硬化"）：幕上和幕下脑实质广泛性、融合性不对称性脱髓鞘改变
  - Balo 亚型（"同心圆性硬化"）：巨大病灶，可见脱髓鞘和有髓鞘脑白质交替分布

大体病理和术中特征

- 急性：边界不清、黄白色脑室周围斑块
- 慢性：灰色，结节状、边界清晰的斑块，±广泛脑容量减低

显微镜下特征

- 小静脉周围脱髓鞘改变，少突胶质细胞丢失
  - 活跃期：泡沫样巨噬细胞，其内可见髓鞘碎片、脂肪，反应性星形胶质细胞和血管周围炎症性浸润，非典型反应性星形胶质细胞，分裂象（模拟肿瘤表现）
  - 慢性期：典型髓鞘丢失，少突胶质细胞丢失，致密的星形胶质细胞增生，轻微或无血管周围炎症

- 轴突横断面
- 脑脊液寡克隆区带阳性

临床要点

临床表现

- 最常见的体征/症状
  - 表现各异，起病时多表现为视觉障碍或复视的急性视神经炎表现（50%MR 阳性的患者发展为多发性硬化）
  - 无力、麻木、刺痛感、步态异常
  - 括约肌控制力下降、失明、偏瘫、痴呆
  - 脑神经麻痹，通常为多发性脑神经麻痹，1%～5%为孤立性脑神经麻痹（第Ⅴ、Ⅵ对脑神经最常受累）
  - 脊髓症状可见于 80% 的病例中

人口统计学

- 年龄
  - 20～40 岁；发病高峰为 30 岁，3%～5% 的患者发病年龄<15 岁，9% 的患者发病年龄>50 岁
- 性别
  - 成人患者：男女比为 1∶2
  - 青少年患者：男女比为 1∶5～1∶3
- 种族
  - 所有人种，但白种人最常见
  - 最常见于温带地区
- 流行病学
  - 据估计，世界范围内大约 250 万多发性硬化患者
  - 年轻患者最常见的致残性中枢神经系统疾病，在西方世界致残率约 1∶1 000

自然病程和预后

- 1/3 患者在初次发病后神经功能正常或接近正常
- >80% 的很可能的多发性硬化患者在随后出现 MR 病变进展后可临床确诊多发性硬化
- 大多数患者：慢性病程伴功能障碍进展
- 晚期：严重致残，认知功能障碍

治疗

- 免疫调节治疗和/或免疫抑制治疗

诊断纲要

影像解读要点

- 95% 的临床确诊多发性硬化患者存在阳性 MR 表现

参考文献

1. Roosendaal SD et al: Imaging phenotypes in multiple sclerosis. Neuroimaging Clin N Am. 25(1):83-96, 2015

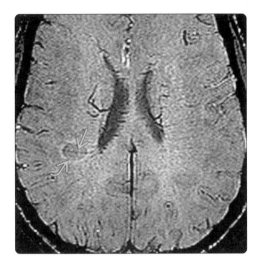
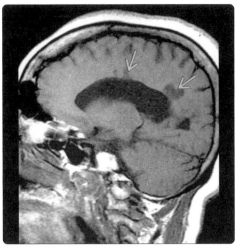

图 8-120 （左图）磁敏感加权成像轴位图像显示特征性微静脉周围部位的一处脱髓鞘斑块➡️伴髓静脉➡️穿行其中。（右图）磁共振 T1WI 矢状位图像显示脑室周围白质与轴突破坏相关的多发低信号病灶（"黑洞征"）➡️。注意伴随的轻度脑室和脑沟增宽。T1 上"黑洞征"与组织病理学上更严重的组织损害和轴突破坏有关

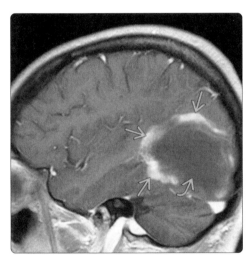
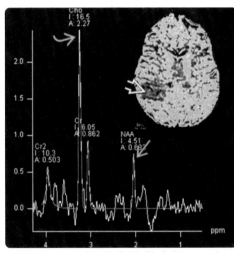

图 8-121 （左图）磁共振 T1WI C+序列矢状位图像显示一处巨大的低信号肿物➡️伴边缘不完全新月形或开环样强化➡️。这种强化模式是典型的瘤样脱髓鞘病变的典型表现，最常见于多发性硬化。（右图）同一例患者在 144TE 处 MRS 显示巨大的胆碱峰➡️伴 N-乙酰天冬氨酸减低➡️。MRS 检查在瘤样脱髓鞘病灶中表现并不特异，可以模拟肿瘤的表现特点。磁共振动态磁敏感对比灌注成像（MR DSC）（内置图片）显示大脑血容量显著下降➡️，更倾向于诊断为脱髓鞘病变

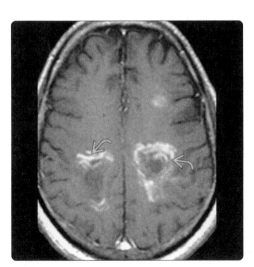
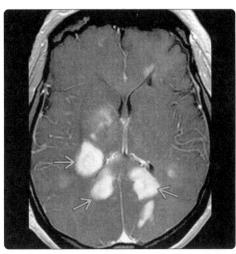

图 8-122 （左图）磁共振 T1C+序列轴位图像显示同心圆性板层状"洋葱球样"强化➡️，是急性 Balo 同心圆性硬化的特征性表现。Balo 同心圆性硬化是一种罕见的侵袭性多发性硬化变异型，以急性发病和快速恶化为特征。（右图）一例表现为急性起病的视觉障碍的年轻男性患者的磁共振 T1C+序列轴位图像显示深部和脑室周围白质巨大的脱髓鞘强化病灶➡️。马尔堡病是一种急性爆发性多发性硬化变异型

要　点

术语

- 视神经脊髓炎(NMO)
- 视神经脊髓炎谱系疾病(NMOSD)
- 特发性中枢神经系统炎症性脱髓鞘病变,以严重的视神经炎和脊髓炎为特征

影像

- 高信号,轻度肿胀的视神经
- 脊髓呈膨胀性,高信号病变,≥3 个脊髓节段
- 视神经脊髓炎和视神经脊髓炎谱系疾病的颅内病灶相当特征性,且不符合多发性硬化颅内病灶特点
- 长节段视神经强化
- 急性脊髓病灶呈斑片样强化
- 颅内病灶呈斑片样强化,且边缘模糊("云雾样"强化)
- 铅笔样细长("pencil-thin")室管膜强化

鉴别诊断

- 多发性硬化
- 视神经炎
- 横贯性脊髓炎
- 脊髓空洞症
- 脊髓肿瘤

病理

- 血清学标志物:NMO-IgG,以水通道蛋白-4(AQP-4)为靶点
- 可见于 70% 的视神经脊髓炎患者,特异性 99%

临床要点

- 视力障碍或复视,脊髓病
- 20%的患者在起病时伴有脑干症状
- 复发病程可见于 90%的患者
- 抗 AQP-4 抗体阳性是预后相关标志物
- 急性加重:静脉应用糖皮质激素治疗

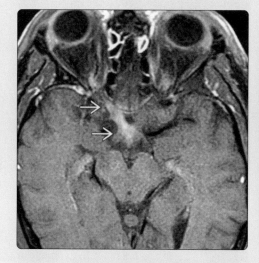
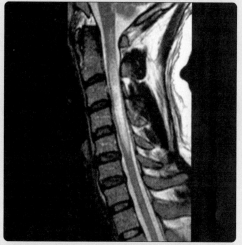

图 8-123　(左图)磁共振 T1WI C+脂肪饱和序列轴位图像显示右侧视交叉前视神经和视交叉显著强化➡,与急性视神经炎表现一致。(右图)同一例患者磁共振 T2 质子密度快速自旋回波成像矢状位图像显示长节段的脊髓增宽及高信号病变,同时可见到该例表现为脊髓病和视觉丧失的患者的颈髓病变不规则强化。与多发性硬化相比,视神经脊髓炎患者尽管通常无大脑受累,但通常预后更差,残疾程度更严重

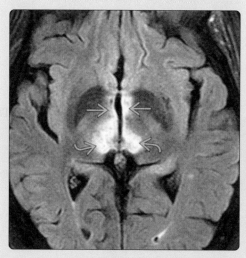
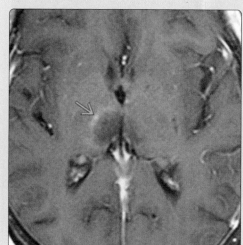

图 8-124　(左图)一例患有视神经脊髓炎谱系疾病的患者磁共振 FLAIR 序列轴位图像显示第三脑室周围特征性室管膜周围病灶,累及丘脑➡和下丘脑➡。(右图)同一例患者的磁共振 T1+C 序列轴位图像显示右侧丘脑病灶➡轻微边缘强化。视神经脊髓炎或视神经脊髓炎谱系疾病的颅内病灶通常位于室管膜周围区域,该部位水通道蛋白-4(AQP-4)高度表达

术语

缩写

- 视神经脊髓炎(NMO)
- 视神经脊髓炎谱系疾病(NMOSD)

同义词

- 德维克综合征(Devic syndrome)

定义

- 特发性中枢神经系统炎症性脱髓鞘病变,以严重的视神经炎和脊髓炎为特征

影像

一般特点

- 最佳诊断线索
  - 视神经炎和脊髓炎
  - 颅内病灶的病变谱不符合多发性硬化的典型表现
- 受累部位
  - 最常见的受累部位为颈髓、视神经
    - 视神经后部受累,包括视交叉,双侧同时受累
  - 颅内病变:深部脑白质、室管膜周围区域、胼胝体、皮质脊髓束、脑干和小脑
- 病灶大小
  - 脊髓病灶通常为膨胀性、多节段病变
  - 颅内病灶呈点状或小病灶(<3mm)到脑白质内融合性大病灶均可能存在

MR 表现

- T2WI
  - 高信号、轻度增大的视神经
    - 视神经后部包括视交叉受累,双侧同时受累
  - 脊髓膨胀性、高信号病灶,≥3 个脊髓节段
    - 可能存在不均匀的 T2 亮信号(水信号)
    - 主要累及脊髓的中央灰质
  - 颅内病灶的形态学和受累部位均不符合多发性硬化特点
- STIR
  - 高信号视神经病变
  - 高信号脊髓病变 ≥3 个脊髓节段
    - 主要累及脊髓的中央灰质
- FLAIR
  - 视神经脊髓炎、视神经脊髓炎谱系疾病的颅内病变具有相当特征性,且与多发性硬化颅内病灶不同
  - 视神经脊髓炎特征性颅内病变分布部位与水通道蛋白4(AQP4)高表达部位相符
    - 任何平面上邻近脑室系统的部位
  - 第三脑室和中脑导水管周围室管膜周围高信号病灶
    - 丘脑、下丘脑、中脑腹侧
  - 邻近第四脑室的脑干背侧高信号病灶
    - 包括第四脑室底部末端的极后区和孤束核

  - 位于侧脑室周围的脑室周围高信号病灶
    - 视神经脊髓炎病灶沿室管膜播散性分布
    - 通常为水肿、信号不均的病灶,形成与多发性硬化不同的"大理石样"病灶形态
    - 有时会累及胼胝体压部全层而形成独特的弓桥样外观
    - 慢性期病灶通常在大小和病灶强度上均有所缩小,甚至可能消失
      - 囊性改变和胼胝体萎缩
  - 累及皮质脊髓束的高信号病灶
    - 单侧或双侧,内囊后肢、大脑脚
    - 连续病灶,通常纵行延伸,沿锥体束分布
    - 皮质脊髓束病灶可见于 23%~44% 的视神经脊髓炎谱系疾病患者
  - 广泛性大脑半球高信号病灶
    - 瘤样(>3cm),长梭形或放射样外观
    - 偶尔可模拟可逆性后部脑病综合征(posterior reversible encephalopathy syndrome,PRES)
  - 非特异性病灶:不特异,但最常见
    - 皮层下或深部脑白质非特异性点状或小点状(<3mm)或斑片样高信号病灶
- DWI
  - 弥散度增高,与多发性硬化患者或正常对照组相比,部分各向异性更低
  - 视神经脊髓炎患者而 MR 表现正常
    - DTI 显示皮质脊髓束和视放射平均弥散度增高,但扣带回或胼胝体弥散度不增高
- T1WI C+
  - 长节段视神经强化,单侧或双侧们通常向后延伸至视交叉
  - 脊髓急性期病灶呈斑片样强化
  - 大多数视神经脊髓炎颅内病灶无强化
  - 颅内病灶斑块样强化,边缘模糊("云雾样强化")
  - 铅笔样细长的室管膜强化
  - 罕见情况下,可见边缘清晰的结节样强化或脑膜强化
- MRS
  - 在视神经脊髓炎病灶中,与多发性硬化相比,外观正常的脑白质和脑灰质的代谢通常也是正常的
  - 在多发性硬化中,外观正常的脑白质中 N-乙酰天冬氨酸减低,同时胆碱升高

影像学推荐

- 最佳影像检查
  - 颅脑、脊髓和眶部增强 MR
- 检查序列推荐
  - 眶部:轴位或冠状位 STIR 序列或 T2 脂肪饱和序列和 T1C+脂肪饱和序列
  - 脊髓:矢状位 STIR 或 T2、T1WI C+
  - 颅脑:轴位和矢状位 FLAIR、T1WI C+序列

鉴别诊断

多发性硬化

- 放射性方向,边界清楚的微静脉周围病灶(Daw-

son 手指征)
- 可能见到视神经炎和脊髓受累
- 多节段、膨胀性脊髓病灶更常见于视神经脊髓炎

视神经炎

- 视神经脊髓炎的一个组成表现
- 在原发性视神经炎但其他颅脑 MR 表现正常的患者,应考虑检测 NMO-IgG

横贯性脊髓炎

- 视神经脊髓炎的一个组成表现
- 特发性炎症性或感染后脊髓炎
- 鉴别视神经脊髓炎的脊髓炎表现和其他免疫介导相关脊髓炎(例如干燥综合征、系统性红斑狼疮)很困难

脊髓空洞症

- 脊髓增宽,并表现为 T2 高信号
- 表现可能与视神经脊髓炎相似

脊髓肿瘤

- 星形胶质细胞瘤或室管膜瘤可以表现为相似的脊髓多节段 T2 高信号和强化病灶

病理

分期、分级和分类

- 视神经脊髓的诊断标准
  - 视神经炎
  - 横贯性脊髓炎
  - 下列 3 条支持标准中至少满足 2 条
    - 连续性脊髓 MR 病灶延伸至少超过 3 个脊髓节段
    - 起病时颅内 MR 病灶不符合多发性硬化颅内病灶的诊断标准
    - NMO-IgG 血清学阳性

大体病理和术中特征

- 脊髓空洞样改变

显微镜下特征

- 血清标志物:NMO-IgG,以水通道蛋白 4(AQP4)为靶点
  - 在 70% 的视神经脊髓炎患者中呈阳性,特异性 99%
  - 水通道蛋白 4 是中枢神经系统最丰富的细胞膜表面水通道蛋白
  - 在大脑、脊髓和视神经中星形胶质细胞足突与血管接触的部位表达
  - 脑室周围、下丘脑和脑干也是水通道蛋白 4 高表达的部位
- 受累部位表现为星形胶质细胞破碎和丢失,在脱髓鞘病变之前出现
- 粒细胞浸润伴血管周围免疫球蛋白和补体沉积

临床要点

临床表现

- 最常见的体征/症状
  - 视神经炎:视觉障碍或复视
  - 脊髓炎:脊髓病
  - 20%的患者在起病时存在脑干症状
    - 眼震、构音障碍、吞咽困难、共济失调或眼外肌麻痹
  - 症状性发作性嗜睡症或急性急性间脑综合征
  - 失语、癫痫发作、意识障碍和认知功能障碍症状
- 临床特点
  - 脑脊液检查:中性粒细胞性白细胞增多,寡克隆区带阴性

自然病程和预后

- 90%的患者均存在复发
- 与多发性硬化相比,预后更差,残疾程度更严重
- 抗 AQP-4 抗体阳性是预后标志物
  - 提示视神经炎和脊髓炎远期复发的风险更高
- 需应用早期和强效的免疫抑制治疗以预防或降低残疾严重程度
- 常规影像学监测是监测免疫抑制治疗并发症所必需的手段

治疗

- 急性加重:静点甲泼尼龙治疗序贯以口服泼尼松,并在 6~12 个月内逐渐减量
- 复发时对激素反应不佳时可使用血浆交换
- 预防复发:低剂量糖皮质激素、硫唑嘌呤、利妥昔单抗、甲氨蝶呤
- 症状控制和康复

诊断纲要

考虑

- 患有视神经炎和脊髓炎的患者应考虑视神经脊髓炎
- 同时存在累及室管膜周围区域、胼胝体、皮质脊髓束、脑干的特征性病变的患者应考虑视神经脊髓炎谱系疾病

参考文献

1. Kim HJ et al: MRI characteristics of neuromyelitis optica spectrum disorder: An international update. Neurology. ePub, 2015
2. Barnett Y et al: Conventional and advanced imaging in neuromyelitis optica. AJNR Am J Neuroradiol. 35(8):1458-66, 2014
3. Kawachi I et al: [Characteristic features of radiological findings in multiple sclerosis and neuromyelitis optica]. Nihon Rinsho. 72(11):1976-82, 2014
4. Uzawa A et al: Neuromyelitis optica: concept, immunology and treatment. J Clin Neurosci. 21(1):12-21, 2014
5. Jacob A et al: Current concept of neuromyelitis optica (NMO) and NMO spectrum disorders. J Neurol Neurosurg Psychiatry. 84(8):922-30, 2013
6. Sato DK et al: Clinical spectrum and treatment of neuromyelitis optica spectrum disorders: evolution and current status. Brain Pathol. 23(6):647-60, 2013
7. Kim W et al: Brain abnormalities in neuromyelitis optica spectrum disorder. Mult Scler Int. 2012:735486, 2012
8. Lana-Peixoto MA et al: The expanded spectrum of neuromyelitis optica: evidences for a new definition. Arq Neuropsiquiatr. 70(10):807-13, 2012
9. Benavente E et al: Neuromyelitis Optica-AQP4: an update. Curr Rheumatol Rep. 13(6):496-505, 2011

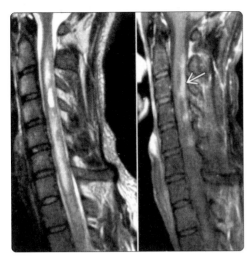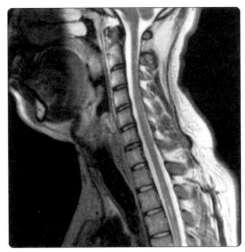

图 8-125 （左图）一例既往患有视神经炎患者的颈髓磁共振 T2 矢状位图像（左）和 T1WI C+脂肪饱和序列矢状位图像（右）显示多水平 T2 高信号伴不规则后部强化 ➡️。（右图）同一例患者治疗 1 年后的磁共振 T2WI 矢状位图像显示 T2 异常信号几乎完全缓解。颈髓未再见强化。典型的视神经脊髓炎脊髓病灶累及 3 个及以上脊髓节段

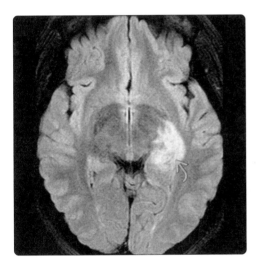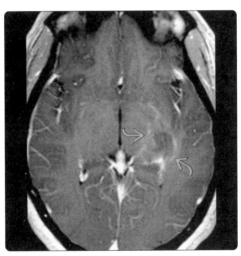

图 8-126 （左图）一例表现为感觉异常的患者的磁共振 FLAIR 序列轴位图像显示左侧颞叶内侧 ➡️ 巨大的高信号病灶。（右图）同一例患者的磁共振 T1C+序列轴位图像显示斑片样强化 ➡️，且边缘模糊（"云雾样强化"）。该患者的 NMO-IgG 阳性，据报道，"云雾样"强化是视神经脊髓炎相对特异的强化模式

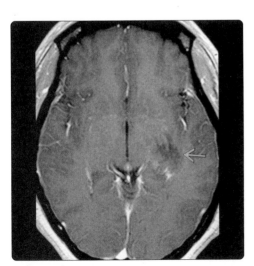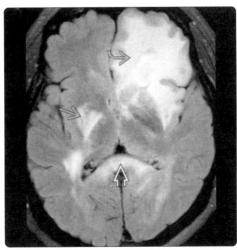

图 8-127 （左图）同一例患者静脉应用糖皮质激素治疗 4 天后的磁共振 T1C+轴位图像显示原强化病灶几乎完全缓解 ➡️。（右图）一例视神经脊髓炎患者的磁共振 FLAIR 序列轴位图像显示多发特征性脑内病灶。左侧额叶可见一处巨大的瘤样病灶，边界不清 ➡️。同时可见累及右侧内囊后肢 ➡️ 的边界不清的高信号病灶，以及胼胝体压部的受累 ➡️，呈独特的"弓桥样"形态

要 点

术语

- 自身免疫介导的脑组织和/或脊髓白质脱髓鞘病变,通常伴有髓鞘再生现象

影像

- 最佳诊断线索:感染或疫苗接种后数日至数周出现的多灶性脑白质和深部灰质病变
- 可能同时累及大脑和脊髓,脑白质>脑灰质,但通常同时受累
- 深部/皮质旁脑白质>脑室周围白质
- 幕上和幕下同时受累
- 多灶性点状到大的絮状 FLAIR 高信号病灶
- 通常不累及胼胝体交界面
- 大多数病灶显示 DWI 上信号增高(T2 透射现象)
- 点状、环状、不完全环状和外周强化
- 病灶无强化不能除外诊断
- MRS:病灶内 N-乙酰天冬氨酸减低,可能见到胆碱、乳酸升高

鉴别诊断

- 多发性硬化(MS)
- 自身免疫介导性血管炎
- 急性高血压脑病,可逆性后部脑病综合征(posterior reversible encephalopathy syndrome,PRES)
- 法布里病(Fabry disease,FD)
- 白塞病

病理

- 已经有超过 30 种感染性病原体和接种疫苗报道可引起急性播散性脑脊髓炎

临床要点

- 平均发病年龄为 5~8 岁,但可发病于任何年龄阶段
- 与多发性硬化不同,男性好发(男女比=1:0.8~1:0.6)
- 通常为单时程,自限性疾病
- 在一个月以内完全缓解:50%~60%
- 病死率:10%~30%

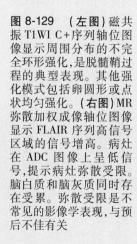

图 8-128 (左图)在一例患有急性播散性脑脊髓炎的患儿的磁共振 FLAIR 序列轴位图像显示周围性、融合性高信号病灶,主要累及皮层下白质。双侧非对称性受累模式是急性播散性脑脊髓炎的典型表现。(右图)同一例患者的磁共振 T1WI C+序列轴位图像显示几乎所有病灶都呈明显、不规则强化。由于急性播散性脑脊髓炎通常为单时程疾病,因此大多数病灶都呈典型表现,且所有病灶病程时长相似。多发性硬化的颅内病灶强化表现则更加多样

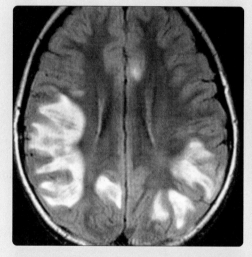

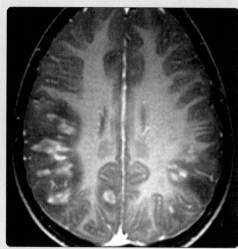

图 8-129 (左图)磁共振 T1WI C+序列轴位图像显示周围分布的不完全环形强化,是脱髓鞘过程的典型表现。其他强化模式包括卵圆形或点状均匀强化。(右图)MR 弥散加权成像轴位图像显示 FLAIR 序列高信号区域的信号增高。病灶在 ADC 图像上呈低信号,提示病灶弥散受限。脑白质和脑灰质同时存在受累。弥散受限是不常见的影像学表现,与预后不佳有关

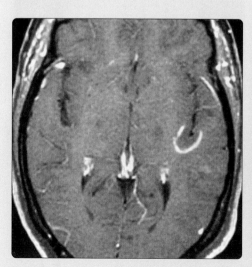

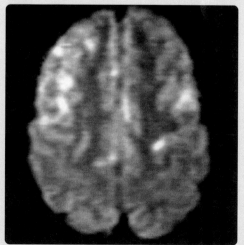

术语

缩写

- 急性播散性脑脊髓炎（acute disseminated encephalomyelitis，ADEM）

定义

- 自身免疫介导的脑组织和/或脊髓白质脱髓鞘病变，通常伴髓鞘再生现象

影像

一般特征

- 最佳诊断线索
  - 感染和疫苗接种数日至数周后出现的多灶性脑白质/基底节病灶
    - 93%的病例均发生在感染后 3 周内；5%的病例发生在疫苗接种后 1 个月内
- 受累部位
  - 可能同时累及大脑和脊髓，脑白质>脑灰质，但通常同时受累
  - 深部/皮质旁白质>脑室周围白质
  - 幕上和幕下同时受累
- 病灶大小
  - 瘤样病灶可能呈大病灶，但占位效应比相应大小的肿瘤病变更小
- 形态学
  - 点状至絮状病灶
  - 瘤样病灶，可能表现为肿块样病灶

CT 表现

- 非增强 CT
  - 40%患者的初始 CT 表现正常
- 对比增强 CT
  - 多灶性点状或环形强化病灶

MR 表现

- T2WI
  - T2 加权成像在观察脑干和后颅窝高信号病灶方面效果更佳
- FLAIR
  - 多灶性点状到大的絮状 FLAIR 序列高信号病灶
    - 双侧但非对称性
  - 累及外周皮质下灰白质交界处脑白质
  - 丘脑和基底节通常可见受累，典型表现为对称性病变
  - 可能累及脑干和后颅窝
  - 通常不累计胼胝体隔交界面
- DWI
  - DWI（追踪系列）图像上显示多样性高信号病灶
  - 表观扩散系数（ADC）值可能升高或减低
    - 多达数病灶都表现为信号增高（T2 上透射效应）
    - 弥散受限不常见，多提示预后不佳
    - 外观正常的脑白质内弥散度正常，与多发性硬化（MS）不同
- T1WI C+
  - 点状、环形、不完全环状和周边强化
  - 脑神经可能出现强化
  - 病灶无强化不能除外诊断
- MRS
  - 病灶内 N-乙酰天冬氨酸减低，乳酸可能升高
  - 急性病灶内胆碱通常升高
  - 随着症状和 MR 表现异常的恢复缓解，N-乙酰天冬氨酸水平会恢复正常
- 磁化转移率（MTR）
  - 与多发性硬化（MS）不同，急性播散性脑脊髓炎中外观正常的脑白质内磁化转移率正常

影像学推荐

- 最佳影像检查
  - 增强 MR
    - 初始影像学表现通常正常，但比 CT 更敏感
    - 可能与多发性硬化表现相同，复查 MR 是鉴别与明确诊断所必需的
- 检查序列推荐
  - 有限的短间隔随访推荐 FLAIR 序列检查

鉴别诊断

多发性硬化（MS）

- 好发于脑室周围白质（胼胝体中隔交界面），累及皮层下 U 纤维，通常位于后颅窝
- 与急性播散性脑脊髓炎相比，病灶对称性更明显
- 复发缓解病程是常见表现

自身免疫介导性血管炎

- 多灶性脑灰质-白质病变
  - 双侧，通常为皮层/皮层下，基底节/丘脑受累
  - 环形强化病灶可能模拟感染表现

急性高血压脑病，可逆性后部脑病综合征

- 典型表现为后循环皮层/皮层下白质受累
- 可能累及深部灰质核团

老年性脑改变伴脑白质高信号病灶

- 粥样硬化斑块性脑改变可见于50%的50岁以上患者
- 可见于血压正常的患者，在高血压患者中更常见
- 可见于10%~30%的认知功能正常的老年患者
- MR：散在、非对称性脑白质病灶，无强化
  - 通常为脑室周围病灶，后颅窝病灶不常见
  - 胼胝体中隔交界面、皮层下 U 纤维不受累

法布里病

- α-半乳糖苷酶 A 缺乏；溶酶体内鞘糖脂过度蓄积
- MR：散在、非对称性脑白质病灶，无强化
  - 可能累及脑干和后颅窝
  - 胼胝体中隔交界面和皮层下 U 纤维不受累
  - 颅脑 MR 可以敏感地明确无症状患者的神经系统受累
- 表现为肾功能衰竭和心脏疾病

白塞病

- MR：散在、非对称性皮层下脑白质病变，不伴有脑皮层受累
  - 急性病程中病灶表现为结节样强化
  - 好发于中脑
- ADC 值升高，与急性播散性脑脊髓炎相似
- 经典三联征：口腔和生殖器溃疡，伴眼葡萄膜炎

病理

一般特点

- 病因
  - 自身免疫因素介导的严重急性脱髓鞘病变
  - 在非特异性上呼吸道感染后发生,通常为病毒性感染
    - 已有超过 30 种致病病原体和接种疫苗报道可引起急性播散性脑脊髓炎
  - 在某些特定的病毒性感染后发生:EB 病毒、甲型流感病毒、腮腺炎病毒或冠状病毒感染
  - 特别是在儿童期出疹性疾病后发生:水痘、麻疹
  - 疫苗接种后发生:白喉疫苗、流感疫苗、狂犬疫苗、天花疫苗、破伤风疫苗、伤寒疫苗
  - 自发性发病(无已知病因)
- 遗传学
  - 急性播散性脑脊髓炎(ADEM)与俄罗斯人群中 DRB1*01 和 DRB1*017(03)基因有关
- 伴随的异常表现
  - 急性出血性白质脑病变异型与溃疡性结肠炎和哮喘有关

大体病理和术中特征

- 无明显特征,除非出现出血灶(罕见)或瘤样水肿

显微镜下特征

- 急性髓鞘破坏
- 静脉周围炎症,淋巴细胞浸润
- 轴突相对保存,不典型性星形胶质细胞增生
- 与其他脑病不同,通常找不到病毒
- 与与实验性过敏性脑脊髓炎相似,提示自身免疫性因素作用

临床要点

临床表现

- 最常见的体征/症状
  - 通常发病前存在前驱症状期:发热、全身不适、肌痛
  - 多灶性神经系统症状,病毒感染或疫苗接种后 2 天至 4 周后出现
    - 起病症状:头痛、发热、嗜睡
    - 脑神经麻痹,癫痫发作,偏身瘫痪
    - 意识水平下降(从嗜睡到昏迷)
    - 行为改变
- 其他体征/症状
  - 癫痫发作发生率约为 10%~35%
- 临床要点
  - 60%的患者脑脊液检查正常
  - 如果脑脊液检查异常(表现淋巴细胞为主的白细胞增多,蛋白质水平升高)
    - 通常缺乏脑脊液寡克隆区带

人口统计学

- 年龄
  - 儿童>成人
  - 平均发病年龄为 5~8 岁,但可以发生于任何年龄阶段
- 性别
  - 与多发性硬化不同,男性好发(男女比 = 1∶0.8~

1∶0.6)
- 流行病学
  - 罕见,但是仍然是最常见的副感染疾病或感染后疾病
  - 冬春季节最常见
  - 具体的流行病学未知,但据报道发病率逐年升高

自然病程和预后

- 通常为单时程、自限性疾病
- 预后多样
  - 1 个月内完全缓解(50%~60%)
  - 神经系统后遗症(最常见的后遗症是癫痫发作)(20%~30%)
  - 病死率(10%~30%)
  - 复发罕见
    - "复发性播散性脑脊髓炎"
    - 可能难以与复发缓解型多发性硬化鉴别
- 在症状出现和异常影像学表现之间通常存在延迟
- 水痘和风疹后急性播散性脑脊髓炎有更独特的表现
  - 水痘后急性播散性脑脊髓炎以小脑性共济失调和轻度锥体系功能障碍为特征
  - 风疹后急性播散性脑脊髓炎以急性爆发性起病、癫痫发作、昏迷和中度锥体系功能障碍为特征
- 急性播散性脑脊髓炎的罕见表现
  - 急性出血性白质脑病(2%)
    - 年轻患者,表现为爆发性发病
    - 爆发性起病,通常最终引起病死
  - 双侧纹状体坏死(通常见于新生儿,可能是可逆的)

治疗

- 免疫抑制/免疫调节治疗
  - 治疗后 MR 可能表现为快速恢复
- 血浆置换治疗
  - 40%糖皮质激素治疗无效的患者可能表现出显著的疗效改善

诊断纲要

影像解读要点

- 影像学表现通常在症状起病、临床缓解后延迟出现

参考文献

1. Bester M et al: Neuroimaging of multiple sclerosis, acute disseminated encephalomyelitis, and other demyelinating diseases. Semin Roentgenol. 49(1):76-85, 2014
2. Kanekar S et al: A pattern approach to focal white matter hyperintensities on magnetic resonance imaging. Radiol Clin North Am. 52(2):241-61, 2014
3. Karussis D: The diagnosis of multiple sclerosis and the various related demyelinating syndromes: a critical review. J Autoimmun. 48-49:134-42, 2014
4. Tenembaum SN: Acute disseminated encephalomyelitis. Handb Clin Neurol. 112:1253-62, 2013
5. Wingerchuk DM et al: Acute disseminated encephalomyelitis, transverse myelitis, and neuromyelitis optica. Continuum (Minneap Minn). 19(4 Multiple Sclerosis):944-67, 2013
6. Rossi A: Imaging of acute disseminated encephalomyelitis. Neuroimaging Clin N Am. 18(1):149-61; ix, 2008

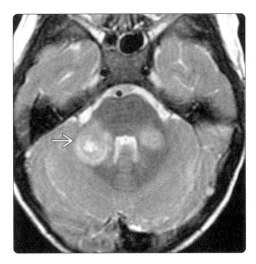
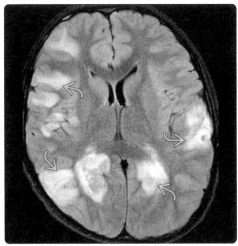

图 8-130　（左图）磁共振 T2WI 轴位图像显示双侧桥臂典型脱髓鞘高信号病灶。右侧的病灶呈靶形样外观➡。增强后 T1 图像显示病灶部分强化（未显示）。（右图）一例表现为颈强直、虚弱和癫痫发作的 14 岁患儿的磁共振 FLAIR 序列轴位图像显示脑室周围和皮层下白质巨大的融合性高信号病灶➡

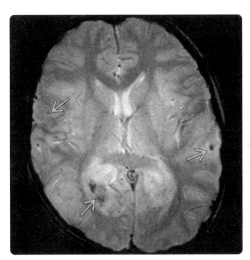
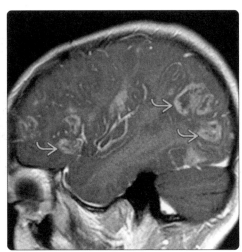

图 8-131　（左图）同一例患者的磁敏感加权成像轴位图像显示 FLAIR 序列信号异常区域内点状出血➡。（右图）同一例患者的磁共振 T1C+序列矢状位图像显示广泛的不规则环形强化➡，累及多发皮层下白质病灶。急性出血性白质脑病（acute hemorrhagic leukoencephalopathy，AHL）是急性播散性脑脊髓炎的罕见临床表型，发生率 2%。急性出血性白质脑病预后差。强效的治疗方案是避免普通病程出现致死性结局的必要条件

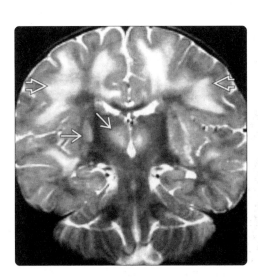
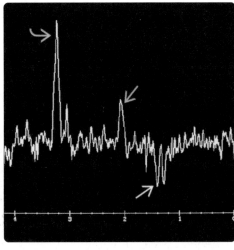

图 8-132　（左图）一例急性播散性脑脊髓炎患儿的磁共振 T2WI 冠状位图像显示脑白质➡和深部灰质核团➡巨大的融合性高信号病灶。尽管急性播散性脑脊髓炎主要累及脑白质，但脑灰质也通常可见受累。（右图）一例急性播散性脑脊髓炎患者的一处急性病灶内长 TE MRS 显示胆碱峰➡升高，N-乙酰天冬氨酸峰减低➡，同时可见乳酸双峰➡。随着临床和常规神经影像学异常缓解后，升高的胆碱峰和相应减低的 N-乙酰天冬氨酸峰也随之正常化

要 点

术语

- 超急性、爆发性出血性血管周围脱髓鞘疾病
- 通常为病毒感染或疫苗接种相关

影像

- 最佳影像学检查:MR 联合 T2* GRE、SWI
- CT:若仅出现微出血时,可能呈正常表现
- MR
  - T2 加权成像或 FLAIR 序列上表现为多灶性散在或融合性脑白质高信号
  - T2* 序列上表现为脑白质内多灶性"开花样"微出血灶(通常表现为显著的皮层豁免)
    - 最明显的病灶位于胼胝体
    - 更罕见:脑叶融合性大出血灶
  - SWI 比 GRE 序列更敏感

鉴别诊断

- 急性播散性脑脊髓炎
- 多发性硬化

- 急性坏死性脑病
- 其他脑微出血性病变
  - 创伤[弥漫性轴索损伤(diffuse axonal injury, DAI)],脂肪栓塞,溶血性尿毒综合征(HUS)/血栓性血小板减少性紫癜(TTP)
  - 脓毒血症,血管炎,出血性病毒热
  - 高海拔性脑水肿

临床要点

- 人口统计学
  - 急性出血性白质脑病见于 2% 的急性播散性脑脊髓炎患者
  - 全年龄段受累,但儿童、年轻成人患者最常见
- 临床表现和病程
  - 发热,随后迅速出现神经系统症状恶化
  - 未经治疗者病死率 60%~80%

诊断纲要

- 在所有发热性中枢神经系统疾病伴迅速进展的临床恶化的患者中行 T2*(GRE 或 SWI)检查

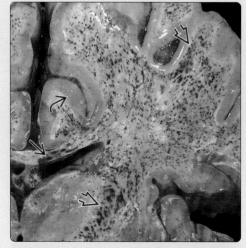
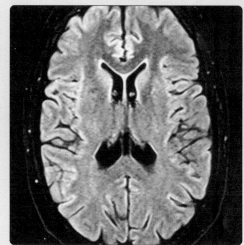

图 8-133 (左图)一例急性出血性白质脑病患者的脑组织活检标本近面观显示皮层下和深部脑白质▱、胼胝体➡大量细小的微出血灶。注意被覆的皮层几乎完全不受累▱(Courtesy E. Rushing, MD)。(右图)一例表现为发热、快速进展性意识状态下降的 25 岁患者的磁共振 FLAIR 序列轴位图像显示无明显异常

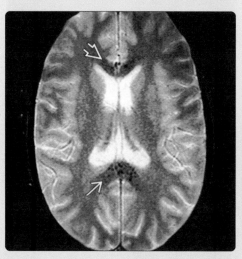
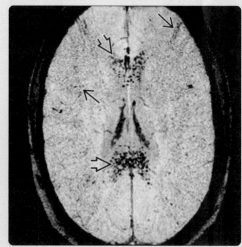

图 8-134 (左图)同一例患者 T2* GRE 序列图像显示胼胝体膝部➡和压部➡部分点状"开花样"病灶。其余脑白质表现正常。(右图)同一例患者的磁敏感加权成像轴位图像显示胼胝体▱和皮层下及深部脑白质▱内大量细小的"开花样"微出血灶。皮层大体上不受累。这些影像学表现均为急性出血性白质脑病的特征性表现

四、急性出血性白质脑炎

术语

缩写

- 急性出血性白质脑病(acute hemorrhagic leukoen-cephalitis, AHLE)

同义词

- 急性出血性脑脊髓炎(acute hemorrhagic encepha-lomyelitis, AHEM)
- Weston Hurst 病

定义

- 超急性爆发性出血性血管周围脱髓鞘病变
  - 通常与病毒感染和疫苗接种有关
- 可能是急性播散性脑脊髓炎的一种特别严重的类型

影像

一般特点

- 最佳诊断线索
  - $T2^*$ 序列显示多灶性点状脑白质微出血灶,通常无脑皮层受累
  - 相对罕见:脑叶大的融合性出血灶
- 受累部位
  - 脑白质
    - 胼胝体、皮层下白质(U 纤维)
  - 相对罕见:基底节、中脑、脑桥、小脑
- 病灶大小
  - 点状微出血灶 > 大的脑叶出血灶
- 非增强 CT
  - 如果仅出现微出血灶,可能表现为正常表现
  - ±脑白质水肿伴低密度病灶

MR 表现

- T1WI
  - 通常为正常表现
- T2WI
  - 多灶性散在或融合性脑白质高信号病灶
    - 大多数主要位于胼胝体
- $T2^*$ GRE
  - 多灶性"开花样"微出血灶
  - SWI 比 GRE 序列更敏感

影像学推荐

- 最佳影像检查
  - MR 联合 $T2^*$ GRE 和 SWI

鉴别诊断

急性播散性脑脊髓炎(ADEM)

- 急性出血性白质脑病可能是急性播散性脑脊髓炎最严重的一种表现形式
- 急性播散性脑脊髓炎通常爆发性发病更少见
- 急性播散性脑脊髓炎通常不出现急性出血性白质脑病中的脑叶或血管周围出血灶

多发性硬化

- 急性爆发性多发性硬化(Marburg 亚型)
  - 缺乏出血、高热和显著白细胞增多表现

急性坏死性脑病

- 急性病毒感染的罕见并发症,例如甲型流感病毒感染
- <4 岁的儿童患者最常见
- 典型表现为丘脑双侧对称性病灶
- 脑白质病灶罕见

其他引起脑微出血的病变

- 弥漫性创伤性血管损伤
- 脂肪栓塞
- 溶血尿毒综合征/血栓性血小板减少性紫癜
- 出血性感染(病毒热、疟疾、立克次体感染)
- 高海拔性脑水肿

病理

大体病理和术中特征

- 主要累及大脑白质±脊髓
- 可能累及基底节,但通常不累及皮层脑灰质
- 局灶性融合性和/或多灶性点状脑白质出血灶

显微镜下特征

- 血管壁纤维样坏死
- 血管周围脱髓鞘、出血

临床要点

临床表现

- 最常见的体征/症状
  - 发热,随后快速进展的神经系统症状恶化
  - 嗜睡、意识障碍
- 其他体征/症状
  - 长束征(long-tractsign)

人口统计学

- 急性出血性白质脑病可见于 2% 的急性播散性脑脊髓炎患者
- 全年龄段均可受累,但儿童和年轻成人患者最常见

自然病程和预后

- 快速进展的临床恶化,典型病例在数日内死亡
- 病死率:60%~80%

治疗

- 强效静脉输注糖皮质激素治疗,免疫球蛋白,血浆置换

诊断纲要

考虑

- 建议在所有发热性中枢神经系统疾病伴快速进展的临床恶化的患者都行 $T2^*$(GRE 或 SWI)检查

影像解读要点

- 胼胝体、皮层下白质内微出血病灶伴其上方皮层豁免是急性出血性白质脑病的典型表现

参考文献

1. Goenka A et al: Neurological manifestations of influenza infection in children and adults: results of a National British Surveillance Study. Clin Infect Dis. 58(6):775-84, 2014
2. Jeganathan N et al: Acute hemorrhagic leukoencephalopathy associated with influenza A (H1N1) virus. Neurocrit Care. 19(2):218-21, 2013
3. Gallucci M et al: Pediatric Inflammatory Diseases. Part II: Acute Post-Infectious Immune Disorders. Neuroradiol J. 25(6):702-14, 2012

要 点

术语

- 类固醇激素反应性慢性淋巴细胞性炎症伴脑桥血管周围强化症(chronic lymphocytic inflammation with pontocerebellar perivascular enhancement responsive to steroids,CLIPPERS)
  - 主要累及脑干、邻近后脑结构
  - 表现为激素治疗后临床和影像学有效

影像

- 受累部位:主要是脑桥
  - 可能侧向延伸至小脑脚或小脑半球
  - 向尾侧延伸至延髓、脊髓
  - 向头侧延伸至中脑
- MR
  - 典型表现:点状或弧线形强化病灶散布于脑桥
    - 可能呈轻微放射样表现
  - ±T2 或 FLAIR 序列上轻微、斑片样或"斑点状"点状高信号病灶

- 注意:在出现典型多灶性点状脑桥病灶前,可能以脑桥或小脑脚孤立的强化肿物起病

鉴别诊断

- 血管中心性(血管内)淋巴瘤
- 神经系统结节病
- 脱髓鞘疾病(多发性硬化,视神经脊髓炎谱系疾病)
- 血管炎(原发性、继发性和白塞病)
- 淋巴瘤样肉芽肿
- 中枢神经系统组织细胞病(朗格汉斯细胞组织细胞增生症、Erdheim-Chester 病、噬血综合征)

临床要点

- 脑干症状、步态共济失调、复视
  - 通常呈复发缓解病程(未经治疗情况下)
  - 平均发病年龄为 40~50 岁(已报道的发病年龄范围为 13~86 岁)
- 谨记:类固醇激素反应性慢性淋巴细胞性炎症伴脑桥血管周围强化症是除外性诊断

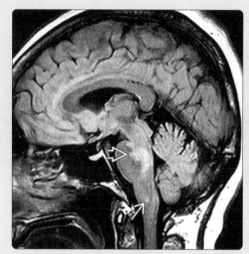
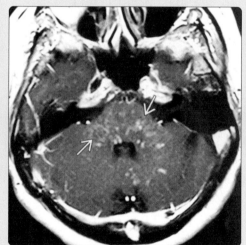

图 8-135 (左图)一例表现为体重下降、复视和平衡障碍 3 周的 56 岁女性患者的磁共振 FLAIR 序列矢状位图像显示脑桥➡和延髓➡融合性和点状高信号。(右图)同一例患者的 T1C+序列轴位图像显示脑桥散在分布多发点状和弧线形强化灶➡。其他病灶可见于双侧小脑脚、小脑蚓部和左侧小脑半球

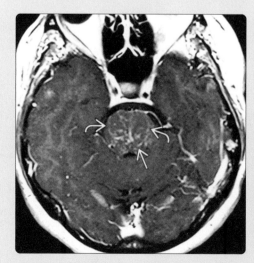
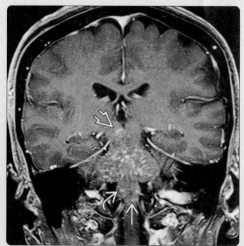

图 8-136 (左图)同一例患者的更头侧的 T1C+序列扫描图像显示累及脑桥上部的点状➡和弧线形➡强化灶。(右图)同一例患者的 T1C+脂肪饱和序列冠状位图像显示病灶散在分布于脑桥。注意病灶向头侧延伸至大脑脚➡,并向下延伸至延髓➡和上段颈髓➡。数字减影血管造影(DSA)(未显示)表现为阴性。病灶在糖皮质激素治疗后缓解,因此该病例考虑为类固醇激素反应性慢性淋巴细胞性炎症伴脑桥血管周围强化症

五、类固醇激素反应性慢性淋巴细胞性炎症伴脑桥血管周围强化症

术语

缩写

- 类固醇激素反应性慢性淋巴细胞性炎症伴脑桥血管周围强化症(chronic lymphocytic inflammation with pontocerebellar perivascular enhancement responsive to steroids,CLIPPERS)

定义

- 近期被描述为炎症性中枢神经系统疾病
- 主要累及脑干、邻近后脑结构
- 糖皮质激素治疗后临床和影像学均有效

影像

一般特点

- 最佳诊断线索
  - 点状或弧线样强化病灶散在分布于脑桥
    - 可能呈放射样分布
- 受累部位
  - 主要为脑桥
  - 可能侧向延伸至小脑脚或小脑半球
  - 向尾侧延伸至延髓、脊髓
  - 想头侧延伸至中脑
  - 有时可累及基底节、大脑脑白质
  - 在出现典型的脑桥多灶性点状病灶前,可能以孤立的脑桥或小脑脚强化肿物起病
- 形态学
  - 典型表现为小的点状或弧线形病灶

CT 表现

- 通常表现正常

MR 表现

- T1WI
  - 通常表现正常
  - 桥小脑/小脑、脊髓、大脑萎缩可能是晚期改变
- T2WI
  - ±T2 加权成像或 FLAIR 序列上表现为轻微斑块样或"斑点样"点状高信号病灶
  - 轻微或无占位效应、血管源性水肿
- T2* GRE
  - 可能表现为开花样病灶

- T1WI C+序列
  - 点状和/或弧线样强化病灶(散在分布于脑桥)
  - 血管造影检查
- 数字减影血管造影表现正常,无血管炎证据

影像学推荐

- 最佳影像检查
  - MR ± 强化(包括 T1C + 序列冠状位成像)、DWI、T2*

鉴别诊断

淋巴瘤,血管中心性(血管内)

- 出血性,灶性弥散受限很常见

神经系统结节病

- 硬膜、柔脑膜病灶很常见

脱髓鞘疾病

- 多发性硬化、急性播散性脑脊髓炎

血管炎

- 原发性中枢神经系统血管炎(PACNS),抗中性粒细胞胞质抗体相关血管炎(ANCA 相关血管炎),结节性多动脉炎,变应性肉芽肿性血管炎综合征
- 系统性血管炎(系统性红斑狼疮、类风湿性关节炎)

胶质母细胞瘤

- 原发于脑干的胶质母细胞瘤在成人患者中罕见

淋巴瘤样肉芽肿

- 大脑通常呈更弥漫性受累

副肿瘤综合征

视神经脊髓炎/视神经脊髓炎谱系疾病

- 大脑受累较罕见,AQP4(+)常见

中枢神经系统组织细胞病

- 朗格汉斯细胞组织细胞增生症、Erdheim-Chester 病、噬血综合征

病理

一般特点

- 病因
  - 免疫介导性炎症（具体病因未知）

显微镜下特征

- 嗜血管性伴邻近脑实质炎症性浸润

临床要点

临床表现

- 最常见的体征/症状
  - 脑干症状、步态共济失调、复视
  - 全身性症状常见

人口统计学

- 年龄
  - 平均发病年龄为 40~50 岁（已报道的发病年龄为 13~86 岁）
- 性别
  - 男女发病相似,轻微男性易感性

自然病程和预后

- 通常为亚急性表现
  - 未经治疗情况下,通常呈复发缓解病程
- 除外性诊断
  - 需要仔细除外其他可能的诊断

治疗

  - 糖皮质激素（临床和影像学经糖皮质激素治疗后均明显缓解是诊断的要点）

参考文献

1. Gul M et al: Atypical Presentation of CLIPPERS Syndrome: A New Entity in the Differential Diagnosis of Central Nervous System Rheumatologic Diseases. J Clin Rheumatol. 21(3):144-8, 2015

（欧阳明祈　译）

第九章
遗传代谢性/变性疾病

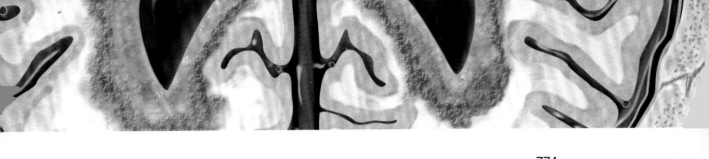

遗传代谢性疾病（inherited metabolic disorders，IMD）的诊断十分困难。患者可在各个年龄段起病，而其多变的临床表现可能与起病年龄及生化异常的程度相关，甚至不同严重程度的患者其受累脑区也可能不尽相同。因为随着患者从婴儿期成长到儿童期再到成年期，同一种酶可能会在不同脑区发挥不同功能，而受累脑区不同，随之出现的临床表现也会不同。

难上加难的是，IMD 存在多种**分类方法**：根据生化特征分类、根据受累的生化通路分类、根据受累的生化通路或蛋白所在的细胞器分类、根据临床表现分类，或根据基因加以分类。上述分类方法各自存在缺陷，但总的来说根据受累的生化通路进行分类可能最实用。

IMD 的影像学表现也同样迷雾重重，特别是未采用系统手段予以评估的情况下。不同 IMD 的影像学表现可相互重叠，且随疾病的亚型或病情发展而发生改变。影像学评估在病程早期最为有效，可以缩小鉴别诊断范围，减少不必要的辅助检查。从神经影像学的角度，**根据病程早期 MR 提示受累脑区的不同对疾病**进行初步分类，是最为实用的方法。经 MR 波谱成像而获得的代谢信息、经弥散加权成像获得的扩散信息以及磁化传递成像等信息，则有辅助补充的作用。

第一步分析：白质还是灰质

首先应明确的是这种疾病主要累及的是灰质、白质，还是两者皆而有之。

若主要累及灰质，应仔细检查皮层和深部灰质核团，明确主要累及皮层、深部灰质核团亦或两者皆而有之。在病程早期，主要累及皮层的疾病有时会表现为皮层肿胀、脑沟变浅、消失；随着疾病进展，皮层变薄、脑沟加深则相对常见；在疾病晚期，几乎所有这类疾病都会出现皮层变薄的改变。主要累及皮层的疾病常常也会合并脑白质的异常表现，如轴突的沃勒变性（Wallerian degeneration）会导致白质体积减少，有时在 T2WI 和 FLAIR 上会呈现出轻微的高信号。如果在病程早期，这样的表现可以和原发性脑白质受累的疾病进行鉴别；与继发性脑白质受累相比，原发性脑白质受累通常会表现为白质水肿、体积增加（可导致脑沟受压、变窄）以及 T2WI 上的更高信号。对于主要累及深部灰质核团的疾病，急性期，受累结构常常出现水肿表现（FLAIR 高信号以及长 T1 长 T2 信号）；在慢性期，受累结构体积减小、胶质增生（导致 T2 高信号）则是更常见的表现。

主要累及白质的疾病在白质体积缩小之前会有显著的信号异常。有些白质病变早期可呈海绵样变、髓鞘内水肿甚至炎性改变，相关水肿会对邻近组织产生占位效应。弥散加权成像对评估上述改变较为特异，因海绵样变通常导致扩散性增加，而髓鞘内水肿、炎性改变通常导致扩散性降低。另外，许多白质病变局限起病，而后进展累及邻近脑区，如 X 连锁肾上腺脑白质营养不良（X-linked adrenoleukodystrophy）、纤维蛋白样脑白质营养不良（fibrinoid leukodystrophy，亚历山大病）。上述表现在灰质疾病的白质中很少见到。累及白质的疾病可导致受累区域坏死、空洞形成，进而可继发代偿性脑室扩张，而灰质疾病中的白质改变相对轻微。

累及灰质的疾病

对于累及灰质的代谢性疾病，需进一步分析其主要累及的是大脑皮层还是深部灰质核团。

如影像学提示**主要累及大脑皮质**（表现为皮质变薄、脑沟加深），诊断方面应考虑诸如神经元蜡样脂褐素沉积症（neuronal ceroid lipofuscinoses）、黏脂贮积病（mucolipodoses）、糖原贮积病或 GM1 神经节苷脂贮积病（GM1 gangliosidosis）等疾病。

而当**仅有深部灰质受累**时，分析受累的具体结构及其信号强度十分重要，纹状体（尾状核和壳核）受累常见于线粒体疾病［如利氏病、线粒体脑肌病伴高乳酸血症和卒中样发作（MELAS）、戊二酸尿症（glutaric aciduria）］、丙二酸血症（propionic acidemia）、肝豆状核变性、幼年型亨廷顿病、钼辅因子缺乏症（molybdenum cofactor deficiency）以及儿童或成年人的低血糖症。

许多累及深部灰质的疾病可同时并存相关的白质或皮层受累。若苍白球出现孤立性的长 T2 信号，应考虑下列疾病的可能：琥珀酸半醛脱氢酶缺乏症（succinate semialdehyde dehydrogenase deficiency）、甲基丙二酸血症（methylmalonic acidemia，可同时合并苍白球的空洞形成）、胍基醋酸甲基转移酶缺乏症（guanidinoacetate methyltransferase deficiency，一种肌酸合成障碍性疾病）、异戊酸血症（isovaleric acidemia）、丙酮酸脱氢酶缺乏症［pyruvate dehydrogenase deficiency，与二氢硫辛酰胺乙酰基转移酶（E2）组分的基因突变有关］、一氧化碳中毒或核黄疸的慢性期。若苍白球 T2 或 FLAIR 高信号同时还伴有皮层下白质的脱髓鞘改变（但不累及脑室旁白质）以及小脑齿状核受累，应考虑 L-2-羟基戊二酸尿症（L-2-hydroxyglutaricaciduria）或卡恩斯-塞尔综合征（Kearns-Sayre syndrome，KSS）的可能。若 MR 提示脑干背侧、小脑核团以及丘脑底核的萎缩，应考虑继发于 *SURF1* 基因突变的利氏综合征。若苍白球出现 T1 高信号但 T2 信号正常，且患者并未接受高营养治疗，应考虑慢性肝病的可能。若婴幼儿患者同时出现苍白球 T1、T2 高信号，应考虑急性新生儿高胆红素血症、系统性红斑狼疮或溶血-尿毒症综合征的可能。若同时合并外囊、最外囊以及屏状核的水肿改变，则溶血-尿毒症综合征是最可能的诊断。若苍白球、岛叶及中央沟附近皮质同时出现 T2、FLAIR 高信号，应首先考虑继发于尿素循环障碍的高血氨。若苍白球于 MR 上表现为 T2 低信号，中央为 T2 高信号，应考虑泛酸激酶相关神经病（pantothenate kinase-associated neuropathy，曾称作 Hallervorden-Spatz 病）。

累及白质的疾病

累及白质的疾病主要可分为两类，一类疾病中白质始终未能完全髓鞘化（髓鞘形成不良），另一类疾病中白质髓鞘形成后遭到破坏（脱髓鞘），可伴或不伴随白质空洞形成。髓鞘形成不良的状况仅见于非常少的一些疾病，它们合称为髓鞘形成不良性白质脑病。这需要与髓鞘形成延迟相鉴别。若 MR 随访 6 个月，仍未发现髓鞘形成状态有显著的改变，则可以诊断髓鞘形成不良。髓鞘形成不良患者的脑影像学表现常常类似于年龄较低的正常脑，例如一个患髓鞘形成不良的 5 岁儿童脑 MR 可能被误认为是 5 月龄婴幼儿的脑 MR；弥散成像正常，但磁化传递率减低。这些疾病包括佩-梅病（Pelizaeus-Merzbacher disease）和与之类似的疾病、脑白质营养不良伴毛发硫营养不良及光过敏（leukodystrophy with trichothiodystrophy and photosensitivity）、泰氏综合征（Tay syndrome）、18q 综合征（18 号染色体长臂大部缺失）、唾液酸血症（sialic acidemia，Salla 病）、伴基底节和小脑萎缩的髓鞘形成不良以及伴先天性白内障的髓鞘形成不良。许多患者在病程中会出现大脑或小脑的萎缩。

当髓鞘正常形成却在随后的病理过程中被破坏，这一过程称为**脱髓鞘**；需要与之相鉴别的是**髓鞘形成异常**，即异常形成的髓鞘被破坏。利用弥散张量成像或可区分二者，但目前仍难以完全鉴别。髓鞘破坏可与白质空洞形成（囊性变）相鉴别，因为较之于不伴囊性变的单纯髓鞘破坏，囊性变在 FLAIR 上的信号更低，磁化转移率更低，扩散程度更高。对于脱髓鞘并伴炎性改变的疾病（如过氧化物酶体病），炎性浸润将导致扩散程度下降，局部血脑屏障破坏，引起局部异常强化。当出现髓鞘破坏时，T1WI 表现为低信号而 T2WI 表现为高信号。在这些情形下，应分析主要受累的部位是脑室旁白质、深部脑白质、亦或是皮层下脑白质。

同时累及灰白质的疾病

对于同时累及灰白质的疾病，首先根据灰质受累情况进行分类：该疾病的灰质受累是仅累及大脑皮层，还是存在深部灰质的受累（伴或不伴大脑皮层受累）。

仅累及大脑皮层的疾病，可通过是否存在长骨、脊柱的受累而进一步分类。若长骨正常，应仔细检查大脑皮层是否存在皮层发育畸形（malformations of cortical development，MCD）。当存在 MCD 并且髓鞘形成不良，鉴别诊断包括广泛性过氧化物酶体病，先天性巨细胞病毒感染，以及所谓铺路石样皮层畸形（cobblestone cortical malformation）。若未发现 MCD，鉴别诊断包括 Alpers 病、Menkes 病，这两种疾病都会造成显著的大脑皮层破坏。若存在长骨、脊柱的异常，鉴别诊断包含原发性贮积病，如脂质贮积病（lipid storage disorders）、黏多糖病等。

若存在深部灰质受累，应精确确定受累的具体核团。若丘脑受累，鉴别诊断考虑应包含 Krabbe 病以及 GM1、GM2 神经节苷脂贮积病。上述疾病中的丘脑在 CT 中表现为高密度，在 MR 中表现为短 T1 短 T2 信号（即 T1 高信号，T2 低信号）。Krabbe 病在早期还会在皮质脊髓束、小脑齿状核出现异常的 T2 高信号。

另一种存在丘脑受累的常见疾病是新生儿时期的严重缺氧缺血损伤，通常累及丘脑腹外侧核、壳核后部以及中央沟周围皮质。病史中如存在围生期窘迫、新生儿脑病等特殊情况将有助于诊断。另一存在丘脑受累时应考虑的疾病是常染色体显性急性坏死性脑炎，尤其当同时存在脑干背侧的 T2 高信号时。丘脑受累还可见于线粒体疾病、肝豆状核变性、Canavan 病等，但这些疾病也常累及其他深部灰质结构（如线粒体疾病、肝豆状核变性亦可累及壳核，Canavan 病亦可累及苍白球）。若存在苍白球受累，以及包含脑室旁、深部、皮层下白质的广泛白质受累，尤其在合并有巨头畸形时，则提示为 Canavan 病。苍白球受累伴有皮层下脑白质受累、但脑室旁白质不受累时，提示卡恩斯-塞尔综合征或 L-2-羟基戊二酸尿症（L-2-hydroxyglutaricaciduria）的晚期改变，后者还常伴小脑齿状核受累。

如苍白球受累、但疾病早期不伴皮层下白质受累，则可提示甲基丙二酸血症（注意寻找白质空洞形成的证据）、枫糖尿症（maple syrup urine disease）、一氧化碳中毒或氰化物中毒。在新生儿的急性期病程，枫糖尿症在 MR 上表现为半卵圆中心、内囊、大脑脚、背侧脑桥及小脑白质的受累，表现为扩散减低，在 MRS 上可见位于 0.9ppm 的异常峰。一氧化碳中毒、氰化物中毒常累及大脑皮层、苍白球和小脑。纹状体与脑白质同时受累可提示利氏病、MELAS、丙二酸血症（propionic acidemia）、戊二酸尿症 1 型（glutaric aciduria type 1）以及钼辅因子缺乏症（molybdenum cofactor deficiency）、孤立性亚硫酸盐氧化酶缺乏症（isolate sulfite oxidase deficiency）、伴基底节和小脑萎缩的髓鞘形成不良、中毒等，以及婴幼儿或儿童期的重度缺氧缺血损伤或儿童低血糖症。使用这样的模式分类方法分析 MR 图像，将有助于先天代谢性疾病的诊断。

影　像　模　式
伴随下列表现的代谢性疾病
纹状体 T2 或 FLAIR 高信号
利氏综合征（包含丙酮酸脱氢酶缺乏症,呼吸复合物 I 和 II 异常）
肝豆状核变性
戊二酸尿症 1 型（glutaric aciduria type 1）
幼年型亨廷顿病（juvenile Huntington disease）
钼辅因子缺乏症（molybdenum cofactor deficiency）
丙二酸血症（propionic acidemia）
苍白球 T2 或 FLAIR 高信号
甲基丙二酸血症（methylmalonic acidemia）
琥珀酸半醛脱氢酶缺乏症（succinate semialdehyde dehydrogenase deficiency）
尿素循环异常
胍基醋酸甲基转移酶缺乏症（guanidinoacetate methyltransferase deficiency）
丙酮酸脱氢酶（E2）缺乏症（pyruvate dehydrogenase deficiency）
系统性红斑狼疮
溶血性尿毒综合征
高胆红素血症
异戊酸血症（isovaleric acidemia）
一氧化碳或氰化物中毒
皮层下白质早期受累
亚历山大病（Alexander disease）
卡恩斯-塞尔综合征（Kearns-Sayre syndrome,KSS）
半乳糖血症（galactosemia）
线粒体疾病（mitochondrial disorders）
早期深部白质及脑室旁白质受累,但皮层下白质不受累
X 连锁肾上腺脑白质营养不良（X-linked adrenoleukodystrophy）
Krabbe 病（球形细胞脑白质营养不良）
异染性脑白质营养不良（metachromatic leukodystrophy）
GM2 神经节苷脂贮积病（GM2 gangliosidosis）
伴中枢神经系统髓鞘形成不良的儿童共济失调[白质消融性脑白质病（vanishing white matter disease）]
Merosin 缺乏性先天性肌营养不良伴皮层畸形
放疗或化疗损伤
苍白球及脑白质受累
Canavan 病
甲基丙二酸血症（methylmalonic acidemia）
卡恩斯-塞尔综合征
L-2-羟基戊二酸尿症（L-2-hydroxyglutaricaciduria）
枫糖尿症（maple syrup urine disease）
一氧化碳或氰化物中毒
纹状体及脑白质受累
利氏综合征（Leigh syndrome）
线粒体脑肌病伴高乳酸血症和卒中样发作（MELAS）
其他线粒体白质脑病
丙二酸血症（propionic acidemia）
戊二酸尿症 1 型（glutaric aciduria type 1）
孤立性亚硫酸盐氧化酶缺乏症（isolate sulfite oxidase deficiency）
婴幼儿或儿童期的重度缺氧缺血损伤
儿童低血糖症

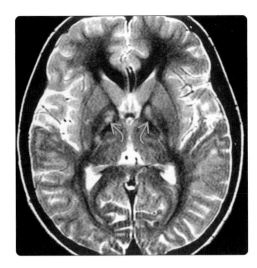
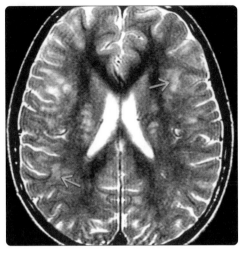

图 9-1 （左图）卡恩斯-塞尔综合征患者轴位 T2 加权像，显示双侧苍白球高信号➡。（右图）同一患者较高层面 T2WI，可见皮层下白质受累➡，但脑室旁白质不受累

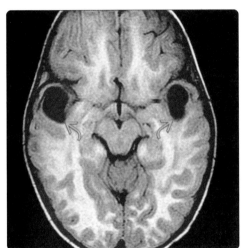
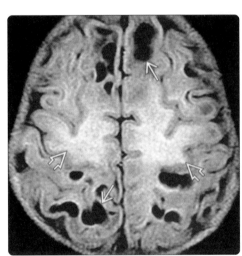

图 9-2 （左图）22 月龄幼儿，巨头畸形，发育迟缓，轴位 FLAIR 序列可见双颞叶巨大囊样变➡，为典型的伴白质脑病及囊性变的巨脑畸形（megalencephaly with leukoencephalopathy and cyst，MLC）表现。白质髓鞘形成不良，肿胀并伴有弥漫性高信号。（右图）2 岁 MLC 患儿的轴位 FLAIR 序列，可见髓鞘形成不良的白质肿胀、高信号➡以及大量的皮层下囊性变➡

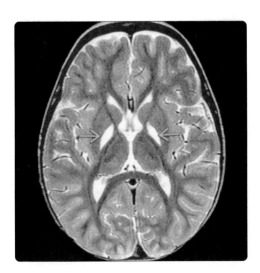
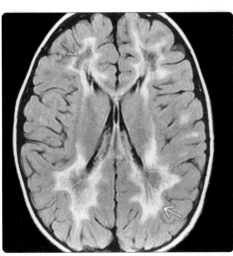

图 9-3 （左图）甲基丙二酸血症患儿轴位 T2WI，可见箭头所指的双侧苍白球异常高信号➡，无脑白质受累。（右图）白质消融性脑白质病患者轴位 FLAIR 序列，可见白质区域多发的低信号囊腔➡。皮层下白质受累程度较轻，表现为高信号改变➡

要　点

术语

- 与年龄不相称的白质髓鞘化程度,可表现为髓鞘化不良/无髓鞘形成
- 可能为原发性髓鞘形成不良综合征,也可继发于其他病理改变

影像

- 短 T1 信号,反映正常的含蛋白脂类蛋白的成熟少突胶质细胞
  - T1WI 上髓鞘化征象在 1 岁之前就应完成
- 短 T2 信号,反映组织间液水分子因髓鞘包裹轴突而减少
  - T2WI 上髓鞘化征象在 3 岁之前(通常在 2 岁前)完成

主要鉴别诊断

- 髓鞘形成不良性脑白质营养不良(佩-梅病,4H 综合征)
- 黏多糖贮积病,线粒体脑病
- 存在继发性髓鞘脱失的累及灰质的疾病

病理

- 髓鞘形成不良(hypomyelination)通常反映了少突胶质细胞成熟/存活障碍
  - 不成熟的少突胶质细胞无法产生髓鞘
  - 无髓鞘的轴突营养不良

诊断纲要

- 髓鞘形成不良不像脱髓鞘或髓鞘形成异常一样在 T2/FLAIR 序列上呈现高信号
- 使用等效年龄来评估髓鞘形成不良的程度→"如此的髓鞘形成程度相当于 X 月龄"
  - 在了解患者实际年龄前,先完成髓鞘形成程度的评估

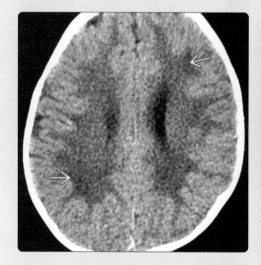
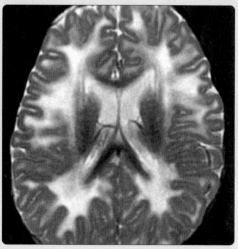

图 9-4 (左图)1 岁的 Jacobsen 综合征(11q-染色体缺失)患者轴位平扫 CT 图像,可见白质不规则低密度影,皮质下白质区域显著➡。(右图)同一患者的轴位 T2WI 图像,证实 CT 上低密度区域符合弥漫、显著的髓鞘形成不良。髓鞘形成不良可见于许多染色体缺失性综合征,但其患病率很难估计

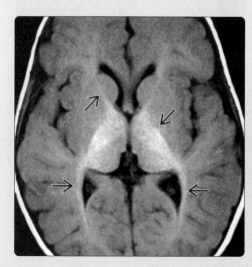
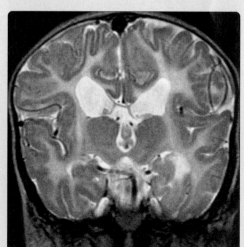

图 9-5 (左图)9 月龄的 18q 综合征患者的轴位 T1WI 图像,可见分布于内囊、视辐射的略短 T1 信号➡。在 9 月龄时,大部分白质均为 T1 高信号,只有最为远端的白质分支尚未表现为 T1 高信号。(右图)14 岁患者冠状位 T2WI 图像,可见髓鞘形成不良,以及基底节、小脑萎缩(H-ABC)。同时还应注意到未髓鞘化的脑白质的异常高信号,以及尾状核和苍白体未见明确显示

术语

同义词

- 髓鞘成熟延迟,髓鞘化不足

定义

- 与年龄不相称的白质髓鞘化程度
- 髓鞘化"里程碑"未能及时达成
- 可能为原发性髓鞘形成不良综合征,也可继发于其他病理改变

影像

一般特点

- 最佳诊断线索
  - 对于>1 岁小儿,T1WI 灰白质难以分辨
  - 对于>2 岁小儿,T2WI 灰白质难以分辨
- 位置
  - 重点评估区域为内囊、锥体束以及前额叶的白质分支
- 大小
  - 髓鞘形成不良会导致脑组织体积减小
    - 矢状位可发现胼胝体变薄
- 形态学
  - 通常正常

CT 表现

- 平扫 CT
  - CT 通常很难发现髓鞘缺失的细微改变

MR 表现

- T1WI
  - 髓鞘化的白质表现为 T1 高信号
    - 短 T1 信号反映正常的含蛋白脂类蛋白的成熟少突胶质细胞
  - 白质结构按一定的空间规律依次变为高信号
  - T1WI 上髓鞘化征象在 1 岁之前就应完成
- T2WI
  - 髓鞘化的白质表现为 T2 低信号
    - 短 T2 信号反映了间质中水分子被髓鞘包裹轴突而取代
  - T2WI 的低信号一般晚于 T1WI 的高信号 4~8 个月出现
  - T2WI 上髓鞘化征象在 3 岁之前(通常在 2 岁前)完成
  - "终末区"(terminal zones)
    - 见于除正常脑组织外在 T2WI 持续表现为高信号的区域
    - 常见于侧脑室三角
    - 可能与向侧脑室转移的间质中水分子在这些区域聚集有关
    - 注意要与脑室旁白质软化以及血管周围间隙相鉴别
- 质子密度加权成像
  - 这种成像是将髓鞘形成不良与胶质增生相鉴别的重要依据

- 胶质增生通常表现为更高的信号
- FLAIR
  - 不推荐用于<2 岁的幼儿
    - 信号的异质性使得辨别髓鞘化及可能的病理改变十分困难
- DWI
  - ADC 值改变先于 T1、T2 信号的改变而出现
    - 随着髓鞘成熟,ADC 及径向弥散均减低
  - 而各向异性分数(FA)随之增加
- T1WI 增强
  - 某些白质脑病可有异常强化表现
    - 注意:并非为髓鞘形成不良的特异表现
- MRS
  - 随着髓鞘化程度提高,胆碱峰下降
  - 髓鞘形成不良可伴有肌醇峰、胆碱峰以及脂质共振的相对升高
  - 胆碱峰的显著升高应考虑诊断脱髓鞘或髓鞘形成异常

影像检查推荐

- 最佳影像检查
  - MR
- 序列推荐
  - 对于<10 月龄幼儿,使用 T1WI 最有帮助
  - 对于>10 月龄幼儿,使用 T2WI 最有帮助

鉴别诊断

原发性髓鞘形成不良综合征

- 佩-梅病(PMD)
- 2 型痉挛性截瘫(SPG2)
- 18q 综合征
- TUBB4A 相关性髓鞘形成不良性疾病(伴或不伴基底节和/或小脑萎缩)
- 4H 综合征[髓鞘形成不良(hypomyelination),牙发育不全(hypodontia),低促性腺激素所致性腺功能减退(hypogonadotropic hypogonadism)]
- 眼齿指发育不良(oculodentodigital dysplasia)
- 伴先天性白内障的髓鞘形成不良
- 伴脑干、脊髓受累/腿痉挛的髓鞘形成不良
- 岩藻糖苷贮积病(fucosidosis)
- 唾液酸贮积病
- 艾卡迪-戈提埃综合征(Aicardi-Goutieres syndrome)

早产

- 多见于使用正常的发育里程碑假定了足月生产
- 应核实实际年龄,评估早产程度

外界应激因素

- 婴儿阶段造成脑部慢性损害的状况
  - 先天性血管畸形(AVF)
  - 营养不良
- 因新生儿疾病接受治疗
  - 器官移植
  - 化疗
- 随着原发病的治疗干预,髓鞘化可以重新发生

伴随髓鞘形成不良以及其他表现的临床综合征

- 这些综合征通常导致脱髓鞘表现,而非髓鞘形成不良
- 黏多糖贮积病
  - Ⅰ型,Ⅱ型
- 线粒体脑病
  - 电子转移链缺陷
  - 线粒体膜异常
- 脑白质营养不良
  - 异染性脑白质营养不良
  - 球样细胞白质营养不良(克拉伯病)
- 毛发硫营养不良
  - 一大类与 DNA 修复有关的疾病
  - 可伴随中轴骨骨硬化
  - 在偏振光下可见"虎斑纹样"头发
- 神经变性疾病
  - 神经元蜡样脂褐素沉积症:随着皮质变性的进展,可出现髓鞘形成不良的表现

病理

一般特点

- 病因
  - 髓鞘形成不良通常反映了成熟少突胶质细胞的缺乏
  - PLP1 基因的扩增导致折叠蛋白响应以及少突胶质细胞的死亡
    - 可导致髓鞘的几乎完全缺乏
  - 其他病因包括营养不良以及神经变性疾病等
- 遗传学
  - 10%～30% 的 PMD 以及 SPG2 与蛋白脂质蛋白(PLP)基因(Xq21-q22)缺陷有关
  - 18q 综合征导致 MBP 基因的半合子缺失(1 份基因拷贝缺失)
- 与之相关的异常
  - 与 18q 综合征相关的颅面畸形
  - PMD 与 18q 综合征是髓鞘形成不良的原型疾病

显微镜下特征

- 佩-梅病
  - 弥漫性髓鞘缺失:表现如同年龄更小的正常人脑组织
  - 血管旁髓鞘形成产生岛样结构,形成典型的"虎斑样"表现
  - 紧密排布髓鞘结构的缺失,冗余的髓鞘可形成球样结构

临床要点

临床表现

- 最常见的症状/体征
  - 发育迟缓,肌张力低下
- 其他症状/体征
  - 典型 PMD:头部摇晃,肌张力低下,仅 50% 患儿能坐正
  - 18q 综合征:发育迟缓,身材矮小,骨龄延迟,肢体异常

  - 毛发硫营养不良:身材矮小,骨硬化

人口学数据

- 年龄
  - 原发性髓鞘形成不良综合征通常在婴幼儿期起病
- 性别
  - 典型 PMD 为 X 连锁隐性遗传病,仅见于男性
  - 其他类型的 PMD 为常染色体隐性遗传病,男女比例大致相当

病程和预后

- 部分患者可出现晚期进展症状

治疗

- 对于遗传性髓鞘形成不良性疾病,目前尚无治疗

诊断纲要

鉴别诊断要点

- 髓鞘形成不良与脱髓鞘、髓鞘形成异常可能很难鉴别
- 对婴幼儿进行影像学检查时,将实际年龄、早产情况均纳入考虑

影像解读要点

- 在了解患者实际年龄前,先完成髓鞘形成程度的评估
  - 避免先入为主偏倚
- 将影像学表现与临床表现及神经查体结果结合,缩小鉴别诊断范围

病情描述要点

- 使用等效年龄来评估髓鞘形成不良的程度→"如此的髓鞘形成程度相当于多少月龄"

参考文献

1. Andronikou S et al: Corpus callosum thickness in children: an MR pattern-recognition approach on the midsagittal image. Pediatr Radiol. 45(2):258-72, 2015
2. Mayer JA et al: Modeling the natural history of Pelizaeus-Merzbacher disease. Neurobiol Dis. 75:115-30, 2015
3. Takanashi JI: Neurochemistry of Hypomyelination Investigated with MR Spectroscopy. Magn Reson Med Sci. ePub, 2015
4. Numata Y et al: Epidemiological, clinical, and genetic landscapes of hypomyelinating leukodystrophies. J Neurol. 261(4):752-8, 2014
5. Pizzino A et al: TUBB4A de novo mutations cause isolated hypomyelination. Neurology. 83(10):898-902, 2014
6. Pouwels PJ et al: Hypomyelinating leukodystrophies: translational research progress and prospects. Ann Neurol. 76(1):5-19, 2014
7. Steenweg ME et al: Novel hypomyelinating leukoencephalopathy affecting early myelinating structures. Arch Neurol. 69(1):125-8, 2012
8. Steenweg ME et al: Magnetic resonance imaging pattern recognition in hypomyelinating disorders. Brain. 133(10):2971-82, 2010
9. Schiffmann R et al: Invited article: an MRI-based approach to the diagnosis of white matter disorders. Neurology. 72(8):750-9, 2009
10. Rossi A et al: Hypomyelination and congenital cataract: neuroimaging features of a novel inherited white matter disorder. AJNR Am J Neuroradiol. 29(2):301-5, 2008
11. Barkovich AJ: Myelin mishaps. Ann Neurol. 62(2):107-9, 2007
12. van der Knaap MS et al: Hypomyelination with atrophy of the basal ganglia and cerebellum: follow-up and pathology. Neurology. 69(2):166-71, 2007
13. van der Voorn JP et al: Childhood white matter disorders: quantitative MR imaging and spectroscopy. Radiology. 241(2):510-7, 2006

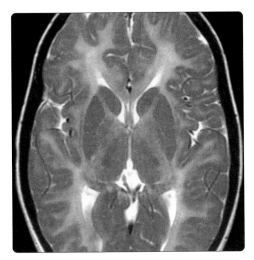 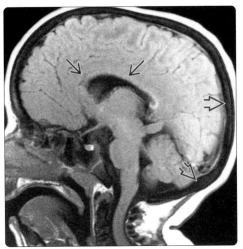

图9-6 （左图）12岁毛发硫营养不良患者轴位T2WI图像，全脑儿乎都无髓鞘化证据。偏振光下毛发检查可发现"虎斑纹样"头发，X线摄片可发现中轴性骨硬化。（右图）同一患者的矢状位T1WI图像，注意由于髓鞘化缺失，导致胼胝体边界不清➡。注意枕部颅骨增厚征象➡

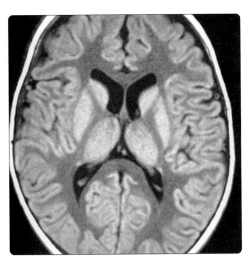 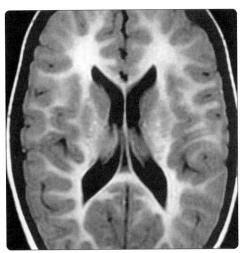

图9-7 （左图）26月龄表现为眼震、头部摇晃的佩-梅病患者轴位T1WI图像。均匀的髓鞘化缺失使得该图像看起来类似一个正常的成熟脑的FLAIR图像。（右图）相反地，这张6岁佩-梅病患者的FLAIR图像类似正常T1WI图像，除了白质部分信号相对更高一些之外

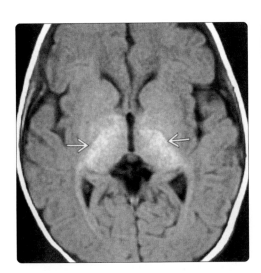 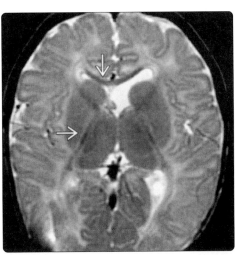

图9-8 （左图）2岁表现为眼震的患儿的轴位T1WI图像，可见内囊后肢（PLIC）➡存在不显著的短T1信号；在该年龄，T1WI上的髓鞘化征象应该基本完成了。染色体分析提示PLP基因突变，进而确诊佩-梅病。（右图）14月龄动静脉瘘患儿的轴位T2WI图像，仅在胼胝体膝部和内囊可见髓鞘成熟的低信号➡。注意共病因素是髓鞘成熟延迟的常见原因

要　点

术语

- 一大类以进行性神经变性为主要表现的遗传异质性线粒体疾病的统称

影像

- 最佳影像检查:MR 结合 DWI/MRS
  - 双侧对称性 T2/FLAIR 高信号:纹状体(壳核>尾状核)>苍白球(GP)>导水管周围灰质(PAG)>黑质/底丘脑核,背侧脑桥,小脑核团
  - 局部急性期病灶出现弥散受限
  - 常有乳酸峰(可能高耸)
  - 不常见表现:显著的白质病变(类似于脑白质营养不良)

主要鉴别诊断

- 重度围产期窒息

- 线粒体脑肌病伴高乳酸血症和卒中样发作(MELAS)
- 戊二酸尿症 1 型(GA1)
- 威尔逊症

病理

- 能量产生过程障碍(ATP 损失)以及活性氧物质的产生是线粒体介导的细胞凋亡中的关键因素
- 50%～75%的 LS 患者有明确的生化或分子生物学异常

临床要点

- 临床表现:精神运动发育迟滞/倒退,肌张力低下
- 产前诊断:绒毛膜活检(检测生化异常、基因突变)
- 绝大多数于 2 岁前起病

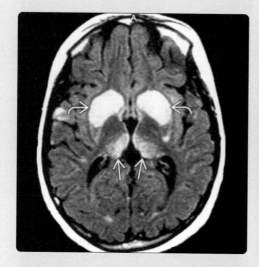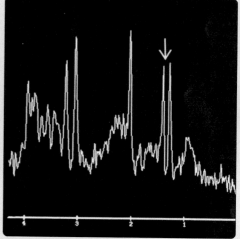

图 9-9 (左图)轴位 FLAIR 图像可见尾状核头与壳核的异常高信号➡。内侧丘脑也可见局灶性高信号区域➡。这些都是典型的利氏综合征的受累部位。(右图)同一患者的单体素质子 MRS(回波时间＝26ms)图像,可见位于 1.3ppm 的高耸乳酸双峰➡。乳酸峰的存在提示线粒体疾病,但该表现并不敏感

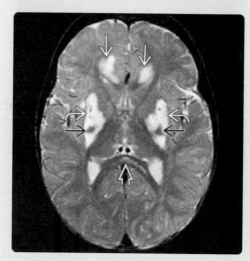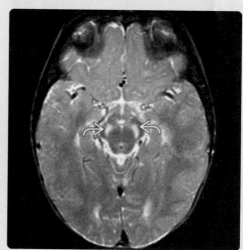

图 9-10 (左图)轴位 T2WI 图像可见双侧豆状核高信号、轻度水肿➡。同时受累的还有胼胝体膝部➡和压部➡。注意未受累的部分主要位于壳核➡;异质性受累非常常见。(右图)同一患者的 T2WI 图像,可见大脑脚的 T2 高信号➡。这是利氏综合征的另一个常见受累部位

术语

缩写

- 利氏综合征（Leigh syndrome，LS）

同义词

- 亚急性坏死性脑脊髓病（subacute necrotizing encephalomyelopathy）

定义

- 一大类以进行性神经变性为主要表现的遗传异质性线粒体疾病的统称

影像

一般特点

- 最佳诊断线索
  - 见于壳核与中央管周围灰质（PAG）的双侧对称性 T2/FLAIR 高信号
- 位置
  - 常见
    - 基底神经节（BG）：纹状体（壳核>尾状核）>苍白球（GP）
    - 脑干（BS）：PAG，黑质/底丘脑核，脑桥，延髓
    - 丘脑，小脑齿状核
  - 不常见：白质（WM）（大脑>小脑，可合并空洞形成），脊髓，大脑皮质
- 大小
  - BS：小、边界清楚的病灶（<1cm）
    - 可有中央白质束受累
  - BG：壳核后部受累是典型表现，但其表现多变；可累及整个豆状核
  - 丘脑：背内侧核受累是典型表现，但其表现多变
- 形态学
  - 除 WM 受累外，其余表现均双侧对称
  - 早期表现为水肿、占位效应；晚期可有病灶体积减小表现
    - PAG 水肿可导致脑积水
  - 低位 BS 受累（脑桥，延髓）但无 BG 受累，高度提示 *SURF1* 突变相关 LS
  - 不常见表现
    - 白质受累为主（类似脑白质营养不良）

CT 表现

- 平扫 CT
  - 低密度；偶尔可无异常发现
- 增强 CT
  - 强化不常见

MR 表现

- T1WI
  - 低信号
    - 可变的灶性高信号提示出血或坏死
- T2WI
  - 高信号
- FLAIR
  - 高信号
  - 慢性期可能有异常信号减弱、囊性脑软化（低信号）等征象
- DWI
  - 处于急性期的病灶弥散受限
- MRS
  - 胆碱峰↑，NAA 峰↓
  - 常见乳酸峰（可高耸）

超声表现

- 深部灰质结构、白质高回声

影像推荐

- 最佳影像检查
  - 含 DWI/MRS 的 MR

鉴别诊断

重度围产期窒息

- 壳核背外侧部、外侧丘脑、背侧脑干、中央沟周围皮质 T1、T2 高信号
  - 在未完全髓鞘化的脑中，T2 高信号可能难于分辨
  - T1 高信号一般在亚急性期（3~10 天）出现
- 围产期窒息病史

线粒体脑肌病伴高乳酸血症和卒中样发作（MELAS）

- 壳核 T2/FLAIR 高信号（与慢性期钙沉积有关）
  - 可不对称，甚至为单侧
- 顶枕叶皮质卒中样信号表现
  - 病灶和血管分布无关，一般 DWI（–）

戊二酸尿症 1 型（GA1）

- 纹状体、苍白球（伴或不伴 WM 受累）T2/FLAIR 高信号
- 特征性的岛盖部增宽（opercular widening）

威尔逊症：肝豆状核变性

- 壳核、GP、中脑、丘脑 T2/FLAIR 高信号
  - T2 信号改变在大龄儿童、青少年中更显著
- 可有继发于肝衰竭的苍白球 T1 高信号

病理

一般特点

- 病因
  - 线粒体功能障碍和神经变性之间的具体机制尚不完全清楚
  - 能量产生过程障碍（ATP 损失）以及活性氧物质的产生是线粒体介导的细胞凋亡中的关键因素
  - LS 中也存在辅酶 Q10 缺乏、线粒体耗竭等因素
- 遗传学
  - LS 存在高度的遗传异质性
  - 可表现为常染色体隐性遗传（AR）、X 连锁遗传、母系遗传，并因此导致线粒体能量代谢过程中具体受累蛋白的差别
    - 突变常累及电子转移链复合体（CO）I~V
    - AR：由 *SURF1* 基因（9q34）突变引起的 CO Ⅳ（细胞色素 C 氧化酶，COX）缺乏是 LS 的最常见病因

- 其他 *AR* 突变: *NDUFV1/NDUFS8* (11q13),
  NDUFS4 (5Q11.1), *NDUFS7* 基因突变→CO
  Ⅰ缺乏; *NDUFS3* 基因突变→NADH 脱氢酶
  缺乏; *SDHA* 基因(5p15)突变→CO Ⅱ缺乏;
  BCS1L 基因(2q33)突变→CO Ⅲ缺乏;以及
  非 *SURF1* 基因突变→CO Ⅹ缺乏
- X 连锁: *PDHA1* 基因(Xp22.2-p22.1)突变→
  丙酮酸脱氢酶 CO 缺乏
- 母系遗传(线粒体 *DNA* 突变): *MT-ATP6* 基
  因突变→CO Ⅴ缺乏(若突变负荷>90%可致
  LS), NARP(神经病,共济失调,色素性视网
  膜炎,由突变负荷 70%~90% 所致); *MT-
  ND5*、*MT-ND6* 基因突变→CO Ⅰ缺乏; *MT-
  CO3* 基因突变→CO Ⅹ缺乏; *MT-TK*、*MT-
  TVtRNA* 基因突变

- 伴发的异常
  - 50%~75% 的 LS 患者有明确的生化或分子生
    物学异常
  - 胚胎学-解剖学
    - 线粒体主要功能:经氧化磷酸化过程,产生
      ATP
    - 线粒体有自己独有的 DNA(mtDNA,每个线
      粒体约有 5 个 mtDNA)
    - 受精卵中的线粒体主要来源于母亲(母系遗传)
    - mtDNA 在有丝分裂时随机分配到子代细胞中
    - mtDNA 与核 DNA(nDNA)共同编码电子转移
      链复合物(CO)的 Ⅰ、Ⅲ~Ⅴ 亚基,nDNA 单独
      编码 CO Ⅱ亚基
  - 脑组织及横纹肌高度依赖于氧化磷酸化过程功能
    →线粒体疾病中,脑及横纹肌受累最为严重
  - 每个细胞含有的线粒体数目不定,细胞分裂时
    线粒体随机分配→所有线粒体疾病都具有高
    度的表型异质性

大体病理和术中特征

- 分布于纹状体、GP、BS、小脑齿状核、丘脑、脊髓和
  白质的棕灰色胶样或空洞样病灶

显微镜下特征

- 海绵样变性,胶质增生,神经元丢失,脱髓鞘,毛
  细血管增生

临床要点

临床表现

- 最常见的症状/体征
  - 精神运动发育迟滞/倒退,肌张力低下
    - LS 是一个临床诊断,可见于许多线粒体疾病
  - 其他症状/体征
    - 进行性基底神经节、脑干功能障碍
      □ 共济失调,眼肌麻痹,上睑下垂,呕吐、吞咽
        及呼吸功能障碍,肌张力障碍
  - 起病年龄小、病情迅速进展、脑干受累、周围神
    经病表现,高度提示继发于 *SURF1* 突变的 LS
  - 代谢应激因素(如感染)可使原本不显著的症
    状加重,诱发病情恶化
  - CSF、血清和尿中乳酸水平升高具有提示性,但
    敏感度不高
  - 临床诊断

- 进行性神经变性
- 提示脑干、基底神经节受累的症状体征
- 血、CSF 乳酸水平升高
- 肌活检/皮肤成纤维细胞培养提示线粒体功
  能障碍
- MR→脑干、基底神经节病灶
  - 产前诊断:绒毛膜活检(检测生化异常、基因突变)
- 临床纲要
  - 婴幼儿,精神运动发育迟滞,肌张力低下

人口学数据

- 年龄
  - 绝大多数 2 岁前起病
  - 儿童、成年人起病少见
- 性别
  - 无明确差异
- 种族
  - 无明确差异
- 流行病学
  - 线粒体疾病(患病率)1:8 500
  - <6 岁儿童 LS(患病率)1:32 000,是该年龄段
    最常见的线粒体疾病

病程和预后

- 病程:进行性神经变性,常在儿童期即因呼吸衰
  竭导致死亡
- 预后:不良(尤其 *SURF1* 突变所致 LS),儿童/成
  年起病的 LS 进展相对较慢

治疗

- 无治愈手段
- 抗氧化剂以及 mtDNA 扩增抑制剂可能有效

诊断纲要

影像解读要点

- 壳核受累是典型表现,但其表现多变
- 丘脑及 PAG 受累与韦尼克脑病表现类似;但利氏
  综合征中可见散在的乳头样体(mammillary
  bodies)
- 仅脑干受累提示 *SURF1* 突变

参考文献

1. Simon M et al: Mutations of human NARS2, encoding the mitochondrial asparaginyl-tRNA synthetase, cause nonsyndromic deafness and Leigh syndrome. PLoS Genet. 11(3):e1005097, 2015
2. Baertling F et al: A guide to diagnosis and treatment of Leigh syndrome. J Neurol Neurosurg Psychiatry. 85(3):257-65, 2014
3. Krishna SH et al: Congenital genetic inborn errors of metabolism presenting as an adult or persisting into adulthood: neuroimaging in the more common or recognizable disorders. Semin Ultrasound CT MR. 35(2):160-91, 2014
4. Sonam K et al: Clinical and magnetic resonance imaging findings in patients with Leigh syndrome and SURF1 mutations. Brain Dev. 36(9):807-12, 2014
5. Lee IC et al: SURF1-associated Leigh syndrome: a case series and novel mutations. Hum Mutat. 33(8):1192-200, 2012
6. Cakmakci H et al: Diagnostic value of proton MR spectroscopy and diffusion-weighted MR imaging in childhood inherited neurometabolic brain diseases and review of the literature. Eur J Radiol. 74(3):e161-71, 2010
7. Friedman SD et al: The use of neuroimaging in the diagnosis of mitochondrial disease. Dev Disabil Res Rev. 16(2):129-35, 2010
8. Lee HF et al: Leigh syndrome: clinical and neuroimaging follow-up. Pediatr Neurol. 40(2):88-93, 2009

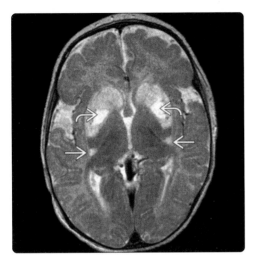 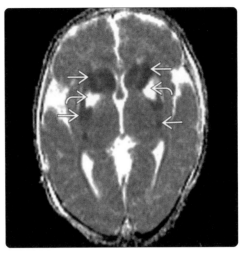

图 9-11 （左图）表现为肌张力低下、脑病的婴儿的轴位 T2WI 快速自旋回波（FSE）图像，可见尾状核头与壳核高信号。注意壳核后部受累➡。壳核中部具有更高的高信号➡。（右图）同一个患者的轴位 ADC 图像，注意尾状核头、壳核大部存在弥散系数降低➡，然而壳核中部➡弥散系数增加，提示空洞形成

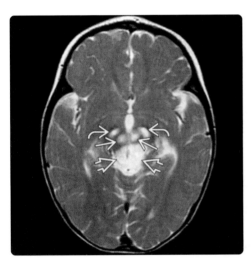 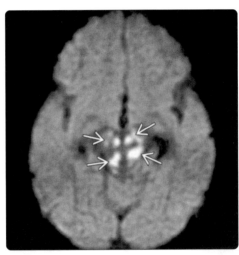

图 9-12 （左图）轴位 T2WI 图像可见高信号分布于大脑脚➡、红核➡及中脑被盖区（包括中脑导水管周围灰质，➡）。这些部位都是利氏综合征中脑干受累的常见位置。（右图）轴位 DWI 图像提示中脑受累部位弥散受限（高信号区域，➡）。一般弥散受限提示急性期损害，而弥散正常或增高提示相对慢性期损害

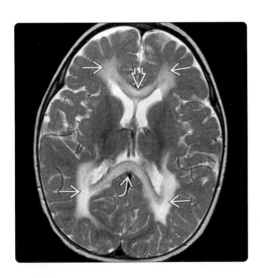 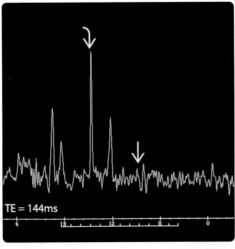

图 9-13 （左图）轴位 T2WI 图像提示胼胝体膝部➡及压部➡高信号，并延伸到脑室周围、深部的灰质➡以及内囊后肢。（右图）单体素 MRS（回波时间＝144ms）可见 1.3ppm 处不显著的乳酸峰➡，以及另一位于 2.4ppm 的异常峰（对应于琥珀酸）➡。该患者最终确诊为继发于 SDHA 突变的琥珀酸脱氢酶缺乏症

要 点

术语

- 线粒体脑肌病伴高乳酸血症和卒中样发作（MELAS）
- 由 mtDNA 点突变引起的细胞内能量代谢障碍所致的遗传性疾病

影像

- 类似于卒中的大脑皮质损害，但跨越动脉供血区
  - 病灶最常位于大脑后部
- "病灶迁徙"（shifting spread）（病灶出现、消失、复现，位置多变）是其典型表现之一
- 60%~65%患者在 1.3ppm 处可有乳酸双峰
  - CSF 中乳酸水平升高，但 MRS 上脑看似"正常"
- 基底神经节（BG）病灶及钙化

病理

- 受精卵中 mtDNA 几乎完全来自母体

- 注意：基因型与表型间关系高度复杂、多变
- 特定突变既可表现为 MELAS，也可表现为其他线粒体疾病表型

临床要点

- 典型 MELAS 三联征：乳酸酸中毒，抽搐，卒中样发作
  - 一般在儿童期/成年早期即可有卒中样发作
  - 其他表现：感音神经性耳聋，糖尿病，身材矮小

诊断纲要

- 对于脑内存在跨越动脉供血区域的急性卒中样病灶分布的患者，需考虑 MELAS 的可能
- 对于反复出现不寻常的卒中样发作的成年人，应考虑 MELAS

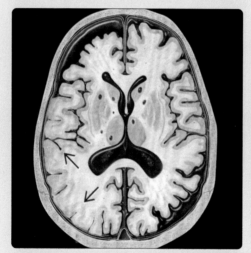
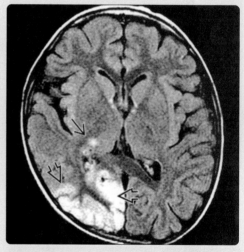

图 9-14 （左图）MELAS 病灶的轴位模式图。如图示可见跨越动脉供血区域的脑回肿胀➡。注意陈旧性腔隙性病变、弥漫性/局灶性脑萎缩。（右图）8 岁女孩，身材矮小，反复出现卒中样发作。轴位 FLAIR 图像提示右侧丘脑异常高信号➡以及右侧枕叶的异常增厚、高信号➡。注意其下白质均不受累

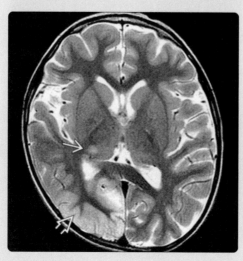
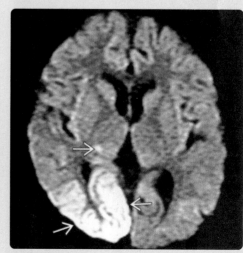

图 9-15 （左图）同一患者的 T2WI 图像，可见同一丘脑病灶呈现为高信号改变➡，右侧枕叶部位水肿➡。注意明显增宽的蛛网膜下腔，可能提示营养不良、药物作用，或原发病本身相关改变。（右图）轴位 DWI 图像提示受累部位弥散受限➡，提示病变处于急性期

术语

缩写

- 线粒体脑肌病伴高乳酸血症和卒中样发作（MELAS）

定义

- 由线粒体DNA（mtDNA）点突变引起的细胞内能量代谢障碍所致的遗传性疾病

影像

一般特点

- 最佳诊断线索
  - 急性的卒中样皮质病灶
    - "病灶迁徙"（病灶出现、消失、复现，位置多变）是其典型表现之一
    - 病灶跨越动脉供血区域
- 位置
  - 卒中样病灶：顶枕叶＞颞顶叶
  - 钙化灶：基底神经节（BG）
- 大小
  - 多灶，多变，进展
- 形态学
  - 急性期：脑回肿胀
  - 慢性期：幕上、幕下结构、深部脑白质（WM）萎缩，基底神经节腔隙性梗死

CT表现

- 平扫CT
  - 对称性BG钙化
- 增强CT
  - 多变的脑回样强化

MR表现

- T1WI
  - 急性期：脑回肿胀，脑沟受压
  - 亚急性期：皮质高信号，与腔隙性坏死表现一致
  - 慢性期：进行性BG、颞-顶-枕叶萎缩，海马、内嗅区结构一般不受累
- T2WI
  - 急性期：皮质/皮质下白质高信号
  - 慢性期：多灶性BG、深部白质高信号
- FLAIR
  - 梗死样组织水肿及占位效应
- T2*GRE
  - 无出血征象；SWI可能发现局部皮质低信号
- DWI
  - 急性期：DWI阳性发现，但ADC表现不定
- T1WI增强
  - 急性期：脑回强化
- MRA
  - 一般无异常发现；在急性期可能有动脉血管扩张、高灌注等征象
- MRS
  - 60%~65%患者存在位于1.3ppm的乳酸双峰（doublet）
  - 注意：乳酸峰并不敏感
    - CSF中乳酸可能升高但脑组织的乳酸并不升高
    - 乳酸并非总是升高，其改变可能先于脑部影像学改变出现

- 必须除外其他导致CNS乳酸水平升高的状况（如缺氧、缺血、肿瘤、感染等）

血管造影表现

- 常规血管造影
  - 急性期：皮质动脉扩张，显著的毛细血管充盈，无动脉阻塞征象

核医学表现

- SPECT
  - 急性期：⁹⁹ᵐTc-HMPAO SPECT可见显著的示踪剂聚集

其他影像学表现

- 在急性卒中样发作期，氙CT可见局部高灌注及继发低灌注改变
- 大多数病例的肌电图表现符合肌病特征
- EEG可局部局灶性周期性痫样放电

影像推荐

- 最佳影像检查
  - MR结合多体素MRS
- 检查方案建议
  - 在正常的脑区域确认乳酸水平

鉴别诊断

肌阵挛癫痫伴破碎红纤维综合征（MERRF）

- 基底神经节、尾状核容易受累
- 常见分水岭缺血/梗死

利氏病

- 常见累及电子转移链复合体（CO）Ⅰ~Ⅴ的突变
- 又称为亚急性坏死性脑脊髓病（译者注：此处原文误为subacute necrotizing encephalomyopathy，正确应为subacute necrotizing encephalomyelopathy）
- SURF1基因突变
  - 特征性累及底丘脑核、低位脑干

卡恩斯-塞尔综合征

- 共济失调，眼肌麻痹，色素性视网膜炎
- 基底神经节、尾状核、皮质下白质弥漫性对称性钙沉积
- T1WI、T2WI基底神经节高信号；还常累及小脑白质及延髓后柱

癫痫持续状态

- 可导致一过性脑回肿胀、强化表现
- 未受累脑组织及CSF无乳酸水平的升高

母系遗传糖尿病及耳聋（MIDD）

- 线粒体DNA的A3243G基因突变
- 糖尿病，感音神经性耳聋，身材矮小，伴/不伴自发性流产
- 无卒中样发作
- 非增强CT：弥漫性脑萎缩，基底神经节钙化

病理

一般特点

- 病因

- 病理生理尚不清楚
  - 与大脑生物氧化过程障碍有关
  - 累及大脑小动脉、微动脉、毛细血管的线粒体血管病
  - 在急性卒中样表现中,尚可有高灌注、血管源性水肿、血脑屏障破坏等表现
- 遗传学
  - 受精卵 mtDNA 几乎完全来源于母体
  - 注意:基因型、表型关系复杂、多样
    - 突变基因型可表现为 MELAS,也可表现为其他表型
      □ *MTT1*:最常见,为 mtDNA 中第 3243 位的 A→G 点突变
    - 多基因遗传:*MTTQ*,*MTTL1*,*MTTH*,*MTTK*,*MTTC*,*MTTS1*,*MTND1*,*MTND5*,*MTND6*,*MTTS2*
    - MELAS 可与利氏综合征、MERRF、KSS 及其他相重叠
- 伴发的异常
  - 可发生伴 *A3243G* 突变的皮层发育畸形

大体病理和术中特征

- 广泛、弥漫性脑萎缩
- 多发的局灶性大脑皮质、深部白质/基底神经节梗死
- 显著的基底神经节钙沉积

显微镜下特征

- 三染法可见心肌/骨骼肌细胞破碎红纤维数目增加
- 灰质、白质均可出现血管周围钙化
- 免疫组织化学:COX(+)破碎红纤维(与 MERRF 鉴别)
- 电镜:平滑肌、小动脉内皮、软脑膜微动脉肿胀、功能异常线粒体数目增多

临床要点

临床表现

- 最常见的症状/体征
  - 三联征:乳酸酸中毒,抽搐,卒中样发作
  - 常见:感音神经性耳聋,糖尿病,身材矮小
  - 认知功能损害,抑郁,精神病,痴呆
  - 共济失调,肌无力(肌病),周围神经病
  - 急性起病的头痛、偏头痛样表现,周期性呕吐,间歇性肌张力障碍,波动性偏瘫
- 其他症状/体征
  - 线粒体 DNA 突变异质性及在子代细胞中随机分配→表型异质性大,与其他线粒体综合征表现相重叠
    - 心脏:心肌病,心律失常
    - 眼部:盲点,偏盲,眼肌麻痹,黄斑病变(进行性黄斑视网膜色素上皮萎缩)
    - 肾损害[包括范科尼综合征(Fanconi syn-

drome)和局灶性节段性肾小球硬化]
    - 消化道动力障碍,胃瘫,假性肠梗阻
- 临床纲要
  - 年长儿童或年轻成人,表现为肌无力、癫痫或急性起病的卒中样综合征

人口学数据

- 年龄
  - 卒中样发作通常在儿童期/年轻成人起病
    - 平均起病年龄 15 岁
    - 40 岁前 90% 患者均会表现出症状
- 流行病学
  - 儿童卒中发作的不常见却重要的病因
  - *m. 3243A→G* 突变携带者:0.6‰(译者注:原作误作 0.6%)
  - 发病率(芬兰):每 10 万人中平均 18.4 人发病并确认有 *3243A→G* 突变

病程和预后

- 反复发作卒中样事件,可导致可逆/不可逆的神经功能损害
- 病情持续进展,偶有急性加重

治疗

- 辅酶及其他替代治疗

诊断纲要

注意

- 患者表现为急性卒中样大脑皮质病灶,然而病灶跨越动脉供血区域,应考虑 MELAS 的可能
- 成人患者反复发作不寻常的卒中样表现,应考虑 MELAS

影像解读要点

- 对 CSF 及 MR 中正常脑组织行 MRS 检查

参考文献

1. Finsterer J et al: Focal and Generalized Seizures May Occur in Mitochondrial Encephalomyopathy, Lactic Acidosis, and Strokelike Episodes (MELAS) Patients. J Child Neurol. ePub, 2015
2. Minobe S et al: Vasodilatation of multiple cerebral arteries in early stage of stroke-like episode with MELAS. J Clin Neurosci. 22(2):407-8, 2015
3. Rodan LH et al: Cerebral hyperperfusion and decreased cerebrovascular reactivity correlate with neurologic disease severity in MELAS. Mitochondrion. 22:66-74, 2015
4. Corr A et al: MELAS, an important consideration in the adult population presenting with unusual and recurrent stroke-like episodes. BMJ Case Rep. 2014, 2014
5. Prasad M et al: MELAS: A Multigenerational Impact of the MTTL1 A3243G MELAS Mutation. Can J Neurol Sci. 41(2):210-9, 2014
6. Sofou K et al: MRI of the brain in childhood-onset mitochondrial disorders with central nervous system involvement. Mitochondrion. 13(4):364-71, 2013
7. Goodfellow JA et al: Mitochondrial myopathy, encephalopathy, lactic acidosis and stroke-like episodes: an important cause of stroke in young people. Postgrad Med J. 88(1040):326-34, 2012
8. Friedman SD et al: The use of neuroimaging in the diagnosis of mitochondrial disease. Dev Disabil Res Rev. 16(2):129-35, 2010

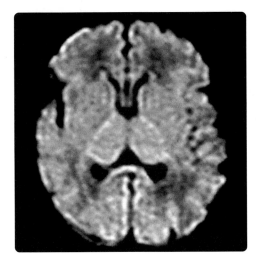 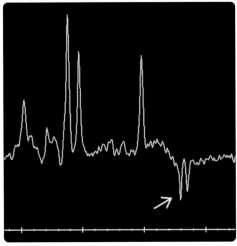

图 9-16 （左图）22 日龄女婴，存在小头畸形、乳酸酸中毒，图中为其 DWI 图像；未查得任何弥散减低区域。（右图）质子 MRS（回波时间 144ms）在患者基底神经节区域查得乳酸双峰（1.3ppm 处，➡）。注意当回波时间在 135～144ms 之间时，乳酸峰是倒置的。采用该回波时间参数的 MRS 能有效地将乳酸与脂质鉴别开来

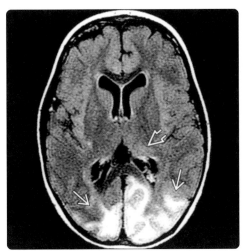 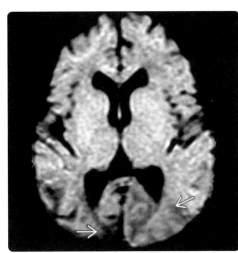

图 9-17 （左图）同一患者 3 岁半随访时 FLAIR 图像，可见左侧丘脑有少许不显著的高信号➡及双侧枕叶皮质/皮质下显著的高信号及水肿改变➡。（右图）轴位 DWI 图像可见受累区域出现低信号改变➡，提示病灶为亚急性。质子 MRS（图片未展示）可见乳酸峰（常见于亚急性期）

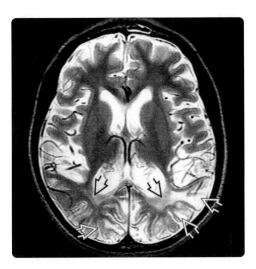 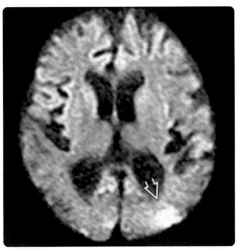

图 9-18 （左图）12 岁 MELAS 患者轴位 T2WI 图像，可见显著的大脑皮质、皮质下白质体积减少，侧脑室三角区周围白质高信号➡以及顶枕叶皮质/皮质下白质高信号➡。（右图）同一患者的轴位 DWI 图像，可见左侧枕极的弥散受限➡，提示慢性病变基础上的急性加重

要　点

术语

- 临床表型与单个大范围 mtDNA 缺失(single large-scale mtDNA deletions,SLSMD)相关
  - 进行性眼外肌麻痹(progressive external ophthalmoplegia,PEO)
  - 卡恩斯-塞尔综合征(Kearns-Sayre syndrome,KSS)
  - 皮尔森综合征(Pearson syndrome)
    - 以骨髓衰竭、胰腺功能损害为特征的多系统损害
    - 存活下来的儿童随病情进展,可表现为 KSS 表型
- 疾病重叠谱
  - 伴有贫血、肾功能不全、内分泌紊乱的多系统疾病是最常见的神经系统以外的特征

影像

- 平扫 CT 可见弥漫性对称性基底神经节钙沉积

- 周围皮质下白质、U 纤维、小脑白质、胼胝体、苍白球、黑质及后部脑干 T2 高信号
- 早期一般不累及脑室周围白质
- 偶尔在白质高信号中可有放射条带样改变(radial stripes in hyperintense WM)

病理

- 多基因遗传:由多种 mtDNA 重组所致
- 海绵状脑(status spongiosus),海绵样脊髓病
- 小脑萎缩
- 肌活检可见破碎红纤维

诊断纲要

- 常见症状:眼肌麻痹,共济失调,色素性视网膜炎,心脏传导阻滞(见于 20 岁以下患者)
- 其他症状:痴呆,感音神经性耳聋,肌无力,身材矮小,糖尿病
- 一般 20 岁以前起病
- 在麻醉过程中可能发生心脏传导阻滞

图 9-19 （左图）青少年症状性 KSS 综合征患者,图中为其轴位 T2WI 图像,在双侧脑桥臂➡及背侧脑桥➡处可见异常高信号。叶间沟增宽提示存在小脑萎缩。（右图）同一患者 T2WI 图像,可见双侧苍白球➡、皮质脊髓束➡存在异常信号。注意髓鞘分叉为皮层下 U 纤维时轻微受损的现象➡

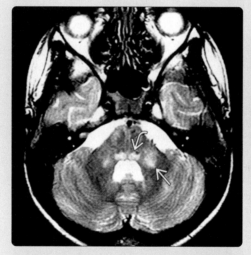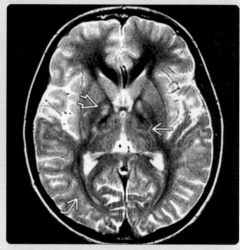

图 9-20 （左图）同一患者的 T2WI 图像,可见放射冠部位存在白质条状高信号➡以及皮质下多灶性异常高信号的 U 纤维➡。同一时间采集的 MRS 未发现乳酸信号。（右图）同一患者的冠状位 FLAIR 图像,可见皮质脊髓束➡、皮质下 U 纤维➡以及丘脑➡的异常高信号

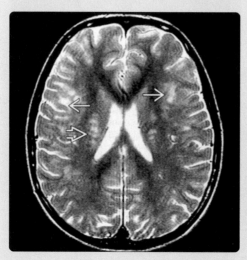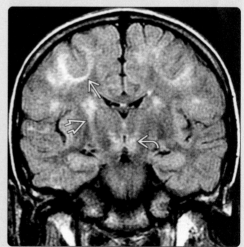

术语

定义

- 临床表型与单个大范围 mtDNA 缺失（single large-scale mtDNA deletions，SLSMD）相关
  - 进行性眼外肌麻痹（progressive external ophthalmoplegia，PEO）
  - 卡恩斯-塞尔综合征（KSS）
  - 皮尔森综合征（Pearson syndrome）
    - 以骨髓衰竭、胰腺功能损害为特征的多系统损害
    - 存活下来的儿童随病情进展，可表现为 KSS 表型
- 疾病重叠谱
  - 神经系统的表现以外，以贫血、肾功能不全、内分泌功能损害最为常见

影像

一般特点

- 最佳诊断线索
  - 弥漫性对称性基底神经节钙沉积
  - T1、T2WI 苍白球高信号
  - T2/FLAIR 白质高信号（皮质下白质也受累）
- 形态学
  - 海绵样脊髓病

CT 表现

- 平扫 CT
  - 基底神经节钙化

MR 表现

- T2WI
  - 在白质高信号中偶可见放射样条带
  - 周围皮质下白质、U 纤维、小脑白质、胼胝体、苍白球、黑质及脑干后部高信号
  - 早期一般不累及脑室周围白质
- DWI
  - 受累白质区域弥散受限
  - DTI 可显示脑干白质纤维投射的改变

鉴别诊断

其他线粒体（mtDNA）缺失综合征

- MELAS
  - 卒中样发作
    - 顶枕叶受累常见（而在 KSS 中这很罕见）
  - 乳酸酸中毒
  - 抽搐
- 慢性进行性眼外肌麻痹（CPEO）
  - 上睑下垂
  - 进行性眼外肌无力
  - 影像学可正常或提示脑萎缩，乳酸水平升高不常见
    - 严重病例可出现锥体束 T2/FLAIR 高信号
- 皮尔森骨髓-胰腺综合征
  - 难治性贫血，骨髓细胞空泡样变，胰腺外分泌功能异常
  - 随病情进展，可表现为 KSS 表型

病理

一般特点

- 遗传学
  - 多基因遗传：由多种 mtDNA 重组所致
  - 在 KSS、MELAS、皮尔森综合征以及 CPEO 中均发现了相同的突变，但突变 mtDNA 的组织分布不同

大体病理和术中特征

- 海绵状脑（status spongiosus），海绵样脊髓病
  - 海绵样变性，空泡形成
- 小脑萎缩
- 肌活检可见破碎红纤维

临床要点

临床表现

- 最常见的症状/体征
  - 眼肌麻痹，共济失调，色素性视网膜炎，心脏传导阻滞
- 其他症状/体征
  - 痴呆，感音神经性耳聋
  - 身材矮小，糖尿病
  - 近端肌无力，易疲劳
  - CSF 蛋白↑，伴/不伴乳酸↑

自然史和预后

- 一般在 20 岁之前起病
- 在麻醉过程中可能发生心脏传导事件

治疗

- 维生素与辅酶治疗
- 根据病情需要，可能需要心脏起搏器、人工耳蜗等

诊断纲要

影像解读要点

- 白质（包括皮质下 U 纤维）受累，但一般不累及脑室周围白质
- 对于所有表现为上上睑下垂的儿童患者，均应考虑 SLSMD 的可能

参考文献

1. Crippa BL et al: Biochemical abnormalities in Pearson syndrome. Am J Med Genet A. 167A(3):621-8, 2015
2. Mancuso M et al: Redefining phenotypes associated with mitochondrial DNA single deletion. J Neurol. ePub, 2015
3. Broomfield A et al: Paediatric single mitochondrial DNA deletion disorders: an overlapping spectrum of disease. J Inherit Metab Dis. ePub, 2014
4. Khambatta S et al: Kearns-Sayre syndrome: a case series of 35 adults and children. Int J Gen Med. 7:325-32, 2014
5. Duning T et al: Diffusion tensor imaging in a case of Kearns-Sayre syndrome: striking brainstem involvement as a possible cause of oculomotor symptoms. J Neurol Sci. 281(1-2):110-2, 2009
6. Wabbels B et al: [Chronic progressive external ophthalmoplegia and Kearns-Sayre syndrome : interdisciplinary diagnosis and therapy.] Ophthalmologe. 105(6):550-6, 2008
7. Yamashita S et al: Genotype and phenotype analyses in 136 patients with single large-scale mitochondrial DNA deletions. J Hum Genet. 53(7):598-606, 2008
8. Heidenreich JO et al: Chronic progressive external ophthalmoplegia: MR spectroscopy and MR diffusion studies in the brain. AJR Am J Roentgenol. 187(3):820-4, 2006
9. Hourani RG et al: Atypical MRI findings in Kearns-Sayre syndrome: T2 radial stripes. Neuropediatrics. 37(2):110-3, 2006

要　点

术语

- 黏多糖贮积病(MPS):分为 1~9 型
- 一大类溶酶体贮积病的统称
  - 以糖胺聚糖(GAG)降解障碍为特征表现
  - 未降解的 GAG 具有毒性,在多个器官内蓄积
  - MPS 的每一型都导致特定的 GAG 在溶酶体、细胞外基质中蓄积
  - 目前已知的有 11 种酶缺陷,会导致 7 种 MPS 亚型
    - MPS 的原型:MPS 1H[贺勒病(Hurler disease)]

影像

- GAG 蓄积导致的血管周围间隙(PVS)扩张
- MPS 中常见的 PVS 扩张出现的部位:胼胝体(CC),侧脑室三角区周围白质(WM)
  - 也可见于其他脑叶
- 病灶数目从单个到广泛多发均有

- 多发性骨发育不良(dysostosis multiplex),宽肋,三叉手(trident hands)
- 进行性齿突发育异常→寰枢椎半脱位;通过骨髓移植能部分改善

临床要点

- 预后及病情恶化速度取决于缺陷酶的具体类型
- 治疗:骨髓移植或静脉输注重组的相应酶(如在 MPS 1H 中输注 α-L-艾杜糖醛酸酶)
- 白质损害与智力缺陷有显著的相关性

诊断纲要

- 注意在中枢神经系统影像学中关注枕骨大孔,寻找是否存在颅椎交界处的压迫
- 气道问题:镇静麻醉中存在风险
- 并非所有 MPS 都有特征性面容,并且扩张的 PVS 在 MPS 中也并非常见
- 在矢状位影像中注意评估上段颈椎有助于建立诊断

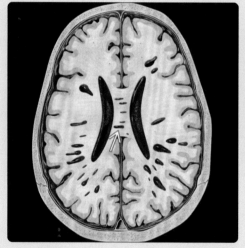
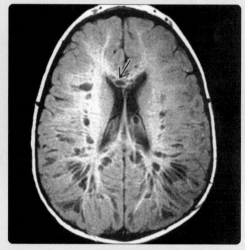

图 9-21　(左图)黏多糖贮积病轴位 MR 模式图。注意主要分布于白质区域的扩张的血管间隙,其在后部更为多见,并且胼胝体也可受累➡。(右图)一位儿童 MPS 1H 患者的轴位 T1WI 图像,注意主要分布于白质区域(包括胼胝体,➡)的血管周围间隙扩张。注意后部受累相对较重,此为 MPS 的一大特征

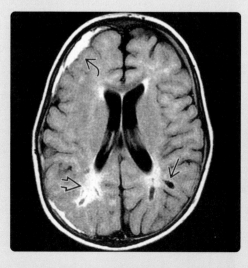
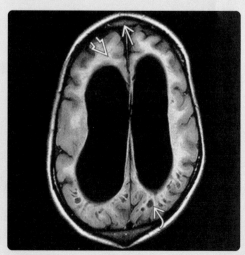

图 9-22　(左图)男性 MPS 2 患儿的轴位 FLAIR 图像,注意部分扩张的血管间隙➡被胶质增生的白质结构所环绕➡。注意一侧有一硬膜下血肿➡。MPS 合并髓外出血并不常见,但也偶见于合并血管病,存在外伤或有大片硬膜下渗出的患者中。(右图)另一学龄儿童 MPS 2 患者的轴位 FLAIR 图像,注意血管间隙扩张➡,白质高信号➡以及脑积水。注意典型的前部喙状结构(anterior beaking,➡)

术语

缩写

- 黏多糖贮积病(MPS)

定义

- 一大类溶酶体贮积病的统称
  - 以糖胺聚糖(GAG)降解障碍为特征表现
  - 未降解的 GAG 具有毒性,可在多个器官内蓄积
  - MPS 的每一型都导致特定的 GAG 在溶酶体、细胞外基质中蓄积
  - 目前已知的有 11 种酶缺陷,导致 MPS 的 7 个亚型
    - MPS 的原型:MPS 1H(贺勒病)

影像

一般特点

- 最佳诊断线索
  - 血管周围间隙(PVS),或称 Virchow-Robin 间隙(VRS),因 GAG 的贮积而扩张
- 位置
  - MPS 中 VRS 扩张的常见部位:胼胝体(CC),侧脑室三角区周围白质
    - 也可见于其他脑叶的白质
- 大小
  - 扩张的 VRS 大小不定,一般<5mm;偶尔可见极大的 VRS
  - 病灶数目从单个到不计其数均有
- 形态学
  - 呈类圆形或梭形,与静脉走行平行

X 线表现

- X 线摄片
  - 多发性骨发育不良(dysostosis multiplex),宽肋,三叉手(trident hands),J 形蝶鞍,一个滤泡中有多个排列紧密的牙齿,形成"玫瑰样"结构

CT 表现

- 平扫 CT
  - 额部喙状结构(beaking)形成,但无巨头畸形
  - CT 上很少见到巨头、白质低密度以及扩张的 VRS
  - 进行性加重的脑积水和脑萎缩
    - MPS 1:其中 25%以脑积水为早期表现
    - MPS 3B:严重的脑萎缩
- 增强 CT
  - 在颅椎交界(CVJ)处,可见与韧带、硬膜关系密切的血管翳增强影

MR 表现

- T1WI
  - 白质、CC、基底神经节(BG)呈筛状
    - 为被 GAG 充填的扩张的 VRS,又称为"贺勒孔"
    - 尤其见于 MPS 中病情较重者(如 MPS 1H,MPS 2)
    - 除 MPS 4(Morquio 病):CNS 不受累
  - 偶尔可发现蛛网膜囊肿(与硬膜 GAG 贮积有关)
- T2WI
  - VRS 周围白质高信号:提示胶质增生、水肿、脱髓鞘或髓鞘形成异常
  - 可伴或不伴斑点状白质信号

- FLAIR
  - VRS 与 CSF 等信号
  - VRS 周围高信号
- T1WI 增强
  - CVJ 处血管翳强化
- MRS
  - NAA 峰↓,胆碱/肌酐峰↑;于 3.7ppm 的峰提示 MPS
    - 诊断 MPS 后,该峰在骨髓移植(BMT)后峰值降低,提示病情好转
- 脊髓 MR 表现
  - 大多数 MPS 中均有 CVJ 受压表现
    - C2 硬膜肥大
    - 进行性齿突发育异常→寰枢椎半脱位;通过骨髓移植能部分改善
    - C1 后弓短小
  - 在存在 CVJ 受压征象的脊髓中,约有 50%存在 T2 高信号
  - 上腰段后凸
    - MPS 1H(贺勒病):下部喙状结构(beaking)形成
    - MPS 4(Morquio 病):中部喙状结构形成

影像推荐

- 最佳影像检查
  - 脑 MR
- 序列推荐
  - 基线 MR/MRS
  - 随访:主要随访并发症(CVJ 压迫,脑积水),骨髓移植治疗反应
  - 注意在 CNS 影像学中关注枕骨大孔,寻找是否存在 CVJ 压迫

鉴别诊断

腭-心-面综合征(22q11DS)

- VRS 扩张、斑片样病灶,前部为主
- 咽部颈动脉异常移位有助于诊断

伴 VRS 扩张的巨头畸形

- 一般没有典型的 CVJ 压迫以及额骨骨缝的喙状结构形成(beaking)

伊藤黑素减少症(hypomelanosis of Ito)

- VRS 扩张,脑室周围信号改变(较 MPS 信号更亮、持续更久)
- 可伴有半侧巨头畸形
- 特征性螺旋样皮损
- 不伴有额骨骨缝的喙状结构形成

围生期缺氧缺血性脑病

- 缺氧缺血性脑病继发的一过性囊性变→后可出现脑萎缩

正常 VRS

- 数目、大小变化较大

病理

一般特点

- 病因
  - 神经节苷脂贮积(神经元毒性)

第一篇 基于病理的诊断

- ○ 常染色体隐性遗传(除了 MPS 2 为 X 连锁遗传)
- 伴发的异常
  - ○ 皮肤黑素细胞增多(蒙古斑样斑点)
    - 大片的蓝色皮肤黑素沉着,但与典型蒙古斑在进展、持续时间上均有不同
  - ○ 器官、韧带等结构的 GAG 贮积
    - 肝脾肿大(HSM),脐疝
    - 多发性骨发育不良,关节挛缩
    - 动脉壁增厚(可有主动脉狭窄)、心瓣膜增厚
    - 硬膜增厚(枕骨大孔处可导致脊髓压迫)
    - 面部粗糙[旧称脂质软骨营养不良(gargoylism)]
    - 上气道梗阻(38%):黏膜下贮积→气管狭窄、异形,可导致插管困难;声带外形异常
  - ○ 胚胎-解剖学
    - 胎儿在子宫中时可能即可见扩张的 VRS

分期、分级和分类

- 根据缺陷的具体酶的种类建立诊断
  - ○ MPS 1H, MPS 1HS(Hurler/Hurler-Scheie 病):α-L-艾杜糖醛酸酶缺陷(4p16.3)
  - ○ MPS 2(Hunter 病):艾杜糖醛酸-2-硫酸酯酶缺陷(Xq28)
  - ○ MPS 3A(Sanfilippo 病):肝素-N-硫酸酯酶缺陷(17q25.3)
  - ○ MPS 4A(Morquio 病):半乳糖-6-硫酸酯酶缺陷(16q24.3)
  - ○ MPS 6(Maroteaux-Lamy 病):芳基硫酸酯酶 B 缺陷(5q11-q13)

大体病理和术中特征

- 脑膜增厚
- 脑切面呈现筛状外观

显微镜下特征

- MPS:糖胺聚糖在 VRS 及柔脑脊膜中聚集

临床要点

临床表现

- 最常见的症状/体征
  - ○ 典型的粗糙面容(在 MPS 3、6、7 型中相对表现较轻)
    - 巨舌,浓眉,扁平鼻梁
- 临床纲要
  - ○ MPS 1H 为 MPS 的原型疾病,在出生时表型基本正常
    - 角膜薄翳(除 MPS 2 以外):提示糖胺聚糖在角质细胞中的聚集
    - 智能障碍(除 MPS 2b、4、1HS 以外)
    - 关节挛缩,多发性骨发育不良,短粗手指,腕管综合征
    - 行走功能损害:脊髓性跛行(C1~2 脊髓病所致),以及主动脉狭窄导致的血管性跛行
    - 反复的上呼吸道感染,鼻分泌物增多,耳部感染,睡眠呼吸暂停,感音神经性耳聋
    - 中耳积液(73%),许多耳鼻喉科医生可在 MPS 诊断前发现该征象
    - 心脏瓣膜病:二尖瓣受累>主动脉瓣
    - MPS 3 可有皮肤水疱形成
  - ○ MPS 7 胎儿期可表现为项部透明带异常、胎儿水肿或孤立性腹水

人口学特征

- 年龄
  - ○ MPS 1H 在婴幼儿期即起病
- 性别
  - ○ MPS 2(Hunter 病)为 X 连锁遗传:见于男性
- 种族
  - ○ 不同的 MPS 亚型具有不同的地区分布特征
- 流行病学
  - ○ 每 29 000 活产婴儿约发生 1 例(澳大利亚数据)
    - MPS 1H:1/107 000 活产婴
    - MPS 2:1/165 000 活产男婴
    - MPS 3:1/58 000 活产婴
    - MPS 4A:1/640 000 活产婴
    - MPS 6:1/320 000 活产婴

病程和预后

- 白质病变情况与高级智能损害间存在显著相关性
- 病情恶化情况取决于缺陷酶的具体类型
  - ○ 不经治疗,MPS 1H 一般于起病 10 年内死亡
  - ○ MPS 2A 一般在青少年时期死亡(多因心血管事件)
  - ○ 其他亚型预后情况各有不同

治疗

- 酶替代治疗(如对 MPS 1H 可行 α-L-艾杜糖醛酸酶替代),造血干细胞移植,减少酶底物的治疗,基因治疗,抗炎药
  - ○ 目标:减少内脏器官中 GAG 的贮积,改善部分临床症状

诊断纲要

注意

- 气道问题:镇静、全身麻醉时存在风险

影像解读要点

- 并非所有 MPS 都有特征性面容,并且扩张的 PVS 在 MPS 中也并非常见
- 并非所有扩张的 VRS 都是 MPS
- 注意寻找 CVJ 受压征象
  - ○ 其为 MPS 中可治疗的因素
  - ○ 无 CVJ 压迫提示存在除了 MPS 之外其他的导致 VRS 扩张的因素

参考文献

1. Andrade F et al: Sanfilippo syndrome: Overall review: Mucopolysaccharidosis type III. Pediatr Int. ePub, 2015
2. Aronovich EL et al: Lysosomal storage disease: gene therapy on both sides of the blood-brain barrier. Mol Genet Metab. 114(2):83-93, 2015
3. Leone A et al: Spinal involvement in mucopolysaccharidoses: a review. Childs Nerv Syst. 31(2):203-12, 2015
4. Krishna SH et al: Congenital genetic inborn errors of metabolism presenting as an adult or persisting into adulthood: neuroimaging in the more common or recognizable disorders. Semin Ultrasound CT MR. 35(2):160-91, 2014
5. Noh H et al: Current and potential therapeutic strategies for mucopolysaccharidoses. J Clin Pharm Ther. 39(3):215-24, 2014
6. Tylki-Szymańska A: Mucopolysaccharidosis type II, Hunter's syndrome. Pediatr Endocrinol Rev. 12 Suppl 1:107-13, 2014
7. Wraith JE et al: Mucopolysaccharidosis type I. Pediatr Endocrinol Rev. 12 Suppl 1:102-6, 2014
8. Xing M et al: Radiological and clinical characterization of the lysosomal storage disorders: non-lipid disorders. Br J Radiol. 87(1033):20130467, 2014
9. Zafeiriou DI et al: Brain and spinal MR imaging findings in mucopolysaccharidoses: a review. AJNR Am J Neuroradiol. 34(1):5-13, 2013

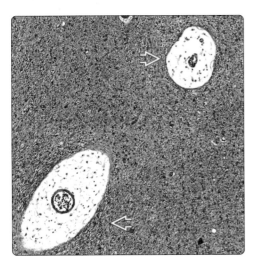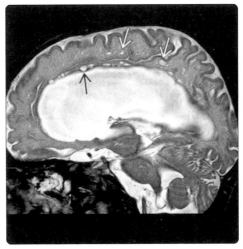

图 9-23 （左图）MPS 1HS 患者镜下病理（卢克索固蓝染色），可见血管周围间隙被黏多糖充填而扩张➡（Courtesy P. Shannon, MD）。（右图）10 岁男孩 MPS 2 患者的矢状位 T2WI 图像，可见因脑积水而扩张的脑室、舟状头畸形，以及大量扩张的血管周围间隙➡。注意典型的位于胼胝体内的扩张血管周围间隙➡

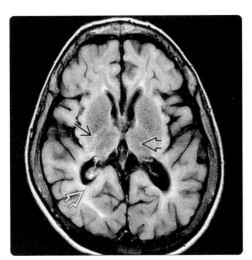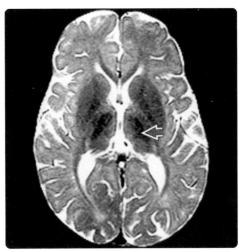

图 9-24 （左图）儿童 MPS 3 患者轴位 FLAIR 图像，注意由于异常髓鞘而产生的高信号分布于侧脑室三角区周围白质➡以及内囊➡。丘脑相对较小，呈现低信号➡。该患者丘脑的表现在其他 MPS 亚型中并不常见，且也可见于其他溶酶体疾病中。（右图）2 岁 MPS 3 患者的轴位 T2WI 图像，可见类似的丘脑低信号➡。注意髓鞘形成不良的白质部分呈现出异常的高信号

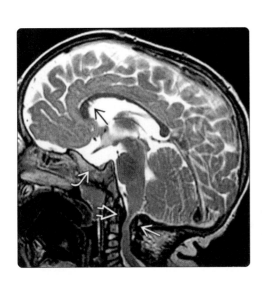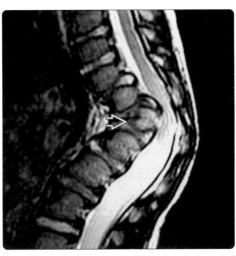

图 9-25 （左图）儿童 MPS 6 患者的矢状位 T2WI 图像，注意胼胝体中扩张的血管周围间隙（➡，MPS 典型表现）、舟状头畸形，以及异常形态的蝶鞍➡。上段颈髓受到显著压迫，分别来自前方的齿突血管翳➡以及后方的 C1 短小的后弓➡。（右图）MPS 1 患者矢状位 T2WI 图像，可见由于胸椎椎体病变导致的显著的胸腰段脊柱后凸➡。注意受压的脊髓圆锥

要　点

术语

- Tay-Sachs 病（TS），Sandhoff 病（SD）
- 以脑中 GM2 神经节苷脂贮积为特征表现的遗传性溶酶体贮积病
- TS 与 SD 可分为婴儿、儿童及成人型

影像

- 婴儿型：丘脑 T2 低信号、T1 高信号
- 儿童/成人型：小脑萎缩

鉴别诊断

- 克拉伯病（Krabbe disease）
- 青少年 GM1 神经节苷脂贮积病
- 神经元蜡样脂褐素沉积症
- 大理石样病变（status marmoratus）

病理

- 常染色体隐性遗传

- 在神经元溶酶体中贮积的 GM2 神经节苷脂导致神经变性、神经元凋亡以及继发的脱髓鞘/髓鞘形成不良

临床要点

- TS：在德系犹太人和法裔加拿大人中携带者比例可达 1 : 30
- SD、GM2 变异型 AB、儿童/成人型 GM2→泛种族（pan-ethnic）存在（在小种族中比例可较高）
- 临床表现
  - 婴幼儿：精神运动发育迟滞/倒退
  - 儿童/成人：非典型性脊髓小脑共济失调
- 婴幼儿起病的 GM2 预后很差
  - 一般在 4 岁之前死亡
- 治疗：支持治疗为主，控制抽搐；某些研究中的新治疗方案

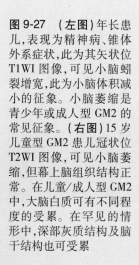
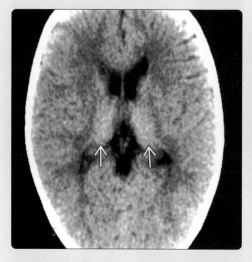
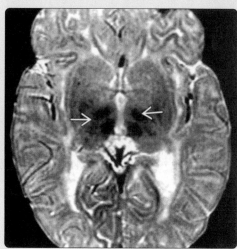

图 9-26　（左图）1 岁 Tay-Sachs 病患儿，表现为发育迟缓，其平扫 CT 图像中可见典型的双侧丘脑高密度征象➡。基底节相对体积更小、密度更低（未在本图中显示）。（右图）婴幼儿 Tay-Sachs 病患儿轴位 T2WI 图像，可见局限于腹侧丘脑的低信号➡，该表现与 Sandhoff 病征象恰相反。背侧丘脑（图中未显示）通常呈现出稍高信号

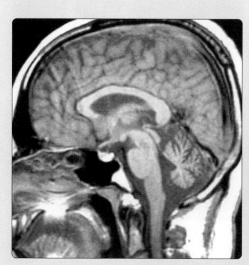
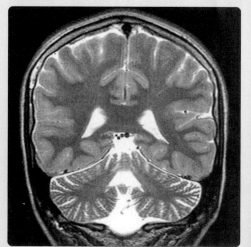

图 9-27　（左图）年长患儿，表现为精神病、锥体外系症状，此为其矢状位 T1WI 图像，可见小脑蚓裂增宽，此为小脑体积减小的征象。小脑萎缩是青少年或成人型 GM2 的常见征象。（右图）15 岁儿童型 GM2 患儿冠状位 T2WI 图像，可见小脑萎缩，但幕上脑组织结构正常。在儿童/成人型 GM2 中，大脑白质可有不同程度的受累。在罕见的情形中，深部灰质结构及脑干结构也可受累

术语

缩写

- 神经节苷脂贮积病(GM2)

同义词

- Tay-Sachs 病(TS),Sandhoff 病(SD)

定义

- 遗传性溶酶体贮积病
  - 以脑中 GM2 神经节苷脂贮积为特征表现
- 生化上可分为相互独立的 3 种类型,但临床中常难以鉴别
  - TS
  - SD
  - GM2 变异型 AB(罕见)
- TS 与 SD 可分为婴儿、儿童及成人型

影像

一般特点

- 最佳诊断线索
  - 婴儿型
    - 丘脑 T2 低信号、T1 高信号(CT 高密度)
    - 纹状体 T2 轻微高信号
  - 儿童/成人型
    - 小脑萎缩
- 位置
  - 婴儿型:丘脑,纹状体,大脑>>小脑白质(WM)
    - 胼胝体(CC)不受累
  - 儿童/成人型:小脑,大脑 WM
    - 罕见情况下,有纹状体、脑干(肿物样)受累
- 形态学
  - 深部灰质结构对称性受累
  - 晚期:萎缩

CT 表现

- 平扫 CT
  - 婴儿型
    - 丘脑高密度(典型表现,但不敏感)
    - 纹状体、WM 低密度
  - 儿童/成人型
    - 小脑萎缩
    - 伴或不伴大脑 WM 低密度
- 增强 CT
  - 无异常强化

MR 表现

- T1WI
  - 丘脑高信号
  - 纹状体信号变化性较大
  - 大脑 WM 低信号
- T2WI
  - TS:腹侧丘脑**低信号**而背侧丘脑**高信号**
  - SD:弥漫性丘脑低信号
  - 轻微的纹状体和大脑 WM 高信号
- DWI
  - TS 中,腹侧纹状体可有程度不等的弥散受限
- T1WI 增强
  - 无异常强化
- MRS
  - 婴儿型:NAA↓,胆碱峰↑,肌醇峰↑
  - 儿童/成人型:NAA↓,有报道称丘脑、大脑 WM 表现可正常

超声表现

- 婴儿型:丘脑回声可增强

影像推荐

- 最佳影像检查
  - MR(CT 可查得丘脑异常改变)

鉴别诊断

克拉伯病(Krabbe disease)

- 丘脑、尾状核、小脑齿状核高密度
- 大脑、小脑 WM 在 T2 上呈现高信号
- 胼胝体可受累

儿童型 GM1 神经节苷脂贮积病

- 影像学表现同 SD
- GM1 神经节苷脂在脑及其他脏器中贮积

神经元蜡样脂褐素沉积症

- 丘脑、苍白球高密度、T2 低信号
- 大脑、小脑萎缩

大理石样病变(status marmoratus)

- 丘脑萎缩并呈现高密度
- 壳核、中央沟周围区域萎缩
- 重度围生期脑缺血病史

病理

一般特点

- 一般病理特征
  - 因溶酶体酶 β-己糖胺酶 A 缺陷所导致的神经元内 GM2 神经节苷脂的贮积
- 胚胎-解剖学
  - GM2 神经节苷脂位于神经元细胞膜上,与细胞识别、突触形成等有关
  - 溶酶体 GM2 神经节苷脂降解需要 β-己糖胺酶 A(HexA)及 GM2 激活蛋白(GMAP)的参与
  - HexA 是由 α、β 亚基二聚而形成的 3 种同工酶中的一种
    - HexA=αβ 二聚体,HexB=ββ 二聚体,HexS=αα 二聚体
  - HexA、HexB 是最常见的 2 种类型,HexS 相对少见,其生理意义目前尚不清楚
  - HEXA(15q23-24)编码 α 亚基
  - HEXB(5q13)编码 β 亚基

- ○ GM2A(5q31.3-q33.1)编码 GMAP
- 遗传学
  - ○ 常染色体隐性遗传
  - ○ *HEXA* 突变(>100 种)导致 TS
  - ○ *HEXB* 突变(>30 种)导致 SD
  - ○ *GM2A* 突变(约 4 种)导致 GM2 变异型 AB
  - ○ 突变后 HexA 尚存部分活性(正常活性的 0.5%~4%)与症状较轻的儿童/成人型表型有关
- 病因
  - ○ 在神经元溶酶体中贮积的 GM2 神经节苷脂导致神经变性、神经元凋亡以及继发的脱髓鞘/髓鞘形成不良
    - 在髓鞘膜中贮积的 GM2 神经节苷脂可能与脱髓鞘有关
  - ○ GM2 神经节苷脂贮积导致细胞凋亡的具体机制尚不清楚
    - 小胶质细胞、巨噬细胞、星形细胞激活提示可能有炎症过程
    - 鼠 SD 模型中存在自身抗体提示可能有自身免疫过程参与

大体病理和术中特征

- 婴儿型:早期为巨头畸形,晚期为脑萎缩
  - ○ WM 胶样改变,伴或不伴空洞形成
- 儿童/成人型:小脑萎缩

显微镜下特征

- 神经元中 GM2 神经节苷脂贮积
- 胶质细胞、小脑浦肯野细胞、脊髓前角细胞、视网膜神经节细胞 GM2 神经节苷脂贮积相对轻微
- 电镜:神经元胞质、近端神经突起、轴突等结构中 GM2 神经节苷脂贮积于膜性胞质小体(membranous cytoplasmic bodies,MCB)中
  - ○ 细胞质中 MCB 可导致细胞扭曲、气球样变
  - ○ 近端神经突起中 MCB 可形成巨神经突(meganeurites)
- 髓鞘形成不良,脱髓鞘,沃勒变性
- 儿童/成人型 GM2:神经节苷脂在脊髓前角细胞、小脑神经元、基底神经节、脑干中贮积
  - ○ 有时 MCB 不可见
- SD:GM2(以及红细胞糖苷脂)还可贮积于其他内脏器官中

临床要点

临床表现

- 最常见的症状/体征
  - ○ 婴儿型
    - 精神运动发育迟滞/倒退
  - ○ 儿童/成人型
    - 非典型性脊髓小脑共济失调
  - ○ 其他症状/体征
    - 婴儿型:巨头畸形,肌张力低下,抽搐,视力丧失(90%可有黄斑部樱桃红点改变),对外界声响过度的惊跳反应
    - 儿童/成人型:构音障碍,锥体外系及锥体系功能障碍,周围神经病,口吃,精神病/抑郁障碍(病程晚期,出现率约 30%)

- 临床纲要
  - ○ 诊断:外周血白细胞、培养的皮肤成纤维细胞、羊膜液或绒毛膜活检检测 HexA 缺陷
  - ○ 若存在异常结果,应进行基因检测以评估具体的基因突变,除外等位基因假缺失的可能

人口学特征

- 年龄
  - ○ 婴儿型
    - 1 岁以内起病
  - ○ 儿童型
    - 一般 2~6 岁起病
  - ○ 成人型
    - 一般 10~30 岁起病
- 性别
  - ○ 无明确差异
- 流行病学
  - ○ TS
    - 德系犹太人、法裔加拿大人中携带者比例可达 1:30
    - 法裔加拿大人、卡津人(译者注:法裔加拿大人后裔的美国路易斯安那州人)中发病率↑
    - 一般人群中携带者频率较低
  - ○ SD、GM2 变异型 AB、儿童/成人型 GM2→泛种族(pan-ethnic)存在(在小种族中比例可较高)
  - ○ 基于携带者筛查、产前诊断的开展,美国和加拿大 TS 的发病率自 1970 年以后下降了超过 90%

病程和预后

- 婴儿型:快速进展的精神运动倒退,导致瘫痪、视力丧失、耳聋等;一般在 4 岁之前死亡
- 儿童型:进展稍慢,一般 5~15 岁死亡
  - ○ 死因通常为呼吸道感染
  - ○ 常经历数年的去大脑强直、植物状态而后死亡
- 成人型:偶有存活至 60~80 岁的报道

治疗

- 支持治疗,控制抽搐
- 目前研究中的新治疗:底物耗竭治疗,酶替代治疗,骨髓移植,基因治疗,药物伴护治疗(pharmacologic chaperone)

参考文献

1. Pretegiani E et al: Pendular nystagmus, palatal tremor and progressive ataxia in GM2-gangliosidosis. Eur J Neurol. 22(6):e67-9, 2015
2. Bisel B et al: GM1 and GM2 gangliosides: recent developments. Biomol Concepts. 5(1):87-93, 2014
3. Cachón-González MB et al: Reversibility of neuropathology in Tay-Sachs-related diseases. Hum Mol Genet. 23(3):730-48, 2014
4. Deik A et al: Atypical presentation of late-onset Tay-Sachs disease. Muscle Nerve. 49(5):768-71, 2014
5. Hall P et al: Diagnosing Lysosomal Storage Disorders: The GM2 Gangliosidoses. Curr Protoc Hum Genet. 83:17.16.1-8, 2014
6. Harlalka GV et al: Mutations in B4GALNT1 (GM2 synthase) underlie a new disorder of ganglioside biosynthesis. Brain. 136(Pt 12):3618-24, 2013
7. Jamrozik Z et al: Late onset GM2 gangliosidosis mimicking spinal muscular atrophy. Gene. 527(2):679-82, 2013
8. Sandhoff K et al: Gangliosides and gangliosidoses: principles of molecular and metabolic pathogenesis. J Neurosci. 33(25):10195-208, 2013
9. Al-Maawali A et al: Diagnostic approach to childhood-onset cerebellar atrophy: a 10-year retrospective study of 300 patients. J Child Neurol. 27(9):1121-32, 2012

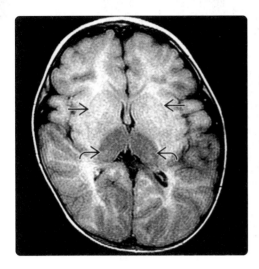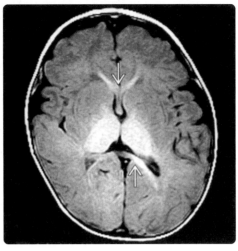

图 9-28 （左图）1 岁 Sandhoff 病（婴儿型）患者轴位 FLAIR 图像，可见丘脑弥漫性低信号➡️，纹状体➡️则呈现弥漫高信号。此年龄在 FLAIR 图像上评估 WM 很困难。（右图）同一患者的 T1WI 图像，可见对称性丘脑高信号以及大脑 WM 弥漫性低信号（提示髓鞘形成不良/脱髓鞘）。此年龄 T2WI 图像中应出现完全髓鞘化征象。注意胼胝体不受累（表现为正常高信号，➡️）

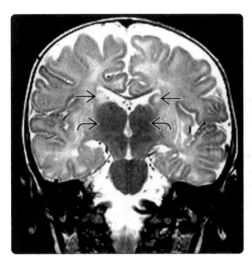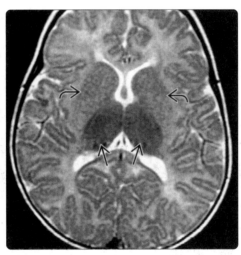

图 9-29 （左图）1 岁 Sandhoff 病（婴儿型）患者冠状位 T2WI 图像，注意丘脑弥漫性低信号➡️，纹状体则呈现异常高信号，尤其是尾状核区域➡️。大脑 WM 也呈现出轻微的高信号。（右图）7 月龄 Sandhoff 病患者轴位 T2WI 图像，可见丘脑对称性低信号➡️。壳核➡️为轻微高信号，以后部为主。髓鞘化程度基本正常

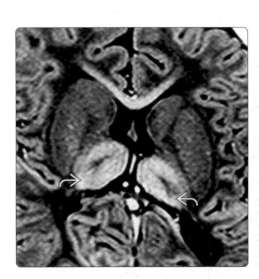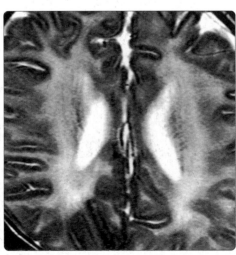

图 9-30 （左图）2 岁 Sandhoff 病患者轴位 T1WI 图像，注意对称性丘脑高信号➡️。中央的低信号灶为非典型表现。除胼胝体不受累因而呈现正常高信号之外，大脑白质大都呈现低信号。（右图）同一患者的轴位 T2WI 图像，可见弥漫性 WM 高信号，提示重度髓鞘形成不良/脱髓鞘。大脑皮质基本正常

要　点

术语

- 溶酶体贮积病
  - 由芳基硫酸酯酶 A（ARSA）缺陷所致
  - 导致 CNS、PNS 脱髓鞘病变
- 3 种临床类型
  - 晚期婴儿型（最常见），儿童型，成人型

影像

- 最佳诊断线索：位于大脑半球深部脑白质（WM）的融合的蝴蝶样 T2 高信号
  - 早期：皮质下 U 纤维不受累
    - 首先受累：胼胝体压部，顶枕部 WM
    - 病变迅速向额部、颞部 WM 发展
  - 晚期：可累及皮质下 U 纤维
- 静脉周围髓鞘不受累：可形成虎斑/豹纹样表现（tigroid/Leopard pattern）
- WM 无强化

- 有脑神经、马尾结构强化的报道

鉴别诊断

- 佩-梅病（PMD）
- TORCH 感染
- 假性 TORCH 感染
- 脑室周围白质软化症
- Sneddon 综合征（芳基硫酸酯酶 A 假性缺乏症）
- 克拉伯病
- 伴白质脑病和囊性变的巨头畸形

临床要点

- 临床纲要：幼儿出现视动功能障碍以及腹痛

诊断纲要

- 成人出现原因不明的腿部痉挛，应排查 X 连锁肾上腺脑白质营养不良/肾上腺脊髓神经病（如 MLD）

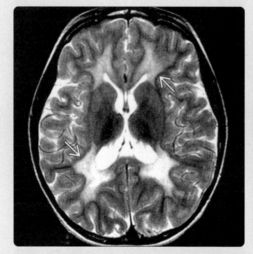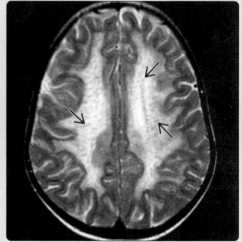

图 9-31　（左图）轴位 T2WI 图像中可见异染性脑白质营养不良中典型的双侧蝴蝶样 WM 受累征象。注意疾病早期内囊、外囊以及皮质下 U 纤维不受累➡。（右图）轴位 T2WI 图像可见双侧 WM 高信号但皮质下 U 纤维不受累。静脉周围髓鞘不受累的特征使 WM 中呈现出斑点状的低信号改变➡，为 MLD 中的典型"虎斑/豹纹样"表现（tigroid/Leopard pattern）

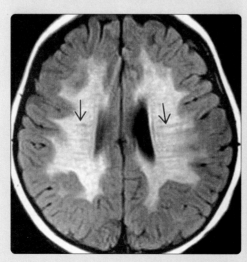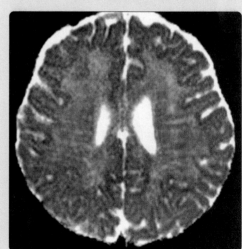

图 9-32　（左图）轴位 FLAIR 图像，可见 MLD 中典型的位于双侧 WM 的融合性病变以及典型的虎斑/豹纹样表现➡。（右图）轴位 ADC 图像可见受累 WM 区域呈现高信号，提示弥散增高，即可能的间质水肿。在活跃的脱髓鞘区域，有时可发现弥散减低，提示可能存在细胞毒性水肿

术语

缩写

- 异染性脑白质营养不良(MLD)

同义词

- 硫酸脑苷脂沉积症(sulfatide lipoidosis)

定义

- 溶酶体贮积病
  - 由芳基硫酸酯酶 A(ARSA)缺陷所致
  - 导致 CNS、PNS 脱髓鞘病变
- 3 种临床类型:晚期婴儿型(最常见),儿童型,成人型

影像

一般特点

- 最佳诊断线索
  - 位于大脑半球深部脑白质(WM)的融合的蝴蝶样 T2 高信号
- 位置:大脑半球深部 WM
  - 早期:皮质下 U 纤维不受累
    - 首先受累:胼胝体压部,顶枕部 WM
    - 病变迅速向额部、颞部 WM 扩散
  - 晚期:可累及皮质下 U 纤维
- 形态学:对称、融合性脑室周围(PV)及深部 WM 的 T2 高信号

CT 表现

- 平扫 CT:中央大脑半球 WM 对称性低密度,晚期可出现脑萎缩
- 增强 CT:无异常强化(无炎症改变)
- CT 灌注成像:大脑半球 WM 灌注↓

MR 表现

- T1WI
  - 早期:PV/深部 WM 低信号
  - 晚期:脑萎缩
- T2WI
  - 早期
    - 融合性(蝴蝶样)PV 高信号
    - 静脉周围髓鞘不受累:虎斑/豹纹样改变
    - 皮质下 U 纤维不受累
  - 晚期
    - 皮质下 WM 进行性受累
    - 皮质下 U 纤维、胼胝体、锥体束、内囊受累
    - 脑萎缩
- 质子密度成像:PV/深部 WM 高信号
- FLAIR:蝴蝶样脑室周围高信号
- T2*GRE:无点状出血
- DWI:活跃脱髓鞘区域可有弥散受限
- T1WI 增强:无 WM 强化
  - 有脑神经、马尾结构强化的报道
- MRS:胆碱峰↑,伴或不伴肌醇峰↑

影像推荐

- 最佳影像检查

- 对于无症状却存在酶缺陷的家庭成员进行 MR、MRS 检查
- 序列推荐
  - MR:包括 FLAIR
  - MRS:注意在中央大脑半球 WM 取样

鉴别诊断

佩-梅病(PMD)

- 一般于新生儿、婴儿期起病
- 髓鞘形成不良,没有髓鞘破坏的证据
- 可有小脑萎缩

TORCH 感染

- 位于 WM 的程度可变的高信号(脱髓鞘与胶质增生)
- 非进展性
- 取决于病因,可能有程度不等的钙沉积

假性 TORCH 感染

- 进行性大脑、小脑脱髓鞘
- 脑干、基底神经节、PV 钙沉积
- CSF 中神经递质水平↑

脑室周围白质软化症

- 通常为分布于 PV 的对称性 T2 高信号
- PV 体积减少(非进展性)
- 痉挛性双瘫或四肢瘫

Sneddon 综合征(芳基硫酸酯酶 A 假性缺乏症)

- 脱髓鞘
  - 可能由缺氧事件所诱发
- PV 部位 WM 呈现 T2 高信号
- 皮肤活检可确诊

克拉伯病

- 小脑 WM 早期受累
- CT 可见丘脑高密度

伴白质脑病和囊性变的巨头畸形

- 存在巨头畸形,病情缓慢进展,一般认知功能不受累

病理

一般特点

- 一般病理特征
  - ARSA 缺陷导致系统性硫苷脂贮积
    - 在 CNS、PNS、胆囊的贮积可导致症状
    - 在肾脏、肾上腺、胰腺、肝脏的贮积一般不导致症状
  - 诊断要点
    - 尿中硫苷脂水平↑
    - 成纤维细胞/白细胞中 ARSA 活性↓
- 遗传学:常染色体隐性遗传
  - ARSA 基因位于 22q13.31-qter
  - 存在>110 种突变
  - 晚期婴儿型由导致 ARSA 活性极度下降的突变所致
  - 儿童/成人型中尚存一定的 ARSA 活性
- 病因

○ ARSA 活性↓或缺乏→溶酶体中硫苷脂贮积↑
→脱髓鞘病变
- 伴发的异常：胆囊疾病

大体病理和术中特征

- 早期
  ○ 脑组织增大，脱髓鞘改变
  ○ WM 无炎症征象
- 晚期
  ○ 进行性大脑半球脱髓鞘
  ○ 大脑萎缩

显微镜下特征

- CNS
  ○ 胶质细胞、神经元、施万细胞、巨噬细胞中存在
  PAS 染色（+）的异染性物质贮积
  ○ 质膜内存在硫苷脂贮积
  ○ 髓鞘内层存在含有硫苷脂的膜包含体
  ○ 脱髓鞘改变可能非常重，但缺乏相应的炎症反
  应征象
  ○ 在晚期婴儿型中，硫苷脂成分通常很高

临床要点

临床表现

- 最常见的症状/体征
  ○ 晚期婴儿型
    - 一般在 2 岁前隐匿起病
    - 斜视，步态异常，共济失调，肌无力，肌张力低下
    - 眼底黄斑处可有樱桃红点
    - 延髓性麻痹征象→进行性肌张力低下→去大
    脑状态→视神经萎缩
    - 通常在诊断后 4 年内死亡
  ○ 儿童型
    - 一般在 5~10 岁之间起病
    - 学习成绩差（非言语学习功能障碍）
    - 痉挛性步态，共济失调，智能障碍
    - 腱反射活跃
    - 痉挛进行性加重→进行性痴呆→去大脑状态
    →抽搐
    - 很少存活过 20 岁
  ○ 成人型
    - 可晚至 60 岁起病
    - 表现
      □ 可表现类似于多发性硬化（MS）
      □ 痴呆，精神分裂症
      □ 原因不明的腿部痉挛
      □ 进行性皮质核束（主要为球部）、皮质脊髓
      束、小脑损害
- 临床纲要：幼儿出现视动功能障碍以及腹痛

人口学数据

- 年龄：随临床类型不同而不同
- 性别：无明确差异
- 流行病学：美国所有 MLD 类型活产婴发病率约
1：10 万
  ○ Habbanite 犹太人中约 1：75 活产婴发病率
  ○ Navajo 印第安人中约 1：2 500 活产婴发病率

病程和预后

- 随临床类型不同而不同

治疗

- 造血干细胞、骨髓、脐带血移植
  ○ 可能阻止运动功能及智能的进一步恶化
  ○ 造血干细胞移植能稳定病情，甚至能改善 WM
  病变状况
  ○ 骨髓/脐带血移植效果目前无统一结论
    - 一般仅在晚期婴儿型的病程早期或儿童/成
    人型使用
- 试验性治疗：慢病毒载体介导的 ARSA 基因治疗

诊断纲要

注意

- 若 WM 受累表现为"极重的 MLD"，例如累及内
囊、脑干等结构→应考虑如下的鉴别诊断：
  ○ 假性 TORCH 感染
  ○ 伴白质脑病和囊性变的巨头畸形
- 成人出现原因不明的腿部痉挛，应排查 X 连锁肾
上腺脑白质营养不良/肾上腺脊髓神经病（如
MLD）

影像解读要点

- 大脑半球白质的蝴蝶样受累区域
- T2WI 图像上虎斑/豹纹样改变
- 早期皮层下 U 纤维不受累
- 白质无强化表现

参考文献

1. Aronovich EL et al: Lysosomal storage disease: gene therapy on both sides of the blood-brain barrier. Mol Genet Metab. 114(2):83-93, 2015

2. Zerah M et al: Intracerebral Gene Therapy Using AAVrh.10-hARSA Recombinant Vector to Treat Patients with Early-Onset Forms of Metachromatic Leukodystrophy: Preclinical Feasibility and Safety Assessments in Nonhuman Primates. Hum Gene Ther Clin Dev. ePub, 2015

3. Ahmed RM et al: A practical approach to diagnosing adult onset leukodystrophies. J Neurol Neurosurg Psychiatry. 85(7):770-81, 2014

4. Musolino PL et al: Hematopoietic stem cell transplantation in the leukodystrophies: a systematic review of the literature. Neuropediatrics. 45(3):169-74, 2014

5. Müller vom Hagen J et al: Leukodystrophies underlying cryptic spastic paraparesis: frequency and phenotype in 76 patients. Eur J Neurol. 21(7):983-8, 2014

6. van Egmond ME et al: Improvement of white matter changes on neuroimaging modalities after stem cell transplant in metachromatic leukodystrophy. JAMA Neurol. 70(6):779-82, 2013

7. Groeschel S et al: Cerebral gray and white matter changes and clinical course in metachromatic leukodystrophy. Neurology. 79(16):1662-70, 2012

8. Gieselmann V et al: Metachromatic leukodystrophy–an update. Neuropediatrics. 41(1):1-6, 2010

9. Haberlandt E et al: Peripheral neuropathy as the sole initial finding in three children with infantile metachromatic leukodystrophy. Eur J Paediatr Neurol. 13(3):257-60, 2009

10. Singh RK et al: Isolated cranial nerve enhancement in metachromatic leukodystrophy. Pediatr Neurol. 40(5):380-2, 2009

11. Pierson TM et al: Umbilical cord blood transplantation for juvenile metachromatic leukodystrophy. Ann Neurol. 64(5):583-7, 2008

12. Görg M et al: Stabilization of juvenile metachromatic leukodystrophy after bone marrow transplantation: a 13-year follow-up. J Child Neurol. 22(9):1139-42, 2007

13. Maia AC Jr et al: Multiple cranial nerve enhancement: a new MR imaging finding in metachromatic leukodystrophy. AJNR Am J Neuroradiol. 28(6):999, 2007

14. Patay Z: Diffusion-weighted MR imaging in leukodystrophies. Eur Radiol. 15(11):2284-303, 2005

15. van der Voorn JP et al: Histopathologic correlates of radial stripes on MR images in lysosomal storage disorders. AJNR Am J Neuroradiol. 26(3):442-6, 2005

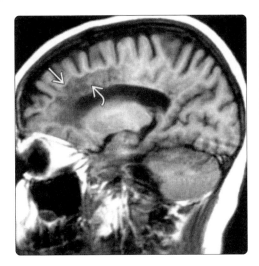

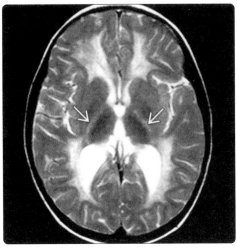

图 9-33 （左图）矢状位 T1WI 图像，可见脑室周围及深部白质片状低信号，但皮质下 U 纤维不受累➡。尽管矢状位上不甚明显，仍然可以看见散在的静脉周围髓鞘因为不受累而呈现出的高信号斑点➡。（右图）轴位 T2WI 图像，可见典型的见于 MLD 的蝴蝶样 WM 受累模式。尽管皮层下 U 纤维未受累，内囊后肢却已受累➡

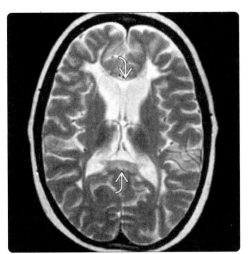

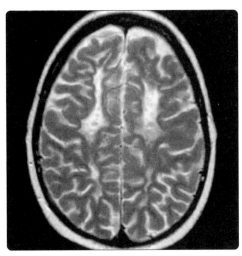

图 9-34 （左图）迟发性 MLD 患者轴位 T2WI 图像，尽管已经存在 WM 体积减少，仍然可识别出特征性蝴蝶样 WM 受累模式。注意侧脑室因脑萎缩而有所扩张，基底神经节也有所萎缩。胼胝体则呈现为高信号➡。（右图）同一患者轴位 T2WI 图像，可见位于 WM 中的融合性高信号及显著的 WM 萎缩。尽管该患者皮层下 U 纤维未受累，在病程晚期 U 纤维常常受累

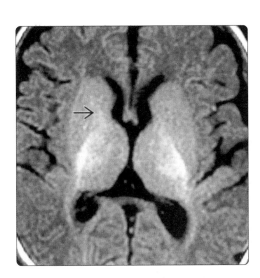

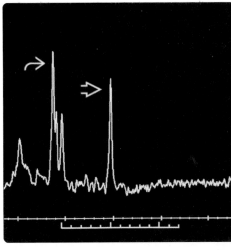

图 9-35 （左图）4 月龄婴儿 MLD 患者接受骨髓移植治疗后轴位 T1WI 图像。除内囊前肢部分区域存在轻微的髓鞘成熟延迟➡以外，大部分结构均正常。（右图）同一患者脑室旁 WM 采集的单体素 MRS（回波时间＝288ms）可见胆碱峰升高➡。该年龄段正常情况下应为 NAA 峰最为突出➡

要　点

术语

- 常染色体隐性遗传,进行性神经变性白质营养不良,同时累及中枢与周围神经系统

影像

- CT 上可见丘脑、基底神经节对称性高密度
- 视神经、其他脑神经增粗
- 双侧对称性深部脑室旁白质(WM)高信号,可相互融合
- T2WI 上可见小脑 WM 高信号
  - 齿状核旁可见环状 WM 高信号改变
- 皮质脊髓束 FA↓
- 腰神经根可存在强化
- MRS:显著的胆碱峰↑、肌醇峰↑;NAA 峰中度↓;轻度的乳酸蓄积征象

病理

- 溶酶体半乳糖脑苷脂-β-半乳糖苷酶(GALC)缺陷
  - 导致鞘氨醇半乳糖苷贮积,浓度可高于正常值 100 倍
  - 鞘氨醇半乳糖苷具有神经毒性
- 婴儿型最为常见、最为严重
- 可出现"球状细胞",实为吞噬了 PAS(+)半乳糖脑苷脂的巨噬细胞
  - 可见于增大的视神经中

临床要点

- 以易激惹性为最常见的临床表现
- 在纽约、伊利诺伊斯已经有新生儿筛查项目
- 干细胞移植可暂缓疾病进展

图 9-36 (左图)6 月龄婴儿,表现为易激惹、喂养困难,此为其平扫 CT 图像,可见双侧丘脑异常高密度➡。(右图)18 月龄克拉伯病患儿平扫 CT,可见丘脑处点状高密度影➡。婴儿型克拉伯病是少数的几种 CT 表现可先于 MR 表现而出现的白质营养不良性疾病之一;然而,在无症状新生儿中,DTI 成像已能检测到皮质脊髓束的 FA↓

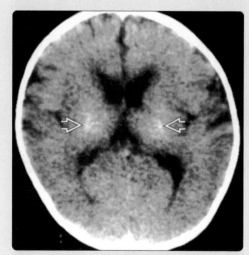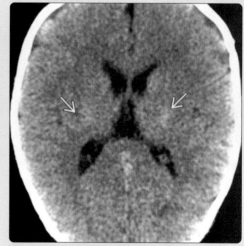

图 9-37 (左图)8 月龄克拉伯病患儿轴位 T1WI 图像,可见双侧小脑核团门处存在异常低信号➡。CT 上高密度通常在 T1WI 上呈现为低信号。(右图)同一患者的轴位 T2WI 图像,可见小脑核团周围的高信号(核团门部水肿,➡)、低信号(小脑核团,➡)、高信号(小脑白质,➡)改变。克拉伯病是少数几种在早期即在影像学中有小脑征象的白质营养不良性疾病之一

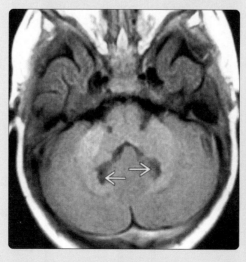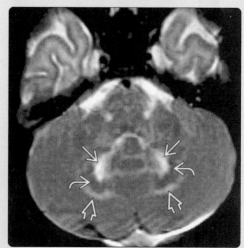

四、克拉伯病

术语

缩写

- 球状细胞脑白质营养不良(GLD)

同义词

- 克拉伯病(Krabbe disease)

定义

- 常染色体隐性遗传,进行性神经退行性白质营养不良,同时累及中枢与周围神经系统

影像

一般特点

- 最佳诊断线索
  - 婴儿起病,以易激惹为主要表现,CT 见双侧丘脑、放射冠、尾状核体高密度
- 位置
  - 丘脑,基底神经节(BG),脑白质(WM),皮质脊髓束和锥体束,PNS

CT 表现

- 平扫 CT
  - 双侧对称的丘脑、BG、放射冠、小脑高密度
    - 伴钙化的球状细胞聚集
    - 可随时间逐渐消退
  - 深部脑室旁 WM 低密度
  - 进行性脑萎缩可出现继发性小头畸形

MR 表现

- T1WI
  - 深部、脑室旁 WM 低信号
  - 丘脑、BG 模糊的高信号
  - 视神经、其他脑神经增粗
- T2WI
  - 对称性深部脑室旁 WM 融合性高信号
    - 皮质下 U 纤维不受累
    - 一般先累及皮质脊髓束,随病程进展受累范围逐渐增大
    - 丘脑低信号
  - 小脑 WM 高信号
    - 齿状核附近可出现环状信号
  - 成人起病者常累及胼胝体
- FLAIR
  - 在年长儿中对 WM 高信号的描绘更为清晰
- DWI
  - 在新生儿患者中,皮质脊髓束 FA 显著降低
  - 弥散张量各向异性地图→弥散各向异性减低
    - BG、小脑中脚、内囊、胼胝体、脑室周 WM 部分各向异性值(RA)存在差异
    - 在干细胞移植治疗后,RA 值有所增加
- T1WI 增强
  - 脑神经、腰神经根增强

- MRS
  - 婴儿型:显著的胆碱峰、肌醇峰↑;中等程度的 NAA 峰↓;可有轻微的乳酸蓄积
  - 晚期婴儿型-儿童型:胆碱峰、肌醇峰↑;轻度 NAA 峰↓
  - 成人:轻度的胆碱峰、肌醇峰↑,可与正常差别不大

影像推荐

- 最佳影像检查
  - 增强 MR 及 DTI
- 序列推荐
  - 注意脑神经的病变
  - 应考虑行平扫 CT 检查,评估丘脑高密度

鉴别诊断

神经元蜡样脂褐素沉积症

- 又称为 Batten 病
- CT 上丘脑也可有高密度
- 进行性大脑萎缩

GM2 神经节苷脂贮积病

- 如 Tay-Sachs 病
- 因 1 个或数个突变为隐性遗传的基因(*HEXA*,*HEXB*,*HEXS*)突变所致的溶酶体贮积病
- 丘脑上 CT 高密度/低信号;WM 中斑点样高信号

1 型神经纤维瘤病

- 视神经增粗(视神经胶质瘤)
- WM 斑点样信号异常
- 非进展性病程;在婴儿期一般无易激惹等表现

异染性脑白质营养不良(MLD)

- WM 进展性 T2WI 高信号
- 病程早期皮质下 U 纤维不受累

病理

一般特点

- 病因
  - 基因缺陷导致的溶酶体半乳糖脑苷脂-β-半乳糖苷酶(GALC)缺陷
    - GALC 参与催化从鞘氨醇半乳糖苷及半乳糖神经酰胺中去除半乳糖,而生成鞘氨醇、神经酰胺
      - 半乳糖脑苷脂半乳糖苷酶 2 及 3 可以催化分解半乳糖神经酰胺,但无法催化鞘氨醇半乳糖苷分解
    - 导致鞘氨醇半乳糖苷贮积,可达到正常浓度的 100 倍
      - 鞘氨醇半乳糖苷具有神经毒性(尤其对于少突胶质细胞)→少突胶质细胞破坏
    - 鞘氨醇半乳糖苷贮积可导致
      - AP-1 上调(促凋亡通路)
      - NF-κB 通路下调(抗凋亡通路)

○ 磺基转移酶可能也存在缺陷,提示半乳糖神经酰胺降解途径可能更为复杂
- 遗传学
  ○ 常染色体隐性遗传溶酶体贮积病
  ○ 致病基因定位于 14 号染色体(14q24.3~14q32.1)且已被克隆
    - 起病年龄、进展速度及病情严重程度与具体突变类型有关
    - 目前以确认了 65 种突变且具有基因多态性

分期、分级和分类

- 婴儿型:一般 2 岁前起病
  ○ 最常见,病情最重
- 晚期婴儿-儿童型:2 岁后起病
- 成人型:一般 10 岁以后起病
  ○ 皮质脊髓束、锥体束受累症状
  ○ 表现类似周围神经病
  ○ 可多年无法确诊

大体病理和术中特征

- 脑组织偏小、萎缩

显微镜下特征

- 髓鞘脱失,伴随星形胶质细胞增生及髓鞘形成异常
  ○ 显著的少突胶质细胞丢失
- 血管周围脱髓鞘区域可见巨大的多核"球状细胞"及单核的上皮样细胞
  ○ "球状细胞"即吞噬了大量 PAS 染色(+)半乳糖脑苷脂的巨噬细胞
- 脱髓鞘最常见于大脑、小脑、脑干、脊髓,周围神经存在节段性受累
- 在增粗的视神经中也可见"球状细胞"
- 汗腺上皮细胞附近也可见"球状细胞"

临床要点

临床表现

- 最常见的症状/体征
  ○ 新生儿型:以极度易激惹性为最常见表现
    - 可有反复抽搐
    - 对感觉刺激的极度敏感(如听觉过敏),发热,喂养困难,生长发育障碍,视神经萎缩,皮质性盲
  ○ 婴幼儿-儿童型
    - 视力损害,小脑性共济失调,痉挛,多神经病,痴呆,精神病
  ○ 成人型
    - 偏瘫,痉挛性偏瘫,小脑性共济失调,高级智能损害,视力损害,多发性周围神经病,弓形足(talipes cavus)
- 临床纲要
  ○ 通过白细胞/培养的成纤维细胞 β-半乳糖苷酶活性检测可确诊
  ○ 当前有分子诊断可用于基因咨询、产前诊断
  ○ 在纽约、伊利诺伊斯已经有新生儿筛查项目

人口学特征

- 性别

○ 无明确差异
- 种族
  ○ 绝大多数患者都有欧洲血统,但该病可见于几乎所有种族
- 流行病学
  ○ 美国和欧洲发病率约 1:10 万
  ○ 瑞典发病率 1:50 000~1:25 000
  ○ 以色列 Druze 族群发病率约 6:1 000

病程和预后

- 新生儿型:快速进展,一般在 2 岁前死亡
  ○ 运动功能损害→四肢瘫
  ○ 随着 PNS 受累,可由硬瘫逐渐转换为软瘫
  ○ 视力丧失
- 婴幼儿-儿童型:病情进展稍慢
- 成人型:表现多样,进展更为缓慢
  ○ 即使已有相应症状,MR 仍可多年无异常发现
- 主要死因为各种并发症、后遗症(如感染)

治疗

- 造血干细胞移植
  ○ 对于表现较为温和的亚型,可延缓甚至终止疾病进展
  ○ 临床、影像学进展可能停止,甚至逆转

诊断纲要

注意

- 当考虑脑白质营养不良时,需行增强 MR 检查
- 当新生儿出现极度易激惹时,考虑克拉伯病可能

影像解读要点

- 在 CT 的深部灰质核团中寻找模糊的高密度

参考文献

1. Gupta A et al: Regional differences in fiber tractography predict neurodevelopmental outcomes in neonates with infantile Krabbe disease. Neuroimage Clin. 7:792-8, 2015
2. Zuccoli G et al: Midbrain morphology reflects extent of brain damage in Krabbe disease. Neuroradiology. ePub, 2015
3. Ahmed RM et al: A practical approach to diagnosing adult onset leukodystrophies. J Neurol Neurosurg Psychiatry. 85(7):770-81, 2014
4. Krishna SH et al: Congenital genetic inborn errors of metabolism presenting as an adult or persisting into adulthood: neuroimaging in the more common or recognizable disorders. Semin Ultrasound CT MR. 35(2):160-91, 2014
5. Liao P et al: Phenotypic variability of krabbe disease across the lifespan. Can J Neurol Sci. 41(1):5-12, 2014
6. Poretti A et al: Novel diffusion tensor imaging findings in Krabbe disease. Eur J Paediatr Neurol. 18(2):150-6, 2014
7. Reddy AS et al: Central nervous system pathology progresses independently of KC and CXCR2 in globoid-cell leukodystrophy. PLoS One. 8(6):e64647, 2014
8. Udow S et al: Prolonged survival and serial magnetic resonance imaging/magnetic resonance spectroscopy changes in infantile Krabbe disease. Pediatr Neurol. 47(4):299-302, 2012
9. Beslow LA et al: Thickening and enhancement of multiple cranial nerves in conjunction with cystic white matter lesions in early infantile Krabbe disease. Pediatr Radiol. 38(6):694-6, 2008
10. Patel B et al: Optic nerve and chiasm enlargement in a case of infantile Krabbe disease: quantitative comparison with 26 age-matched controls. Pediatr Radiol. 38(6):697-9, 2008

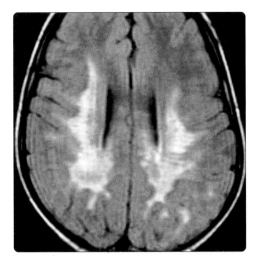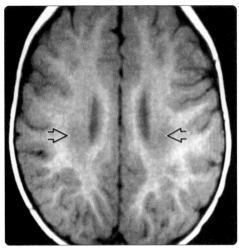

图 9-38 （左图）4 岁克拉伯病患儿经造血干细胞移植治疗后轴位 FLAIR 图像，可见位于脑室周围的融合性高信号影，主要累及额叶后部及顶叶区域。（右图）同一患者的 T1WI 图像，可见箭头所指的低信号区域，范围与病变区域大致相同但信号更不明显。上述病变在造血干细胞移植治疗后未再进展

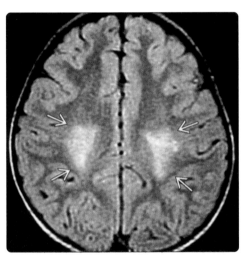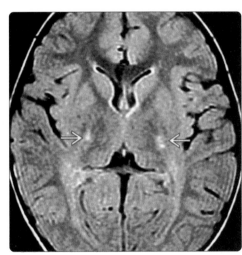

图 9-39 （左图）30 岁的儿童型克拉伯病患者轴位 FLAIR 图像，可见位于双侧放射冠的异常高信号。对称性皮质脊髓束受累是球状细胞脑白质营养不良的特征性改变。（右图）同一患者的轴位 FLAIR 图像可见皮质脊髓束内囊部分对称性高信号。该病的婴儿-儿童亚型以相对较慢的进展速度为特征

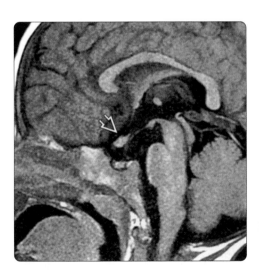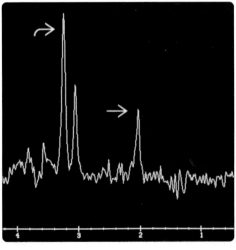

图 9-40 （左图）克拉伯病患儿矢状位 T1WI 图像，可见显著的位于视神经的局部强化。视神经强化是该病在脑白质营养不良性疾病中的一大特征表现，其由 Krabbe 本人在其描述此病的论文中提及。（右图）同一患者受累 WM 区域 MRS 结果，可见升高的胆碱峰以及降低的 NAA 峰。尽管该表现并非克拉伯病特有，但该征象与病情大致平行，若未经治疗会进一步进展

五、法 布 里 病

要　点

术语

- 法布里病(Fabry disease,FD)

影像

- 平扫 CT
  - 位于丘脑枕部、苍白球、壳核、黑质和小脑齿状核的钙沉积
- MR 可发现早期改变
  - 深部灰质核团 T1 高信号
  - 丘脑枕部外侧 T1 高信号对 FD 具有诊断意义
  - 脑室周围 WM、深部灰质 T2/FLAIR 高信号

鉴别诊断

- 内分泌疾病
  - 甲状旁腺功能亢进,甲状旁腺功能减退,假性甲状旁腺功能减退,甲状腺功能减退
- HIV 相关矿化钙化微血管病(HIV-associated mineralizing calcific microangiopathy)
- Fahr 病

病理

- X 连锁糖鞘脂代谢异常
- α-半乳糖苷酶 A 活性减低/缺乏
- 血管内皮中糖鞘脂贮积
  - 导致血管内径减小
  - 可导致血管事件(心肌缺血,卒中)

临床要点

- 40~50 岁时,可出现神经系统并发症
- 酶替代治疗可能有效

诊断纲要

- 对于存在白质病变、基底神经节/丘脑枕部钙化的青年男性患者,应考虑 FD 的诊断

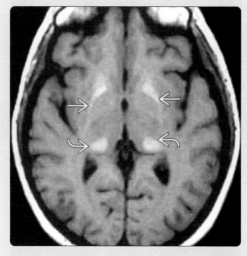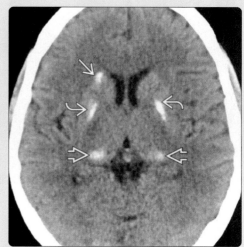

图 9-41 （左图)法布里病患者轴位 T1WI 图像,可见位于双侧外侧壳核 ➡ 和丘脑枕部外侧 ➡ 的对称性高信号,其对于诊断法布里病具有提示意义。(右图)同一患者平扫 CT 图像,可见位于右侧尾状核 ➡、双侧壳核 ➡ 以及双侧丘脑枕部 ➡ 的钙沉积,对应于先前 T2WI 图像上所见的高信号

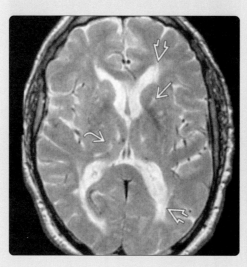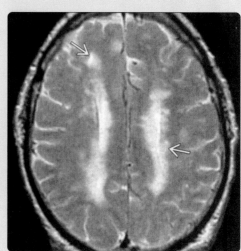

图 9-42 （左图)50 岁法布里病患者轴位 T2WI 图像,可见位于基底神经节 ➡ 和丘脑 ➡ 的腔隙性梗死灶,以及深部脑室旁白质的融合性高信号 ➡。(右图)同一患者的轴位 T2WI 图像,可见位于深部脑室旁白质的孤立或融合的高信号影 ➡。位于深部白质和基底神经节的梗死与法布里病中大小血管的受累有关

术语

缩写

- 法布里病(Fabry disease,FD)

同义词

- 安德森-法布里病(Anderson-Fabry disease)

定义

- X 连锁糖鞘脂代谢异常
- α-半乳糖苷酶 A 活性减低/缺乏

影像

一般特点

- 最佳诊断线索
  - 位于丘脑枕部外侧的钙沉积(CT)以及 MR 中 T1 高信号
- 位置
  - 典型:丘脑枕部外侧,苍白球,壳核
  - 其他:黑质,小脑齿状核

影像推荐

- 最佳影像检查
  - CT:对于小灶性钙化很敏感
  - MR 可发现早期改变(如 T1 高信号)
- 序列推荐
  - 平扫 CT+MR(T1WI,T2WI,若有 FLAIR 最佳)

MR 表现

- T1WI
  - 深部灰质核团 T1 高信号
    - 丘脑枕部外侧 T1 高信号具有诊断意义
  - T1 高信号程度可变
    - 与疾病阶段、钙沉积量有关
- T2WI
  - WM、深部灰质核团斑点状高信号
    - 随疾病进展,信号变强,且可相互融合
- T2* GRE
  - 约 10% 可发现微出血灶

鉴别诊断

Fahr 病

- 位于双侧基底神经节/丘脑的致密钙质沉积
- 大脑皮质萎缩

内分泌疾病

- 甲状旁腺功能亢进,甲状旁腺功能减退,假性甲状旁腺功能减退,甲状腺功能减退
  - 钙沉积模式类似于 FD,但缺乏多灶性梗死证据
  - 血清钙、甲状旁腺素、T3/T4、TSH 等水平有助于诊断

HIV 相关矿化钙化微血管病

- 基底神经节钙沉积及大脑皮质萎缩

病理

一般特点

- 一般病理特征

- 病因
  - 糖鞘脂代谢异常
  - α-半乳糖苷酶 A 活性减低/缺乏
    - 导致糖鞘脂(神经酰胺三己糖苷)贮积
      - 累及血管平滑肌及其他平滑肌细胞
      - 贮积于内皮中,导致血管管腔狭窄
      - 肾、心、脑实质细胞均可受累
    - 可导致心肌缺血、卒中
- 遗传学
  - X 连锁遗传,与 GLA 基因异常有关
- 伴发的异常
  - 左心室肥大,短 PR 间期,房室传导阻滞
  - 肾囊肿(主要位于肾被膜下)

显微镜下特征

- 糖鞘脂贮积
  - 可形成板层样结构[即髓样小体或斑马小体(zebra bodies)]
  - 贮积于神经元中(累及基底神经节、脑干、杏仁核、下丘脑等)

临床要点

临床表现

- 最常见的症状/体征
  - 心血管系统(栓塞,大动脉疾病,微血管疾病)
    - 占年轻人中原因不明卒中病因的 1.5%
    - 可导致心绞痛、心脏传导阻滞、肾衰竭/高血压
  - 其他
    - 肢端感觉异常,神经性疼痛
    - 皮肤血管角质瘤(一般见于婴幼儿)
      - 角膜包含体形成,白内障

人口学数据

- 年龄
  - 40~50 岁时,可出现神经系统并发症
    - 占原因不明的卒中或左心室肥大病因的 4%~5%
  - 基因型为纯合子的男性可在青少年时期起病
- 性别
  - 基因型为杂合子的女性可为正常表型携带者,也可表现出 FD 症状

治疗

- 重组人 α-半乳糖苷酶 A

诊断纲要

注意

- 对于存在脑白质损害、基底神经节/丘脑枕部钙沉积的年轻男性,应考虑 FD

影像解读要点

- 丘脑枕部 T1 高信号具有诊断意义

参考文献

1. Kim SU: Lysosomal storage diseases: Stem cell-based cell- and gene-therapy. Cell Transplant. ePub, 2014
2. Mahmud HM: Fabry's disease--a comprehensive review on pathogenesis, diagnosis and treatment. J Pak Med Assoc. 64(2):189-94, 2014
3. Tuttolomondo A et al: Anderson-Fabry disease: a multiorgan disease. Curr Pharm Des. 19(33):5974-96, 2013

要　点

术语

- 泽尔韦格综合征(ZS):脑肝肾综合征
- 泽尔韦格综合征谱系病(ZSS):ZS+新生儿肾上腺脑白质营养不良+婴幼儿 Refsum 病
- 过氧化物酶体形成异常:ZSS(80%)+肢近端型点状软骨发育不良(rhizomelic chondrodysplasia punctata)

影像

- 小脑回畸形,巨脑回畸形,髓鞘形成不良,溶胚性囊肿(germinolytic cyst)(主要位于尾状核、丘脑附近)
  ○ 小脑回畸形在中央沟周围皮质最为严重(尤其岛叶后部)
  ○ 巨脑回畸形最常见于额顶叶
- 常见中线结构萎缩
- MRS:NAA 峰↓,胆碱峰↑
- 短回波时间 MRS:在 0.9ppm 以及 1.33ppm 可有脂质峰

- 若>1 岁起病,可见弥漫性髓鞘形成不良、小脑及脑干受累等征象

鉴别诊断

- 先天性 CMV 感染
- 假性 TORCH 感染
- 单种过氧化物酶体酶缺陷

病理

- 过氧化物酶体形成异常
- 常染色体隐性遗传,至少涉及 12 种 PEX 基因异常,其中的任意一种或多种异常可致病

临床要点

- 严重的肌张力低下,抽搐,吸吮无力
- 前囟及颅缝巨大,前额突出,宽鼻梁,眼距过宽
- 肝酶升高,肝肿大
- 白内障,眼震,色素性视网膜炎或视神经萎缩

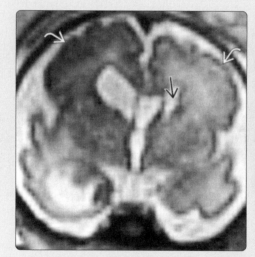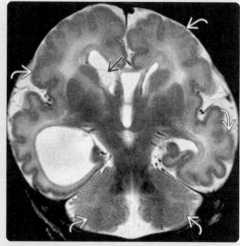

图 9-43　(左图)孕 32 周胎儿冠状位 T2WI 图像,可见右侧侧脑室增宽(30mm)以及左侧脑室额角旁可见一溶胚性囊肿➡,弥漫性小脑回畸形➡以及白质信号异常。(右图)同一患者出生后 2 日的冠状位 T2WI 图像,可见右侧脑室扩张,右侧脑室额角旁溶胚性囊肿➡,弥漫性累及大脑、小脑的小脑回畸形➡以及深部白质的异常高信号

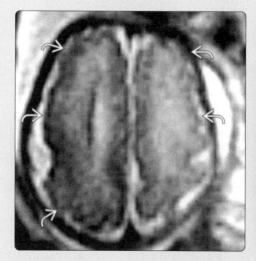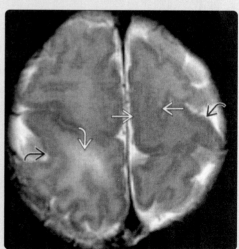

图 9-44　(左图)同一胎儿的轴位 T2WI 图像,可见弥漫性分布于双侧大脑半球白质的异常信号影以及显著的大脑皮质小脑回畸形➡。(右图)同一患者出生后 2 日的轴位 T2WI 图像,可见弥漫性小脑回畸形➡以及临近部位的脑沟形成减少➡。注意白质异常高信号➡

术语

缩写

- 泽尔韦格综合征(ZS)

同义词

- 脑肝肾综合征
- 泽尔韦格综合征谱系疾病(ZSS)

定义

- 泽尔韦格综合征谱系疾病(ZSS):ZS+新生儿肾上腺脑白质营养不良+婴幼儿 Refsum 病
- 过氧化物酶体形成异常:ZSS(80%)+肢近端型点状软骨发育不良(rhizomelic chondrodysplasia punctata,RCDP)

影像

一般特点

- 最佳诊断线索
  - 小脑回畸形,巨脑回畸形,溶胚性囊肿
  - 白质脑病;1 岁后出现脑组织体积缩小
- 位置
  - 小脑回畸形在中央沟周围皮质最为严重(尤其岛叶后部)
  - 巨脑回畸形最常见于额顶叶
  - 若>1 岁起病,可见弥漫性髓鞘形成不良、小脑及脑干受累等征象
- 大小
  - 常见中线结构体积缩小
- 形态学
  - 伴或不伴皮质异位(可位于脑室旁或皮质下)

MR 表现

- T1WI
  - 小脑回畸形,巨脑回畸形,溶胚性囊肿(靠近侧脑室室间孔),白质(WM)信号减低
  - 可伴或不伴继发于高胆红素血症的苍白球高信号
- T2WI
  - 小脑回畸形,巨脑回畸形,溶胚性囊肿,WM 高信号
- T1WI 增强
  - 可有脑干部位皮质脊髓束强化
- MRS
  - 短 TE 的 MRS:NAA 峰↓,胆碱峰↑;在 0.9ppm 以及 1.33ppm 可有可变的脂质峰

影像推荐

- 最佳影像检查
  - MR+MRS
- 序列推荐
  - T1/FLAIR 序列测量囊肿体积,MRS 中回波时间设定为 20~30ms

鉴别诊断

先天性 CMV 感染

- 存在钙沉积,囊性病变位于脑室周围而非尾状核、丘脑附近

假性 TORCH 感染

- 基底神经节、丘脑、脑室周围钙沉积

单种过氧化物酶体酶缺陷

- 脑 MR 表现可能相似,但生化特征不同

病理

一般特点

- 病因
  - 过氧化物酶体形成异常
    - 蛋白向过氧化物酶体基质中转运受损→极长链脂肪酸贮积
- 遗传学
  - 常染色体隐性遗传,至少涉及 12 种 *PEX* 基因异常,其中的任意一种或多种异常可致病
- 伴发的异常
  - 眼部:Brushfield 斑,视网膜色素变性
  - 肝肿大,肾皮质囊肿
  - 骨骼系统:软骨点状钙化

大体病理和镜下特征

- 白质脑病,溶胚性囊肿,大脑皮质及小脑畸形
- 皮质下皮质异位,小脑发育不良

显微镜下特征

- 巨脑回畸形,(多发性)小脑回畸形
- 嗜苏丹性脑白质营养不良

临床要点

临床表现

- 最常见的症状/体征
  - 严重的肌张力低下,抽搐,吸吮无力
  - 前囟及颅缝巨大,前额突出,宽鼻梁,眼距过宽
- 其他症状/体征
  - 肝酶升高,肝肿大
  - 白内障,眼震,色素性视网膜炎或视神经萎缩
- 临床特征
  - 阿普加(Apgar)评分低、松弛、变形的面容(floppy,dysmorphic face)

人口学数据

- 年龄
  - 大多出生时起病,少数<6 月龄起病,成人起病罕见

病程和预后

- 病情严重者可于出生<3 个月即夭折,轻症者可存活>20 岁

治疗

- 支持治疗为主,无其他有效治疗

参考文献

1. Salpietro V et al: Zellweger syndrome and secondary mitochondrial myopathy. Eur J Pediatr. 174(4):557-63, 2015
2. Crane DI: Revisiting the neuropathogenesis of Zellweger syndrome. Neurochem Int. 69:1-8, 2014
3. van der Knaap MS et al: MRI as diagnostic tool in early-onset peroxisomal disorders. Neurology. 78(17):1304-8, 2012
4. Kulkarni KS et al: Contrast enhancement of brainstem tracts in Zellweger spectrum disorder: evidence of inflammatory demyelination? Neuropediatrics. 42(1):32-4, 2011
5. Krause C et al: Rational diagnostic strategy for Zellweger syndrome spectrum patients. Eur J Hum Genet. 17(6):741-8, 2009
6. Weller S et al: Cerebral MRI as a valuable diagnostic tool in Zellweger spectrum patients. J Inherit Metab Dis. 31(2):270-80, 2008

要 点

术语

- 缩写
  - X 连锁肾上腺脑白质营养不良（X-ALD，ALD）
  - 典型儿童型 ALD（classic child ALD，CCALD）
- 遗传性过氧化物酶病
  - *ABCD1* 基因突变→极长链脂肪酸（VLCFA）β-氧化（β-ox）过程缺陷
  - VLCFA 在白质中贮积，继发严重炎性脱髓鞘病变
- 几种 ALD 亚型及相关疾病
  - 典型 X 连锁肾上腺脑白质营养不良（X-ALD）
    - 几乎仅累及 5~12 岁男性患儿
  - 除典型儿童型 ALD 之外，还有至少 6 种变异型
    - 症状前 X-ALD，青少年型 ALD（AdolCALD），成人型 ALD（ACALD），肾上腺脊髓神经病（AMN），仅表现为艾迪生综合征（Addison syndrome）的 ALD，症状性女性携带者

- AMN
  - 症状较轻的成人起病 ALD（脊髓小脑型），约 50% 患者有大脑受累
  - X-ALD 及 AMN 约占所有病例 80%

影像

- CCALD 中 3 个髓鞘丢失区域
  - 最内区：坏死性核心，伴星形细胞增生
  - 中间区：活跃的炎性脱髓鞘区域，可伴有强化
  - 最外区：正在进展的脱髓鞘区域，无炎症反应

诊断纲要

- 于非典型年龄下起病的 X-ALD
  - 常有不典型表现
    - 缺乏强化，可在额叶（而非枕叶）出现逐层病变
- 对于原因不明的脑白质营养不良，注意加做增强扫描

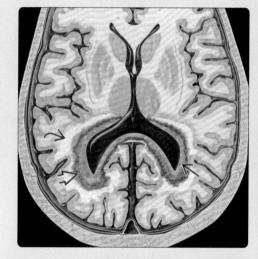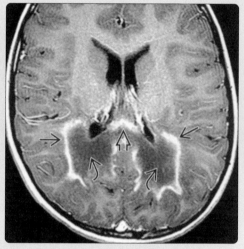

图 9-45 （左图）轴位模式图，可见多层脱髓鞘区域。影像中的层次对应于组织病理中的 3 层结构。外层➡由活跃的脱髓鞘区域构成，中间层➡存在活跃的炎症反应，而内层➡为坏死区域。（右图）儿童 CCALD 患者轴位 T2WI 增强图像，可见围绕着受累最为严重的顶叶白质➡以及胼胝体压部➡的环状强化带➡（又称为 Loes1 型）

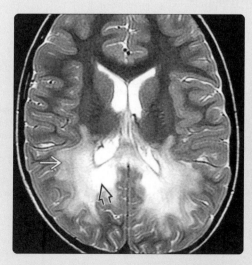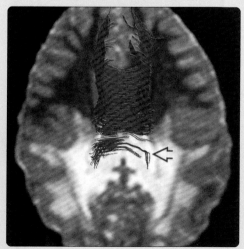

图 9-46 （左图）儿童患者轴位 T2WI 图像，T2WI 序列能将活跃的炎症区域➡与中央坏死区域➡鉴别开来。（右图）儿童 CCALD 患者轴位 DTI 序列中胼胝体传导束成像图，注意胼胝体后钳以及穿越胼胝体膝部的白质纤维被破坏➡

术语

缩写

- X 连锁肾上腺脑白质营养不良(X-ALD,ALD)
  - 典型儿童型 ALD(classic child ALD,CCALD)

定义

- 遗传性过氧化物酶体病
  - *ABCD1* 基因突变→极长链脂肪酸(VLCFA)β-氧化(β-ox)过程缺陷
  - VLCFA 在白质中贮积,继发严重炎性脱髓鞘病变
- 几种 ALD 亚型及相关疾病
  - 典型 X 连锁肾上腺脑白质营养不良(X-ALD)
    - 几乎仅累及 5~12 岁男性患儿
  - 除典型儿童型 ALD 之外,还有至少 6 种变异型:症状前 X-ALD,青少年型 ALD(Adol-CALD),成人型 ALD(ACALD),肾上腺脊髓神经病(AMN),仅表现为艾迪生综合征(Addison syndrome)的 ALD,症状性女性携带者
    - AMN
      - 症状较轻的成人起病的 ALD(脊髓小脑型),约 50% 患者有大脑受累
  - X-ALD 及 AMN 约占所有病例 80%

影像

一般特点

- 最佳诊断线索
  - CCALD:侧脑室三角区脱髓鞘病变伴强化
- 位置
  - 典型 CCALD:侧脑室三角区周围 WM
    - 受累模式:胼胝体压部→侧脑室三角区周围 WM→皮质脊髓束/穹窿/连合纤维/视听通路纤维
    - 通常不累及皮质下 U 纤维
- 形态学
  - 多为对称性、融合性病灶,枕叶受累为主;额叶受累少见
  - 常有自中央向周围的逐层病变模式(central-peripheral gradient)

CT 表现

- 平扫 CT
  - 胼胝体压部/后部 WM 低密度
  - 伴或不伴 WM 钙沉积
- 增强 CT
  - CCALD:中间区线状强化

MR 表现

- T1WI
  - 可见 WM 低信号
- T2WI
  - 可见 WM 高信号
    - CCALD 受累顺序:胼胝体压部→侧脑室三角区周围 WM→皮质脊髓束/穹窿/连合纤维/视听通路纤维
    - AMN 受累顺序:小脑,脊髓;皮质脊髓束受累常见,可类似 CCALD 中表现
- FLAIR
  - 与 T2WI 表现一致
- DWI
  - WM 急性损害区域弥散减低,WM 慢性损害区域弥散可增强
  - DTI:脑内"连接度"(connectivity)减弱,各向同性弥散↑,伴有典型病变的 WM 区域及尚未出现典型改变的(症状前)WM 区域中可见 FA 降低/丧失
- T1WI 增强
  - 边界(中间区)强化
    - 强化程度与病情进展情况相关
- MRS
  - 位于 0.9~1.4ppm 之间的峰可能代表 VLCFA 大分子
  - X-ALD:影像学阴性的 WM 区域若查得 NAA 峰↓可预测其未来可能受累;胆碱峰、肌醇峰、乳酸峰均↑
- 脊髓 MR:AMN 中可有脊髓萎缩

核医学表现

- PET
  - 枕叶代谢减低
- 99mTc-HMPAO SPECT:强化区域局灶性脑血流量↑(其他区域则减低)

影像推荐

- 最佳影像检查
  - 增强 MR
- 序列推荐
  - DWI/DTI 及 MRS 可预测症状前疾病的出现/进展

鉴别诊断

新生儿低血糖症(急性期及随访时)

- 可累及胼胝体压部、禽距(calcar avis)及后部侧脑室三角区周围 WM,但病灶一般不强化

伴乳酸的脑白质病(white matter disease with lactate,WML)

- 可累及胼胝体压部、侧脑室三角区周围 WM 以及皮质脊髓束,但病灶一般不强化

亚历山大病

- 病灶强化,但主要累及额叶而非枕叶 WM

病理

一般特点

- 病因
  - 过氧化物酶体:广泛存在的参与分解代谢的细胞器
    - 与髓鞘形成/稳定相关
    - VLCFA 向过氧化物酶体输入受损→VLCFA 的 β-ox 受损
    - WM 中 VLCFA 贮积→WM 损害
- 遗传学
  - X-ALD:X 连锁隐性遗传
    - 位于 Xq28 的 *ABCD1* 基因突变(目前已发现>300 个突变)
    - ABCD1 为一 ATPase 转运蛋白
    - 参与将亲水性物质转运通过过氧化物酶体膜的过程
  - 表型异质性:甚至在同一家系中,都可出现

CCALD、AMN 或症状前疾病等多种表型
- 临床异质性与具体突变类型以及修饰因素均有关
  - 等位基因 CBS c.844_845ins68 的插入对 CNS 脱髓鞘具有保护作用
  - 等位基因 Tc2 c.776C→G 在脱髓鞘类型中更为常见（如 CCALD）
- 伴发的异常
  - 全身组织 VLCFA 贮积
  - 症状性贮积：可见于 CNS 髓鞘、肾上腺皮质、睾丸间质细胞等
    - 肾上腺功能减退：皮肤色素沉着
    - 睾丸受累：成人可出现雄激素源性脱发

分期、分级和分类

- Loes MR 评分系统：基于受累部位、受累严重程度以及脑萎缩程度进行评估
  - 1 型：顶枕叶 WM 受累（年幼起病，若存在显著强化提示病情进展快）
  - 2 型：额叶 WM 受累（其他特征与模式 1 相同）
  - 3 型：皮质脊髓束受累（成人起病，进展较慢）
  - 4 型：皮质脊髓束及小脑受累（青少年起病，进展较慢）
  - 5 型：顶枕叶及额叶 WM 同时受累（主要于儿童期起病，进展极快）

大体病理和术中特征

- 脑萎缩，WM 软化

显微镜下特征

- 完全的髓鞘丢失（U 纤维不受累），星形细胞增生
- 受累区域特异的镜下特征
  - 最内区：坏死性核心，伴星形细胞增生及钙沉积
  - 中间区：活跃的炎性脱髓鞘区域，可伴有强化
  - 最外区：正在逐渐进展的脱髓鞘区域，无炎症反应

临床要点

临床表现

- 最常见的症状／体征
  - 皮肤颜色变深，行为异常，听觉障碍
- 临床纲要
  - 表型多变，难以预测（即便同一家系内）
- 典型儿童型 X-ALD（CCALD）：约占 35%～50%，但随着其他亚型的发现，该比例正降低
  - 儿童（3～10 岁）：行为、学习、步态、听觉及视觉障碍
  - 在怀疑 X-ALD 前，可能诊断为艾迪生综合征（皮肤色素沉着，恶心呕吐，乏力等表现）
- AMN（25%）
  - 14～60 岁起病
  - 脊髓较脑受累更重；周围神经亦可受累
  - 最终约 50% 可出现累及脑部的炎症，伴程度不等的脱髓鞘、强化等表现
- 症状前 ALD（12%）
  - 基因检测异常（可因兄弟或舅舅为患者而行基因检测确诊）
- 20%～50% 的女性携带者可出现 AMN 样表现（但通常表现更轻）
- 其他相对少见表现
  - AdolCALD：10～20 岁起病，症状及病情可类似 CCALD
  - ACALD：可被误诊为精神病，进展极快，脑部可弥漫性受累（而非仅后部受累）

人口学数据

- 年龄
  - CCALD：主要累及男性儿童
- 性别
  - 典型 X-ALD 主要累及男性
  - 女性携带者可表现为 AMN 样症状
- 种族
  - CCALD 在北美、法国相对常见
  - AMN 相对常见于荷兰
- 流行病学
  - X-ALD 及其变异型在北美活婴中发病率约 1∶16 800

病程和预后

- CCALD：病情不断进展，可发展为四肢瘫、视力丧失、耳聋、植物状态
- AMN：痉挛性下肢瘫，括约肌功能障碍、性功能障碍

治疗

- CCALD：未接受骨髓移植（BMT），则 2～5 年内进展至植物状态而死亡
  - 在症状前 ALD 中，芥酸（Lorenzo oil）可延缓症状出现
  - 早期接受 BMT 可稳定脱髓鞘病变，但很少能逆转病变

诊断纲要

注意

- 于非典型年龄下起病的 X-ALD→常有不典型表现（缺乏强化或在额叶而非枕叶出现逐层病变）

影像解读要点

- 对于原因不明的白质营养不良，须行增强扫描

报告提示

- Loes 评分有助于受累分型的诊断

参考文献

1. Parikh S et al: A clinical approach to the diagnosis of patients with leukodystrophies and genetic leukoencephelopathies. Mol Genet Metab. 114(4):501-515, 2015
2. Siddiqui S et al: MRI in X-linked adrenoleukodystrophy. Neurology. 84(2):211, 2015
3. de Beer M et al: Frequent occurrence of cerebral demyelination in adrenomyeloneuropathy. Neurology. 83(24):2227-31, 2014
4. Engelen M et al: X-linked adrenoleukodystrophy in women: a cross-sectional cohort study. Brain. 137(Pt 3):693-706, 2014
5. Engelen M et al: X-linked adrenoleukodystrophy: pathogenesis and treatment. Curr Neurol Neurosci Rep. 14(10):486, 2014
6. McKinney AM et al: Childhood cerebral X-linked adrenoleukodystrophy: diffusion tensor imaging measurements for prediction of clinical outcome after hematopoietic stem cell transplantation. AJNR Am J Neuroradiol. 34(3):641-9, 2013
7. Santosh Rai PV et al: Childhood adrenoleukodystrophy - Classic and variant - Review of clinical manifestations and magnetic resonance imaging. J Pediatr Neurosci. 8(3):192-7, 2013
8. Engelen M et al: X-linked adrenoleukodystrophy (X-ALD): clinical presentation and guidelines for diagnosis, follow-up and management. Orphanet J Rare Dis. 7:51, 2012
9. Semmler A et al: Genetic variants of methionine metabolism and X-ALD phenotype generation: results of a new study sample. J Neurol. 256(8):1277-80, 2009
10. Shukla P et al: Three novel variants in X-linked adrenoleukodystrophy. J Child Neurol. 24(7):857-60, 2009
11. Ratai E et al: Seven-Tesla proton magnetic resonance spectroscopic imaging in adult X-linked adrenoleukodystrophy. Arch Neurol. 65(11):1488-94, 2008

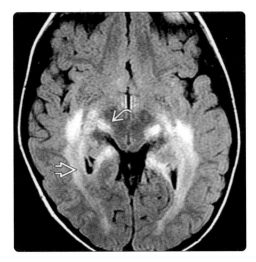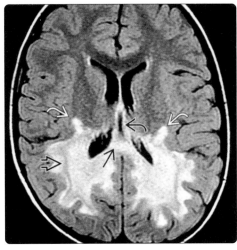

图 9-47 （左图）CCALD 患者（1 型）轴位 FLAIR 图像，可见位于双侧内侧膝状体➡️以及颞叶、枕叶脑室旁及深部 WM ➡️的高信号。（右图）同一患者的轴位 FLAIR 图像，可见位于穹窿后柱➡️、胼胝体压部➡️的高信号，以及侧脑室三角区旁 WM ➡️以及外囊/极外囊➡️的分层高信号

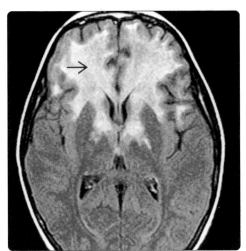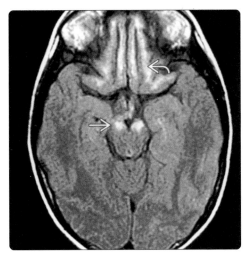

图 9-48 （左图）学龄期男童，诊断为 X-ALD 额部变异型(Loes2 型)，其轴位 FLAIR 图像可见双侧额部白质融合性高信号➡️，注意异常信号延伸至双侧尾状核头、苍白球、内囊前肢。（右图）同一患者轴位 FLAIR 图像，可见位于内囊的高信号影，延伸至双侧大脑脚➡️以及额叶皮质下 WM ➡️

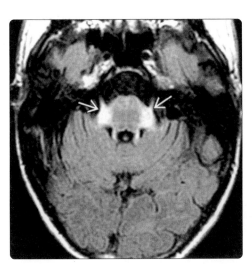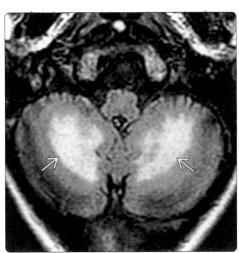

图 9-49 （左图）成人患者(Loes 4 型)轴位 FLAIR 图像，可见位于脑桥外侧双侧第 V 脑神经根进出脑位置脱髓鞘病变➡️。（右图）该患者存在三叉神经受累，延髓-小脑水平 FLAIR 图像可见双侧小脑 WM 高信号病变（➡️,Loes 4 型）

要　点

术语

- 过氧化物酶体病:过氧化物酶体形成或装配障碍（peroxisomal biogenesis or assembly disorders, PBD）,单种过氧化物酶体酶(转运)障碍（PED）
- PBD:泽尔韦格综合征（ZS）;新生儿肾上腺脑白质营养不良（NALD）;婴幼儿 Refsum 病（IRD）;肢近端型点状软骨发育不良（rhizomelic chondrodysplasia punctata, RCDP）1 型
- PED 至少由 16 种疾病组成,其由累及过氧化物酶体功能的基因突变所致的单个蛋白功能异常所致
- 过氧化物酶体:由膜包被的细胞器,参与合成、分解代谢

影像

- ZS 谱系疾病:ZS 病情最为严重,NALD 病情稍轻,IRD 病情最轻

- D-双功能蛋白（D-bifunctional protein）及酰基辅酶 A 氧化酶缺陷:ZS 样表现
  - 应于皮质脊髓束寻找 WM 受累证据
  - 应于外侧裂后的皮质寻找多发性小脑回畸形（PMG）证据
- RCDP:脑室周 WM、半卵圆中心高信号影,枕叶髓鞘形成延迟

病理

- 过氧化物酶体为正常脑组织形成所必需,其缺乏可导致新皮质发育异常
- 过氧化物酶体通常位于形成中的髓鞘结构附近的少突胶质细胞中
- 遗传学:表型既取决于突变的基因本身,也取决于基因功能损害的程度

诊断纲要

- 行 MR+DWI、MRS 检查

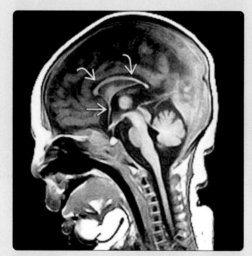
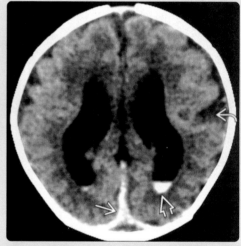

图 9-50　（左图）28 日龄新生儿,患非泽尔韦格过氧化物酶体形成障碍性疾病,具有典型的扁平面部、下颌后缩畸形,其矢状位 T1WI 图像中可见小头畸形、菲薄的胼胝体➡以及细小的前连合➡。（右图）5 日龄肝功能异常新生儿,患非泽尔韦格过氧化物酶体形成障碍性疾病,其轴位平扫 CT 可见原始的外侧裂➡、小片状硬膜下出血➡以及位于侧脑室后角的积血➡

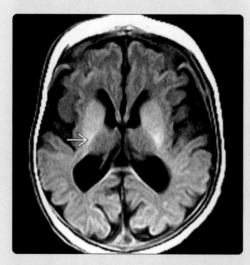
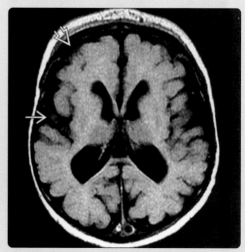

图 9-51　（左图）足月新生儿,患非泽尔韦格过氧化物酶体形成障碍性疾病,其轴位 T1WI 图像可见脑室增大、蛛网膜下腔增宽以及内囊后肢髓鞘形成延迟➡。豆状核则呈现出异常高信号。（右图）同一患者轴位 FLAIR 图像,可见显著的大脑周围液体贮积➡以及原始的外侧裂➡

术语

缩写

- 过氧化物酶体形成或装配障碍(peroxisomal biogenesis or assembly disorders,PBD)
- 单种过氧化物酶体酶(转运)障碍(PED)
- PBD:泽尔韦格综合征(ZS);新生儿肾上腺脑白质营养不良(NALD);婴幼儿 Refsum 病(IRD);肢近端型点状软骨发育不良(rhizomelic chondrodysplasia punctata,RCDP)1 型,其他非特异表型
  - 泽尔韦格谱系疾病(ZSD):ZS-NALD-IRD(但不含 RCDP)表型三联征
  - RCDP1 型:极长链脂肪酸 β-氧化正常,故临床表型不同
- PED 至少由 16 种疾病组成,其由累及过氧化物酶体功能的基因突变所致的单个蛋白功能异常所致
  - 过氧化物酶体中脂肪酸 β-氧化缺陷
    - 肾上腺脑白质营养不良蛋白缺陷(X-ALD);烷基磷酸二羟丙酮(DHAP)合成酶(RCDP 3型)、酰基辅酶 A 氧化酶、D-双功能蛋白(D-BP)、固醇载体蛋白 X(SCPx)以及 2-甲酰基辅酶 A 消旋酶(AMACR)缺陷
  - 醚磷脂(尤其缩醛磷脂)生物合成缺陷
    - DHAP-酰基转移酶(DHAPAT;RCDP 2 型)
  - 植烷酸 α-氧化缺陷:成人型 Refsum 病(ARD)
  - 乙醛酸解毒过程缺陷:原发性高草酸尿症 1 型
  - 过氧化氢代谢缺陷:无过氧化氢酶血症
  - 甲基分支植烷酸降解缺陷:植烷酸贮积

定义

- 过氧化物酶体:由膜包被的细胞器,与其他细胞器一同参与合成、分解代谢
  - 过氧化物酶体中含有>50 种酶,主要参与脂质代谢

影像

一般特点

- 最佳诊断线索
  - PBD:皮质脊髓束异常髓鞘信号,伴或不伴小脑齿状核受累、皮质发育异常
- 位置
  - 皮质脊髓束、小脑齿状核

X 线表现

- X 线摄片
  - ZS 及 RCDP:肢近端、骨骺斑点样病变
  - RCDP 及 DHAP 代谢酶缺陷:冠状脊柱裂(coronal vertebral clefts)
  - ARD:掌骨/跖骨短小(30%)

CT 表现

- 平扫 CT
  - X-ALD:偶尔可见点状白质(WM)钙化

MR 表现

- T2WI

  - ZSD:ZS 病情最为严重,NALD 病情稍轻,IRD 病情最轻
    - ZS:髓鞘形成延迟(高信号),新皮质发育异常/多发小脑回畸形(PMG),脑萎缩,晚期可有大脑、小脑白质脱髓鞘
      - PMG 最主要见于岛叶后部及外侧裂周围皮质
    - NALD:PMG,进展性 WM 受累
    - IRD:无神经元迁移异常,WM 病变为非进展性
  - D-BP 及酰基辅酶 A 氧化酶缺陷:ZS 样表现
    - D-BP:偶尔可有丘脑及苍白球受累(与 PBD 不同)
  - RCDP:脑室周围 WM、半卵圆中心高信号,枕叶皮质髓鞘化延迟
  - SCPx:丘脑、脑桥、枕叶高信号
  - AMACR:深部 WM 高信号
- DWI
  - X-ALD:中间区 ADC↓
  - 酰基辅酶 A 氧化酶缺陷:ADC↑
- T1WI 增强
  - X-ALD:边缘强化
  - 酰基辅酶 A 氧化酶缺陷:半卵圆中心病灶可有强化

超声表现

- ZS:肾囊肿
- ZSD 及 D-BP:肝肿大

影像推荐

- 最佳影像检查
  - MR
- 序列推荐
  - 增强 MR、DWI、MRS

鉴别诊断

类 ZSD 疾病(ZSD mimics)

- 双侧中央沟旁多发小脑回畸形
- 与先天性 CMV 感染有关

类 RCDP 1 型疾病(RCDP 1mimics)

- X 连锁显性遗传点状软骨发育异常:Conradi-Hünermann-Happle 综合征
- 华法林胚胎病(warfarin embryopathy)

病理

一般特点

- 病因
  - VLCFA 及植烷酸在细胞膜中贮积→细胞功能障碍、萎缩、死亡
- 遗传学
  - 表型严重程度与具体突变的基因相关
    - PEX1:G834D 突变并未完全使相应蛋白丧失功能 → 临床表现较轻(NALD,IRD),而 c.2097-2098insT 突变使蛋白完全丧失功能→导致严重的临床表现(ZS)
    - PEX7:L292X→典型、严重的 RCDP 表型,而 A218V→表现较轻的 RCDP 表型

- ○ PED 临床表型可类似于 PBD
  - D-BP 及酰基辅酶 A 氧化酶缺陷:ZS 样表现
  - 与缩醛磷脂代谢中前 2 步酶(DHAP-烷基转移酶,DHAP-合成酶)缺陷有关
- PBD:无法形成过氧化物酶体,多种过氧化物酶体酶异常
- PBD 中可包含 PEX 基因突变:具体表现取决于受累基因以及其特定的突变类型
  - ○ PEX1,PEX6,PEX12,PEX26:ZS,NALD,IRD
  - ○ PEX2:ZS,IRD
  - ○ PEX5,PEX10,PEX13:ZS,NALD
  - ○ PEX3,PEX14,PEX16,PEX19:ZS
  - ○ PEX7:RCDP 1
- PED:单种过氧化物酶体酶缺陷
  - ○ ARD:植烷酰基辅酶 A 羟化酶
  - ○ X-ALD:ABCD1 基因突变
  - ○ 酰基辅酶 A 氧化酶:ZS 样表现(较轻)
  - ○ D-BP:ZS 样表现(较重)
  - ○ SCPx:固醇载体蛋白 X(单家族)
  - ○ PH1:AGXT 基因突变导致乙醛酸氨基转移酶 1(AGT1)缺乏(催化乙醛酸转氨基为甘氨酸)→乙醛酸氧化为草酸↑→肾结石伴或不伴高草酸尿症
  - ○ 无过氧化氢酶血症:过氧化氢解毒代谢缺陷→糖尿病风险↑

分期、分级和分类

- 高度遗传异质性使得基因型-表型关系非常复杂

大体病理和术中特征

- 过氧化物酶体为正常脑组织形成所必需,缺乏可导致新皮质发育异常
- 过氧化物酶体通常位于形成中的髓鞘结构附近的少突胶质细胞中
  - ○ 过氧化物酶体缺乏→中央 WM 形成缺陷→髓鞘脂质减少,髓鞘结构维持障碍

显微镜下特征

- 神经病理损害
  - ○ 神经元分化/迁移异常
  - ○ 炎性或非炎性脱髓鞘病变
- 胚胎发育后神经元变性
  - ○ 肾上腺脊髓神经病(AMN):脊髓轴突病
  - ○ IRD,RCDP:小脑萎缩
- PH1:曾有脑中发现草酸晶体的报道
- ZS:可有橄榄萎缩

临床要点

临床表现

- 最常见的症状/体征
  - ○ 在生长发育过程中/其后阶段中出现 CNS 受累
- 其他症状/体征
  - ○ BPD
    - ZSD:额部膨隆,显著的肌张力低下,肝肿大,围生期呼吸暂停,抽搐,黄疸,白内障,视网膜病,耳聋
    - RCDP:肢端异常(rhizomelia),身材矮小/侏儒貌,宽鼻梁,内眦赘皮,智力发育障碍,白内障
  - ○ PED

- D-BP 与酰基辅酶 A 氧化酶缺陷:ZS 样表现
- ARD:表现为典型的周围神经病-小脑性共济失调-CSF 蛋白↑-色素性视网膜炎四联征;同时也可有鱼鳞病、精神障碍、心律失常、嗅觉障碍、耳聋等表现
- X-ALD:行为异常,学习障碍,听力损害,皮肤色素沉着
- SCPx:肌张力障碍,精子缺乏/性腺功能减退,嗅觉减退
- AMACR:罕见,表现多样(震颤,锥体束受累征象,抽搐,感觉运动神经病)
- PH1:肾结石,肾衰竭伴系统性草酸增多症征象(骨痛,骨折,心肌炎,多发栓塞,视网膜病)

人口学数据

- 年龄
  - ○ 绝大多数于新生儿时起病
  - ○ X-ALD、经典型 Refsum 病:可于儿童、成人期起病
- 流行病学
  - ○ 活婴中过氧化物酶体病发病率约 1:5 000

病程和预后

- PBD:程度不等的神经系统发育迟缓,视网膜病,耳聋及肝损害
  - ○ ZSD 及类似疾病有类似的临床及影像学表现;绝大多数表现为发育里程碑事件缺失,并于 1 岁以内夭折
  - ○ RCVP 及类似疾病:表现可轻可重
- PED:预后不定
  - ○ X-ALD:若未经治疗,病情可逐渐进展直至植物状态
  - ○ PH1:逐渐进展至系统性草酸增多、贮积(可累及心肌、骨髓、眼部、周围神经);可分为快速进展性(一般于 1 岁以内夭折)及相对缓和的临床表型

治疗

- PBD:由于在胚胎期即出现多种代谢缺陷、先天畸形,治疗方案十分有限
- PED:X-ALD(降胆固醇药物,限制 VLCFA 摄取,骨髓移植),ARD(限制植烷酸摄取),PH1(维生素 B_6→减少草酸生成;碱化尿液→增加草酸排泄)

诊断纲要

注意

- 可能并无显著的生化异常
- 若临床、影像学高度怀疑,应行皮肤成纤维细胞培养分析

参考文献

1. Lamari F et al: An overview of inborn errors of complex lipid biosynthesis and remodelling. J Inherit Metab Dis. 38(1):3-18, 2015
2. Schrader M et al: Peroxisome-mitochondria interplay and disease. J Inherit Metab Dis. ePub, 2015
3. Crane DI: Revisiting the neuropathogenesis of Zellweger syndrome. Neurochem Int. 69:1-8, 2014
4. Barry DS et al: Peroxisomes: the neuropathological consequences of peroxisomal dysfunction in the developing brain. Int J Biochem Cell Biol. 45(9):2012-5, 2013
5. Braverman NE et al: Peroxisome biogenesis disorders: Biological, clinical and pathophysiological perspectives. Dev Disabil Res Rev. 17(3):187-96, 2013

三、其他过氧化物酶体病

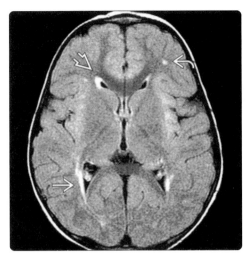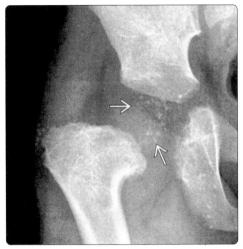

图 9-52 （左图）患过氧化物酶体点状软骨发育不良的 3 岁患者轴位 FLAIR 图像，可见位于侧脑室三角区周围 WM ➡、右侧侧脑室额角 ➡ 以及其他部位 ➡ 的散在高信号病灶。（右图）患过氧化物酶体点状软骨发育不良的 2 岁患者前后位 X 线片，可见髋内翻及软骨点状异常密度 ➡。X 线骨摄片有助于建立诊断

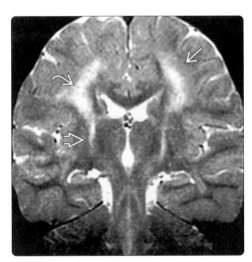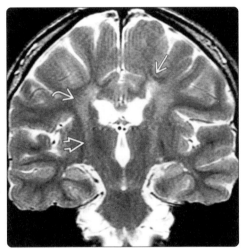

图 9-53 （左图）4 岁患婴儿型 Refsum 病的患儿冠状位 T2WI 图像，可见位于皮质脊髓束 ➡ 及脑室周围 WM ➡ 的异常高信号。注意皮质下 U 纤维的髓鞘成熟障碍 ➡。（右图）同一患者 16 岁随访时冠状位 T2WI 图像，可见部分病变较前好转。注意皮质下 U 纤维成熟程度改善 ➡，以及脑室旁 ➡、皮质脊髓束 ➡ 病变的好转

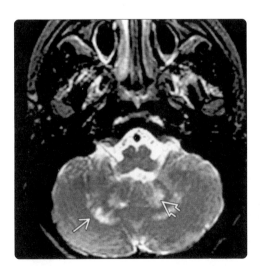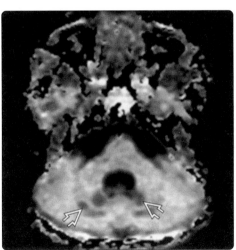

图 9-54 （左图）同一患者轴位 T2WI 图像，可见位于小脑白质 ➡ 以及小脑核团门 ➡ 的典型异常信号。脑干结构基本正常。（右图）同一患者的轴位 DWI 图像未发现异常病灶弥散受限征象 ➡，提示病变为亚急性或慢性

要　点

术语

- 枫糖尿症(maple syrup urine disease,MSUD)
- 遗传性支链氨基酸(BCAA)代谢异常
- 在出生后 4~10 日即可出现症状,如神经系统损害、酮症酸中毒、高氨血症

影像

- 推荐采用 MR 结合 DWI 检查,但对于重症患儿据CT 也可建立诊断
- 典型的 MSUD 水肿模式
  - 小脑白质,背侧脑干,大脑脚,丘脑,苍白球
  - 锥体束及被盖束
  - 水肿:幕下结构较幕上结构受累更明显
- 位于 0.9ppm 的宽化学位移峰

病理

- MSUD:支链 α-酮酸脱氢酶复合体(BCKD)活性↓→支链-L-氨基酸(BCAA)及其代谢产物贮积(具有神经毒性、白细胞毒性)

临床要点

- 典型 MSUD 首发表现:喂养困难,呕吐,体重增加缓慢,进行性加重的嗜睡、昏睡、脑病,抽搐
- 疾病危象中患者可散发类似枫糖糖浆(或焦糖)的气味
- 一般人群发病率 1:850 000,但特定人群中发病率可高达 1:170
- 若经严格饮食控制及对疾病危象的积极干预,预后可良好
- 对治疗一般(但并非总是)有响应

图 9-55　(左图)发作抽搐的 10 日龄新生儿轴位 CT 平扫图像,可见典型的 MSUD 水肿模式。注意位于小脑白质➡、背侧脑桥、脑桥前部及中部的 4 个病灶(对应于锥体束➡及被盖束➡)的低密度。(右图)表现为昏睡、喂养困难新生儿的轴位 T1WI 图像,可见类似的 MSUD 水肿模式:位于小脑白质➡及锥体束➡及被盖束➡)的对称低信号

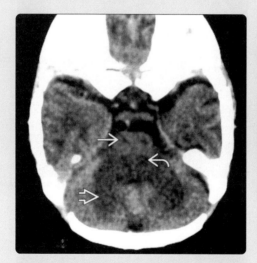
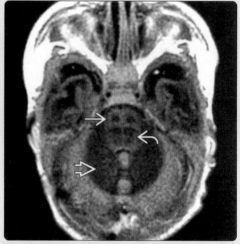

图 9-56　(左图)轴位 T2WI 图像可见位于小脑白质新发异常信号的边界。类似地,脑桥中可见成对的传导束构成的高信号。小脑齿状核则在 MSUD 水肿区域中显示为低信号➡。(右图)轴位 DWI 图像可见显著的符合 MSUD 模式的髓鞘内水肿,表现为弥散受限(高信号)。在急性期、亚急性期 MSUD 检查中,DWI 检查具有重要意义

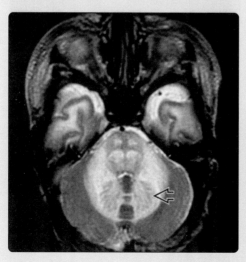
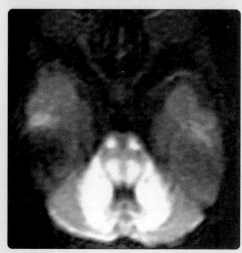

术语

缩写

- 枫糖尿症(maple syrup urine disease,MSUD)

同义词

- 亮氨酸脑病

定义

- 遗传性支链氨基酸(BCAA)代谢异常,累及新生儿,表现为神经系统损害、酮症酸中毒、高氨血症
- 中间型(intermediate form):表现为生长发育迟缓
- 间歇型(intermittent form):在婴儿晚期起病,间断出现失代偿表现
  - 共济失调,定向障碍,行为异常

影像

一般特点

- 最佳诊断线索
  - 基于典型的 MSUD 水肿模式,可迅速由影像学建立诊断
    - 小脑白质,脑干,丘脑,苍白球
    - 锥体束及被盖束
- 位置
  - 受累情况:小脑及脑干>幕上大脑半球结构
    - 背侧脑干、小脑白质受累最重
    - 皮质脊髓束可有水肿
    - 在 ADC 图中表现为弥散受限

CT 表现

- 平扫 CT
  - 早期:弥漫性水肿(包含脑干、小脑)
    - 此时识别并干预有助于改善预后
  - 亚急性期:迅速形成典型的 MSUD 水肿模式
    - 小脑白质、背侧脑干、大脑脚、丘脑、锥体束和被盖束>幕上结构
    - 在亚急性期,病灶边界可变得清晰

MR 表现

- T1WI
  - 受累区域低信号,边界清晰
- T2WI
  - 晚期:弥漫受累,MSUD 水肿模式可消失
    - 可出现萎缩
- FLAIR
  - 在新生儿中,对液体转移(fluid shift)不敏感
- DWI
  - 显著的弥散受限(信号↑)及 ADC 值↓(MSUD 水肿主要为细胞毒性水肿)
  - DTI:各向异性↓

- MRS
  - 在短及长回波时间下均可在 0.9ppm 附近发现一宽阔的化学位移峰

超声表现

- 灰阶超声
  - 苍白球、脑室周围白质、脑干、小脑白质回声增强

影像推荐

- 最佳影像检查
  - 在超急性、急性期行 DWI 检查
- 序列推荐
  - 包含 DWI 的 MR 最佳,但对于病情严重的患儿 CT 亦可建立诊断

鉴别诊断

其他导致脑干及小脑水肿的疾病

- 线粒体 SURF1 基因突变:可发现乳酸峰(在 MSUD 危象中也可发现乳酸峰)
- 亚历山大病:脑干、中脑导水管异常信号并伴有强化
- 消失性脑白质病:影像学表现持续不变

缺氧缺血性脑病

- 缺乏无症状间歇期,常有病史相关提示
- 小脑、脑干相对不受累

Marchiafava-Bignami 病

- 见于成人酗酒者的髓鞘破坏性疾病
- 胼胝体受累重

病理

一般特点

- 病因
  - MSUD:支链 α-酮酸脱氢酶复合体(BCKD)活性↓→支链-L-氨基酸(BCAA)及其代谢产物贮积(具有神经毒性、白细胞毒性)
  - 脑中亮氨酸↑替代了其他必需氨基酸→神经递质耗竭、脑组织发育障碍
  - 支链氨基酸对应酮酸贮积→破坏三羧酸循环
- 遗传学
  - BCKD 中酶组分对应基因可有>50 种突变
    - 例如:E1α 组分(33%),E1β 组分(38%),E2 组分(19%)
  - 常染色体隐性遗传
- 伴发的异常
  - 血浆中异亮氨酸↑,与枫糖浆样气味有关

分期、分级和分类

- MSUD 可分为经典型、中间型和间歇型;此外尚有对维生素 B₁ 治疗有反应的 MSUD

大体病理和镜下特征

- 脑干水肿
- 海绵样变性：累及白质、基底神经节

显微镜下特征

- 少突胶质细胞、星形胶质细胞数目↓
- 神经元迁移、成熟障碍
  - 神经元定向(orientation)异常
  - 树突/树突样突起异常

临床要点

临床表现

- 最常见的症状/体征
  - 经典 MSUD 首发表现：喂养困难，呕吐，体重增加缓慢，进行性加重的嗜睡、昏睡、脑病、抽搐
    - 新生儿中通常于出生后 4~7 日起病
  - 疾病危象中患者可散发类似枫糖糖浆(或焦糖)的气味
    - 以不含蛋白成分的口服或静脉液体复苏可使该种气味消失
    - 在生后首日若尿布未充分晾干可能无法察觉该种气味
    - 耳垢中枫糖浆气味更易察觉
  - 在已知的 MSUD 高发社群中，新生儿可在出生后数小时即经验血而确诊
    - 及时进行化验、诊断及治疗，预后可佳
    - 干血滤纸片串联质谱分析可缩短诊断时间
    - 格思里试验(Guthrie test)在出生后 24h 内不敏感，样品需要孵育，且假阳性率也较高
- 临床纲要
  - 出生时表型正常
  - 在无症状间歇期后出现症状，通常在出生后 48h 至 2 周之间起病
  - 类似于脓毒症的表现：急性脑病，呕吐，抽搐，神经系统症状，昏睡、昏迷，白细胞减少/血小板减少
    - 偶尔可有水潴留或脱水、肾性失钠、低钠血症
  - 血浆中检测别异亮氨酸具有诊断意义
    - 在出生后 6 日内可能均为阴性
  - 酮症、酮症酸中毒或高氨血症
  - 典型 EEG：梳样节律(comb-like rhythms)
  - 产前诊断：可通过羊膜或绒毛膜细胞检测进行

人口学特征

- 年龄
  - 若怀疑 MSUD，可在出生后 1 日即确诊
- 种族
  - 在特定族群中发病率可达 1/170 活产婴(如基于奠基者效应的门诺派社群)
  - 在中东及德系犹太人中可有较高的携带者比例
- 流行病学
  - 一般人群发病率 1∶850 000，但特定人群中发病率可高达 1∶170

病程和预后

- 因哺乳原因，可在生后 2 周才出现症状
- 若经严格膳食限制及对于代谢危象的积极干预，预后可佳
  - 对治疗一般(但并非总是)有响应
  - 高浓度 BCAA 及其代谢产物暴露具有神经毒性
  - 若 BCAA 水平未经控制→可导致严重的认知功能损害/死亡
  - 与认知功能预后不良相关的因素：血亮氨酸水平>40mg/ml 或存在脑病
- 若病情控制良好，可长期生存
  - 在任何年龄，都可因感染、外伤、精神应激、妊娠等应激因素而导致病情加重
- 有病程晚期(成年人)出现周围神经病的报道
- 由于氨基酸摄入不足，可导致皮肤剥脱、角膜损害等改变

治疗

- 快速代谢干预：用于逆转脑水肿状态
- 在急性期可能需要血液透析以减轻神经毒性
- 严格膳食管理(主要为蛋白质成分)可改善病情
  - 在保证蛋白合成的同时，最大限度减少体内蛋白质的分解破坏
  - 预防必需氨基酸缺乏
  - 维持正常血浆渗透压
  - 已有市售的不含 BCAA 或含 BCAA 少的食物配方/制剂
  - 必须终生进行膳食管理
- 新生儿时期筛查(串联质谱检测)有助于建立诊断
- 肝脏原位移植有助于增加 BCKD 供应(很少使用)
- 基因治疗仅处于试验阶段

诊断纲要

注意

- 并不推荐对一般人群进行新生儿 MSUD 筛查
- 并非所有 MSUD 都见于小的人口族群
- 在非好发地区，即使进行了相应的检查，仍然可能在 1~2 周后才能得到结果

影像解读要点

- 发生于新生儿的累及后颅窝以及脑干结构的水肿高度提示 MSUD 的诊断

参考文献

1. Xia W et al: Diffusion-weighted magnetic resonance imaging in a case of severe classic maple syrup urine disease. J Pediatr Endocrinol Metab. ePub, 2015
2. Sato T et al: Neonatal case of classic maple syrup urine disease: usefulness of (1) H-MRS in early diagnosis. Pediatr Int. 56(1):112-5, 2014
3. Strand JM et al: Genome instability in Maple Syrup Urine Disease correlates with impaired mitochondrial biogenesis. Metabolism. 63(8):1063-70, 2014
4. Yang E et al: Imaging manifestations of the leukodystrophies, inherited disorders of white matter. Radiol Clin North Am. 52(2):279-319, 2014
5. Terek D et al: Diagnostic tools of early brain disturbances in an asymptomatic neonate with maple syrup urine disease. Neuropediatrics. 44(4):208-12, 2013
6. Gropman AL: Patterns of brain injury in inborn errors of metabolism. Semin Pediatr Neurol. 19(4):203-10, 2012

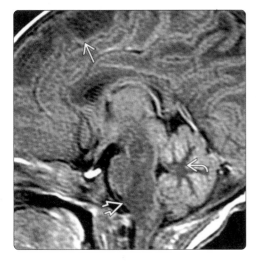
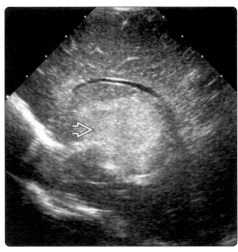

图 9-57 （左图）表现为脑病的新生儿患者矢状位 T1WI 图像,可见累及整个脑干的显著水肿。注意累及脑干➡、小脑白质➡以及大脑皮质下白质➡的低信号影。（右图）另一新生儿症状性 MSUD 患者旁矢状位超声图像,可见由于严重水肿所致的丘脑强回声➡

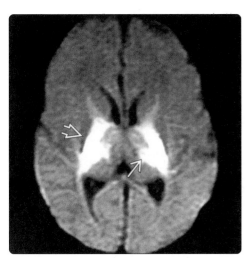
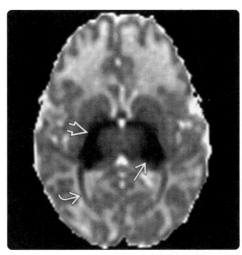

图 9-58 （左图）轴位 DWI 可见在 MSUD 急性期位于内囊后肢➡、丘脑内髓板➡的显著高信号影,提示弥散受限。（右图）同一患者的 ADC 图像明确了位于内囊后肢➡、丘脑内髓板➡以及视束➡的弥散受限状态

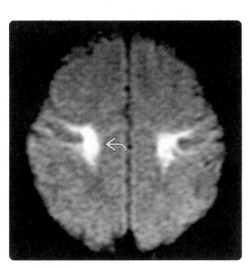
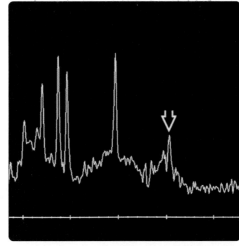

图 9-59 （左图）轴位 DWI 图像可见位于皮质脊髓束并延伸至中央沟周围皮质的髓鞘内水肿（表现为弥散受限,➡）。（右图）回波时间为 30ms 的 MRS 图像,可见位于 0.9~1.0ppm 的代表支链 α-酮酸的化学位移峰➡,常见于 MSUD 代谢失代偿期。在更长的回波时间中该峰有助于确立诊断

要　点

术语

- 6 种累及尿素循环的障碍
  - 鸟氨酸氨甲酰基转移酶缺乏症（OTCD）
  - 氨基甲酰磷酸合成酶 1 缺乏症
  - 瓜氨酸血症或精氨琥珀酸合成酶缺乏症
  - 精氨琥珀酸尿症或精氨琥珀酸裂解酶缺乏症
  - 精氨酸血症或精氨酸酶缺乏症（AD）
  - N-乙酰谷氨酸合酶缺乏症

影像

- 新生儿:(受累程度)深部灰质核团,额叶、顶叶、岛叶脑沟深部>颞叶皮质
- 年长儿:上述表现,并可合并皮质/皮质下白质不对称性卒中样病灶
- 后颅窝结构不受累
- 急性/亚急性期:T2 高信号(提示水肿区域)
- 急性/亚急性期:FA 减低,DWI 高信号、ADC 低信号

- 急性/亚急性期:肌醇峰↓、谷氨酰胺-谷氨酸峰↑、脂质/乳酸峰↑

鉴别诊断

- 缺氧缺血性脑病
- 动脉缺血性卒中
- 线粒体疾病
- 有机酸血症
- 非酮症性高甘氨酸血症

病理

- 尿素循环能将氮元素整合入尿素之中→经尿排泄,避免含氮毒性物质贮积
- 血氨↑→谷氨酸↑→星形胶质细胞中谷氨酰胺↑→细胞肿胀、功能障碍

临床要点

- 高氨血症-脑病-呼吸性碱中毒三联征

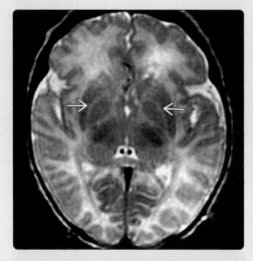
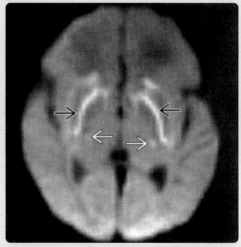

图 9-60 **（左图）**2 日龄男婴 OTCD 患者轴位 T2WI 图像,可见位于苍白球外侧核以及壳核之间的高信号区域➡。**（右图）**同一患者轴位 DWI 图像,可见位于苍白球、壳核之间同一位置的高信号区域➡,对应于 ADC 中信号减低区域。同样可见位于丘脑的不明显的高信号及相应的 ADC 低信号➡

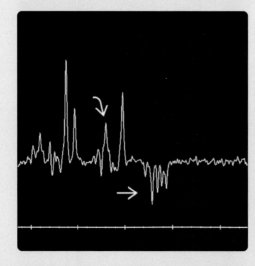
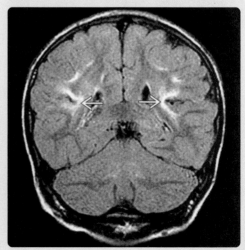

图 9-61 **（左图）**急性起病的新生儿患者轴位质子 MRS 图像(回波时间＝144ms),可见 2 个倒置的乳酸峰(位于 1.33ppm,➡)以及 1,2-丙烯二醇(抗惊厥药组分)位于 1.1ppm 的化学位移峰。注意位于 2.1～1.4ppm 的谷氨酰胺-谷氨酸峰➡。**（右图）**OTCD 慢性期患儿冠状位 FLAIR 图像,可见位于岛叶后部、颞顶叶皮质及皮质下区域的高信号➡,在脑沟深处尤为显著

术语

定义

- 6 种累及尿素循环的障碍
  - 鸟氨酸氨甲酰基转移酶缺乏症(OTCD)
  - 氨基甲酰磷酸合成酶 1 缺乏症
  - 瓜氨酸血症或精氨琥珀酸合成酶缺乏症
  - 精氨琥珀酸尿症或精氨琥珀酸裂解酶缺乏症
  - 精氨酸血症或精氨酸酶缺乏症(AD)
  - N-乙酰谷氨酸合酶缺乏症

影像

一般特点

- 最佳诊断线索
  - 新生儿,于出生后 24~48h 起病,DWI 提示位于基底神经节(BG)及皮质的高信号
- 位置
  - 新生儿:深部灰质核团,额叶、顶叶、岛叶脑沟深部>颞叶皮质(受累程度)
  - 年长儿:除了上述表现,可合并皮质/皮质下白质不对称性卒中样病灶
  - 后颅窝结构不受累

CT 表现

- 平扫 CT
  - 深部灰质核团、WM 及皮质低密度伴水肿→慢性期可出现萎缩表现

MR 表现

- T1WI
  - 亚急性期/慢性期:皮质、深部灰质核团受累部位高信号
- T2WI
  - 急性/亚急性期:受累区域水肿、高信号
  - 慢性期:萎缩,胶质增生伴/不伴囊性变
- DWI
  - 急性/亚急性期:各向异性分数减低,DWI 高信号、ADC 低信号
- MRS
  - 急性/亚急性期:肌醇峰↓、谷氨酰胺-谷氨酸峰↑、脂质/乳酸峰↑

影像推荐

- 最佳影像检查:MR
- 序列推荐:T1WI,T2WI,DWI,MRS

鉴别诊断

缺氧缺血性脑病

- 常累及壳核外侧及丘脑腹外侧核;在慢性期很难鉴别

动脉缺血性卒中

- 沿动脉供血区域分布的病灶

代谢性疾病

- 线粒体疾病
- 有机酸血症:苍白球受累而皮质一般不受累;存在代谢性酸中毒/酮血症
- 非酮症性高甘氨酸血症:无基底神经节受累

病理

一般特点

- 病因
  - 尿素循环能将氮元素整合入尿素之中→经尿排泄,避免含氮毒性物质贮积
  - 血氨↑→谷氨酸↑→星形胶质细胞中谷氨酰胺↑→细胞肿胀、功能障碍
- 遗传学
  - 除 OTCD 为 X 连锁遗传外,其余均为常染色体隐性遗传

大体病理和术中特征

- 急性期可有脑组织水肿,慢性期可有脑回瘢痕形成(ulegyria)及萎缩

显微镜下特征

- 灰质中可见阿尔茨海默 2 型星形细胞;灰质、白质胶质增生

临床要点

临床表现

- 最常见的症状/体征
  - 高氨血症-脑病-呼吸性碱中毒三联征
  - 进行性加重的昏睡、低氧血症、呕吐、呼吸暂停
  - 新生儿一般于出生后 24~48h 出现脑病
  - 在稍年长的患儿中症状可表现为间歇性(可为蛋白摄入增多、分解代谢↑等诱发)
- 临床纲要
  - 血氨↑(除 AD 外)
  - 诊断:肝细胞酶学/DNA 监测

人口学特征

- 年龄
  - 严重者于新生儿时起病,病情较轻者于稍年长时起病
- 流行病学
  - 白人较黑人常见
  - OTCD 最为常见

病程和预后

- 经治疗可有所改善,但多有智力发育缺陷
- 新生儿起病:预后最差,病死率很高

治疗

- 急性代谢危象:紧急血液透析
- 严重病例可接受肝移植
- 限制蛋白摄入,维持充分的能量摄入,可适当使用其他膳食补充剂
- 苯甲酸/苯丁酸/苯醋酸钠
- 禁忌使用丙戊酸钠,可导致死亡

参考文献

1. Kölker S et al: The phenotypic spectrum of organic acidurias and urea cycle disorders. Part 1: the initial presentation. J Inherit Metab Dis. ePub, 2015
2. Kölker S et al: The phenotypic spectrum of organic acidurias and urea cycle disorders. Part 2: the evolving clinical phenotype. J Inherit Metab Dis. ePub, 2015
3. Helman G et al: The urea cycle disorders. Semin Neurol. 34(3):341-9, 2014
4. Pacheco-Colón I et al: Advances in urea cycle neuroimaging: Proceedings from the 4th International Symposium on urea cycle disorders, Barcelona, Spain, September 2013. Mol Genet Metab. 113(1-2):118-26, 2014
5. Gropman AL: Patterns of brain injury in inborn errors of metabolism. Semin Pediatr Neurol. 19(4):203-10, 2012
6. Häberle J et al: Suggested guidelines for the diagnosis and management of urea cycle disorders. Orphanet J Rare Dis. 7:32, 2012

要 点

术语

- 戊二酸尿症 1 型(GA1):线粒体戊二酰辅酶 A 脱氢酶(GCDH)缺陷
- 以脑病危象、严重的肌张力障碍-异动症综合征为特征的先天性代谢性疾病

影像

- 显著、巨大的外侧裂(由额/颞叶岛盖部发育不良所致),基底神经节 T2/FLAIR 高信号
  - 常见:尾状核/壳核>苍白球
  - 偶见:苍白球及小脑齿状核信号改变,即使在无代谢危象时也可出现
  - 严重病例:白质、丘脑、小脑齿状核高信号
  - 病程晚期出现显著的基底神经节萎缩
- 影像表现可类似于儿童虐待受害者:蛛网膜下腔增宽,桥静脉易破裂→多发性硬膜下血肿

鉴别诊断

- 非意外性创伤
- 伴双侧中颅窝囊性病变的疾病
  - 黏多糖贮积病
  - "特发性"中颅窝蛛网膜囊肿
- 其他导致巨头畸形的疾病
  - 脑积水
  - 在 1 岁内出现的特发性蛛网膜下腔(SAS)扩张
  - 良性家族性巨头畸形

临床要点

- 特定诱因下(感染,疫苗接种,手术)的代谢危象
- 每次代谢危象后,基底神经节病变(高信号、萎缩)加重
- 通常在 1 岁左右起病
- 在旧秩序阿米什人(Old Order Amish)社群中携带者频率可达 10%

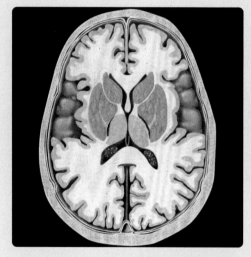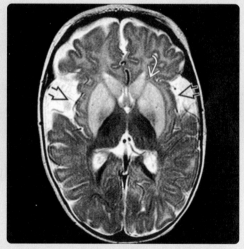

图 9-62 (左图)戊二酸尿症 1 型(GA1)受累结构模式图。可见异常增宽的外侧裂以及基底神经节弥漫、对称性异常信号。(右图)7 月龄患儿轴位 T2WI 图像,可见增宽的外侧裂➡及位于水肿基底神经节的异常高信号➡,包括尾状核头、壳核及苍白球。注意髓鞘化过程延迟

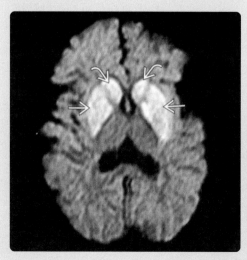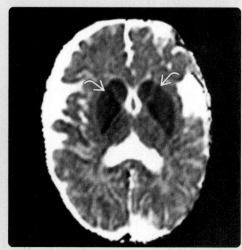

图 9-63 (左图)代谢危象中婴儿患者的轴位 DWI 图像,可见双侧尾状核头➡及壳核➡弥散减低。(右图)ADC 图像,可见尾状核及壳核同一区域低信号➡,提示继发于急性脑损害的弥散受限(而非 T2 穿透效应)

术语

缩写

- 戊二酸尿症 1 型(GA1)
- 线粒体戊二酰辅酶 A 脱氢酶(GCDH)缺陷

定义

- 以脑病危象、严重的肌张力障碍-异动症综合征为特征的先天性代谢性疾病

影像

一般特点

- 最佳诊断线索
  - 外侧裂增宽,基底神经节(BG)异常高信号
- 位置
  - 外侧裂,BG
- 大小
  - 外侧裂增宽
- 形态学
  - 额叶、颞叶岛盖部发育不良→外侧裂"蝙翼样"增宽

CT 表现

- 平扫 CT
  - >95%患者可见位于中颅窝的宽大、囊样脑脊液(CSF)空隙
    - 外侧裂增宽(93%),中脑池增宽(86%)
    - 额叶、颞叶岛盖部发育不良
  - 纹状体低密度
  - 早期可有巨头畸形,晚期出现脑萎缩(主因脑室扩张)
  - 在缺乏外伤证据的情况下出现硬膜下血肿
- 增强 CT
  - 病变无强化

MR 表现

- T1WI
  - 位于外侧裂的囊样空隙,与 CSF 等信号
    - 随时间推移可逐渐变小
  - 室管膜下假性囊性变(一般出生后 6 个月内自行消失)
  - 额颞叶发育不良
  - 髓鞘形成延迟
  - 偶尔可见轻度脑回发育不良
- T2WI
  - 常见:高信号改变,尾状核/壳核>苍白球
  - 偶见:苍白球及小脑齿状核信号改变,即使在无代谢危象时也可出现
    - 可能于尾状核、壳核受累前出现
  - 进展性纹状体萎缩
  - 严重病例:白质、丘脑、小脑齿状核高信号
- FLAIR
  - 与 T2WI 所见一致

- DWI
  - 急性期:BG 及部分 WM 传导束弥散减低;可比 CT、常规 MR 中提示更为广泛的病变范围
- T1WI 增强
  - 病灶无强化
- MRS
  - 胆碱/肌酐比值↑,NAA 峰↓
  - 代谢危象:可伴或不伴乳酸峰

影像推荐

- 最佳影像检查
  - MR
- 序列推荐
  - MRS、DWI

鉴别诊断

非意外性创伤

- 岛盖部发育不良影像学表现可类似脑萎缩
- GA1 不会导致骨折
- GA1 中因桥静脉撕裂所致硬膜下血肿(SDH)一般均有脑萎缩、蛛网膜间隙增宽
- GA1 中的 SDH 不会在无蛛网膜间隙增宽的情况下出现
- 头部外伤:最常见的致死原因
  - SDH:最常见发现,一般位于大脑半球间
  - 可有颅骨骨折、硬膜外血肿
  - 可存在脑水肿、脑挫裂伤、剪切伤

伴双侧中颅窝囊性病变的疾病

- 黏多糖贮积病
  - 分为多种亚型:Hurler,Hunter,Sanfilippo,Scheie,Maroteaux-Lamy,Sly
  - 除 4 型(Morquio 病)以外,均存在脑膜、脑实质的黏多糖贮积(类似 CSF)
- "特发性"中颅窝蛛网膜囊肿
  - 5%患者可为双侧受累,一般无症状
  - CSF 信号,FLAIR 中表现可与 CSF 稍有不同
  - DWI 中无弥散受限表现

其他导致巨头畸形的疾病

- 脑积水
  - 可为先天性、梗阻性,或继发于外伤
  - 相对于脑沟增宽,脑室扩张更为显著
  - 侧脑室颞角增大,额角圆钝,可查得经室管膜 CSF 外流征象
- 在 1 岁内出现的特发性蛛网膜下腔(SAS)扩张
- 良性家族性巨头畸形
  - 家族史阳性有助诊断

病理

一般特点

- 病因
  - GCDH 为赖氨酸、羟赖氨酸、色氨酸代谢所必需酶

- ○ GCDH↓→戊二酸、戊烯二酸、3-OH-戊二酸贮积
- ○ 贮积物质对于纹状体、白质具有毒性
- 遗传学
  - ○ 常染色体隐性遗传
  - ○ *GCDH* 基因(19p13.2)突变导致氨基酸替换
  - ○ 不同的突变导致不同的临床表型
    - 欧洲变异型(最常见):Arg402→Trp
    - 阿米什变异型,对维生素 B_2 敏感:Ala421→Val
    - 严重型,酶活性仅剩余 1%,充分治疗后仍有症状:Glu365→Lys
  - ○ 成人起病罕见:伴缺失、无义突变的复合杂合子(compound heterozygosity)基因型
- 伴发的异常
  - ○ 胚胎阶段:胚胎期毒性作用在孕 3 个月左右妨碍正常岛盖部位发育
  - ○ 代谢危象时可出现轻度肝功能异常

分期、分级和分类

- 症状型:额颞叶萎缩,BG 信号改变
- 症状前型:无症状,缺乏 BG 改变,但仍有 CSF 空隙增大

大体病理和术中特征

- 巨颅,额颞叶萎缩/发育不良,CSF 空隙增大,伴或不伴 SDH

显微镜下特征

- 髓鞘空泡化、断裂,髓鞘内液体积聚
- BG 海绵样变、神经元丢失

临床要点

临床表现

- 最常见的症状/体征
  - ○ 最初生长发育可正常
  - ○ 急性脑病,抽搐,肌张力障碍,舞蹈-手足徐动症,智力发育迟缓
- 急性起病:占绝大多数
  - ○ 特定诱因(如感染、疫苗接种、手术)引发的代谢危象
    - 瑞夷综合征(Reye-like)样脑病,酮症酸中毒,高氨血症,呕吐
    - 肌张力障碍,角弓反张,抽搐,大量出汗
    - 随访表现:高级智能相对完好(运动系统受累重),婴儿期头围增大迅速→额部突出;严重肌张力障碍
- 隐匿起病(约占 25%):肌张力障碍为主,不伴代谢危象表现
- 症状前型可始终不表现出症状:若及时诊治,并避免使分解代谢增强的应激因素
- 症状前型不经治疗一般均会出现症状:常出现额颞叶萎缩,但 BG 表现一般正常
- 诊断:从出现症状到最终确诊,通常需要很长时间
  - ○ 新生儿干血滤纸片串联质谱分析
  - ○ 成纤维细胞 GCDH 酶活性减弱或缺失

- ○ 实验室检查(在无代谢危象时,可完全正常)
  - 代谢性酸中毒/酮症酸中毒,低血糖,肉碱↓
  - 尿有机酸:戊二酸、戊烯二酸、3-OH-戊二酸水平↑

人口学数据

- 年龄
  - ○ 一般在 1 岁左右起病
- 性别
  - ○ 无明确差异
- 种族
  - ○ 在旧秩序阿米什人(Old Order Amish)社群中携带者频率可达 10%
- 流行病学
  - ○ 新生儿中发病率约 1∶30 000

病程和预后

- 症状型:约 20%于 5 岁前夭折
- 症状前型:若经及时诊治,可始终保持无症状
- 在出现第一次脑病危象前就开始治疗,尽量避免使分解代谢增强的应激因素可改善预后
- 若已经出现脑病危象,则预后多不佳

治疗

- 产前诊断
  - ○ DNA 分析:羊膜液体中细胞及绒毛膜活检分析
  - ○ 胎儿超声及 MR:在孕 3 个月左右,可见扩张的外侧裂周围 CSF 间隙
- 早期治疗可预防或改善症状及相关影像学表现
  - ○ 低蛋白饮食(尤其低色氨酸、低赖氨酸),合成蛋白饮品
  - ○ 维生素 B_2(核黄素)治疗:保证 GCDH 的辅因子供应
  - ○ 口服肉碱替代治疗,口服 GABA、巴氯芬

诊断纲要

影像解读要点

- 幼儿出现双侧外侧裂增宽、基底神经节异常信号,应考虑 GA1 可能性
- 即使在未出现代谢危象时,仍可有苍白球、小脑齿状核异常信号,该表现可先于尾状核、壳核异常而出现

参考文献

1. Harting I et al: ¹H-MRS in glutaric aciduria type 1: impact of biochemical phenotype and age on the cerebral accumulation of neurotoxic metabolites. J Inherit Metab Dis. ePub, 2015
2. Kölker S et al: The phenotypic spectrum of organic acidurias and urea cycle disorders. Part 1: the initial presentation. J Inherit Metab Dis. ePub, 2015
3. Kölker S et al: The phenotypic spectrum of organic acidurias and urea cycle disorders. Part 2: the evolving clinical phenotype. J Inherit Metab Dis. ePub, 2015
4. Couce ML et al: Glutaric aciduria type I: outcome of patients with early-versus late-diagnosis. Eur J Paediatr Neurol. 17(4):383-9, 2013
5. Nunes J et al: Brain MRI findings as an important diagnostic clue in glutaric aciduria type 1. Neuroradiol J. 26(2):155-61, 2013

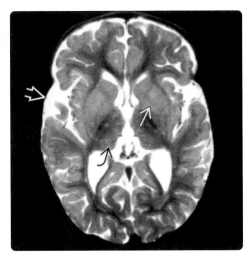
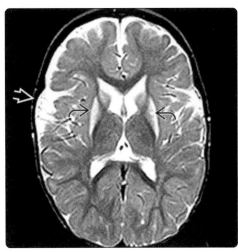

图 9-64　（左图）轴位 T2WI 图像可见轻度外侧裂增宽➡️以及位于基底神经节➡️、丘脑➡️的斑片状早期异常信号。在 GA1 病例中，当脑实质信号异常不明显时，巨颅表现可能具有提示意义。（右图）21 月龄患儿代谢危象后的轴位 T2WI 图像，可见位于基底神经节的裂隙样萎缩及胶质增生➡️，及持续性外侧裂增宽➡️

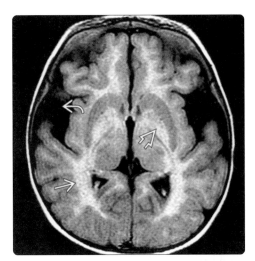
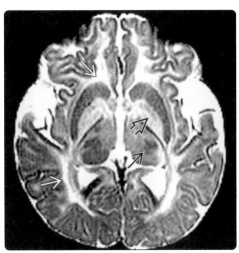

图 9-65　（左图）7 月龄患者轴位 FLAIR 图像，可见典型的外侧裂增宽征象➡️。可见位于苍白球➡️及白质➡️的异常信号。大脑白质异常信号并非 GA1 常见表现，其可能提示 GA1 合并二氢蝶啶还原酶（DHPR）缺乏症。（右图）同一患者 T2WI 图像，可见位于白质的弥漫性异常信号➡️及位于苍白球➡️和丘脑➡️的异常信号

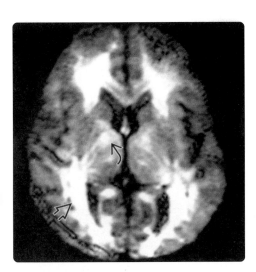
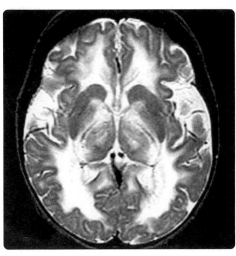

图 9-66　（左图）同一患者 2 岁随访时轴位 DWI 图像，可见显著位于白质区域➡️的弥散受限，提示疾病活动、进展。还可见位于苍白球的弥散受限➡️。（右图）同一患者 T2WI 图像，可见白质病变显著进展，表现为几乎与 CSF 等信号。增宽的外侧裂为 GA1 的重要诊断依据

要 点

术语

- 常染色体隐性遗传进行性海绵样变性脑白质营养不良

影像

- 白质:累及皮层下 U 纤维,内囊、胼胝体不受累
- 丘脑、苍白球(GP)受累,可伴小脑齿状核受累,尾状核、壳核一般不受累
- 受累区域 T2、DWI 高信号,ADC 低信号
- MRS 可见 NAA/肌酐↑,胆碱/肌酐↓

鉴别诊断

- 枫糖尿症
- 佩-梅病
- 分区蛋白缺陷性先天性肌营养不良

- 亚历山大病

病理

- 天冬氨酸酰基转移酶缺陷→N-乙酰天冬氨酸↑在脑组织中贮积并于尿中排泄↑
- 白质、GP、丘脑海绵样变性,其中可见肿胀的星形细胞

临床要点

- 早期即可出现显著的肌张力低下、巨头畸形
- 一般出生 4 个月时表现即已十分明显
- 德系犹太人患病风险↑(携带者比例可达 1∶40)
- 进行性神经变性损害:可进展为植物状态,伴自主神经危象→一般在 10 岁前死亡
- 无有效治疗方法(基因治疗及醋酸补充治疗尚在研究中)

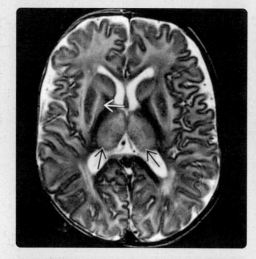
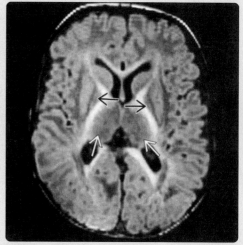

图 9-67 (左图)6 月龄男性患儿轴位 T2WI 图像,可见位于大脑白质、丘脑➘及右侧苍白球➙的弥漫性高信号,但内囊、胼胝体、尾状核、壳核不受累。(右图)同一患者的轴位 T1WI 图像,可见位于白质、丘脑➙、苍白球➘的弥漫性低信号。内囊、胼胝体、尾状核、壳核信号均为正常

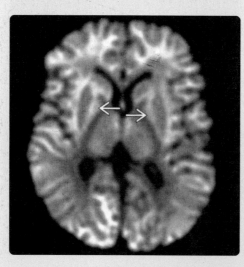
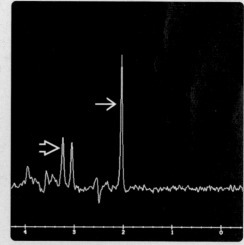

图 9-68 (左图)同一患者轴位 DWI 图像,可见位于大脑白质及苍白球➙的弥漫高信号(弥散受限)。已髓鞘化的内囊及胼胝体区域信号则正常。尾状核、壳核亦不受累。(右图)于中央半卵圆中心采取的轴位长回波时间(TE=144ms)MRS图可见对于肌酐峰而言相对增高的 NAA 峰➙及相对减低的胆碱峰➙

术语

缩写

- 卡纳万病（Canavan disease，CD）

同义词

- 海绵样脑白质营养不良，CNS 海绵样变性，Cana-van-von Bogaert-Bertrand 病，天冬氨酸酰基转移酶缺乏症，ASPA 缺陷，ASP 缺陷，氨基酰化酶 2 缺乏症，ACY2 缺陷

定义

- 常染色体隐性遗传进行性海绵样变性脑白质营养不良

影像

一般特点

- 最佳诊断线索
  - 巨脑畸形伴弥漫性白质 T2、DWI 高信号及 MRS 提示 NAA 峰↑
- 位置
  - 白质（WM）：累及皮层下 U 纤维，内囊、胼胝体不受累
  - 丘脑、苍白球（GP）伴或不伴齿状核受累，尾状核、壳核不受累

CT 表现

- 平扫 CT
  - 受累区域弥漫性低密度

MR 表现

- T1WI
  - 受累区域低信号
- T2WI
  - 受累区域高信号
- DWI
  - 受累区域 DWI 高信号、ADC 低信号
- T1WI 增强
  - 病灶无强化
- MRS
  - NAA/肌酐↑，胆碱/肌酐↓

影像推荐

- 最佳影像检查
  - MR
- 序列推荐
  - T2WI，DWI，MRS

鉴别诊断

枫糖尿症

- 支链氨基酸、酮体↑

佩-梅病

- 受累部位 ADC 信号↑，GP 及丘脑不受累

分区蛋白缺陷性先天性肌营养不良

- 受累区域 ADC 信号↑，GP 及丘脑不受累

亚历山大病

- 额叶 WM 受累多见，病灶存在强化

病理

一般特点

- 病因
  - 天冬氨酸酰基转移酶缺陷→N-乙酰天冬氨酸↑在脑组织中贮积并于尿中排泄↑
- 遗传学
  - 常染色体隐性遗传→ASPA 基因缺陷，其位于 17 号染色体长臂

分期、分级和分类

- 一般起病较早者，疾病进展较快，病情较重

大体病理和镜下特征

- 脑组织肿胀

显微镜下特征

- 白质、GP、丘脑海绵样变性，其中可见肿胀的星形细胞

临床要点

临床表现

- 最常见的症状/体征
  - 存在 3 种主要亚型（主要根据起病年龄划分）
    - 先天型（出生后数日内起病）
      - 肌张力低下，病情重，迅速死亡
    - 婴儿型（3~6 月龄时起病）：为最常见之类型
      - 最常见的亚型
      - 肌张力低下，头部偏曲，巨头畸形→随病情进展，可出现抽搐、痉挛、视力丧失
    - 儿童型
      - 4~5 岁起病；CD 中进展最慢的亚型
- 临床纲要
  - 早期起病的肌张力低下及巨头畸形

人口学数据

- 种族
  - 德裔犹太人患病风险↑（携带者比例约 1：40）

病程和预后

- 进行性神经退行性损害：可进展为植物状态，伴自主神经危象→一般在 10 岁前死亡

治疗

- 无治疗方法（在鼠模型中，有破坏 Nat8l 使 NAA 合成减少的基因疗法研究）

诊断纲要

影像解读要点

- 脑组织水肿，脑白质、GP、丘脑 T2 及 DWI 高信号

参考文献

1. Guo F et al: Ablating N-acetylaspartate prevents leukodystrophy in a Canavan disease model. Ann Neurol. 77(5):884-8, 2015
2. Baslow MH et al: Canavan disease, a rare early-onset human spongiform leukodystrophy: insights into its genesis and possible clinical interventions. Biochimie. 95(4):946-56, 2013
3. van der Knaap MS et al: Defining and categorizing leukoencephalopathies of unknown origin: MR imaging approach. Radiology. 213(1):121-33, 1999

要　　点

术语

- 以罗森塔尔纤维(Rosenthal fibers,RF)、星形细胞胞质内包含体为特征病理表现的罕见白质脑病
- 3 种亚型:婴儿型(最常见),儿童型,成人型

影像

- 婴儿型:双侧额部 WM 为主的对称性 T2 高信号
- 儿童型/成人型:脑干(尤其延髓)、小脑、颈段脊髓 T2 高信号
- 其他发现:T1 高信号、T2 低信号并伴有强化的脑室周围环状病灶
  - 亚历山大病为少有的病灶存在强化的代谢性疾病

鉴别诊断

- 卡纳万病
- 伴白质脑病及囊性变的巨脑畸形(megalencephaly with leukoencephalopathy and cyst,MLC)
- 戊二酸尿症 1 型(GA1)
- 黏多糖贮积病(MPS)

病理

- *GFAP* 基因(17q21)显性突变(>95%病例)

临床要点

- 临床纲要:婴儿表现为巨头畸形及抽搐
- 自然史:病情进展速度不一,最终可致死亡
- 支持治疗为主

诊断纲要

- 成人起病,并存在位于延髓(尤其下橄榄核、薄束核)、颈部脊髓的 T2 高信号,应考虑成人型亚历山大病(Alexander disease,AD)
- 表现为巨头畸形的婴儿,若双侧额部 WM 存在有增强的异常信号,高度提示 AD

图 9-69 　(左图)轴位 CT 平扫,可见婴儿型亚历山大病(AD)典型征象。可见纹状体、脑室周环状病灶呈现为高密度➡。注意双侧对称性、额部为主的白质(WM)低密度。(右图)轴位 T2WI 图像,可见脑室周围环状病灶为低信号➟及双侧对称性纹状体、丘脑高信号➟。大脑白质则呈现为弥漫性高信号(额部为主),自脑室旁延伸至皮质下 U 纤维

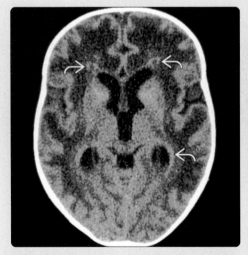
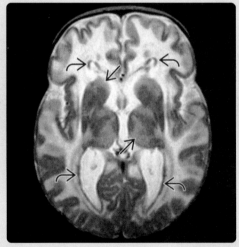

图 9-70 　(左图)轴位 T1WI 图像,可见 WM 肿胀,并呈现弥漫性低信号,自额部向枕部存在一信号梯度。仅枕部 WM 呈现相对完好的髓鞘化状态。脑室旁环状病灶➡为高信号。注意侧脑室异常扩大。(右图)轴位 T1WI 增强图像,可见脑室周环状病灶➡、双侧尾状核头、壳核均存在强化。侧脑室额角外"兔耳"样环状病灶为亚历山大病典型征象

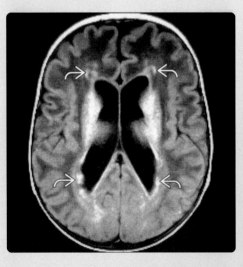
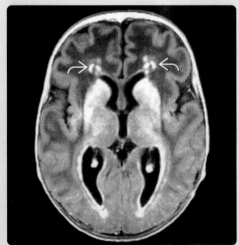

术语

缩写

- 亚历山大病(Alexander disease，AD)

同义词

- 纤维蛋白样脑白质营养不良(fibrinoid leukodystrophy)

定义

- 以罗森塔尔纤维(Rosenthal fibers，RF)、星形细胞胞质内包含体为特征病理表现的罕见白质脑病
- 3 种亚型：婴儿型(最常见)，儿童型，成人型
- 由编码 GFAP 的基因显性突变所致

影像

一般特点

- 最佳诊断线索
  - 婴儿表现为巨头畸形，并伴有
    - 双侧额部白质(WM)对称性 T2 高信号
    - 脑室周围环状病灶，T1 高信号，T2 低信号
  - 儿童型：累及脑干(BS)、小脑的 T2 高信号、强化病灶
  - 成人型：累及延髓(可有萎缩)、颈段脊髓的 T2 高信号病灶
- 其他发现
  - 婴儿型
    - 纹状体 T2 高信号伴强化
    - 基底神经节(尤其中脑导水管周围)、小脑齿状核、视交叉、穹窿部位程度可变的 T2 高信号伴强化
    - 可合并脑积水(提示中脑导水管受累)
  - 儿童型/成人型
    - 以 BS、小脑、脊髓受累为特征征象
      □ 下橄榄核、薄束核受累严重
    - 大脑 WM、脑室周、纹状体受累状况可变(一般病变轻微)
  - 在早期可有额部 WM、基底神经节肿胀、强化(见于婴儿型)
  - 晚期可有脑萎缩、囊性脑软化(见于婴儿型)
- 位置
  - WM
    - 额部：脑室周→皮质下
    - 外囊/最外囊伴或不伴胼胝体膝部受累
  - 脑室周环状病灶
  - 基底神经节(BG)、丘脑、BS、小脑、穹窿、视交叉、脊髓受累
- 形态学
  - 延伸至后部 WM 的病变可随病情而频繁变化
  - 在儿童型/成人型中，前-后 WM 病变梯度可不明显

CT 表现

- 平扫 CT
  - 额部 WM 低密度
  - 脑室周围环状病灶、尾状核头高密度
- 增强 CT：病程早期病灶可有显著强化

MR 表现

- T1WI
  - 额部 WM 低信号
  - 脑室周围环状病灶(伴或不伴基底神经节)高信号
- T2WI
  - 额部 WM(包括皮质下 WM)、尾状核头高信号
  - 脑室周围环状病灶低信号
  - 儿童型/成人型：脑干(伴或不伴脊髓病灶)高信号
- FLAIR
  - 晚期可有脑萎缩、囊性脑软化(见于婴儿型)
- DWI：弥散正常→轻度增加
- T1WI 增强：病程早期病灶可有显著强化
  - 婴儿型：额叶脑室周 WM、纹状体、脑室周环状病灶，少见情况下有 BS、穹窿、视交叉受累
  - 儿童型/成人型：BS 及小脑强化病灶可类似肿瘤表现
- MRS：NAA 峰↓，肌醇峰↑；伴或不伴胆碱峰、乳酸峰↑

核医学表现

- FDG-18PET
  - 受累额部白质代谢减低
  - 也可表现为正常代谢

影像推荐

- 最佳影像检查：MR 增强/MRS
- 序列推荐：对于所有伴原因不明的脑积水、WM 异常患者，应行增强检查
- 婴儿型 AD 影像诊断标准(5 条中满足至少 4 条)
  - 显著的大脑白质异常信号，额部为主
  - T1 高信号、T2 低信号脑室周环状病灶
  - 基底神经节、丘脑异常信号
  - BS 异常信号
  - 额部 WM、脑室周环状病灶、BG、丘脑、BS、小脑齿状核、小脑、视交叉、穹窿存在强化

鉴别诊断

卡纳万病

- WM：弥漫受累，早期即有皮质下 U 纤维受累
- 深部灰质核团：苍白球、丘脑受累
- 病灶无强化
- MRS 可有显著的 NAA 峰↑

伴白质脑病及囊性变的巨脑畸形

- WM：弥漫性受累(伴皮质下 U 纤维受累)
- 深部灰质结构无受累
- 病灶无强化
- 颞叶、额顶叶皮质下囊性变为特征改变

戊二酸尿症 1 型(GA1)

- WM：严重病例中才存在脑室周受累
- 深部灰质：双侧基底神经节对称性受累
- 病灶无强化
- 岛盖部增宽为特征改变

黏多糖贮积病(MPS)

- WM：脑室周围受累轻微

- 深部灰质结构不受累
- WM 及胼胝体特征性筛状改变

病理

一般特点

- 一般病理特征
  - 以罗森塔尔纤维(Rosenthal fibers,RF)、星形细胞胞质内包含体为特征病理表现的罕见白质脑病
- 胚胎学与解剖学
  - 星形胶质细胞与少突胶质细胞一同参与髓鞘形成过程
  - 星形胶质细胞终足结构(end feet)参与形成血脑屏障
  - 胶质纤维酸性蛋白(GFAP):星形细胞中主要的中间纤维
- 遗传学
  - *GFAP* 基因(17q21)显性突变(>95%病例)
    - 已识别出超过 80 种不同突变
    - 不同临床表型中可存在同一突变→提示可能存在影响表型的表观遗传学或环境因素
    - 绝大多数为新发突变;成人 AD 可为家族性
    - 突变为获得功能性(gain of function)
- 病因
  - RF:由 GFAP、αβ-结晶、hsp27 及泛素构成的异常胞内蛋白包含体
  - GFAP 突变导致 RF 贮积的具体机制尚不清楚
  - RF 贮积导致脱髓鞘的具体机制尚不清楚
    - 猜想:RF 贮积导致细胞功能障碍
      □ 介导血脑屏障破坏及与少突胶质细胞的连接异常
  - RF 也可见于星形胶质细胞瘤、错构瘤及胶质增生

大体病理和镜下特征

- 巨脑畸形伴脑室扩张
- WM 肿胀并呈现胶质样改变,大脑皮质变薄
- 额部 WM 可有空洞形成
- 早期 BG 肿胀,晚期可有 BG 囊性变

显微镜下特征

- RF:位于星形胶质细胞内的电子致密细胞内包含体
  - 最常见于室管膜下、软膜下及血管周围的星形细胞终足区(通常在影像学中为强化区域)
- 髓鞘形成不良/髓鞘脱失,常见于大脑 WM(尤其是额部),也可有小脑 WM、齿状核、脑干受累

临床要点

临床表现

- 最常见的症状/体征
  - 婴儿型:巨脑畸形,抽搐,发育迟缓/停滞,肌肉痉挛
  - 儿童型:发育倒退,延髓性麻痹/假性延髓性麻痹,共济失调,肌肉痉挛
  - 成人型:延髓性麻痹/假性延髓性麻痹,共济失调
    - 软腭肌阵挛(约 40%患者出现)具有高度提示性
- 儿童/成人型患者其他症状/体征
  - 胃肠道/膀胱功能障碍,睡眠障碍,自主神经功能紊乱

- 临床纲要:表现为巨脑畸形和抽搐的婴儿
- CSF:可有蛋白↑、αβ-结晶、hsp27 及乳酸水平↑
- 诊断:依靠 MR 表现及 *GFAP* 基因检测

人口学数据

- 年龄
  - 婴儿型:2 岁前起病
  - 儿童型:2~12 岁起病
  - 成人型:12 岁后起病
- 性别:婴儿型中男性稍多于女性
- 流行病学:罕见病,发病率未知
  - 成人型 AD 可能比先前认为的更常见

病程和预后

- 病程
  - 所有亚型病情均进行性加重,最终导致死亡
    - 新生儿时起病的亚型病情最重,迅速导致死亡,婴儿时期起病则病情第二重
    - 儿童型进展相对较慢
    - 成人型进展最慢
- 预后
  - 婴儿型:起病后中位生存期 3 年
  - 儿童型:起病后中位生存期 8 年
  - 成人型:起病后中位生存期 15 年

治疗

- 支持治疗为主;分流术可用于治疗脑积水
- 下调 GFAP 表达的基因治疗正在研究中

诊断纲要

注意

- 若延髓、脊髓存在 T2 高信号、萎缩,应考虑 AD 的诊断
- 若婴儿出现巨脑畸形及额部为主的白质营养不良,应考虑 AD 的诊断

影像解读要点

- 表现为巨脑畸形的婴儿出现双侧额部 WM 为主的强化病灶,高度提示 AD

参考文献

1. Brenner M et al: A new mutation in GFAP widens the spectrum of Alexander disease. Eur J Hum Genet. 23(1):1-2, 2015
2. Graff-Radford J et al: Neuroimaging and clinical features in type II (late-onset) Alexander disease. Neurology. 82(1):49-56, 2014
3. Walker AK et al: Astrocytic TDP-43 pathology in Alexander disease. J Neurosci. 34(19):6448-58, 2014
4. Messing A et al: Alexander disease. J Neurosci. 32(15):5017-23, 2012
5. Mignot C et al: Tumor-like enlargement of the optic chiasm in an infant with Alexander disease. Brain Dev. 31(3):244-7, 2009
6. Farina L et al: Can MR imaging diagnose adult-onset Alexander disease?. AJNR Am J Neuroradiol. 29(6):1190-6, 2008
7. Matarese CA et al: Magnetic resonance imaging findings in Alexander disease. Pediatr Neurol. 38(5):373-4, 2008
8. Pareyson D et al: Adult-onset Alexander disease: a series of eleven unrelated cases with review of the literature. Brain. 131(Pt 9):2321-31, 2008
9. Quinlan RA et al: GFAP and its role in Alexander disease. Exp Cell Res. 313(10):2077-87, 2007
10. Dinopoulos A et al: Discrepancy between neuroimaging findings and clinical phenotype in Alexander disease. AJNR Am J Neuroradiol. 27(10):2088-92, 2006
11. van der Knaap MS et al: Alexander disease: diagnosis with MR imaging. AJNR Am J Neuroradiol. 22(3):541-52, 2001

五、亚历山大病

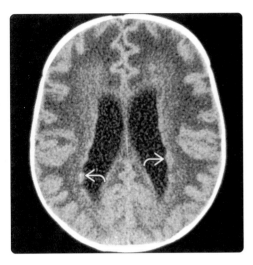

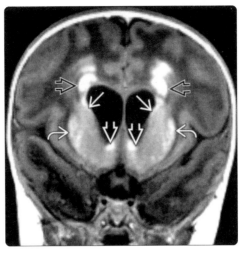

图 9-71 （左图）轴位 CT 平扫，可见额部为主的低密度、肿胀的大脑 WM。因周围低密度 WM 的存在，脑室周围环状病灶➨因此显得更为明显。（右图）冠状位 T1 增强图像，可见位于额部脑室旁环状病灶➨及周边 WM 的强化信号。同样，也可在尾状核头➨、壳核➨及穹窿➨处发现强化。注意双侧对称、肿胀的额叶及颞叶 WM

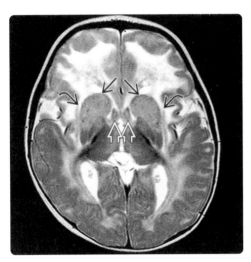

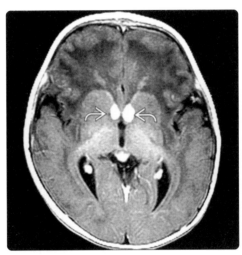

图 9-72 （左图）轴位 T2WI 图像，可见大脑、基底神经节 WM 呈现双侧对称性高信号，以额叶及纹状体为著。尾状核头➨及穹窿➨结构肿胀。WM 高信号进一步延伸到外囊、最外囊，使得屏状核结构相对突出➨。（右图）同一患者轴位 T1WI 增强图像，可见穹窿➨显著强化，尾状核头亦有轻度强化

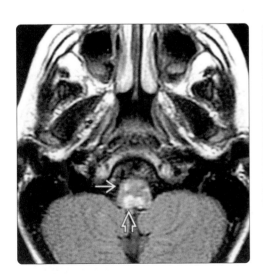

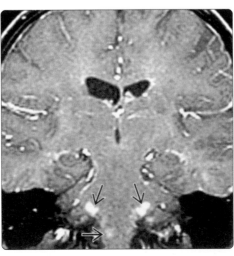

图 9-73 （左图）儿童患者轴位 FLAIR 图像，可见位于下橄榄核➨及薄束核➨的高信号。（右图）同一患者冠状位 T1WI 增强图像，可见延髓、小脑中脚部位有轻度强化➨。注意大脑 WM 信号正常。儿童及成人型 AD 以脑干（尤其延髓）、小脑及颈段脊髓受累多见，而幕上结构受累少见

要　点

术语

- PKU
  - 最常见的先天性氨基酸代谢异常性疾病
  - 导致苯丙氨酸(Phe)贮积
- 高同型半胱氨酸血症(HHcy)
  - 一大类疾病的统称
    - 导致血同型半胱氨酸(Hcy)水平异常升高 > 12mmol/L
  - 为动脉粥样硬化性疾病、静脉血栓形成的危险因素

影像

- PKU,HHcy
  - 脑室周/深部大脑 WM 存在 T2 高信号
- CBSD,MTHFRD,晚发型 Cbl-C
  - 动脉梗死较静脉血栓形成常见

诊断纲要

- 临床表现
  - PKU

- 显著的智能损害(若未经治疗)
- 轻度认知功能损害(若早期治疗)
  - HHcy
    - 临床表型多变
  - 未早期治疗的 CBSD
    - 智能损害,血栓性事件
  - 未经治疗的 CBSD
    - 12%~27%患者会在 15 岁前出现血栓栓塞性事件
    - 4%~23%患者会在 30 岁前死亡
- 诊断
  - PKU,CBSD,MAT Ⅰ/ⅢD:新生儿筛查
- 治疗
  - PKU
    - 无苯丙氨酸膳食(必须从 1 月龄即开始)
    - 儿童期严格的膳食管理有助于改善预后
  - CBSD/MTHFRD
    - 维生素 B_6,叶酸,甜菜碱;Cbl-C:肌注/静脉注射维生素 B_{12}
  - MAT Ⅰ/ⅢD:绝大多数生长发育正常

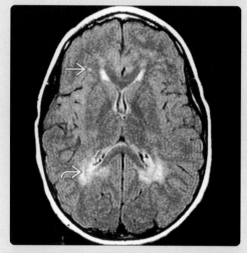
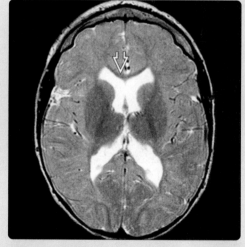

图 9-74 (左图)10 岁 PKU 患者轴位 FLAIR 图像。注意侧脑室三角区➡及额叶➡部位 WM 高信号。PKU 影像学典型表现之一即后部为主的白质高信号。(右图)4 岁 MTHFRD 患者轴位 T2WI 图像。可见显著的白质体积缩小、代偿性脑室扩张及胼胝体变薄征象➡。注意相对于患者年龄,白质存在年龄不相称的髓鞘形成不良表现

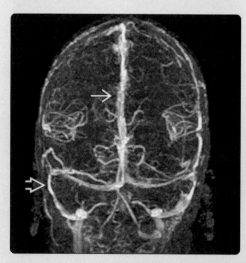
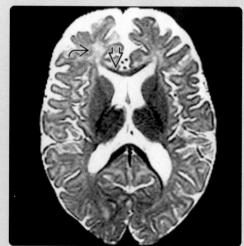

图 9-75 (左图)4 岁 MTHFRD 患者冠状位 MR 最大密度投影图,可见继发于急性静脉血栓形成后再通的形态异常的乙状窦➡及上矢状窦➡。(右图)8 月龄 Cbl-C 患者轴位 T2WI 图像,可见弥漫性白质体积丢失及脑室周、深部白质高信号➡。注意存在轻度代偿性脑室扩张及胼胝体变薄➡

术语

缩写

- 苯丙酮尿症(PKU)
- 高同型半胱氨酸血症(HHcy)
- 胱硫醚 β-合酶缺乏症(CBSD)
- 5,10-甲基四氢叶酸还原酶缺乏症(MTHFRD)
- 甲硫氨酸腺苷转移酶缺乏症(MAT Ⅰ/ⅢD)
- 维生素 B_{12c}(Cbl-C)-维生素 B_{12} 代谢异常

定义

- PKU:最常见的先天性氨基酸代谢异常性疾病,导致苯丙氨酸(Phe)贮积
- 高同型半胱氨酸血症(HHcy):导致血同型半胱氨酸(Hcy)水平异常升高>12mmol/L 的一大类疾病的统称
  - 为动脉粥样硬化性疾病、静脉血栓形成的危险因素
  - 由 Hcy、叶酸、维生素 B_{12} 的先天性代谢异常所致,也可由叶酸、维生素 B_{12} 摄入不足或肾功能衰竭所致
  - 4 种最常见的类型:CBSD,MTHFRD,Cbl-C,MAT Ⅰ/ⅢD
  - 临床表型多变

影像

一般特点

- PKU:脑室旁白质(PVWM)T2 高信号
  - 后部 WM 受累更多见
  - 晚期可有皮质下 WM、胼胝体受累
- CBSD:常见大脑 WM 中小灶性 T2 高信号,可有皮质梗死、静脉窦血栓形成(SVT)
- MTHFRD:常见 PVWM/深部 WM 中 T2 高信号,可有动脉性梗死及 SVT
- 早发型 Cbl-C:大脑 WM 肿胀、T2 高信号,可有脑积水、基底神经节 T2 高信号,晚期可出现 WM 体积缩小
- 晚发型 Cbl-C:PVWM/深部 WM 中 T2 高信号、WM 体积缩小,可有动脉性梗死及脊髓后柱 T2 高信号
- MAT Ⅰ/ⅢD:在严重高甲硫氨酸血症时,可有可逆性 PVWM/深部 WM 及脑桥背侧 T2 高信号(与 CBSD 表现类似)
- PKU 及 HHcy:影像学表现可为正常

CT 表现

- 平扫 CT
  - 大脑 WM 低密度,可有梗死灶

MR 表现

- T1WI:大脑 WM 程度可变的低信号
- T2WI/FLAIR:受累结构高信号
- DWI:PKU 及 HHcy 中 PVWM 可有 ADC 低信号
  - HHcy:急性梗死灶可有 ADC 低信号
- MRS:PKU 在 7.37ppm 处可见苯丙氨酸峰,Cbl-C 可见乳酸峰

影像推荐

- PKU:MR/MRS;HHcy:MR/MRS/MRA

鉴别诊断

异染性脑白质营养不良

- 大脑中心部位 WM 中 T2 高信号,呈现"虎斑样"表现

脑室周围白质软化症

- 存在缺氧缺血病史,PVWM 中 T2 高信号、体积缩小

病理

一般特点

- 一般病理特征
  - PKU:苯丙氨酸羟化酶(PAH)活性↓→Phe↑
    - Phe 对生长发育中的脑组织具有毒性
  - HHcy:Hcy↑→氧化应激,甲基化↓,血管内皮损伤
- 遗传学:常染色体隐性遗传
  - PKU:已识别出超过 450 种位于 PAH 基因(12q24.1)的突变
  - CBSD:已识别出超过 100 种位于 CBS 基因(21q22.3)的突变
  - MTHFRD:已识别出超过 50 种位于 MTHFR 基因(1p36.3)的突变
  - MAT Ⅰ/ⅢD:已识别出超过 27 种位于 MAT1A 基因(10q22)的突变
- 伴发的异常
  - CBSD:晶状体异位,马凡样表现,骨密度↓

临床要点

临床表现

- 症状/体征
  - 未经治疗的 PKU:显著的智能损害
    - 早期治疗:轻度认知功能损害
  - 未早期治疗的 CBSD:智能损害,血栓性事件
  - MTHFRD:发育迟缓,步态异常,抽搐,精神症状,血栓事件相对少见
  - 早发型 Cbl-C(婴儿型):神经、血液、肾脏、消化系统等多系统损害
    - 晚发型:成人期出现神经系统损害
  - MAT Ⅰ/ⅢD:绝大多数表型正常,偶可有神经系统损害
- 诊断:PKU,CBSD,MAT Ⅰ/ⅢD 可经新生儿筛查诊断

人口学数据

- 流行病学
  - PKU:美国白人中发病率约 1∶8 000(美国黑人中相对少见)
  - 全人群中约 5%~7%存在因各种原因所致的 Hcy↑
  - 5%~15%的白人存在 MTHFR C667T 突变的纯合等位基因

病程和预后

- PKU:从儿童期即实行严格的膳食管理可改善预后
- 未经治疗的 CBSD:12%~27%患者会在 15 岁前出现血栓栓塞性事件,4%~23%患者会在 30 岁前死亡
- MTHFRD/Cbl-C:显著的神经系统损害,若诊断不及时/对治疗依从性差则预后很差,一般早年夭折
- MAT Ⅰ/ⅢD:绝大多数生长发育均正常

治疗

- PKU:无苯丙氨酸膳食(必须从 1 月龄即开始)
- CBSD/MTHFRD:维生素 B_6,叶酸,甜菜碱;Cbl-C:肌注/静脉注射维生素 B_{12};MAT Ⅰ/ⅢD:无须特殊治疗

参考文献

1. Kölker S et al: The phenotypic spectrum of organic acidurias and urea cycle disorders. Part 1: the initial presentation. J Inherit Metab Dis. ePub, 2015
2. Kölker S et al: The phenotypic spectrum of organic acidurias and urea cycle disorders. Part 2: the evolving clinical phenotype. J Inherit Metab Dis. ePub, 2015
3. Krishna SH et al: Congenital genetic inborn errors of metabolism presenting as an adult or persisting into adulthood: neuroimaging in the more common or recognizable disorders. Semin Ultrasound CT MR. 35(2):160-91, 2014
4. Makrides V et al: Transport of amino acids in the kidney. Compr Physiol. 4(1):367-403, 2014

要　点

术语

- 伴白质脑病及囊性变的巨脑畸形(megalencephaly with leukoencephalopathy and cyst，MLC)
- 遗传性脑白质营养不良

影像

- 白质水肿
  - 随时间推移，白质水肿可减轻，逐渐出现白质萎缩
- 主要位于颞叶、额顶叶的皮质下囊性变
- 随时间推移，囊性变可增多、增大
- 无强化及弥散受限征象

病理

- 遗传学
  - 常染色体隐性遗传；因 *MLC1* 或 *GLIALCAM* 基因突变所致
  - 突变绝大多数为独家突变(private mutations)
  - 在小社群中可存在奠基者效应

临床要点

- 尽管 MR 高度异常，运动损害的发生可较晚，进展也较慢
- 巨头畸形
- 在轻微外伤后即可出现抽搐
- 认知损害较运动损害更轻
- 可有小脑性共济失调
- 可累及锥体束
- 罕见病，但在某些存在族内通婚传统的小社群中携带者频率可达 1/40
- 对已知携带此种突变基因的家族已可开展产前诊断

诊断纲要

- 当影像学表现较异染性脑白质营养不良显著更重时，应考虑其他白质营养不良(例如 MLC)的可能性

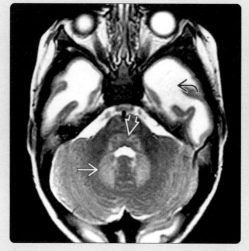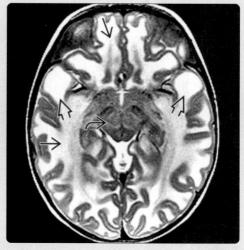

图 9-76　(左图)表现为头围增大但生长发育正常的 10 月龄婴儿轴位 T2WI 图像。可见位于小脑白质➡、背侧脑干➡及颞叶前部➡的异常高信号。(右图)同一患者轴位 T2WI 的另一层面，可见大脑白质➡、红核周围白质纤维束➡存在水肿及高信号。注意位于颞叶前部的囊性变➡

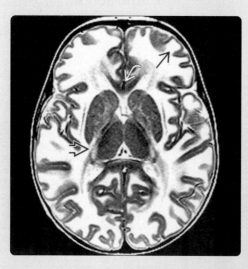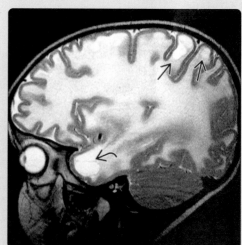

图 9-77　(左图)同一患者轴位 T2WI 图像另一层面，可见髓鞘化正常(未受累)的胼胝体➡、内囊后肢部分的髓鞘形成不良➡以及弥漫位于双侧大脑半球的皮质下 U 纤维髓鞘形成不良➡。(右图)同一患者矢状位 T2WI 图像，可见显著的颞叶➡及额顶叶➡囊性变，以及弥漫性髓鞘形成不良

术语

缩写

- 伴白质脑病及囊性变的巨脑畸形(megalencephaly with leukoencephalopathy and cyst, MLC)

同义词

- 曾用名
  - 良性慢性进展性空泡形成性巨脑畸形性白质脑病
  - 伴白质水肿及不相匹配的良性病程的婴儿起病性白质脑病
  - van der Knaap 病
    - 为据此人命名的许多疾病中的一种
  - Indian Agarwal 巨脑畸形性脑白质营养不良

定义

- 常染色体隐性遗传病,以星形细胞容积调节性阴离子流异常为特征
  - 以巨脑畸形、运动/智能损害、共济失调、肌肉痉挛为典型表现

影像

一般特点

- 最佳诊断线索
  - 大脑半球白质(WM)弥漫性水肿
  - 常见于额顶部、颞部的皮质下囊性变
- 位置
  - 白质(包括皮质下 U 纤维)弥漫性受累
    - 皮质下囊性变
      □ 最常见于颞叶前部
      □ 也可见于额顶叶
    - 伴或不伴内囊后肢受累
    - 小脑 WM 受累可较轻/隐匿
- 大小
  - 随时间进展,囊性变可增大,数目可增多

CT 表现

- 平扫 CT
  - 受累 WM 低密度
- 增强 CT
  - 病灶无强化

MR 表现

- T1WI
  - 受累 WM 低信号
- T2WI
  - 受累 WM 高信号
    - 大脑 WM
      □ 胼胝体一般不受累
    - 内囊后肢可有受累
    - 起病早者可合并脑干白质受累
- FLAIR
  - 受累 WM 高信号
  - 皮质下囊性变
    - 最常见于颞叶前部及额顶叶
    - 囊性成分信号与 CSF 相似
- DWI
  - DTI 提示 FA↓,ADC 值↑
    - 因间质中水分子↑所致
- T1WI 增强
  - 病灶无强化
  - 一般无须行增强扫描
- MRS
  - 在囊性变区域,所有代谢物信号均↓
  - WM 中 NAA 峰↓
  - 肌醇峰正常
  - 可伴或不伴乳酸峰

影像推荐

- 最佳影像检查
  - MR 及 MRS 检查
    - 可考虑行增强扫描以除外伴强化的脑白质营养不良性疾病

鉴别诊断

其他病灶无强化的脑白质营养不良性疾病

- 异染性脑白质营养不良(MLD)
  - 在 T2WI 图像中寻找位于 WM 中的"条带样"信号
- 髓鞘形成不良
- 卡纳万病
  - 早期即有皮质下 U 纤维受累
  - MRS 中有显著的 NAA 峰↑
- Cree 白质脑病
  - WM 受累
  - 皮层下灰质结构受累
    - 累及苍白球、丘脑、延髓
    - 橄榄、红核、尾状核不受累

其他病灶伴强化的脑白质营养不良性疾病

- 亚历山大病
  - 额叶 WM 及室管膜表面异常信号及强化
- X 连锁肾上腺脑白质营养不良
  - 侧脑室三角区周围 WM 及胼胝体压部异常信号及强化

病理

一般特点

- 病因
  - 遗传性先天性疾病
  - 因容积调节性阴离子通道(VRAC)功能异常所致的水-渗透压稳态破坏所致
    - 星形细胞内 VRAC 受细胞外渗透压调控
    - 随渗透压调节过程进行,细胞体积将发生显著改变
    - MLC1 在 VRAC 正常功能维持中发挥重要作用;GlialCAM 为 MLC1 在离子通道中的分子伴侣
- 遗传学
  - 常染色体隐性遗传,基因定位于 22q(tel)
    - 与涉及 *MLC1* 及 *GlialCAM* 基因的突变有关
    - 整个基因上各部位均可发生突变,其类型包括:

- □ 位点剪切突变
- □ 无义突变
- □ 错义突变
- □ 删除及插入
- – 80% 患者中可识别出相应的突变;故可能考虑其他基因异常也参与发病
- – 突变绝大多数均为独家突变
- – 在较小的社群中可能存在奠基者效应作用
- 伴发的异常
  - 在 CNS 中,MLC1 在位于血脑屏障及 CSF-脑屏障的星形细胞终足上大量表达
    - – GlialCAM 为 MLC1 在星状细胞离子通道中的分子伴侣
  - MLC1 在外周血白细胞及脾脏组织中也有表达

大体病理和术中特征

- 海绵样白质脑病
  - 皮质下白质空泡样变

显微镜下特征

- 在周期内线中可存在髓鞘断裂(myelin splitting)
- 髓鞘最外板层中可有空泡样变

临床要点

临床表现

- 最常见的症状/体征
  - 出生后/在 1 周岁前即出现巨头畸形
  - 尽管 MR 表现高度异常,但运动功能及认知功能的损害却相对较轻、进展较慢
    - – 在 1 周岁内生长发育可基本正常
- 其他症状/体征
  - 罕见状况下早期即可有生长发育障碍
  - 罕见状况下可由于轻微头外伤致一过性意识障碍
- 临床纲要
  - 巨头畸形
  - 进展缓慢的认知功能损害
    - – 最终约 50% 的患者可出现学习障碍
  - 小脑性共济失调及锥体束损害
  - 运动功能损害
    - – 晚期可丧失行走功能
    - – 偶尔可有学步推迟
  - 轻微头外伤→抽搐,随时间恶化

人口学数据

- 年龄
  - 在 1 周岁前出现巨头畸形
- 种族
  - 在小社群中发生率较高
    - – MLC 突变常见于
      - □ 某些印度 Agarwal 社群
      - □ 利比亚犹太社群
      - □ 土耳其人社群
      - □ 某些日本社群(可能与奠基者效应有关)
    - – Agarwal 社群中的突变
      - □ 常见插入突变(c. 135_136insC),表型变异较大

- 流行病学
  - 罕见病
  - 在具有通婚传统的小社群中,携带者比例可达 1/40

病程和预后

- 早期即出现白质水肿
  - 随时间进展,水肿可渐减轻,而出现白质萎缩
- 病情缓慢进展

治疗

- 以对症治疗为主(如控制抽搐、肌肉痉挛等)
- 对已知携带此种突变基因的家族已可开展产前诊断

诊断纲要

注意

- 当影像学表现较异染性脑白质营养不良显著更重时,应考虑其他白质营养不良(例如 MLC)的可能性

影像解读要点

- 对于原因不明的脑白质营养不良,要做增强扫描

报告提示

- 与 MLD 鉴别
  - 皮质下 U 纤维受累
  - 皮质下囊性变
- 与卡纳万病鉴别
  - MLC 中一般无基底神经节受累
  - MLC 中 MRS 提示 NAA 峰多为正常

参考文献

1. Kariminejad A et al: Eight novel mutations in MLC1 from 18 Iranian patients with megalencephalic leukoencephalopathy with subcortical cysts. Eur J Med Genet. 58(2):71-4, 2015
2. Mahmoud IG et al: Clinical, neuroimaging, and genetic characteristics of megalencephalic leukoencephalopathy with subcortical cysts in Egyptian patients. Pediatr Neurol. 50(2):140-8, 2014
3. Capdevila-Nortes X et al: Insights into MLC pathogenesis: GlialCAM is an MLC1 chaperone required for proper activation of volume-regulated anion currents. Hum Mol Genet. 22(21):4405-16, 2013
4. Rodriguez D: Leukodystrophies with astrocytic dysfunction. Handb Clin Neurol. 113:1619-28, 2013
5. Renaud DL: Leukoencephalopathies associated with macrocephaly. Semin Neurol. 32(1):34-41, 2012
6. van der Knaap MS et al: Megalencephalic leukoencephalopathy with subcortical cysts: chronic white matter oedema due to a defect in brain ion and water homoeostasis. Lancet Neurol. 11(11):973-85, 2012
7. Miles L et al: Megalencephalic leukoencephalopathy with subcortical cysts: a third confirmed case with literature review. Pediatr Dev Pathol. 12(3):180-6, 2009
8. Boor I et al: MLC1 is associated with the dystrophin-glycoprotein complex at astrocytic endfeet. Acta Neuropathol. 114(4):403-10, 2007
9. Kiriyama T et al: SPECT revealed cortical dysfunction in a patient who had genetically definite megalencephalic leukoencephalopathy with subcortical cysts. Clin Neurol Neurosurg. 109(6):526-30, 2007
10. Teijido O et al: Expression patterns of MLC1 protein in the central and peripheral nervous systems. Neurobiol Dis. 26(3):532-45, 2007
11. Ilja Boor PK et al: Megalencephalic leukoencephalopathy with subcortical cysts: an update and extended mutation analysis of MLC1. Hum Mutat. 27(6):505-12, 2006
12. Morita H et al: MR imaging and 1H-MR spectroscopy of a case of van der Knaap disease. Brain Dev. 28(7):466-9, 2006

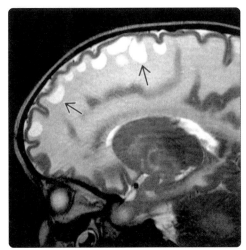

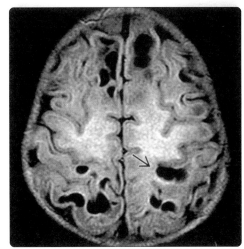

图 9-78　（左图）2 岁患儿，表现为巨头畸形、生长发育里程碑事件推迟，行轴位 T2WI 扫描图像如图示，可见白质肿胀及主要累及额部的多发皮质下囊性变➡。（右图）同一患者轴位 FLAIR 图像，可见白质异常高信号（与髓鞘形成不良有关），以及位于双侧额叶、额顶叶的皮质下囊性变➡

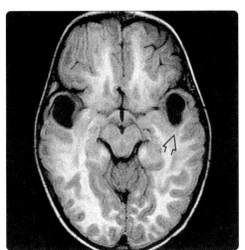

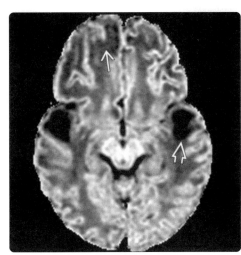

图 9-79　（左图）22 月龄患儿，表现为巨头畸形、生长发育迟缓，轴位 FLAIR 图像如图示，可见在弥漫性肿胀白质的背景下位于双侧颞叶前部的巨大囊性变➡，此为 MLC 的典型征象。（右图）同一患者的轴位 DWI 图像，可见囊性变内部弥散增强➡以及皮层下白质轻度弥散增强➡

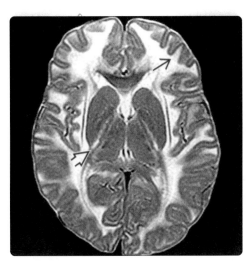

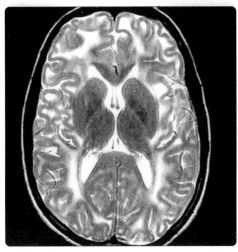

图 9-80　（左图）6 岁 MLC 患者轴位 T2WI 图像，可见白质肿胀并不显著，但仍可在内囊后肢➡、皮层下 U 纤维➡等处发现异常高信号。（右图）14 岁 MLC 患者轴位 T2WI 图像，可见继发于脑萎缩的脑沟增宽，此为疾病进展后的常见征象。注意位于大脑白质（包括皮层下 U 纤维）的持续性异常高信号

要　点

术语

- 一组以肌张力障碍、帕金森综合征、肌痉挛为特征的神经变性病的统称
  - 由 L-铁蛋白基因 *FTL1* 突变所致
  - 均以基底神经节（BG）异常铁沉积为特征表现
    - 某些亚型可存在路易小体、轴突肿胀、过磷酸化的 tau 蛋白等
  - 包括 PKAN、INAD、无铜蓝蛋白血症等

影像

- 位于苍白球的 T2 低信号及 GP 中央 T2 高信号："虎眼征"
  - 为 PKAN 特异性表现（与 *PANK2* 突变相关）
  - 也可见于神经铁蛋白病
- GP（伴或不伴黑质）、小脑齿状核、大脑皮质、纹状体及丘脑 T2 低信号且无"虎眼征"：其他非 PKAN 的 NBIA 表现
- 注意：场强为 3T 及以上的 MR 中正常苍白球在 T2 中即显示为低信号

病理

- 铁沉积可直接导致或加重细胞损害，铁沉积也可能是轴突损害的继发结果

临床要点

- PKAN
  - 一般于 <6 岁起病，青少年起病少见
- INAD
  - 一般于 <2 岁起病，4~6 岁起病少见
- 无铜蓝蛋白血症及神经铁蛋白病
  - 平均于 40 岁起病

诊断纲要

- 对于存在运动障碍的患者，要在 T2WI 图像中寻找苍白球区域可能的低信号
- 对于存在运动障碍的患者，可考虑行 T2*（梯度回波）或磁敏感加权成像（SWI）

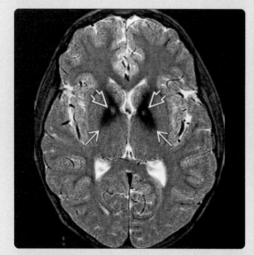
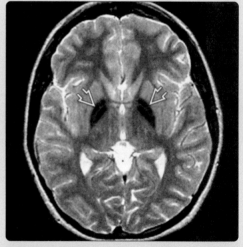

图 9-81　（左图）轴位 T2WI FS 图像显示了 PKAN（既往称哈勒沃登-施帕茨病）的典型表现。注意位于苍白球的因铁沉积所致的低信号➡，以及其中央的高信号➡，即典型的"虎眼征"表现，对 *PANK2* 突变高度特异。（右图）轴位 T2WI 图像可见位于苍白球的对称性低信号➡然而缺乏中央高信号表现；说明其并非 PKAN。这些是 NBIA 的影像表现

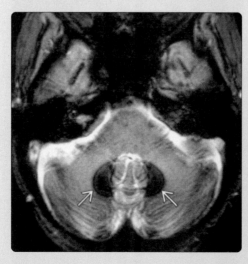
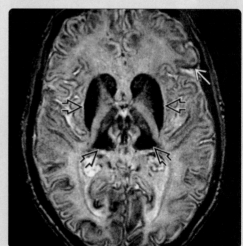

图 9-82　（左图）无铜蓝蛋白血症患者轴位 T2* GRE 图像，可见位于双侧小脑齿状核的与铁沉积相关的对称性低信号➡。无铜蓝蛋白血症及神经铁蛋白病均常见于成人，且其影像学表现也颇为相似。（右图）轴位 T2* SWI 图像，可见与铁沉积相关的位于大脑皮质➡的线样低信号，以及双侧基底神经节、丘脑显著的低信号➡。黑质受累也是典型征象之一

术语

缩写

- 泛酸激酶相关神经变性疾病(PKAN)
- 婴儿型神经轴突营养不良(INAD)
- 脑组织铁沉积性神经变性疾病(neurodegeneration with brain iron accumulation,NBIA)

定义

- 一组以肌张力障碍、帕金森综合征、肌痉挛为特征的神经变性病的统称
  - 由 L-铁蛋白基因 *FTL1* 突变所致
  - 均以基底神经节(BG)异常铁沉积为特征表现
  - 包括 PKAN、INAD、无铜蓝蛋白血症等
    - 某些亚型可存在路易小体、轴突肿胀、过磷酸化的 tau 蛋白等

影像

一般特点

- 最佳诊断线索
  - 苍白球(GP)T2 低信号
- 位置
  - PKAN 和 INAD
    - GP,黑质(SN),伴或不伴小脑齿状核(DN)受累
  - 神经铁蛋白病和无铜蓝蛋白血症
    - GP,SN,DN,大脑皮质,丘脑

影像推荐

- 最佳影像检查
  - MR 及 T2*(梯度回波序列)或磁敏感加权成像(SWI)

CT 表现

- 平扫 CT
  - 非 PANK2NBIA 中可有大脑及小脑萎缩

MR 表现

- T2WI
  - GP 低信号及中央部位(GP 内侧部,GPi)高信号:"虎眼征"
    - 为 *PANK2* 突变之特征表现
    - 在病程早期,仅能看见 T2 高信号
    - 也可见于神经铁蛋白病
- T2* GRE
  - 比 T2WI 更清晰地发现异常低信号
- 影像学表现并非总与临床症状平行

鉴别诊断

正常的铁沉积

- 3T 磁共振上检查
- 在正常衰老进程中可发现

帕金森病及阿尔茨海默病

- 无"虎眼征";一般见于中老年患者

多发性硬化

- 基底神经节铁沉积与 MS 累及部位相关
- 可发现其他部位的典型脱髓鞘病变

表面含铁血黄素沉积症(superficial siderosis)

- 因频繁输血或反复 CNS 出血所致铁过载导致的铁沉积

血色病

- 肝脾通常先于 CNS 受累

病理

一般特点

- 遗传学
  - PANK2,*PLA2G6* 及 *CP* 突变:常染色体隐性遗传
  - *FTL* 突变:常染色体显性遗传

大体病理和镜下特征

- 铁沉积,可有锈红色色素沉着

显微镜下特征

- GP 及 SN 铁沉积、神经元丢失、轴突肿胀(可形成球状轴突)
- "虎眼征"可能对应于囊性变性
- 神经元纤维缠结、路易小体等可能提示与阿尔茨海默病、帕金森病等共享部分发病机制

临床要点

临床表现

- 最常见的症状/体征
  - 共济失调,构音障碍,肌张力障碍
  - 视网膜变性及视神经萎缩
- 其他症状/体征
  - 无铜蓝蛋白血症:成人起病,表现为糖尿病-视网膜变性-运动障碍三联征
  - 神经铁蛋白病:成人起病,表现为舞蹈症或肌张力障碍

人口学数据

- 年龄
  - PKAN:一般于<6 岁起病,青少年起病少见
  - INAD:一般于<2 岁起病,4~6 岁起病少见
  - 无铜蓝蛋白血症及神经铁蛋白病:平均于 40 岁起病

病程和预后

- PKAN &INAD:预后变化较大,常见死因多为误吸、营养不良等继发性因素
- 成人起病 NBIA:进行性运动功能损害

治疗

- 对症治疗:药物及深部脑刺激器
- 无铜蓝蛋白血症:使用去铁胺螯合铁元素,输注新鲜冰冻血浆补充铜蓝蛋白

参考文献

1. Arber C et al: Insights into molecular mechanisms of disease in Neurodegeneration with Brain Iron Accumulation; unifying theories. Neuropathol Appl Neurobiol. ePub, 2015
2. Dusek P et al: Wilson disease and other neurodegenerations with metal accumulations. Neurol Clin. 33(1):175-204, 2015
3. Hogarth P: Neurodegeneration with brain iron accumulation: diagnosis and management. J Mov Disord. 8(1):1-13, 2015
4. Levi S et al: Neuroferritinopathy: From ferritin structure modification to pathogenetic mechanism. Neurobiol Dis. ePub, 2015
5. Miyajima H: Aceruloplasminemia. Neuropathology. 35(1):83-90, 2015

要　点

术语

- 泛酸激酶相关神经变性疾病(PKAN)
  - 脑组织铁沉积性神经变性疾病(NBIA)中最常见的亚型
  - 因泛酸激酶2(*PANK2*)基因突变所致

影像

- 最佳诊断线索:"虎眼征"→位于苍白球的弥漫性T2低信号及中央T2高信号
  - 对PKAN诊断具有高度提示性

鉴别诊断

- 其他伴苍白球T2高信号的疾病
  - 代谢性疾病:甲基丙二酸血症,KSS综合征,L-2-羟基戊二酸尿症,卡纳万病,神经铁蛋白病

- 缺血/中毒性疾病:缺氧性脑病,一氧化碳/氰化物中毒,核黄疸

临床要点

- 典型PKAN
  - 儿童起病,表现为肌张力障碍、构音障碍、肌强直、舞蹈症
- 非典型PKAN
  - 青少年起病,表现为精神异常、语言障碍、锥体束/锥体外系受累
- 流行病学
  - 罕见,发病率未知
- 预后
  - 典型PKAN:最终为致死性;起病后平均存活11年
  - 非典型PKAN:最终可显著致残/致死
- 无治愈手段

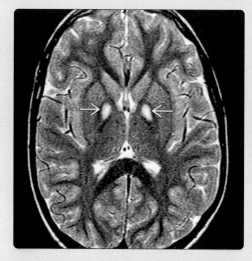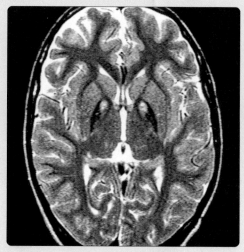

图 9-83 （左图）5 岁诊断为"脑瘫"的患儿轴位T2WI图像,可见典型PKAN"虎眼征":位于苍白球内侧部对称性高信号➡及周围苍白球低信号。（右图）同一患者4年后因肌张力障碍而随访时轴位T2WI图像。可见苍白球中央高信号较前有所减少,周围低信号区域增大。另还可见弥漫性脑组织体积缩小,额部尤为明显

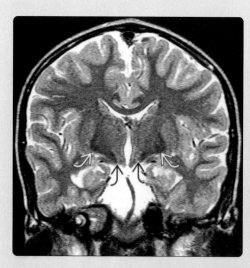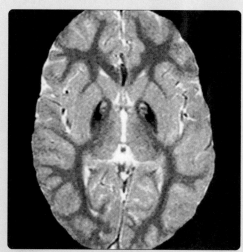

图 9-84 （左图）同一患者9岁随访时冠状位T2WI图像,可见位于苍白球➡及黑质➡的异常低信号。（右图）同一患者轴位T2* GRE图像,由于铁沉积所致的顺磁性效应,可见苍白球区域低信号更为显著。此患者影像学表现表明了典型PKAN的病程特征:中央"虎眼"逐渐减少、消失,轴位低信号区域扩大,并出现进行性脑组织萎缩

术语

缩写

- 泛酸激酶相关神经变性疾病(PKAN)

同义词

- 脑组织铁沉积性神经变性疾病 1 型(NBIA1)
- 哈勒沃登-施帕茨综合征
  - 现 PKAN 及 NBIA1 更常用

定义

- 脑组织铁沉积性神经变性疾病(NBIA):一大类以铁沉积为特征表现的神经变性疾病的统称
  - 目前已知病因包括 PKAN(最常见)、无铜蓝蛋白血症、神经铁蛋白病及婴儿型神经轴突营养不良(INAD)
- PKAN 为泛酸激酶 2(*PANK2*)基因突变所致

影像

一般特点

- 最佳诊断线索:"虎眼征"→位于苍白球的弥漫性 T2 低信号及中央 T2 高信号
  - 高度提示 PKAN
  - 苍白球高信号可能先于周围低信号而出现
  - 随病情进展,中央高信号"眼"可渐变小、消失
  - 随病情进展,周围低信号区域可扩大
  - "虎眼征"也可见于神经铁蛋白病
- 黑质(偶见)、小脑齿状核(少见)等结构也可有 T2 低信号
- 随病情进展,可有脑萎缩
- 位置:苍白球(GP),黑质(SN),齿状核(DN)
- 形态学:苍白球部位信号改变可类似"虎眼"
- 铁沉积(以铁蛋白形式)与 T2 低信号改变相关

CT 表现

- 平扫 CT:表现可变,GP 表现可正常,也可为低密度、高密度等
- 增强 CT:病灶无强化

MR 表现

- T1WI:表现可变(铁蛋白形式铁较含铁血黄素形式铁有更短的 T1 信号)
- T2WI
  - "虎眼征"→位于苍白球的弥漫性 T2 低信号及中央 T2 高信号
  - SN 可有低信号(相对常见于老年人)
- FLAIR:也可见"虎眼征"
- T2* GRE:GP、SN 低信号因铁顺磁性而较 T2WI 更为明显
- SWI:较 T2* GRE 更显著的病灶 T2 低信号
- T1WI 增强:病灶无强化
- MRS:苍白球区域 NAA 峰↓(神经元丢失)

核医学表现

- ^{99m}Tc SPECT:苍白球内侧部活性↑

- 可能与苍白球部位半胱氨酸对锝的螯合作用所致

影像推荐

- 最佳影像检查
  - MR
- 序列推荐
  - 为检测金属沉积,应考虑 T2* GRE 或 SWI 检查
  - 若采用高场强 MR 或使用自旋回波(相对于快速自旋回波),能更清晰地显示 T2 低信号

鉴别诊断

其他伴苍白球 T2 高信号的疾病

- 代谢性疾病
  - 甲基丙二酸血症(MMA):苍白球伴或不伴脑室周白质(WM)T2 高信号
  - KSS 综合征/L-2-羟基戊二酸尿症:苍白球(较其他深部灰质结构受累明显)及周围白质 T2 高信号
  - 卡纳万病:苍白球(较其他深部灰质结构受累明显)及皮质下白质 T2 高信号;巨头畸形;MRS 提示 NAA 峰↑
  - 神经铁蛋白病:苍白球、壳核、尾状核头可有体积可变的 T2 高信号病灶,同时 SN、DN 存在 T2 低信号;一般见于成人
  - 胍基醋酸甲基转移酶缺乏症(guanidinoacetate methyltransferase deficiency)(一种肌酸合成障碍)
- 缺血/中毒性疾病
  - 缺氧性脑病:苍白球(及其他深部灰质核团)、大脑皮质 T2 高信号
  - 一氧化碳中毒:苍白球(可伴其他深部灰质、大脑皮层、WM)T2 高信号
  - 氰化物中毒:继发于出血性坏死的基底神经节 T2 高信号
  - 核黄疸:出现于新生儿的苍白球 T1/T2 高信号

病理

一般特点

- PKAN 中铁沉积可能为继发性改变
  - PKAN 患者连续 MR 图像提示苍白球 T2 高信号可于周围 T2 低信号之前出现
- 胚胎学与解剖学
  - 随年龄增长,在 GP、SN、红核及齿状核可出现生理性铁沉积
  - GP 中 T2 低信号可见于≥25 岁的正常群体,但很少见于<10 岁的儿童
- 遗传学
  - 常染色体隐性遗传(50%为散发)
  - 已识别>100 种位于染色体 20p12.3-p13 的 *PANK2* 基因突变
    - MR 中所见"虎眼征"高度提示 *PANK2* 突变
    - *PANK2* 基因编码线粒体泛酸激酶 2,其在辅酶 A(CoA)的生物合成中起关键作用
      □ CoA 为能量代谢及脂肪酸代谢所必需酶
    - 无效突变更常见于早年起病、迅速进展者
    - 错义突变更常见于较晚起病、进展缓慢者

□ 提示在晚发型 PKAN 中泛酸激酶 2 可能仍有部分活性
- HARP：低 β 脂蛋白血症-棘红细胞增多症-色素性视网膜炎-苍白球变性四联征
  - 与 PKAN 同为一个等位基因
  - 显著的口面部肌张力障碍；早期起病的帕金森综合征
- 病因
  - 目前主流解释
    - *PANK2* 突变→CoA 缺乏→能量及脂质代谢异常→活性氧物质贮积→磷脂膜破坏
    - 基底神经节及视网膜对于代谢应激继发的氧化损害非常敏感
  - 其他相关因素
    - 继发于 GP 部位磷酸泛酸↓的半胱氨酸贮积可螯合铁元素，而继发过氧化物形成、细胞膜损伤
    - 球状轴突形成，可进一步损害胶质细胞及神经元的功能

大体病理和术中特征

- 位于苍白球（内侧部受累重于外侧部）、黑质网状部的对称性锈红色色素沉着
  - 除铁沉积外，细胞内/外蜡样脂褐素及黑素也与该色素沉着表现有关
- 程度轻重不等的脑组织萎缩

显微镜下特征

- 典型表现
  - 苍白球内侧部及黑质网状部铁沉积
    - 铁主要沉积于星形细胞、小胶质细胞、神经元及周围血管
  - 主要累及苍白球内侧部及黑质网状部的神经元丢失、胶质增生及胶质细胞内包含体形成
  - 累及 GP、SN、大脑皮质及脑干部位的轴突肿胀，表现为类圆形、无核的球状轴突肿胀（球状轴突 spheroid axons）
- MR 中"虎眼征"中 T2 高信号"眼"即对应于由反应性胶质增生、轴突肿胀、空泡形成而构成的松散结构
- 外周血涂片有时可见棘红细胞

临床要点

临床表现

- 根据临床表现可分为典型及非典型两种
  - 典型 PKAN：早年起病，快速进展，表型相对单一
  - 非典型 PKAN：起病较晚，进展缓慢，表型异质性大
- 最常见的症状/体征
  - 典型 PKAN：肌张力障碍
    - 其他锥体外系表现：构音障碍，肌强直，舞蹈手足徐动症
    - 上运动神经元体征及认知功能损害也很常见
    - 色素性视网膜炎（发生率约 66%）
  - 非典型 PKAN：主要表现为精神障碍、语言功能障碍
    - 其他症状/体征：锥体束/锥体外系受累表现（包括步态冻结），痴呆
- 临床纲要
  - 典型 PKAN：表现为步态、姿势异常的幼儿

- 非典型 PKAN：表现为言语、精神障碍的青少年
- 血清及 CSF 铁水平正常
- 所有疑诊 PKAN 患者必须进行 *PANK2* 突变检测以明确诊断

人口学数据

- 年龄
  - 典型 PKAN：一般于 6 岁前起病
  - 非典型 PKAN：平均于 13 岁起病
- 流行病学：罕见病，发病率未知

病程和预后

- 病程
  - 典型 PKAN：病情快速进展，病程中可有短暂的症状缓解期，在幼儿期即可致死
  - 非典型 PKAN：进展相对较慢，起病后一般 15～40 年失去行走能力而致残
- 预后
  - 典型 PKAN：致死性；平均起病后 11 年死亡
  - 非典型 PKAN：最终可显著致残、致死

治疗

- 无治愈手段，铁螯合治疗无效
- 对症治疗
  - 巴氯芬、苯海索常无效
  - 立体定向苍白球切开术
  - 苍白球脑深部电刺激的初步研究提示效果较佳

诊断纲要

影像解读要点

- 虎眼征高度提示 PKAN 诊断
- 在青少年/成人中苍白球生理性及病理性 T2 低信号有时难以鉴别

参考文献

1. Arber C et al: Insights into molecular mechanisms of disease in Neurodegeneration with Brain Iron Accumulation; unifying theories. Neuropathol Appl Neurobiol. ePub, 2015
2. Dusek P et al: Wilson disease and other neurodegenerations with metal accumulations. Neurol Clin. 33(1):175-204, 2015
3. Hogarth P: Neurodegeneration with brain iron accumulation: diagnosis and management. J Mov Disord. 8(1):1-13, 2015
4. Ma LY et al: Novel gene mutations and clinical features in patients with pantothenate kinase-associated neurodegeneration. Clin Genet. 87(1):93-5, 2015
5. Stoeter P et al: Changes of cerebral white matter in patients suffering from Pantothenate Kinase-Associated Neurodegeneration (PKAN): A diffusion tensor imaging (DTI) study. Parkinsonism Relat Disord. ePub, 2015
6. Bosemani T et al: Susceptibility-weighted imaging in pantothenate kinase-associated neurodegeneration. J Pediatr. 164(1):212, 2014
7. Dusek P et al: The neurotoxicity of iron, copper and manganese in Parkinson's and Wilson's diseases. J Trace Elem Med Biol. ePub, 2014
8. Dezfouli MA et al: PANK2 and C19orf12 mutations are common causes of neurodegeneration with brain iron accumulation. Mov Disord. 28(2):228-32, 2013
9. Schipper HM: Neurodegeneration with brain iron accumulation - clinical syndromes and neuroimaging. Biochim Biophys Acta. 1822(3):350-60, 2012
10. Shah SO et al: Late-onset neurodegeneration with brain iron accumulation with diffusion tensor magnetic resonance imaging. Case Rep Neurol. 4(3):216-23, 2012
11. Kurian MA et al: Childhood disorders of neurodegeneration with brain iron accumulation (NBIA). Dev Med Child Neurol. 53(5):394-404, 2011
12. McNeill A et al: T2* and FSE MRI distinguishes four subtypes of neurodegeneration with brain iron accumulation. Neurology. 70(18):1614-9, 2008

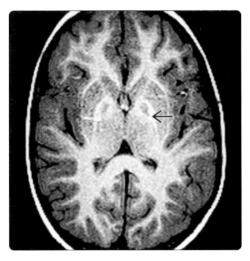
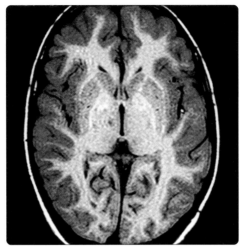

图 9-85 （左图）3 岁典型 PKAN 患者轴位 T1WI 图像，可见"虎眼"中央为低信号并被周边高信号区所环绕�‑。（右图）同一患者 9 岁随访时轴位 T1WI 图像，可见"虎眼"已几乎全为高信号区域。随病情进展，"虎眼征"表现可发生相应改变。在 T1WI 中随病情进展而出现的高信号与进行性增多的铁沉积密切相关

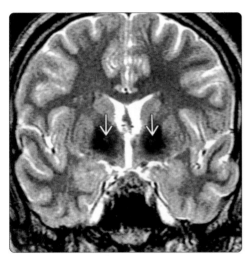
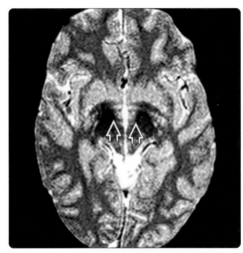

图 9-86 （左图）典型 PKAN 患者冠状位 T2WI 图像，可见"虎眼征"，即位于苍白球内侧部低信号区域中央的高信号➡。（右图）典型 PKAN 患者轴位 T2*GRE 图像，可见位于苍白球下部及黑质区域的显著低信号区域➡。随病情进展，黑质部位的铁沉积可越发显著

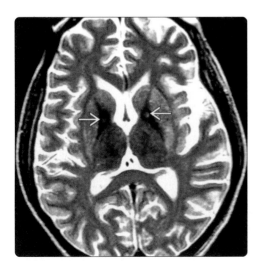
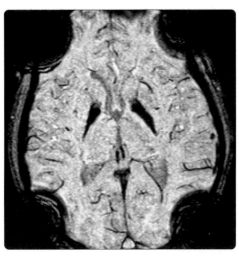

图 9-87 （左图）12 岁典型型 PKAN 患儿为行苍白球切开术进行术前评估时轴位 T2WI 图像，可见"虎眼征"中双侧苍白球低信号及中央极不明显的高信号区➡。（右图）同一患者轴位 SWI 图像，可见位于双侧苍白球的浓密低信号区。"虎眼"中的高信号"眼"此时已不可见。基于磁敏感效应，SWI 较 T2*GRE 在探测病变时更为敏感

要　点

术语

- 常染色体显性遗传神经退行性疾病
  - 基底神经节（BG）GABA 能神经元丢失

影像

- 弥漫性脑萎缩
- 尾状核萎缩→侧脑室额角增大
- CC:IT（双尾状核指数 bicaudate ratio）↑
  - 尾状核（CN）萎缩，尾状核间距（CC）↑
  - 双侧 CN 内侧部之间的间距（即尾状核间距 CC）↑
  - HD 最为敏感、特异的诊断指标
- 在儿童 HD 中可在 CN、壳核存在高信号
- 在形态学萎缩征象出现之前已可有 BG 代谢减低（PET 检查提示 FDG 摄取↓）
- 可伴或不伴额叶低代谢

鉴别诊断

- 利氏病（Leigh disease）

- 肝豆状核变性（Wilson disease）
- 泛酸激酶相关神经变性疾病（PKAN，旧称哈勒沃登-施帕茨病）
- 一氧化碳中毒

病理

- 常染色体显性遗传,完全外显
- 定位于染色体 4p16.3 的 HD 基因中 CAG 三核苷酸异常扩增所致

诊断纲要

- 除外可逆性痴呆及其他运动障碍性疾病
- 尾状核萎缩是 HD 最主要的影像学特征
- 双尾状核间间距↑:对 CN 萎缩敏感
- 随病情进展,可出现苍白球、壳核萎缩
- 对于 PDWI/T2WI 提示 CN/壳核存在高信号的儿童患者,应考虑 HD 的可能性

图 9-88　（左图）轴位模式图,可见因尾状核头萎缩而扩张的侧脑室额角➡。（右图）HD 患儿轴位 T2WI 图像,可见双侧尾状核显著的萎缩及高信号➡。双侧侧脑室额角存在扩张,且双侧壳核也有萎缩及高信号➡

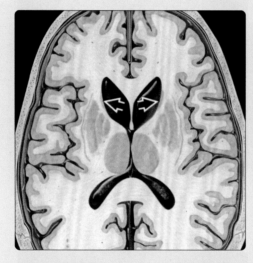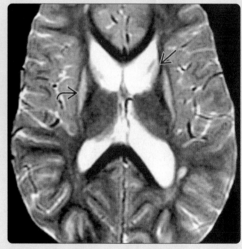

图 9-89　（左图）冠状位尸检切片,可见增大的侧脑室➡及基底池➡。双侧尾状核均变薄、萎缩➡。（右图）同一冠状平面的平扫 CT 结果,可见因尾状核萎缩、尾状核间距（CC）↑➡所致的侧脑室边缘平直（原本凸向侧脑室的尾状核部分萎缩）,此为 HD 的特征表现

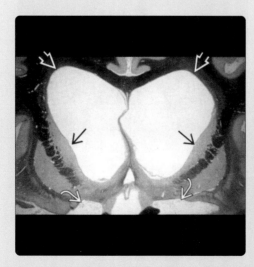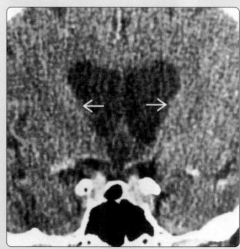

四、亨 廷 顿 病

术语

缩写

- 亨廷顿病（Huntington disease，HD），亨廷顿蛋白（HTT）

同义词

- 亨廷顿舞蹈症

定义

- 常染色体显性遗传神经退行性疾病
  - 基底神经节（BG）GABA 能神经元丢失
- 临床三联征：早发痴呆，舞蹈手足徐动症，精神病

影像

一般特点

- 最佳诊断线索
  - 尾状核（CN）萎缩→额角扩张
- 位置
  - 主要累及纹状体（尤其 CN、壳核）
  - 大脑皮质，苍白球（GP），丘脑
  - 黑质（SN），脑干
- 大小
  - 尾状核萎缩
- 形态学
  - 尾状核头凸出于侧脑室面的部分变平、消失

CT 表现

- 平扫 CT
  - CN、壳核、GP（相对少见）萎缩
  - 侧脑室额角相应扩张
  - 弥漫性脑萎缩（部分研究称额部受累较重）
  - 在轴位片第三脑室水平，可具体测量 CN 萎缩状况
    - 在 CN 内侧份之间，尾状核间距（CC）增大
    - CC 可与颅骨内板之间间距进行比较（CC：IT 比）
    - HD 患者中，CC 一般 >20mm，部分可 >25mm（正常人 CC 参考值为 10~14mm）
    - HD 患者中 CC：IT 比值↑，其为 HD 诊断最为灵敏、特异的指标
    - HD 患者中 CC：IT 比值常为 0.175~0.185（正常人参考值为约 0.12）
    - 还可根据侧脑室额角（FH）间距计算 FH：CC 比值
    - HD 患者中 FH：CC 比值常为 1.3~1.8（正常人参考值为 2.3~2.8）
- 增强 CT
  - 病灶无强化

MR 表现

- T1WI
  - CN 萎缩，CC↑
  - 可见基底神经节所有结构均有程度不等的萎缩
    - 即使在无症状 HD 患者中亦如此
  - 弥漫性脑萎缩
- T2WI
  - 儿童型 HD 中可有 CN、壳核高信号
    - 与胶质增生相关
  - CN 萎缩：CC↑
  - 纹状体可有继发于铁沉积的低信号
  - 磁敏感加权成像（SWI）可提示铁沉积
- MRS
  - 症状性 HD 患者中可有枕叶皮质乳酸峰↑，部分患者中还可有基底神经节乳酸峰↑
  - 基底神经节中可有 NAA：肌酐比↓（与神经元丢失相关）
  - 基底神经节中可有胆碱：肌酐比↑（与胶质增生相关）

核医学表现

- PET
  - 在影像学出现萎缩征象之前，即可有基底神经节 FDG 摄取↓
  - 可伴或不伴额叶代谢减低
- SPECT：可发现与病情相平行的运动皮质、前额叶皮质、基底神经节灌注减低

影像推荐

- 最佳影像检查
  - MR
- 序列推荐
  - T2WI

鉴别诊断

利氏病（Leigh disease）

- 可由许多代谢性因素所致
- 一般于 <2 岁起病，但也可见于儿童/成人
- 壳核、尾状核、中脑被盖部受累
  - T1 低信号、T2 高信号（与梗死相关）
  - 无 CN 及壳核萎缩
- 一般无白质、丘脑、脑干、小脑受累

肝豆状核变性（Wilson disease）

- 临床表现为肌强直、震颤、肌张力障碍、步态异常、构音障碍
- T2WI 可见位于 CN、壳核、中脑、脑桥的对称性高信号（与胶质增生、水肿相关）
  - 额叶白质不对称性低信号
  - CN 及壳核不均匀分布的低信号区域为特征性表现
- CT、MR 可见 CN、脑干萎缩

泛酸激酶相关神经变性疾病（PKAN）

- 脑组织铁沉积性神经变性疾病（过去称哈勒沃登-施帕茨病）
- 表现为不自主运动（舞蹈手足徐动症）、肌肉痉挛
- 青年人起病，表现为进展性痴呆
- 以 GP、红核、SN 铁沉积为特征性表现
  - "虎眼征"：位于双侧 GP 的中央 T2 高信号伴周边低信号
- GP 萎缩，伴或不伴皮质及 CN 萎缩

一氧化碳中毒

- 双侧 GP 在 CT 中呈现为低密度，MR 中 T2WI 呈现为高信号

其他成人起病的神经退行性疾病

- 多系统萎缩
- 皮质基底节变性

- 额颞叶变性

病理

一般特点

- 病因
  - 多聚谷氨酰胺扩增→细胞核、胞质中 HTT 片段↑→贮积于轴突末端
- 遗传学
  - 常染色体显性遗传,完全外显
  - 由定位于染色体 4p16.3 的 *HD* 基因中 CAG 三核苷酸异常扩增所致
  - 遗传早现:在同一家系中的每一代患者中,代数越晚,起病年龄越早,症状越重
    - 当突变等位基因经父亲遗传时该表现更为突出
  - *HD* 突变纯合基因型(很罕见)
    - 常提示极严重的临床表现

分期、分级和分类

- 基于大体病理特征、镜下所见神经元丢失及胶质增生
- 0 级:大体及镜下表现正常
- 1 级:大体未见纹状体萎缩(仅有镜下发现)
- 2 级:纹状体萎缩,CN 外凸度变小
- 3 级:更重的纹状体萎缩,CN 扁平
- 4 级:极重的纹状体萎缩,CN 向内凹陷

大体病理和术中特征

- 弥漫性脑萎缩(CN、壳核尤为显著)
- 儿童型 HD:GP、小脑受累(成人 HD 一般不累及上述部位)

显微镜下特征

- HD 神经病理特征表现
  - 含亨廷顿蛋白的细胞核内包含体
  - 位于大脑皮质、纹状体细胞内的核周聚集物(perinuclear aggregates)

临床要点

临床表现

- 最常见的症状/体征
  - 典型三联征
    - 运动障碍(舞蹈手足徐动症)
    - 皮质下型痴呆
    - 行为改变/精神病
- 其他症状/体征
  - 构音障碍,吞咽困难,眼球运动异常
- 临床纲要
  - HD 特征表现:运动障碍
    - 舞蹈症:面部及肢体远端不自主扭动;晚期可出现投掷症(ballism)
    - 进行性步态障碍("舞蹈"步态)
    - 成人 HD 可于病程晚期出现肌张力障碍、肌强直
  - 儿童型 HD:肌张力障碍较舞蹈症多见
    - 肌强直、肌张力障碍可为首发表现
    - 小脑受累征象,言语困难,快速进展的认知功能损害
    - 抽搐,帕金森综合征,肌张力障碍,长传导束

受累征象

人口学数据

- 年龄
  - 成人型 HD:一般 35~44 岁起病
  - 儿童型 HD(占 5%~10%):20 岁前起病
- 性别
  - 男女比例大致相当,但性别可影响起病年龄
    - 男性患者常起病更早、进展更快
    - 70% 儿童型 HD 患者父亲也为患者
- 种族
  - 少见于非洲裔/亚裔群体
- 流行病学
  - 全球患病率:5/10 万~10/10 万
  - 西欧人中患病率 3/10 万~7/10 万

病程和预后

- 早期症状:人格改变及隐匿的运动障碍
- 逐渐进展为舞蹈手足徐动症及痴呆
- 行为异常,抑郁,自杀行为,精神病性症状(如视幻觉)
- 成人型 HD:病情持续进展,一般起病后 15~20 年死亡
- 起病年龄越早,脑组织萎缩越重
- 儿童型 HD:病情进展更为迅速

治疗

- 抗抑郁药,抗精神病药物
- 丁苯那嗪(多巴胺耗竭剂)
- 抗谷氨酸能药物(金刚烷胺,美金刚,利鲁唑)
- 泛醌(辅酶 Q10)→降低大脑皮质、纹状体中乳酸水平
- 双侧神经移植
- 试验性治疗:移植产生营养因子的细胞系

诊断纲要

注意

- 可逆性痴呆及运动障碍

影像解读要点

- 尾状核萎缩是 HD 的主要影像学表现
  - 双尾状核指数:对 CN 萎缩敏感
- 儿童患者,PDWI/T2WI 中提示 CN/壳核存在高信号,应考虑 HD 的诊断

参考文献

1. Goveas J et al: Diffusion-MRI in neurodegenerative disorders. Magn Reson Imaging. ePub, 2015
2. Mason S et al: Progress in Huntington's disease: the search for markers of disease onset and progression. J Neurol. ePub, 2015
3. Stroedicke M et al: Systematic interaction network filtering identifies CRMP1 as a novel suppressor of huntingtin misfolding and neurotoxicity. Genome Res. 25(5):701-13, 2015
4. Valor LM: Epigenetic-based therapies in the preclinical and clinical treatment of Huntington's disease. Int J Biochem Cell Biol. ePub, 2015
5. Wassef SN et al: T1ρ imaging in premanifest Huntington disease reveals changes associated with disease progression. Mov Disord. ePub, 2015
6. Macerollo A et al: Susceptibility-weighted imaging changes suggesting brain iron accumulation in Huntington's disease: an epiphenomenon which causes diagnostic difficulty. Eur J Neurol. 21(2):e16-7, 2014
7. Matsui JT et al: Diffusion weighted imaging of prefrontal cortex in prodromal huntington's disease. Hum Brain Mapp. 35(4):1562-73, 2014

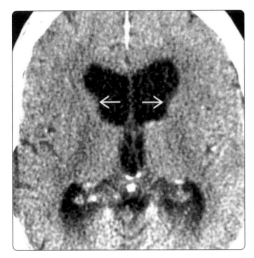 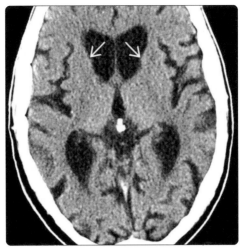

图 9-90 （左图）轴位增强 CT 可见亨廷顿病典型表现，即尾状核萎缩及双侧尾状核间距增宽➡。（右图）HD 患者轴位 CT 平扫图像，可见弥漫性脑萎缩。侧脑室额角因尾状核萎缩而相应扩大，其正常的向内凹陷➡也因此显得扁平

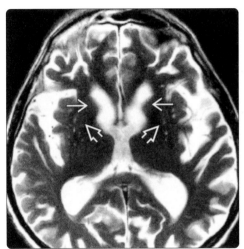 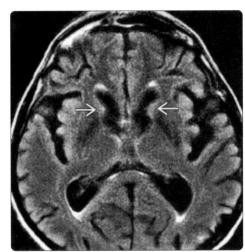

图 9-91 （左图）HD 患者轴位 T2WI 图像，可见双侧尾状核➡及壳核➡萎缩。注意尚有弥漫性脑萎缩、侧脑室增大以及脑沟的增宽。（右图）同一患者轴位 FLAIR 图像。注意位于双侧尾状核的轻微高信号➡

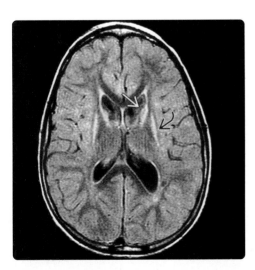 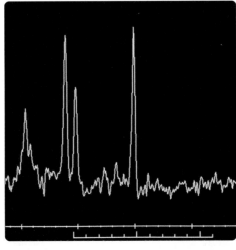

图 9-92 （左图）8 岁患儿，表现为构音障碍、肌强直，其 HD 家族史阳性。轴位 FLAIR 图像上可见双侧尾状核头➡及壳核➡萎缩及高信号。（右图）同一患者 MRS 图像（TR = 144）可见异常的胆碱/肌酐比值以及低矮的 NAA 峰。此处需与线粒体疾病如利氏综合征相鉴别。因并未见乳酸双峰，且 HD 家族史阳性，此处诊断倾向于 HD

要　点

术语

- 威尔逊症（Wilson disease，WD），肝豆状核变性
- 涉及铜代谢异常的常染色体隐性遗传病，特征表现为
  - 多种组织器官铜贮积
  - 尤其在肝脏与脑组织（基底神经节）中为著

影像

- 无症状患者影像学一般正常
- 影像学表现改善能反映出临床中对于铜螯合治疗的良好响应
- 影像学中可见位于壳核的 T2 高信号/混合信号（可有壳核周围环状高信号）
- 中脑水平切面可见特征性"大熊猫脸征"

鉴别诊断

- 利氏病
- 克-雅病（Creutzfeldt-Jakob disease，CJD）
- 日本脑炎
- 有机酸血症
- 缺氧缺血性脑病

临床要点

- K-F 环（Kayser-Fleischer）
- 神经系统表现：不对称性震颤、共济失调、异动症、构音障碍、肌张力障碍（主要累及面部）
  - 铜螯合治疗可减缓/阻止病情进展

诊断纲要

- MR 表现与临床改善相关

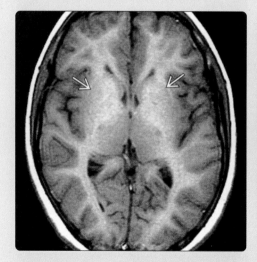
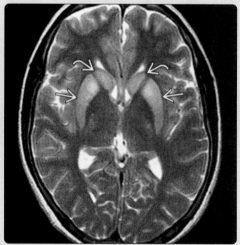

图 9-93 （左图）肝豆状核变性患者轴位 T1WI 图像，可见位于基底神经节的高信号➡️。（右图）同一患者轴位 T2WI 图像可见位于尾状核➡️、壳核➡️。苍白球不受累

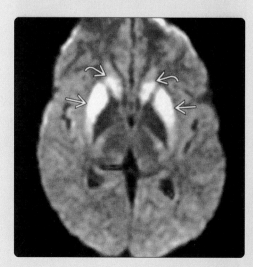
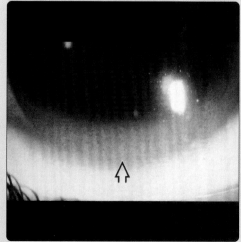

图 9-94 （左图）同一患者轴位 DWI 图像，可见尾状核➡️及壳核➡️弥散受限。病灶在 T1WI 增强上无强化表现。（右图）角膜裂隙灯检查，可见 K-F 环结构（Kayser-Fleischer）➡️。此为肝豆状核变性特征表现之一，在存在神经系统受累的患者中几乎必然出现

五、肝豆状核变性

术语

缩写

- 威尔逊症(Wilson disease,WD)

同义词

- 进行性肝豆状核变性

定义

- 涉及铜代谢异常的常染色体隐性遗传病,特征表现为累及多种组织器官的铜贮积

影像

一般特点

- 最佳诊断线索
  - 位于壳核、尾状核、丘脑及苍白球(GP)的 T2 高信号/混杂信号
- 位置
  - 最常见:壳核(外周先受累,形成环状病灶)
  - 可累及尾状核、GP、丘脑(主要累及腹外侧核)
  - 也可累及中脑、脑桥、小脑(主要累及小脑蚓部及齿状核)
  - 也可累及皮质及皮质下(额叶受累为主)
- 大小
  - 病灶体积先↑(基底神经节肿胀),后期体积↓(萎缩)
- 形态学
  - 受累结构形态无明显变化

CT 表现

- 平扫 CT
  - 侧脑室额角增宽,弥漫性脑萎缩
  - 可伴或不伴豆状核及丘脑萎缩
- 增强 CT
  - 病灶无强化

MR 表现

- T1WI
  - BG 信号弥漫性减低
  - 在受累结构信号可能↑(与铜顺磁性效应有关)
- T2WI
  - 无症状患者一般表现正常
  - 壳核、GP、尾状核、丘脑高信号/低信号/混杂信号
    - 双侧对称性壳核同心圆性高信号
    - BG 可存在继发于铁沉积的低信号
  - 特征性"大熊猫脸征":在中脑被盖区高信号基础上的红核正常信号
  - 伴或不伴位于中脑导水管周灰质、被盖区、延髓、小脑齿状核及大脑和小脑白质(WM)高信号(常见于大脑额叶)
  - 影像学表现改善与临床中应用铜螯合剂治疗响应相关
  - 成人影像学表现可与儿童患者不同
    - 壳核可能无受累;苍白球及黑质可能在 T2WI 中表现为低信号

- PDWI
  - 受累 BG 结构对称性高信号
- DWI
  - 神经系统症状出现后受累结构可有 ADC 值↓;而后可逐渐出现 ADC 值↑(坏死,海绵样变)
- T1WI 增强
  - 病灶一般无强化
- MRS
  - BG、顶枕部皮质、额叶 WM 中 NAA/肌酐比↓,提示神经元丢失
  - BG 中肌醇/肌酐比↓,GP 中胆碱/肌酐比↓
  - 肝脏受累而出现门体分流时,可出现肌醇/肌酐比↓

核医学表现

- PET
  - 小脑、纹状体、皮质、丘脑(相对少见)葡萄糖代谢↓↓
  - 多巴脱羧酶活性↓↓(黑质纹状体多巴胺能通路损害)
- SPECT
  - (^{123}I)2β-甲氧羰基-3β-[4(^{123}I)碘苯基]莨菪烷能与纹状体突触前多巴胺转运体结合
  - (^{123}I)碘苯甲酰胺能与纹状体突出后多巴胺 2 型受体结合
  - 在症状性 WD 患者中
    - 上述 2 种示踪剂的结合均↓↓
  - 在所有患者中,上述 2 种示踪剂的结合比与神经系统损害相平行

影像推荐

- 最佳影像检查
  - MR 相对于 CT 对于检测早期病变更为敏感
- 序列推荐
  - T2WI,FLAIR,DWI

鉴别诊断

利氏病

- 亚急性坏死性脑脊髓病
- 婴儿/儿童期早期起病的对称性脑部海绵样变性
- 病灶通常为双侧对称,累及脑干、BG(尤其是壳核)及大脑 WM

缺氧缺血性脑病

- 位于双侧壳核、尾状核、丘脑、皮质的对称性高信号及弥散减低

克-雅病(Creutzfeldt-Jakob disease)

- T2WI 可见位于 BG、丘脑、大脑皮质的进行性加重的高信号改变

日本脑炎(JE)

- 位于 BG、丘脑后内侧部的均质 T2 高信号(JE 特征性改变,此改变不见于 WD)

有机酸血症

- 弥漫性对称性 WM 改变,CSF 间隙增大

- BG 信号改变[尾状核(伴或不伴豆状核)T2 高信号及体积缩小]

甲醇中毒

- 位于壳核、尾状核(伴或不伴 WM)的双侧对称性 T2 高信号

渗透性脱髓鞘综合征

- 脑桥(尤其中缝核)、BG、中脑(罕见)受累

病理

一般特点

- 病因
  - 铜与铜蓝蛋白结合缺陷,进而导致铜经胆汁排泄缺陷
  - 脑部病灶可因铜贮积、慢性缺血、血管病或脱髓鞘病变所致
- 遗传学
  - 常染色体隐性遗传:位于染色体 13q14.3-q21.1 的 ATPase 铜转运 β 多肽(ATP7B)基因缺陷所致
- 一般特征
  - 全脑铜贮积(病灶多为双侧对称),BG 受累较重(原因尚不清楚)

分期、分级和分类

- 1 期:最初阶段,铜在肝脏内贮积
- 2 期:铜在肝脏内再分布并释放进入血液循环
- 3 期:铜在脑及其他肝外组织中贮积

大体病理和术中特征

- 脑室扩张,脑沟脑裂增宽

显微镜下特征

- BG 水肿、坏死及海绵样变性;WM 可有胶质增生、脱髓鞘改变
- Opalski 细胞:PAS 染色(+)的异常胶质细胞
- 可累及大脑皮质深部的锥体细胞层

临床要点

临床表现

- 最常见的症状/体征
  - 神经系统:不对称性震颤、共济失调、异动症、构音障碍、肌张力障碍(主要累及面部)
    - 可出现帕金森综合征表现:肌强直,运动迟缓
  - 精神症状:运动过多,易激惹,情绪不稳定,注意力减退,抑郁,精神病,躁狂,人格改变
  - 急性肝炎
  - 角膜后弹力层铜贮积导致 K-F 环(Kayse-Fleischer ring)形成
- 临床纲要
  - 40%～50%的患者会存在肝脏受累
  - 40%～50%的患者存在神经精神症状(这些患者几乎均有角膜 K-F 环)
  - 血铜蓝蛋白↓,血清铜↓,24h 尿铜↑,肝脏铜

贮积↑↑

人口学数据

- 年龄
  - 通常在 8～16 岁出现肝损害
  - 通常在 20～30 岁出现神经系统损害(罕见于 12 岁前)
- 性别
  - 一般患病情况男女相当,但重症患者(如出现肝衰竭、脑病、凝血功能障碍等)中男:女约为1:4
- 流行病学
  - 患病率约 1:40 000～1:30 000
  - 美国人群中携带者比例约 1:90

病程和预后

- 儿童患者:以肝损害为最常见表现
- 稍年长患者:神经精神表现突出
  - 症状与铜在脑内贮积程度相平行
- 症状性 WD 若不经治疗最终可致死;出现爆发性肝衰竭者病死率约 70%
- 早期行铜螯合治疗可改善预后
  - 阻止疾病进展,可能改善症状
- 无症状时即开始治疗可获得最佳预后

治疗

- 低铜饮食(限制摄入巧克力、肝脏、坚果、蘑菇、贝类等)
- 早期进行铜螯合治疗可减轻脑损伤
  - 青霉胺(20%～50%患者中可因其副作用导致神经系统表现加重)
  - 其他治疗:曲恩汀(相对更佳的螯合剂),四硫代钼酸铵,锌制剂(尤其用于症状前/无症状个体)
- 肝移植(用于肝功能严重失代偿患者)

诊断纲要

影像解读要点

- 神经系统症状+纹状体 T2 高信号
- 肝功能异常+基底神经节 T1 高信号
- MR 表现改善与临床症状改善相平行

参考文献

1. Wu F et al: Wilson's Disease: A Comprehensive Review of the Molecular Mechanisms. Int J Mol Sci. 16(3):6419-6431, 2015
2. Fritzsch D et al: Seven-tesla magnetic resonance imaging in Wilson disease using quantitative susceptibility mapping for measurement of copper accumulation. Invest Radiol. 49(5):299-306, 2014
3. Dusek P et al: The neurotoxicity of iron, copper and manganese in Parkinson's and Wilson's diseases. J Trace Elem Med Biol. ePub, 2014
4. Gupta S: Cell therapy to remove excess copper in Wilson's disease. Ann N Y Acad Sci. 1315:70-80, 2014
5. Hermann W: Morphological and functional imaging in neurological and non-neurological Wilson's patients. Ann N Y Acad Sci. 1315:24-9, 2014
6. Kozic DB et al: Reversible lesions in the brain parenchyma in Wilson's disease confirmed by magnetic resonance imaging: earlier administration of chelating therapy can reduce the damage to the brain. Neural Regen Res. 9(21):1912-6, 2014
7. Krishna SH et al: Congenital genetic inborn errors of metabolism presenting as an adult or persisting into adulthood: neuroimaging in the more common or recognizable disorders. Semin Ultrasound CT MR. 35(2):160-91, 2014
8. Pulai S et al: Clinical features, MRI brain, and MRS abnormalities of drug-naïve neurologic Wilson's disease. Neurol India. 62(2):153-8, 2014

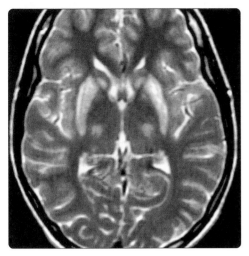
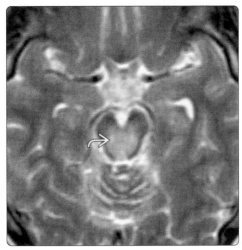

图 9-95 （左图）13 岁患儿轴位 T2WI 图像，可见典型的双侧对称分布于壳核、尾状核头、丘脑的高信号。（右图）同一患者轴位 T2WI 图像另一层面，可见主要累及中脑背侧部且无占位效应的高信号区域➡

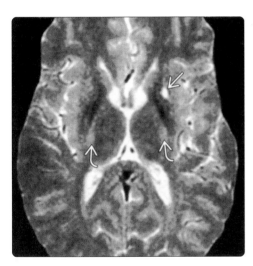
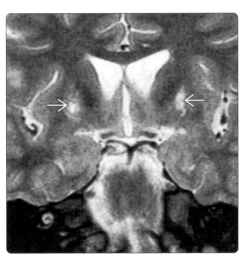

图 9-96 （左图）9 岁患儿轴位 T2WI 图像，可见位于壳核前部➡及内囊后肢中皮质脊髓束➡的对称性高信号影。（右图）同一患者冠状位 T2WI 图像，可见双侧壳核对称性高信号病灶➡

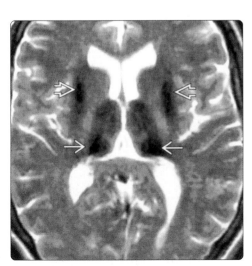
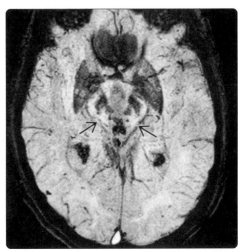

图 9-97 （左图）WD 患者轴位 T2WI 图像，可见位于丘脑➡及基底神经节➡的对称性低信号。（右图）另一 WD 患者轴位 T2*SWI 图像，可见位于中脑的对称性低信号影，即所谓"大熊猫脸征"➡

第十章
获得性中毒、代谢性、变性疾病

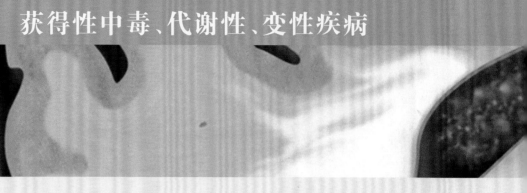

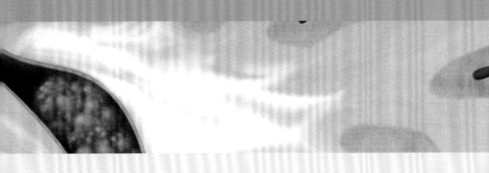

中毒和代谢性疾病评估思路

脑部获得性中毒和代谢疾病的原因多种多样，包括毒物暴露、物质滥用、放化疗以及包括高血压、肝衰竭、低血糖和渗透性脱髓鞘等代谢性改变因素。大部分的脑部中毒及代谢疾病都累及深部灰质核团（基底节和丘脑）或者脑白质。上述结构的对称性异常为此类疾病的特征表现，这是得到正确诊断的重要线索。中毒和代谢疾病早期和晚期均可见 MR 异常。DWI 和 FLAIR 在这一组疾病的鉴别诊断中极具价值。当然，潜在暴露史和物质滥用史对患者的诊断也常起关键作用。

影像解剖学

基底节

基底节（BG）是大脑半球中成对的深部灰质核团，是锥体外系的核心组成部分，负责调节运动功能。基底节由尾状核、壳核和苍白球（GP）组成。尾状核和壳核构成纹状体，苍白球和壳核组成豆状核。

- **尾状核** 尾状核由较大的头部、逐渐变细的体部和向下弯曲的尾部组成，形成"C"字形。头部构成了侧脑室前角的底部和外侧壁。尾状核的体部和侧脑室平行。内囊前肢将尾状核头和壳核及苍白球分开。
- **壳核** 壳核位于苍白球外侧，两者被外髓板分开。壳核是基底节最外侧的部分。
- **GP** GP 由外侧和内侧两部分组成，内髓板为一薄层髓鞘化的轴突，将 GP 两部分分开。

丘脑

丘脑是一对椭球形的核团复合体，是绝大部分感觉通路的中继站。丘脑从室间孔延伸到中脑四叠体板。丘脑内侧面形成第三脑室侧壁。内囊后肢为丘脑的外侧界。丘脑可被分为几个不同的部分：丘脑前核、丘脑内侧核、丘脑外侧核、内侧膝状体（听觉系统组成部分）、外侧膝状体（视觉通路的组成部分）和丘脑枕。这些核团可以被进一步细分为 10 个核团。丘脑枕位于上丘上方，是丘脑最靠后的核团，因此很容易被识别。丘脑底核小，呈透镜形状，位于红核的外上侧，在中毒或代谢性疾病中很少受累。

病理

中毒和代谢性疾病的病理机制都颇为复杂，常常为多种机制的混合作用。因为深部灰质核团代谢旺盛，需要大量氧化供能，在中毒、代谢异常或者缺氧缺血损伤中，深部灰质核团常受累。很多情况下，会发生缺氧损伤，如一氧化碳和氰化物中毒，因为苍白球对缺氧高度敏感，这可以解释为什么苍白球容易受累。深部灰质核团易受累，也和特定兴奋性神经回路功能障碍、线粒体功能抑制及多巴胺能神经元选择性丢失有关。

鉴别诊断

大多数脑部疾病都有典型的受累范围特点，而这对影像学做出正确诊断很重要。下列鉴别思路对诊断累及深部灰质核团和白质的常见中毒和代谢性疾病颇有帮助。

基底节钙化

基底节钙化是许多毒物、代谢、炎性和感染性疾病的最终结果。Fahr 病是一种导致广泛双侧基底节钙化的罕见神经变性疾病。苍白球受累最为常见，其次是壳核、尾状核和丘脑。另外，小脑，特别是齿状核，和大脑白质也会受累。其他内分泌疾病，例如甲状腺功能低减和甲状旁腺功能低减同样能形成钙化，特别是苍白球、壳核、齿状核、丘脑和皮层下白质。放疗和化疗可能导致离子沉积性微血管病（mineralizing microangiopathy），也常常引起基底节和皮层下白质钙化和萎缩。相比壳核，正常衰老引起的生理性钙化更容易发生于苍白球。

基底节 T1 高信号

基底节 T1 高信号一般对称，并和钙化或其他离子沉积相关。肝脏疾病或肠外营养患者中常见的苍白球和黑质 T1 高信号，与异常锰代谢有关。核黄疸，与新生儿间接胆红素明显升高相关，可以导致苍白球、黑质、海马和齿状核的 T1 高信号。

许多内分泌疾病会导致基底节钙化，同样表现为 T1 高信号。这包括甲状腺功能减低、甲状旁腺功能亢进、甲状旁腺功能减低、假性甲状旁腺功能减低。Fahr 病也可以导致 T1 高信号，特别是苍白球。

基底节 T2 高信号

在中毒性和代谢性疾病中，T2 基底节高信号通常为对称性改变。DWI 常可帮助鉴别不同基底节病变。一氧化碳中毒一般会导致苍白球对称性高信号，偶可累及壳核、丘脑和白质，急性期 DWI 可以有阳性发现。甲醇中毒一般导致壳核坏死，并可能出血。吸毒是基底节异常的另一类原因，年轻成人较多，常引起卒中或者血管炎。海洛因和二亚甲基双氧苯丙胺（MDMA，即摇头丸）常导致苍白球缺血。渗透性脱髓鞘综合征是由血清渗透压急剧变化造成的急性脱髓鞘,常见于过快纠正低钠血症。桥外髓鞘溶解通常累及尾状核、壳核和白质。

威尔逊症常常引起壳核、苍白球、尾状核和丘脑的对称性高信号。它也可以在中脑水平表现为白质纤维束 T2 高信号,形成大熊猫征。急性高血压脑病(PRES)由高血压引起,也可能和化疗相关。PRES 一般累及后循环皮层和皮层下白质。然而,也会出现基底节受累。除了中毒性和代谢性疾病,基底节 T2 高信号的主要鉴别诊断还包括缺氧缺血性脑病、深静脉闭塞和感染性原因。

苍白球病变

通常只累及苍白球的病变包括一氧化碳中毒、氰化物中毒、海洛因和 MDMA(摇头丸)滥用、核黄疸、神经变性疾病伴脑内铁沉积(NBIA)-泛酸激酶相关神经变性疾病(PKAN)、肠外营养、肝性脑病和甲基丙二酸血症。NBIA 是一类进行性神经变性疾病,伴有锥体外系运动功能障碍和脑内铁沉积。PKAN,也叫做 Hallervorden-Spatz 综合征或 NBIA-1,其经典影像表现为"虎眼征",即双侧苍白球对称 T2 高信号被周围低信号包绕。

其他累及苍白球重于基底节其他核团的疾病包括 Fahr 病、甲状腺功能减低和威尔逊症。和其他基底节病变一样,缺氧缺血性脑病也应该纳入鉴别诊断范围。

双侧丘脑病变

丘脑病变最常见病因为动脉或静脉缺血及缺氧缺血性脑病。然而,其他许多中毒和代谢病变也会累及。酒精性脑病,特别是 Wernicke 脑病,常会导致内侧丘脑、乳头体、下丘脑和中脑导水管周围灰质 T2 高信号。Wernicke 脑病由维生素 B_1 缺乏引起,并且常常和酗酒相关。丘脑枕 T1 高信号是 Fahr 病常见而敏感的征象,许多人称其为 T1 丘脑枕征。法布里病(Fabry disease,FD)是一种罕见的 X 连锁疾病,多系统受累,包含肾脏和心脏功能障碍和卒中。尽管 Fahr 病最常见表现是双侧基底节广泛钙化,丘脑也常常受累。

其他累及丘脑的疾病包括 PRES、血管炎、渗透性脱髓鞘和急性播散性脑脊髓炎。另外,许多脑炎同样累及丘脑,包括 Ebstein-Barr 病毒(EBV)、乙型脑炎和西尼罗河病毒。克-雅病(Creutzfeldt-Jakob disease,CJD)患者的基底节和丘脑常常对称受累。

弥漫性白质异常

中毒性和代谢性疾病经常引起 T2 融合性(confluent)高信号脑白质病变。放疗和化疗常引起广泛脑白质 T2 高信号,通常不累及皮层下 U 形纤维。联合放化疗可引起弥漫坏死性白质脑病,为在脑白质病基础上出现坏死。海洛因蒸汽吸入,即追龙综合征(chasing the dragon syndrome),可以造成中毒性脑白质病变,表现为小脑白质和内囊后肢高 T2 信号,提示大脑后部白质受累,而皮层下白质则相对保留。

桥本甲状腺炎相关的甲状腺功能减低,可能导致弥漫融合的白质脑病,通常累及大脑前部白质,皮层下 U 形纤维受累但大脑半球后部相对保留。急性肝衰竭可导致弥漫性脑水肿,引起脑室周围和皮层下白质 T2 高信号,常有皮层受累。后循环皮层和皮层下白质受累是 PRES 的经典表现。酒精性脑病偶尔引起弥漫性白质 T2 高信号,这和急性脱髓鞘有关。

参考文献

1. Chokshi FH et al: Imaging of acquired metabolic and toxic disorders of the basal ganglia. Semin Ultrasound CT MR. 35(2):75-84, 2014
2. Bathla G et al: MRI and CT appearances in metabolic encephalopathies due to systemic diseases in adults. Clin Radiol. 68(6):545-54, 2013

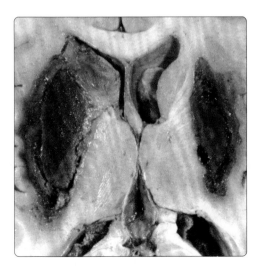 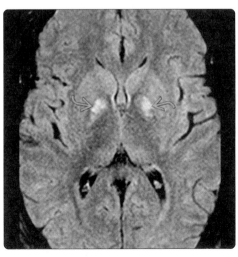

图 10-1 (左图)轴位大体病理切片显示双侧壳核出血性梗死,这是甲醇中毒脑损伤的特征性表现。右侧损伤累及苍白球和尾状核头(Courtesy R. Hewlett, MD)。(右图)急性一氧化碳中毒患者的轴位 FLAIR 图像。苍白球对称性高信号➡。一氧化碳中毒多累及苍白球。在一氧化碳中毒中,还可能出现迟发性白质脑病和苍白球短 T1 信号。

图 10-2 （左图）后颅窝髓母细胞瘤行放疗和化疗的患者，轴位平扫 CT 显示广泛皮层下白质、小脑和基底节钙化。离子沉积性微血管病通常在治疗 2 年或 2 年之后发生。（右图）冠状位 T1 增强 MR 图像显示慢性肝硬化患者苍白球对称性高信号⊠。苍白球和黑质 T1 高信号已认为和锰沉积相关。

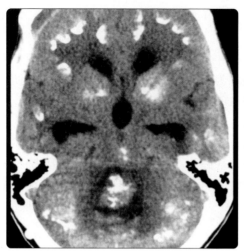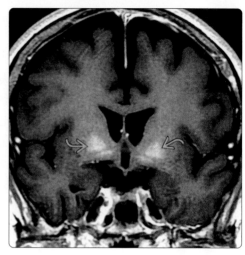

图 10-3 （左图）轴位平扫 CT 显示一名 Fahr 病患者尾状核⊟、壳核⊡和丘脑枕⊡对称性钙化。众多内分泌疾病均可出现类似的钙化。（右图）轴位 FLAIR 图像显示 Wernicke 脑病相关的双侧后内侧丘脑➡和乳头体区域对称性高信号。急性期 DWI 常呈高信号。Wernicke 脑病和维生素 B₁ 缺乏有关，常与酗酒有关。

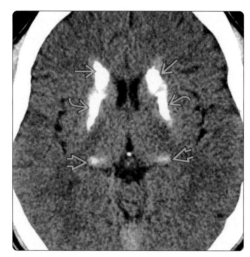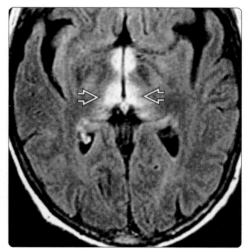

图 10-4 （左图）轴位 FLAIR 图像显示一名脑桥外和脑桥中央髓鞘溶解患者尾状核和壳核对称性高信号。渗透性脱髓鞘的 DWI 通常为高信号，一般和快速纠正低钠血症有关。大脑白质脱髓鞘也可发生。（右图）轴位大体病理切片显示由于神经毒性造成的双侧壳核和苍白球坏死⊠，其中伴有部分囊腔形成（Courtesy R. Hewlett, MD）

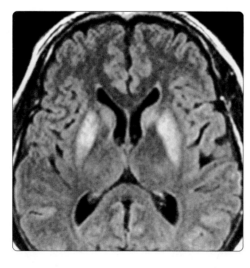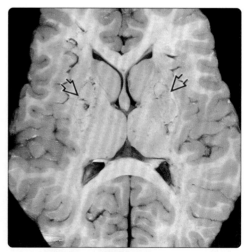

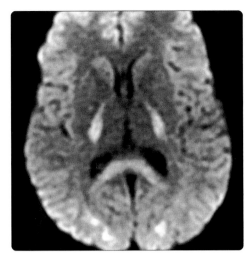
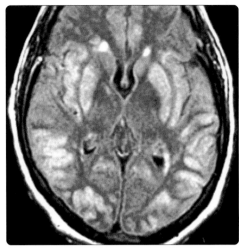

图 10-5 （左图）海洛因诱发的脑白质病变（即追龙综合征），轴位 DWI 显示双侧内囊后肢、胼胝体压部和枕叶白质高信号。（右图）轴位 FLAIR 图像显示严重低血糖引起的基底节、皮层和皮层下白质广泛、对称性高信号。顶叶和枕叶更易受累

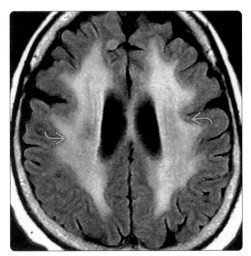
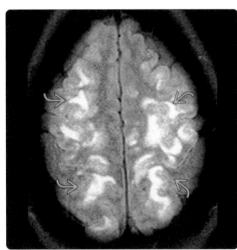

图 10-6 （左图）轴位 FLAIR 图像显示一个既往全脑放疗患者白质广泛性高信号➡，而皮层下 U 形纤维无明显受累，这是典型的治疗相关性脑白质病。放疗和化疗可造成多种脑中毒性损伤，而脑白质病是最为常见的。（右图）轴位 FLAIR 图像显示急性高血压脑病（或 PRES）引起的双侧皮层和皮层下高信号➡

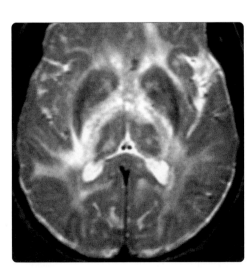
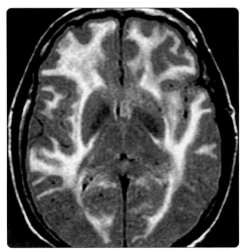

图 10-7 （左图）轴位 T2WI 显示狂饮造成的严重酒精中毒和急性脱髓鞘患者中弥漫性脑白质高信号。（右图）轴位 FLAIR 图像显示弥漫性、对称性白质高信号，伴皮层下 U 形纤维受累。枕叶相对不受累，这是桥本甲状腺炎的罕见并发症——桥本脑病的典型表现

要　点

影像

- 如果新生儿癫痫伴双侧枕叶/顶叶 DWI 高信号,需考虑此诊断
- 受累顺序枕叶>顶叶>额叶,颞叶
- 伴或不伴基底节、丘脑及脑干受累
- 脑白质损伤常见,初期可表现为脑室旁为主
- 急性期 DWI 高信号同时 ADC 低或等信号,DWI 在第一周后恢复正常
- 正常或低 NAA,±乳酸

主要鉴别诊断

- 缺氧缺血性损伤
- 缺氧缺血性损伤前期
- 线粒体脑肌病伴高乳酸血症和卒中样发作综合征(MELAS)
- 静脉梗死
- 急性高血压脑病(PRES)

病理

- 皮层上层受累,而不像缺氧缺血性损伤中的中间层和深层受损
- 无选择性的分水岭受累

临床要点

- 木僵、颤动、癫痫、窒息、易激惹、低张力
- 一般在出生头三天出现
- 形成损伤的阈值未知但是很可能和低血糖程度、持续时间和相关损害均有关
- 男性多于女性
- 预后取决于低血糖的早期识别、治疗
- 长期预后和 MR 上脑白质损伤相关

诊断纲要

- 不要将 DWI 上的异常等同于梗死(泛坏死),因为急性 DWI 异常可能仅导致轻度体积萎缩,特别是当 ADC 没有下降时。

图 10-8　(左图)轴位 CECT 显示一个 3 天大的严重低血糖婴儿双侧大脑后部➔,包括枕叶、顶叶(未显示)和后颞叶的密度减低,伴灰白质分界模糊。(右图)轴位 T2WI MR 同一婴儿 1 天后 T2 双侧后部皮层和皮层下高信号➔,包括枕叶、顶叶(未显示)和后颞叶,伴灰白质分界模糊

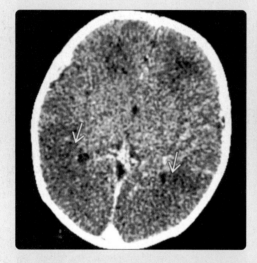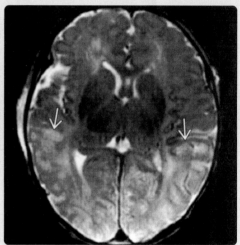

图 10-9　(左图)轴位 DWI MR 同一婴儿枕叶、顶叶(未显示)和后颞叶的高信号➔,右侧额叶➔和岛叶相对较轻。(右图)轴位 ADC MR 同一婴儿大脑半球后部显著低信号➔。右侧额叶弥散受限➔,而非 T2 透过效应

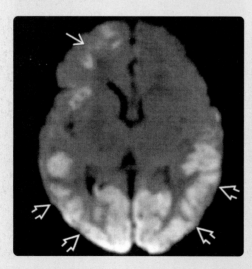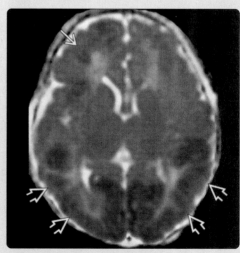

术语

定义

- 显著低血糖
  - 生后最初 24h 内血浆葡萄糖水平<30~35mg/dl
  - <40~45mg/dl（最初 24h 后）

影像

一般特点

- 最佳诊断线索
  - 新生儿癫痫伴双侧枕叶/顶叶 DWI 高信号
- 位置
  - 枕叶>顶叶>额叶,颞叶
  - ±基底节、丘脑及脑干受累
  - 脑白质损伤常见,初期可表现为脑室旁为主
  - 相对较轻的低血糖可让新生儿缺氧缺血性损伤的分水岭损伤突出

CT 表现

- NECT
  - 急性期和亚急性期密度减低,灰白质分界不清
  - 慢性期皮层钙化

MR 表现

- T1WI
  - 亚急性期皮层±深部灰质高信号
  - ±灶型白质 T1 信号增高
- T2WI
  - 急性期灰白质信号增高,灰白质边界不清
  - 亚急性期灰白质信号增高,不同皮层低信号
  - 慢性期体积减少伴胶质增生,可隐匿发展（subtle to）为囊性脑软化
- DWI
  - 皮层急性期 DWI 高信号伴 ADC 低信号
  - DWI 在一周后恢复正常
  - DWI 是识别顶枕叶损伤最敏感的方式
- MRS
  - 正常或低 NAA
  - ±乳酸

超声表现

- 灰度超声
  - 回声增加

影像学推荐

- 最佳影像检查
  - MR 和 DWI
- 判读建议
  - 高 b 值（b = 1 000~1 500s/mm^2）让弥散度减低区域更加可疑

鉴别诊断

缺氧缺血性损伤

- 低血糖和缺氧缺血性损伤（HII）经常合并出现,

加重脑损伤程度
- HII 导致低血糖
- 在 DWI 上,局部性 HII 伴低血糖难以和后部为主的血糖正常的局部性 HII 相区分

缺氧缺血性损伤前期

- 低血糖加重脑室旁白质软化

线粒体脑肌病伴高乳酸血症和卒中样发作综合征（MELAS）

- MELAS 线粒体脑病有乳酸型酸中毒和卒中样发作
- 在无低血糖病史情况下出现显著乳酸增高,需考虑此诊断

癫痫持续状态

- 癫痫是新生儿脑损伤时的典型表现
  - 新生儿 DWI 异常更有可能是癫痫的原因而非结果
- 大脑损伤因癫痫而加重,形成恶性循环

静脉梗死

- 经常出现相关性出血和水肿,行 MRV 以除外静脉梗死

急性高血压脑病（PRES）

- 皮层和皮层下 T2 或 FLAIR 高信号,大脑后部为主
- 老年病人,ADC 增高为主

病理

一般特点

- 病因
  - 能量底物供应或者储备不足（氧气、葡萄糖、乳酸）:宫内生长迟缓、子痫前期、母体低血糖、长时间禁食、早产
  - 葡萄糖利用增加:低氧、应激
  - 高胰岛素血症
    - 母体糖尿病控制不佳
    - 家族性 1 型或 2 型高胰岛素血症低血糖（HHF1 或 HHF2）
  - Beckwith-Wiedemann 综合征（BWS）
    - 遗传性巨大儿、巨舌、内脏增大、脐突出、胎儿肿瘤和肾脏异常
    - BWS 相关性低血糖程度轻而短暂
  - 其他内分泌异常:全垂体功能低下、甲状腺功能减低和肾上腺功能减低
  - 其他:红细胞增多症和先天性心脏病
  - 一般认为,激动性氨基酸（谷氨酸）和氧化应激在神经元死亡中有重要作用
- 葡萄糖代谢
  - 葡萄糖是脑最主要的能量来源
  - 脑是肝脏葡萄糖生成的主要决定因素
  - 由于新生儿比例大,新生儿糖生成率相对身体大小高
  - 发育不成熟的大脑相对于成人对低血糖耐受更高
    - 绝对能量需求更低
    - 提高大脑血流量能力更高

- – 可利用其他物质(例如乳酸)
- – 新生儿心脏对低血糖耐受高
- 低血糖加重低氧损伤

分期、分级和分类

- 临床分类
  - ○ 过渡期适应性低血糖
    - – 起病非常早;轻度,短暂的低血糖
    - – 对治疗反应迅速
    - – 糖尿病母亲,成红细胞增多,过渡到子宫外生活困难
  - ○ 继发性低血糖
    - – 第一天开始时;轻度、短期的低血糖
    - – 对治疗反应迅速
    - – 相关中枢神经系统疾病(HII、颅内出血、脓毒症)
  - ○ 经典一过性低血糖
    - – 第一天结束时;中等到严重低血糖,经常长时间
    - – 需要大量葡萄糖
    - – 宫内生长迟缓、底物↓或糖异生受损
  - ○ 严重复发性低血糖
    - – 起病时间多样;严重的长时间低血糖
    - – 治疗后仍可持续发作
    - – 大多数有糖代谢原发疾病
      - □ 例如 BWS、HHF1 或 2、婴儿持续性高胰岛素血症性低血糖(PHHI)、胰岛母细胞增生症、β细胞增生、内分泌功能底下、先天代谢异常

大体病理和术中特征

- ○ 脑苍白、水肿;灰白质交界模糊

显微镜特征

- 大脑皮层、海马、基底节、丘脑、脑干和脊髓广泛性损伤
- 皮层上层受累,而不是缺氧缺血性损伤中的中间层和深层受累
- 没有选择性的分水岭受累
- 胶质细胞严重退化
- 可能为脑室旁白质损伤为主

临床要点

表现

- 最常见体征或症状
  - ○ 木僵、颤动、癫痫、窒息、易激惹、低张力
  - ○ 可能无症状
  - ○ 当和新生儿缺氧缺血性脑病相关时,可能出现新生儿脑病
- 临床概况
  - ○ 过小或过大的新生儿

人口统计学

- 年龄

- ○ 一般在出生头三天出现
- 性别
  - ○ 男>女

自然史和预后

- 大脑葡萄糖代谢往往受限于血流,所以和脑血流量相关
- 造成损伤的阈值不确定但是很可能和低血糖程度、持续时间和相关损害均有关
- 即使新生儿无症状,血糖<45mg/dl 可能影响长期预后
- 癫痫(可以反复发作)、发育延迟、运动延迟、学习和行为异常、多动症和注意力障碍、自闭症、小头畸形和皮质盲
- DWI 异常和晚期缺陷相关(枕叶低 ADC 和之后皮层视觉丧失相关)
- 区域性的高 DWI 和 ADC 轻微减低可能预示后期发生萎缩的概率很小
- 预后取决于低血糖的早期识别、治疗
- 长期预后和 MR 上脑白质损伤相关

治疗

- 控制母亲糖尿病、先兆子痫或子痫、营养监测、防止或及时治疗围产期窒息
- 识别高危婴儿、进行温度控制、在最初的 1h 内进行喂养、必要时测血糖

诊断纲要

- 不要将 DWI 异常等同于梗死(泛坏死),因为急性 DWI 异常可能仅导致轻度体积萎缩,特别是当 ADC 没有下降时。

参考文献

1. Bathla G et al: Neuroimaging in patients with abnormal blood glucose levels. AJNR Am J Neuroradiol. 35(5):833-40, 2014
2. Yoon HJ et al: Devastating metabolic brain disorders of newborns and young infants. Radiographics. 34(5):1257-72, 2014
3. Boardman JP et al: Hypoglycaemia and neonatal brain injury. Arch Dis Child Educ Pract Ed. 98(1):2-6, 2013
4. Wong DS et al: Brain injury patterns in hypoglycemia in neonatal encephalopathy. AJNR Am J Neuroradiol. 34(7):1456-61, 2013
5. Tam EW et al: Hypoglycemia is associated with increased risk for brain injury and adverse neurodevelopmental outcome in neonates at risk for encephalopathy. J Pediatr. 161(1):88-93, 2012
6. Sinclair JC et al: Interventions for prevention of neonatal hyperglycemia in very low birth weight infants. Cochrane Database Syst Rev. (10):CD007615, 2011
7. Musson RE et al: Diffusion-weighted imaging and magnetic resonance spectroscopy findings in a case of neonatal hypoglycaemia. Dev Med Child Neurol. 51(8):653-4, 2009
8. Burns CM et al: Patterns of cerebral injury and neurodevelopmental outcomes after symptomatic neonatal hypoglycemia. Pediatrics. 122(1):65-74, 2008
9. Kim SY et al: Neonatal hypoglycaemic encephalopathy: diffusion-weighted imaging and proton MR spectroscopy. Pediatr Radiol. 36(2):144-8, 2006
10. Barkovich AJ et al: Imaging patterns of neonatal hypoglycemia. AJNR Am J Neuroradiol. 19(3):523-8, 1998

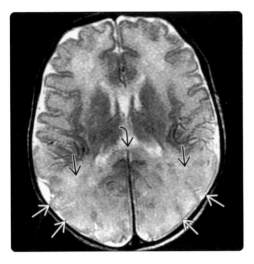
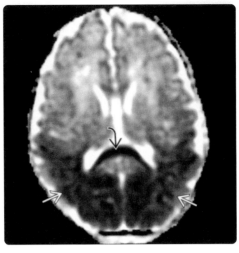

图 10-10　（左图）轴位 T2WI MR 显示一个 5 天大的低血糖婴儿的顶叶高信号➡。➡为顶叶下白质，可见灰白质分界不清。注意高信号延伸至胼胝体压部➡，可能提示间质水肿。（右图）轴位 ADC 同一婴儿的顶叶、白质➡和胼胝体后部➡弥散度减低

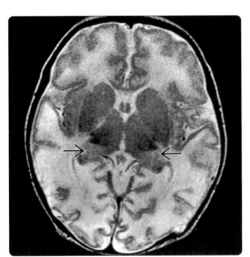
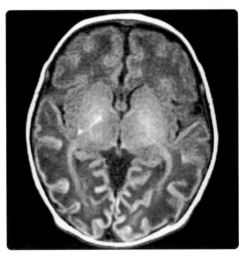

图 10-11　（左图）轴位 T2WI MR 同一婴儿 7 天时低血糖病变的进展：包括内囊后肢及丘脑枕的后部白质高信号➡。表层的皮层显示斑片状高信号和低信号。（右图）轴位 T1WI MR 同一婴儿 7 天时低血糖病变的进展：后部脑白质和丘脑枕低信号，皮层表层和内囊后肢高信号

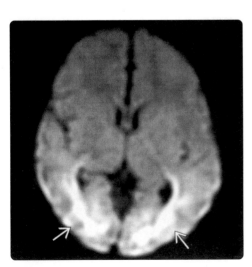
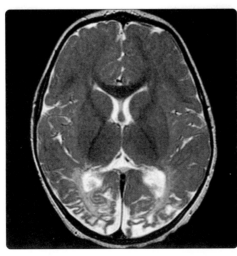

图 10-12　（左图）轴位 DWI MR 同一低血糖婴儿 7 天时后部脑白质和表层皮层高信号➡。在这一阶段，弥散假性正常化，所以增高信号可能是 T2 透过结果。（右图）轴位 T2WI MR 同一患者一岁时影像显示慢性损伤：在后部颞叶、顶叶（未显示）和枕叶体积显著缩小和神经胶质化

要 点

术语

- 成年低血糖脑病(AHE)
- 糖供求不平衡→脑损伤
- 低血糖:血糖突然降低至50mg/dl

影像

- 胰岛素替代治疗(IRT)的成年糖尿病患者的卒中或昏迷
- 顶叶/颞叶/枕叶、基底节±海马
- 顶枕叶皮层和基底节高信号
- 丘脑、皮层下或深部白质和小脑通常不受累
- 弥散受限,ADC↓(可能一过性)
- NAA↓、乳酸↑

主要鉴别诊断

- 急性脑缺血或梗死

- 低氧血症、低灌注
- 急性高血压脑病(PRES)

病理

- 由于替代治疗而无有效葡萄糖摄取或葡萄糖利用过度
- 意外或故意地服用口服降糖药
- 积累或者释放激动性神经递质增加葡萄糖利用
- 斑片或弥漫层状坏死
  - 严重程度差异大,白质通常不受累

临床要点

- 一般发生于老年糖尿病患者,改变饮食糖摄入时
- 昏迷,意识程度下降
- 可有前驱性癫痫发作

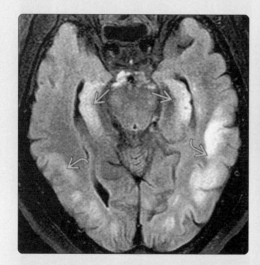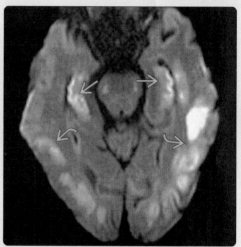

图 10-13 (左图)轴位 FLAIR MR 显示一个主诉感觉改变,血糖 36mg/dl 的糖尿病患者海马➡、颞叶及枕叶➡双侧对称性高信号。(右图)轴位 DWI MR 显示同一患者相应海马➡、颞叶及枕叶➡区域弥散受限。成人低血糖脑病的预后和低血糖严重程度、持续时间和脑损伤程度相关

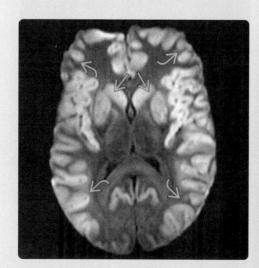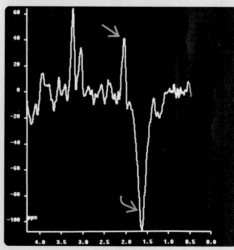

图 10-14 (左图)轴位 DWI MR 显示低血糖脑病严重改变的影像。这是来自一个血糖 20mg/dl,格列吡嗪(磺酰脲类口服药物)服用过量的患者。基底节➡和大脑皮层➡有广泛对称性弥散受限。(右图)MR 波谱显示一个低血糖患者相对低的 NAA 峰➡及一个显著的乳糖峰➡

术语

缩写

- 成年低血糖脑病(AHE)

同义词

- 低血糖脑损伤
- 糖尿病昏迷(非特异性;可能包含 AHE)

定义

- 糖供求不平衡→脑损伤
- 低血糖:血糖突然降低至 50mg/dl

影像

一般特点

- 最佳诊断线索
  - 胰岛素替代治疗(IRT)的成年糖尿病患者的卒中或昏迷
- 位置
  - 顶叶/颞叶/枕叶、基底节、±海马
  - 丘脑一般不受累

CT 表现

- NECT
  - 顶叶、枕叶低密度。重叠在弥漫性水肿背景中

MR 发现

- T1WI
  - 早期:脑回肿胀,脑沟消失
  - 亚急性和慢性:曲线样脑回高信号(层状坏死)
- T2WI
  - 顶枕叶皮层和基底节高信号
  - 丘脑、皮层下或深部白质和小脑通常不受累
- DWI
  - 弥散受限,ADC↓(可能一过性)
- MRS
  - NAA↓、乳酸↑

影像学推荐

- 最佳影像检查
  - MR+DWI

鉴别诊断

急性脑缺血或梗死

- 楔形病灶、符合血管分布(大脑中动脉>大脑后动脉)
- 皮层和皮层下白质均受累
- 斑片状局部出血常见
  - AHE 中少见

低氧血症、低灌注

- 心搏骤停后、全身性低灌注
- 双侧对称性丘脑损伤
  - AHE 中少见

急性高血压脑病(PRES)

- 控制不佳的高血压或免疫抑制药物治疗
- DWI 上一般无弥散受限

病理

一般特点

- 病因
  - 细胞葡萄糖供求不平衡
    - 胰岛素替代治疗但进食不足
    - 意外或故意地服用口服降糖药
    - β 细胞肥大(胰岛母细胞增生)
      □ 胃后性吻合类似于婴儿持续性高胰岛素血症性低血糖
      □ 可能需要胰腺次全切除
  - 葡萄糖缺乏致氧气利用受损
    - 积累或者释放激动性神经递质增加葡萄糖利用

大体病理和外科特征

- 苍白或水肿型大脑,灰白质分界不清
- 皮层±基底节损伤

显微镜下特征

- 多种斑片状或弥漫性层状坏死
- 白质通常不受累

临床要点

表现

- 最常见体征和症状
  - 昏迷,意识程度下降
  - 可有前驱性癫痫发作
- 临床概况
  - 一般发生于老年糖尿病患者,改变饮食糖摄入时
    - 发生于未及时进食或其他因素(例如酒精)

病程和预后

- 预后和低血糖严重程度、持续时间和大脑损伤程度相关
- 和基底节损伤相关
  - 如果基底节严重受累,神经损伤显著好转可能性不大
  - 如果无基底节受累或轻微,后遗症和皮层损伤的范围和程度相关

治疗

- 静脉给予葡萄糖、监测、支持治疗

诊断纲要

影像解读要点

- 白质不受累,缺乏出血可帮助和缺氧缺血损伤鉴别
- 双侧丘脑损伤在低灌注和缺氧中更为常见

参考文献

1. Bathla G et al: MRI and CT appearances in metabolic encephalopathies due to systemic diseases in adults. Clin Radiol. 68(6):545-54, 2013
2. Cheah YS et al: Metabolic neuroimaging of the brain in diabetes mellitus and hypoglycaemia. Nat Rev Endocrinol. 8(10):588-97, 2012

三、核黄疸

要 点

术语

- 核黄疸或者胆红素脑病:因高胆红素血症使基底节、脑干和海马被胆红素病理性浸染

影像

- 急性:苍白球(GP)、丘脑下核(STN)、海马、黑质(SN)T1 信号↑
- 慢性:GP、海马 T2↑
- MRS:Tau/Cr↑、Glx/Cr↑、ml/Cr↑、Cho/Cr↓

主要鉴别诊断

- 肠外营养、肝衰竭:GP、SN 的 T1 信号↑
- 中毒:一氧化碳中毒
- 代谢性:甲基丙二酸血症、肌酸不足、琥珀酸半醛脱氢酶缺乏、L2-羟基戊二酸血症
- 缺氧缺血脑病

病理

- 因为血脑屏障不成熟,间接胆红素升高造成的脑病
- 神经元受累大于神经胶质
- 黄染大于 MR 异常

临床要点

- 木僵、低张力、吮吸无力、高调哭闹
- 发生率在早产儿和母乳喂养人群中更高
- 对脑干听神经核有特异性损伤,±耳聋或听觉异常(最常见)
- 大部分有手足徐动症,步态异常;少数智力缺陷

诊断纲要

- 正常 MR 不能排除长期后遗症
- 基底节 T1 信号增高在新生儿可以是正常表现;寻找其他受累证据
- 影像学发现可随治疗缓解

图 10-15 (左图)轴位 T1MR 显示一个高胆红素血症、木僵、低张力和易激惹的新生儿基底节◰和海马尾◰信号升高。(右图)轴位 T1MR 显示同一患者双侧黑质◰和海马◰高信号。大脑皮层和皮层下白质无特殊

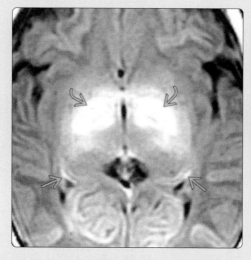
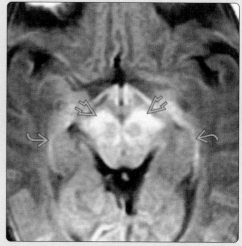

图 10-16 (左图)轴位 T2WI MR 显示同一婴儿 6 个月大时,双侧苍白球 T2 高信号和体积萎缩➡。大脑白质的体积稍微减少。(右图)冠状位 T2WI MR 显示一患有新生儿高胆红素血症患儿双侧苍白球➡及双侧海马➡头 T2 高信号和体积萎缩

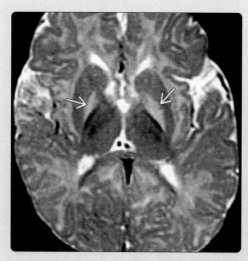
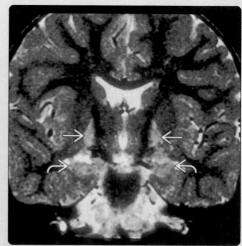

术语

同义词

- 胆红素(BR)或黄疸后脑病

定义

- 核黄疸或者胆红素脑病:因高胆红素血症使基底节、脑干和海马被胆红素病理性浸染

影像

一般特点

- 最佳诊断线索
  - 急性:苍白球(GP)、丘脑下核(STN)、海马、黑质(SN)T1 信号↑
  - 慢性:GP、海马 T2↑

MR 表现

- T1WI
  - 急性:苍白球(GP)>丘脑下核(STN)>海马>黑质(SN)T1 信号↑
    - 间接胆红素(UBR)或者锰沉积(Mn)
- T2WI
  - 亚急性或慢性:GP、海马±SN 的 T2 信号↑或者体积萎缩
- MRS
  - Tau/Cr↑、Glx/Cr↑、ml/Cr↑、Cho/Cr↓

影像学推荐

- 最佳影像学检查
  - MR

鉴别诊断

苍白球 T1 高信号

- 肠外营养、肝衰竭、窒息、神经纤维瘤病

苍白球 T2 高信号

- 中毒:一氧化碳中毒
- 代谢性:甲基丙二酸血症、肌酸不足、琥珀酸半醛脱氢酶缺乏、左 2-羟基戊二酸血症
- 张力正常的缺氧脑病

缺氧缺血损伤

- 急性:T2 信号升高;亚急性/慢性:腹外侧丘脑和皮质脊髓束 T1 信号升高

病理

一般特点

- 病因
  - 因为间接胆红素升高,穿过未成熟的血脑屏障(BBB)造成的脑病
  - 胆红素升高的风险因素
    - 溶血疾病(特别是胎儿成红细胞增多症)、母乳喂养、体重下降>10%、红细胞增多、脱水
  - 胆红素正常情况下,脑损伤易感因素
    - 药物竞争性结合白蛋白
    - 磺胺、头孢抗生素、水杨酸盐、苯甲酸钠、激素

- 肾性低白蛋白血症、肝衰竭、甲状腺功能减低
- 早产儿、窒息、脓血症
- 脑血流量增加;异常 BBB
- 基因
  - 部分 2q37(Crigler-Najjar 综合征等)

大体病理和手术特征

- 黄染>MR 异常
  - GP、SN、STN、海马>丘脑、纹状体、脑神经核(3、8)、齿状核、网状结构、脊髓
  - 浦肯野细胞(早产儿)

显微镜下特征

- 神经元受累大于神经胶质,神经纤维网状海绵状结构

临床要点

表现

- 最常见体征和症状
  - 木僵、低张力、吮吸无力、高调哭闹
  - 几天后,可进展为昏迷,易怒,语调升高
  - 可没有或是模棱两可的神经系统症状

人口统计学

- 年龄
  - 早产儿>足月儿;出生后第一天
- 性别
  - 男性>女性
- 种族
  - 亚洲人及西班牙人更常见
- 流行病学
  - 早产儿及母乳喂养的发病率增加

病程和预后

- 脑干听神经核受损导致耳聋,或听觉处理异常(常见)
- 手足徐动症、眼肌运动麻痹;少数智力受损

治疗

- 母亲筛查,抗-Rh;胎儿输血
- 中度患者用水合作用,光疗,重度患者用换血疗法
- 其他方法,如血红素加氧酶抑制剂

诊断纲要

需要考虑

- 正常 MR 不能排除长期后遗症

影像解读要点

- 基底节 T1 信号增高在新生儿可以是正常表现;寻找其他受累证据
- 影像学发现可随治疗缓解

参考文献

1. Sarı S et al: Brain magnetic resonance imaging and magnetic resonance spectroscopy findings of children with kernicterus. Pol J Radiol. 80:72-80, 2015
2. Watchko JF et al: Bilirubin-induced neurologic damage. N Engl J Med. 370(10):979, 2014
3. Wisnowski JL et al: Magnetic resonance imaging of bilirubin encephalopathy: current limitations and future promise. Semin Perinatol. 38(7):422-8, 2014

要 点

术语

- 桥本脑病（HE）
- HE 同义词：自身免疫性甲状腺炎相关激素反应性脑病（SREAT）

影像

- 垂体增生（PH）：对称性垂体增大，甲状腺素替代治疗（THRT）下可逆
- 基底节可变的高信号（钙化）
- HE：双侧斑片状或融合皮层下和脑室周白质（WM）T2 高信号，枕叶相对不受累，双侧对称性或单侧内侧颞叶水肿

主要鉴别诊断

- 垂体大腺瘤
- 生理性垂体增生
- 白质融合病变

病理

- 垂体前叶弥漫性增生，治疗有效
- HE
  - 高滴度抗甲状腺球蛋白或抗 TPO 抗体（抗微粒体抗体）
  - 多项研究报道抗体在 HE 中无致病效应

临床要点

- 甲状腺功能减退：记忆力下降、精神动力低下、抑郁、可逆性痴呆
- 先天性甲状腺功能减退应尽快使用甲状腺素替代（小于 13 天）
- HE：2 种初始临床表现，急性卒中样（血管炎型）发作和逐渐出现的认知功能减退
  - 局限或广泛性癫痫、局灶神经功能缺陷、认知减退、痴呆

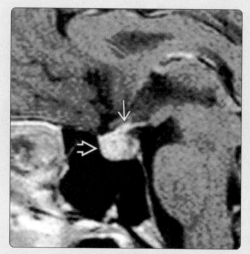
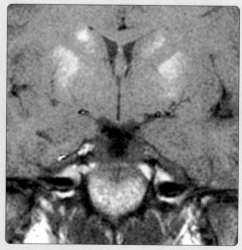

图 10-17 （左图）矢状位 T1WI 增强 MR 显示一个均匀强化的增大垂体➡，其中垂体柄增大➡。这和低甲状腺激素刺激垂体增生有关。增生随甲状腺素替代治疗而缓解。（右图）冠状位 T1WI MR 显示一个甲状腺功能低减相关的局灶 T1 高信号，累及双侧尾状核头和苍白球。这些改变和基底节钙化相关，表现为 CT 上高密度

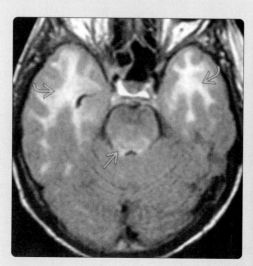
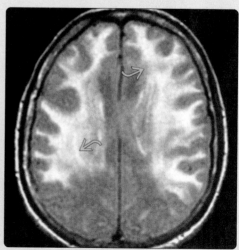

图 10-18 （左图）轴位 FLAIR MR 显示一个桥本脑病患者白质脑病，前颞叶白质➡和背侧脑桥➡广泛高信号。（右图）轴位 FLAIR MR 显示同一个患者广泛脑白质受累➡，大脑后半部相对不受累。皮层下 U 型纤维受累为桥本脑病的典型表现

术语

缩写

- 桥本脑病(HE)
- 垂体增生(PH)

同义

- HE 同义词:自身免疫性甲状腺炎相关激素反应性脑病(SREAT)

定义

- 甲状腺功能减低致多系统受累

影像

一般特点

- 最佳诊断线索
  - 垂体增生(PH):对称性垂体增大,甲状腺素替代治疗(THRT)下可逆
  - HE:双侧斑片状或融合状皮层下和脑室周白质(WM)T2 高信号,枕叶相对不受累,双侧对称性或单侧内侧颞叶水肿
- 位置
  - PH:垂体增大、不同程度向鞍上区延伸/占位效应
  - HE:皮层下和脑室周白质、内侧颞叶
- 大小
  - 和外周 TSH 相关,随甲状腺功能亢进增生,随甲状腺功能减低而缩小

CT 发现

- NECT
  - 鞍区占位±鞍上区延伸
  - 基底节(BG),不同程度的小脑钙化
  - HE:皮层下和脑室周白质低密度
- CECT
  - 鞍内或鞍上占位增强

MR 发现

- T1WI
  - 垂体增大,和白质等信号
  - 伴 THRT:大脑体积增大,脑室缩小
  - BG 不同高密度(钙化)
  - 地方性呆小病
    - 双侧苍白球、黑质高信号
    - 轻度广泛萎缩
    - 外侧裂增大
- T2WI
  - 垂体增生
    - 均质弥漫性垂体增大、±鞍上延伸、±部分或完全漏斗闭塞、±视交叉压迫
    - 增大的垂体和大脑白质等信号
  - 桥本脑病
    - 弥漫或局灶皮层下和脑室旁白质 T2 高信号,枕叶相对不受累
    - 双侧或单侧颞叶内侧水肿
  - HT 相关共济失调患者
    - 小脑蚓部或橄榄体桥小脑萎缩
  - 呆小病患者
    - 双侧苍白球或黑质低密度
    - 甲状腺功能低减患者,轻度广泛萎缩或大脑外侧裂增大
- T1WI 增强
  - 增大垂体均质性增强,和海绵窦类似
  - 无局灶性低密度(提示腺瘤)
  - HE:一般无增强
- MRS
  - 在未治疗先天性甲状腺功能减低患者中 Cho↑,反映髓磷脂成熟障碍

核医学表现

- PET
  - 严重甲状腺功能减退患者(短期):广泛性糖代谢和局部脑血流量↓

其他检查表现

- ^{99m}Tc HMPAO SPECT:在甲状腺功能减退引起的可逆性痴呆中,可逆性大脑低灌注(平均脑血流量↓25%)

影像推荐

- 最佳影像检查
  - MR
- 推荐方案
  - 白质、颞叶的冠状位 T1WI 增强,轴位和冠状位 T2/FLAIR

鉴别诊断

垂体大腺瘤

- 难以和垂体增生鉴别
- T1WI
  - 腺瘤可能为均质性或异质性,一般比垂体信号低
  - 如果有出血或坏死,腺瘤内等信号
- T1WI 增强:局部低信号提示大腺瘤或微腺瘤

生理性垂体增生

- 青春期、妊娠、产后(第一周)
- 在影像检查上可能难以区分

垂体增大和自发性低颅压

- 寻找硬膜弥漫性增厚,"中脑坍塌",小脑扁桃体下疝

白质融合病变

- 动脉粥样硬化:一般多发 T2 高信号,但在高龄老年人可以融合

- 慢性高血压脑病:BG 腔隙性梗死、深部脑室周融合性 T2 高信号
- 大脑淀粉样变:各种年龄段常见的多发性近皮层小梗死和出血,罕见 BG 受累

病理

一般特点

- 病因
  - 原发性甲状腺功能减退
    - 北美最常见病因:自身免疫性疾病
    - 医源性甲状腺功能减退(第二常见):甲状腺切除术后、^{131}I 治疗后
    - 先天性甲状腺功能减退:无发育、发育不全、异位腺体、或甲状腺合成过程中的酶缺陷
    - 结节性甲状腺功能减退:地方性发生:在美国绝迹,但在世界范围内是智能低下的重要原因
  - 继发性甲状腺功能减退:不常见病因
    - 丘脑-垂体轴损伤(促甲状腺释放激素 TRH 或促甲状腺激素 TSH↓)
  - 甲状腺素不足导致缺乏下丘脑 TRH 和 TSH 抑制
  - 高 TRH 水平增加垂体 TSH 和泌乳素释放
  - 甲状腺功能减低中小脑异常的两种机制
    - 内分泌紊乱,THRT 治疗可逆转
    - 自身免疫病介导的 HT,THRT 不能逆转
  - HE
    - 病因尚不明确的罕见疾病
    - 高滴度抗甲状腺球蛋白抗体或抗 TPO 抗体
    - 高滴度抗甲状腺抗体不能诊断该病
    - 多项研究报道抗体在 HE 中无致病效应
    - 在几乎所有案例中均伴有脑病、高血清抗甲状腺抗体浓度及对激素治疗有反应
- 相关异常
  - 甲状腺功能减退和其他自身免疫性疾病相关
    - 类风湿性关节炎、系统性红斑狼疮(SLE)、胰岛素依赖性糖尿病、溃疡性结肠炎、重症肌无力、MS、恶性贫血
  - 呆小症
    - 皮质形成异常、皮层分界不清、白质减少、髓鞘形成延迟

临床要点

临床表现

- 最常见症状或体征
  - 甲状腺功能低减:记忆力下降、精神动力低下、抑郁、可逆性痴呆
  - 获得性小脑性共济失调
  - HE
    - 2 种初始临床表现,急性卒中样(血管炎型)发作和逐渐出现的认知功能减退
    - 谵妄,局灶或全面性癫痫、局灶神经功能缺

陷、认知减退、痴呆
  - 其他:头痛、如果垂体增大,可出现双颞侧偏盲

人口统计学

- 年龄
  - 在获得性甲状腺功能减退中,发生率随年龄↑
  - HE 在儿童和成人中均有报道
- 性别
  - 获得性甲状腺功能减退女性多见
- 流行病学
  - 800 万到 900 万美国人患获得性甲状腺功能减退
  - 先天性甲状腺功能减退 1/4 000~1/2 000 例新生儿

自然病程和预后

- 已证实在甲状腺功能减退急性发展期会出现垂体前叶快速增生(3 周)
- 先天性甲状腺功能减退:主要发育迟滞从生后三月开始

治疗

- THRT 使增大垂体快速缩小
- 治疗后脑增大并脑室缩小,和外周循环甲状腺素浓度相关
- 先天性甲状腺功能减退应尽快使用甲状腺素替代(小于 13 天)
  - 先天性甲状腺功能减退患者早期治疗后,经常发展为亚正常,并有细微的神经功能缺陷
- 地方性呆小病宫内即形成,出生后治疗不能逆转
- 获得性小脑共济失调一般可用 THRT 逆转
  - 少数患者尽管行 THRT,共济失调仍持续存在
- HE:糖皮层激素治疗有效

诊断纲要

需要考虑

- 所有术前有垂体增大患者,均应急查甲状腺功能以排除甲状腺功能减退引起的垂体肿胀
- 在所有诊断"垂体腺瘤"的儿童(特别是男性)中,均应考虑甲状腺功能减退
- HE:高抗甲状腺抗体,排除其他中毒、代谢和感染可能

参考文献

1. Nandi-Munshi D et al: Thyroid-related neurological disorders and complications in children. Pediatr Neurol. 52(4):373-82, 2015
2. Johnston PC et al: Thyrotroph hyperplasia. Postgrad Med J. 90(1059):56-7, 2014
3. Kirshner HS: Hashimoto's encephalopathy: a brief review. Curr Neurol Neurosci Rep. 14(9):476, 2014
4. Mills NJ et al: Reactive pituitary hyperplasia associated with paediatric primary hypothyroidism. J Paediatr Child Health. 49(5):421-2, 2013
5. Zhang WH et al: Magnetic resonance imaging findings of pituitary hyperplasia due to primary hypothyroidism. Zhongguo Yi Xue Ke Xue Yuan Xue Bao. 34(5):468-73, 2012

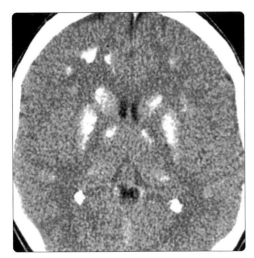 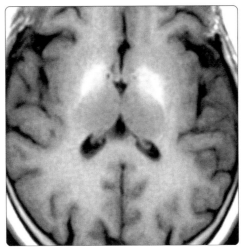

图 10-19 （左图）轴位 NECT 显示一个甲状腺功能减退患者基底节和皮层下白质弥漫性钙化。和其他甲状腺和甲状旁腺疾病类似。（右图）轴位 T1WI MR 显示甲状腺功能减退相关的双侧苍白球灶型高信号。NECT（未显示）会提示苍白球显著地致密钙化灶

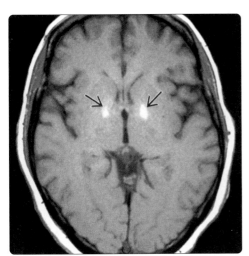 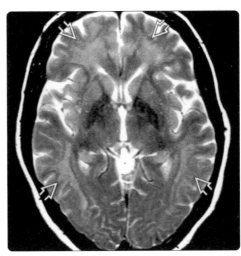

图 10-20 （左图）轴位 T1WI 显示甲状腺切除患者术后出现双侧苍白球内侧高信号➡️。（右图）轴位 T2WI 显示双侧对称的显著白质融合高信号伴皮层下 U-纤维受累➡️。白质弥漫高信号在甲减患者并不常见，又被称为黏液水肿性精神错乱，也叫桥本脑病

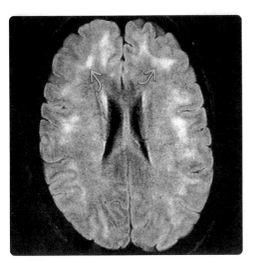 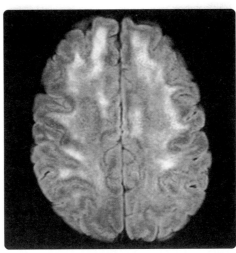

图 10-21 （左图）一个表现为精神状态改变，幻觉以及癫痫发作的 40 岁女性轴位 FLAIR 显示广泛融合的白质高信号➡️，枕叶相对未见异常。（右图）该患者的轴位 FLAIR 显示皮层下 U-纤维受累，注意枕叶相对不受累

要　点

术语

- 甲状旁腺激素（PTH）代谢异常相关的中枢神经系统表现

影像

- 双侧基底节、壳核、尾状核对称性钙化
- 1°甲状旁腺功能亢进中头颅弥漫斑片状"椒盐样"病变
- 2°甲状旁腺功能亢进中瘟疫样的硬膜钙化，颈内动脉烟杆样钙化
- 棕色瘤：在1°和2°甲状旁腺功能亢进中的一种局灶膨胀样溶骨性病变，有非硬化性边缘
- T2WI：BG、大脑皮层或齿状核因钙化沉积产生的低信号

主要鉴别诊断

- Fahr病

- 生理性钙化
- 先天性 HIV
- 缺氧缺血性脑病

病理

- 1°甲状旁腺功能亢进：甲状旁腺腺瘤（75%～85%），甲状旁腺增生（10%～20%），癌症（1%～5%），PTH↑,钙化↑
- 2°甲状旁腺功能亢进：慢性肾功能衰竭、肾脏无法有效将维生素 D 转化为活化形式及排出磷
- HP：无甲状旁腺或萎缩，遗传性自身免疫综合征或 DiGeorge 综合征（出生时无甲状旁腺）
- PHP：靶器官对 PTH 不敏感，而非 PTH 产生不足

临床要点

- HPTH：钙化↑影响突触间传导，疲劳、疼痛、恶心和骨质疏松
- HP：腕足痉挛、手足搐搦、癫痫和反射亢进

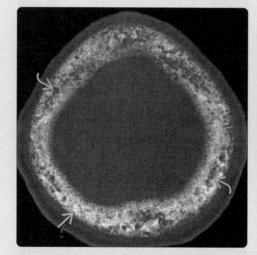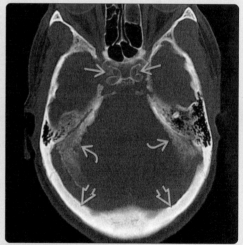

图 10-22　（左图）轴位 NECT 显示 1°甲状旁腺功能亢进患者头顶广泛斑片状溶解➡和硬化➡区域，形成经典的"椒盐样"病变。（右图）轴位 NECT 显示一名慢性肾功能衰竭，长期透析的患者头骨经典 2°甲状旁腺功能亢进的表现。小脑幕➡广泛钙化、头顶硬化➡和颈内动脉烟杆样钙化➡

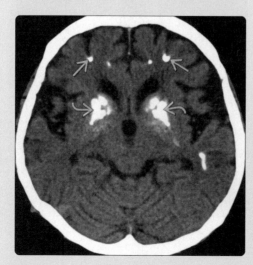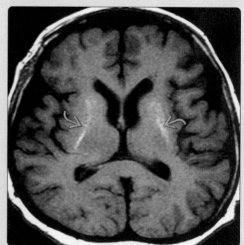

图 10-23　（左图）轴位 NECT 显示一名甲状旁腺功能减退患者双侧基底节对称性钙化➡。皮层下白质也可见局灶性钙化➡。（右图）轴位 T1MR 显示同一患者基底节因为钙化呈短 T1。在甲状旁腺功能减退和亢进中都能看到基底节钙沉积➡。其他钙化沉积位置包括丘脑、皮层下白质、齿状核和硬膜

术语

定义

- 甲状旁腺激素(PTH)代谢异常相关的中枢神经系统表现
  - 1°和 2°甲状旁腺功能亢进(HPTH)
  - 甲状旁腺功能减退(HP)
  - 假性甲状旁腺功能减退(PHP)
  - 假性假性甲状旁腺功能减退(PPHP)

影像

一般特点

- 最佳诊断线索
  - HPTH 和 HP 中基底节(BG)钙沉积
  - 1°HPTH 中,头骨椒盐样改变
- 位置
  - 苍白球(GP)、壳核、尾状核、丘脑、皮层下白质、齿状核和硬膜钙化
  - 头骨

影像学推荐

- 最佳影像检查:CT 和 MR(T2WI 和 T2*GRE)

CT 表现

- NECT
  - 苍白球、壳核和尾状核双侧对称性钙化
    - 丘脑、皮层下白质和尾状核可能受累
  - 1°HPTH 中头颅弥漫斑片状"椒盐"病变
  - 2°HPTH 中瘟疫样的硬膜钙化,颈内动脉烟杆样钙化
  - 棕色瘤:在 1°和 2°甲状旁腺功能亢进中的一种局灶膨胀样溶骨性病变,有非硬化性边缘

MR 表现

- T1WI:基底节高信号
- T2WI:基底节、大脑皮层或齿状核因钙化沉积产生的低信号
- T2*GRE:钙化造成的"晕染"伪影
- 棕色瘤:多种信号强度

鉴别诊断

基底节 T1 高信号

- 肝性脑病、肠外营养、威尔逊症和非酮症高血糖

Fahr 病

- 对称性 BG、丘脑和齿状核钙化

生理性钙化

- 几乎总是 GP,发病率随年龄上涨

先天性 HIV

- 微血管病和梗死→钙化和萎缩

缺氧缺血性脑病

- GP、丘脑和脑干钙化

病理

- 一般特点
  - 1°甲状旁腺功能亢进:甲状旁腺腺瘤(75%~85%),甲状旁腺增生(10%~20%),癌症(1%~5%),PTH↑,钙(Ca^{2+})↑
    - 散发性 1°HPTH 比遗传性更加常见
    - 和 1°HPTH 相关的遗传综合征包括:多发性内分泌肿瘤(MEN)1 型、MEN 2A 型和家族性孤立 HPTH
  - 2°甲状旁腺功能亢进:慢性肾功能衰竭常见→肾脏无法有效将维生素 D 转化为活化形式及排出磷:PTH↑、Ca^{2+}正常或↓、磷(P)↑
    - 甲状旁腺增生较少见
  - HP:甲状旁腺缺如或萎缩;手术切除;遗传性自身免疫综合征或 DiGeorge 综合征(出生时完全无甲状旁腺)
  - PHP:靶器官对 PTH 不敏感,而非 PTH 产生不足;G 蛋白功能异常(Gs alpha 亚单位):Ca^{2+}↓,P↑或 PTH↑
  - PPHP:PHP 不完全表现,Ca^{2+}和 P 正常
- 相关异常
  - 透析相关性脑病:痴呆(铝沉积)、肾性骨质疏松、棕色瘤
  - HP 可能由于血色病或者镁缺乏导致

临床要点

临床表现

- 最常见症状和体征
  - 1°HPTH:Ca^{2+}↑影响突触间传导;疲劳、疼痛、恶心和骨质疏松
    - "石头、骨头、腹痛和精神性哀鸣"
  - 2°HPTH:因为头顶和颅底巨幅增厚而出现脑神经进行性损伤
  - HP:腕足痉挛、手足搐搦、癫痫和反射亢进
- 其他症状和体征
  - HPT:PTH 分泌增多,高钙化(1°HPTH)所致或者是对低钙化的反应性分泌(2°HPTH)
  - HP:皮肤干燥浮肿粗糙、脆甲、白内障、低钙化

治疗

- 原发性 HPTH:切除甲状旁腺腺瘤
- 继发性 HPTH:钙敏感受体激活剂→模拟体内钙化,减少 PTH 分泌、降低钙化
- HP:维生素 D$_3$+静脉补钙

诊断纲要

需要考虑

- 基底节钙化增多或异位钙沉积,要考虑 PTH 代谢异常和其他中毒代谢疾病

参考文献

1. Bandeira F et al: Bone disease in primary hyperparathyroidism. Arq Bras Endocrinol Metabol. 58(5):553-61, 2014
2. Lachungpa T et al: Imaging features of primary hyperparathyroidism. BMJ Case Rep. 2014, 2014

要　点

术语

- Fahr 病（Fahr disease，FD）
  - 即大脑血管性铁钙沉积、双侧纹状体-苍白球-齿状核钙化
- 罕见神经变性疾病
  - 广泛双侧基底节（BG）钙化
  - ±进行性肌张力障碍、帕金森样症状、神经精神性异常

影像

- CT 上双侧对称性 BG、丘脑、齿状核和脑白质钙化

主要鉴别诊断

- 正常人（生理性）
  - 中老年对称性 BG 钙化
- 病理性 BG 钙化（内分泌性）

病理

- FD 经常表现为家族性，但家族内部异质性
- 特征:弥漫性神经纤维缠结伴钙化（即 Fahr 型钙化）

临床要点

- 最常见症状和体征
  - 神经精神性紊乱
  - 认知障碍（皮层下痴呆）
  - 锥体外系运动障碍
- Ca、P 代谢和 PTH 正常
- 临床起病呈双峰
  - 成年早期（精神分裂样精神病）
  - 60 多岁（锥体外系综合征、皮层下痴呆）

诊断纲要

- 50 岁以下基底节钙化患者支持进一步检查

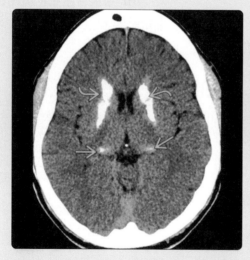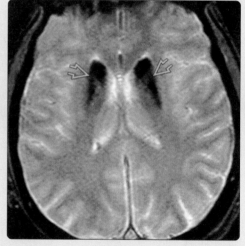

图 10-24 （左图）轴位 NECT 显示一名 Fahr 病患者经典的广泛基底节☞和丘脑➡钙化。（右图）轴位 T2* GRE MR 显示同一患者基底节低信号➡。T2* GRE 的这一表现是由于钙化和铁沉积的联合作用所致

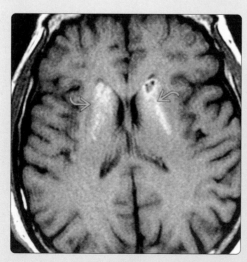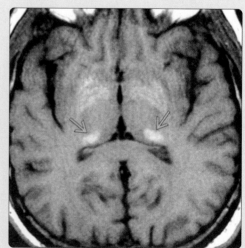

图 10-25 （左图）轴位 T1MR 显示同一患者基底节 T1 缩短➡。T1 缩短是 Fahr 型钙化经典的继发表现。（右图）轴位 T1MR 显示同一患者丘脑类似表现➡。这和 CT 的钙化一致。Fahr 疾病是变性神经疾病，表现为基底节、丘脑、齿状核和大脑白质对称性双侧钙化

术语

缩写

- Fahr 病（Fahr disease，FD）

同义词

- 特发性家族性基底节钙化
- 双侧纹状体-苍白球-齿状核钙化
- 特发性家族性大脑血管性铁钙沉积

定义

- 罕见神经变性疾病
  - 广泛双侧基底节（BG）钙化
  - 可导致进行性肌张力障碍、帕金森样症状、神经精神性异常

影像

一般特点

- 最佳诊断线索
  - CT 上双侧对称性 BG、丘脑、齿状核和脑白质钙化
- 位置
  - 苍白球＝最常见钙化位置
    - 外侧苍白球>内侧苍白球
  - 壳核、尾状核、丘脑、小脑（特别是齿状核）、内囊、大脑白质
- 形态
  - 多种程度
  - 致密钙化常和基底节轮廓一致

CT 表现

- NECT
  - 经典位置双侧对称性钙化
- CECT
  - 无增强

MR 表现

- T1WI
  - 信号强度多样，具体和下列因素有关
    - 疾病分期、钙沉积体积
    - 钙代谢的个体区别
  - T1WI 上钙化一般高信号
- T2WI
  - 致密钙化可以为高信号，也可以低信号
  - T2 高信号区域出现在白质
    - 对应不上任何钙化区域
    - 可能反映脑部代谢和炎症状态，之后可发展为钙化
    - 在痴呆患者中整个半卵圆中心可以表现为高信号
    - 局灶内囊高信号病变可能和对侧轻瘫有关
- FLAIR
  - 和 T2WI 相同
- SWI

- 显著低信号
- SWI 可能被证实比 CT 更敏感

核医学

- PET
  - 可能有双侧 BG 的 FDG 摄取下降
    - 也可见于额叶和颞顶叶皮层和海马区
  - 功能性异常可能发生在 FD 形态学改变之前
- ^{99}Tc-乙基半胱氨酸盐二聚体 SPECT（ECD）
  - 钙化区域灌注下降
    - 特别是在痴呆背景下
    - 和钙化沉积体积无关
  - 症状发作时可见局部灌注增加
    - 特别是幻听时的颞叶

影像推荐

- 最佳放射检查
  - NECT
- 常规检查建议
  - MR SWI 可能更佳

鉴别诊断

正常人（生理性）

- 中老年对称性 BG 钙化
- 定位于苍白球
- 多为点状，但可以很重
- 能在 CT 上发现，但无临床意义
- 在老年人中极为常见
- 如果伴随其他位置钙化，要考虑病理性原因

遗传性、获得性 BG 钙化

- 在儿童或成年早期
- 和 Down 综合征相关
- 5 号染色体三体
- 线粒体脑病
  - Kearns-Sayre、MELAS、MERRF
  - BG 的 T2 高信号
  - BG 钙化可出现，但不是主要特征
- Aicardi-Goutières 综合征
  - 常染色体隐性遗传
  - 出生后脑病→发育停滞
- HIV 脑炎
  - BG 钙化和大脑萎缩
- Cockayne 综合征
  - DNA 修复常染色体隐性综合征
  - CT:皮层-皮层下萎缩、BG 和齿状核钙化
  - T2WI:脑室周白质和皮层下 U 型纤维高信号
  - 壳核和尾状核 T2WI 低信号
  - 小脑蚓部和脑干萎缩
  - 矮小症、小头畸形、智力低下
  - 光过敏、视觉异常
  - 步态异常、早衰面容
- 儿童期长期脑部肿瘤放疗和鞘内注射化疗的并发症
  - 双侧基底节钙化、白质脑病
- 斑痣性错构瘤病:结节性硬化病和神经纤维瘤病

病理性 BG 钙化

- 内分泌性疾病
  - 甲状旁腺功能亢进、甲状旁腺功能减退、假性甲状旁腺功能减退、假性假性甲状旁腺功能减退、甲状腺切除术后
  - 和 FD 钙化分布类似
  - 甲状旁腺功能减低:间质组织钙离子增加,循环钙离子降低
  - 原发性甲状旁腺功能减低的钙化比其他原因的钙化更加弥漫
  - 甲状腺切除术后甲状旁腺功能减退更加局限
- 神经精神性疾病(例如:狼疮、运动神经元病)
- 感染后(例如 TB、弓形虫病、囊虫病)
- 中毒(例如一氧化碳、铅中毒)

病理

一般特点

- 病因
  - FD 的中枢神经系统钙化代表
    - 局部血脑屏障破坏后继发的转移性沉积
    - 神经系统钙代谢异常
  - 铁离子转运缺陷和自由基形成→组织损伤→钙化
- 遗传
  - 大多数 FD 为常染色体显性遗传
    - 偶尔为常染色体隐性遗传
  - FD 经常表现为家族性,但家系内部异质性
    - 同一家系可有多种表达程度和低外显率,但是大多数患者有症状
    - 多代遗传的家庭中,"遗传预期" =每代遗传,发病年龄↓
    - 在某些家系中,大多数成员基本无症状
  - 已找到第一个位点:染色体 14q 上的 IBGC1
    - IBGC1 区域包含超过 100 种已知基因,表达序列标记和预测基因
    - 现在已知不是主要的位点区域

分期、分级和分类

- Fahr 病 =特发性钙化伴认知障碍和神经行为异常
  - 排除诊断;需要正常钙、磷和 PTH 水平
- Fahr 综合征 = FD 表现相同,但继发于其他疾病(例如甲状旁腺功能减退)

显微镜特征

- 特征:弥漫性神经纤维缠结伴钙化(即 Fahr 型钙化)
  - 神经纤维纠缠由 tau 和磷酸化 tau 蛋白组成
- 主要沉积元素为钙
  - 其他元素(Zn、P、Fe、Mg、Al、K)同样存在
- 钙沉积在细胞外、血管外间隙,经常包绕毛细血管
  - 内膜和外膜钙化
  - 脱髓鞘、脂质沉积区钙化
  - 钙和蛋白结合或绑定在多糖上

临床要点

临床表现

- 最常见症状和体征
  - 神经精神性紊乱
  - 认知障碍(皮层下痴呆)
  - 锥体外系运动障碍
- 临床特点
  - Ca、P 代谢、PTH 正常
  - 尽管出现多发脑钙化,在生命最初的 20 年内一般无症状
  - 神经表现多样,但运动障碍最常见
    - 帕金森样症状最常见,一般为永久且进展性
    - 儿童一过性帕金森症状也有报道
    - 阵发性手足徐动症

人口统计学

- 年龄
  - 临床症状一般开始于 30~60 岁
  - 婴儿型也有报道
  - 临床起病呈双峰
    - 成年早期(精神分裂样精神病)
    - 60 多岁(锥体外系综合征、皮层下痴呆)
- 性别
  - 两性无差别
- 流行病学
  - 罕见

自然病程和预后

- 进展非常缓慢为其特点
- 精神智力减退和运动能力减退
  - 神经变性而非发育障碍
- 成人起病 FD:钙沉积在 30 多岁开始,神经症状则在 20 余岁后出现
- 对称性痉挛性瘫痪,有时出现手足徐动症,进展到去皮层状态
- 常发生神经精神问题
- 目前认为丘脑-皮层-纹状体回路的损伤导致失联络综合征,称之为"认知性辨距不良",造成精神分裂症状

诊断纲要

需要考虑

- 痴呆和小脑体征的帕金森样患者有 FD 表现
- 50 岁以下基底节钙化患者支持进一步完善检查

影像解读要点

- 中老年对称性 BG 钙化
- 常见,无临床意义

参考文献

1. Calabrò RS et al: Fahr's disease presenting with dementia at onset: a case report and literature review. Behav Neurol. 2014:750975, 2014
2. Mufaddel AA et al: Familial idiopathic basal ganglia calcification (Fahr`s disease). Neurosciences (Riyadh). 19(3):171-7, 2014
3. Bekiesinska-Figatowska M et al: Basal ganglia lesions in children and adults. Eur J Radiol. 82(5):837-49, 2013

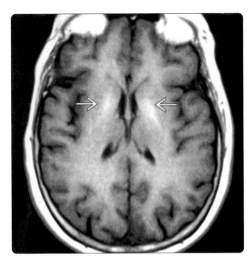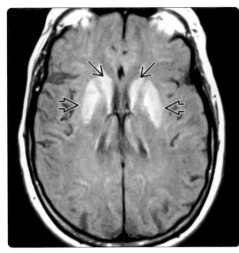

图 10-26 （左图）轴位 T1WI 显示典型 Fahr 病 MR 表现，基底节钙化 T1 高信号➡。这些钙化同样显示在 CT 上（未显示）。（右图）轴位 PD/intermediate MR 显示同一患者典型的基底节钙化，T1 高信号伴更大范围的 T2 高信号病变➡。注意 T2 显示尾状核同样受累➡

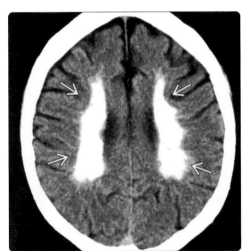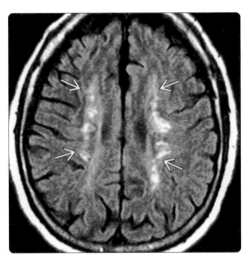

图 10-27 （左图）轴位 NECT 显示一个 Fahr 患者室周深部白质广泛钙化➡。广泛半卵圆中心受累的患者更容易出现痴呆。（右图）轴位 FLAIR 显示同一患者钙化区域 T2 高信号➡。在更晚期的患者中，整个半卵圆中心都会出现高信号异常

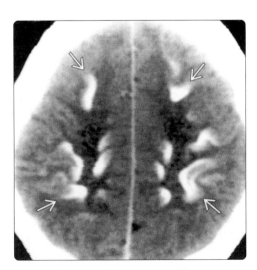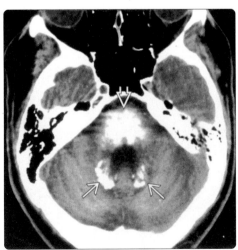

图 10-28 （左图）轴位 NECT 显示广泛皮层下灰白质交界处 Fahr 型钙化➡。（右图）轴位 NECT 显示 Fahr 病经典钙化位置齿状核➡和非经典的中脑➡异常致密的钙化。这一少见的钙化位置通常为家族性，本患者即是一例

要 点

术语

- 急性/亚急性/慢性酒精中毒的中枢神经系统表现

影像

- 慢性酒精中毒:比例失调的上蚓部萎缩,侧脑室、脑沟增大
- WE:乳头体、内侧丘脑、下丘脑、导水管周灰质异常信号/增强/弥散受限
- MBD:胼胝体异常信号,之后演进为坏死
- 常规检查建议:增强 MR+DWI

主要鉴别诊断

- 非酒精性萎缩
- 弥漫性脱髓鞘
  - 中毒性脱髓鞘
  - 获得性/遗传性代谢性综合征
- 胼胝体高信号

- ○ 癫痫持续状态
- ○ 药物中毒
- ○ 脑炎
- ○ 低血糖

病理

- 酒精性脑病:直接和间接神经毒性
- WE:维生素 B_1(硫胺素)缺乏
- WE 可以是酒精性和非酒精性
- MBD:慢性酒精滥用、据称和红酒相关

临床要点

- WE:共济失调、眼动异常、精神错乱三联征
- 经典临床三联征只在少部分患者中出现
- 酒精:禁酒、充足的营养支持
- WE:立刻输入静脉维生素 B_1→快速反应

诊断纲要

- 50%的 WE 为非酒精性,包括儿童

图 10-29 (左图)矢状位示意图显示酒精中毒的广泛和上蚓部萎缩,以及胼胝体坏死。乳头体,脑室周灰质坏死可见于 Wernicke 脑病。(右图)冠状位 T2WI MR 显示显著小脑萎缩

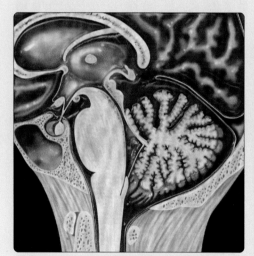
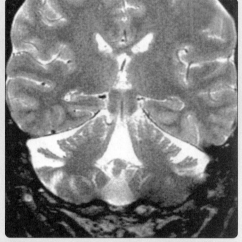

图 10-30 (左图)矢状位 T1WI MR 显示 Marchiafava-Bignami 病的经典表现:变薄的胼胝体和中层低信号➡。注意到膝部、体部和压部均受累(Courtesy A. Datir, MD)。(右图)轴位 DWI MR 显示一个急性 Wernicke 脑病患者乳头体弥散受限➡

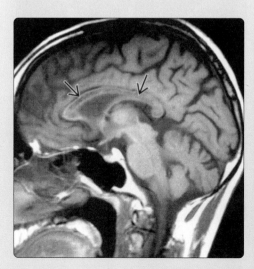
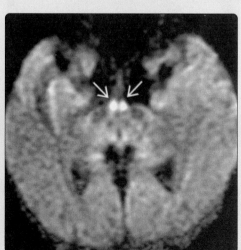

七、酒精性脑病

术语

缩写

- 酒精性(ETOH)脑病
- Wernicke 脑病(WE)
- Marchiafava-Bignami 病(MBD)

定义

- 急性/亚急性/慢性酒精中毒的中枢神经系统表现
- 可以为原发(直接)和继发(间接)
  - 酒精原发性(直接)效应=神经毒性
    - 皮层/小脑退化、周围多神经元病
  - 继发性(间接)效应
    - 创伤、营养不良、凝血异常
- 罕见的可治性并发症=WE

影像

一般特点

- 最佳诊断线索
  - 酒精性脑病:比例失调的上蚓部萎缩,侧脑室、脑沟增大
  - WE:乳头体、内侧丘脑、下丘脑、导水管周围灰质异常信号/增强/弥散受限
  - MBD:胼胝体异常信号,之后演进为坏死
- 位置
  - 酒精性脑病:大脑半球、特别是额叶
    - 小脑,上蚓部
    - 弥漫性毒性脱髓鞘=酒精性脑病少见表现
    - 基底节(相关性肝病)
  - WE
    - 乳头体、脑室管灰质、下丘脑
    - 丘脑(临近第三脑室)
  - MBD
    - 胼胝体±向外延伸至临近白质

CT 表现

- NECT
  - 酒精性脑病:广泛萎缩;上蚓部萎缩
  - WE(急性):一般正常
    - 可看到脑水管灰质、乳头体、内侧丘脑低信号
  - MBD:胼胝体低信号

MR 表现

- T1WI
  - 酒精性
    - 慢性中毒表现为对称性侧脑室、脑回增大
    - 脑回、正中裂和外侧裂增大
    - ±基底节高信号(肝功能异常)
  - WE
    - 可能见到乳头体、内侧丘脑、下丘脑、导水管周围灰质低信号
    - 慢性:乳头体萎缩(矢状位)和第三脑室扩大
- T2WI
  - 酒精性脑病
    - 非特异性多灶型白质高信号
    - 相对少见:毒性脱髓鞘产生的弥漫性白质高信号
  - WE
    - 第三脑室、乳头体、下丘脑、内侧丘脑、中脑(顶盖和导水管周围灰质)高信号
    - 非典型表现:小脑、脑神经核、红核、齿状核、压部和大脑皮层高信号
  - MBD
    - 急性:胼胝体高信号(中层),强烈提示该诊断
    - 慢性:胼胝体坏死
- FLAIR
  - 经典病变均为高信号
- DWI
  - WE:第三脑室、导水管周、双侧背内侧丘脑和脑干限制性病变
  - MBD:胼胝体压部弥散受限
- T1WI C+
  - WE:乳头体、导水管周灰质和内侧丘脑增强
  - MBD:急性白质病变可能增强
- MRS
  - 酒精性脑病:NAA/Cr、额叶和小脑的 Cho/Cr 减低;可恢复

核医学

- PET
  - 酒精性脑病
    - ^{18}F-FDG PET:慢性酒精性脑病全脑代谢显著降低
  - WE:^{18}F-FDGPET:间脑、内侧颞叶、边缘叶、后皮层低代谢

影像推荐

- 最佳影像检查
  - NECT 寻找创伤或凝血相关并发症,例如硬膜下血肿
  - MR 寻找可能的 Wernicke 脑病
    - 无影像异常不能除外 WE
- 常规检查建议
  - 增强 MR+DWI

鉴别诊断

非酒精性萎缩

- 阿尔茨海默病(AD)=海马、颞叶萎缩和代谢减低
- 多发梗死痴呆=局灶梗死±广泛性萎缩
- 营养不良、饮食障碍=广泛萎缩
- 远处创伤=萎缩+皮层/轴索出血常见
- 遗传性小脑变性综合征(Marie 共济失调、橄榄桥小脑变性变等)
- 长期苯妥英钠=小脑萎缩+头骨增厚

弥漫性脱髓鞘

- 中毒性脱髓鞘:包括化疗、一氧化碳中毒、海洛因

吸入("追龙")
- 获得性/遗传性代谢性综合征
  ○ 渗透性脱髓鞘综合征=脑桥>壳核、皮层受累

胼胝体高信号

- 癫痫持续状态
- 药物中毒
- 脑炎
- 低血糖

病理

一般特点

- 病因
  ○ 酒精性脑病
    - 酒精自由出入血脑屏障
    - 直接和间接神经毒性
  ○ WE
    - 维生素 B_1(硫胺素)缺乏→依赖其的酶受到影响→谷氨酸蓄积和细胞损伤
    - WE 可以是酒精性和非酒精性
    - **酒精性 WE**:因相关营养不良致慢性维生素 B_1 缺乏
    - **非酒精性 WE**:相同的病生理但不同的病因
      □ 继发于消化道肿瘤或手术的营养不良
      □ 剧吐(妊娠剧吐、化疗)
      □ 营养不良(绝食、神经性畏食)
      □ 长期肠外营养
  ○ MBD
    - 慢性酒精滥用、据称和红酒相关
- 相关异常
  ○ 酒精性脑病
    - 可能增加卒中风险(特别是壳核、大脑前动脉)
    - 肝性脑病
  ○ 长期酒精滥用
    - 大脑萎缩、皮层萎缩反映终生酗酒
    - 酒精影响 GABA 元神经递质传导

大体病理和术中特征

- 酒精性脑病
  ○ 萎缩(特别是额叶)、脑室,脑沟扩张
  ○ 蚓部上叶和前上侧小脑半球
- WE
  ○ 乳头体;脑室旁中脑或脑干
    - 瘀点状出血(急性)
    - 乳头体萎缩(慢性)
  ○ 背内侧丘脑核(可能引起 Korsakoff 精神病)
- MBD
  ○ 胼胝体坏死、萎缩

显微镜特点

- 轴索退化、脱髓鞘(酒精性多神经病)
- Purkinje 细胞丢失(酒精性小脑退化)

- WE:脱髓鞘、受累区域神经元丢失
- MBD:胼胝体中间层脱髓鞘

临床要点

临床表现

- 最常见症状和体征
  ○ 慢性酒精性脑病
    - 认知问题、记忆力受损
    - 最常见的神经元异常=多神经病
    - 步态异常、眼球震颤(小脑退化)
  ○ WE:共济失调、眼动异常、精神错乱三联征
    - 经典临床三联征只在少部分患者中出现
    - 50%的 WE 为非酒精性
    - Korsakoff 精神病(遗忘性综合征)可让 WE 复杂化
  ○ MBD:突然发生的神经状态改变、构音障碍、癫痫、共济失调、高张力和锥体征

人口统计学

- 年龄
  ○ 任何年龄(神经母细胞瘤:WE 可以发生在儿童)
- 流行病学
  ○ 酒精性脑病、大脑萎缩=剂量依赖、与性别或种族无关

自然病程和预后

- 酒精性脑病:脑室、脑沟增大经常可逆
- WE:动眼神经麻痹对维生素 B_1 响应最快;共济失调、冷漠和精神混乱则恢复得更慢
  ○ 如果不治疗死亡率高
  ○ 只有 25%的 Korsakoff 患者能够完全恢复

治疗

- 酒精性脑病:禁酒、充足的营养支持
- WE:立刻输入静脉维生素 B_1→快速反应
- MBD:复合维生素 B 和激素可能逆转急性 MBD

诊断纲要

需要考虑

- 50%的 WE 为非酒精性,包括儿童

参考文献

1. Dujmović I et al: Teaching NeuroImages: Reversible widespread brain MRI lesions in Marchiafava-Bignami disease. Neurology. 84(11):e81-2, 2015
2. Kim TE et al: Wernicke encephalopathy and ethanol-related syndromes. Semin Ultrasound CT MR. 35(2):85-96, 2014
3. Leon-Hernandez A et al: [Marchiafava-Bignami disease.] Rev Neurol. 58(11):516-7, 2014
4. Manzo G et al: MR imaging findings in alcoholic and nonalcoholic acute Wernicke's encephalopathy: a review. Biomed Res Int. 2014:503596, 2014

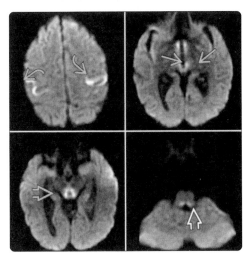

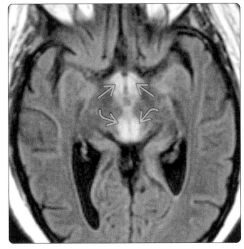

图 10-31 （左图）轴位 DWI MR 显示一名急性 Wernicke 脑病患者中央沟周围皮层➡、背内侧丘脑➡、导水管周围灰质➡和背侧髓质➡弥散受限的弥漫病变。（右图）轴位 FLAIR MR 显示同一患者背内侧丘脑➡和乳头体➡高信号。急性 Wernicke 脑病由维生素 B_1 缺乏引起

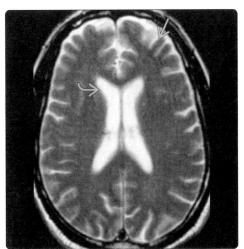

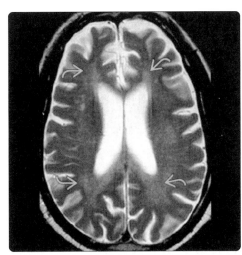

图 10-32 （左图）轴位 T2MR 显示一个 45 岁长期酗酒患者因为弥漫性萎缩，脑室➡和皮层脑沟➡扩张。（右图）轴位 T2MR 显示同一患者 4 年后弥漫性萎缩进展，脑室旁和深部白质高信号➡。酒精能够轻易穿过血脑屏障并且能造成直接或间接神经毒性

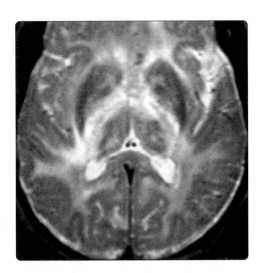

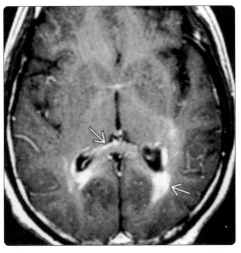

图 10-33 （左图）轴位 T2WI MR 显示一个因暴饮而急性酒精中毒的患者出现内囊、胼胝体和双侧大脑半球白质对称、融合成片的高信号。急性酒精中毒可能诱发剧烈的脱髓鞘，如本例所示。（右图）轴位 T1WI C+MR 显示同一患者急性酒精中毒诱发的脱髓鞘，显示胼胝体压部和胼胝体辐射线枕部的强化➡

要　点

术语

- 急性或慢性肝衰竭中功能性、潜在可逆的临床综合征
- 以精神病性症状、认知功能和运动障碍为特点

影像

- AHE
  - 大部分大脑皮层(岛叶皮层和扣带回更常见)高 T2 信号伴弥散受限
  - 中央沟周和枕叶相对不受累
- CHE
  - 基底节(BG)、特别是苍白球(GP)双侧 T1WI 高信号
  - 垂体和下丘脑 T1WI 高信号相对少见
- FLAIR:皮质脊髓束和其周围大脑白质弥漫性高信号

主要鉴别诊断

- 淤胆性疾病
- 肝铜过载
- 肠外营养
- 其他 BGT1 高信号病因
  - 缺氧缺血性脑病
  - Fahr 疾病(特发性 BG 钙化)
  - 一氧化碳中毒
  - 神经纤维瘤病 1 型

病理

- 脑部积累神经毒性或神经活性物质
- 氨、锰、芳香化氨基酸

诊断纲要

- 治疗后,临床表现和 MRS 异常首先恢复,BG 信号 3~6 个月后恢复正常

图 10-34　(左图)轴位 T1MR 显示一个慢性肝病患者苍白球 T1 高信号➡️。(右图)矢状位 T1MR 显示同一患者垂体前叶高信号➡️。在慢性肝病患者中,T1 高信号最常见于苍白球。垂体前叶和下丘脑可能显示类似的 T1 高信号,但是相对少见。T1 高信号被认为是由于锰沉积

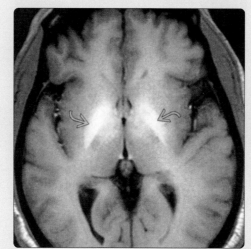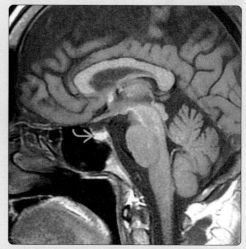

图 10-35　(左图)轴位 FLAIR MR 显示一个急性肝衰竭患者广泛皮层肿胀和高信号➡️。枕叶相对不受累。(右图)轴位 DWI MR 显示同一患者相应区域因弥散受限呈高信号➡️。急性肝性脑病由高血氨引起,是发病率高、死亡率高的威胁生命的疾病

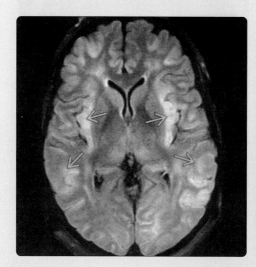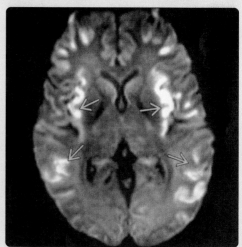

术语

缩写

- 肝性脑病(HE)
- 急性肝性脑病(AHE)
- 慢性肝性脑病(CHE)

同义词

- 肝性昏迷

定义

- 急性或慢性肝衰竭中功能性、潜在可逆的临床综合征
- 以精神病性症状、认知功能和运动障碍为特点

影像

一般特点

- 最佳诊断线索
  - AHE:双侧 T2/FLAIR 高信号,肿胀脑回(岛叶皮层和扣带回最严重)伴弥散受限
  - CHE:双侧基底节(BG),特别是苍白球(GP)T1WI 高信号
- 位置
  - BG,特别是 GP
  - AHE 患者的岛叶皮层和扣带回
  - 皮质脊髓束和周围的白质

CT 表现

- NECT
  - AHE:严重弥漫性脑水肿
  - CHE:大脑萎缩
- CECT
  - 受累 BG 无增强

MR 表现

- T1WI
  - 双侧基底节(BG),特别是苍白球(GP)T1WI 高信号
    - 80%~90%的慢性肝衰竭患者中出现
    - 大概由于锰沉积导致
    - 随着肝功能恢复缓慢恢复
  - 垂体和下丘脑 T1WI 高信号相对少见
  - 萎缩,特别是小脑
  - AHE:灰白质交界模糊
- T2WI
  - AHE:双侧岛叶皮层、扣带回和基底节对称性 T2 高信号
    - 中央沟周和枕叶相对不受累
  - 脑室白质高信号
- FLAIR
  - 皮质脊髓束和其周围大脑白质弥漫性高信号
    - 肝移植后,信号减低至接近正常
  - 白质高信号和脑小血管病及健康老年人中的表现类似

- 部分可逆
- DWI
  - AHE:皮层(岛叶、扣带回)和基底节弥散受限,表现为 ADC 减低、平均(MD)弥散度减低、各向异性分数(FA)减低
  - 在无 HE 脑病的肝硬化患者中,MD 和 ADC 增高
- T1WI C+
  - 无强化
- MRS
  - 肌醇(mI)减低、谷氨酸或谷氨酸盐(Glx)减低、胆碱(Cho)减低
    - 大脑谷氨酸盐浓度升高,在慢性肝衰竭患者中和 HE 严重程度直接相关
    - 脑氨清除主要依赖于谷氨酸盐
  - mI/Cr 和 Cho/Cr 降低,Glx/Cr 升高
    - 纠正肝功能以后,这些比例恢复正常或可逆转
    - mI/Cr 是 HE 最敏感的指标(80%~85%)
  - 可在监测乳果糖治疗中发挥作用

核医学表现

- PET
  - NH_3 ~ 13-PET 应用于轻度 HE 的慢性肝衰竭患者
    - 大脑氨代谢率升高
    - "表面渗透区域"(permeability-surface area 描述血脑屏障对氨透过率的指标)产物升高
  - 从皮层到皮层下大脑血流再分布(包括基底节)

影像推荐

- 最佳影像检查
  - 多层面 MR+DWI

鉴别诊断

肝铜过载

- 威尔逊症
  - T2WI 壳核、GP、尾状核和丘脑对称性高信号
  - 齿状核红核丘脑、桥小脑和皮质脊髓束在 T2WI 上高信号
  - 病变在 T1WI 上低信号(偶尔高信号),无强化
- 淤胆性疾病
- 新生儿胆汁排泄铜能力低下

肠外营养

- 双侧 GP 和下丘脑在 T1WI 高信号,无强化
  - 由于锰沉积、星形胶质细胞对锰沉积的反应或者两者皆有而引起
- T2WI 或 CT 没有相应表现

其他 BG T1 高信号病因

- AIDS 患者微血管病变和梗死
- 高血糖相关舞蹈样投掷动作
  - 单侧壳核、尾状核 T1 高信号
- 引起 BG 钙化的内分泌疾病
  - 甲状旁腺功能亢进、甲状腺功能减退
  - 甲状旁腺功能减退、假性甲状旁腺功能减退、假

　　性假性甲状旁腺功能减退
- Fahr 病(特发性 BG 钙化)
- 缺氧缺血性脑病
  - BG、矢状旁皮层最容易受累
    - BG 病变 T1/T2WI 高信号
    - 亚急性期 T1WI 弥漫性板层皮层高信号
    - 层状皮质、BG 强化
  - 一氧化碳中毒
    - 最特异性的发现:CT 上 GP 低密度,T2WI 高信号
- 朗格汉斯细胞组织细胞增生症
- 神经纤维瘤病 1 型
  - T1WI 双侧 BG(一般是苍白球)、内囊高信号
  - T2WI 脑干、小脑白质、齿状核、BG 和脑室周白质高信号灶更小

病理

一般特点

- 病因
  - 肝硬化、急性病毒性爆发性肝炎
  - 药物和毒物
  - 休克和/或脓毒症
  - 儿童肝脏疾病和下丘脑及垂体高信号相关
  - 从侧支循环门体静脉分流
  - 脑部积累神经毒性或神经活性物质
    - 氨、锰、芳香化氨基酸
  - 神经递质传导、血脑屏障通透性和能量代谢改变
  - 促炎症性细胞因子(TNFα,白介素 1α)穿过有缺陷的血脑屏障,通过内皮细胞或神经元细胞产生氮氧化物影响大脑
  - HE 可被血氨生成增强的事件诱发
- 相关异常
  - 帕金森样症状,特别是有中脑受累患者
  - 慢性肝病有广泛分流患者的肝性脊髓病

分期、分级和分类

- 根据引起肝脏问题的机制,HE 可以被分为三类
  - A 型:急性肝衰竭相关 HE
  - B 型:和门腔分流相关,但肝细胞本身无疾病 HE
  - C 型:和肝硬化和门脉高压相关的 HE(最常见)

大体病理和术中特征

- 大脑皮层板层和假性板层坏死
- 灰白质交界的多发微空隙

显微镜特征

- AHE:严重星形胶质细胞细胞毒性水肿伴神经元损伤
- 慢性肝衰竭 HE
  - 星形细胞增多:阿尔茨海默 2 型星形胶质细胞
  - 神经元退化

临床要点

临床表现

- 最常见症状和体征
  - 因木僵和昏迷而出现精神状态改变
  - 运动功能异常:震颤、运动迟缓、扑翼样震颤、共济失调、失用症和反射亢进
  - 癫痫:HE 的罕见表现
- 临床特点
  - 根据神经改变的时长和特点,HE 被划分为 3 大类型
    - 发作性/急性:用神经影像除外其他疾病
    - 慢性 HE
      - 复发性 HE:类似于发作性,但两次发作之间神经认知正常
      - 持续性 HE:治疗下仍无好转
    - 轻微肝性脑病(即潜伏或亚临床 HE)
      - 不能用常规检查发现的 HE

人口统计学

- 年龄
  - 严重肝功能异常的儿童以及成人
- 性别
  - 无性别倾向
- 流行病学
  - 在大于 50% 的肝硬化患者中出现

自然病程和预后

- 急性 HE:急性脑水肿可能增加颅内压→脑疝→死亡
- 神经精神病性体征和 ^{1}H-MRS 的符合程度高于 MR 改变

治疗

- 识别、去除或治疗潜诱发因素
- 不能吸收的双糖(乳果糖、乳糖醇)
- 耳毒性或肾毒性的抗生素(新霉素)
- L-鸟氨酸-L-天门冬氨酸
- 分子吸附再循环系统(MARS)白蛋白透析:改善脑病分级

诊断纲要

影像解读要点

- 治疗后,临床表现和 MRS 异常首先恢复,BG 信号 3~6 个月后恢复正常
- BG 信号异常一般在肝移植一年内恢复正常

参考文献

1. Su YY et al: PET and MR imaging of neuroinflammation in hepatic encephalopathy. Metab Brain Dis. 30(1):31-45, 2015
2. Alonso J et al: Brain magnetic resonance in hepatic encephalopathy. Semin Ultrasound CT MR. 35(2):136-52, 2014
3. Butterworth RF: Hepatic encephalopathy in alcoholic cirrhosis. Handb Clin Neurol. 125:589-602, 2014
4. Bathla G et al: MRI and CT appearances in metabolic encephalopathies due to systemic diseases in adults. Clin Radiol. 68(6):545-54, 2013

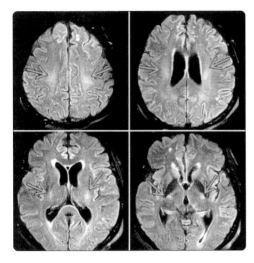

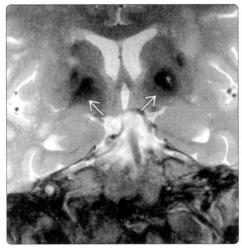

图 10-36　（左图）轴位 FLAIR MR 显示一个有肝硬化患者一次肝性脑病病程中，双侧大脑半球皮质脊髓束周对称性高信号➡。这一信号异常在几个月后的随访中消失（未显示）。（右图）冠状位 T2WI MR 显示一个慢性肝性脑病患者基底节典型的 T2 低信号➡

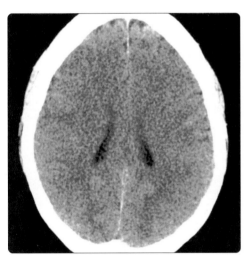

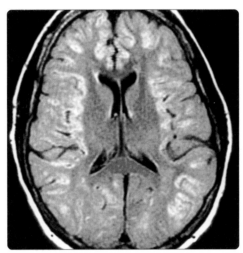

图 10-37　（左图）轴位 NECT 显示一个急性肝性脑病患者弥漫性大脑水肿，表现为灰白质分界和脑沟消失。（右图）轴位 FLAIR MR 显示一个急性肝性脑病患者弥漫性皮层高信号，枕叶相对不受累

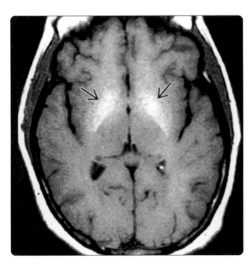

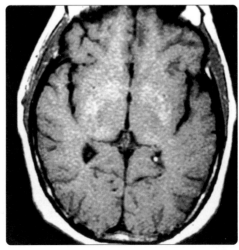

图 10-38　（左图）轴位 T1WI MR 显示一个肝移植前患者典型的慢性肝性脑病表现：双侧对称性苍白球➡高信号。（右图）轴位 T1WI MR 显示同一个患者移植后 14 个月，高信号完全恢复正常。患者的运动障碍同样缓解。临床和影像的肝脑改变均为可逆的

要点

术语

- 大脑血管自调控障碍
- 许多高血压（HTN）的病因都是此病变的共同组成部分
  - 先兆子痫、子痫
  - 药物毒性（如化疗）
  - 尿毒症脑病

影像

- 总体特点
  - 严重急性和亚急性 HTN 患者顶枕叶皮层斑片状改变或皮层下水肿
- CT
  - 双侧非融合性低密度病灶
  - ±基底节对称性病变
- MR
  - 95% 患者顶枕叶 T2 或 FLAIR 高信号
  - ±基底节、脑桥、小脑受累
  - 出血的三中类型：实质灶型出血、微出血、凸面 SAH
- DWI 一般无弥散受限表现
- 多种斑片状强化
- 常见各种非典型表现

主要鉴别诊断

- 急性大脑缺血-梗死
- 癫痫持续状态
- 低血糖
- 血栓性微血管病（DIC、TTP、mHTN）

病理

- 急性 HTN 损伤血管内皮
- 自调节功能丧失导致血脑屏障受损
- 结果是血管源性水肿（非细胞毒性）

临床要点

- 头痛、癫痫、精神状态↓、视觉异常
- 警惕：有些患者可能血压正常或仅有轻微升高的血压（BP）

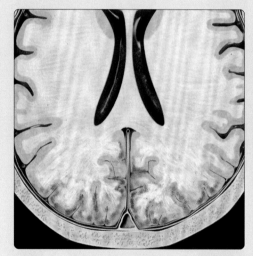
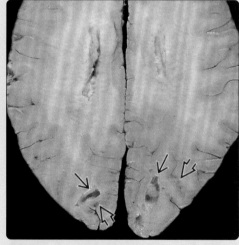

图 10-39 （左图）轴位示意图显示可逆性后部脑病综合征（PRES）典型的皮层/皮层下血管源性水肿。某些患者中有瘀点样出血。（右图）大体病理显示一名复杂性 PRES 患者弥漫性大脑水肿，脑回肿胀。枕叶 ⇨ 可见多灶型瘀点样微出血。某些区域的灶型脑病软化灶继发于梗死 ⇨（Courtesy R. Hewlett, MD）

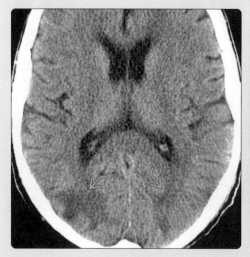
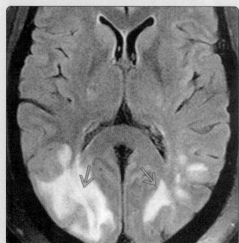

图 10-40 （左图）轴位 NECT 显示一个 54 岁因肝移植服用他克莫司 FK 506 的患者因癫痫就诊，影像学显示双侧非对称性皮层下水肿 ⇨。这是典型的 PRES 影像表现。（右图）轴位 FLAIR MR 显示一名 20 岁子痫女性枕叶皮层/皮层下水肿 ⇨，符合 PRES 典型影像学改变。她临床表现为严重高血压（就诊时 210/140mmHg），癫痫和感觉异常

术语

缩写

- 可逆性后部脑病综合征(PRES)

同义词

- 高血压脑病
- 可逆性后部脑白质病综合征(RPLS)

定义

- 以头痛、视觉障碍和精神状态改变为主要特点的多种高血压脑病
- 大脑血管自调控障碍
  - 多种病因
  - 大多由急性高血压(HTN)引起

影像

一般特点

- 最佳诊断线索
  - 严重急性和亚急性 HTN 患者顶枕叶皮层斑片状改变或皮层下水肿
- 位置
  - 最常见：皮层，皮层下白质
    - 顶枕叶(85%~95%)
    - 额叶(75%~77%)、颞叶(65%)、小脑(50%~55%)
    - 血管分水岭交界处
    - 一般双侧,经常为非对称性
  - 相对少见：基底节
  - 罕见：主要或只有脑干受累
- 大小：异常程度多种多样
- 形态：斑片状>融合成片；不典型表现常见

CT 表现

- NECT
  - 影像学可以正常和轻微不正常
    - 如果怀疑 PRES,应行 MR 确认
  - 常见：双侧非融合性低密度灶
    - 后部顶叶、枕叶
    - 皮层分水岭区
  - 相对少见：瘀点样皮层、皮层下或基底节出血
  - 不常见：丘脑、基底节、脑干和小脑低密度
- CECT
  - 一般无强化
  - 偶尔轻度斑片状或点状强化
- CTA
  - 主要血管正常
  - 远端血管可能出现弥漫性血管收缩、局灶不规则和串珠样改变

MR 表现

- T1WI
  - 皮层或皮层下低信号病变
- T2WI
  - 经典 PRES：皮层或皮层下高信号病变

- 顶枕叶、皮层分水岭区
  - 非经典 PRES：和经典 PRES 几乎一样多
    - 额叶、基底节受累
    - 广泛脑干和小脑水肿
- FLAIR
  - 经典 PRES：95%患者顶枕叶高信号
  - 非经典 PRES：额叶、基底节、脑干和小脑水肿
  - "泄露的"血脑屏障可引起钆在 CSF 蓄积,引起 FLAIR 高信号
- T2* GRE
  - 出血的三中类型：实质灶型出血、微出血、凸面蛛网膜下腔出血(SAH)
- DWI
  - 最常见：无限制性病变
  - 相对少见：DWI 高信号伴假性正常 ADC
    - 可能提示不可逆性梗死
- PWI
  - 可能显示 rCBV 升高
- T1WI 增强
  - 多种斑片状强化
- MRS
  - 可能显示广泛代谢异常
    - Cho、Cr 升高；NAA 轻度下降
    - 一般在 2 个月内恢复正常
- DTI
  - 显示灶性弥散升高和各向异性丢失
  - 因大脑血管自调节障碍而出现血管源性水肿

核医学表现

- SPECT
  - 文献报道病变形式多样；累及区域更常见低灌注

影像推荐

- 最佳影像检查
  - 增强 MR+DWI
- 检查流程建议
  - 血压恢复正常后复查影像检查

鉴别诊断

急性大脑缺血-梗死

- MCA 分布>>后循环
- DWI 梗死表现为弥散受限；PRES 一般不会

癫痫持续状态

- 可能造成一过性脑回水肿和强化
- 和 PRES、卒中和浸润性肿瘤表现类似
- 单侧(PRES 一般双侧)

低血糖

- 严重顶枕叶水肿
- 可以和 PRES 相似,因此病史很重要

血栓性微血管病

- 恶性高血压(mHTN)、弥散性血管内凝血(DIC)、HUS、TTP
- 和 PRES 影像表现高度重叠

大脑高灌注综合征

- 颈动脉内膜切除术、血管成形或支架放置
  - 在 5%~9% 的上述患者中出现
  - MR 灌注显像或者 CT 扫描显示 rCBF 升高
  - 快速的血压控制和临床、影像改善相关

大脑胶质瘤病

- 全脑叶受累
- 枕叶受累更加常见
- 和脑干 PRES 表现类似

病理

一般特点

- 病因
  - 尚未完全理解
  - 多种病因和临床急性高血压共同参与损伤
  - 急性 HTN 损伤血管内皮
  - 自调节功能丧失导致血脑屏障受损
  - 结果是血管源性水肿（非细胞毒性）
  - 小动脉扩张伴高灌注
    - 静水压性漏出（液体或大分子通过小动脉壁渗透而出）
    - 间质性液体在皮层、皮层下白质积累
    - 后循环的交感神经分布少
    - 顶叶、枕叶易于受累
  - PRES 中罕见单纯梗死伴细胞毒性水肿
- 相关异常
  - 急性或亚急性高血压
  - 先兆子痫、子痫
    - 多发生于妊娠 20 周后
    - 罕见：产后数周出现头痛、癫痫
  - 药物毒性±溶瘤综合征
    - 化疗药物
      □ 例如环孢素、顺铂
  - 血栓性微血管病（DIC、TTP、恶性高血压）
  - 尿毒症脑病
    - 急性肾小球肾炎、狼疮肾炎，等等
  - 严重感染
    - 25% 脓毒症休克患者出现 PRES
    - 血压可以正常或升高

大体病理和术中特征

- 常见
  - 皮层或皮层下水肿
  - ±顶叶、枕叶瘀点样出血
- 相对少见
  - 前额叶、基底节、脑干和小脑
- 不常见
  - 脑叶出血
  - 单纯梗死

显微镜下特征

- 几例尸检提示微血管纤维素样坏死、缺血性微卒

中、多种出血
- 慢性：脱髓鞘、板层坏死和陈旧性出血

临床要点

临床表现

- 最常见症状或体征
  - 头痛、癫痫、神智恶化、视觉异常
  - 警惕：有些患者，特别是儿童，血压可以正常或者是轻微升高
- 临床特点
  - 急性高血压、头痛±癫痫的妊娠妇女
  - 化疗中的中老年男性
  - 肾移植或肾病的儿童

人口统计学

- 年龄
  - 任何年龄，但年轻人＞老年人
- 性别
  - 女性＞＞男性
- 流行病学
  - 先兆子痫发生在 5% 的妊娠妇女
  - 子痫发生率更低（＜1%）

自然病程和预后

- 一般在 HTN 纠正后无后遗症
  - 可逆性和血压控制有关
  - 脑干、深部脑白质病变比皮层和皮层下更不可逆
  - 子痫比药物相关 PRES 更可逆
- 危及生命的病例罕见
- 永久性梗死罕见
- 4% 的患者发展成反复性 PRES

治疗

- 控制血压、去除诱发因素
- 未能及时诊治可造成慢性后遗症

诊断纲要

需要考虑

- 双侧顶枕叶斑片状低密度可能是 PRES 最早的 NECT 表现

影像解读要点

- PRES 主要的鉴别诊断是大脑缺血；DWI 在后者阳性，在前者一般阴性

参考文献

1. Pereira PR et al: Clinical, imagiological and etiological spectrum of posterior reversible encephalopathy syndrome. Arq Neuropsiquiatr. 73(1):36-40, 2015
2. Gao B et al: Central-variant posterior reversible encephalopathy syndrome: more than meets the eye. AJR Am J Roentgenol. 203(4):W454, 2014
3. Junewar V et al: Neuroimaging features and predictors of outcome in eclamptic encephalopathy: a prospective observational study. AJNR Am J Neuroradiol. 35(9):1728-34, 2014
4. Rykken JB et al: Posterior reversible encephalopathy syndrome. Semin Ultrasound CT MR. 35(2):118-35, 2014

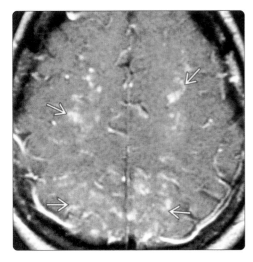
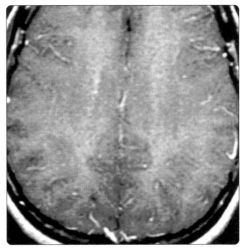

图 10-41 （左图）轴位 T1WI C+MR 显示一名子痫患者枕叶和分水岭区域多发斑片状皮层和皮层下强化灶➡。T2WI（未显示）表现为同一区域的高信号。（右图）同一患者两天后影像，此时患者已分娩，血压恢复正常。原先强化灶已经消失。即使是显著的 PRES MR 和临床异常一般也可完全恢复

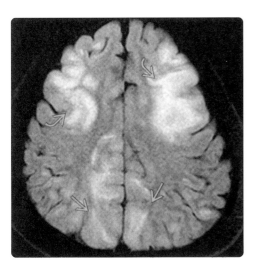
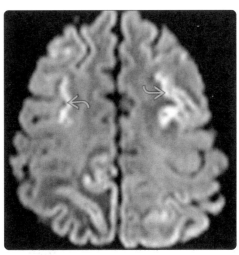

图 10-42 （左图）轴位 FLAIR MR 显示一个系统性红斑狼疮（SLE）和肾功能衰竭患者额叶➡和顶叶➡皮层/皮层下水肿。额叶受累在 75%～77% 的 PRES 患者中出现。（右图）轴位 DWI 显示同一患者额叶皮层某些斑片状区域弥散受限➡。因为大多数 PRES 是血管源性而非细胞毒性水肿，DWI 一般阴性。但如本例这样的弥散受限在文献中也有报道。一般此类病变会长期遗留

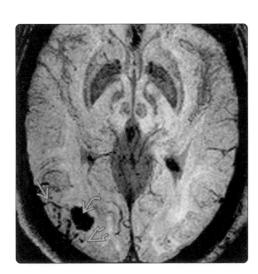
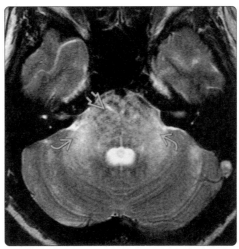

图 10-43 （左图）轴位 SWI 显示一个因视觉异常、头痛和癫痫就诊的高血压患者 PRES 可以出现的三种出血：右侧枕叶脑叶出血➡、皮层 SAH ➡和微出血➡。（右图）显示同一患者出现脓毒症伴轻度血压升高。轴位 T2MR 可见非典型 PRES。脑桥➡和双侧小脑中脚➡广泛水肿

要 点

术语

- 慢性高血压脑病(CHE)
- 皮层下动脉粥样硬化性脑病

影像

- 一般特点
  ○ 腔隙性梗死(豆状核、脑桥、丘脑、内囊和尾状核)
  ○ 大脑出血(基底节/外囊、丘脑)
  ○ 融合性白质病变(半卵圆中心、放射冠)
- CT 表现
  ○ 弥漫性白质低密度
  ○ 腔隙性梗死(BG、丘脑、脑干)
- MR 表现
  ○ 放射冠、半卵圆中心和基底节高信号病变
  ○ 多发微出血(GRE、SWI)
    - 基底节/丘脑、脑干和小脑易受累
  ○ 急性白质病变可能为弥散受限

主要鉴别诊断

- 淀粉样血管病
- CADASIL
- 痴呆疾病
  ○ 阿尔茨海默病
  ○ 多发梗死痴呆
- 抗磷脂抗体综合征
- 神经精神性系统性红斑狼疮
- 血管炎

病理

- 慢性高血压和小动脉内透明质沉积相关(所谓的透明质脂化 lypohyalinosis)

临床要点

- 逐渐进展的精神状态减退
- 急性卒中、腔梗综合征

图 10-44 (左图)轴位 NECT 显示慢性高血压脑病的典型表现:弥漫性融合成片的脑室周白质低密度➡。(右图)轴位 FLAIR 显示一名 72 岁长期高血压的女性多灶型分离和融合成片的高信号病变,分布于脑室周深部白质,特别是近侧脑室三角和枕角处➡。注意陈旧高信号的基底节出血➡

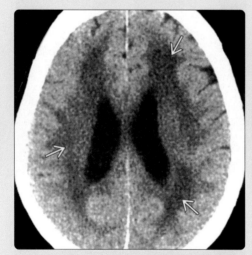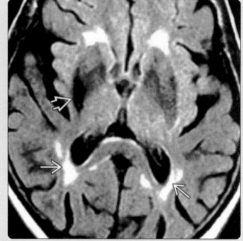

图 10-45 (左图)轴位 SWI 显示一名长期高血压控制不佳的患者基底节➡和丘脑➡众多微出血。皮层下白质也可以看到一些微出血➡。(右图)轴位 SWI 显示同一患者脑干➡和双侧小脑更多的微出血➡。这些是慢性高血压脑病微出血灶的典型分布

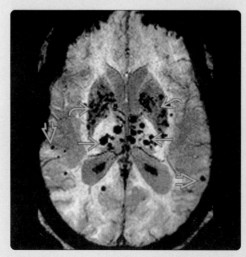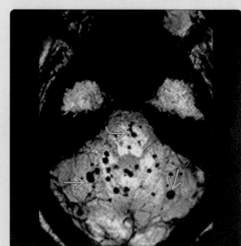

术语

缩写

- 慢性高血压脑病(CHE)

同义词

- 皮层下动脉粥样硬化性脑病
  - 又称 Binswanger 病
- 高血压相关性微血管病

定义

- 因长期无控制或控制不佳的高血压(HTN)造成的脑实质改变
  - CHE 是脑白质疏松(弥漫性脑白质疏松)最常见的原因
    - 其他病因包括糖尿病
- CHE:血管性疾病引起认知障碍的重要原因(即,血管性痴呆)

影像

一般特点

- 最佳诊断线索
  - 两大主要特点
    - 弥漫性白质(WM)损伤(CT 表现为低密度,T2WI 表现为高信号)
    - 微出血,表现为 $T2^*$ 的"晕染"("bloom")
- 位置
  - 白质病变
    - 半卵圆中心,放射冠
    - 脑干,小脑
  - 灰质病变
    - 基底节(BG),丘脑,脑干
  - 微出血
    - 基底节/丘脑,脑干,小脑,皮层下白质
- 大小
  - 白质病变最初细微,随时间演变逐渐融合成片
- 形态学
  - 球状或斑片、孤立或融合成片

CT 表现

- NECT
  - 局灶低密度(一般多发)
    - BG、丘脑、脑干
    - 常由腔隙性梗死引起
  - 弥漫性脑室周低密度病灶
  - 伴或不伴高密度病变
    - 局灶或融合瘀点出血

MR 表现

- T1WI
  - 病变一般低信号
    - 不及 T2WI 或 FLAIR 上明显

- T2WI
  - 放射冠、半卵圆中心、基底节高信号
- FLAIR
  - 高信号或中央低信号+周围高信号
- $T2^*$ GRE
  - 多灶型低信号病变(微出血)
    - 易发生于 BG、丘脑或小脑
    - 皮层下白质(特别是脑后部)
- DWI
  - 急性白质损伤可能弥散受限
  - ADC 低(急性)或高(慢性)
- PWI
  - 融合病变的患者可能灌注减低
- T1WI 增强
  - 一般无强化
- MRS
  - 高龄 HTN 患者可能有肌醇/肌酐比↑
    - 和阿尔茨海默病(AD)患者类似
  - 慢性高血压患者 NAA 水平低
- DTI
  - 平均弥散度(MD)↑,各向异性分数(FA)↓
    - T2WI 上高信号和看似正常的白质中均可出现

核医学表现

- 主要为额叶(扣带回,额上回)受累
- 局部脑血流 ^{99m}Tc-HMPAO SPECT
  - 轻度 CHE:额叶脑血流量减低
  - 严重 CHE:弥漫大脑低灌注

影像学推荐

- 最佳影像检查
  - 微出血 FLAIR(白质损伤)+$T2^*$(GRE、SWI)

鉴别诊断

淀粉样血管病

- 淀粉样物质沉积在软脑膜及大脑皮层中小动脉
- 复发性大脑出血,最常见于额叶和顶叶,包括皮层和皮层下白质
- 小脑、丘脑、壳核或脑干罕见

CADASIL

- 无动脉粥样硬化、淀粉样变的遗传性血管病,主要影响软脑膜和长穿支动脉
- 年轻成人特征性的皮层下腔隙梗死和脑白质病变
- 前颞叶白质和外囊病变,高度提示 CADASIL

多种痴呆

- 阿尔茨海默病
  - 顶叶和颞叶皮层萎缩,海马和内嗅皮层萎缩
  - 经常同时存在微血管病,白质高信号
- 多发梗死痴呆
  - T2WI 高信号和局部萎缩提示陈旧梗死

抗磷脂抗体综合征

- 早期卒中,反复动静脉栓塞、自发流产和血小板减少

系统性红斑狼疮

- 最常见:小多灶性白质病变,一般在 30 或 40 多岁诊断(比 CHE 年轻)
- 脑室周或更多弥漫性白质改变

其他血管炎

- 原发中枢神经系统血管炎
- 肉芽肿性血管炎
- 结节性多动脉炎、贝赫切特病

弹性纤维假黄瘤

- 30 或 40 多岁高血压、皮层下脑白质病变、多发卒中和痴呆(比 CHE 患者年轻)

病理

一般特点

- 病因
  - 慢性高血压和小动脉内透明质沉积相关(所谓的透明质脂化 lypohyalinosis)
  - 两大机制推测引起透明质脂化相关的脑白质疏松
    - 慢性低灌注可能引起小范围脑组织缺血,之后合并为大范围白质异常
    - 小血管通透性增加可能引起血浆内容物渗出
  - 慢性高血压引起大脑侧支循环血管扩张障碍
    - 大脑自调节功能受损和扩张能力下降;对大脑梗死更加敏感
- 相关异常
  - 病变随时间推移不断累积,主要在皮层下白质
  - 可能存在包括单核苷酸多态性在内的多种遗传易感因素
  - 高血压患者可患有脑实质大出血

大体病理和术中特征

- 脑室周和中央白质脱髓鞘
- 多发腔隙和梗死
- 小动脉曲折和闭塞

显微镜特征

- 多种瘀点性微出血
- 脑白质疏松:髓鞘、轴突、少突胶质细胞和胶质细胞部分丢失
- 小穿通动脉病变,导致管腔狭窄

临床要点

临床表现

- 最常见症状和体征
  - 常见于中老年人
    - 记忆减退、抑郁、多种痴呆表现
  - 长束体征、假性延髓性麻痹综合征
- 其他症状和体征
  - 高风险:高血压性脑出血、急性高血压脑病(后循环可逆性脑病综合征)
- 临床特点
  - 逐渐进展的神智减退
  - 急性卒中、腔隙综合征
  - 局灶性亚急性起病、假性球部和锥体外系受累

人口统计学

- 年龄
  - 随年龄增加发病率提高
- 性别
  - 高血压在男性比女性更常见
- 种族
  - 高血压在非裔美国人更常见
- 流行病学
  - 除高血压外,糖尿病和腹膜透析患者同样发病率高

自然病程和预后

- 动脉粥样硬化和高血压和老龄有关
  - 小动脉闭塞性改变是老年人高血压性 T2WI 高信号白质病变的主要病生因素
- 脑室周高信号白质病变
  - 在未治疗的高血压患者中发病率高
- 年龄、吸烟和高血压是 T2WI 高信号病变的独立预测因素
- 未治疗或控制不佳的高血压→BG、丘脑、脑干和小脑齿状核的颅内出血
- CHE 最终导致血管性痴呆

诊断纲要

需要考虑

- 是否有慢性高血压
  - 许多疾病状态有类似 CHE 的影像学表现

影像诊断要点

- SWI 比 T2*GRE 对慢性微出血的敏感性更高

参考文献

1. Prins ND et al: White matter hyperintensities, cognitive impairment and dementia: an update. Nat Rev Neurol. 11(3):157-165, 2015
2. van Dalen JW et al: Cortical microinfarcts detected in vivo on 3 Tesla MRI: clinical and radiological correlates. Stroke. 46(1):255-7, 2015
3. Marsh EB et al: Predicting symptomatic intracerebral hemorrhage versus lacunar disease in patients with longstanding hypertension. Stroke. 45(6):1679-83, 2014
4. Ritz K et al: Cause and mechanisms of intracranial atherosclerosis. Circulation. 130(16):1407-14, 2014
5. Cheng AL et al: Susceptibility-weighted imaging is more reliable than T2*-weighted gradient-recalled echo MRI for detecting microbleeds. Stroke. 44(10):2782-6, 2013
6. Wardlaw JM et al: Mechanisms of sporadic cerebral small vessel disease: insights from neuroimaging. Lancet Neurol. 12(5):483-97, 2013

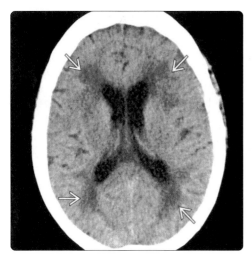 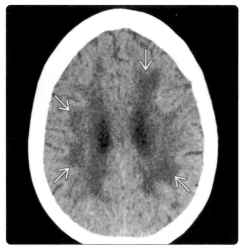

图 10-46 （左图）轴位 NECT 显示一名慢性高血压脑病和临床诊断 Binswanger 病患者。可见额叶和顶叶脑室周融合成片的白质低密度➡。（右图）轴位 NECT 显示同一患者放射冠层面双侧融合性低密度灶➡。这些有时被叫做"皮层下动脉粥样硬化性脑病"

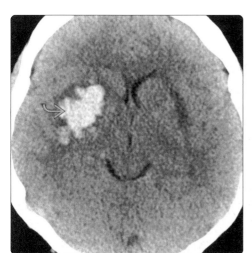 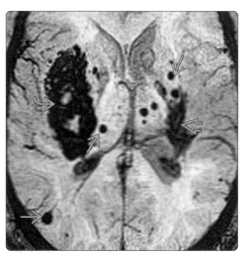

图 10-47 （左图）轴位 NECT 显示壳核外侧和外囊出血，高血压出血的典型位置➡。（右图）轴位 SWI 显示同一患者右侧基底节急性出血➡和慢性高血压脑病表现。基底节、丘脑和皮层下白质有微出血➡。在左侧基底节可看到因陈旧性出血造成的高含铁血黄素区域➡

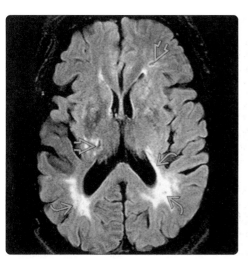 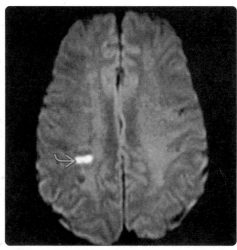

图 10-48 （左图）轴位 FLAIR MR 显示一个慢性高血压脑病患者脑室周和深部脑白质局灶和融合性高信号➡。同时可见多发陈旧腔隙性梗死➡。（右图）轴位 DWI 显示同一患者右侧半卵圆中心局灶弥散受限区➡，符合小型急性梗死表现

要 点

术语

- 特发性颅内高压(IIH)
- 假性脑瘤
- 良性颅内高压
- 原因不明的颅内压(ICP)升高

影像

- 空泡或部分空泡蝶鞍
- 眼球后极扁平
- 视乳头眼内突出
- 视神经鞘增大:视神经周围脑脊液(CSF)环扩张
- 视神经迂曲
- 裂隙样脑室,罕见:IIH 预后不佳的影像学表现
- MRV:经常显示横窦狭窄和"血流断带"("flow gaps")
  - 这是 ICP 增高的原因还是结果尚有争议

- 最佳影像检查:MR 脑部+T2 冠状压脂眶部+MRV

主要鉴别诊断

- 继发性假瘤综合征
- 特发性或炎症后(即多发性硬化)视神经萎缩
- 特发性空蝶鞍(正常变异)

临床要点

- 20~44 岁肥胖女性以头痛和视乳头水肿为最常见表现
  - 90%~95%头痛
  - 几乎所有患者都有视乳头水肿(双侧视神经乳头肿胀)
- 进展性视力下降±展神经麻痹,复视
- 主要危害:慢性视乳头水肿导致的视力下降
- 治疗:内科或外科(LP、分流、视神经鞘开窗术)

图 10-49 (左图)轴位 T2WI MR 显示一名 32 岁女性患者视神经周围脑脊液(CSF)空隙扩张⇗及视神经乳头突入到眼球后极➡。她的开放脑脊液压力为 45cmH₂O。鞍上池显著的脑脊液空隙代表着空泡蝶鞍➡。注意左侧视神经迂曲。(右图)矢状位 T1WI MR 显示同一名患者部分空泡蝶鞍➡,提示这名年轻肥胖伴头痛的女性高脑脊液压力

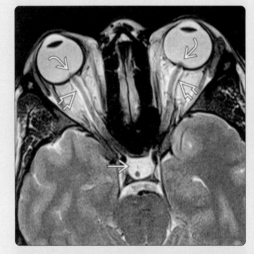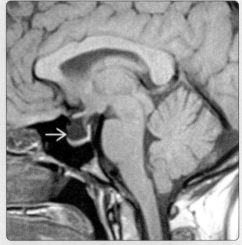

图 10-50 (左图)轴位 T1WI C+MR 显示同一名患者增强影像及双侧板前部视神经突出➡。轻度弥漫性视神经鞘强化同样可见。(右图)冠状位 T1WI C+FS MR 显示同一患者视神经周蛛网膜下腔显著扩张,及其相关的弥漫性视神经鞘强化➡。假性脑瘤的治疗包括减肥、药物、腰椎穿刺、分流和视神经开窗术

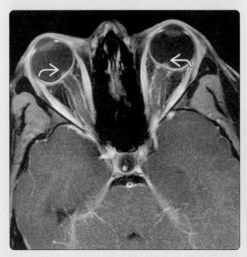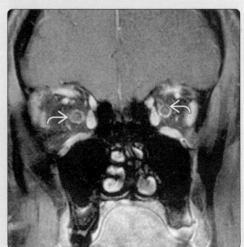

术语

缩写

- 特发性颅内高压(IIH)
- 假性脑瘤(PTC)

同义词

- 假性脑瘤
- 良性颅内高压

定义

- 原因不明的颅内压(ICP)升高
- 和任何药物或其他原因引起的 IIH 最好称为"继发性假性脑瘤综合征"

影像

一般特点

- 最佳诊断线索
  - 有 IHH 临床表现的患者合并眼球后极扁平、视乳头眼内突出、视神经鞘增大、视神经迂曲、空或部分空缺的蝶鞍和静脉窦狭窄
- IHH 影像检查目的
  - 排除 ICP 升高的其他原因
  - 发现 IHH 相关的表现

CT 表现

- NECT
  - 一般正常
  - 视神经鞘扩张±空泡蝶鞍
  - 相对少见:裂隙脑室

MR 表现

- T1WI
  - 部分空泡蝶鞍
  - 扩大/迂曲的视神经鞘
  - 后巩膜扁平
  - "被压瘪"的小脑室
  - 中线矢状位:小脑扁桃体异位可能和 Chiari 畸形 1 型类似
- T2WI
  - 空泡蝶鞍或者部分空泡蝶鞍
  - 眼球后极扁平
  - 视神经头眼内突出
  - 视神经鞘增大:视神经周围脑脊液(CSF)环扩张
  - 迂曲的视神经鞘
  - 裂隙样脑室,罕见:IIH 预后不佳的神经影像学表现
- T1WI C+
  - 视神经板层前部强化
- MRV
  - 经常显示横窦狭窄和"血流断带"("flow gaps")
  - 这是 ICP 增高的原因还是结果尚有争议
- CTV
  - CT 静脉现象有助于区分发育不全的静脉窦段和血栓

影像学推荐

- 最佳影像检查:MR 脑部+T2 冠状压脂眶部+MRV

鉴别诊断

继发性假瘤综合征

- 大脑静脉异常
  - 硬膜静脉窦血栓、双侧颈静脉血栓、上腔静脉综合征和动静脉瘘
  - 因为既往颅内感染或蛛网膜下腔出血、高凝血状态造成 CSF 回流受阻
- 药物
  - 四环素、米诺环素、维生素 A、锂、类维生素 A、促合成类激素(兴奋剂)、停止长期氢化可的松服用
- 疾病
  - 内分泌紊乱(Addison 病、低甲状旁腺功能减退)、高二氧化碳血症、睡眠呼吸暂停、SLE

特发性或炎症后视神经萎缩

- 小视神经无巩膜扁平

特发性空蝶鞍(正常变异)

- 正常解剖变异;视神经鞘正常

Chiari Ⅰ型畸形

- 枕骨大孔下钉样扁桃体>5mm
- IIH 中低位小脑扁桃体可能类似 Chiari Ⅰ型畸形:寻找其他 IIH 的影像学表现(视乳头水肿)

病理

一般表现

- 病因
  - IIH 确切病因未知
  - 导致 ICP 升高的 5 种不同机制
    - 大脑体积增加
      - 可能的病因:组织间液增加、血液体积增加、组织体积增加
    - CSF 体积增加
      - 可能的病因:CSF 生成速率增加、CSF 流出阻力增加
    - 大脑动脉压增加
      - 可能的病因:大脑自调节能力丧失
    - 静脉血液和组织间液体积增加
      - 可能的病因:大脑静脉压增加
    - CSF 流出速率下降和 CSF 体积增加

大体病理和术中特征

- 双侧视乳头水肿

显微镜特征

- CSF 细胞学、生化正常

临床要点

临床表现

- 最常见症状和体征

假性脑瘤综合征诊断标准
1. 假性脑瘤综合征诊断必要条件
A. 视乳头水肿
B. 除脑神经外神经查体正常
C. 神经影像:对于典型患者(肥胖女性),MR±钆上脑实质正常,无脑积水、占位或结构病变,无脑膜异常强化;对于其他患者应做 MR±钆和核磁静脉显像。如果无法进行 MR 或存在禁忌,可以使用 CT 增强
D. 脑脊液成分正常
E. 腰穿开放脑脊液压力升高(成年人>250mm,儿童>280mm,如果儿童镇静状态或非肥胖,则为250mm)
2. 无视乳头水肿的假性脑瘤综合征的诊断
对于没有视乳头水肿的患者,如果满足 B-E 且单侧或双侧展神经麻痹,诊断成立
对于没有视乳头水肿或展神经麻痹的患者,如果满足 B-E 且存在以下 3 条影像学特征,则提示假性脑瘤综合征,但不能诊断
i. 空泡蝶鞍
ii. 眼球后极扁平
iii. 视神经周蛛网膜下腔扩张±视神经迂曲
iv. 横窦狭窄
如果 A 到 E 均满足,则诊断确立;如果 A 到 D 满足,而 CSF 压力没有到确诊数值,则为拟诊。

- ○ 90%~95%头痛
  - 随 Valsalva 动作而加重的广泛、发作性的搏动样疼痛
- ○ 几乎所有患者存在视乳头水肿(双侧视神经乳头肿胀)
- ○ 进展性视力下降±展神经麻痹,复视
- ○ 不常见:眩晕、耳鸣、偶尔出现的垂体功能异常
- ○ 儿童:易激惹、"落日征"、前囟膨出
- 临床特点
  - ○ 头痛、视乳头水肿的肥胖、年轻到中年女性

人口统计学

- 年龄
  - ○ 发病高峰=15~40岁(儿童偶见)
- 性别
  - ○ 男:女=1:8~1:4
- 流行病学:发病率随肥胖增加

自然病程和预后

- 主要危害:慢性视乳头水肿导致的视力下降

治疗

- 目标:避免视力下降、改善相关症状
- 选择
  - ○ 内科
    - 减重
    - 碳酸酐酶抑制剂:乙酰唑胺
  - ○ 治疗性腰穿
  - ○ 手术:保守治疗下视力持续下降和起病时即视力快速下降患者

- 腰腹膜分流
- 视神经鞘开窗术
- ○ 静脉支架放置
  - 在存在巨大压力差的横窦狭窄处放置支架,可改善症状,减少视乳头水肿
  - 脑静脉压下降、改善 CSF 静脉吸收率:颅内压下降,改善 IHH 症状和视乳头水肿
  - 静脉支架放置尚有争议

诊断纲要

影像解读要点

- 必须除外静脉血栓和占位性病变

参考文献

1. Görkem SB et al: MR imaging findings in children with pseudotumor cerebri and comparison with healthy controls. Childs Nerv Syst. 31(3):373-80, 2015
2. Masri A et al: Intracranial Hypertension in Children: Etiologies, Clinical Features, and Outcome. J Child Neurol. ePub, 2015
3. Ahmed RM et al: Transverse sinus stenting for pseudotumor cerebri: a cost comparison with CSF shunting. AJNR Am J Neuroradiol. 35(5):952-8, 2014
4. Dave SB et al: Pseudotumor cerebri: an update on treatment options. Indian J Ophthalmol. 62(10):996-8, 2014
5. Liguori C et al: Revised diagnostic criteria for the pseudotumor cerebri syndrome in adults and children. Neurology. 82(19):1752-3, 2014
6. Passi N et al: MR imaging of papilledema and visual pathways: effects of increased intracranial pressure and pathophysiologic mechanisms. AJNR Am J Neuroradiol. 34(5):919-24, 2013
7. Aiken AH et al: Incidence of cerebellar tonsillar ectopia in idiopathic intracranial hypertension: a mimic of the Chiari I malformation. AJNR Am J Neuroradiol. 33(10):1901-6, 2012
8. Ahmed RM et al: Transverse sinus stenting for idiopathic intracranial hypertension: a review of 52 patients and of model predictions. AJNR Am J Neuroradiol. 32(8):1408-14, 2011
9. Degnan AJ et al: Pseudotumor cerebri: brief review of clinical syndrome and imaging findings. AJNR Am J Neuroradiol. 32(11):1986-93, 2011

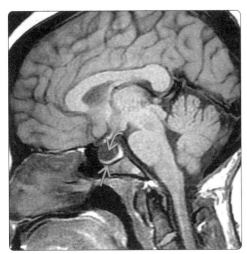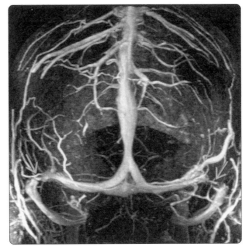

图 10-51 （左图）矢状位 T1MR 显示一名特发性颅内高压患者部分空泡蝶鞍⇗伴扁平的垂体⇒紧贴在蝶鞍底面。（右图）增强后 MR 静脉造影 MIP 显示同一名患者双侧远端横窦狭窄⇒。横窦狭窄在 IIH 患者中常见

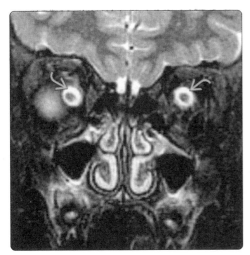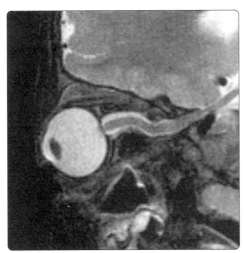

图 10-52 （左图）冠状位眶部 T2FS MR 显示一名 6 岁视乳头水肿的儿童双侧视神经鞘扩张⇗。其开放 CSF 压为 32cmH₂O。（右图）矢状位 T2FS MR 显示同一患者视神经迂曲、视神经鞘扩张、巩膜后部平坦和视神经盘因视乳头水肿轻度凸出，均为特发性颅内高压（IHH）的典型表现。儿童肥胖是儿童 IHH 的高危因素

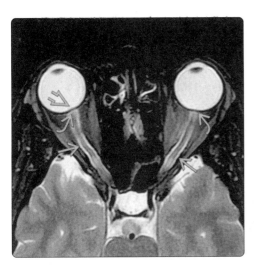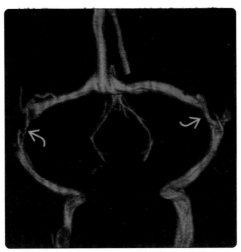

图 10-53 （左图）轴位 T2WI MR 显示一名有头痛、视觉问题的年轻肥胖女性 CSF 空间轻度扩张⇒。后极巩膜轻度扁平⇗，视神经乳头⇗轻微突出于球后极。（右图）3D TOF-MR 静脉显像显示同一患者双侧远端横窦狭窄⇗。在静脉窦有显著压力差的狭窄处放置支架已显示可缓解视乳头水肿

要　点

术语

- 因吸入一氧化碳（CO）导致的缺氧缺血性脑病，一般为双侧病变

影像

- 最佳诊断线索：苍白球（GP）T2/FLAIR 高信号
- T1MR：文献报道，GP 可以为低信号（可能为坏死）或高信号（可能为出血）
- T2MR：GP 缺血或梗死
  - 大脑半球白质：双侧融合性白质高信号（脑室周、半卵圆中心）
  - 皮层高信号（颞叶常见）
  - 内侧颞叶高信号（尽管常有病理表现，T2 不常见）
- DWI MR：常见急性弥散受限
- MRS：随时间进行性 NAA/Cr 下降；Cho/Cr 升高
  - 随时间 Lac/Cr 进行性升高

主要鉴别诊断

- 威尔逊症
- 日本脑炎（JE）
- 克-雅病（CJD）

病理

- 红细胞运输氧气能力受损，引起低氧血症，干扰细胞有氧代谢
- CO 导致的帕金森样症状
- 脱髓鞘、水肿和出血性坏死

临床要点

- 急性中毒：恶心、呕吐和头痛
- 神经精神性后遗症
- 高压氧（HBO）治疗：在急性一氧化碳中毒（COP）中，为达到最佳效果，尽量在 6h 内进行
- 迟发性神经后遗症（10%～30%患者）

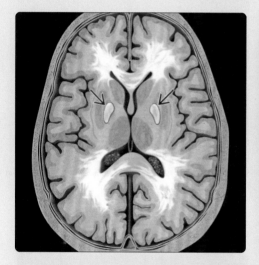
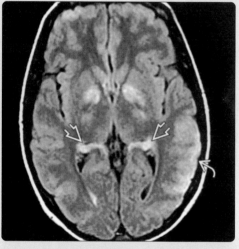

图 10-54　（左图）轴位示意图显示一氧化碳中毒典型脑部影像。苍白球（GP）➡最常受累，其次是脑白质。病理可发现 GP 坏死和白质多个区域坏死和脱髓鞘。（右图）轴位 FLAIR MR 显示一名急性 CO 中毒患者典型的 GP 高信号。注意到患者有额外的后颞叶➡和海马➡受累，为相对少见的表现

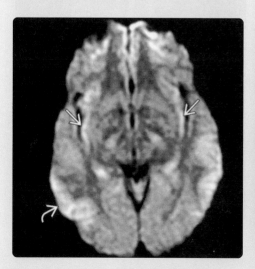
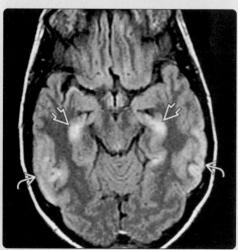

图 10-55　（左图）轴位 DWI MR 显示同一名患者双侧颞叶后部➡、海马尾和岛叶皮层限制性弥散。病变在 DWI 比 T2 和 FLAIR 更清晰。（右图）轴位 FLAIR MR 显示同一患者双侧海马➡和后颞叶 2 对称性高信号

术语

缩写

- 一氧化碳（CO）中毒（COP）

定义

- 因吸入一氧化碳（CO）导致的缺氧缺血性脑病，一般为双侧病变

影像

一般表现

- 最佳诊断线索
  - 苍白球（GP）T2WI 高信号或 CT 低密度
- 位置
  - GP：最常见的影像异常位置
  - 大脑白质：第二常见
  - 相对少见：壳核、尾状核、丘脑、黑质、胼胝体、穹窿和海马
- 形态学
  - 一般为局限于 GP 的卵圆形病变
  - 严重病变因弥漫性水肿而使灰白质分界消失

CT 表现

- NECT
  - GP 对称性低密度和大脑白质弥漫性对称低密度

MR 表现

- T1WI
  - 文献报道，GP 可以为低信号（可能为坏死）或高信号（可能为出血）
- T2WI
  - GP 缺血或梗死
    - GP 双侧 T2 高信号，被周围低信号环包围（可能由于含铁血黄素）
    - 尾状核和壳核可能受累，合并或不合并 GP 异常
  - 大脑半球白质：双侧融合性白质高信号（脑室周、半卵圆中心）
    - 反映弥漫性脱髓鞘
  - 大脑皮层异常（相对少见）
    - 皮层高信号：最常见表现，颞叶常见
    - 外侧裂周、前颞叶和岛叶异常
    - 顶叶和枕叶的非对称性、弥漫性皮层高信号也有可能
  - 内侧颞叶海马区可有异常
    - 尽管常有病理表现，T2 上不常见
  - 弥漫性双侧大脑半球皮层和白质高信号
    - 急性期无，在之后病程中出现
  - 恢复 2~3 周后延迟性脑病
    - 胼胝体、皮层下 U 形纤维和内外囊新发高信号
    - 伴随丘脑和壳核低信号（由于铁沉积）
- FLAIR
  - 同 T2WI

- 急性 COP 有额外的脑室周高信号
  - 在传统 T2FSE 上不一定可见
- DWI
  - 早期（急性）COP
    - 皮层下半球白质弥漫性对称性 DWI 高信号（因细胞毒性水肿而弥散受限）
      - FLAIR 白质可能正常，特别是低剂量暴露下
    - 相应的 ADC 图像：相同区域 ADC 减低
  - 延迟期 COP（中毒数周后）
    - 大脑白质高信号区域
    - ±T2WI 白质异常
    - ADC 减低此阶段持续存在
  - 慢性期 COP
    - ADC 逐渐增加，符合大囊性脑白质软化
    - T2WI 上白质高信号，GP 对称性高亮病变
  - 弥散张量成像（DTI）：包括半卵圆中心的深部白质各向异性分数（FA）下降
    - 各向异性分数（FA）和简易智力状态检查高度相关
- T1WI 增强
  - GP 不同程度强化，经常在急性 COP 患者
- MRS
  - 在出现迟发型 COP 后遗症、神经元功能异常、膜代谢和厌氧代谢后行系列[1]H-MRS 扫描
    - DWI 非正常区域，Cho/Cr 持续↑
    - NAA/Cr 随时间进行性↓
      - NAA↓提示神经元和轴索退化
    - Lac/Cr 随时间进行性上升，经常见于大剂量暴露患者

核医学表现

- SPECT 显示大脑低灌注损伤
  - 额叶和颞叶皮层区域血流减低，文献报道过弥漫性低灌注的案例

影像学推荐

- 最佳影像检查
  - MR 比 CT 在发现 COP 脑损伤更加敏感
  - DWI 是发现急性期 COP 病变最佳检查
- 常规检查建议
  - 包括 DWI 的多层面 MR

鉴别诊断

威尔逊症

- 白质/灰质病变，包括 BG、齿状核、脑桥和中脑
- T1 低信号病变（偶为高信号）
- T2 多样，高信号或低信号

日本脑炎（JE）

- BG 和丘脑均匀 T2 高信号
- JE 最具特异性表现
  - 双侧丘脑高信号±出血
- JE 是脑膜脑炎→脑膜强化

克-雅病(CJD)

- BG、丘脑和大脑皮层进行性对称性高信号
- DWI 和 FLAIR 最敏感

利氏综合征

- 对称性海绵状脑损伤,婴儿或早期童年起病
- 损伤主要位于脑干、基底节(特别是壳核)和大脑白质
- 局灶、双侧和对称性 T2 高信号病变

病理

一般特征

- 病因
  - CO:无色、无嗅、无味气体
  - 对血红蛋白亲和力比 O_2 高 200 倍
  - 一旦 CO-Hgb 比例超过 20%,会造成大脑和心脏损伤
  - 大脑损伤机制
    - 红细胞运输氧气能力受损,引起低氧血症,干扰细胞有氧代谢
    - 脂质过氧化导致氧化损伤
    - 因过氧硝酸盐沉积导致血管内皮损伤
    - 兴奋性中毒、凋亡
- 相关异常
  - CO 导致的帕金森样症状
    - COP 后苍白球损伤或无基底节病变的脑室周和深部脑白质高信号
    - 锥体外系症状可能由负责 BG 输入和/或输出的白质区域的病变所致
    - 临床改善一般伴随白质损伤的程度和信号强度↓,特别是额顶叶半卵圆中心

分期、分级和分类

- 4 个主要的病理类型
  - GP 病变:多种程度的坏死
  - 白质病变:分散或灶性坏死,或者融合性脱髓鞘
  - 皮层病变:海绵样改变,密集的毛细血管增生、退化和神经元丢失
  - 海马病变:凝固性坏死

大体病理和术中特征

- GP 坏死、白质苍白

显微镜特征

- 脱髓鞘、水肿和出血性坏死
  - GP、其他基底节、海马、皮层和小脑坏死性病变
  - 白质损伤:局灶性坏死或脱髓鞘

临床要点

临床表现

- 最常见症状和体征

- 非特异性症状;具体症状和 CO-Hgb 水平是否相关尚有争议
- 急性中毒:恶心、呕吐和头痛
  - 精神混乱、认知障碍、意识丧失、癫痫、昏迷和死亡
- 神经精神性后遗症
  - 痴呆、记忆力障碍、注意力减低、易激惹、情绪和个性改变
  - 步态异常、帕金森样症状、失用症、惊厥、视觉空间异常和语言障碍
- 临床特点
  - 取决于暴露的时长和强度

人口统计学

- 年龄
  - 成年人年龄特异性相同,COP 死亡率:大于>65 岁↑
- 流行病学
  - 欧洲和北美最常见的意外中毒
  - 包含意外和非意外性剂量过量,美国每年导致 2 000~6 000 例死亡
  - 冬季 COP 患病率↑

自然病程和预后

- 持续神经后遗症:COP 后立刻发生,并且持续一段时间
- 延迟性神经后遗症(10%~30%患者)
  - 急性 COP 最初恢复后数周出现
- 依结局可分为两类
  - 正常或轻微功能障碍:头 MR 无或轻微异常
  - 死亡或严重功能障碍(昏迷):MR 弥漫性脑损伤

治疗

- 高压氧(HBO)治疗:在急性一氧化碳中毒(COP)中的治疗选择(为达到最佳效果,尽量在 6h 内进行)
- 早期给予 100%氧气或 HBO 可能避免长期神经精神性后遗症

诊断纲要

需要考虑

- MR 监测病变进展或缓解

参考文献

1. Beppu T: The role of MR imaging in assessment of brain damage from carbon monoxide poisoning: a review of the literature. AJNR Am J Neuroradiol. 35(4):625-31, 2014
2. Betterman K et al: Neurologic complications of carbon monoxide intoxication. Handb Clin Neurol. 120:971-9, 2014
3. Mizuno Y et al: Delayed leukoencephalopathy after carbon monoxide poisoning presenting as subacute dementia. Intern Med. 53(13):1441-5, 2014
4. Wu PE et al: Carbon monoxide poisoning. CMAJ. 186(8):611, 2014
5. Huzar TF et al: Carbon monoxide and cyanide toxicity: etiology, pathophysiology and treatment in inhalation injury. Expert Rev Respir Med. 7(2):159-70, 2013

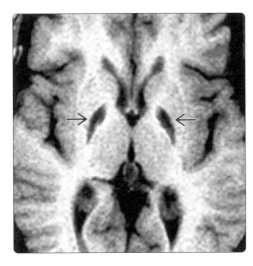
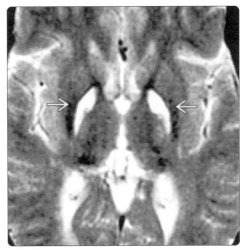

图 10-56 （左图）轴位 T1WI MR 显示一名慢性 CO 中毒患者基底节受累。双侧苍白球内可见无强化，CSF 信号强度的病变➡。（右图）轴位 T2WI MR 显示同一名患者双侧苍白球内对称 CSF 信号强度病变➡。一般在损伤的深部灰质核团周围有一圈低信号环，其形成和含铁血黄素有关。高达 30% 的 CO 中毒患者有延迟性神经后遗症

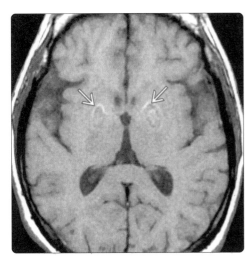
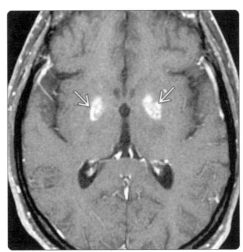

图 10-57 （左图）轴位 T1WI 显示同一名急性 CO 中毒患者双侧苍白球不均匀病变：中央低信号，周围高信号环➡。高信号很可能和血液代谢产物有关。（右图）轴位 T1WI C+FS MR 显示同一名患者双侧苍白球不均匀性强化➡。CO 中毒中强化可以有多种形式

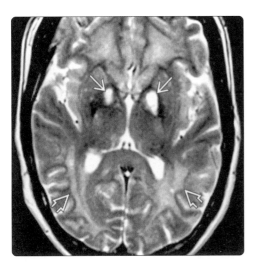
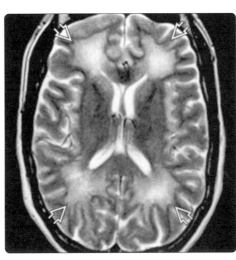

图 10-58 （左图）轴位 T2WI MR 显示双侧对称性苍白球高信号➡和整个白质弥漫性高信号，而皮层下 U 形纤维相对不受累。（右图）轴位 T2WI MR 显示同一患者双侧白质弥漫性高信号➡，并有经典性的 U 形纤维相对完好。白质高信号主要和脱髓鞘相关，坏死程度不一。高信号一般显示弥散受限

要 点

术语

- 许多药物(处方药、非法黑市)有中枢神经系统(CNS)不良反应
  - 非法药物使用经常会导致脑血管疾病
  - 安非他命、可卡因>阿片类、大麻
- 合用多种药物滥用常见(包括酒精)
- 氧化亚氮滥用(NO_2)→维生素 B_{12} 失活→脊髓亚急性联合变性(译注:氧化亚氮化学式应该是 N_2O,多以吹气球方式滥用,影响维生素 B 代谢,造成脊髓亚急性联合变性,而非 NO_2,后者强烈呼吸道刺激性,无法作为滥用药)

影像

- 最佳影像线索:和用药时间关系密切的年轻或中年成年人缺血性或出血性卒中
  - 出血:颅内、蛛网膜下腔、脑室周
  - 非出血性缺血性卒中:大脑中动脉区域最常见
- 海洛因,MDMA:苍白球缺血
- 安非他命:出血、血管炎、假性动脉瘤、梗死

- 对怀疑出血患者行 NECT:如果 NECT 显示出血,考虑 CTA、MRA 或 DSA
- 在年轻人和中年成年人卒中应考虑药物滥用和动脉夹层

主要鉴别诊断

- 年轻成年人颅内出血
  - 血管畸形
  - 硬膜静脉窦血栓伴出血性梗死
  - 严重后部可逆性脑病综合征伴继发性出血
- 血管炎

病理

- 40%~50%药物相关 ICH 和既有的血管畸形相关(大脑动脉瘤、AVM)

临床要点

- <45 岁卒中患者 30%为药物滥用相关
- 可卡因、MDMA 和安非他命:卒中、头痛、癫痫

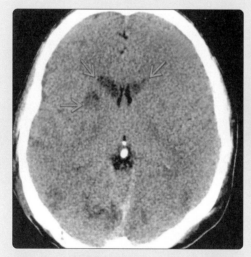
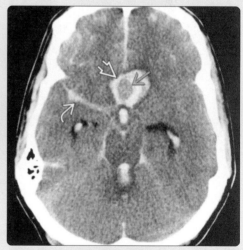

图 10-59 (左图)轴位 NECT 显示一名昏迷患者可卡因滥用后缺血相关基底节局灶低密度➡。注意因为严重缺氧造成的弥漫性皮髓质分界消失。(右图)一名 32 岁甲基苯丙胺滥用女性突然出现严重头痛,之后昏迷。NECT 显示弥漫性蛛网膜下腔➡和脑室内出血。局灶性大脑内血肿➡在破裂的前交通动脉瘤周围形成➡

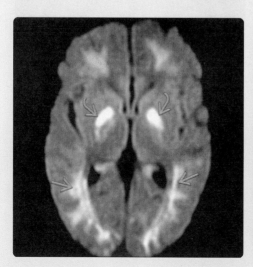
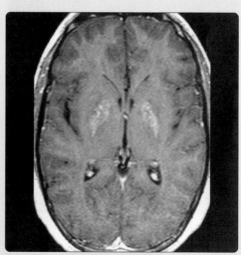

图 10-60 (左图)轴位 DWI MR 显示一名年轻男性患者摄入迷幻药(MDMA)出现苍白球➡和深部脑白质➡对称性弥散受限。(右图)轴位 T1C+MR 显示同一名患者因苍白球坏死造成强化。MDMA 造成 5-羟色胺的快速释放,后者是大脑内最强的血管收缩物质,最终导致相应区域梗死。枕叶和苍白球最容易受累

术语

定义

- 许多药物(处方药、非法黑市)有中枢神经系统(CNS)不良反应
  - 主要病理作用多为血管性或代谢性
  - 合用多种药物滥用常见(包括酒精)
- 非法药物滥用导致脑血管疾病
  - 安非他命和其衍生物
    - 可卡因
      □ 盐酸可卡因是水溶性,经黏膜进入机体
      □ 碱性形式(精制可卡因、可卡因碱,即"free-base","crack")可抽吸
    - 3,4-亚甲二氧基甲基苯丙胺(MDMA、致幻药)
  - 阿片和衍生物
    - 海洛因:静脉、吸入("追龙")
    - 其他衍生物包括吗啡、氢可酮、氧可酮和可待因
  - 大麻
  - 酗酒:影响正常凝血,增加自发出血的风险和其他原因出血的程度
    - 脑创伤
    - 高血压性脑血管病
- 可能影响关键代谢途径
  - 氧化亚氮(N_2O)→维生素 B_{12} 失活→脊髓亚急性联合变性
- 可能引起营养缺乏
  - 慢性酒精滥用→维生素 B_1 缺乏→Wernicke 脑病
- 慢性药物滥用导致器官损伤
  - 酒精→肝衰竭→基底节(BG)锰沉积

影像

一般表现

- 最佳影像线索
  - 和用药时间关系密切的年轻或中年成年人缺血性或出血性卒中
- 位置
  - 出血:颅内(ICH)、蛛网膜下腔(SAH)、脑室周(IVH)
  - 非出血性缺血性卒中:一般为大脑中动脉区域
  - 血管:血管炎,假性动脉瘤
  - 可卡因:大脑、丘脑、脑干、小脑和视网膜梗死
  - 海洛因,MDMA:苍白球(GP)缺血

CT 表现

- NECT
  - 可卡因:ICH、SAH、IVH
  - 海洛因吸入:大脑和后部脑白质(WM)、内囊后肢和 GP
- CTA
  - 血管炎中可能显示节段性狭窄

MR 表现

- T1WI
  - 海洛因蒸汽吸入:白质脑病
- T2WI
  - 可卡因:可能有严重 T2 高信号病变
    - 大脑、岛叶皮层下白质病变、一过性大脑中动脉闭塞:小梗死
  - MDMA:枕叶和苍白球缺血性坏死
  - 海洛因蒸汽吸入
    - 大脑、小脑传导束高信号
    - 小脑白质、大脑后部、内囊后肢。皮层下白质相对不受累
  - 大麻
    - 基底节、脑室周白质、纹状体囊区和小脑 T2 高信号病变
  - Wernicke 脑病
    - 内侧丘脑、顶盖、导水管周灰质、乳头体高信号,皮层罕见
  - 脊髓亚急性联合变性
    - 脊髓后索高信号(颈段和胸段)
- T2* GRE
  - 出血性病变信号减低
  - 可卡因:基底节和丘脑出血
- DWI
  - 急性缺血性和代谢病变限制弥散
- MRA
  - 动脉痉挛和/或血管炎
    - 血管炎在 MRA 上难以诊断,除非高质量 MRA;3T MRA>1.5T MRA

其他检查手段表现

- 脑血管显像可能显示中等大小颅内血管不规则,符合安非他命血管炎表现

影像学推荐

- 常规检查建议
  - 对怀疑出血患者行 NECT:如果 NECT 显示出血,考虑 CTA、MRA 或 DSA
    - MR 包括 DWI、GRE、T1WIC+
  - 在年轻人和中年成年人卒中应考虑药物滥用和动脉夹层

鉴别诊断

- 年轻成年人自发颅内出血
- 高血压:BG 出血
  - 血管畸形
  - 海绵状血管瘤
- 动静脉畸形(AVM)
  - 肿瘤内出血
- 不完全含铁血黄素环、增强结节、持续占位效应
  - 硬膜静脉窦血栓伴出血性梗死
- 潜在的高凝状态
- 严重后部可逆性脑病综合征伴继发性出血
  - 霉菌动脉瘤伴实质出血

血管炎

- 血管壁炎症和坏死
- 多种病因:感染性、肉芽肿性、自身免疫、胶原血管病
- 依靠病史和药物所致脑病进行鉴别

病理

一般特点

- 病因
  - 安非他命:可卡因、MDMA
    - 全身血管收缩→急性动脉高血压→出血性卒中(已有动脉瘤撕裂、AVM 出血)
    - 大脑血管收缩,血管炎→梗死
  - 可卡因
    - 血小板凝聚成血栓↑
    - 心脏疾病:栓塞来源
  - MDMA 滥用:损失色胺神经元
  - 肠道外药物
    - 感染性心内膜炎(IE)→栓塞→大脑梗死、出血、脓肿和霉菌性动脉瘤
    - 无 IE 的菌血症:脑脓肿
  - 海洛因:中毒性脑白质病、低氧脑病、缺血性卒中和脑脓肿
    - 广泛性缺氧和低血压
    - 可能存在的免疫介导的血管炎
    - 神经病变→严重高血压
  - 同时使用酒精可能加重非法药物的作用(肝脏代谢↓)
- 相关异常
  - 40%~50%药物相关 ICH 和既有的血管畸形相关(大脑动脉瘤、AVM)
  - 药物所致的 IE、血管炎
  - 碱性可卡因("crack"):出血性=缺血性梗死
  - 盐酸可卡因:出血性>缺血性梗死
  - 海洛因:大脑梗死(大脑中动脉区,而非分水岭区)、中毒性脑白质病

大体病理和术中特征

- 安非他命、可卡因:动脉痉挛/血管炎
- 安非他命、可卡因、MDMA:ICH、SAH
- MDMA:双侧基底节坏死(继发性血管痉挛)

显微镜特征

- 安非他命:炎症性血管炎伴血管壁坏死("速嗨"血管炎,"speed arteritis"),和结节性多动脉炎类似
- 可卡因:影响中枢神经系统的血管炎
- 海洛因:血管炎(罕见)、可能和杂质污染有关
  - 吸海洛因蒸汽:大脑/小脑白质、皮质脊髓束对称性海绵样变性

临床要点

临床表现

- 最常见症状和体征
  - 可卡因、MDMA、安非他命:卒中、头痛、癫痫
  - 海洛因:基底节损伤(帕金森样症状、单侧抽搐)
    - 中毒性脑白质病:小脑、椎体束和假球体征、

痉挛和死亡
- 临床特点
  - 大脑梗死、TIA、ICH、SAH
    - 卒中和药物使用时间关系密切

人口统计学

- 年龄
  - 85%~90%药物所致卒中发生在 40 岁到 50 多岁的人群中
- 流行病学
  - 30%的<45 岁卒中药物相关
  - 据估计
  - 脊髓亚急性联合变性
    - 能获得医用 N_2O 的个体
    - 滥用 N_2O 罐(亚硝酸烷基酯类药物译注:两者的药理虽然有重叠,但是并不属于一类药物)

自然病程和预后

- 药物使用和卒中发生间隔时间:≤1 周
- 在药物使用后的 6h 之内卒中风险最高
- IE 相关卒中可以为迟发性
- 可卡因让动脉瘤性 SAH 的临床表现和结局更差

治疗

- 药物所致卒中的治疗多为支持性
- 对因静脉药物所致的 IE 栓塞性卒中患者应用抗生素可以↓复发性梗死风险
- 积极的脱瘾治疗
- 镁作为实验性治疗方案,逆转可卡因所致的血管痉挛
- Wernicke 脑病:补充维生素 B_1
- 脊髓亚急性联合变性:维生素 B_{12} 注射

诊断纲要

需要考虑

- 有出血性和缺血性卒中的青年/中年需考虑药物滥用
- 在药物相关出血中应用血管造影:CTA/MRA/DSA

影像解读要点

- 药物相关的出血提示既有的血管异常
- 血管炎很难和药物相关性血管痉挛相区分

参考文献

1. Niciu MJ et al: Neuroimaging in Alcohol and Drug Dependence. Curr Behav Neurosci Rep. 1(1):45-54, 2014
2. Fonseca AC et al: Drug abuse and stroke. Curr Neurol Neurosci Rep. 13(2):325, 2013
3. Agarwal A et al: Toxic encephalopathy. J Gen Intern Med. 27(7):876-7, 2012
4. Singh NN et al: Cannabis-related stroke: case series and review of literature. J Stroke Cerebrovasc Dis. 21(7):555-60, 2012
5. Tamrazi B, Almast J: Your brain on drugs: imaging of drug-related changes in the central nervous system. Radiographics. 32(3):701-19, 2012
6. Geibprasert S et al: Addictive illegal drugs: structural neuroimaging. AJNR Am J Neuroradiol. 31(5):803-8, 2010

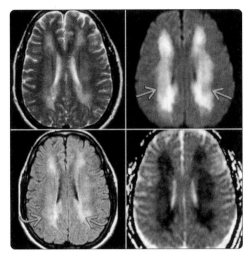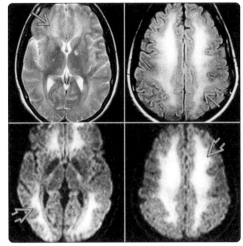

图 10-61 （左图）MR 显示一个 57 岁男性在"追龙"后出现急性脑白质病变。患者出现 T2/FLAIR 弥漫性白质高信号➔（左）和急性弥散受限➔（右）（Courtesy M. Michel, MD）。（右图）MR 显示一个 32 岁女性服用过量美沙酮。T2/FLAIR MR➔显示对称性高信号，DWI 上表现急性弥散受限➔

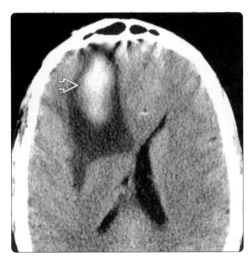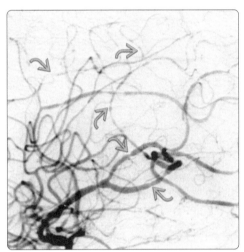

图 10-62 （左图）轴位 NECT 显示一名有反复严重头痛和长期安非他命滥用史的 42 岁男性出现脑叶出血➔相关的高密度，伴右额叶周围水肿。（右图）侧面右侧颈内动脉 DSA 示大脑中动脉和大脑前动脉不规则和串珠样➔改变。该表现符合药物所致血管炎

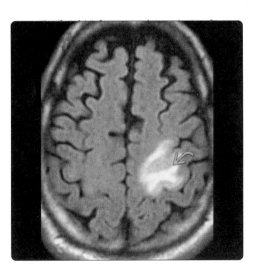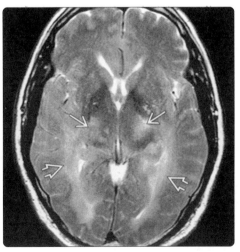

图 10-63 （左图）轴位 FLAIR MR 显示一名右侧偏瘫的静脉海洛因滥用者左侧中央前回梗死➔，并在相应区域有弥散受限（未显示）。缺血是海洛因最常见的急性神经血管并发症。（右图）T2WI MR 显示一名一周之内每天喝一加仑（约 3.8L）伏特加或威士忌的昏迷患者，出现弥漫性脑肿胀、白质高信号➔和双侧丘脑病变➔，提示急性酒精中

要 点

术语

- 中枢神经系统急性甲醇中毒

影像

- 双侧壳核出血性坏死
- 壳核、脑白质
  - 尾状核可能受累
  - 不常见：胼胝体、脑干和小脑
- 大脑和脑室内出血
- DWI：壳核±白质弥散受限
- 常规检查建议：MR（包括 GRE+DWI）

主要鉴别诊断

- 高血压脑出血
- 缺氧梗死
- 一氧化碳（CO）中毒
- 渗透性脱髓鞘综合征
- 威尔逊症

- 利氏病
- 克-雅病（CJD）
- 亨廷顿病

病理

- 甲醇代谢为甲醛、甲酸
- 引起高阴离子间隙酸中毒

临床要点

- 视力模糊
- 嗜睡、精神错乱、癫痫、昏迷
- 恶心呕吐、腹部疼痛
- 呼吸停滞→死亡
- 未治疗的甲醛中毒
  - 1/3 视力缺损
  - 死亡率 1/3
- 治疗：甲吡唑或酒精
- 一般支持治疗（例如静脉补液、纠正电解质紊乱和酸中毒）

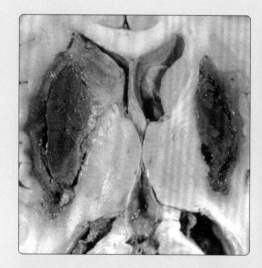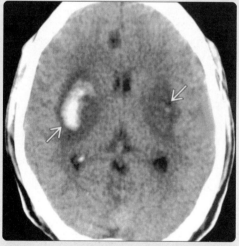

图 10-64 （左图）基底节层面轴位病理图显示一名死于甲醇中毒的患者双侧基底节和右侧尾状核出血性坏死。壳核受损最严重。注意到丘脑相对不受累（Courtesy R. Hewlett, MD）。（右图）轴位 NECT 显示一名饮用甲醇的患者基底节不均匀高密度病变。注意壳核瘀点样出血➡是急性甲醇中毒的典型表现

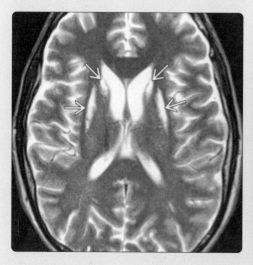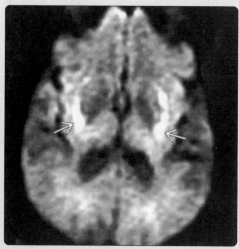

图 10-65 （左图）轴位 T2WI MR 显示一名 37 岁长期滥用酒精和甲醇男性，其壳核和尾状核➡显著高信号。广泛体积萎缩符合慢性滥用病史。（右图）矢状位 DWI MR 显示一名急性甲醇中毒患者双侧壳核➡弥散受限。随后 1 周的 NECT 随访（未显示）显示壳核和皮层下白质对称性低密度

术语

缩写

- 甲醇（MtOH）脑病

定义

- 中枢神经系统急性甲醇中毒

影像

一般特征

- 最佳诊断线索
  - 双侧壳核出血性坏死
- 位置
  - 壳核、半球脑白质
    - 尾状核可能受累
    - 不常见：胼胝体、脑干和小脑

CT 表现

- NECT
  - 双侧壳核出血性坏死
  - 可看见白质低密度
  - 大脑和脑室内出血

MR 表现

- T1WI
  - 双侧壳核出血性坏死具有特征性
  - 出血性皮层下坏死
  - 白质低信号病变（半球融合性病变±视神经）
- T2WI
  - 病变一般为高信号
  - 急性出血性坏死可能导致低信号病灶
- FLAIR
  - 病变一般高信号
- T2* GRE
  - 壳核低信号病灶
  - 大脑和脑室内出血
- DWI
  - 壳核±白质弥散受限（高信号）
- T1WI C+
  - 坏死性病变强化

影像推荐

- 最佳影像工具
  - 一开始 NECT
- 常规检查建议：MR（包括 GRE+DWI）

鉴别诊断

高血压脑出血

- 一般单侧

缺氧梗死

- 大多是非出血性，而在甲醇中毒中多出血性
- 基底节对称性 T2↑是典型表现

一氧化碳（CO）中毒

- 多为苍白球（GP）T2↑>壳核±半球白质

渗透性脱髓鞘综合征

- 脑桥外髓鞘溶解，导致基底节 T2↑
- 脑桥中部高信号常见

威尔逊症

- 多为基底节、脑干 T2↑

利氏病

- 婴儿或儿童早期起病，T2↑病变（脑干、BG 和白质）

克-雅病（CJD）

- 进行性基底节、丘脑和大脑皮层 T2↑（壳核和尾状核>苍白球）

亨廷顿病

- 尾状核萎缩、尾状核/壳核 T2↑

病理

一般特点

- 病因
  - 甲醇代谢为甲醛、甲酸
  - 引起高阴离子间隙酸中毒
  - 对壳核和视神经的选择性毒性作用
  - 含甲醇的商业产品包括防冻剂、除油漆剂和复印液

大体病理和术中特征

- 苍白球坏死
- 视神经脱髓鞘和萎缩

临床要点

临床表现

- 最常见症状和体征
  - 视力模糊
    - 可能进展为全盲
  - 嗜睡、精神错乱、癫痫、昏迷
  - 恶心呕吐、腹部疼痛
  - 呼吸停滞→死亡

自然病程和预后

- 摄入甲醇到发病的酶促氧化时间即为潜伏期
- 未治疗的甲醇中毒
  - 1/3 视力缺损
  - 死亡率 1/3

治疗

- 甲吡唑或酒精
  - 抑制酒精脱氢酶
  - 抑制甲醇代谢为甲酸
- 一般支持治疗（例如静脉补液、纠正电解质紊乱和酸中毒）

参考文献

1. Grasso D et al: Lentiform fork sign: a magnetic resonance finding in a case of acute metabolic acidosis. Neuroradiol J. 27(3):288-92, 2014
2. Rietjens SJ et al: Ethylene glycol or methanol intoxication: which antidote should be used, fomepizole or ethanol? Neth J Med. 72(2):73-9, 2014
3. Jain N et al: Methanol poisoning: characteristic MRI findings. Ann Saudi Med. 33(1):68-9, 2013
4. Thirunavukkarasu S et al: Acute bilateral putaminal haemorrhagic necrosis in methanol poisoning. BMJ Case Rep. 2013, 2013

要　点

术语

- 由氰化物(CN)引起的缺氧性脑病

影像

- 出血性纹状体、皮层板层坏死
  - 基底节(BG)
  - 皮层(特别是感觉运动区域)
- 基底节,皮层 T2 和 FLAIR 高信号病灶
- 基底节,皮层弥散受限
- 可能看见基底节,皮层 T1 高信号、强化

主要鉴别诊断

- 缺氧缺血性脑病
- 毒物暴露、特别是一氧化碳(CO)
- 遗传性和代谢性疾病
- 感染性疾病

病理

- 抑制线粒体细胞色素 C 氧化酶
  - 干扰氧化代谢过程和磷酸化
  - 继发细胞缺氧、乳酸酸中毒

临床要点

- 苦杏仁气味
- 呼吸过快、心动过速、高血压
  - 继发心肺循环衰竭
- 癫痫±昏迷±死亡
- 经常和一氧化碳中毒症状体征重叠
- 吸入烟尘、摄入或者皮肤吸收
- 意外暴露(工作相关)
- 非意外暴露

诊断纲要

- CN 和 CO 中毒可能有类似特点,特别是烟雾吸入的患者中

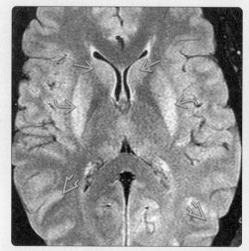
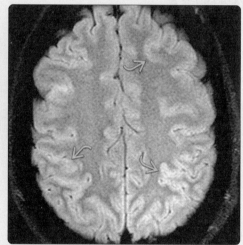

图 10-66 (左图)轴位 FLAIR MR 显示一名 22 岁住宅火灾中吸入烟雾后昏迷不醒的女性壳核➡、尾状核➡和皮层➡。(右图)轴位 FLAIR MR 显示同一名患者广泛皮层肿胀和轻微的高信号➡

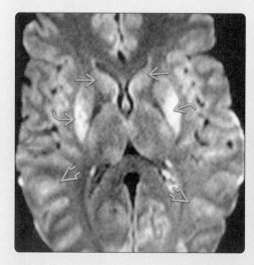
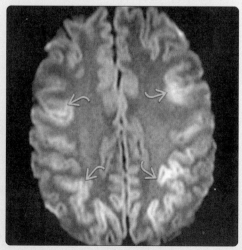

图 10-67 (左图)轴位 DWI 显示同一名患者相应区域壳核➡、尾状核➡和皮层➡弥散受限。(右图)轴位 DWI 显示同一名患者广泛皮层弥散受限➡。病变在 DWI 比 FLAIR 显示得更为突出。尽管影像学表现非特异,双侧对称性病变提示缺氧、中毒或代谢性损伤。病史对确诊十分重要

术语

缩写

- 氰化物(CN)中毒

定义

- 由氰化物(CN)引起的缺氧性脑病

影像

一般特点

- 最佳诊断线索
  - 出血性纹状体、皮层板层坏死
- 位置
  - 基底节(BG)
    - 一般为双侧受累
      □ 壳核、尾状核,苍白球也可能受累
  - 皮层
    - 多发性病变,特别是感觉运动区域
  - 小脑

CT 表现

- NECT
  - 基底节低密度病变

MR 表现

- T1WI
  - 早期:BG 低信号病变
  - 晚期:基底节高信号、皮层曲线状高信号
- T2WI
  - 基底节高信号病变
  - 皮层高信号
- FLAIR
  - 同 T2WI
- DWI
  - 基底节和皮层弥散受限
- T1WI C+
  - 基底节,皮层可能看到强化

影像推荐

- 最佳影像检查
  - MR 的 FLAIR、DWI 序列

核医学表现

- PET
  - ^{18}F-氟多巴:纹状体摄取↓
  - ^{18}F-FDGPET:壳核、颞顶枕叶和小脑皮层代谢↓

鉴别诊断

缺氧缺血性脑病

- 包括缺氧、低氧、近溺亡和大脑低灌注损伤

毒物暴露

- 甲醇、酒精、一氧化碳(CO)和海洛因

遗传性和代谢性疾病

- 威尔逊症、利氏病和亨廷顿病

感染性疾病

- 日本脑炎、克-雅病(Creutzfeldt-Jakob disease,CJD)等

病理

一般特点

- 病因
  - 抑制线粒体细胞色素 C 氧化酶
    - 干扰氧化代谢过程和磷酸化
    - 继发细胞缺氧、乳酸酸中毒

大体病理和术中特征

- 出血性基底节坏死
- 皮层板层坏死

临床要点

临床表现

- 最常见症状和体征
  - 经常和一氧化碳中毒症状体征重叠
  - 苦杏仁气味
  - 呼吸过快、心动过速、高血压
    - 心肺循环衰竭
  - ±癫痫、昏迷、死亡

人口统计学

- 流行病学
  - 吸入烟尘、摄入或者皮肤吸收
  - 意外暴露(工作相关)
    - 冶金锻造行业、矿业、宝石加工、吸入烟尘
  - 非意外暴露
    - 自杀和谋杀

自然病程和预后

- 起病和暴露类型相关
  - 气体性氢氰酸→秒
  - 固体或液体氰化物盐→分钟
  - 一些生氰化合物(腈、硝普盐)→小时
- 结局
  - 从完全恢复到死亡
  - 永久性神经系统受损
    - 椎体外系综合征和植物状态

治疗

- 去污染,支持治疗
- 氧疗:正常压力和高压氧
- 氰化物解毒剂

诊断纲要

- CN 和 CO 中毒可能有类似特点,特别是烟雾吸入的患者中

参考文献

1. Borron SW et al: Asphyxiants. Emerg Med Clin North Am. 33(1):89-115, 2015
2. Huzar TF et al: Carbon monoxide and cyanide toxicity: etiology, pathophysiology and treatment in inhalation injury. Expert Rev Respir Med. 7(2):159-70, 2013

术语

- 渗透性脱髓鞘综合征(ODS)
  - 之前称为中央脑桥溶解综合征(CPM)和/或脑桥外髓鞘溶解(EPM)
- 血清渗透压快速变化引起的急性脱髓鞘
  - 典型情景:快速纠正低钠血症
  - ODS 可以发生在血钠正常的患者中

影像

- 中央脑桥 T2 高信号,外周相对正常
- 50%在脑桥(CPM);50%在脑桥外(EPM)
  - 中央纤维受累;外周纤维相对正常
  - 基底节(BG)
  - 脑白质(WM)
- CPM+EPM=几乎等价于 ODS
- 急性:融合性中央脑桥高信号,外周和皮质脊髓束相对不受累
- 圆形、三角形和蝙蝠形
- DWI 对发现 ODS 最早且最敏感

- 亚急性:高信号经常正常
- 最佳影像检查:MR>>CT

主要鉴别诊断

- 脑桥缺血/梗死
- 脱髓鞘疾病
- 脑桥肿瘤(星形胶质细胞瘤和转移瘤)
- 代谢性疾病(威尔逊症、利氏病、糖尿病、高血压脑病)

病理

- 相同病因引起的异质性问题:渗透压应激

临床要点

- 酒精性和低钠患者快速纠正血清钠
- ODS 症状在纠正低钠血症的 2~8 天后出现(偶尔为几周)
- 出现并发症常见、预后差

图 10-68 (左图)轴位示意图显示中央脑桥受累的急性渗透压脱髓鞘➡。脑桥轻度肿胀,对第四脑室有轻度占位效应。(右图)轴位 NECT 显示一名感觉异常的慢性酒精患者因为渗透性脱髓鞘综合征出现脑桥低密度➡。渗透性脱髓鞘综合征是由血清钠快速变化引起的急性脱髓鞘

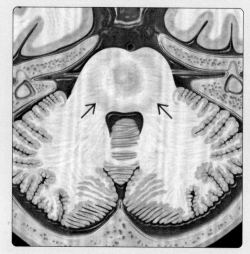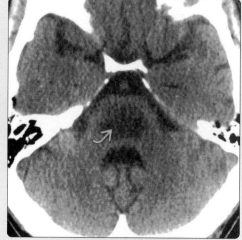

图 10-69 (左图)轴位 DWI 显示同一名患者脑桥➡弥散受限,和 CT 的低密度对应。皮质脊髓束➡和周围脑桥➡相对不受累。(右图)轴位 DTI 显示同一名患者中央脑桥白质➡紊乱,皮质脊髓束➡和周围脑桥纤维➡不受累。脑桥渗透性脱髓鞘为圆形、三角形和蝙蝠形

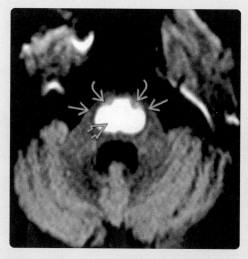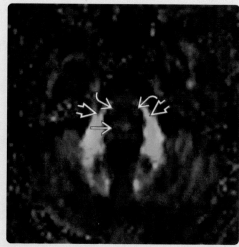

十六、渗透性脱髓鞘综合征

术语

缩写

- 渗透性脱髓鞘综合征(ODS)

同义词

- 之前称为中央脑桥溶解综合征(CPM)和/或脑桥外髓鞘溶解(EPM)

定义

- 血清渗透压快速变化引起的急性脱髓鞘
- 典型情景:快速纠正低钠血症
  - ODS 可以发生在血钠正常的患者中

影像

一般特点

- 最佳诊断线索
  - 中央脑桥 T2 高信号,外周相对正常
- 位置
  - 50%在脑桥(CPM)
    - 中央纤维受累;外周纤维相对正常
  - 50%在脑桥外(EPM)
    - 小脑(小脑中脚)
    - 外侧膝状体
    - 基底节(BG)、外囊和丘脑
    - 大脑白质(WM)
    - 不常见:周围皮层、海马
  - CPM+EPM=几乎等价于 ODS
- 形态学
  - 圆形、三角形(脑桥)
  - 无论位置,经常发生双侧对称性脱髓鞘
  - 罕见:脑回状(皮层受累)

CT 表现

- NECT
  - 受影响区域(脑桥、基底节等)低密度
  - 中央脑桥低密度可能被硬化伪影干扰
  - 寻找其他异常(例如蚓部萎缩)
  - 无出血
- CECT
  - 一般不强化
  - 早期、急性期和严重脱髓鞘可能表现为强化

MR 表现

- T1WI
  - 急性
    - 经典:轻中度低信号
    - 相对少见:和周围脑组织等信号
    - 影像表现可能为一过性,之后完全缓解
    - 最初检查可能正常
  - 亚急性
    - 可能之后完全缓解
    - 相对少见:1~4 个月时高信号(凝固性坏死)
- T2WI
  - 急性期:融合性中央脑桥高信号,周围神经和

皮质脊髓束相对正常
    - 圆形、三角形和蝙蝠形
    - BG 和白质(EPM)对称性高密度
  - 亚急性:高信号经常正常,可能完全缓解
- PD/intermediate
  - 高信号
- FLAIR
  - 高信号
- T2* GRE
  - 出血、"晕染样(blooming)"罕见
- DWI
  - 急性期
    - DWI:高信号(弥散受限);ADC↓
    - DWI 对发现 ODS 最早且最敏感
    - DWI 变化在出现症状的 24h 内出现,在第一周内显著改善
  - 延迟性
    - DWI:等信号
    - ADC 值回落到基线需要 3~4 周
- T1WI C+
  - 常见:一般不强化
  - 相对少见:中等融合性/外周性强化
- MRS
  - 急性:NAA↓、胆碱↑,胆碱:Cr 比值↑

核医学表现

- PET
  - 早期代谢损伤=多样的高代谢表现
  - 晚期=损伤区域低代谢

影像推荐

- 最佳影像检查:MR>>CT
  - 常规检查建议
- FLAIR、DWI、T1WI 增强
  - 必要时重复影像检查

鉴别诊断

脑桥缺血/梗死

- 经常非对称性
- 经常同时影响脑桥中央和周围纤维
- 警惕:穿通基底动脉梗死可能累及中央脑桥;影像和 CPM(包括 DWI)可以很相似

脱髓鞘疾病

- 在其他地方寻找典型病变
- 马蹄形强化(不完整的环)在急性多发性硬化中常见

脑桥肿瘤(星形胶质细胞瘤和转移瘤)

- 原发肿瘤(例如脑桥"胶质瘤")
  - 常为儿童或年轻成年人
- 脑桥罕见实体瘤转移

代谢性疾病

- 例如威尔逊症、利氏病、糖尿病、高血压脑病
- 威尔逊症:基底节>脑桥

- 利氏病:基底节、中脑
- 顶枕叶＝高血压脑病最常见部位
- 脑桥高血压脑病
  - 一般周围纤维也会受累
  - 其他病变常见

病理

一般特点

- 病因
  - 相同病因引起的异质性问题:渗透压应激
    - 渗透压应激:渗透压梯度的任何改变
  - 最常见:医源性纠正低钠血症
  - 相对少见:氮血症渗透压紊乱、高血糖、低血钾和酮症酸中毒
  - 渗透压应激相关的髓鞘溶解精确机制未知
    - 渗透压应激、血清渗透压变化
    - 相对细胞内低张力
    - 血清渗透压改变造成内皮损伤
    - 有机溶质缺乏易发生内皮崩解
    - 内皮细胞缩小,引起血脑屏障崩溃
    - 高张力高钠液体在细胞外液(ECF)聚集
    - 高张力 ECF,释放髓磷脂毒素损伤白质
    - 继发细胞死亡
  - 少突胶质细胞对渗透压变化格外脆弱
  - 星形细胞 AQP(水通道蛋白)损失对部分人类 CPM 患者提示 AQP1 和 AQP4 可能在 CPM 发病机理中有作用
- 相关异常
  - 无相关炎症的脱髓鞘

大体病理和术中特征

- 双侧对称性、软、灰棕变色

显微镜特征

- 广泛脱髓鞘、胶质增生
- 巨噬细胞包含吞噬的髓磷脂团块
- 轴柱和神经细胞保存
- 反应性星形细胞、大量泡沫样、富含脂肪的巨噬细胞

临床要点

临床表现

- 最常见症状和体征
  - 癫痫、精神状态改变
  - 当低血压存在时经常为双向
    - ODS 症状在纠正低钠血症的 2～8 天后出现(偶尔为几周)
    - 意识状态、定向力改变
    - 假性延髓性麻痹、构音障碍和吞咽困难(CPM)
    - 运动障碍(EPM)
  - 症状可能随血清渗透压增加而缓解
- 临床特点

- 酒精性和低钠患者快速纠正血清钠
- 合并其他问题加重 ODS
  - 肝、肾、肾上腺、垂体和副肿瘤疾病
  - 营养性(酒精、营养不良、呕吐)
  - 烧伤、移植和其他手术

人口统计学

- 年龄
  - 在所有年龄出现
    - 最常见:中年患者
    - 不常见:儿童患者(糖尿病、畏食)
- 性别
  - M>F
- 流行病学
  - 酗酒患者中尸检患病率从 1% 到 10% 不等

自然病程

- 结局
  - 完全恢复可能发生
  - 轻微遗留缺陷
    - 记忆力、认知障碍
    - 共济失调、强直、复视
  - 可能进展为
    - 强直性四肢瘫
    - "闭锁",可进展为昏迷
  - 多种行为和精神障碍、运动障碍、癫痫、抑郁、多发性神经根病、神经病变
- "并发症"常见、预后差
- 死亡率从 6% 到 90%

治疗

- 无共识;无最佳低钠血症纠正速率
- 如果可以,自我纠正(限液、停止利尿剂)
- 支持性治疗

诊断纲要

需要考虑

- 酗酒患者伴基底节、白质疾病(EPM)注意 ODS

影像解读要点

- 经典 CPM 周围脑桥纤维不受累
- EPM 可以无 CPM 而发生
- 复查 MR 可能颇有必要,因为最初的检查可以表现正常

参考文献

1. Buffington MA et al: Hyponatremia: A Review. J Intensive Care Med. ePub, 2015
2. Alleman AM: Osmotic demyelination syndrome: central pontine myelinolysis and extrapontine myelinolysis. Semin Ultrasound CT MR. 35(2):153-9, 2014
3. Harring TR et al: Disorders of sodium and water balance. Emerg Med Clin North Am. 32(2):379-401, 2014
4. Landais A: Central pontine myelinolysis without electrolyte disorder, alcoholism or denutrition. J Neurol Sci. 343(1-2):235-6, 2014
5. Singh TD et al: Central pontine and extrapontine myelinolysis: a systematic review. Eur J Neurol. 21(12):1443-50, 2014
6. Popescu BF et al: Evidence of aquaporin involvement in human central pontine myelinolysis. Acta Neuropathol Commun. 1(1):40, 2013

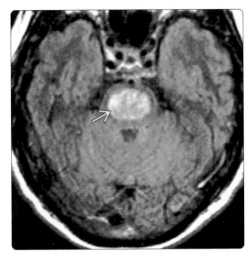
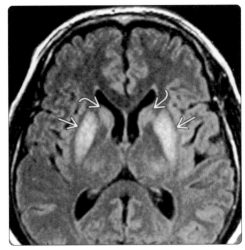

图 10-70　（左图）轴位 FLAIR MR 显示一名脑桥异常信号➡。（右图）轴位 FLAIR MR 显示同一名患者壳核➡和尾状核➡异常信号。渗透性脱髓鞘综合征可以同时有脑桥和脑桥外髓鞘溶解

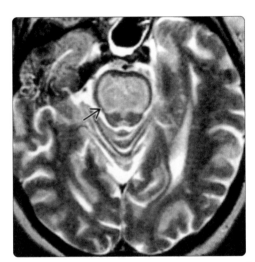
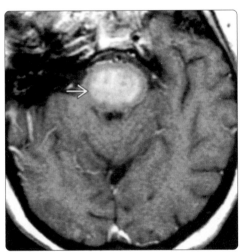

图 10-71　（左图）轴位 T2WI MR 显示脑桥➡显著高信号，这是渗透性脱髓鞘综合征典型表现。（右图）T1WI C+MR 显示同一名患者急性脱髓鞘区域强化➡

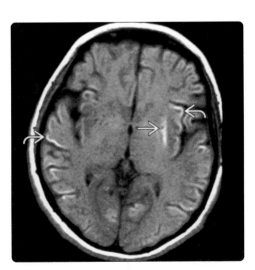
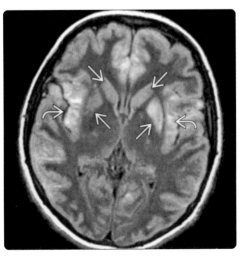

图 10-72　（左图）轴位 T1WI MR 显示一名低血钠患者皮层➡和左侧壳核➡弥漫性高信号。（右图）轴位 FLAIR MR 显示同一名患者皮层➡和纹状体➡弥漫性高信号。皮层板层坏死不是渗透性脱髓鞘综合征典型的表现。某些患者，如本例，完全无脑桥受累（未显示）而且仅影响基底节和/或皮层。半球白质在本例中未受累

第一篇 基于病理的诊断

要　点

术语

- 放疗所致损伤可被分为急性、亚急性/早期延迟、晚期损伤

影像

- 放疗损伤:轻度血管源性水肿到坏死
- 放疗坏死:不规则强化病灶
  - MRS:代谢产物显著减低(NAA、胆碱、肌酐)±乳酸/脂质峰
  - 灌注 MR:和肿瘤相比 rCBV 下降
- 白质脑病:T2 白质(WM)高信号、皮层下 U 形纤维保留
- 钙化微血管病:基底节(BG)、皮层下白质钙化、萎缩
- 坏死性脑白质病变:白质坏死
- PRES:后循环皮层下白质水肿
- MRS、MR 灌注、PET 或 SPECT 可能帮助将复发性肿瘤和放疗坏死区分

主要鉴别诊断

- 肿瘤
- 脓肿
- 多发性硬化
- 血管性痴呆
- 进行性多灶型脑白质病变

病理

- 继发性肿瘤:脑膜瘤(70%)、胶质瘤(20%)和肉瘤(10%)
  - 侵袭性更高、高度顽固性
  - 发生率:3% ~ 12%
- 放疗所致血管畸形:微血管扩张±海绵窦(CM)

临床要点

- 总体放射性坏死发生率:3% ~ 9%
- 治疗时越年轻预后更差

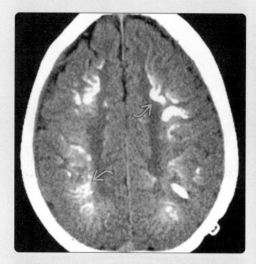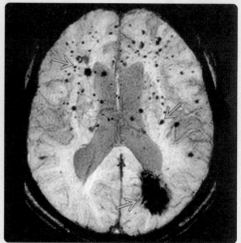

图 10-73　(左图)轴位 NECT 显示一名 20 岁患者皮层下脑白质➡️广泛钙化。矿化性微血管病一般在放化联合治疗 2 年或之后才出现。(右图)轴位 SWI 显示一名儿童时期接受神经纤维瘤病和视神经胶质瘤放疗的成人"晕染样"(blooming)低信号灶➡️,符合放疗所致的血管畸形

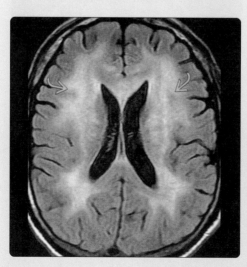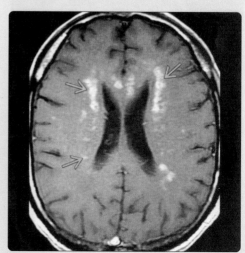

图 10-74　(左图)轴位 FLAIR MR 显示一名 22 岁急性白血病接受鞘内甲氨蝶呤治疗的患者脑室旁融合性和深部白质高信号➡️,而皮层下白质相对完整。(右图)轴位 T1C+MR 显示同一名患者白质多发性结节性强化病灶➡️,符合化疗所致的坏死性脑白质病变,而这是化疗潜在的严重并发症

术语

缩写

- 放疗所致损伤（RII）

同义词

- 放疗病变（XRT）、化疗效应、治疗相关病变

定义

- 放疗所致损伤可被分为急性（放疗后立刻出现）、亚急性/早期延迟（一般可到放疗后 12 周）、晚期损伤（放疗结束后数月到数年）

影像

一般特点

- 最佳诊断线索
  - 放疗损伤：轻度血管源性水肿到坏死
  - 放疗坏死：不规则强化病灶
  - 脑白质病变：T2 白质高信号（WM）、皮层下 U 形纤维不受累
  - 钙化性微血管病：基底节（BG）、皮层下白质钙化、萎缩
  - 坏死性脑白质病变（NLE）：白质坏死±钙化
  - PRES：后循环皮层下白质水肿
- 位置
  - 放疗损伤发生在放射部位
  - 脑室周白质各位易受累
  - 皮层下 U 形纤维和胼胝体不受累

CT 表现

- NECT
  - 亚急性/早期延迟 RII：融合性白质低密度水肿
  - 晚期 RII：局灶或多发性白质低密度
  - 白质脑病：对称性白质低密度
  - 钙化性微血管病：基底节、皮层下白质钙化、萎缩
  - NLE：广泛性白质坏死、钙化
  - PRES：皮层下白质水肿、后循环

MR 表现

- T1WI
  - 亚急性/早期延迟 RII：脑室周白质低信号水肿
  - 晚期 RII：局灶或多发性白质低信号
  - 白质脑病：弥漫性、对称性白质低信号，皮层下 U 形纤维不受累
  - 钙化性微血管病：壳核高信号、萎缩
- T2WI
  - 急性 RII：一般正常或一过性弥漫性脑肿胀
  - 亚急性/早期延迟 RII：局灶或多发高信号白质病变伴水肿、脱髓鞘
    - 皮层下 U 形纤维和胼胝体不受累
  - 晚期 RII：弥漫性白质损伤和坏死
    - 高信号白质病变±低信号环
    - 占位效应和水肿

- 白质脑病：中央和脑室周白质弥漫性、对称性受累，皮层下 U 形纤维相对不受累
  - 钙化性微血管病：信号减低
  - NLE：广泛性白质坏死
  - PRES：皮层下白质、±皮层、后循环融合性、对称性高信号
    - 枕叶、顶叶和后颞叶和小脑常见
    - 可能包括额叶、基底节和脑干
- T2* GRE
  - 放疗所致血管畸形："晕染样"（blooming）表现和血液代谢产物有关
- DWI
  - 复发性肿瘤 ADC 比放疗性坏死低
- T1WI C+
  - 亚急性/早期延迟性 RII：±斑片状坏死
  - 晚期 RII：强化经常类似残余或复发肿瘤
    - 可能看到结节样、线样、曲线样、"肥皂泡"或"奶酪样"增强
    - 可能在远离肿瘤的位置有多发病变
  - NLE：显著增强、可能为环形
- MRS：在放射性坏死中，代谢产物显著减低（NAA、胆碱、肌酐）±乳酸/脂质峰
- 灌注 MR：和肿瘤相比 rCBV 下降

血管造影表现

- 放疗所致血管病：床突上段颈内动脉和近端前循环血管进行性狭窄；可能出现烟雾样表现

核医学表现

- FDGPET：放射性坏死一般为低代谢
- ^{201}Tl-SPECT：放射性坏死一般为低代谢，摄取下降

影像学推荐

- 常规检查建议
  - 增强 MR±MRS、MR 关注；如果要鉴别肿瘤，行 PET

鉴别诊断

复发性多形性胶质细胞瘤（GBM）

- 中央坏死的强化占位，伴占位效应
- MRS 提示胆碱增高、NAA 下降±乳酸

转移

- 一般为灰白质交界多发病变、水肿显著
- MRS 提示胆碱增高、NAA 下降±乳酸
- 环形强化占位可能类似放射性坏死

脓肿

- 环形强化、沿脑室、边界薄
- 特征性的弥散受限的低 T2 环
- MRS 显示代谢产物，例如琥珀酸盐、氨基酸

多发性硬化

- 经常不成完整环形的马蹄形增强，开口朝向皮层
- 其他病变位于典型位置，年轻患者

血管性痴呆

- 梗死有大有小、白质病变
- 一般为老年患者,为临床诊断

进行性多灶型脑白质病变

- 白质 T2 高信号,皮层下 U 形纤维受累
- 可能跨胼胝体;一般无强化
- 免疫抑制患者

外源性物质机体反应

- 肉芽肿性反应(例如明胶海绵)
- 可能类似复发肿瘤和放疗坏死

病理

一般特点

- 病因
  - 放疗所致血管损伤
    - 通透性改变、内皮和基底膜损伤、动脉硬化加速和毛细血管内扩张形成
  - 放疗神经毒性
    - 胶质和白质损伤(少突胶质细胞敏感性>>神经元)
  - 放疗所致肿瘤(例如肉瘤)
    - ≤5 岁、有基因易感性(NF1、视网膜母细胞瘤)、骨髓移植的放疗患者风险增加
  - 放疗所致血管畸形:主要为毛细血管扩张±海绵窦
  - 钙化性微血管病:放化疗常见、放疗 2 年或之后出现
  - 坏死性脑白质病变:联合放化疗、进行性疾病
  - PRES:和血压超过大脑血管自调节范围有关
  - 许多化疗药物能够引起中枢神经系统反应:甲氨蝶呤、阿糖胞苷、卡莫司汀、环孢素、顺铂
  - RII 变量:总剂量、放射区域大小、单词剂量、数量和频率、辅助性治疗、存活时间、患者年龄

分期、分级和分类

- 对放疗的神经毒性反应可以分为急性、早期延迟和晚期延迟损伤
  - 急性损伤:轻度、可逆性血管源性水肿
  - 亚急性或早期延迟损伤:水肿和脱髓鞘
  - 晚期损伤:更严重,不可逆

大体病理和术中特征

- 放疗:从水肿到空腔性白质坏死
- 放射性坏死:凝固性坏死支持白质,可能扩展至深皮层

显微镜特征

- 急性 RII:由毛细血管损伤导致的白质水肿
- 亚急性或早期延迟 RII:血管源性水肿、脱髓鞘、脑室周淋巴细胞浸润和胶质增多

- 晚期 RII:白质坏死、脱髓鞘、星形细胞增多、血管病变
- 放射性坏死:融合性凝固性坏死、钙化、血管透明质增厚和纤维素样坏死、血栓
- 钙化性微血管病:小动脉和微动脉透明质样变和纤维素样坏死伴内皮增生、钙质沉积

临床要点

临床表现

- 最常见症状和体征
  - 高度可变
  - 急性 RII:颅内压增高症状,头痛、恶心呕吐,神智改变
  - 亚急性或早期延迟 RII:嗜睡综合征,以虚弱和昏睡为特征
  - 放射坏死:一般见于治疗后 2~32 个月
    - 85%发生在两年内

人口统计学

- 流行病学
  - 总体放射性坏死发生率:3%~9%
    - 每天 2Gy,总量 60Gy 的患者<5%
  - 放疗相关性肿瘤:3%~12%
    - 脑膜瘤(70%)、胶质瘤(20%)和肉瘤(10%)

自然病程和预后

- 治疗时越年轻预后更差
- 放射性坏死是动态性病生过程;经常为进行性、不可逆病变

治疗

- 如果影像不能将肿瘤和放射性坏死鉴别,行活检
- 如果有占位效应、水肿,行手术
- 急性发生性损伤可能激素有效

鉴别诊断

需要考虑

- 仅仅用形态学难以将放射坏死和残留或复发肿瘤鉴别开

影像解读要点

- MRS、MR 灌注、PET 或 SPECT 可帮助鉴别复发性肿瘤和放射性坏死

参考文献

1. Nolan CP et al: Neurologic complications of chemotherapy and radiation therapy. Continuum (Minneap Minn). 21(2 Neuro-oncology):429-51, 2015
2. Zhang H et al: Role of magnetic resonance spectroscopy for the differentiation of recurrent glioma from radiation necrosis: a systematic review and meta-analysis. Eur J Radiol. 83(12):2181-9, 2014
3. Reddy K et al: MRI patterns of T1 enhancing radiation necrosis versus tumour recurrence in high-grade gliomas. J Med Imaging Radiat Oncol. 57(3):349-55, 2013
4. Shah R et al: Radiation necrosis in the brain: imaging features and differentiation from tumor recurrence. Radiographics. 32(5):1343-59, 2012

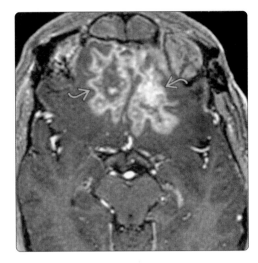
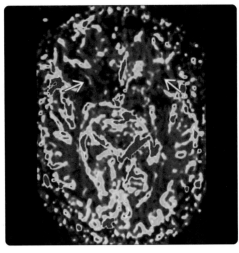

图 10-75 （左图）轴位 T1WI C+MR 显示一名成神经节细胞瘤患者放疗 6 个月后下额叶占位⤸，其边缘强化。（右图）灌注 MR 显示同一名患者 rCBV 图显示增强区域相对脑容量无显著变化➡，这是典型的放射性坏死表现。放射性坏死可在放疗数月到数年后出现。超过 85% 的患者在 2 年内出现

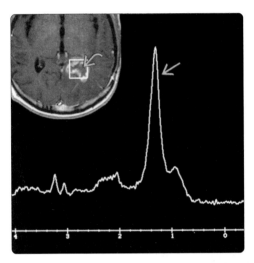
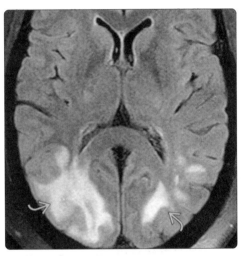

图 10-76 （左图）35TE 单像素 MRS 显示一名转移瘤手术切除和放疗后患者左顶叶⤵出现坏死性强化病变，可见显著高脂质和高乳酸峰➡，而其他代谢产物含量下降。（右图）轴位 FLAIR MR 显示一名应用环孢素的肾移植患者出现 PRES 特征性非对称性枕叶皮层或皮层下水肿⤵

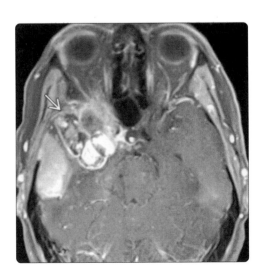
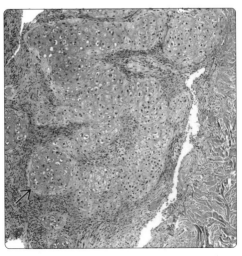

图 10-77 （左图）轴位 T1WI C+FS MR 显示一名 WHO Ⅰ级脑膜瘤放疗和手术后患者前中颅窝不均匀占位➡。（右图）高倍镜下显微病理图显示同一名患者多次切片见软骨肉瘤成分➡。3% ~ 12% 的放疗患者出现继发性肿瘤。尽管相当罕见，它们大多数为脑膜瘤（70%）、胶质瘤（20%）或肉瘤（10%）

要 点

术语

- 治疗引起的强化灶,类似于肿瘤进展
- 典型患者为放化疗之后出现(放疗和替莫唑胺)
- 一般在放疗(XRT)结束后3~6个月之内出现

影像

- 在恶性胶质瘤放疗结束3~4个月时,出现新强化病变+FLAIR高信号
- T2/FLAIR:增强高信号伴占位效应
- DWI:假性进展和肿瘤相比ADC值高
- DSC:假性进展和肿瘤相比平均rCBV低
- DCE:和真正肿瘤进展相比,平均K反("Ktrans",体积转移常数)要低
- MRS:假性进展中无显著胆碱升高
- 最佳影像检查:增强MR、DWI、±MRS、MRP

- 可能必须随访才能建立正确诊断
- 临床病史和治疗时间是准确进行大脑肿瘤成像的关键

主要鉴别诊断

- 恶性胶质瘤复发
- 放射性坏死

临床要点

- 目前恶性胶质瘤的标准治疗是手术切除后同期放疗联合替莫唑胺化疗
  - 假性进展发生在35%~50%的患者中
- 假性进展是自限的强化病变无须额外治疗
- 假性进展和预后良好相关
- 需认识到不是所有的新发强化灶都是经治疗的恶性胶质母细胞瘤患者的进展表现

图10-78 (左图)轴位T1C+MR显示一名48岁恶性胶质瘤的男患者经放疗和替莫唑胺治疗3个月后双侧额叶出现新发强化⇨。患者最初的术后MR是无强化的。患者临床情况良好。(右图)轴位T1C+MR显示同一名患者4周后在无调整治疗的情况下,病灶强化程度显著减低⇨。影像学表现为假性进展,可能和炎性反应相关,而非真性进展

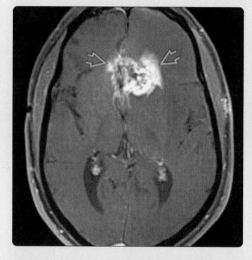
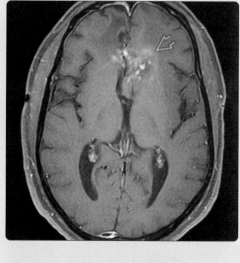

图10-79 (左图)轴位T1C+MR显示一名62岁多发胶质母细胞瘤(GBM)女性⇨经替莫唑胺和放疗后4个月时,出现新发增强⇨,考虑肿瘤进展可能。(右图)T1WI C+MR显示同一名患者在无治疗调整下8周后,强化程度显著减低⇨。可以确定新发强化和假性进展有关,和预后良好有关

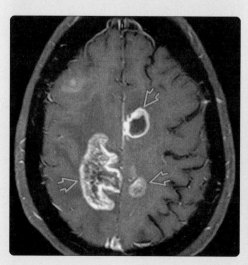
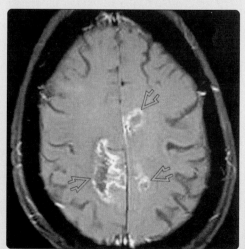

术语

缩写

- 假性进展（PSP）

同义词

- 治疗相关性强化

定义

- 治疗引起的新增强化，影像表现类似于肿瘤进展
  - 典型案例为放化疗之后出现（放疗和替莫唑胺）
- 一般在放疗（XRT）结束后 3 ~ 6 个月之内出现
- 假性进展是自限的强化病变，无须额外治疗

影像

一般特点

- 最佳诊断线索
  - 在胶质母细胞瘤放疗结束 3 ~ 4 个月时，出现 FLAIR 高信号
- 位置
  - 之前治疗的肿瘤区域或在临近脑区
  - 一般在放疗区域内

MR 表现

- T1WI
  - 一般为低信号
- T2WI
  - 高信号伴占位效应±局灶占位
- FLAIR
  - 高信号伴占位效应±局灶占位
- DWI
  - 假性进展和肿瘤相比 ADC 值高
- PWI
  - DSC：假性进展和肿瘤相比平均 rCBV 低
    - 两者在 rCBV 上有显著重叠
  - DCE：和真正肿瘤进展相比，平均 K 反（"Ktrans"，体积转移常数）要低
  - 血管外细胞外间隙每单位体积组织（Ve）PsP 要低
- T1WI 增强
  - 强化组织

鉴别诊断

恶性胶质瘤复发

- 在原先治疗的肿瘤区域新发的强化
- 室管膜下扩散提示肿瘤复发
- DWI：ADC 低
- PWI：高 CBV 提示肿瘤复发

放射性坏死

- 在原先治疗的肿瘤或血管区域新发的强化
- T2/FLAIR 高信号伴占位效应

- 影像学和假性进展表现重叠
- MRS、MR 灌注可能可以帮助鉴别
- 一般发生在治疗 12 ~ 18 个月至数年内发生

假性反应

- 抗血管新生药物（例如贝伐单抗）使得强化减低，而非真正的治疗反应
- 肿瘤一般在 FLAIR 和 DWI 上高信号
- 和血管减低有关
- 经常导致无强化的浸润性肿瘤的生长

病理

一般特点

- 一般认为和血管及少突胶质细胞损伤，导致炎性反应和血脑屏障渗透性增加有关

大体病理和术中特征

- 血管扩张、纤维素样坏死、正常大脑血管内皮损伤

临床要点

临床表现

- 最常见症状和体征
  - 一般无症状
  - 可能有和占位效应相关的症状

自然病程和预后

- 目前恶性胶质瘤的标准治疗是手术切除后同期放疗联合替莫唑胺化疗
  - 假性进展发生在 35% ~ 50% 的患者中
- 随着放疗剂量升高而升高
- 假性进展和预后良好相关
  - 可能和甲基化-O6-甲基鸟嘌呤 DNA 甲基转移酶（MGMT）

治疗

- 无须调整治疗
- 某些肿瘤内科医生会加用激素

诊断纲要

需要考虑

- 需认识新发增强和占位效应在恶性胶质瘤患者中并不总是疾病进展
- 可能必须随访才能确诊假性进展

参考文献

1. Boxerman JL et al: Response Assessment and Magnetic Resonance Imaging Issues for Clinical Trials Involving High-Grade Gliomas. Top Magn Reson Imaging. 24(3):127-36, 2015
2. Yun TJ et al: Glioblastoma treated with concurrent radiation therapy and temozolomide chemotherapy: differentiation of true progression from pseudoprogression with quantitative dynamic contrast-enhanced MR imaging. Radiology. 274(3):830-40, 2015
3. Hygino da Cruz LC Jr et al: Pseudoprogression and pseudoresponse: imaging challenges in the assessment of posttreatment glioma. AJNR Am J Neuroradiol. 32(11):1978-85, 2011

要 点

术语

- 抗血管生成药物可因为减少血管通透性,让胶质母细胞瘤强化减低,而不是肿瘤真正对药物反应
  - 贝伐单抗(avastin):抗 VEGF 药品,是目前治疗复发性恶性胶质瘤的主要抗血管生成药物
  - 西地尼布:VEGF 受体酪氨酸激酶抑制剂,最近在进行高级别胶质瘤试验

影像

- 在应用抗 VEGF 药物的恶性胶质瘤患者中出现强化减低
  - 尽管强化减低,可能看到持续性 FLAIR 和弥散受限
- 为避免抗血管生成药物患者中假性反应的干扰,可用 DWI 和 ADC 来作为肿瘤对治疗反应的影像学标志物

- 注意,增强减低在肿瘤随访研究中可能是对药物反应,也可能是新药物作用下的假性反应
- DSC:在最初血管源性治疗后,rCBV 早期变化可帮助将假性反应和治疗反应鉴别开

主要鉴别诊断

- 治疗反应
- 激素效应

临床要点

- 抗血管生成药物可纠正肿瘤血管高渗透性,重建血脑屏障
- 肿瘤生长的局部反应被控制,但弥漫性浸润和远处转移仍常见
- 抗血管生成药物显著提高 6 个月无进展生存,但可能不能改变总生存时间

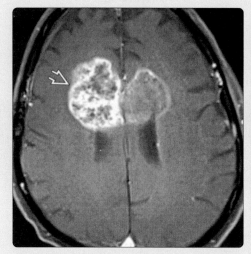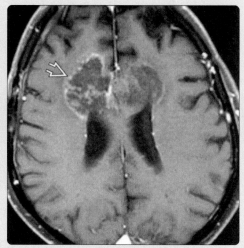

图 10-80 (左图)轴位 T1C+MR 显示一名进行标准放疗和替莫唑胺治疗的胶质母细胞瘤患者累及胼胝体膝部的异质性强化灶➡。在本次 MR 治疗后立刻开始贝伐单抗。(右图)轴位 T1C+MR 显示同一名患者开始贝伐单抗 4 周后,累及胼胝体膝部的强化灶强化明显减低➡。FLAIR 和 DWI 显示稳定高信号和占位效应

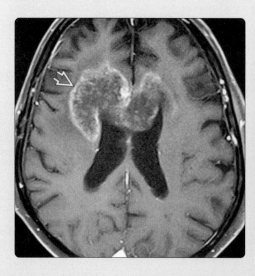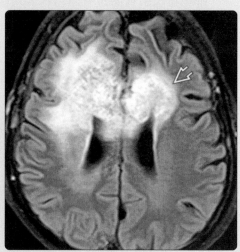

图 10-81 (左图)轴位 T1C+MR 显示同一名患者 8 周之后胼胝体病灶显著增大➡。(右图)轴位 FLAIR MR 显示同一名患者病灶显著增大➡,以及胼胝体占位因肿瘤进展产生的占位效应。上次 MR 的强化减低是抗血管生成药物的假性反应,而非真实的肿瘤缩减。弥漫性肿瘤浸润在抗血管生成药物治疗后常见

十九、假性反应

术语

缩写

- 血管内皮生长因子(VEGF)

同义词

- 治疗效应,贝伐单抗效应

定义

- 抗血管生成药物可因为减少血管通透性,让多形性胶质母细胞瘤强化减低,而不是肿瘤真正对药物反应
  - 贝伐单抗(avastin):抗 VEGF 药品,是目前治疗复发性恶性胶质瘤的主要抗血管生成药物
  - 西地尼布:VEGF 受体酪氨酸激酶抑制剂,近期有高级别胶质瘤试验

影像

一般特点

- 最佳诊断线索
  - 恶性胶质瘤患者应用抗 VEGF 药物(多为贝伐单抗),出现强化减低±FLAIR 减低
  - 尽管强化减低,可能看到持续性 FLAIR 和弥散受限

MR 表现

- T2WI
  - 高信号,±局灶病变
- FLAIR
  - 高信号,±局灶病变
- DWI
  - 真正肿瘤 ADC 低伴弥散限制
  - 某些人认为 ADC 高更有可能对治疗反应
  - ADC 降低提示预后差
- PWI
  - DSC:在最初血管源性治疗后,rCBV 早期变化可帮助将假性反应和治疗反应鉴别开
    - 肿瘤微血管 rCBV 减低幅度更大和更好的总生存率相关
    - CBF 增加和预后良好有关
  - DCE:K trans 患者降低越大,预后越好
  - 使用血管化正常指数(VNI)等参数可以帮助预测对治疗反应更好的患者
- T1WI 增强
  - 强化减低

鉴别诊断

治疗反应

- 肿瘤体积真实减小
- 强化减低
- FLAIR 高信号和占位效应减小

激素效应

- 激素重新建立血脑屏障

- 可在不减小体积的情况下减轻肿瘤强化
- 影像学和假性反应类似

假性进展

- 无肿瘤实际体积变化情况下,占位效应和强化增加
- 一般在替莫唑胺和外放射治疗(XRT)治疗 3~4 个月后出现

病理

一般特点

- 抗血管生成药物可纠正肿瘤血管高渗透性及血脑屏障
  - 并非肿瘤真正减小
- 肿瘤生长的局部反应被控制,但弥漫性浸润和远处转移仍常见
- 抗血管生成药物显著提高 6 个月无进展生存,但可能不能改变总生存时间

临床要点

临床表现

- 最常见症状和体征
  - 无相应的临床改善

自然病程和预后

- 抗血管生成药物让强化迅速降低,发生率高;6 个月无疾病进展生存改善,无显著总生存改善
- 在出现强化之前发展出无增强浸润性肿瘤的比率为 30%~40%

诊断纲要

需要考虑

- 影像学显著快速改善,但无肿瘤生物行为,需要考虑假性反应

影像解读要点

- 为避免抗血管生成药物患者中假性反应的干扰,可用 DWI 和 ADC 来作为肿瘤对治疗反应的影像学标志物
- 注意,增强减低在肿瘤随访研究中可能是对药物反应,也可能是新药物作用下的假性反应

参考文献

1. Boxerman JL et al: Response Assessment and Magnetic Resonance Imaging Issues for Clinical Trials Involving High-Grade Gliomas. Top Magn Reson Imaging. 24(3):127-36, 2015
2. Hygino da Cruz LC Jr et al: Neuroimaging and genetic influence in treating brain neoplasms. Neuroimaging Clin N Am. 25(1):121-40, 2015
3. Shim H et al: Use of high-resolution volumetric MR spectroscopic imaging in assessing treatment response of glioblastoma to an HDAC inhibitor. AJR Am J Roentgenol. 203(2):W158-65, 2014
4. Hygino da Cruz LC Jr et al: Pseudoprogression and pseudoresponse: imaging challenges in the assessment of posttreatment glioma. AJNR Am J Neuroradiol. 32(11):1978-85, 2011

要　点

术语

- 海马和邻近区域癫痫相关神经元损失和胶质增多

影像

- 原发特征：异常 T2 高信号、海马体积缩小和萎缩、内侧组织模糊
- 继发性表现：同侧穹窿和乳头体萎缩、同侧颞角和脉络膜裂增大
- DWI 高信号（T2 穿透）
- 海马、颞叶 NAA 减低

主要鉴别诊断

- 癫痫持续状态
- 低级别星形细胞瘤
- 脉络膜裂囊肿
- 海马沟残留

病理

- 长时间热性惊厥可能造成急性海马损伤→继发萎缩
- 15% 的内侧颞叶梗死（MTS）患者合并继发性发育性病变

临床要点

- 部分性复杂性癫痫
- 经常有儿童热性惊厥和药物难治性癫痫病史
- 药物难治性癫痫或不能耐受癫痫药副作用的患者可以行颞叶切除手术

诊断要点

- 成人最常见的部分复杂性癫痫病因
- 在儿童中,低级别肿瘤和皮层发育不良是更常见的部分复杂性癫痫病因

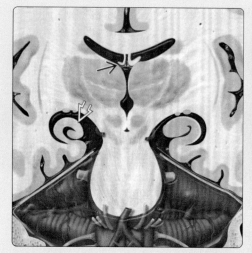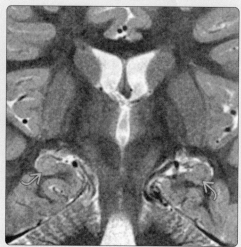

图 10-82　（左图）冠状位模式图显示内侧颞叶硬化（MTS）患者典型表现。右海马 ➡ 小而且丢失正常的内部结构,反映神经元损失和胶质增生。注意到同侧穹窿 ➡ 出现类似的萎缩,同侧颞角和脉络膜裂增宽。（右图）冠状 3T STIR MR 显示一名因头痛就诊的无癫痫正常患者双侧正常的海马结构 ➡、大小和信号强度

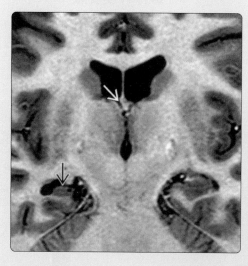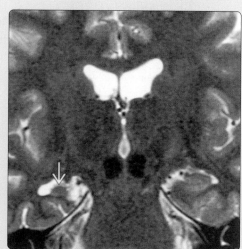

图 10-83　（左图）冠状位 3T T1WI 真反转恢复 MR 显示非对称右海马体积缩小 ➡ 和正常灰白质分界模糊。同侧穹窿 ➡ 比正常的左侧小。（右图）冠状位 3T T2WI MR 显示同一名患者右侧海马硬化（HS）➡ 海马体积萎缩,正常内部结构不清,但 T2 信号正常。FLAIR 更好地显示了该区域信号增加

术语

缩写

- 内侧颞叶硬化(MTS)

同义词

- Ammons 角硬化、海马硬化(HS)

定义

- 海马和邻近区域癫痫相关神经元损失和胶质增多

影像

一般特点

- 最佳诊断线索
  - 原发特征:异常 T2 高信号、海马体积缩小和萎缩、内侧组织模糊
  - 继发性表现:同侧穹窿和乳头体萎缩、同侧颞角和脉络膜裂增大
  - 其他表现:同侧海马头(pes)指状结构(digitation)损失、海马旁回白质萎缩、前颞叶白质 T2 信号增加
- 位置
  - 内侧颞叶,双侧 10%~20%
  - 海马>杏仁体>穹窿>乳头体
- 大小
  - 海马体积轻度到显著下降
- 形态学
  - 受累海马形态和大小异常

CT 表现

- NECT
  - 一般正常;CT 对 MTS 不敏感

MR 表现

- T1WI
  - 海马体积缩小
  - 正常海马灰白质分界消失
  - ±同侧穹窿、乳头体萎缩
  - 定量海马体积:MTS 探测敏感度增加(特别是双侧 MTS)
- T2WI
  - 海马萎缩
  - 正常内部结构消失
  - 海马信号升高
  - ±同侧穹窿、乳头体及同侧颞角扩张
  - ±同侧前颞叶异常高信号、体积萎缩
- FLAIR
  - 海马异常高信号
- DWI
  - DWI 高信号(T2 穿透)
  - ADC 弥散度增加
- T1WI 增强
  - 无强化
- MRS
  - 海马、颞叶 NAA 减低
  - NAA/胆碱减低及 NNA/胆碱+肌酐提示 MTS
  - ±持续癫痫 24h 后出现乳酸/脂质峰

血管造影发现

- 手术前 Wada 检验:颈内动脉异戊巴比妥注射后行神经精神性检验
  - 测试记忆和语言功能
  - 预测术后记忆力和手术可行性
  - 可以帮助定位癫痫起源
- fMRI 定位可以替代 Wada 测试

核医学表现

- FDG PET:异常内侧颞叶低代谢
- SPECT:癫痫区低灌注(发作间期)或高灌注(发作期)
  - 发作期敏感度>发作间期

影像推荐

- 最佳影像检查
  - MR 高分辨率现象
  - MRS、定量体积测量可在困难案例中帮助诊断
- 常规检查建议
  - 薄层冠状位 T2WI 和 FLAIR(3mm),垂直于海马长轴成像
  - 薄层冠状位 3D SPGR(1~2mm),垂直于海马长轴成像

鉴别诊断

癫痫持续状态

- 临床病史:多次癫痫或癫痫持续状态
- 颞叶 T2 高信号±受累皮层、海马脑回状强化

低级别星形细胞瘤

- 颞叶白质高信号占位(一般无强化)
- ±一般为癫痫,年轻人

脉络膜裂囊肿

- 脉络膜裂无症状 CSF 信号囊肿,扭曲正常海马结构
  - 在轴位和冠状位上可见
  - 在矢状位上为椭圆形和颞叶长轴平行
- 内侧颞叶无异常 T2 高信号

海马沟残留

- 海马沟没能正常退化→齿状回和海马之间形成无症状性囊肿
- 常见的解剖变异(10%~15%)

海绵窦畸形

- 异质性高信号"爆米花样"病变,完整的黑色含铁血黄素环
- ±癫痫

胚胎发育不良性神经上皮肿瘤(DNET)

- "泡泡样"分界,强化多样的皮层占位±区域性皮层发育不良

- 部分复杂性癫痫

皮质发育不良

- 与 MTS 并发的最常见病变
- 前颞叶白质 T2 高信号

病理

一般特点

- 病因
  - 对于是发育性还是获得性的尚有争议
    - 获得性:复杂性热性惊厥、癫痫持续状态和脑炎后出现
    - 发育性:可在 15% 的患者中发现继发性发育病变
    - "二次打击"假说:第一次为诱发性损伤(例如复杂性癫痫),第二次为易受累因素(例如基因易感或者发育异常)
    - MTS 很有可能是获得性和发育性问题的共同作用
  - 热性惊厥(FS)是儿童最常见的癫痫疾病(2% ~ 5%)
    - 长时间热性惊厥可能造成急性海马损伤→继发萎缩
- 遗传
  - 报道过家族性内侧颞叶癫痫(TLE)和热性惊厥(FS)
  - 近期研究提示 FS 和之后癫痫发生存在遗传机制
  - 对应特定综合征的 FS 相关基因(离子通道病)占热性惊厥的一小部分
- 相关异常
  - 15%患者共存继发性发育异常

大体病理和术中特征

- 正常海马解剖学可分为头(pes)、体和尾
  - 可进一步分为 Ammons 角(Ammons horn)、齿状回、海马沟、伞部(fimbria)、海马槽(alveus)、海马下托(subiculum)、海马旁回和外侧沟
- 内侧颞叶萎缩:海马体(88%)、尾部(61%)、头部(51%)和杏仁体(12%)
- 无出血或坏死

显微镜下特点

- 慢性星形细胞增多,伴纤维性背景:孤零零的星形细胞核和残余神经元细胞减少
- Ammons 角、海马(cornu ammonis, CA)包含的颗粒区域分为四个部分:CA1、CA2、CA3、CA4
  - CA1、CA4 椎体细胞层最容易受到缺血影响
  - 所有海马区均可出现不同程度的神经细胞损失

临床要点

临床表现

- 最常见症状和体征
  - 部分复杂性癫痫、自动症

- 年轻时为单纯性,随年龄增长越发复杂和间断发作
- 其他症状和体征
  - 可能进展为广泛性强直阵挛性发作
- 临床特点
  - 经常有儿童热性惊厥和药物难治性发作病史
    - 既往有复杂或长时间热性惊厥病史者增加海马损伤的风险, MTS
  - 表面脑电图或脑磁图可方便定位(60% ~ 90%)
  - 如果非侵入性检查结果不一致,可能需要颅内 EEG(硬膜下或深部脑电极)

人口统计学

- 年龄
  - 大龄儿童,年轻成年人
- 性别
  - 无性别区别
- 流行病学
  - MTS 为进行颞叶癫痫手术的主要病因

自然病程和预后

- 如果 MR 提示 MTS,前颞叶切除术 70%~95%成功
- 如果 MR 正常,前颞叶切除术 40%~55%成功
- 如果杏仁体受累,手术成功率下降

治疗

- 临床治疗取决于最初热性惊厥和之后发作表现的特点
- 一开始先进行内科治疗
- 药物难治性癫痫或不能耐受癫痫药副作用的患者可以行颞叶切除手术

诊断要点

需要考虑

- 成人最常见的部分复杂性癫痫病因
- 10% ~ 20%的患者为双侧;除非萎缩很严重,否则无定量体积测定就难以发现

影像解读要点

- 冠状位高分辨 T2WI、FLAIR MR 对 MTS 最为敏感
- 并发其他病理发现占 15%
- 在儿童中,低级别肿瘤和皮质发育不良是更常见的部分复杂性癫痫病因

参考文献

1. Azab M et al: Mesial Temporal Sclerosis: Accuracy of NeuroQuant versus Neuroradiologist. AJNR Am J Neuroradiol. ePub, 2015
2. Hamelin S et al: Revisiting hippocampal sclerosis in mesial temporal lobe epilepsy according to the "two-hit" hypothesis. Rev Neurol (Paris). 171(3):227-35, 2015
3. French JA et al: Can febrile status cause hippocampal sclerosis? Ann Neurol. 75(2):173-4, 2014
4. Thom M: Review: Hippocampal sclerosis in epilepsy: a neuropathology review. Neuropathol Appl Neurobiol. 40(5):520-43, 2014
5. Blümcke I et al: Defining clinico-neuropathological subtypes of mesial temporal lobe epilepsy with hippocampal sclerosis. Brain Pathol. 22(3):402-11, 2012
6. Malmgren K et al: Hippocampal sclerosis–origins and imaging. Epilepsia. 53 Suppl 4:19-33, 2012

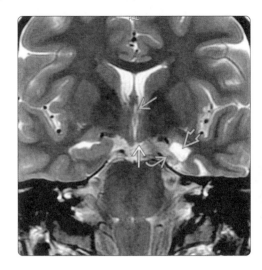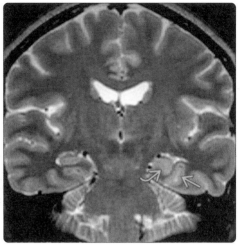

图 10-84 （左图）冠状 T2MR 显示一名颞叶癫痫患者出现内侧颞叶硬化的原发和继发特征。左海马严重萎缩，MR 信号改变➡。注意左侧穹窿➡和乳头体➡萎缩，伴颞角扩张 7 的继发特点。（右图）冠状 T2MR 显示一名癫痫患者左侧侧副沟➡垂直，海马成球形➡。这一解剖变异可被当作海马硬化

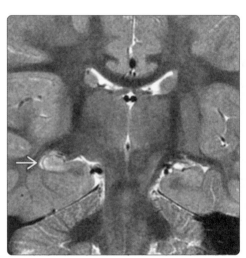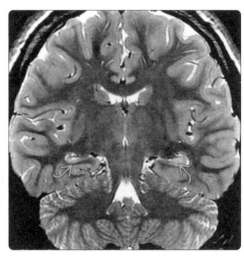

图 10-85 （左图）冠状 3T T2WI MR 显示一名长期热性惊厥患者右海马➡异常增大和 T2 高信号。DWI（未显示）提示弥散受限。患者后来出现海马硬化。（右图）冠状 T2MR 显示一名长期部分复杂性癫痫患者出现双侧海马高信号➡，伴体积缩小、右侧大于左侧，符合双侧内侧颞叶硬化表现

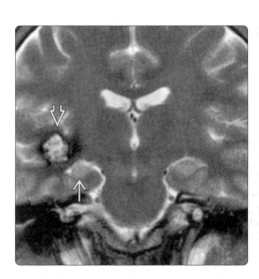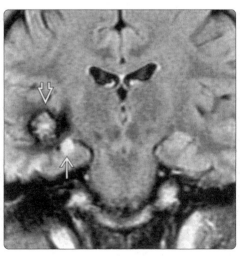

图 10-86 （左图）冠状位 T2WI MR 显示一名慢性癫痫患者出现右侧颞叶巨大海绵窦畸形➡，所有 3 条海马硬化➡的特点均出现（体积减小、T2 高信号和内部结构消失）。（右图）冠状位 FLAIR MR 显示同一名患者右侧颞叶海绵窦畸形➡，在此序列中海马硬化得到更好的展示➡。高信号一般在 FLAIR 上更显著，而 T2 一般更适合显示内部结构

要 点

术语

- 癫痫持续状态:大于 30min 的持续癫痫,或者两次或以上癫痫之间没有完全恢复意识
- 同义词:一过性癫痫相关 MR 改变,可逆性发作后水肿

影像

- 最佳诊断线索:灰质和/或皮层下白质(WM)T2 高信号,伴轻度占位效应
  - 幕上,和癫痫起源灶相关
  - 一般在皮层和/或皮层下白质
  - 海马、胼胝体、丘脑(特别是枕核)受累
- 受累皮层肿胀、体积增加
- DWI:急性弥散受限
- T1WI 增强:强化多样,从无强化到显著强化都有
- PWI:显著高度充血,rCBF 和 rCBV 增加

主要鉴别诊断

- 大脑炎
- 大脑缺血梗死
- 疱疹脑炎
- 星形细胞胶质瘤

临床要点

- 活跃癫痫和/或癫痫持续状态
- 其他症状和体征:取决于位置

诊断纲要

- 急性发作或癫痫持续状态可能类似其他病理原因,包括肿瘤进展或大脑炎
- 临床信息和随访影像常帮助将癫痫与其他原因鉴别开
- 寻找引起发作或癫痫持续状态的潜在病变
- 癫痫相关改变一般在数天到数周内缓解

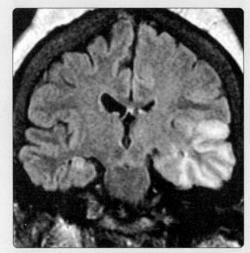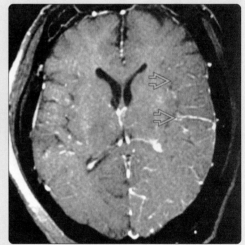

图 10-87 (左图)冠状 FLAIR MR 立刻成像于一名长时间癫痫持续状态恢复后,显示左侧颞叶皮层和相关皮层下白质高信号。(右图)轴位 T1WI C+FS MR 显示同一名患者左侧颞叶轻度水肿和血管堵塞➡。1 个月后高信号几乎完全消失。癫痫持续状态可能造成一过性大脑水肿相关的 MR 改变

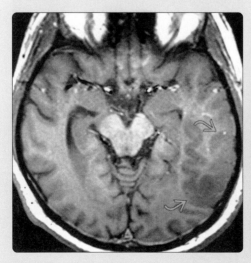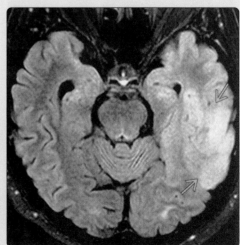

图 10-88 (左图)轴位 T1WI MR 显示一名癫痫持续状态患者左侧颞叶轻度增厚➡。(右图)轴位 FLAIR MR 显示同一名患者皮层和皮层下水肿➡。MR 信号异常可能和一过性血管源性和/或细胞毒性水肿相关。此类患者的随访影像一般表现为急性期异常表现完全消失。慢性期可能见到萎缩

术语

缩写

- 癫痫持续状态(SE)

同义词

- 一过性癫痫相关 MR 改变,可逆性发作后水肿

定义

- 癫痫持续状态:大于 30min 的持续癫痫,或者两次或以上癫痫之间没有完全恢复意识
- 癫痫相关 MR 改变很可能和一过性大脑水肿相关

影像

一般特点

- 最佳诊断线索
  ○ 灰质和/或皮层下白质(WM)T2 高信号,伴轻度占位效应
  ○ 海马、胼胝体、丘脑(特别是枕核)可能灶性受累
  ○ 位置
  ○ 幕上,和癫痫起源灶相关
    - 一般在皮层和/或皮层下白质
  ○ 可能累及局部结构
    - 海马(热性惊厥或部分复杂性癫痫)
    - 胼胝体压部
    - 丘脑枕
  ○ 偶尔有小脑受累

CT 表现

- NECT
  ○ 皮层和/或皮层下低密度
  ○ 皮髓质交界模糊
  ○ 海马、胼胝体压部、丘脑(特别是丘脑枕)可能受累
  ○ 无出血
- CECT
  ○ 强化多样,从无强化到显著强化都有

MR 表现

- T1WI
  ○ 皮层和/或皮层下低信号
    - 受累皮层肿胀、体积增加
  ○ 皮髓质交界模糊
  ○ 轻度占位效应
  ○ 海马、胼胝体压部、丘脑(特别是丘脑枕)可能受累
  ○ 因为小脑两侧之间缺乏神经纤维联系,很少有小脑受累
- T2WI
  ○ 皮层和/或皮层下高信号
    - 受累皮层肿胀、体积增加
  ○ 轻度水肿和占位效应
  ○ 海马、胼胝体、丘脑(特别是枕核)受累
  ○ 无出血
- FLAIR
  ○ 皮层和/或皮层下高信号
  ○ 轻度水肿和占位效应
  ○ 海马、胼胝体、丘脑枕可能受累
- DWI
  ○ 急性期弥散受限,ADC 明显减低
  ○ ADC 在发作间期为正常,在慢性癫痫期增高
- T1WI 增强
  ○ 强化多样,从无强化到显著强化都有
  ○ 可能看到脑回样或软脑膜强化
- MRS
  ○ 在癫痫发作的 24h 内,颞叶癫痫(TLE)患者中可见海马脂质和/或乳酸峰
  ○ 在癫痫控制的患者中进行 MRS 随访,脂质和乳酸峰消失
- PWI:癫痫灶显著高度充血,rCBF 和 rCBV 增加

核医学表现

- 发作:代谢和灌注增加
- PET:葡萄糖代谢和代谢率增加
- HMPAOSPECT:癫痫发作期间和紧邻发作之后,受累大脑区域高摄取

影像学推荐

- 最佳影像检查
  ○ MR 最敏感
- 常规检查建议
  ○ 增强 MR+DWI
  ○ MRS 在 TLE 患者中可以很有价值

鉴别诊断

大脑炎

- T2 高信号"占位"伴占位效应
- 一般 DWI 阳性
- 一般为斑片状强化

大脑缺血梗死

- 一般符合血管分布(大脑前动脉、大脑中动脉和大脑后动脉)
- 急性和亚急性期 DWI 阳性
- 楔形,灰白质均受累
- 亚急性期缺血见脑回样增强

疱疹脑炎

- 局限于边缘系统和颞叶
- 血液代谢产物,一般有强化
- 急性发作,常伴发热
- 可能和癫痫样发作共同出现

星形细胞胶质瘤

- 浸润性白质病变
- 可能扩展到皮层受累
- 间变型(Ⅲ级)中可能出现多种强化
- 可能引起癫痫

MELAS

- 线粒体脑病、乳酸型酸中毒、卒中样发作
- 双侧 T2 多灶型高信号

- 主要为灰质受累,可能伴随皮层下白质受累
- 缺血大于一个血管区域
- MRS 显示乳酸峰

内侧颞叶硬化

- 内侧颞叶 T2 异常高信号
- 海马体积萎缩,正常结构变形

血管炎

- 深部和皮层下白质多发小灶性 T2 高信号,经常为双侧,伴或不伴强化
- 可能见到灰质受累

脱髓鞘

- 多发性白质、深部灰质核团病变
- 不完整的环形或马蹄型强化
- 病变一般出现典型位置

病理

一般特点

- 原因
  - SE 从起始期到维持期
    - 起始期:诱发因素刺激引起孤立发作,当刺激去除后发作一般会消失
    - 维持期:孤立发作融合,不再需要诱发刺激来维持发作
    - 刺激的强度和时间对从起始期到维持期的过渡有直接关系
    - 信号分子:GABA-A(氨酪酸)拮抗剂、谷氨酸激动剂、胆碱能激动剂参与起始期
    - 阻断维持期的分子:NMDA(氮甲基-D-天冬氨酸)抑制剂、P 物质抑制剂
  - MR 信号异常可能和一过性血管源性和/或细胞毒性水肿相关
    - 细胞内和细胞外水重新分布,和细胞膜渗透性或细胞毒性水肿的改变有关
  - SE 的海马受累可能造成内侧颞叶硬化
  - 胼胝体压部受累有两种理论
    - 一过性局灶性水肿和癫痫发作活动跨半球联系相关
    - 与抗癫痫药物相关的可逆性脱髓鞘
- 解剖考虑
  - 大脑对 SE 损伤最脆弱的部位
    - 海马 CA1 和 CA3、杏仁体、梨形皮层、小脑皮层、丘脑和大脑皮层

分期、分级和分类

- SE 在广义上可分为痉挛性发作和非痉挛性发作
  - 强直,可分为
    - 阵挛
    - 强直
    - 肌阵挛
    - 失张力发作
  - 非痉挛性发作

大体病理和术中特征

- 急性

- 皮层肿胀和/或皮层下白质或海马
- 慢性
  - 受累皮层和/或皮层下白质萎缩

显微镜特征

- 急性期
  - 胞质肿胀的反应性星形胶质细胞伴中性粒细胞,和细胞毒性水肿一致
- 慢性期
  - 显著神经元损失,伴强烈星形细胞反应;反应性星形胶质细胞替代消失的神经元细胞
- 胶质增生和神经元损失影响灰白质交界,并延伸到灰质

临床要点

临床表现

- 最常见症状和体征
  - 活跃癫痫和/或癫痫持续状态
  - 其他症状和体征:取决于位置
  - 非惊厥性 SE:异常神志状态、无响应、眼动异常
- 临床特点
  - EEG 提示癫痫活动

人口统计学

- 年龄
  - 发生在所有年龄段,一般为年轻成年人
- 性别
  - 无性别差异

自然病程和预后

- 一般随癫痫治疗而完全缓解
- 可出现并发症:缺氧相关梗死

治疗

- 治疗潜在的癫痫疾病
  - 抗癫痫药物为首选治疗
- 难以控制的癫痫患者手术治疗

诊断纲要

需要考虑

- 急性发作或癫痫持续状态可能类似其他病理原因,包括肿瘤进展或大脑炎
- 临床信息和随访影像常帮助将癫痫与其他原因鉴别开

影像解读要点

- 寻找引起发作或癫痫持续状态的潜在病变
- 癫痫相关改变一般在数天到数周内缓解

参考文献

1. Betjemann JP et al: Status epilepticus in adults. Lancet Neurol. ePub, 2015
2. Cartagena AM et al: Reversible and irreversible cranial MRI findings associated with status epilepticus. Epilepsy Behav. 33:24-30, 2014
3. Ohe Y et al: MRI abnormality of the pulvinar in patients with status epilepticus. J Neuroradiol. 41(4):220-6, 2014

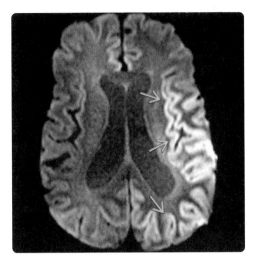
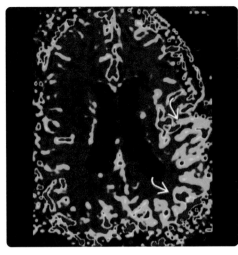

图 10-89 （左图）轴位 DWI MR 显示一名癫痫持续状态患者皮层弥散受限➡。一过性癫痫相关弥散改变可能影响皮层和皮层下白质、胼胝体、海马和丘脑枕。（右图）轴位 rCBV 显示同一名患者弥散异常区域高 CBV ➡。大脑高灌注可能发生于癫痫，特别是癫痫持续状态之后

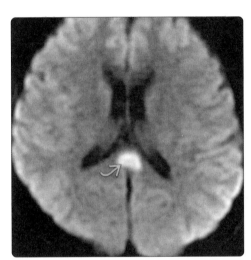
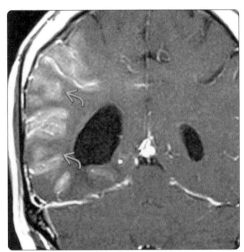

图 10-90 （左图）轴位 DWI MR 显示胼胝体压部➡弥散受限。随访 MR 显示完全缓解。一过性压部病变可见于癫痫、抗癫痫药、PRES、病毒感染和低血糖。（右图）冠状位 T1 增强 MR 显示癫痫持续状态相关脑回样和脑膜强化➡。治疗后，MR 改变完全缓解。这一增强模式经常见于亚急性卒中和脑炎患者

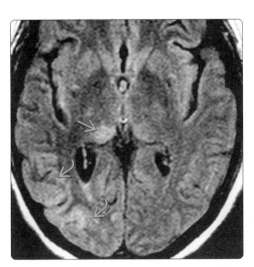
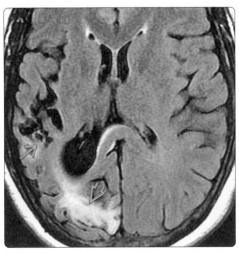

图 10-91 （左图）轴位 FLAIR MR 显示一名癫痫持续状态患者右侧颞叶和顶叶皮层和皮层下高信号➡。注意右侧丘脑枕高信号➡。（右图）轴位 FLAIR MR 显示同一名患者一年后出现囊性脑软化➡、胶质增生➡和相同区域体积萎缩。尽管癫痫持续状态患者异常影像表现为可逆的，持续影像例如灶性萎缩，可能由永久神经元损伤导致，例如本例

要 点

术语

- 在无其他认知和神经功能损伤的情况下,突发丧失记忆而在 24h 内完全缓解

影像

- NECT、CECT 差不多总是正常
- MR
  - T2/FLAIR 多为正常
  - DWI:海马灶型点样弥散受限
    - 单灶(55%)
    - 多发(45%)
    - 单侧(50%~55%)
    - 双侧(45%~50%)
  - DWI 异常随时间推延而增加
    - 0~6h 35%增长到 12~24h 65%~70%
    - 到 10 天时完全缓解
- PWI、PET/CT 可能显示海马低灌注/低代谢

主要鉴别诊断

- 大脑缺血-梗死
- 癫痫或发作后状态
- 低血糖

病理

- 背后的病理病生仍不清楚
- 海马可逆、功能性改变

临床要点

- 中年、老年最为常见(小于 40 岁少见)
- 突发起病的偶发严重记忆损失
  - 顺行性和逆行性遗忘均存在
  - 常伴随重复性提问
  - 其他神经功能完整
- 自限性(24h 内自发缓解)

图 10-92 (左图)轴位 T2WI MR 显示一名 54 岁男性突然出现失忆,而影像学正常。(右图)轴位 FLAIR MR 显示无异常。双侧颞角➡成像清晰且正常。正好位于充满脑脊液的颞角内侧的海马,看上去也完全正常

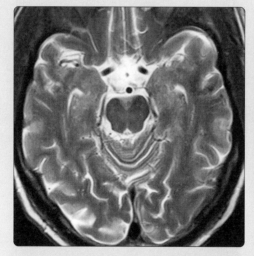
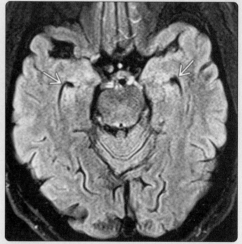

图 10-93 (左图)轴位 DTI 踪迹显像显示同一名患者右侧海马➡点样弥散受限,正好位于外侧脑室的颞角内。(右图) ADC 显示 DTI 踪迹显像中的高信号病灶在 ADC 上为黑色(相比临近实质)➡,提示弥散受限。患者记忆力在几天内恢复。这是一过性全面性失忆在 DWI 上的典型表现

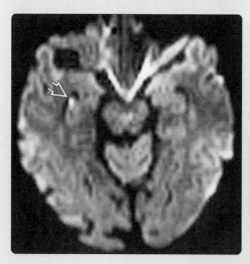
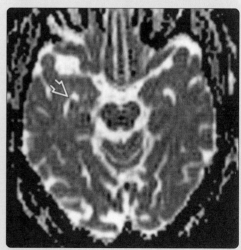

术语

缩写

- 一过性全面失忆（TGA）

定义

- 在无其他认知和神经功能损伤的情况下，突发丧失记忆而在 24 小时内完全恢复
  - 顺行性和逆行性遗忘均有

影像

一般特点

- 最佳诊断线索
  - 海马局灶性点状弥散限制
- 位置
  - 海马
    - 体部最为常见，其次是头部
  - 数目
    - 单发（55%）
    - 多发（45%）
    - 单侧（50%~55%）
    - 双侧（45%~50%）
- 大小
  - 1~2mm
- 形态
  - 圆形点状病灶

CT 表现

- NECT、CECT 几乎总是正常

MR 表现

- T1WI
  - 正常
- T2WI
  - T2/FLAIR 多为正常
  - 偶见小型高信号灶，但一般可逆
- DWI
  - 80% 患者海马（颞角内侧）存在微型点样弥散限制
    - DWI 异常随时间推延而增加
      - 0~6 小时 35%
      - 6~12 小时 60%
      - 12~14 小时 65%~70%
      - 3 天 75%
      - 10 天完全缓解
- DSC 灌注加权成像（PWI）
  - 肉眼下无异常
  - 低灌注
    - 海马、丘脑的 rCBF、rCBV 较正常降低
    - 非固定出现，可逆

核医学表现

- PET/CT 可能显示海马低灌注，低代谢

影像学推荐

- 最佳影像工具
  - MR+DWI

鉴别诊断

大脑缺血-梗死

- TIA 或卒中
- 难以明确为特定动脉供血区域

癫痫或发作后状态

- 时间较 TGA 短
- 更易频发复发
- TGA 期间或之后无痫样异常

低血糖

- 皮层，多为顶枕叶

病理

一般特点

- 病因
  - 背后的病生机制仍不清楚
    - 可能原因
      - 海马扩散性抑制（类似于先兆偏头痛中的皮层扩散性抑制）
      - 缺血性卒中
      - 静脉回流障碍或高灌注
    - 海马功能性可逆改变
      - 特别是 CA1 区
      - 血管性 vs 神经化学性

临床要点

临床表现

- 最常见的症状或体征
  - 突发的严重记忆损失
    - 顺行性和逆行性均存在
    - 常伴随重复性提问
  - 其他神经功能完整

人口学

- 年龄
  - 中年、老年
    - 小于 40 岁少见
- 流行病学
  - 50 岁以上人群每年 23.5/100 000

自然病程和预后

- 自限性，24 小时内自发缓解
  - 罕有复发（5%~10% 每年）

参考文献

1. Arena JE et al: Transient global amnesia. Mayo Clin Proc. 90(2):264-72, 2015
2. Förster A et al: Value of dynamic susceptibility contrast perfusion MRI in the acute phase of transient global amnesia. PLoS One. 10(3):e0122537, 2015
3. Quinette P et al: Hippocampal modifications in transient global amnesia. Rev Neurol (Paris). ePub, 2015

第二节 痴呆和变性病

一、正常老年性脑改变

要 点

术语

- 随着年龄的增长，全脑体积减少
  - 反映为脑脊液间隙的相对增大

影像

- 老年人影像学表现的"正常"范围很宽
- "成功衰老的大脑"
  - 在 FLAIR 成像中，光滑的、薄的、脑室周围高信号是正常的
  - 白质高信号（WMH）缺损/减少
- 全脑体积减少
  - 主要为选择性的白质萎缩（而非灰质）
- 50 岁以后白质高信号的数量/大小上升
  - 65 岁之后非常普遍
- GRE/SWI
  - 随着年龄增加，基底节钙化增加
  - 微小的出血不是"成功衰老的大脑"的特征
- 年龄相关的改变，皮层代谢从大脑前部转到大脑后部

主要鉴别诊断

- 轻度认知障碍
- 阿尔茨海默病
- 散发的皮层下动脉硬化性脑病
- 血管性痴呆
- 额颞叶变性（Pick 病）

临床要点

- 白质高信号与年龄、无症状卒中、高血压、女性相关

诊断纲要

- 不能从 CT/MR 上预测认知功能
  - 影像学只和认知功能粗略相关
  - 与痴呆显著重叠

图 10-94 **（左图）**轴位示意图显示一位 80 岁患者的正常的衰老的大脑。注意到脑沟和脑室变宽，未见任何脑实质异常。**（右图）**轴位 NECT 显示一位 70 岁患者轻度脑沟扩张、轻度脑室扩张，白质看起来完全正常，没有脑室周围低密度或白质腔隙性梗死

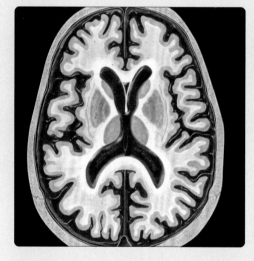

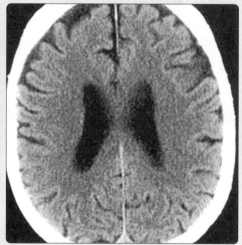

图 10-95 **（左图）**一位 67 岁女性患者轴位 SWI 图像，显示苍白球处极低信号➙，由于铁沉积豆状核处稍低信号➙。**（右图）**一位 79 岁男性患者轴位 FLAIR MR 图像显示由于年龄增长脑容量丢失，脑室和脑沟扩张。平滑的、薄的、脑室周高信号边➙，和胼胝体压部稍高信号➙是常见和正常的表现

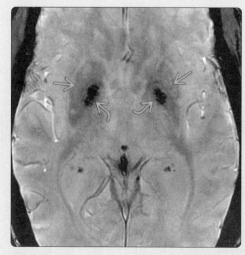

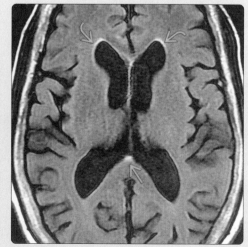

术语

定义

- 随着年龄的增长,全脑体积减少
  - 反映为脑脊液间隙的相对增大

影像

一般特点

- 最佳诊断特征
  - "成功衰老的大脑"
    - 薄的、脑室周的、高信号
    - 缺乏/较少白质高信号
    - 选择性大脑区域轻微萎缩
- 位置
  - 主要是白质选择性萎缩,而不是灰质
  - 纹状体(主要是尾状核,壳核)
- 大小
  - 整体脑容量下降
  - 纹状体的绝对大小
    - 尾状核随年龄增加而线性减小
    - 壳核保持相对稳定
- 形态学
  - 脑组织减少,脑脊液容量上升
    - 反映全脑白质体积缩小>局灶性白质高信号
    - 脑室扩大,脑沟增宽呈圆形外观,脑沟增宽

CT 表现

- NECT
  - 脑室扩大,皮层脑沟增宽
  - 斑片状脑室周围低密度
  - ±苍白球对称性斑点状钙化
  - ±曲线形的血管钙化

MR 表现

- T1WI
  - 轻度但对称的脑室扩张,蛛网膜下腔比例突出
  - 轻度但与年龄显著相关的萎缩
    - 小脑蚓后部(第6、7和8~10小叶)
    - 小脑半球
  - 扩张的血管周围间隙
    - 在所有序列上与脑脊液相比呈等信号
    - 遵循穿通动脉的走行
    - 圆形/卵圆形/曲线形
    - 平滑、边界清楚
    - 双侧,常为对称性;通常没有占位效应
    - 随着年龄增长,数量、大小(>2mm)增加
    - 在几乎所有的区域均可见到
      - 趋向于在前联合附近簇集
      - 通常在壳核下1/3、外囊
- T2WI
  - 局灶性/融合性脑室周围白质高信号
    - 50岁之后数量/大小上升;65岁之后非常普遍
    - 与认知功能粗略相关
    - 与痴呆明显重叠
  - T2上梗死样高信号病变
    - 见于65岁以上,1/3的无症状患者
    - 大部分发生在基底节、丘脑
    - 可能代表着无临床症状的腔隙性梗死
  - 短T2信号
    - 在视觉、运动/感觉区皮层的"黑线"
      - 常见,在老年患者中很正常
    - 三价铁沉积
      - 在苍白球沉积为正常,在丘脑处沉积不正常
    - 随着年龄增长,尾状核/壳核低信号增多
      - 壳核低信号可能相当于70~80岁老人的苍白球低信号
- FLAIR
  - 平滑、薄的、脑室周围高信号是正常的
  - 基底节和丘脑的病灶
    - 血管周围间隙信号受抑制
    - 腔隙性梗死呈高信号
- T2* GRE
  - SWI:随着年龄增加,基底节钙化增加
    - 在苍白球中,可见线状"波浪"或簇集的钙化
    - 壳核低信号直到70岁之前都不常见
  - 微小出血在衰老大脑中常见
    - SWI显示微小出血在60岁以上患者中20%可见,在80岁以上患者中1/3可见
    - 微小出血不是"成功衰老的大脑"的特征
    - 基底节,脑干和小脑微小出血意味着慢性高血压脑病
    - 脑叶和皮层微小出血是淀粉样血管病的典型表现
- DWI
  - 很小,但水的扩散性显著提高
    - ADC值增加
  - DTI:在"正常外观"的脑白质中,部分各向异性丢失
- T1WI 增强
  - 年龄相关的白质高信号无强化
  - 如果有强化,则考虑可能是急性腔隙性梗死或肿瘤转移
- MRS
  - 在不同的脑区,代谢产物分布各异
    - 随年龄增加,胆碱含量上升
    - 随年龄增加,肌酸增加
    - 皮层、半卵圆中心、颞叶中NAA下降

核医学表现

- PET
  - 代谢性改变常见
    - 脑血流量的全面性、区域性改变
  - 灰质、白质的局部脑血流量逐渐减少
    - 尤其在额叶部分
  - 年龄相关的改变,皮层代谢从大脑前部转到大脑后部
  - 采用FDG PET测量相对糖代谢率(relative glucose metabolic rate,rGMR)
    - 随着年龄增加,相对糖代谢率在壳核中升高,在尾状核处下降
  - 基底节中,突触前/后多巴胺标记物减少
- 99mTc HMPAO SPECT,133Xe 吸入法显示区域性、全面性脑血流量降低

检查方法推荐

- 最佳影像检查
  - MR扫描加FLAIR、DWI、T2* GRE/SWI序列

鉴别诊断

轻度认知障碍

- 在标准影像检查中，与正常大脑重叠
- NAA 降低

阿尔茨海默病

- 顶叶和颞叶皮层萎缩
- 海马、内嗅皮层体积明显减少
- NAA 下降，肌醇(ml)上升

散发的皮层下动脉硬化性脑病

- 白质高信号数量增多(与正常脑表现有重叠)
- 多发腔隙性梗死

血管性痴呆

- T2WI 成像的高信号病灶和局灶性萎缩提示慢性期梗死

额颞叶变性(Pick 病)

- 不对称的额叶、颞叶前部萎缩

病理

一般特点

- 病因
  - 既往关于衰老的概念：随年龄增长，皮层神经元数量减少
  - 新概念：神经解剖的显著改变
    - 白质改变、皮层下神经元丢失
    - 细胞体积的减少>细胞数量的减少
  - 神经元功能障碍，而不是神经元/突触的丢失
    - 神经元活力或功能的下降，与细胞膜的加速退化和/或胶质细胞数量的增多相关
    - 在特定区域而不是全部脑区突触丢失，树突减少
  - 某些研究者认为神经原纤维缠结(NFT)的堆积可能是与年龄相关的记忆力丧失的原因
- 遗传学
  - 遗传因素明确影响脑的老化
  - Apo-E 基因和 6 个新的 17q25 上与风险相关的单核苷酸多态性(SNP)与衰老中的大脑病变相关

大体病理和术中特征

- 脑沟增宽，脑室相应扩张
- 皮层轻度变薄，皮层下白质显著改变

显微镜下特征

- 神经元和少突细胞变性
- 皮层下白质的髓鞘纤维减少
- 细胞外间隙增大，神经胶质增多
- 苍白球、壳核铁沉积
- 白质毛细血管的细胞旁组织丢失，内皮变薄
- 血管周围间隙扩张

- 蛛网膜下腔扩张，伴随穿通血管延伸入脑内，到达毛细血管水平
- 老年斑
  - 大脑灰质细胞外淀粉样沉积
- 路易小体
  - α-突触核蛋白和泛素蛋白组成的神经细胞团块
  - 在 5%~10%的认知功能缺陷的患者中可见
- 神经原纤维缠结
  - Tau 蛋白磷酸化、线粒体功能障碍可能先于完全的神经原纤维缠结形成
  - 在衰老早期(患者约 60 岁)，神经元纤维缠结少量出现在内嗅皮层和横嗅皮层中
  - 神经元纤维缠结可能诱发神经元功能障碍，突触破坏，并最终导致神经元死亡

临床要点

临床表现

- 最常见的体征和症状
  - 认知功能正常
  - 轻度认知功能损害与阿尔茨海默病的发病风险增高相关

人口统计学

- 年龄
  - >60 岁
- 性别
  - 纹状体大小不同
    - 男性中，一生中大小相对稳定
    - 女性中，一生中大小有变化；与男性相比，50~70 岁女性的纹状体相对较小
- 流行病学
  - 白质高信号与年龄、无症状卒中、高血压、女性相关

病程和预后

- 脑实质体积降低，脑脊液间隙进行性上升
- 随着年龄增长，白质高信号程度进行性进展

诊断纲要

注意

- 纹状体可能调节年龄相关的认知功能减退
  - 随着年龄增加，体积、功能下降

影像解读要点

- 老年人中，影像学表现的"正常"范围很宽
- 不能根据 CT/MR 预测认知功能

参考文献

1. Xekardaki A et al: Neuropathological changes in aging brain. Adv Exp Med Biol. 821:11-7, 2015
2. van Velsen EF et al: Brain cortical thickness in the general elderly population: the Rotterdam Scan Study. Neurosci Lett. 550:189-94, 2013
3. Poels MM et al: Arterial stiffness and cerebral small vessel disease: the Rotterdam Scan Study. Stroke. 43(10):2637-42, 2012
4. Ikram MA et al: The Rotterdam Scan Study: design and update up to 2012. Eur J Epidemiol. 26(10):811-24, 2011
5. Poels MM et al: Incidence of cerebral microbleeds in the general population: the Rotterdam Scan Study. Stroke. 42(3):656-61, 2011

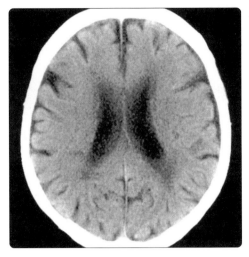
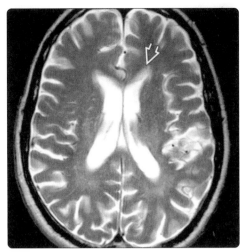

图 10-96 （左图）无认知功能损害的 85 岁患者,轴位 NECT 显示脑沟增宽,侧脑室扩张,还可见到中度脑室周围脑白质低密度影。（右图）一位 76 岁患者,轴位 T2WI 3T MR 图像显示轻度脑室周围高信号➡,轻度脑室扩张和轻度脑沟增宽

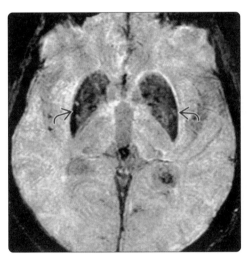
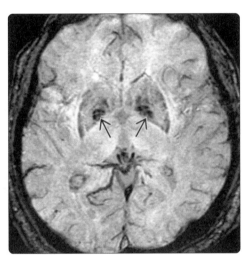

图 10-97 （左图）轴位 T2*SWI MR 显示基底节区显著低信号➡,与随年龄增加脑组织正常钙化有关。（右图）轴位 T2*SWI MR 图像显示苍白球水平线性"波浪"样钙化➡,是衰老大脑中的正常发现

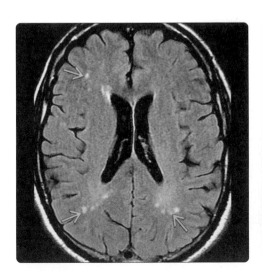
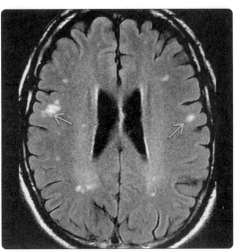

图 10-98 （左图）一位 72 岁老年男性轴位 FLAIR 图像显示散在的脑白质高信号➡。衰老的大脑可能存在一些散在的非融合性的脑白质高信号。白质高信号发病率升高与心血管危险因素,如糖尿病和高脂血症有关。（右图）同一位患者轴位 FLAIR 显示额外的皮层下脑白质高信号➡

要 点

术语

- 阿尔茨海默病(AD)
  - 缓慢进展的神经变性疾病

影像

- 在阿尔茨海默病中,目前影像学的作用
  - 排除其他痴呆的病因
  - 发现大脑容积丢失的区域特定模式
  - 发现并存疾病(比如淀粉样血管病)的影像学特征
  - 为可能的新疗法确诊早期阿尔茨海默病
- 最佳影像检查 = MR 体积测定,FDG-18PET
- 灰质变薄,脑沟变宽,脑室扩张
- 颞叶内侧尤其是海马和内嗅皮层不成比例的受影响
- FDG-18PET
  - 早期的阿尔茨海默病:颞顶叶相关皮层、扣带回后部和楔前叶区域代谢降低
  - 中期到后期阿尔茨海默病:除上述区域外,额叶也受侵犯

- 淀粉样蛋白 PET 影像:在体内检测淀粉样斑块和血管淀粉样沉积具有高敏感性

主要鉴别诊断

- 额颞叶变性
- 路易体痴呆
- 正常压力脑积水
- 血管性痴呆
- 正常衰老

临床要点

- 是 65 岁以上患者痴呆的最常见原因
- 年龄是最大的风险因素
  - 65 岁患病率为 1%~2%
  - 60 岁以后,每五年发病率增加一倍

诊断纲要

- 寻找痴呆的可逆性病因

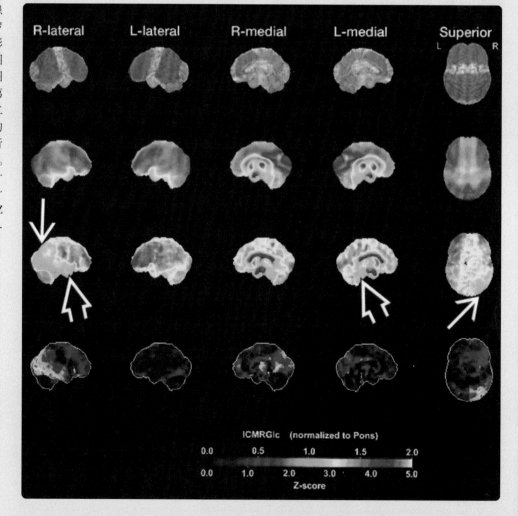

图 10-99　一位可能患有阿尔茨海默病的 70 岁女性患者,立体表面投影的矢状位 FDG-18PET 图像,标准 MR(未提供图像)显示无明确异常。第一行 = 参考图像。第二行 = 正常老年对照组的糖代谢(n = 27)。第三行 = 患者的糖代谢图像。注意颞叶内侧➡和顶叶➡代谢减低,颞叶、枕叶不受累。最下面一行 = Z 分数图(Courtesy N. Foster, MD)

术语

缩写

- 阿尔茨海默病(Alzheimer disease,AD)

同义词

- 阿尔茨海默型老年性/阿尔茨海默症

定义

- 阿尔茨海默病是一种缓慢进展的神经变性疾病,以进展性的认知功能下降、记忆损害和对日常活动的不良影响为主要特点
- 2011 年美国衰老和阿尔茨海默病委员会推荐
  - 阿尔茨海默病的病理生理过程分期
    - AD 临床前期
    - AD 轻度认知功能损害
    - AD 痴呆

影像

一般特点

- 最佳诊断特征
  - MR:颞叶/额叶皮层萎缩
    - 不成比例的海马体积缩小
  - PDG PET:区域性糖代谢下降
    - 顶颞叶,扣带回后部
- 在阿尔茨海默病中,目前影像学的作用
  - 排除其他结构性异常
  - 评估萎缩性改变的程度和部位
  - 评价代谢性的异常
    - 当无结构异常/不典型时(比如,在疾病早期)
  - 为可能的新疗法确诊早期阿尔茨海默病

CT 表现

- NECT
  - 筛查来排除可能的可逆性或可治疗性的痴呆病因
  - 内侧颞叶萎缩最早可在 CT 上发现
  - 后期发现:全面性的皮层萎缩

MR 表现

- 现在评估 AD 中 MR 的作用
  - 排除痴呆的其他病因
  - 发现大脑容积丢失的区域特定性模式
  - 发现并存疾病(比如淀粉样血管病)的影像学特征
- T1WI(评价结构、萎缩的类型)
  - 高分辨 MR 进行容量分析(MP-RAGE 或 SPGR)
  - 灰质变薄,脑沟变宽,脑室扩大
  - 内侧颞叶特别是海马和内嗅皮层不成比例的被影响
    - 可有助于鉴别患有轻度认知障碍的患者与正常衰老
    - 平均海马体积在阿尔茨海默病中减少 20%~25%,在轻度认知障碍的患者中减少 10%~15%
- $T2^*$ GRE 评估微小出血、淀粉样血管病
- MRS
  - 在 AD 中早期时就可能出现 NAA 下降,ml 上升
    - NAA:ml 比值在鉴别 AD 和正常衰老中相对敏感,特异性很高
    - NAA:扣带回后部和左枕叶皮层的 Cr 比值可能预测患者从轻度认知障碍向可疑 AD 转变
- DTI:多处区域尤其是上纵束和胼胝体压部中 FA 降低
- MR:颞叶、顶叶区域 rCBV 下降

核医学表现

- FDG-18PET
  - 早期 AD
    - 在顶颞叶相关皮层、扣带回后部和楔前叶区域代谢降低
    - 扣带回后部早期改变最为可靠
  - 中到重度 AD
    - 额叶也被侵犯
  - AD 中轻度认知障碍
    - 与 AD 具有相同的代谢降低模式
  - 在诊断早期 AD 和预测轻度认知障碍到早期 AD 的迅速转变中具有比 MR 具有更高的准确性
- 淀粉样蛋白 PET 影像
  - 在体内检测淀粉样斑块和血管淀粉样沉积方面具有很高的敏感性
  - ^{11}C-匹斯堡化合物 B(PiB):与 β 淀粉样蛋白(Aβ)具有高结合力
  - ^{18}F-标记的淀粉样蛋白放射性标记物,比如^{18}F-AV-45(扫描)应用越来越广泛
  - 建议使用淀粉样蛋白 PET 的标准
    - 持续存在或进展性的无法解释的轻度认知功能障碍
    - 可能患有 AD 而没有明确表现
    - 进展性痴呆,不典型的早发年龄

检查方法推荐

- 最佳影像检查
  - 容量 MR
  - ^{18}F-FDG PET
- 标准流程建议
  - 体积测定采用 MP-RAGE 或 SPGR

鉴别诊断

可逆性痴呆的病因

- 酒精滥用(维生素 B_1 缺乏)
- 内分泌病(如甲状腺功能减低)
- 维生素 B_{12} 缺乏
- 抑郁症("假性痴呆")
- 正常压力脑积水
- 占位性病变(慢性硬膜下血肿,肿瘤等)

额颞叶变性

- 额叶和/或颞叶前部萎缩

血管性痴呆

- 第二常见的痴呆(15%~30%)
- 脑实质高信号,局灶性萎缩(梗死)

路易体痴呆

- 整个大脑代谢减低

皮层基底节变性

- 主要为锥体外系、皮层症状
- 不对称的、严重的额顶叶萎缩

克-雅病（CJD）

- 痴呆，伴有肌阵挛，EEG 异常
- 基底节前部、皮层高信号

大脑淀粉样血管病

- 通常与 AD 共同存在
- 在 T2*GRE/SWI 上可见微小出血

病理

一般特点

- 病因
  - 细胞外 β 淀粉样蛋白斑块
    - 位于大脑皮层
  - 细胞内神经元纤维缠结积聚
    - 最初仅在海马周围，后期扩散到其他皮层区
- 遗传学
  - 大部分较晚出现的 AD 为散发
    - 决定性的基因突变目前没有发现
    - Apo-Eε4 等位基因是主要的遗传风险因素
  - 早发的 AD 罕见
    - 下列 3 种基因中的一种突变
      □ 21 号染色体上淀粉样前体蛋白基因
      □ 14 号染色体 PSEN1 基因
      □ 1 号染色体 PSEN2 基因

大体病理和术中特征

- 脑回萎缩，脑沟增宽

显微镜下特征

- 2 种异常蛋白积聚是 AD 病理的特征表现
- 神经元纤维缠结
  - 由于 tau 蛋白过度磷酸化，导致其在神经元细胞内聚集
  - 开始于内嗅皮层，进而进展到海马、旁边缘系统和内侧基底颞叶附近区域
- β 淀粉样蛋白沉积
  - AD 中 β 淀粉样蛋白沉积的标志是神经斑块
  - 致密的 β 淀粉样蛋白核心具有炎症细胞，周边存在轴突营养不良
- 神经变性改变：突触丢失，神经元丢失

临床要点

临床表现

- 最常见的体征和症状
  - 缓慢进展性的神经变性疾病
  - 情节记忆最先受到影响
    - 之后至少有一种其他的认知功能受到影响
- 临床特点
  - 临床亚型
    - 轻度认知功能障碍：早期，轻度记忆损害，除记忆外没有其他认知功能缺陷，不影响日常功能
    - 可疑 AD：痴呆样表现，但存在第二种可以造成记忆缺陷的疾病，但不太可能是造成痴呆的原因
    - 很可能是 AD：神经心理学测试中记忆能力缺陷，记忆功能以及 ≥2 种认知功能进行性恶化
    - 确诊 AD：病理诊断
  - 5 种主要的 AD 生物标记
    - 淀粉样蛋白积聚：脑脊液 β 淀粉样蛋白 42，PET 淀粉样斑块影像
    - 神经变性或神经元损伤：脑脊液 tau 蛋白（整体以及磷酸化的），结构 MR，FDG PET

人口统计学

- 年龄
  - 最大的危险因素
    - 65 岁患病率 1%~2%
    - 60 岁以后发病率每 5 年增加一倍
- 性别
  - 女性更易受到影响
- 流行病学
  - AD 是最常见的神经变性痴呆
  - 现在在美国有 530 万患者
  - 在美国大于 65 岁人群中 1/8，或 13% 的人患病，大于 85 岁的人群中超过 50% 的人患病

病程和预后

- 长期，进展性
- 患者确诊后平均存活 8~10 年

治疗

- 目前没有治疗方法可预防和逆转 AD
- 可短暂的提升认知功能
  - 胆碱酯酶抑制剂，NMDA 受体拮抗剂
- 现在许多改善疾病症状的药物专注于研究减少 β 淀粉样蛋白

诊断纲要

注意

- 寻找
  - 痴呆的可逆性病因
  - 脑室扩张，脑沟成比例变宽
  - 侧脑室颞角增大
  - 海马、内嗅皮层体积缩小

影像解读要点

- MR 容量分析有助于鉴别 AD 轻度认知功能损伤和正常的衰老
  - 随时间进展，海马/海马旁回体积的测量会改变
- FDG-18PET
  - 帮助鉴别 AD 和额颞叶痴呆
  - 在 MR 正常时，可识别早期 AD

参考文献

1. Brown RK et al: Brain PET in suspected dementia: patterns of altered FDG metabolism. Radiographics. 34(3):684-701, 2014
2. Nasrallah IM et al: Multimodality imaging of Alzheimer disease and other neurodegenerative dementias. J Nucl Med. 55(12):2003-11, 2014
3. Ishii K: PET Approaches for Diagnosis of Dementia. AJNR Am J Neuroradiol. Epub ahead of print, 2013
4. Petrella JR: Neuroimaging and the search for a cure for Alzheimer disease. Radiology. 269(3):671-91, 2013
5. Jack CR Jr: Alzheimer disease: new concepts on its neurobiology and the clinical role imaging will play. Radiology. 263(2):344-61, 2012

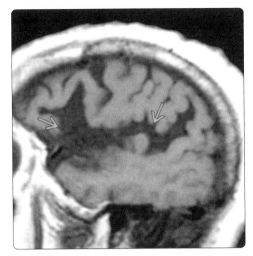 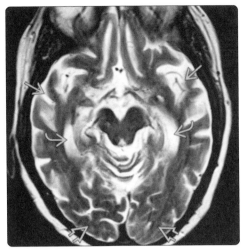

图 10-100　（左图）一位 72 岁患者，怀疑 AD，图为其矢状位 T1WI MR 图像，图示相比于其他蛛网膜下腔，Sylvian 裂显著增大➡。在这一病例中，Sylvian 裂周围皮层结构萎缩明显。（右图）一位患有 AD 的患者，轴位 T2MR 图像显示颞角扩张➡，相比于正常的枕叶➡，颞叶存在不成比例的萎缩➡

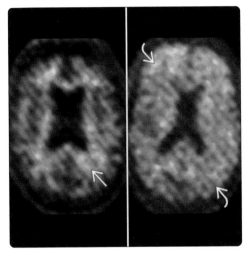 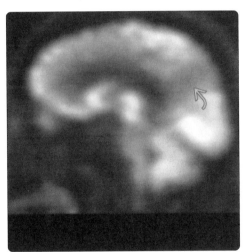

图 10-101　（左图）[18]F-AV-45（扫描）PET 左侧为健康对照，显示无特异性白质摄取➡，灰质白质界限清楚不受累；右侧是患有 AD 的患者，由于 β 淀粉样蛋白沉积，大脑灰质摄取显著增加➡，灰质白质界限难以区分（Courtesy C. Singh，MD；A. Ali，MD）。（右图）一位早期 AD 患者，矢状位 PET 显示扣带回后部和楔前叶典型的代谢降低➡（Courtesy S. Nayak，MD）

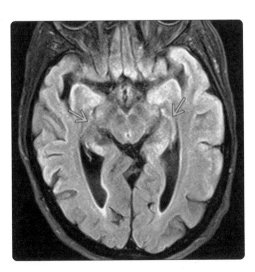 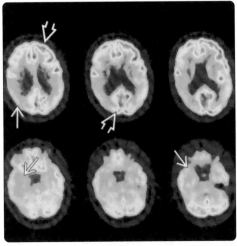

图 10-102　（左图）一位 54 岁女性患有可疑 AD，图为其轴位 FLAIR 扫描。虽然对患者的年龄来说，sylvian 裂轻度扩张，侧脑室比较显著，但海马➡看起来正常，没有脑实质缺血性病变的证据。（右图）同一位患者 FDG-18 影像轴位显示相比于额叶和枕叶➡，颞叶和顶叶中存在轻微的糖代谢下降➡

要 点

术语

- 血管性痴呆(VaD),多发梗死性痴呆(MID)
- 认知功能进行性下降
- 病因、病理亚型各异的一组异质性疾病
  - 血管性痴呆经常病因混杂
  - 可能单独发生,或与 AD 并存
  - MID 继发于反复脑梗死

影像

- 一般特点
  - 多灶性梗死(皮层灰质,皮层下白质)
  - 基底节,脑桥
  - 病变符合供血区分布,也可为腔隙性梗死
  - 常和微血管的白质病变共存
  - 多发远处微小出血
- CT
  - 多发局灶性梗死
  - 单发或多发,腔隙性符合血管分布
  - 白质低信号(散发到融合均有)
- FDG PET
  - 皮层、白质多灶性区域代谢减低

主要鉴别诊断

- 阿尔茨海默病
- 额颞叶变性
- CADASIL
- 路易体痴呆

临床要点

- 第二常见的痴呆病因(仅次于 AD)
- 相比于记忆丧失,精神和行为改变更为典型

诊断纲要

- 报告关键位置的梗死
- 寻找出血、DWI 异常

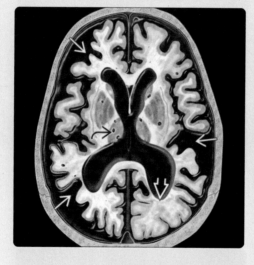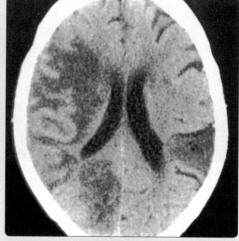

图 10-103 (左图)血管性痴呆轴位模式图显示因多发慢性梗死➡引起的广泛的大脑萎缩、局灶性萎缩,急性左侧枕叶梗死➡以及基底节/丘脑小的腔隙性梗死➡。(右图)一位血管性痴呆患者,轴位 NECT 显示脑室周围白质低密度病变,以及双侧大脑中动脉及右侧大脑后动脉供血区梗死。临床病史加上多个独立的血管分布区梗死的影像学表现符合血管性痴呆

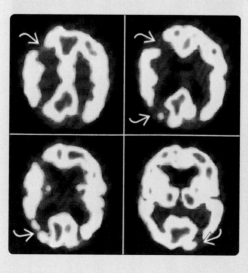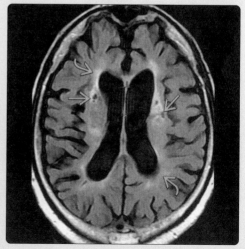

图 10-104 (左图)一位多发梗死性痴呆患者,轴位 FDG PET 显示由于多发慢性梗死,多个楔形区域代谢降低➡(Courtesy A. Ali,MD)。(右图)一位 72 岁患者患有长期高血压和糖尿病,伴有精神和行为改变,图为其轴位 FLAIR MR 图像显示在脑室周围区域融合的白质高信号➡。注意基底节区的多发慢性腔隙性梗死➡和脑室及脑沟增宽

三、血管性痴呆

术语

缩写

- 血管性痴呆(VaD)

同义词

- 多发梗死性痴呆(MID)
- 血管性认知障碍(VCD)
- 血管性认知缺损(VCI)
- 皮层下缺血性血管性痴呆
- 卒中后痴呆

定义

- 认知功能逐步进行性恶化
  - VaD:病因、病理亚型各异的一组异质性疾病
    - 通常病因混杂
  - 可单独发生或与 AD 共存
  - MID 继发于复发性脑梗死

影像

一般特点

- 最佳诊断特征
  - 多发局灶性脑梗死
    - 皮层灰质,皮层下白质
    - 基底节,脑桥
    - 病变符合供血区分布,也可为腔隙性梗死
    - 微血管病性白质缺血改变常见
- 位置
  - 通常累及大脑半球和基底节
  - 通常双侧受累,但也可是单侧
- 大小
  - 单发到多发病变不等,从斑点状病变到大的/融合性病变不等
- 形态学
  - 小的梗死灶为圆形或卵圆形;大的融合性异常边界不清

CT 表现

- NECT
  - 脑室周围白质低信号
  - 皮层,皮层下,基底节梗死
  - 典型表现:广泛性萎缩+局灶性皮层梗死

MR 表现

- T1WI
  - 常见低信号的基底节腔隙性梗死
  - 脑萎缩,脑室和脑沟扩大
- T2WI
  - 斑点状或融合性白质高信号病变区
  - 脑桥中央梗死
  - 脑沟变宽,大范围体积缩小
- FLAIR
  - 基底节内区域性高信号
  - 多区域弥漫性和融合性白质高信号
- T2*GRE
  - 多发"晕染征"皮层内和软脑膜表面低信号
- DWI
  - 病变内 FA 降低,ADC 值升高,正常外观的脑白质区域减少
  - 外观正常的白质平均扩散系数升高与执行功能检查中功能残疾相关
- MRA
  - 多数异常发生在小血管中,通常在 MRA 上不能很好的显示
- MRS
  - 皮层和白质区均可见 NAA 下降
  - 额叶皮层 NAA 与白质高信号区域体积呈负相关

超声表现

- 经颅多普勒超声:与 AD 相比,大动脉的脉动指数增高

核医学表现

- FDG PET
  - 多发区域代谢减低,没有特定区域的倾向
  - MID 的神经心理学症状严重程度与皮层和白质代谢减低程度相关
- SPECT
  - ^{123}IBP:额叶和基底节的脑血流量降低,与认知功能评分低有关
  - ^{99m}TcHMPAO:脑血流量异质性在大脑前部更为显著
    - AD 中后部异常比较突出

检查方法推荐

- 最佳影像检查
  - MR
  - PET/SPECT 可以提供诊断特异性
- 标准流程建议
  - 轴位 FLAIR 成像用来检查白质梗死
  - 轴位和冠状位 T2WI 来评估萎缩范围
  - T2*GRE/SWI 成像来识别出血

鉴别诊断

阿尔茨海默病

- 显著的海马和杏仁核萎缩
- PET:双侧额颞叶低灌注/低代谢(基底节不受累)
- 经常与血管性痴呆共存

额颞叶变性

- 特征为早期行为改变,视觉、空间能力保持完好
- 额叶、颞叶萎缩
- 显著萎缩→刀刃样脑回

酒精性脑病

- 引起痴呆的第三常见病因
- 全脑萎缩>局灶性萎缩;小脑上蚓部萎缩

CADASIL

- 成年人最常见的遗传性卒中和血管性痴呆的病因
- 低龄发病
- 影像学看起来像"小血管"病

路易体痴呆

- 全脑代谢减低

- 没有梗死或显著的萎缩

病理

一般特点

- 病因
  - MID 通常由于多发小梗死灶造成
    - 通常不存在较大血管分布区的梗死
    - 少数病例可能继发于单次或少数几个大面积梗死
  - 约 75% 的 MID 患者存在小血管病,而不是血栓栓塞
  - 越来越多的证据表明,血管性痴呆患者存在胆碱能系统的受累
    - 血管性痴呆中,胆碱能物质不足,独立于同时存在的 AD 的病理学表现
    - 在 70% 的 AD 患者中发现胆碱能神经元丢失,在 40% 的血管性痴呆患者中发现胆碱能神经元丢失
- 遗传学
  - 载脂蛋白 E(Apo-E)
    - 脂代谢中,累及血清蛋白
    - 编码蛋白的单个基因定位于 19 号染色体的 3 个等位基因:$\varepsilon2$、$\varepsilon3$、$\varepsilon4$
    - 在 AD 和血管性痴呆的患者中,相比于对照组,$\varepsilon4$ 等位基因的出现频率显著增高
    - 甚至,如果有单个 $\varepsilon4$ 等位基因存在,其发展 AD 或血管性痴呆的概率分别增加 4.4 倍和 3.7 倍
  - 对氧磷酶($PON1$)
    - 高密度脂蛋白中具有抗氧化潜能的组成部分
    - 2 个 $PON1$ 多态性(Gln192Arg 与酶的活性相关,T-107C 与酶的浓度相关) 是血管性痴呆的独立危险因素,尤其在 $Apo-E(\varepsilon4)$ 中

分期、分级和分类

- 血管性痴呆的 8 种亚型
  - 多发梗死性痴呆:由于大面积脑栓塞引起,通常容易识别
  - 在引起痴呆的病因中,要把梗死放在重要的位置
  - 多发皮层下腔隙性病变:与相同年龄对照组相比,发展成血管性痴呆的概率通常高 5~25 倍
  - Binswanger 病:小血管病→白质中广泛分布的不完全梗死
  - 2 种或更多种血管性痴呆亚型的组合
  - 出血性病变引起痴呆
  - 由于其他原因引起的皮层下痴呆(比如显性遗传性脑血管病伴皮层下梗死和白质脑病,CA-DASIL)
  - AD 和血管性痴呆均有的杂合形式

大体病理和术中特征

- 多灶性梗死伴萎缩

显微镜下特征

- 动脉硬化和血管淀粉样病是小血管病的主要根本病因
- 血管具有粥瘤、脂质透明变性,内膜下增厚和纤维性坏死的特点

- 梗死组织病理演变过程:坏死→由胶质增生形成的外壁环绕脑脊液腔
- 髓鞘和轴突丢失,伴有星型细胞增多

临床要点

临床表现

- 最常见的体征和症状
  - 梗死,伴有短暂性局灶性神经功能缺损症状
    - 大多数缺损持续存在
  - 情绪和行为改变
  - 执行能力和注意力退化,性格改变为主(而不是记忆力丧失)
  - 严重抑郁更常见于血管性痴呆,而不是 AD
- 临床特点
  - 主要危险因素
    - 年龄增加,高血压,糖尿病,吸烟
    - 高胆固醇血症,高凝状态

人口统计学

- 年龄
  - 总体来讲比 AD 发病早
  - 发病率随年龄增大而上升
- 性别
  - 男>女
- 流行病学
  - 占痴呆的 10%
  - 是第二常见的痴呆类型(仅次于 AD)
  - 约 25% 的高龄卒中患者符合血管性痴呆的诊断

病程和预后

- 进展性、阶梯性、逐渐恶化的病程
- 两次梗死之间临床稳定时期±有限恢复
- 血管性痴呆患者 5 年生存率为相同年龄对照组的约 50%

治疗

- 预防进一步血管受损
  - 控制促发因素(如高血压,糖尿病)

诊断纲要

影像解读要点

- 该病不是一个单独的疾病,而是临床和影像表现各异的一大组疾病

报告建议

- 如果存在的话,报告中要把梗死、出血性成分、DWI 成像异常和皮层萎缩等病变形式放在重要的位置

参考文献

1. Shivamurthy VK et al: Brain FDG PET and the diagnosis of dementia. AJR Am J Roentgenol. 204(1):W76-85, 2015
2. Venkat P et al: Models and mechanisms of vascular dementia. Exp Neurol. ePub, 2015
3. Villeneuve S et al: Imaging Vascular Disease and Amyloid in the Aging Brain: Implications for Treatment. J Prev Alzheimers Dis. 2(1):64-70, 2015
4. Yamada M: Cerebral amyloid angiopathy: emerging concepts. J Stroke. 17(1):17-30, 2015
5. Ihara M et al: Understanding and preventing the development of post-stroke dementia. Expert Rev Neurother. 14(9):1067-77, 2014

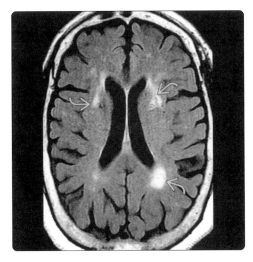
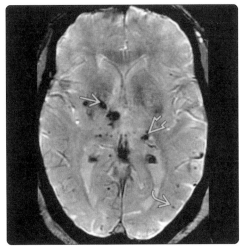

图 10-105　（左图）一位患有血管性痴呆患者，轴位 FLAIR MR 显示融合的脑室周围白质高信号➡️伴萎缩。（右图）同一位患者轴位 SWI 显示多发"晕染征"低信号病变，这是由于基底节➡️、丘脑➡️和大脑皮层➡️陈旧微小出血导致，从微小出血主要分布在深部灰质核团中，可推测这位患者有长期未控制的高血压

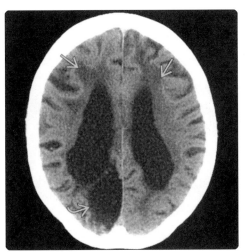
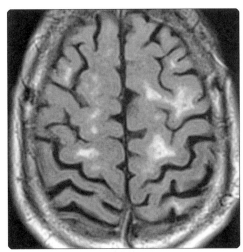

图 10-106　（左图）一位患有多发梗死性痴呆的 81 岁老年女性，轴位 NECT 显示由于一陈旧性梗死右侧顶叶➡️有一囊性脑软化病灶，具有萎缩和脑室扩大的典型特征，融合的白质高信号➡️与动脉硬化和脂质透明变性相一致。（右图）一位 76 岁血压正常的患者，临床诊断为血管性痴呆，其轴位 FLAIR MR 显示多处皮层下高信号，没有看见局灶性梗死灶

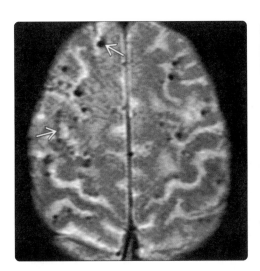
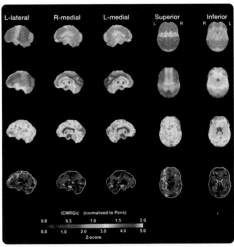

图 10-107　（左图）同一位患者轴位 T2* GRE MR 显示多灶性皮层/皮层下晕染的"黑点"➡️。小脑和基底节没有病变，提示最可能的诊断为淀粉样血管病。（右图）同一位患者 PET 扫描显示相比于同年龄对照组（第二行），患者呈多灶性糖代谢减低（第三行），Z 分数图像（最下一行）证实这位患者血管病的多灶性、弥漫性特征（Courtesy. Foster, MD）

要 点

术语

- 临床亚型
  - 行为改变性额颞叶痴呆(bvFTD)
  - 原发进展性失语综合征(PPA)
    - 语义改变(sv-PPA):以前称为语义性痴呆
    - 非流畅的/语法错乱性改变(nfv-PPA):以前称为进展性非流畅性失语
    - 语言矫正性改变(lv-PPA)
  - 有运动症状的额颞叶痴呆

影像

- 早期
  - PET 显示额颞叶糖代谢下降
- 晚期:MR 显示额颞叶萎缩,伴刀刃样脑回
- 各亚型具有特征性的皮层萎缩形式

主要鉴别诊断

- 阿尔茨海默病
- 血管性痴呆
- 皮层基底节变性
- 路易体痴呆

临床要点

- 临床症状(一些有重叠)
  - bvFTD:个人性格和行为显著改变,冷漠且失控
  - sv-PPA:进行性丢失单词、物体、概念和流利演讲"语义"的知识
  - nfv-PPA:流畅表述困难,口-面失用症
  - lv-PPA:找词的中间停顿,重复句子有困难
- 比阿尔茨海默病发病要早
- 额颞叶痴呆是精神分裂症(小于 65 岁)的最常见原因
- 中位生存期:症状出现后 6~11 年;确诊后 3~4 年

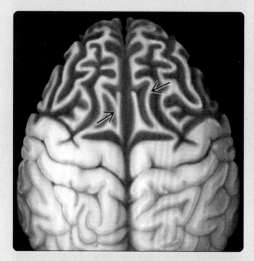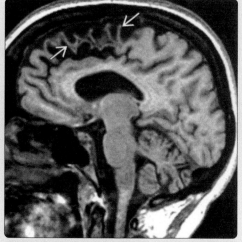

图 10-108 (左图)模式图显示额颞叶痴呆晚期典型的不成比例的额叶萎缩。脑沟增宽,脑回呈刀刃样➡。顶枕叶不受累,中央沟周围脑回正常。(右图)在疑诊额颞叶痴呆的患者中,采用旁矢状位成像(3D-MPRAGE)作为初始检查评估的一部分,注意额叶刀刃样脑回➡伴脑沟显著增宽,而顶叶和枕叶不受累

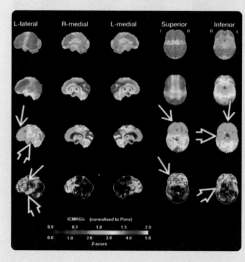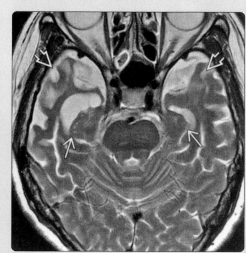

图 10-109 (左图)患有额颞叶痴呆的 72 岁男性,矢状位 SSP FDG PET 扫描显示正常老年对照组的糖代谢成像(第 2 行)、患者的糖代谢成像(第 3 行)以及 Z 分数统计图(最下面一行)。额叶➡显著代谢减低。颞叶➡受累程度稍轻。(右图)患有额颞叶变性亚型语义性痴呆的患者,轴位 T2WI MR 显示颞叶前外侧显著萎缩➡,注意海马相对不受累➡

术语

缩写

- 额颞叶变性（frontotemporal lobar degeneration，FTLD）
- 临床亚型
  - 行为改变性额颞叶痴呆（bvFTD）
  - 原发进展性失语综合征（PPA）
    - 语义改变（sv-PPA）：以前称为语义性痴呆
    - 非流畅的/语法错乱性改变（nfv-PPA）：以前称为进展性非流畅性失语
    - 语言矫正性改变（lv-PPA）
- 有运动症状的额颞叶痴呆
  - 皮层基底节变性（corticobasal degeneration，CBD）
  - 进行性核上性麻痹（progressive supranuclear palsy，PSP）
  - 额颞叶痴呆伴运动神经元病
  - 额颞叶痴呆伴脊髓侧索硬化症

同义词

- "Pick 病"不再使用
  - 是指病理上具有 Pick 小体的改变

定义

- 异质的家族神经变性疾病，以额叶和/或颞叶局灶性皮层变性为主要特点

影像

一般特点

- 最佳诊断特征
  - PET 扫描显示额颞叶糖代谢减低
  - 额颞叶前部萎缩，伴刀刃样脑回
- 位置
  - 颞叶/额叶前部，额叶眶回，颞叶内侧
  - 相对没有受累的位置
    - 顶叶，枕叶
- 形态学
  - 萎缩的脑回呈刀刃样外观
  - ±明显的不对称
    - 可能优势半球萎缩更加严重

CT 表现

- NECT
  - 额叶萎缩通常是最显著的特点
    - 侧脑室额角增大（比剩余部分的侧脑室要大）

MR 表现

- T1WI
  - 额叶和颞叶萎缩，通常不对称
  - 正常信号的刀刃样脑回
  - 额叶脑沟增宽反映出脑实质萎缩
  - 顶叶和枕叶相对没有受累
- T2WI
  - ±额颞叶白质高信号

- MRS
  - 额叶 NAA 峰和谷氨酸谷氨酰胺峰下降（神经元丢失），肌醇峰升高（神经胶质含量上升）
    - 反映神经元数目，活力下降
  - ±额叶乳酸峰
- MR 体积测量
  - 各亚型有特征性的皮层萎缩形式
  - 判断额叶还是颞叶，左侧还是右侧有助于鉴别
  - bvFTD：额叶和颞叶萎缩
    - 可能发生不对称的右侧额叶和/或右侧颞叶萎缩
  - sv-PPA：通常是左侧颞叶前下部萎缩
    - 整个颞叶都可能有病变
    - 腹侧正中和上部额叶
    - 随疾病进展，右侧颞叶萎缩也会发生
  - nfv-PPA：选择性的左侧外侧裂周区和额叶萎缩
  - lv-PPA：主要是左侧更后部的角回和颞中回萎缩
- DTI
  - 有报道称广泛的白质传导束损伤
  - bvFTD：钩束，下纵束和前联合纤维
  - sv-PPA：下纵束和钩束
  - nfv-PPA：左侧上纵束
  - lv-PPA：广泛的背侧和腹侧白质传导束

核医学表现

- PET
  - FDG PET：额颞叶皮层代谢活动下降
  - 淀粉样蛋白成像（^{11}C-PIB）有助于鉴别额颞叶变性和 AD
- HMPAO-SPECT
  - 是早期诊断额颞叶痴呆的敏感检测方法
    - 在皮层萎缩前可发现
  - bvFTD：额叶和颞叶前部灌注降低
    - 不对称，左侧或右侧为主都可能
  - sv-PPA：显著的颞叶前部低灌注，左侧大于右侧
  - nfv-PPA：不对称的额叶低灌注，通常岛叶也有受累
  - lv-PPA：左侧顶叶下部和颞叶后外侧灌注降低
- SPECT 灌注缺损主要发生在额叶和颞叶前部，颞叶后部灌注不受累
  - 有助于鉴别额颞叶痴呆和阿尔茨海默病
- 额叶灌注减低不是额颞叶痴呆的特征性改变，也可能发生在精神分裂症、抑郁症、HIV 脑病、克-雅病和 AD 的病例中

检查方法推荐

- 最佳影像检查
  - PET/SPEC；MR 体积测量
- 标准流程建议
  - 常规 T2WI，T1WI，冠状位 T2WI

鉴别诊断

阿尔茨海默病

- 顶叶和颞叶皮层萎缩，不成比例的海马体积缩小
- 相比于 AD，额颞叶痴呆萎缩速率更快

- 通常和小血管病、白质高信号、微小出血等共存
- 淀粉样蛋白成像(^{11}C-PIB)有助于鉴别 AD 和其他的痴呆

血管性痴呆

- 第二常见的痴呆类型(15%~30%)
- 白质和深部灰质腔隙性梗死
- T2WI 上高信号病变和局部萎缩提示慢性梗死

皮层基底节变性

- 显著的锥体外系和皮层受损症状
- 严重的对侧额顶叶萎缩更严重影响临床表现
- 旁中央结构萎缩

路易体痴呆

- 全脑代谢减低,尤其是视皮层
- 幻听和幻视,妄想症

病理

一般特点

- 病因
  - Tau 蛋白(高磷酸化微管蛋白)或 TDP-43(TARDNA 桥联蛋白-43)
  - 罕见病例会有融合肉瘤蛋白(FUS)改变
- 遗传学
  - 25%~40%的额颞叶痴呆事家族性的
  - 最常见:*Tau* 基因突变
  - 颗粒蛋白前体基因(PGRN)在 TDP-43 病理类型中会出现

分期、分级和分类

- 额颞叶变性(FTLD)的组织病理学分类
  - FTLD-tau:Tau 包含体
  - FTLD-TDP:Tau 蛋白阴性且 TDP-43 阳性的包含体
  - FTLD-FUS:Tau/TDP 阴性且 FUS 阳性的包含体
  - FTLD-UPS:泛素蛋白酶系统蛋白(UPS)免疫组化阳性
  - FTLD-ni:没有包含体

大体病理和术中特征

- 额叶和颞叶前部大体萎缩
- 坚硬的皮层灰质(胶质化)
- 柔软萎缩的皮层下白质

显微镜下特征

- 在额叶和颞叶皮层第 2 和 3 层中,锥体系神经元丢失,小血管变性
- 白质显示轴索和髓鞘丢失
- FTLD 相关的 Tau 蛋白病
  - Pick 病:FTLD Tau 蛋白病的原型
  - Pick 小体特征:神经元胞质中单发的、圆形或卵圆形的嗜银包含体
  - 通常在海马齿状回、杏仁核、额叶和颞叶新皮层中出现

临床要点

临床表现

- 最常见的体征和症状
  - 性格、行为和语言改变
  - 记忆力丧失,谵妄,认知和语言功能障碍,冷漠,意志力丧失
- 临床特点
  - bvFTD:个人性格和行为显著改变,冷漠且失控 – 重复运动动作,认知功能下降
  - sv-PPA:进行性丧失单词、物体、概念和流利演讲"语义"的能力
  - nfv-PPA:流畅表述困难,口-面失用症
  - lv-PPA:找词中间停顿,重复句子有困难

人口统计学

- 年龄
  - 比 AD 发病人群早
    - 通常起病年龄小于 70 岁
    - 峰值在 45~65 岁之间
- 性别
  - bvFTD 和 sv-FTD:男性为主
  - nfv-PPA:女性为主
- 民族
  - 家族聚集性 Pick 包含体痴呆在斯堪的纳维亚人中尤其常见
- 流行病学
  - 额颞叶变性是精神分裂症(小于 65 岁)最常见的原因
  - 额颞叶变性中,20%~25%患者大于 65 岁
  - 患病率:2.7/10 万~15.1/10 万

病程和预后

- 行为和认知功能障碍隐匿起病
- 表达和语言障碍经常比记忆障碍更为严重
- 中位生存期在症状出现后为 6~11 年,在确诊后 3~4 年

诊断纲要

注意

- 其他痴呆的常见类型(阿尔茨海默病,路易体痴呆)

影像解读要点

- 双侧额叶萎缩应考虑额颞叶痴呆的诊断
- 双侧不对称的颞叶前部萎缩:sv-FTD

报告建议

- 报告中要包括皮层萎缩的模式

参考文献

1. Shivamurthy VK et al: Brain FDG PET and the diagnosis of dementia. AJR Am J Roentgenol. 204(1):W76-85, 2015
2. Bott NT et al: Frontotemporal dementia: diagnosis, deficits and management. Neurodegener Dis Manag. 4(6):439-54, 2014
3. Chare L et al: New criteria for frontotemporal dementia syndromes: clinical and pathological diagnostic implications. J Neurol Neurosurg Psychiatry. 85(8):865-70, 2014

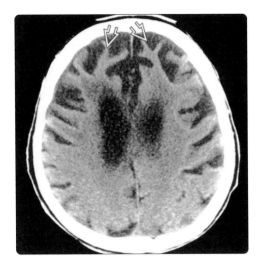 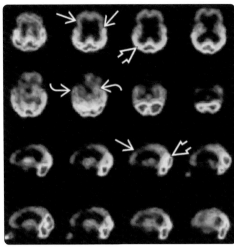

图 10-110 （左图）一位 78 岁患者，诊断为晚期额颞叶痴呆，轴位 NECT 侧脑室上部显示明显的额叶萎缩，伴有经典的刀刃样脑回⇨，是额颞叶痴呆的典型表现。相反，顶叶和枕叶看起来没有受累。（右图）一位患有额颞叶痴呆患者的 FDG PET，显示额叶⇨和颞叶⇨显著的代谢降低。顶叶和枕叶的糖代谢相对不受累⇨

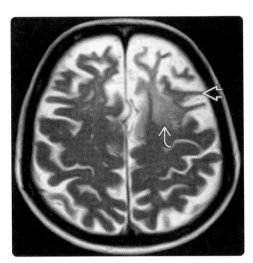 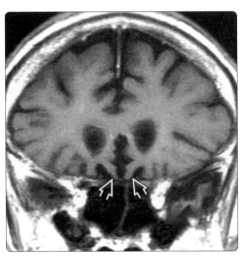

图 10-111 （左图）一位患有典型额颞叶痴呆的患者，轴位 T2WI MR 显示额叶显著萎缩伴刀刃样脑回⇨。在这个病例中，存在相关的白质高信号区域⇨。（右图）同一位患者冠状位 T1WI MR 显示嗅回局灶性萎缩⇨。这一表现最开始被忽略了，之后患者影像学诊断为阿尔茨海默病，重新读片以及临床评估确定了额颞叶痴呆的诊断

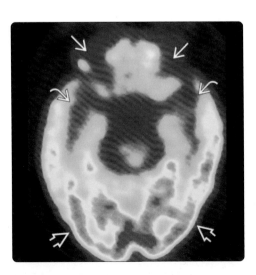 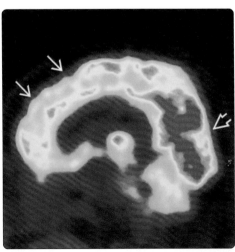

图 10-112 （左图）一位额颞叶痴呆患者轴位 FDG PET 显示额叶⇨和颞叶⇨糖代谢降低。枕叶⇨和顶叶无受累。（右图）同一位患者矢状位 FDG PET 显示额叶糖代谢低下⇨。枕叶⇨正常

要　点

术语

- 进行性的神经变性痴呆
  - 帕金森综合征,显著的视幻觉
  - 由于 α-突触核蛋白异常积聚造成

影像

- MR:可鉴别 AD 和路易体痴呆
- PET,SPECT:对路易体痴呆诊断最有用
- MR 体积测量
  - 与 AD 相比,路易体痴呆中海马/颞叶内侧体积相对不受累
  - 与 AD 相比,路易体痴呆中下丘脑,无名质和壳核相对萎缩
- FDG PET
  - 枕叶皮层,尤其是视觉皮层的糖代谢明显减低
  - ^{18}F-氟多巴-PET:与 AD 相比,路易体痴呆中纹状体多巴胺摄取明显减少

- SPECT:枕叶低灌注,尤其是视皮层
- 123FP-CIT-SPECT:与 AD 相比,路易体痴呆中纹状体中摄取明显减少

主要鉴别诊断

- 帕金森病相关性痴呆
  - 与路易体痴呆相比,临床表现、病理和影像学表现相似
- 阿尔茨海默病
- 额颞叶变性
- 血管性痴呆

病理

- α-突触核蛋白在神经突处病理性聚集(路易小体)

诊断纲要

- 与 AD 不同的是,颞叶内侧萎缩不是一个主要的特征

图 10-113 （左图）一位路易体痴呆患者,冠状位 T1WI MR 显示颞叶体积明显减小,海马体积相对不受累（Courtesy M. J. Firbank,MD;J. T. O'Brien,MD）。（右图）一位阿尔茨海默病患者,冠状位 T1WI MR 显示海马体积明显缩小➙,与路易体痴呆患者影像相比,额叶相对不受累（Courtesy M. J. Firbank,MD;J. T. O'Brien,MD）

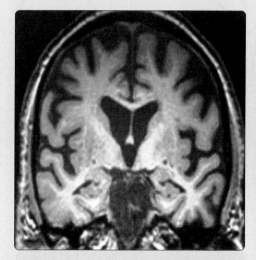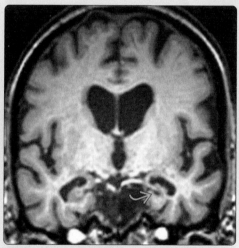

图 10-114 （左图）一位路易体痴呆患者轴位 T2WI MR 显示非特异性的弥漫性皮层萎缩。常规 MR 在路易体痴呆上均为非特异性表现。（右图）123FP-CIT-SPECT 显示健康对照中纹状体➙摄取正常对称,在路易体痴呆患者中壳核➚有明显的摄取减少,尾状核➦轻度摄取减少。使用 DAT 影像学方法不能区分路易体痴呆与非典型帕金森综合征,比如 MSA,PSP,CBD 等

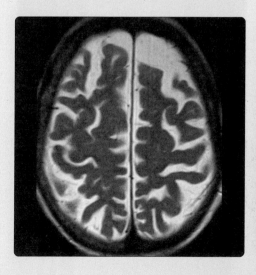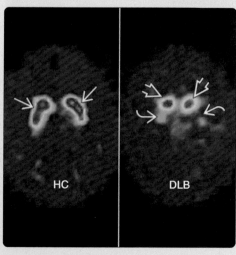

术语

缩写

- 路易体痴呆(dementia with Lewy bodies,DLB)

定义

- 神经变性痴呆,以认知水平波动,视幻觉和帕金森症状为主要特点
  - 由 α-突触核蛋白在神经突处病理性聚集引起(路易小体)

影像

一般特点

- 最佳诊断特征
  - MR 可鉴别 AD 与路易体痴呆
  - PET,SPECT,是路易体痴呆诊断最有效的方法

检查方法推荐

- 最佳影像检查
  - PET 或 SPECT

MR 表现

- T1WI
  - 轻度全面性萎缩
- T2WI
  - 非特异性白质高信号
- MRS
  - 与健康对照相比,路易体痴呆中白质 NAA/Cr 峰下降
  - 与健康对照相比,路易体痴呆中 Cho/Cr 比上升
  - 与 AD 相比,路易体痴呆中 NAA/Cr 和肌醇峰水平正常
- MR 体积测量
  - 与 AD 相比,路易体痴呆中海马/颞叶内侧体积相对不受累
  - 与 AD 相比,路易体痴呆中下丘脑,无名质(substantia innominate)和壳核体积相对减小
  - 与健康对照相比,路易体痴呆中颞叶、顶叶和枕叶的灰质减少
- DTI
  - 杏仁核中平均弥散率上升
  - 与 AD 相比,路易体痴呆中脑桥和左侧丘脑中 FA 下降
  - 与健康对照相比,路易体痴呆中下纵束和下枕额束中 FA 下降

核医学表现

- PET
  - FDG PET:枕叶和视觉相关皮层中糖代谢降低,扣带回后部相对不受累
  - ^{18}F-氟多巴-PET:与 AD 相比,路易体痴呆中纹状体多巴胺摄取减少
- SPECT
  - 枕叶低灌注,尤其是视皮层
  - 123FP-CIT-SPECT:可显示 DAT(多巴胺转运蛋白)丢失情况
    - 与 AD 相比,路易体痴呆中纹状体摄取减少(尾状核、壳核前后部)

鉴别诊断

帕金森病相关性痴呆

- 与路易体痴呆相比,临床表现、病理和影像学表现相似
- 与路易体痴呆相比,颞叶、枕叶和顶叶萎缩不明显

阿尔茨海默病

- 顶叶/颞叶皮层萎缩
- 与路易体痴呆相比,进展更快

额颞叶变性

- 不对称的额叶、颞叶前部萎缩

血管性痴呆

- 第二常见的痴呆类型(15%～30%)
- 不同年龄均会有梗死

病理

一般特点

- 病因
  - α-突触核蛋白聚集引起(路易小体)
- 遗传学
  - 多数路易体痴呆是散发的;一些呈家族聚集性

显微镜下特征

- 路易小体可在黑质、新皮层、边缘系统中发现
  - α-突触核蛋白聚集;淡嗜酸性包含体

临床要点

临床表现

- 最常见的体征和症状
  - 认知功能下降,在机敏/警觉方面呈波动性改变
  - 视幻觉,帕金森病表现

人口统计学

- 年龄
  - 55～85 岁;年龄是一个危险因素
- 性别
  - 男性更易受累
- 流行病学
  - 占痴呆病例的 15%～20%
  - 第二常见的神经变性痴呆(仅次于 AD)

病程和预后

- 确诊后平均生存期=8 年

诊断纲要

影像解读要点

- 在常规 MR 上没有特征性表现

参考文献

1. Orimo S: [Differential diagnosis of dementia with lewy bodies.] Brain Nerve. 67(4):413-25, 2015
2. Broski SM et al: Structural and functional imaging in parkinsonian syndromes. Radiographics. 34(5):1273-92, 2014
3. Mak E et al: Neuroimaging characteristics of dementia with Lewy bodies. Alzheimers Res Ther. 6(2):18, 2014

要　点

术语

- 克-雅病（Creutzfeldt-Jakob disease，CJD）：由朊蛋白导致的、快速进展的、致命的、潜在可传染的痴呆

影像

- 最佳诊断特征：基底节，丘脑和大脑皮层的进展性 T2 高信号
- 灰质受累突出：尾状核和壳核>苍白球
  - 丘脑：常见于变异型 CJD（vCJD）
  - 大脑皮层：额叶、顶叶和颞叶
- Heidenhain 变异：枕叶
- 2 个在 90% 的 vCJD 中可以看到，但也会发生在散发型 CJD（sCJD）中的征象
  - "丘脑枕征"：对称的丘脑枕 T2 高信号
  - "曲棍球棒征"：对称的丘脑枕和丘脑背内侧核呈高信号
- 最佳影像检查：MR 加 DWI 序列

主要鉴别诊断

- 缺氧-缺血损伤
- 渗透性脱髓鞘综合征
- 其他病因的痴呆
  - AD，额颞叶变性，多发梗死性痴呆，运动神经元病的痴呆
- 利氏综合征
- 皮层基底节变性

临床要点

- 确诊 CJD 需要进行脑组织活检或尸检
- 进行性痴呆伴肌阵挛性抽动和无动性缄默症：程度各异的锥体系、锥体外系和小脑体征
- 脑脊液蛋白标记：14-3-3 蛋白、全 tau 蛋白（t-tau）和神经元特异性烯醇化酶（NSE）
- DWI MR 具有更高的诊断准确率，比上述 3 个脑脊液蛋白标记高，达到 97%
- 通常在发病后数月内死亡

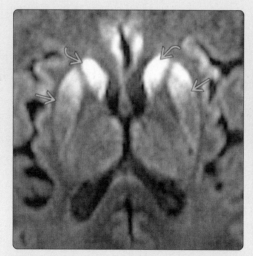
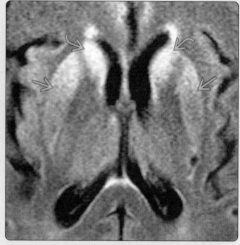

图 10-115　（左图）一位 67 岁老年男性，患有快速进展性的痴呆，轴位 DWI 显示典型散发型 CJD 表现。在尾状核☞和壳核☞存在对称的弥散受限。（右图）同一位患者轴位 FLAIR MR 显示尾状核☞和壳核☞相应的高信号。CJD 是一个快速进展性致命性的神经变性疾病，由朊蛋白引起。MR 加 DWI 序列是影像学检查的选择

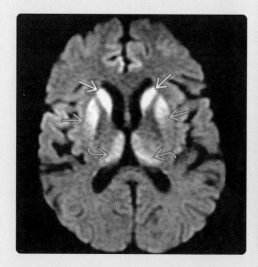
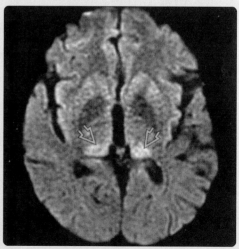

图 10-116　（左图）一位患有 sCJD 的患者轴位 DWI 显示尾状核➡和壳核☞弥散受限。同时丘脑后内侧☞也有受累，显示典型的"曲棍球棒征"。（右图）一位患有 vCJD 患者轴位 DWI 显示典型的"丘脑枕征"，在丘脑后部☞对称性高信号。"曲棍球棒征"和"丘脑枕征"在 vCJD 的 90% 中可见，但也可见于 sCJD

术语

缩写

- 克-雅病(Creutzfeldt-Jakob disease,CJD)
- 散发型克-雅病(sporadic Creutzfeldt-Jakob disease,sCJD)
- 变异型克-雅病(variant Creutzfeldt-Jakob disease,vCJD)

定义

- 由朊蛋白(无 DNA 和 RNA 的、蛋白性质的传染性微粒)导致的、快速进展的、致命的、神经变性疾病

影像

一般特点

- 最佳诊断特征
  - 基底节,丘脑和大脑皮层的进展性 T2 高信号
- 位置
  - 主要为灰质受累
    - 基底节:尾状核与壳核>苍白球
    - 丘脑(通常见于 vCJD)
    - 大脑皮层(额叶,顶叶和颞叶最常见)
      - 皮层受累经常不对称
      - Heidenhain 变异:枕叶
      - Brownell-Oppenheimer:小脑
  - 白质通常不受累

CT 表现

- NECT:通常正常
  - 在 CT 随诊中,可能会发现进展迅速的萎缩和脑室扩张

MR 表现

- T1WI
  - 正常
- T2WI
  - 基底节、丘脑和皮层高信号
  - 大脑萎缩
  - 随着时间进展,白质中可能出现高信号区
- FLAIR
  - 2 个在 90% 的 vCJD 中可以看到,但也会发生在散发型 CJD(sCJD)中的征象
    - "丘脑枕征":对称的丘脑枕(后侧核团)T2 高信号
    - "曲棍球棒征":对称的丘脑枕和丘脑背内侧核呈高信号
  - 导水管周围灰质高信号
  - 皮层高信号(通常见于 sCJD)
- DWI
  - 纹状体和皮层进展性高信号
  - 脑皮层存在脑回样高信号区("皮层带征")
    - 在 EEG 相应部位可记录到周期性复合尖波
  - DWI 高信号在疾病后期可能消失
- T1WI 强化:病变无强化

核医学表现

- PET:局部糖代谢减低与神经病理性改变部位相符
- ^{123}I-IBP 作为示踪剂的 SPECT
  - 大脑皮层不同部位的示踪剂摄取减低,局部脑血流量绝对值减低

检查方法推荐

- 最佳影像检查:MR 加 DWI 和 FLAIR 序列

鉴别诊断

缺氧-缺血损伤

- 基底节和旁矢状位皮层区受累
- T1WI 和 T2WI 基底节病变高信号
- DWI+对称性灰质受累

渗透性脱髓鞘综合征

- 脑桥外侧:壳核和尾状核 T2 高信号
- 急性期 DWI 阳性

利氏综合征

- 主要见于儿童患者
- 壳核和苍白球呈 T2 高信号

其他病因的痴呆

- AD
- 额颞叶变性
- 多发梗死性痴呆
- 运动神经元病的痴呆

皮层基底节变性

- 在黑质、额颞叶皮层和纹状体中神经元丢失(基底节萎缩可能很轻微)
- MR:中央前/后回的对称/非对称萎缩;旁矢状位区域受累显著
- 皮层下胶质增生:T2WI 成像高信号

威尔逊症

- 白质和深部黑质病变(基底节,齿状核,脑干);T2 成像呈不同程度高信号
- T1 成像低信号病灶(罕见高信号)

动脉粥样硬化

- 基底节受累:通常不对称,多发病灶(而不像在 CJD 中病变呈弥散性)
- 深部白质呈局灶性高信号
- 非急性期 DWI 为阴性

病理

一般特点

- 病因
  - 朊蛋白是正常宿主编码蛋白(PrPc)错误折叠的异构体(PrPSc)
  - PrPSc 引入正常细胞→启动自身连续的恶性循环:PrPc→PrPSc
  - Scjd:PrPc 自发转变为 PrPSc 或体细胞突变
  - 家族性 CJD(fCJD):朊蛋白基因(PRNP)突变
  - 医源性 CJD:接触含有朊蛋白的物质而感染
    - 手术器械,硬脑膜传染
    - 尸体角膜移植,人生长激素制剂

- vCJD:牛的海绵样脑病经感染的牛肉传染给人
  - 又名新变异的 CJD(nvCJD)
- 遗传学
  - 可能是遗传性、散发的或获得性(感染性)
  - 10%~15%人朊蛋白病与位于 20 号染色体朊蛋白(PrPc)基因(*PRNP*)的显性突变有关
- 伴发的异常
  - EEG:在低电压背景上周期性高波幅尖波(PSWC)

大体病理和术中特征

- 轻度皮层萎缩

- 脑室扩张

显微镜下特征

- 海绵样脑病:灰质最常受累
  - 显著的神经元丢失,伴反应性星形胶质细胞增生
  - 神经胶质替代
  - 神经元空泡样变,伴海绵样改变
- 10%的 CJD 患者在小脑或大脑半球可有淀粉样斑块
- 在脑组织内 PrPSc 不同程度累积

CDC 2010 年 CJD 诊断标准	
临床表现	检查
(1) 痴呆	(1) 脑电图周期性高波幅尖波复合波(PSWC)
(2) 小脑或视觉症状	(2) 脑脊液中检查到 14-3-3(病程小于 2 年)
(3) 锥体系或锥体外系症状	(3) DWI 或 FLAIR 上尾状核和壳核异常高信号或至少两个皮层区域(颞叶-顶叶-枕叶)异常高信号
(4) 无动性缄默症	
可能 CJD:临床表现至少 2 条符合,实验室检查至少 1 条符合	

参考文献:Zerr I et al. Updated clinical diagnostic criteria fo rsporadic Creutzfeldt-Jakob disease [J]. Brain, 2009, 132(Pt 10):2659-2668。

临床要点

临床表现

- 最常见的体征和症状
  - 快速进展性痴呆,伴有肌阵挛和无动性缄默症
  - 程度各异的锥体系、锥体外系和小脑体征
- 临床特点
  - sCJD:小脑功能障碍,快速进展的认知功能障碍,或两者均有
    - 6 个分子亚型:MM1,MM2,MV1,MV2,VV1 和 VV2
      - □ 随发病年龄、病程、早期症状和神经病理学表现不同而不同
  - vCJD:精神症状和感觉症状
    - CJD 的 Heidenhain 变异
      - □ 独立的视觉症状/体征(起病时)
      - □ 枕叶显著变性
    - Brownell-Oppenheimer:小脑症状/体征
    - CJD 的锥体外系变异型
      - □ 可显示基底节信号增高
    - 随疾病进展,累及锥体系
  - 脑脊液检查
    - 脑脊液蛋白标志物:14-3-3 蛋白,总 tau 蛋白(t-tau)和神经元特异性烯醇化酶(NSE)
    - DWI MR 比所有的这 3 个脑脊液标志物具有更高的诊断准确性
  - 脑脊液实时诱导转化(PT-QUIC)检测 PrPsc
    - 使用嗅上皮(鼻刷)要比脑脊液更加敏感

人口统计学

- 年龄
  - vCJD 患病人群很年轻,sCJD 患病年龄更大(50~70 岁之间)

- 民族
  - sCJD 全球均有发生,所有民族都有患病
  - vCJD 局限于欧洲(几乎所有的病例都在英国)
- 流行病学
  - 美国发病率每百万 1~1.5 例
  - Scjd(85%),家族性(15%),感染性/医源性(少于 1%)

病程和预后

- 潜伏期长,但一旦出现临床症状进展迅速
- 快速进展的痴呆,并在发病后数月死亡
  - 从症状出现到死亡的中位生存期是 4.5 个月
  - 90%的患者存活不足一年

治疗

- 无有效治疗

诊断纲要

注意

- CJD 的 Heidenhain 变异型患者有不明原因的视觉障碍和痴呆症状

影像解读要点

- 缺乏基底节异常表现并不能除外 CJD 诊断

参考文献

1. Caobelli F et al: The role of neuroimaging in evaluating patients affected by Creutzfeldt-Jakob disease: a systematic review of the literature. J Neuroimaging. 25(1):2-13, 2015
2. Kim MO et al: Clinical update of Jakob-Creutzfeldt disease. Curr Opin Neurol. 28(3):302-10, 2015
3. Felix-Morais R et al: Creutzfeldt-Jakob disease: typical imaging findings. BMJ Case Rep. 2014, 2014

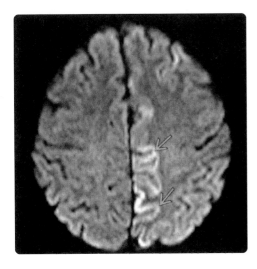

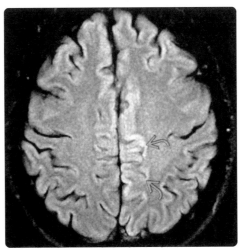

图 10-117 （左图）一位患有 sCJD 的患者,轴位 DWI 显示皮层弥散受限 ➡,也称为"皮层带征"。（右图）同一位患者轴位 FLAIR 显示轻微皮层相应的高信号 ➘。皮层信号异常与 EEG 上周期性高波幅尖波一致。DWI MR 比 3 种脑脊液标志物具有高 97% 的诊断精确性

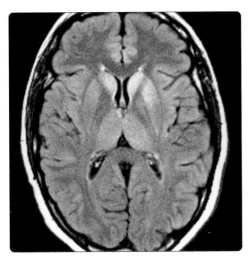

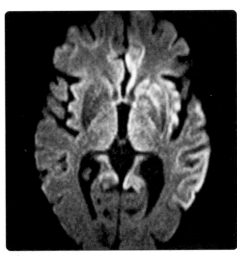

图 10-118 （左图）轴位 FLAIR MR 显示左侧壳核和不对称的两侧尾状核头部高信号,左侧高于右侧。（右图）同一位患者几周后轴位 DWI MR 显示基底节和大脑皮层不对称高信号,左侧高于右侧。在 CJD 中不对称的皮层受累比不对称基底节受累更为常见。这位老年男性患有急进性的痴呆,可疑 CJD,EEG 具有典型表现

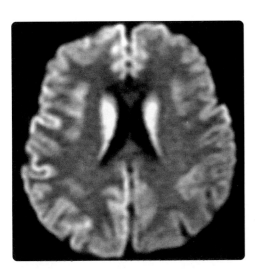

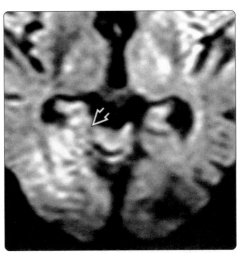

图 10-119 （左图）CJD 患者的轴位 DWI MR 显示尾状核和皮层显著高信号,和扩散系数减低相关。DWI 是诊断 CJD 的最敏感序列。（右图）主要表现为视力障碍的患者,轴位 DWI MR 显示右侧枕叶 ➡ 和左侧岛叶显著高信号。CJD 的 Heidenhain 变异型以单独的视力症状和体征起病。影像学上表现为枕叶显著受累

要 点

术语

- 帕金森病(PD)
  - 进行性神经变性疾病
  - 主要累及黑质致密部(SNpc)

影像

- MR
  - 在 T2WI 上可见黑质致密部变窄或变得不明显
  - 黑质致密部逐渐丢失正常高信号(从外侧向内侧发展)
  - 帕金森病患者红核与黑质致密部边界模糊
  - 采用 3T MR,黑质致密部、壳核尾部 R2' 弛豫率增高(反映铁含量增加)
  - DWI 可用于鉴别帕金森病、PSP 和 MSA-P
  - MRS:非特异性,NAA/Cr 和 NAA/胆碱比在基底节中下降
- PET/SPECT 有助于与帕金森叠加综合征相鉴别
- 壳核和尾状核 ADC 值升高

主要鉴别诊断

- 多系统萎缩(MSA)
  - MSA 的帕金森变异型(MSA-P)
- 进行性核上性眼肌麻痹(PSP)
- 皮层基底节变性
- 路易体痴呆

病理

- 路易小体(胞质内致密的嗜酸性包含体,边缘着色浅有光晕,中心致密),神经胶质增生

临床要点

- 静止性震颤
- "齿轮样"肌强直
- 运动迟缓
- 慌张步态
- 面具脸

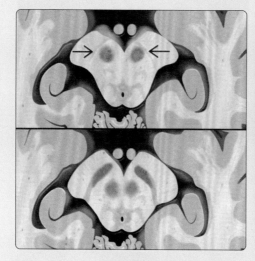 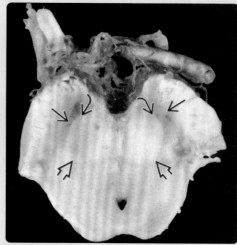

图 10-120 (左图)轴位中脑层面绘图显示与正常解剖(下图)比较,帕金森病患者(上图)的黑质 ➡ 变窄,色素脱失。(右图)一位严重帕金森病患者的中脑层面轴位切面的大体病理改变。注意黑质网状部 ➡ 变窄、色素脱失。位于黑质网状部和红核 ➡ 之间的致密部 ➡ 显著变窄

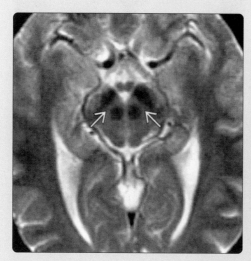 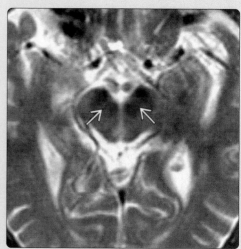

图 10-121 (左图)正常人轴位 T2WI MR 显示适当的致密部宽度 ➡,与帕金森病患者影像学的异常表现形成鲜明对比。(右图)轴位 T2WI MR 显示帕金森患者的典型中脑表现。注意致密部 ➡ 边缘模糊、变窄,致密部在两个低信号结构之间,即黑质网状部和红核。最终红核和黑质几乎靠在一起

术语

缩写

- 特发性帕金森病(idiopathic Parkinson disease),震颤麻痹(paralysis agitans)

定义

- 进展性神经变性疾病,主要是由黑质致密部的原发性病变所引起
- 帕金森综合征:以强直、震颤、运动迟缓和姿势障碍为特征的综合征
  ○ 特发性帕金森病(通常对左旋多巴反应良好)
  ○ "帕金森叠加"综合征:帕金森综合征伴其他临床表现
    - 比如,路易体痴呆,多系统萎缩,进行性核上性麻痹,皮层基底节变性

影像

一般特点

- 最佳诊断特征
  ○ 黑质致密部变窄
- 位置
  ○ 黑质,尾状核和壳核
- 大小
  ○ 萎缩

CT 表现

- NECT
  ○ 非特异性大脑萎缩

MR 表现

- T1WI
  ○ 最常见是广泛的脑沟增宽、脑室扩大,但均为非特异性表现
  ○ 体积测量
    - 非特异性的边缘系统、边缘旁系和前额叶皮层的灰质丢失
- T2WI
  ○ 在正常人群中,黑质是 2 层的灰质结构,位于中脑上部水平
    - 位于大脑脚后部的低信号区域=黑质网状部
    - 黑质网状部和红核之间的相对高信号区域=黑质致密部
      □ 一些学者认为 PD 图像显示这一结构比 T2WI 更好
    - 正常情况下,相对于黑质前上部、相邻的大脑脚底(中脑上部)、大脑脚纤维的前内部(中脑下部),轴位 T2WI 可见低信号区域
  ○ 帕金森患者的黑质致密部变窄,难以区分其与相邻的黑质网状部和红核结构
  ○ 在一些帕金森患者中可在壳核和苍白球位置见到 T2 局部高信号,除此之外,壳核萎缩
  ○ 采用 3.0TMR,增加 R2 弛豫率,帕金森患者的黑质致密部和壳核尾部显示铁含量增高
- PD/intermediate
  ○ 在正常人中,轴位中间加权成像自旋回波成像可以清楚的显示黑质的解剖结构
    - 黑质为位于中脑上部的高信号灰质区域,被低信号的红核和大脑脚纤维包围
    - 无法区分黑质致密部和网状部
  ○ 帕金森患者轴位 intermediate TE
    - 黑质致密部从外侧到内侧正常信号逐渐丢失;黑质致密部不再出现高信号
    - 无法区分黑质网状部和红核,反映了神经元丢失和铁沉积
- STIR
  ○ 快速 STIR 影像:与质子密度加权成像影像学发现一致
- DWI
  ○ 与帕金森相比相比,帕金森叠加综合征-多系统萎缩(MSA-P)中壳核 ADC 值显著增加
  ○ 壳核和尾状核 ADC 增加
  ○ 相比于正常对照,帕金森患者嗅束 ADC 值增高
- MRS
  ○ 在基底节中,非特异性的 NAA/Cr 和 NAA/胆碱比值下降
- DTI
  ○ 在黑质和黑质纹状体辐射通路中各向异性分数(FA)下降
    - 各向异性分数(FA)与帕金森病临床严重程度呈负相关
  ○ 在额叶中各向异性分数(FA)下降(辅助运动区,前辅助运动区,扣带)
- T2 或 T2* mapping
  ○ 对脑中铁含量敏感;帕金森患者的黑质 R2' 弛豫率大幅上升与患者的运动症状相关,但与病程无关

超声表现

- 大脑实质超声:帕金森中黑质呈高回声
  ○ 帕金森叠加综合征中(PSP,MSA),壳核呈低信号(铁沉积)

核医学表现

- PET
  ○ 可用于研究黑质中多巴胺能神经元、基底节中多巴胺 D2 受体或阿片受体的功能状态
  ○ 黑质中多巴胺能神经元
    - ^{18}F-氟多巴 PET:纹状体摄取减少与多巴胺能神经元减少数量成比例;也与临床严重程度相关
      □ 纹状体摄取减低:壳核要比尾状核明显
      □ 可早期诊断/可诊断相对症状不明显的帕金森病
  ○ 基底节中多巴胺 D2 受体
    - ^{11}C-raclopride PET;壳核多巴胺突触在帕金森早期正常或轻度升高,晚期又变为正常,在多系统萎缩中减少
  ○ 基底节中阿片受体
    - ^{11}C-二丙诺啡:具有运动障碍的帕金森患者壳核、丘脑和扣带回前部摄取减少,而在没有运动障碍的患者摄取正常
- SPECT:如同 PET 一样,可用于研究黑质中多巴胺能神经元或基底节中多巴胺 D2 受体
  ○ 黑质中多巴胺能神经元

- ^{123}I-FP-CIT SPECT 中壳核表现与^{18}F-fluorodo-paPET 相似
  - 基底节中多巴胺 D2 受体
    - ^{123}ISPECT 中表现与^{11}C-raclopride PET 相似

检查方法推荐

- 最佳影像检查
  - 质子密度加权成像 SE MR 和 PET/SPECT
- 标准流程建议
  - 质子密度加权成像 SE,快速 STIR 可直接观察黑质的灰质结构

鉴别诊断

多系统萎缩(MSA)

- MAS-P:壳核和尾状核显著 T2 低信号(异常铁沉积),壳核 T2 信号可能显示环状增强
- MAS-C:大脑脚中部、脑桥横向纤维 T2 信号增强(十字面包征)

进行性核上性眼肌麻痹(PSP)

- Sag T1MR:顶盖萎缩,蜂鸟征
- 萎缩的中脑后外侧缘使得牵牛花征出现

皮层基底节变性

- 中央前回/后回灰质变薄,中央沟变宽,旁矢状面显著受累

路易体痴呆

- 大脑中发现弥漫的路易小体
- 脑干、黑质和皮层萎缩

帕金森-痴呆-肌萎缩侧索硬化综合征

- 皮质脊髓束异常

病理

一般特点

- 病因
  - 目前多种可增加帕金森易感性的遗传标志物正在研究当中
  - 环境暴露:MPTP(1-甲基-4-苯基-1,2,3,6-四氢吡啶);可能的杀虫剂暴露
  - 衰老:正常衰老过程中黑质致密部神经元数量下降
- 遗传学
  - 散发(3%~5%的病例呈家族性)
- 伴发的异常
  - 黑质致密部铁含量增加

大体病理和术中特征

- 黑质和蓝斑局部色素丢失

显微镜下特征

- 黑质(尤其是黑质致密部)、蓝斑、迷走背侧核和无名质的多巴胺能神经元丢失
- 路易病理:错误折叠的 α-突触核蛋白在细胞内聚集形成包含体(路易小体),神经元丢失(路易神经突)

临床要点

临床表现

- 最常见的体征和症状
  - 静止型震颤,频率为 3~5Hz(搓药丸震颤),"齿轮样"肌肉僵直,运动迟缓,曳行步态,面具脸,40%患者后期有痴呆
- 其他的体征核症状
  - 自主神经功能障碍,抑郁症,睡眠激惹

人口统计学

- 年龄
  - 通常发病年龄 50~60 岁
- 性别
  - 男:女 = 1.5:1
- 流行病学
  - 特发性帕金森病是最常见的运动疾病
  - 帕金森病是第二常见的神经变性疾病,仅次于阿尔茨海默病
  - 患病率:占大于 50 岁人口的 1%

病程和预后

- 帕金森病发病早期通常是不对称的
- 运动迟缓、僵直和步态障碍通常缓慢进展→最终几年后会导致残疾

治疗

- 药物治疗(年轻患者更适用):左旋多巴,溴隐亭,金刚烷胺,司来吉兰
- 手术治疗(药物无效患者):立体定位苍白球切开术或丘脑底核、丘脑和苍白球深部脑刺激

诊断纲要

注意

- 帕金森叠加综合征

影像解读要点

- 帕金森病中的影像学作用:排除可治疗性的运动障碍(震颤、血肿、脑积水)
- T2WI 上低信号区域与大体解剖/原子密度加权成像/快速 STIR 影像中的黑质位置关系很小

参考文献

1. Booth TC et al: The role of functional dopamine-transporter SPECT imaging in parkinsonian syndromes, part 2. AJNR Am J Neuroradiol. 36(2):236-44, 2015
2. Goveas J et al: Diffusion-MRI in neurodegenerative disorders. Magn Reson Imaging. ePub, 2015
3. Kalia LV et al: Parkinson's disease. Lancet. ePub, 2015
4. Broski SM et al: Structural and functional imaging in parkinsonian syndromes. Radiographics. 34(5):1273-92, 2014
5. Cosottini M et al: MR imaging of the substantia nigra at 7 T enables diagnosis of Parkinson disease. Radiology. 271(3):831-8, 2014
6. Brooks DJ et al: Imaging biomarkers in Parkinson's disease. Prog Neurobiol. 95(4):614-28, 2011

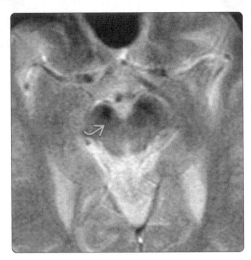

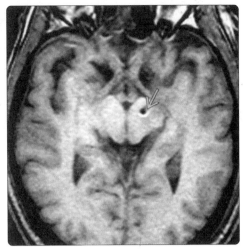

图 10-122 （左图）一位 61 岁帕金森患者轴位 T2* GRE 显示黑质致密部，尤其是右侧黑质与红核清晰的界线消失➹。（右图）帕金森患者轴位 T1MR 显示深部脑刺激位置➡。看到丘脑底核的正确位置时，电极头距离中线约 9mm，正好在大脑脚上缘内部

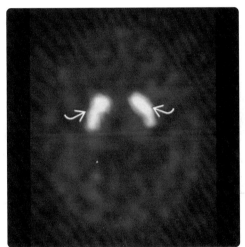

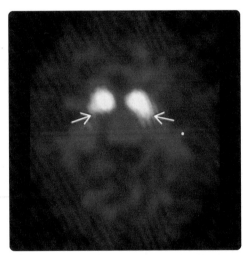

图 10-123 （左图）轴位 123-FP-CIT DAT-SPECT 图像显示在尾状核和壳核➡正常对称的示踪剂摄取，背景活动非常低。（右图）特发性帕金森患者的轴位 123-FP-CIT DAT-SPECT 图像显示壳核不对称的摄取减低➡，右侧大于左侧。注意到尾状核示踪剂摄取正常（Courtesy A. Ali, MD; C. Singh, MD）

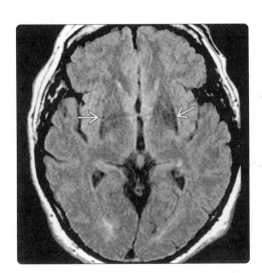

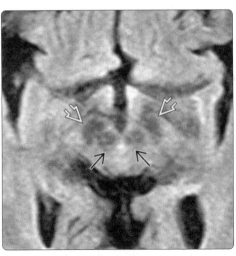

图 10-124 （左图）一位帕金森患者轴位 FLAIR MR 显示基底节后部➡异常信号减低，同时壳核萎缩。（右图）同一位患者轴位 FLAIR MR 显示红核➡和黑质网状部➡几乎相互靠在一起，提示致密部变薄

要　点

术语

- 成人发病的致命性神经变性疾病
- 多系统萎缩(MSA)有 3 种临床亚型
- 小脑型(MSA-C)
  - 散发的橄榄桥小脑萎缩(sOPCA)
- 锥体外系型(MSA-P)
  - 纹状体黑质变性(SND)
- 自主神经型(MSA-A)
  - Shy-Drager 综合征(SDS)

影像

- 一般特点
  - 脑桥/延髓萎缩(变"平")
  - 小脑蚓部/半球萎缩
- MSA-C
  - 选择性的脑桥基底下部,延髓,小脑中脚和大脑半球萎缩
  - 脑桥、小脑中脚和小脑白质 T2 信号反应性

上升
  - 脑桥十字形高信号(十字面包征)
- MSA-P
  - 壳核背外侧 T2 信号减低
  - ±壳核外侧缘 T1 信号增高
- FDG PET 显示在 MSA-P 中壳核代谢减低,在 MSA-C 中小脑半球和小脑中脚糖代谢下降

主要鉴别诊断

- 帕金森、帕金森叠加综合征
- Friedreich 共济失调(脊髓小脑性共济失调)
- 进行性非家族性成年发病的小脑变性
- 遗传性橄榄小脑萎缩
- 遗传性小脑萎缩

诊断纲要

- MR 特征可能重叠
- 在每种多系统萎缩亚型中所有 MR 表现均可被观察到

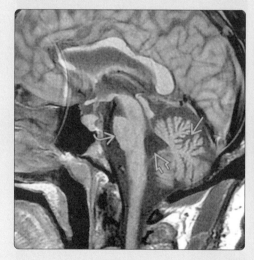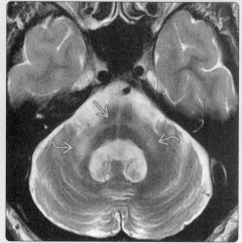

图 10-125 (左图)一位 MSA-C 型患者矢状位 T2MR 显示脑桥隆起部分☒萎缩变平,小脑蚓部☒萎缩,四脑室显著扩张☒。(右图)同一位患者轴位 T2MR 显示特征性的脑桥"十字面包征"☒,同时在小脑中脚有对称的高信号☒。"十字面包征"是由于脑桥脊的横向桥小脑纤维髓鞘丢失产生

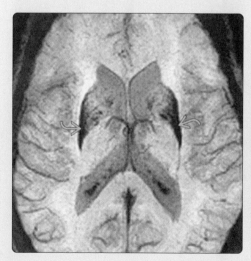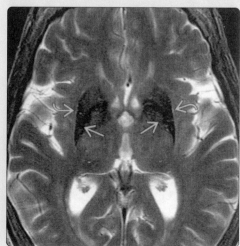

图 10-126 (左图)一位患有 MSA-P 型患者轴位 SWI 显示异常的壳核低信号☒,壳核外侧部受累最明显。这是由于多系统萎缩中铁沉积较高导致。(右图)同一位患者轴位 T2MR 显示由于铁沉积壳核低信号☒。除此之外,可见壳核外侧部有轻微的 T2 高信号,"壳核缘高信号征"☒

术语

定义

- 多系统萎缩(multiple system atrophy,MSA)
  - 成人起病的致命的神经变性疾病,不明病因
  - 小脑/锥体系/锥体外系/自主神经症状的多种不同组合
- 通过症状和体征区分的 3 中临床亚型
  - 主要是小脑受累型(MSA-C)
    - 又名散发性橄榄桥小脑萎缩(sOPCA)
  - 锥体外系型(MSA-P)
    - 又名纹状体黑质变性(SND)
  - 自主神经型(MSA-A)
    - 又名 Shy-Drager 综合征(SDS)
- 2 种影像学区别明显的亚型:MSA-C 和 MSA-P

影像

一般特点

- 最佳诊断特征
  - MSA-C:T2WI 在脑桥可见十字形高信号,脑桥、下橄榄核、小脑萎缩
  - MSA-P:壳核萎缩,壳核背外侧 T2 信号信号,±壳核外侧边缘 T2 信号增高
- 位置
  - 纹状体(主要是壳核),小脑中脚,脑桥,小脑
- 大小
  - 萎缩

CT 表现

- NECT
  - 脑桥萎缩,第四脑室扩张
  - 小脑萎缩(半球>蚓部)
  - 皮层萎缩(尤其是额叶和顶叶)

MR 表现

- T1WI
  - 矢状位成像
    - 脑桥和延髓萎缩,脑桥腹侧变平
    - 小脑蚓部和半球萎缩
  - 轴位成像
    - 脑桥前后直径减小
    - 小脑中脚宽度减小
    - 第四脑室和桥小脑角扩张
    - 小脑萎缩
  - 在 MSA-C 型中小脑中脚和小脑萎缩要比其他多系统萎缩亚型严重
  - MSA-P 型中壳核外侧 T1 高信号
  - 额叶顶叶萎缩
- T2WI
  - MSA-C 型
    - 脑桥基底下部,延髓,小脑中脚和小脑半球选择性萎缩
    - 脑桥、小脑中脚和小脑白质 T2 信号反应性上升
    - 脑桥高信号十字征(十字面包征)
  - MSA-P 型
    - 壳核萎缩
    - 壳核背外侧 T2 信号减低;±壳核外侧缘 T1 信号增高
    - 3.0T 成像中壳核外侧缘信号增高为常见表现
  - 大脑半球萎缩
    - 尤其是额叶和顶叶
    - 在各种亚型中没有明显区别
  - 所有 MSA 亚型中所有 MR 表现均可被观察到
- T2* GRE
  - SWI:MSA-P 型中严重壳核低信号
- DWI
  - 小脑中脚 ADC 值上升有助于鉴别 MSA-C 和帕金森病以及进行性核上性眼肌麻痹
  - 壳核 ADC 值上升有助于鉴别 MSA-P 与帕金森病
  - DTI:MSA-C 中小脑中脚,TPF 和小脑各向异性分数(FA)降低
- MRS
  - ^{1}H-MRS:MSA-C 中脑桥和小脑 NAA/Cr 和 Cho/Cr 比值显著降低
    - 脑桥 NAA/Cr 比值与残疾相关
  - 磷 MRS:磷酸肌酶下降,磷酸盐上升
- MR 体积测量
  - 体积测量和基于体素的形态测量学都显示,相比于帕金森病和健康对照,MSA-P 患者纹状体和小脑体积减少
  - 相比于帕金森和健康对照,多系统萎缩患者小脑中脚宽度<8mm

超声表现

- MSA-P 经颅超声
  - 豆状核高回声和正常表现的黑质有助于鉴别 MSA-P 和帕金森病

核医学表现

- PET
  - MSA-P 的 FDG PET 结果显示:对称性的壳核 FDG 活性降低
    - ^{11}C-raclopride PET 显示壳核中突触后 D2 受体密度降低
  - MSA-C 的 FDG PET 结果显示:小脑半球和小脑中脚 FDG 活性降低
- SPECT
  - 多巴胺转运蛋白(DaT)选择性放射示踪剂^{123}I β CIT 和^{123}I 碘氟烷使用最为广泛
  - ^{123}I 碘氟烷 SPECT 显示多系统萎缩中单侧或双侧纹状体摄取减少程度各异
  - DaT-SPECT 显示在黑质纹状体变性方面无法区分多系统萎缩和帕金森病
  - D2 受体 SPECT:相比于帕金森病,多系统萎缩中 D2 受体可能减少

检查方法推荐

- 最佳影像检查
  - MR
- 标准流程建议
  - 轴位 T2WI 或 FLAIR,可见"十字面包征";SWI

鉴别诊断

帕金森病

- 致密部变薄
- 多系统萎缩小脑中脚宽度下降,而在帕金森病中则不会
- 相比于帕金森,MSA-P 中壳核铁沉积出现的更早,更显著

其他帕金森叠加综合征

- 进行性核上性眼肌麻痹
- 皮层基底节变性
- 小脑中脚宽度正常

Friedreich 共济失调(脊髓小脑共济失调)

- 严重的脊髓萎缩(后部扁平),延髓萎缩
- 小脑蚓部和蚓部旁结构轻度萎缩

进行性非家族性成人发病的小脑变性

- 其发病可能与很多条件有关
  - 桥本甲状腺炎(甚至在甲状腺机能正常的情况下)
  - 副肿瘤综合征
  - 营养缺乏,酒精滥用
  - 长时间使用苯妥英/苯巴比妥
- MR:中线小脑萎缩

遗传性橄榄桥小脑萎缩(OPCA)

- 显性 OPCA
  - 小脑"细齿梳"型萎缩,半球受累大于蚓部受累;脑桥和小脑中脚萎缩
- 隐性 OPCA:小脑半球外侧部显著萎缩,伴"鱼嘴型畸形"

遗传性小脑萎缩

- 患者中年为主;严重的上蚓部萎缩

病理

一般特点

- 病因
  - 未知;遗传和环境因素共同作用
- 遗传学
  - 在一些家族中遗传因素是病因原因
  - 在家族性和散发性病例中 *COQ2* 基因有突变

大体病理和术中特征

- 橄榄桥小脑萎缩和纹状体黑质变性程度各异
- 额叶和顶叶萎缩

显微镜下特征

- 少突胶质细胞胞质内蛋白样包含体(GCI)是多系统萎缩标志
  - 也称为 Papp-Lantos 小体
  - 主要的组成成分为错误折叠的 α-突触核蛋白
- 小脑浦肯野细胞丢失
- 小脑深部白质严重变性和胶质增生

- 脑桥基底部和壳核细胞内铁蛋白累积上升

临床要点

临床表现

- 最常见的体征和症状
  - 80%患者具有帕金森样的典型表现(MSA-P 亚型)
    - 运动迟缓,肌肉僵直,姿势性静止性震颤,不稳定的步态,平衡失调
    - 与帕金森病像界别非常重要
      - MSA-P 通畅进展更加迅速,对左旋多巴反应不好
  - 20%患者具有小脑症状(MSA-C 型)
    - 步态共济失调,肢体运动性共济失调,勾引障碍,小脑性眼球运动障碍
  - 自主神经功能障碍(MSA-A 型)
    - 症状性体位性低血压
    - 勃起功能和泌尿系功能障碍,便秘,少汗/无汗症
  - 神经心理功能障碍,尤其是记忆里和其他更高的认知功能障碍
    - 认知功能障碍与额叶顶叶萎缩有关

人口统计学

- 年龄
  - 多系统萎缩发病时间:通常在 50~60 岁
- 性别
  - 没有性别差异
- 流行病学
  - 美国多系统萎缩的患病率为:3/10 万~5/10 万
  - 多系统萎缩患病率:每年 0.6/10 万~3/10 万
  - 与过往外源性毒物、有机溶剂、塑料单体、杀虫剂和金属高暴露有关

病程和预后

- 进行性神经变性疾病
- 通常发病后 10 年左右死亡

治疗

- 方案、风险、并发症
  - 90%的 MSA-P 型患者对左旋多巴无反应

诊断纲要

影像解读要点

- "十字面包征"(T2WI 上脑桥十字形高信号)提示 MSA-C 诊断

参考文献

1. Booth TC et al: The role of functional dopamine-transporter SPECT imaging in parkinsonian syndromes, part 2. AJNR Am J Neuroradiol. 36(2):236-44, 2015
2. Fanciulli A et al: Multiple-system atrophy. N Engl J Med. 372(3):249-63, 2015
3. Ramli N et al: Differentiating multiple-system atrophy from Parkinson's disease. Clin Radiol. 70(5):555-564, 2015
4. Reiter E et al: Dorsolateral nigral hyperintensity on 3.0T susceptibility-weighted imaging in neurodegenerative Parkinsonism. Mov Disord. ePub, 2015
5. Peerally T: Multiple system atrophy. Semin Neurol. 34(2):174-81, 2014
6. Wenning GK et al: Multiple system atrophy. Handb Clin Neurol. 117:229-41, 2013

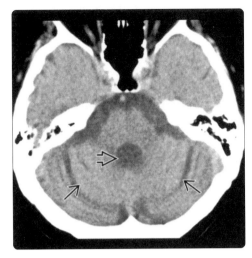
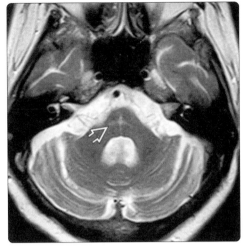

图 10-127　（左图）一位62 岁女性患有多系统萎缩小脑型，轴位 NECT 显示小脑皮层萎缩，水平裂显著➡，第四脑室扩张➡。（右图）同一位患者轴位 T2WI MR 扫描脑桥下部确认小脑萎缩。最明显的特征是萎缩的脑桥内十字形高信号➡，"十字面包征"

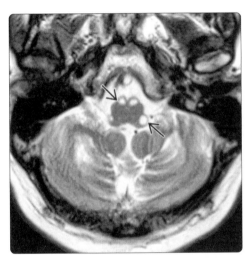
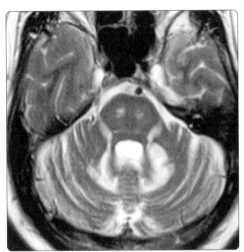

图 10-128　（左图）一位55 岁患有散发型橄榄桥小脑萎缩患者，轴位 T2WI MR 显示锥体和小脑下脚明显的、对称性的高信号➡。（右图）同一位患者轴位 T2WI MR 显示在大脑中脚、齿状核和脑桥位置的高信号。就患者的年龄而言，小脑看起来呈中度萎缩，基底节和小脑半球（图中未显示）正常

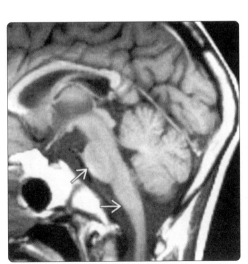
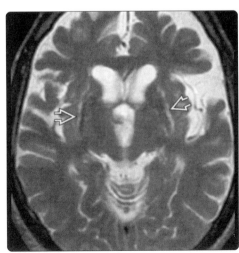

图 10-129　（左图）矢状位 T1WI MR 显示相对较"平"的脑桥和延髓➡（右图）。轴位 T2W1MR 显示壳核外观较小，呈低信号，外周有一圈薄的高信号➡。与整体脑沟和脑室扩大相比，白质外观正常

要　点

术语

- 皮层基底节变性(CBD)
  - 进行性神经变性疾病
  - 存在认知功能障碍,"不对称"的帕金森综合征

影像

- 严重的局部不对称性皮层萎缩
  - 中央区(额叶后部,顶叶皮层)
  - 颞叶,枕叶区域受累较少
- 在额叶和/或顶叶皮层下白质中信号升高
- 显著的 T2 低信号
  - 壳核,苍白球
- ^{18}F FDG PET 在皮层和皮层下区域(额叶、颞叶、感觉运动、顶叶相关皮层)、尾状核、豆状核和丘脑摄取下降
- SPECT:不对称的额顶叶、基底节(壳核)、丘脑和小脑半球低灌注

主要鉴别诊断

- 进行性核上性眼肌麻痹
- 额颞叶痴呆/变性
- 阿尔茨海默病
- 路易体痴呆
- 肌萎缩侧索硬化(ALS)

病理

- 高磷酸化的 tau 蛋白/异常纤维组成的包含体在神经元/胶质中累积

临床要点

- 单侧或不对称的帕金森病
  - 肌张力障碍,震颤
  - 观念运动性失用症,"异己肢"现象
- 认知功能减退

图 10-130 (左图)一位 63 岁患有皮层基底节变性男性患者,旁矢状位 T1WI MR 扫描右侧半球显示额叶后部和顶叶皮层显著萎缩➡。额叶前部皮层外观正常(右图)。同一位患者冠状位 FLAIR MR 显示不对称的顶叶萎缩,右侧更严重➡,皮层下白质高信号➡ (Courtesy A. Erbetta, MD)

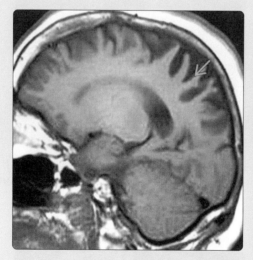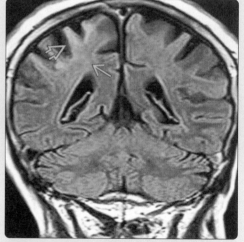

图 10-131 (左图)一位 71 岁男性患有皮层基底节变性,轴位 T2MR 显示左侧中央区部位不对称萎缩和皮层变薄➡。(右图)同一位患者轴位 FLAIR MR 显示皮层下在中央区萎缩区域白质高信号➡。在皮层基底节萎缩中,背侧前额叶,中央皮层,纹状体和中脑被盖区域受累最严重。"不对称"的额顶叶萎缩在临床受累严重的一侧的对侧

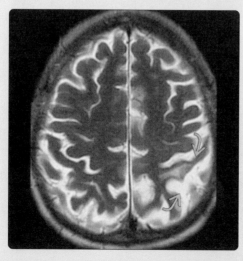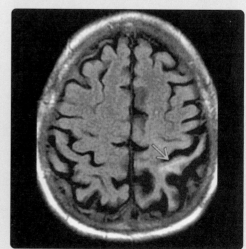

术语

缩写

- 皮层基底节变性(corticobasal degeneration,CBD)

同义词

- 皮层基底节神经节变性(CBGD)
- 皮层齿状核黑质变性伴神经元色素缺乏

定义

- 进行性神经变性疾病
  ○ 表现为认知功能障碍,"不对称的"帕金森病
  ○ 病理特征为皮层和纹状体 tau 蛋白聚集

影像

一般特点

- 最佳诊断特征
  ○ 不对称的大脑萎缩(额顶叶±大脑脚)
- 大小
  ○ 萎缩

检查方法推荐

- 最佳影像检查
  ○ MR
- 标准流程建议
  ○ 轴位和冠状位 T2WI 和 FLAIR

CT 表现

- NECT
  ○ 不对称大脑萎缩
    – 额叶后部和顶叶皮层
    – ±大脑脚,中脑被盖,胼胝体

MR 表现

- T1WI
  ○ 不对称大脑萎缩
- T2WI
  ○ 不对称的皮层下白质高信号
  ○ 壳核和苍白球显著低信号
- FLAIR
  ○ 不对称的额叶和/或顶叶皮层下白质信号增高
    – 在大脑头侧更常见
- MRS
  ○ 与正常对照相比,半卵圆中心 NAA/肌酸比例显著下降
  ○ NAA/胆碱比值在豆状核和顶叶下降
- DTI
  ○ 纤维跟踪成像中皮质脊髓束萎缩
  ○ ADC
    – 丘脑运动核(外侧),中央前回/后回(影像身体同侧的额顶叶皮层)核双侧的尾状核和辅助运动区域 ADC 值上升
  ○ FA
    – 在中央前回,辅助运动区,中央后回和扣带回中下降

核医学表现

- PET
  ○ ^{18}F-FDG 在皮层和皮层下区域(额叶,颞叶,感觉运动和顶叶相关皮层)、尾状核、豆状核和丘脑摄取下降
  ○ ^{18}F-dopa-PET:在壳核和尾状核摄取减低
- SPECT
  ○ 在额顶叶、基底节(壳核),丘脑和小脑半球不对称低灌注
  ○ 低灌注区域在临床受累更严重的一侧的对侧
  ○ DaT(多巴胺转运蛋白)SPECT:纹状体中节前多巴胺转运蛋白结合下降
  ○ 多巴胺 D2 受体 SPECT:体积受限,D2 受体结合正常或轻微下降

鉴别诊断

进行性核上性眼肌麻痹

- 中脑显著萎缩,±脑桥萎缩("蜂鸟征")
- 姿势不稳,垂直性凝视麻痹
- 是最常见的帕金森叠加综合征
- 没有皮层下高信号区域

额颞叶变性

- 行为和人格异常
- 双侧额叶,颞叶前部皮层萎缩
- 没有皮层下高信号区域

阿尔茨海默病

- 顶颞叶萎缩(内嗅皮层,海马)
- 主要是记忆和认知功能障碍
- 没有皮层下高信号区域
- 淀粉样蛋白 PET:放射性示踪剂匹斯堡复合物(PiB)在颞叶、顶叶皮层摄取

路易体痴呆

- 轻度弥漫性脑萎缩
- 没有皮层下高信号区域
- PET:枕叶代谢减低

肌萎缩侧索硬化

- 没有显著的脑萎缩
- T2WI/FLAIR 成像皮质脊髓束异常高信号

病理

一般特点

- 病因
  ○ 过度磷酸化的 tau 蛋白聚集
  ○ 神经元、胶质中异常神经纤维组成的包含体
- 遗传学

- *Tau* 基因位于 17 号染色体(13 外显子)
- 4R tau 蛋白选择性积累在基底节、大脑皮层
- Tau 蛋白单体型 H1 与皮层基底节变性、进行性核上性麻痹相关
  - 提示 17 号染色体 tau 蛋白异常可引起这两种疾病

大体病理和术中特征

- 严重的局部皮层萎缩
  - 中央区(额叶后部,顶叶)
  - 颞叶和枕叶受累相对较少
- 纹状体黑质变性:黑质萎缩变色

显微镜下特征

- 核心特征
  - 局部皮层神经元丢失,黑质神经元丢失
  - Tau 蛋白阳性伸进医院,神经胶质病变
    - 星形胶质细胞的斑块和神经纤维网细丝
    - 在大脑皮层,纹状体
- 支持特征
  - 皮层萎缩,通常伴有表层的神经胶质增生
  - 神经元气球样变,通常在萎缩的皮层中
  - Tau 蛋白阳性的少突胶质细胞盘绕小体

皮层基底节变性相关临床表型	
综合征	特征
皮层基底节综合征很可能	以下不对称表现中的 2 点:(a)肢体僵硬或失去运动功能;(b)肢体肌张力障碍,和/或(c)肢体肌阵挛,加下列 2 点:(d)口颊或肢体失用,(e)皮层感觉障碍,和/或(f)异己肢现象(不仅是简单的悬浮)
皮层基底节综合征可疑	可能的不对称,具有下列表现中 1 点:(a)肢体僵硬或无运动功能,(b)肢体肌张力障碍,或(c)肢体肌阵挛,加下列 1 点:(d)口颊或肢体失用症,(e)皮层感觉障碍,或(f)异己肢现象(不仅是简单的悬浮)
额叶行为空间综合征(FBS)	下列中 2 项:执行功能障碍,行为或性格改变,视觉空间障碍
非流畅/语义错乱性改变的原发进展性失语症(naPPA)	费力的语义错乱的表达加至少下列中 1 项:语法/语句理解受损且单个字的理解相对不受累,探索性的和/或歪曲的语言表达(语言失用)
进展性核上性麻痹综合征	下列中的 3 点:轴位或对称性肢体僵硬或肢体无运动功能,姿势不稳或摔倒,尿失禁,行为改变,核上性垂直性凝视麻痹,或垂直扫视速度降低

Armstrong MJ, Litvan I, Lang AE, et al. Criteria for the diagnosis of corticobasal degeneration [J]. Neurology, 2013, 80:496-503。

临床要点

临床表现

- 最常见的体征和症状
  - 单侧或不对称性的帕金森病(通常是上肢),肌张力障碍,震颤
  - 观念运动失用症,"异己肢"现象,认知功能下降
- 其他的体征和症状
  - 抑郁症,冷漠

人口统计学

- 年龄
  - 通常 50~70 岁
    - 中位年龄=63 岁
- 性别
  - 无性别差异
- 流行病学
  - 真正的患病率未知(但可能 5/10 万~7/10 万)
  - 是帕金森患者的约 5%

病程和预后

- 中位生存期为诊断后 8 年
- 最常见的初始表现:"上肢无用"(55%),步态异常(27%)常见
- 随后出现单侧肢体僵硬或肌张力障碍,运动迟缓、痴呆

治疗

- 现在没有治愈性疗法
- 运动症状:左旋多巴和其他多巴胺能药物可能有帮助;对肌张力障碍拳头紧握的患者可注射肉毒杆菌毒素

诊断纲要

注意

- 患者出现不对称帕金森样改变和皮层功能障碍时考虑皮层基底节变性

影像解读要点

- 大脑皮层和大脑脚不对称萎缩可能是有帮助的 MR 表现

参考文献

1. Booth TC et al: The role of functional dopamine-transporter SPECT imaging in parkinsonian syndromes, part 2. AJNR Am J Neuroradiol. 36(2):236-44, 2015
2. Josephs KA: Key emerging issues in progressive supranuclear palsy and corticobasal degeneration. J Neurol. 262(3):783-8, 2015
3. Shimohata T et al: [Criteria for the diagnosis of corticobasal degeneration.] Brain Nerve. 67(4):513-23, 2015
4. Grijalvo-Perez AM et al: Corticobasal degeneration. Semin Neurol. 34(2):160-73, 2014

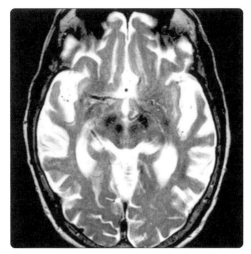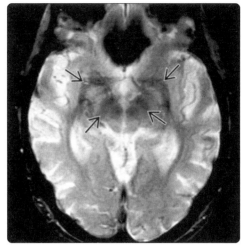

图 10-132 （左图）一位皮层基底节变性患者轴位 T2WI MR 显示基底池和额颞叶回不成比例的扩张,红核和黑质通常是低信号,体积缩小的形式不典型。（右图）同一位患者轴位 T2* GRE MR 显示在严重钙化的红核,黑质和基底节下部中"晕染征"➡️

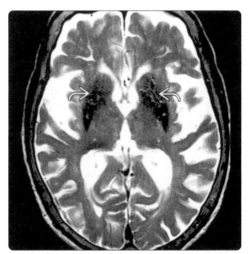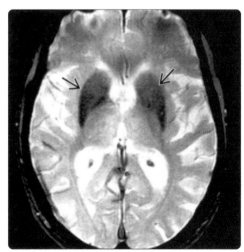

图 10-133 （左图）同一位患者轴位 T2WI MR 显示明显的额叶颞叶顶叶萎缩,壳核和苍白球都有显著的低信号异常➡️。（右图）同一位患者轴位 T2* GRE MR 显示壳核和苍白球广泛钙化➡️。这位患者有进行性的记忆丧失,肢体肌张力障碍和肌阵挛,临床诊断为皮层基底节变性

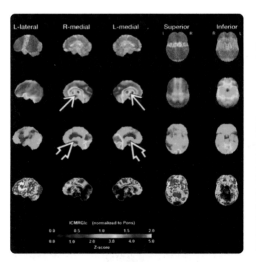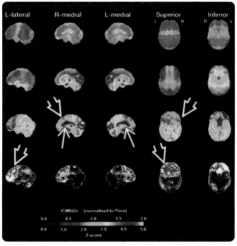

图 10-134 （左图）图为一位患有严重皮层基底节变性患者的 SSP PET。第二行显示正常相同年龄对照组的糖代谢水平。注意到正常基底节➡️。第三行为弥漫性、严重消失的皮层代谢,同时与正常对照相比基底节➡️有显著的葡萄糖摄取减少。（右图）SSP PET 显示相对较轻的基底节➡️和皮层➡️糖代谢减少（Courtesy N. Foster, MD）

要　点

术语

- 神经变性疾病,以核上性麻痹,姿势不稳,轻度痴呆为特征表现

影像

- 中脑萎缩("企鹅"或"蜂鸟征")
  - 矢状位 TIWI 显示中脑上部边缘变的凹陷/平坦(正常呈凸起状)
  - 轴位 TIWI 显示中脑被盖侧缘异常凹陷("牵牛花"或"米老鼠征")
  - 上丘变薄
- 正中矢状位 3D-MPRAGE 或 FSPGR 成像
  - 采用基于三维像素的形态测定法计算中脑/脑桥面积比值
  - 中脑面积小于 70mm²(正常的 50%)
  - 中脑/脑桥比值小于 0.15 强烈提示进行性核上性麻痹
  - MR 帕金森指数:能够鉴别进行性核上性麻痹,MSA-P,帕金森病和对照

主要鉴别诊断

- 多系统萎缩,帕金森型
- 皮层基底节变性
- 路易体痴呆
- 帕金森病

病理

- 在苍白球,丘脑底核,黑质的神经纤维缠结、神经纤维网细丝;除中央区皮层外大脑皮层相对不受累
- 神经元丢失,胶质增生

临床要点

- PSP-RS(Rihcardson 综合征)
- 蹒跚步态,轴位肌张力障碍,垂直性核上性麻痹
- PSP-P(帕金森型)
- 运动迟缓,僵直,正常眼球运动
- 引起帕金森综合征的神经变性疾病中,是第二常见病因

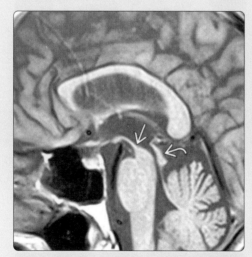
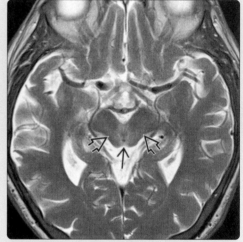

图 10-135 （左图）一位患有运动迟缓,怀疑帕金森病的患者,矢状位 T1WI MR 显示典型的"企鹅"或"蜂鸟征"。注意到中脑➡变薄,顶盖➡萎缩,也和进行性核上性麻痹相符。相反于明显的中脑异常表现,这里脑桥外观正常。（右图）同一位患者轴位 T2WI MR 显示中脑体积缩小,顶盖➡变薄,中脑外侧缘凹陷➡

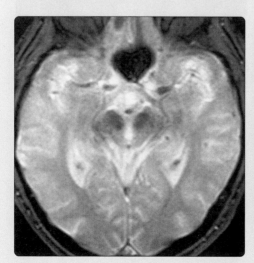
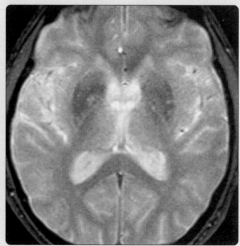

图 10-136 （左图）同一位患者轴位 T2*GRE MR 显示没有中脑异常铁积聚的证据,这有助于鉴别进行性核上性麻痹与帕金森病。（右图）轴位 T2*GRE MR 显示没有纹状体的异常铁积累证据,这是帕金森病中另一个常见的铁沉积的位置

术语

缩写

- 进行性核上性麻痹(progressive supranuclear palsy,PSP)

同义词

- Steele-Richardson-Olszewski 综合征

定义

- 以核上性麻痹,帕金森综合征,姿势不稳,假性延髓性麻痹综合征和痴呆为特征表现神经变性疾病

影像

一般特点

- 最佳诊断特征
  - 中脑被盖萎缩("企鹅"或"蜂鸟征")
  - 最准确:测量中脑/脑桥面积比
    - 区别 PSP 和其他疾病
      □ PSP 和多系统萎缩帕金森型(MSA-P)
- 位置
  - 中脑
    - 被盖
    - 顶盖(上丘)
- 形态学
  - 中脑体积显著减少
    - 脑桥正常

检查方法推荐

- 最佳影像检查
  - MR
  - PET
- 标准流程建议
  - 矢状位 T1WI
  - 3D MP-RAGE 或 FSPGR 成像
    - 采用基于三维像素的形态测定法计算中脑/脑桥面积比值

CT 表现

- NECT
  - 中脑萎缩伴中脑脑池和第三脑室扩张

MR 表现

- T1WI
  - 矢状位 T1WI 可有助于发现中脑顶盖萎缩("企鹅"或"蜂鸟征")
    - 中脑头侧表面凹陷或变平(与正常向外凸出的表现相反)
    - 上丘变薄
  - 轴位 T1WI 显示中脑被盖外侧缘异常凹陷("牵牛花"或"米老鼠征")
  - 小脑上脚萎缩

- 中脑面积大概是正常人的一半
- 中脑面积/脑桥面积在 PSP 中为 0.124,显著小于帕金森病(0.208),MSA-P(0.266)和正常对照(0.237)
- 矢状中脑面积<70mm^2,中脑被盖/脑桥面积<0.15→诊断 PSP
  - 敏感性:100%;特异性 91%~100%
- MR 帕金森指数 =(脑桥面积/中脑面积×小脑中脚宽度/小脑上脚宽度)
  - 有助于鉴别 PSP,MSA-P,帕金森患者和正常对照,敏感性 100%,特异性 100%,阳性预测值 100%
- 中脑前后径<17mm

- T2WI
  - 轴位 T2WI 上中脑前后径减小<17mm,在鉴别 PSP 和多系统萎缩中阳性预测值 75%
  - 中脑被盖部高信号 = 导水管周围
  - 显著的中脑脑池和第三脑室扩张
  - 偶尔可见纹状体异常高信号
- DWI
  - 壳核 ADC 值上升可鉴别 PSP 和帕金森病
  - 小脑上脚十字交叉部位 ADC 值上升
- DTI
  - 小脑上脚十字交叉部位平均弥散系数增高
  - DTI 指数(部分各向异性,平均扩散系数)表明广泛的白质异常
  - 相比于帕金森病和多系统萎缩,PSP 患者中脑平均弥散系数升高

核医学表现

- PET
  - ^{18}F-FDG 在壳核,丘脑,额叶内侧和中脑摄取降低
  - ^{11}C-raclopridePET:纹状体多巴胺受体结合下降
  - F-dopa-PET:尾状核、壳核 F-dopa 摄取降低(比帕金森病更严重)
- SPECT
  - 1~123-IBZM SPECT:纹状体多巴胺受体结合降低

鉴别诊断

多系统萎缩,帕金森型(MSA-P)

- T2 上壳核低信号,没有显著的中脑萎缩
- 小脑和脑桥萎缩
- 显著的小脑症状,自主神经功能障碍,帕金森综合征

皮层基底节变性

- 严重的不对称的额顶叶萎缩
- 单侧帕金森综合征
- "异己肢"现象,皮层感觉障碍

路易体痴呆

- 皮层萎缩,没有显著的中脑萎缩
- 幻觉,皮层痴呆伴失语,帕金森综合征

帕金森病

- 没有显著的中脑萎缩
- 临床症状震颤为主,对左旋多巴反应良好

病理

一般特点

- 病因
  - PSP 是 tau 蛋白病变
  - 磷酸化 tau 蛋白在脑中异常积聚
    - 苍白球、丘脑底核、红核、黑质、脑桥被盖、纹状体、动眼神经核、延髓和齿状核
- 遗传学
  - 与 tau 蛋白相关,17 号染色体 *MTAP* 基因
- Tau 单体型 H1 与 PSP 和皮层基底节变性均相关
  - 提示 17 号染色体上 tau 蛋白基因异常造成了这两种疾病

大体病理和术中特征

- 丘脑底核和脑干(中脑顶盖和小脑上脚)萎缩
- 黑质色素丢失→黑质纹状体多巴胺能神经元变性

显微镜下特征

- 神经丢失,星形胶质细胞增生
- 在苍白球、丘脑底核、黑质的神经元纤维缠结、神经纤维网细丝;除中央区皮层外大脑皮层相对不受累
- 神经胶质细胞中 tau 蛋白病变同样值得注意:成簇的星形胶质细胞,少突胶质细胞螺旋小体

临床要点

临床表现

- 最常见的体征和症状
  - 2 个 PSP 临床表型
  - PSP-RS(Richardson 综合征)
    - 典型,通常更常见表现为蹒跚步态,轴位肌张力障碍,垂直型核上性麻痹
  - PSP-P(帕金森型)1/3 患者
    - 运动迟缓,僵直,正常眼球运动,对左旋多巴有一过性反应
  - 性格改变,记忆问题,睡眠障碍,冷漠
- 最常见的造成不典型帕金森综合征的原因
  - 是所有造成帕金森综合征的第二常见的神经变性疾病
- "可疑"PSP 的临床诊断标准
  - 缓慢的进行性运动迟缓
  - 40 岁或更晚发病
  - 没有其他可能诊断的症状
  - 垂直型凝视麻痹
  - 垂直眼球运动缓慢,显著姿势不稳并且 1 年内摔倒过
  - 排除标准
    - 近期脑炎,异己肢综合征,皮层感觉障碍或额

颞叶萎缩,与多巴胺能治疗无关的精神症状,重要的小脑征象,严重的不对称的帕金森表现,神经影像上基底节相对的结构异常

人口统计学

- 年龄
  - 通常 45~75 岁
  - 发病高峰年龄:63 岁
- 性别
  - 男性稍多
- 流行病学
  - 每 10 万中有 5~6 例

病程和预后

- 疾病进程各异
- PSP 从症状出现开始生存期为 5.3~9.7 年
- 出现神经精神症状>50%患者有症状开始 2 年内出现

治疗

- 对症治疗
- 左旋多巴可能改善 PSP 患者肌肉僵直和运动迟缓
- 辅酶 Q10 可能有非常轻微的帮助

变异的 PSP 综合征

- PSP-帕金森综合征
- PSP-单纯运动不能伴冻结步态
- PSP-皮层基底节综合征
- PSP-进行性非流畅性失语

诊断纲要

注意

- 当 MR 显示具有非典型帕金森综合征、垂直型凝视麻痹和认知功能障碍的患者中脑显著萎缩时,考虑 PSP

影像解读要点

- 冠状位图像有助于识别"蜂鸟征"
- 无或轻微脑叶萎缩

参考文献

1. Booth TC et al: The role of functional dopamine-transporter SPECT imaging in parkinsonian syndromes, part 1. AJNR Am J Neuroradiol. 36(2):229-35, 2015
2. Booth TC et al: The role of functional dopamine-transporter SPECT imaging in parkinsonian syndromes, part 2. AJNR Am J Neuroradiol. 36(2):236-44, 2015
3. Josephs KA: Key emerging issues in progressive supranuclear palsy and corticobasal degeneration. J Neurol. 262(3):783-8, 2015
4. Broski SM et al: Structural and functional imaging in parkinsonian syndromes. Radiographics. 34(5):1273-92, 2014
5. Colosimo C et al: Fifty years of progressive supranuclear palsy. J Neurol Neurosurg Psychiatry. 85(8):938-44, 2014
6. Golbe LI: Progressive supranuclear palsy. Semin Neurol. 34(2):151-9, 2014
7. Stamelou M et al: Atypical parkinsonism: an update. Curr Opin Neurol. 26(4):401-5, 2013
8. Williams DR et al: Parkinsonian syndromes. Continuum (Minneap Minn). 19(5 Movement Disorders):1189-212, 2013

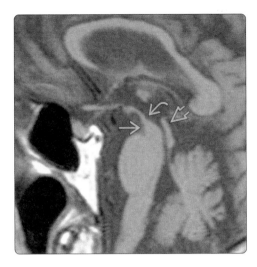

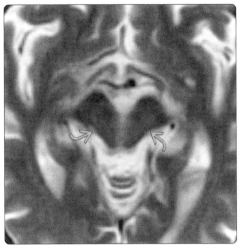

图 10-137 （左图）一位患有进行性核上性麻痹的患者是矢状位 T1WI MR 显示相比于脑桥显著的中脑萎缩➡。中脑被盖上部凹陷☑，具有"企鹅"或"蜂鸟征"，顶盖上部☑变薄。（右图）同一位患者轴位 T2MR 显示中脑顶盖☑外侧缘异常凹陷，称为"牵牛花征"或"米老鼠征"

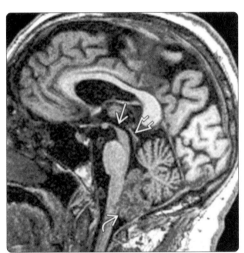

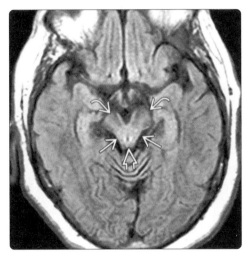

图 10-138 （左图）一位 80 岁女性患有 PSP 矢状位 T1WI MR（3D MP-RAGE）显示明显中脑萎缩，具有企鹅征或蜂鸟征，这是由于中脑上侧边缘凹陷➡形成。注意到盖板极度变薄➡。意外发现了室管膜瘤➡。（右图）同一位患者轴位 FLAIR MR 显示盖板非常薄➡，中脑外侧部分凹陷➡（"牵牛花征"），大脑脚➡萎缩

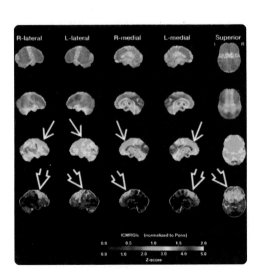

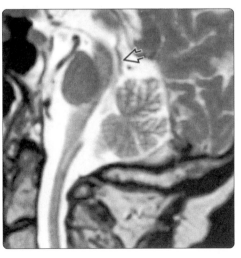

图 10-139 （左图）同一位患者立体定位表现投影的 PET 扫描，最上面一行是参考图，第二行为正常老年对照组（n = 27）的糖代谢成像，第三行是患者的糖代谢成像，第四行是 Z 分数成像。糖代谢➡及 Z 分数成像➡显示双侧额叶代谢均减低（Courtesy N. Foster, MD）。（右图）一位 PSP 患者矢状位 T2WI MR 显示中脑体积缩小，顶盖变薄➡

要 点

术语

- 肌萎缩侧索硬化（ALS）
- 脑干/脊髓的躯体运动神经元和运动皮层的锥体大神经元选择性变性
  - 最终皮质脊髓束纤维丢失

影像

- 较小比例会显示皮质脊髓束高信号
- 皮质脊髓束通常轻度高信号，尤其是在 3.0T 成像中，这项表现缺乏敏感性和特异性
- 皮质脊髓束 T2 高信号在相应的 PD 图像上也呈高信号时，可能对 ALS 特异
- 可疑 ALS 时注意 FLAIR 和 PD 成像
- DWI 中皮质脊髓束高信号（弥散系数降低）
- 中央前回（运动皮层）灰质低信号

主要鉴别诊断

- 原发性侧索硬化

- 沃勒变性
- 肥大性橄榄核变性
- 累及双侧皮质脊髓束的代谢性疾病
- 脱髓鞘和炎性疾病
- 肿瘤：脑干胶质瘤、恶性淋巴瘤
- 3T MR 上正常的皮质脊髓束可表现为高信号

病理

- 大多数 ALS 病例为散发性（sALS）
- 15%~20% 为家族性

临床要点

- 上运动神经元症状：Babinski 征，肌强直，反射亢进
- 下运动神经元症状：不对称的肌无力，肌萎缩，肌束颤动，反射减弱
- 球部症状：言语不清，吞咽困难
- 通常发病年龄为 30~70 岁
- 十年内完全丧失活动能力和死亡

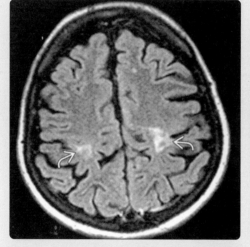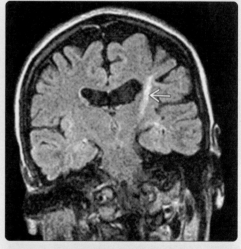

图 10-140 （左图）ALS 患者轴位 FLAIR MR 显示中央前回信号升高➡。双侧运动皮层有萎缩。（右图）冠状位 FLAIR MR 显示沿皮质脊髓束从中央前回到大脑脚线性高信号➡。右侧皮质脊髓束信号异常不在这张图中，FLAIR 上中央前回皮层下白质高信号是 ALS 中可能有用的并且特异性的征象，在健康人和症状不对称的患者中都不能看到

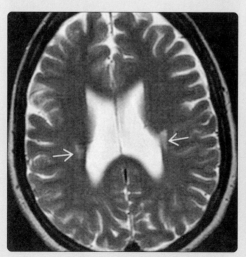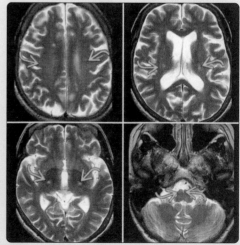

图 10-141 （左图）轴位 T2WI FS MR 显示沿皮质脊髓束双侧有卵圆形高信号➡。萎缩和高信号是由于髓鞘丢失和胶质增生。额叶前部运动神经元经常受累，这些神经元在准备或组织上下运动神经元工作方面发挥作用。（右图）ALS 患者轴位 T2MR 显示沿皮质脊髓束➚双侧高信号。很重要的一点是皮质脊髓束通常在 T2 上尤其是 3.0T 成像上呈轻度高信号

术语

缩写

- 肌萎缩侧索硬化(amyotrophic lateral sclerosis, ALS)

同义词

- Lou Gehrig 病, 运动神经元病(MND)

定义

- 脑干/脊髓的躯体运动神经元(下运动神经元)和运动皮层的锥体大神经元(上运动神经元)选择性变性
  - 最终皮质脊髓束纤维丢失

影像

一般特点

- 最佳诊断特征
  - 在 T2WI/PD/FLAIR 上从放射冠延伸至脑干的沿皮质脊髓束走行的双侧高信号
- 位置
  - 特征是皮质脊髓束和下运动神经元变性
    - 下运动神经元位于脊髓和脑干的前角
    - 皮质脊髓束的上运动神经元在中央前回(运动皮层)
  - 白质和灰质
- 大小
  - 在 ALS 晚期, 表现为运动系统萎缩, 尤其是锥体束萎缩
- 形态学
  - 椭圆形或薄曲线形高信号, 符合皮质脊髓束

CT 表现

- NECT
  - 一系列 CT 检查可显示进行性萎缩
    - 额叶, 颞叶前部→中央前回→中央后回, 扣带回前部, 胼胝体, 被盖

MR 表现

- T1WI
  - 皮质脊髓束在 T1 上不同表现
    - 等信号(最常见)可能反应自由基含量上升
    - 低信号或轻度高信号
- T2WI
  - 很小比例显示皮质脊髓束高信号
  - 高信号可发生在任何地方, 从中央前回皮层下白质到内囊后肢, 大脑脚和脑桥
  - 由于皮质脊髓束通常是在 3.0T 上呈轻度高信号, 这一发现缺乏敏感性和特异性
  - 皮质脊髓束 T2 高信号在相应的 PD 图像上也呈高信号时, 可能对 ALS 是特异的
  - 中央前回(运动皮层)灰质低信号
    - 非特异性; 可能由于这一年龄的患者铁和重金属在皮层聚集
- PD/intermediate
  - 皮质脊髓束高信号
- FLAIR
  - 对中央前回低信号的检测比 T2FSE 敏感性更高, 特异性更低
  - 皮质脊髓束高信号
- DWI
  - 皮质脊髓束高信号
    - 可见于 T2 高信号缺乏时
- DTI
  - 基于 ROI 的方法和纤维跟踪成像显示沿皮质脊髓束弥漫参数显著改变
  - 最常见发现: 由于上运动神经元神经变性, 皮质脊髓束各向异性分数(FA)下降
  - 所有水平的皮质脊髓束 FA 下降; 下降最明显的部位时内囊后肢
  - FA 与上运动神经元受累和疾病严重程度有关
  - 沿皮质脊髓束平均弥散系数(MD)上升
  - MD 在皮质脊髓束的不同水平更加稳定; 倾向于在皮质脊髓束的颅脑水平升高
    - MD 与疾病病程正相关
- ^{1}H-MRS 有助于评估上运动神经元的受累情况
  - 在运动皮层中, NAA 下降, NAA/Cr 下降, NAA/Cho 下降, NAA/(Cr+Cho)下降
  - NAA 原来在神经元中存在; 这些代谢改变反映了运动神经元丢失或功能障碍
  - 沿皮质脊髓束 NAA/Cr 和 NAA/Cho 比值下降; 在中央前回和放射冠改变最显著
  - 患者存在显著的上运动神经元或球部症状, 在脑桥和延髓上部 NAA 下降
  - 内囊后肢 Cho 上升
  - 运动皮层中肌醇上升
- 磁化传递率(MTR)测量
  - 在 ALS 患者中内囊后肢磁化传递率降低
  - T1 磁化传递增强成像中皮质脊髓束呈高信号, 敏感性 80%, 特异性 100%
  - 可能在 ALS 早期发现皮质脊髓束变性
- 基于立体像素的形态测量(VBM)
  - 运动皮层、额叶、颞叶、顶叶和边缘系统的局灶性灰质丢失
  - ALS 和额颞叶痴呆中额叶严重萎缩
  - 胼胝体, 小脑, 额颞叶和枕叶区域白质丢失
  - 大脑半球萎缩相对较轻
- 功能 MR
  - 皮层重新组织的形式
  - 运动测试中对侧感觉运动皮层, 辅助运动区基底节和小脑活动增加

核医学表现

- PET, ^{99m}Tc-HMPAO SPECT
  - 局灶性大脑代谢或灌注降低
  - ALS 严重程度上升与灰质灌注下降有关

检查方法推荐

- 最佳影像检查: MR 加 T2PD FLAIR DTI 序列

鉴别诊断

原发性侧索硬化

- 神经元变性仅局限于上运动神经元
  - T2WI 显示运动通路改变
- 常染色体隐性疾病, 青少年发病

沃勒变性

- 患者有各异的皮层/皮层下病变, 沿皮质脊髓束

动态信号强度改变

肥大性橄榄核变性

- 下橄榄核继发性变性,通常原发病变在齿状核-红核-下橄榄通路中

沿皮质脊髓束 T2 高信号病变的情况

- 双侧皮质脊髓束受累的代谢性疾病
  - X 连锁的肾上腺白质营养不良,威尔逊症
  - 低血糖昏迷:可逆的皮质脊髓束改变
- 脱髓鞘和炎性疾病
  - 多发性硬化,ADEM,白塞病,艾滋病,颈部的脊髓病
- 肿瘤:脑干胶质瘤,恶性淋巴瘤

正常个体

- 皮质脊髓束可在 3T MR 上呈高信号(任何年龄的髓鞘形成完全的脑组织),类似 ALS

病理

一般特点

- 病因
  - 散发性 ALS 病因仍不清楚
  - 病理特征包括:运动神经元丢失,伴上运动神经元内存在泛素免疫反应阳性包含体,变性的下运动神经元内存在 TDP-43 免疫反应阳性包含体
  - 脊髓、额叶皮层和海马中环氧合酶-2 的表达增加
  - 细胞凋亡、自由基介导的氧化应激、过量谷氨酸介导的兴奋毒性
  - 生化研究已经表明中枢神经系统组织中谷氨酸水平降低,而在脑脊液中升高
- 遗传学
  - 大多数 ALS 病例是散发性(sALS)
  - 15%~20%ALS 病例是家族性的(fALS)
    - 10%~20%的 fALS 病例是由于 21q 染色体上铜/锌超氧化物歧化酶 1 基因(SOD1)突变导致
  - 罕见常染色体隐性青年发病的 ALS
    - 2q 染色体上 ALS2 基因编码 alsin
- 伴发的异常
  - ALS 叠加综合征:典型 ALS 表型叠加痴呆、帕金森综合征或二者均有
    - 2%~3%的病例中 ALS 伴有额颞叶痴呆
    - 约 50%的病例中患者有认知功能障碍
  - ALS 样的运动神经元病可发生在副肿瘤综合征中

大体病理和术中特征

- 运动皮层和沿皮质脊髓束局部萎缩
- 脊髓前部和外侧部萎缩

显微镜下特征

- 皮层锥体运动神经元丢失,星形细胞增生
- 组织结构上,皮质脊髓束不均匀的受累显示各种不同的变性模式
- "衰老性改变"伴脂褐色素萎缩
- 伴轴突球形变的近端和远端轴突病变

- 存活的运动神经元较小并且有异常

临床要点

临床表现

- 最常见的体征和症状
  - 上运动神经元症状:Babinski 征,肌强直,反射亢进
  - 下运动神经元症状:不对称的肌无力,肌萎缩,肌束颤动,反射减弱
  - 球部症状:言语不清,吞咽困难
  - 走路困难,无法解释的体重减轻
- 临床特点
  - 典型的 ALS:上下运动神经元均受累
  - 上运动神经元为主的 ALS 可能与原发性侧索硬化难以鉴别
  - 球部为主的类型通常进展和死亡更快
  - SOD1 异常的 fALS 平均发病年龄为 42 岁,从肢体开始起病且进展缓慢

人口统计学

- 年龄
  - 发病年龄通常在 30~70 岁
- 性别
  - 男 : 女 = 1.5 : 1
- 流行病学
  - 发病率:每 10 万人中 1~2 例
  - 患病率:5.2/10 万人

病程和预后

- 进展性(远端到近端)
  - 诊断后到死亡的中位生存时间为 3~4 年
  - 10%的患者生存期>10 年
- 一些家族性青年起病的 ALS 存活期更长(20~30 年)

治疗

- 利鲁唑(谷氨酸释放抑制剂和胰岛素样生长因子)可能延长生存期
  - 利鲁唑治疗后中央前回和辅助运动区 NAA/Cr 比值上升

诊断纲要

注意

- 所有可疑 ALS 患者的 FLAIR 和 PD 成像

影像解读要点

- 内囊后肢高信号也可以在 PD 成像中看到时提示 ALS
- T1 和 PD 加权成像可以鉴别真正变性还是正常脑区
- 在锥体症状出现之前,DTI 就可识别出皮质脊髓束病变

参考文献

1. Barthel H et al: PET/MR in Dementia and Other Neurodegenerative Diseases. Semin Nucl Med. 45(3):224-233, 2015
2. Verstraete E et al: Neuroimaging as a new diagnostic modality in amyotrophic lateral sclerosis. Neurotherapeutics. 12(2):403-16, 2015

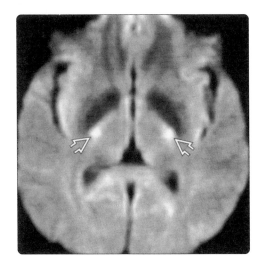 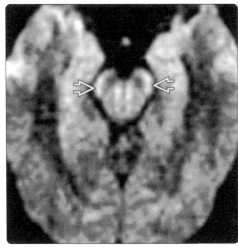

图 10-142 （左图）轴位 DTI 示踪成像显示内囊后肢对称性高信号➡、各向异性分数与疾病严重程度和上运动神经受累相关，而平均扩散系数与疾病病程相关。（右图）轴位 DWI 成像显示双侧大脑脚环形高信号，信号异常可见于中央前回、半卵圆中心、内囊后肢的后 1/3、大脑脚和脑干腹侧➡

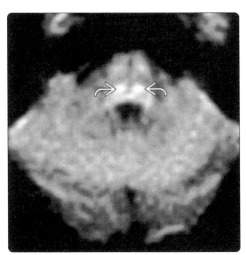 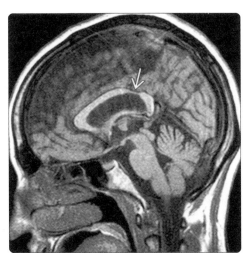

图 10-143 （左图）轴位 DWI 成像显示脑桥皮质脊髓束相应的卵圆形高信号➡。DWI/DTI 可有助于鉴别 ALS（各向异性值下降、平均扩散系数上升）和进行性肌萎缩（各向异性或平均扩散系无改变），这两种疾病仅凭临床表现难以鉴别。（右图）矢状位 T1WI 成像显示胼胝体后部萎缩➡。DTI 也显示胼胝体各向异性值下降，基于三维像素的形态学成像在发现皮层运动区和沿皮质脊髓束的局部组织萎缩方面高度敏感

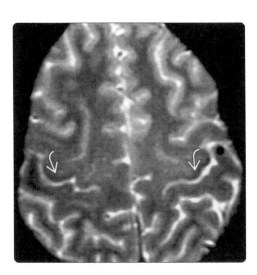 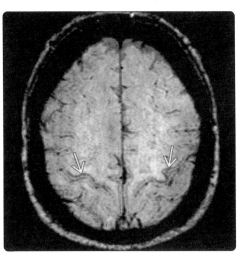

图 10-144 （左图）轴位 T2WI FS MR 显示中央前回由于铁沉积中央皮层低信号➡。虽然这种表现常见于 ALS 患者，但这是非特异性的，可见于老年患者，由于铁和重金属沉积出现这种现象。（右图）轴位 T2*SWI MR 显示沿双侧中央前回➡皮层灰质的曲线形低信号，T2*SWI 成像技术使得 ALS 患者中央前回灰质的 T2 低信号更为明显

要 点

术语

- 沃勒变性(WaD)
- 有近端轴突或神经元包体受损所引起的轴突及其髓鞘的继发性顺应性变性

影像

- 沃勒变性的原发病变位于皮层或皮层下、神经损伤的同侧下行白质传导束
  - WaD 可见于胼胝体交叉纤维、视放射纤维、穹窿和小脑脚
- CT 对急性期和亚急性期沃勒变性不敏感
  - 在慢性期可发现皮质脊髓束萎缩
- MR 可显示皮质脊髓束呈时间依赖性改变
  - 在 T2WI 和 DWI 上看到的沃勒变性与长期病程强烈相关
  - DWI 可先于常规 MR 发现沃勒变性
- DTI 可鉴别原发病变和伴发的沃勒变性
  - 梗死病变各向异性值减低,平均扩散系数增加
  - 皮质脊髓束各向异性值减低,平均扩散系数不变

主要鉴别诊断

- 神经变性疾病
- 脑干神经胶质瘤
- 脱髓鞘和炎性疾病
- 肥大性下橄榄核变性
- 代谢性疾病
- 中毒(吸食海洛因)
- 在高场强的 MR 中,正常表现是高信号的情况

图 10-145 (左图)轴位 NECT 显示左侧额叶和颞叶的脑软化灶 ➡,和慢性卒中相关。丘脑密度减低 ➡、萎缩,可能与皮层丘脑纤维的沃勒变性有关。(右图)同一位患者,轴位 NECT 显示由于皮质脊髓束的沃勒变性导致的左侧大脑脚萎缩 ➡。NECT 对急性期-亚急性期的沃勒变性不敏感,但可发现沃勒变性慢性期的锥体束萎缩

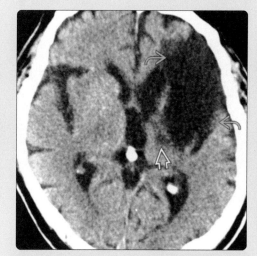
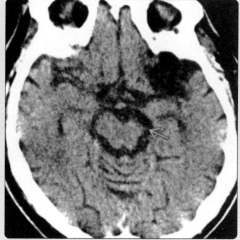

图 10-146 (左图)轴位 DWI 显示有额叶和顶叶弥散受限 ➡,是由于右侧大脑中动脉供血区域急性梗死导致。(右图)同一位患者轴位 DWI 图像显示由于急性沃勒变性导致延髓腹侧 ➡ 在皮层脊髓束区域弥散受限。与常规 MR 序列相比,DWI 在发现早期沃勒变性方面更敏感

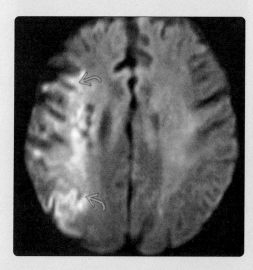
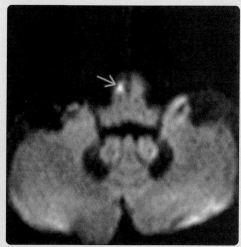

术语

缩写

- 沃勒变性(Wallerian degeneration,WaD)

定义

- 有近端轴突或神经元胞体受损所引起的轴突及其髓鞘的继发性顺应性变性

影像

一般特点

- 最佳诊断特征
  - 脑部病理各异的患者在内囊和脑干位置,沿皮质脊髓束分布走行的连续的 T2 高信号
- 位置
  - 原发病变:皮层或皮层下
  - 沃勒变性:神经元受损同侧的下行白质纤维束
    - 皮质脊髓束,皮质延髓束和皮质脑桥束
  - 沃勒变性可见于胼胝体,视辐射,穹窿和小脑脚
  - 在阿尔茨海默病患者中可见好发于胼胝体的萎缩,主要与新皮质连合纤维的沃勒变性有关
  - 癫痫诱发的损伤可引起沿胼胝体毯和经胼胝体压部的继发性白质变性
- 形态学
  - 信号改变符合白质传导束形状
    - 在内囊后肢和大脑脚的卵圆形区域;脑桥部的薄曲线形区域

CT 表现

- NECT
  - 对急性期-亚急性期沃勒变性不敏感
  - 慢性期可检测到皮质脊髓束萎缩
    - 脑干的相应部位萎缩

MR 表现

- T1WI
  - 下行白质纤维束时间依赖性改变
    - 1 期:无改变
    - 2 期:T1 高信号
    - 3 期:T1 低信号
    - 4 期:同侧脑干萎缩±低信号
- T2WI
  - 下行白质纤维束时间依赖性改变
    - 1 期:成人中枢神经系统没有改变
    - 2 期:T2 低信号
    - 3 期:T2 高信号
    - 4 期:萎缩,脑干最为明显
      - 有时,T2 高信号可能持续
  - 新生儿和婴儿:T2WI 成像可识别沃勒变性,在不成熟的白质中含水量较高、髓鞘形成不足使得诊断更复杂
  - 成人:T2WI 发现沃勒变性与长期病程强烈相关
- FLAIR
  - 与 T2WI 相同

- DWI
  - 新生儿和婴儿:提示急性白质损伤
    - DWI 可先于常规 MR 发现沃勒变性
    - 可提示临床预后差
  - 成人:下行运动纤维通路的弥漫加权成像该百年与长期神经功能障碍相关
  - 局部缺血的范围和严重程度与 DWI 检测到的下行白质传导束损伤的进展相关
  - 在局部梗死区和同侧皮层脊髓束中,弥散加权信号强度增高和 ADC 值下降
    - 局部损伤和皮层脊髓束损伤区域的弥散加权和 ADC 时程可能不同
      - 在下行白质纤维束中,弥散异常的形成相对延迟
  - 下行白质传导束的弥散信号强度异常可能持续存在,甚至当同侧大脑半球的弥散高信号消退后仍然存在
- T1WI 增强
  - 变性的纤维束无强化
- MRS
  - 根据 NAA 峰信号强度变化,^{1}H-MRS 可在活体内评估轴索损害
  - 复发-缓解型多发性硬化早起,脑桥和大脑脚白质外观正常,NAA 峰值降低(<3.0)
    - 与功能障碍、MS 持续时间和复发率相关
- DIT
  - 髓鞘崩解导致弥散的各向异性下降
  - 在梗死患者中,各向异性减低而平均弥散系数增加
  - 在皮质脊髓束中,各向异性减低而平均弥散系数保持正常
  - 在有运动通路梗死的患者中,弥散成像显示变性的皮质脊髓束在 3 个月内稳定不变,皮质脊髓束各向异性早期改变可预示远期的临床预后

检查方法推荐

- 最佳影像检查
  - MR
- 标准流程建议
  - DWI 可显示早期病变(1 期)
  - T2WI 在病变四周后可发现异常

鉴别诊断

神经变性疾病

- 肌萎缩侧索硬化(上和/或下运动神经元受累)
  - T2WI/PD/FLAIR 显示沿皮质脊髓束走行的、从放射冠延伸到脑干的、双侧高信号
- 原发性侧索硬化和婴儿发病的遗传性痉挛性截瘫
  - 仅有上运动神经元变性

脑干胶质瘤

- T2 高信号占位±强化

脱髓鞘和炎性疾病

- 多发硬化:脑室周围 T2 高信号

- ADEM:有病毒感染的前驱症状,不对称的白质和灰质 T2 高信号
- 白塞病:扩张的、T2 高信号的脑干±丘脑

肥大性下橄榄核变性

- 继发性下橄榄核变性,通常由于位于齿状核-红核-橄榄核通路的原发病变导致

代谢性疾病

- X 连锁的肾上腺脑白质营养不良:侧脑室三角区周围脱髓鞘病变,伴有强化
- 威尔逊症:白质和灰质病变,累及基底节、齿状核和脑干
- 低血糖昏迷:可逆性的皮质脊髓束改变

吸食海洛因

- 对称的位于白质后部的 T2 号信号,包括内囊后肢

正常个体

- 皮质脊髓束可呈现在 3T MR 上 T2/FLAIR 高信号(正常髓鞘形成完全的脑组织)

病理

一般特点

- 病因
  - 梗死,出血,肿瘤,脑炎
  - 脱髓鞘疾病,创伤,动静脉畸形
  - 有报道称也可见于有运动疾病的患者
- 遗传学
  - 轴索的变性过程由基因调控
- 伴发的异常
  - 原发病变/引起继发性白质传导束变性的疾病

分期、分级和分类

- 1 期(0~4 周):轴索退化;髓鞘轻度改变
- 2 期(4~14 周):髓鞘蛋白崩解;脂质仍然完整
- 3 期(>14 周):髓鞘脂质崩解、神经胶质增生,水含量和结构改变
- 4 期(数月到数年后):同侧脑干萎缩

大体病理和术中特征

- 在慢性期中,脑干不对称性与萎缩有关

显微镜下特征

- 1 期:髓鞘和轴索开始崩解
  - 髓鞘碎裂成椭圆形和球形,但仍保留髓鞘染色特性
- 2 期:蛋白/脂质比值下降
- 3 期:水肿加重,脂质进一步崩解
- 4 期:萎缩是由于体积减少;轴索碎片由小胶质细胞清除需要 2 年时间(而在周围神经系统三周内可完成)
- 沃勒变性中,非神经元细胞表达转录因子 ATF3 和 c-Jun

- 在中枢神经系统中,星形胶质细胞为主的基质不能调节新的轴索再生

临床要点

临床表现

- 最常见的体征和症状
  - 皮质脊髓束沃勒变性与持续偏瘫有关
- 临床特点

人口统计学

- 年龄
  - 所有年龄均有报道
- 性别
  - 没有性别差异
- 流行病学
  - 沃勒变性通常在中枢神经系统病变之后
    - 据报道,78.6% 的内囊梗死病例存在锥体束的沃勒变性

病程和预后

- 纤维束损伤 1 周内可开始沃勒变性
- 脱髓鞘可在病变后的 6 个月内持续存在
- 预示着神经元功能的不可逆损伤
- 沃勒变性的范围与运动障碍的严重程度相关
  - 在儿童脑梗死中,皮质脊髓束异常的 DWI 信号可作为运动功能预后的急性期预测因子

治疗

- 无特殊治疗

诊断纲要

影像解读要点

- 对缺血性卒中:鉴别 DWI 异常是由于沃勒变性还是新发梗死非常重要
- 沃勒变性的时间特异性信号强度改变→有助于判断原发病变的时间

参考文献

1. Kleinman JT: Early Wallerian degeneration on magnetic resonance imaging: underappreciated but highly relevant. Dev Med Child Neurol. 55(2):104-5, 2013
2. Saksena S et al: The Corpus Callosum Wallerian Degeneration in the Unilateral Brain Tumors: Evaluation with Diffusion Tensor Imaging (DTI). J Clin Diagn Res. 7(2):320-5, 2013
3. Venkatasubramanian C et al: Natural history and prognostic value of corticospinal tract Wallerian degeneration in intracerebral hemorrhage. J Am Heart Assoc. 2(4):e000090, 2013
4. Domi T et al: Corticospinal tract pre-wallerian degeneration: a novel outcome predictor for pediatric stroke on acute MRI. Stroke. 40(3):780-7, 2009
5. Liang Z et al: Progression of pathological changes in the middle cerebellar peduncle by diffusion tensor imaging correlates with lesser motor gains after pontine infarction. Neurorehabil Neural Repair. 23(7):692-8, 2009
6. Oh MY et al: Ipsilateral wallerian degeneration of the distal optic radiations after infarction at their root. J Neuroophthalmol. 29(2):146-8, 2009
7. Yu C et al: A longitudinal diffusion tensor imaging study on Wallerian degeneration of corticospinal tract after motor pathway stroke. Neuroimage. 47(2):451-8, 2009
8. De Simone T et al: Wallerian degeneration of the pontocerebellar fibers. AJNR Am J Neuroradiol. 26(5):1062-5, 2005

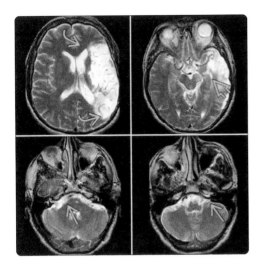

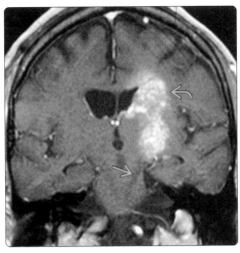

图 10-147　（左图）轴位 T2ME 图像显示在左侧大脑中动脉供血区域有一陈旧梗死灶➡️。由于皮质脊髓束沃勒变性，T2 高信号伴左侧大脑脚➡️萎缩。在整个皮质脊髓束中也可见 T2 高信号➡️。（右图）冠状位 T1WI 增强 MR 显示沿左侧放射冠有一浸润性强化的占位➡️。注意到由于沃勒变性，脂质崩解和水肿，沿皮质脊髓束 T1 低信号➡️

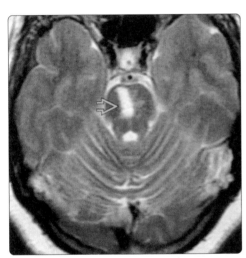

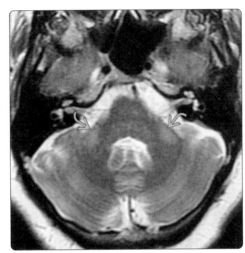

图 10-148　（左图）轴位 T2MR 显示一陈旧性梗死灶累及右半脑桥➡️。（右图）同一位患者轴位 T2MR 显示由于沃勒变性小脑中脚轻度萎缩➡️伴 T2 高信号。这是脑桥十字纤维的最终表现。脑桥的梗死灶影响位于脑桥梗死位置的核团和传导束，一致传递到对侧的小脑中脚，传导束也经过对侧核团

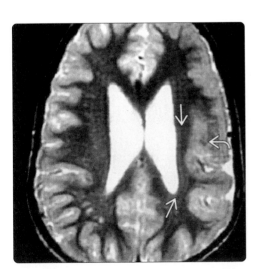

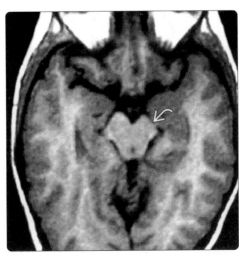

图 10-149　（左图）轴位 T2WI MR 显示左侧半球无脑回或脑回肥厚➡️。当由于中毒或感染，在这例患者中也是，反应性的胶质细胞增生伴巨噬细胞浸润影响了神经元迁移，导致基础白质皮层异常和稀少➡️。（右图）同一位患者轴位 T1WI MR 显示一非常小的左侧大脑脚➡️。这一神经迁移异常导致 4 层的基础脑白质皮层稀疏，这是皮质脊髓束发育不全的结果

要 点

术语

- "神经机能联系不能"（diaschisis）＝联结病变区的脑区（但与病变区有一定距离）功能突然丧失
- 交叉性小脑失联络（CCD）＝幕上梗死对侧小脑半球的血流/代谢降低

影像

- 急性期：CT/MR 灌注成像显示急性大脑半球梗死对侧的小脑半球血流量降低
  - 梗死灶对侧小脑达峰时间增加，脑血流量减低
  - 当常规 MR 正常时，在病变轻微的病例中，加做 DTI 序列可显示各向异性分数降低
  - 18-FDG PET/CT 显示对侧小脑半球弥漫性摄取减低
- 慢性期：CT 或 MR 显示大脑半球陈旧性梗死对侧小脑萎缩

主要鉴别诊断

- 小脑上动脉梗死
  - CCD 累及范围大于小脑上动脉供血区域
- 脑软化
  - 外伤，感染，手术
- 小脑炎
  - 小脑肿胀，高信号（没有萎缩，缩小）

病理

- 皮质脑桥小脑束（CPC）
  - 经皮质脑桥小脑束到小脑的传入纤维是其他所有传入纤维总和的 40 倍
  - 沿皮质脑桥小脑束走行的任何部位损伤均可导致对侧小脑半球血流量下降，代谢减低
  - 最常见的病因＝大脑中动脉梗死
  - 其他＝癫痫持续状态，肿瘤，创伤，手术，偏头痛，Rasmussen 脑炎等

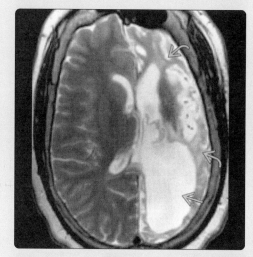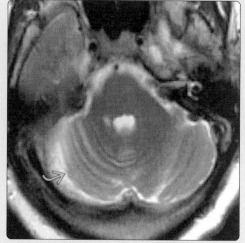

图 10-150 （左图）一位患有陈旧性左大脑中动脉供血区域梗死的患者轴位 T2WI MR 显示典型的脑软化和萎缩改变➡。同侧的脑室扩张➡。（右图）同一位患者轴位 T2MR 显示对侧的小脑半球水平裂扩张，体积萎缩➡。这些表现与交叉性小脑失联络相符合

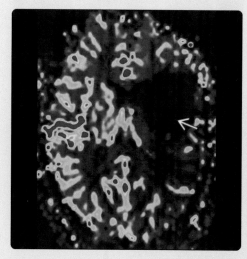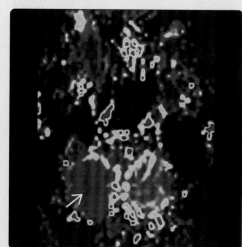

图 10-151 （左图）一位患有急性右侧轻度偏瘫的患者，MR 灌注研究脑血流量图像显示左侧大脑中动脉供血区域➡血流量减少（蓝色区域）。（右图）同一位患者脑血流量图显示右侧小脑半球➡血流量减低，与急性交叉性小脑失联络（CCD）相符合。CCD 是由于皮层脑桥小脑纤维受到影响导致，传入纤维减少导致小脑半球代谢减低，同时小脑灌注减低

术语

缩写

- 交叉性小脑失联络(crossed cerebellar diaschisis, CCD)

定义

- "神经机能联系不能"(diaschisis)=联结病变区的脑区(但与病变区有一定距离)功能突然丧失
- 交叉性小脑失联络(CCD)=幕上梗死对侧小脑半球的血流/代谢降低
  - 由于皮层脑桥小脑束传入受损导致
- CCD在急性期和慢性期均会发生
  - 急性期CCD由传入功能丧失引起
  - 亚急性期、慢性CCD反映传递神经元变性

影像

一般特点

- 最佳诊断特征
  - 急性期:CT/MR灌注成像显示急性大脑半球梗死对侧的小脑半球血流量降低
  - 慢性期:CT或MR显示大脑半球陈旧性梗死对侧小脑半球萎缩
- 位置
  - 大脑半球梗死灶对侧小脑半球
- 最佳影像检查
  - 急性期:CT或MR灌注成像
    - PET/CT也很有效但价格昂贵;有效性情况各异
  - 慢性期:MR加T2WI,FLAIR,DTI序列
- 标准流程建议
  - 加入DTI序列,因为常规MR正常时,轻度病变DTI可能显示各向异性分数降低

CT表现

- NECT
  - 急性期:正常
  - 慢性情:幕上梗死灶对侧的小脑萎缩
- CTA
  - 大脑中动脉闭塞
  - 小脑血管外观大体正常
- CT灌注成像
  - 梗死灶对侧小脑的达峰时间增加,脑血流量减低

MR表现

- T1WI
  - 单侧小脑萎缩
- T2WI
  - 小脑脑液萎缩,脑沟增宽
- FLAIR
  - 除了萎缩以外,小脑通常正常
- MRA
  - 后颅窝血管结构正常
- DTI
  - 显示小脑中脚各向异性分数下降
  - 慢性期CCD中,当常规MR显示正常时,DTI成像可存在皮质脑桥小脑束异常变现

核医学表现

- PET/CT
  - 18-F-FDG PET/CT显示对侧小脑半球弥漫性的摄取减低
  - L-(甲基-^{11}C)甲硫氨酸(MET)摄取没有减低
- ^{99m}Tc硫胶体
  - ^{99m}Tc ECD,HMPAO SPECT可显示远处区域血流量和代谢降低(神经机能联系不能)

鉴别诊断

小脑上动脉梗死

- CCD累及小脑大多数区域,而不仅是小脑上动脉区域
- 缺乏对侧的大脑中动脉梗死灶

脑软化

- 没有外伤、对侧大脑中动脉梗死历史

小脑炎

- 小脑肿胀,而不是萎缩

病理

一般特点

- 病因
  - 皮质脑桥小脑束(CPC)
    - 大部分传入通路来源于广泛的大脑皮层区域
    - 经皮质脑桥小脑束到小脑的传入纤维是其他所有传入纤维总和的40倍
      □ 1级神经元到达同策脑桥
      □ 与2级神经元形成突触
      □ 然后经小脑中脚交叉到对侧小脑半球
  - 沿皮质脑桥小脑束走行的任何部位损伤均可导致对侧小脑半球血流量下降,代谢减低
    - 最常见原因=大脑中动脉梗死
    - 其他原因=癫痫持续状态,肿瘤,外伤,手术,偏头痛,Rasmussen脑炎等

临床要点

病程和预后

- CCD表现为短时间内持续徇在
  - 早期、可逆性功能性代谢减低
    - 小脑恢复(常见)
  - 20%的患者表现为不可逆的变性
    - 小脑萎缩
    - 可见于初始病变后数十年后

参考文献

1. Chen S et al: Crossed cerebellar diaschisis detected by arterial spin-labeled perfusion magnetic resonance imaging in subacute ischemic stroke. J Stroke Cerebrovasc Dis. 23(9):2378-83, 2014
2. Zaidi SA et al: Crossed cerebellar diaschisis: a radiological finding in status epilepticus not to miss. BMJ Case Rep. 2013, 2013
3. Jeon YW et al: Dynamic CT perfusion imaging for the detection of crossed cerebellar diaschisis in acute ischemic stroke. Korean J Radiol. 13(1):12-9, 2012
4. Massaro AM: Teaching neuroimages:crossed cerebellar diaschisis in hemispheric status epilepticus. Neurology. 79(20):e182, 2012

要 点

术语

- 下橄榄核(ION)变性
  - 独特类型的跨突触神经元变性
  - 橄榄核的传入纤维确实被认为是肥大性下橄榄核变性(HOD)的起因
- 通常由于齿状核-红核-橄榄核通路(Guillain-Mollaret 解剖三角)的原发病变导致
- Guillain-Mollaret 三角由 3 个解剖结构界定
  - 小脑齿状核
  - 同侧红核
  - 红核同侧的下橄榄核

影像

- 下橄榄核最初是肥大,而不是萎缩
- 肥大性下橄榄核变性中,MR 表现 3 个不同的阶段
  - 下橄榄核呈高信号,没有肥大表现:起病后前 6 个月

- 下橄榄核信号升高+肥大:起病后的 6 个月至 3~4 年
- 只有下橄榄核高信号:开始于肥大缓解后(可无限期存在)
- MR 也能检测到位于同侧中央被盖束或对侧齿状核的原发病变

主要鉴别诊断

- 椎基底穿通动脉梗死
- 脱髓鞘(多发性硬化,微血管病)
- 肌萎缩侧索硬化
- HIV/AIDS
- 菱脑炎

临床要点

- 腭肌阵挛(腭肌"震颤")
- 通常在原发损害后 10~11 个月发生
- 临床症状(震颤)很少会改善

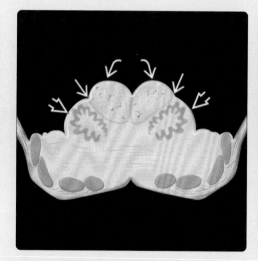
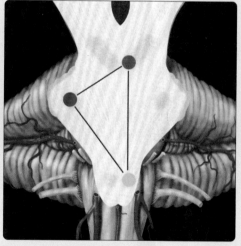

图 10-152 (左图)延髓上部轴位绘图显示延髓锥体➔位于前正中裂两侧。橄榄核➔位于橄榄前沟沟➔后面。(右图)经中脑、脑桥和延髓切面的冠状位绘图显示 Guillain-Mollaret 三角。Guillain-Mollaret 解剖三角由同侧下橄榄核(绿色)、对侧小脑的齿状核(蓝色)和同侧红核(红色)组成

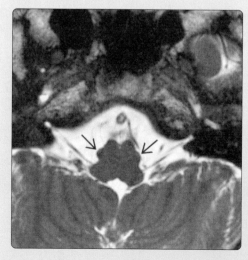
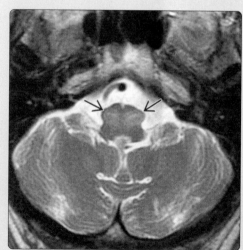

图 10-153 (左图)轴位 T2WI MR(CISS 成像)显示延髓橄榄核的正常形状➔。(右图)中脑海绵状血管畸形切除患者,术后大约 6 个月出现腭肌阵挛,轴位 T2WI MR 显示双侧橄榄核增大,呈高信号➔。这种表现常见于肥大性下橄榄变性的亚急性期,通常发生在齿状核-红核-橄榄核通路受损后 6 个月到 3~4 年之间

术语

缩写

- 肥大性下橄榄核变性（hypertrophic olivary degeneration，HOD）

同义词

- 下橄榄核假性萎缩

定义

- 下橄榄核（inferior olivary nucleus，ION）继发性变性，通常由于齿状核-红核-橄榄核通路（Guillain-Mollaret 解剖三角）的原发病变导致

影像

一般特点

- 最佳诊断特征
  ○ 下橄榄核 T2 高信号、无强化的增大
- 位置
  ○ Guillain-Mollaret 三角，由三个解剖结构界定
    - 红核
    - 红核同侧的下橄榄核
    - 对侧的小脑齿状核
  ○ 中央被盖束联结红核到同侧下橄榄核
  ○ 小脑上脚（齿状红核束）联结齿状核到对侧红核
  ○ 小脑下脚联结下橄榄核到对侧小脑皮层和对侧齿状核
  ○ 与原发损害相关的 3 种 HOD 病变类型
    - 同侧 HOD：原发病变局限于脑干（中央被盖束）
    - 同侧 HOD：原发病变位于小脑（齿状核或小脑上脚）
    - 双侧 HOD：原发病变累及中央被盖束和小脑上脚
- 大小
  ○ 受累的下橄榄核大小可变（时间依赖性的）
    - 急性期大小正常
    - 6 个月至 3~4 年：增大（肥大）
    - 晚期（>3~4 年）：缩小（萎缩）
- 形态学
  ○ 跨突触的神经元变性的独特类型
    - 下橄榄核最初表现为肥大而不是萎缩

CT 表现

- NECT
  ○ 可能显示被盖部的急性原发病变（如出血）
  ○ HOD 通常在 CT 上不能被发现

MR 表现

- T1WI
  ○ 急性期
    - 显示脑干的原发损害（小脑或被盖部）
  ○ 随后发生的 HOD
    - 下橄榄核增大，相对于灰质轻度低信号
    - 有报道称也可见橄榄核 T1 信号轻度增高
    - ±残留的原发病变
- T2WI
  ○ HOD 3 个不同阶段的 MR 表现
    - 下橄榄核呈高信号，没有肥大表现：起病后前 6 个月
    - 下橄榄核信号升高且有肥大表现：起病后的 6 个月至 3~4 年
    - 只有下橄榄核信号增高：开始于肥大缓解后，可一直持续存在
  ○ 轴位 MR：在肥大阶段，橄榄前沟和橄榄后沟消失
  ○ MR 也可发现位于同侧中央被盖束或对侧齿状核的原发病变
    - 陈旧性出血：T2WI 低信号的区域显示含铁血黄素沉积
  ○ ±对侧下橄榄核萎缩，比正常信号强度稍高
  ○ ±HOD 对侧小脑皮层轻度到重度萎缩
- PD/intermediate
  ○ 下橄榄核高信号在 PD 成像比 T2WI 成像显示更好
- FLAIR
  ○ 与 T2WI 相似
- T1WI 增强
  ○ 变性的下橄榄核无强化

核医学表现

- PET
  ○ 在 HOD 患者中，延髓葡萄糖代谢增高

检查方法推荐

- 最佳影像检查
  ○ MR 成像
- 标准流程建议
  ○ T2WI（包括冠状位或矢状位切面）

鉴别诊断

其他造成脊髓前部 T2 高信号的原因

- 与多发性硬化相关的脱髓鞘
- 肿瘤（星形胶质细胞瘤、转移瘤、淋巴瘤）
- 累及皮质脊髓束的病变
  ○ 沃勒变性、肾上腺脑白质营养不良
  ○ 肌萎缩侧索硬化
- 椎基底动脉的穿通动脉梗死
  ○ 大多数延髓梗死发生在小脑后下动脉供血区，累及延髓后外侧（如椎动脉夹层）
  ○ 另外，延髓梗死可能与脊髓前动脉或椎动脉的穿通支相关，病变位于延髓旁正中
- 感染性/炎性病变
  ○ 结核
  ○ 结节病
  ○ HIV/AIDS
  ○ 菱脑炎

病理

一般特点

- 病因
  - 阻断组成 Guillain-Mollaret 三角通路引起跨突触变性
  - 橄榄核的传入纤维缺失被认为是导致 HOD 的原因
  - 原发病变通常位于对侧齿状核或同侧中央被盖束
  - 局灶性脑干损害可导致齿状核-红核-橄榄核通路阻断
    - 缺血性梗死,脱髓鞘
    - 出血(与高血压病、隐匿的脑血管畸形或严重的脑外伤后弥散轴突损伤相关)
    - 海绵状血管瘤
- 伴发的异常
  - 原发脑干损害
    - 最常见的是由于外伤脑桥出血(包括手术),高血压。肿瘤和梗死
- 橄榄核增大:组织学通常为空泡细胞变性→肥大在一定程度上与星形细胞数量增加相关
- 原发损害起病后
  - 6~15 个月空泡细胞质变性
  - 15~20 个月胶质细胞增生

分期、分级和分类

- 病理改变的 6 个阶段
  - 24h 内没有橄榄的改变
  - 2~7 天或更长时间,橄榄核套(橄榄核周围的白质包膜)变性
  - 3 周时,橄榄核肥大(轻度肥大,神经元增大、无胶质反应)
  - 8.5 个月时,橄榄核增大到最大程度(神经元和星形细胞增大)
  - 9.5 个月时,橄榄核假性肥大(神经元解体,伴原浆性星形细胞)
  - 数年后,橄榄核萎缩(神经元消失,伴橄榄核萎缩,橄榄核套显著变性)

大体病理和术中特征

- 下橄榄核局灶性中行
- 单侧 HOD
  - 延髓前部不对称肿大
  - 对侧齿状核"苍白"
  - 对侧小脑皮层萎缩
- 双侧 HOD:更难发现
  - 无左右不对称

显微镜下特征

- 肥大的、变性的下橄榄核病理改变
  - 轴突肿胀、增厚
  - 神经元空泡变
  - 纤维胶质细胞增生
  - 白质脱髓鞘和星形细胞增生
- 对侧小脑皮层

- 浦肯野细胞数量减少
- 对侧齿状核减小,可能的原因是
  - 继发于轴突铁转运障碍的铁耗竭
  - 核团中细胞丢失

临床要点

临床表现

- 最常见的体征和症状
  - 症状性腭肌震颤/腭肌阵挛
    - 软腭、悬雍垂、咽、喉节律性不自主运动
  - 严重的阵挛可累及颈部肌肉和横膈
  - ±齿状核红核震颤(Holmes 震颤)
    - 上肢远端 2~5Hz 的静止性、姿势性和运动性震颤
    - 可发生在腭肌震颤之前
  - 小脑或脑干功能障碍症状
    - 与 Guillain-Mollaret 三角的急性损伤相关
- 临床特点
  - 腭肌阵挛(腭肌"震颤")
    - 通常在原发损害发生后 10~11 个月产生
    - 实际上,脑损伤后发生腭肌震颤的患者均有 HOD
    - 不是所有的 HOD 患者都产生腭肌阵挛
    - 可能是下橄榄核代谢增高的原因

人口统计学

- 年龄
  - 罕见;据报道所有年龄、男女均可发病

病程和预后

- 在原发脑干损害后,橄榄核肥大通常以迟发形式发生
  - 可能在 3 周到 11 个月时发生(通常在 4~6 个月内)
- 在 5~15 个月时肥大最明显
- 橄榄核肥大同行吃那个在 10~16 个月小腿
- 橄榄核肥大消退后,T2WI 橄榄核高信号可数年持续存在
- 最终下橄榄核萎缩
- 临床症状(震颤)罕见改善

诊断纲要

影像解读要点

- 避免误诊为肿瘤或多发性硬化
- 双侧和对称性下橄榄病变,要与亚急性梗死和椎动脉夹层鉴别

参考文献

1. Blanco Ulla M et al: Magnetic resonance imaging of hypertrophic olivary degeneration. Radiologia. ePub, 2015

2. Carr CM et al: Frequency of bilateral hypertrophic olivary degeneration in a large retrospective cohort. J Neuroimaging. 25(2):289-95, 2015

3. Sen D et al: MRI and MR tractography in bilateral hypertrophic olivary degeneration. Indian J Radiol Imaging. 24(4):401-5, 2014

4. Khoyratty F et al: The dentato-rubro-olivary tract: clinical dimension of this anatomical pathway. Case Rep Otolaryngol. 2013:934386, 2013

5. Ogawa K et al: Pathological study of pseudohypertrophy of the inferior olivary nucleus. Neuropathology. 30(1):15-23, 2010

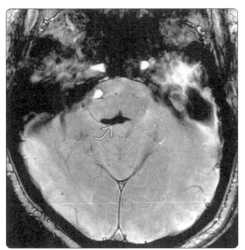

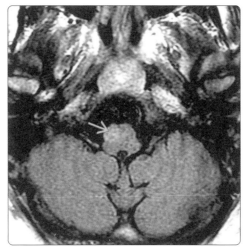

图 10-154 （左图）轴位 SWI MR 显示脑干背侧由于一陈旧性出血导致的中线和中线右侧含铁血黄素➡沉积。（右图）同一位患者轴位 FLAIR MR 延髓水平显示右侧下橄榄核轻度肥大且呈高信号➡。这些表现是肥大性下橄榄核变性的典型表现，原发病变位于齿状核-红核-橄榄核通路（Guillain-Mollaret 解剖三角）

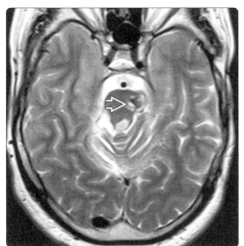

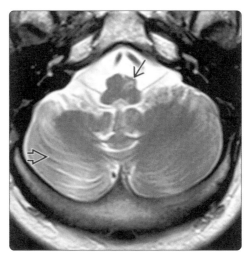

图 10-155 （左图）因海绵状血管畸形而行中脑手术的患者，数月后出现腭肌阵挛。一年后行影像学检查，轴位 T2WI MR 显示残留的海绵状血管畸形➡。（右图）同一位患者，经延髓平面的轴位 T2WI 显示病变同侧萎缩和高信号➡。这位患者还有交叉性小脑萎缩➡，这要归因于脑桥小脑通路中断

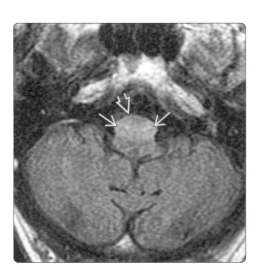

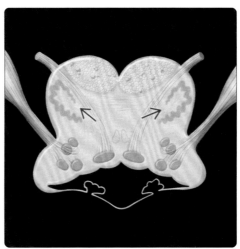

图 10-156 （左图）同一位患者，轴位 FLIAR MR 显示"波浪"样的高信号，几乎描绘出橄榄核➡的轮廓。锥体➡不受累，有助于鉴别肥大性橄榄核变性和穿通动脉梗死。（右图）舌下神经核水平的脑干轴位绘图清晰的显示"波浪样"的橄榄核➡，与之前成像的 FLAIR 高信号相对应

第二篇 解剖性诊断

第十一章
脑室和脑池

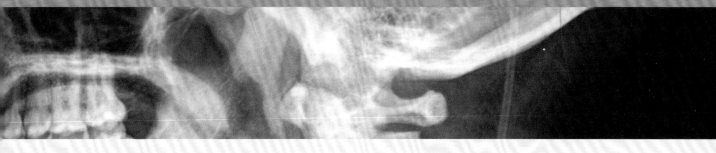

大体与影像解剖

脑室与脉络膜

基础胚胎学　在胚胎发育早期,前脑泡的腔逐渐演变出左右侧脑室,它们从第三脑室头侧向外膨出,并形成室间孔(又称孟氏孔,foramen of Monro)与第三脑室相连。在冠状面上,这些结构形成工字型的"单室结构"。中脑泡发育成中脑导水管。而后脑腔则逐渐演变为第四脑室,其尾端逐渐与脊髓中央管融合。

解剖概述　脑脊液腔包括脑室系统及蛛网膜下腔(SAS)。脑室系统由位于脑深部的四个脑室构成。脑室间相互连接,脑室内充满脑脊液,脑室壁衬有脉络膜。成对的侧脑室借 Y 型的**室间孔**与**第三脑室**相通。第三脑室借中脑导水管(又称中脑水管,aqueduct of Sylvius)与第四脑室相通。同样,第四脑室借单一的**第四脑室正中孔**(又称马让迪孔,foramen of Magendie)和成对的**第四脑室外侧孔**(又称Luschka 孔,foramen of Luschka)与蛛网膜下腔相通。

侧脑室:每个侧脑室都包括一体、一房及三个延伸("角")。侧脑室**前角**之顶为胼胝体膝,其外下与尾状核头相邻。透明隔为双层薄膜,向前延伸至胼胝体膝,向后接续于室间孔,形成双侧脑室**前角**之间的分界。

侧脑室体:位于胼胝体下方向后延伸。其底为背侧丘脑,内侧壁与穹窿相邻,外侧毗邻尾状核体和尾。

侧脑室三角部:内有脉络丛球,该部由侧脑室体、下角及后角交汇而成。侧脑室**下角**从三角部向前下延伸。其底及内侧壁与海马相邻,其顶为尾状核尾。**后角**则完全被白质纤维包绕,主要包括视辐射和胼胝体压部的联络纤维。

室间孔:为 Y 型结构,左右侧脑室各发出一条长臂,交汇后共用一条短臂与第三脑室顶相连接。

第三脑室:第三脑室位于中线,两侧丘脑之间,为一单腔扁平脑室,在冠状面上延伸。其顶由脉络组织构成,为双层内陷的柔脑膜。终板和前连合位于第三脑室前缘。

第三脑室底由数个重要的解剖结构构成。从前往后依次有视交叉、下丘脑(包括灰结节和漏斗柄)、乳头体及中脑被盖顶部。

第三脑室下部有两个充满脑脊液的突起--**视隐窝**和**漏斗隐窝**,视隐窝稍钝圆而漏斗隐窝则更突起。第三脑室后缘也有两个较小的隐窝,**松果体上隐窝**和**松果体隐窝**。第三脑室外侧壁之间有大小不固定的丘脑间黏合(又称中间联合)。中间联合不是真正的神经接合,没有纤维在此穿通联络左右半球。

中脑导水管:位于中脑被盖和四叠体之间,为一细长形导水管,连接第三脑室和第四脑室。

第四脑室:第四脑室呈四棱锥形,前至脑桥,后至小脑蚓,其顶前上部覆前髓帆,后下部覆下髓帆。

第四脑室有五个形态各异的隐窝。后上隐窝成对出现,细而平,充满脑脊液,覆盖了小脑扁桃体。**外侧隐窝**向前下方弯曲,从脑桥臂(主要为小脑脚)下方一直延伸至下游的桥小脑角池。外侧隐窝通过第四脑室外侧孔将脉络丛延续至蛛网膜下腔。**第四脑室尖顶**为一三角形盲端,沿背侧中线突起,尖端指向小脑蚓部。第四脑室向下逐渐变窄,形成闩。在接近延髓颈髓连接处,闩与脊髓中央管相接续。

脉络丛与脑脊液的生成:脉络丛由高度血管化的乳头状突出构成,其中央为结缔组织核心,外覆室管膜来源的分泌上皮。胚胎期脉络丛起源于内褶的脉络组织与脑室周边被覆的室管膜上皮相接触,继而分布于整个脉络膜裂。

位于侧脑室三角部的**脉络球**是体积最大的脉络丛组织团。脉络丛沿着侧脑室底部,两侧丘脑与穹窿之间,向前延伸。之后经室间孔向后方弯曲,分布于第三脑室顶。在侧脑室体内的脉络丛盘绕着丘脑进入侧脑室下角,充满了脉络膜裂,其外下方是海马。

脑脊液主要由脉络丛分泌。脑组织间液、室管膜和毛细血管也可能参与了脑脊液的分泌,但作用尚不明确。脉络丛上皮分泌脑脊液的速度约为 $0.2\sim0.7ml/min$ 或 $600\sim700ml/d$。人的平均脑脊液量为 150ml,其中约 25ml 位于脑室系统,约 125ml 位于蛛网膜下腔。脑脊液流经脑室系统,穿过第四脑室出孔进入蛛网膜下腔。大部分脑脊液通过上矢状窦蛛网膜绒毛重吸收。脑脊液也会排入颅腔和椎管周围的淋巴管。

并非所有脑脊液均由脉络丛产生。脑组织间液的引流为脉络丛以外的重要来源。

脑脊液在维持脑组织间液的稳态和调节神经元功能上起至关重要的作用。

脑池及蛛网膜下腔

概述　蛛网膜下腔位于软脑膜与蛛网膜之间。脑沟是脑回褶皱间充满脑脊液的间隙。蛛网膜下腔局部扩大形成脑池。脑池位于大脑基底部,在脑干、幕切迹和枕骨大孔周围。无数被覆软脑膜的隔膜贯穿蛛网膜下腔,将脑实质和蛛网膜相连。所有脑池之间均相互贯通,并与脑室系统相连,结构上的连续性也为一些疾病的扩散提供了通路(比如脑膜炎、肿瘤等)。

脑池根据其与小脑幕之间的位置关系,可以简单的分为幕上池群、幕周池群及幕下池群。脑池内包含许多重要的结构,比如血管和脑神经。

幕上池与幕周池　**鞍上池**位于鞍膈与下丘脑之间。其内含的重要结构包括漏斗、视交叉及 Wills 环。

脚间池　是鞍上池向后的延续。其位于大脑脚之间,内含动眼神经、基底动脉远端及大脑后动脉近端。丘脑穿动脉和丘脑膝动脉这两支重要的穿动脉由基底动脉顶端发出,穿过脚间池进入中脑。

中脑周围池(环池)　为鞍上池向后上方延伸至四叠体池的薄翼状脑脊液通道。环池包绕着中脑,内有滑车神经、大脑后动脉 P2 段、小脑上动脉和基底静脉。

四叠体池　位于胼胝体压部之下,松果体与顶盖后方。两侧与环池相连,向下与小脑上池相通。四叠体池内容有松果体、滑车神经、大脑后动脉 P3 段、近端脉络膜动脉及大脑大静脉。其向前延伸形成**间位帆池**,位于穹窿之下,第三脑室之上。间位帆池内容纳了大脑内静脉和脉络丛后动脉。

幕下池　位于中线的、不成对的后颅窝脑池有桥池、延髓池、小脑上池及小脑延髓巨大池(巨大池 cisterna magna)。中线两侧成对脑池有小脑脑桥池、小脑延髓周围池(cerebellomedullary cisterns)。

桥前池　位于斜坡上部和腹侧脑桥之间。其内容纳了许多重要的解剖结构,包括基底动脉、小脑下前动脉、三叉神经和展神经(N5、N6)。

延髓前池　为桥池向下的延续。其前为斜坡下部,其后为延髓,向下延伸至枕骨大孔,其内容纳了椎动脉及其分支(如小脑后下动脉)及舌下神经(N12)。

小脑上池　位于直窦与小脑蚓之间,内有小脑上动静脉。小脑上池向上经过小脑幕切迹与四叠体池相通,向下与**小脑延髓巨大池**(cisterna magna)相连。小脑延髓巨大池位于小脑蚓之下,延髓与枕骨之间,内有小脑扁桃体、小脑后下动脉-扁桃体半球支。小脑延髓巨大池逐渐移形,与上颈髓管的蛛网膜下腔悄然融合。

桥小脑角池(CPA)　位于小脑/脑桥与颞骨岩部之间。池内最重要的结构为三叉神经、面神经、位听神经(第 V、Ⅶ、Ⅷ 对脑神经)。其他池内结构还包括岩静脉和前下交通动脉。桥小脑角池向下延续形成小脑延髓周围池(cerebellomedullary cisterns),

故此池亦被称为"下桥小脑角池"。

小脑延髓周围池　包绕在延髓两侧,并向下延续为巨大池,向上接续桥小脑角池。池内有迷走、舌咽及副神经(第 Ⅳ、Ⅴ、Ⅵ 对脑神经)。两侧各有一束脉络丛经过第四脑室外侧孔进入小脑延髓周围池。小脑绒球突入池内,在影像上可非常显眼。绒球和脉络丛均为小脑延髓周围池正常的内容物,切勿误诊为病灶。

检查方法推荐

MR　薄层 3D T2WI 或 FIESTA/CISS 能最好的呈现脑室、蛛网膜下腔、基底池及其间通道的细节。FLAIR 序列在蛛网膜下腔畸形的诊断中有较大价值。脑脊液搏动和自旋相干很常见,能模拟脑室内病变,尤其见于基底池和室间孔周围。不完全的脑脊液抑制导致"明亮的"脑脊液可模拟蛛网膜下腔病灶。

鉴别诊断

脑室和脉络丛

概述　约 10% 的颅内肿瘤累及脑室,包括原发和转移肿瘤。基于解剖学的鉴别诊断路径是最高效的,因为疾病常累及特定部位,比如某些病灶易累及某一脑室或脑池,而非其他颅内部位。患者年龄也是鉴别诊断时需考虑的重要因素。相比于病变的位置和患者年龄,特定的影像学表现如信号值、强化以及有无钙化的重要性相对较低。

正常变异　侧脑室不对称是一种常见的正常变异,这是脑脊液搏动相关的重塑作用。透明隔囊肿(CSP)是一种正常变异,表现为透明隔两叶之间的脑脊液蓄积。手指样的韦加尔腔(CV)是透明隔囊肿向后至穹窿间的延续,可能与透明隔囊肿有关。

侧脑室占位　脉络丛囊肿(黄色肉芽肿)是一种常见的老龄相关的影像学发现,无临床意义。此类囊肿非肿瘤性亦非炎症性,常表现为双侧性,伴环形钙化,FLAIR 序列呈高信号,60%～80% 在 DWI 序列上可呈极高信号。在儿童患者中,强化明显的脉络丛占位高度提示脉络丛乳头状瘤。除第四脑室外,成人脉络丛占位通常为脑膜瘤或转移瘤,而非脉络丛乳头状瘤。

某些侧脑室占位有很强的位置偏好。若在一名中老年患者中,发现良性外观的侧脑室前角占位,室管膜下瘤是最可能的诊断。侧脑室体部的泡沫样占位常常是中枢神经细胞瘤。脑囊虫病可发生于各个年龄段和所有脑脊液腔隙中。

室间孔占位　此处最常见的"异常",是由于脑脊液搏动引起的假性病灶。而胶质囊肿是此处唯一相对常见的病变,多见于成人,儿童罕见。在儿童患者中,室间孔占位伴强化应考虑结节性硬化伴室管膜下结节或/合并大细胞星形胶质瘤。而室管膜瘤、乳头状瘤和转移瘤在此处则较为罕见。

第三脑室占位　与室间孔一样,此处最常见的"异常"也是脑脊液搏动或正常结构(中间块,或称丘脑间黏合)。胶质囊肿是第三脑室唯一的常见病变;而且99%的胶质囊肿都会楔入室间孔。严重的椎基底动脉扩张延长症可在第三脑室形成锯齿状压迹,有时甚至可向上突入至室间孔高度,切勿诊为胶质囊肿。

儿童第三脑室原发肿瘤不常见,但可能的鉴别诊断包括脉络丛乳头状瘤,生殖细胞瘤,颅咽管瘤以及无柄灰结节错构瘤。成人中第三脑室原发肿瘤同样不常见,但若可能的例子有脑室内巨腺瘤和脊索样胶质瘤。脑囊虫病也可见于第三脑室,但并不常见。

中脑导水管　除了导水管狭窄,导水管原发的病变很罕见。大多数都与临近结构占位效应有关(如顶盖区胶质瘤)。

第四脑室占位　对于儿童患者而言,原发肿瘤是第四脑室病变中最常见的,以髓母细胞瘤、室管膜瘤和星形细胞瘤为主。亦可见不典型畸胎瘤/横纹肌样瘤(AT/RT),但相对较少,且多见于3岁以下儿童,可模拟髓母细胞瘤表现。

对于成人的第四脑室异常,他处肿瘤转移至脉络丛或室管膜可能是最常见的。此处罕见原发性肿瘤。脉络丛乳头状瘤既不发生于此,也不发生于桥小脑角池。室管膜下瘤好发于中年人,见于第四脑室下部,紧靠在桥延交界后方。一种新近报道的罕见肿瘤,玫瑰花形胶质神经元瘤,发生于第四脑室中线处。它在影像学上没有特征表现,并且,虽然它是一种良性病变(WHO Ⅰ级),但影像学上可呈侵袭性。血管母细胞瘤是轴内病变,但也可突入第四脑室。表皮样囊肿和脑囊虫病可见于各年龄段。

蛛网膜下腔和脑池

概述　多种类型病变可累及蛛网膜下腔,包括良性先天性疾病(如蛛网膜囊肿)、感染(脑膜炎)及肿瘤("癌性脑膜炎")。解剖位置是鉴别诊断的首要关键,而影像学表现如FLAIR序列高信号、强化等都不特异。其次重要的鉴别点是患者的年龄。

正常变异　脑脊液流动导致的伪影很常见,在FLAIR序列上的基底池中尤其多见。巨大小脑延髓中央池可视为正常变异,就像中间帆池一样。中间帆池是侧脑室之间薄三角形脑脊液腔,位于穹窿之下,第三脑室之上。有时中间帆池也可变得特别巨大。

鞍上池占位　成人常见的占位是向上生长的大腺瘤、脑膜瘤和动脉瘤。儿童最常见的两类占位是星形细胞瘤(视交叉/下丘脑来源)和颅咽管瘤。

桥小脑角占位　成人中,近90%的CPA-IAC占位是前庭神经鞘瘤。脑膜瘤、表皮样囊肿、动脉瘤瘤和蛛网膜囊肿合计约占此处病变的8%。其他少见疾病,包括脂肪瘤、其他脑神经来源的神经鞘瘤、转移瘤、神经肠源性囊肿等占余下的2%。

除了神经纤维瘤病Ⅱ型患者,听神经鞘瘤在儿童中很罕见。CPA表皮样囊肿和蛛网膜囊肿可见于儿童。室管膜瘤向后生长,经第四脑室侧边孔也可累及CPA。

囊性CPA占位有其独特的鉴别诊断。虽然听神经鞘瘤伴其内囊肿是可能的鉴别诊断,但不如表皮样囊肿和蛛网膜囊肿常见。脑囊虫病偶可累及CPA。巨大内淋巴囊异常(IP-2)可表现为颞骨后壁脑脊液样占位。尚有血管母细胞瘤和神经原肠管囊肿,较少见。

小脑延髓巨大池占位　小脑扁桃体下疝是此处最常见的"占位",无论是先天的(Chiari-1型畸形)还是继发于后颅窝占位或低颅压的。非肿瘤性囊肿(蛛网膜、表皮样、皮样和神经原肠管囊肿)也可见于此处。

小脑延髓池内或周围的肿瘤,比如脑膜瘤和转移瘤,通常在延髓前方生长。第四脑室室管膜下瘤起源于闩,位于延髓后方。

FLAIR高信号　脑沟内和蛛网膜下腔中的高信号可为MR伪影,也可反映多种病变。此处病理性FLAIR高信号的出现通常与血液(如蛛网膜下腔出血)、大量蛋白质(如脑膜炎)或大量细胞成分(如软脑膜-蛛网膜间腔转移瘤)相关。血脑屏障破坏引起钆造影剂漏出或肾衰患者钆剂积蓄也会引起FLAIR高信号,较少见。

罕见的导致蛛网膜下腔/脑池内FLAIR高信号的原因包括皮样囊肿破裂、烟雾病(常春藤征)和急性脑缺血。增强扫描有助于将脑膜炎和转移瘤与蛛网膜下腔出血和脑脊液伪影相鉴别。

参考文献

1. Sakka L et al: Anatomy and physiology of cerebrospinal fluid. Eur Ann Otorhinolaryngol Head Neck Dis. 128(6):309-16, 2011

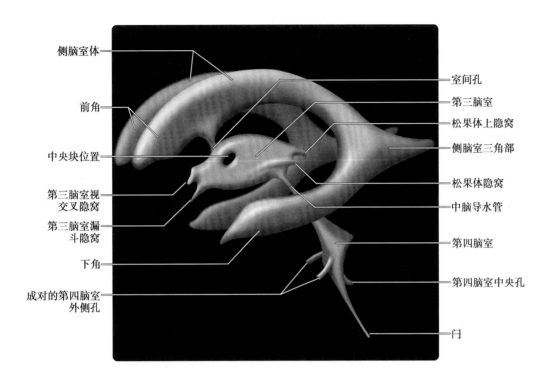

侧脑室体

前角

中央块位置

第三脑室视
交叉隐窝

第三脑室漏
斗隐窝

下角

成对的第四脑室
外侧孔

室间孔

第三脑室

松果体上隐窝

侧脑室三角部

松果体隐窝

中脑导水管

第四脑室

第四脑室中央孔

闩

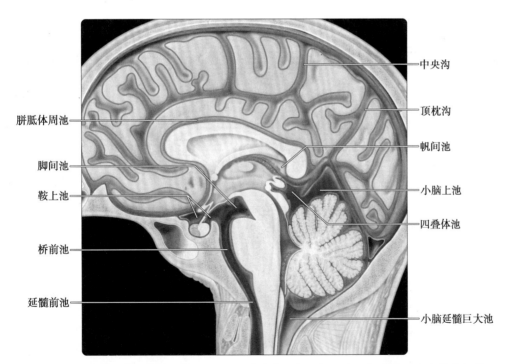

胼胝体周池

脚间池

鞍上池

桥前池

延髓前池

中央沟

顶枕沟

帆间池

小脑上池

四叠体池

小脑延髓巨大池

图 11-1 （上图）脑室系统矢状位图解,示脑室正常形态及相互间通路。（下图）正中矢状位经纵裂示脑脊液充满的蛛网膜下腔(蓝色)。软脑膜紧密贴于脑表面,而蛛网膜则黏附于硬脑膜。脑室与蛛网膜下腔及脑池之间,通过第四脑室中央孔及外侧孔相连通。正常脑池间均相互连通

图 11-2 （左图）磁共振 T2WI 横断位正常解剖（侧脑室层面）。侧脑室前角➐，被一层薄薄的透明隔分开➐。注意连接第三脑室➐和侧脑室之间的室间孔➐。（右图）磁共振 T2WI 横断位正常解剖（中脑水管1层面）➐。第三脑室漏斗隐窝➡。乳头体➡。脚间池➐。四叠体池➐

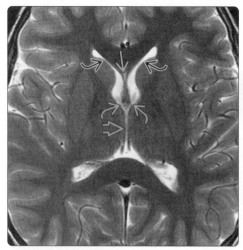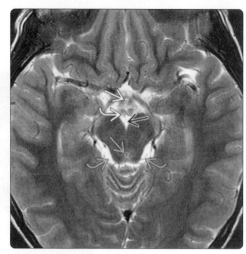

图 11-3 （左图）磁共振 T2WI 横断位正常解剖（第四脑室出口层面）。第四脑室外侧孔➐和第四脑室中央孔➐。（右图）磁共振 T2SPACE 示正常的脑脊液流空效应。中脑导管➐，第四脑室中央孔➐。注意视交叉➡，第三脑室漏斗隐窝➐及第四脑室尖顶➐

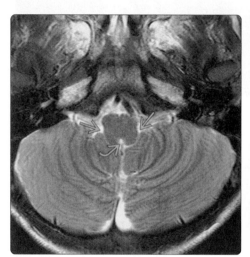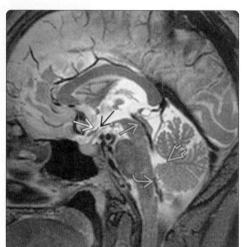

图 11-4 （左图）磁共振 T2WI 示正常不对称的侧脑室，右侧脑室大于左侧脑室。透明隔➐轻度弯曲、移位，跨越中线。发现侧脑室不对称时，应重点评估室间孔以除外梗阻。（右图）某脑积水患者 T2FLAIR 图像。示第三脑室➐明显的假性包块，为脑脊液搏动引起

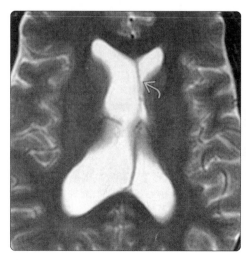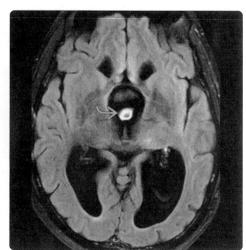

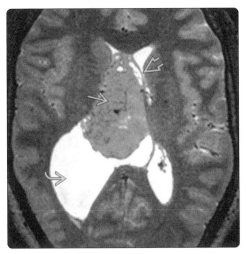

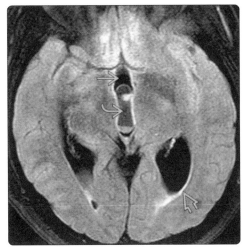

图 11-5　（左图）磁共振 T2WI 横断位示巨大的脑室内占位➡。占位位于右侧脑室前角和体前部，同时可见右侧脑室体后部扩张➡及向左侧移位的透明隔➡。组织病理学证实为中枢神经细胞瘤。（右图）磁共振 T2FLAIR 横断位示第三脑室后部室间神经元囊性坏死➡，伴前 1/3 第三脑室➡和侧脑室扩张。注意轻度的室周间质水肿➡

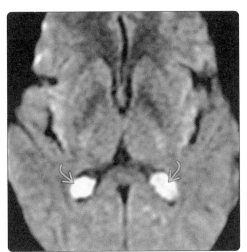

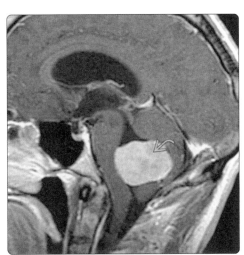

图 11-6　（左图）磁共振 DWI 横断位示典型双侧脑室中庭巨大脉络丛囊肿➡。位于脉络丛球。慢性脉络丛囊肿，常称为"脉络丛黄色肉芽肿"，为一种非肿瘤性非炎性囊肿。约 60% ~ 80% 的病例表现为 DWI 高信号，如同本例。（右图）磁共振 T1 增强矢状位示均匀强化的巨大第四脑室占位➡，术后病理明确为脑膜瘤。在占位近端可见脑室系统扩张

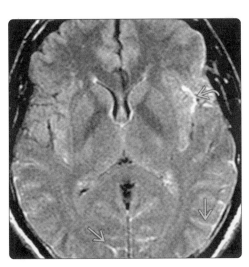

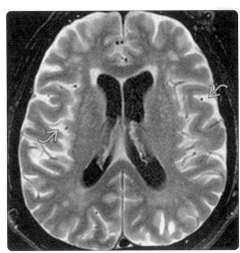

图 11-7　（左图）急性动脉瘤瘤破裂后蛛网膜下腔出血磁共振 FLAIR 横断位示左外侧裂➡及后侧脑沟➡高信号。（右图）慢性肾功能不全患者静脉注射钆造影剂 48h 后磁共振 T2 横断位。示脑沟明显的高信号➡。FLAIR 序列中，脑沟高信号可见于软脑膜-蛛网膜间转移瘤、出血、蛋白质堆积（脑膜炎）、高氧浓度以及对比剂滞留（如本例肾功能衰竭患者）

术语

- 透明隔囊性脑脊液腔
  - 伴或不伴韦加尔腔(cavum vergae)

影像

- 两侧脑室之间伸长的手指形腔隙,充满脑脊液
  - 透明隔囊肿(CSP):两侧脑室前角之间
  - 韦加尔腔(CV):向后延伸至穹窿之间
- 大小从细线样至数毫米不等,偶可见>1cm
- 胎儿透明隔囊肿
  - 在孕19~27周大时,胎儿CSP开始增宽
  - 于孕28周达到最大值
  - 从28周起至足月,逐渐向前闭合
  - 早产儿中CSP发生率达100%,足月儿中也高达85%
- 约15%~20%的成人中可见CSP

鉴别诊断

- 侧脑室不对称

- 脑室间腔
- 室管膜囊肿
- 透明隔消失

病理

- 胎儿透明隔融合不全导致CSP
- CSP并非"第五脑室"
- CV并非"第六脑室"

临床要点

- 通常无症状,偶然发现
- 头痛(与透明隔囊肿关系尚不明确)
- CSP更常见于有反复颅脑创伤史的运动员中,如拳击手

诊断纲要

- CV几乎不独立于CSP发生

图11-8 (左图)示意图颅脑冠状位及横断位(小图)示典型透明隔囊肿伴韦加尔腔。注意侧脑室之间手指样的脑脊液聚积。(右图)磁共振T2WI横断位示透明隔囊肿。在透明隔两叶之间可见脑脊液聚积。尽管CSP多是偶然的影像学发现,但有研究报道,有反复颅脑创伤(TBI)史的运动员中,CSP发生频繁,比如拳击运动员、职业美式橄榄球运动员等

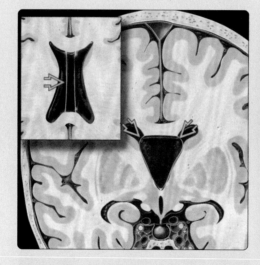
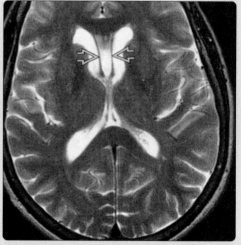

图11-9 (左图)磁共振T1WI冠状位示侧脑室前角之间典型的巨大透明隔囊肿。囊肿将透明隔分叶向后挤压。(右图)磁共振T2FLAIR横断位示透明隔囊肿伴Vergae腔,表现为透明隔分叶之间巨大的脑脊液腔隙,向后方延续,使穹窿向两侧张开

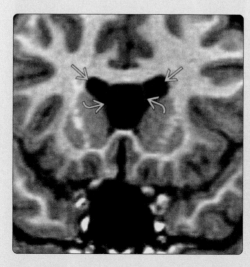
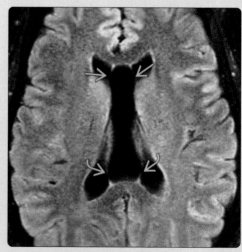

要 点

术语

- 脑室间腔(CVI);中间帆囊肿(VI)

影像

- 三角形的脑脊液腔
  - 位于丘脑之上,两侧脑室之间
  - 尖端指向室间孔
  - 穹窿抬高,向两侧张开
  - 大脑内静脉走行变平,向下位移
- 腔体大小形状变异大,可为细线状、三角形、圆形或卵圆形
- 与脑脊液等密度/等信号
  - FLAIR 序列完全抑制
  - DWI 序列无弥散受限
  - 不强化
- 超声表现为中轴线上,左右半球之间,低回声囊肿

鉴别诊断

- 正常帆间池

- 透明隔囊肿及韦加尔腔
- 蛛网膜囊肿
- 室管膜囊肿

临床要点

- 可见于各年龄段患者
  - 常见于新生儿,成年人罕见
- 症状
  - 通常无症状,偶然发现
  - 头痛(尚不明确是否与囊肿相关)
  - 巨大的 CVI 可阻塞脑脊液流动;可行内镜下开窗术治疗

诊断纲要

- 脑脊液样的"囊"也可为表皮样囊肿
- 成像序列应包括 FLAIR 和 DWI,以鉴别 CVI 和表皮样囊肿

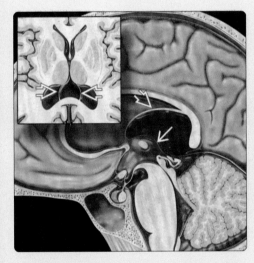

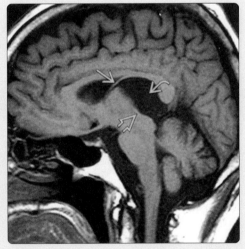

图 11-10 （左图）示意图颅脑矢状位及横断位（小图）示脑室间腔。注意穹窿抬高和向两侧张开➡。同时注意向下移位的大脑内静脉和第三脑室➡。（右图）磁共振 T1WI 矢状位示典型的脑室间腔➡。可见一脑脊液样扩张将穹窿抬起➡,使大脑内静脉变平,向下移位➡。通常没有临床表现,但巨大的 CVI 也可造成脑脊液梗阻,需要手术开窗治疗

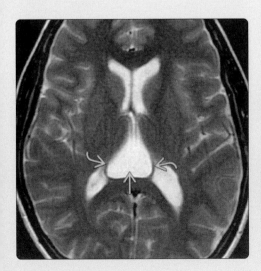

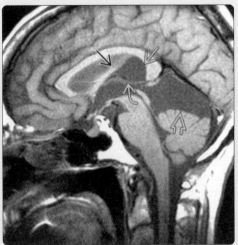

图 11-11 （左图）主诉头痛的 37 岁男性患者磁共振 T2WI 横断位影像。示典型的脑室间腔,表现为三角形脑脊液聚积➡。脑脊液聚积位于侧脑室之间,可见向外侧张开的穹窿➡。（右图）磁共振 T1WI 矢状位示脑室间腔的变异型➡,可见穹窿抬高,大脑内静脉变平➡。脑室间腔延伸入四叠体池和鞍上池➡。此例患者的脑室间腔内可能伴发蛛网膜囊肿

要　点

术语

- 1岁内婴儿不明原因的蛛网膜下腔扩大

影像

- 蛛网膜下腔扩大,头围增大(>95%)
- 脑脊液腔深入脑回(而不是将脑回压平)
- 蛛网膜下腔左右对称
- 可见巨颅畸形,额部隆起
- 增强CT提示蛛网膜下腔穿静脉
- 所有MRI序列中,腔内信号均符合脑脊液表现

鉴别诊断

- 脑萎缩
- 获得性脑室外梗阻性脑积水(EVOH)
- 非意外创伤(NAT)

病理

- 目前机制尚不明确

- 目前较为公认的理论是由于脑脊液分泌的快速增加与脑脊液引流路径的不成熟之间的失衡所导致

临床要点

- 为除外性诊断;若患儿出现逐渐增多的神经系统症状体征或生长发育停滞,需考虑其他诊断
- 没有颅内压升高的表现;腰穿脑脊液压力正常
- 自限性病程;扩张的蛛网膜下腔不经治疗,可在12~24月龄时痊愈
- 无须治疗
- 随访中,大部分患儿身心健康,生长发育良好

诊断纲要

- 任何情况下出现不典型蛛网膜下腔扩张,应考虑非意外创伤
- 关键:监测头围

图11-12　(左图)示意图颅脑横断位示典型蛛网膜下腔扩大。伴巨颅畸形,双额对称性扩大,蛛网膜下腔内多发桥静脉➡,轻度脑室扩大。颅骨皮质距≥5mm。(右图)增强CT横断位示一例巨颅畸形患儿的蛛网膜下腔扩张,可见增强的穿静脉➡,脑室轻度增大。蛛网膜下腔扩大为良性病程,通常在7月龄时扩大程度达峰,12~24月龄时自行缓解

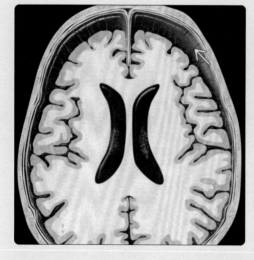
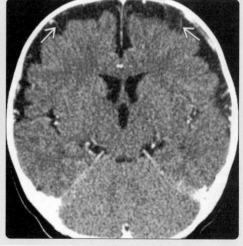

图11-13　(左图)磁共振T2WI冠状位示额部扩张的蛛网膜下腔▱。注意蛛网膜下腔内穿血管的流空效应▱。这一征象有助于与硬膜下腔扩张相鉴别。(右图)磁共振T2WI矢状位示上述患者增大的额部蛛网膜下腔▱及多发的桥血管▱。文献对于正常蛛网膜下腔宽度的定义各异,目前尚无定论。通常认为,颅骨皮质距>10mm是病理征象

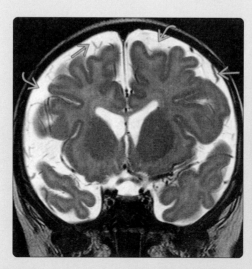
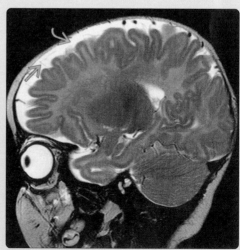

术语

缩写

- 蛛网膜下腔(SAS)扩大

同义词

- 良性蛛网膜下腔扩大
- 良性外部性脑积水,婴儿良性脑实质外液体积聚
- 良性交通性脑积水,生理性脑室外梗阻性脑积水
- 婴儿良性巨颅畸形

定义

- 1岁内,特发性蛛网膜下腔扩大

影像

一般特点

- 最佳诊断标准
  - 蛛网膜下腔扩大伴头围增大(>95%)
- 位置
  - 蛛网膜下腔
- 相关指标
  - 文献报道的正常蛛网膜下腔宽度各异,暂无标准
  - 颅骨皮质距(CCW):脑实质与颅骨之间距离最大处的宽度
    - CCW上限为3~5mm
    - 1岁以内婴儿正常范围为4~10mm
    - >10mm为病变绝对指证
  - 窦皮质距(SCW):上矢状窦外侧壁与脑实质表面之间最宽处的宽度
    - 正常范围2~10mm
  - 半球间距:左右大脑半球之间距离最宽处
    - >8.5mm认为是扩大
  - 注意:正常婴儿,蛛网膜下腔的宽度在产后28周(第7个月)达峰
- 形态学
  - 蛛网膜下腔深入脑回之间(而非将脑回压平)
  - 左右侧的蛛网膜下腔对称

X线表现

- X线
  - 巨颅畸形,额部隆起

CT表现

- CT平扫
  - 双侧额叶/前部半球间的蛛网膜下腔增宽
  - 脑池扩大(鞍上池及交叉池尤明显)
  - 脑室正常或轻度增大
  - 脑沟通常正常(尤其是后部脑沟)
  - 体位性单侧人字缝扁平较常见
  - 后颅窝正常
- 增强CT
  - 示蛛网膜下腔穿静脉
  - 无脑膜异常增强

MRI表现

- T1WI
  - 类似CT平扫

- T2WI
  - 无异常脑组织或信号异常
  - 蛛网膜下腔仅有一层液体,与穿血管同层
  - 中脑导水管呈正常的流空信号
  - 脑室正常或轻度扩大
- FLAIR
  - 蛛网膜下腔均质的低信号(即正常的脑脊液信号)
- T2* GRE
  - 无出血信号
- DWI
  - 弥散正常,不受限
- T1WI增强
  - 穿过蛛网膜下腔的静脉强化
- 胎儿MR:积水的分布与胎儿体位有关
  - 出生后则以额部积水为著,因扫描时婴儿多取仰卧位

超声表现

- 灰度超声
  - 额部下蛛网膜下腔扩大
  - 无神经系统异常的婴儿,CCW和SCW<10mm
  - 蛛网膜下腔的静脉呈"点"状
- 脉冲多普勒
  - 一些"进展性"病例中见大脑血流量增多
- 彩色多普勒
  - 蛛网膜下腔穿静脉

血管造影表现

- 常规
  - 颅骨和脑表面动脉间间隙增宽

非血管介入表现

- 脊髓造影
  - 脑池造影可证实蛛网膜下腔是通畅的,但无必要行此检查

检查方法推荐

- 最佳影像学检查
  - MRI,可除外慢性硬膜下积液
- 关于诊疗规范的建议
  - 超声多普勒:应记录蛛网膜下腔穿静脉
  - MR或增强CT:用以除外其他病因
  - MR:用以除外慢性硬膜下积液
    - 若蛛网膜下腔液体在所有序列中均与脑脊液等信号,则可除外
  - 相对比MR示脑室内脑脊液流动正常
  - 诊断后,定期监测婴儿头围,评估生长发育情况即可;如无特殊,无须影像随访

鉴别诊断

脑萎缩

- 头围减小
  - 额头由于额骨融合而变"尖"
- 良性蛛网膜下腔扩大患者一般头围较大
  - 额头由于额部隆起而显得"平"
- 了解头围变化是诊断的关键

获得性脑室外梗阻性脑积水 EVOH

- 常与出血、炎症、肿瘤有关

- ○ 轴线外液体积聚,密度较脑脊液高
- 软骨发育不全及其他颅底畸形
  - ○ 枕骨大孔狭窄
- 间断发作的颅内压波动

非意外创伤

- 患儿在轻微创伤下出血风险增高;该观点尚有争议
  - ○ 静脉"伸长、牵拉"提示该情况

戊二醇尿症 I 型

- 神经髓鞘化延迟导致外侧裂扩大
- 基底节区 T2 高信号

静脉压升高

- 出现于心脏疾病、双侧横窦血栓、颈静脉血栓等

病理

一般特点

- 病因
  - ○ 机制尚不明确
  - ○ 目前公认的学说为,脑脊液分泌的快速增加和脑脊液排泄通路的不成熟之间的失衡导致此病
    - 生命早期,脑脊液的主要引流途径为经由脑组织的细胞外间隙排入毛细血管
    - 至 18 月龄时,蛛网膜颗粒(arachnoid granulation,AG)方成熟
    - 蛛网膜颗粒常突入静脉(比如 Starling 型梗阻)
    - 在囟门闭合后,蛛网膜颗粒调节脑脊液压力及其静脉回流
    - 通常,蛛网膜颗粒成熟后,良性蛛网膜下腔扩大便自然缓解
- 遗传学
  - ○ 暂无证据表明此病有遗传倾向,但是在良性家族性巨颅患者中此病常见
    - 80%以上患者有家族性巨颅史
- 相关畸形
  - ○ 桥静脉损伤风险可能增高,其可导致非外伤性硬膜下血肿
  - ○ 可能是新发蛛网膜囊肿的重要危险因素

分期、分级和分类

- 高危征象
  - ○ 颅内压升高
  - ○ 头围快速增大
  - ○ 出现发育迟滞或神经系统症状体征
  - ○ 1 岁后起病或持续不缓解

大体病理和术中所见

- 蛛网膜下腔变深/更加明显,但无其他异常
- 无病理性包膜

显微镜下特点

- ○ 良性蛛网膜腔扩大,未见室管膜损伤

临床特点

临床表现

- 最常见的症状和体征
  - ○ 巨颅畸形:头围>95%
  - ○ 额部隆起
  - ○ 无高颅压表现,腰穿压力正常
- 其他症状和体征
  - ○ 可能伴轻度发育迟缓(50%),通常自行缓解
- 临床要点
  - ○ 常有良性巨颅家族史
  - ○ 男婴,偶有学步延迟

人口统计学

- 年龄
  - ○ 常见于 3~8 个月婴儿
- 性别
  - ○ 80%男性
- 流行病学
  - ○ 据报道,因巨颅畸形行影像检查的婴儿中,有 2%至 65%出现此病

病程和预后

- 蛛网膜下腔扩大→颅骨颅缝延展性和顺应性上升→易患斜头畸形
- 病程自限;不经治疗,在 12~24 月龄时自行缓解
  - ○ 包括影像学和症状学缓解
- 颅骨较大脑发育提前,但大脑发育最终会与之同步
- 通常遗留巨颅畸形
- 随访中,大部分患儿体格、精神的生长发育均正常

治疗

- 无须治疗
- 正常结局(蛛网膜下腔扩大缓解后,发育迟缓亦自行缓解)

诊断纲要

注意

- 当蛛网膜下腔扩大不典型时考虑非意外创伤

影像解读要点

- 关键:头围
- 考虑行增强 CT 或 MR 来显示蛛网膜下腔穿静脉,并寻找包膜或与脑脊液信号不等的积液(提示慢性硬膜下积液)

参考文献

1. Halevy A et al: Development of Infants With Idiopathic External Hydrocephalus. J Child Neurol. ePub, 2014
2. Kuruvilla LC: Benign enlargement of sub-arachnoid spaces in infancy. J Pediatr Neurosci. 9(2):129-31, 2014
3. Marino MA et al: Benign external hydrocephalus in infants. A single centre experience and literature review. Neuroradiol J. 27(2):245-50, 2014
4. Mattei TA et al: Benign extracerebral fluid collection in infancy as a risk factor for the development of de novo intracranial arachnoid cysts. J Neurosurg Pediatr. 12(6):555-64, 2013

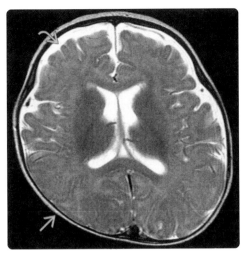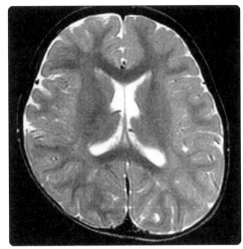

图 11-14 （左图）磁共振 T2WI 横断位示额部及前脑半球周围扩大的脑脊液腔➡。此为一例 7 月龄，有巨颅畸形的男婴，伴轻度脑室扩大，右后方斜头畸形➡。（右图）磁共振 T2WI 横断位上述患者 17 个月大时随访磁共振影像。可见其额部及前脑半球脑脊液腔已恢复正常。在此类患者常有良性巨颅畸形家族史

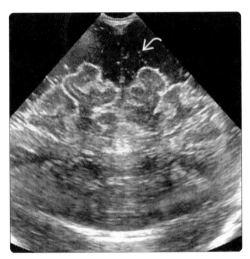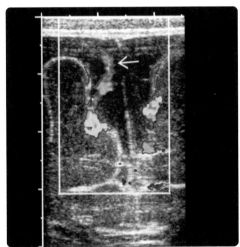

图 11-15 （左图）一例新生儿巨颅畸形伴明显扩大的蛛网膜下腔。其冠状位头颅超声示其窦皮质距增加。脑脊液积液中强回声点符合桥静脉表现➡。脑脊液腔在 7 月龄时最明显。（右图）冠状位彩色多普勒超声示脉管性结构➡穿过扩大的蛛网膜下腔。扩大的蛛网膜下腔与不成熟的脑脊液排泄途径有关

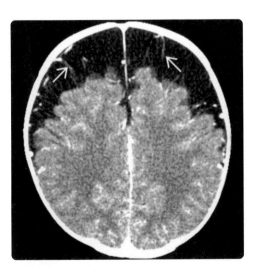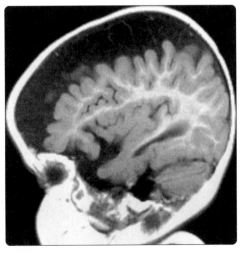

图 11-16 （左图）增强 CT 横断位示明显增大的额部蛛网膜下腔及穿行其内的桥静脉➡。脑表面至硬膜的距离为 1.5cm。（右图）磁共振 T1WI 矢状位示明显增大的蛛网膜下腔。注意，相对于其面部，巨颅畸形患儿的颅骨不成比例地扩大。桥静脉横穿扩大的蛛网膜下腔。在除外非意外性创伤时，明确各个序列中，蛛网膜下腔信号与脑脊液一致至关重要

要 点

术语

- 脑室内梗阻性脑积水(IVOH)=第四脑室中央孔和外侧孔近端梗阻
  - 急性(aIVOH)
  - 慢性"代偿性"(cIVOH)

影像

- aIVOH="气球样"脑室伴边缘模糊("毛玻璃"样边缘)
  - "手指状"脑脊液信号深入室周白质
  - 在脑室各角周围尤明显(室周"光晕")
  - 减压后,胼胝体可呈高信号
- cIVOH="气球样"脑室,不伴室周"光晕"

鉴别诊断

- 继发于脑实质减少的脑室扩大
- 正常颅压脑积水

- 脑室外梗阻性脑积水
- 脉络丛乳头状瘤
- 成人长期明显的脑室增大

病理

- 脑室内脑脊液流梗阻
  - 脑脊液持续生成,脑室压力↑
- 脑室扩张,压迫邻近周围实质
- 室周组织细胞间液增加
  - 导致髓鞘空泡,继而受损
- 梗阻原因不同,病理多样

临床要点

- 头痛,视乳头水肿(aIVOH)
- 恶心、呕吐,复视(展神经麻痹)

诊断纲要

- 脑室扩张程度与颅内压升高程度并无关联

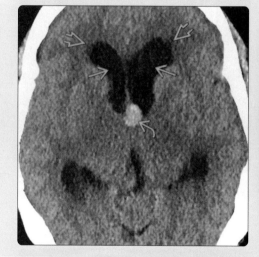
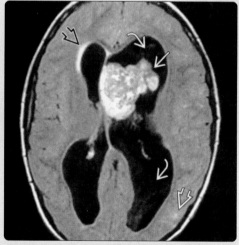

图 11-17 (左图)CT 平扫患者诉头痛。影像提示室间孔典型的胶样囊肿⊘引起了室内梗阻性脑积水,双侧侧脑室扩张⊟。注意室周低密度灶➡,为经室管膜细胞间渗出的脑脊液导致。(右图)磁共振 FLAIR 结节性硬化患者示巨大的室管膜下巨细胞型星形细胞瘤➡引起梗阻性脑积水➡,伴轻度室周水肿⊟。注意枕叶的轻度高信号结节➡

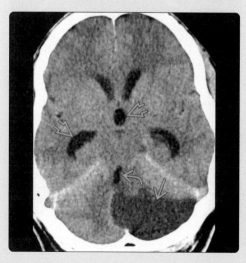
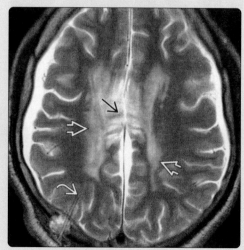

图 11-18 (左图)增强 CT 横断位示一例亚急性左侧后下小脑梗死➡,病灶的占位效应使第四脑室受压⊟,造成梗阻性脑积水➡。(右图)磁共振 T2WI 横断位示一例胼胝体撞击综合征。患者由于严重的室内梗阻性脑积水行脑室分流术,可见分流导管➡,双侧硬膜下积液,以及胼胝体"条纹状"高信号⊟,伴室周白质相对不明显的改变➡

术语

缩写

- 脑室内梗阻性脑积水(IVOH)
  - 急性脑室内梗阻性脑积水(aIVOH)
  - 慢性代偿性脑室内梗阻性脑积水(cIVOH)

同义词

- 非交通性脑积水

定义

- 第四脑室流出道(第四脑室中央孔和外侧孔)近端梗阻引起的脑室扩张

影像

一般特点

- 最佳诊断标准
  - 急性脑室内梗阻性脑积水(aIVOH)
    - "气球样"脑室,边缘模糊
  - 慢性代偿性脑室内梗阻性脑积水(cIVOH)
    - "气球样"脑室,不伴室周"光晕"
- 相关指标
  - 双侧脑室前角径/颅骨内径比率>0.33
  - 侧脑室下角宽度>3mm
- 形态学
  - 因梗阻位置和持续时间不同,形态各异
  - 局部/全脑室扩张,伴或不伴颅内压升高
  - 梗阻部位近端脑室扩张,形态上显得更"圆"
  - 注意寻找第三脑室前部隐窝扩张

CT 表现

- CT 平扫
  - 梗阻部位近端脑室膨大
    - 急性脑室内梗阻性脑积水(aIVOH)
      □ "气球样"脑室,伴室周低密度"光晕"
    - 慢性代偿性脑室内梗阻性脑积水(cIVOH)
      □ "气球样"脑室,伴室周"光晕"
  - 基底池,脑沟受压/闭塞

MRI 表现

- T1WI
  - 侧脑室扩张
  - 胼胝体变薄,上抬
    - 可被扩大的脑室压在大脑镰上
    - 嵌塞可导致压力性坏死
  - 穹窿,大脑内静脉向下移位
  - 扩张的第三脑室常突入扩大的蝶鞍
  - 中脑水管漏斗样改变提示中脑水管狭窄
- T2WI
  - 急性脑室内梗阻性脑积水(aIVOH)
    - "手指形"脑脊液样高信号,延伸入室周白质(WM),在脑室角周围尤明显(室周"光晕")
    - 脑脊液流动受干扰/形成乱流
    - 中脑导水管流空效应消失
    - 胼胝体可呈高信号

- 慢性代偿性脑室内梗阻性脑积水(cIVOH)
  - 巨大脑室,脑脊液开放压正常
  - 无室周"光晕"
  - 减压术后胼胝体可表现高信号(见于 15% 的分流术后 IVOH 患者)
- 薄层 T2WI,FIESTA,CISS 序列
  - 可精细描绘出脑脊液腔
  - 可发现标准序列不敏感的细微异常
- T1WI 增强
  - 若 IVOH 由肿瘤引起,瘤体可出现强化
  - aIVOH 可造成软脑膜血管瘀滞,可见强化
    - 可模拟脑膜炎和转移瘤表现

其他影像学表现

- 脑室增强造影
  - MR/CT 用于定位梗阻,并明确第三脑室造口术状态
  - MR 可用于评估脑脊液流动
- 心电门控相对比 MR
  - 可示中脑脑脊液流动消失

检查方法推荐

- 最佳影像学检查
  - MRI 平扫+增强,以评估脑脊液回流梗阻的原因
- 流程上的建议
  - 3DFEISTA/CISS
    - 减少脑脊液流动伪影
    - 显示脑室的轮廓和间隔的最优成像序列

鉴别诊断

继发于脑实质减少的脑室扩大

- 旧称"代偿性脑积水",现已弃用
- 年龄相关(60 岁以后脑室容量增加 1.2~1.4ml)
  - 缺血/梗死,创伤,感染,中毒
- 额角呈钝角(>110°)
- 弥漫/局灶的脑池、脑沟扩大
- 正常侧脑室可不对称(与左右利手有关,与性别无关)
- 可能与某些精神性疾病相关(比如精神分裂症)

正常颅压脑积水

- 进行性加重的痴呆、步态不稳和失禁
- 脑室扩张,而脑脊液开放压正常
- 脑沟正常/轻度扩大
- 中脑导水管脑脊液流量增多

脑室外梗阻性脑积水 EVOH

- 脑室扩张,常由脑脊液产生与吸收不平衡导致
- 经蛛网膜绒毛吸收的脑脊液减少
- 蛛网膜下腔出血是最常见的原因
  - 其他病因:脑膜炎、恶性肿瘤、肉芽肿性疾病

脉络丛乳头状瘤

- 占儿童颅内肿瘤的 2%~5%
- 患儿<5 岁,伴颅内压升高

- 最常见于侧脑室三角区
- 可能"产生过量脑脊液"
- 出血或者肿瘤增大可能导致 IVOH

成人长期明显的脑室增大

- 童年早期起病或长期进展的脑积水持续至成人期
- 脑室明显增大,颅内压升高

蛛网膜下腔和脑室良性增大

- 见于巨头畸形的婴儿
- 不伴生长发育迟缓

病理

一般特点

- 病因
  - 正常脑脊液产生速率 = 0.20~0.35ml/min
    - 成人第三脑室及侧脑室容积 = 20ml
    - 成人总脑脊液量 = 120ml
  - 脑室内梗阻影响脑脊液回流,因脑脊液持续生成,造成脑室内压力升高
  - 脑室扩张,压迫临近脑实质;牵拉可导致室管膜细胞间紧密连接破裂,脑脊液渗入脑实质
  - 室周间质液增多→脱髓鞘损伤
  - 病因与病变位置有关
    - 室间孔
      - 胶样囊肿
      - 室管膜下结节,结节性硬化
      - 室管膜下巨细胞型星形细胞瘤
    - 第三脑室
      - 垂体大腺瘤
      - 颅咽管瘤
    - 中脑导水管
      - 中脑导水管狭窄
      - 顶盖区胶质瘤
      - 松果体区肿瘤
    - 第四脑室
      - 髓母细胞瘤、室管膜瘤
      - 胶质瘤、毛细胞型星形细胞瘤、髓母细胞瘤
      - 小脑梗死
      - 先天畸形(Chiai 畸形,Dandy-Walker 畸形,菱脑融合畸形)
    - 转移瘤,神经囊性坏死,脑膜瘤等可发生于脑室内多部位
- 遗传学
  - 细胞黏附分子 L1(L1CAM)基因是目前唯一已知的引起人脑积水的基因
    - 位于 X 染色体(Xq28)

大体病理和术中所见

- 局灶/广泛的脑室扩大
- 室管膜,周围白质继发损伤
- 不同病因会引起多种病理改变

显微镜下特点

- 室周细胞外间隙增多
- 室管膜细胞界线受损或消失;周围白质苍白,稀疏

临床特点

临床表现

- 最常见的症状和体征
  - 头痛,视乳头水肿
  - 恶心,呕吐,复视(展神经麻痹)
- 临床要点
  - 表现依病因、严重度、起病年龄不同而各异

人口统计学

- 年龄
  - 可见于从胎儿(先天性脑积水)到成年的各年龄层
- 流行病学
  - 由于病因广泛、定义不同,关于脑积水的流行病学数据变动很大

病程和预后

- 未干预时,通常持续进展

治疗

- 内科治疗可延后手术治疗的时间
- 脑脊液分流术、内镜治疗或脑室造口引流
- 手术治疗缓解梗阻的根本原因
- 因脑积水行脑脊液分流术,是小儿神经外科最常见的手术

诊断纲要

注意

- 长期中脑导水管狭窄可能由缓慢进展的顶盖肿瘤引起

影像解读要点

- 脑室的大小一般与颅内压关系不大
- 脑脊液搏动可能会形成误导性信号,甚至可模拟脑室内占位表现
- 脑室不对称可能是一种正常变异
- 如果胎儿/新生儿发现 IVOH 伴透明隔缺失,应寻找小脑蚓(为除外菱脑融合畸形)

参考文献

1. Algin O et al: Assessment of third ventriculostomy patency with the 3D-SPACE technique: a preliminary multicenter research study. J Neurosurg. 122(6):1347-55, 2015
2. Russo N et al: Endoscopic Approaches to Intraventricular Lesions. J Neurol Surg A Cent Eur Neurosurg. ePub, 2015
3. Flannery AM et al: Pediatric hydrocephalus: systematic literature review and evidence-based guidelines. Part 1: Introduction and methodology. J Neurosurg Pediatr. 14 Suppl 1:3-7, 2014
4. Dinçer A et al: Radiologic evaluation of pediatric hydrocephalus. Childs Nerv Syst. 27(10):1543-62, 2011
5. Oi S: Classification of hydrocephalus: critical analysis of classification categories and advantages of "Multi-categorical Hydrocephalus Classification" (Mc HC). Childs Nerv Syst. 27(10):1523-33, 2011
6. Dinçer A et al: Is all "communicating" hydrocephalus really communicating? Prospective study on the value of 3D-constructive interference in steady state sequence at 3T. AJNR Am J Neuroradiol. 30(10):1898-906, 2009

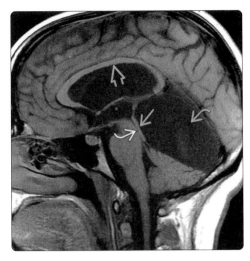
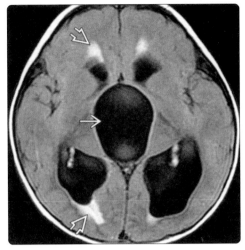

图 11-19 （左图）磁共振 T1WI 矢状位示巨大蛛网膜囊肿➘，位于小脑上池，其引起了明显的占位效应，压迫顶盖➙和中脑水管➙。第三脑室和侧脑室均扩张，胼胝体变薄➘。（右图）磁共振 FLAIR 横断位示第三脑室和侧脑室极度扩张。可见第三脑室内脑脊液信号占位➙，伴室周间质水肿➙。术中，发现第三脑室内的室管膜囊肿，并予以开窗引流

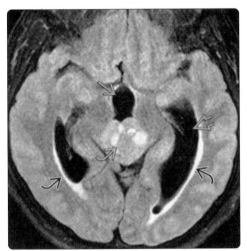
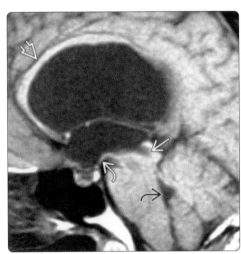

图 11-20 （左图）磁共振 FLAIR 横断位一例松果体区生殖细胞瘤➘。影像示室内梗阻性脑积水，可见扩张的第三脑室➙和侧脑室➘。注意 FLAIR 序列中的室周高信号➘，这是由于经室管膜的脑脊液漏。（右图）磁共振 T1WI 矢状位示中脑导水管狭窄的典型表现：漏斗样中脑导水管➙，正常的第四脑室➘，变薄拱起的胼胝体➙，以及向下位移的第三脑室底➙

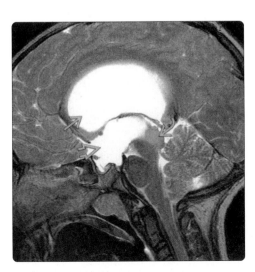
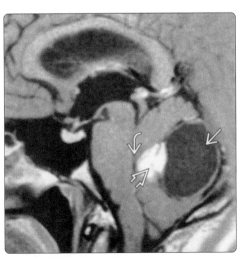

图 11-21 （左图）磁共振 T2WI 矢状位示增大的顶盖胶质瘤➘，表现为 T2 高信号，肿瘤引起了中脑水管梗阻，第三脑室➙和侧脑室扩张➘。（右图）磁共振 T1 增强矢状位示小脑蚓囊肿➙，伴囊壁结节样强化➙，此为小脑蚓部成血管母细胞瘤，其占位效应导致第四脑室几乎完全消失➙，引起梗阻性脑积水

二、脑室外梗阻性脑积水

术语

- 脑室外梗阻性脑积水（extraventricular obstructive hydrocephalus，EVOH）：由于脑脊液生成和吸收速率不平衡导致的脑室扩大
- 同义词：交通性脑积水

影像

- 第四脑室流出孔远端脑脊液吸收受损
- 脑室形状随梗阻持续时间长短而异
- 所有脑室均增大，不伴脑室内梗阻
- 侧脑室、第三脑室和第四脑室扩张
- ±室周白质间质水肿
- ±脑池脑脊液异常密度/信号±软脑膜强化

鉴别诊断

- 脑室内梗阻性脑积水

- 继发于脑实质减少的脑室扩大
- 正常颅压脑积水

病理

- 出血→蛛网膜下腔纤维形成/闭塞
  ○ EVOH 最常见病因
- 其他病因包括化脓性脑膜炎、肿瘤、炎性渗出
- 蛛网膜下腔出血、渗出可导致蛛网膜下腔纤维形成/闭塞，脑脊液搏动减弱

临床要点

- 头痛，视乳头水肿（aIVOH）
- 恶心、呕吐、复视（脑神经麻痹）

诊断纲要

- EVOH：一般表现为脑室增大，伴基底池脑脊液异常密度/信号±软脑膜强化

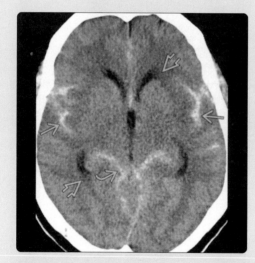
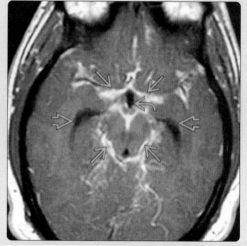

图 11-22 （左图）CT 平扫横断位示蛛网膜下腔出血急性期，累及基底池➙和外侧裂➙。可见早期脑室外梗阻性脑积水伴轻度室周低密度➙，考虑间质水肿。（右图）磁共振 T1 增强横断位示一例神经系统结节病引起的基底池广泛扩张的软脑膜强化➙。注意早期交通性脑积水伴第三脑室➙和侧脑室下角➙扩张

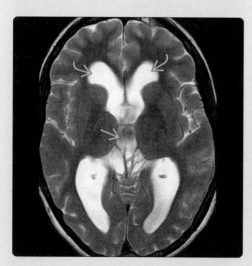
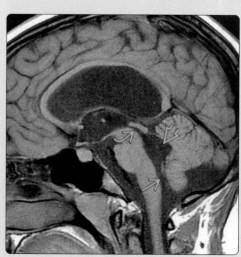

图 11-23 （左图）磁共振 T2WI 横断位一位既往曾患脑膜炎的 21 岁患者，出现慢性代偿性脑室外交通性脑积水，可见明显的扩张的侧脑室➙和第三脑室➙扩张。（右图）同一例患者的磁共振 T1WI 矢状位影像。示中脑导水管➙和第四脑室中央孔➙明显增宽，伴第四脑室扩张。如本例所示，长期持续的"代偿性"脑积水患者中，脑室周围无室周间质水肿

术语

缩写

- 脑室外梗阻性脑积水（extraventricular obstructive hydrocephalus，EVOH）

同义词

- 交通性脑积水

定义

- 脑脊液生成和吸收速度不匹配引起的脑室扩张

影像

一般特点

- 最佳诊断标准
  - 侧脑室、第三脑室、第四脑室均扩张
  - ±脑池内脑脊液异常密度/信号±软脑膜强化
- 位置
  - 第四脑室流出孔以远梗阻
- 相关指标
  - 双侧脑室前角径/颅骨内径比率>0.33
  - 侧脑室下角宽度>3mm
- 形态学
  - 所有脑室都扩张
    - 通常为成比例、对称性增大
    - 无脑室内梗阻因素

CT 表现

- CT 平扫
  - 多形态的脑室扩张±基底池消失
  - 若怀疑蛛网膜下腔出血，应注意脑脊液系统是否存在高密度灶
- CT 增强
  - 关注脑沟/脑池是否有强化

MRI 表现

- T1WI
  - 信号混杂、看似"很脏"的脑脊液，脑室扩张
- T2WI
  - 扩张的脑室±室周白质间质水肿
  - 皮层脑沟消失
  - 脑脊液高信号，提示蛛网膜下腔出血、渗出
- FLAIR
  - ±室周白质间质水肿，较 T2 序列显像更佳
- T1WI 增强
  - ±基底池/脑沟强化
    - 脑膜炎、癌症等
- 3D CISS/FIESTA
  - 显示脑脊液腔精细结构，有助于排除脑室内梗阻

检查方法推荐

- 最佳影像学检查
  - MRI 平扫+T1WI 增强
  - 3D CISS/FIESTA

鉴别诊断

脑室内梗阻性脑积水

- 第四脑室流出道远端梗阻导致的全脑/局部脑室扩张

继发于脑实质减少的脑室扩大

- 神经退行性疾病、脑炎、缺氧/缺血
- 脑池、脑沟弥漫性/局部扩张

正常颅压脑积水

- 脑室扩张，而脑脊液压力正常
- 脑沟正常/轻度扩张
- 进行性加重的痴呆、步态不稳和失禁

病理

一般特点

- 病因
  - 基底池或蛛网膜粒水平的脑脊液梗阻
    - 也见于脑脊液搏动减低后，脑脊液的静脉吸收率下降
  - 蛛网膜下腔出血：EVOH 最常见的原因
  - 其他病因包括化脓性脑膜炎、肿瘤炎性渗出
    - 均导致蛛网膜瘢痕形成，脑脊液搏动减弱

大体病理和术中所见

- 蛛网膜下腔出血、渗出可引起蛛网膜下腔纤维组织形成/闭塞
- 广泛的脑室扩张

临床特点

临床表现

- 最常见的症状和体征
  - 头痛，视乳头水肿
  - 恶心，呕吐，复视（脑神经麻痹）

病程和预后

- 若不加干预（脑脊液分流术或原发病治疗），病情通常持续进展

治疗

- 脑脊液引流（分流）术
- 治疗原发病

诊断纲要

注意

- EVOH：一般表现为脑室扩张伴基底池异常信号/密度±软脑膜强化

参考文献

1. Fink KR et al: Imaging of Nontraumatic Neuroradiology Emergencies. Radiol Clin North Am. 53(4):871-890, 2015
2. Flannery AM et al: Pediatric hydrocephalus: systematic literature review and evidence-based guidelines. Part 1: Introduction and methodology. J Neurosurg Pediatr. 14 Suppl 1:3-7, 2014
3. Grunwald IQ et al: Aneurysmal SAH: current management and complications associated with treatment and disease. J Invasive Cardiol. 26(1):30-7, 2014

要 点

术语

- 中脑导水管局部缩窄

影像

- 侧脑室和第三脑室扩张,第四脑室大小正常
- ±室周间质水肿(失代偿性脑积水出现室周水肿)
- 多维磁共振+矢状位 3D 重 T2 加权成像及矢状位心电门控电影 MR

鉴别诊断

- 脑室外梗阻性疾病
  - 肿瘤
  - 大脑大静脉畸形
  - 四叠体池蛛网膜囊肿
- 脑室内(导水管)梗阻性疾病
- 炎症后胶质增生(导水管胶质增生)
- 菱脑融合畸形

病理

- 先天性导水管狭窄是胎儿脑积水最常见原因
- 导水管网和分叉是两种独特的病理亚型

临床要点

- 临床症状取决于诊断时患者年龄
- 通常起病隐匿,可发生于出生后全年龄段
- 头痛,视乳头水肿,展神经麻痹,囟门隆起
- 帕里诺综合征(双眼球上视不能,呈"日落征",眼睑退缩,强直性下视)

诊断纲要

- 应鉴别诊断炎症后胶质增生(导水管胶质增生),尤其是有早产史和脑膜炎史的患者
- 仔细评估第三脑室后部、顶盖和被盖是否存在肿瘤性占位导致梗阻

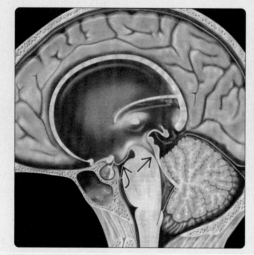
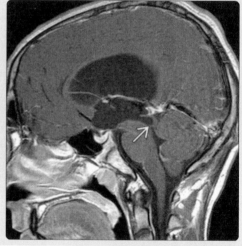

图 11-24 (左图)梗阻性脑积水示意图矢状位可见明显扩大的侧脑室和第三脑室,拱起(变薄)的胼胝体以及漏斗形的导水管➜,提示梗阻发生在上述部位远端。注意第四脑室大小正常,而第三脑室底由于脑积水,向下移位➜。(右图)磁共振 T1 增强矢状位示导水管网➜,引起其近端的导水管扩张和侧脑室、第三脑室扩张。第四脑室形态正常

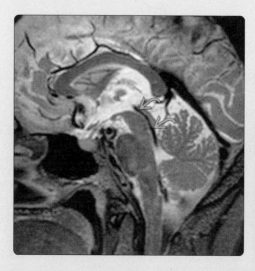
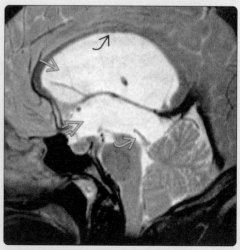

图 11-25 (左图)磁共振 T2SPACE 矢状位示正常导水管的流空现象➜,由于脑脊液由第三脑室流入第四脑室而产生流空效应。(右图)磁共振 T2SPACE 矢状位示导水管狭窄的经典表现。可见增大的漏斗样中脑导水管➜。明显扩张的侧脑室➜和第三脑室➜。变薄向上弯曲的胼胝体➜。注意,第四脑室大小正常

术语

缩写

- 中脑导水管狭窄(aqueductal stenosis,AS)

定义

- 中脑导水管局部管径缩窄,伴侧脑室和第三脑室同时扩张

影像

一般特点

- 最佳诊断标准
  - 侧脑室和第三脑室扩张,室间孔位于梗阻近端
  - 第四脑室大小正常,基底孔(中央孔和外侧孔)位于梗阻远端
- 位置
  - 中脑导水管;上丘或丘间沟水平
- 相关指标
  - 出生时,正常导水管横截面积为 0.2~1.8mm^2
- 形态学
  - 中脑导水管近端漏斗状扩张或全导水管口径下降

CT 表现

- CT 平扫
  - 侧脑室和第三脑室扩张,第四脑室大小正常
    - 提醒:许多交通性脑积水患者的第四脑室大小也可正常或几乎正常
  - ±室周间质水肿,见于非代偿性脑积水
  - 无梗阻性中脑/丘脑占位
    - 顶盖肿瘤在 CT 上可隐匿;若第三脑室后方不对称,提示有必要进一步行 MR
- CT 增强
  - 无病理性脑实质增强
  - ±顶盖肿瘤强化

MRI 表现

- T1WI
  - 侧脑室、第三脑室及室间孔扩张
    - 胼胝体变薄,向上拱起
    - 穹窿、大脑内静脉、第三脑室底向下移位
    - 第三脑室视隐窝及漏斗隐窝变圆、扩大
  - 第四脑室及基底孔大小正常
  - 在较为严重的脑积水患者中,中脑导水管通常为近端狭窄;而较轻的患者则多为远端狭窄
  - 导水管网:一层菲薄的组织膜将扩张的导水管与正常大小的第四脑室分隔开
- T2WI
  - 导水管流空效应减弱或消失
  - 侧脑室及第三脑室脑脊液流动紊乱/停滞
  - ±室周间质水肿
- T1WI 增强

- 根据有无肿瘤样强化鉴别肿瘤和良性导管狭窄
- 脑积水可诱导软脑膜淤血→模拟脑膜炎或脑膜转移瘤表现
- MRA
  - 继发于脑积水的大脑前动脉分支向上移位
- MRV
  - 继发于脑积水的大脑内静脉向下移位
- 电影磁共振成像
  - 对比期图像:导水管内脑脊液流减弱或消失

超声表现

- 灰度超声
  - 在新生儿中,运用乳突囟(侧后囟)窗作为标准图像的补充
  - 产科超声可作出产前诊断

检查方法推荐

- 最佳影像学检查
  - 多维磁共振+矢状位 3D 重 T2 加权成像,矢状位心电门控电影 MR

鉴别诊断

脑室外梗阻性疾病

- 肿瘤
  - 顶盖星形细胞瘤
  - 松果体区肿瘤
  - 丘脑肿瘤
- 大脑大静脉畸形
- 四叠体池蛛网膜囊肿

脑室(导水管)内梗阻性疾病

- 脑囊虫病伴导水管囊肿

炎症后胶质增生(导水管胶质增生)

- 导水管室管膜细胞衬消失→邻近组织纤维胶质增生
- 围生期颅内感染或出血
  - 其患病率上升反映的是因新生儿细菌性脑膜炎和出血死亡率的下降
- 影像学鉴别先天性导水管狭窄和导水管胶质增生比较困难
  - 磁共振梯度回波序列(GRE)可发现既往脑室内出血后残留的含铁血黄素

菱脑融合畸形

- 原因不明的中线结构发育异常
  - 小脑半球间局部相连或小脑蚓完全消失
  - 其他中线结构异常包括上丘/下丘融合,导水管狭窄,透明隔消失
  - 当伴三叉神经麻痹、顶部无发、短头/尖头畸形时,考虑 Gomez-Lopez-Harnandez 综合征
- 出现严重的非代偿性脑积水时考虑此诊断;仔细评估小脑

病理

一般特点

- 病因
  - 导水管狭窄
    - 胎儿脑积水常见原因
    - 可为先天性或获得性,良性或肿瘤性
    - 导水管狭窄会梗阻脑脊液流入第四脑室和基底孔
    - 脉络丛持续生成脑脊液→侧脑室/第三脑室液体增多,压力增大,脑室扩张
    - 脑室扩大,压迫邻近实质,将胼胝体顶起
      □ 可造成室管膜细胞间联系破裂/开放→经室管膜脑脊液漏
  - 导水管隔膜
    - 导水管狭窄的其中一种亚型
    - 导水管远端内的薄膜脑组织限制了脑脊液流入第四脑室
  - 导水管分叉
    - 导水管分为背侧和腹侧通道
- 遗传学
  - 细胞黏附分子 L1(*L1CAM*)基因突变会引起人类脑积水
    - *L1CAM* 表达对于人类胚胎神经系统的正常发育至关重要
    - *L1CAM* 突变与 4 种疾病有关(X 连锁脑积水/HSAS,MASA,X 连锁复杂痉挛性截瘫 1 型,X 连锁胼胝体发育不良)
      □ 目前总结为 CRASH 综合征:胼胝体发育不良、智力缺陷、拇指内收、痉挛性截瘫及 X 连锁脑积水
      □ 不同位点突变所致疾病严重程度不同
- 相关畸形
  - CRASH 综合征
    - 皮质脊髓束消失/减少,丘脑融合,上下丘融合,透明隔消失,胼胝体发育不良
    - 大脑皮层变薄,皮质发育畸形,白质发育不良
  - 导水管分叉
    - 四叠体与动眼神经核融合,顶盖重塑(鸟嘴样)

显微镜下特点

- 皮质发育畸形,镜下见不成熟和分化不全的皮层神经元
- 导水管分叉,分成腹侧和背侧通道
  - 背侧通道通常会继续分成若干个小导管

临床特点

临床表现

- 最常见的症状和体征
  - 临床症状与患者确诊年龄有关
  - 起病隐匿,可见于出生至成年的各个年龄段
- 其他症状/体征
  - 头痛,视乳头水肿,展神经麻痹,囟门隆起
  - 巨颅,尤其见于颅缝开放患者
  - 帕里诺综合征(双眼球上视不能,呈"日落征",眼睑退缩,强直性下视)
  - 点头娃娃综合征(罕见)

人口统计学

- 年龄
  - 起病年龄取决于狭窄和脑积水的严重程度
- 性别
  - 男:女 = 2:1
- 流行病学
  - 每 1 000 个新生儿有 0.5 ~ 1 个患儿,患儿的兄弟姐妹中有 1% ~ 4.5% 同样患病
  - 约 20% 的先天性脑积水由导水管狭窄导致

病程和预后

- 不经治疗,脑积水通常可持续进展
  - 亦可能在随访中保持稳定,表现为"停滞"或代偿性脑积水
- 约 24% ~ 86% 罹患导水管狭窄的新生儿可正常发育

治疗

- 脑脊液分流
- 内镜下第三脑室切开术
- 中脑导水管重建可治疗膜性和短节段导水管狭窄(需要精选病例手术)

诊断纲要

注意

- 应鉴别炎症后胶质增生(导水管胶质增生),尤其注意早产史和脑膜炎史的患者
- 仔细评估第三脑室后部、顶盖和被盖,以排除隐匿的肿瘤占位

影像解读要点

- CT 平扫对顶盖星形细胞瘤敏感性不足,即使大小足以造成导水管梗阻,也可能漏诊
  - 评估梗阻原因时,相比 CT,MRI 对于占位病变更为敏感
  - 明确顶盖星形细胞瘤时,应考虑神经纤维瘤病 I 型
- 对于严重的先天性导水管梗阻病例,注意菱脑融合畸形的可能

参考文献

1. Yamada S et al: Current and emerging MR imaging techniques for the diagnosis and management of CSF flow disorders: a review of phase-contrast and time-spatial labeling inversion pulse. AJNR Am J Neuroradiol. 36(4):623-30, 2015
2. Kartal MG et al: Evaluation of hydrocephalus and other cerebrospinal fluid disorders with MRI: An update. Insights Imaging. 5(4):531-41, 2014
3. Tully HM et al: Infantile hydrocephalus: a review of epidemiology, classification and causes. Eur J Med Genet. 57(8):359-68, 2014
4. Ucar M et al: Evaluation of aqueductal patency in patients with hydrocephalus: three-dimensional high-sampling-efficiency technique (SPACE) versus two-dimensional turbo spin echo at 3 Tesla. Korean J Radiol. 15(6):827-35, 2014

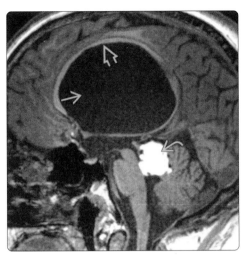
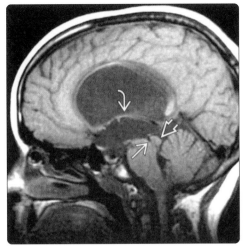

图 11-26 （左图）磁共振 T1WI 矢状位示继发于四叠体板脂肪瘤➦的导水管狭窄➥；可见侧脑室明显的扩张➥；胼胝体变薄，向上弯曲➦。（右图）磁共振 T1WI 矢状位示导水管近端狭窄➡导致侧脑室和第三脑室扩大，压迫穹窿➦，同时第四脑室保持正常形态大小。顶盖发育不良并增厚，伴上下丘融合➡

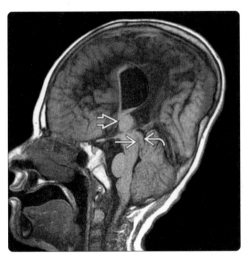
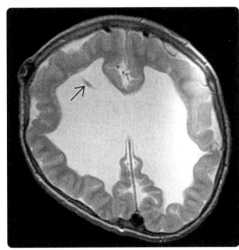

图 11-27 （左图）CRASH 综合征磁共振 T1WI 矢状位示特征性的导水管狭窄➡，伴第四脑室缩小，顶盖增厚发育不良➦，胼胝体发育不全，双侧丘脑融合，形成巨大的中间块➡。（右图）CRASH 综合征磁共振 T2WI 横断位示特征性的侧脑室扩大，伴皮层脑沟形成异常，白质显著减少，透明隔消失。可见脑室腹腔引流管➡，用于治疗脑积水

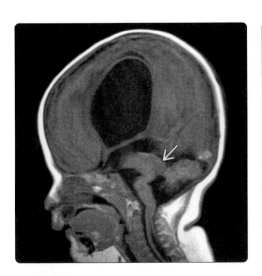
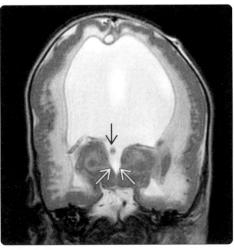

图 11-28 （左图）Walker-Warburg 综合征磁共振 T1WI 矢状位示严重的顶盖发育不良➡，伴导水管闭塞。特征性的侧脑室增大，显著大于第三脑室。"之字形"脑干及极小的小脑是此综合征的特征性改变。（右图）上述同一例患者磁共振 T2WI 冠状位示特征性脑室增大，漏斗样中脑导水管狭窄➡，穹窿融合➡，经典的"鹅卵石样"无脑回畸形

四、正常颅压脑积水

要 点

术语

- 脑室增大,脑脊液压力正常,脑脊液动力学改变

影像

- 侧脑室和第三脑室扩张,第四脑室相对正常
- 脑室增大与脑沟增宽不成比例
- 比例失调的蛛网膜下腔脑积水(DESH,突出发生于外侧裂和基底池),伴大脑凸面蛛网膜下腔消失
- ±导水管流空效应
- 室周高信号,经室管膜上皮脑脊液漏
- ^{18}F-FDG PET 示局部脑代谢减低

鉴别诊断

- 正常老龄脑改变

- 阿尔茨海默病
- 多发梗死性痴呆(MID)
- 皮层下动脉硬化性脑病

病理

- NPH 的发病机制知之甚少
- 前沿理论:上矢状窦静脉顺应性不良,导致脑脊液搏动受影响,蛛网膜粒对脑脊液的吸收障碍

临床要点

- 高异质性的临床综合征(典型的临床三联征=痴呆,步态不稳,尿失禁)

诊断纲要

- 考虑:脑室扩张能完全被脑萎缩解释吗?
- 诊断的挑战在于:识别能从分流术中获益的患者

图 11-29 （左图）一例 NPH 患者磁共振 T1WI 矢状位示侧脑室增大➡,胼胝体变薄➚,第四脑室大小相对正常➘。（右图）CT 平扫横断位示典型的 NPH 表现。可见侧脑室和外侧裂明显增大➡,相比于全脑总体的脑沟扩张情况是不协调的。侧脑室前角变圆,为 NPH 特征表现。室周低密度➡提示室周脑脊液渗出

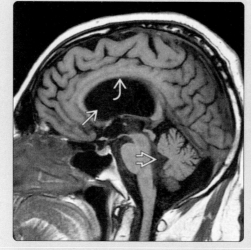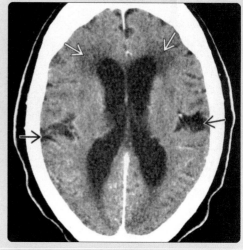

图 11-30 （左图）磁共振 FLAIR 横断位示与皮层脑沟扩张情况不成比例的侧脑室和脑沟增大。注意此例也可见室周高信号➡。（右图）同一患者磁共振 T2WI 横断位示脑室扩大。正常颅压脑积水大约占所有痴呆病例的 5%~6%。而典型的哈基姆三联征,包括痴呆、步态不稳及尿失禁,仅见于少数 NPH 患者

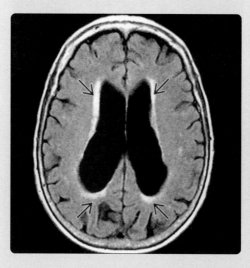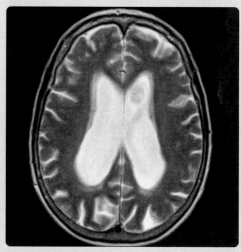

术语

缩写

- 正常颅压脑积水（Normal pressure hydrocephalus，NPH）

症状

- 成人特发性脑积水综合征

定义

- 脑室扩张，脑脊液压力正常，脑脊液动力学改变

影像

一般特点

- 最佳诊断标准
  - 侧脑室和第三脑室增大，第四脑室相对正常
  - 脑室扩大重而脑沟扩大轻，二者不成比例
  - 比例失调的蛛网膜下腔脑积水（DESH，突出发生于外侧裂和基底池），伴大脑凸面蛛网膜下腔消失
- 位置
  - 脑室扩大可见于侧脑室前、下、后三角以及第三脑室
    - 第四脑室相对正常
- 相关指标
  - 脑室体积增加
  - 伊文思指数（Evans 指数，即同一横断面上双侧脑室前角之间最大径与脑最大径的比值）≥0.3
  - 胼胝体角（冠状位两侧脑室之间的夹角）≤90°
  - 外侧裂扩张
- 形态学
  - 脑室弥漫性扩张

CT 表现

- CT 平扫
  - 侧脑室扩大伴前角变圆，脑室扩大严重而皮层脑回萎缩较轻，二者不成比例
  - 侧脑室前角/后角可见室周低密度影（经室管膜上皮室周脑脊液漏）
  - 胼胝体变薄（非特异改变）
  - 基底池和外侧裂显著

MRI 表现

- T1WI
  - 侧脑室扩大，前角变圆
  - 第三脑室轻度扩张，第四脑室相对正常
  - ±导水管流空效应
- T2WI
  - 室周高信号，主要分布与侧脑室前角和后角周围（经室管膜上皮室周脑脊液漏）
  - 50%~60%的病例可见室周和深部白质病灶
    - 相比于年龄匹配的对照组，NPH 患者出现白质病灶的频率更高、程度更重
    - 分流术预后好，故切勿将白质病灶列为手术禁忌
  - 基底池和外侧裂增大
  - 第三脑室前部视隐窝和漏斗隐窝扩张，下丘脑向下移位
  - 侧脑室顶局部凸起
  - 胼胝体向上弯曲（可能由大脑镰挤压所致）
  - 导水管流空效应
    - 反映出导水管内脑脊液流速增快
      - 若采用有流动补偿的快速自旋回波序列成像技术，流空效应可被抑制
- 皮层及皮层下腔隙性梗死（基底节、内囊）
- DTI
  - 内囊后肢部分各向异性分数（FA）↑

核医学表现

- PET
  - FDG-18PET 示大脑局部代谢降低
- SPECT：NPH 患者脑血流量↓
- ^{111}In-DTPA 脑池造影
  - 放射性核素进入脑室内并滞留，24~48h 内大脑凸面不能显示
  - 假阳性率高

其他影像学表现

- 相位对比电影 MRI
  - 行心脏门控脑脊液流检查，可显示脑脊液流速增加（"高动力学"流体）
  - 导水管每搏脑脊液体积（ASV）：ASV 值与症状严重度无关
  - 脑脊液流动指标并不能完全预测分流术获益；某些指标正常的患者术后临床表现亦能改善
- ICP 监测：波峰>9mmHg 提示分流术后认知功能可以改善

检查方法推荐

- 最佳影像学检查
  - MRI+脑脊液流分析
  - CT 有帮助

鉴别诊断

正常老龄脑改变

- 室周薄层高信号是老年人脑的正常表现
- 无/少量白质高信号（"成功老龄者的大脑"）

阿尔茨海默病

- 临床症状上，认知损害程度重而步态失调程度轻，二者不成比例
- 巨大的海马旁裂，海马萎缩，脑沟扩大

多发梗死性痴呆

- 影像学可见多发梗死

皮层下动脉硬化性脑病（宾斯旺格病，Binswanger disease）

- 室周及深部白质连续的、不可逆的缺血性退变

- 磁共振示广泛的室周及深部白质高信号,脑室增大
  - 白质高信号的病理学基础是微梗死和脱髓鞘病变

病理

一般特点

- 病因
  - NPH 病理机制知之甚少
  - 50% 为特发性
  - 50% 继发于其他病因(如蛛网膜下腔出血、脑膜炎、脑外科手术和头部创伤)
  - 年龄相关的脑脊液生成/吸收改变
    - 脑脊液外流阻力增大
    - 可能是因为改变程度更重,导致了 NPH
  - 脑脊液动力失调
    - 蛛网膜粒吸收减少
    - 脑脊液代偿性流入脑室周围白质内
    - 脑脊液经脑实质毛细血管吸收
  - NPH:脑血流量降低,脑脊液吸收改变,脑脊液压力不升高
    - 收缩期大脑体积增大,导致脑脊液移位
    - 脑实质顺应性丧失,脑室壁黏弹性能改变
    - 脑组织间液增多
    - 脉搏引起对脑室壁的压力
    - "水锤"效应
    - 长期可并发微血管病(包括静脉受累)、脑萎缩
  - 前沿理论:上矢状窦静脉顺应性不良,导致脑脊液搏动受影响,蛛网膜粒对脑脊液的吸收障碍

大体及术中所见

- 脑室增大,脑脊液压力正常
- 室周白质受牵拉、失去功能
  - 灌注不足,但无明显局灶梗死

显微镜下特点

- 蛛网膜纤维化(50%)
- 室周组织
  - 室管膜破裂
  - 水肿,神经元变性,胶质增生
- 脑实质
  - 约近 50% 的病例没有明显病理表现
  - 20% 病例存在神经原纤维缠结及其他的阿尔茨海默病相关病理表现
  - 10% 病例存在动脉硬化与缺血性脑软化

临床特点

临床表现

- 最常见的症状和体征
  - 高异质性的临床综合征(典型的临床三联征 = 痴呆,步态不稳,尿失禁)
  - 步态不稳:姿势和运动反射失调,但不存在原发性运动/感觉系统障碍
  - 膀胱功能障碍:尿急,尿失禁
  - 痴呆:冷漠或动机缺乏,日间嗜睡,精神运动性迟滞

- 临床特点
  - NPH 相关痴呆是可逆的

人口统计学

- 年龄
  - 最常见于>60 岁患者
  - 老年患者的 NPH 多为特发性
- 性别
  - 男多于女
- 人种
  - 无人种偏好
- 流行病学
  - 约占痴呆患者的 5%～6%

病程和预后

- 持续的认知和运动障碍,无动性缄默,最终死亡
- 认知功能障碍或可通过分流术逆转

治疗

- 腰穿大量引流(又称为放液试验)具有高阳性预测值
  - 放液试验用于评估患者对脑脊液分流治疗的潜在反应
  - 在腰穿前后,患者均需接受检查
  - 经典的放液试验会在放出 30～50ml 脑脊液后的 30min 至 4h 这个时间范围内,观察患者步态和认知的改变情况
- 分流手术指征:排液试验阳性,或脑脊液流动参数改变符合 NPH 诊断的患者
- 近期研究认为内镜下第三脑室切开术有效
- 目前未有能精确预测分流术效果的术前评估指标,尚待进一步研究
- 分流术后,患者结局多样
  - 分流术的临床有效率为 29% 至 90%
  - 步态不稳是所有症状中对手术反应最好的
  - 不规则的室周高信号似乎是关键的可逆性影像学白质改变

诊断纲要

注意

- 考虑:脑室扩张能完全被脑萎缩解释吗?
- 诊断的挑战在于:识别能从分流术中获益的患者

影像解读要点

- 脑室内乳酸水平可能有助于鉴别 NPH 与其他类型的痴呆

参考文献

1. Bradley WG Jr: CSF Flow in the Brain in the Context of Normal Pressure Hydrocephalus. AJNR Am J Neuroradiol. 36(5):831-838, 2015
2. Ringstad G et al: Aqueductal Stroke Volume: Comparisons with Intracranial Pressure Scores in Idiopathic Normal Pressure Hydrocephalus. AJNR Am J Neuroradiol. ePub, 2015
3. Chotai S et al: External lumbar drain: A pragmatic test for prediction of shunt outcomes in idiopathic normal pressure hydrocephalus. Surg Neurol Int. 5:12, 2014
4. Torsnes L et al: Treatment and clinical outcome in patients with idiopathic normal pressure hydrocephalus--a systematic review. Dan Med J. 61(10):A4911, 2014
5. Virhammar J et al: Preoperative prognostic value of MRI findings in 108 patients with idiopathic normal pressure hydrocephalus. AJNR Am J Neuroradiol. 35(12):2311-8, 2014

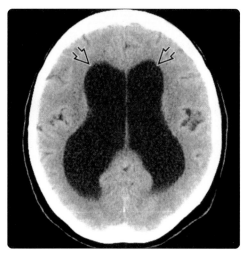
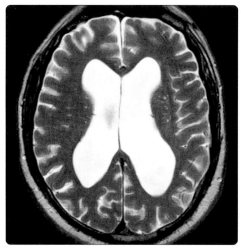

图 11-31 （左图）CT 平扫横断位示巨大脑室,与脑沟不成比例,前角明显变圆🔽。（右图）同一例患者磁共振 T2WI 横断位示脑室增大。此例患者有经典的 NPH 三联征表现:痴呆、步态不稳及尿失禁。脑室分流术是治疗选择之一。分流术的有效率从 29% 至 90% 不等

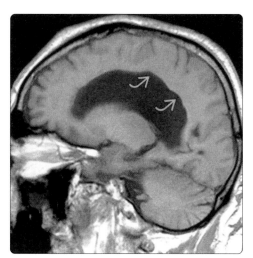
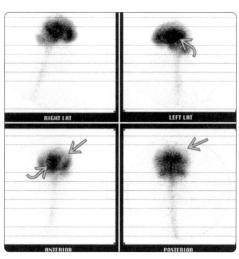

图 11-32 （左图）磁共振 T1WI 矢状位示 NPH 患者局部隆起的脑室顶➚,如前文所述。（右图）NPH 患者 24h 多维[111]In-DTPA 脑池造影示侧脑室内放射性示踪剂➚,而大脑凸面未见放射性浓聚➔。正常情况下,注射 24h 后,造影剂应移动至大脑凸面 （Courtesy C. Singh, MD, A. Ali, MD）

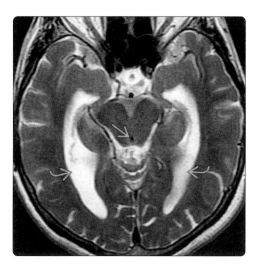
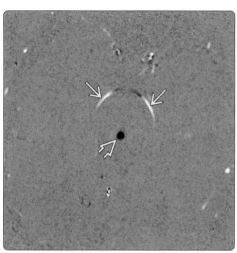

图 11-33 （左图）磁共振 T2WI 横断位 65 岁 NPH 一例示侧脑室下角扩张➘,导水管内低信号流空效应➔,考虑由高动力脑脊液流引起。（右图）磁共振相位对比电影成像法脑脊液动力学检查横断位示扩张的导水管内脑脊液流速增加➔。导水管内的高动力脑脊液流较脑池更多,故脑池未见高速信号改变。检查中意外发现了大脑后动脉的血流信号➔

要　点

术语

- 脑积水（HCP）
  - 继发于脑脊液生成、流动或吸收异常的脑室扩大,造成脑脊液体积↑

影像

- 分流失败→脑室扩张+室周、沿导管及储液囊周围水肿
- 行 CT 或 MRI 来评估脑室大小,分流系统系列 X 线平片用于识别机械性分流失败
- 术后即刻行基线 CT/MR,术后 1 年随访影像学,或根据临床需要安排后续影像学检查
- 分流后放射性核素检查:用于确认远端梗阻

鉴别诊断

- 分流失败,但脑室大小正常或无间质水肿
- 脑室不张("丝线样")综合征

- 获得性 1 型奇阿畸形/小脑扁桃体脱垂

病理

- 梗阻性脑积水:继发于肿瘤、粘连、囊肿的物理性梗阻
- 交通性脑积水:继发于蛛网膜粒脑脊液吸收率↓

临床要点

- 大龄儿童/成人:头痛,呕吐,嗜睡,癫痫,神经认知症状
- 新生儿:隆起囟门,头围↑,易激惹,嗜睡

诊断纲要

- 分流术后+头痛并不等于分流失败
- MR 检查后,确认可编程分流阀的设置
- 与先前的 CT 影像对比,以评估脑室大小细微的变化

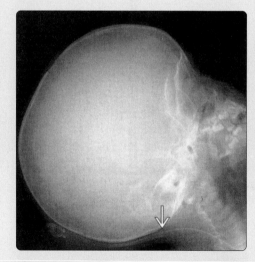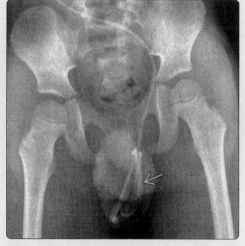

图 11-34 （左图）新生儿急性分流失败一例侧位平片示脑室内导管被牵拉至颅外,紧贴远端导管,蜷缩在头皮内（➡指示异位的脑室内导管尖端）。（右图）四岁患儿 VP 分流术后,发现左侧阴囊水肿骨盆正位平片示左侧阴囊内远端分流导管盘绕➡。患儿存在鞘状突导致导管位移至阴囊

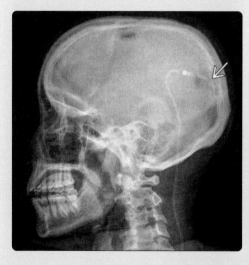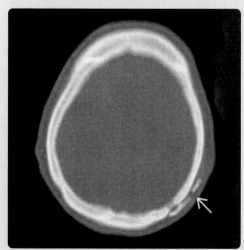

图 11-35 （左图）急性 VP 分流失效一例侧位平片示可编程阀门和储液囊之间机械性导管分离➡。（右图）同一例患儿 CT 平扫横断位示可编程阀门和储液囊之间机械性导管分离➡。回顾对比前次 CT（未示）,尚无导管分离情况

术语

缩写

- 分流类型:脑室腹腔分流(VP),脑室心房分流(VA),脑室胸腔分流(VPL),腰大池腹腔分流(LP)

定义

- 脑室扩大(ventriculomegaly)
  - 脑室增大的通用术语
- 脑积水(HCP)
  - 继发于脑脊液生成、流动或吸收异常的脑室扩大,造成脑脊液体积↑
    - 病程可为数日(急性),数周(亚急性)或数月至数年(慢性)

影像

一般特点

- 最佳诊断标准
  - 分流失败:脑室扩大+室周、沿导管及蓄水池水肿("边缘模糊")
- 位置
  - VP 分流常用;VA 和 VPL 少用,仅在 VP 分流禁忌时使用
- 相关指标
  - 脑室大小是相对的→脑室扩大在某患者中可能表明引流失败,而在另一患者中则可为正常表现
    - 个别患者脑室变化可很明显
    - 相反的,一些分流无效的患者脑室大小变化细微甚至不变
  - 远端导管应设计的足够长,以便适应少年儿童的体格发育,以防从腹腔或胸膜腔缩出
- 形态学
  - 分流系统组分
    - 近端导管连入脑室、蛛网膜下腔、脊髓腔或硬膜囊
    - 单向瓣以防止反流入脑室
    - 储液囊用于留取脑脊液标本,快速降低压力
    - 远端导管在皮下组织内走行→穿入腹腔、心房或胸膜腔

X 线表现

- X 线图像
  - 评估分流管道系统完整性
    - 导管可发生折断、分离、移位
    - 对于少年儿童患者,若植入后身体明显长高,远端导管可从腹腔缩出

CT 表现

- CT 平扫
  - 脑室扩张(弥漫或局部)
    - 感染或出血后形成"孤立"脑室→脑室内粘连
    - 室周间质水肿(脑室边缘"模糊")→急性脑积水
  - "丝线样"脑室,脑室缩小→脑室不张综合征,慢性过度引流

- ±硬膜下血肿(脑脊液外溢)

MRI 表现

- T1WI
  - 评估脑室大小,识别解剖结构
- T2WI
  - ±脑组织间质水肿(脑脊液渗出)→急性分流失败
- FLAIR
  - 间质水肿较 T1 及 T2 更明显
- T1WI 增强
  - ±增强,提示脑室炎、脓肿或肿瘤
  - 低颅压可引起全硬脑膜强化
- MRA
  - 伸展、移位的动脉环绕扩张的脑室,此为脑室扩大后的继发表现
- MRV
  - 静脉栓塞可导致脑积水,或发生于分流术后
    - 导致脑室内压/颅内压升高
- 电影 MR
  - 评估脑脊液正常通路及第三脑室切开后的开放情况

超声表现

- 灰度超声
  - 用于新生儿脑室大小的随访评估(囟门未闭方可行此检查)

非血管性介入表现

- 经分流器脑室内对比剂注射+CT 平扫→探查需要单独置管引流的孤立脑室

核医学表现

- 分流后放射性核素研究
  - 放射性示踪剂注射入分流蓄水器,获取不同时间点的系列图像,检测放射性示踪剂从远端导管流出的时间
  - 用于确诊远端梗阻

检查方法推荐

- 最佳影像学检查
  - CT 平扫用于评估急性脑室大小变化
  - 许多可 24h 进行 MRI 检查的中心使用快速 MR 序列(HASTE,SSFSE)代替 CT 平扫以避免累计放射性暴露
- 流程上的建议
  - 头颅 CT 或 MR 用于评估脑室大小
  - 分流系统系列平片用于识别机械性导管破裂或断开

鉴别诊断

分流失败,但脑室大小正常或无间质水肿

- 沿着分流导管或储液囊寻找液体,此为此类故障唯一表现
- 可能需要结合临床进行诊断

脑室不张("丝线样"脑室)综合征

- 常见于大儿童(婴儿期曾行分流术)

- 脑室小,伴间歇的分流梗阻表现
- 即使分流装置故障,脑室依然正常/小

获得性 1 型奇阿畸形/小脑扁桃体脱垂

- 运行 LP 分流后,小脑扁桃体下降入枕骨大孔
- 无阀分流系统更为常见

病理

一般特点

- 病因
  - 脑脊液循环障碍
    - 梗阻
      - 通常发生于脑脊液循环最窄处(导水管、室间孔)
      - 肿瘤、粘连/形成网、先天性导水管狭窄
    - 蛛网膜粒向静脉窦重吸收不充分
      - 蛛网膜下腔出血、炎症后,蛛网膜粒"阻塞"
      - 继发于静脉高压的蛛网膜下腔-静脉窦压力梯度消失
      - 脑脊液吸收障碍→脑脊液蓄积,颅内压↑
  - 脑脊液分流在梗阻的自然脑脊液通路之外,建立辅助排泄通路
    - 重建并维持正常颅内压
  - 每种分流、阀门及装置都有各自相应的并发症
    - 所有分流→材料老化/疲劳,机械性压力(特别见于头颈连接部、肋下)
    - VP→腹腔并发症(脑脊液假性囊肿,腹水,肠穿孔)
    - VPL→症状性胸水
    - VA→分流性肾炎,肺心病,肺栓塞
    - LP→蛛网膜炎,小脑扁桃体疝,导管移位率高
    - 可编程分流装置→MRI 影像学检查时的意外重编程
- 相关异常
  - 分流后血性脑脊液/脑脊液蛋白>1g/dl,考虑早期堵塞,分流失败
  - 分流后感染
  - 脑室分腔或孤立脑室
  - 过度分流

大体病理和术中表现

- 脑室室管膜粘连("瘢痕")
- 颅外分流管钙化

显微镜下表现

- 沿颅内分流道胶质增生

临床特点

临床表现

- 最常见的症状和体征
  - 儿童,成人
    - 头痛,恶心,嗜睡,癫痫
    - 神经精神症状,认知障碍或行为异常
  - 婴儿
    - 囟门隆起,头围增加,易激惹,嗜睡

人口统计学

- 流行病学
  - 全世界每年有 160 000 例分流器植入术
  - 美国至今共有约有 125 000 例脑脊液分流术
    - 33 000 例每年(约 50% 为翻修/调整)

病程和预后

- 对于分流依赖患者而言,急性分流梗阻可能是致命的
- 多数分流最终失效,并发症发生率 25%~37%
  - ≤40% 在术后 1 年内分流失效,术后 10 年失效率达 80%
  - 50% 的患者需要多次翻修,每次翻修之间时间间隔逐渐缩短

治疗

- 分流翻修
  - 近端梗阻时,重置脑室内装置/阀门
  - 分流不足/过度时,调整阀门压力设置或种类
    - 可编程分流阀门可以行经皮调整阀门压力
  - 随着孩子长大,加长远端分流
- 当闭塞位于第三脑室远端时,可第三脑室切开术以避免分流装置室内留置
- 当出现脑脊液假性囊肿引起远端梗阻时,可经腹腔镜或开腹手术治疗

诊断纲要

注意

- 分流术后+头痛并不等同于分流失败
  - 鉴别诊断包括鼻窦炎、创伤、窦内静脉血栓形成、病毒感染
- MR 检查后检查可编程分流阀的设置
- 在缺少机械性分流失败的临床证据时,导管系统系列平片阳性率极低

影像解读要点

- 与先前的检查对比,以检查微小的脑室大小变化
- 当脑室大小正常或无变化时,沿分流道分布液体可能是分流失败唯一表现

参考文献

1. Rinker EK et al: CSF shunt complications: what the abdominal imager needs to know. Abdom Imaging. ePub, 2015
2. Symss NP et al: Is there an ideal shunt? A panoramic view of 110 years in CSF diversions and shunt systems used for the treatment of hydrocephalus: from historical events to current trends. Childs Nerv Syst. 31(2):191-202, 2015
3. Sivaganesan A et al: Neuroimaging of ventriculoperitoneal shunt complications in children. Pediatr Radiol. 42(9):1029-46, 2012

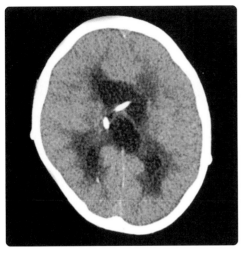
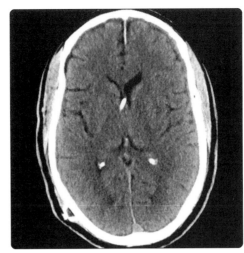

图 11-36 （左图）急性VP分流失败一例 CT 平扫横断位示室周白质内对称的间质水肿。脑室大小较前片（未示）明显增大，支持急性分流失败的诊断（右图）CT 平扫横断位示成人 VP 分流术后。可见额凸上慢性双侧硬膜下积液，这是由于分流过度引起。在调整分流阀后,这些积液均吸收

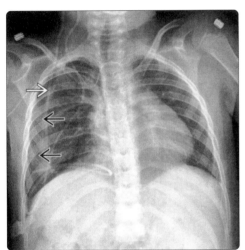
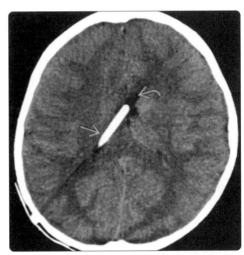

图 11-37 （左图）VPL分流后诉胸痛一例正位胸片示由于分流引起的右侧气胸➡。注意既往VP分流术后弃用的导管残段➡。（右图）VP分流术后诉严重头痛一例CT 平扫横断位示塌陷的侧脑室➡,VP 分流系统➡。线样脑室综合征表现为由脑室顺应不良而引起的严重头痛,切勿与影像学丝线样脑室混淆

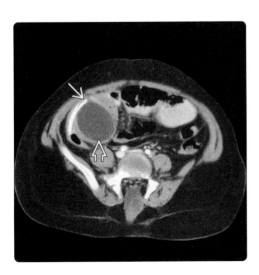
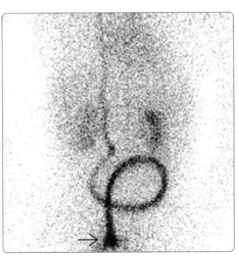

图 11-38 （左图）脑积水患者 VP 分流远端失效一例 CT 平扫横断位示分隔状盆腔内液体积聚内可见分流导管尖端➡（脑脊液假性囊肿➡）。（右图）正位脑池成像-放射性核素分流成像在分流阀及储液囊内注射示踪剂后 10min,未见远端导管示踪剂外溢➡。进一步延迟成像（未示）证实导管无外溢,证明远端导管梗阻

第十二章
蝶鞍及垂体

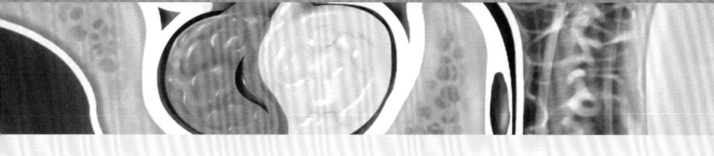

大体解剖

蝶鞍

骨性解剖　蝶鞍(土耳其鞍)位于基蝶骨中线处的央凹陷,内含垂体。其前界为蝶骨小翼的前床突和鞍结节,后界为鞍背,鞍背顶部稍膨大形成后床突,构成斜坡的上缘。鞍底是蝶窦顶的一部分,部分或完全气化。蝶鞍侧下方为颈内动脉海绵窦段穿行的浅槽,称为海绵窦沟。

脑膜　蝶鞍内及周边的脑膜是重要的解剖标志。硬脑膜覆盖鞍底骨质结构,垂体窝两侧为薄层硬脑膜反折,构成海绵窦内侧壁。鞍膈是位于蝶鞍上方的环形硬脑膜,在绝大多数人中几乎覆盖了整个垂体。鞍膈中央部有一小孔称为鞍膈孔,不同个体大小不一,其中有垂体柄通过。一些个例鞍膈孔较大,这种情况下,蛛网膜±脑脊液可从鞍上池经鞍膈孔进入蝶鞍,从而出现影像学空蝶鞍表现。

垂体

概述　通常认为垂体是主要由腺垂体、神经垂体、垂体中间部和漏斗组成的整体结构。

腺垂体　腺垂体又称垂体前叶,约占垂体大小的80%,其从前部及两侧呈 U 型包饶神经垂体。腺垂体主要由嗜酸性细胞、嗜碱性细胞、嫌色细胞构成,还存在脑室膜细胞等其他细胞成分。腺垂体细胞分泌促激素(TSH、ACTH、LH 及 FSH)和生长激素(GH)。

垂体中间部　中间部来源于口腔外胚层的胚胎性 Rathke 囊 h 层,非常小,小于垂体大小的 5%,来自下丘脑的轴索经此将携带促激素释放激素颗粒送至腺垂体。

神经垂体　神经垂体有时又被称为垂体神经部,约占垂体大小的 20%,由垂体后叶、漏斗柄、下丘脑正中隆起组成,由胚胎时期间脑的下丘脑向下延伸形成。血管加压素和缩宫素由下丘脑产生,经由下丘脑-垂体通路至神经垂体储存。

影像学推荐

磁共振

磁共振(MR)是首选成像方法。推荐的序列包括小视野薄层冠状位、矢状位平扫 T1 和 T2WI,以及矢状位、冠状位增强 S 脂肪抑制 T1WI。全脑 FLAIR 成像也很有价值;T2*/SWI 有助于诊断垂体出血。如怀疑微腺瘤,推荐行动态增强扫描,推快速团注造影剂后,反复采集冠状位薄层 T1WI,至少 3 层,层厚 3mm 或更薄,无层间隔,间隔 5~10s 到瘤。约有 20%~30% 的微腺瘤只能通过动态增强 MR 成像发现。

CT

CT 冠状位薄层扫描及冠状位/矢状位重建是诊断累及鞍区、海绵窦的基蝶骨病变有价值的辅助手段。

影像解剖

大小　垂体的高度随年龄及性别变化。对于青春期前的儿童,一般认为垂体正常高度小于等于 6mm,年轻生育期女性,垂体生理性增生,高度常可达 10mm,垂体常向上膨隆。妊娠及哺乳期女性垂体高度更大,可至 12mm。而成年男性和绝经后女性上限为 8mm。

信号强度　垂体可见信号强度改变。除新生儿外(新生儿可见腺垂体大小较大及信号强度增高),平扫 T1WI 腺垂体与灰质的信号强度相同,铁过载状态(血红蛋白沉着病、地中海贫血)时垂体在 T2* 像上呈深或黑色,垂体在 T1WI 上均匀白色罕见,可见于肝衰竭时。

神经垂体通常为短 T1 信号(垂体后部的亮点),可能与血管加压素/缩宫素颗粒有关。亮点中不含脂肪,在抑脂像中不受抑制。虽然在中枢性尿崩症的患者中,这一信号缺失较为常见,但约 20% 的健康人中没有垂体后部的亮点。

增强　垂体没有血脑屏障,因此注射造影剂后,垂体强化程度高且迅速,垂体增强信号通常较毗邻的海绵窦内静脉血稍低。

垂体“意外瘤”在增强 T1WI 上较为常见(见于约 15%~20% 的病例中),表现为明显强化的垂体中局部的低强化,可以是垂体内囊肿或无功能微腺瘤,尸检中均非常常见。如果“意外瘤”完全不强化,那么相对于微腺瘤,其更可能是良性非肿瘤性囊肿(如中间部或颅颊裂囊肿)。

鉴别诊断方法

概述　由于鞍区解剖结构非常复杂,至少有 30 种不同的病变可发生在垂体内或其周围。它们可以来自垂体或任何毗邻组织(脑实质、第三脑室、脑膜、海绵窦、动脉、脑神经等),但至少 75%~80% 的鞍区及鞍旁肿块主要为以下五大病因:大腺瘤、脑膜瘤、动脉瘤、颅咽管瘤和星形细胞瘤;其他的病变(如颅颊裂囊肿、蛛网膜囊肿、生殖细胞瘤、淋巴瘤、转移瘤等)每种疾病仅占 1%~2%,甚至更少。

最佳诊断要点　明确解剖定位是鞍区病变诊断和鉴别诊断的关键。第一步,病变通常可以分为三大类:①鞍内;②鞍上;③漏斗部。明确解剖定位的关键是回答以下问题:“垂体和肿块能否分界清楚?”

如果垂体本身是肿块,最大的可能性是大腺瘤,其他可以使垂体增大有时难与大腺瘤鉴别的疾病包括浸润性病变,如结节病、组织细胞增多症、垂体炎、淋巴瘤、生殖细胞瘤和转移癌。如果肿块与垂体离分界清楚,最大的可能不是大腺瘤,而是起自垂体以外的其他组织结构。

注意:患者的年龄是鉴别诊断中重要的考虑因素。儿童常见的鞍区病变(颅咽管瘤,视交叉及下丘脑星形细胞瘤)在成人中较为少见,成人中常见的肿瘤为垂体大腺瘤、脑膜瘤和动脉瘤。其中大腺瘤在非青少年女性外的成人中非常常见,但儿童中却极其少见。值得注意的是,青春期前的男性垂体肿块影像学表现形似大腺瘤的,通常不是大腺瘤,通常为由终末器官(靶器官)衰竭所致的非生理性非肿瘤性增生。

影像学表现 影像学表现对评估鞍区及鞍旁病变意义重大。病变是否存在钙化?是囊性的吗?有出血吗?是局限的还是浸润性的?是否强化?

鞍内病变

空泡蝶鞍 空泡蝶鞍见于5%~10%的患者,表现为鞍内脑脊液积聚,使垂体扁平位于鞍底。除了空泡蝶鞍,大多数鞍内病变起自垂体本身。

垂体增生 弥漫性垂体增大或增生较为常见,尤其是年轻的生育期女性、产后或哺乳期妇女可出现生理性垂体增生。其他垂体增生的少见病因为终末器官(靶器官)衰竭,如甲状腺功能减退。低颅压和硬脑膜动静脉瘘是可导致垂体增大更为罕见的病因,可能为静脉淤血所致。

垂体大和微腺瘤 最为常见的鞍内占位性病变为垂体微腺瘤(定义为<10mm)和大腺瘤。大腺瘤可向上经鞍膈孔进入鞍上池,少数情况下可出现高度侵袭浸润性,延伸至海绵窦甚至侵蚀颅底。垂体腺癌非常罕见,通常在出现远处转移时才能诊断。

其他病变 一些肿瘤性或非肿瘤性疾病也可浸润垂体及其毗邻组织结构,如神经结节病、淋巴瘤和转移瘤。

鞍上病变

儿童和成人 一旦明确为鞍上病变,患者的年龄是鉴别诊断的关键。儿童鞍上占位性病变通常为颅咽管瘤或毛细胞型星形细胞瘤(下丘脑、视交叉)。其他的疾病,如生殖细胞瘤、组织细胞增生症均非常少见。

成年患者的鞍上占位性病变至少1/2为垂体大腺瘤经鞍膈的向上生长。大腺瘤的典型影像学表现为不均匀强化,可有囊变或出血,通常可使蝶鞍扩大或重塑形。脑膜瘤和动脉瘤多见于成人,各约占成人鞍上占位病变的10%,儿童中较为少见。脑膜瘤常表现为均匀强化的肿块,垂体分界清楚。动脉瘤可通过MRI流空信号或搏动伪影诊断,若伴血栓形成,动脉瘤可呈现为分层样表现,CTA或MRA有助于进一步明确诊断。

影像学表现 囊性鞍上占位通常为非肿瘤性病变(第三脑室扩大,颅颊裂囊肿,鞍上蛛网膜囊肿及炎性囊肿,如脑囊虫病)。颅颊裂囊肿可位于鞍内(40%)或鞍上(60%),临床表现为无症状或垂体功能障碍、视野改变及头痛。颅颊裂囊肿在CT和MR上表现为无钙化、不强化的囊性改变,MR上囊内结节对诊断具有提示意义。颅咽管瘤是儿童最常见的鞍上占位性病变,可总结为3个90%——90%为囊性,90%有钙化,90%出现强化。除颅咽管瘤外,鞍上囊性肿瘤性疾病比较罕见。毛细胞型星形细胞瘤是儿童鞍上最常见的胶质细胞肿瘤,视交叉及下丘脑毛细胞型星形细胞瘤通常为实性,而不像其发生在后颅窝时那样表现为囊性。

钙化有助于鞍上病变的鉴别诊断。老年患者中动脉粥样硬化(颈内动脉海绵窦及床突上段)、囊状动脉瘤、脑膜瘤是常见的发生钙化的病变,儿童中颅咽管瘤最为常见。脑囊虫病可出现钙化,可见于儿童和成人,但发生在鞍上池的脑囊虫病较为罕见。

T2或SWI可检出鞍区及鞍上肿块内出血。垂体大腺瘤出血、垂体卒中和血栓形成的动脉瘤可花变表现为明显低信号。黏液性毛细胞型星形细胞瘤是一种罕见的病变,但其是儿童及青年鞍上出血性占位的重要原因。

垂体柄病变

垂体柄的病变与鞍区及鞍上病变有完全不同的鉴别诊断。正常的垂体柄横径小于或等于2mm,并从上到下逐渐变细。

儿童垂体柄增粗原因常为组织细胞增生症或生殖细胞瘤,成人中神经结节病、淋巴细胞垂体炎、淋巴瘤或转移瘤更常见。漏斗病变临床常表现为尿崩症。增强对垂体柄病变的诊断帮助不大,因为正常的垂体柄无血脑屏障,注射造影剂后明显强化。神经结节病可仅累及垂体柄,影像学表现为垂体柄增粗强化,但更多情况伴有其他中枢神经系统病变。垂体炎可能与自身免疫性疾病、肉芽肿性疾病,IgG4相关疾病或药物相关。一种新的肿瘤免疫治疗(易普利姆玛单抗),被认为与淋巴细胞性垂体炎相关,引起的垂体炎可累及腺体和/或仅柄漏斗受累。

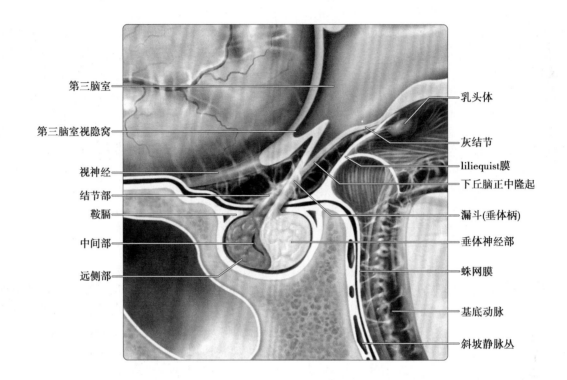

第三脑室
第三脑室视隐窝
视神经
结节部
鞍膈
中间部
远侧部

乳头体
灰结节
liliequist膜
下丘脑正中隆起
漏斗(垂体柄)
垂体神经部
蛛网膜
基底动脉
斜坡静脉丛

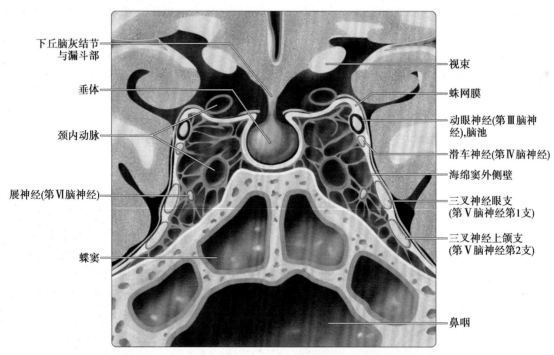

下丘脑灰结节
与漏斗部
垂体
颈内动脉
展神经(第Ⅵ脑神经)
蝶窦

视束
蛛网膜
动眼神经(第Ⅲ脑神经),脑池
滑车神经(第Ⅳ脑神经)
海绵窦外侧壁
三叉神经眼支
(第Ⅴ脑神经第1支)
三叉神经上颌支
(第Ⅴ脑神经第2支)
鼻咽

图12-1　(上图)正常垂体侧面图示腺垂体由结节部、中间部和远侧部组成,神经垂体包括下丘脑正中隆起、漏斗和垂体神经部。硬脑膜骨膜层覆盖鞍底区域。(下图)冠状位图显示海绵窦结构。多支脑神经穿行于海绵窦内,位于外侧壁内侧,从上到下依次为动眼神经(Ⅲ)、滑车神经(Ⅳ)、三叉神经眼支(Ⅴ1)、上颌支(Ⅴ2)。唯一走行在海绵窦静脉血窦内的神经为展神经(Ⅵ),展神经通常是海绵窦段颈内动脉动脉瘤中最先受累的脑神经

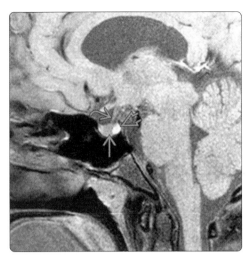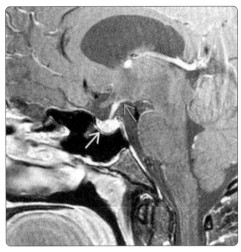

图 12-2　（左图）矢状位 3T 脂肪抑制 T1WI 示正常腺垂体➡与灰质等信号；垂体后叶➡为高信号。垂体后部的亮点在脂肪抑制序列中不受抑制。注意➡为从上到下逐渐变细的垂体柄。（右图）同位患者矢状位增强脂肪抑制 1 图像示垂体明显强化，略不均匀➡。垂体柄和乳头体前方的下丘脑灰结节➡均出现强化

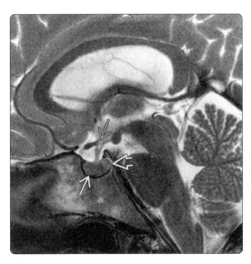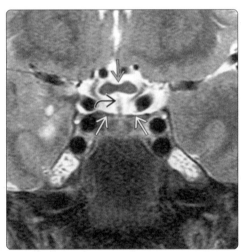

图 12-3　（左图）矢状位 T2WI 示腺垂体➡与脑实质等信号。神经垂体➡信号略高于腺垂体。注意➡是第三脑室漏斗隐窝。（右图）冠状位 T2WI 示垂体柄➡向下在薄层硬脑膜（鞍膈）断续处穿过，图像上鞍膈表现为菲薄黑线➡膈，构成垂体窝的顶部。视交叉在鞍上池上方➡，鞍上池肿块中视交叉常见受累

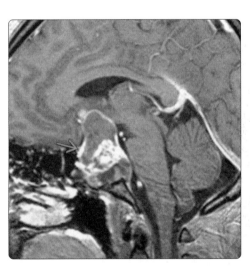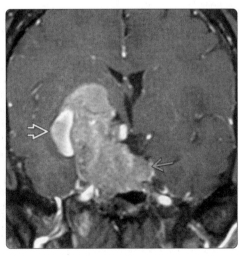

图 12-4　（左图）一儿童患者矢状位增强 T1WI 示复杂囊实性鞍区及鞍上肿块➡，为造釉细胞型颅咽管瘤。此类肿块占儿童鞍上肿瘤的>50%以上。（右图）一视力异常的成年患者冠状位增强 T1WI 示者鞍区及鞍上垂体大腺瘤➡，伴出血。大腺瘤是最常见的中枢神经系统肿瘤之一，占原发性颅内肿瘤的10%～15%

要点

术语

- 垂体柄先天性发育异常→下丘脑-垂体轴潜在功能异常

影像

- 垂体后叶异位(posterior Pituitary Ectopia，PPE)
- 双重垂体/垂体柄(duplicated pituitary gland/stalk，DP)
- PPE：正中矢状位 T1WI 示垂体柄缺如/过小，可见异位垂体后叶
  - 注意寻找伴发的其他异常：视神经异位或发育不全、胼胝体异常
- DP：冠状位可见两个垂体柄，正中矢状位可见灰结节增厚

主要鉴别诊断

- 垂体后叶异位(PPE)
  - 手术或外伤所致垂体柄横断

- 中枢性尿崩症
  - 下丘脑脂肪瘤(位于灰结节处)
- 双重垂体/垂体柄(DP)
  - 第三脑室漏斗隐窝扩张(假性双重垂体)
  - 灰结节错构瘤

病理

- PPE：基因突变→胚胎发育期间神经元迁移异常
- DP：基因突变机制不明，可能是脊索分裂所致的多部位异常之一

临床要点

- PPE：身材矮小
- DP：因其他原因行颅面部影像检查时意外发现

诊断纲要

- PPE：注意观察视神经、嗅神经及额叶皮质
- DP：口腔肿瘤可影响气道通畅

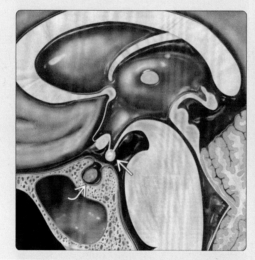
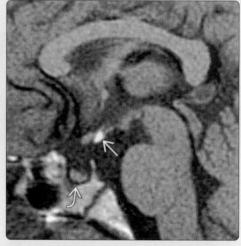

图 12-5 （左图）矢状示意图示垂体后叶异位 ➡，异位垂体位于丘脑正中隆旁，截断的垂体柄远端。蝶鞍和腺垂体 ➡ 均偏小。（右图）矢状位 T1WI 示异位垂体后叶位于正中隆起 ➡，伴垂体柄缺如、垂体前叶 ➡ 偏小，未在常见部位观察到高信号的正常垂体后叶

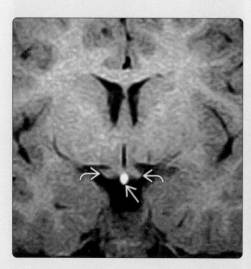
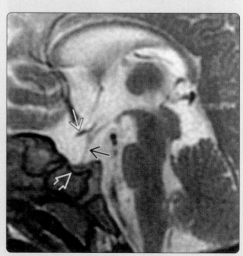

图 12-6 （左图）冠状位 T1WI 示异位垂体后叶位于正中隆起 ➡，异位垂体后叶下未见垂体柄。可见透明隔，视束 ➡ 大小无异常。（右图）矢状位 T2WI 示垂体后叶高信号亮点完全缺如，蝶鞍和垂体 ➡ 均偏小，伴视通路 ➡ 发育不良。垂体柄 ➡ 清晰可见

术语

定义

- 垂体柄先天性发育异常→下丘脑-垂体轴潜在功能异常

影像

一般特点

- 最佳诊断要点
  - 垂体后叶异位(PPE):垂体柄缺如/过小,正中矢状位 T1WI 可见异位垂体后叶
  - 双重垂体/垂体柄(DP):冠状位可见两个垂体柄,正中矢状位可见灰结节增厚
    - 灰结节/乳头体融合:灰结节/乳头体融合成单一团块
  - 垂体发育不良:蝶鞍和腺垂体均偏小
- 部位
  - PPE:异位垂体后叶沿灰结节正中隆起或截断的垂体柄分布
  - DP:成对垂体柄、垂体及骨性垂体窝
- 大小
  - PPE:垂体前叶(腺垂体)偏小
  - DP:垂体大小正常
- 形态
  - PPE:腺垂体和蝶鞍均偏小
  - DP:每个垂体和蝶鞍形态学均正常,但位置偏侧方

X 线表现

- X 线
  - PPE:头颅侧位片示蝶鞍偏小
  - DP:常见头面部/头颈部畸形,后前位偶可见双重垂体窝

CT 表现

- CT 平扫
  - PPE:垂体窝、颅底结构及斜坡较窄,±蝶咽孔持续开放
  - DP:两个垂体窝相距较远,±中线蝶骨底裂或额鼻部发育不良
- CTA
  - PPE:颈内动脉鞍旁段/床突上段内移(颈内动脉"kissing 征")
  - DP:可见双重基底动脉,±颈内动脉鞍旁段/床突上段分离

MR 表现

- T1WI
  - PPE:垂体柄缺如、中断或线样垂体柄,腺垂体偏小
    - EPP 沿灰结节正中隆起或垂体柄断端分布
      □ T1WI 上通常表现为信号升高(磷脂/分泌颗粒)
      □ 由于患者难以产生足够的激素水平,所以垂体后叶信号"暗淡"
  - DP:矢状位可见团块样增厚的灰结节,提示双重垂体轴
    - 乳头体与灰结节融合,成为增厚的第三脑室底
    - 可见 2 个位于侧方垂体/垂体柄,大小及信号正常
- T2WI
  - PPE:垂体后叶信号强度不一
  - DP:垂体、垂体柄及乳头体灰结节融合团块信号正常
- T1WI 增强
  - 垂体后叶异位及双重垂体:垂体柄及残余部分强化(血脑屏障缺如)
  - PPE:如果垂体后叶高信号消失,且存在多种内分泌异常/尿崩症;增强核磁有助于找到神经垂体
- MRA
  - PPE:颈内动脉床突上段向内移,双侧颈内动脉于中线处"相吻";少数可见颈内动脉/颈动脉管缺如
  - DP:可见基底动脉分叉(常见)或双重基底动脉(少见);鞍旁颈内动脉显著分离

影像检查推荐

- 最佳影像检查
  - T1WI 多平面成像
- 检查方案推荐
  - 垂体后叶异位及双重垂体:下丘脑垂体轴矢状位及冠状位 T1WI
  - PPE:采用冠状位 FSE T2WI 序列评估嗅神经、前额叶
    - 3D T1WI-SPGR 可识别较小的垂体后叶,而传统的矢状位 2DT1WI 难以发现
  - DP:部分患者可行颅底和头面部三维 CT 扫描

鉴别诊断

垂体后叶异位

- 中枢性尿崩症
  - 垂体后叶高信号缺如,但垂体及垂体柄位置正常
- 手术或外伤所致垂体柄横断
  - 残余垂体柄周围可见神经内分泌颗粒聚集
- 下丘脑脂肪瘤(位于灰结节处)
  - 垂体后叶信号在脂肪抑制序列不被抑制,但脂肪瘤信号受抑制

双重垂体/垂体柄

- 第三脑室漏斗隐窝扩张(假性双重垂体)
  - 表现为垂体柄增粗,仅可见单一垂体和单一垂体隐窝
- 灰结节错构瘤
  - 第三脑室底的圆形肿块,中线仅可见单一垂体及垂体柄

病理

一般特点

- 病因
  - PPE:基因突变→胚胎发育期间神经元迁移异常

- 腺垂体(垂体前叶)来源于胚胎时期的口凹外胚层(Rathke囊)
  - □ 下丘脑释放的激素经由垂体柄门脉系统到达腺垂体
  - □ 目前认为垂体前叶功能异常与垂体柄缺如相关
  - 神经垂体(垂体后叶)由间脑神经外胚层向下发育而来,与垂体柄保持相连
    - □ 抗利尿激素和缩宫素由沿着垂体柄的神经内分泌细胞传送至神经垂体
  - ○ DP:属于先天性发育异常,推测由于口凹起源结构发生了异常的腹侧诱导基因复制
    - 学说:脊索前板和尖段的复制诱导垂体原基的复制
- 遗传学
  - ○ PPE:控制发育的转录因子基因突变导致发育异常
    - *HESX1*(同源盒结构基因),*PIT1*,*PIT2*,*LHX3*,*LHX4*,*PROP1*,*SF1*和*TBX19*(*TPIT*)
  - ○ DP:基因突变机制不明,可能是脊索分裂所致的多部位异常之一
- 合并异常
  - ○ 双重垂体/垂体柄
    - 口腔、鼻咽、腭部等中线肿瘤
      - □ 上颌寄生胎、错构瘤、畸胎瘤、皮样囊肿、脂肪瘤
    - 脊柱异常,包括分离/融合异常,分裂畸形、脊髓积水和肠源性囊肿
    - 肋骨和心脏发育异常和Pierre-Robin综合征
  - ○ 垂体后叶异位及双重垂体/垂体柄:经常可见中枢神经系统中线发育异常
    - 垂体后叶异位:
      - □ ±同一时期出现的结构发育异常(垂体前叶、前脑、眼及嗅球)
      - □ ±前脑无裂畸形、视隔发育不良及Joubert综合征
    - 双重垂体/垂体柄
      - □ 胼胝体发育不良、Dandy-Walker畸形、额鼻发育不良
      - □ 颅面裂畸形和重复畸形:额鼻发育不良;颅底、面部、下颌骨、鼻与腭部的分裂及重复畸形
  - ○ 与Kallmann综合征相关的垂体发育不良

大体病理和术中特征

- PPE:垂体前叶发育不全,垂体柄截断或发育不全
  - ○ 鞍区被覆硬脑膜
- DP:灰结节乳头体融合,2个正常的垂体/垂体柄

临床要点

临床表现

- 最常见症状体征
  - ○ PPE:身材矮小
  - ○ DP:因其他原因行颅面部影像检查时意外发现
- 其他症状体征
  - ○ PPE:常见各种垂体分泌激素缺乏

- ○ DP:很少出现垂体源性症状
- 临床特点
  - ○ PPE:身材矮小(生长激素不足所致),±多种内分泌激素不足
    - 生长激素峰值<3g/L者更常见出现MR表现异常
    - 嗅觉丧失、视力低下、癫痫发作(皮质发育畸形)
    - 新生儿低血糖或黄疸、隐匿阴茎、单个中切牙
  - ○ DP:±面部中线结构畸形及口鼻腔肿块(错构瘤、畸胎瘤)
    - 面部:±面部器官距离过远或额鼻发育不良
    - 头颈分离及融合异常
    - 咽部肿瘤所致上气道阻塞

人口统计学

- 年龄
  - ○ PPE:儿童早期生长发育明显缓慢
  - ○ DP:通常在婴儿早期,由于复杂的面部畸形行影像检查时意外发现
- 性别
  - ○ PPE:男>女
  - ○ DP:男<女
- 流行病学
  - ○ PPE:活婴出生时发生率为1/20 000~1/4 000
  - ○ DP:极其罕见(仅有20余例病例报导)

病程和预后

- PPE:若无下丘脑/垂体危象病情稳定,早期生长发育可正常
  - ○ 严重程度和不足激素的数量取决于垂体柄和垂体发育不良的程度
- DP:通常存在严重的颅内、上气道和头颈部畸形(部分为致死性)
  - ○ 临床预后与垂体功能不相关

治疗

- 评估并治疗内分泌功能异常

诊断纲要

注意

- PPE:注意观察视神经、嗅神经及额叶皮质
- DP:口腔肿瘤可影响气道通畅

影像解读要点

- PPE及DP:若采用厚层图像评估或鞍区结构(CT骨窗)未评估,可能遗漏诸多征象及诊断

参考文献

1. Ören NC et al: Panhypopituitarism with ectopic posterior pituitary lobe, heterotopia, polymicrogyria, corpus callosum dysgenesis, and optic chiasm/nerve hypoplasia: is that an undefined neuronal migration syndrome? AJNR Am J Neuroradiol. ePub, 2015
2. Ramakrishnaiah RH et al: Reliability of magnetic resonance imaging for the detection of hypopituitarism in children with optic nerve hypoplasia. Ophthalmology. 121(1):387-91, 2014
3. Ginat DT et al: Nasal hamartoma associated with duplicated pituitary. J Comput Assist Tomogr. 37(3):369-70, 2013

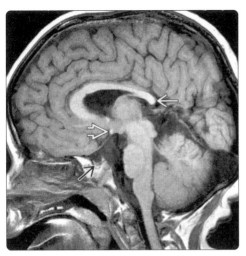 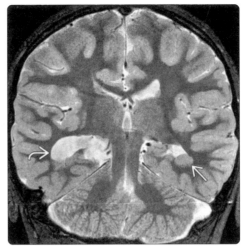

图12-7　（左图）矢状位T1WI示垂体偏小➡️，垂体柄缺如➡️，异位垂体后叶高信号位于正中隆起。胼胝体形态异常，典型者表现为压部短小➡️。（右图）同一患者，冠状位T2WI示左侧脑室周围结节状灰质异位➡️，伴颞叶下部灰质发育不良。右侧脉络膜裂囊肿➡️可能与本病无关

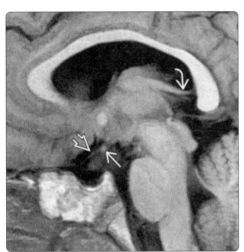 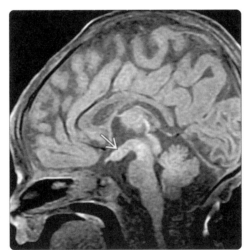

图12-8　（左图）视隔-视神经发育不良患者，矢状位T1WI示高亮的异位垂体后叶➡️。注意视交叉➡️偏小以及穹窿位置偏低➡️。（右图）双重垂体患者，矢状位T1WI示鞍底增厚，灰结节与乳头体融合➡️。蝶鞍中央凹陷和垂体柄缺如

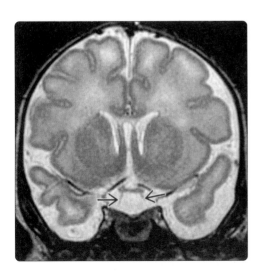 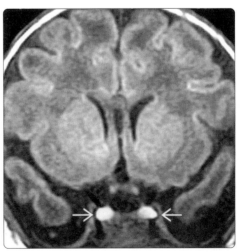

图12-9　（左图）冠状位T2WI示新生儿颅底中线裂开，出现2个垂体柄➡️。2个正常大小的垂体柄在视交叉下方分别与2个垂体相连。（右图）冠状位T1WI示2个正常大小的垂体➡️，位于异常颅底的两侧。由于母源激素影响，2个垂体均呈现出均匀的高信号。正常新生儿垂体T1WI通常呈弥漫性高信号

要　点

术语

- 又称下丘脑错构瘤（hypothalamic hamartoma，HH）
- 先天性、非肿瘤性灰质异位症

影像

- 下丘脑肿块与灰结节相连
  - 位于乳头体与垂体柄间
  - 肿块可无蒂或有蒂（"领扣状"）
  - 直径可从几毫米到几厘米不等
- 在 T1WI 上与灰质信号相等
  - 在 T2WI/FLAIR 序列上较灰质信号稍高
  - 较大病灶可呈现出异质性，内含囊肿
  - 在增强 T1WI 上不强化

主要鉴别诊断

- 视交叉/下丘脑星形细胞瘤
- 颅咽管瘤
- 垂体后叶异位

- 脂肪瘤
- 生殖细胞瘤
- 朗格汉斯细胞组织细胞增生症

病理

- 成熟但发育不良的神经节中的神经元组织

临床要点

- 幼儿癫痫及性早熟
  - 意识及神经精神异常常见
- 大龄儿童性早熟
  - 常表现为个高、超重伴骨龄提前
- 错构瘤形状和大小通常与临床表现及症状相关
  - 较大的无蒂病灶→癫痫发作
  - 较小的有蒂病灶→中枢性性早熟

诊断纲要

- 癫痫患者影像检查发现下丘脑肿块，应考虑灰结节错构瘤

图 12-10 （左图）矢状位示意图示典型的有蒂灰结节错构瘤➡，位于垂体柄前方与乳头体后方之间，肿块与灰质相似。（右图）8 岁女童，性早熟，矢状位 T1WI 示典型的"领扣状"灰结节错构瘤➡。病变位于垂体柄➡前方与乳头体➡后方之间。典型的灰结节错构瘤信号与灰质相等

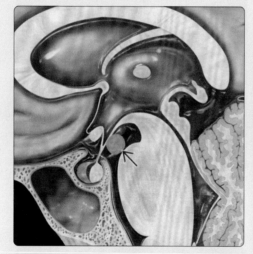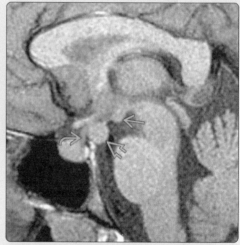

图 12-11 （左图）性早熟患儿，矢状位 T2WI 示有蒂下丘脑肿块➡位于正中隆起和乳头体之间，肿块与脑皮质信号相等。（右图）同一患者，矢状位 T1WI 增强示肿块➡不强化，这是典型有蒂灰结节错构瘤的表现

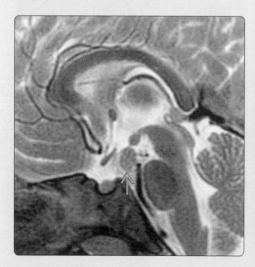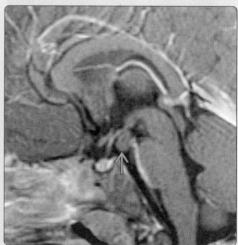

术语

同义词

- 下丘脑错构瘤,间脑错构瘤

定义

- 先天性、非肿瘤性灰质异位症,异位灰质位于灰结节区域

影像

一般特点

- 最佳诊断要点
  ○ 与灰结节相连的非强化性下丘脑肿块
- 部位
  ○ 下丘脑灰结节
  ○ 位于脑桥/乳头体与垂体柄间
- 大小
  ○ 大小不定,几毫米到较大(3~5cm)
- 形态学
  ○ 可为有蒂/无蒂肿块
  ○ 与灰质密度/信号相当

X线表现

- X 线
  ○ ±鞍上钙化灶、鞍背侵蚀、蝶鞍扩大(罕见)

CT 表现

- CT 平扫
  ○ 密度均匀的鞍上肿块
    - 等密度→稍低密度
    - 囊肿及钙化灶少见
    - ±颅咽管未闭(极其罕见)
- 增强 CT
  ○ 无异常强化

MR 表现

- T1WI
  ○ 肿块位于乳头体与垂体柄之间
  ○ 信号与灰质相当或略低
- T2WI
  ○ 信号与灰质相当或略高(继发于纤维性神经胶质增生)
- FLAIR
  ○ 信号与灰质相当或略高
- 增强 T1WI
  ○ 不强化,如强化应考虑其他诊断
- MRS
  ○ NAA 峰及 NAA/Cr 比值↓,胆碱(Cho)峰及 Cho/Cr 比值轻度↑,肌醇(ml)峰及 ml/Cr 比值↑
    - NAA 峰↓与 Cho 峰↑提示相较于正常灰质,肿块内神经元密度相对减低,胶质增生相对增加

    - ml/Cr 峰↑与神经胶质成分↑和病变 T2WI 高信号相关

影像检查推荐

- 最佳影像检查
  ○ MR 多平面成像
- 检查方案推荐
  ○ 矢状位及冠状位薄层 T2WI 与增强 T1WI

鉴别诊断

颅咽管瘤

- 儿童最常见的鞍上肿块
- 信号不定,90%的病例含囊性成分,90%的病例存在钙化,90%的病变强化
- 病程长,常见身材矮小及垂体功能异常

视交叉/下丘脑星形细胞瘤

- 仅次于颅咽管瘤,为儿童第二常见的鞍上肿块(±NF1)
- T2WI 高信号±强化(肿块强化不均匀,通常显著强化)
- 视路下丘脑±视束增宽

垂体后叶异位

- T1WI 可发现异位的高信号垂体后叶
- 垂体后叶的正常位置未发现高信号

生殖细胞瘤

- 垂体柄增厚、异常强化,灰结节无异常
- 中枢性尿崩常见
- ±多发病灶:常见部位为鞍上、松果体、丘脑及基底节
- 早期柔脑膜播散性转移

朗格汉斯细胞组织细胞增生症

- 垂体柄增厚、异常强化,灰结节无异常
- 中枢性尿崩常见
- 在常见发病部位寻找溶骨性病变

脂肪瘤

- T1WI 可见脂肪的高信号
- 在 STIR 或脂肪抑制序列上呈低信号

病理

一般特点

- 病因
  ○ 神经元移行异常(胚胎 33~41 天时发生)
  ○ 影响下丘脑对自主节律、内分泌、神经活动、行为的正常调控功能
  ○ 错构瘤形状和大小可推测临床症状
    - 较大的无蒂病灶→癫痫发作
    - 较小的有蒂病灶→中枢性性早熟(central

precocious puberty,CPP)
- 通常癫痫发作和 CPP 可都出现
- 遗传学
  - *GLI3* 突变
    - 帕利斯特霍尔综合征(Pallister-Hall syndrome,PHS)
      □ 灰结节错构瘤或错构母细胞瘤,肿块通常较大
      □ 指(趾)发育异常(短掌、并指/趾,多指/趾畸形)
      □ 其他中线结构(会厌/喉部)和心/肾/肛门发育异常
    - Greig 头多指/趾综合征

分期、分级和分类

- Valdueza 分型
  - 有蒂,中枢性性早熟或无症状性
    - 起源于灰结节
    - 起源于乳头体
  - 无蒂,下丘脑移位,癫痫发作
    - 下丘脑功能异常及行为异常更显著

大体病理和术中特征

- 起自下丘脑、灰结节或乳头体的成熟神经节中的神经元组织
- 有蒂或无蒂,圆形或结节状

显微镜下特征

- 分化良好的神经元分散于神经胶质细胞、有髓鞘/无髓鞘神经纤维、不同数量的纤维性神经胶质增生
  - 错构母细胞瘤包括原始未分化细胞

临床要点

临床表现

- 最常见症状体征
  - 黄体激素释放激素依赖性中枢性性早熟在幼儿期甚至更早出现
  - 顽固性症状性混合型癫痫发作,包括痴笑性癫痫
    - 痴笑性癫痫为不自主的反复狂笑发作
    - 很少见于合并局灶性皮质发育不良或下丘脑星形细胞瘤的患者中
  - 其他灰结节错构瘤常见的癫痫类型:儿童癫痫应注意筛查灰结节错构瘤
- 临床要点
  - 幼儿出现痴笑性癫痫或性早熟
  - 大龄儿童出现性早熟,常表现为个高、超重及骨龄提前

人口统计学

- 年龄
  - 常见于 1~3 岁
- 性别
  - 无性别差异;部分文献报道男>女
- 种族
  - 无种族差异
- 流行病学
  - 经组织学证实的灰结节错构瘤患儿中,3/4 出现性早熟,1/2 出现癫痫发作
  - 多达33%的中枢性性早熟患儿存在灰结节错构瘤

病程和预后

- 大小应无明显变化;如果发现肿块生长,应行活检或手术切除
- 症状性病灶:无蒂>>有蒂

治疗

- 药物治疗:激素抑制治疗,癫痫治疗
- 手术:药物治疗失败或病变进展迅速时

诊断纲要

注意

- 癫痫患者影像检查发现下丘脑肿块,应考虑灰结节错构瘤

影像解读要点

- 经典的灰结节错构瘤=非强化性下丘脑肿块
  - T1WI 上肿块信号与灰质相等,在 T2WI 或 FLAIR 序列中信号略高于灰质

参考文献

1. Démurger F et al: New insights into genotype-phenotype correlation for GLI3 mutations. Eur J Hum Genet. 23(1):92-102, 2015
2. Wu J et al: Mechanisms of intrinsic epileptogenesis in human gelastic seizures with hypothalamic hamartoma. CNS Neurosci Ther. 21(2):104-11, 2015
3. Li CD et al: Classification of hypothalamic hamartoma and prognostic factors for surgical outcome. Acta Neurol Scand. 130(1):18-26, 2014
4. Alves C et al: Giant hypothalamic hamartoma: case report and literature review. Childs Nerv Syst. 29(3):513-6, 2013
5. Mittal S et al: Hypothalamic hamartomas. Part 1. Clinical, neuroimaging, and neurophysiological characteristics. Neurosurg Focus. 34(6):E6, 2013
6. Pati S et al: Diagnosis and management of epilepsy associated with hypothalamic hamartoma: an evidence-based systematic review. J Child Neurol. 28(7):909-16, 2013
7. Parvizi J et al: Gelastic epilepsy and hypothalamic hamartomas: neuroanatomical analysis of brain lesions in 100 patients. Brain. 134(Pt 10):2960-8, 2011
8. Beggs J et al: Hypothalamic hamartomas associated with epilepsy: ultrastructural features. J Neuropathol Exp Neurol. 67(7):657-68, 2008
9. Ng YT: Clarification of the term "status gelasticus" and treatment and prognosis of gelastic seizures. Pediatr Neurol. 38(4):300-1; author reply 301-2, 2008
10. Pleasure SJ et al: Hypothalamic hamartomas and hedgehogs: not a laughing matter. Neurology. 70(8):588-9, 2008
11. Castro LH et al: Epilepsy syndromes associated with hypothalamic hamartomas. Seizure. 16(1):50-8, 2007
12. Coons SW et al: The histopathology of hypothalamic hamartomas: study of 57 cases. J Neuropathol Exp Neurol. 66(2):131-41, 2007
13. Amstutz DR et al: Hypothalamic hamartomas: Correlation of MR imaging and spectroscopic findings with tumor glial content. AJNR Am J Neuroradiol. 27(4):794-8, 2006
14. Boudreau EA et al: Hypothalamic hamartomas and seizures: distinct natural history of isolated and Pallister-Hall syndrome cases. Epilepsia. 46(1):42-7, 2005
15. Freeman JL et al: MR imaging and spectroscopic study of epileptogenic hypothalamic hamartomas: analysis of 72 cases. AJNR Am J Neuroradiol. 25(3):450-62, 2004

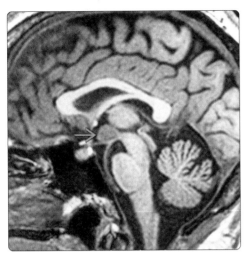

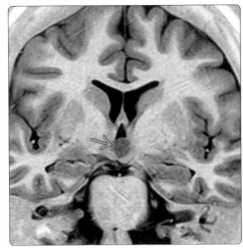

图 12-12 （左图）36 岁女性，癫痫发作，矢状位 T1WI 示边界清晰的鞍上肿块⇨，位于第三脑室。（右图）薄层冠状位 IR 序列示肿块⇨位于下丘脑内，与灰质信号相等

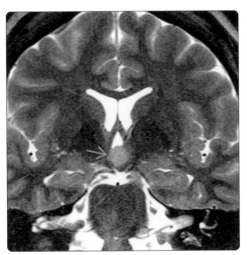

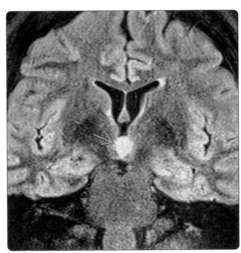

图 12-13 （左图）同一患者，冠状位 T2WI 示颅内肿块⇨与灰质信号相当，肿块上抬第三脑室但并未导致脑室梗阻。（右图）同一患者，冠状位 FLAIR 序列示病变⇨信号略高于皮质，增强扫描后肿块不强化，这是典型的无蒂灰结节错构瘤表现

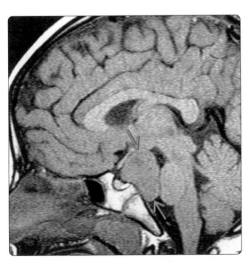

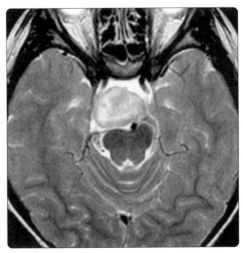

图 12-14 （左图）性早熟患儿，矢状位 T1WI 示鞍上较大、分叶状肿块⇨，与皮质信号相等，肿块与垂体及视交叉完全分离。由于肿块过大，脑干受压向后移位。（右图）同一患者，轴位 T2WI 示肿块呈不均匀高信号。灰结节错构瘤大小可巨大，直径达几厘米。该患者肿块经手术切除，术中见肿块为发育不良、结构混乱的灰质结构，符合灰结节错构瘤诊断

三、颅颊裂囊肿

术语

- 起源于胚胎时 Rathke 裂残余的非肿瘤性囊肿
- 鞍区的良性内胚层囊肿,内衬分泌黏液的纤毛上皮

影像

- 无强化无钙化的鞍内/鞍上囊肿,可见囊内结节
  ○ 40% 完全在鞍内,60% 向鞍上蔓延
  ○ 密度/信号因囊内容物不同而异(黏液性 vs 浆液性)
- 大多数症状性 RCC:直径在 5~15mm 之间
- 少数情况下 RCC 可十分巨大
- "爪征" = 受压的垂体组织呈环形强化
- RCC 内部无强化

主要鉴别诊断

- 颅咽管瘤

- 囊性垂体腺瘤
- 蛛网膜囊肿
- 其他非肿瘤性囊肿(垂体中间部囊肿,胶样囊肿)

临床要点

- 多数 RCC 无症状,常为影像学或尸检偶然发现
- 症状性患者常表现为:头痛、垂体功能障碍、视力受损
- 罕见但重要:卒中、海绵窦综合征
  ○ 与垂体卒中较难鉴别
- 非症状性患者可保守治疗
  ○ 有研究表明 RCC 可自发缩小
- 若 RCC 患者出现临床症状,应手术切开、部分或全部切除
  ○ 复发率高达 18%

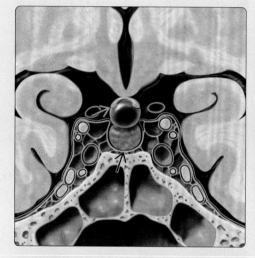
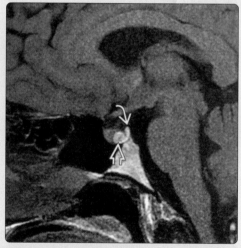

图 12-15　(左图)冠状位示意图为典型的鞍上 RCC,位于垂体➡与视交叉➡之间。(右图)32 岁女性,闭经,矢状位 T1WI 示垂体➡内高信号肿块,位于正常高信号的神经垂体➡前方。影像表现类似出血性垂体微腺瘤。手术病理证实为 RCC。小 RCC 通常无症状,可保守治疗

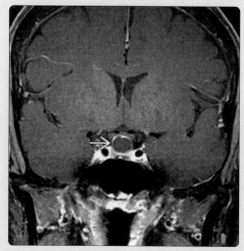
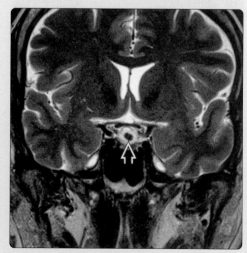

图 12-16　(左图)62 岁女性,头痛,冠状位增强 T1WI 示鞍上囊性肿块➡,边缘轻度强化,这就是"爪征",为 RCC 压迫邻近正常垂体组织产生的边缘强化。囊内未见明显强化。(右图)同一患者,冠状位 T2WI 示高信号囊肿内低信号囊内结节➡。多达 75% 的 RCC 内可见囊内结节,这是 RCC 诊断的重要参考依据

术语

缩写

- 颅颊裂囊肿(Rathke cleftcyst,RCC)

定义

- 起源于胚胎时 Rathke 裂残余的非肿瘤性囊肿
- 鞍区的良性内胚层囊肿,内衬分泌黏液的纤毛上皮

影像

一般特点

- 最佳诊断要点
  - 无强化无钙化的鞍内/鞍上囊肿,可见囊内结节
  - 少见但具有诊断意义的后檐征
    - 向上延伸超过鞍膈
    - 檐状组织覆盖垂体后叶
- 部位
  - 40%完全在鞍内,60%有鞍上扩展
  - 绝大多数 RCC 局限于鞍区
    - 位于垂体前叶及中间部之间
  - 症状性 RCC 累及鞍上结构
- 大小
  - 大多数症状性 RCC 直径在 5~15mm
  - 少数情况下 RCC 可十分巨大
    - 出现膨胀性鞍上/鞍内肿块
    - 罕见:侵犯颅底
  - 大小常较为恒定,不会增大
    - 研究报道糖皮质激素可使肿块一过性缩小
- 形态
  - 边界清楚,圆形/椭圆形

CT 表现

- CT 平扫
  - 边界清楚的圆形/分叶状的鞍内/鞍上肿块
    - 低密度(75%),等/低混杂密度(20%)
    - 高密度(5%~10%)
    - 钙化见于 10%~15%病例,不规则线样,囊壁内
  - 罕见:可导致蝶窦炎
- 增强 CT
  - 不强化
  - 偶可见"爪征"正常的垂体包绕囊肿囊肿

MR 表现

- T1WI
  - 信号因囊内容物不同而异(黏液性 vs 浆液性)
    - 高信号(50%),低信号(50%)
    - 囊内高信号结节(75%)
    - 混杂信号(5%~10%),可能存在液-液平面
- T2WI
  - 信号因囊内容物不同而异
    - 高信号(70%),低/等混杂信号(30%)
    - 囊内低信号结节(75%)
- FLAIR
  - 高信号
- T2WI* GRE
  - 晕征罕见
- 增强 T1WI
  - 内部无强化
    - 爪征:受压的垂体组织呈环形强化包绕无强化囊肿
    - 囊内无强化小结节(75%)
    - 若出现强化结节,可能为颅咽管瘤

影像检查推荐

- 最佳影像检查
  - MR
- 检查方案推荐
  - 鞍区薄层高分辨扫描
  - 矢状位/冠状位 T1/T2WI 平扫
  - 鞍区冠状位动态增强 T1WI
  - 薄层矢状位/冠状位 T1WI 增强扫描

鉴别诊断

颅咽管瘤

- 颅咽管瘤与 RCC 间存在组织学上存在序贯性
- 内部常见片絮状片状钙化,RCC 中罕见
- 影像学难以区分无钙化的 RCC 与颅咽管瘤
- 边缘或内部结节强化(90%)
- 细胞角化蛋白检测有助于区别颅咽管瘤与 RCC
  - RCC 表达细胞角化蛋白 8、20

囊性垂体腺瘤

- 钙化罕见
- 通常内部信号不均匀
- 强化为边缘强化或边缘伴结节样强化

蛛网膜囊肿

- 与脑脊液信号/密度一致
- 不发生于垂体内部
- 无囊内结节

其他非肿瘤性囊肿

- 皮样囊肿
  - 由于含有脂肪和钙化,皮样囊肿可表现为短 T1 信号
  - 寻找囊肿破裂的证据
- 表皮样囊肿
  - 轻度不规则强化,可见钙化(25%)
  - DWI 序列上未高信号,FLAIR 序列信号未被抑制
  - 其他方面与脑脊液类似
- 其他鞍内囊肿
  - 垂体中间部囊肿,胶样囊肿
- 罕见情况:鞍区/垂体脑囊虫病(NCC)
  - 鞍区/鞍上可见葡萄状 NCC
  - 幼虫较为罕见

病理

一般特点

- 病因
  - 鞍区/鞍旁内胚层囊肿谱系之一
  - 起源于胚胎时残留的 Rathke 裂
    - Rathke 裂通常在第 12 孕周时退化
- 遗传学
  - 无已知遗传学因素
- 合并异常
  - 蝶窦炎(少见)
  - 视交叉、垂体及下丘脑受压
    - T2WI 或 FLAIR 序列可见沿视交叉、视束分布的高信号
  - 胚胎学
    - Rathke 囊持续存在
    - 口凹(原始口腔)内陷
    - 背侧延伸,形成颅咽管
    - 胚胎发育 11 周与从第三脑室发育形成的漏斗部相遇,形成垂体原始结构
    - 囊前壁形成垂体前部和结节部
    - 囊后壁形成中间部
    - 囊腔变成窄隙(Rathke 裂),正常情况下 Rathke 裂应在 12 周消退
    - Rathke 裂持续存在、扩大,形成颅颊裂囊肿(Rathke cleft cyst,RCC)

大体病理和术中特征

- 边界清楚的轻度分叶状鞍区/鞍上囊肿
  - 囊内容物不定,可为清亮的脑脊液样液体或黏稠的黏液

显微镜下特征

- 单层纤毛柱状上皮/立方上皮,±杯状细胞
  - 可表现为急性、慢性及混合性炎性改变
- 可见鳞状上皮化生(与囊肿复发风险升高相关)
- 囊内容物性质多样
  - 清澈或浆液性内容物
  - ±出血及含铁血黄素
  - 无定型的、浓缩的嗜酸性胶样液,胭脂红染色阳性,±胆固醇结晶
  - 坚硬的黄色蜡状凝结物
  - 罕见:出血(囊肿卒中)
- 免疫组织化学染色细胞角化蛋白阳性
  - 表达细胞角化蛋白 8、20

临床要点

临床表现

- 最常见症状体征
  - 多数 RCC 无症状,常为影像学或尸检偶然发现
    - 高达 20% 的尸检病例发现无症状 RCC
  - 症状性 RCC
    - 病变较大,通常 >1cm
    - 垂体功能障碍(70%)
      - 闭经/溢乳,尿崩症,全垂体功能减退,高泌乳素血症

- 视觉障碍(45%~55%)
- 头痛(50%)
  - 其他症状体征
    - 头痛,视觉障碍
    - 垂体功能减退
    - 中枢性尿崩症
  - 少见但严重:卒中,海绵窦综合征
    - 囊肿卒中
      - 可能发生±囊内出血
      - 与垂体卒中难以鉴别
    - 海绵窦综合征
      - 由颅颊裂囊肿向侧边突入海绵窦所致
- 临床要点
  - 绝大多数 RCC 无临床症状

人口统计学

- 年龄
  - 平均发病年龄:45 岁
- 性别
  - 女性稍多
- 流行病学
  - 常见的鞍区/鞍上非肿瘤性囊肿
  - 通常偶然发现,高达 20% 的尸检病例中发现

病程和预后

- 多数 RCC 稳定,大小和信号无变化
- 部分囊肿可自发缩小或消失
- T1WI 等信号/高信号囊肿更常引起临床症状
- RCC 通常不发生癌变
- 部分研究者提出颅咽管瘤与 RCC 间存在组织学序贯性

治疗

- 无症状者应保守治疗
- 若出现症状,应手术切开、部分或全部切除
  - 约 15%~18% 的患者形成顽固/复发囊肿
  - 可在术后多年再次复发

诊断纲要

注意

- 了解内分泌概况

影像解读要点

- T2WI 上寻找低信号囊内结节

参考文献

1. Alomari AK et al: Craniopharyngioma arising in a Rathke's cleft cyst: case report. J Neurosurg Pediatr. 15(3):250-4, 2015
2. Chotai S et al: Characteristics of Rathke's cleft cyst based on cyst location with a primary focus on recurrence after resection. J Neurosurg. 1-10, 2015
3. Esteves C et al: Pituitary incidentalomas: analysis of a neuroradiological cohort. Pituitary. ePub, 2015
4. Han SJ et al: Rathke's cleft cysts: review of natural history and surgical outcomes. J Neurooncol. 117(2):197-203, 2014
5. Ogawa Y et al: Spontaneous alteration from Rathke's cleft cyst to craniopharyngioma--possible involvement of transformation between these pathologies. Endocr Pathol. 25(4):422-6, 2014
6. Oh YJ et al: Clinical and radiological findings of incidental Rathke's cleft cysts in children and adolescents. Ann Pediatr Endocrinol Metab. 19(1):20-6, 2014

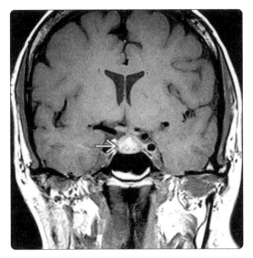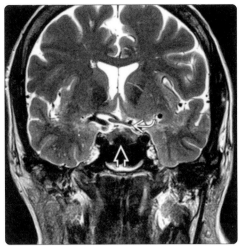

图 12-17 （左图）48 岁男性，头痛，冠状位 T1WI 示鞍区高信号肿块➡️，周围可见正常垂体组织包绕。（右图）同一患者，冠状位 T2WI 示肿块呈低信号➡️，垂体增宽，病变未压迫视交叉➡️。增强扫描后未强化（未显示）。手术病理确诊为 RCC

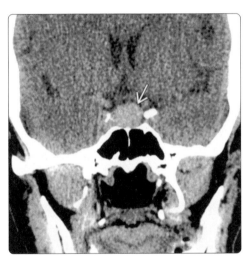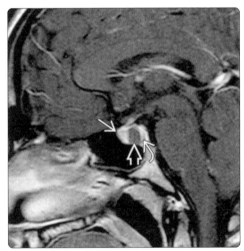

图 12-18 （左图）头痛患者，冠状位 CT 平扫示鞍内高密度肿块，病变轻度向鞍上蔓延➡️。CT 最常见的鞍区低密度影即为 RCC。内部未见钙化，这点可与颅咽管瘤鉴别，后者常见钙化（90%）。（右图）矢状位增强 T1WI 示无强化的 RCC 的典型表现➡️，位于正常腺垂体➡️后神经垂体➡️前

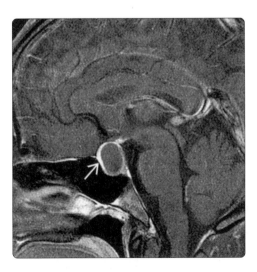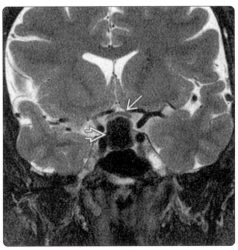

图 12-19 （左图）矢状位增强 T1WI 示鞍内及鞍上 RCC，受压的垂体包绕着无强化的 RCC，呈典型的"爪征"。手术病理确诊为 RCC。（右图）同一患者，冠状位 T2WI 示鞍区囊肿呈显著低信号➡️，肿块呈轻度占位效应向上推移视交叉➡️，可以解释该男性患者视力缺损的症状

第二节 垂体肿瘤
一、垂体微腺瘤

术语

- 垂体微腺瘤:直径≤10mm

影像

- 肿块通常位于鞍区
  - 罕见:位于垂体窝外的异位微腺瘤
- 最佳影像检查:薄层动态增强 T1WI
  - 较周围正常的垂体组织,通常强化更慢
  - 注意:仅 10%~30% 的微腺瘤能通过动态增强扫描发现
  - 部分腺瘤可为囊性或出现内部出血
- 垂体内"充盈缺损"可为良性非肿瘤性囊肿,也可能是意外发现的垂体微腺瘤

主要鉴别诊断

- 颅颊裂囊肿
- 颅咽管瘤
- 垂体增生

- 其他非肿瘤性囊肿(如垂体中间部囊肿)

病理

- 多数腺瘤均为 WHO Ⅰ级
  - 垂体腺癌十分罕见(当发现远处转移时才能诊断)
- 垂体微腺瘤也可为多发性内分泌腺流病(MEN)1型、黏液瘤综合征(Carney complex syndrome)或 McCune-Albright 综合征中的一部分

临床要点

- 分泌性肿瘤的症状因类型而异
  - 泌乳素腺瘤是最常见的功能性垂体腺瘤
  - 无症状/无功能腺瘤最常见
- 约 20%~25% 的尸检病例偶然发现
- 药物治疗(溴隐亭,卡麦角林)可将 80% 的泌乳素瘤患者泌乳素水平降至正常
- 手术(经蝶)可治愈 60%~90% 的微腺瘤患者

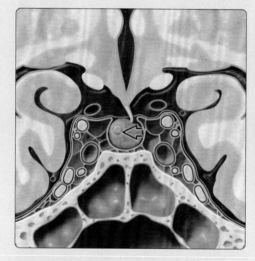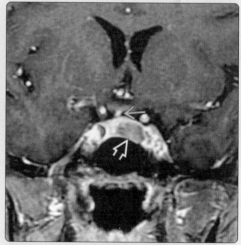

图 12-20 (左图)冠状位示意图示一较小的垂体微腺瘤➡,使垂体右半部分轻度扩大,垂体柄向左侧偏移。(右图)41岁女性,闭经、血清泌乳素升高,冠状位增强 T1WI 示垂体左侧内肿块➡,垂体柄➡向右偏移。手术中发现泌乳素微腺瘤。微腺瘤强化低于正常垂体组织

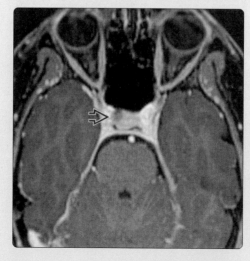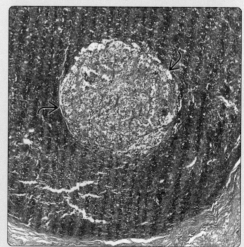

图 12-21 (左图)31 岁女性,泌乳素升高,轴位增强 T1WI 示垂体右前侧单独的肿块,即为微腺瘤。由于泌乳素细胞位于正常垂体的侧边,所以泌乳素腺瘤通常位于腺垂体的侧边。(右图)冠状位显微镜下图示正常垂体包绕着一个微小的无功能微腺瘤➡,为尸检时偶然发现(Courtesy J. Townsend,MD)

术语

简称

- 垂体微腺瘤

同义词

- 泌乳素瘤,腺瘤

定义

- 微腺瘤:直径≤10mm

影像学检查

一般特点

- 最佳诊断要点
  - 垂体内病变强化略微慢于周围正常垂体
- 部位
  - 鞍内
  - 罕见:位于垂体窝外的异位微腺瘤
    - 蝶窦、海绵窦、斜坡
    - 垂体柄、第三脑室
    - 鼻咽
- 大小
  - 根据定义,垂体微腺瘤直径≤10mm
- 形态学
  - 边界清楚的垂体内肿块,被呈新月形的受压垂体前叶包绕
- 少数情况下,垂体微腺瘤可出血,或呈囊性

CT 表现

- CT 平扫
  - 如果不存在出血、囊肿,微腺瘤呈等密度,CT 平扫难以发现
- 增强 CT
  - 动态增强扫描时,约 2/3 的垂体微腺瘤强化比正常垂体低

MR 表现

- T1WI
  - 信号强度不定
    - 多数与正常垂体信号相当
    - 可较正常垂体信号稍低
    - 若存在坏死、出血,可呈高信号
- T2WI
  - 通常与正常垂体信号相当
  - 可呈现出低信号(血液成分)或高信号(囊肿)
- T2WI* GRE
  - 若存在出血,可见晕征
- 增强 T1WI
  - 相比于明显强化的垂体和海绵窦,70%~90% 的垂体微腺瘤呈现相对较低强化
    - 强化通常慢于正常的垂体组织
  - 注意:仅 10%~30% 的微腺瘤能通过动态增强扫描发现

其他检查表现

- ACTH 依赖性库欣综合征患者可采用海绵窦/岩下窦采血(10%为假阴性)

影像检查推荐

- 最佳影像检查
  - 薄层动态增强 T1WI
- 检查方案推荐
  - 在注射造影剂的同时获取冠状位薄层 T1WI 图像
    - 快速团注造影剂 5~10s 间期后扫描
    - 整个垂体至少扫描 3 层(每层 3mm 或更薄,无间隙)

鉴别诊断

颅颊裂囊肿

- T1/T2WI 序列上较正常垂体信号更低/高
- 无强化
- 高达 75% 的病例存在囊内结节

颅咽管瘤

- 仅局限于鞍内的颅咽管瘤不常见
- 可出现钙化
- 压迫推移正常垂体组织

垂体增生

- 垂体呈现出轻度弥漫性增大
- 可表现为轻度不均匀,但增强扫描通常没有孤立的低强化灶

其他非肿瘤性囊肿(如垂体中间部囊肿)

- 信号/密度不定
- 无强化
- 难以与鞍内 RCC 鉴别

病理

一般特点

- 病因
  - 垂体肿瘤发生模式
    - 促垂体激素分泌过量,抑制激素不足;或生长激素分泌过量导致垂体增生
    - 过度增殖导致基因不稳定性增加,形成腺瘤
  - 垂体前叶内含的 5 种内分泌细胞类型(每种细胞分泌特定激素,可能进展为微腺瘤/大腺瘤)
    - 泌乳素细胞:泌乳素(prolactin,PRL)
      - □ 约占垂体腺瘤的 30%
      - □ 泌乳素瘤位于偏侧
    - 促生长激素细胞:生长激素(growth hormone,GH)
      - □ 约占垂体腺瘤的 20%
      - □ 促生长激素细胞位于偏侧
    - 促肾上腺皮质激素细胞:促肾上腺皮质激素(adrenocorticotrophic hormone,ACTH)
      - □ 约占垂体腺瘤的 10%
      - □ 促肾上腺皮质激素细胞位于中部
    - 促甲状腺激素细胞:促甲状腺激素(thyroid-stimulating hormone,TSH)
      - □ 约占垂体腺瘤的 1%~2%
      - □ 促甲状腺激素细胞位于中部
    - 促性腺激素细胞:促性腺激素,黄体生成素

(luteinizing hormone,LH),卵泡刺激素(folli-cle-stimulating hormone,FSH)
□ FSH/LH(10%):弥漫分布于腺体内
□ PRL/GH(5%)
○ 无效细胞(无功能):约占垂体腺瘤20%~30%
- 遗传学
  ○ 无固定的相关等位基因缺失或点突变
    - 1对正常拷贝的POU转录因子Pit-1(*POU1F1*)基因在维持正常垂体前叶功能中起重要作用
  ○ 垂体微腺瘤也可为多发性内分泌腺流病(MEN)1型、黏液瘤综合征(Carney complex syndrome)或McCune-Albright综合征中的一种
    - MEN1型相关腺瘤通常可分泌多种激素、体积较大,更有侵袭性
    - 多达40%的MEN1型患者中可见垂体瘤
  ○ 家族性单纯性垂体腺瘤综合征
    - 最近才见报道
    - 家族成员仅发生垂体肿瘤
    - 泌乳素腺瘤占40%,生长激素腺瘤占30%,无功能腺瘤占13%
- 合并异常
  ○ 分泌生长激素的腺瘤
    - 成年人出现肢端肥大
    - 青少年表现为巨人症

分期、分级和分类

- 大多数垂体腺瘤均为WHO Ⅰ级
- 垂体腺癌极其罕见
- 改良Kovacs和Horvath分型(细胞类型根据染色特点和分泌激素划分)
  ○ 生长激素腺瘤
  ○ 泌乳素腺瘤
  ○ 生长激素/泌乳素混合细胞腺瘤
  ○ 嗜酸性细胞腺瘤
  ○ 促催乳生长激素细胞腺瘤
  ○ 促肾上腺皮质激素细胞腺瘤
  ○ 促甲状腺素细胞腺瘤
  ○ 促性腺激素细胞腺瘤
  ○ 无功能腺瘤
  ○ 多激素腺瘤

大体病理和术中特征

- 红/粉色小结节

显微镜下特征

- 均一种类细胞成片分布
- 细胞种类不同,三色染色和特异性免疫组化染色不同

临床要点

临床表现

- 最常见症状体征
  ○ 无症状/无功能腺瘤最常见
  ○ 分泌性肿瘤的症状因细胞类型而异
    - 高泌乳素血症:闭经、溢乳、不育
    - 无泌乳素分泌的垂体微腺瘤也可出现相应临床症状
      □ 升高的泌乳素是由对垂体柄的占位效应造成的("垂体柄效应")
      □ 巨泌乳素血症可能为特发

- 临床要点
  ○ 年轻女性,表现为原发/继发闭经、溢乳、不育
- 无创性实验室检查:地塞米松抑制试验、甲吡酮刺激试验、外周(卵巢)促肾上腺皮质激素释放激素(CRH)刺激试验

人口统计学

- 年龄
  ○ 泌乳素腺瘤:常见于20~35岁
  ○ 生长激素腺瘤:常见于30~50岁
- 性别
  ○ 泌乳素腺瘤多见于女性,但也可发生于青春期延迟、原发性腺功能减退的男性
  ○ 男性的泌乳素腺瘤通常更大,囊性改变和出血更为常见
- 流行病学
  ○ 占颅内肿瘤的10%~15%(发生率升高可能源于影像检查技术的改善)
    - 20%~25%为尸检偶然发现
    - 1%的垂体微腺瘤为多发
  ○ 泌乳素分泌=30%~40%症状性垂体微腺瘤
  ○ 病理上,垂体微腺瘤发生率远大于垂体大腺瘤
    - 大多数为偶然发现(尸检或影像学)
    - 垂体"意外瘤"见于6%~27%的磁共振扫描的人群(儿童中更常见)
    - 普通人群中发病率约10%~20%(大多数为无功能腺瘤)

病程和预后

- 良性,生长缓慢
- 多数为意外发现

治疗

- "意外瘤":保守治疗(临床及影像学随访,若大小变化,应评估眼科及内分泌情况)
- 功能性微腺瘤
  ○ 药物治疗(卡麦角林或其他多巴胺受体激动剂,如溴隐亭)可将80%的患者泌乳素水平降至正常
  ○ 手术(经蝶)可治愈60%~90%的患者
- 放疗可用于手术切除不全或复发的肿瘤
  ○ 对无法耐受手术的患者也有一定帮助

诊断纲要

注意

- 垂体内"充盈缺损"可为良性非肿瘤性囊肿,也可能是意外发现的垂体微腺瘤

影像解读要点

- 垂体微腺瘤可强化,但慢于正常垂体组织,因此动态增强十分有助于诊断

参考文献

1. Esteves C et al: Pituitary incidentalomas: analysis of a neuroradiological cohort. Pituitary. ePub, 2015
2. Karppinen A et al: Transition from microscopic to endoscopic transsphenoidal surgery for nonfunctional pituitary adenomas. World Neurosurg. ePub, 2015
3. Kinoshita M et al: Pituitary-targeted dynamic contrast-enhanced multisection CT for detecting MR imaging-occult functional pituitary microadenoma. AJNR Am J Neuroradiol. ePub, 2015

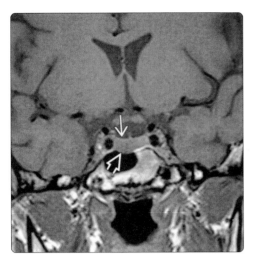
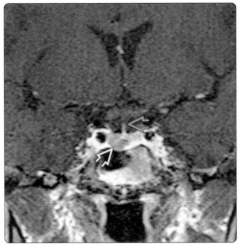

图 12-22 （左图）32 岁女性，血清泌乳素升高、溢乳，冠状位 T1WI 示垂体➡右侧略增大，鞍底➡略变薄。（右图）同一患者，增强 T1WI 示垂体右前➡局灶性肿块，强化略低于正常垂体，垂体柄位于正常中线➡。药物治疗下腺瘤继续生长，最终经蝶手术切除，手术证实为泌乳素腺瘤

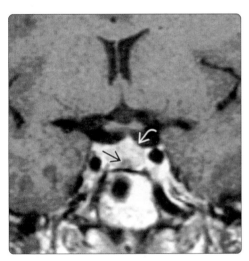
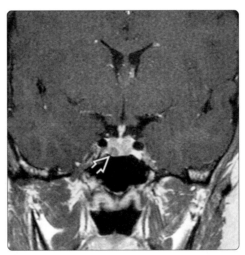

图 12-23 （左图）冠状位增强 T1WI 示垂体➡轻度增大，内部可见局限性低强化灶➡。患者无症状，此腺瘤为偶然发现。垂体"意外瘤"较为常见，可表现为无功能腺瘤或非肿瘤性囊肿。（右图）6 岁女性，库欣综合征，冠状位增强 T1WI 示3 垂体右侧肿块➡，为 ACTH 腺瘤。此类腺瘤多位于垂体中部

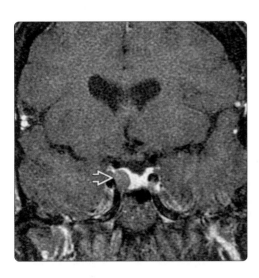
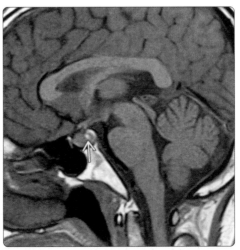

图 12-24 （左图）肢端肥大患者，冠状位增强 T1WI 示垂体右侧低强化垂体微腺瘤➡。手术确诊为生长激素腺瘤。（右图）青年男性，泌乳素轻度升高，矢状位 T1WI 示高亮的神经垂体旁可见分界清楚高信号病变➡，考虑为无功能性微腺瘤出血。RCC 也可出现类似改变

要 点

术语

- 腺垂体良性肿瘤

影像

- 垂体大腺瘤向上延伸=成人最常见的鞍上肿块
- 最佳影像检查
  - 鞍区薄层冠状位/矢状位成像,脂肪抑制的增强 T1WI
- 鞍区肿块,其内无法区分单独的垂体=垂体大腺瘤
- 肿块本身就是垂体
- 通常与灰质信号相等
- 通常为不均匀显著强化
- 海绵窦浸润通常难以明确

主要鉴别诊断

- 垂体增生
- 囊状动脉瘤

- 脑膜瘤(来源于鞍膈)
- 转移癌
- 淋巴细胞性垂体炎
- 颅咽管瘤

病理

- WHO Ⅰ级
- MIB-1>1%提示早期复发、快速增殖
- 侵袭性垂体腺瘤发生率远高于垂体腺癌(罕见)

临床要点

- 注意:青少年或性成熟前男性患者垂体腺瘤样肿块可表现为继发于终末器官衰竭的垂体增生
- 泌乳素腺瘤是最常见的功能性垂体腺瘤

诊断纲要

- 无论垂体腺瘤影像学表现如何具有侵袭性,垂体腺瘤绝大多数情况下并非恶性

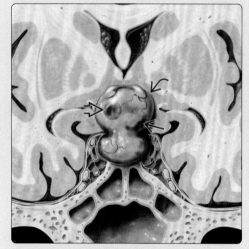
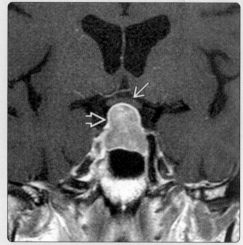

图 12-25 (左图)冠状位示意图示"雪人状"或"8字型"鞍区及鞍上肿块➘,内部可见小灶性出血➡和囊样改变➡。无法区分垂体与肿块,实际上,垂体即为肿块。(右图)68 岁男性,血清泌乳素升高,增强 T1WI 示呈典型"雪人状"或"8字型"外观的垂体大腺瘤➡,视交叉➡轻度移位。无法区分垂体与肿块

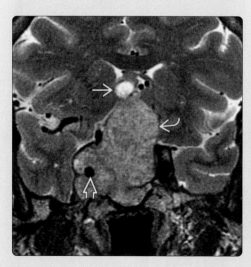
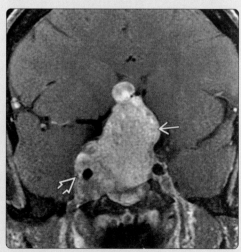

图 12-26 (左图)64 岁女性,视觉改变,冠状位 T2WI 示巨大垂体腺瘤➘,占据鞍区及鞍上,内部可见囊样改变➡。可见明显的颈内动脉海绵窦段➡。(右图)同一患者,冠状位增强 T1WI 示垂体大腺瘤不均匀强化➡。肿瘤范围超过颈内动脉海绵窦段外侧缘,表明海绵窦受累➡。手术确诊为无功能腺瘤,海绵窦病变性放疗治疗

术语

同义词

- 大腺瘤,垂体腺瘤,泌乳素腺瘤

定义

- 腺垂体的良性肿瘤

影像

一般特点

- 最佳诊断要点
  - 鞍内团块,其内无法区分单独的垂体,肿块即为垂体
- 部位
  - 最常见:鞍内或鞍内及鞍上共同受累
    - 垂体大腺瘤向上延伸＝成人最常见的鞍上肿块
  - 不常见:巨大腺瘤
    - 可侵袭颅底,累及颅前窝、中窝、后窝
    - 与转移癌或其他恶性肿瘤难以鉴别
  - 罕见:"异位"垂体腺瘤
    - 蝶窦最常见
    - 也可见于海绵窦、斜坡、第三脑室、垂体柄
- 大小
  - >10mm
  - "巨大"腺瘤:直径>4cm(<0.5%)
- 形态学
  - 最常见:"8字型"或"雪人状"
    - 压迹:鞍膈结构压迫硬脑膜
  - 少见:多分叶状边缘

CT 表现

- CT 平扫
  - 密度不定
    - 通常与灰质等密度
    - 囊变及坏死常见(15%~20%)
    - 出血(10%),钙化(1%~2%)
- 增强 CT
  - 中等不均匀强化
- 骨 CT
  - 大腺瘤可使蝶鞍扩大,侵蚀颅底骨质
  - 侵袭性腺瘤向下浸润,侵犯蝶骨,可破坏斜坡上部

MR 表现

- T1WI
  - 通常与灰质等信号
    - 亚急性出血(T1 缩短)
    - 可出现液-液平面,尤其多见于垂体卒中(急性出血或腺瘤梗死)
  - 80%的病例中可见垂体后叶"亮点"受推移至鞍膈上
    - 20%的大腺瘤中垂体后叶"亮点"消失
  - 海绵窦浸润通常难以明确(内壁菲薄脆弱)
    - 如果肿瘤位于颈内动脉海绵窦段与硬脑膜之间＝海绵窦受累
- T2WI
  - 最常见:与灰质等信号
  - 少见
    - 囊变(高信号),出血(信号强度因年龄不同而异)
    - 内含致密颗粒的生长激素腺瘤通常为低信号
  - 不常见:沿视束走行的高信号
    - 见于 15%~20%的大腺瘤,触及/压迫视通路
- T2WI* GRE
  - 如果存在出血可见磁敏感伪迹(晕征)
- 增强 T1WI
  - 多数腺瘤强化显著但不均匀
    - 部分垂体大腺瘤(促甲状腺素腺瘤、坏死性腺瘤)强化程度偏低
    - 可见硬脑膜轻度增厚(尾征)
- MRA
  - 颈内动脉常移位,部分被包绕(20%),很少出现受压完全闭塞

血管造影表现

- 肿瘤鞍上蔓延部分将颈内动脉床突上段,脉络膜前动脉向外侧推挤
- 垂体正常充血染色
  - 由于大腺瘤的压迫,脑膜垂体干扩张,导致显著的血管染色

其他检查表现

- 海绵窦/岩下窦采血有助于评估 ACTH 依赖性库欣综合征

影像检查推荐

- 最佳影像检查
  - 鞍区薄层矢状位/冠状位成像
    - T1WI FS 序列增强前后图像

鉴别诊断

垂体增生

- 约 25%~50%的 18~35 岁女性会出现垂体上缘隆起
  - 除妊娠和哺乳以外,垂体高度通常≤10mm
  - 均匀强化
  - 垂体功能正常
- 可发生靶器官衰竭(如卵巢、甲状腺)
- 青年男性或性成熟前女性发现腺瘤样外观垂体,应进行内分泌检查

囊状动脉瘤

- 通常为鞍上偏心性团块
- 垂体可见,与肿块分界清晰
- MR 上通常可见流空信号,MRA/CTA 可显示载瘤血管
- 钙化更常见(腺瘤内钙化少见)

脑膜瘤(鞍膈)

- 垂体可见,与肿块分界清晰
  - 鞍膈为位于肿块(上图)和垂体(下图)间、菲薄的低信号线样影
- 相较于垂体腺瘤,脑膜增厚更广泛

转移瘤

- 颅底广泛受侵犯的腺瘤与更加恶性的疾病相似
- 可见全身转移,转移至垂体柄或垂体

淋巴细胞性垂体炎

- 临床上,影像学表现可与垂体腺瘤相似
- 围产期女性最为常见

颅咽管瘤

- 内部钙化及囊变,儿童多见于成年人
- 边缘及结节强化>实性强化

病理

一般特点

- 病因
  - 遗传学及表观遗传学因素,激素刺激,生长因子及其受体与垂体肿瘤发生相关
- 遗传学
  - 染色体 11qMEN1 区等位基因缺失
  - *MEN1* 基因(可能为抑癌基因)参与腺瘤形成
- 合并异常
  - 肢端肥大,巨人症(生长激素大腺瘤)
  - MEN1 型(50%存在甲状旁腺、胰腺肿瘤及多中心垂体腺瘤)
  - 可能与 McCune-Albright 综合征,黏液瘤综合征(Carney complex syndrome),家族性单纯性垂体腺瘤综合征或家族性生长激素腺瘤综合征

分期、分级和分类

- WHO Ⅰ级
- MIB-1>1%提示早期复发、快速增殖

大体病理和术中特征

- 红褐色分叶状肿块
- 大腺瘤的"包膜"是正常受压的垂体
- 常见生长方式:向上突入鞍上池
- 尸检发现 5%~10%的患者出现海绵窦肉眼浸润,45%的患者出现海绵窦镜下浸润
- 侵袭性良性垂体腺瘤发生率远高于垂体腺癌(极其罕见)

临床要点

临床表现

- 最常见症状体征
  - 内分泌异常
    - 75%腺瘤具有内分泌活性(临床症状不一)
  - 视野缺损
    - 20%~25% 的患者出现视野缺损/脑神经麻痹
    - 双颞侧偏盲
  - 少见:Nelson 综合征
    - 双侧肾上腺切除术后出现垂体大腺瘤伴 ACTH 及 MSH 升高
- 临床要点
  - 中年女性出现双颞侧偏盲
    - 少见:男性阳痿,性欲减退,视觉障碍
    - 罕见:垂体卒中(可为急性,致命性的)

人口统计学

- 年龄
  - 发病高峰:20~40 岁
  - 少见:儿童/青少年发病
    - 垂体腺瘤不到青少年颅内肿瘤的6%,在儿童中更为罕见
    - 约 60%为垂体大腺瘤,40%为垂体微腺瘤
    - 青少年或性成熟前男性患者腺瘤样肿块可表现为垂体增生,造成靶器官的衰竭的
- 性别
  - 因分泌激素种类不同而异,泌乳素腺瘤在女性中更为常见
- 流行病学
  - 占颅内肿瘤 10%~15%
  - 泌乳素腺瘤:最为常见(发病率约为 500 例/100万)

病程和预后

- 良性,通常生长缓慢,但生长速度高度不一
  - 恶变极为罕见
- "巨大"腺瘤
  - 血清泌乳素常常>1 000ng/ml
- 转移性垂体腺瘤(垂体腺癌)
  - 有,但发生率极低(可出现脑脊液或中枢神经系统外转移)
  - 垂体腺癌诊断以出现远处转移为准
- 部分垂体腺瘤表现为高侵袭性、高复发率(如无临床症状的促肾上腺皮质激素腺瘤)
  - 细胞凋亡相关蛋白(Bcl-2,BAX,p53)与腺瘤局部控制、局部复发有关

治疗

- 手术切除是最主要的治疗方法(8 年复发率为15%,20 年复发率为35%)
- 其他:药物、立体定向放疗以及常规放疗

诊断纲要

注意

- 垂体肿块是否为非肿瘤性增生?(如垂体增生,垂体炎等)
- 男性患者发现颅底巨大侵袭性肿块时应行泌乳素水平检测,可能为巨大腺瘤

影像解读要点

- 无论垂体腺瘤影像学表现如何具有侵袭性,垂体腺瘤绝大多数情况下并非恶性

参考文献

1. Dallapiazza RF et al: Outcomes of endoscopic transsphenoidal pituitary surgery. Endocrinol Metab Clin North Am. 44(1):105-115, 2015
2. Lenzi J et al: Evaluation of trans-sphenoidal surgery in pituitary GH-secreting micro- and macroadenomas: a comparison between microsurgical and endoscopic approach. J Neurosurg Sci. 59(1):11-8, 2015
3. Tong T et al: Comparison of contrast-enhanced SPACE and CISS in evaluating cavernous sinus invasion by pituitary macroadenomas on 3-T magnetic resonance. J Comput Assist Tomogr. 39(2):222-7, 2015

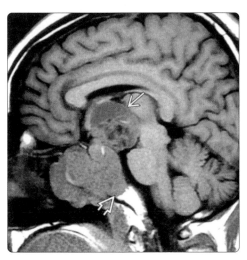

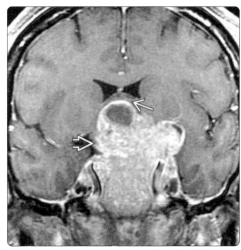

图 12-27 （左图）28 岁女性，泌乳素升高、视觉障碍，矢状位 T1WI 示侵袭性垂体大腺瘤➡，侵蚀斜坡➡，侵犯蝶窦及鼻咽。平扫影像鉴别诊断应考虑脊索瘤、转移癌及骨髓瘤等其他颅底病变。（右图）同一患者，冠状位增强 T1WI 示大腺瘤➡显著不均匀强化，视交叉➡受压

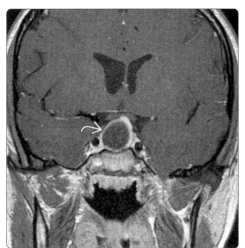

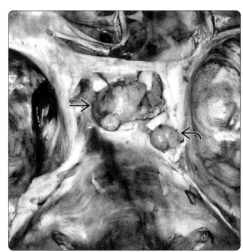

图 12-28 （左图）19 岁女性，闭经、泌乳素显著升高，冠状位增强 T1WI 示囊性垂体大腺瘤➡，垂体柄向左侧移位，可见剩余正常垂体。影像学表现类似 RCC。（右图）大体病理示垂体大腺瘤向上突破鞍膈进入鞍上池➡，向侧方侵入海绵窦➡，部分海绵窦顶消失

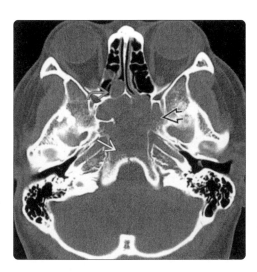

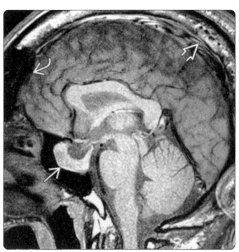

图 12-29 （左图）轴位 CT 示侵袭性垂体大腺瘤侵蚀斜坡前部➡，向前突入蝶窦➡和筛窦后部➡。（右图）30 岁男性，长期肢端肥大，矢状位 T1WI 示垂体大腺瘤使蝶鞍扩大及蝶窦受累➡。可见颅骨增厚➡以及额窦➡扩大。手术证实为生长激素腺瘤

三、垂体卒中

术语

- 表现为头痛,视觉障碍/眼肌麻痹,意识障碍,不同程度内分泌功能障碍的临床急性综合征
- 由垂体出血或梗死所致
- 发病前通常已存在垂体大腺瘤

影像

- CT
  - 内含斑片状或融合性高密度影的鞍区/鞍上肿块
  - 边缘强化±出血灶
  - 可能与蛛网膜下腔出血有关
- MR
  - T2WI 示垂体增大,呈低信号(垂体出血)或高信号(非出血性)
  - 如存在出血可见"晕征"

- 腺瘤内弥散受限可为垂体卒中先兆
- 伴随表现
  - 约50%患者可见邻近硬脑膜增厚、强化
  - 约80%患者可见蝶窦黏膜增厚

主要鉴别诊断

- 垂体大腺瘤(非出血性)
- 颅咽管瘤
- 颅颊裂囊肿
- 淋巴细胞性垂体炎
- 鞍内巨大血栓形成性动脉瘤
- 垂体脓肿
- 原发性垂体内出血

诊断纲要

- "雪人状"鞍区/鞍上肿块中发现边缘强化或内部液平可能为垂体卒中

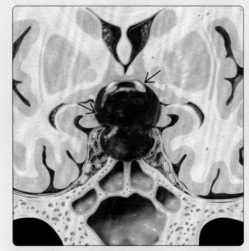
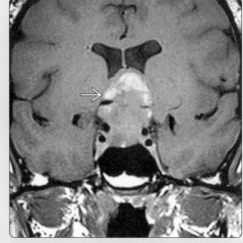

图 12-30　(左图)冠状位示意图示垂体大腺瘤急性出血➡️造成的垂体卒中。常见视交叉上抬。(右图)58 岁女性,急性头痛、眼肌麻痹,冠状位 T1WI 示鞍区及鞍上出血性大腺瘤。大腺瘤的上半部分可见短 T1 信号➡️可能与亚急性出血产物有关

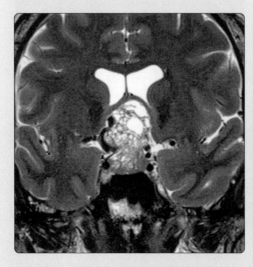
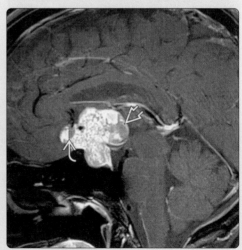

图 12-31　(左图)同一患者,冠状位 T2WI 示鞍内及鞍上肿块内部信号不均,为垂体卒中典型表现。(右图)同一患者,矢状位增强 T1WI FS 序列示不均匀强化肿块内可见血-液平面➡️及局部腺瘤坏死所致的无强化区➡️。手术病理确诊为坏死性无功能腺瘤出血。绝大多数垂体卒中患者发病前已存在垂体大腺瘤

术语

简称

- 垂体卒中(pituitary apoplexy,PA)

同义词

- 垂体坏死,垂体肿块内出血

定义

- 表现为头痛,视觉障碍/眼肌麻痹,意识障碍,不同程度内分泌功能障碍的临床急性综合征
  - 由垂体出血或梗死所致
  - 发病前通常已存在垂体大腺瘤

影像学检查

一般特点

- 最佳诊断要点
  - 垂体肿块呈边缘或不均匀强化±出血灶
- 部位
  - 鞍内或鞍内及鞍上同时受累
- 大小
  - 大小不一,通常>1cm
- 形态学
  - "雪人状"或"8字型"鞍内/鞍上肿块

CT 表现

- CT 平扫
  - 急性期
    - 内含斑片状或融合性高密度影的鞍内/鞍上肿块
    - 少数可能与蛛网膜下腔出血有关
  - 急性期影像学可正常
  - 慢性改变:空泡蝶鞍
- 增强 CT
  - 轻度或无强化
    - 肿块边缘强化提示垂体卒中(但非诊断性)
- CTA
  - 由于肿块对邻近血管的占位效应,肿块为乏血供或无血供
  - 有助于除外动脉瘤

MR 表现

- T1WI
  - 急性期早期:垂体增大,相对于脑实质呈等/低信号
  - 急性期晚期/亚急性期:高信号
  - 慢性期:低信号
    - 空泡蝶鞍(内部充满脑脊液)
    - 残存较小的等信号垂体
- T2WI
  - 急性期
    - 增大、信号不均的垂体肿块
    - 可见液平
    - 急性压迫下丘脑、视交叉可出现沿视束走行的高信号影

- 亚急性:高信号
- 慢性期:高信号(蝶鞍空泡,内含脑脊液)
- FLAIR 像
  - 急性期:不均匀、高信号肿块
  - 慢性期:低信号(空泡蝶鞍内的脑脊液信号被抑制)
- T2WI* GRE
  - 如存在出血产物可见"晕征"
- DWI
  - 腺瘤内弥散受限可为垂体卒中先兆
  - ADC 图:信号显著降低
- 增强 T1WI
  - 常见边缘强化
  - 可见内部含有无强化区的不均匀强化肿块
  - 约50%患者出现邻近硬脑膜增厚、强化
  - 约80%患者出现蝶窦黏膜增厚

影像检查推荐

- 最佳影像检查
  - 以颅底为中心的 MR 扫描
- 检查方案推荐
  - MR±动态增强序列;加 GRE 序列
  - 考虑增加 GRE/SWI 以及 DWI 序列

鉴别诊断

垂体大腺瘤(非出血性)

- 临床病程通常为亚急性或慢性
- 鞍上受累为主,局限于鞍内较少
- 囊性小出血灶可不伴坏死

颅咽管瘤

- 钙化,多发囊肿,囊内成分不一,常呈混合信号
- 通常可区分肿块与正常/受压垂体

颅颊裂囊肿

- 蛋白含量高的囊液可呈高信号,与出血相似
- 囊肿通常与垂体分界清楚
- 无强化
- 临床症状为亚急性/慢性

鞍区巨大血栓形成性动脉瘤

- 急性血栓形成可出现垂体功能减退、蛛网膜下腔出血
- 典型的未闭动脉瘤 MR 上呈流空信号
- 局部/完全血栓形成性动脉瘤内可见不同时期的层状血栓
- CTA 有助于显示载瘤血管
- 少见

淋巴细胞性垂体炎

- 影像学表现为垂体轻度增大
- 垂体急性炎症
- 常见于妊娠或分娩后妇女

垂体脓肿

- 少见

- 可无临床感染症状
- 影像学难以与垂体单纯(缺血性)梗死鉴别
- 短 T1 肿块边缘>中央
- DWI 序列上垂体卒中,脓肿均弥散受限

原发性垂体出血

- 出血进入非腺瘤组织少见
- 有报道见于感染(汉坦病毒)及其他肿瘤(生殖细胞瘤)

病理

一般特点

- 病因
  - 出血性或缺血性垂体梗死
  - 发病前通常已存在垂体大腺瘤,但垂体卒中也可发生于正常垂体或垂体微腺瘤的基础上
- 遗传学
  - 少见,MEN1 型
- 合并异常
  - 65%~90%的垂体卒中患者继发于垂体大腺瘤
  - 多发急性内分泌功能障碍(垂体、肾上腺)
  - 缺血性及出血性垂体卒中通常均继发于垂体大腺瘤

大体病理和术中特征

- 出血性鞍内/鞍上肿块
- 非出血性(单纯性)垂体梗死=垂体肿胀、水肿

显微镜下特征

- 垂体细胞均匀一致但萎缩,细胞核固缩
- 最常见并发垂体卒中的垂体腺瘤=无功能腺瘤(无效细胞型)

临床要点

临床表现

- 最常见症状体征
  - 几乎所有患者均存在头痛
    - 恶心(80%)
    - 垂体功能减退(80%)
    - 视觉障碍、眼肌麻痹常见(70%)
    - 偶可表现为突发性上上睑下垂,复视
  - 其他症状体征
    - 致命性垂体功能不全,急性肾上腺危象
    - 血容量不足、休克、弥漫性血管内溶血
    - 很少合并蛛网膜下腔出血或急性颅内缺血(由颈动脉受压或痉挛所致)
  - 少见:希恩综合征
    - 常见:妊娠后长期(可长达 15~20 年)出现垂体前叶功能丧失
    - 较为常见:急性(围产期)表现
  - 极少数与 HELLP 综合征相关
    - 垂体卒中患者伴垂体功能不全及尿崩症可进展为 HELLP 综合征(溶血,肝酶升高,血小板下降)
- 临床要点
  - 男性垂体腺瘤患者出现急性头痛,恶心及眼肌麻痹
  - 女性围产期及产后血容量不足、休克

人口统计学

- 年龄
  - 平均发病年龄:57 岁(通常为 50~60 岁)
  - 罕见:<15 岁
- 性别
  - 男:女=2:1
- 流行病学
  - 约 1%的垂体大腺瘤可发生垂体卒中
  - 其他报道的危险因素
    - 抗凝剂
    - 内分泌功能实验(动态垂体功能实验)
    - 放疗,溴隐亭、卡麦角林(多巴胺激动剂)治疗垂体大腺瘤
    - 创伤,手术(尤其是心脏手术)
    - 围产期或产后状态
    - 雌激素水平升高(妊娠、外源激素的使用)
    - 糖尿病

病程和预后

- 预后不同,可为良性事件、恶性永久性神经功能缺陷甚至死亡
- 幸存者常遗留长期垂体功能缺陷

治疗

- 早期诊断,治疗急性垂体卒中可减低致死/致残率
  - 手术减压预后最佳
  - 类固醇激素,水液/电解质替代治疗

诊断纲要

注意

- 高密度/高信号鞍内肿块是否存在垂体卒中以外的诊断?
  - 鞍区巨大动脉瘤
  - 颅咽管瘤、含高蛋白囊液的颅颊裂囊肿

影像解读要点

- 寻找肿块外是否有独立、完整的垂体结构(垂体卒中可能性则较小)
- 边缘强化的"雪人状"鞍内或鞍上肿块可能是垂体卒中

参考文献

1. Briet C et al: Pituitary apoplexy. Endocrinol Metab Clin North Am. 44(1):199-209, 2015
2. Jahangiri A et al: Incidence of headache as a presenting complaint in over 1000 patients with sellar lesions and factors predicting postoperative improvement. Clin Neurol Neurosurg. 132:16-20, 2015
3. Banerjee C et al: Bilateral cerebral infarction in the setting of pituitary apoplexy: a case presentation and literature review. Pituitary. ePub, 2014
4. Boellis A et al: Pituitary apoplexy: an update on clinical and imaging features. Insights Imaging. 5(6):753-62, 2014
5. Rebeiz T et al: Unusual case of bilateral caudate infarcts following pituitary apoplexy. JAMA Neurol. 71(2):226-7, 2014

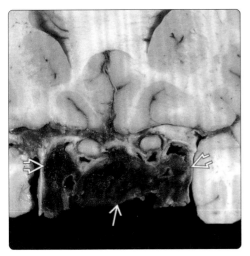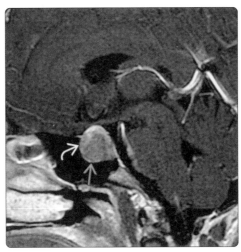

图 12-32 （左图）卒于垂体卒中并发症患者，冠状位大体病理切片蝶鞍层面示垂体腺瘤内出血坏死➡，腺瘤累及双侧海绵窦➡（Courtesy R. Hewlett, MD）。（右图）48 岁男性，垂体卒中造成急性头痛、垂体功能减退及视力改变，矢状位增强 T1WI FS 序列示扩大的鞍内及鞍上肿块➡边缘强化。蝶鞍可见扩大➡

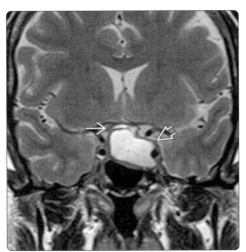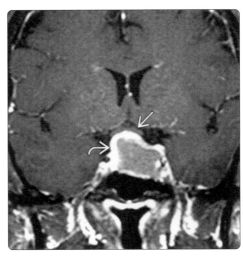

图 12-33 （左图）60 岁男性，垂体卒中伴头痛、急性视力改变和恶心，冠状位 T2WI 示鞍内及鞍上高信号肿块，肿块边缘呈低信号➡。视交叉上抬➡。（右图）同一患者，冠状位增强 T1WI FS 序列示鞍内及鞍上肿块发生卒中，造成中央坏死伴边缘强化➡。视交叉上抬➡

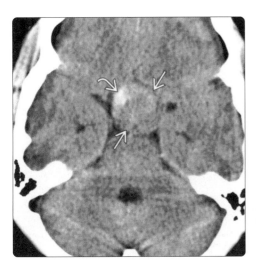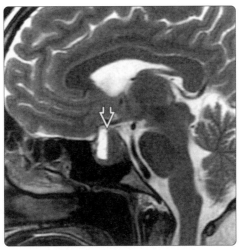

图 12-34 （左图）急性重度头痛及双颞侧偏盲患者，轴位 NECT 示鞍上池➡内近等密度肿块。术中发现为外周出血➡进入坏死性垂体大腺瘤（Courtesy S. Candy, MD）。（右图）既往诊断泌乳素分泌性大腺瘤病接受多巴胺受体激动剂（卡麦角林）治疗患者，矢状位 T2WI 示血-液平面➡。此次发病临床表现为急性头痛，视力改变及眼肌麻痹

要点

术语

- 由胚胎时期 Rathke 囊上皮分化而来的,常伴部分囊变的良性鞍区肿瘤
- 2 型
  - 造釉细胞型(儿童囊性占位)
  - 乳头型(老年患者实性占位)

影像

- 一般特点
  - 呈多叶状,通常较大(>5cm)
  - 偶尔巨大,呈多房状
- CT
  - 囊变(90%),钙化(90%),强化(90%)
- MR:信号因囊内成分不同而异
  - 囊肿在 T1WI 及 T2WI 上表现为不同程度的高信号
  - 实性部分呈不均匀强化;囊壁显著强化
- 囊内成分在 MRS 上可见宽大的脂质峰(0.9~1.5ppm)

病理

- 儿童最常见的颅内非神经系统来源的肿瘤
- WHO Ⅰ级
- 颅咽管瘤起源于残留的颅咽管

临床要点

- 发病年龄呈双峰
  - 5~15 岁为发病高峰;乳头状颅咽管瘤>50 岁
- 患儿表现为晨起头痛,视力缺陷,身材矮小
  - 内分泌失调包括生长激素缺乏
  - 其他:甲状腺功能减退>肾上腺皮质功能衰竭>尿崩症
- 手术切除是主要的治疗手段
- 手术、放疗,复发肿瘤可囊肿穿刺

图 12-35 (左图)矢状位示意图示囊性为主、部分实性的鞍上肿块,伴局灶边缘钙化。可见小部分鞍内肿块以及液-液平面。颅咽管瘤是"90%肿瘤"(90%有囊变,90%有钙化,90%有强化)。(右图)矢状位大体病理示典型的造釉细胞型颅咽管瘤,内含囊实性混合成分。可见典型的机器状("曲轴箱"➡)改变。鞍内可见受侵➡(Courtesy R. Hewlett, MD.)

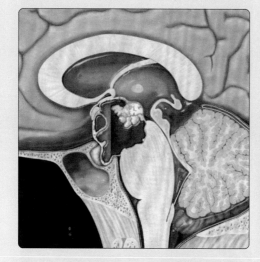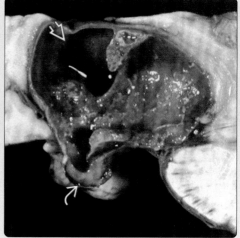

图 12-36 (左图)48 岁男性,视力改变,T2WI 示鞍上囊性肿块➡,内含低信号结节灶➡。T2WI 表现与颅颊裂囊肿类似。(右图)同一患者,矢状位增强 T1WI 示强化结节➡,这有助于诊断此囊性病变为颅咽管瘤,而非颅颊裂囊肿。外科手术是这一 WHO Ⅰ级肿瘤的主要治疗方法。然而 10 年复发率接近 20%

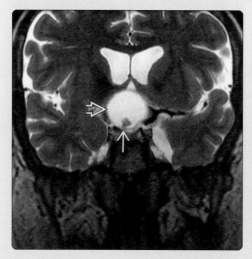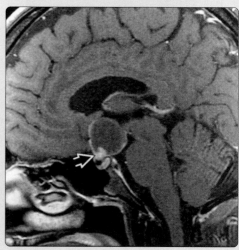

术语

简称

- 颅咽管瘤(CP)

同义词

- 颅咽管肿瘤,颅颊裂囊肿,造釉细胞瘤

定义

- 由胚胎时期 Rathke 囊上皮分化而来的,常伴部分囊变的良性鞍区肿瘤
  - 2 种组织分型:造釉细胞型、乳头型

影像学检查

一般特点

- 最佳诊断要点
  - CT:儿童部分钙化的鞍上囊实性肿块
  - MR:信号复杂的鞍上肿块
- 位置
  - 颅咽管瘤手术部位分类分 3 型
    - 鞍区
    - 视交叉前
    - 视交叉后
  - 颅咽管瘤影像学部位分类(造釉细胞型)
    - 鞍上(75%)
    - 鞍上+部分鞍内(21%)
    - 完全鞍内(4%)
    - 常侵及多个颅窝:前颅窝(30%),中颅窝(23%),后颅窝和/或斜坡后(20%)
  - 罕见异位部位
    - 视交叉,第 3 脑室
    - 其他:鼻咽、鼻旁窦、松果体、蝶骨(斜坡)、桥小脑角
- 大小
  - 多变;发病时通常较大(>5cm)
    - 偶尔体积巨大,多房状
- 形态学
  - 多分叶,多囊状

CT 表现

- CT 平扫
  - 造釉细胞型(90% 规则)
    - 90% 为囊实混合性,实性部分(等密度),囊性部分(低密度)
    - 90% 钙化
    - 90% 强化(实性部分=结节状,边缘=包膜)
  - 乳头型:通常为实性,呈等密度,很少钙化

MR 表现

- T1WI
  - 信号因囊内成分不同而异
    - 囊内高蛋白成分为短 1 信号
    - 典型表现(造釉细胞型)
      - □ 高信号囊肿+不均匀结节
    - 少见表现(乳头型)
      - □ 等信号实性成分
- T2WI
  - 囊肿呈不同程度的高信号

- 实性部分=信号不均(等/高信号,钙化部分呈低信号)
  - 肿瘤邻近脑实质内高信号与下列情况相关:
    - 神经胶质增生,肿瘤浸润,囊液外漏刺激
    - 视交叉/视束受压所致水肿
    - T2WI* 低信号=钙化
- FLAIR
  - 囊内成分通常呈高信号
- DWI
  - 信号不一,取决于囊内液体成分
- 增强 T1WI
  - 实性成分呈不均匀强化;囊壁显著强化
- MRA
  - 血管移位或被包饶
- MRS
  - 囊内成分在 MRS 上可见宽大的脂质峰(0.9~1.5ppm)

影像检查推荐

- 最佳影像检查
  - 薄层矢状位及冠状位成像
- 检查方案推荐
  - 平扫及增强 T1WI,T2WI,FLAIR,GRE,DWI 及 MRS 序列

鉴别诊断

颅颊裂囊肿

- 无钙化,轻度异质性
- T2WI 上寻找囊内结节
- 不强化
  - "爪征"(强化的垂体包绕囊肿)
- 小的 RCC 较难与罕见的鞍内颅咽管瘤鉴别
- RCC 表达 CK8 及 CK20(颅咽管瘤通常不表达)

鞍上蛛网膜囊肿

- 无钙化,强化

下丘脑/视交叉星型细胞瘤

- 实性或伴内部小囊肿/坏死成分
- 钙化罕见,常显著强化

垂体腺瘤

- 青春期前儿童罕见
- 与脑实质等信号
- 显著强化
- 囊变及出血时类似颅咽管瘤

表皮样囊肿/皮样囊肿

- 轻度强化或无强化

血栓形成性动脉瘤

- 内含血液成分,行 SWI 序列
- 寻找残余管腔及相位伪影

生殖细胞瘤或含囊性成分的混合性生殖细胞瘤

- 脑脊液播散常见,钙化罕见

病理

一般特点

- 病因
  - 2 种假说理论
    - 颅咽管瘤起源于残余的颅咽管
    - 颅咽管瘤起源于腺垂体结节部的鳞状上皮细胞
- 遗传学
- 无已知的遗传学易感性(罕见家族性发病的报道)
- 少部分颅咽管瘤为单克隆增殖,起源于特定位点的原癌基因
- 造釉细胞型颅咽管瘤可见 β-粘连蛋白基因突变(遗传学特性)

分期、分级和分类

- WHO Ⅰ级
- MIB-1 标记指数>7%预示复发

大体病理和术中特征

- 实体肿瘤内含不同程度的囊性结构
- 造釉细胞型囊肿内常含浓稠的"机油"样液体
- 叶状上皮结构侵犯临近下丘脑/视交叉

显微镜下特征

- 造釉细胞型(绝大多数见于儿童)
  - 复层鳞状上皮细胞,核呈栅栏状排列
  - "湿"角化蛋白结节形成
  - 营养不良性钙化
- 乳头型(绝大多数见于成年人)
  - 鳞状上皮细胞形成假乳头结构
  - 绒毛状纤维血管基质
- 恶变,远处转移罕见
  - 可见于多种组织学类型,通常预后不良

临床要点

临床表现

- 最常见症状体征
  - 症状因肿瘤位置、大小以及患者年龄不同而异
  - 视觉障碍
    - 双颞侧偏盲
- 其他症状体征
  - 内分泌紊乱
    - 生长激素不足>甲状腺功能低减>肾上腺皮质功能衰竭>尿崩症
    - 头痛
- 临床表现
  - 患儿表现为晨起头痛,视力障碍及身材矮小

人口统计学

- 年龄
  - 发病年龄呈双峰(5~15 岁为发病高峰,>65 岁为另一个小高峰)
    - 乳头状颅咽管瘤发病年龄>50 岁
- 性别
  - 男性=女性
- 种族
  - 日本儿童常见
- 流行病学
  - 儿童最常见的颅内非神经系统来源的肿瘤
  - 占所有年龄段颅内肿瘤的 1.2%~4%
    - 占儿童颅内肿瘤 6%~9%
    - 发病率=每年 0.5~2.5 例新发病例/100 万
  - 约54%儿童鞍内/视交叉区域肿瘤为颅咽管瘤

病程和预后

- 通常为生长缓慢的良性肿瘤
- 预后基于发病时肿瘤大小及浸润程度
  - <5cm,复发率:20%
  - >5cm,复发率:83%
  - 10 年总生存率:64%~96%

治疗

- 主要治疗方案
  - 根治性手术=全切
    - 并发症=下丘脑损伤,内分泌症状,滋养血管损伤及假性动脉瘤
  - 手术入路可为经颅、经鼻、经眶或内镜入路手术
  - 局限性手术=次全切除合并放疗
  - 活检、囊肿引流或放疗
- 肿瘤残余或复发性肿瘤的治疗
  - 手术,放疗或囊肿穿刺吸引
  - 囊内注射放射性核素、博来霉素或其他硬化剂

诊断纲要

注意

- 手术前进行眼科以及内分泌评估

影像解读要点

- 若核磁诊断困难,应采用 CT 平扫检测钙化
- 造釉细胞型颅咽管瘤="90%规则"(90%为囊性,90%钙化,90%强化)
- 乳头型颅咽管瘤通常为实性肿瘤,主要见于成年人

参考文献

1. Greenfield BJ et al: Long-term disease control and toxicity outcomes following surgery and intensity modulated radiation therapy (IMRT) in pediatric craniopharyngioma. Radiother Oncol. 114(2):224-9, 2015
2. Kim JH et al: BRAF V600E mutation is a useful marker for differentiating Rathke's cleft cyst with squamous metaplasia from papillary craniopharyngioma. J Neurooncol. ePub, 2015
3. Lee HJ et al: Pretreatment diagnosis of suprasellar papillary craniopharyngioma and germ cell tumors of adult patients. AJNR Am J Neuroradiol. 36(3):508-17, 2015
4. Sterkenburg AS et al: Survival, hypothalamic obesity, and neuropsychological/psychosocial status after childhood-onset craniopharyngioma: newly reported long-term outcomes. Neuro Oncol. ePub, 2015
5. Lee CC et al: Gamma Knife surgery for craniopharyngioma: report on a 20-year experience. J Neurosurg. 121 Suppl:167-78, 2014
6. Clark AJ et al: A systematic review of the results of surgery and radiotherapy on tumor control for pediatric craniopharyngioma. Childs Nerv Syst. 29(2):231-8, 2013
7. Müller HL: Childhood craniopharyngioma. Pituitary. 16(1):56-67, 2013
8. Clark AJ et al: Treatment-related morbidity and the management of pediatric craniopharyngioma: a systematic review. J Neurosurg Pediatr. 10(4):293-301, 2012

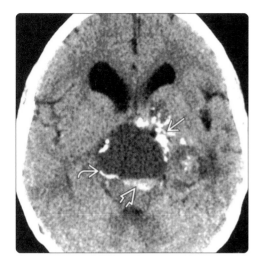

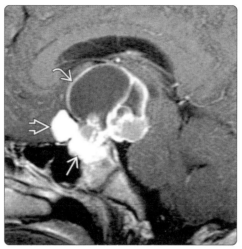

图 12-37 （左图）轴位 CT 平扫示颅咽管瘤的典型改变。鞍上可见一较大囊肿，含液-液平面➡，伴边缘➡及球状➡钙化。（右图）矢状位增强 T1WI 示鞍上复杂囊性肿块伴边缘钙化➡及实体成分➡。囊内含不同信号液体。肿块鞍上部分较大，鞍内➡部分较小，为典型颅咽管瘤改变

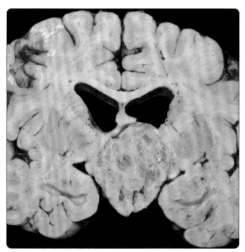

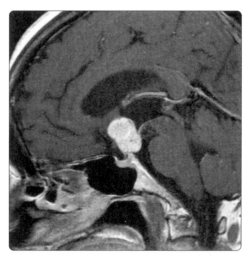

图 12-38 （左图）大体病理标本示典型的囊、实混合性造釉细胞型颅咽管瘤典型表现。囊性部分内含黏稠的凝胶样成分（Courtesy AFIP）。（右图）45 岁患者，视力改变，矢状位增强 T1WI 示鞍上强化的实性肿块。手术证实为乳头型颅咽管瘤。乳头型颅咽管瘤是 WHO Ⅰ 级肿瘤，通常为实性、无钙化的病变

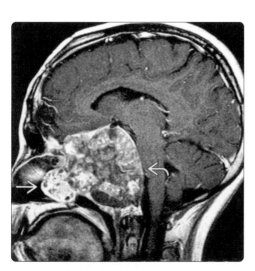

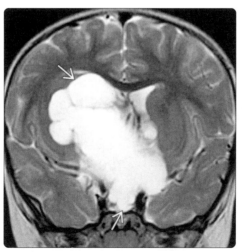

图 12-39 （左图）矢状位增强 T1WI 示巨大复发的造釉细胞型颅咽管瘤，位于鞍内、鞍上、鼻咽➡及桥前间隙➡，为典型的不均匀囊实性表现。注意肿块对视交叉、下丘脑及脑桥的占位效应（Courtesy S. Blaser, MD）。（右图）2 岁患儿，冠状位 T2WI 示巨大鞍上肿块，内含多发高信号囊肿➡。鞍内部分相对较小

五、垂体细胞瘤

术语

- 起源于神经垂体和漏斗部特殊的垂体细胞以及特殊的神经胶质细胞的罕见肿瘤

影像

- 起源于神经垂体或漏斗部的鞍内或鞍上的强化肿块
- 通常位于鞍上（漏斗部），单纯的鞍内肿瘤少见
- MR：等、低信号的实性肿块
  ○ 通常垂体后叶"亮点"缺如
  ○ 强化多变，通常为显著均匀强化
- 最佳影像检查：鞍区高分辨核磁（层厚 2.5～3mm）
  ○ 矢状位及冠状位 T1WI，冠状位 T2WI，增强扫描前矢状位及冠状位 T1WI 压脂序列

主要鉴别诊断

- 垂体腺瘤

- 淋巴细胞性垂体炎
- 垂体增生
- 颗粒细胞瘤

病理

- 与颗粒细胞瘤不同（WHO 2007）
- WHO Ⅰ级
- 边界清楚的圆形或椭圆形实体肿块
- 术中可见肿瘤血供丰富

临床要点

- 视力及内分泌功能障碍为常见的临床症状
- 可无临床症状
- 手术切除：主要治疗方式，由于肿瘤血供丰富经蝶入路手术较为困难

诊断纲要

- 若肿块局限于腺体后部，位于鞍内且可与腺体完全分离，或累及漏斗部，应考虑垂体细胞瘤

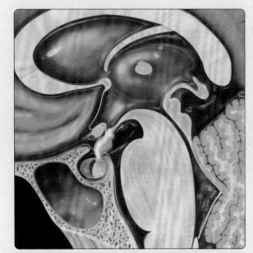
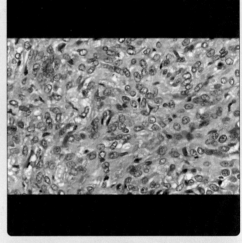

图 12-40 （左图）矢状位示意图示垂体细胞瘤累及漏斗部及神经垂体。分叶状鞍上肿块对邻近结构无明显压迫征象，这是此类罕见、低级梭形神经胶质瘤的典型改变。（右图）病理切片 HE 染色示垂体细胞瘤典型的良性特点，双极梭形细胞，内含丰富的嗜酸性胞质。未见核形态异常及分裂象。GFAP（未示）示细胞强染色，提示肿瘤细胞来源为星形细胞

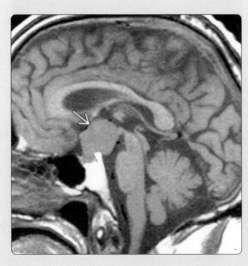
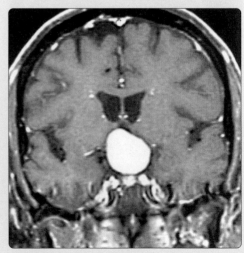

图 12-41 （左图）矢状位 T1WI 示边界清晰的鞍上肿块➡，侵犯鞍后部。垂体后部"亮点"缺如是垂体细胞瘤常见改变。（右图）同一患者，冠状位增强 T1WI 示这一大垂体细胞瘤呈显著均匀强化。该强化方式为此类罕见的神经垂体及漏斗部肿瘤的典型改变。此类血供丰富的肿瘤为 WHO Ⅰ级（Courtesy A. V. Hasso, MD）

术语

同义词

- 不常用的同义词还包括漏斗部瘤,垂体后部星形细胞瘤

定义

- 起源于神经垂体和漏斗部的垂体细胞以及特殊的神经胶质细胞的罕见肿瘤

影像

一般特点

- 最佳诊断要点
  - 起源于神经垂体或漏斗部的鞍区或鞍上的强化肿块
- 部位
  - 通常位于鞍上(漏斗部),单纯的鞍内肿瘤少见
- 大小
  - 大小不定(1~4cm)
- 形态学
  - 边界清楚的圆形或椭圆形实体肿块

CT 表现

- CT 平扫
  - 鞍内和/或鞍上高密度肿块,钙化罕见

MR 表现

- T1WI
  - 等、低信号实性肿块
  - 垂体后叶"亮点"通常缺如
- T2WI
  - 不均匀的低/等信号
- 增强 T1WI
  - 强化程度不同,通常为显著均匀强化

影像检查推荐

- 最佳影像检查
  - 鞍区高分辨核磁(层厚 2.5~3mm)
- 检查方案推荐
  - 鞍区矢状位及冠状位 T1WI,冠状位 T2WI,增强扫描后矢状位及冠状位 T1WI 压脂

鉴别诊断

垂体腺瘤

- 可能难以鉴别,通常位于垂体前叶
- 鞍内和/或鞍上强化的肿块

淋巴细胞性垂体炎

- 可出现垂体(前叶>后叶)及垂体柄受累
- 妊娠期及围产期妇女常见

垂体增生

- 通常为表现为垂体弥漫性增大

转移瘤

- 原发肿瘤通常已知,常见为多发病变

颗粒细胞瘤

- 起源于神经垂体或漏斗部的胶质瘤

病理

一般特点

- 病因
  - 起源于神经垂体或漏斗部的垂体细胞
  - 与颗粒细胞瘤不同(WHO 2007)

分期、分级和分类

- WHO Ⅰ级

大体病理和术中特征

- 边界清楚、质地软硬不定的肿块
  - 坏死及囊变少见
  - 肿瘤浸润视交叉及海绵窦等周围组织结构较为罕见
- 术中可见肿瘤血供丰富

显微镜下特征

- 伸长的梭形双极细胞,内含丰富胞质
- 常见血管周围淋巴细胞聚集
- 波形蛋白(+),S100 蛋白(+),GFAP(+)

临床要点

临床表现

- 最常见症状体征
  - 视力及内分泌功能障碍为常见的临床症状
    - 头痛,闭经,泌乳,性欲减退,不育,尿崩症,垂体功能低减
  - 可能无症状

人口统计学

- 年龄
  - 发病高峰:40~50 岁
  - 无小于 20 岁的垂体细胞瘤病例报道
- 性别
  - 男:女 = 1.6:1
- 流行病学
  - 罕见(症状性垂体细胞瘤病例报道不足 50 例)

病程和预后

- 良性,生长缓慢的肿瘤
- 次全切后再次生长少见

治疗

- 手术切除:主要治疗方式;由于肿瘤血供丰富经蝶入路手术较为困难
- 放疗治疗效果结论不一致
- 术前栓塞治疗可能有效

诊断纲要

注意

- 若肿块局限于腺体后部,位于鞍内且可与腺体完全分离,或累及漏斗部,应考虑垂体细胞瘤

参考文献

1. Zygourakis CC et al: Pituicytomas and spindle cell oncocytomas: modern case series from the University of California, San Francisco. Pituitary. 18(1):150-8, 2015
2. Feng M et al: Surgical management of pituicytomas: case series and comprehensive literature review. Pituitary. 17(5):399-413, 2014
3. Teti C et al: Pituitary image: pituicytoma. Pituitary. ePub, 2014

要 点

术语

- 罕见的非腺瘤性、非内分泌性、无功能鞍区肿瘤
- 可能起源于垂体前叶滤泡星状细胞

影像

- 影像学上难以与垂体大腺瘤鉴别
- 鞍内及鞍上肿块
- CT：鞍区/鞍上等-高密度肿块
- MR：多数情况下与白质信号相等
  - 通常为显著均匀强化

主要鉴别诊断

- 垂体大腺瘤
- 淋巴细胞性垂体炎
- 垂体细胞瘤
- 神经垂体颗粒细胞瘤
- 转移癌

病理

- 大体外观与垂体大腺瘤难以鉴别
- 显微镜下特征
  - 互相交织的成簇长梭形细胞
  - 嗜酸性细胞瘤
  - 有丝分裂速度通常较慢
- WHO Ⅰ级

临床要点

- 发生于成年人的肿瘤（多见于 40~60 岁）
- 临床症状难以与无功能垂体大腺瘤鉴别
  - 视力缺陷
  - 全垂体功能低下
  - 头痛
  - 有报道的少见症状包括恶心、呕吐
- 治疗：手术切除
- 临床通常为良性病程

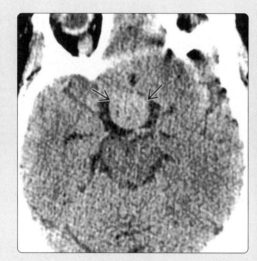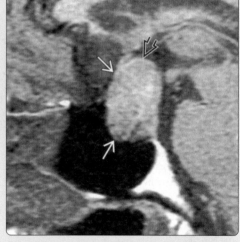

图 12-42 （左图）69 岁女性，头痛、双颞侧偏盲，轴位 CT 平扫示鞍上池边界清晰的略高密度肿块 ➡。（右图）同一患者，矢状位 T1WI 示鞍内及鞍上肿块 ➡，与白质信号相等，视交叉上抬 ➡。垂体难以与肿块分界清楚，病变其他部分与垂体柄间亦无明显界限

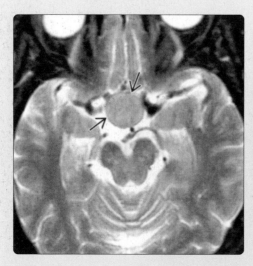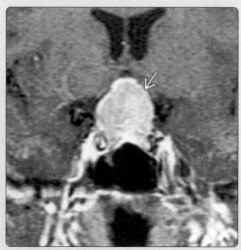

图 12-43 （左图）同一患者，轴位 T2WI 示肿块 ➡ 边界清楚，与白质信号相等。（右图）冠状位增强 T1WI 示肿瘤 ➡ 显著均匀强化。术前临床诊断为垂体大腺瘤，术中病理证实为嗜酸细胞瘤。虽然在影像学及临床特点上难以与垂体大腺瘤鉴别，但通过组织学、免疫组织化学及精细结构特点可以轻松地识别嗜酸细胞瘤

要　点

术语

- 起源于神经垂体和漏斗部的垂体细胞以及特殊的神经胶质细胞的肿瘤
- 罕见、低级别的非内分泌性鞍区肿瘤
- 以前名为垂体细胞瘤，神经垂体肿瘤的颗粒细胞瘤

影像

- 边界清楚的鞍内/鞍上或漏斗部强化肿块
- 1.5~6.0cm
- CT:鞍区/鞍上高密度肿块
  - 钙化罕见
- 最佳影像检查:鞍区高分辨增强核磁
- 若鞍内/鞍上肿块与垂体前叶分界清楚,应考虑颗粒细胞瘤

主要鉴别诊断

- 垂体大腺瘤

- 淋巴细胞性垂体炎
- 垂体细胞瘤
- 梭形细胞嗜酸细胞瘤
- 颅颊裂囊肿

病理

- WHO Ⅰ级

临床要点

- 通常无临床症状(小病变)
- 视交叉受压所致视野缺损是最常见的临床症状
- 少见临床症状:全垂体功能低下,泌乳,闭经,性欲低下,神经心理学改变
- 常见于成年,40~60岁
- 通常为良性病程

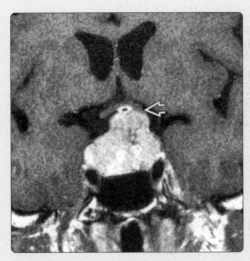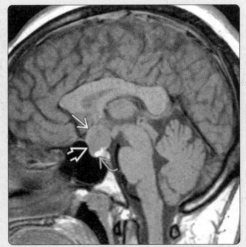

图 12-44　(左图)冠状位增强 T1WI 示较大的鞍内及鞍上强化肿块,触及视交叉左侧➡,手术病理证实为颗粒细胞瘤。影像学表现类似常见的垂体大腺瘤。(右图)31岁女性,头痛、视力改变,矢状位 T1WI 示鞍内及鞍上肿块➡,视交叉➡上抬,肿块后部可见局灶性高信号➡

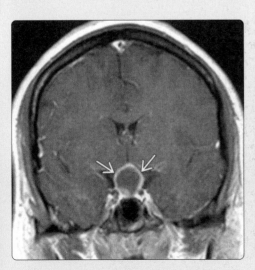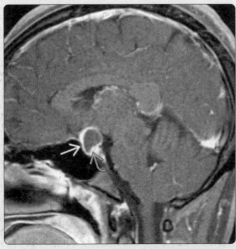

图 12-45　(左图)同一患者,冠状位增强 T1WI 示肿块➡呈外周强化。(右图)同一患者,矢状位增强 T1WI 示肿块外周强化➡,中心为低信号。可见类似囊内结节➡的 T1WI 高信号区影,通常见于颅颊裂囊肿。手术病理证实为神经垂体颗粒细胞瘤。颗粒细胞瘤在 2007 年 WHO 分类系统中成为单独一类肿瘤

要　点

术语

- 部分蝶鞍被蛛网膜包裹的脑脊液填充
- 原发性空泡蝶鞍
  - 通常无异常,偶然发现(约 15% 的脑 MR)
  - 可为正常变异
  - 脑脊液压力正常或升高
  - 受压垂体组织大小近乎正常
- 继发性空泡蝶鞍
  - 继发于垂体手术,放疗或外伤

影像

- 鞍内可见脑脊液信号,垂体受压变平紧贴于鞍底
  - 骨性蝶鞍正常或轻度扩大(继发于脑脊液搏动)
  - 骨性边缘完整,未受侵蚀或脱钙
  - 垂体柄及垂体腺体强化正常
- 空泡内液体与 CSF 完全一致
  - 在 FLAIR 序列中被完全抑制
  - DWI 上弥散不受限制

主要鉴别诊断

- 特发性颅内高压
- 继发性颅内高压
- 蛛网膜囊肿
- 垂体卒中

病理

- 鞍膈"缺损"
  - 鞍区覆盖的硬脑膜结构不完整(增宽)
  - 垂体柄入口过大
  - 蛛网膜以及脑脊液从鞍上蛛网膜下池疝入鞍内

临床要点

- 绝大多数为偶然发现,通常无临床症状(成年人)
  - 女:男 = 5:1
- 颅内高压时可出现头痛,视力障碍
- 患儿出现频繁的内分泌异常

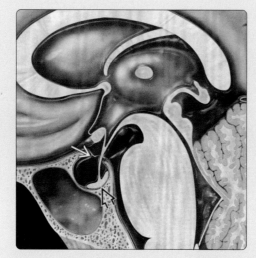
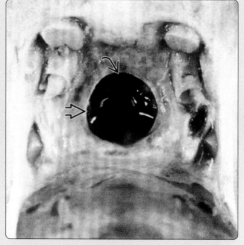

图 12-46　(左图)矢状位示意图示空泡蝶鞍(ES)。蛛网膜下腔及脑脊液穿过鞍膈➡,垂体➡受压变平,向后下紧贴鞍底。(右图)轴位大体病理示尸检偶然发现的原发性空泡蝶鞍。注意鞍膈➡开口扩大,脑脊液➡填充大部分骨性蝶鞍(Courtesy M. Sage, MD)

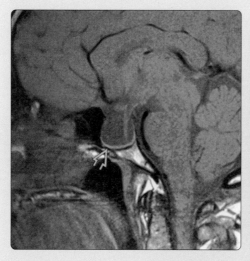
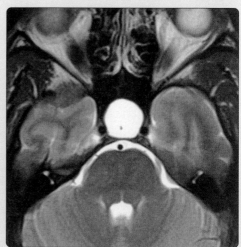

图 12-47　(左图)40 岁男性,矢状位 T1WI 示偶然发现的部分空泡蝶鞍,患者无内分泌检查异常。注意骨性蝶鞍扩大,垂体组织➡呈薄边样。(右图)同一患者,T2WI 示偶然发现的部分空泡蝶鞍。骨性蝶鞍扩大,充满脑脊液。正常的垂体柄位于中线

术语

简称

- 空泡蝶鞍(ES)

定义

- 鞍上蛛网膜及脑脊液通过增宽的鞍膈进入骨性蝶鞍
- 部分蝶鞍被脑脊液填充
  - 完全填充较为罕见
  - 垂体腺
    - 很少完全缺如
    - 残余的垂体组织受压变平呈沿蝶鞍呈薄边样
    - 通常位于鞍底后下部
- 原发或继发
  - 原发空泡蝶鞍
    - 常见的正常变异(见于15%的脑MR),偶然发现
    - 脑脊液压力正常或升高
    - 受压垂体组织大小近乎正常
    - 无创伤、手术及放疗史
    - 患者通常无内分泌异常表现
  - 继发性空泡蝶鞍
    - 多种病因
      - 手术损伤
      - 放疗
      - 溴隐亭治疗
      - 创伤
      - 希恩综合征(产后垂体坏死)
      - 垂体卒中
      - 垂体脓肿

影像学检查

一般特点

- 最佳诊断要点
  - 鞍内脑脊液及垂体受压变平紧贴鞍底
  - 骨性蝶鞍正常或扩张
- 位置
  - 鞍内脑脊液
- 大小
  - 大小不定

影像检查推荐

- 最佳影像检查
  - 矢状位T1WI
  - 冠状位T2WI

CT表现

- CT平扫
  - 脑脊液疝入骨性蝶鞍内
    - 骨性蝶鞍通常正常
  - 也可轻度扩大(继发于脑脊液搏动)
    - 骨性边缘完整,未受侵蚀或脱钙
- 增强CT
  - 垂体柄及垂体强化正常

- 偶见鞍内脑脊液呈非对称性分布
  - 垂体柄可向一侧偏斜

MR发现

- T1WI
  - 原发空泡蝶鞍
    - 空泡内液体与CSF完全一致
    - 垂体柄通常位于中线
      - 若疝入的脑脊液分布不对称,垂体柄可向一侧偏斜
    - 第3脑室,下丘脑通常无异常
      - 罕见:视交叉,第3脑室前部疝入蝶鞍
  - 继发性空泡蝶鞍
    - 寻找经蝶垂体切除术的术后改变
      - 鞍底骨质缺损
      - 脂肪堆积
    - 可能出现垂体柄或视交叉扭转
      - 垂体柄及残余垂体可瘢痕化或黏附于蝶鞍侧面或底面
- T2WI
  - 空泡内液体与CSF完全一致
- FLAIR
  - 蝶鞍内液体在FLAIR序列中完全抑制
- DWI
  - 无弥散受限
- 增强T1WI
  - 原发性空泡蝶鞍
    - 垂体柄,垂体腺强化正常
    - 无其他异常
  - 继发性空泡蝶鞍
    - 腺体和垂体柄可能黏附或扭曲

鉴别诊断

特发性颅内高压

- "假性脑瘤"
- 常见于肥胖女性,20~40岁
- 头痛,乳头水肿
- 视神经鞘扩大±空泡蝶鞍
- 脑室可呈裂隙状
- 蛛网膜下间隙(池,脑沟)变小

继发性颅内高压

- 颅内压增高由下列原因所致
  - 阻塞性脑积水(脑室内/脑室外)
  - 肿块(新生物等)
- 扩张的第3脑室前隐窝疝入蝶鞍
- 寻找肿块及脑脊液渗入脑室周围的证据

蛛网膜囊肿

- 鞍上蛛网膜囊肿可疝入骨性蝶鞍
  - 骨性蝶鞍常扩大,侵蚀/展平
- 内含脑脊液的肿块推挤第3脑室或视交叉移位
- 囊壁在薄层核磁上可见

垂体卒中

- 急性:垂体通常扩大,而非缩小

○ 常为出血性
○ 在增大的无强化垂体周围寻找边缘强化
- 慢性:可致空泡蝶鞍

垂体发育异常

- 异位的垂体后叶"亮斑"
  ○ 可出现小垂体畸形
  ○ 短垂体柄,"短而粗"
  ○ 骨性蝶鞍较小,内部较浅
  ○ 部分空泡蝶鞍
- 胚胎第3脑室漏斗隐窝持续存在
  ○ 影像学表现类似空泡蝶鞍(罕见)
- 双重垂体柄
  ○ 罕见
  ○ 寻找2个较细的垂体柄
  ○ 可表现为部分空泡蝶鞍

希恩综合征

- 临床起病
  ○ 产后出血
  ○ 垂体坏死
  ○ 泌乳障碍
  ○ 垂体功能低下
- 垂体前叶坏死
  ○ 残余垂体组织较小
  ○ 结局=空泡蝶鞍
- 可在妊娠数年后出现
- 临床缓慢进展提示有缺血因素以外的病因
- 坏死可能由抗下丘脑、垂体的抗体所致
- 垂体自身免疫可能使垂体功能永久性减退

表皮样囊肿

- 真性鞍内表皮样囊肿极其罕见
  ○ 偏中线>位于中线
  ○ 通常由桥小脑角表皮样囊肿延伸而来

病理

一般特性

- 病因
  ○ 原发性空泡蝶鞍
    - 鞍膈缺损
      □ 鞍区覆盖的硬脑膜结构不完整(增宽)
      □ 垂体柄入口过大
      □ 蛛网膜以及脑脊液从鞍上蛛网膜下池疝入鞍内
    - 脑脊液搏动可使蝶鞍逐渐扩张
  ○ 继发性空泡蝶鞍
    - 常见病因:手术损伤、溴隐亭治疗、放疗
    - 少/罕见病因:垂体卒中、垂体脓肿

大体病理和术中特征

- 鞍膈开口扩张,敞开
- 鞍内含脑脊液的蛛网膜疝

临床要点

临床表现

- 最常见症状体征

○ 偶然发现,无临床症状
○ 若由特发性颅内高压(IIH)所致,可出现头痛、视力障碍
○ 内分泌异常
  - 20%的成年患者实验室检查存在轻微异常
  - 绝大多数(70%)空泡蝶鞍患儿有内分泌功能异常

人口统计学

- 年龄
  ○ 发病高峰在50~60岁之间
  ○ 脑脊液压力增高出现更早,30~40岁
- 性别
  ○ 女:男=5:1
- 流行病学
  ○ 10%~15%为影像学检查时意外发现

病程和预后

- 原发/继发性空泡蝶鞍通常为良性,不需要治疗
- 若与特发性颅内高压相关,可能会造成视力丧失或脑脊液漏
- 部分患者应接受激素替代治疗
- 手术(罕见)
  ○ 若视交叉受压向下进入蝶鞍导致严重视力障碍,可行"视交叉固定术"上提视交叉
  ○ 脑脊液鼻漏可能需要外科干预

诊断纲要

注意

- 是中老年人偶发的正常变异
- 年轻女性特发性颅内高压患者常有其他表现(如视神经鞘扩大,视乳头水肿,硬脑膜静脉窦狭窄)
- 儿童患者应寻找内分泌异常改变

影像学评估要点

- 在所有核磁序列中鞍内液体与脑脊液表现完全相同

参考文献

1. Jamjoom DZ et al: The association between petrous apex cephalocele and empty sella. Surg Radiol Anat. ePub, 2015
2. Aruna P et al: Partial empty sella syndrome: a case report and review. Indian J Clin Biochem. 29(2):253-6, 2014
3. Kyung SE et al: Enlargement of the sella turcica in pseudotumor cerebri. J Neurosurg. 120(2):538-42, 2014
4. Mehta GU et al: Effect of primary empty sella syndrome on pituitary surgery for Cushing's disease. J Neurosurg. 121(3):518-26, 2014
5. Saindane AM et al: Factors determining the clinical significance of an "empty" sella turcica. AJR Am J Roentgenol. 200(5):1125-31, 2013
6. Lenz AM et al: Empty sella syndrome. Pediatr Endocrinol Rev. 9(4):710-5, 2012
7. Pepene CE et al: Primary pituitary abscess followed by empty sella syndrome in an adolescent girl. Pituitary. 13(4):385-9, 2010
8. De Marinis L et al: Primary empty sella. J Clin Endocrinol Metab. 90(9):5471-7, 2005

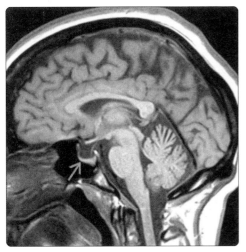
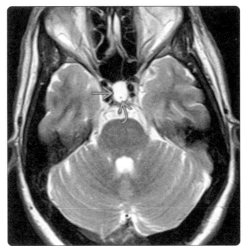

图 12-48 （左图）矢状位 T1WI 示偶然发现的原发性部分空泡蝶鞍➡，内含脑脊液。垂体后叶"亮点"缺如，此改变可见于 15%～20% 内分泌功能正常的患者。（右图）同一患者，轴位 T2WI 示鞍区充满了鞍上池下疝的脑脊液➡。绝大多数空泡蝶鞍患者垂体柄➡位置正常

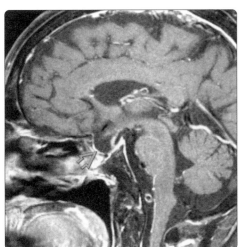
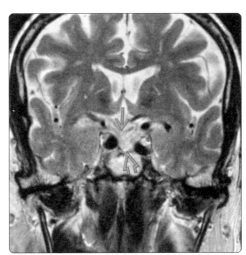

图 12-49 （左图）矢状位增强 T1WI FS 序列示继发性空泡蝶鞍，病因为垂体大腺瘤手术损伤。少量垂体组织沿扩大的鞍底分布➡。（右图）同一患者，冠状位 T2WI 示鞍内充满脑脊液➡。受压变薄的视交叉➡向下缩回蝶鞍

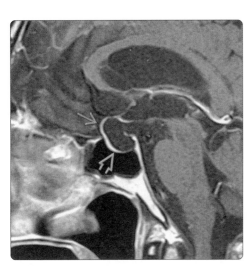
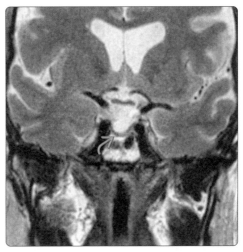

图 12-50 （左图）71 岁女性，增强 T1WI 示鞍内及鞍上蛛网膜囊肿，与空泡蝶鞍影像学改变相似。注意正常强化的垂体柄➡，以及被含脑脊液信号的蛛网膜囊肿推挤向前的垂体组织➡。（右图）40 岁男性，T2WI 示继发性空泡蝶鞍，患者曾因睾酮水平异常升高服用溴隐亭治疗。少量残余垂体组织➡沿正常大小蝶鞍下缘分布

要 点

术语

- 正常垂体高度的上限因年龄与性别不同而异
  - 妊娠期及哺乳期女性:12mm
  - 年轻月经期女性:10mm
  - 男性,绝经后女性:8mm
  - 婴幼儿,儿童:6mm
- 非生理性增生见于:
  - 甲状腺功能低下,Addison 病或其他靶腺器官衰竭
  - 部分神经内分泌肿瘤

影像学改变

- 增大的均匀强化垂体上缘隆起
- 最佳影像检查:高分辨核磁
  - 矢状位/冠状位 T1WI,冠状位 T2WI
  - 动态核磁冠状位 T1WI
  - 矢状位/冠状位增强 T1WI FS 序列
  - 层厚 3~4mm

主要鉴别诊断

- 垂体大腺瘤
- 垂体微腺瘤
- 淋巴细胞性垂体炎
- 静脉淤血(颅内低压,硬脑膜动静脉瘘)

病理

- 生长激素分泌性细胞增生通常呈弥漫性,见于神经内分泌肿瘤
- 泌乳素细胞增生:弥漫性>结节性
- 促肾上腺皮质激素细胞增生:结节性或弥漫性
- 促甲状腺激素细胞增生:
  - 长期原发性甲状腺功能减退,可能与泌乳素细胞增生有关
- 促性腺激素细胞增生(如 Turner 综合征、Klinefelter 综合征)

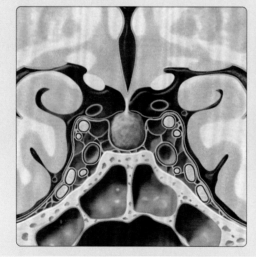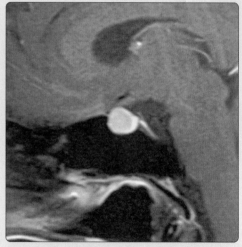

图 12-51 (左图)冠状位示意图示生理性垂体增生。腺体均匀增大,上缘轻度隆起。(右图)38 岁女性,接受不育治疗后头痛,矢状位增强 T1WI 示垂体均匀强化,高度 12mm

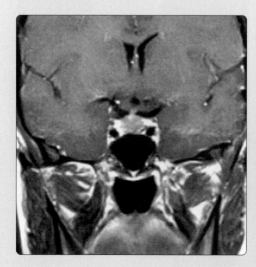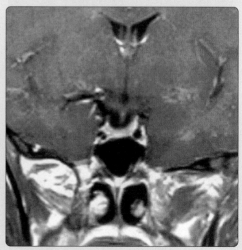

图 12-52 (左图)28 岁哺乳期女性,冠状位增强 T1WI 示典型生理性垂体增生。可见垂体上缘轻度隆起,高度近 14mm。(右图)1 年后随访,冠状位增强 T1WI 示患者垂外观正常,产后生理扩大存在缓解期

术语

- 正常垂体高度的上限因年龄与性别不同而异
  - 妊娠期及哺乳期女性:12mm
  - 年轻月经期女性:10mm
  - 男性,绝经后女性:8mm
  - 婴幼儿,儿童:6mm
- 非生理性增生见于:
  - 甲状腺功能低下,Addison 病及其他靶腺衰竭,或部分神经内分泌肿瘤

影像学检查

一般特点

- 最佳诊断要点
  - 增大的均匀强化垂体上缘隆起
  - 可为结节性,与垂体腺瘤相似
- 部位
  - 蝶鞍;可延伸至鞍上区域,压迫毗邻结构
- 大小
  - >10,可至 15mm

CT 表现

- CT 平扫
  - 垂体腺增大,无钙化
- 增强 CT
  - 均匀强化

MR 表现

- T1WI
  - 与残余垂体等信号
- T2WI
  - 与残余垂体等信号
- 增强 T1WI
  - 典型者为腺体弥漫强化
  - 可致局灶结节样增大
  - 动态核磁:强化情况与残余垂体相似

影像检查推荐

- 最佳影像检查
  - 3mm 层厚,小视野 MR
- 检查方案推荐
  - 矢状位/冠状位 T1WI,冠状位 T2WI
  - 冠状位动态增强 T1WI
  - 增强扫描后矢状位/冠状位核磁 FS 序列 T1WI

鉴别诊断

垂体大腺瘤

- 可能难以鉴别诊断

垂体微腺瘤

- 可能难以鉴别诊断
- 动态核磁可见腺瘤强化慢于正常垂体

淋巴细胞性垂体炎

- 垂体和/或垂体柄增大
- 见于妊娠期或产后女性

静脉淤血

- 可并发颅内低压

- 硬脑膜动静脉瘘

病理

一般特点

- 病因
  - 对原位/异位下丘脑释放激素内分泌刺激的反应性改变
    - 原位:对靶腺器官衰竭的反应性改变
    - 异位:与神经内分泌肿瘤相关
  - 生理性增生可见于女性妊娠和哺乳期

显微镜下特征

- 结节性垂体增生镜下表现为腺泡显著扩张,结构扭曲
- 弥漫性增生需要进行常规细胞计数
- 生长激素细胞增生通常呈弥漫性,合并神经内分泌肿瘤
  - 胰岛细胞瘤、嗜铬细胞瘤、支气管和甲状腺类癌
  - 可与 McCune-Albright 综合征、多发性内分泌肿瘤综合征及 Carney 综合征相关
- 泌乳素细胞增生:弥漫性>结节性
  - 可见于妊娠或哺乳期,雌激素治疗,原发性甲状腺功能低下,库欣综合征
- 促肾上腺皮质激素细胞增生:结节性或弥漫性
  - 与库欣综合征,神经内分泌肿瘤及未经治的 Addison 病相关
- 促甲状腺激素细胞增生
  - 长期原发性甲状腺功能减退,可能与泌乳素细胞增生有关
- 促性腺激素细胞增生 (见于 Turner 综合征、Klinefelter 综合征)

临床要点

临床表现

- 最常见症状体征
  - 因增生细胞类型不同而异

治疗

- 若与甲状腺功能减退相关,通常在甲状腺激素治疗后可消退
- 治疗靶腺器官衰竭或神经内分泌肿瘤

诊断纲要

注意

- 增生影像学可与腺瘤表现相似
  - 临床信息有助于鉴别诊断
- 若青春期前男性出现腺瘤样影像学改变,应考虑靶腺器官衰竭

参考文献

1. Winters SJ et al: Addison's Disease and Pituitary Enlargement. Am J Med Sci. 349(6):526-9, 2015
2. Gläsker S et al: Hereditary pituitary hyperplasia with infantile gigantism. J Clin Endocrinol Metab. 96(12):E2078-87, 2011
3. Zhou J et al: Addison's disease with pituitary hyperplasia: a case report and review of the literature. Endocrine. 35(3):285-289, 2009
4. Alves C et al: Primary hypothyroidism in a child simulating a prolactin-secreting adenoma. Childs Nerv Syst. 24(12):1505-8, 2008

要 点

术语

- 淋巴细胞性垂体炎(LH)
- 同义词:腺垂体炎,原发性垂体炎,垂体柄炎
- 特发性垂体或垂体柄炎

影像

- 垂体柄增粗(>2mm,上粗下细形态消失)
- ±垂体增大
- 75%的病例垂体后叶"亮点"缺如
- 显著均匀强化
- 可出现毗邻的硬脑膜或蝶窦黏膜增厚

主要鉴别诊断

- 垂体大腺瘤
- 垂体增生
- 青少年垂体

- 肉芽肿性疾病
- 垂体"侏儒"
- 垂体后叶异位

临床要点

- 围产期女性出现头痛,多种内分泌激素缺乏
- 中年男性出现尿崩症(淋巴细胞性垂体柄神经垂体炎)
- 平均发病年龄:女性 35 岁;男性 45 岁
- 男:女＝1:9～1:8
- 病程常呈自限性
- 未经诊断、治疗的淋巴细胞性垂体炎最终可因全垂体功能减退而死亡
- 保守治疗(类固醇及激素替代治疗)

诊断纲要

- 淋巴细胞性垂体炎与垂体腺瘤相似

图 12-53 (左图)矢状位示意图示淋巴细胞性垂体炎。垂体柄增粗,失去上粗下细形态,垂体前叶受累➡。(右图)妊娠期孕妇,视力改变、内分泌异常,冠状位 T2WI 示鞍内/鞍上高信号肿块,可见视交叉➡上移。手术证实为淋巴细胞性垂体炎,影像学改变与垂体大腺瘤相似

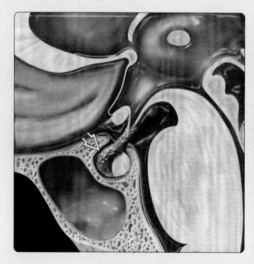
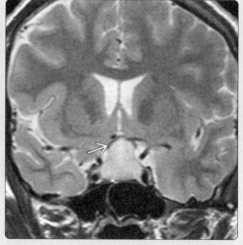

图 12-54 (左图)37 岁男性,既往患有恶性黑素细胞瘤,服用易普利姆玛治疗过程中出现全垂体功能低下,矢状位增强 T1WI 示显著强化垂体,对比 6 个月前影像学检查,垂体大小成倍增大。符合药物诱发的垂体炎改变。(右图)50 岁患者,尿崩症,矢状位增强 T1WI 示垂体柄➡局灶性增粗,可能与淋巴细胞性垂体柄神经垂体炎相关

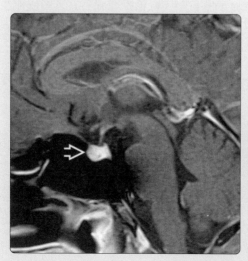
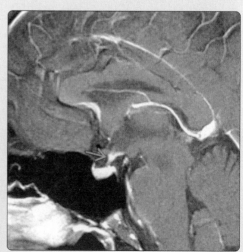

术语

简称
- 淋巴细胞性垂体炎(LH)

同义词
- 腺垂体炎,原发性垂体炎,垂体柄炎

定义
- 特发性垂体或垂体柄炎症

影像

一般特点
- 最佳诊断要点
  - 垂体柄增粗,失去逐渐变细的形态,±垂体肿块
- 部位
  - 鞍上,鞍内
- 大小
  - 通常<10mm,但也可至 2~3cm
- 形态学
  - 垂体呈圆形,伴垂体增柄粗,失去上粗下细形态,或呈球形

MR 表现
- T1WI
  - 垂体柄增粗(>2mm,失去正常上粗下细形态)
  - ±垂体增大
  - 75%的病例垂体后叶"亮点"缺如
- T2WI
  - 等/低信号
- 增强 T1WI
  - 垂体呈显著均匀强化
  - 可出现毗邻的硬脑膜或蝶窦黏膜增厚

影像检查推荐
- 检查方案推荐
  - MR:薄层(<3mm)矢状位、冠状位 T1WI 及 T2WI 平扫
  - 冠状位动态增强 T1WI(可能表现为相对垂体的延迟强化)

鉴别诊断

垂体大腺瘤
- 鞍内及鞍上肿块
- 蝶鞍扩大/侵蚀
- 尿崩症在淋巴细胞性垂体炎患者中较常见,在腺瘤患者中罕见

垂体增生
- 垂体柄通常无异常改变
  - 见于年轻女性,妊娠晚期/围产期妇女
- 可能合并有甲状腺功能减退,Addison 病,靶腺器官衰竭或神经内分泌肿瘤

青少年垂体
- 垂体增大,均匀强化

肉芽肿性疾病
- 结节病,朗格汉斯细胞组织细胞增生症(LCH),肉芽肿性多血管炎;常表现为系统性疾病

垂体"侏儒"
- 垂体柄粗而短

垂体后叶异位
- 灰结节或截断的垂体柄处局灶高信号

病理

一般特点
- 病因
  - 自身免疫,炎性病变
  - 其他类型垂体炎包括:
    - 肉芽肿性(结节病,朗格汉斯细胞组织细胞增生症,感染等)
    - IgG4 相关性垂体炎
    - 药物相关性垂体炎(肿瘤免疫治疗药物,如易普利姆玛)

大体病理和术中特征
- 弥漫增大的垂体柄/垂体

显微镜下特征
- 急性
  - B/T 淋巴细胞,浆细胞致密浸润,偶有嗜酸性粒细胞;±淋巴滤泡增生
  - 无肉芽肿,巨细胞或病原体,无新生物
- 慢性病程可出现广泛纤维化

临床要点

临床表现
- 最常见症状体征
  - 头痛,视力缺陷
- 临床要点
  - 围产期女性出现头痛,多种内分泌激素缺乏
  - 中年男性出现尿崩症(淋巴细胞性垂体柄神经垂体炎)

人口统计学
- 年龄
  - 平均发病年龄:女性 35 岁;男性 45 岁
- 性别
  - 男:女=1:9~1:8
- 流行病学
  - 罕见(占鞍区病变的 1%~2%)

病程和预后
- 通常呈自限性
- 未经诊断、治疗的淋巴细胞性垂体炎最终可因全垂体功能低下而死亡

治疗
- 保守治疗(类固醇及激素替代治疗)

诊断纲要

影像学检查关键
- 淋巴细胞性垂体炎可与垂体腺瘤相似

参考文献

1. Tauziede-Espariat A et al: The prevalence of IgG4-positive plasma cells in hypophysitis: a possible relationship to IgG4-related disease. Clin Neuropathol. ePub, 2015
2. Chodakiewitz Y et al: Ipilimumab treatment associated pituitary hypophysitis: clinical presentation and imaging diagnosis. Clin Neurol Neurosurg. 125:125-30, 2014
3. Imber BS et al: Hypophysitis: a single-center case series. Pituitary. ePub, 2014

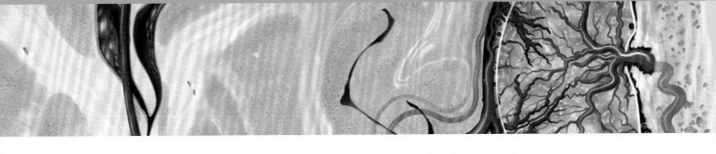

第十三章
桥小脑角-内听道区

术语

桥小脑角（cerebellopontine angle, CPA）和内耳道（internal auditory canal, IAC）池内容物有面神经（CN7），位听神经（CN8）和小脑下前动脉（anterior inferior cerebellar artery, AICA）环。骨性内耳道，其顶（垂直位和水平位）及其在外耳道的出口也在讨论范围内。

胚胎学

胚胎发育过程中，颞骨形成包括了三个不同部分：①外耳和中耳的发育；②内耳的发育；③内听道的发育。这三部分胚胎发育过程之间既相互联系而又相互独立的具体体现，是内耳道形成或缺如与内耳、中耳及外耳的发育之间是相互独立的。

内耳道的发育实际上是对面神经和位听神经在此区域中形成和迁移的反应。IAC 的大小取决于迁移至此的神经束的多少。神经束越少，IAC 越窄小。如果 IAC 孔径极小仅一束神经通过，则通常为面神经。

耳蜗、内耳道及桥小脑角的影像解剖

位听神经中的耳蜗神经丛耳蜗轴发出，此处可见双极的螺旋神经节。远端投射轴突与中阶内的螺旋器接触，近端投射轴突连合形成耳蜗神经，位于内耳道底。

CN8 走行与 IAC 和 CPA 池中，由前庭部（平衡感）和耳蜗部（听力）两部分组成。耳蜗神经位于 IAC 的前下象限。耳蜗神经在外耳道附近加入上、下前庭神经束，形成位听神经走行于 CPA 池内。

穿行于 CPA 池的位听神经为后侧神经束（CN7 为前侧神经束），其穿过 CPA 池后于延髓脑桥连接处进入脑干。进入的蜗神经纤维穿过脑干，发出分叉，与**耳蜗神经背侧核**和**腹侧核**形成突触。这两个核团位于下小脑下脚的外侧面。高分辨 T2 轴位图像可精确定位此二核团，并由此确定小脑下脚的边界。穿入的前庭神经纤维分为四支，分别与上、下、内侧、外侧前庭神经核形成突触。前庭神经核聚集于小脑下脚，位于耳蜗神经核的前内方。

可以通过口诀"七上八下"来帮助记忆 IAC 池内神经的位置。CN7 位于前上象限，而耳蜗神经位于前下象限。之后，就很容易记住前庭上神经（SVN）位于后上象限，而前庭下神经位于后下象限。

IAC 内还需注意的其他正常结构包括**水平嵴**（镰状嵴）和**垂直嵴**（Bill's bar）。水平嵴为 IAC 底部向内突起的水平骨板，其上为面神经和 SVN，其下为耳蜗神经和 IVN。垂直嵴位于 CN7 和 SVN 之间，沿基底部上方骨壁走行。水平嵴在 CT 骨窗和高分辨 MR 上很容易识别，而垂直嵴在 CT 骨窗上显示更清晰。

IAC 底通向内耳有众多开口。最大的开口为前下方的**耳蜗神经管**。耳蜗神经管从耳蜗轴至 IAC 底，其内走行着耳蜗神经。**内听道孔**（meatal foramen）位于前上方，为面神经迷路段开口。**筛斑**（macula cribrosa）将内耳前庭和 IAC 底分隔开的多孔状骨板。

CPA 池内其他重要的非神经性正常解剖结构包括小脑下前动脉（AICA）环、小脑绒球和脉络丛。**小脑下前动脉**由基底动脉发出，由外上方穿行进入 CPA 池后，走行于 IAC 池内。在 IAC 内，小脑下前动脉发出内听动脉为耳蜗供血。在高分辨 T2WI 上，小脑下前动脉环类似 IAC 或 CPA 池内的脑神经束。小脑下前动脉供血范围包括耳蜗、小脑绒球和位于脑桥前外侧的第 V、Ⅶ、Ⅷ 脑神经核团所在区域。**小脑绒球**为小脑分叶之一，突入 CPA 池后外侧。第四脑室**脉络丛**经第四脑室侧孔进入 CPA 池。

影像学技术及指证

CPA-IAC 区影像学检查的主要适应证为**感音性耳聋**（SNHL）。对于 SNHL 患者，MR 检查必须注意三大基本要素：①脂肪抑制增强 T1WI 薄层扫描用于发现 CPA-IAC 区域的强化病变；②发现占位后，则应在术前完善高分辨率 T2WI 序列；③筛查脑内病变以除外轴内病因，如多发性硬化。

获得性感音性耳聋患者的影像学检查的金标准为 CPA-IAC 区冠状位和轴位脂肪抑制增强 MR 薄层扫描（≤3mm），采用上述增强序列，基本上不会漏诊引发 SNHL 的病变。CPA-IAC 脂肪瘤极少被误诊为前庭神经鞘瘤，然而一旦误诊后患无穷。为避免此类误诊，在增强扫描之前，务必先行冠状位或轴位 T1WI 及脂肪抑制序列。如果未行脂肪抑制序列，由于脂肪瘤固有的高信号类似强化表现，易于被误诊为前庭神经鞘瘤。

冠状位和轴位 I 薄层扫描（≤1mm）高分辨 T2W（CISS, FIRSTA, T2 space）无须增强即可作为辨识 CPA-IAC 区占位性病变患者的筛查手段。但是，这些序列目前更多地被用于已经增强 T1WI 确诊为前庭神经鞘瘤患者的术前评估，以回答与手术相关的具体问题:内听道底脑脊液间隙的大小,肿瘤起自哪支神经,病变是否侵入耳蜗孔?

若 SNHL 患者行 MR 检查,切记需同时行全脑 FLAIR、GRE 和 DWI 序列。FLAIR 序列可以鉴别以 SNHL 起病的多发性硬化或其他轴内疾病患者。GRE 序列可以识别前庭神经鞘瘤内的微出血或大出血;若发现血液成分或动脉瘤壁钙化所致的开花征,则有助于诊断动脉瘤。DWI 序列示 CPA 占位弥散受限,易于确诊表皮样囊肿。

CPA 占位鉴别诊断	
假性病灶	血管病
不对称的小脑绒球	动脉瘤(椎基底动脉、PICA、AICA)
不对称的脉络丛	动静脉畸形
高位颈静脉球	良性肿瘤
颈静脉球憩室	脉络丛乳头状瘤
IAC 周围的骨髓信号	面神经鞘瘤
先天性疾病	小脑血管母细胞瘤
蛛网膜囊肿	IAC 海绵状血管瘤(静脉畸形)
表皮样囊肿	脑膜瘤
脂肪瘤	前庭神经鞘瘤
神经纤维瘤病 2 型	恶性肿瘤
感染	脑干胶质瘤,外生型
囊虫病	室管膜瘤,外生型
脑膜炎	黑素性神经鞘瘤
炎症	转移瘤,全身或蛛网膜下播散("种植")
特发性颅内炎性假瘤	
结节病	

CPA-IAC 区影像检查方法

成人感音性耳聋检查方法

既往健康成人发生单侧 SNHL 时,应行 CPA-IAC 区薄层脂肪抑制增强 T1WI 评估;若发现病变,则高分辨 T2WI 有助于手术计划的制定。无论耳鼻喉科死亡纯音测试和脑干诱发电位检测结果如何,导致 SNHL 病变在 MRI 检查中均罕见阳性表现(在经严格筛选的患者组中不足 5%)。**前庭神经鞘瘤**目前是单侧 SNHL 最常见的病因(约 90% 的病变可经 MR 诊断)。熟悉前庭神经鞘瘤的各种影像学表现,包括肿瘤内囊性变、微/大出血及并发的蛛网膜囊肿等,对于放射科医生而言非常重要。

脑膜瘤、表皮样囊肿和 CPA 区动脉瘤在成年 SNHL 患者中约占 8%。其余不足 2% 的可经 MR 诊断的导致成人单侧 SNHL 的病变涵盖了大量罕见疾病,包括耳硬化症、面神经鞘瘤、迷路神经鞘瘤、颈静脉孔区神经鞘瘤、IAC 区海绵状血管瘤、CPA 区转移瘤、迷路炎、结节病、脂肪瘤和浅表性含铁血黄素沉积症。

儿童感音性耳聋的检查方法

儿童发生单侧或双侧 SNHL 时,影像学检查的重点应从成人常见肿瘤转变过来。先天性内耳或 CPA-IAC 区病变是儿童听力丧失的主要原因。并发化脓性迷路炎(迷路骨化)也应包括在主要的鉴别诊断内。

儿童发生严重的双侧 SNHL 时,影像学通常用于评估**耳蜗植入**的可能性。轴位及斜矢位高分辨 T2WI 用于探查内耳畸形、迷路骨化以及 IAC 内是否存在耳蜗神经。如存在复杂的先天性内耳疾病,CT 骨窗常用于进一步评估内耳液体腔隙并确认耳蜗神经管是否缺失。

在审阅 SNHL 患儿的 MRI 和 CT 检查时,如发现内耳的先天性发育异常,要对每一处异常进行精确的描述。如既往有脑膜炎病史,则可能存在迷路骨化。在内耳液体腔隙中注意有无骨质破坏。特别是要确认耳蜗底回是否开放,因为如果存在骨性梗阻,将阻碍耳蜗植入术的成功实施。查看斜矢位 T2WI 中有无正常的耳蜗神经。如若缺失,对耳蜗植入术产生消极影响。最后,仔细观察 IAC 和 CPA 区,是否存在表皮样囊肿(DWI 上弥散受限)、脂肪瘤(T1 平扫高信号),和神经纤维瘤病 2 型(双侧 CPA-IAC 区前庭神经鞘瘤或面神经鞘瘤)。

参考文献

1. Giesemann AM et al: The vestibulocochlear nerve: aplasia and hypoplasia in combination with inner ear malformations. Eur Radiol. 22(3):519-24, 2012
2. Burmeister HP et al: Identification of the nervus intermedius using 3T MR imaging. AJNR Am J Neuroradiol. 32(3):460-4, 2011
3. Sheth S et al: Appearance of normal cranial nerves on steady-state free precession MR images. Radiographics. 29(4):1045-55, 2009
4. Trimble K et al: Computed tomography and/or magnetic resonance imaging before pediatric cochlear implantation? Developing an investigative strategy. Otol Neurotol. 28(3):317-24, 2007
5. Rabinov JD et al: Virtual cisternoscopy: 3D MRI models of the cerebellopontine angle for lesions related to the cranial nerves. Skull Base. 14(2):93-9; discussion 99, 2004
6. Daniels RL et al: Causes of unilateral sensorineural hearing loss screened by high-resolution fast spin echo magnetic resonance imaging: review of 1,070 consecutive cases. Am J Otol. 21(2):173-80, 2000
7. Schmalbrock P et al: Assessment of internal auditory canal tumors: a comparison of contrast-enhanced T1-weighted and steady-state T2-weighted gradient-echo MR imaging. AJNR Am J Neuroradiol. 20(7):1207-13, 1999
8. Held P et al: MRI of inner ear and facial nerve pathology using 3D MP-RAGE and 3D CISS sequences. Br J Radiol. 70(834):558-66, 1997

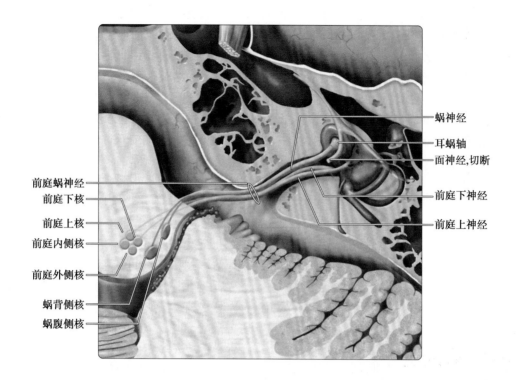

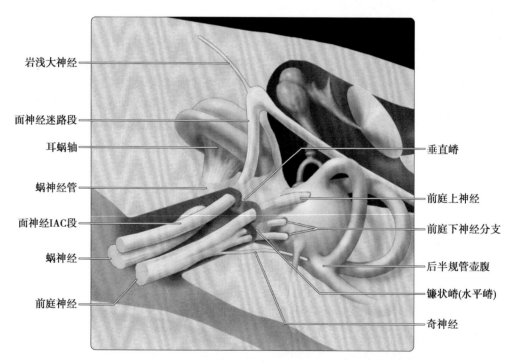

图 13-1 （上图）前庭蜗神经(CN8)的轴位示意图。CN8 的耳蜗部分起自耳蜗轴内螺旋神经节的双极细胞的胞体。中央纤维走行于蜗神经中到达小脑下脚外侧缘的蜗背侧核和蜗腹侧核。上下前庭上神经和前庭下神经起自前庭神经节细胞的胞体，后向正中汇合止于 4 对前庭神经核。（下图）正常面神经和前庭蜗神经在内听道和颞骨中的示意图。在 IAC 中部可见 4 支主要的神经——面神经、蜗神经、前庭上神经及前庭下神经。奇神经为前庭下神经在 IAC 内走行至后半规管壶腹时发出的分支。前庭下神经的多条分支穿过筛斑进入前庭，前庭上神经的分支也是如此

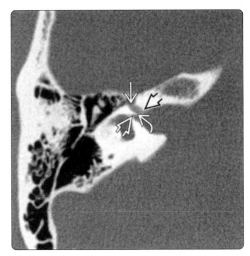
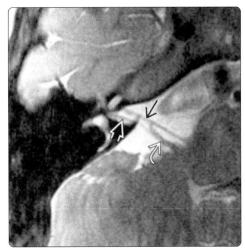

图 13-2 （左图）经内听道上方层面，轴位 CT 骨窗示 CN7 迷路段➡️，内听道孔➡️，垂直嵴➡️和经筛斑连接内听道与前庭的前庭上神经➡️。（右图）经内听道上方层面，轴位 T2WI 示 CN7 的前上部➡️，前庭上神经➡️和前庭蜗神经➡️

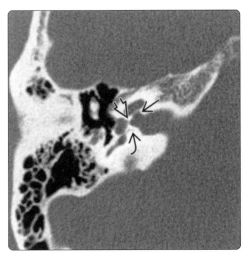
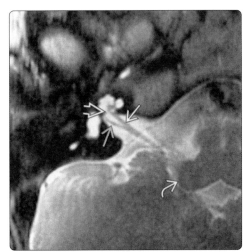

图 13-3 （左图）经内听道中部层面，轴位 CT 骨窗示蜗神经管➡️，前庭下神经从基底➡️穿出，前庭下神经的后束➡️走行于奇神经管。（右图）经内听道下方层面，轴位 T2WI 示蜗神经➡️穿入蜗神经管➡️。蜗神经背侧核及腹侧核在图像上无法显示，但可知这两个核团是位于小脑下脚外侧缘➡️。可见前庭下神经➡️

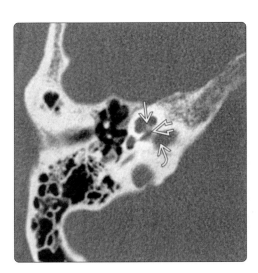
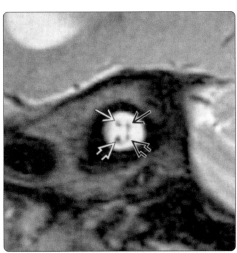

图 13-4 （左图）经内听道下方层面，轴位 CT 骨窗示耳蜗轴➡️为耳蜗基底部的高密度结构。还可见蜗神经管➡️，内听道底➡️。（右图）斜矢位 T2WI 示 IAC 池中部的四支神经束。前上者为 CN7➡️，前下为蜗神经➡️，后上和后下分别为前庭上神经➡️和前庭下神经➡️

第一节　CPA-IAC 先天性病变
一、CPA-IAC 区脂肪瘤

要　点

术语

- CPA-IAC 脂肪瘤:由脂肪组织构成的 CPA-IAC 区非肿瘤性占位

影像

- CPA-IAC 区局限性良性表现占位,表现为脂肪性密度(CT)/信号(MR)
- 可见并发迷路内沉积物,可能与 CPA-IAC 脂肪瘤有关
- MR:高信号 CPA 占位(与皮下及骨髓内脂肪信号一致)
  - 在脂肪抑制序列中表现为低信号
  - 注意:采用脂肪抑制序列可避免将脂肪瘤误诊为 CPA 强化占位

主要鉴别诊断

- 出血性前庭神经鞘瘤
- CPA-IAC 区动脉瘤

- 肠源性囊肿
- 皮样囊肿破裂

病理

- 胚胎性原始脑膜的(脑膜前体组织)异常分化
- 脂肪瘤由成熟脂肪细胞构成

临床要点

- 最常见表现:成人出现单侧感音性耳聋
  - CN8 受压症状:耳鸣(40%),眩晕(45%)
  - CN5 神经根入颅区受压症状:三叉神经痛(15%)
  - CN7 神经根出颅区受压症状:偏侧面肌痉挛,面肌无力(10%)
  - 因其他无关原因行头颅 CT/MR 时偶然发现(33%)
- 治疗:不治疗便是最好的治疗
  - 如需手术(出现脑神经病变),建议仅行次全切(减瘤术)

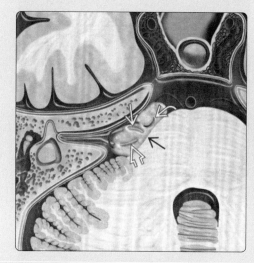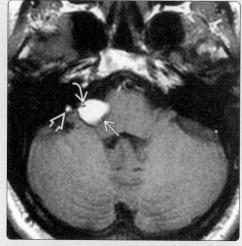

图 13-5　(左图)CPA 脂肪瘤轴位示意图示紧贴脑桥外侧的脂肪瘤➡。注意穿过脂肪瘤进入内听道的面神经➡、前庭蜗神经➡ 和 AICA 环➡。(右图)轴位 T1WI 示右侧 CPA 脂肪瘤➡,粘连于脑桥外侧软脑膜表面。内听道的外侧缘可见第二个更小的脂肪瘤➡。部分 AICA 环➡从脂肪瘤前外侧穿过

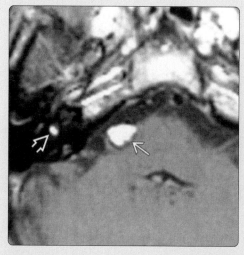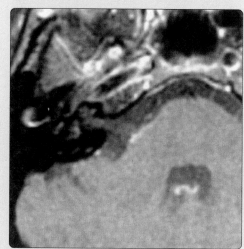

图 13-6　(左图)T1WI 轴位示高信号脂肪瘤➡邻近脑桥外侧。可见第 2 个高信号病灶➡为内听道内小脂肪瘤。此类迷路内脂肪瘤非常罕见,可伴 CPA 脂肪瘤出现,也可单独出现。(右图)同一患者,轴位脂肪抑制增强 T1WI 示上述两个病灶均消失。脂肪抑制序列是确诊脂肪瘤的关键,可以避免将脂肪瘤误诊为其他 CPA 强化占位

术语

同义词

- 先天性脂肪瘤,脂肪性错构瘤

定义

- CPA-IAC 脂肪瘤:由脂肪组织构成的 CPA-IAC 区非肿瘤性占位
  - 先天发育异常;并非真正的肿瘤

影像

一般特点

- 最佳诊断要点
  - CPA-IAC 区局限性良性表现占位,与脂肪密度/信号一致
- 位置
  - 20%的颅内脂肪瘤位于幕下
  - 好发部位=CPA 池
    - 可仅发生于 IAC 内
    - 可并发迷路内脂肪瘤
      - 也存在孤立的迷路内脂肪瘤
- 大小
  - 范围:最大径约为 0.5~5cm 之间
    - 可小至数毫米
- 形态
  - 以软脑膜为基底的分叶状脂肪性占位
    - 典型表现包绕面神经、前庭蜗神经、小脑下前动脉动脉环
  - 小病灶
    - 在 CPA 内沿 CN7 和 CN8 走行线样分布
    - 在 CPA 池内呈卵圆形;在 IAC 内呈管状
  - 大病灶
    - 呈半圆形,广基底附着于脑桥外侧软脑膜表面

CT 表现

- CT 平扫
  - CPA-IAC 区低密度占位
  - 难以确诊时可测量占位的 CT 值(亨氏单位)
    - CT 值范围:-50~-100HU
  - IAC 脂肪瘤在 CT 上可形成骨质膨大呈球状表现
- 增强 CT
  - 病灶无强化

MR 表现

- T1WI
  - CPA-IAC 区高信号占位(与皮下及骨髓脂肪信号一致)
    - 内耳内可见第二个非先天性脂肪病变
  - 脂肪抑制序列中呈低信号
- T2WI
  - 中等"脂肪信号"病变
  - 明显的化学位移伪影(频率编码方向)
  - 信号与皮下及骨髓脂肪一致

- STIR
  - 由于 STIR 序列固有的脂肪饱和技术,病变呈低信号
- FLAIR
  - 相对于脑池内的脑脊液为高信号
- 增强 T1WI
  - 病灶在增强扫描之前已呈高信号
  - 采用脂肪抑制增强 T1WI 序列
    - 由于序列中的脂肪饱和技术,病变"消失"
    - 病灶区域无强化

影像检查推荐

- 最佳影像检查
  - 当临床症状提示 CPA-IAC 区占位可能时,MR 为首选检查
  - 当 MR 影像诊断存在疑问时,可通过 CT 测 HU 值轻松确诊
- 检查方案推荐
  - 如需进行 CPA 区增强 MR 扫描时,在增强扫描前至少需要一个 T1 序列
    - 有助于脂肪性、出血性病变与强化病变的鉴别
    - 脂肪性病变包括脂肪瘤和皮样囊肿
    - 含高信号高铁血红蛋白的出血性病变包括动脉瘤和静脉畸形
  - 如在平扫 T1WI 中出现高信号,则需采用脂肪抑制序列来鉴别脂肪和出血
    - 注意:采用脂肪抑制序列可避免将脂肪瘤误诊为 CPA 强化占位(如前庭神经鞘瘤)

鉴别诊断

出血性前庭神经鞘瘤

- 常见病变的罕见表现
- T1WI 上表现为脑实质内斑片状高信号
- 脂肪抑制序列上信号未减低
- T2* GRE 序列可见病灶内"晕"状出血

CPA-IAC 区动脉瘤

- CPA 动脉瘤信号复杂
  - PICA 最常见>VA>AICA
- IAC 内的动脉瘤罕见(可见于 AICA)
- 卵圆形的 CPA 占位伴边缘钙化(CT)及复杂层流信号(MR)
- 磁共振信号复杂,动脉瘤内腔和壁因高铁血红蛋白而表现为高信号
  - 脂肪抑制序列中不受抑制

肠源性囊肿

- 最常见于桥前池
- 内含蛋白质性液体(在 T1WI 上为高信号)
- 脂肪抑制序列中不受抑制

皮样囊肿破裂

- 外胚层的包涵囊肿
- 常起源于中线
- 破裂后囊肿内的脂肪滴播散至蛛网膜下隙

- 破裂后可致化学性脑膜炎

病理

一般特点

- 病因
  - 先天性脂肪瘤发生的最佳假说
    - 原始脑膜的（神经嵴衍生出的间充质原基）异常分化
      □ 原始脑膜发育形成软脑膜、蛛网膜、硬脑膜及蛛网膜下腔脑池
      □ 异常分化为脂肪
    - 正常位于软脑膜内的脂肪细胞增生
- 遗传学
  - 散发的脂肪瘤无明确已知的基因缺陷
  - 表皮痣综合征并发 CPA 脂肪瘤可为复杂的先天畸形的一部分
- 合并异常
  - 内听道内可能存在第二个脂肪性病变

大体病理和术中特征

- 附着于柔脑膜的淡黄色质软占位
  - 偶可见附着于脑桥外侧的软脑膜
- 可能通过紧密粘连并入 CN7 和 CN8
  - AICA 环也可能被包裹

显微镜下特征

- 在非典型位置出现组织学正常的脂肪细胞
- 血管丰富的脂肪组织
- 成熟的脂肪细胞，罕见有丝分裂

临床要点

临床表现

- 最常见症状体征
  - 单侧感音性耳聋（60%）
- 临床要点
  - 成人患者，缓慢进展的单侧感音性耳聋
- 其他症状体征
  - 颅脑 CT 或 MR 时偶然发现（33%）
  - 桥小脑角脂肪瘤症状
    - CN8 压迫症状：感音性耳聋（60%），耳鸣（40%），眩晕（40%）
    - CN5 神经根入颅区受压症状：三叉神经痛（15%）
    - CN7 神经根出颅区受压症状：偏侧面肌痉挛，面肌无力（10%）
  - 内听道脂肪瘤症状
    - 感音性耳聋，耳鸣，单纯眩晕

人口统计学

- 年龄
  - 起病年龄：8~60 岁
  - 平均起病年龄：45 岁
- 流行病学
  - 在 CPA 区，脂肪瘤较皮样囊肿和蛛网膜囊肿少见
    - 皮样囊肿>蛛网膜囊肿>>脂肪瘤
  - CPA 脂肪瘤占所有颅内脂肪瘤的 10%
    - 半球内（45%），四叠体/小脑上池（25%），鞍上/脚间池（15%），外侧裂（5%）

病程和预后

- 通常不会继续生长
  - 病变由成熟脂肪细胞构成
  - 儿童的脂肪瘤也可继续生长
  - 肥胖和激素治疗的患者也有报道脂肪瘤进展
- 可随访明确病情稳定性

治疗

- 不伤害原则
  - 不治疗便是最好的治疗
- 建议保守治疗
  - 药物治疗：三叉神经痛，偏侧面肌痉挛
  - 停止激素治疗，减肥
- 不再推荐手术切除
  - 常损伤 CN7，CN8 或 AICA
  - 既往数据显示 70% 的术后患者出现新的病缺陷
- 若 CN5 和 CN7 压迫症状需要，可行手术治疗干预
  - 推荐仅行次全切（减瘤术）

诊断纲要

注意

- T1WI 平扫中，发现 CPA-IAC 区高信号病变，3 个诊断需考虑：
  - 脂肪性病变
    - 脂肪瘤最常见（脂肪抑制序列上高信号被抑制）
  - 出血性病变
    - 动脉瘤附壁血栓或静脉血栓（硬脑膜动静脉畸形）
    - 出血性听神经瘤罕见
    - 出血在脂肪抑制序列上信号被饱和抑制
  - 高蛋白含量液体
    - 肠源性囊肿（常见于桥前池）
    - 高蛋白含量的高信号不会被脂肪抑制序列抑制

影像解读要点

- 在 T1WI 平扫上一旦发现 CPA 高信号病变，应行脂肪抑制序列确诊

影像报告要点

- 应报告脂肪瘤的大小和范围
  - 检查内耳有无其他额外病灶
- 报告脂肪瘤是否包裹 CN7、CN8 和 AICA

参考文献

1. Bacciu A et al: Lipomas of the internal auditory canal and cerebellopontine angle. Ann Otol Rhinol Laryngol. 123(1):58-64, 2014
2. White JR et al: Lipomas of the cerebellopontine angle and internal auditory canal: Primum Non Nocere. Laryngoscope. 123(6):1531-6, 2013
3. Mukherjee P et al: Intracranial lipomas affecting the cerebellopontine angle and internal auditory canal: a case series. Otol Neurotol. 32(4):670-5, 2011
4. Sade B et al: Cerebellopontine angle lipoma presenting with hemifacial spasm: case report and review of the literature. J Otolaryngol. 34(4):270-3, 2005
5. Dahlen RT et al: CT and MR imaging characteristics of intravestibular lipoma. AJNR Am J Neuroradiol. 23(8):1413-7, 2002
6. Kato T et al: Trigeminal neuralgia caused by a cerebellopontine-angle lipoma: case report. Surg Neurol. 44(1):33-5, 1995

一、CPA-IAC 区脂肪瘤

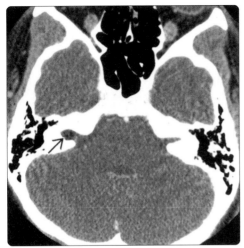 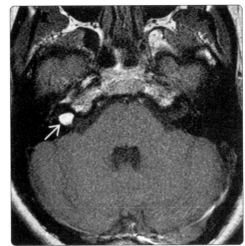

图 13-7 （左图）轴位增强 CT 示右侧内听道底脂肪密度病变⇨。这一区域骨质形状较对侧明显膨大，提示此为先天性病灶。（右图）同一患者，轴位 T1WI 示内听道底可见高信号先天性脂肪瘤⇨。CPA-IAC 区脂肪瘤可见于 CPA、IAC 及内耳(罕见)

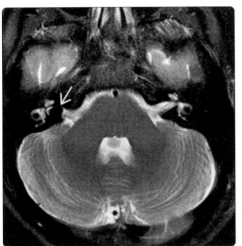 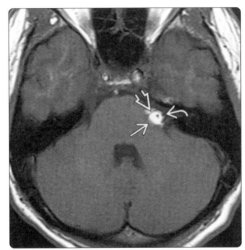

图 13-8 （左图）同一患者，轴位脂肪抑制 T2WI 示 IAC 底脂肪瘤表现为低信号充盈缺损⇨，周围环绕高信号脑脊液。（右图）30 岁患者，感音性耳聋伴三叉神经痛，轴位 T1WI 示 CPA 区高信号脂肪瘤附着于脑桥外侧⇨。线性低信号⇨为近端面神经（CN7），而脂肪瘤外侧部内的点状低信号⇨为小脑下前动脉环

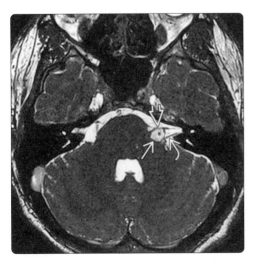 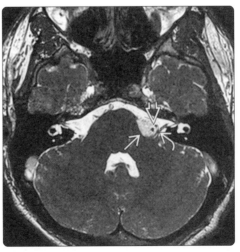

图 13-9 （左图）同一患者，轴位 CISS 序列示更好地显示附着于脑桥外侧的脂肪瘤⇨。病变可见包裹近端面神经（CN7）⇨和听神经上部（CN8）⇨。小脑下前动脉环表现为脂肪瘤中心的点状低信号。（右图）同一患者，轴位 CISS 序列下一层面示脂肪瘤⇨包裹小脑下前动脉⇨及听神经上支⇨。术中损伤 CN7 和 CN8、小脑下前动脉卒中的可能，故本例患者不适合手术治疗

二、CAP-IAC 区表皮样囊肿

要 点

术语
- 定义:在神经管闭合过程中形成的先天性外胚层上皮包含体

影像
- CPA 池内塑形生长的 DWI 高信号占位
  - 90% 位于硬脑膜内,10% 位于硬脑膜外
  - 边缘通常毛糙、不规则
  - 菜花样边缘,可呈"蕨叶"状
- T1 和 T2 序列:与脑脊液等信号或稍高信号
- DWI:弥散受限有助于确诊

主要鉴别诊断
- CPA 区蛛网膜囊肿
- CPA 区囊性肿瘤
  - 囊性听神经瘤
  - 囊性脑膜瘤
  - 幕下室管膜瘤
  - 毛细胞型星形细胞瘤
- 肠源性囊肿
- 脑囊虫病,CPA 区

病理
- 术中表现:CPA 池内珍珠样白色占位
- 囊壁:内层为复层鳞状上皮,表面覆有纤维囊

临床要点
- 临床表现
  - 主要临床症状:头晕和头痛
    - 感音性耳聋也很常见
  - 若侵犯脑桥外侧可引起三叉神经痛
  - 罕见症状:面神经麻痹,癫痫
- 治疗:治疗目的是手术全切
  - 如果病变与神经结构黏附,可能无法手术全切
  - 如果复发,可数年时间内缓慢生长
  - DWI 序列是诊断复发的关键

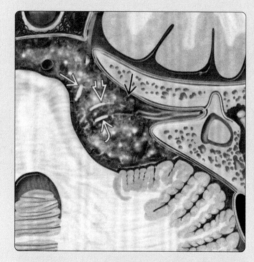
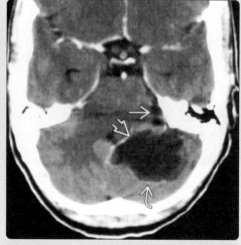

图 13-10 (左图)轴位示意图示 CPA 区巨大表皮样囊肿,呈典型的"珍珠床"外观。典型表现为第 V 对➡、第 VII 对➡、第 VIII 对➡脑神经以及 AICA 环➡,被此塑形性占位包裹。(右图)轴位 CT 平扫示 CPA 区巨大皮样囊肿➡。这一无强化低密度病变侵袭左侧小脑半球➡。囊肿后侧壁边缘可见少量强化➡

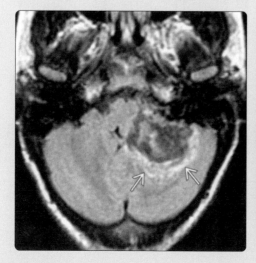
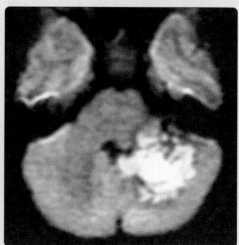

图 13-11 (左图)同一患者,轴位 FLAIR 示巨大表皮样囊肿信号"不完全"或部分衰减。病变深部边缘分布的高信号➡可能与小脑半球胶质化有关。(右图)同一患者,轴位 DWI 示表皮样囊肿弥散受限而呈高信号。DWI 序列可以简单明确地鉴别表皮样囊肿与蛛网膜囊肿

术语

同义词

- 表皮样肿瘤,原发性胆脂瘤,表皮包涵囊肿

定义

- 在神经管闭合过程中形成的先天性外胚层上皮包含体

影像

一般特点

- 最佳诊断要点
  - CPA 池内塑形生长的 DWI 高信号占位
    - 包裹脑神经(CN7 和 CN8)和小脑下前动脉环
- 位置
  - 90%位于硬脑膜内,10%位于硬脑膜外
    - 后颅窝最常见
      □ CPA 约占 40%;第四脑室约占 20%
- 大小
  - 大小不一:直径 1~8cm,甚至更大
- 形态
  - 脑池内塑形生长的占位
  - 边缘通常毛糙、不规则
    - 菜花样边缘,可呈"蕨叶"状
  - 病灶变大后,可压迫或侵袭脑干±小脑

CT 表现

- CT 平扫
  - 密度近似脑脊液
  - 20%病例见钙化,常位于边缘
  - 压迫侵蚀颞骨和颅骨
  - 罕见变异:"高密度表皮样囊肿"
    - 占颅内上皮样囊肿的 3%
    - 高信号是由蛋白质,囊肿碎片皂化,钙化或含铁色素所致
- 增强 CT
  - 通常无强化
    - 偶见边缘轻度强化

MR 表现

- T1WI
  - 与脑脊液等信号或稍高信号
  - 若出现高信号,可用术语"脏脑脊液"进行描述
  - 罕见变异:"白色表皮样囊肿",T1 信号较脑实质略高
    - 由于甘油三酯和不饱和脂肪酸含量高所致
    - 注意:如果病变位于桥前池,应考虑神经上皮囊肿
  - 皮样囊肿出血
    - 高低信号混杂区
    - 高铁血红蛋白造成的高信号
- T2WI
  - 与脑脊液信号相当或略高
  - "白色表皮样囊肿":T2 低信号
- FLAIR
  - 与脑脊液和蛛网膜囊肿不同,信号不衰减
- DWI
  - DWI 或 DTI 序列上弥散受限可确诊
    - 2 维平面上弥散的高度各向异性所致
      □ 由于形成平行层状角蛋白丝和片样微结构所致
  - 表观弥散系数(ADC)= 低信号
  - 术区局部 DWI 高信号灶提示复发
- 增强 T1WI
  - 通常无强化
  - 可见轻微的边缘强化
- MRA
  - CPA 区内血管出现位移或被吞食
  - 血管管径不受影响
- MRS
  - 可见乳酸峰
  - 无 NAA,胆碱或脂质峰

影像检查推荐

- 最佳影像检查
  - 头颅 MR 平扫,包括 FLAIR、DWI 以及增强序列
- 检查方案推荐
  - DWI 序列可确诊
  - 除外复发首选 DWI(DTI)序列

鉴别诊断

CPA 区蛛网膜囊肿

- 周围结构移位,而不是被包绕
- 各个 MR 序列中均与脑脊液等信号
  - 如无脑脊液搏动,T2 信号可能较脑脊液略高
- FLAIR 序列上信号完全衰减(低信号)
- DWI 低信号(弥散不受限制)
  - 内含高流动性的脑脊液
  - ADC 值=静态水

CPA 区囊性肿瘤

- 囊性前庭神经鞘瘤
- CPA 区囊性脑膜瘤
- 幕下室管膜瘤
  - 起源于第四脑室
- 毛细胞型星形细胞瘤
  - 起源于小脑
- 以上肿瘤在 T1 增强上均表现为部分区域强化

肠源性囊肿

- 最常见于脑桥前池
- T1WI 上高信号(模拟"白色表皮样囊肿")
- T2WI 上常为低信号

CPA 区脑囊虫病

- 部分强化
- 密度/信号与脑脊液并不完全一致
- 附近脑实质常见水肿或胶质增生

病理

一般特点

- 病因
  - 在神经管闭合过程中形成的先天性外胚层上皮包含体
    - 胚胎形成的第 3~5 周间
  - CPA 病灶源于第一鳃沟细胞

大体病理和术中特征

- CPA 区形似珍珠的白色占位
- 外科医生称其为"美丽的肿瘤"
- 分叶状、菜花样的外观特征
- 脑池内塑形生长
  - 包裹脑池内血管和神经
    - 可能发生粘连
- 病变内充满质软、蜡样、含脂或薄片状物质

显微镜下特征

- 囊壁：内层为复层鳞状上皮，表面覆有纤维囊
- 囊内容物：固态胆固醇结晶，角蛋白碎片
  - 无表皮附属器（毛囊、皮脂腺或者脂肪）
  - 如果存在上述任何组织，考虑皮样囊肿
- 囊壁的鳞状上皮随着囊肿生长呈连续层状脱落
  - 转化为形成同心圆状的角蛋白/胆固醇晶体

临床要点

临床表现

- 最常见症状体征
  - 主要症状：头晕
  - 其他症状与病变位置、生长模式有关
    - 感音性耳聋：常见症状
    - 三叉神经痛：侵犯脑桥外侧的三叉神经神经根入颅区域
    - 癫痫：经小脑切迹，向上侵犯颞叶中部
  - 症状出现到确诊往往持续超过 4 年
- 临床要点
  - 40 岁左右患者，症状轻微，MR 图像上 CPA 区存在巨大的病灶
  - 无症状患者，在 DWI 序列上偶然发现 CPA 区高信号病变

人口统计学

- 年龄
  - 虽然是先天性疾病，但通常成年起病
  - 起病年龄差异大：20~60 岁
    - 发病高峰：40 岁
- 流行病学
  - CPA 区第三常见的占位
  - 占所有颅内肿瘤的 1%

病程和预后

- 缓慢生长的先天性病变，临床上可静默许多年
- 脑池内的较小病变经手术容易治愈

- 较大的病灶向上生长疝入幕上，通常难以完全切除
  - 病灶越大，手术并发症越多

治疗

- 治疗目标是经手术完全切除病灶
  - 如果肿瘤过大，应谨慎选择近全切
    - 积极全切可能会导致严重的脑神经病变
    - 当肿瘤包膜与脑干和脑神经黏附时选择
- 如果复发，肿瘤生长需要多年时间
  - DWI 序列是诊断复发的关键

诊断纲要

注意

- MR 影像学诊断应基于
  - CPA 区塑形性病变
  - T1 低信号，T2 高信号（与脑脊液信号类似，但不完全相同）
  - FLAIR 序列信号部分或不被抑制
  - DWI 图像上高信号

影像解读要点

- 弥散 MR 序列是正确诊断的关键

影像报告要点

- 如若出现桥前池或颅中窝内侧扩张，一定要报告

参考文献

1. Gopalakrishnan CV et al: Long term outcome in surgically treated posterior fossa epidermoids. Clin Neurol Neurosurg. 117:93-9, 2014
2. Schiefer TK et al: Epidermoids of the cerebellopontine angle: a 20-year experience. Surg Neurol. 70(6):584-90; discussion 590, 2008
3. Bonneville F et al: Imaging of cerebellopontine angle lesions: an update. Part 2: intra-axial lesions, skull base lesions that may invade the CPA region, and non-enhancing extra-axial lesions. Eur Radiol. 17(11):2908-20, 2007
4. Dutt SN et al: Radiologic differentiation of intracranial epidermoids from arachnoid cysts. Otol Neurotol. 23(1):84-92, 2002
5. Kobata H et al: Cerebellopontine angle epidermoids presenting with cranial nerve hyperactive dysfunction: pathogenesis and long-term surgical results in 30 patients. Neurosurgery. 50(2):276-85; discussion 285-6, 2002
6. Dechambre S et al: Diffusion-weighted MRI postoperative assessment of an epidermoid tumour in the cerebellopontine angle. Neuroradiology. 41(11):829-31, 1999
7. Ochi M et al: Unusual CT and MR appearance of an epidermoid tumor of the cerebellopontine angle. AJNR Am J Neuroradiol. 19(6):1113-5, 1998
8. Talacchi A et al: Assessment and surgical management of posterior fossa epidermoid tumors: report of 28 cases. Neurosurgery. 42(2):242-51; discussion 251-2, 1998
9. Timmer FA et al: Chemical analysis of an epidermoid cyst with unusual CT and MR characteristics. AJNR Am J Neuroradiol. 19(6):1111-2, 1998
10. Ikushima I et al: MR of epidermoids with a variety of pulse sequences. AJNR Am J Neuroradiol. 18(7):1359-63, 1997
11. Kallmes DF et al: Typical and atypical MR imaging features of intracranial epidermoid tumors. AJR Am J Roentgenol. 169(3):883-7, 1997
12. Tien RD et al: Variable bandwidth steady-state free-precession MR imaging: a technique for improving characterization of epidermoid tumor and arachnoid cyst. AJR Am J Roentgenol. 164(3):689-92, 1995
13. Gao PY et al: Radiologic-pathologic correlation. Epidermoid tumor of the cerebellopontine angle. AJNR Am J Neuroradiol. 13(3):863-72, 1992
14. Tsuruda JS et al: Diffusion-weighted MR imaging of the brain: value of differentiating between extraaxial cysts and epidermoid tumors. AJNR Am J Neuroradiol. 11(5):925-31; discussion 932-4, 1990
15. Tampieri D et al: MR imaging of epidermoid cysts. AJNR Am J Neuroradiol. 10(2):351-6, 1989

二、CAP-IAC 区表皮样囊肿

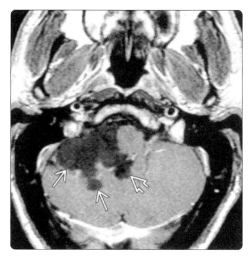

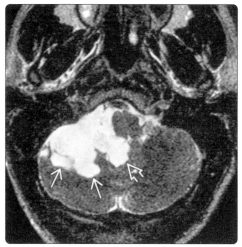

图 13-12 （左图）轴位增强 T1WI 示右侧 CPA 池内塑形性生长的巨大表皮样囊肿➡️。这一低信号病变无强化。囊肿侵入小脑半球及第四脑室外侧孔➡️。（右图）同一患者，轴位 T2WI 示塑形性生长的巨大表皮样囊肿，典型表现为 T2 高信号侵入小脑半球➡️和第四脑室外侧孔➡️

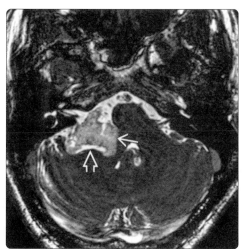

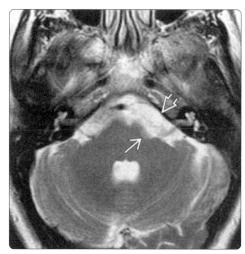

图 13-13 （左图）薄层高分辨扫描，轴位脂肪抑制 T2WI 示右侧 CPA 区表皮样囊肿，呈菜花样外观。这一病变压迫脑桥臂➡️和邻近的小脑半球➡️。（右图）轴位 T2WI 示左侧 CPA 池轻度增宽➡️，对桥臂产生轻微的占位效应➡️，但未见明确病变。左侧感音性耳聋的患者应考虑蛛网膜囊肿和表皮样囊肿

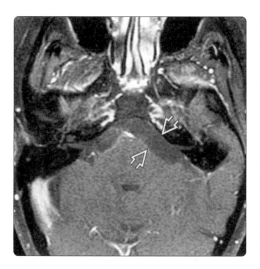

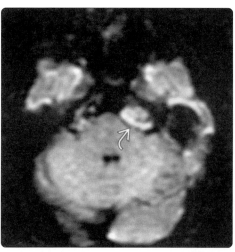

图 13-14 （左图）同一患者，脂肪抑制增强 T1WI 示 CPA 池增宽➡️，未见明确强化的肿瘤。如果扩大的 CPA 内存在表皮样囊肿，那 DWI 序列上弥散受限可明确此诊断。（右图）同一患者，DWI 示左侧 CPA 区的表皮样囊肿➡️呈弥散受限的典型表现。若没有 DWI 的信息，这一病灶可能就会被漏诊

三、CAP-IAC 区蛛网膜囊肿

术语

- 蛛网膜囊肿（AC）：蛛网膜发育时重复畸形造成的含脑脊液的囊

影像

- 边界清楚的、卵圆形、脑实质外的脑池囊肿，囊壁菲薄，呈脑脊液密度（CT）/信号（MR）
- 各个 MR 序列上，AC 信号都与脑脊液一致
- FLAIR 序列上信号完全衰减
- DWI 序列弥散未受限

主要鉴别诊断

- CPA 区表皮样囊肿
- 囊性听神经瘤
- 肠源性囊肿
- CPA 区囊性脑膜瘤
- 幕下囊性室管膜瘤
- 小脑毛细胞型星形胶质瘤

临床要点

- 临床表现
  - 小 AC：无症状，偶然发现（MR）
  - 大 AC：大多数没有症状
    - 症状由直接压迫±颅内压升高引起
- 自然病程
  - 绝大部分 AC 不会随着时间推移增大
- 治疗选择
  - 大多数病例无须治疗
  - 手术治疗前需要严格筛选患者

诊断纲要

- 需与皮样囊肿鉴别
- AC：DWI 弥散受限＝最佳诊断线索
- 报告要点：由于 AC 通常无须手术治疗，在影像学支持诊断 AC 时，应尽量避免给出其他鉴别诊断

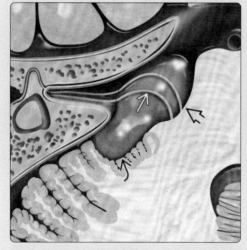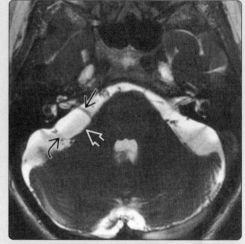

图 13-15　（左图）轴位示意图为 CPA 区蛛网膜囊肿，病变囊壁菲薄、半透明。囊肿向前推移第Ⅶ对和第Ⅷ对脑神经➡，并压迫脑干➡和小脑➡。（右图）轴位 T2WI 示右侧 CPA 区蛛网膜囊肿，使面神经和前庭蜗神经向前弯曲➡，后缘可见细小的桥静脉➡，桥臂外侧缘变平➡

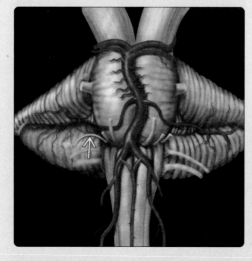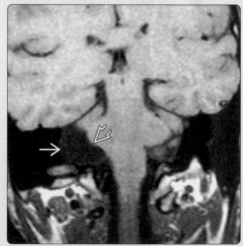

图 13-16　（左图）CPA 区蛛网膜囊肿的冠状位示意图示典型的透明囊壁。第Ⅶ对和第Ⅷ对脑神经被囊肿推挤➡，而不是被包裹。表皮样囊肿则经常将脑神经包裹。（右图）冠状位 T1WI 示 CPA 区小蛛网膜囊肿。囊肿呈脑脊液密度，对邻近脑干有轻微的占位效应。FLAIR 序列上，病变信号完全衰减，此表现有助于与表皮样囊肿相鉴别，表皮样囊肿为主要鉴别诊断

术语

缩写

- 蛛网膜囊肿（AC）

同义词

- 原发性或先天性蛛网膜囊肿，蛛网膜下腔囊肿

定义

- 蛛网膜发育时重复畸形造成的含脑脊液的囊

影像

一般特点

- 最佳诊断要点
  ○ 边界清楚的、卵圆形、脑实质外的脑池囊肿，囊壁菲薄，呈脑脊液密度（CT）/信号（MR）
  ○ 各个 MR 序列上，AC 信号都与脑脊液一致
    - FLAIR 序列上信号完全衰减
    - DWI 序列弥散未受限
- 位置
  ○ 10%~20%的 AC 位于后颅窝
    - 桥小脑角（CPA）=幕下最常见位置
    - 10%的 AC 位于 CPA
  ○ 蔓延模式
    - 大多数保持局限于 CPA 内
    - 可沿脑干向背侧蔓延（25%）
    - 罕见蔓延至内听道（IAC）
- 大小
  ○ 大小不一：小者 1cm，大者可达 8cm 以上
  ○ 后颅窝的囊肿可能在体积巨大时才产生症状
  ○ 巨大的囊肿可对前庭蜗神经、面神经、邻近脑干和小脑产生占位效应
- 形态
  ○ 边界清楚的宽大弓形
  ○ 推移而不是包裹周围组织
  ○ 挤压脑池结构，但不侵入
    - 表皮样囊肿侵入邻近结构

CT 表现

- CT 平扫
  ○ 与脑脊液密度相等
  ○ 偶可见由于出血或高蛋白液体导致的高密度
- 增强 CT
  ○ 囊腔或囊壁无强化
- 骨 CT
  ○ 罕见引起骨质膨胀性重建
    - 主要见于儿童
- CT 脑池造影
  ○ 可显示病灶与蛛网膜下腔间隙相连

MR 表现

- T1WI
  ○ 低信号 AC，与脑脊液信号相等
- T2WI
  ○ 高信号病灶，与脑脊液信号相等
    - 可较脑脊液信号稍高
      □ 囊内液体无脑脊液搏动所致

○ 病变边界清楚
  - 病变较大可压迫邻近的第Ⅶ、Ⅷ脑神经束，脑干及小脑
- FLAIR
  ○ AC 内液体信号完全被抑制
- DWI
  ○ 弥散未受限
- 增强 T1WI
  ○ 无强化
- 薄层高分辨 MR 扫描（CISS，FIESTA，T2space）
  ○ 有助于显示囊壁，以及病变与相邻结构的关系（CN7，CN8，AICA 等）
- 相位对比 MR 电影
  ○ 流量定量检测有时可帮助鉴别 AC 与蛛网膜下腔间隙
  ○ 很少显示 AC 与脑池间的联系

超声表现

- 灰度超声
  ○ 用于 1 岁内患儿低回声蛛网膜囊肿
  ○ 用于巨大蛛网膜囊肿的宫内诊断

影像检查推荐

- 最佳影像检查
  ○ MR±增强
- 检查方案推荐
  ○ 加做 FLAIR（信号可被抑制）
  ○ 加做 DWI（弥散未受限）

鉴别诊断

CPA 区表皮样囊肿

- AC 主要鉴别诊断
- FLAIR：液体信号未完全抑制的
- DWI：弥散受限（高信号）
- 形态：侵入邻近脑脊液腔隙

CPA-IAC 区囊性前庭神经鞘瘤

- 巨大病变可见瘤内囊肿或边缘囊肿
- 增强 T1WI 常可见灶状强化
- 较大病变偶可见合并 AC

CPA-IAC 区囊性脑膜瘤

- 罕见的脑膜瘤变异
- 硬脑膜尾征，在内听处道不对称，增强 T1WI 上表现为不均匀强化信

肠源性囊肿

- 罕见于桥前池近中线处
- 常内含高蛋白液体（T1 序列上信号升高）

幕下囊性室管膜瘤

- 室管膜瘤起源于第四脑室，经外侧孔向外蔓延
- 50%钙化
- 可见囊实性强化

小脑毛细胞型星形细胞瘤

- 小脑半球内囊性肿瘤

- 壁结节强化

病理

一般特点

- 病因
  - 胚胎时期脑膜膜融合障碍造成
    - 保持分离状态,即重复性蛛网膜
    - 分裂的蛛网膜间隙内含脑脊液
  - 两种类型
    - 非交通性;最常见类型
    - 与蛛网膜下腔间隙及脑池相通
- 遗传学
  - 通常散发;家族性罕见
  - 遗传性代谢疾病
    - "黏性"柔脑膜:黏多糖病
- 合并异常
  - 听神经瘤合并 AC 的发生率为 0.5%

大体病理和术中特征

- 半透明包膜内充满液体的囊肿
- 邻近血管和脑神经移位

显微镜下特征

- 正常的扁平薄壁蛛网膜细胞

临床要点

临床表现

- 最常见症状体征
  - 小 AC:无症状,偶然发现(MR)
  - 大 AC:症状由直接压迫±颅内压升高引起
  - 儿童 AC 更容易出现症状
- 其他症状体征
  - 取决于病变的位置和大小
    - 头痛
    - 晕眩,耳鸣±感音性耳聋
      □ 罕见面神经症状
    - 偏侧面肌痉挛或三叉神经痛
- 临床要点
  - 成年患者因其他无关症状行头颅 MR 时偶然发现

人口统计学

- 年龄
  - 见于任何年龄
    - 75%的病例在童年时被发现
- 性别
  - 男:女 = 3:1
- 流行病学
  - 最常见的颅内先天性囊性病变
  - 占所有颅内占位的 1%

病程和预后

- 大部分 AC 并不随时间增大
  - 偶见增大者,是由于脑脊液搏动随球形瓣打开而进入 AC
  - 据报道称出血后继发体积缩小
- 若手术范围局限于明确导致临床症状的部分 AC,预后良好
- 根治性囊肿切除术可导致脑神经病变±血管损伤

治疗

- 大多数病例无须治疗
  - 儿童 AC 较成人 AC 更常需要手术
- 手术干预需严格筛选患者
  - 明确临床症状与 AC 所在的解剖结构直接相关的病例
  - 开窗内镜下囊肿减压术
    - 尽可能减少手术入路损伤

诊断纲要

注意

- 鉴别 AC 与表皮样囊肿
  - AC:DWI 无弥散受限=最佳诊断标准
- 考虑手术治疗前,确定相关症状是否与 AC 位置一致

影像解读要点

- 各个 MR 序列上,AC 信号均与脑脊液一致
  - 注意,T2WI 上 AC 信号可稍高于脑脊液,因为 AC 缺乏脑脊液搏动
- DWI 序列示 AC 为低信号
- FLAIR 序列示 AC 为低信号
- AC 及其囊壁均无强化
  - 结节性强化提示其他诊断

影像报告要点

- 由于 AC 通常无须手术治疗,影像报告诊断 AC 诊时,应尽量避免给出其他鉴别诊断

参考文献

1. Gangemi M et al: Endoscopy versus microsurgical cyst excision and shunting for treating intracranial arachnoid cysts. J Neurosurg Pediatr. 8(2):158-64, 2011
2. Jayarao M et al: Recovery of sensorineural hearing loss following operative management of a posterior fossa arachnoid cyst. Case report. J Neurosurg Pediatr. 4(2):121-4, 2009
3. Boutarbouch M et al: Management of intracranial arachnoid cysts: institutional experience with initial 32 cases and review of the literature. Clin Neurol Neurosurg. 110(1):1-7, 2008
4. Helland CA et al: A population-based study of intracranial arachnoid cysts: clinical and neuroimaging outcomes following surgical cyst decompression in children. J Neurosurg. 105(5 Suppl):385-90, 2006
5. Osborn AG et al: Intracranial cysts: radiologic-pathologic correlation and imaging approach. Radiology. 239(3):650-64, 2006
6. Tang L et al: Diffusion-weighted imaging distinguishes recurrent epidermoid neoplasm from postoperative arachnoid cyst in the lumbosacral spine. J Comput Assist Tomogr. 30(3):507-9, 2006
7. Alaani A et al: Cerebellopontine angle arachnoid cysts in adult patients: what is the appropriate management? J Laryngol Otol. 119(5):337-41, 2005
8. Yildiz H et al: evaluation of communication between intracranial arachnoid cysts and cisterns with phase-contrast cine MR imaging. AJNR Am J Neuroradiol. 26(1):145-51, 2005
9. Boltshauser E et al: Outcome in children with space-occupying posterior fossa arachnoid cysts. Neuropediatrics. 33(3):118-21, 2002
10. Dutt SN et al: Radiologic differentiation of intracranial epidermoids from arachnoid cysts. Otol Neurotol. 23(1):84-92, 2002
11. Gangemi M et al: Endoscopic surgery for large posterior fossa arachnoid cysts. Minim Invasive Neurosurg. 44(1):21-4, 2001
12. Samii M et al: Arachnoid cysts of the posterior fossa. Surg Neurol. 51(4):376-82, 1999
13. Jallo GI et al: Arachnoid cysts of the cerebellopontine angle: diagnosis and surgery. Neurosurgery. 40(1):31-7; discussion 37-8, 1997
14. Higashi S et al: Hemifacial spasm associated with a cerebellopontine angle arachnoid cyst in a young adult. Surg Neurol. 37(4):289-92, 1992
15. Babu R et al: Arachnoid cyst of the cerebellopontine angle manifesting as contralateral trigeminal neuralgia: case report. Neurosurgery. 28(6):886-7, 1991

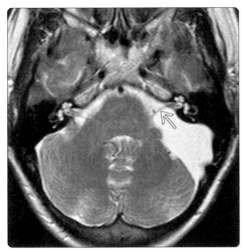
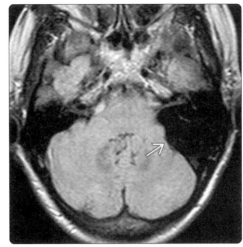

图 13-17 （左图）轴位 T2WI 示高信号巨大蛛网膜囊肿使左侧桥小脑脚池增宽。可见面神经及前庭蜗神经于蛛网膜囊肿的前内侧面弯曲➡。（右图）同一患者，轴位 FLAIR 示蛛网膜囊肿表现为低信号➡，液体信号完全被抑制。因为蛛网膜囊肿本质是蛛网膜层间的脑脊液蓄积，所以 FLAIR 序列中信号如期被抑制

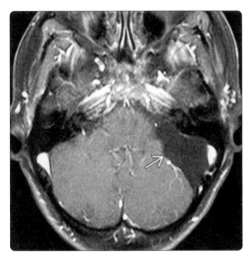
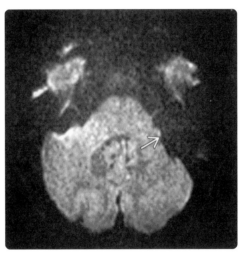

图 13-18 （左图）同一患者，脂肪抑制增强 T1WI 示 CPA 区蛛网膜囊肿➡未强化。（右图）同一患者，轴位 DWI 示蛛网膜囊肿➡内未见任何高信号（弥散未受限）。如果此病变为表皮样囊肿，DWI 则应表现为高信号（弥散受限）。DWI 是鉴别蛛网膜囊肿和表皮样囊肿的最佳手段

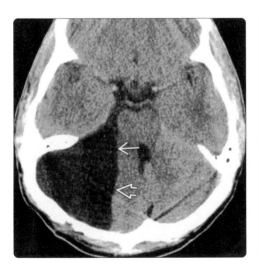
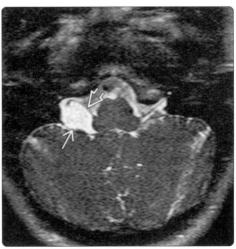

图 13-19 （左图）轴位平扫 CT 经 CPA 池上部层面示巨大的低密度蛛网膜囊肿，将桥臂➡和小脑半球➡外侧压平。（右图）头痛，轴位脂肪抑制 T2WI 示意外发现的 CPA 区高信号➡蛛网膜囊肿。该梭型病变将舌咽神经（CN9）向前移位➡。这样的小病灶不需要进一步影像学检查或治疗

要　点

术语

- Bell 麻痹:继发于单纯疱疹病毒感染的疱疹性周围性面神经麻痹

影像

- 增强 T1 脂肪抑制 MR:面神经基底段"簇状"强化,迷路段显著不对称强化
  - 可累及面神经颞骨段全长
- 影像注意:典型的、急性起病的 Bell 麻痹在初诊时无须行影像学检查
- 如为不典型 Bell 麻痹,则应行影像学检查寻找病因

主要鉴别诊断

- 面神经颞骨段正常强化
- Ramsay Hunt 综合征
- 面神经鞘瘤

- 面神经静脉畸形("血管瘤")
- 腮腺来源的周围神经肿瘤

病理

- 病因-致病机制(当前假说)
  - 潜伏在膝状神经节的单纯疱疹病毒再次激活,引起炎症,并沿近端和远端面神经纤维播散

临床要点

- 典型临床表现
  - 急性起病,周围性面瘫(36h 内起病)
- BP 的药物治疗
  - 甲泼尼龙递减疗法;出现症状后 3 天内治疗效果最佳
  - 不再使用抗病毒治疗
- BP 的手术治疗尚有争议
  - 从内听道基底部至茎乳孔的面神经减压可有效治疗去神经症状(>95%)

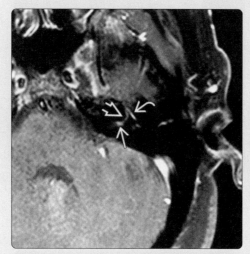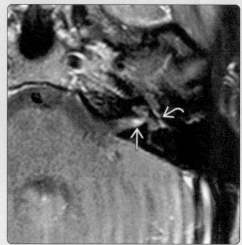

图 13-20 （左图）轴位脂肪抑制增强 T1WI 示 Bell 麻痹的典型表现,可见内听道段基底部"簇状"强化➡,迷路段➡,鼓室段➡面神经节段性强化。（右图）同一患者,轴位脂肪抑制增强 T1WI 示面神经内听道段基底部"簇状"强化➡,面神经鼓室段强化➡。谨记正常情况下,面神经的膝状神经节和后侧膝段、上乳突段也可强化

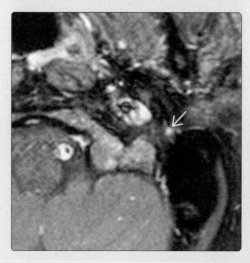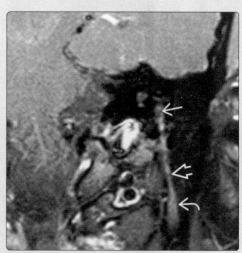

图 13-21 （左图）同一患者,轴位脂肪抑制增强 T1WI,经乳突孔层面示轻度增粗、强化的面神经➡。面神经水肿可见于颞骨内骨性面神经管外。（右图）同一患者,冠状位脂肪抑制增强 T1WI 示典型的 Bell 麻痹患者面神经的乳突部➡、茎乳部➡和颅外段➡明显强化

术语

缩写

- Bell 麻痹(Bell palsy,BP)

同义词

- 疱疹性面瘫

定义

- BP(传统定义):特发性急性下运动神经元性面神经麻痹
- BP(现代定义):继发于单纯疱疹病毒感染的疱疹性面神经麻痹

其他事实

- 以首次发现描述 BP 综合征的 CharlesBell(1774—1842)的名字命名

影像

一般特点

- 最佳诊断要点
  - 增强 T1WI 中,面神经基底部"簇状"强化,迷路段显著不对称强化
- 位置
  - 面神经基底部和迷路段最常受累
  - 常累及面神经颞骨内全长
    - 腮腺段受累较少见
- 大小
  - 面神经管内面神经水肿

CT 表现

- 骨 CT
  - 面神经管正常
    - 如果存在面神经管增宽,不考虑 Bell 麻痹

MR 表现

- T2WI
  - 脑内正常;无高信号病变
  - 高分辨薄层 T2 或 T2* GRE 序列可显示内听道(IAC)内面神经增粗
- 增强 T1WI
  - 面神经连续均一强化
    - CN7:未见明显增宽,位于骨性通道内
    - CN7:显著高信号,轻度增粗
    - 线性强化,而非结节样强化
  - 强化通常从内听道远端开始出现,至迷路段,膝状神经节以及鼓室前段
    - IAC 基底部(管前段)簇状强化,及面神经迷路段强化是此病 MR 的典型表现
    - 乳突内面神经强化少见
    - 面神经腮腺段强化少见

影像检查推荐

- 最佳影像检查
  - 内听道及颞骨的薄层脂肪抑制增强 T1WI
  - 颞骨 CT:仅在 MR 发现可疑面神经管增宽或局部病变时需要
- 典型的、急性起病的 Bell 麻痹在初诊时无须行影像学检查

- 90%的 BP 可在 2 周内自行缓解
- 如果考虑行面神经减压术,应行 MRI 以确保没有其他病变导致面神经麻痹
- 如为不典型 Bell 麻痹,则应寻找病因
  - 不典型 Bell 麻痹
    - 缓慢进展的面神经麻痹
    - 面肌亢进(痉挛)性后 BP
    - 复发性面神经麻痹
    - BP 伴其他相关的脑神经病变
    - 面神经麻痹持续或加重>2 个月

鉴别诊断

颞骨内面神经正常强化

- 临床:无面神经相关临床表现
- 增强 T1WI:面神经颞骨内前、后段出现轻度线样不连续强化
  - 面神经内听道内和迷路段强化正常

Ramsay Hunt 综合征

- 临床:周围性面神经麻痹伴前庭蜗神经相关症状
  - 外耳道(EAC)出血性水疱(皮肤病)性皮疹
  - 病因＝带状疱疹感染
- 增强 T1WI:面神经 IAC 基底部和颞骨内连续线样强化
  - 内耳结构强化,前庭蜗神经表现不一

面神经鞘瘤

- 临床:耳聋较面神经麻痹更常见
- 增强 T1WI:面神经管增宽,其内可见边界清楚、强化的结节状占位,最常见于以膝状神经节为中心

面神经静脉畸形("血管瘤")

- 临床:病灶较小时,会出现面神经麻痹
- 骨 CT:可见瘤内骨刺
- 增强 T1WI:边界不清的强化占位,常见于膝状窝

腮腺来源的周围神经肿瘤

- 临床:常可触及腮腺恶性肿瘤
- 影像学:可见侵袭性腮腺占位
  - 茎乳孔被软组织填充
  - 面神经从远端至近端均增粗,伴侵袭乳突气房

病理

一般特点

- 病因
  - 病因-致病机制(当前假说)
    - 潜伏在膝状神经节的单纯疱疹病毒再次激活,引起炎症,并沿近端和远端面神经纤维扩散
    - 病理生理机制:血-神经屏障破坏、神经外膜及神经束膜静脉丛淤血导致的神经鞘内神经元水肿
- 颞骨内面神经正常解剖
  - 正常面神经的前段和后段可强化
  - 强化源于神经周围丰富的动静脉丛

○ 影像学医师应熟悉面神经颞骨内强化的正常表现,有助于识别 BP 患者的异常强化

Brackman 面神经功能分级系统				
分级	面瘫程度	评价*	功能剩余/%	预估功能/%
I	正常	8/8	100	100
II	轻微	7/8	76-99	80
III	中度	5/8-6/8	51-75	60
IV	中重度	3/8-4/8	26-50	40
V	重度	1/8-2/8	1-25	20
VI	完全	0/8	0	0

* 面神经损伤可通过眉中部向上运动的幅度进行评价。一侧眉与口角每上抬 0.25cm,评分增加 1 分,最终将所有得分相加。如若双侧眉毛及双侧口角皆可上抬 1cm,则可得 8 分(满分)

改编自 House JW 等《面神经功能分级系统》,《头颈耳鼻喉外科学杂志》,93(2):146-7,1985。

大体病理和术中特征

- 面神经水肿在症状出现三周后达峰

显微镜下特征

- 面神经中可检出单纯疱疹病毒 DNA

临床要点

临床表现

- 最常见症状体征
  ○ 急性起病,周围性面瘫(36h 内起病)
- 临床要点
  ○ 健康成人,急性单侧面瘫
    - 最常见于糖尿病患者
- 其他症状体征
  ○ BP 起病前,常有病毒感染前驱症状
  ○ 70%患者:面瘫前数日出现味觉异常
  ○ 50%患者:面瘫同侧耳周疼痛(不严重)

人口统计学

- 年龄
  ○ 各年龄段均可发生;发病高峰年龄为 50~60 岁
- 流行病学
  ○ 目前认为,疱疹性面瘫约占所有周围性面神经麻痹的 75%
  ○ BP 年发病率:10/10 万~50/10 万人

病程和预后

- 80%的 BP 患者的面神经功能,不经治疗可在发病后 2 个月内自行完全恢复
  ○ 15%部分恢复;5%不能恢复

治疗

- 筛查糖尿病和莱姆病
- BP 的药物治疗
  ○ 甲泼尼龙递减疗法;出现症状后 3 天内治疗效果最佳
  ○ 不再使用阿昔洛韦和伐昔洛韦等抗病毒治疗
- BP 的手术治疗尚有争议
  ○ 从内听道基底至茎乳孔的面神经减压可有效治疗去神经症状(>95%)
  ○ 完全面瘫出现后的 2 周内行减压术,治疗效果最佳
- 增强 T1WI 上的强化强度、强化形式以及位置对预测个体患者的预后没有帮助
- 患者年龄越大,面神经功能完全恢复概率越低

诊断纲要

注意

- 典型的 BP 诊断无须影像学检查
  ○ MRI 用于不典型 BP 的诊断
- MR 上面神经的异常强化可在临床好转甚至完全恢复后长期持续
- 并非所有 BP 均出现颞骨内面神经强化
  ○ BP 起病后 10 天内,面神经一般正常

影像解读要点

- 内听道基底部"簇状"强化,伴面神经迷路段强化,未见明确局灶性病变,高度提示 BP

影像报告要点

- 切记评估腮腺是否正常
- 同时也注意有无面神经局灶性病变

参考文献

1. Hohman MH et al: Etiology, diagnosis, and management of facial palsy: 2000 patients at a facial nerve center. Laryngoscope. 124(7):E283-93, 2014
2. Baugh RF et al: Clinical practice guideline: Bell's palsy. Otolaryngol Head Neck Surg. 149(3 Suppl):S1-27, 2013
3. Kim IS et al: Correlation between MRI and operative findings in Bell's palsy and Ramsay Hunt syndrome. Yonsei Med J. 48(6):963-8, 2007
4. Kress B et al: Bell palsy: quantitative analysis of MR imaging data as a method of predicting outcome. Radiology. 230(2):504-9, 2004
5. Unlu Z et al: Serologic examinations of hepatitis, cytomegalovirus, and rubella in patients with Bell's palsy. Am J Phys Med Rehabil. 82(1):28-32, 2003
6. Adour KK: Medical management of idiopathic (Bell's) palsy. Otolaryngol Clin North Am. 24(3):663-73, 1991
7. Schwaber MK et al: Gadolinium-enhanced magnetic resonance imaging in Bell's palsy. Laryngoscope. 100(12):1264-9, 1990
8. Tien R et al: Contrast-enhanced MR imaging of the facial nerve in 11 patients with Bell's palsy. AJNR Am J Neuroradiol. 11(4):735-41, 1990
9. Daniels DL et al: MR imaging of facial nerve enhancement in Bell palsy or after temporal bone surgery. Radiology. 171(3):807-9, 1989
10. Matsumoto Y et al: Facial nerve biopsy for etiologic clarification of Bell's palsy. Ann Otol Rhinol Laryngol Suppl. 137:22-7, 1988

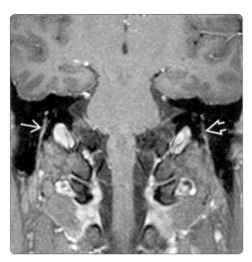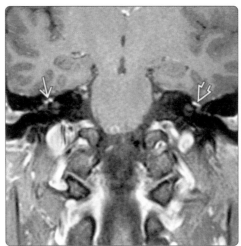

图 13-22 （左图）右侧 Bell 麻痹患者，冠状位脂肪抑制增强 T1WI 示右侧面神经乳突段呈不对称性明显强化➡，左侧面神经乳突段仅轻度强化➡。（右图）同一患者，冠状位脂肪抑制增强 T1WI 示双侧膝状神经节右侧➡与左侧➡强化类似，主要因为正常情况下，膝状神经节、面神经后侧膝段/乳突上段可出现强化

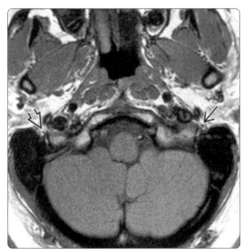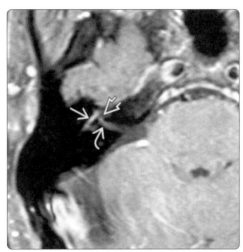

图 13-23 （左图）左侧 Bell 麻痹患者，轴位 T1W 示左侧➡茎乳孔内面神经较右侧➡增粗。受损的左侧面神经在不受颞骨内面神经管限制后，便会水肿。（右图）右侧 Bell 麻痹患者，轴位脂肪抑制增强 T1WI 示典型的影像学表现：面神经鼓室段➡及迷路段➡强化。内听道基底可见轻微"簇状"强化➡

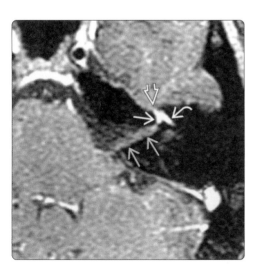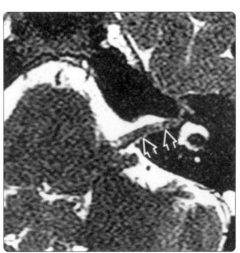

图 13-24 （左图）重度持续性 Bell 麻痹，脂肪抑制增强 T1WI 示面神经迷路段➡、膝状神经节➡及鼓室段前部➡明显强化。内听道"簇状"强化沿面神经内听道段➡至内耳孔逐渐减弱。（右图）同一患者，轴位薄层（1mm）脂肪抑制 T2WI 示面神经管内的面神经水肿➡

要　点

术语

- 三叉神经痛（TN）定义：血管袢压迫三叉神经（CN5）根入脑桥区（REZ）或节前段（PGS）

影像

- 高分辨 MRI：CPA 区的 CN5REZ 或者 PGS 区波浪状、不对称的流空信号（血管）
  - CN5 节前段（PGS）萎缩：见于长期严重压迫
  - 压迫血管将 PGS 压弯
- 责任血管：小脑上动脉（55%）＞AICA（10%）＞基底动脉（5%）＞变异静脉（5%）＞其他

主要鉴别诊断

- CPA-IAC 区动脉瘤
- CPA 区动静脉畸形
- 后颅窝发育性静脉畸形

病理

- CN5REZ 或者 PGS 被血管"刺激"

临床要点

- 三叉神经痛症状
  - 上颌支±下颌支分布区的刺痛
  - 自发痛或由触觉刺激诱发产生
- 治疗
  - 初始予药物保守治疗
  - 微血管减压术或局部放疗（约 70% 可长期有效）

诊断纲要

- 首先排除多发性硬化或引流静脉沿 PGS 分布的发育性静脉异常
  - 同时检查是否存在脑池占位：神经鞘瘤、脑膜瘤、表皮样囊肿
- 接着沿三叉神经向远端探查海绵窦和面部
  - 排除周围神经肿瘤，面部恶性肿瘤
- 最后在薄层高分辨 MR 图像上寻找血管神经挤压
  - 责任血管将 PGS 压弯或使 REZ 变形

图 13-25　（左图）右侧三叉神经痛患者，轴位 T2WI 示低信号的小脑上动脉➡撞击三叉神经节前段神经根出脑桥区➡。（右图）同一患者，冠状位 T1WI 示小脑上动脉➡压迫右侧三叉神经节前段近段，并使其变形➡。注意正常的左侧三叉神经节前段➡较对侧略粗大，提示受累的右侧三叉神经已萎缩

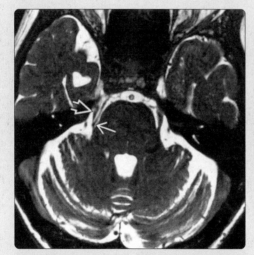
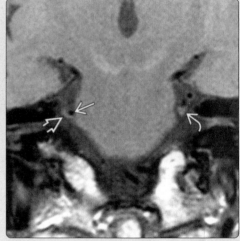

图 13-26　（左图）右侧三叉神经痛患者，轴位脂肪抑制 T2WI 示多发性硬化➡侵犯脑桥外侧，累及三叉神经根入脑桥区➡。偶可见脑池内占位及多发性硬化表现为三叉神经痛。（右图）右侧三叉神经痛患者，轴位增强 T1WI 示小脑的发育性静脉畸形，引流静脉穿过脑桥外侧➡和三叉神经根入脑桥区➡。不足 5% 的三叉神经痛患者症状由静脉引起

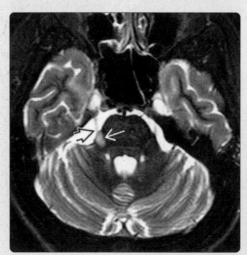
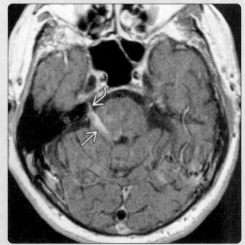

术语

缩写

- 三叉神经痛(trigeminal neuralgia,TN)

同义词

- 痛性抽搐(tic douloureux),三叉神经血管袢综合征,三叉神经活动亢进功能异常综合征

定义

- 血管袢压迫三叉神经根入脑桥区(REZ)或节前段(PGS)

影像

一般特点

- 最佳诊断要点
  - 高分辨 MRI:CPA 区的 CN5REZ 或者 PGS 区波浪状、不对称的流空信号(血管)
- TN 责任血管:小脑上动脉(SCA)>AICA>基底动脉>岩静脉

MR 表现

- FLAIR
  - 多发性硬化(MS)可表现为 TN
- DWI
  - 脑池高信号占位诊断为表皮样囊肿
- 增强 T1WI
  - 在血管袢引起的 TN 中,CN5PGS 无强化
  - 发现 TN 罕见的病因,包括静脉性和周围神经肿瘤
  - 罕见的原因可能为脑池内占位
- 高分辨磁共振(CISS,FIESTA,T2 space,其他)
  - 责任血管压迫 CN5REZ 或者 PGS
    - 如果是由于血管神经撞击引起,可见血管使 PGS 弯曲或使 REZ 变形
  - 三叉神经 PGS 萎缩:见于长期严重的压迫
- MRA:原始图像最有帮助

影像检查推荐

- 最佳影像检查
  - 高分辨 MRI 成像寻找责任血管袢

鉴别诊断

CPA-IAC 区动脉瘤

- AICA 或椎动脉瘤
- 卵圆形占位,信号复杂
- 极少引起 TN

CPA 区动静脉畸形

- 更大型的血管(动脉和静脉),并可见血管巢
- 后颅窝罕见

后颅窝发育性静脉畸形

- 更大型的血管(静脉)
- CPA 极少为静脉回流通道
- 静脉压迫引起的 TN 极少见

病理

一般特点

- 病因
  - CN5REZ 或者 PGS 血管压迫→萎缩
  - 萎缩继发于轴突缺失和脱髓鞘
  - 萎缩→神经纤维之间的异常连接
    - 异常连接引起发作性三叉神经痛

显微镜下特征

- 三叉神经近端表面髓鞘完整性破坏

临床要点

临床表现

- 最常见症状体征
  - 上颌支±下颌支分布区的刺痛
  - 自发痛或由触觉刺激诱发产生

人口统计学

- 年龄
  - 老年人(通常>65 岁)
- 流行病学
  - 5:100 000

病程和预后

- 预后
  - 约 70% 的患者在手术或放疗后 10 年内疼痛消失

治疗

- 初始予药物保守治疗
- 保守治疗无效时可选择其他治疗方式
  - 局部放疗(伽马刀)
  - 微血管减压术

诊断纲要

注意

- CPA 池内有许多正常血管
- 寻找引起压迫的不对称的血管

影像解读要点

- 首先排除多发性硬化,脑桥发育性静脉畸形,脑池占位
- 沿三叉神经向远端探查海绵窦和面部
  - 排除周围神经肿瘤,面部恶性肿瘤
- 在高分辨 MR 图像上寻找血管神经挤压

参考文献

1. Lee JK et al: Long-term outcome of gamma knife surgery using a retrogasserian petrous bone target for classic trigeminal neuralgia. Acta Neurochir Suppl. 116:127-35, 2013

2. Lutz J et al: Trigeminal neuralgia due to neurovascular compression: high-spatial-resolution diffusion-tensor imaging reveals microstructural neural changes. Radiology. 258(2):524-30, 2011

3. Kabatas S et al: Microvascular decompression as a surgical management for trigeminal neuralgia: long-term follow-up and review of the literature. Neurosurg Rev. 32(1):87-93; discussion 93-4, 2009

4. Satoh T et al: Severity analysis of neurovascular contact in patients with trigeminal neuralgia: assessment with the inner view of the 3D MR cisternogram and angiogram fusion imaging. AJNR Am J Neuroradiol. 30(3):603-7, 2009

5. Sindou M et al: Microvascular decompression for primary trigeminal neuralgia: long-term effectiveness and prognostic factors in a series of 362 consecutive patients with clear-cut neurovascular conflicts who underwent pure decompression. J Neurosurg. 107(6):1144-53, 2007

6. Yoshino N et al: Trigeminal neuralgia: evaluation of neuralgic manifestation and site of neurovascular compression with 3D CISS MR imaging and MR angiography. Radiology. 228(2):539-45, 2003

7. Hutchins LG et al: Trigeminal neuralgia (tic douloureux): MR imaging assessment. Radiology. 175(3):837-41, 1990

要　点

术语

- 定义:血管袢压迫桥小脑角池内面神经根出颅区,引起偏侧面肌痉挛

影像

- 高分辨 T2WI 或 MRA 原始图像示 CPA 区内侧蜿蜒不对称的流空信号(血管)
  - 小脑下前动脉(50%)>小脑后下动脉(30%)>椎动脉(15%)>静脉(5%)

主要鉴别诊断

- CPA-IAC 区动脉瘤
- CPA 区动静脉畸形
- 后颅窝发育性静脉畸形

病理

- 面神经束受到血管的"刺激"
- 非血管原因导致的偏侧面肌痉挛罕见
  - 多发性硬化

- 脑池占位
  - 表皮样囊肿、脑膜瘤、神经鞘瘤
- 颞骨和腮腺来源的病变
  - 第Ⅶ对脑神经周围神经恶性肿瘤

临床要点

- 临床表现
  - 单侧受累的面肌痉挛
  - 偏侧面肌痉挛可从眼轮匝肌痉挛开始
  - 强直性痉挛持续发作

诊断纲要

- 约 50% 的 HFS 患者 MR 上有阳性发现
- 首先寻找脑池内占位病灶及多发性硬化
- 沿面神经向远端探查至颞骨和腮腺
  - 除外面神经静脉畸形,腮腺恶性肿瘤
- MRA 原始图像和高分辨 T2 序列寻找并确定责任血管
  - MR 检查阴性不能作为除外手术治疗的指征

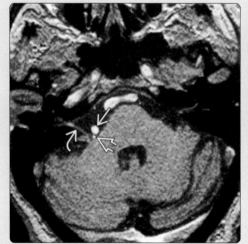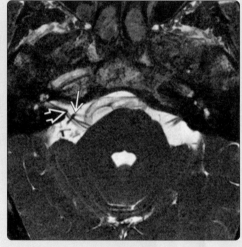

图 13-27 (左图)右侧偏侧面肌痉挛患者,轴位 MRA 原始图像示迂曲的右侧椎动脉➡及相应的小脑后下动脉➡压迫面神经根出脑干区。在 CPA 池内可见面神经➡。(右图)右侧偏侧面肌痉挛患者,轴位 CISS 经 CPA 池层面示小脑后下动脉袢➡推挤第Ⅶ、Ⅷ脑神经向后移位,使其垂直于内听道开口处后侧缘➡

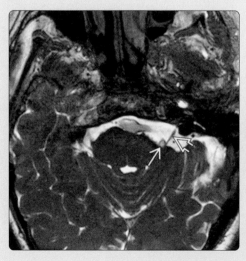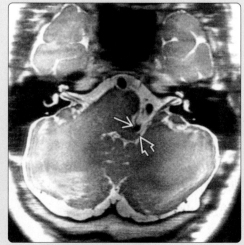

图 13-28 (左图)左侧偏侧面肌痉挛患者,轴位 CISS 示左侧椎动脉➡在 CPA 池内环绕形成血管袢,压迫面神经近端神经根出脑干区➡。(右图)偏侧面肌痉挛患者,轴位 T2WI 示 CPA 池内侧,延长扩张的椎动脉撞击面神经根出脑干区。约 50% 的偏侧面肌痉挛患者有阳性 MR 表现,尤其是在薄层 T2WI 和 MRA 序列上

术语

缩写

- 偏侧面肌痉挛(hemifacial spasm,HFS)

同义词

- 面神经血管袢综合征,面神经活动亢进功能异常综合征

定义

- 血管袢压迫 CPA 池内面神经根出颅区,引起偏侧面肌痉挛

影像

一般特点

- 最佳诊断要点
  - 高分辨 T2WI 或 MRA 原始图像示 CPA 区内侧蜿蜒不对称的流空信号(血管)
- 位置
  - 血管袢位于 CPA 池内面神经根出颅区
- HFS 责任血管:小脑下前动脉(50%),小脑后下动脉(30%),椎动脉(15%),静脉(5%)

MR 表现

- T2WI
  - 高分辨 T2WI:可见管状低信号血管在高信号脑脊液中穿过
- FLAIR
  - 临近脑组织大多通常都正常
  - 多发性硬化也可表现为 HFS
- MRA:原始图像最有助于诊断

影像检查推荐

- 最佳影像检查
  - CPA 区薄层高分辨 T2WI 能够最好地显示血管袢
- 检查方案推荐
  - 首先行全脑 T2 或 FLAIR 序列排除多发性硬化
  - 然后行脑干、CPA 池层面包括面深部的冠状位和轴位脂肪抑制增强 T1WI
    - 检查是否存在不对称的静脉性病因
    - 检查是否存在脑池内或周围神经肿瘤,脑神经炎
  - 下一步行脑干和 CPA 池高分辨 T2WI
    - 查找责任血管的最佳序列

鉴别诊断

CPA-IAC 区动脉瘤

- 小脑后下动脉或椎动脉瘤
- 卵圆形占位,信号复杂

CPA 区动静脉畸形

- 更大型的血管(动脉和静脉),并可见血管巢
- 后颅窝罕见

后颅窝发育性静脉畸形

- 更大型血管(静脉)
- CPA 极少为静脉回流通道
- 静脉压迫引起的 HFS 极少见

病理

一般特点

- 病因
  - 面神经束受到血管的"刺激"
    - 脑干核团继发性受累
    - 异常脑干反射(ABR)

显微镜下特征

- 面神经近端表面髓鞘完整性破坏

临床要点

临床表现

- 最常见症状体征
  - HFS:单侧受累的面部痉挛
    - 从眼轮匝肌痉挛开始起病
    - 强直性痉挛持续发作

人口统计学

- 年龄
  - 老年人(通常>65 岁)
- 流行病学
  - <1:10 万

病程和预后

- 90%的患者术后 5 年内症状消失

治疗

- 局部注射肉毒毒素
  - 85%的患者局部注射后症状明显缓解
  - 每 4 周重复治疗
- 需行微血管减压术
  - 可以使 90%的患者永久缓解

诊断纲要

注意

- 约 50%的 HFS 患者 MR 上存在阳性发现

影像解读要点

- 首先寻找脑池内占位病变及多发性硬化
- 沿面神经远端探查至颞骨和腮腺
  - 除外面神经血管瘤,腮腺恶性肿瘤
- 查看 MRA 和高分辨 T2WI 寻找责任血管
  - MR 检查阴性不能作为除外手术治疗的指征

参考文献

1. Garcia M et al: High-resolution 3D-constructive interference in steady-state MR imaging and 3D time-of-flight MR angiography in neurovascular compression: a comparison between 3T and 1.5T. AJNR Am J Neuroradiol. 33(7):1251-6, 2012

2. Huh R et al: Microvascular decompression for hemifacial spasm: analyses of operative complications in 1582 consecutive patients. Surg Neurol. 69(2):153-7; discussion 157, 2008

3. Lee MS et al: Clinical usefulness of magnetic resonance cisternography in patients having hemifacial spasm. Yonsei Med J. 42(4):390-4, 2001

4. Yamakami I et al: Preoperative assessment of trigeminal neuralgia and hemifacial spasm using constructive interference in steady state-three-dimensional Fourier transformation magnetic resonance imaging. Neurol Med Chir (Tokyo). 40(11):545-55; discussion 555-6, 2000

5. Mitsuoka H et al: Delineation of small nerves and blood vessels with three-dimensional fast spin-echo MR imaging: comparison of presurgical and surgical findings in patients with hemifacial spasm. AJNR Am J Neuroradiol. 19(10):1823-9, 1998

要　点

术语

- 前庭神经鞘瘤(VS):起源于桥小脑角-内听道内包绕前庭蜗神经的前庭神经支施万细胞的良性肿瘤

影像

- 脂肪抑制增强 T1WI = 金标准
  - 以内听道为中心的 CPA-IAC 池内局限性强化占位
  - 小 VS:内听道内卵圆形强化占位
  - 大 VS:CPA-IAC 区"圆筒冰淇淋样"病变
  - 15% 存在瘤内囊肿(低信号灶)
  - 0.5% 合并蛛网膜囊肿/局限性脑脊液聚集
- 高分辨 T2 space,CISS 和 FIESTA:CPA-IAC 池内高信号脑脊液内可见"充盈缺损"
- FLAIR:由于外淋巴液蛋白增多,信号增高
- T2* GRE:微出血造成局灶信号减低(常见)
  - 此征象出现时,可视为 VS 的特征性表现
  - 脑膜瘤无此征象

主要鉴别诊断

- CPA-IAC 区脑膜瘤
- CPA 区表皮样囊肿
- CPA 区动脉瘤
- CPA-IAC 区面神经鞘瘤
- CPA-IAC 区转移瘤

病理

- 源于 CN8 前庭神经胶质细胞-施万细胞交界部的良性肿瘤

临床要点

- 人口统计学和症状
  - 成人单侧感音性耳聋
- 手术入路
  - 若患者已无听力,可选择经迷路入路
  - IAC 内 VS 选择中颅窝入路
  - 累及 CPA 时,则选择乙状窦后入路
- 分次放疗或立体定向放疗

图 13-29　(左图)轴位示意图示内听道内起源于前庭上神经的小前庭神经鞘瘤➡。注意耳蜗神经管未受累➡。(右图)轴位 T2WI 示内听道内小前庭神经瘤,可见软组织信号占位➡,周围包围着高信号脑脊液。耳蜗神经管➡未受累,还可见 8mm 的基底帽➡

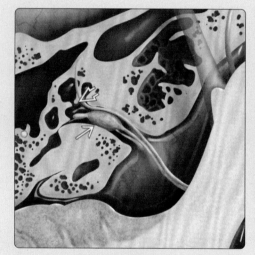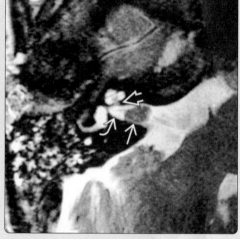

图 13-30　(左图)轴位示意图示 CPA-IAC 区较大前庭神经鞘瘤呈典型的"圆筒冰淇淋"。对小脑中脚➡和小脑半球➡有明显的占位效应。(右图)轴位增强 T1WI 示 CPA-IAC 区巨大听神经瘤,压迫小脑中脚➡和小脑半球➡。根据内听道内的强化信号➡和瘤内的大囊肿➡可明确此影像诊断

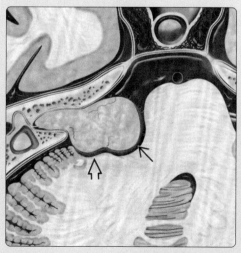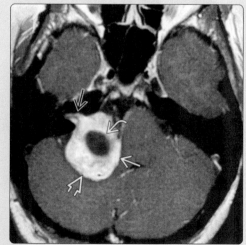

术语

缩写

- 前庭神经鞘瘤(vestibular schwannoma,VS)

同义词

- 听神经鞘瘤,听神经瘤,听神经肿瘤
  - 不常用名称:神经瘤,神经鞘膜瘤

定义

- 起源于桥小脑角-内听道内包绕前庭蜗神经的前庭神经支配万细胞的良性肿瘤

影像

一般特点

- 最佳诊断要点
  - 显著强化的圆柱形占位(IAC)或者"圆筒冰淇淋"样占位(CPA-IAC)
- 位置
  - 小病变:内听道内
  - 大病变:内听道内,并蔓延至 CPA 池
- 大小
  - 小病变:2~10mm
  - 大病变:最大直径可达 5cm
- 形态
  - 小病变及内听道内 VS:卵圆形占位
  - 大 VS:"圆筒"(IAC)"冰淇淋"(CPA)

CT 表现

- CT 平扫
  - 边界清楚的 CPA-IAC 池强化占位
  - 无钙化(与 CPA 脑膜瘤鉴别)
  - 肿瘤体积较大时,可使内听道扩张
  - CT 平扫可能漏诊一些较小的病灶(<5mm)

MR 表现

- T1WI
  - 通常与脑实质信号相等
  - 出血罕见,如存在出血则局灶性信号升高
- 脂肪抑制 T2WI
  - 高分辨 T2 space,CISS 和 FIESTA:CPA-IAC 池内高信号脑脊液内可见"充盈缺损"
    - 小病变:内听道高信号脑脊液中卵圆形"充盈缺损"
    - 大病变:CPA-IAC 区"圆筒冰淇淋样"充盈缺损
- FLAIR
  - 由于外淋巴液内蛋白增多,耳蜗信号升高
- T2* GRE
  - 常见微出血的低信号灶
    - 脑膜瘤无此表现,除非瘤内存在足够多的钙化,可见开花征
- 增强 T1WI FS
  - 以内听道为中心的 CPA-IAC 池内局限性强化占位
  - 100%明显强化
  - 15%存在瘤内囊肿(低信号灶)
  - 硬脑膜尾征少见(与脑膜瘤相比)

- 其他 MR 表现
  - <1%:肉眼可见的瘤内出血
  - 0.5%合并蛛网膜囊肿/局限性脑脊液聚集

影像检查推荐

- 最佳影像检查
  - 影像检查金标准为全脑 FLAIR 序列,以及 CPA-IAC 区薄层高分辨增强 T1WI 脂肪抑制序列(矢状位+冠状位)
- 检查方案推荐
  - 高分辨 T2 space,CISS 和 FIESTA 仅用于 VS 的筛查
    - 用于成人非复杂性单侧感音性耳聋
    - 对术后随诊无帮助

鉴别诊断

CPA-IAC 区脑膜瘤

- 内听道内脑膜瘤可类似 VS(罕见)
- CT 平扫:中心偏离内听道,以钙化的硬脑膜为基底的占位
- 增强 T1WI:宽大的硬脑膜基底,伴硬脑膜尾征
- T2* GRE:典型脑膜瘤不伴微出血

CPA 区表皮样囊肿

- 可类似罕见的囊性 VS
- 侵袭性形态
- 增强 T1:无强化的 CPA 占位
- DWI:弥散受限(高信号)可诊断

CPA 区蛛网膜囊肿

- 边界清晰的 CPA 占位:不进入内听道
- 各个 MR 序列中均与脑脊液信号一致
- DWI:弥散不受限

CPA 区动脉瘤

- 卵圆形及纺锤形 CPA 占位,信号复杂

CPA-IAC 区面神经鞘瘤

- 当病变局限于 CPA-IAC 区时,可与 VS 极其相似
- 寻找迷路段"尾征"以鉴别

CPA-IAC 区转移瘤

- 可累及双侧脑膜
  - 切忌误诊为神经纤维瘤病 2 型

病理

一般特点

- 病因
  - 源于 CN8 前庭神经胶质细胞-施万细胞交界部的良性肿瘤
    - CN8 蜗神经来源少见
- 遗传学
  - NF2 抑癌基因失活见于 60%的散发性 VS
  - 也可见 22q 缺失
  - 多发或双侧施旺细胞瘤=NF2
- 合并异常
  - 蛛网膜囊肿(0.5%)

○ 手术时可为蛛网膜囊肿或"受限制"脑脊液

分级、分期和分类

- WHO Ⅰ 级病变

大体病理和术中特点

- 黄褐色,圆形-卵圆形,有包膜的占位
- 起源于 CN8 胶质-施万细胞交界处,偏心性生长
  ○ 胶质-施万细胞交界处通常位于内听道开口

显微镜下特征

- 胶原基质内可见分化的施万细胞
- 密集、细长的细胞聚集区=Antoni A 区
  ○ 大多数 VS 主要由 Antoni A 型细胞组成
- 细胞密度相对较低,排列疏松,±簇集的载脂细胞 =Antoni B 型
- 广泛强烈地表达 S100 蛋白
- 无坏死;但可见瘤内囊肿
- <1%的病例可见出血

临床要点

临床表现

- 最常见症状体征
  ○ 成人单侧感音性耳聋
- 临床特点
  ○ 缓慢进展的感音性耳聋
  ○ 实验室检查
    - 脑干电反应测听(BERA)是 VS 影像学检查前最敏感的检查
    - MR 筛查可代替 BERA
- 其他症状
  ○ 小 VS:耳鸣;平衡障碍
  ○ 大 VS:可有三叉神经±面神经病变

人口统计学

- 年龄
  ○ 成人(除 NF2 外,儿童罕见)
  ○ 高峰年龄:40~60 岁
  ○ 年龄范围:30~70 岁
- 流行病学
  ○ 单侧感音性耳聋最常见的病因(>90%)
  ○ 最常见的 CPA-IAC 占位(85%~90%)
  ○ 成人第二常见的轴外肿瘤

病程和预后

- 60%的 VS 缓慢生长(<1mm/年)
- 10%的 VS 生长迅速(>3mm/年)
- 60%的 VS 生长缓慢,可行影像学随访
  ○ 适用于年龄大于 60 岁,健康状况差,肿瘤体积小的患者
- 成功全切肿瘤并不能恢复已经损失的听力
- 难以保留听力的影像学表现有
  ○ 大小>2cm
  ○ 肿瘤侵犯内听道底±耳蜗开口

治疗

- 若患者已无保留听力的可能,选择经迷路入路切除肿瘤

- 内听道内 VS 选择中颅窝入路
  ○ 尤其适用于内听道后部的肿瘤
- 肿瘤位于 CPA 或内听道内侧时,选择乙状窦后入路
- 分次放疗或立体定向放疗
  ○ 伽马刀:精确定位的低剂量^{60}Co 射线治疗
  ○ 用于有手术禁忌证及 VS 术后复发的患者
  ○ 可作为首选治疗方案

诊断纲要

注意

- 考虑将高分辨 T2 space,CISS 或 FIESTA 序列扫描用于 VS 的筛查
- 影像检查金标准=薄层脂肪抑制增强 T1WI(轴位及冠状位)

影像解读要点

- 边界清楚的、单侧 IAC 或 CPA-IAC 占位除非证实为其他诊断,否则应首先考虑 VS
- 一定要确定 VS 内不存在迷路"尾征",以免误诊面神经鞘瘤

影像报告要点

- 描述肿瘤大小,有无 CPA 受累
- 肿瘤是否侵犯蜗神经或内听道底?
- "基底帽"有几毫米大?
- 病灶有无出血、瘤内囊肿、蛛网膜囊肿及局部脑脊液聚集等表现或合并上述病变是否与 VS 相关?
- 对于小病灶,尽可能描述其神经来源

参考文献

1. Oh JH et al: Clinical application of 3D-FIESTA image in patients with unilateral inner ear symptom. Korean J Audiol. 17(3):111-7, 2013
2. Tomogane Y et al: Usefulness of PRESTO magnetic resonance imaging for the differentiation of schwannoma and meningioma in the cerebellopontine angle. Neurol Med Chir (Tokyo). 53(7):482-9, 2013
3. Bakkouri WE et al: Conservative management of 386 cases of unilateral vestibular schwannoma: tumor growth and consequences for treatment. J Neurosurg. 110(4):662-9, 2009
4. Fukuoka S et al: Gamma knife radiosurgery for vestibular schwannomas. Prog Neurol Surg. 22:45-62, 2009
5. Bhadelia RA et al: Increased cochlear fluid-attenuated inversion recovery signal in patients with vestibular schwannoma. AJNR Am J Neuroradiol. 29(4):720-3, 2008
6. Ferri GG et al: Conservative management of vestibular schwannomas: an effective strategy. Laryngoscope. 118(6):951-7, 2008
7. House JW et al: False-positive magnetic resonance imaging in the diagnosis of vestibular schwannoma. Otol Neurotol. 29(8):1176-8, 2008
8. Meijer OW et al: Tumor-volume changes after radiosurgery for vestibular schwannoma: implications for follow-up MR imaging protocol. AJNR Am J Neuroradiol. 29(5):906-10, 2008
9. Thamburaj K et al: Intratumoral microhemorrhages on T2*-weighted gradient-echo imaging helps differentiate vestibular schwannoma from meningioma. AJNR Am J Neuroradiol. 29(3):552-7, 2008
10. Maire JP et al: Twenty years' experience in the treatment of acoustic neuromas with fractionated radiotherapy: a review of 45 cases. Int J Radiat Oncol Biol Phys. 66(1):170-8, 2006
11. Furuta S et al: Prediction of the origin of intracanalicular neoplasms with high-resolution MR imaging. Neuroradiology. 47(9):657-63, 2005
12. Dubrulle F et al: Cochlear fossa enhancement at MR evaluation of vestibular Schwannoma: correlation with success in hearing-preservation surgery. Radiology. 215(2):458-62, 2000
13. Nakamura H et al: Serial follow-up MR imaging after gamma knife radiosurgery for vestibular schwannoma. AJNR Am J Neuroradiol. 21(8):1540-6, 2000
14. Allen RW et al: Low-cost high-resolution fast spin-echo MR of acoustic schwannoma: an alternative to enhanced conventional spin-echo MR? AJNR Am J Neuroradiol. 17(7):1205-10, 1996

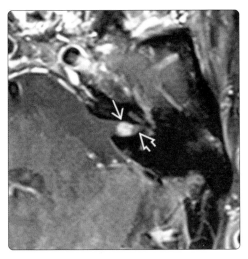 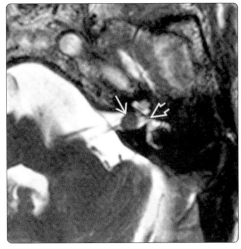

图 13-31 （左图）左侧感音性耳聋患者，轴位脂肪抑制增强 T1WI 示内听道内小前庭神经鞘瘤➡，肿瘤外侧可见一3mm 脑脊液帽➡。（右图）同一患者，轴位 CISS 示内听道高信号 CSF 内可见一充盈缺损➡。前庭神经鞘瘤在 CISS 序列上很容易诊断。内听道底 CSF 帽➡在 T2 或 CISS 图像上更易显示

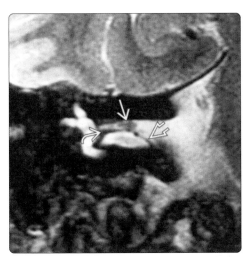 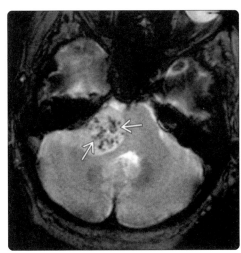

图 13-32 （左图）冠状位薄层高分辨 T2WI 示一 2mm 的前庭上神经鞘瘤➡。病灶位于镰状嵴➡上方，IAC 外侧可见小脑下前动脉祥➡。（右图）轴位 T2* GRE 示巨大前庭神经鞘瘤的 CPA 部分内可见点状微出血➡。此征象高度提示前庭神经鞘瘤

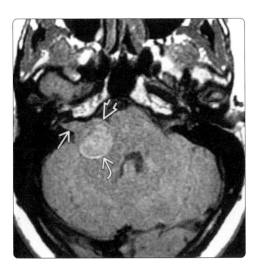 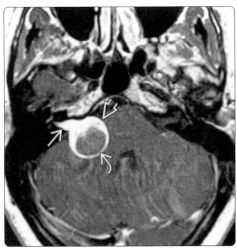

图 13-33 （左图）轴位 T1WI 示巨大前庭神经鞘瘤的 IAC ➡部分和 CPA ➡ 部分。这一肿瘤的 CPA 内侧部分➡信号较高，是由于瘤内亚急性出血的正铁血红蛋白。（右图）同一患者，轴位增强 T1WI 示强化的前庭神经鞘瘤的 IAC 部分➡和 CPA 部分➡。由于出血可见 CPA 内侧瘤内囊性改变➡

要　点

术语

- 定义:起源于 CPA-IAC 区硬脑膜的蛛网膜细胞的良性无包膜肿瘤

影像

- 10% 发生于后颅窝
- 位于 CPA 区时,内听道开口旁偏心生长
- CT 平扫:25% 伴钙化;可见两种类型
  - 均匀分布,泥沙样(砂粒体)
  - 局灶性"艳阳征",球形或边缘钙化
- CT 骨窗:骨质增生或渗透性硬化改变(斑块型多见)
- T2WI:软脑膜血管表现为肿瘤和脑实质之间的流空信号
  - 新月形的高信号脑脊液(脑脊液裂隙)
- 增强 T1WI:以硬脑膜为基底的强化占位,伴沿岩骨壁向后分布的硬脑膜尾征
  - IAC 硬脑膜尾征通常为硬脑膜反应,而非肿瘤

主要鉴别诊断

- 前庭神经鞘瘤
- CPA-IAC 区表皮样囊肿
- CPA-IAC 区硬脑膜转移瘤
- CPA-IAC 区结节病
- 特发性炎性假瘤

临床要点

- 第二常见的 CPA 肿瘤
- 缓慢生长的肿瘤,推移周围组织
- 常于行头颅 MR 时偶然发现
- <10% 病例出现症状
  - 通常不会引起感音性耳聋
- 治疗
  - 肿瘤较小时或老年患者可影像学随访
  - 确保医疗安全的前提下手术切除
  - 手术未完全切除者辅以放射治疗

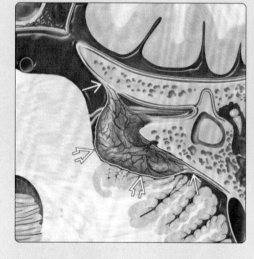
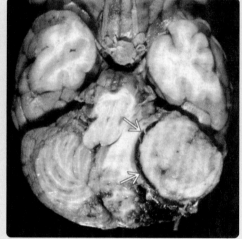

图 13-34 （左图）IAC 水平轴位示意图示巨大 CPA 脑膜瘤对脑干和小脑产生占位效应。可见宽大的硬脑膜基底形成了蘑菇帽般的形状。硬脑膜尾征➡可见于约 60% 的病例,通常代表反应性改变而非肿瘤性变化。可见脑脊液-血管间隙➡。（右图）大体病理切片下面观示巨大的 CPA 区脑膜瘤宽基底压迫小脑。标本上可见脑脊液-血管间隙➡

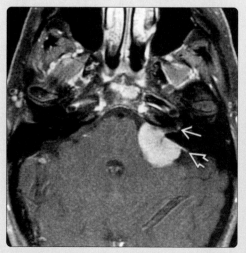
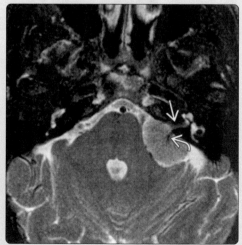

图 13-35 （左图）经 IAC 平面,轴位脂肪抑制增强 T1WI 示覆盖于内听道开口处的脑膜瘤。可见硬脑膜尾征➡沿着颞骨骨壁向后延伸。IAC 底可见点状强化➡,提示 IAC 内低信号区域是未强化的脑膜瘤。（右图）同一患者,轴位脂肪抑制 T2WI 示高速流空信号➡为硬脑膜动脉来源的滋养血管,穿行至脑膜瘤中心。IAC 内低信号➡为管内脑膜瘤

术语

定义

- 起源于 CPA-IAC 区硬脑膜的蛛网膜细胞的良性无包膜肿瘤

影像

一般特点

- 最佳诊断要点
  - CPA 区强化占位,以硬脑膜为基底并可见硬脑膜尾征
- 位置
  - 10% 发生于后颅窝
  - 位于 CPA 区时,内听道开口旁偏心生长
- 大小
  - 大小不一;通常在 1~8cm,但也可更大
  - 通常较前庭神经瘤明显更大
- 形态
  - 三种独特形态
    - "蘑菇帽"(半球形),宽基底附着于岩骨后壁(75%)
    - 斑块样±骨质侵蚀、增生(20%)
    - 卵圆形占位,类似前庭神经鞘瘤(5%)
  - 体积较大的肿瘤常向上经幕切迹疝入中颅窝内侧

CT 表现

- CT 平扫
  - 25% 等密度,75% 高密度
  - 25% 伴钙化;两种类型
    - 均匀分布,泥沙样(砂粒体)
    - 局灶性"艳阳征",球形或边缘钙化
- 增强 CT
  - >90% 的病例可见均一的显著强化
- CT 骨窗
  - 骨质增生或渗透性硬化改变(斑块型多见)
  - 内听道增宽罕见(合并前庭神经鞘瘤时可见)

MR 表现

- T1WI
  - 较灰质信号相等或稍高
  - 当肿瘤钙化或高度纤维化时,可见低信号区
- T2WI
  - T2 序列信号差异较大
    - 等信号或低信号的 CPA 区占位(与灰质比较),脑膜瘤可能性最大
    - 当钙化或高度纤维时,局部或弥漫性低信号
  - 脑脊液-血管间隙
    - 软脑膜血管表现为肿瘤和脑实质之间流空信号
    - 新月形的高信号脑脊液
  - 肿瘤滋养动脉表现为树状流空信号
  - 邻近脑干或小脑高信号
    - 代表瘤周的脑水肿
    - 与软脑膜供血有关
    - 提示安全切除存在困难
- T2* GRE
  - 可见"开花样"钙化

- 增强 T1WI
  - 以硬脑膜为基底的强化占位,伴沿岩后壁分布的硬脑膜尾征
    - >95% 的病例显著强化
    - 当肿瘤体积较大时,强化不均匀
  - 约 60% 病例可见硬脑膜尾征
    - 大多数病例中代表硬脑膜反应,而非肿瘤性改变
    - 累及内听道时,可类似前庭神经鞘瘤内听道部分的表现
  - 斑块型:固着于增厚强化的硬脑膜上

血管造影表现

- 数字减影血管造影(DSA)
  - 硬脑膜血管为肿瘤中心供血,软脑膜血管滋养肿瘤边缘
  - "艳阳征":扩张的硬脑膜滋养血管
  - 血管染色延长至静脉期
- 介入:术前栓塞
  - 减少手术时间和术中出血
  - 适合特定的栓塞物质(比如聚乙烯醇)
  - 最佳手术时间为介入栓塞后 7~9 天
    - 使肿瘤最大限度的软化

影像检查推荐

- 最佳影像检查
  - 后颅窝增强 MR
  - MR 怀疑骨质侵蚀时,行骨 CT
- 检查方案推荐
  - 全脑 T2±FLAIR 显示脑水肿效果最佳

鉴别诊断

前庭神经鞘瘤

- 最常见于管内,其次为 CPA
- 内听道内脑膜瘤可类似其表现

CPA-IAC 区表皮样囊肿

- MR 上塑形性生长的脑脊液样信号占位
- 典型者 DWI 为高信号

CPA-IAC 区硬脑膜转移瘤

- 累及双侧 CPA 区
- 多发脑膜受累

CPA-IAC 区结节病

- 常为多发,硬脑膜为基底的结节
- 寻找漏斗柄受累的证据

特发性炎性假瘤

- 弥漫或局部脑膜增厚
- CPA 区受累罕见

病理

一般特点

- 病因
  - 起源于蛛网膜(帽状)脑膜上皮细胞

- ○ 易见于放疗后
  - 最常见的放射诱发肿瘤,可潜伏 20~35 年
- 遗传学
  - ○ 22 号染色体长臂缺失常见
  - ○ 90% 的散发病例存在 *NF2* 基因失活
  - ○ 可出现泌乳素、黄体酮受体;可表达生长激素
- 合并异常
  - ○ 神经纤维瘤病 2 型(NF2)
    - 10% 的多发性脑膜瘤为 NF2
    - 脑膜瘤 + 神经鞘瘤 = NF2
    - 遗传性多发神经鞘瘤,脑膜瘤和室管膜瘤(MISME)

分级、分期和分类

- WHO 分级(Ⅰ-Ⅲ 级)
  - ○ 典型脑膜瘤(WHO Ⅰ级,良性) = 90%
  - ○ 不典型脑膜瘤(WHO Ⅱ级) = 9%
  - ○ 恶性(间变性)脑膜瘤(WHO Ⅲ级) = 1%

大体病理和术中特点

- "蘑菇帽"(球状,半球形)形态最为常见(75%)
- 斑块型(20%)也可见于 CPA 区
- 分界清楚,无包膜
- 邻近硬脑膜增厚(衣领征或尾征)通常为反应性,而非肿瘤性

显微镜下特征

- 亚型(组织学表现差异大,但影像学表现和预后类似)
  - ○ 脑膜上皮型(分叶状脑膜细胞)
  - ○ 纤维型(平行,交错束状的梭形细胞)
  - ○ 过渡型(混合型;"洋葱"状螺旋和分叶)
  - ○ 血管瘤型(血管性通道增加),不等同废弃的术语"血管母细胞型脑膜瘤"
  - ○ 成脂肪型:化生为脂肪细胞,大型甘油三酯脂肪滴
  - ○ 其他类型(微囊型,脊索瘤样,透明细胞型,分泌型,富淋巴细胞-浆细胞型等)

临床要点

临床表现

- 最常见症状体征
  - ○ 行头颅 MR 时偶然发现
  - ○ <10% 病例出现症状
- 临床特点
  - ○ 成人因无关原因行头颅 MR 时发现

人口统计学

- 年龄
  - ○ 中、老年;高峰 = 60 岁
  - ○ 儿童起病,应考虑 NF2
- 性别
  - ○ 男 : 女 = 1 : 3~1 : 1.5
- 种族
  - ○ 更常见于非裔
- 流行病学

- ○ 约占颅内原发肿瘤的 20%
  - 最常见的原发性非胶质细胞瘤
- ○ 活检或影像检查患病率为 1%~1.5%
- ○ 10% 病例为多发(NF2;多发性脑膜瘤病)
- ○ 第二常见的 CPA-IAC 占位

病程和预后

- 缓慢生长的肿瘤
- 压迫而非侵蚀周围结构
- 预后不良的 MR 表现
  - ○ 邻近的脑干可见瘤周水肿
  - ○ 邻近骨质明显受侵蚀

治疗

- 无症状患者:肿瘤较小或老年患者可影像学随访
- 在保证医疗安全的前提下,可手术切除
  - ○ 如肿瘤未侵及颅底,95% 可经手术完全切除
- 放射治疗
  - ○ 手术未完全切除的辅助治疗
  - ○ 存在颅底广泛侵犯时的主要治疗手段

诊断纲要

注意

- MR 上表现为以硬脑膜为基底的、半球形、强化 CPA 占位,伴硬脑膜尾征,应考虑脑膜瘤
- 当 CPA 占位较大,但没有临床症状时,考虑脑膜瘤

影像解读要点

- CPA 区占位,其内可见局限性或弥漫性 T2 高信号,提示脑膜瘤
- IAC 内硬脑膜尾征提示脑膜瘤

影像报告要点

- 描述脑膜瘤的范围,包括骨内部分
  - ○ 描述受累区域内的脑神经
  - ○ 脑干或脑实质水肿均提示软脑膜-蛛网膜受累

参考文献

1. Park SH et al: Stereotactic radiosurgery for cerebellopontine angle meningiomas. J Neurosurg. 120(3):708-15, 2014
2. Agarwal V et al: Cerebellopontine angle meningiomas: postoperative outcomes in a modern cohort. Neurosurg Focus. 35(6):E10, 2013
3. Zeidman LA et al: Growth rate of non-operated meningiomas. J Neurol. 255(6):891-5, 2008
4. Nakamura M et al: Facial and cochlear nerve function after surgery of cerebellopontine angle meningiomas. Neurosurgery. 57(1):77-90; discussion 77-90, 2005
5. Roser F et al: Meningiomas of the cerebellopontine angle with extension into the internal auditory canal. J Neurosurg. 102(1):17-23, 2005
6. Asaoka K et al: Intracanalicular meningioma mimicking vestibular schwannoma. AJNR Am J Neuroradiol. 23(9):1493-6, 2002
7. Filippi CG et al: Appearance of meningiomas on diffusion-weighted images: correlating diffusion constants with histopathologic findings. AJNR Am J Neuroradiol. 22(1):65-72, 2001
8. Kuratsu J et al: Incidence and clinical features of asymptomatic meningiomas. J Neurosurg. 92(5):766-70, 2000
9. Yoshioka H et al: Peritumoral brain edema associated with meningioma: influence of vascular endothelial growth factor expression and vascular blood supply. Cancer. 85(4):936-44, 1999
10. Haught K et al: Entirely intracanalicular meningioma: contrast-enhanced MR findings in a rare entity. AJNR Am J Neuroradiol. 19(10):1831-3, 1998

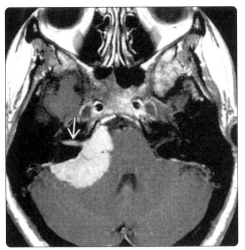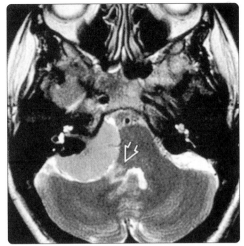

图 13-36 （左图）轴位增强 T1WI 示 CPA 区巨大脑膜瘤和累及 IAC 部分➡️。内听道这种程度及深度的强化通常为肿瘤表现，而非硬脑膜反应。（右图）同一患者，轴位 T2WI 示邻近脑桥臂➡️高信号，可能为脑膜瘤累及软脑膜所致。这一磁共振表现预示着手术切除后出现并发症可能性升高

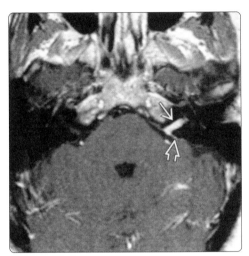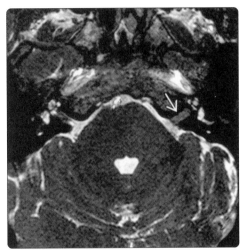

图 13-37 （左图）轴位增强 T1WI 示管内强化占位➡️。沿内听道开口后缘可见轻微的脑膜尾征➡️，提示脑膜瘤可能，但不足以确诊。（右图）同一患者，轴位 T2WI 示管内脑膜瘤➡️。可见 IAC 内充满低信号组织影。通常内听道脑膜瘤难以与内听道前庭神经鞘瘤鉴别，而后者为这一区域最常见病变

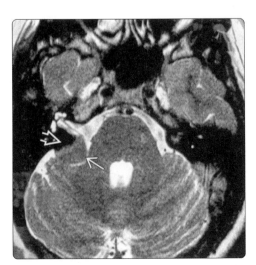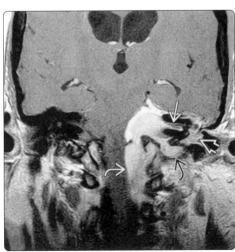

图 13-38 （左图）轴位 T2WI 示灰质信号强度的脑膜瘤➡️。紧贴颞骨后壁。肿块下可见低信号的骨质增生➡️。尽管肿瘤沿着内听道后缘紧贴 CN7~8，但患者并未出现听力丧失。（右图）冠状位 T1WI 示巨大强化的 CPA 脑膜瘤。可见内听道➡️，中耳➡️和颈静脉孔🔛都充满肿瘤。肿瘤经枕骨大孔向下延伸➡️

要　点

术语

- 定义:CPA-IAC 区转移瘤指系统性或中枢神经系统肿瘤侵犯 CPA-IAC 区

影像

- 4 大主要受累部位:柔脑膜(软脑膜-蛛网膜),硬脑膜,小脑绒球,及脉络丛
- 增强 T1WI
  - 柔脑膜转移瘤:IAC 区脑神经弥漫性增厚、强化
  - 硬脑膜转移瘤:硬脑膜局限或弥漫性增厚强化
  - 小脑绒球转移瘤:绒球强化占位,侵及 CPA 池
  - 脉络丛转移瘤:沿脉络丛正常走行分布的结节状强化病变
  - 也可见局限性强化的脑转移瘤
- FLAIR
  - 脑实质转移瘤常为高信号

主要鉴别诊断

- 双侧前庭神经鞘瘤(NF2)
- 结节病
- 脑膜炎
- Ramsay Hunt 综合征

临床要点

- 快速进展的单侧或双侧面神经麻痹和感音性耳聋
- 患者有既往恶性肿瘤治疗史

诊断纲要

- 成人患者的双侧"听神经瘤"更应诊断为 CPA 转移瘤,而非 NF2
- 快速进展的第Ⅶ对和第Ⅷ脑神经麻痹+CPA 占位,提示可能为转移灶
  - 前庭神经鞘瘤极少导致 CN7 麻痹

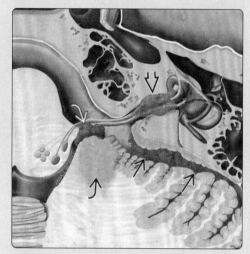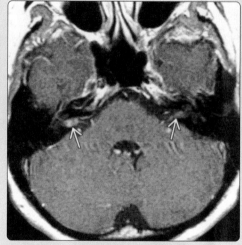

图 13-39 (左图)轴位示意图为 CPA-IAC 区转移瘤的 4 种主要类型。沿着内听道后侧缘可见增厚的硬脑膜转移瘤➡。内听道内可见柔脑膜转移(蛛网膜-软脑膜)➡。另可见脉络膜➡和小脑绒球➡转移瘤。(右图)增强 T1WI 示双侧内听道内柔脑膜乳腺癌转移➡。左侧病灶较右侧更轻微

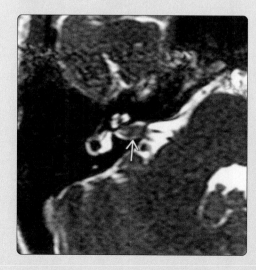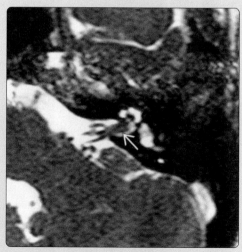

图 13-40 (左图)轴位 T2WI 示右侧 IAC 柔脑膜转移灶,表现为 CN7 和 CN8 的分支➡在内听道内增厚。(右图)轴位 T2WI 示左侧 IAC 内转移性病变,可见 CN7 和 CN8 ➡分支在内听道内轻度增厚。成人患者怀疑"双侧前庭神经鞘瘤",应考虑为肿瘤转移而非 NF2

术语

缩写

- 转移瘤(metastases , mets)

同义词

- 柔脑膜转移癌,脑膜转移癌,癌性脑膜炎
  - 所有上述术语均不准确,原因包括:
    - 并非所有肿瘤都是癌
    - 硬脑脊膜(硬脑膜)和柔脑膜(软脑膜+蛛网膜)通常同时受累
    - 通常不包括炎症成分
      - “炎”——后缀词无意义

定义

- CPA-IAC 区转移瘤:系统性或中枢神经系统肿瘤侵犯 CPA-IAC 区

影像

一般特点

- 最佳诊断要点
  - 增强 T1WI 上多发强化占位
- 位置
  - 4 大主要受累部位:柔脑膜(软脑膜-蛛网膜),硬脑膜,小脑绒球及脉络丛
  - 原发肿瘤位置
    - 主要原发肿瘤:乳腺癌、肺癌和黑素瘤
    - 脑膜淋巴细胞增生性恶性肿瘤
      - 淋巴瘤和白血病
    - 原发中枢神经系统肿瘤通过脑脊液播散至基底池:“脱落”转移
- 大小
  - 通常较小(<1cm)
    - 转移瘤早期可引起症状
- 形态
  - 柔脑膜:内听道内增厚的 CN7 和 CN8
  - 硬脑膜:弥漫性硬脑膜增厚
  - 小脑绒球:绒球增大伴脑水肿;占位侵及 CPA 池
  - 脉络膜:结节样增厚

CT 表现

- CT 平扫
  - 沿 CPA 单侧或双侧硬脑膜强化
  - 只有在转移灶较大+多发时,CT 才可显示

MR 表现

- T1WI
  - 局部硬脑膜增厚,与灰质等信号
- T2WI
  - 高分辨 T2
    - 柔脑膜转移瘤:CN7 和 CN8 增厚
    - 小脑绒球转移:水肿造成信号升高
- FLAIR

- 较大的 CPA-IAC 区转移瘤可引起邻近脑干±小脑信号升高
- 绒球转移瘤表现为信号升高
- 增强 T1WI
  - 柔脑膜转移瘤:IAC 区脑神经弥漫性增厚、强化
    - 晚期表现为 IAC 内强化栓子
    - 单侧或双侧
  - 硬脑膜转移瘤:硬脑膜局限或弥漫性增厚强化
    - 合并其他硬脑膜或颅骨病灶
  - 绒球转移瘤:绒球强化占位
  - 脉络丛转移瘤:沿脉络丛正常走行分布的结节状强化病变
    - 第四脑室侧隐窝→外侧孔→CPA 池下部
  - 偶见局限行性强化的脑转移瘤

影像检查推荐

- 最佳影像检查
  - 后颅窝增强 T1WI 是最佳影像学诊断工具和序列
  - 全脑 FLAIR 和增强 T1WI 用于评估合并的脑转移瘤
- 检查方案推荐
  - 推荐性轴位和冠状位检查

鉴别诊断

双侧前庭神经鞘瘤(NF2)

- 见于更年轻患者,无恶性肿瘤病史
- 增强 T1WI 可见双侧 CPA-IAC 区强化占位
  - 类似双侧柔脑膜转移
- 可能存在其他脑神经鞘瘤±脑膜瘤

CPA-IAC 区结节病

- 红细胞沉降率升高,血清 ACE 水平上升
- 增强 T1WI 上,多灶性脑膜型与转移瘤表现相同
  - 双侧 CPA 病变可类似 NF2 或转移瘤
  - 可为单发,斑块灶类似脑膜瘤
- 寻找是否存在漏斗柄受累

CPA-IAC 区脑膜炎

- 细菌性脑膜炎
- 真菌性脑膜炎
- 结核性脑膜炎
- 增强 T1WI 上与 CPA-IAC 转移瘤表现一致
- 临床病史及脑脊液检查是关键

Ramsay Hunt 综合征

- 外耳血管性皮疹
- 增强 T1WI 见 IAC 底及内耳±第Ⅶ对脑神经强化
  - 类似单侧柔脑膜转移瘤

病理

一般特点

- 病因
  - 转移瘤侵犯 CPA-IAC 区的柔脑膜及硬脑膜

表面
- 柔脑膜转移瘤可随 CN7 和 CN8 进入 IAC
○ 转移瘤沉积于小脑绒球或脉络丛
○ 转移途径
- 颅外肿瘤经血运转移至脑膜
- 颅内或髓内肿瘤经脑脊液转移,较为少见
- 合并异常
○ 多发软脑膜和硬脑膜转移灶
○ 也可脑实质转移
- 软脑膜+蛛网膜=柔脑膜
- 关键解剖:脑膜分为三层
○ 硬脑膜(硬脊膜):附着于颅骨的致密结缔组织
○ 蛛网膜:介于软脑膜与硬脑膜之间
○ 软脑膜:紧密黏附于脑表面的透明膜;可深入脑沟

大体病理和术中特点

- 弥漫性,连续或不连续结节

显微镜下特征

- 常见组织类型
○ 实质性肿瘤:乳腺癌、肺癌和黑素瘤
- 均同时侵犯柔脑膜和硬脑膜
○ 淋巴增生性恶性肿瘤=淋巴瘤和白血病
- 柔脑膜及硬脑膜同时受累
○ 中枢神经系统肿瘤"播散"性转移灶
- 髓质母细胞瘤,室管膜瘤,多形性胶质母细胞瘤

临床要点

临床表现

- 最常见症状体征
○ 快速进展的,单侧或双侧面神经麻痹和感音性耳聋
- 其他症状体征
○ 头晕及多发脑神经受累症状
- 临床特点
○ 患者既往有恶性肿瘤治疗史

人口统计学

- 年龄
○ 老年人
- 流行病学
○ 系统性肿瘤患者日益常见的神经系统并发症
- 由于肿瘤患者生存率的提升

病程和预后

- 脑膜转移常为晚期表现
- 由于患者已有的无法治愈的恶性病史,预后不良

治疗

- 目前尚无治愈方法
- 治疗旨在保留神经功能,提高生活质量
- 治疗手段与原发肿瘤一致

○ 根据组织类型选择放疗±化疗
- 手术治疗对于此期患者受益极少
○ 实性黑素瘤转移可行切除
- 只要诊断有所疑问,行病理切片活检明确

诊断纲要

注意

- 成人患者的双侧"听神经瘤"更应诊断为 CPA 转移瘤,而非 NF2
- 快速进展的第Ⅶ对脑神经麻痹+感音性耳聋,伴 CPA 区占位,提示为转移灶
○ 前庭神经鞘瘤极少导致 CN7 麻痹

影像解读要点

- 根据增强 T1WI 或恶性肿瘤病史,如若怀疑 CPA-IAC 区转移瘤,一定要回顾
○ 观察颅外及颅骨结构,排除其他病因以确诊
○ 寻找其他部位的脑膜受累,比如鞍旁,其他颅底脑膜
○ 寻找脑实质内异常 FLAIR 高信号±增强 T1WI 上强化病变

参考文献

1. Lee EK et al: Intracranial metastases: spectrum of MR imaging findings. Acta Radiol. 53(10):1173-85, 2012
2. Warren FM et al: Imaging characteristics of metastatic lesions to the cerebellopontine angle. Otol Neurotol. 29(6):835-8, 2008
3. Siomin VE et al: Posterior fossa metastases: risk of leptomeningeal disease when treated with stereotactic radiosurgery compared to surgery. J Neurooncol. 67(1-2):115-21, 2004
4. Soyuer S et al: Intracranial meningeal hemangiopericytoma: the role of radiotherapy: report of 29 cases and review of the literature. Cancer. 100(7):1491-7, 2004
5. Kesari S et al: Leptomeningeal metastases. Neurol Clin. 21(1):25-66, 2003
6. Krainik A et al: MRI of unusual lesions in the internal auditory canal. Neuroradiology. 43(1):52-7, 2001
7. Schick B et al: Magnetic resonance imaging in patients with sudden hearing loss, tinnitus and vertigo. Otol Neurotol. 22(6):808-12, 2001
8. Whinney D et al: Primary malignant melanoma of the cerebellopontine angle. Otol Neurotol. 22(2):218-22, 2001
9. Cha ST et al: Cerebellopontine angle metastasis from papillary carcinoma of the thyroid: case report and literature review. Surg Neurol. 54(4):320-6, 2000
10. Shen TY et al: Meningeal carcinomatosis manifested as bilateral progressive sensorineural hearing loss. Am J Otol. 21(4):510-2, 2000
11. Zamani AA: Cerebellopontine angle tumors: role of magnetic resonance imaging. Top Magn Reson Imaging. 11(2):98-107, 2000
12. Lewanski CR et al: Bilateral cerebellopontine metastases in a patient with an unknown primary. Clin Oncol (R Coll Radiol). 11(4):272-3, 1999
13. Swartz JD: Meningeal metastases. Am J Otol. 20(5):683-5, 1999
14. Arriaga MA et al: Metastatic melanoma to the cerebellopontine angle. Clinical and imaging characteristics. Arch Otolaryngol Head Neck Surg. 121(9):1052-6, 1995
15. Kingdom TT et al: Isolated metastatic melanoma of the cerebellopontine angle: case report. Neurosurgery. 33(1):142-4, 1993
16. Mark AS et al: Sensorineural hearing loss: more than meets the eye? AJNR Am J Neuroradiol. 14(1):37-45, 1993
17. Yuh WT et al: Metastatic lesions involving the cerebellopontine angle. AJNR Am J Neuroradiol. 14(1):99-106, 1993
18. Lee YY et al: Loculated intracranial leptomeningeal metastases: CT and MR characteristics. AJR Am J Roentgenol. 154(2):351-9, 1990
19. Maiuri F et al: Cerebellar metastasis from prostatic carcinoma simulating, on CT-scan, a cerebellopontine angle tumor. Case report. Acta Neurol (Napoli). 11(1):21-4, 1989
20. Gentry LR et al: Cerebellopontine angle-petromastoid mass lesions: comparative study of diagnosis with MR imaging and CT. Radiology. 162(2):513-20, 1987

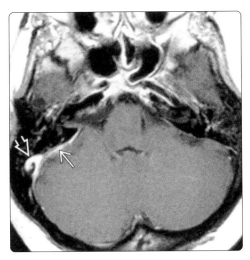

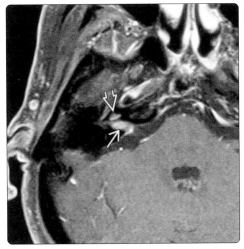

图 13-41 （左图）轴位增强 T1WI 示 CPA 区硬脑膜肺转移癌➡。增厚强化的硬脑膜需要与正常乙状窦强化鉴别➡。脑脊液细胞学检查中可见肿瘤细胞。（右图）轴位增强 T1WI FS 示右侧 IAC 内强化的转移瘤➡。强化的组织经耳蜗神经管延伸，越过耳蜗轴，进入耳蜗膜迷路➡

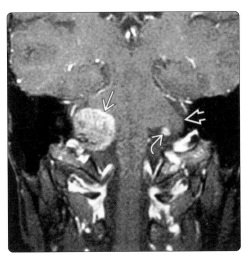

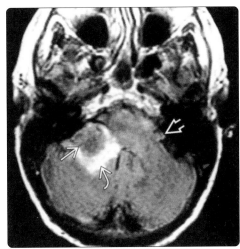

图 13-42 （左图）冠状位增强 T1WI 示强化的乳腺癌转移➡位于右侧小脑绒球中央。可见正常的正常小脑绒球➡和脑池脉络膜➡。（右图）同一患者，轴位 FLAIR 示占位➡信号较邻近灰质信号稍低。在脑桥臂和小脑➡可见高信号的血管源性水肿。左侧小脑绒球正常➡

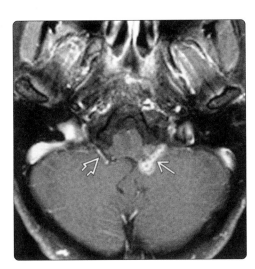

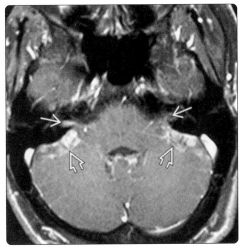

图 13-43 （左图）直肠癌患者，轴位脂肪抑制增强 T1WI 示强化的脉络膜➡经外侧孔累及下方 CPA 池。右侧可见正常的脉络膜➡。（右图）脂肪抑制增强 T1WI 示双侧 CPA-IAC 内幕上多形性胶质母细胞瘤"种植"转移。可见双侧内听道内强化的转移瘤➡以及小脑表面多发的柔脑膜转移➡

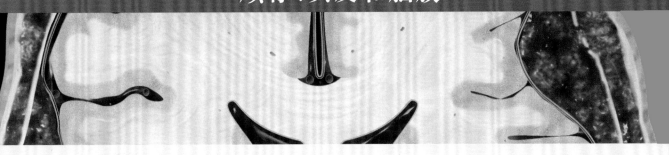

第十四章
颅骨、头皮和脑膜

概述

理解颅骨、头皮和脑膜的解剖结构是建立正确的影像学诊断的关键。一些疾病的鉴别诊断基于病变的解剖部位，而不同的解剖部位则依赖不同的影像学方法来诊断。

举个例子，CT 通常是诊断颅骨及头皮病变最适宜的影像学方法，但在面对复杂的颅底病变时，通常头颅 CT 结合增强 MRI 才是理想的影像诊断图像。增强 MRI 也是诊断脑膜病变最好的成像模式。

头皮

头皮由 5 层结构组成：真皮（皮肤）、皮下纤维脂肪组织、帽状腱膜与肌层、腱膜下疏松结缔组织和颅骨骨膜。前三层组织连接紧密，手术时如同一层。

大部分头皮病变的诊断不依赖影像检查，因为头皮的视诊和触诊简单易行。影像学的重要性主要体现在：①怀疑恶性的头皮病变；②病变累及血管，影响手术方式。

颅骨（颅盖）

颅盖由 5 块骨组成：额骨、顶骨、枕骨、颞骨和蝶骨（大翼）。这些骨由几条主要的骨缝连接，包括冠状缝、矢状缝和人字缝。额缝在成年人中则存在变异。

颅骨存在很多正常变异。对此必须有清楚的认识，以避免误诊和不必要的活检。最常见的颅骨正常变异包括蛛网膜颗粒，脑膜动、静脉血管沟、静脉湖、导静脉、薄层顶骨、不对称骨髓（尤其岩骨尖部）、床突气化以及附颅缝。

脑膜

硬脑膜

硬脑膜是一层厚而致密的纤维结缔组织，由 2 层构成：外层（周围层或内骨膜层）和内层（脑膜层）。外层和内层紧密连接，局部分离包绕静脉窦。

硬脑膜外层构成颅盖的骨膜，并紧附于内板，尤其是在骨缝处，内层折叠形成大脑镰、小脑幕及鞍膈，将颅腔分成多个腔室。影像上硬脑膜常常表现为光滑的薄层强化（<2mm）。

硬脑膜形成 2 个重要的潜在腔隙。其一为硬膜外间隙，位于硬膜和颅盖内板之间。较重要的硬膜外腔病变包括外伤造成的出血和由感染所导致的积脓，后者是静脉窦炎罕见但致命的潜在并发症。其二为硬膜下间隙，是位于硬脑膜内层及蛛网膜之间的潜在腔隙。创伤性硬膜下血肿是累及硬膜下间隙（更准确来说，是沿硬膜内侧边缘层细胞边界的空间）最常见的病变。感染也会累及硬膜下间隙，包括由脑膜炎造成的硬膜下积液以及由成人静脉窦炎或儿童脑膜炎造成的硬膜下积脓。

柔脑膜

柔脑膜（leptomeninges）由蛛网膜（arachnoid）和软脑膜（pia）构成。蛛网膜疏松地贴附在硬膜边缘层细胞上，大多数病变同时影响蛛网膜和软脑膜，两者在影像学上很难简单的区分开。

蛛网膜是一层薄且接近透明的脑膜。紧临硬脑膜内层（脑膜层），构成蛛网膜下腔（subarachnoid space，SAS）外缘。蛛网膜不深入大脑的沟和裂中，仅在中线沿大脑镰进入大脑纵裂。由蛛网膜延伸出的小梁结构跨过蛛网膜下腔与软脑膜相连，周围被一层类似软脑膜样的薄层组织包裹。蛛网膜下腔为蛛网膜与软脑膜之间充满脑脊液的腔。

软脑膜是一层薄且精细的膜，紧贴于大脑表面，附于蛛网膜下腔中的小血管和小梁，并且分隔出血管周围间隙。

血管周围间隙（Virchow-Robin 间隙）为正常变异，表现为充满液体，以软脑膜为内衬的腔隙，与穿通动脉和静脉伴行。

蛛网膜颗粒

蛛网膜颗粒是蛛网膜下腔和蛛网膜正常的延伸结构，其穿过硬脑膜并突入静脉窦内。其表面由蛛网膜帽细胞和静脉窦内皮覆盖。脑脊液通过内皮回流入静脉窦内。蛛网膜颗粒最常见的部位是上矢状窦和横窦。这些正常变异常为重要的"假性病变"，需要进行识别，其可被误诊为病变。影像上，蛛网膜颗粒不强化，其密度或信号与脑脊液相同。在 CT 扫描上，蛛网膜颗粒经常伴有骨改变，尤其是枕骨。

鉴别诊断

以下所列鉴别诊断有助于区分最常见的头皮、颅骨和脑膜病变。

头皮肿块

- 帽状腱膜下血肿，异物（最常见）
- 皮脂腺囊肿
- 脂肪瘤
- 皮样囊肿
- 转移瘤（从颅骨延伸）
- 血管畸形（小儿的颅骨膜血窦）
- 皮肤癌（基底细胞或鳞状上皮细胞）

颅盖增厚

- 正常变异（最常见）
- 长期苯妥英钠（苯妥英钠）治疗
- 脑积水分流术后
- Paget 病
- 骨纤维异常增生症
- 甲状旁腺功能亢进
- 肢端肥大症
- 贫血

颅盖变薄

- 正常变异(顶骨变薄,最常见)
- 蛛网膜囊肿
- 大枕大池
- 外周肿瘤(少突胶质细胞瘤,胚胎发育不良性神经上皮瘤)

"怒发冲冠征"

- 贫血的典型表现:地中海贫血、镰状细胞病、遗传性球红细胞增多症
- 颅骨血管瘤
- 转移瘤(神经母细胞瘤和前列腺癌常见)

颅骨溶骨性病变

- 正常变异或手术影响(最常见)
- 转移瘤
- 表皮样囊肿
- 嗜酸性粒细胞肉芽肿
- 血管瘤
- Paget 病
- 浆细胞瘤

骨髓炎

颅骨硬化性病变

- 转移瘤(最常见)
- 骨瘤
- 骨纤维异常增生症
- 脑膜瘤相关病变
- Paget 病

弥漫性硬脑膜-蛛网膜强化

- 术后或操作后(例如腰椎穿刺术)
- 慢性硬膜下血肿
- 脑膜炎(柔脑膜强化常见)
- 肿瘤
- 神经结节病
- 低颅压(静脉淤血)
- 肥厚性硬脑膜炎(可能与 IgG4 相关)
- 硬脑膜窦血栓形成
- 柔脑膜强化

脑膜炎(感染性或肿瘤性)

- 神经结节病

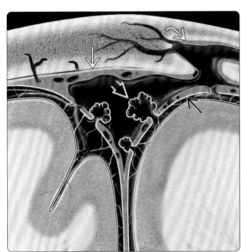
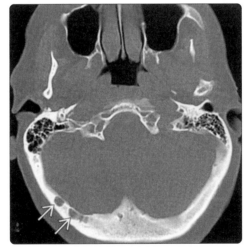

图 14-1　(左图)颅顶冠状位示意图。可见颅盖顶端,上矢状窦(superior sagittalsinus,SSS)和一个静脉湖➡。上矢状窦由 2 层硬脑膜构成,外层为骨膜层➡和内层为脑膜层。蛛网膜颗粒➡从蛛网膜突入上矢状窦,蛛网膜➡紧贴硬脑膜内层。(右图)轴位 CT 示多发、边缘清晰、透明的枕骨病灶➡,与横窦相邻,这是蛛网膜颗粒的特征性表现

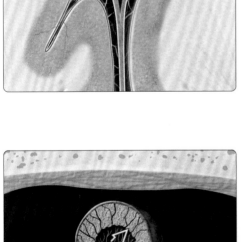
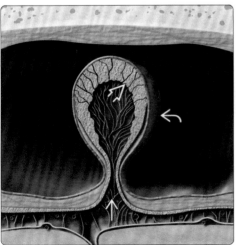
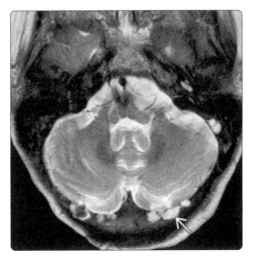

图 14-2　(左图)蛛网膜颗粒冠状位示意图。所示为蛛网膜颗粒由蛛网膜下腔突入上矢状窦。脑脊液➡进入蛛网膜颗粒,被蛛网膜帽状细胞➡与静脉窦内皮➡相分隔。脑脊液可通过蛛网膜颗粒汇入静脉循环。(右图)轴位 T2WI FS 示多发脑脊液信号病灶,此为枕骨蛛网膜颗粒➡,此处是蛛网膜颗粒出现的典型部位

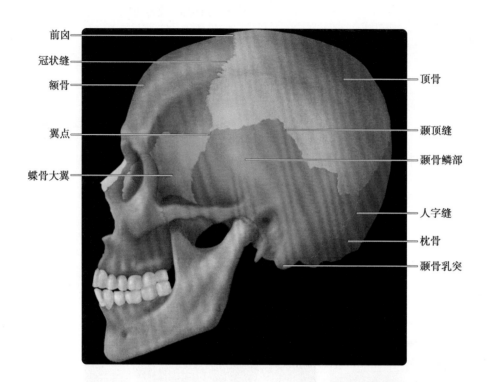

前囟
冠状缝
额骨
翼点
蝶骨大翼

顶骨
颞顶缝
颞骨鳞部
人字缝
枕骨
颞骨乳突

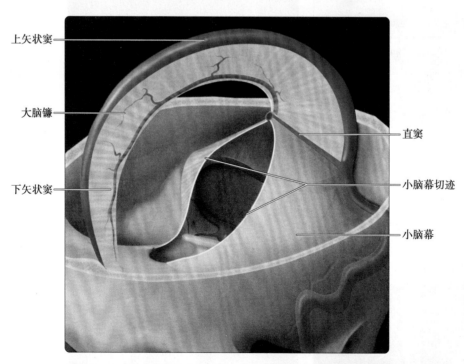

上矢状窦
大脑镰
下矢状窦

直窦
小脑幕切迹
小脑幕

图 14-3　（上图）示意图所示为头颅侧面观。翼点是重要的手术解剖标记,位于颅骨外侧,额骨、顶骨、蝶骨、颞骨鳞部交汇于此处。（下图）示意图所示为主要的硬膜窦与大脑镰和小脑幕之间的解剖关系。大脑镰向前插入鸡冠,向后沿中线逐渐延伸并抬高直至直窦。小脑幕在小脑幕顶与大脑镰交汇,向下弯曲,包纳横窦。小脑幕前叶向前插入岩骨尖,纤维可继续向前延伸至前床突

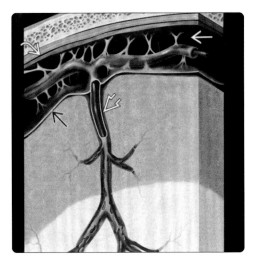
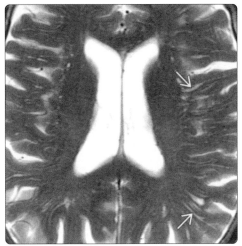

图 14-4 （左图）冠状位示意图所示为脑膜和蛛网膜下腔➡。软脑膜是一层纤细的薄膜，覆盖在大脑➡及蛛网膜下腔内的血管和小梁结构上。软脑膜同时也包绕皮层穿动脉，形成血管周围间隙➡。蛛网膜➡形成蛛网膜下腔的外缘，其与硬脑膜的连接并不紧密。（右图）3T 场强下的轴位 T2WI 可示多个正常的血管周围间隙➡，位于皮层下及深部白质

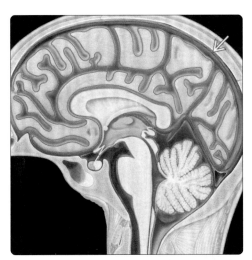
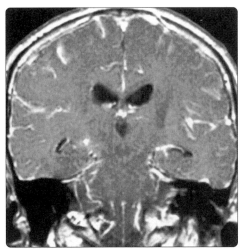

图 14-5 （左图）矢状位示意图所示为颅内柔脑膜，它们包绕脑脊液池（蓝色）。蛛网膜➡（紫色）与硬脑膜伴行，覆盖颅腔内侧面，但并不进入脑沟。软脑膜（橙色）是柔脑膜的最内层，紧贴脑表面，并深入脑沟回。蛛网膜下腔位于软脑膜与蛛网膜之间。（右图）冠状位增强 T1WI 所示为柔脑膜广泛的异常强化，考虑与感染性脑膜炎有关

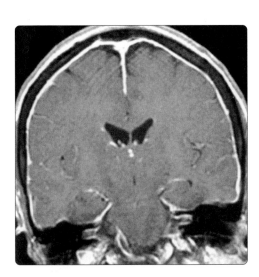
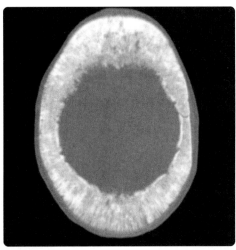

图 14-6 （左图）冠状位增强 T1WI 所示为弥漫性硬脑膜强化，考虑与脑脊液漏引起的低颅压有关。硬膜弥漫性的强化通常与既往手术、感染或炎症性疾病有关。静脉淤血也是低颅压的病因。（右图）轴位 CT 骨窗所示为弥漫性颅骨增厚，颅骨增厚及板障骨的骨髓增宽最终表现为"怒发冲冠征"，最常见于重型地中海贫血

要　点

术语

- 顶骨孔
  - 顶骨内侧胚胎残余骨化不全
- 颅骨骨膜窦
  - 颅内、外静脉系统通过颅骨缺损而形成的异常交通
- 先天性表皮发育不全
  - 先天性皮肤畸形;可能有潜在的颅骨缺损
- 锁骨颅骨发育不良
  - 骨膜及软骨化功能不全→颅骨骨化延迟
- 羊膜带综合征
  - 破碎的羊膜囊(带)产生的纤维束缠绕胎儿的手指或足趾、肢体及其他部位
- 隐性颅裂

影像

- 对称性改变,病灶的位置是最佳诊断线索

- CT 用于颅骨检查,MR 用于脑组织检查

主要鉴别诊断

- 表皮样囊肿/皮样囊肿
- 血管瘤
- 朗格汉斯细胞组织细胞增生症
- 转移瘤
- 颅骨陷窝征

临床要点

- 影像检查偶然发现或哭喊时出现凸出的头皮/颅盖肿块,伴颅内压升高

诊断纲要

- 对于出现顶骨孔扩大(>5mm)的患者应对其脑实质与脉管系统进行影像学检查

图 14-7 （左图）轴位 CT 骨窗所示为一例双侧顶骨孔扩张患者。如图所示,软组织通过对称、光滑、边界清晰的骨性颅盖缺损向外延伸➡。（右图）此例患者的轴位 CT 平扫,软组织窗。可见其双侧顶骨孔扩张,正常脑实质➡通过扩大且边界清晰的双侧颅骨缺损凸出

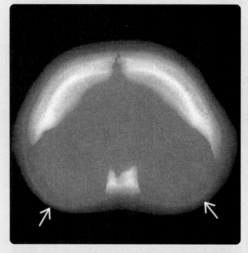
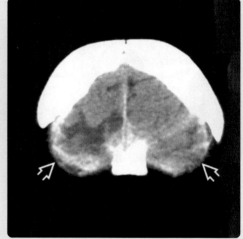

图 14-8 （左图）矢状位 T1WI 所示为一例颅骨骨膜窦患者。可见其顶部扩张的头皮静脉➡与上矢状窦通过一处小的颅骨缺损➡相通。（右图）此例患者的矢状位 MRV MIP 重建图像证实了巨大的扩张的头皮静脉➡与上矢状窦➡通过一条细小的颅骨穿静脉➡相交通。以上便是颅骨骨膜窦的典型影像学表现

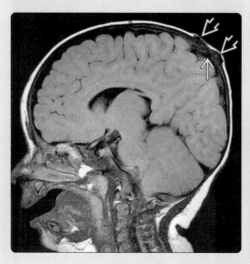
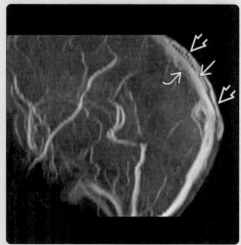

术语

缩写

- 顶骨孔扩大（enlarged parietal foramen, EPF），先天性表皮发育不全（asplasia cutis congenital, ACC）

定义

- 顶骨裂隙（parietal fissure）（常见）
  ○ 小的、残余的、"不完全的"内侧顶骨骨缝
- 顶骨孔（parietal foramina）（常见；见于60%~70%正常颅骨）
  ○ 内侧顶骨胚胎残余骨化不全
  ○ 上矢状窦与颅外头皮静脉之间的导静脉入口
- 顶骨孔扩大（罕见；发病率1:25 000~1:15 000）
  ○ 顶骨膜内成骨延迟/不完全→圆形或卵圆形顶骨缺损
  ○ 颅骨缺损可能很大，并可触及
- 颅骨骨膜窦（sinus pericranii）
  ○ 颅内、外静脉系统通过颅骨缺损处形成的异常交通
  ○ 靠近上矢状窦或横窦质软的（常呈红色或蓝色）头皮肿块
  ○ 体积随颅内压升高而增大（Valsalva动作可辅助定位）
- 颅骨陷窝征（craniolacunia）（静脉湖）
  ○ 颅骨板障静脉扩张
  ○ 外形不规则，地图样，界限清楚
  ○ 大小和数量不定
- 蛛网膜颗粒（arachnoid granulation）
  ○ 位于上矢状窦3cm内
  ○ 常有多个，外形不规则
- 囟门异常扩大（abnormally large fontanelle）
  ○ 继发于颅内压升高（颅缝扩张）或骨骼发育不良
  ○ 筛查是否伴有脑室扩大，骨骼异常
- 锁骨颅骨发育不良（cleidocranial dysplasia）（不常见）
  ○ 膜内成骨以及软骨内成骨骨化不全→颅骨骨化延迟
  ○ 矢状缝和额缝扩大，前、后囟门增宽，颅腔直径增宽，沿人字缝出现多发性缝间骨
- 隐性颅裂（cranium bifidum occultum）（"裂开的颅骨"）
  ○ 顶骨骨化延迟→中线较大的颅骨缺损
  ○ 进行性顶骨骨化填充障碍；可能与顶骨孔一样持续存在
    - 成年后依然持续存在很罕见（<1%）
  ○ 脑组织被硬脑膜覆盖，头皮完整
- 羊膜带综合征（amniotic band syndrome）
  ○ 内层羊膜破裂或撕裂而外层绒毛膜完整时发生
  ○ 破碎的羊膜囊（带）产生的纤维束缠绕胎儿的手指或足趾、肢体及其他部位
- 先天性表皮发育不全（不常见）
  ○ 先天性皮肤畸形，可能有潜在的颅骨缺损
  ○ 皮肤缺损最常见于中线头皮>躯干、面部、肢体
- 露脑畸形（acalvaria）（罕见）
  ○ 头颅上方颅骨、硬膜缺如
  ○ 颅底、面骨及脑正常（通常）
- 无脑畸形（acrania）（罕见）
  ○ 部分或全部颅盖骨缺如，大脑半球发育异常

影像

一般特点

- 最佳诊断线索
  ○ 病变双侧对称，病灶位置是最佳诊断线索
- 大小
  ○ 多样；小→大

CT表现

- CT平扫
  ○ 多变的软组织成分
  ○ 颅内改变可能难以准确所示为
- CT骨窗
  ○ 可见病变特征性的骨化边缘；边缘锐利或骨质破坏性，硬化性或非硬化性，内板或外板受累

MR表现

- 多样；取决于病变所包含的软组织成分、大小及造成颅骨缺损的病因

影像检查方法推荐

- 最佳影像检查
  ○ CT颅骨3D重建所示为颅骨缺损及骨缘的效果最好
  ○ MR所示为软组织成分、颅内受累、脑组织异常的效果最好

鉴别诊断

表皮样囊肿（epidermoid）/皮样囊肿（dermoid）

- 最常见的儿童良性颅盖肿瘤
- 骨化边缘锐利，轻度硬化
- 病变最常见于沿额骨、顶骨骨缝或临近囟门分布

血管瘤（hemangioma）

- "蜂巢"或"日光"状骨针，可强化
- 外板多于内板，非硬化性，边缘不倾斜
- 伴或不伴有明显的血管沟

朗格汉斯细胞组织细胞增生症

- 溶骨性病灶，非硬化性边界
- 有斜面（外板多于内板）

- 好发于颅盖、颞骨

转移瘤

- 多发、界限不清的破坏性溶骨病灶
- 最常见于晚期白血病、神经母细胞瘤
  - 神经母细胞瘤±"怒发冲冠征"
- 筛查是否伴有四肢骨骼病变,肝脾肿大(白血病)

新生儿颅骨陷窝征(颅盖缺裂)

- 出生时即出现的膜性骨发育不良
- 轮廓明显的颅盖透亮区＝未骨化的纤维性骨周围环绕正常骨质
- 约在 6 个月后可自行吸收,与脑积水的严重程度无关
- 与骨髓脊膜膨出或脑膨出,Chiari Ⅱ畸形有关

柔脑膜囊肿

- "生长性骨折"伴有邻近部位脑软化
- 占颅骨骨折的 0.6%(常见于 3 岁以下儿童)

脑回压迹(convolutional markings)

- 颅缝闭合后出现的真性脑回压迹→与颅骨陷窝症鉴别

骨髓炎(osteomyelitis)

- 溶解性、界限不清的浸润性边缘,伴附着的软组织水肿,发热或血清炎性指标升高

脑膨出

- 特定部位的骨质缺损
- 明显的脑组织发育异常及软组织成分

病理

一般特点

- 病因
  - 多样;多发生在发育期或生命早期
  - 幸运的是,大部分儿科颅骨肿物在组织学和临床表现上呈良性
- 遗传学
  - 顶骨孔扩大
    - 独立的常染色体显性遗传病或综合征
      □ 染色体 11p 缺失,*ALX4* 基因突变
    - 非综合征性病例未发现致病突变
  - 锁骨颅骨发育不良
    - 常染色体显性遗传,位于 6p21
      □ *RUN2*(又称 *CBFA1*)基因突变,该基因编码激活成骨细胞分化的转录因子
    - 表达多样,外显率高
  - 颅裂
    - 常染色体显性遗传,较强的遗传异质性
- 相关的畸形
  - 顶骨孔扩大

- – 头皮缺损、唇/腭裂、脑组织结构畸形
- – 血管畸形,包括永久性大脑镰静脉窦±邻近局灶性脑软化,枕部皮质沟回异常,闭锁性枕部脑膨出
- ○ 异常巨大囟门
  - – 表现多样,取决于病因和综合征
- ○ 锁骨颅骨发育不良
  - – 锁骨缺失/发育不全、钟形小胸、耻骨联合增宽、脊柱畸形、中段或远端指(趾)骨发育不全、乳牙迟生、听力丧失(38%)
- ○ 颅裂
  - – 中线神经管畸形(脊髓脊膜膨出、脑膜脑膨出、皮窦)
- ○ 羊膜带综合征
  - – ±羊膜带紧束肢体、先天性肢体缺如、腹壁缺损、面裂
- ○ 无颅畸形
  - – 羊膜带,无脑畸形

临床要点

临床表现

- 最常见症状/体征
  - 可触及的头皮或颅盖肿物,可随着哭泣或颅内压升高而凸出
  - 因其他原因进行影像学检查时被偶然发现
- 其他症状/体征
  - 异常巨大前囟(常见于成骨不全,锁骨颅骨发育不良)

病理和预后

- 取决于伴发畸形的严重程度(尤其是骨科和神经科畸形)

治疗

- 使用自体骨或异体材料对颅骨缺损进行手术闭合
- 多学科联合支持治疗

诊断纲要

注意

- 对于顶骨孔扩大超过 5mm 的患者应对其脑实质与脉管系统进行影像学检查

影像解读要点

- 注意确认是否存在颅底、血管和骨骼畸形

参考文献

1. Hawasli AH et al: Acalvaria. J Neurosurg Pediatr. 14(2):200-2, 2014
2. Singh S et al: Cleidocranial dysplasia: a case report illustrating diagnostic clinical and radiological findings. J Clin Diagn Res. 8(6):ZD19-20, 2014
3. Griessenauer CJ et al: Enlarged parietal foramina: a review of genetics, prognosis, radiology, and treatment. Childs Nerv Syst. 29(4):543-7, 2013
4. Glass RB et al: The infant skull: a vault of information. Radiographics. 24(2):507-22, 2004

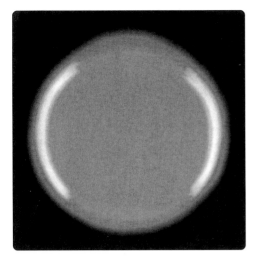
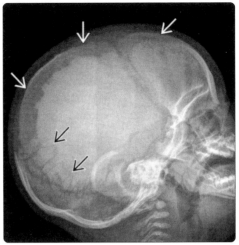

图 14-9 （左图）轴位 CT 骨窗所示为一例锁骨颅骨发育不良年轻患者，可见其颅骨中线骨量减少，同时可见异常巨大的前、后囟门和增宽的矢状缝。（右图）头颅侧位片所示为另一例锁骨颅骨发育不良患者。可见其巨大的前/后囟门和增宽的矢状缝➡。可见缝间骨➡特征性地沿人字缝分布

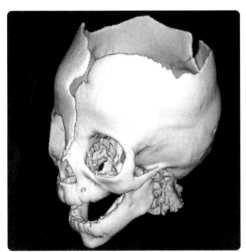
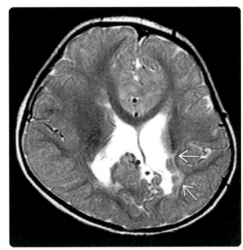

图 14-10 （左图）斜矢状位 CT 头颅 3D 重建所示为一例因羊膜带综合征导致巨大颅骨缺失患者。可见双侧额骨及顶骨上部缺失。上部颅顶"开放"。（右图）轴位 T2WI 所示为同一例患者，其左侧顶叶白质容积减少，室管膜不规则，伴有室周结节状灰质异位➡

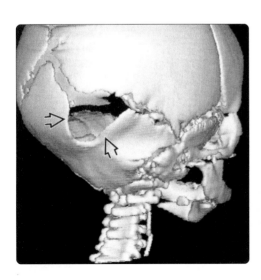
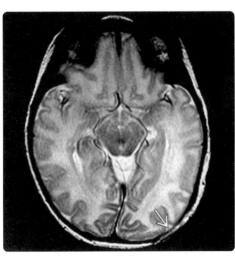

图 14-11 （左图）斜冠状位 CT 头颅 3D 重建所示为一例局部先天性表皮发育不全患者。其人字缝附近有一处较大的颅骨缺损➡，该病灶位于发育不全的表皮下方。（右图）轴位 T2WI 所示为同一例患者。在其表皮发育不全区域正下方，左侧颅骨缺损处的皮下脂肪变薄，但硬脑膜依然完整➡

要　点

术语

- 同义词:颅缝早闭,骨缝早闭,颅骨发育不全,颅骨面骨发育不全
- 一组表现为头颅形状异常,颅缝过早闭合及融合的异质性疾病

影像

- 根据受累的骨缝可预测颅盖(和面部)变形的程度
- 纤维性或骨性"桥接"±沿骨缝分布的"喙状"结构

主要鉴别诊断

- 由体位导致的颅骨扁平或姿势性颅骨成型异常
- 继发性颅缝早闭

病理

- 生长因子水平过早上调使骨缝融合→狭颅畸形

- 在影像学表现出骨缝骨化前,就可出现头形状异常
- 一些单颅缝受累或非综合征型骨缝早闭为遗传性
- 综合征型骨缝早闭通常为常染色体显性遗传病

临床要点

- 面/颅骨不对称,头围生长延缓,四肢畸形,发育迟滞
- 更严重畸形者,通常出生时即有表现

诊断纲要

- 非综合征型并非等同非遗传性,单颅缝受累型也可以是遗传所致
- 探查静脉引流是否存在畸形或闭塞(尤其是多条骨缝融合)

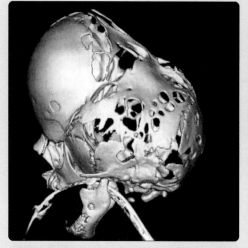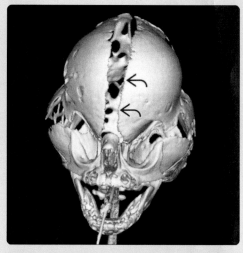

图 14-12 (左图)矢状位颅骨 CT 三维重建所示为一例出生仅 1 天的 Carpenter 综合征患者。其头颅形状畸形,前额隆起,面部发育不全,鳞状缝、冠状缝、人字缝和矢状缝早闭。(右图)前面观冠状位颅骨 CT 三维重建所示为同一例患者。其额缝⟳和前囟明显增宽,同时由于面部骨缝早闭,还伴有小丑样的眼睛和小脸

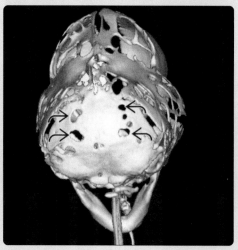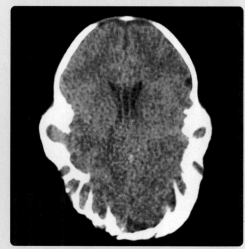

图 14-13 (左图)冠状位颅骨 CT 三维重建(后面观)所示为同一 Carpenter 综合征患者。可见头颅形状异常,枕骨扁平,人字缝和矢状缝部分或完全闭合;由于局灶性颅盖变薄,可以见到明显的"洞"⟳。(右图)轴位 CT 平扫所示为同一例患者。其颅骨明显不规则。颅腔变小,导致脑组织受压,后部凸面的脑沟消失

术语

同义词

- 颅缝早闭(craniosynostosis),骨缝早闭,颅骨发育不全,颅面骨发育不全(craniofacial dysostosis)

定义

- 一组表现为头颅形状异常,颅缝过早闭合及融合的异质性疾病
  - 非综合征型(85%);根据受累骨缝不同进行分离、分类
    - 单(单一)骨缝(75%~80%)
      □ 头形状异常,(通常)智力正常
      □ 通常为散发性,常为美容而接受手术治疗
    - 多骨缝(20%~25%)
      □ 尖头(40%~50%),短头(30%~40%),不能分类(20%)
  - 综合征型[超过180种综合征(15%)],多种畸形(经常)伴发育迟滞
    - 伴有颅面、骨骼、神经系统及其他异常
    - 基于临床特点的综合征描述
      □ 尖头并指(趾)1型(Apert)
      □ 尖头并指(趾)2型(Apert-Crouzon)
      □ 尖头并指(趾)3型(Saethre-Chotzen)
      □ 尖头并指(趾)4型(Waardenburg)
      □ 尖头并指(趾)5型(Pfeiffer)
      □ 尖头多并指(趾)2型(Carpenter)

影像

一般特点

- 最佳诊断要点
  - 根据头颅形状可判断异常的颅缝
- 大小
  - 异常颅缝可出现部分或全部融合
- 形态学
  - 典型的影像学表现:颅(面)畸形表现可反推受累的颅缝
    - 舟状头(长头)畸形:颅骨横径减小、前后径增大、前额隆起→矢状缝过早闭合
    - 三角头畸形:前额呈楔形、两眼间距缩短→额缝早闭
    - 斜头畸形:双侧不对称→单侧单颅缝或不对称的多条颅缝早闭
      □ 单侧冠状缝闭合:单侧小丑样眼眶,偏侧半颅盖变短、变尖
      □ 人字缝早闭:颅骨呈不规则四边形,同侧耳向后移位,枕骨扁平
    - 短头畸形:颅骨横径增大,前后径减小→双侧冠状缝或双侧人字缝早闭
      □ 双侧冠状缝早闭:双侧小丑样眼眶,短头畸形,颅底和颅面畸形
    - 塔状头畸形:"塔状颅骨"→双侧冠状缝成双侧人字缝早闭
    - 尖头畸形:冠状缝、矢状缝、人字缝早闭
    - Kleeblattschädel综合征:"分叶颅骨",颞骨凸出,眼眶变浅→双侧冠状缝或双侧人字缝早闭
    - 未分类畸形:呈多种组合的骨缝早闭

CT表现

- CT骨窗
  - 沿骨缝分布的纤维性或骨性"桥接"±"喙状"结构
  - 头的形状取决于受累的颅缝

MR表现

- T1WI
  - 综合征型:头形状畸形±小脑扁桃体异位、脑积水、胼胝体发育不全
  - 非综合征型:头形状畸形,脑组织(通常)正常
- T2WI
  - 与T1WI相同
- MRV
  - ±先天性静脉引流异常
  - 术后硬脑膜静脉闭塞

影像检查方法推荐

- 最佳影像检查
  - 低剂量三维骨CT重建评估骨缝状况
  - MR评估脑组织异常

鉴别诊断

体位导致的颅骨扁平或姿势性颅骨成型异常

- 骨缝正常

继发性颅缝早闭

- 脑发育停滞(多种原因)→颅缝过早融合(尤见额缝或广泛的颅缝早闭)

病理

一般特点

- 病因
  - 正常骨缝使颅骨沿长轴垂直生长,在脑生长减慢时闭合
    - 闭合顺序:额缝>冠状缝>人字缝>矢状缝
  - 生长因子水平的过早上调介导骨缝融合→颅底发育异常,狭颅畸形
    - 突变的转化生长因子(TGF)、成纤维细胞生长因子/受体(FGF/FGFR)在面部,颅底和肢芽表达
  - 骨缝明显改变之前,就可出现头部形状异常
    - 最早在孕13周就可以辨认
    - 只需出现部分骨缝闭合→颅缝早闭
  - 某一条骨缝生长减慢则其他骨缝代偿性生长加快
    - 颅骨在融合骨缝的垂直方向上生长减慢,水平方向上生长加快→头颅形状异常

- 遗传学
  - 一些单一骨缝和非综合征型的骨缝早闭为遗传性
    - 基因表达常为骨缝特异性
  - 综合征型的骨缝早闭通常为常染色体显性遗传
    - *FGFR1*（Pfeiffer 综合征）
    - *FGFR2*（Apert，Pfeiffer，Crouzon，Jackson-Weiss）
    - *FGFR3*（致死性发育不良 1 型和 2 型，Crouzon）
    - *TWIST*（Saethre-Chotzen 综合征）
    - *MSX2*（Boston 型颅缝早闭）
- 相关畸形
  - 四肢畸形［并指/趾症和多指/趾症（30%），缺失（22%）］
  - 神经系统畸形/并发症
    - 颅内压升高：机械性脑变形、脑积水、颅底硬膜及侧支静脉流出道路梗阻
    - 小脑扁桃体疝±脊髓积水空洞
    - 突眼、视力丧失、智力发育迟滞（继发于颅内压升高）

大体病理和术中特征

- 沿骨缝分布的纤维性或骨性"桥接"，"喙状"结构

显微镜下特征

- 成骨细胞分化/成熟增加

临床要点

临床表现

- 最常见症状/体征
  - 面/头颅不对称、头发育迟缓
  - 严重畸形者常在出生时即有表现
- 其他症状/体征
  - 肢体异常、发育迟滞
- 临床特点
  - 颅面部不对称±肢体畸形
  - 更多见于双胞胎（机械压迫？）

人口统计学

- 年龄
  - 通常在出生时或婴儿期出现
- 性别
  - 总体（男：女＝4：1）
  - 舟状头（男：女＝3.5：1）
  - 三角头（男：女＝2：1~3.3：1）
  - 冠状缝闭合（男：女＝1：2）
  - Apert 综合征（男：女＝1：1）
- 流行病学
  - 总体（1：2 500）
  - 矢状缝（55%~60%），冠状缝（20%~30%），斜头畸形（5%~10%），额缝（1%~2%）

自然病程和预后

- 单骨缝→仅影响外貌，或出现继发性下颌/上颌畸形（取决于骨缝）
- 多骨缝→外貌改变并伴继发性下颌/上颌畸形，颅内压升高，脑血流量减少；气道/听力/视力受损
  - 颅面畸形影响患者社交能力
- 非综合征型→认知及运动发育正常（存在争议）
- 综合征型±脑中线异常→发育迟滞

治疗

- 轻度畸形或姿势导致头成型异常
  - 积极进行物理治疗，头复位，矫正头带/头盔治疗
- 中到重度畸形
  - 对颅顶进行手术重建或行颅顶牵引成骨术

诊断纲要

注意

- 非综合征型并不代表非遗传性；单骨缝过早闭合也可为遗传性
- 静脉引流畸形（多骨缝过早闭合）

影像解读要点

- 姿势性人字缝扁平：颅骨长轴倾斜（前额→对侧枕部）
- 单侧人字缝融合：颅骨长轴仍为单侧前-后位（前额→同侧枕部）

参考文献

1. Assadsangabi R et al: Morphology of the foramen magnum in syndromic and non-syndromic brachycephaly. Childs Nerv Syst. ePub, 2015
2. di Rocco F et al: Y-craniosynostosis by premature fusion of the metopic and coronal sutures: A new nosological entity or a variety of Saethre-Chotzen syndrome? Birth Defects Res A Clin Mol Teratol. ePub, 2015
3. Anderson IA et al: Does patient ethnicity affect site of craniosynostosis? J Neurosurg Pediatr. 14(6):682-7, 2014
4. Calandrelli R et al: Identification of skull base sutures and craniofacial anomalies in children with craniosynostosis: utility of multidetector CT. Radiol Med. 119(9):694-704, 2014
5. Greenwood J et al: Familial incidence and associated symptoms in a population of individuals with nonsyndromic craniosynostosis. Genet Med. 16(4):302-10, 2014
6. Snider TN et al: Cranial neural crest cell contribution to craniofacial formation, pathology, and future directions in tissue engineering. Birth Defects Res C Embryo Today. 102(3):324-32, 2014
7. Badve CA et al: Craniosynostosis: imaging review and primer on computed tomography. Pediatr Radiol. 43(6):728-42; quiz 725-7, 2013
8. Birgfeld CB et al: Making the diagnosis: metopic ridge versus metopic craniosynostosis. J Craniofac Surg. 24(1):178-85, 2013
9. Jezela-Stanek A et al: Genetic causes of syndromic craniosynostoses. Eur J Paediatr Neurol. 17(3):221-4, 2013
10. Tubbs RS et al: Kleeblattschädel skull: a review of its history, diagnosis, associations, and treatment. Childs Nerv Syst. 29(5):745-8, 2013
11. Massimi L et al: Isolated sagittal craniosynostosis: definition, classification, and surgical indications. Childs Nerv Syst. 28(9):1311-7, 2012
12. Blaser SI: Abnormal skull shape. Pediatr Radiol. 38 Suppl 3:S488-96, 2008
13. Cunningham ML et al: Evaluation of the infant with an abnormal skull shape. Curr Opin Pediatr. 19(6):645-51, 2007

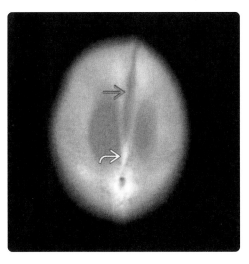
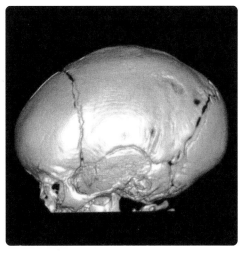

图 14-14 （左图）轴位 CT 骨窗所示为一个一例重度舟状头畸形患者，其矢状缝骨化闭合。可见矢状缝变直变窄⇨，有明显的脊、骨性桥接和骨性融合➡穿过矢状缝。（右图）矢状位颅骨 CT 三维重建所示为同一例患者，呈明显的长头畸形。此为单一矢状缝早闭的影像学特征性表现。其冠状缝、人字缝和鳞状缝均正常

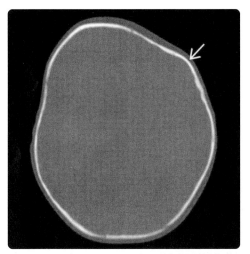
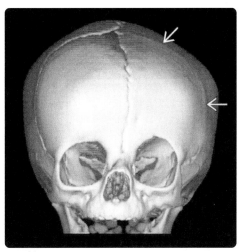

图 14-15 （左图）轴位 CT 骨窗所示为一例斜头畸形患者，左侧前额扁平畸形，并有一突起➡在其旁，这是由于左侧冠状缝早闭，骨质融合所致。右侧冠状缝和人字缝开放。（右图）冠状位 CT 颅骨三维重建证实此例患者左侧冠状缝闭合➡，并有特征性的同侧前额扁平及眼眶向外上方后移（"小丑样眼"）

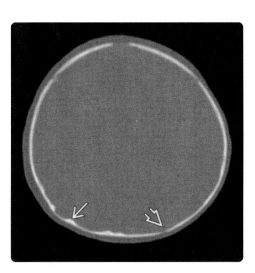
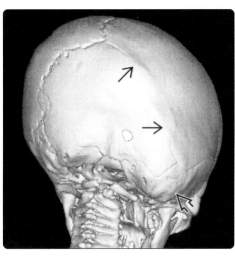

图 14-16 （左图）轴位 CT 骨窗所示为一例单侧人字缝闭合患者，可见其右侧人字缝闭合➡，导致不对称枕部扁平。左侧人字缝⇨正常。（右图）冠状位 CT 颅骨三维重建所示为同一例患者，影像学证实其右侧人字缝消失➡，导致枕部扁平及右侧乳突凸出（"乳突肿块"）⇨。左侧人字缝和矢状缝开放

要 点

术语

- 脑膨出是颅内容物通过颅盖或颅底缺损突出的总称
  - 脑膜脑膨出(脑膨出):脑组织,脑膜,脑脊液
  - 脑膜膨出:仅有脑膜,脑脊液

脑膨出类型

  - 基底型、颅顶型、额筛骨型(前顶型)、鼻咽型、枕骨型、顶骨型、颞骨型

影像

- 脑膜±脑组织通过骨性颅骨缺损突出
- 信号强度不均匀反映脑组织成分、脑脊液

主要鉴别诊断

- 闭锁性顶部脑膨出
- 鼻内皮样囊肿/表皮样囊肿
- 鼻内神经胶质瘤(鼻部脑异位)
- 颅骨皮样囊肿

临床要点

- 大多数脑膨出(除鼻咽型外)出生时即出现

诊断纲要

- 病灶的部位决定了相关畸形的危险性,并可预测其预后
- 对婴儿软骨性鼻额区进行 CT 检查若有疑问,可考虑行 MR 检查

图 14-17 (左图)矢状位示意图所示为前顶部脑膨出的 2 种亚型。在额鼻型(A)中,脑组织通过额鼻缝延伸至眉间区域。在鼻筛型(B)中,脑组织通过盲孔延伸至鼻腔。(右图)矢状位 T2WI 所示为一例鼻筛型的前顶部脑膨出➡️。膨出脑组织通过盲孔和颅底前方缺损➡️延伸至鼻腔

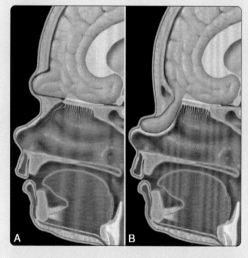
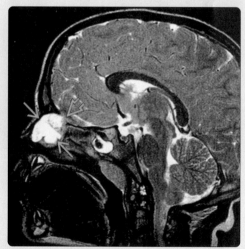

图 14-18 (左图)冠状位 T2WI 所示为一例经蝶骨的脑膨出➡️。脑组织通过右侧蝶骨的小缺损膨出。这是在对颞叶癫痫进行评估时发现的。脑电图提示癫痫灶位于右内侧颞叶。(右图)矢状位 T2WI 所示为一例低位枕部的脑膨出。膨出组织包括双侧枕叶➡️和小脑➡️,伴脑干严重变形。注意受累的枕骨大孔。疝出的枕叶形态及组织结构均异常

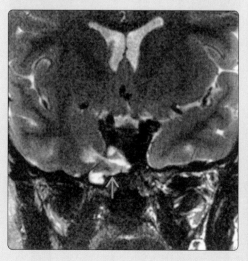
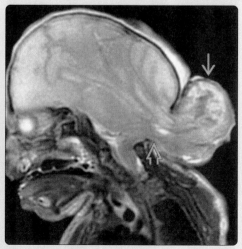

术语

定义

- 脑膨出(cephalocele)为颅内容物通过颅盖或颅底缺损突出的总称
  - 根据颅骨缺损的底部和顶部进行命名
  - 皮肤覆盖或开放
  - 硬脑膜完整(变薄)或裂开
  - 先天或外伤
- 脑膨出的内容物
  - 脑膜脑膨出(真性脑膨出):脑组织、脑膜、脑脊液
  - 脑膜膨出:仅有脑膜、脑脊液
- 脑膨出的类型
  - 基底型(10%)
    - 中线基底型脑膨出
      □ 蝶咽型:蝶骨体
      □ 蝶筛型:蝶骨、筛骨
      □ 经筛骨型:筛板
    - 外侧基底型脑膨出
      □ 蝶骨上颌骨型:上颌窦、眶裂到翼腭窝
      □ 蝶骨眼眶型:蝶骨到眼眶
    - 可含垂体、下丘脑、视神经/交叉、第3脑室前部
  - 额筛骨型(前顶型)(10%~15%)
    - 面中部、鼻梁、眼眶、前额
    - 亚型(10%可为混合型)
      □ 额鼻型(40%~60%):盲孔,前囟到眉间
      □ 鼻筛型(30%):盲孔到鼻腔
      □ 鼻眶型:上颌骨、泪骨到眼眶
  - 鼻咽型(非常少见)
    - 隐性脑膨出通过筛骨、蝶骨或枕骨基底部→鼻腔或咽部
  - 枕骨型(75%)
    - 枕颈型:枕骨、枕骨大孔、上颈部后弓
    - 枕下型:枕骨大孔受累
    - 枕上型:枕骨大孔不受累
  - 顶骨型(10%)
    - 通常伴发严重的脑异常→预后较差
  - 颞骨型
    - 通过中耳/乳突、岩尖向下延伸
  - 颅顶型
    - 前囟、额骨间、外侧(冠状缝或人字缝)、颞部、顶骨间、后囟

影像

一般特点

- 最佳诊断要点
  - 脑膜±脑组织通过骨性颅骨缺损突出

CT 表现

- NECT
  - 其对比分辨率不足以区分脑膨出与鼻旁窦不透明区
- CT 骨窗
  - 骨边缘显影清晰
  - 由于婴儿颅底前部存在软骨,故难以对婴儿鼻额区的病灶做出准确诊断
    - 在24个月时,84%颅底前部骨化,CT检查更为可靠
- CTA
  - CTV 成像能所示为静脉的解剖以及其与脑膨出之间的关系

MR 表现

- T1WI
  - 混杂不均匀信号提示包含脑组织成分与脑脊液
- T2WI
  - 混杂不均匀信号提示包含脑组织成分与脑脊液
  - 具有最佳的对比分辨率,更好的表现脑脊液信号特点,可反映发育异常脑组织胶质增生的特征
- MRV
  - 可所示为静脉解剖的特点以及其与脑膨出之间的关系

超声表现

- 灰阶超声
  - 在胎儿期可更敏感的识别脑膨出
    - 可在出生早期治疗
  - 在新生儿中作用有限

影像检查方法推荐

- 最佳影像检查
  - 多维 MR:可明确软组织与颅内的关系
  - CT 骨窗:可明确骨质解剖(除婴儿额鼻区外)
- 检查方法推荐
  - 多维 MR;通常不需要增强
  - 薄层颅骨 CT+多维重建

鉴别诊断

闭锁性顶部脑膨出

- 顶部中线小型占位,颅盖缺损边缘锐利±脑异常
- 脑膨出呈圆锥状,内含硬脑膜,纤维组织和发育不良的脑组织

鼻内皮样囊肿/表皮样囊肿

- 通过胚胎盲孔出颅的硬脑膜未能正常退化
- 外鼻局部皮肤凹陷或缺损±颅内皮窦,(表皮样)皮样囊肿

鼻神经胶质瘤(鼻部脑异位)

- 发育不良的神经胶质组织先天性非肿瘤性异位
- 通过胚胎盲孔投射出颅的硬脑膜未能正常消退
- 鼻外型(60%),鼻内型(30%),混合型(10%)

颅骨皮样囊肿

- 常位于骨缝附近
- 信号强度反映外胚层、皮肤成分

Chiari 3

- 枕骨大孔脑膨出+颈段神经管闭合不全
- 许多 Chiari 3 患者为枕型脑膨出(而非颈段闭合

不全)

露脑畸形

- 颅盖骨缺失、脑组织突入羊膜腔

病理

一般特点

- 病因
  - 脑膨出形成的一般理论
    - 颅盖膜性成骨异常:骨诱导缺陷、局限性硬脑膜发育不良、脑膨出导致的骨侵蚀、局部神经管未闭
    - 颅底软骨成骨异常:神经管闭合不全,基底部成骨中心连接失败
  - 特殊类型脑膨出
    - 枕部脑膨出
      □ 异常的原发性神经管未闭
      □ 伴发其他神经管缺陷
    - 额部脑膨出
      □ 皮肤外胚层,神经孔前部的神经外胚层第3周仍未能分离
      □ 遗传、中毒、环境因素所致
      □ 与神经管缺陷无关
    - 基底部脑膨出
      □ 颅底骨化不良导致神经嵴细胞迁移,组织通过缺损处疝出
      □ 永久性颅咽管理论已经过时
- 伴发的畸形
  - 基底部:眶距增宽、视神经发育不全、眼组织缺损、中线面部畸形、唇裂/腭裂
  - 额筛部:小头畸形、眼距增宽、眼部异常、脑积水、癫痫发作
  - 鼻咽部:胼胝体发育不全、视神经发育不全、下丘脑-垂体轴功能异常
  - 枕部:小脑和大脑皮质迁移异常、硬脑膜静脉异常、胼胝体发育不全、Chiari 2 畸形、Dandy-Walker 畸形
  - 顶部:胼胝体发育不全、Chiari 2 畸形、Dandy-Walker 畸形、Walker-Warburg 综合征、前脑无裂畸形

大体病理和术中特征

- 骨裂发生于骨缝或软骨结合处
- 骨皮质边缘光滑

临床要点

临床表现

- 最常见的症状/体征
  - 临床症状通常很明显
  - 质软,软组织肿块上有蓝色(有皮肤覆盖)或潮红(无皮肤覆盖)的变色
- 其他症状、体征

- 脑脊液鼻漏→脑膜炎
- 气道阻塞,鼻阻塞/口呼吸(颅底,鼻咽部)
- 口/鼻咽部隐蔽的肿块→在 Valsava 动作时大小发生改变(颅底,鼻咽)
- 眶距增宽,宽鼻梁(额筛部)

人口统计学

- 年龄
  - 大多数脑膨出在出生时即出现
  - 鼻咽部脑膨出发生于 10 岁时
- 性别
  - 额筛骨型(男=女)
  - 枕骨型(男:女=1:2.4)
- 种族
  - 欧洲和北美高加索人最常见发病部位为枕部
  - 南亚/东南亚,拉丁美洲人最常见发病部位为额筛部
- 流行病学
  - 存活婴儿发病率为 1:4 000
  - 其中 7% 伴神经管缺失
  - 常为散发,但也可表现为综合征(比如 Meckel 综合征)

病程和预后

- 预后与类型和位置有关
- 脑膨出与硬脑膜静脉窦间的关系对手术方案的制定很重要

治疗

- 对发育不全的疝出脑组织应完整切除,以预防脑脊液漏和脑膜炎

诊断纲要

注意

- 病灶的位置决定伴发异常的风险,并可推测其预后

影像解读要点

- 对婴儿鼻额骨的软骨区域进行 CT 检查时若有疑问,应考虑进行 MR 检查
  - 鸡冠/筛板区域骨化的骨缺失不等同于脑膨出
- MR 结合 MR 静脉显像对手术方案的制定最为重要

参考文献

1. Da Silva SL et al: Risk factors for hydrocephalus and neurological deficit in children born with an encephalocele. J Neurosurg Pediatr. 15(4):392-8, 2015
2. Kasprian GJ et al: Prenatal imaging of occipital encephaloceles. Fetal Diagn Ther. 37(3):241-8, 2015
3. Rawal RB et al: Endoscopic sinonasal meningoencephalocele repair: a 13-year experience with stratification by defect and reconstruction type. Otolaryngol Head Neck Surg. 152(2):361-8, 2015
4. Abele TA et al: Craniopharyngeal canal and its spectrum of pathology. AJNR Am J Neuroradiol. 35(4):772-7, 2014
5. Dhirawani RB et al: Frontoethmoidal encephalocele: Case report and review on management. Ann Maxillofac Surg. 4(2):195-7, 2014

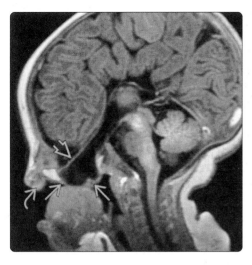

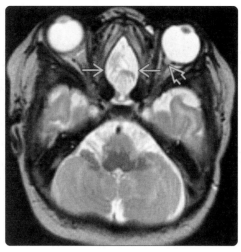

图 14-19　（左图）矢状位 T1WI 所示为一例出现鼻梗阻的婴儿。可见其颅底中线脑膨出➡，内含脑脊液、脑膜，也可能包含嗅束➡。注意伴发的胼胝体发育不全、腭异常及鼻畸形➡。（右图）轴位 T2WI 所示为一例鼻梗阻新生儿。可见其颅底中线（蝶筛）处巨大的脑膨出➡。注意伴发的眶距显著增宽及左侧眼组织缺损➡，提示"牵牛花"综合征

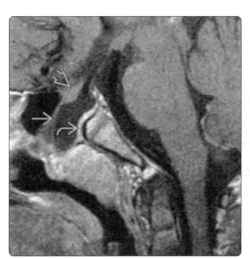

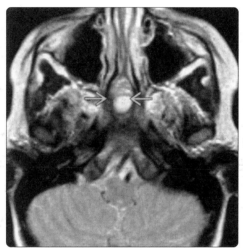

图 14-20　（左图）矢状位 T1 增强 FS 所示为一处巨大的经蝶骨脑膨出。脑脊液和脑膜经蝶骨中线的巨大缺损膨出。视交叉➡被牵拉，视神经➡被拉伸，垂体➡受压。（右图）轴位 T2WI 所示为一处高张力病灶➡，处中线，位于蝶枕软骨结合前方。影像学证实其为中线蝶骨脑膨出

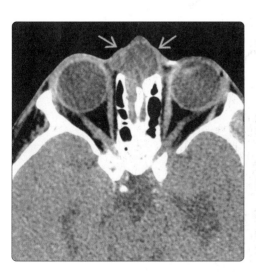

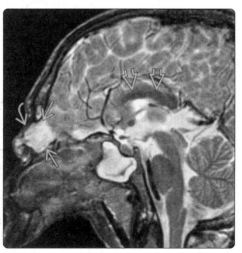

图 14-21　（左图）轴位 CT 平扫所示为一例患有眉间肿块（额鼻部脑膨出）的男孩。可见其鼻骨、额骨鼻突缺失。眉间可见一液性密度的占位➡，轻度眶距增宽，左侧颞角扩张。（右图）矢状位 T2WI 所示为同一患者。可见其近额鼻缝的骨缺损➡及一呈脑脊液信号强度的占位➡，符合通过缺损脑膨出的影像学表现。胼胝体➡畸形

图 14-22 （左图）轴位 T2WI 所示为一例额鼻前顶脑膨出。可见疝出的脑组织➡️经额骨和鼻骨连接处的巨大骨缺损向外膨出。发育异常的疝出脑组织信号强度不均，较正常脑实质略高。（右图）冠状位 CT 颅骨三维重建所示为一例额鼻前顶脑膨出。可见中线处有一巨大的骨质缺损➡️，与异常增宽的前囟相关

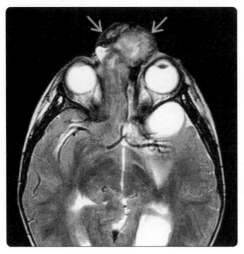
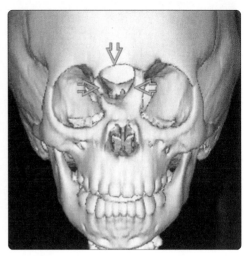

图 14-23 （左图）矢状位 T2WI 所示为一例获得性额筛部脑膨出。可见额叶下部➡️经颅底前方的缺损进入到筛窦。原发损伤为蹦极绳的钩索穿过鼻腔刺入额窝，保守治疗。（右图）冠状位 CT 骨窗所示为另一例获得性额筛部脑膨出。此例患者出现创伤后脑脊液鼻漏。可见其位于筛板/额窝中线处的骨缺损➡️

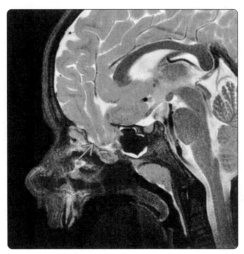
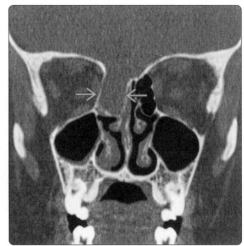

图 14-24 （左图）轴位 T1WI 所示为一例枕部脑膨出。可见发育不全的枕叶突入后方脑膨出囊中➡️。小脑变形但并未进入囊内。骨质缺损未累及枕骨大孔，提示高位枕骨变异。（右图）轴位 T2WI 所示为同一例患者。可见其双侧枕叶通过枕骨缺损突入脑膨出囊内。膨出脑组织的大脑皮质➡️发育不全

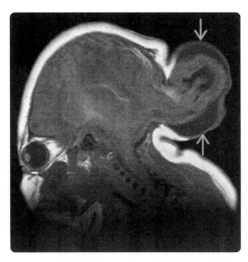
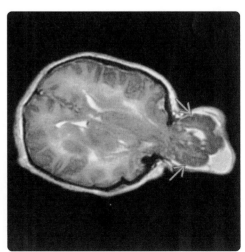

三、脑膨出

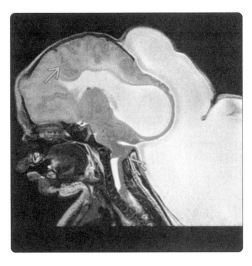

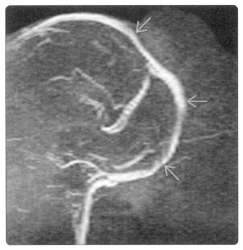

图 14-25 （左图）矢状位 T2WI 所示为一例枕部脑膨出。可见其双侧顶叶后部，枕叶和小脑延伸至巨大的脑膨出囊中，囊内充满液体。注意被牵拉变形的脑干⇨和高位颈髓，伴额叶皮质发育异常⇨。（右图）矢状位 MRV 所示为同一例患者。可见其上矢状窦后部及静脉汇⇨明显向后移位，进入脑膨出囊中

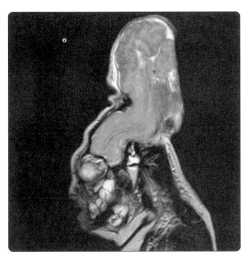

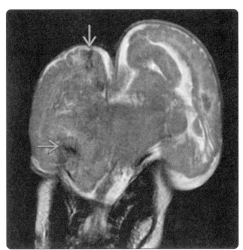

图 14-26 （左图）矢状位 T2WI 所示为一例顶部脑膨出合并多发严重先天性畸形的新生儿。可见其膨出脑实质多于颅内脑实质。颅内和膨出的脑组织均发育不良。（右图）冠状位 T2WI 所示为一例顶部脑膨出。可见其脑膨出内不仅存在严重的先天性脑畸形（双侧皮层发育不良），还出现了获得性脑出血⇨

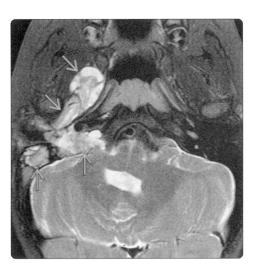

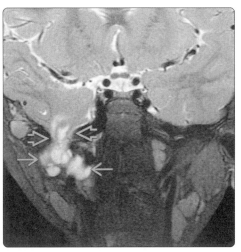

图 14-27 （左图）轴位 T2WI FS 所示为一例巨大的创伤后右侧脑膨出，可见多处颞骨骨间裂隙⇨。该患者表现为右侧听力丧失并有陈旧的头部外伤史。注意牵拉变形的延髓和小脑。（右图）冠状位 T2WI FS 所示为一例创伤后颞部脑膨出。可见其右侧颞叶下方脑组织⇨经外伤所致的骨缺损⇨突入右侧中耳和乳突

要　点

术语

- 闭锁性顶部脑膨出（atretic parietal cephalocele，APC）
- 脑膨出呈"圆锥形"，包含硬脑膜，纤维组织和发育不全的脑组织

影像

- 信号混杂的头皮皮下肿块，向颅内延伸
- APC 处可见上矢状窦局部开孔
- 脑脊液通道和垂直的镰状静脉"指向"头皮皮下肿块
- 脑膨出本身体积可能很小

主要鉴别诊断

- 皮样囊肿或表皮样囊肿
- 增生性（婴幼儿）血管瘤
- 颅骨骨膜窦
  - 常伴发 APC

- 胎头血肿或帽状腱膜下血肿
- 皮脂腺囊肿
- 转移瘤

病理

- 混杂的真性脑膨出（脑膜膨出或脑膨出）通过纤维柄与硬脑膜相连
- 综合征型患者伴发颅内异常的概率增加

临床要点

- 顶骨间帽状腱膜下质软、可触及的肿块
- 通常在婴幼儿中发现
  - 男性≤女性

诊断纲要

- 儿童顶骨中线发现皮肤覆盖的帽状腱膜下肿块，应注意鉴别闭锁性顶部脑膨出
- 预后更多取决于伴发的"隐蔽"脑异常，而非脑膨出本身

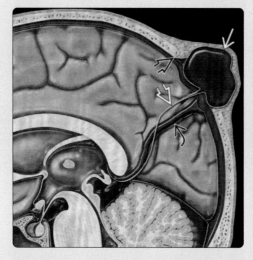
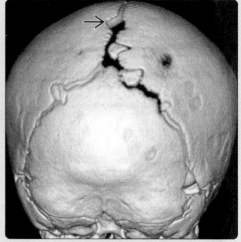

图 14-28　（左图）矢状位示意图所示为中线处的闭锁性顶部脑膨出➡。可见 APC 经边界清晰的颅盖缺损⇨向外突出。闭锁性脑膨出常伴发永久性镰状静脉窦⇨和硬膜窦道➡。（右图）颅骨 CT 三维重建所示为一例闭锁性顶部脑膨出患儿。可见中线处边缘清晰的骨质缺损⇨

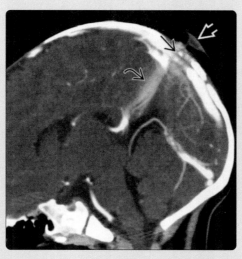
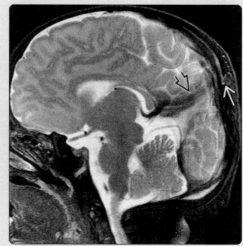

图 14-29　（左图）矢状位 CTA 所示为同一闭锁性顶部脑膨出患儿。可见其永久性镰状静脉窦⇨，其闭锁性脑膨出➡穿过被劈开的上矢状窦➡。（右图）轴位 T2WI 所示为同一例患儿。可见其永久性镰状静脉窦⇨和细小的闭锁性脑膨出➡

四、闭锁性脑膨出

术语

缩写

- 闭锁性顶部脑膨出（atretic parietal cephalocele，APC）

定义

- 脑膨出呈"圆锥形"，包含硬脑膜、纤维组织和发育不全

影像

一般特点

- 最佳诊断要点
  - 纤维束和垂直的镰状静脉窦"指向"头皮皮下肿块（闭锁性顶部脑膨出）
- 部位
  - 最常见于顶骨中线，偶见于枕部
- 大小
  - 通常较小（5~15mm）
- 形态
  - 有皮肤覆盖的帽状腱膜下肿块，伴边缘清晰的颅盖缺损

X线表现

- X线
  - 顶孔矢状缝交点处可见裂颅
    - 可能很难被发现

CT表现

- CT平扫
  - 帽状腱膜下软组织肿块
  - 人字点上方小的颅裂
  - 小脑幕切迹呈"陀螺样"结构（轴位）
- 增强CT
  - 头皮皮下肿块延伸穿过硬脑膜，因静脉的强化而轮廓清晰
  - 上矢状窦开孔，呈垂直方向的原始镰状静脉
- CTA
  - 等同于直窦且呈垂直胚胎位置的静脉窦（镰状窦）
  - 上矢状窦开孔

MR表现

- T1WI
  - 混杂的头皮皮下肿块，向颅内延伸
  - ±半球间裂内呈雪茄样的脑脊液管
  - 小脑上池和松果体上隐窝明显
  - 小脑幕切迹呈特征性的表现
    - "陀螺"形（轴位）和"尖顶"形（冠状位）
  - 组织沿缺损方向受到牵连，可"指向"病灶

- T2WI
  - 闭锁性顶部脑膨出的头皮皮下肿块通常呈高信号
  - 其他的表现同T1WI
- STIR
  - 脂肪抑制成像可使帽状腱膜下呈高信号的脑膨出轮廓更为清晰
- T1增强
  - 头皮皮下肿块通常呈不均匀强化
  - APC纤维束由于邻近静脉强化而轮廓清晰
- MRV
  - 垂直直窦的等价静脉窦（永久性镰状窦）
  - APC上可见局灶性上矢状窦开孔

超声表现

- 灰阶超声
  - 头皮肿块呈不均匀回声
  - 裂颅的骨性缺损通常太小以至于不能被识别

影像检查方法推荐

- 最佳影像检查
  - 经静脉注射造影剂多平面，R+MRV
- 检查方法推荐
  - MR：薄层、小视野、矢状位T1WI扫描、T2WI加脂肪抑制序列
  - 经静脉注射造影剂并使用脂肪抑制序列以明确矢状窦和镰状窦；除外颅骨骨膜窦

鉴别诊断

皮样囊肿或表皮样囊肿

- 通常位于颅缝附近
- 颅盖表层呈扇形
- 边缘强化，内部无强化

增生性（婴儿）血管瘤

- 分叶状软组织肿块，有内部流空
- 明显的对比强化

颅骨骨膜窦

- 常伴APC
- 通过骨性颅盖缺损而形成的颅内和颅外静脉系统之间的异常连接
- 质软且呈红色或蓝色的头皮肿块，与上矢状窦或横向硬脑膜窦相邻
- 颅内压升高时，体积增大（Valsalva动作，有体位有关）
- 内向的静脉血流，明显强化

头颅血肿或帽状腱膜下血肿

- 帽状腱膜下间隙内的液体，与完整的颅盖相邻
- 对于外伤后或经阴道分娩的新生儿应考虑该诊

断

皮脂腺囊肿

- 头皮内的真皮包涵物
- 无颅盖缺损或静脉异常

转移瘤

- 破坏性颅盖病灶和软组织肿块
- 对于婴幼儿应考虑神经母细胞瘤

异位头皮结节

- 神经外胚层畸形,包含异位的柔脑膜或神经胶质组织
- 局灶性脱发,周围被长而粗糙的环形毛发所包绕("发环征")±环形毛细血管性斑
  ○ 可能通过退化的柄与颅内交通
- 临床表现与皮样囊肿相似

病理

一般特点

- 病因
  ○ 混杂的真性脑膨出(脑膜膨出或脑膨出)
  ○ 胎儿 7~10 周时,起源于过度扩张的菱脑囊泡
    - 永久性中线神经嵴细胞的存在能防止中胚层和外胚层突变
  ○ 可能与叶酸缺乏及接触丙戊酸有关
- 遗传学
  ○ 呈典型的散发性,某些病例表现为临床综合征
  ○ 综合征型更易伴发颅内畸形
- 伴发的异常
  ○ 发生率变化较大
    - 大多数闭锁性顶部脑膨出为偶然发现,且无其他颅内异常
    - 前脑无裂畸形、胼胝体发育不全、眼异常和大脑半球间囊肿最常见

大体病理和术中特征

- 帽状腱膜下错构肿块伴相邻的局灶性颅裂
- 通过止于大脑镰或小脑幕的纤维柄与硬脑膜相连
- 脑脊液通道与小脑上池、松果体上方脑池以及四叠体池相连

显微镜下特征

- 脑膜和退化、残留的神经组织
- 脑脊液通道内有室管膜组织排列

临床要点

临床表现

- 最常见症状/体征
  ○ 质软、可触及的顶骨间帽状腱膜下肿块
  ○ 其上皮肤可出现异常变薄(皮肤发育不全)和无毛(秃头症)
- 其他症状/体征
  ○ 在啼哭时 APC 的体积可能会增大
- 临床特点
  ○ 帽状腱膜下肿块被偶然发现或因其他异常行影像学检查时被发现

人口统计学

- 年龄
  ○ 婴幼儿
- 性别
  ○ 男≤女
- 流行病学
  ○ 闭锁性顶部脑膨出的发病率是大型顶部脑膨出发病率的 10 倍
  ○ 西半球更常见

病程和预后

- 预后更多取决于伴发的异常而非闭锁性顶部脑膨出
  ○ 无伴发颅内异常的患儿通常临床转归较好
  ○ 伴有其他颅内异常者(多见于综合征型患者)转归较差

治疗

- 对膨出的组织进行手术切除,并对硬脑膜进行修补

诊断纲要

注意

- 在儿童顶骨中线发现皮肤覆盖的帽状腱膜下肿块时,应将闭锁性顶部的脑膨出作为鉴别诊断
- 预后取决于"隐蔽"的脑异常,而非脑膨出本身

影像解读要点

- 永久性镰状静脉窦指向脑膨出
- 缺乏异常扩张的头皮静脉,无镰状静脉,特征性的纤维带,可与颅骨骨膜窦相鉴别

参考文献

1. Leykamm S et al: Atretic cephalocele and associated anomalies in a newborn child. Clin Neuroradiol. 23(1):37-40, 2013
2. Hsu SW et al: Atretic parietal cephalocele associated with sinus pericranii: embryological consideration. Brain Dev. 34(4):325-8, 2012
3. Şengöz A et al: Atretic cephalocele in adults. Acta Neurochir (Wien). 153(11):2275-7, 2011
4. Morioka T et al: Detailed anatomy of intracranial venous anomalies associated with atretic parietal cephaloceles revealed by high-resolution 3D-CISS and high-field T2-weighted reversed MR images. Childs Nerv Syst. 25(3):309-15, 2009
5. Güzel A et al: Atretic parietal cephalocele. Pediatr Neurosurg. 43(1):72-3, 2007
6. Yamazaki T et al: Atretic cephalocele–report of two cases with special reference to embryology. Childs Nerv Syst. 17(11):674-8, 2001

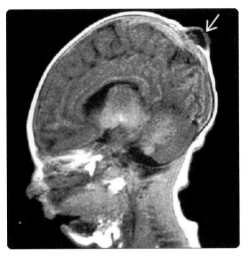

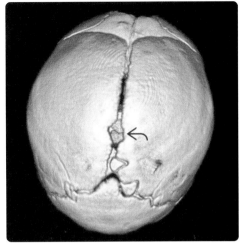

图 14-30　（左图）矢状位 CT 平扫所示为一例典型的 APC。可见其位于皮下，充满液体，体积较小➡。（右图）轴位 CT 颅骨重建所示为同一例 APC。可见在中线处有一局部顶骨间颅骨缺损⤵，此为局灶性裂颅，脑膨出沿纤维柄经过此处与颅内相交通

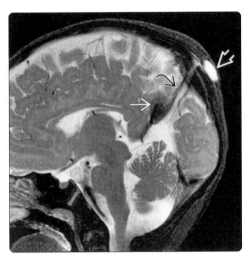

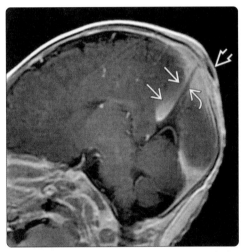

图 14-31　（左图）矢状位 T1WI FS 所示为一例典型的 APC。可见镰状静脉窦➡和脑脊液蓄积➡。纤维柄⤵经颅骨缺损与脑膨出相连。纤维柄难以与静脉流空信号相区分。（右图）矢状位 T1 增强所示为同一例 APC。可见永久性镰状静脉窦➡和脑膨出➡。脑膨出外被皮肤，内容液体。纤维柄➡经颅骨缺损与脑膨出相连，在邻近的静脉窦强化后，清晰可见

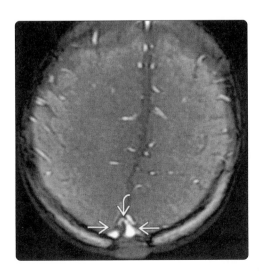

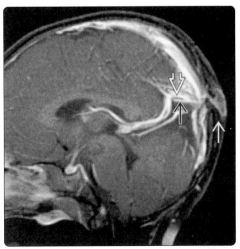

图 14-32　（左图）轴位 2D 时间飞跃 MRV 所示为一例 APC。可见上矢状窦➡局部劈裂，环绕着 APC 的纤维束➡。（右图）矢状位 T1WI C+ FS 所示为一例不常见的枕部变异 APC。其顶部变异，可见一条异常的静脉➡和纤维束➡"指向"闭锁性脑膨出➡

要 点

术语

- 紧邻外伤后脑软化的逐渐增大的颅盖骨折

影像

- 线形溶骨性颅骨病灶,其边缘呈扇形
- 脑组织和脑脊液在骨缘间急剧延伸
- 骨折下方继发脑软化

主要鉴别诊断

- 表皮样囊肿
- 顶骨孔/裂
- 朗格汉斯细胞组织细胞增生症
- 颅盖转移瘤
- 骨髓炎

病理

- 扇形骨折边缘,伴内板和外板不同的侵蚀
- 紧邻脑上方沿撕裂的硬脑膜内面出现柔脑膜缺失
- 脑坏死,胶质增生

临床要点

- 婴儿或儿童:渐增大的可触及的,质软的头皮肿块
- 成人:通常为无触痛的,无搏动的,皮下肿块
- 90%发生于 3 岁以下患者

诊断纲要

- 放射影像发现颅骨缺损或出现可触及的头皮肿块的所有婴儿,均应考虑该诊断
- 随时间推移,骨折间分离渐增大而非愈合

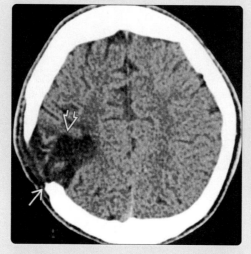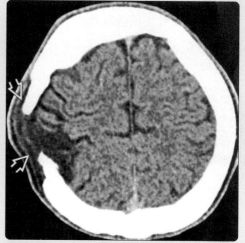

图 14-33 (左图)轴位 CT 平扫所示为一例踢球受伤 2 个月的 14 岁男患。常规复查意外发现硬膜下血肿。可见颅骨缺损➡和创伤后脑膨出➡。(右图)轴位 CT 平扫所示为同一例患者。2 年后,患者自觉在其头的右侧出现一逐渐增大的"肿块"。复查 CT 平扫可见骨质缺损的边缘向外突出,有一脑脊液样占位➡经颅骨缺损突入帽状腱膜下

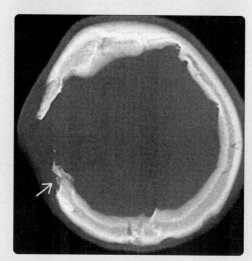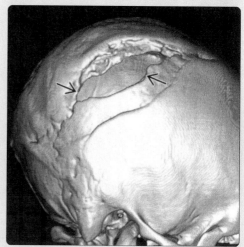

图 14-34 (左图)轴位 CT 骨窗所示为一例颅骨缺损患者。可见其颅骨缺损的边缘树皮化。注意扇形的颅盖外板➡。(右图)颅骨 CT 三维重建所示为一例颅骨缺损患者。可见其增宽的扇形颅骨缺损➡。这种"生长性"骨折伴柔脑膜囊肿的患者需要手术重建

术语

定义

- 紧邻外伤后脑软化（encephalomalacia）的渐增大的颅盖骨折

影像

一般特点

- 最佳诊断要点
  - 头部外伤后出现持续性或渐增宽的颅盖骨折线
- 部位
  - 最常见于顶骨

影像检查方法推荐

- 检查方法推荐
  - 头颅常规 CT 平扫和颅骨重建

放射影像学表现

- X 线
  - 线形溶骨性颅骨病灶，边缘呈扇形

CT 表现

- CT 平扫
  - 脑组织、脑脊液在骨缘间急剧延伸
  - 骨折下伴发的脑软化

MR 表现

- T1WI
  - 囊肿与脑脊液信号强度相同，与蛛网膜下腔相交通
  - 骨折后继发脑软化
- T2WI
  - 与 T1WI 相同

鉴别诊断

表皮样囊肿

- 边界清晰的硬化性边缘，有弥散受限

先天性颅骨缺损

- 两侧对称、特征性的部位提示该诊断

朗格汉斯细胞组织细胞增生症

- 表现为典型的有斜面的边缘，少见于板障层发育前的婴儿

颅盖转移瘤

- 考虑白血病、神经母细胞瘤

骨髓炎

- 上方软组织水肿，边界不清且呈浸润性破坏

病理

一般特点

- 病因
  - 颅骨骨折合并硬脑膜撕裂导致软脑膜、蛛网膜（柔脑膜）通过硬脑膜撕裂处疝出
  - 撕裂的硬脑膜内面及相邻脑组织上的柔脑膜消失
  - 脑脊液搏动→骨折周围进行性颅骨侵蚀
  - 脑组织的嵌入阻止了成骨细胞的迁移，抑制骨折愈合
  - 损伤的脑组织坏死或胶质增生→脑软化

大体病理和术中特征

- 撕裂的硬脑膜内面及相邻脑组织上的柔脑膜缺失

显微镜下特征

- 脑坏死/胶质增生

临床要点

临床表现

- 最常见症状/体征
  - 婴幼儿：渐增大并可触及的、质软的头皮下肿块
    - 临床上尚未认识骨折易发的原因
  - 成人：通常以无触痛性的皮下肿块被发现
    - 儿童时期的外伤史极少被记住，或很难被询问出

人口统计学

- 年龄
  - 90%发生于 3 岁以下的患者
- 流行病学
  - 罕见：占儿童颅骨骨折的 0.6%
  - 坠落是最常见的损伤机制

病程和预后

- 随时间的推移，骨折间分离渐增大
- ±进行性神经功能缺损（癫痫发作，轻瘫），尤见于成人患者

治疗

- 手术修复硬脑膜，囊肿切除

诊断纲要

注意

- 放射影像中发现颅骨缺损或出现可触及的头皮肿块的所有婴儿均应考虑该诊断

影像解读要点

- 随时间推移，骨折间分离渐增大而非愈合

参考文献

1. Collins J et al: Growing skull fracture of midline posterior cranial vault. J Pediatr. 166(2):494, 2015
2. Hollon T et al: Skull fracture mimicking eosinophilic granuloma. Childs Nerv Syst. ePub, 2015
3. Prasad GL et al: Surgical results of growing skull fractures in children: a single centre study of 43 cases. Childs Nerv Syst. 31(2):269-77, 2015
4. Drapkin AJ: Growing skull fracture: a posttraumatic neosuture. Childs Nerv Syst. 22(4):394-7, 2006
5. Glass RB et al: The infant skull: a vault of information. Radiographics. 24(2):507-22, 2004

要 点

术语

- 颅内脑脊液压力降低导致的头痛

影像表现

- 经典的影像三联征
  - 弥漫性硬脑膜增厚/强化
    - 光滑、非结节状或"波浪状崎岖不平"
  - 大脑通过切迹向下移位("下滑"的中脑)
  - 静脉、硬脑膜窦扩张
  - ±硬脑膜下水囊瘤/血肿
- 缺乏 4 个典型改变中的 1 个并不能除外该诊断

主要鉴别诊断

- 脑膜炎
- 脑膜转移瘤
- 慢性硬膜下血肿
- 硬脑膜窦血栓形成

- 术后硬脑膜增厚
- 特发性肥厚性硬脑膜炎

临床要点

- 严重头痛(直立性、持续性、搏动性,甚至可伴有颈项强)
- 不常见表现:脑神经麻痹(如展神经),视力障碍
- 罕见的表现:伴意识障碍的严重脑病
- 间接表现:中青年患者出现直立性头痛

诊断纲要

- 常被误诊——影像是诊断的关键
  - 切勿将低颅压误诊为 Chiari 1 型畸形
  - 手术可加重症状,对于某些罕见的病例甚至可致命
- 同一患者出现所有典型的低颅压改变是非常罕见的

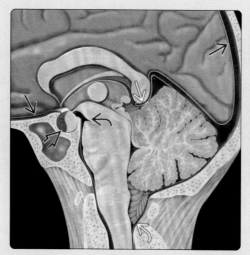

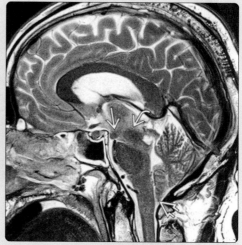

图 14-35 （左图）示意图所示为低颅压的表现。可见硬脑膜窦扩张➡️,垂体增大➡️及小脑扁桃体疝出➡️。中部脑组织下沉导致中脑"下滑",脑桥向下移位,脑桥中脑角"关闭"➡️,以及胼胝体压部压迫大脑内静脉/大脑大静脉结合处➡️。（右图）矢状位 T2WI 所示为一例 57 岁因偏头痛接受治疗的患者。可见中脑重度下滑➡️,小脑扁桃体向下疝出➡️。下丘脑向下移位至鞍背,松果体➡️降至鞍背以下

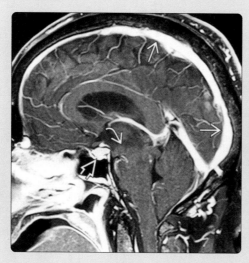

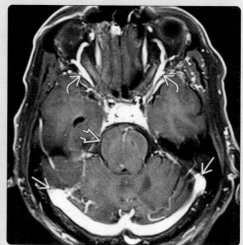

图 14-36 （左图）矢状位 T1 增强 FS 所示为同一例低颅压患者。可见其严重下滑的中脑➡️和向下移位的扁桃体。此外腺垂体明显"肥大"➡️,硬脑膜静脉窦扩张➡️。（右图）轴位 T1 增强 FS 所示为同一例低颅压患者。可见"肥大"的中脑/脑桥➡️,上眼静脉➡️异常明显。横窦和乙状窦➡️扩张并向外凸出。未见硬膜下血肿。严重的低颅压经硬膜外自体血充填疗法成功纠正

术语

缩写

- 低颅压(intracranial hypotension,IH)

定义

- 颅内脑脊液压力降低导致的头痛

一般特点

- 最佳诊断要点
  - 经典的影像"四联症"
    - 脑通过切迹向下移位(中脑"下滑")
    - 弥漫性硬脑膜增厚/强化
    - 静脉,硬脑膜窦扩张
    - 硬膜下水囊瘤/血肿
  - 缺乏4个典型改变中的1个并不能除外该诊断
- 部位
  - 硬脑膜
    - 幕上和幕下
    - 可能延伸入内听道
    - 硬脊膜,硬膜外静脉丛可能会被累及
- 形态
  - 硬脑膜强化呈光滑、非结节状或"波浪状-崎岖不平"

CT 表现

- CT 平扫
  - 相对不敏感;可能表现正常
  - 寻找受累的鞍上池/基底池,"肥大"的中脑/脑桥
  - ±硬脑膜增厚
  - ±硬膜下液体聚集
    - 通常为双侧
    - 脑脊液(水囊瘤)或血(血肿)
  - 侧脑室体可能会向内侧偏离,异常接近("拴系于")中线
- 增强 CT
  - 弥漫性硬脑膜增厚、强化

MR 表现

- T1WI
  - 矢状位影像所示为40%~50%的病例出现脑下降
    - 中脑"下沉"
      □ 中脑向下移位,低于鞍背平面
      □ 脑桥可能被压向斜坡
    - 大脑脚和脑桥之间的夹角变小
    - 25%~75%出现小脑扁桃体移位
    - 视交叉、下丘脑降至蝶鞍
    - 50%的病例出现垂体增大,位于蝶鞍上
    - 静脉/硬脑膜窦扩张(边缘凸起)
    - 大脑内静脉和大脑大静脉之间的夹角变小
  - 轴位
    - 鞍上池狭窄/消失
    - 中脑,脑桥变得细长("肥大的"中脑)
    - 颞叶经小脑幕疝入小脑幕切迹
    - 侧脑室变小,常扭曲
      □ 侧脑室体被向下移位的中脑拉向内侧

  - 冠状位
    - 严重病例表现为侧脑室顶之间的静脉夹角减小(<120°)
  - 15%出现双侧硬脑膜下液体聚集
    - 70%出现水囊瘤(硬脑膜边界细胞层内透明的液体聚集)
    - 10%出现血肿(不同信号强度的血液)
- T2WI
  - 增厚的硬脑膜通常呈高信号
  - 硬膜下液体(信号强度多变)
- FLAIR
  - 高信号硬脑膜、硬膜下液体
- T2* GRE
  - 如果有出血,可呈高信号
- T1 增强
  - 85%出现弥漫性、显著的硬脑膜强化
  - 通常延伸至桥小脑角

超声表现

- 彩色多普勒
  - 眼上静脉扩张,最大平均流速增快

血管造影表现

- 皮层,髓质静脉可能弥漫性增粗

非血管性介入

- 脊髓造影术
  - 脑脊液漏处可表现为硬膜外显影剂聚集
    - 动态 CT 脊髓造影可见"快速"高流量漏口
  - 注意:脊髓造影可能会促进脑脊液漏,使症状加重

核医学表现

- 放射性核素脑池造影(RNC)
  - 直接表现:漏出点蛛网膜下腔外,出现局部放射性聚集
  - 间接表现
    - 从脑脊液间隙中被快速清除
    - 肾脏及膀胱早期出现造影剂
    - 同位素经凸面时扩散不佳

影像检查方法推荐

- 最佳影像检查
  - 应行头部 MR 增强检查以确诊
  - 如需定位病灶,应行放射性核素脑池造影
- 检查方法推荐
  - 只要出现以下情况就应准确定位漏出部位
    - 2 次技术上成功的硬膜外自体血充填法治疗无效
    - 怀疑外伤后漏出

鉴别诊断

脑膜炎

- 软脑膜-蛛网膜下强化>硬脑膜-蛛网膜

脑膜转移瘤

- 强化通常较厚,不规则("崎岖不平")

慢性硬膜下血肿

- 寻找强化且含血液成分的膜

硬脑膜窦血栓形成

- 寻找有血栓形成的窦("空"三角征等)

术后硬脑膜增厚

- 寻找其他的术后表现(例如钻孔)
- 几乎在术后即刻发生,持续数月/年

特发性肥厚性硬脑膜炎

- 头痛通常为非站立性
- 可侵蚀骨质

病理

一般特点

- 病因
  - 硬脑膜增厚,强化是由于静脉充盈所致
  - 导致低颅压的常见病因:自发性脊髓脑脊液漏
    - 硬脑膜不牢固±蛛网膜憩室常见
    - 细胞外基质异常及含原纤蛋白的微纤维异常
  - 造成的脑脊液压力降低的主要(而非所有)原因
    - 手术(脑脊液过度分流)或外伤(包括轻微的坠落伤)
    - 剧烈运动或强烈咳嗽
    - 诊断性腰椎穿刺
    - 自发性硬脑膜撕裂,蛛网膜憩室破裂
    - 严重脱水
    - 椎间盘突出或骨赘(罕见)
  - 病理生理学:Monro-Kellie 原理
    - 脑脊液,颅内血容量的变化呈反比
    - 脑脊液压力降低时,硬脑膜静脉丛扩张
- 相关异常
  - 颈椎硬膜外静脉丛扩张,脊髓水囊瘤,椎体后液体聚集
  - 典型异常
    - 腰穿时初压降低(<6cmH₂O)
    - 脑脊液多表现为细胞增多,蛋白含量增高
  - 变异
    - 偶见腰穿初压正常(脑脊液低容量而非低压力)
  - 系统性结缔组织疾病导致的红斑可见于 2/3 的患者
    - 马方综合征(Marfan syndrome),埃-当综合征(Ehlers-Danlos syndrome)2 型
    - 临床表现:轻度骨骼改变,小关节活动过度等,较隐匿

大体病理和术中特征

- 手术标本通常无显著特点,硬脑膜大体标本表现正常
- 脊膜憩室(常多发),硬脑膜洞/裂隙常见
- 至少 50% 的患者术中不能发现特定的漏出点

显微镜下特征

- 脑膜表面正常

- 没有炎症或肿瘤形成迹象
- 内面
  - 许多扩张易碎的薄壁血管层贴于内面
  - 可见明显的脑膜上皮细胞巢,不应被误认为是脑膜瘤
  - 慢性病变可出现明显的蛛网膜,硬脑膜纤维化

临床要点

临床表现

- 最常见症状/体征
  - 严重头痛(直立性、持续性、搏动性,甚至可伴发颈项强直)
  - 不常见表现:脑神经麻痹(例如展神经),视力障碍
  - 罕见表现:伴意识障碍的严重脑病
- 临床特点
  - 青年/中年患者表现为站立性头痛

人口统计学

- 年龄
  - 发病高峰在 30 ~ 50 岁

病程和预后

- 多数低颅压病例可自发缓解
  - 硬脑膜增厚,强化消失;中线结构恢复(上升)至正常位置
- 罕见:昏迷,严重颅内脑疝导致死亡

治疗

- 自体血硬膜外注射
- 血补丁无效(通常为大的硬膜撕裂)或硬膜下血肿出现急剧的临床症状恶化,则应手术治疗

诊断纲要

注意

- 常被误诊——影像是诊断的关键
  - 切勿将低颅压误诊为 Chiari 1 型畸形
    - 手术可加重症状,某些罕见的病例甚至可致命

影像解读要点

- 同一患者出现所有典型的低颅压改变是非常罕见的
- 寻找扩张的脊髓硬膜外静脉丛

参考文献

1. Nesbitt C et al: Lumbar blood patching for proximal CSF leaks: where does the blood go? BMJ Case Rep. 2015, 2015
2. Xia P et al: Risk factors for subdural haematoma in patients with spontaneous intracranial hypotension. PLoS One. 10(4):e0123616, 2015
3. Graff-Radford SB et al: High-pressure headaches, low-pressure syndromes, and CSF leaks: diagnosis and management. Headache. 54(2):394-401, 2014
4. Scott S et al: Low pressure headaches caused by spontaneous intracranial hypotension. BMJ. 349:g6219, 2014

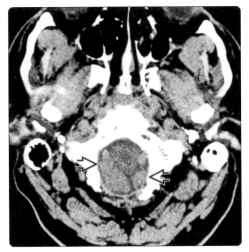
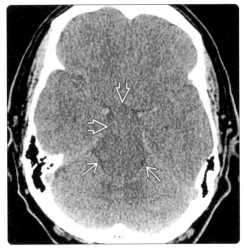

图 14-37 （左图）轴位 CT 平扫所示为一例严重头痛的 55 岁男性患者。可见其双侧小脑扁桃体 ⭢ 经枕骨大孔向下疝出。（右图）CT 平扫所示为同一例患者。可见所有的基底池均受累，尤其是鞍上池 ⮕。中脑显得"肥大" ⮕。影像学表现提示低颅压

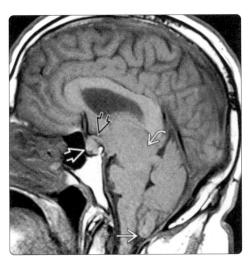
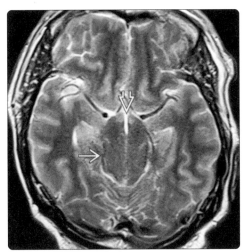

图 14-38 （左图）矢状位 T1WI 所示为同一例患者。可见严重的低颅压改变：中脑"下移" ⮕，小脑扁桃体向下移位 ⮕，腺垂体"肥大" ⮕，以及视交叉/下丘脑垂至鞍背 ⭢。（右图）轴位 T2WI 所示为同一例患者。可见下丘脑和第三脑室向下移位，鞍上池 ⮕ 消失。中脑 ⮕ "肥大"并伸长

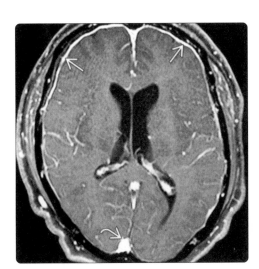
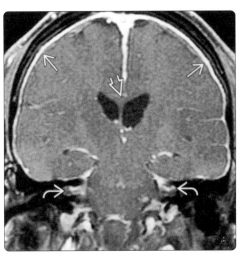

图 14-39 （左图）轴位 T1 增强 FS 所示为同一例患者。可见其光滑而弥散的硬膜-蛛网膜强化 ⮕。上矢状窦扩张，向外凸起 ⮕。（右图）冠状位 T1 增强 FS 所示为同一例患者。可见其光滑而弥散的硬膜-蛛网膜强化 ⮕ 伸入双侧内听道 ⭢。侧脑室呈锐角 ⮕，表现出"被向下牵拉"向脑池。经硬脑膜外自体血填充治疗后症状缓解

要　点

术语

- 定义:非特异性,非肿瘤性的良性炎性过程,以多形态的淋巴浆细胞浸润为特征,无明确的局限性或全身性病因
- 特发性眼眶炎(IOI)
  - 可累及眼眶的任意部位
- 特发性眼眶外炎
  - 颅内受累:炎症经眶上裂(SOF)或视神经管(OC)扩散
    - 海绵窦,硬膜,麦克尔憩室
  - 颅底-颅外受累:炎症经眶下裂(IOF)或眼眶壁扩散
    - 前颅底,鼻窦,鼻咽
- IgG4 相关性疾病:系统性受累的特发性炎症中的一组疾病
  - 颅内非连续性部位:垂体,漏斗
  - 颅外非连续性 H&N 部位:腮腺,下颌下腺,甲状腺

影像

- T1 增强 FS:弥漫性强化的浸润性占位
  - 从眼眶经眶上裂±视神经管延伸至海绵窦、硬膜、麦克尔憩室
  - 经眶下裂延伸至翼腭窝,鼻腔,及鼻咽深部
- T2:病变等至低信号;纤维化↑,信号强度↓

主要鉴别诊断

- 斑块内脑膜瘤
- 脑膜非霍奇金淋巴瘤
- 神经结节病
- 鼻咽癌

临床要点

- 症状:痛性的眼球突出±头疼±脑神经痛
- 排除性诊断;必须活检
- 治疗:大剂量全身性激素治疗

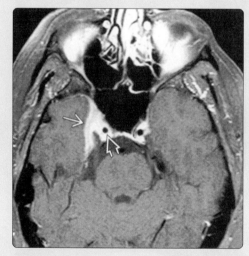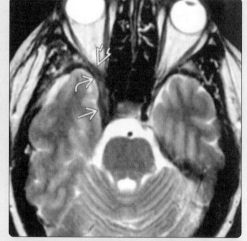

图 14-40 （左图）轴位 T1 增强 FS 所示为一例特发性眼眶外炎（IEI）。可见局部强化累及右侧海绵窦➡,其内颈内动脉狭窄➡。（右图）轴位 T2WI 所示为同一位患者。可见特发性眼眶炎（IOI）病灶➡与海绵窦内的 IEI➡经眶上裂➡相连。此两处特发性炎症均为低信号,因为此类病灶内常伴纤维化

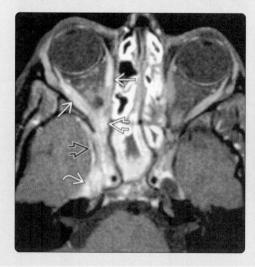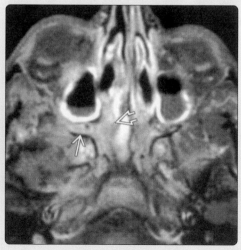

图 14-41 （左图）轴位 T1 增强 FS 所示为一例特发性炎症患者。经眼眶平面影像可见眼直肌增粗强化➡,经眶上裂➡与海绵窦➡和麦克尔腔➡相连。最初表现为腺样囊腺癌,但活检证实了颅内及眶内均为非特异性炎性病变。（右图）轴位 T1 增强 FS 所示为同一例患者。可见病变向下浸润,经眶下裂进入翼腭窝➡和鼻腔➡

术语

缩写

- 特发性眼眶外炎症(idiopathic extraorbital inflammation,IEI)

同义词

- 特发性炎性疾病、Tolosa-Hunt 综合征、肥大性颅硬脑膜炎、浆细胞肉芽肿

定义

- 非特异性、非肿瘤性的良性炎性过程,以多形态的淋巴浆细胞浸润为特征,无明确的局限性或全身性病因
  - IgG4 相关性疾病(IgG4-RD):特发性眼眶炎症(IOI)和特发性眼眶外炎症(IEI)中的一组疾病,其多系统受累组织的免疫组化染色提示有富含 IgG4 的浆细胞

影像

一般特征

- 最佳诊断要点
  - IOI 伴连续的眶外(颅内、颅底或颅外)特发性炎症
- 定位
  - 特发性眼眶炎症(IOI)
    - 可累及眼眶的各个部分
  - 特发性眼眶外炎症(IEI)
    - 颅内受累:经眶上裂(SOF)或视神经管(OC)播散
      □ 海绵窦
      □ 硬脑膜增厚(曾称硬脑膜炎)
      □ 麦克尔憩室
      □ 非连续性 IgG4 相关疾病:垂体,漏斗部
    - 颅底及颅外受累:经眶下裂(IOF)或眼眶壁传播
      □ 翼腭窝、鼻、鼻窦
      □ 前颅底、鼻窦
      □ 鼻咽深部
      □ 非连续性 IgG4 相关疾病:腮腺、下颌下腺、甲状腺
- 大小
  - 小而不易察觉,可广泛累及眶外结构
  - 颅底及颅外的软组织肿物可达数厘米
- 形态
  - 软组织浸润灶形态类似侵袭性恶性肿瘤

CT 表现

- CT 平扫
  - 眶部强化的浸润性病灶经眶上裂或眼眶壁播散至海绵窦,硬脑膜,颅底
    - 若经眶下裂播散,病变可累及翼腭窝,鼻腔,鼻窦及鼻咽深部
    - 若经眼眶壁播散,病变可累及鼻窦或前颅底

- CT 窗
  - 罕见合并骨质侵蚀
- CTA
  - 若颈内动脉海绵窦段受累,常出现狭窄

MR 表现

- T1WI
  - 病灶与灰质等信号
- T2WI
  - 等→低信号浸润性病变
    - 纤维化程度越高,病灶信号越低
- FLAIR
  - 无相邻脑组织水肿
- T1 增强
  - 眶部增强的浸润性病灶延展至颅内±颅外的连续病灶
    - 经眶上裂-眼眶壁播散至海绵窦、脑膜、麦克尔憩室
    - 经眶下裂播散至翼腭窝、鼻腔、鼻窦及鼻咽深部组织
    - 若经眼眶壁播散,可累及鼻窦或前颅底
- MRA
  - 若病灶累及海绵窦,常伴颈内动脉狭窄

影像检查方法推荐

- 影像学检查推荐
  - 优先行 MR 扫描,包括全脑 FLAIR 和 T1 增强+脂肪抑制序列
    - T1 增强 FS 是最佳扫描序列
  - CT 骨窗有助于鉴别扁平型脑膜瘤

鉴别诊断

扁平型脑膜瘤(en plaque meningioma)

- 增强的脑膜团块+硬膜"尾征"
- 造成典型的渗透性硬化的侵袭性骨损害
- 可能与颅内特发性眼眶炎症(IEI)非常相似

脑膜非霍奇金淋巴瘤(non-hodgkin lymphoma,NHL)

- 骨受累通常更加分散、多病灶
- "大冒牌者"(可类似很多颅内疾病)

鼻咽癌

- 鼻咽部黏膜可见
- 向颅底及鼻窦侵袭
- 一般不累及眼眶

神经系统结节病

- 多系统表现
- 血 ESR 及 ACE 升高

颅骨及脑膜肿瘤转移

- 同期合并眶部转移少见
- 结节性脑膜脑癌比弥散性少见
- 早期出现脑神经病

病理

一般特征

- 病因
  - 原因不明的良性炎性过程
  - 发病机制疑似为自身免疫性过程
  - 目前认为 IgG4-RD 是 IOI-IEI 的一个亚组

显微镜下特征

- IOI 和 IEI 的典型组织学特征
  - 弥漫性淋巴浆细胞浸润
  - 不同程度的纤维化表现

IgG4 相关性疾病亚组的其他特征

- 显微镜下特征
  - IgG4-RD 亚组:IgG4 丰富的浆细胞
  - IgG4-RD 亚组:轻度至中度嗜酸性粒细胞浸润
- 免疫组化特征
  - 对 IgG4 免疫染色进行半定量分析可发现令人注目的特征
    - 每高倍镜视野>30 个 IgG4 阳性细胞
    - IgG4:IgG>50%
    - 当存在特征性的显微镜下表现时,即使 IgG4 阳性细胞数目较低也可以诊断
- 血清 IgG4 水平
  - 血清 IgG4 水平本身不足以诊断 IgG4 相关性疾病
  - 血清 IgG4 水平在大部分患者中升高(可 ≥25 倍正常值),但在 20%~40%患者中正常

临床要点

临床表现

- 最常见症状/体征
  - IOI 和 IEI
    - 眼眶病变:痛性眼球突出
    - 仅颅内损害:慢性头痛
    - 海绵窦:脑神经病变(第Ⅲ~Ⅵ脑神经受损)
    - 颅外软组织:局灶性或弥散性肿块
      - 鼻腔、鼻咽部肿块
  - IgG4-RD 亚组:其他部位受累
    - 肿瘤样病变、疾病进程缓慢(数月至数年)
    - 头颈部:涎腺>甲状腺、淋巴结、喉部疾病
      - 眼眶:双侧>单侧眼球突出±视神经受压所致第Ⅱ对脑神经症状
      - 舌骨上颈部:慢性涎腺炎(下颌下腺=Kuttner 瘤;腮腺=Mikulica 病)
      - 舌骨下颈部:甲状腺功能低减±甲状腺肿(桥本甲状腺炎和 Riedel 甲状腺炎);淋巴结
    - 头颈部以外受累
      - 脑:垂体炎
      - 胸部:肺部病变;纤维性纵隔炎及胸膜炎
      - 腹部:1 型自身免疫性胰腺炎、硬化性胆管炎、胆囊炎、肾脏病变、腹膜后纤维化
      - 血管:主动脉、其他动脉
- 临床特点

- 成人主要表现为痛性眼球突出、头痛及脑神经麻痹

人口统计学

- 年龄
  - 眶外:成人(40~65 岁)

自然病程及预后

- 特发性眶内及眶外炎症
  - 通常对甾体激素治疗快速起效
  - 当存在颅外广泛病变时,可能对所有治疗都不敏感
    - 可造成严重的残疾甚至死亡

治疗

- 治疗的选择、风险及并发症
  - 排除标准
    - 眶外病变必须活检
    - 活检可以排除感染或肿瘤(脑膜炎、NHL)引起的局部硬脑膜增厚
  - 大剂量的甾体激素冲击治疗并缓慢减量是首要的治疗原则
    - 70%成功率
  - 激素抵抗型±广泛颅底受累的患者
    - 放疗±化疗
    - 尽量手术切除

诊断纲要

注意

- IEI 是一种排除性诊断
  - 首先要通过活检除外感染和肿瘤

影像学解读要点

- 若眶内存在浸润性肿块,且伴有邻近的硬脑膜、海绵窦病变,则考虑 IEI
- 仅 IOI>>IOI+IEI>>仅 IEI(罕见)
- 如存在 IOI+IEI,且伴有非邻近部位的头颈部病变,包括涎腺、甲状腺、淋巴结±全身性疾病,需要考虑 IgG 相关疾病
  - 建议行组织活检 IgG4 免疫染色,并检测血清 IgG4 水平

参考文献

1. Bhatti RM et al: IgG4-related disease of the head and neck. Adv Anat Pathol. 20(1):10-6, 2013
2. Fujita A et al: IgG4-related disease of the head and neck: CT and MR imaging manifestations. Radiographics. 32(7):1945-58, 2012
3. Toyoda K et al: MR imaging of IgG4-related disease in the head and neck and brain. AJNR Am J Neuroradiol. 33(11):2136-9, 2012
4. Battineni ML et al: Idiopathic hypereosinophilic syndrome with skull base involvement. AJNR Am J Neuroradiol. 28(5):971-3, 2007
5. Mangiardi JR et al: Extraorbital skull base idiopathic pseudotumor. Laryngoscope. 117(4):589-94, 2007
6. Narla LD et al: Inflammatory pseudotumor. Radiographics. 23(3):719-29, 2003
7. Cho YS et al: Inflammatory pseudotumour involving the skull base and cervical spine. J Laryngol Otol. 115(7):580-4, 2001
8. Bencherif B et al: Intracranial extension of an idiopathic orbital inflammatory pseudotumor. AJNR Am J Neuroradiol. 14(1):181-4, 1993

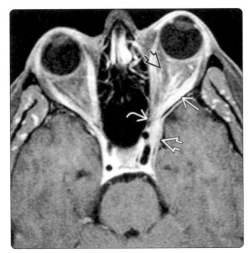

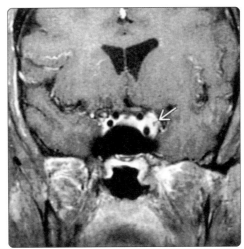

图 14-42　（左图）一位痛性眼球突出的患者，轴位 T1WI 增强 FS MR 显示眶内直肌➡及肌锥内➡病变，注意特发炎性病变经眶上裂➡累及海绵窦前部➡。（右图）同一患者冠状位 T1WI 增强 FS MR 显示颅内病变向左侧海绵窦侵袭➡，眶内特发性炎性病变向海绵窦播散是最常见的颅内扩散方式

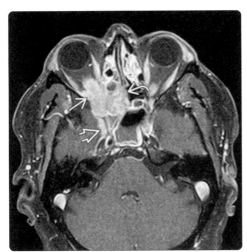

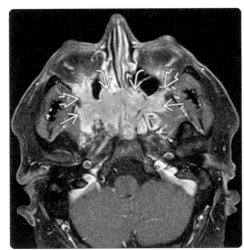

图 14-43　（左图）轴位 T1 增强 FS MR 显示眶尖➡、筛窦➡、及圆孔➡广泛浸润的特发性炎性病变，强化明显。（右图）同一患者更靠下的层面上，轴位 T1 增强 FS MR 显示双侧翼腭窝➡受累，伴连续经鼻扩散的 IEI ➡。双侧眶下裂也都受累➡。大的 IOI-IEI 病变常对留体激素治疗反应欠佳

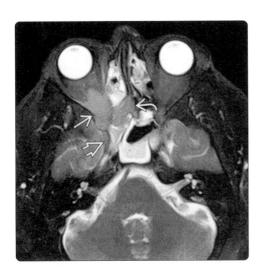

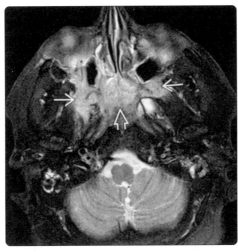

图 14-44　（左图）同一患者轴位 T2WI FS MR 显示眶尖➡、筛窦➡及圆孔➡的浸润性炎性病变。高信号的鼻窦梗阻很容易与 IOI-IEI 相鉴别。大的病变内常伴弥漫的纤维化，从而可见低信号。（右图）同一患者轴位 T2WI FS MR 显示广泛眶外特发性炎性病变累及翼腭窝➡和鼻腔后部➡

要 点

术语

- IgG4 相关性疾病(IgG4-RD)
- 以 IgG4 阳性的浆细胞浸润为特征的慢性纤维炎性疾病

影像

- 弥漫性浸润性可强化占位
  - 眼眶(最常累及泪腺)
  - 硬脑膜-蛛网膜(IgG4 相关性肥厚性硬脑膜炎)
  - 垂体腺、垂体柄(垂体炎)
  - 其他器官:脑神经(尤其是眶下神经)、脑(自身免疫样脑病)
- MR
  - T1WI 等信号,T2WI 低信号
  - 增强时呈均匀强化,强化明显

主要鉴别诊断

- 特发性炎性假瘤

- 脑膜瘤
- 神经系统肉瘤
- 淋巴瘤

临床要点

- 所有年龄均可发病,60～70 岁最常见
  - 眼球突出、头痛
  - 脑神经病变
- 临床过程
  - 糖皮质激素→症状改善/缓解(减量/停药后症状常复发)
- 3%～30% IgG4-RD 患者血浆 IgG4 水平正常
- IgG4 水平升高不具有诊断性(敏感性和特异性均不高)

诊断纲要

- 最佳诊断线索需要结合临床病史、体格检查、实验室检查及影像学检查特点

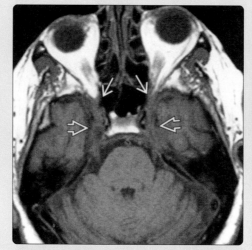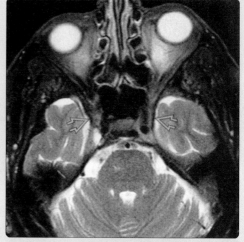

图 14-45 (左图)一名 81 岁老年男性患者,临床表现为左眼视力下降,轴位 T1WI MR 示海绵窦➡及眶尖➡软组织弥漫浸润,与脑组织等信号,其双侧泪腺均未累及。(右图)同一患者轴位 T2FS MR 可见浸润组织➡呈低信号

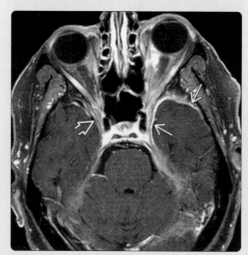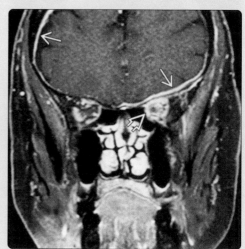

图 14-46 (左图)同一患者 T1 增强 FS MR 显示海绵窦➡及眶尖浸润组织强化;此外,左侧颅中窝可见增厚、强化的硬脑膜-蛛网膜➡。(右图)同一患者 T1 增强 FS MR 显示双侧硬脑膜-蛛网膜强化➡,强化的软组织➡充盈眼眶后部,并包绕左侧视神经。组织活检证实为 IgG4 相关性疾病

二、IgG4 相关性疾病

术语

简称
- IgG4 相关性疾病（IgG4-RD）

其他名称
- 器官特异性疾病，目前被认为与 IgG4 相关
  - Mikulicz 病（泪腺、腮腺、下颌下腺）
  - 自身免疫性胰腺炎（AIP）
  - Ormond 病（腹膜后纤维化）
  - IgG4 相关性眼病
- 特发性假瘤类疾病

定义
- 以 IgG4 阳性浆细胞浸润为特征的慢性纤维炎性疾病

影像

一般特征
- 最佳诊断线索
  - 累及眼眶、海绵窦及硬脑膜的弥漫性浸润、强化的肿块
- 部位
  - 可累及任何器官
    - 胰腺、肾脏、腹膜后最常见
    - 可引起肉芽肿性多血管炎（以前称为 Wegener 肉芽肿）
  - 头颈部
    - 涎腺
    - 眼眶附件（最常累及泪腺）
      □ 常双侧受累
    - 耳部也可受累，但少见
  - 中枢神经系统
    - 硬脑膜-蛛网膜（IgG4 相关性肥厚性硬脑膜炎）
    - 垂体腺、垂体柄（垂体炎）
    - 其他部位：脑神经（尤其是眶下神经膨大）、脑（自身免疫样脑病）

CT 表现
- 无眼眶受累时，可无异常表现
- 颅底受累时，可出现骨破坏

MR 表现
- T1WI
  - 与脑组织等信号的浸润性肿块
- T2WI
  - 低信号
- T1 增强
  - 明显均匀强化
    - 硬脑膜-蛛网膜增厚±部分占位效应
    - 垂体柄、脑神经可被浸润

核医学表现
- FDG PET/CT 上高代谢
  - 可表现为多器官受累（如主动脉等）

影像检查方法推荐
- 最佳诊断方法
  - 薄层 T1、T2；轴位、冠状位的增强 MR

鉴别诊断

特发性炎性假瘤
- 许多"特发性"假瘤可能是 IgG4-RD
- "特发性"肥厚性硬脑膜炎可能是 IgG4-RD

脑膜瘤
- 蝶骨大翼的扁平型脑膜瘤与 IgG4-RD 很相似
- 骨质破坏、增厚更常见

神经系统结节病
- 需要活检明确诊断

淋巴瘤
- 转移性>原发性中枢神经系统淋巴瘤
- 颅骨±"凹凸不平"的硬脑膜-蛛网膜

病理

大体病理学 & 手术特征
- "肿起的"占位性病变
- 不同程度纤维化

显微镜下特征
- IgG4 阳性浆细胞浸润

临床要点

临床表现
- 最常见的体征/症状
  - 眼球突出、头痛
- 其他体征/症状
  - 脑神经病变

人口统计学
- 发病年龄
  - 60~70 岁发病最常见

自然病程及预后
- 复发、缓解

治疗
- 类固醇激素（病情改善；常易复发）

诊断纲要

注意
- 最佳诊断线索需结合临床病史、体格检查、实验室检查及影像学检查
  - 3%~30% IgG4-RD 患者血浆 IgG4 水平正常
  - IgG4 水平升高不具有诊断性（敏感性和特异性均不高）
- 推荐组织活检明确诊断，除外恶性肿瘤
  - 免疫组化证实 IgG4 阳性的浆细胞浸润
    - 注意：IgG4 阳性浆细胞也可出现在非 IgG4-RD 中

参考文献

1. Deshpande V: IgG4 related disease of the head and neck. Head Neck Pathol. 9(1):24-31, 2015
2. Joshi D et al: Cerebral involvement in IgG4-related disease. Clin Med. 15(2):130-4, 2015

要　点

术语

- 骨纤维发育不良（FD）
  - 其他名称：颅面骨纤维异常增殖症（CFD）、纤维性骨炎、纤维性骨营养不良
- McCune-Albright 综合征（MAS）
  - 最常见的 FD 综合征之一
- 以膨胀性破坏为特征的先天性疾病
  - 成骨细胞分化、成熟障碍
  - 纤维组织、编织骨混杂

影像

- 最佳诊断线索：CT 上表现为受累骨呈磨玻璃样改变
- CFD：大多数患者累及>1 处骨组织
- MR：全部病变骨组织或囊性病变边缘 T2WI 信号↓
  - 不同程度强化
  - 环形、弥散性，或无强化

主要鉴别诊断

- Paget 病
- Garre 硬化性骨髓炎
- 脑膜瘤

临床特点

- 最常见体征/症状：无痛性肿胀或畸形
- 人口统计学特征
  - <6 岁（39%）、6~10 岁（27%）、>10 岁（39%）
  - MAS 常见于女性，但不除外男性发病
  - 单骨型 FD 多见，发病率为多骨型 FD 的 6 倍
  - 单骨型 FD（75%）：25% 累及颅、面部
  - 多骨型 FD（25%）：50% 累及颅、面部
  - 颅骨受累比例不同：多骨型 FD（50%）>单骨型 FD（25%）
- 罕见进展至纤维肉瘤、骨肉瘤、软骨肉瘤及间叶组织肉瘤

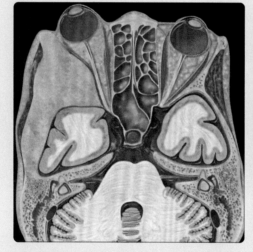
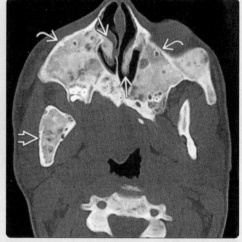

图 14-47 （左图）轴位示意图所示为 FD 患者眼眶侧缘、蝶骨翼及颞骨鳞部膨胀性改变，患侧显著眼球突出及视神经受牵拉。（右图）轴位 CT 图像所示为 1 例患 Mc-Cune-Albright 综合征的 16 岁男性患者，符合多骨型纤维发育不良（FD）典型影像学表现。典型表现为患者右侧下颌骨➡、双侧上颌窦➡及鼻甲骨➡膨胀性改变，呈磨玻璃样改变

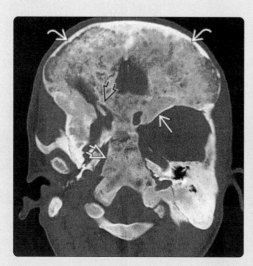
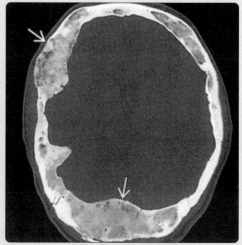

图 14-48 （左图）同一患者的头部 CT 平扫可见蝶骨底➡、蝶骨小翼➡及额骨➡膨胀，病变区密度不均，可见放射致密区及透亮区，呈磨玻璃样改变；注意右侧视神经管变窄➡。（右图）同一患者继续向头部平扫可见典型多部位骨膨大，呈 FD 特征性磨玻璃样改变➡

术语

简称

- 骨纤维发育不良(FD)

其他名称

- 颅面骨纤维异常增殖症(CFD)、纤维性骨炎、纤维性骨营养不良
- McCune-Albright 综合征(MAS):最常见的 FD 综合征之一
- Jaffe-Lichtenstein 营养不良(单骨型 FD)

定义

- 一种以骨膨胀性病变、纤维组织与编织骨混杂为特征的先天性疾病
- 成骨细胞分化、成熟障碍
- 最常见的纤维骨性病变之一

影像

一般特征

- 最佳诊断要点
  - CT 可见骨质出现磨玻璃样病灶
- 部分
  - 可累及颅骨任何部位
  - CFD:大多数患者受累颅面骨>1 块
    - 上颌骨、眼眶及额骨受累最常见于同一组中;筛骨及蝶骨受累见于另一组中

X 线表现

- 放射学检查
  - 骨膨胀,呈磨玻璃样改变
  - CFD:20%患者存在咬合不正

CT 表现

- CT 平扫
  - 影像学表现与病变部位所含纤维组织及骨性组织比例有关
  - 骨膨胀性病变、板障间隙增宽
  - CT 可见磨玻璃样、硬化型、囊样型或混合型改变
    - 囊性病变边缘可变厚、硬化

MR 表现

- T1WI
  - 通常:T1 信号↓
- T2WI
  - 通常:全部病变骨组织信号↓,或囊性病变边缘 T2 信号↓
  - 临床及病理活性↑导致信号↑
- T1 增强:
  - 不同程度的强化,取决于病变部位的模式(环形,弥散,或无强化)

核医学表现

- 骨扫描
  - 放射性核素摄取不同:灌注/延迟相
  - 非特异性;对单骨型 FD 的骨病变程度较为敏感
- PET
  - ^{11}C-MET 的浓聚
  - ^{18}F-FDG PET 上放射性分布不同
    - 不应被误认为转移
    - 同 X 线、CT 相互关联

影像检查方法推荐

- 最佳影像检查方法
  - CT 骨窗
- 推荐检查方法
  - 应用 CT 或 MR 确定局部病变范围
  - 骨扫描寻找其他病变部位

鉴别诊断

Paget 病

- 类 Paget 病、磨玻璃型 FD 与 Paget 病相似
- Paget 病:颅盖,而非颅面部受累;"脱脂棉"样 CT 表现

Garre 硬化性骨髓炎

- 骨膨胀,不均匀性骨硬化;±裂开的骨皮质;±骨膜反应

Jaffe-Campanacci(J-C)综合征

- 非骨化性纤维瘤,腋下雀斑及咖啡牛奶斑(不伴有神经纤维瘤)
- 与多骨型 FD 类似
  - 伴有咖啡牛奶斑的 J-C 综合征:边界较为平滑(类似于神经纤维瘤 1 型)
  - 伴有咖啡牛奶斑的 McCune-Albright 综合征:边界凹凸不平

颅骨干骺端发育不良

- 颅面骨增生和硬化→面部变形、脑神经受压
- 长骨干骺端骨质异常;鼻旁突起

脑膜瘤

- 导致与 FD 类似的骨肥大
- MRS:特征性的丙氨酸峰

具有膨胀性骨改变和骨密度异常的其他疾病

- 地中海贫血:上颌窦受累为典型表现;颅骨"竖发征"
- 骨硬化症:全身骨骼均可累及
- 神经皮肤疾病:纤维囊性骨炎见于
  - 结节性硬化
  - 多发性神经纤维瘤病 1 型
- 慢性肾衰竭:肾性骨营养不良可类似于骨性麻风
- 额骨内板增生的 Morgagni 综合征
  - 绝经期后女性发病,病变局限于额骨

病理

一般特征

- 病因
  - 胚胎期成骨原细胞中 GSα 蛋白突变导致增生↑;分化异常
- 遗传学
  - 多种基因表达的上调/下调
    - 单骨型、多骨型、MAS 中调节 Gs α 蛋白(GNAS1 基因所编码)的基因突变

– FD 组织中 ADAMTS2 显著过度表达

分期、分级、分类

- 单骨型 vs 多骨型
- 特异性病变类型(类 paget 病型、硬化型、囊样型)与疾病活动性相关
  - 囊样型、类 Paget 病型和硬化型 FD 活动性由高到低
    - 囊样型 FD(11%~21%);除边缘外均呈低密度(CT 上)
    - 类 Paget 病混合型 FD(56%):磨玻璃样及囊性变
    - 均一硬化性 FD(23%~34%)

大体病理及术中特征

- 纤维性、棕褐色至灰色的有砂砾感组织
- 硬度变化取决于纤维性、骨性成分的比例
- 未成熟编织骨结构脆弱,容易骨折
- 可出现出血、囊性变

显微镜下特征

- 纤维间质通常无血管、细胞稀疏
- 骨化生:幼稚的骨小梁,呈编织结构,呈特殊形状漂浮于纤维基质中
  - 外观类似于"中国字母"或"字母型花片汤"

临床要点

临床表现

- 最常见体征/症状:
  - 肿胀和/或畸形,疼痛
- 临床特征
  - 眼球突出、脑神经病变(复视、听力丧失、失明)、非典型面部疼痛或麻木、头痛
  - 多系统内分泌疾病,合并严重多骨型 FD
- 表现:单骨型、多骨型、颅面骨型(CFD)、综合征(许多已知的综合征)
  - 单骨型 FD
    - 占所有 FD 病例的 70%;单个部位骨骼受影响
      □ 27%的患者颅骨、面部受累
      □ 最常见部位:上颌骨(尤其颧骨突出)、下颌骨(磨牙区域)
      □ 少见部位:额骨>筛骨,蝶骨>颞骨>枕骨
    - 儿童晚期/成年早期(75%患者 30 岁前发病)
  - 多骨型 FD
    - 占所有 FD 的 30%;至少 2 个单独部位骨骼受累
    - 50%的患者颅骨、面部受累
    - 起病更早,2/3 的患者 10 岁以前出现症状
  - 颅面骨型 FD
    - 常染色体显性遗传、骨稳定成熟
  - McCune-Albright 综合征
    - 单侧多骨型 FD 的一种亚型:临床三联征包括多骨型 FD、内分泌功能亢进、咖啡牛奶斑
    - 占所有 FD 的 5%;起病更早;更多骨骼受累,病情更重
    - 肾磷酸盐排泄(50%)与循环中 FGF-23 因子升高有关;可导致佝偻病及骨软化症
  - Mazabraud 综合征
    - 多骨型 FD,肌内黏液瘤
  - 巨颌症:下颌的家族性双侧型 FD

○ "Mulibrey"侏儒:严重的、进展性的生长障碍;心包缩窄,主要见于芬兰
  - 肌肉、肝脏、脑、眼 = 三角面容、黄色眼底色素、舌发育不成熟、特殊的高音调声音、鲜红色痣(65%)
  - 25%的患者存在长骨 FD

人口统计学

- 年龄
  - <6 岁(39%)、6~10 岁(27%)、>10 岁(39%)
- 性别
  - MAS 常见于女性,但不除外男性发病
- 流行病学
  - 实际发病率未知
    - 单骨型 FD 较多骨型 FD 更常见,发病率为其 6 倍
    - 颅骨受累比例不同:多骨型 FD(50%)>单骨型 FD(25%)
    - 单骨型 FD(75%):25%累及颅、面部
    - 多骨型 FD(25%):50%累及颅、面部

自然病程及预后

- 极少数进展为纤维肉瘤、骨肉瘤、软骨肉瘤及间叶组织肉瘤
  - 通常多骨型/综合征类型
  - 近 1/2 患者在辐射后发生(恶变风险显著增加)
- 单骨型颅面部 FD 预后较好
- 大多数在 10~20、20~30 岁自发缓解

治疗

- 对丧失视力、严重畸形的患者积极切除("颅盖"较颅底更易实行切除术)
- 无须放射治疗→(会诱导)恶性进展
- 阿仑膦酸钠治疗不改变患者疼痛评分、骨骼病变评分及功能指标

诊断纲要

注意

- 单骨型及多骨型 FD 可能为同一疾病谱、相同的表现型;可考虑检测基因以预测并发症

影像解读要点

- 平片或 CT 上可见磨玻璃样改变,T2WI 上可见特征性的均一的低信号

参考文献

1. Bowers CA et al: Surgical treatment of craniofacial fibrous dysplasia in adults. Neurosurg Rev. 37(1):47-53, 2014
2. Boyce AM et al: A randomized, double blind, placebo-controlled trial of alendronate treatment for fibrous dysplasia of bone. J Clin Endocrinol Metab. 99(11):4133-40, 2014
3. Frisch CD et al: Fibrous dysplasia of the temporal bone: A review of 66 cases. Laryngoscope. ePub, 2014
4. Neelakantan A et al: Benign and malignant diseases of the clivus. Clin Radiol. 69(12):1295-303, 2014
5. Rossi DC et al: Extensive fibrous dysplasia of skull base: case report. Neurol Sci. ePub, 2014
6. Thomsen MD et al: Clinical and radiological observations in a case series of 26 patients with fibrous dysplasia. Calcif Tissue Int. 94(4):384-95, 2014
7. Zhou SH et al: Gene expression profiling of craniofacial fibrous dysplasia reveals ADAMTS2 overexpression as a potential marker. Int J Clin Exp Pathol. 7(12):8532-41, 2014

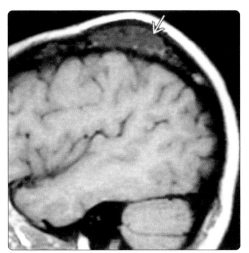
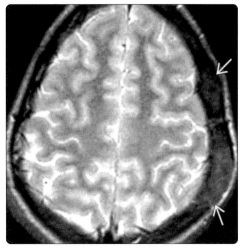

图 14-49　（左图）1 例 17 岁男性患者临床表现为头皮肿块逐渐增大,矢状位 T1WI MR 示逐渐膨大的颅顶肿块➡,呈中等低信号。（右图）同一患者轴位 T2WI FS MR 示病变呈轻度不均一的低信号➡

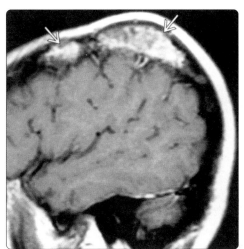
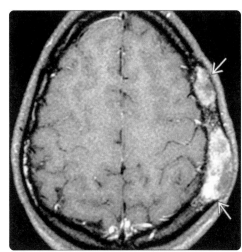

图 14-50　（左图）同一患者矢状位 T1WI MR 示 2 处颅顶病变➡中等程度强化骨,但程度不均一。（右图）同一患者轴位 T1WI 增强 FS MR 示病变➡显著不均一性强化。上述影像学发现为活动性骨纤维发育不良的特征性表现

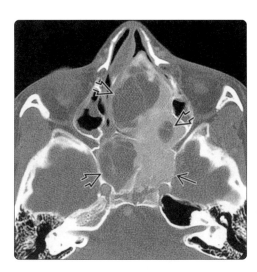
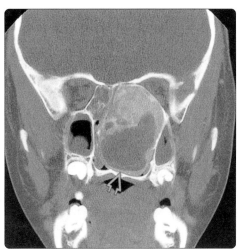

图 14-51　（左图）1 例 9 岁女性患者轴位 CT 骨窗示骨纤维发育不良（FD）的囊性变;注意在磨玻璃样病变➡中及邻近部位可见到囊性病变形成➡。（右图）同一患者冠状位骨 CT 示鼻筛骨逐渐膨大,伴内部囊性变及特征性的薄而硬化的边缘➡

要 点

术语

- 慢性代谢性骨病
- 特征性病变为骨膨大、伴不同程度骨破坏+硬化

影像

- 病变部位局限、边界清晰和/或显著增厚±硬化
- 25%~65%患者颅盖骨受累(可能颅底不受累)
  - 板障增宽、骨小梁粗大、骨皮质增厚
  - "苏格兰帽状"头盖骨:板障间隙增宽,特别是内板障
  - "脱脂棉"型头盖骨:在颅骨局限性骨质疏松区域内发生多发骨质硬化
- 扁平颅底
- 典型的放射性浓聚灶出现于骨扫描不同时相(血流、血池及延迟相)
- 56%~86%患者骨扫描和 X 线异常

主要鉴别诊断

- 硬化性骨转移瘤
- 溶骨性骨转移瘤
- 骨纤维异常增生症
- 其他引起颅骨增厚的疾病

病理

- 在静息期及活动期,均出现过度和异常的骨重建
  - 病变区域骨再吸收↑+畸形新生骨形成
- 患者不同部位疾病发展速度不同
  - 同一患者身上可以见到 PD 的不同时期

临床问题

- 20%患者无症状;疼痛、脆性增加、头围↑
- 新出现的疼痛/肿胀→恶变

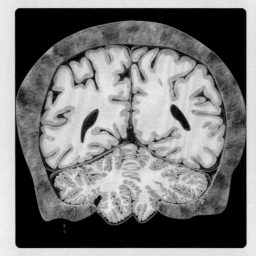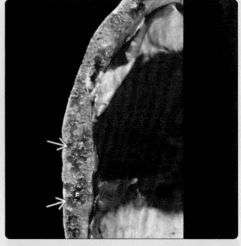

图 14-52 (左图)冠状位示意图所示为广泛弥漫颅骨 Paget 病样板障增宽。(右图)尸检标本显示颅骨弥漫性 Paget 病样改变,包括颅骨增宽、骨髓脂肪组织被纤维血管组织取代➡(Courtesy E. T. Hedley-Whyte, MD)

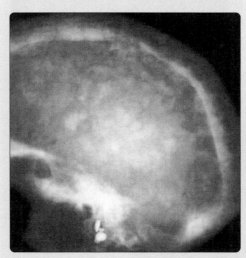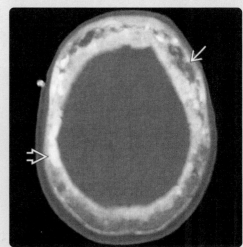

图 14-53 (左图)侧位放射影像显示不同 Paget 病变期同时存在的典型"脱脂棉"外观,包括颅骨增厚、溶骨与硬化并存、结节性钙化灶融合。(右图)轴位骨 CT 示 Paget 病活跃期骨溶解➡及骨硬化➡共存所致的"棉球样"外观

四、Paget 病

术语

简称

- Paget 病(PD)

其他名称

- 变形性骨炎

定义

- 慢性代谢性骨病
- 特征性病变为骨膨大、伴不同程度骨破坏±硬化

影像

一般特征

- 最佳诊断线索
  - 病变部位局限、边界清晰的缺损和/或显著增厚+硬化
- 病变部位
  - 单骨型(10%~35%):中轴骨常见
  - 多骨型(65%~90%)
  - 颅骨(25%~65%):可能不累及颅底

X 线表现

- X 线
  - 板障增宽、骨小梁粗大、骨皮质增厚
  - 分为 3 期
    - 早期破骨期
      - □ 边界清楚的骨溶解;通常额骨>枕骨
      - □ 局限性骨质疏松/骨质溶解
      - □ 内板、外板均受累;内板>外板
    - 中期
      - □ 溶骨与成骨并存
      - □ 骨小梁/骨皮质增粗、增厚
    - 晚期硬化期
      - □ 成骨性改变,常交叉呈缝线状
      - □ "苏格兰帽状"头盖骨:板障间隙显著增宽,特别是内板障
      - □ "脱脂棉状"头盖骨:在颅骨局限性骨质疏松区域内发生多发骨质硬化
  - 扁平颅底,及不同程度的颅底凹陷症

CT 表现

- CT 平扫
  - 骨:改变分 3 期,与 X 线相同
  - 扁平颅底及不同程度的颅底凹陷症
  - 肉瘤样变
    - 进展性骨溶解、皮质破坏、软组织肿块,无骨膜反应
  - 巨细胞瘤样变
    - 溶骨改变,无骨膜反应及肿块
    - 骨髓替代,使其可以区别于 PD 正常溶骨改变阶段
    - 可能存在囊性改变或出血区
  - PD 假瘤
    - PD 活动期骨膜隆起致"软组织肿块"
    - 无明显溶骨性反应
- 增强 CT
  - 强化↑提示病理性血管增生↑
  - 肉瘤样变:肿块强化、常伴中心坏死,侵袭性溶骨反应,皮质破坏
  - 巨细胞瘤样变:实体瘤部位强化

MR 表现

- T1WI
  - 黄骨髓通常呈高信号
    - 偶尔脂肪含量较未受累骨髓高
  - 早期破骨期至中期的早期
    - 骨髓替代致骨髓信号↓
    - 残余正常黄骨髓部位→排除恶变可能
  - 晚期硬化期:骨小梁粗大、皮质增厚并硬化,骨髓呈低信号
  - PD 假瘤:黄骨髓信号不变
- T2WI
  - 骨髓替代导致骨髓信号改变
- T1WI 增强
  - 强化↑提示病理性血管增生↑
- PD 并发症的 MR 表现
  - 脑畸形、变平
  - 颅底凹陷致脑干受压
  - 获得性 Chiari 畸形 1 型
  - 肉瘤样变
    - 骨髓替代、局灶骨破坏、软组织肿块
  - 巨细胞瘤样变
    - 溶骨样改变,无骨膜反应/肿块
    - 骨髓替代、与 PD 正常溶骨期相区别
    - 可能存在囊性变或出血区

核医学表现

- 骨扫描
  - PD 各期放射性核素摄取均明显
    - 典型放射性核素摄取浓聚区在所有骨扫描时相中可见(血流、血池及延迟相)
    - 骨扫描发现异常改变早于 X 线
  - 在晚期硬化期放射性核素摄取可能正常或下降("冷区")
  - 提示复发的表现
    - 新的放射性核素摄取部位,范围超过原病变范围
    - 在骨破坏活动性↑的区域内出现"冷区"
- 硫胶体骨髓扫描:摄取↓=骨髓取代

影像检查方法推荐

- 最佳影像检查方法
  - X 线+骨扫描
    - 骨扫描+X 线可发现 56%~86%异常
    - 单独骨扫描可发现 2%~23%异常
    - 单独 X 线可发现 11%~20%异常
  - CT 平扫确定细节/范围,特别是颅底的 PD
  - MR 用于 PD 并发症成像
- 检查方法推荐
  - CT 平扫:高分辨率颅底薄扫
  - MR
    - 对颅底凹陷症行冠状位+矢状位扫描
    - T1WI 增强评估恶变

鉴别诊断

硬化性骨转移瘤

- 典型前列腺癌、乳腺癌、淋巴瘤骨转移

溶骨性骨转移

- 包括肺癌、肾癌、甲状腺癌在内的大多数肿瘤骨转移灶

骨纤维异常增生症

- 磨玻璃样外观,外板受累>内板

其他引起颅盖骨增厚的疾病

- 额骨内板增生症、脑膜瘤、慢性硬脑膜下血肿钙化

病理

一般特征

- 病因
  - 病因未知
  - 病毒感染理论
    - 可能存在慢性副黏病毒感染,如麻疹病毒
    - 在破骨细胞核内发现包含体
  - 遗传因素:下述发现支持遗传因素的作用
  - 家族性聚集以及地域性分布均支持环境及遗传因素的作用
    - 15%~30%的患者有家族史,遗传方式为常染色体显性遗传
- 遗传因素
  - 编码 p62 蛋白的 *SQSTM-1* 基因的基因突变与 PD 发生有关
    - 破骨细胞内细胞因子活性升高;不包括 Paget 样的破骨细胞表型
    - 可能不足以导致 PD

大体病理学及术中特征

- 局灶骨再吸收↑+过度生长但畸形的新生骨
  - 异常新生软骨引起畸形

显微镜下特征

- 早期破骨期:破骨细胞体积较大,具有多个细胞核,极度活跃、骨破坏明显
  - 富有血管的纤维组织替代正常黄骨髓
- 中期:破骨细胞活性↓,成骨细胞活性↑;黄骨髓逐渐恢复
- 晚期硬化期:成骨细胞活性↓,骨转换及血管化
- 组织病理学表现
  - 沿粗大的骨小梁分布的黏合线是其特征性表现;提示骨吸收及重建
  - 骨小梁增厚缺乏正常连接且脆弱,又名"浮石骨"
  - 皮质增厚,最活跃的骨转化及修复
  - 骨再吸收及形成的区域富含血管
  - 骨髓脂肪通常↑("骨髓萎缩")

临床要点

临床表现

- 最常见体征/症状
  - 20%患者无症状
  - 乏力、疼痛、压痛、头围↑
  - 骨的血管增加,受累处皮温升高

- 脑神经损害,搏动性耳鸣
- 新出现的疼痛/水肿→病变恶化
- 临床特点
  - 高龄患者
  - 血清碱性磷酸酶↑(混合期及成骨期)
  - 血清/尿羟脯氨酸↑(溶骨期)

人口统计学

- 年龄
  - >55 岁(通常近 70 岁);<40 岁罕见
- 性别
  - 男:女 = 2:1,男性发病年龄稍小
- 种族
  - 高加索人>非裔美国人>黑人
  - 德裔犹太人发病率↑
- 流行病学
  - 3%~4%>40 岁;10%~11%>80 岁
- 地域分布
  - 北半球高纬度地区总体发病率↑
  - 大不列颠发病率↑:包括英国人定居的区域(如澳大利亚、新西兰、美国)发病率均↑
  - 亚洲、非洲(南非除外)罕见

自然病程及预后

- 10%患者因过度骨重建出现高钙血症、从而继发甲状旁腺功能亢进
- 颅底增厚→脑神经损害、感音神经性听力下降(耳蜗神经受累)、混合性听力下降(镫骨与前庭窗固定)
- 颅底凹陷症发病率高达 30%;女性更常见→脑干压迫、syrinx 脊髓空洞、梗阻性脑积水
- 恶变
  - 肉瘤样变(1%或更少)
    - 男:女 = 2:1;55~80 岁
    - 骨肉瘤(50%~60%),纤维肉瘤/恶性纤维性组织细胞瘤(20%~25%),软骨肉瘤
    - 常转移,最常见转移至肺
  - 巨细胞瘤样变
    - 头盖骨/面部 GCT 几乎都与 PD 相关
    - 男:女 = 1.6:1;32~85 岁
    - 单发或多发;91%发生于多骨型 PD
    - 罕见致死,一般不转移

治疗

- 药物
  - 目标:控制、减轻及缓解疼痛,而非修复病变骨至正常骨结构
    - 降钙素、双膦酸盐、普卡霉素
    - NSAID 及对乙酰氨基苯酚控制疼痛
    - 放疗可能使病变改善/恢复正常,也可能无效
- CT 引导下活检可诊断是否恶变为肉瘤

参考文献

1. Wodajo FM: Top Five Lesions That Do Not Need Referral to Orthopedic Oncology. Orthop Clin North Am. 46(2):303-314, 2015
2. Galson DL et al: Pathobiology of Paget's Disease of Bone. J Bone Metab. 21(2):85-98, 2014
3. Griz L et al: Diagnosis and management of Paget?s disease of bone. Arq Bras Endocrinol Metabol. 58(6):587-99, 2014
4. Gruener G et al: Paget's disease of bone. Handb Clin Neurol. 119:529-40, 2014
5. Guañabens N et al: Implications of a new radiological approach for the assessment of Paget disease. Calcif Tissue Int. 91(6):409-15, 2012

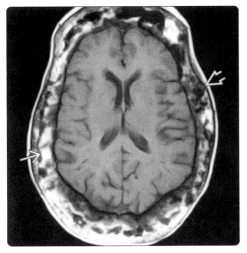
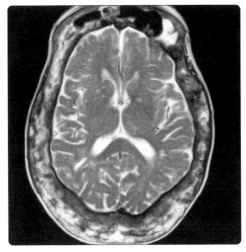

图 14-54 （左图）轴位 T1 所示为一例混合性溶骨型、硬化型老年 Paget 骨病患者，明显扩张的颅顶可见混杂的高信号➡及低信号➡板障改变。（右图）同一患者轴位 T2 可见颅顶 Paget 病的不均一的"斑驳"信号

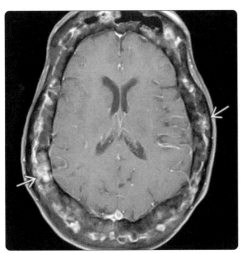
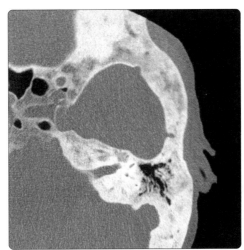

图 14-55 （左图）同一患者轴位 T1 增强+脂肪抑制序列可见片状强化灶➡，提示该患者长期病程中存在多处活动性病灶。（右图）轴位颞骨 CT 展示了硬化型 Paget 病经典改变-骨增厚、硬化

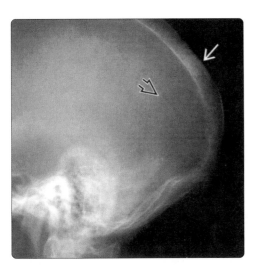
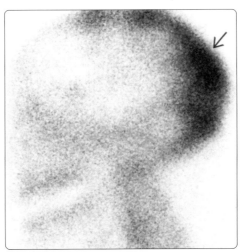

图 14-56 （左图）侧位头颅 X 线示 Paget 病溶骨期、局限性骨质疏松➡及局部硬化性颅骨增厚➡。（右图）同一患者骨扫描可见 Paget 病头颅受累的典型区域，即枕骨的异常摄取➡

要 点

术语

- 由于骨髓造血生成减少引发髓外代偿性造血

影像

- 颅骨(硬膜外、硬脑膜、窦),脊柱(脊柱旁、硬脊膜外)
  - 太厚或致密的颅骨
  - 可出现合并的潜在疾病表现
- MR 增强
  - 慢性贫血或骨髓造血异常的患者脊柱旁或颅内光滑、密度均质肿块
- 寻找局部并发症
  - 颅孔、脑神经
  - 脊神经受累
  - 脊髓压迫

主要鉴别诊断

- 脑膜瘤

- 转移瘤
- 硬膜下积液
- 低颅压

病理

- 三系增生:红系、粒系、巨核系
- 原发性先天性血红蛋白病患者
  - 地中海贫血、镰状细胞病
- 可能继发于任何衰竭、浸润性或机能亢进的骨髓
  - 骨髓纤维化/骨髓异常增生综合征
  - 白血病

诊断纲要

- EMH 与硬膜外和/或硬膜下血肿相似
- 在患有先天性贫血或其他血液疾病的患儿中,无法用原发病解释的髓外积液或椎旁肿块提示 EMH

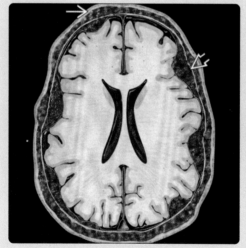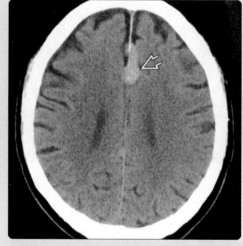

图 14-57 (左图)示意图所示为髓外造血的颅骨表现,板障间隙由脂肪组织转变为造血骨髓("红骨髓")➡,严重病例可见多发分叶状脑实质外肿块➡,常位于硬膜外。(右图)1 例骨髓纤维化患者轴位 CT 平扫清晰显示了邻近大脑镰的分叶状高密度肿块➡

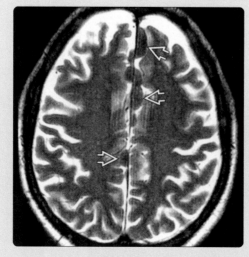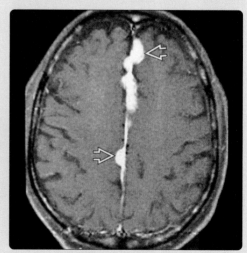

图 14-58 (左图)同一患者轴位 T2WI MR 显示沿大脑镰分布多发低信号肿块➡,位于脑实质外、基于硬膜分布。(右图)同一患者轴位 T1WI 增强 FS MR 显示肿块明显呈均质强化➡。骨髓纤维化/骨髓异常增生综合征继发于贫血,作为髓外造血最常见的潜在病因

术语

缩写

- 髓外造血(extramedullary hematopoiesis,EMH)

其他名称

- 髓外红细胞生成

定义

- 由于骨髓造血生成减少引发髓外代偿性造血

影像

- 最佳诊断线索
  - 患有慢性贫血或骨髓造血异常的患者脊柱旁或颅内光滑、密度均质肿块
- 部位
  - 颅骨(硬膜外、硬脑膜、鼻窦),脊柱(脊柱旁、硬脊膜外)
  - 可见于其他多种器官:肾脏、肾上腺、甲状腺、肝、脾、淋巴结、腹膜
- 大小
  - 大小不定,有时很大
- 形态
  - 邻近骨骼的、光滑、局限的肿块
  - 高细胞密度组织

X 线平片表现

- X 线
  - 可发现潜在疾病
    - 地中海贫血→颅骨"竖发征"
    - 骨硬化症→骨髓腔减小、骨密度增加

CT 表现

- CT 平扫
  - 光滑、密度均一的肿块
    - 与硬膜下血肿、淋巴瘤类似
    - 也与脑膜瘤相似
  - 可发现潜在疾病的骨改变
    - 太厚或密度增高的颅骨
    - 板障增宽
    - 椎骨结构改变
  - 侧鼻窦、眼眶、鞍内软组织填充
- 增强 CT
  - 均匀强化

MR 表现

- T1WI
  - 相对于皮质,呈等信号或轻度高信号
- T2WI
  - 相对于皮质,呈轻度低信号
- FLAIR
  - 高信号
  - 无潜在脑实质水肿
- T1WI 增强
  - 均匀强化

- 与脑膜瘤类似

核医学表现

- ^{99m}Tc 胶体硫摄取

影像检查方法推荐

- 最佳影像方法
  - 增强 MR
- 检查方法推荐
  - 检测骨和软组织肿块
    - 病因通常已知
    - CT:板障增厚、侵袭性疾病、鼻旁窦疾病
    - MR:椎体骨髓改变
  - 检测局部并发症
    - 颅孔、脑神经
    - 脊神经受累
    - 脊髓受压

鉴别诊断

脑膜瘤

- 不同的原发病因、不同的骨表现
- MRS(在邻近骨的病变常无法发现):特征性的丙氨酸峰

转移瘤

- 常为多灶性、浸润性、侵及颅骨

硬膜下积液

- 外伤病史
- 包膜非弥散性强化

低颅压

- 颅骨增厚、硬脑膜增厚
- 可能存在相关的硬膜下血肿
- 静脉硬脑膜窦扩大
- 小脑扁桃体下降、垂体膨出
- ±脑脊液分流或脑脊液漏病史

神经肉瘤

- 胸片、实验室检查异常

其他椎旁肿块

- 脊柱炎,脓肿:骨、椎间盘受累,椎旁脓肿
- 淋巴瘤

病理

一般特征

- 病因
  - 造血干细胞渗入不同器官
    - 肝和脾
    - 肾
    - 肺
    - 腹膜

- 邻近骨也较常见
  - □ 面部
  - □ 颅骨
  - □ 脊柱
- ○ 原发性先天性血红蛋白病患者
  - 地中海贫血
  - 镰状细胞病
  - 遗传性球形红细胞增多症
  - 出血性血小板减少症
  - 白血病
  - 淋巴瘤
  - 髓样化生
- ○ 其他
  - 可能继发于任何衰竭、浸润性，或机能亢进的骨髓
    - □ 在应用粒细胞集落刺激因子治疗后可见
  - 可见于任何骨髓纤维化/骨髓异常增生综合征中
    - □ 血液疾病（如真性红细胞增多症）
    - □ 骨疾病
    - □ 电离辐射、苯暴露史
- ○ 偶有无明确病因
- 遗传学
  - ○ 疾病病因的遗传学
    - 先天性血红蛋白病
    - 遗传性血液病
    - 遗传性骨髓硬化
- 伴随的异常
  - ○ 有报道 EMH 累及硬膜可致继发性硬膜下出血

大体病理和术中特征

- 骨周围软组织肿块
- 硬膜外 EMH 可压迫其内的神经组织
- 伴随的骨改变

显微镜下特征

- 三系增生
  - ○ 红系
  - ○ 粒系
  - ○ 巨核系

临床要点

临床表现

- 最常见的症状/体征
  - ○ 无症状
  - ○ 痫性发作
  - ○ 颅底脑神经损伤
  - ○ 如硬脑膜窦受压，颅内压升高
  - ○ 如脊髓受压，则出现脊髓病
- 临床特点
  - ○ 老年患者常患有骨髓纤维化
  - ○ 年轻患者患有先天性溶血性贫血

人口统计学

- 年龄
  - ○ 通常发生于老年患者，但 EMH 有其独特的儿

科病因
- 性别
  - ○ 男女无差异
- 流行病学
  - ○ 罕见

自然病程和预后

- 疾病进展依赖于原发病
- 对骨髓衰竭的代偿
- 与压迫相关的不常见的、局部并发症

治疗

- 治疗原发疾病
- 低剂量的放射治疗可作为治疗的选择
  - ○ 牢记：造血组织对放射治疗很敏感
- 手术切除

诊断纲要

注意

- 在患有先天性贫血或其他血液疾病的患儿中，无法用原发病解释的椎旁积液或椎旁肿物提示 EMH

影像解读要点

- EMH 与硬膜外和/或硬膜下血肿相似

参考文献

1. Mehta S et al: Intracranial extramedullary haematopoiesis: A case report. Br J Neurosurg. 1-3, 2015
2. Mughal TI et al: Myelofibrosis-associated complications: pathogenesis, clinical manifestations, and effects on outcomes. Int J Gen Med. 7:89-101, 2014
3. Singer A et al: Intracranial extramedullary hematopoiesis: a rare cause of headaches. J Neuroimaging. 24(5):524-7, 2014
4. Ghieda U et al: Progressive spinal cord compression due to epidural extramedullary hematopoiesis in thalassemia intermedia. A case report and literature review. Neuroradiol J. 26(1):111-7, 2013
5. Palma JA et al: Intracranial extramedullary hematopoiesis associated with multiple myeloma. Neurology. 80(17):1620, 2013
6. Tefferi A: Primary myelofibrosis: 2013 update on diagnosis, risk-stratification, and management. Am J Hematol. 88(2):141-50, 2013
7. Eskazan AE et al: Intracranial extramedullary hematopoiesis in patients with thalassemia: a case report and review of the literature. Transfusion. 52(8):1715-20, 2012
8. Sohawon D et al: Extra-medullary haematopoiesis: a pictorial review of its typical and atypical locations. J Med Imaging Radiat Oncol. 56(5):538-44, 2012
9. Jiang WX et al: 37-year-old woman with multiple intracranial masses. Brain Pathol. 21(5):607-10, 2011
10. Zherebitskiy V et al: Extramedullary hematopoiesis involving the central nervous system and surrounding structures. Hum Pathol. Epub ahead of print, 2011
11. Debard A et al: Dural localization of extramedullary hematopoiesis. Report of a case. J Neurol. 256(5):837-8, 2009
12. Tun K et al: Meningeal extramedullary haematopoiesis mimicking subdural hematoma. J Clin Neurosci. 15(2):208-10, 2008
13. Collins WO et al: Extramedullary hematopoiesis of the paranasal sinuses in sickle cell disease. Otolaryngol Head Neck Surg. 132(6):954-6, 2005
14. Koch CA et al: Nonhepatosplenic extramedullary hematopoiesis: associated diseases, pathology, clinical course, and treatment. Mayo Clin Proc. 78(10):1223-33, 2003

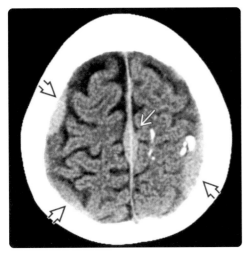
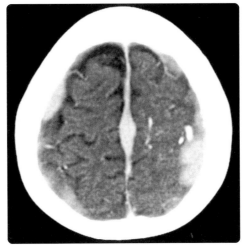

图 14-59 （左图）轴位 CT 平扫所示为一例骨髓纤维化的 8 岁女孩患者，可见多处脑实质外肿块 ➡️，多为硬膜、硬膜外及硬膜下髓内造血。注意大脑镰的病变 ➡️ 累及双侧硬脑膜层。病变较正常脑组织密度略高，可能伴有硬脑膜钙化，同 EMH 表现一致。（右图）同一患者轴位增强 CT 显示上述病灶呈广泛、均质强化，表现与 EMH 一致，后经组织活检确诊 EMH

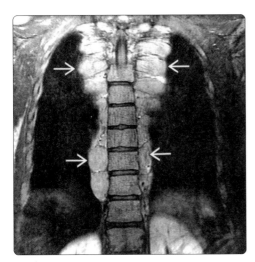
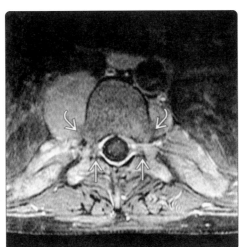

图 14-60 （左图）冠状位 T1 增强 FS MR 所示为一例 17 岁地中海贫血患者。可见沿胸椎扩展至肋间的多发椎旁肿物 ➡️。结合病史、症状及影像学均质强化的表现，考虑 EMH 可能性大。（右图）轴位 T1 增强 FS MR 显示肿物水平方向扩展，特别是向双侧椎间孔 ➡️ 侵袭，导致脊神经受累，注意图中存在皮质缺如 ➡️

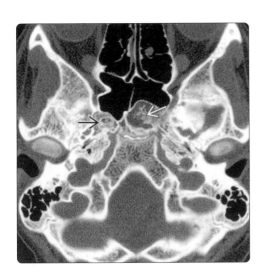
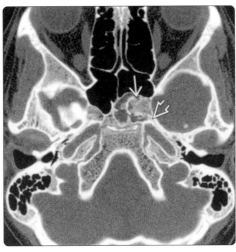

图 14-61 （左图）轴位 CT 骨窗所示为一例 13 岁的地中海贫血患者，可见蝶骨体 ➡️ 和翼状板 ➡️ 的无症状肿物，肿物呈骨膨胀性改变，但骨皮质保留，虽非 EMH 的特异性表现，但仍提示 EMH 可能。（右图）高层面轴位 CT 骨窗可见蝶骨体病变 ➡️ 靠近颈动脉管 ➡️。该患者已确诊在其他部位存在多发的 EMH 病灶，因此，EMH 为最可能的诊断

要　点

术语

- 颅骨增厚(skull thickening,ST)
  - 板障间隙增宽±增厚的皮质

影像

- 颅盖骨增宽(颅骨宽度)
  - 可为弥散或局限的病灶
- CT 平扫是判断 ST 病因的最佳方法
  - 薄层多模态 CT 扫描可评价颅底细节
- MR 增强:寻找毗邻硬脑膜受累

主要鉴别诊断

- 正常变异(最常见原因)
- 分流性脑积水或婴儿期脑损伤
  - 新生儿脑膜炎或脑炎
  - 新生儿期低氧/缺血/低血糖
  - 代谢性/遗传性疾病伴脑萎缩

- ○ ±苯妥英
- 转移灶(弥漫硬化)
- 小头畸形
- 慢性贫血

临床要点

- 常无症状
- 颅底增厚患者
  - 寻找过度生长或堵塞的孔道
  - 可引发脑神经病变
- 许多患者中,评估大脑有助于确立临床诊断
- 许多检查可帮助区分病因
- 颅骨检查常可提示侵袭性疾病
- 治疗目的在于治疗潜在病因

诊断纲要

- 颅骨增厚的潜在病因是什么?
  - 记住:其最常见原因为正常变异

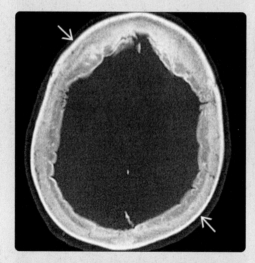
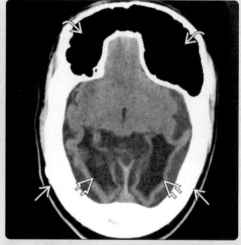

图 14-62　(左图)一例 64 岁女性患者,临床表现为非特异性头痛,神经系统检查正常,CT 骨窗可见弥漫增厚的颅骨 ➡,通常见于正常变异。(右图)其下的脑组织异常缩小时,颅骨可增厚。由于严重的围产期脑损伤,引起脑萎缩、脑室扩大 ➡、颅骨显著增厚 ➡,及额窦明显扩张 ➡

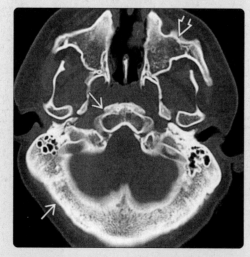
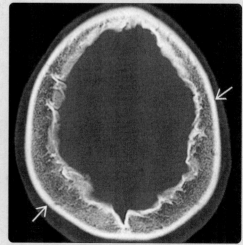

图 14-63　(左图)颅骨增厚可见于一系列遗传性疾病。一例诊为颅骨干骺端发育不良的 19 岁男性患者中,其枕骨(包括斜坡)➡ 及上颌窦 ➡ 均明显增厚。(右图)同一患者更靠近头顶的层面中可看到颅骨穹窿也出现弥漫、对称性增厚 ➡,顶骨尤其明显

术语

- 颅骨增厚(skull thickening,ST)
- 颅盖骨增厚(calvarial thickening)

定义

- 板障间隙增宽±邻近骨皮质增厚

影像

一般特征

- 最佳诊断线索
  - 局灶/弥漫性颅骨宽度增加;不同大小
- 部位
  - 任何骨均可受累;颅盖骨>颅底>枕骨鳞部
- 形态
  - 整体增厚、区域增厚或局部增厚,取决于潜在病因

放射表现

- X 线
  - X 线对弥散性 ST 不敏感,除非颅骨增厚非常明显
  - 局部增厚更容易被发现

CT 表现

- CT 平扫
  - 增厚的颅骨:可能存在典型的/诊断性的表现
    - 局灶脑萎缩:代偿性骨肥厚/鼻旁窦过度气化
    - 地中海贫血:"怒发冲冠"样颅骨
    - 分流性脑积水:颅骨增厚+分流+慢性脑室塌陷
    - 骨纤维异常增生症:磨玻璃样外观的骨髓扩张

MR 表现

- T1WI、T2WI 可显示板障增宽,取决于病因
- 所有序列中均可见:增厚局部硬脑膜窦移位

核医学表现

- 骨扫描
  - 表现不定,与颅骨增厚的病因有关
- PET
  - 儿童患者中几乎没有价值

影像检查方法推荐

- 最佳诊断方法
  - CT 平扫可诊断大多数颅骨增厚的病因
  - MR 评估脑组织
- 检查方法推荐
  - 薄层、高分辨率 MDCT
    - 冠状位和矢状位重建
    - 目的:充分评估颅底各个孔道

鉴别诊断

正常解剖变异

- 正常颅骨可存在对称增厚区域

小头畸形

- 继发于儿童期小头症的颅骨过度生长

许多其他疾病

- 分流性脑积水
- 局灶性脑萎缩(如 Sturge-Weber 病)
- 慢性贫血

病理

一般特征

- 病因
  - 整体增厚:药物(苯妥英)、小头畸形、甲状旁腺功能亢进、骨硬化症
  - 局部增厚:硬膜下血肿钙化、局灶性脑萎缩、表皮痣综合征、骨纤维异常增生症
- 根据遗传学/遗传倾向及系统性病因不同,伴随的异常表现也各不相同

显微镜下特征

- 组织病理学表现各不相同,常与潜在病因相关

临床要点

临床表现

- 最常见的症状/体征
  - 大多患者无症状;与病因有关
  - 无颅底疾病:大多数与疾病相关的症状常来自颅骨外组织
  - 颅底 ST 患者侵及颅底孔道可表现临床症状
    - 表现同脑神经受损
    - 窦-眶和听觉并发症

自然病程及预后

- 与侵袭性病变,特别是那些累及颅底的疾病的发病相关;常脑神经受损

治疗

- 通常无须治疗

诊断纲要

注意

- 颅骨增厚背后所潜在的病因是什么?

报告要点

- 局灶性 vs 弥漫性,其余骨,颅内表现

参考文献

1. Borra VM et al: Localization of the gene for X-linked calvarial hyperostosis to chromosome Xq27.3-Xqter. Bone. 58:67-71, 2014
2. Sharma B et al: Dyke-Davidoff-Masson syndrome: a clinicoradiological amalgam. BMJ Case Rep. 2014, 2014
3. May H et al: Intracranial volume, cranial thickness, and hyperostosis frontalis interna in the elderly. Am J Hum Biol. 24(6):812-9, 2012
4. Suoranta S et al: Thickened skull, scoliosis and other skeletal findings in Unverricht-Lundborg disease link cystatin B function to bone metabolism. Bone. 51(6):1016-24, 2012
5. Akhaddar A et al: Nonsuppurative calvarial thickening: a new form of Garré disease? J Neurosurg. 110(4):808, 2009
6. Lisle DA et al: Imaging of craniofacial fibrous dysplasia. J Med Imaging Radiat Oncol. 52(4):325-32, 2008
7. Waclawik AJ: Hyperostosis frontalis interna. Arch Neurol. 63(2):291, 2006
8. Sharma RR et al: Symptomatic cranial fibrous dysplasias: clinico-radiological analysis in a series of eight operative cases with follow-up results. J Clin Neurosci. 9(4): 381-90, 2002

要 点

术语

- 朗格汉斯细胞组织细胞增生症（LCH）
- LCH 现在被认为是一种肿瘤性疾病
  - 激活的体细胞 *BRAF* 突变；LCH 细胞克隆增殖

影像

- CT 平扫
  - 边界清晰的溶骨性颅骨缺损
    - 斜行边缘
  - 乳突：地图样破坏、软组织肿块
- MR
  - 垂体后叶正常 T1 高信号缺失
  - 漏斗增厚、强化
  - 脉络丛、软脑膜及基底节强化的肿块
  - 有时可见小脑白质病变

主要鉴别诊断

- 溶骨性颅盖骨损伤

- 外科手术（钻孔、分流、手术缺陷）
  - 表皮样囊肿
  - 皮样囊肿
- 垂体漏斗/下丘脑增厚
  - 生殖细胞瘤
  - 转移瘤
  - 垂体细胞瘤
  - 神经系统结节病

诊断纲要

- 颅盖骨是 LCH 最常累及的骨
- 垂体柄增厚强化是 LCH 最常见的中枢神经系统受累表现
  - 如果尿崩症患者初始 MR 是正常的，2~3 个月后复查
- 对于共济失调伴脉络丛占位和小脑白质脱髓鞘的患者，考虑 LCH

图 14-64 （左图）侧位示意图所示为 3 处界限清晰的溶骨性病灶➡。可见膜性颅盖骨上出现地图样的骨质破坏。注意溶骨性病灶的斜行边界➡。（右图）侧位 X 线所示为一例中枢性尿崩症伴数个皮下肿物的 3 岁男孩。可见颅骨多处溶解性病灶➡，注意骨溶解性病灶"饼干刀"样形状，以及由于内外板颅骨受累程度不同导致的斜行边缘➡

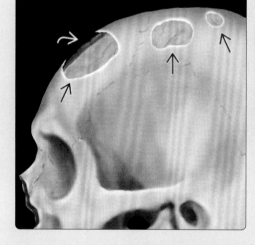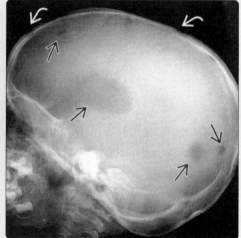

图 14-65 （左图）轴位 CT 平扫所示为一例多发头皮肿物的 5 岁女孩。可见左额叶 2 个溶骨性病灶➡，这是边界清晰的溶骨性病变的典型表现。注意其边缘呈斜面，这是由于颅骨内板和外板不均等受累导致的。（右图）轴位 CT 所示为一例眼球突出的 10 岁男孩。可见侧眶壁部位边界清晰的溶骨性病灶➡，注意软组织肿物压迫使外直肌移位➡

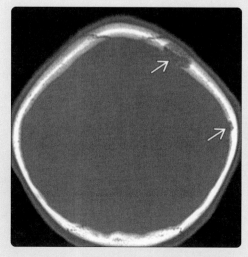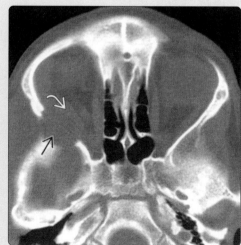

术语

其他名称

- 朗格汉斯细胞组织细胞增生症(LCH)
  - 多种类型(嗜酸性粒细胞肉芽肿、Hand-Schuller-Christian 病, Letterer-Siwe 病, "组织细胞增生 X"如今均包含在 LCH 这一命名下)

定义

- LCH 现今被认为是一种肿瘤性疾病
  - 激活的体细胞 *BRAF* 突变, LCH 细胞克隆
  - 炎症性骨髓肿瘤
- 分为 3 组(依据受累系统、病灶数目分类)
  - 单病灶(局限型)
    - 70%患者
    - 局限于单个或少数几个骨,可能累及肺
  - 多病灶、单系统
    - 20%患者
    - 慢性、复发性
    - 多处骨受累,网状内皮系统,垂体/下丘脑
  - 多病灶、多系统
    - 10%患者
    - 爆发型(常呈致死性)

影像

一般特征

- 最佳诊断线索
  - 颅盖:颅骨边缘清晰的溶骨性缺损形成斜面
  - 颅底(乳突受累最常见):形状破坏±软组织肿块
  - 脑:漏斗明显强化,T1WI 垂体后叶高信号缺失
- 部位
  - 颅骨
    - 最常受累位置
      □ 额骨、顶骨>颞骨、枕骨
    - 亦可见颞骨乳突部、颊、眼眶、面部骨骼受累
  - 脑:垂体腺/漏斗、下丘脑
    - 罕见:脉络丛、软脑膜、基底节、小脑白质及脑实质
- 大小
  - 颅骨及面部骨骼:可生长、融合
  - 垂体漏斗:因早期内分泌功能紊乱(中枢性尿崩症)而出现小病变
- 形态
  - 各种形式的骨质溶解("地图形"颅)
  - 各种形式的软组织中,依分离与浸润而不同

CT 表现

- CT 平扫
  - 颅顶
    - 溶骨性缺损、形成斜面(内板>外板)
    - 小的软组织肿块、无骨膜反应
  - 乳突

- 骨质破坏、常为双侧、软组织肿块
- 增强 CT
  - 颅顶/乳突:在溶骨性缺损处有强化的软组织肿块
  - 脑:垂体柄增厚且强化,±下丘脑肿块或强化

MR 表现

- T1WI
  - 溶骨性病变处有软组织肿块(±T1 缩短,归咎于载脂组织细胞)
  - 脑
    - 垂体/漏斗:垂体后叶高信号缺失,垂体柄增厚,±软组织肿块
- T2WI
  - 颅骨、乳突、眼眶/面骨:软组织肿块呈 T2 略高信号
  - 脑
    - 垂体漏斗/下丘脑:略高信号
    - ±小脑白质高信号(自身免疫介导的脱髓鞘)
- FLAIR
  - 罕见:小脑白质脱髓鞘导致的高信号
- T1WI 增强
  - 颅骨、乳突、眼眶/面骨:强化的软组织肿块(边界清晰或呈浸润性)
  - 脑
    - 漏斗:显著强化、增厚的漏斗柄
    - 软组织:脉络丛、软脑膜及基底节强化的肿块

核医学表现

- 骨扫描
  - ^{99m}Tc 骨扫描:各种形式(从冷到热)
- PET
  - ^{18}F-FDG:增殖性病变摄取↑,溶骨性缺损摄取↓

影像检查方法推荐

- 最佳影像检查
  - 颅骨:CT 平扫(对乳突疾病行增强 CT 检查)
  - 脑:MR(包括增强)
- 检查方法推荐
  - 颅骨:应用骨算法的 CT 检查;包括冠状位和矢状位
  - 脑 MR
    - 垂体 MR:小视野、薄扫、无间隙、矢状位及冠状位 T1WI 加增强
      □ 如尿崩症患者结果"正常",则 2~3 个月后复查

鉴别诊断

溶骨性颅骨病变

- 外科手术相关(钻洞、分流术、手术缺损)
- 表皮样囊肿
- 皮样囊肿
- 软脑膜囊肿
- 转移瘤

短暂性骨质破坏过程

- 重症乳突炎:炎症常沿骨迷路扩散
- 横纹肌肉瘤:常伴有患侧淋巴结肿大

垂体漏斗/下丘脑增厚或肿块

- 生殖细胞瘤
- 垂体细胞瘤
- 转移瘤
- 淋巴细胞性垂体炎
- 神经系统结节病

病理

一般特征

- 遗传学
  - 病理性 LCH 细胞单克隆增殖
  - 激活的 *BRAF* 突变
  - 骨髓分化过程中激活 ERK 信号通路最为 LCH 病理的基本/普遍驱动因素
- 相关的异常
  - LCH 发生风险↑:甲状腺疾病家族史、免疫力低下、使用青霉素、接触溶剂

分期、分级与分类

- 既往分为以下 3 种类型,3 型之间相互重叠
  - 嗜酸性粒细胞肉芽肿
    - 局限型、颅顶部最常见(70%)
  - Hand-Schuller-Christian 病
    - 慢性播散性、多灶性(20%)
  - Letterer-Siwe 病
    - 急性播散型,起病<2 岁,±骨骼受累(10%)
- 目前依据以下危险因素分类:年轻患者、多病灶受累、多器官功能障碍、复发

大体病理及术中特征

- 黄色、灰色或棕色肿块

显微镜下特征

- 单克隆增殖的朗格汉斯细胞
  - 需要出现 CD1a 阳性及 Birbeck 颗粒来确诊
- 肉芽肿病变中富含 CD1A(+)/CD207(+)的单核巨噬细胞

临床要点

临床表现

- 最常见的症状/体征
  - 颅顶:疼痛、头皮下肿物、骨质缺损
  - 乳突破坏:疼痛、慢性外耳炎、耳后头皮下缺损
  - 眶后肿物:突眼,±痛性眼延髓性麻痹
  - 垂体漏斗受累:中枢性尿崩症、±视觉障碍,±下丘脑功能障碍
- 临床特点

- 患尿崩症的 2 岁以下儿童,±溶骨性颅骨病变

人口统计学

- 年龄
  - 典型 LCH 起病年龄<2 岁
- 性别
  - 男:女 = 2:1
- 种族
  - 最常见于高加索人
- 流行病学
  - 患病率为 4/1 000 000
  - 发病高峰年龄为 1 岁(单病灶),2~5 岁(多病灶)
  - 疾病严重程度与年龄成反比
  - 50%的 LCH 为单骨型病变
  - 家族性 LCH<2%
  - 溶骨性骨质损害为 LCH 最常见的表现(见于 80%~95%的 LCH 儿童)

自然病程及预后

- 依起病年龄及受累范围而不同
  - 多病灶及多系统 LCH:死亡率可达 18%
- 罕见,可自发出血→硬膜外血肿

治疗

- 根据症状、病灶位置及范围采取不同的治疗方法
  - 观察、切除/刮除、硬化疗法/注射、放疗/化疗
- 孤立性嗜酸性粒细胞肉芽肿最好的预后常为自发缓解
  - 疼痛:刮除
  - 无症状:观察
- 伴尿崩症的 LCH 患者:口服或经鼻给予垂体后叶素,±化疗及放疗

诊断纲要

注意

- 伴脉络丛肿块和小脑白质脱髓鞘的共济失调患者须考虑中枢神经系统 LCH

影像解读要点

- 颅骨是 LCH 最常累及的骨质
- 垂体柄增厚强化是 LCH 最常见的中枢神经系统表现

参考文献

1. Berres ML et al: Progress in understanding the pathogenesis of Langerhans cell histiocytosis: back to Histiocytosis X? Br J Haematol. 169(1):3-13, 2015
2. De La Hoz Polo M et al: Neuroimaging of Langerhans cell histiocytosis in the central nervous system of children. Radiologia. 57(2):123-130, 2015
3. Esmaili N et al: Langerhans cll histiocytosis of the orbit: spectrum of disease and risk of central nervous system sequelae in unifocal cases. Ophthal Plast Reconstr Surg. ePub, 2015
4. Zaveri J et al: More than just Langerhans cell histiocytosis: a radiologic review of histiocytic disorders. Radiographics. 34(7):2008-24, 2014
5. Badalian-Very G et al: Pathogenesis of Langerhans cell histiocytosis. Annu Rev Pathol. 8:1-20, 2013
6. D'Ambrosio N et al: Craniofacial and intracranial manifestations of langerhans cell histiocytosis: report of findings in 100 patients. AJR Am J Roentgenol. 191(2):589-97, 2008

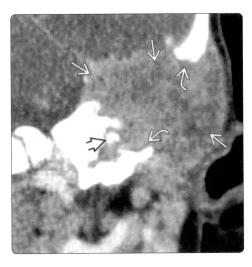 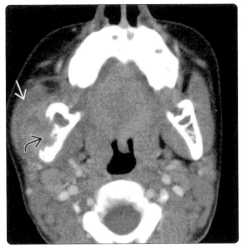

图 14-66　（左图）一例临床表现为左耳流液及传导性耳聋的 5 岁男孩中，冠状位增强 CT 显示颞骨乳突段的软组织肿块➡️伴骨质破坏。注意骨质破坏边缘清晰➡️及中耳听骨移位➡️。（右图）患儿的右颊部肿块呈缓慢生长，轴位增强 CT 证实其下部咀嚼肌间隙为软组织肿块➡️，注意侧面下颌骨分支的溶骨性改变➡️

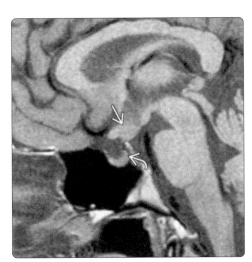 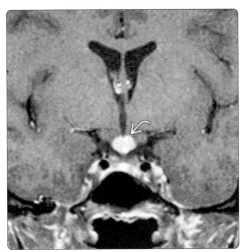

图 14-67　（左图）一例 7 岁女孩临床表现为中枢性尿崩症，其矢状位 T1WI MR 可见一软组织累及下丘脑➡️。注意图中正常的垂体后叶短 T1 信号消失➡️，此为尿崩症儿童的常见表现。（右图）同一患者冠状位 T1WI 增强 FS MR 显示下丘脑结节强化➡️，垂体柄增厚为中枢神经系统受累的最常见表现

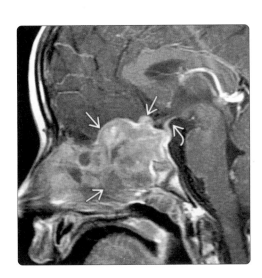 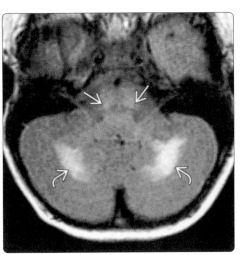

图 14-68　（左图）一例 5 岁男孩，临床表现为慢性头痛和尿崩症，矢状位 T1WI 增强 FS MR 显示颅底中央出现一均匀致密强化灶➡️，注意垂体漏斗增厚、移位➡️。（右图）一例行为异常的 6 岁男孩，轴位 FLAIR MR 显示小脑白质融合的脱髓鞘病变，FLAIR 呈高信号➡️，注意受累的展神经➡️

要 点

术语

- 以非干酪性上皮细胞肉芽肿为特征的多系统炎症性疾病

影像

- 单发或多发中枢神经系统肿物±胸片异常
  - 90%以上神经系统结节病(neurosarcoid,NS)患者胸部 X 线检查异常
- MR 表现多种多样
  - 硬脑膜-蛛网膜增厚(弥漫性或局灶性)
  - 可包裹脑神经、充填内耳道
  - 垂体柄/下丘脑增厚
  - 可有脉络丛浸润、增厚
  - 可浸润眼附属器、视神经
  - 罕见
    - 白质内小血管炎/脉管炎
    - 脑实质局灶肿块

主要鉴别诊断

- 脑膜炎

- 脑膜瘤
- 转移瘤
- 淋巴细胞垂体炎

病理

- 病因仍不明确
- 可沿血管周围间隙浸润至脑实质

临床要点

- 常进展缓慢(50%患者无症状)
- 累及中枢神经系统者占 5%(临床)到 27%(尸检)
  - 最常见的 CNS 症状:脑神经功能障碍、面神经麻痹最常见
- 自然病程
  - 2/3 的 NS 为单相自限性疾病,其余为慢性缓解-复发病程

诊断纲要

- 多变的临床表现使 NS 成为一个"超级模仿者"

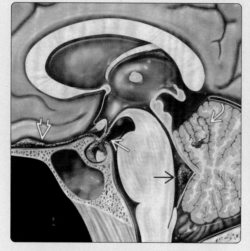 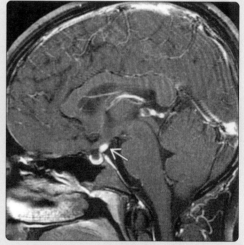

图 14-69 (左图)矢状位示意图所示为神经系统结节病的常见病变部位:①包绕漏斗并延伸至蝶鞍旁➡;②向前延伸包绕额下叶➡;③同时浸润上蚓部➡及第四脑室脉络丛➡。(右图)矢状位 T1 增强 FS MR 所示为一例神经系统结节病伴尿崩症的患者。可见增厚的垂体漏斗及下丘脑➡

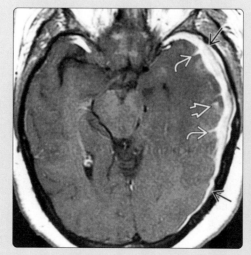 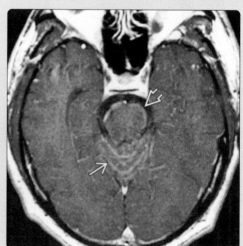

图 14-70 (左图)轴位 T1 增强 MR 所示为一例 44 岁女性患者,临床表现为逐渐加重的头痛及复视。可见左侧半球弥漫性硬脑膜增厚➡,扩展至脑沟➡及其下的脑实质➡。组织活检证实为神经系统结节病伴脑实质受累。(右图)轴位 T1WI 增强 MR 所示为一例已确诊的神经系统结节病的患者,脑桥上部➡及小脑➡表面弥漫性软脑膜强化

术语

简称

- 神经系统结节病(neurosarcoid,NS)

定义

- 以非干酪性上皮细胞肉芽肿为特征的慢性多系统炎症性疾病

影像

一般特征

- 最佳诊断要点
  - 单发或多发的 CNS 肿块+胸片异常
- 部位
  - 硬脑膜(29%~50%),软脑膜(31%),蛛网膜下/血管周围间隙
    - 基底池最先受累
    - 视交叉、下丘脑、漏斗
  - 脑神经(34%~50%);视神经(28%)
  - 脑实质(22%);下丘脑>脑干>大脑半球>小脑
  - 脉络丛
  - 脊髓(25%)
- 形态
  - 局灶或弥散浸润的肉芽肿
  - 无病理性强化并不能除外神经系统结节病的诊断

X 线表现

- X 线
  - 90%以上的 NS 患者胸部 X 线检查异常
    - 肺门淋巴结肿大,±肺实质受累

CT 表现

- 增强 CT
  - 可显示基底节软脑膜强化

MR 表现

- T1WI
  - 脑积水
  - 腔隙性梗死(脑干、基底节)
  - 蛛网膜下腔内等信号物质
  - 等信号的硬脑膜病变
- T2WI
  - 腔隙性梗死(脑干、基底节)
  - 蛛网膜下腔内低信号物质
  - 低信号的硬脑膜病变
  - 鞍区病变可呈囊性
- FLAIR
  - 约50%可有脑室旁 T2 高信号病变
    - 可浸润血管周围间隙(Virchow-Robin 间隙)
    - 可导致白质的血管炎/脉管炎
- DWI
  - 无弥散受限的(血管源性)水肿,可与弥散受限的急性缺血性细胞毒性水肿相区别
- T1WI 增强
  - MR 呈广泛强化
    - 10%可见脑实质的单发肿块
    - 略多于1/3者有多发脑实质病变
    - 略多于1/3患者有脑膜受累;结节性和/或弥漫性

- 5%~10%累及下丘脑、漏斗增厚
- 5%为单发、基于硬脑膜的脑实质外肿块
- 其他:血管炎或室管膜强化
- 可包裹脑神经,充填内耳道

核医学检查

- PET:肺结节内^{18}F-FDG 呈高摄取
- Ga 扫描:在包括 NS(高达85%)在内的全身炎症部位摄取增高↑

影像检查方法推荐

- 最佳影像方法
  - 增强 MR
- 推荐检查方法
  - 多维成像、脂肪饱和成像,T1WI 增强

鉴别诊断

硬脑膜、软脑膜、蛛网膜下腔 NS

- 脑膜炎:脑脊液检查可证实感染或发现病原体
- 脑膜瘤:非脑实质或蛛网膜下腔病变
- 漏斗部组织细胞增生症:发病年龄:6~14 岁

脑实质 NS

- 转移瘤:实验室检查结果不同,胸片无异常
- 脑室周围白质脑病:症状及实验室检查结果不同,胸片无异常

病理

一般特征

- 病因
  - 病因仍不明确
    - 可能为免疫系统受到一种或多种抗原刺激和/或异常免疫反应
  - 在部分病变中,检测到分枝杆菌、丙酸菌的 DNA 和 RNA,提示感染是本病可能的病因
- 遗传学
  - 结节病可家族性发病
  - MHC 的遗传多态性与疾病风险增加有关,并可能影响疾病症状
    - HLA-DRB1(*11 与*14)、HLA-DQB1* 0201 等位基因
    - 涉及的 *HLA* 基因数量尚不明确,但涉及的 HLA 区域是明确的
  - 细胞因子的遗传多态性与疾病风险增加有关,并可能影响疾病症状
- 相关疾病
  - Lofgren 综合征(又名急性肺结节病)
    - 均有:发热、不适感、肺门淋巴结肿大
    - 结节性红斑和大关节疼痛
    - 可有葡萄膜炎、腮腺炎
  - Heerfordt 综合征(又名涎腺结节病)
    - 发热、腮腺炎、葡萄膜炎、面神经麻痹

大体病理和术中特征

- 肉芽肿性软脑膜炎(最常见)或基于硬脑膜的单发肿块(弥漫性多于结节性)
- 可沿血管周围间隙浸润

显微镜下特征

- 非干酪性样肉芽肿:上皮细胞核淡染、呈致密的

放射状排列
- 在弓状或中央颗粒区有大的多核巨细胞
- 上皮细胞肉芽肿累及动脉壁,破坏中弹力层及内弹力层
  - 导致管腔狭窄或闭塞
- 纤维胶原组织聚集在硬脑膜病变中
  - 与 T2 低信号病变相关
- 炎性细胞浸润
  - 与 T2 高信号病变有关

临床要点

临床表现

- 最常见的症状/体征
  - 神经系统表现常呈系统性结节病的症状
  - 具有临床症状时,影像学检查常无相关异常表现
    - 但治疗后的影像学检查所示则与临床改善/恶化显著相关
  - 最常见的症状:脑神经功能障碍,其中面神经麻痹最常见
    - Bell 麻痹的发病率较人群总发病率高 14 倍
  - 影像学检查发现,最常受累的结构为视神经±视交叉
    - 脑神经损害的临床表现与影像学检查常不对称
  - 临床症状依肉芽肿的位置、大小而不同
    - 其他脑神经:失明、复视
    - 头痛、疲劳、癫痫、脑病、痴呆
    - 无力、皮肤感觉异常
    - 垂体/下丘脑功能异常
  - 5%~10%患者无肺/系统性结节
  - 进行性脑病、意识模糊或痴呆
    - 推测为肉芽肿性血管炎导致的长期微血管病变所致
  - 全身受累
    - 最常见肺门肿大
    - 其次为皮肤损害(高达 1/3)
    - 眼(虹膜炎、葡萄膜炎),多发性关节炎
  - 儿童的临床表现不同
    - 更可能的症状:癫痫、占位性病变
    - 更少见的症状:脑神经麻痹
- 临床特点
  - 85%的患者 Kveim-Siltzbach 皮肤测试为阳性
  - <50%的患者血清 ACE 水平升高
    - 脑脊液 ACE 水平正常不能除外 NS
  - 多达 15%的患者出现高钙血症+高尿钙症
  - 血清 CD4:CD8 比例常下降
  - 脑脊液蛋白和/或细胞升高,既不特异,也不敏感
  - 使用修正的 Zajicek 标准来诊断
    - 分为"确诊""很可能""可能"的 NS

人口统计学

- 年龄
  - 双峰:首个发病高峰为 20~29 岁,第二个发病高峰为 50 岁以上女性
- 性别
  - 男:女 = 2:1
- 种族
  - 在美国,非裔美国人终生发病风险是高加索人的 3 倍
  - 在欧洲,该病主要累及高加索人

- 流行病学
  - 在美国
    - 女性:患病率为每年 6.3/10 万
    - 男性:患病率为每年 5.9/10 万
  - 中枢神经系统受累者占 5%(临床诊断)到 27%(尸检证实)
    - 原发的、孤立的中枢神经系统结节病较罕见(<1%)
    - 10%的结节病患者中影像学检查可发现神经系统异常
- 地理分布
  - 温带气候>热带气候(<10/10 万)
  - 瑞典人和丹麦人常受累
  - 罕见于中国、东南亚、爱斯基摩人、加拿大人、印第安人、新西兰毛利人和西班牙人

自然病程及预后

- 常进展缓慢,高达 50%的患者无症状
- 67%的 NS 患者中,本病呈单相自限性,其余患者呈慢性缓解-复发病程
  - 大多数对甾体激素治疗反应明显,其他无反应
- 新旧肉芽肿并存提示疾病可能复发、缓解交替
- 脑积水
  - 直接梗阻(最常见并发症)
  - 也可因脑实质浸润导致脑组织顺应性下降或缺失
- 血管炎可导致小血管缺血、腔隙性梗死、皮质梗死
- 提示预后差的指标:癫痫;软脑膜、脑实质、脊柱病变强化
- 提示预后好的指标:硬脑膜、脑神经及脑实质病变无强化
- 死亡率约 5%,多数因肺部并发症死亡

治疗

- 无已知治愈方法;治疗目标为缓解症状
- 大多数情况下糖皮质激素有效;免疫抑制剂有时有效
- 尽管使用糖皮质激素及免疫抑制治疗,约 50%的 NS 患者病情进展
- MR 检查所见滞后于临床症状表现

诊断纲要

注意

- 寻找异常 CXR

影像解读要点

- 多变的临床表现使得 NS 成为一个"超级模仿者"
- 脑神经功能障碍和垂体功能减退患者的 MR 增强影像学检查常正常;反过来,MR 有异常发现时可无临床症状

参考文献

1. Carlson ML et al: Cranial base manifestations of neurosarcoidosis: a review of 305 patients. Otol Neurotol. 36(1):156-66, 2015
2. Hebel R et al: Overview of neurosarcoidosis: recent advances. J Neurol. 262(2):258-67, 2015
3. Mercan M et al: A case of sarcoidosis of the central nervous system and orbita. Case Rep Med. 2015:403459, 2015
4. Wegener S et al: Clinically isolated neurosarcoidosis: a recommended diagnostic path. Eur Neurol. 73(1-2):71-7, 2015
5. Wiśniewski K et al: Isolated neurosarcoidosis mimicking intracranial tumours - Analysis of 3 cases. Neurocirugia (Astur). ePub, 2015

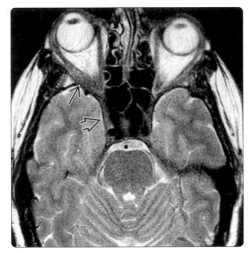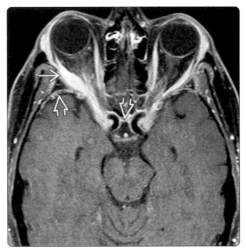

图 14-71　（左图）轴位 T2WI MR 所示为一例 43 岁的女性 Tolosa-Hunt 病患者。可见增厚的右侧眼外直肌➡及经眶尖扩展至海绵窦的低信号肿块➡。（右图）轴位 T1WI 增强 MR 所示为同一例患者。可见该浸润性肿块明显、均一的强化➡，硬脑膜强化不明显➡。组织活检证实为神经系统结节病

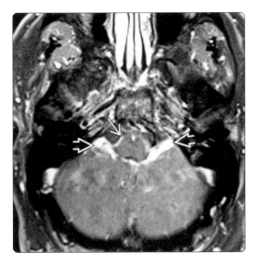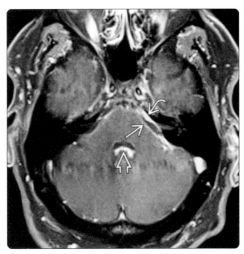

图 14-72　（左图）轴位 T1WI 增强 FS MR 所示为一例 56 岁的女性神经系统结节病患者，可见延髓的软脑膜表面弥漫强化➡、第四脑室脉络丛➡和侧隐窝增厚。（右图）同一患者更靠近头顶的 T1WI 增强 FS MR 层面显示脑桥表面弥漫强化➡，注意第四脑室表面强化的脉络丛肿块➡，以及附着于硬脑膜的位于小脑脑桥角的肿块➡

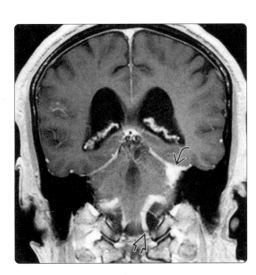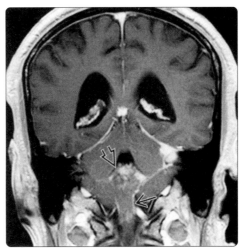

图 14-73　（左图）同一患者冠状位 T1WI 增强 FS MR 显示左侧小脑脑桥角肿块强化➡，并经脑干扩展至高位颈椎➡。（右图）同一患者冠状位 MR 显示第四脑室脉络丛广泛受累➡。延髓及高位颈髓的软膜增厚、强化➡，同时可见双侧侧脑室轻度扩张。梗阻性脑积水是神经系统结节病相对少见的并发症

要 点

术语

- 非朗格汉斯细胞组织细胞增生症
  - 四种主要疾病
    - Rosai-Dorfman 病（RDD）
    - Erdheim-Chester 病（ECD）
    - 噬血细胞性淋巴组织细胞增多症（HLH）
    - 幼年型黄色肉芽肿（JXG）

影像

- RDD：巨大的、无痛性颈部淋巴结肿大
- CNS：眶内或硬脑膜 T2 低信号肿物，与脑膜瘤类似
- HLH：高信号、强化的脑白质病变（小脑、半球），常伴有软脑膜疾病
- JXG：脑病变少见（白质病变与 HLH 相似；蝶鞍、脉络丛、眼眶）

主要鉴别诊断

- 眼眶肿物：淋巴瘤、假瘤、结节病

- 脑膜肿物：脑膜瘤、结节病、淋巴瘤、髓外造血、转移瘤

临床要点

- RDD：
  - 儿童和年轻成人（高峰年龄为 20 岁）
  - 预后好（常为良性、缓慢进展）
- ECD：
  - 任何年龄可发病，但常见年龄较大的成人和老年人（50～70 岁）
  - 预后差（5 年存活率 40%）
- HLH：
  - 婴儿（大多数<1 岁）、儿童
  - 通常预后较差
- JXG：
  - 常局限于皮肤
  - 散在的白质病变；蝶鞍、垂体/下丘脑、脉络丛病变

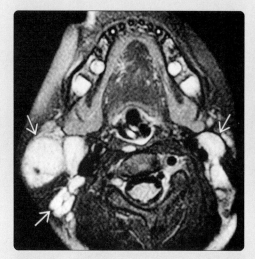
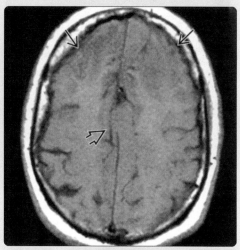

图 14-74 （左图）一例 42 岁的女性患者，临床表现为颈部腺体肿大，其轴位 T2WI FS MR 显示多发肿大的、高信号淋巴结➡️，组织活检证实为 Rosai-Dorfman 病（RDD）。（右图）同一患者出现头痛症状后，轴位 T1WI MR 如图所示，注意大脑脑沟、双侧额叶➡️及沿着大脑间裂➡️的灰白质交界均消失

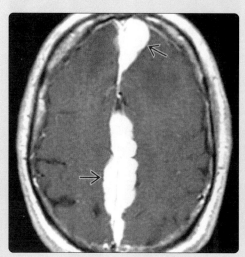
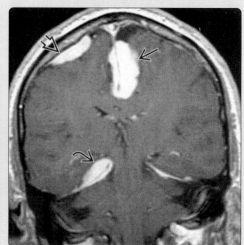

图 14-75 （左图）同一患者轴位 T1WI 增强 MR 显示多发的、明显强化的、分叶状、位于脑实质外，基于硬脑膜的肿物➡️，并沿着大脑镰分布。（右图）同一患者冠状位 T1WI 增强 MR 显示强化的硬脑膜肿物累及大脑凸面➡️、小脑幕➡️、以及大脑镰双侧➡️

术语

简称

- 非朗格汉斯细胞组织细胞增生症(non-LCH)

定义

- 非朗格汉斯细胞组织细胞增生症
  - 4 种主要疾病
    - Rosai-Dorfman 病(RDD)
    - Erdheim-Chester 病(ECD)
    - 噬血细胞性淋巴组织细胞增多症(HLH)
    - 幼年型黄色肉芽肿(JXG)
- RDD:罕见的良性特发性组织细胞增生性疾病,一般(但并非总是)局限于淋巴结
- ECD:罕见的非朗格汉斯细胞组织细胞增生症,病因未明,累及多个器官
- HLH:一种由巨噬细胞病理性活化和有吞噬作用的 T 细胞(吞噬红细胞和淋巴细胞)介导的综合征
  - 可累及多个器官系统,包括中枢神经系统
- "恶性组织细胞增多症"目前被认为是组织细胞肉瘤,而非真正的组织细胞疾病

影像

一般特征

- 最佳诊断线索
  - RDD:巨大的、无痛性颈部淋巴结肿大
    - 中枢神经系统:T2WI 上低信号的眼眶及硬脑膜肿物,与脑膜瘤类似
  - ECD:脑干及小脑增强性病变
  - HLH:T2WI 上呈高信号、强化的白质病变(小脑、半球),常伴软脑膜病变
  - JXG:通常仅累及皮肤,有时可伴脑实质及脉络丛病变
- 部位
  - RDD:颈部淋巴结、眼眶、脑膜、皮肤、鼻窦、鼻腔、骨和涎腺
  - ECD:骨、内脏器官、全身脂肪间隙
    - 中枢神经系统:大脑半球、下丘脑、小脑、脑干、眼眶
  - HLH:脑实质、软脑膜
  - JXG:小脑、半球白质、脉络丛
- 形态
  - RDD:均匀的眼眶肿物、结节性硬脑膜肿物
  - ECD:脑实质结节或肿物,±脑膜增厚或肿物
  - HLH:结节性或线性脑实质病变

CT 表现

- CT 平扫
  - RDD:等密度/高密度眼眶、硬脑膜肿物
  - ECD:典型表现为低密度脑实质病变
    - 罕见高密度病变
  - HLH:低密度病变
    - 可见弥漫性脑水肿
  - JXG:低密度脑白质病变
- 增强 CT
  - RDD:颈部淋巴结肿大
    - 眼眶肿物呈弥漫性强化
    - 结节性硬脑膜肿物呈弥漫性强化

MR 表现

- T1WI
  - RDD:等信号硬脑膜病变
  - HLH:脑室扩张;低信号病变
- T2WI
  - RDD:表现各异;通常呈低信号
  - ECD:高信号病变
  - HLH:薄片状、结节状高信号病变,可融合
  - JXG:小脑、大脑内白质病变融合
- T1WI 增强
  - RDD:硬脑膜肿物均匀、弥漫强化
  - ECD
    - 下丘脑-垂体轴(垂体后叶高信号消失,垂体柄/下丘脑可见增厚的类似肿块的病变)
    - 其他
      - 3 种类型:浸润型(44%)、脑膜型(37%)或混合型[浸润及脑膜型病变(19%)]
  - HLH:结节状或环形强化病变±脑膜强化
  - JXG:通常无强化或稍强化;强化的脉络丛肿物

影像检查方法推荐

- 最佳检查方法
  - 增强 MR 是检测中枢神经系统病变的最佳方法
  - WG:鼻窦 CT;如病变广泛,考虑 MR 以评估颅内受累程度

鉴别诊断

Rosai-Dorfman 病

- 眼眶肿物:淋巴瘤、炎性假瘤、结节病、肉芽肿性多血管炎(既往称为 Wegener 肉芽肿)
- 脑膜肿物:脑膜瘤(最常见)、结节病、淋巴瘤、髓外造血、转移瘤
- 颈部淋巴就肿大:淋巴瘤、淋巴结反应性肿大、结核

Erdheim-Chester 病和噬血细胞性淋巴组织细胞增多症

- LCH:边缘锐利的溶骨性颅骨病变;垂体漏斗增厚强化;罕见脑实质病变
- 结核:脑膜及实质的增强性病变
- 转移瘤:多发强化结节;常已知原发肿瘤

病理

一般特征

- RDD

- ○ 纤维基质中见 S100(+)组织细胞
- ○ 慢性炎性细胞(T、B 淋巴细胞)
- ○ 常见淋巴细胞吞噬作用(70%)
- ● ECD
  - ○ 大量富含脂质的泡沫样组织细胞浸润形成黄色肉芽肿
  - ○ CD68(+)、因子Ⅷ(+)、CD1a(−)、S100(−)
- ● HLH
  - ○ 严重高炎症状态
  - ○ 以软脑膜病变开始→星形胶质细胞浸润血管周围,主要影响白质→病变区域额坏死及局灶性脱髓鞘
  - ○ 良性的组织细胞伴嗜血现象(主要吞噬红细胞、中性粒细胞)
- ● JXG
  - ○ 组织细胞
    - − CD8(+)
    - − Tunton 巨细胞(泡沫状、空泡样组织细胞)典型但并不普遍存在

分期、分级与分类

- ● WHO 根据受累组织细胞类型对组织细胞疾病进行分类
  - ○ 树突状细胞疾病(LCH、ECD、JXG)
  - ○ 巨噬细胞相关性疾病(RDD、HLH)
  - ○ 恶性组织细胞性疾病(部分淋巴瘤、恶性肿瘤)
- ● HLH:多种基础疾病引起的细胞免疫反应失调所致
  - ○ 已确定 2 种 HLH 类型
    - − 遗传(原发)性
      - □ 家族性(常染色体隐性或 X 连锁遗传),以 HLH 综合征作为唯一临床表现;常在婴儿早期出现
      - □ 免疫缺陷(如 Chediak-Higahi 病)
    - − 获得(继发)性
      - □ 所有年龄
      - □ 常见于免疫抑制人群
      - □ 感染相关的噬血细胞综合征(EBV、CMV、利士曼原虫)
      - □ 可为机体对恶性肿瘤的反应
      - □ 可危及生命

临床要点

临床表现

- ● 最常见的症状/体征
  - ○ RDD:无痛性颈部淋巴结肿大最常见
    - − 鼻窦疾病:进行性鼻塞
    - − 眼眶:眼球突出
    - − 中枢神经系统:头痛
  - ○ ECD

- − 最常见:头痛、发热、体重下降
  - □ 双侧、对称性骨质硬化(长骨最常见)
- − 中枢神经系统表现
  - □ 最常见=中枢性尿崩症(可为长期唯一存在的症状)、眼眶
  - □ 小脑(41%)及锥体束(45%)综合征
  - □ 其他:癫痫、头痛、神经精神或认知障碍、感觉障碍、脑神经病变
- ○ HLH
  - − 家族性 HLH 中发热、肝脾肿大最常见
  - − 神经系统(癫痫、烦躁、脑神经病变、昏迷)
- ○ JXG
  - − 最常见:局限于皮肤的疾病
  - − 可能为全身性疾病(眼、脑、其他器官)

人口统计学

- ● 年龄
  - ○ RDD:儿童及年轻成人(高峰年龄 20 岁)
  - ○ ECD:任何年龄,但多见于年龄较大的成人/老年人(50~70 岁最多见)
  - ○ HLH:婴儿(多<1 岁)及儿童

自然病程及预后

- ● RDD:良性、进展性疾病
- ● ECD:预后不良(5 年生存率 40%)
- ● HLH:普遍预后不良

诊断纲要

注意

- ● 当眼眶或硬脑膜肿物在 T2WI 上呈低信号时,考虑炎性假瘤(包括 IgG4 相关性疾病)!
- ● 当骨质损害或尿崩症患者出现脑干或小脑病变是,考虑 ECD!
- ● 当婴儿或儿童具有增强的脑实质和脑膜病变时,考虑 HLH!

参考文献

1. Cives M et al: Erdheim-Chester disease: A systematic review. Crit Rev Oncol Hematol. ePub, 2015
2. Gabbay LB et al: Histiocytosis: a review focusing on neuroimaging findings. Arq Neuropsiquiatr. 72(7):548-58, 2014
3. Munoz J et al: Erdheim-Chester disease: characteristics and management. Mayo Clin Proc. 89(7):985-96, 2014
4. Zaveri J et al: More than just Langerhans cell histiocytosis: a radiologic review of histiocytic disorders. Radiographics. 34(7):2008-24, 2014
5. Hinduja A et al: Rosai-Dorfman disease manifesting as intracranial and intraorbital lesion. J Neurooncol. 92(1):117-20, 2009
6. D'Ambrosio N et al: Craniofacial and intracranial manifestations of langerhans cell histiocytosis: report of findings in 100 patients. AJR Am J Roentgenol. 191(2):589-97, 2008
7. La Barge DV 3rd et al: Sinus histiocytosis with massive lymphadenopathy (Rosai-Dorfman disease): imaging manifestations in the head and neck. AJR Am J Roentgenol. 191(6):W299-306, 2008
8. Goo HW et al: A spectrum of neuroradiological findings in children with haemophagocytic lymphohistiocytosis. Pediatr Radiol. 37(11):1110-7, 2007

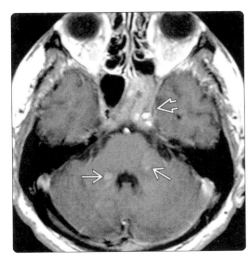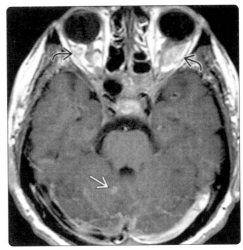

图 14-76 （左图）一例组织活检证实为 Erdheim-Chester 病的患者中，轴位 T1WI 增强 MR 显示了小脑半球➡️和海绵窦➡️的强化病变。（右图）同一患者，T1WI 增强 MR 上更加靠近头顶的层面显示了小脑上部➡️和眼眶⤢的病变（Courtesy M. Warmuth-Metz，MD）

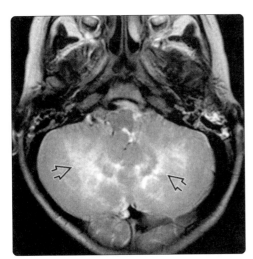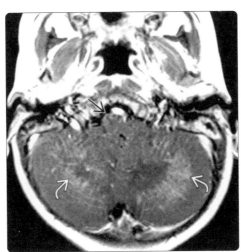

图 14-77 （左图）一例诊断为噬血细胞性淋巴组织细胞增多症的患儿，轴位 T2WI MR 显示了双侧小脑半球融合成片的高信号病变⤢。（右图）同一患者轴位 T1WI 增强 MR 显示了片状和线性强化的广泛小脑浸润➡️，同时，延髓表面的软脑膜稍强化➡️（Courtesy D. Phillips，MD）

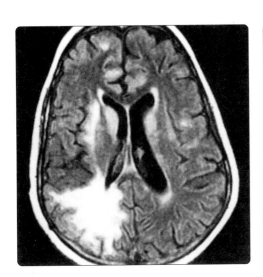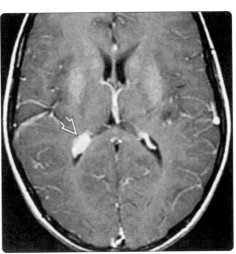

图 14-78 （左图）一例幼年型黄色肉芽肿患者轴位 FLAIR MR 显示了双侧融合成片的病变，位于皮质下及深部的脑白质内。（右图）同一患者 T1WI 增强 MR 显示脉络丛➡️可见一增强的肿物，皮肤活检证实为 JXG

要 点

术语

- 毛跟鞘囊肿(TC)是其曾用名称
  - 皮脂腺囊肿(SC)这一术语经常使用但并不正确
  - 变异型=增殖型毛根鞘囊肿(PTT)
- 含有角蛋白的囊肿
  - 内衬复层鳞状上皮
  - 病理学看起来像毛囊的根鞘

影像

- 一般特征
  - 多发生在真皮或皮下组织
  - 大小各异(从数毫米至数厘米)
  - 可单发或多发
- CT
  - 圆形/椭圆形,边界清楚的头皮肿物
  - 多灶性点状/曲线型/颗粒状钙化
- MR

- 与脑组织、肌肉相比,T1WI 上呈等信号
- T2WI 上呈不均匀低信号
- FLAIR 成像不受抑制
- T2* 成像上常见多灶的"开花征"病变
- 单纯皮脂腺囊肿通常无强化

主要鉴别诊断

- 基底细胞癌
- 皮样囊肿
- 表皮样囊肿
- 转移瘤
- 脑膨出

临床要点

- 临床表现
  - >60 岁的女性患者中表皮下头皮肿物
  - 无毛发的、有弹力的、无痛的、可移动的皮下的头皮肿物
  - 通常无痛性

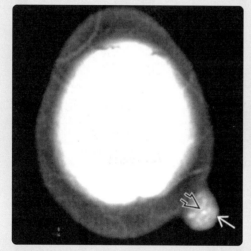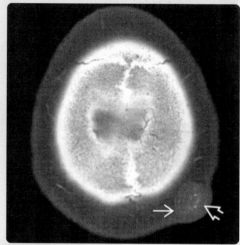

图 14-79 (左图)一例 63 岁的老年男性,因头部外伤行轴位 CT 平扫检查,图中可见一个表浅的头皮肿物➡,内含数个高密度钙化灶⊟,病变为检查时偶然发现。(右图)同一患者,轴位骨 CT 显示头皮占位➡边界清晰,病灶内可见多个点状、条索状钙化灶⊟。注意无颅骨侵蚀或破坏,其余头皮未见异常。推测病变为皮脂腺囊肿

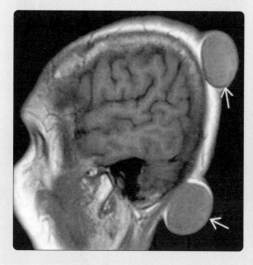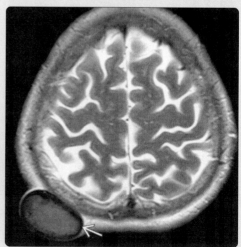

图 14-80 (左图)一例 68 岁的老年女性患者,主要临床表现为头痛,矢状位 T1WI MR 显示 2 个巨大的头皮肿物,边界非常清晰➡,病变相对于脑组织和肌肉呈等信号,被脂肪组织不完全包绕。(右图)同一患者,轴位 T2WI MR 显示病灶内信号不均➡,T2* 成像上病变内部呈"开花征",提示为钙化。该病灶多年来逐渐缓慢增大,是良性增殖型毛根鞘囊肿

术语

简称

- 学名毛根鞘囊肿（trichilemmal cyst，TC）
  - 通常称作"皮脂腺囊肿（sebaceous cyst，SC）"，但不正确
- 变异型＝增殖型毛根鞘囊肿（proliferating trichilemmal tumor，PTT）

其他名称

- PTT 也称为"毛发的"或"毛巾样"肿瘤

定义

- 内含有角蛋白的囊肿
  - 内衬复层鳞状上皮

影像

一般特征

- 最佳诊断线索
  - 发生于老年女性的无痛性头皮肿物
- 部位
  - 头皮软组织
    - 最常见于真皮或皮下组织内
- 大小
  - 大小各异，从数毫米到数厘米不等
    - 可生长至巨大
  - 可为单发或多发
- 形态
  - 圆形/椭圆形，边界清楚

影像检查方法推荐

- 最佳检查方法
  - CT（软组织窗、骨窗）

CT 表现

- CT 平扫
  - 囊性或实性头皮肿物
  - 边界清晰
  - 相对于脂肪组织呈高密度
  - 多发点状、条索状、颗粒状的钙化灶
    - 较大的囊肿内钙化灶可分层
- 增强 CT
  - 无强化

MR 表现

- T1WI
  - 相对于脑组织和肌肉组织呈等信号
- T2WI
  - 呈不均匀的低信号
- FLAIR
  - 不受抑制
- T2* GRE
  - 常见多灶性"开花征"病变
  - 钙化，而非出血灶
- T1WI 增强
  - 单纯的皮脂腺囊肿通常无强化
  - PTT 可呈明显强化，伴实性小叶、囊性空腔

鉴别诊断

基底细胞癌

- 基底细胞癌局部浸润、边界不清

- 头皮的原发性基底细胞癌罕见

皮样囊肿

- 颅骨>>头皮

表皮样囊肿

- 颅骨>>头皮

血管瘤

- 颅骨>>头皮

转移瘤

- 边界不清、侵袭性

脑膨出

- 年轻患者
- 膨出成分通常较为复杂，含有脑组织/脑膜/血管

病理

大体病理和术中特征

- 突出的、轻微淡红色的头皮肿物

显微镜下特征

- 类似于毛囊外根鞘
  - 内衬复层鳞状上皮
- 囊肿内含：角蛋白、常有钙化
- 罕见恶变

临床要点

临床表现

- 最常见症状/体征
  - 无毛发的、有弹性的、无痛的、可移动的头皮下头皮肿物
  - 通常无痛

人口统计学

- 年龄
  - 任何年龄可发病
  - 增殖型毛根鞘囊肿最常见于老年女性
    - 典型表现为>60 岁的女性患者中表皮下的头皮肿物
- 性别
  - 女性好发

自然病程及预后

- 通常缓慢生长
- 可局部侵袭
- 毛根鞘囊肿恶变罕见
  - 增殖型毛根鞘囊肿性癌（PTCC）

治疗

- 手术切除

参考文献

1. Leyendecker P et al: 18F-FDG PET/CT findings in a patient with a proliferating trichilemmal cyst. Clin Nucl Med. ePub, 2015
2. Türk CÇ et al: Incidence and clinical significance of lesions presenting as a scalp mass in adult patients. Acta Neurochir (Wien). 157(2):217-23, 2015
3. Dewanda NK et al: Baker's dozen on the scalp: an interesting case of multiple trichilemmal cyst. J Cutan Aesthet Surg. 7(1):67-8, 2014

第二篇 解剖性诊断

要 点

术语

- 典型的"良性"脑膜瘤（TM）= WHO Ⅰ级

影像

- 部位
  - 幕上（90%）
    - 矢状窦旁/大脑凸面（45%）、蝶骨（15%~20%）
    - 嗅沟（5%~10%）、鞍旁（5%~10%）
  - 幕下（8%~10%）（脑桥小脑角是最好发部位）
  - 1%~9%患者中存在多部位脑膜瘤
- 一般特征
  - 宽基底的、附着于硬脑膜的颅内脑实质外占位
  - >90%呈均匀的、明显强化
- CT
  - 高密度（70%~75%）、等密度（25%）、低密度（1%~5%）
  - 颅骨肥厚、皮质不规则、血管标志↑
  - 钙化（20%~25%）（弥漫性、局灶性、泥沙样、"日光辐射"样、球形、边缘性）
  - 坏死、囊肿常见；出血罕见

- MR
  - 在脑组织和肿瘤组织之间寻找脑脊液/血管"裂缝"
  - 硬脑膜"尾征"（35%~80%，但不特异）
- 与肿瘤分期↑相关的影像学表现
  - 肿瘤与脑组织分界不清
  - 囊状强化
  - 肿瘤组织强化不均

主要鉴别诊断

- 硬脑膜转移瘤
- 肉芽肿（结核、结节病）
- 特发性肥厚性硬脑膜炎
- 髓外造血
- 血管瘤，硬脑膜/静脉窦

临床要点

- 最常见的成人原发性颅内肿瘤（20%~35%）
- 发病高峰年龄=40~60岁（罕见儿童发病，除非合并神经纤维瘤病2型）
- 常无症状；病灶生长缓慢，偶然发现

图 14-81 （左图）冠状位示意图显示一例典型的以硬脑膜为宽基底的脑膜瘤，可见反应性硬脑膜"尾征"、脑脊液/血管"裂隙"。典型"日光辐射"样的脑膜血管（此处指脑膜中动脉）对病变中心供血，而软脑膜血管对病变周边供血。（右图）一例59岁男性患者临床表现为头痛，轴位T2MI FS MR显示中度高信号的脑实质外肿块，伴"日光辐射"样血管（流空）对肿瘤中心供血

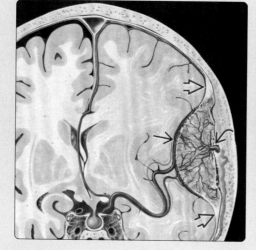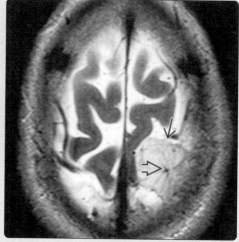

图 14-82 （左图）同一患者轴位T1WI增强MR显示肿物均匀的、明显强化。（右图）冠状位T1WI增强MR显示强化的占位，伴更加强化的硬脑膜"尾征"。此例WHO Ⅰ级脑膜瘤成功手术全切，硬脑膜"尾部"未被肿瘤累及

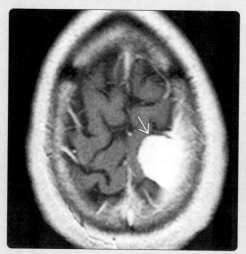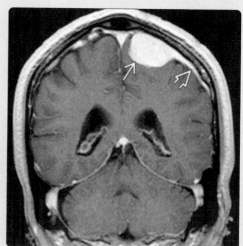

一、脑膜瘤

术语

简称

- 典型脑膜瘤(typical meningioma,TM)
- 非典型脑膜瘤(atypical meningioma,AM),恶性脑膜瘤(malignant meningioma,MM)

定义

- TM = WHO Ⅰ级脑膜瘤

影像

一般特征

- 最佳诊断线索
  - 以硬脑膜为基底的增强肿物→皮层受压变形、在肿瘤与脑组织之间的"裂隙"内可见脑脊液/血管陷入
- 部位
  - 幕上(90%)
    - 矢状窦旁/大脑凸面(45%)、蝶骨嵴(15%~20%)
    - 嗅沟(5%~10%)、鞍旁(5%~10%)
    - 其他部位(5%):脑室内、视神经鞘(ONSM)、松果体区
    - 罕见部位:脑实质内,不附着于硬脑膜
  - 幕下(8%~10%):桥小脑角是最常见部位
  - 硬脑膜外(最常见颅骨内、颅顶)>2%
  - 颅外(头/颈)
    - 最常见部位:鼻旁窦
    - 少见部位:鼻腔、腮腺、皮肤
  - 多发脑膜瘤:见于1%~9%的患者中
    - 16%在尸检时发现(男性<女性)
- 形态
  - 宽基底的、附着于硬脑膜的脑实质外肿块

CT 表现

- CT 平扫
  - 边缘清晰地、光滑的、邻近硬脑膜的肿块
    - 高密度(70%~75%)、等密度(25%)
      - 低密度(1%~5%)、脂肪密度(罕见脂肪细胞亚型)
    - 钙化(20%~25%)
      - 可呈弥漫性、局灶性、泥沙样("砂粒体性")
      - "日光辐射"样、球形、边缘性
      - 无症状脑膜瘤中钙化与生长缓慢有关
    - 坏死、囊性变、出血(8%~23%)
  - 常见与脑组织邻近的内陷的脑脊液池、囊肿
  - 肿瘤旁低密度的血管源性水肿(60%)
  - 骨 CT
    - 骨肥厚、皮质不规则、血管标志↑
- 增强 CT
  - >90%呈均匀的、显著的强化
- CTA
  - 在行 DSA、栓塞治疗之前,有助于判断病情
  - 显示动脉供血、静脉回流

MR 表现

- T1WI
  - 相对于皮质,通常呈等→略低信号

- 坏死、囊性变、出血(8%~23%)
- 寻找灰质受压变形的表现
- T2WI
  - 表现各不相同("日光辐射征"可能较明显)
  - 8%~23%可有肿瘤内囊性变(常见;几乎都是小囊性变)、出血
  - 是观察如下现象最佳观察序列
    - 肿瘤与脑组织之间的脑脊液/血管裂隙(80%)
    - 血管流空现象(80%)
    - 预测手术中较"硬"的脑膜瘤(呈低信号)
- FLAIR
  - 肿瘤周围的高信号水肿、尾征
- T2* GRE
  - 钙化常见、出血罕见
- DWI
  - TM 的 DWI、ADC 序列图像表现各异
  - 与 TM 相比,MM 和 AM 的 ADC 值较低
- T1WI 增强
  - >95%呈均匀的、明显的强化
  - 硬膜"尾征"(见于35%~80%的患者中)本身无特异性
    - 其他肿瘤(神经鞘瘤、腺瘤、转移瘤)、非肿瘤性以硬膜为基底的肿块
  - 斑块状:无蒂的、增厚的、强化的硬脑膜
- MRV
  - 评价静脉窦受累情况
- MRS
  - 短 TE 成像丙氨酸峰值升高
    - 在1.3~1.5ppm 处,呈三相峰(丙氨酸峰、乳酸峰重叠)
    - α-谷氨酸/谷氨酰胺峰升高
- 灌注 MR
  - 肿瘤周围的 rCBV 和 rMTE 值,有助于鉴别 TM 和 MM
    - 间变脑膜瘤周围水肿处 rCBV 值较高
- 与肿瘤分级↑相关的影像学表现
  - 肿瘤与脑组织分界不清
  - 囊状增强
  - 肿瘤强化不均

血管造影表现

- DSA
  - "日光辐射"或辐射状
    - 硬脑膜血管给病变中心供血
    - 软脑膜血管可能以寄生的方式给病变周边供血
  - 血管显影时间延长
  - 静脉期成像对于评价静脉窦受累至关重要

核医学表现

- 在预测肿瘤分级方面,[201]Tl-SPECT 较 FDG PET 更好

其他检查方法

- 软脑膜外手术剥离困难的影像学预测因素
  - MR/CT 上肿瘤周围水肿→肿瘤累及的软脑膜模糊不清
  - DSA 上肿瘤软脑膜的血管化=软脑膜受累
  - 肿瘤/皮质分界不清不是可靠的预测因素

影像检查方法推荐

- 最佳检查方法

- ○ 增强 MR
- 影像推荐
  - ○ 考虑 MRS(磁共振波谱技术)→寻找丙氨酸,谷氨酸肌酐比

鉴别诊断

硬脑膜转移瘤

- 常伴颅骨多灶浸润
- 最常来自乳腺

肉芽肿

- 结节病
- 结核

特发性肥厚性硬脑膜炎

- 硬脑膜活检对于确诊至关重要
- 常为 IgG4 相关疾病

髓外造血

- 已知造血障碍
- 常为多灶

血管瘤,硬脑膜/静脉窦

- 有时与典型脑膜瘤(TM)难以鉴别
- 静脉窦(如海绵窦)>以硬脑膜为基底的占位

病理

一般特征

- 病因学
  - ○ 源自蛛网膜内皮("帽"状)细胞
  - ○ 22 号染色体缺失(40%~60%特发脑膜瘤)
  - ○ NF2 型脑膜瘤
    - 遗传不稳定性
    - 易为非典型脑膜瘤
    - 大脑、小脑半球、侧颅底区和脊柱
  - ○ 非 NF-2 型脑膜瘤
    - 几乎全为良性
    - 染色体稳定,*SMO* 突变常见
    - 中央颅底区
  - ○ *SMARCB1* 突变常见于多发脑膜瘤
- 相关异常
  - ○ Ⅱ 型神经纤维瘤(NF2)
    - 遗传性多发施旺细胞瘤、脑膜瘤及室管膜瘤(MISME)
    - 50%~75%携带 *NF2* 基因的患者进展为脑膜瘤
    - 10%患有多发脑膜瘤的患者携带 *NF2* 基因
  - ○ 脑膜转移瘤("肿瘤至肿瘤"有时亦称为碰撞瘤)
    - 寻常脑膜瘤(CM)在原发颅内至隐匿转移的肿瘤中最为常见;主要为肺部和乳腺
- 生长缓慢、良性

大体病理及手术特征

- 两类基本形态
  - ○ 球状=球形,边界清晰的肿瘤与硬脑膜广基相连(硬膜尾征)
    - 60%的肿瘤出现局灶性的脑膜尾浸润

- ○ 斑块状=片层样突起覆盖硬脑膜,不伴脑实质内陷
- 表面呈均匀红棕色,透光苍白
- 质地或软或硬,偶见沙砾样
  - ○ 取决于纤维组织、Ca^{2+} 含量
- 通常突入脑组织,但不侵润

镜下特征

- 典型脑膜瘤 TM(WHO Ⅰ级)有多种亚型
  - ○ 脑膜内皮型:均匀肿瘤细胞、胶原样隔膜、沙砾体钙化(最为常见)
  - ○ 纤维型:交错的梭形细胞簇,胶原/网状基质
  - ○ 变移型(混合型):"洋葱芽"状涡旋,沙砾体
  - ○ 沙砾型
  - ○ 血管瘤型
  - ○ 微囊型
  - ○ 分泌性
  - ○ 富淋巴浆细胞型
  - ○ 化生型

临床要点

临床表现

- 最常见特征/症状
  - ○ <10%的脑膜瘤为症状性
  - ○ 症状取决于肿瘤的位置

人口统计学

- 年龄
  - ○ 中年
- 性别
  - ○ 男:女=1:3~1:1.5
- 流行病学
  - ○ 最常见的原发成人颅内肿瘤(20%~35%)
    - 1%~1.5%的尸检中出现

自然病程及预后

- 总体生长缓慢,压迫周围结构
- 矢状窦旁脑膜瘤常侵入并阻塞上矢状窦
- 罕见转移(0.1%~0.2%):组织学决定,位置与转移无关

治疗

- 无症状患者以一系列影像学检查跟进
- 手术目标
- 放疗在寻常脑膜瘤(CM)中偶尔使用

诊断纲要

影像学解读要点

- 术前界定肿瘤的整体范围
- 患者可伴有综合征(如 NF2)

参考文献

1. Shibuya M: Pathology and molecular genetics of meningioma: recent advances. Neurol Med Chir (Tokyo). 55(1):14-27, 2015
2. Watanabe K et al: Prediction of hard meningiomas: quantitative evaluation based on the magnetic resonance signal intensity. Acta Radiol. ePub, 2015
3. Lin BJ et al: Correlation between magnetic resonance imaging grading and pathological grading in meningioma. J Neurosurg. 121(5):1201-8, 2014
4. Wen M et al: Immunohistochemical profile of the dural tail in intracranial meningiomas. Acta Neurochir (Wien). 156(12):2263-73, 2014

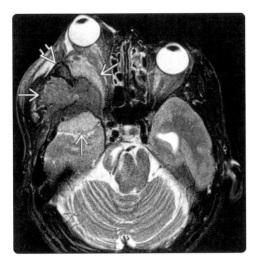

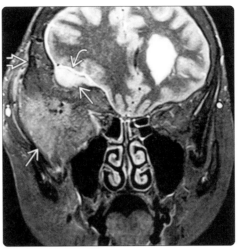

图 14-83 （左图）轴位 T2FS MR 所示为一位 66 岁伴严重突眼征的女性。可见其蝶骨大翼大面积增厚➡️环绕有较高信号软组织肿物➡️，累及眶部、高位深部咀嚼肌间隙和中颅窝。（右图）冠状位 STIR MR 上可见蝶翼显著骨质增生➡️。此处可见清晰的硬膜尾➡️与肿物的软组织成分相比信号明显更高➡️

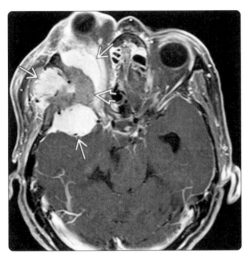

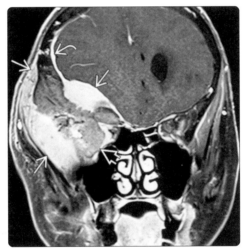

图 14-84 （左图）同一例患者的 T1 增强 FS MR 显示肿物的软组织成分➡️显著而均匀强化。而骨质增生的骨骼➡️轻微强化。（右图）冠状位 T1 增强 FS MR 显示软组织肿物显著强化➡️，蝶骨翼显著增厚、骨质增生和血管化➡️，以及邻近的硬膜尾征➡️。WHO Ⅰ级脑膜瘤，术中切除的蝶骨中可见肿瘤细胞

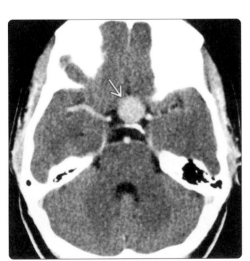

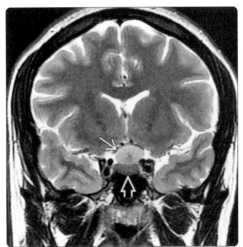

图 14-85 （左图）一位 26 岁孕妇突发失明的轴位增强 CT，可见蝶鞍上肿物➡️。（右图）由于怀疑出血性垂体肿瘤，加做 MR 以进一步评估。冠状位 T2WI 可见正常的垂体腺体结构➡️，其上伴有源自鞍膈，轮廓清晰的高信号肿物➡️，与腺体明显分离。术中发现典型的鞍膈脑膜瘤，证明为 WHO Ⅰ级肿瘤

图 14-86（左图）轴位 T2WI MR 显示右侧桥小脑角处轮廓清晰的肿物 ➘，延伸至右侧内听道 ➚（右图）轴位 T1W1 增强 MR 显示桥小脑角（CPA）脑膜瘤显著均匀的强化

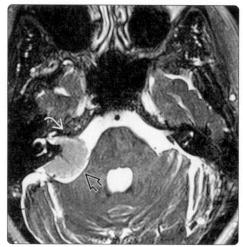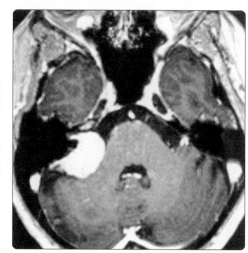

图 14-87（左图）冠状位 T2WI MR 显示左侧嗅球病灶周围水肿区域 ➘，可见与皮质等信号肿物 ➚（右图）轴位 T1W1 增强 MR 显示肿物显著而均匀强化 ➚，代表嗅沟脑膜瘤

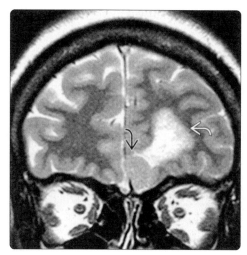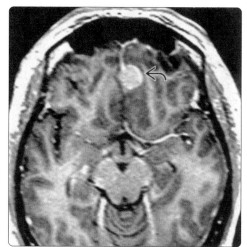

图 14-88（左图）一例患有原发视神经鞘脑膜瘤的患者，轴位增强 CT 显示沿左侧视神经分布的显著强化，此为"双轨征" ➚。（右图）患有继发视神经鞘脑膜瘤的患者，轴位 T1WI 增强 MR 显示脑膜瘤源自环绕前床突的蝶骨脊，颈内动脉海绵窦段狭窄，通过视神经管伸入并浸润视神经鞘 ➚

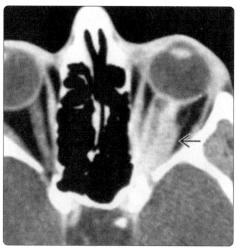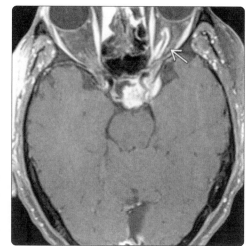

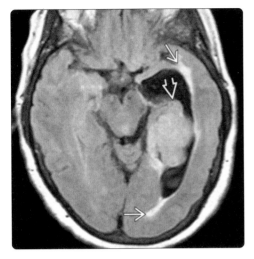
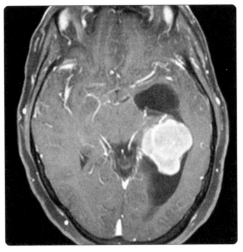

图 14-89　（左图）轴位 FLAIR MR 显示源自脉络丛球的分叶状稍高信号室内肿物⇥。注意左侧脑室颞角增大，并伴有间质液体渗出形成的室周积液⇥。（右图）轴位 T1 增强 FS MR 显示显著均匀强化的肿物。术中发现为室内脑膜瘤。大约 1% 的颅内脑膜瘤位于室内；此部位最为常见，因为蛛网膜残余可在脉络膜中持续存留

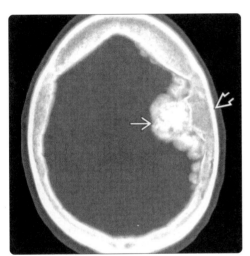
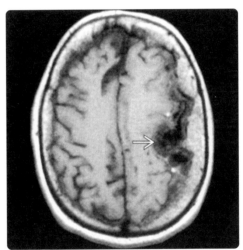

图 14-90　（左图）轴位 CT 平扫所示为一斑块状脑膜瘤。可见其沿左颅骨内表面伸展，呈显著的骨质增生⇥和钙化➝。（右图）在相同患者轴位 T1WI MR 显示为特征性的低信号钙化和骨化表现⇥

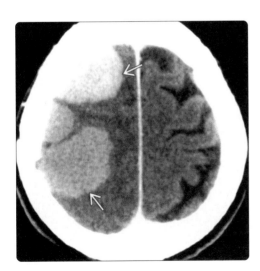
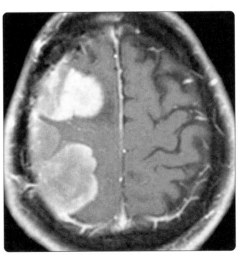

图 14-91　（左图）轴位增强 CT 显示多发、轮廓清晰的右侧脑外肿物⇥，在 CT 平扫上为中等密度。（右图）轴位 T1WI 增强 MR 显示明显强化肿物。多发脑膜瘤在女性患者以及携带 NF2 的患者中更为常见

要　点

术语

- 典型（良性）脑膜瘤 = WHO Ⅰ级
- 非典型脑膜瘤（AM）= WHO Ⅱ级
- 恶性脑膜瘤（MM）= WHO Ⅲ级

影像

- 恶性脑膜瘤的 CT 三要素：颅外肿物、溶骨、颅内肿瘤
- MR
  - 基于硬脑膜的局灶性浸润病变伴有坏死、高度脑水肿
  - 清晰的肿瘤边界（肿瘤浸润、与脑组织交错吻合）
  - 显著的肿瘤翳从肿物蔓延开来 = 蘑菇征
  - 显著的瘤周水肿
  - DWI、ADC 与细胞增殖的组织病理学相关（DWI 高信号，ADC 低信号）

主要鉴别诊断

- 脑膜瘤（典型）

- 硬脑膜转移瘤
- 淋巴瘤
- 肉瘤（骨肉瘤、尤因肉瘤、胶质肉瘤等）

病理

- 非典型脑膜瘤：高度有丝分裂活性
- 恶性脑膜：AM 病理特点 + 恶性肿瘤发现

临床要点

- 非典型脑膜瘤 AM29% 复发（2% 进展为恶性脑膜瘤）
- 恶性脑膜瘤 50% 复发

诊断纲要

- 难于基于影像学预测脑膜瘤肿瘤分级
- 典型脑膜瘤的影像学发现不排除非典型、恶性脑膜瘤的变异

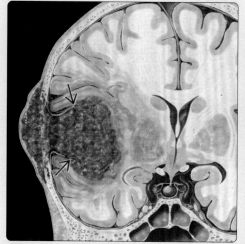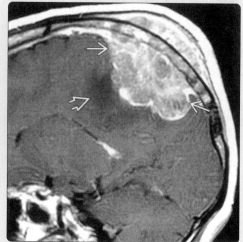

图 14-92　（左图）冠状位示意图所示为一处恶性脑膜瘤，可见肿瘤浸润头皮、颅骨和下层脑组织（灰色）。注意溶骨、硬脑膜蛛网膜浸润的"蘑菇征"➡，以及与脑组织交错融合。（右图）恶性脑膜瘤的矢状位 T1WI 增强 MR 显示肿瘤强化累及头皮、颅骨及脑组织。注意肿瘤穿过硬脑膜的"蘑菇征"➡及显著的低信号脑水肿➡

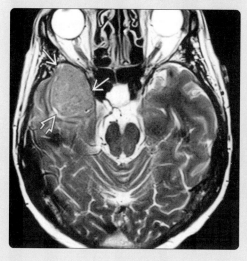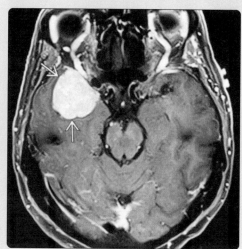

图 14-93　（左图）轴位 T2WI MR 所示为一名 71 岁男性脑膜瘤患者。可见肿瘤边界清晰，以硬脑膜为基底，沿右蝶骨大翼走行➡。肿瘤与皮质、脑脊液-血管裂信号相当➡，并无证据支持局灶性脑组织转移。（右图）轴位 T1 增强 FSMR 所示为密集均匀强化➡。术中无周围脑组织浸润的表现。病理学诊断为 WHO Ⅱ型脑膜瘤。这一病例体现了基于影像学预测脑膜瘤分级的难度

术语

缩写

- 非典型性脑膜瘤（AM），恶性脑膜瘤（MM）

定义

- 典型（良性）脑膜瘤=WHO Ⅰ级
  - 寻常脑膜瘤（CM）
- 非典型脑膜瘤（AM）=WHO Ⅱ级
  - 乳头状、透明细胞脑膜瘤（CCM）
- 恶性脑膜瘤（MM）=WHO Ⅲ级
  - 间变性脑膜瘤

影像

一般特征

- 最佳诊断征象
  - 基于硬脑膜、局灶浸润性病变伴有坏死及显著脑水肿的区域
- 定位
  - 可在轴索任意部位出现（脑>>脊髓）
  - 非典型性脑膜瘤 AM（透明细胞变移）
    - 常见于桥小脑角 CPA，沿天幕分布
  - 恶性脑膜瘤 MM
    - 矢状窦旁（44%），大脑凸面（16%）为最高发部位
    - AM 和 MM 在脊索和颅底大为少见

CT 表现

- CT 平扫
  - MM 的 CT 三联征：颅外肿物、溶骨、颅内肿瘤
  - 高信号；少见或无 Ca^{2+}
    - 钙化=整体生长率较缓
  - 显著病灶周围水肿，骨质破坏
- 增强 CT
  - 强化肿物
  - 显著肿瘤翳从肿物蔓延开来="蘑菇征"

MR 表现

- T1WI
  - 肿瘤边界不清
  - 浸润肿瘤与脑组织交错吻合
- FLAIR
  - 显著的瘤周水肿
- DWI
  - DWI 显著高信号，ADC 低信号
- T1WI 增强
  - 肿瘤实质强化
    - 可能延伸入脑、颅骨、头皮
    - 通常为斑块状±"蘑菇征"
- MRV
  - 寻找硬脑膜窦浸润
- MRS
  - 在短回波时间 TE（峰值介于 1.3～1.5ppm 之间）下，丙氨酸水平升高
- MRP
  - 容积转换常数（K-trans）和组织学分级之间有较好的关联性

血管造影表现

- 常见表现
  - 硬脑膜供给→中央"日光征"
  - 高信号血管早期显影，持续至晚期
  - 静脉期对于评估静脉窦的累及十分关键

核医学表现

- PET
  - ^{18}F-FDG：AM，MM 葡萄糖的利用率均显著提高
  - 高葡萄糖代谢在放射介导的脑膜瘤中出现

影像检查方法推荐

- 最佳影像检查方法
  - 增强 MR，±MRS

鉴别诊断

脑膜瘤（典型）

- 通常为非浸润性，但或许需要借助组织学确诊

硬脑膜转移瘤

- 通常已知颅内原发肿瘤
- 溶骨性 & 破坏性，或成骨性 & 硬化性

淋巴瘤（颅内转移）

- 溶骨性病变伴有硬膜外及颅外结构

骨肉瘤

- 溶骨性伴有软组织肿块及模糊的边界
- 肿瘤钙化或许表现"日光征"

尤因肉瘤

- 儿童患病
- CT：板层骨呈"洋葱皮"样病变

原发脑膜肉瘤

- 极为罕见的脑膜内非脑膜内皮肿瘤

胶质肉瘤

- GBM 伴脑膜肉瘤

病理

一般特征

- 病因学
  - CM：NF2 基因产物"Merlin"90% 失活
  - AM &MM：在 NF2 失活后，其他事件的发生引发更严重的侵袭性
  - 偶见无遗传学缺陷相关病因
- 遗传学
  - 22 号染色体缺失 1 条拷贝是脑膜瘤中最外常见的染色体改变
  - 第 2 常见的遗传异常是 1p 和 14q 缺失，更具侵袭性
  - 10 号染色体的在脑膜瘤及非脑膜瘤的肿瘤均

有出现
- 染色体 9p 丢失在 AM 及 MM 中极为重要
- 多发脑膜瘤
  - 或许表现为 *NF2* 基因突变
  - 一些携带正常 *NF2* 基因:提示第 2 肿瘤抑制基因也位于 22 号染色体上
- 放射相关脑膜瘤(RAM)
  - 1 和 22 号染色体缺失的非 RAM 与 RAM 之间无明显差异
- 遗传学影响肿瘤部位与组织学
  - 前颅底占位与完整的 22q 及脑膜内皮瘤之间发现较强相关性;凸面占位与 22q 破坏、转移及纤维化之间亦然
- **总结**:染色体数目失衡和肿瘤分级之间具有较强关联
  - CM:22q 缺失(47%),1p 删除(33%)
  - AM:1p(86%),22q(71%),10q(57%),14q 和 18q(43%)的缺失;15q 和 17q 的扩增
  - MM:1p 缺失(100%);此外 9p,10q,14q,15q,18q 和 22q 的缺失,以及 12q,15q 和 18p 的扩增
  - 兼具 1p/14q 的缺失在 CM(13%),AM(43%),和 MM(67%)中均可出现

分期、分级和分类

- MIB-1 抗体(Ki-67)免疫组化染色与复发率相关
  - MIB-1=细胞增殖期表达的核内非组蛋白型蛋白,静息期不表达
  - MIB-1 染色产生标记指数(LI)用以定量分裂细胞的数目
    - LI<4.4%→82%患者 6 年内不复发
    - LI>4.4%→32%患者 6 年内不复发

显微镜下特点

- AM 特征(WHO 标准)
  - ↑有丝分裂活性(4 个或以上有丝分裂/10 受精后小时 HPF)
  - 3 个或以上
    - 小细胞伴高核质比
    - 核仁突出
    - 无阻碍的乱序片层样生长
    - 自发或地域性的坏死灶
- MM 特征(WHO 标准)
  - AM 特征伴有非交界性的恶性潜能
    - 恶变细胞学,高分裂指数

临床要点

人口统计学

- 年龄
  - 中年
  - AM 发病比寻常脑膜瘤提前 10 年左右
- 性别
  - 男:女=1:1.5~1:1.3
- 族裔
  - 非裔美洲人更为常见
- 流行病学
  - 脑膜瘤是最常见的成人原发颅内肿瘤之一(13%~20%)

- AM:占全体脑膜瘤的 10%~30%(不断攀升)
- MM:占脑膜瘤的 1%~3%(罕见)
  - 每 10 万人中约 6 人患病
  - 脑膜瘤的家族倾向=NF2
- 地域倾向
  - 在非洲,脑膜瘤占据接近 30%的成人原发颅内肿瘤

自然病程及预后

- 相比 AM 和 MM,典型脑膜瘤的无复发生存率,复发时间中位数最长
  - 典型良性脑膜瘤=仅 9%复发率
  - AM 复发率:28%
    - 5 年生存率:86%;10 年生存率:61%
    - 5 年无复发生存率:48%
    - 复发时间中位数:3 年
  - MM 复发率:75%
    - 5 年存活率:35%
    - 5 年无复发生存率:29%
    - 复发时间中位数:2 年
  - microRNA-224 参与脑膜瘤恶变进程

治疗

- 术前栓塞
  - 多采用特定介质(如聚乙烯醇)
  - 可减少手术时间及失血
- 手术目标
  - 肿瘤及受累硬脑膜/硬脑膜尾切除(阴性切缘)+硬膜成形术
  - 切除受累或增生的骨骼
  - 术前对于肿瘤是 AM 还是 MM 的认知或许会改变手术计划
    - 更激进地手术以实现全部切除
    - 并发症:脑脊液散播
- 放疗:常在 AM、MM 中施用
  - 分光外束照射疗法
  - 立体定位放射手术
- 复发治疗
  - 再次手术
  - 外照射,立体定位放疗手术

诊断纲要

影像学解读要点

- 术前界定肿瘤**整体**范围
- 典型的影像学表现不能排除非典型变异可能

参考文献

1. Aboukais R et al: Grade 2 meningioma and radiosurgery. J Neurosurg. 1-6, 2015
2. Cao X et al: Survival rates, prognostic factors and treatment of anaplastic meningiomas. J Clin Neurosci. ePub, 2015
3. Shibuya M: Pathology and molecular genetics of meningioma: recent advances. Neurol Med Chir (Tokyo). 55(1):14-27, 2015
4. Smith MJ: Germline and somatic mutations in meningiomas. Cancer Genet. ePub, 2015
5. Wang M et al: MicroRNA-224 targets ERG2 and contributes to malignant progressions of meningioma. Biochem Biophys Res Commun. ePub, 2015

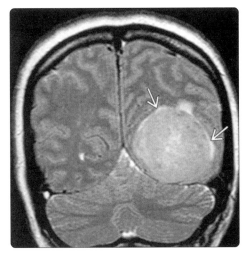
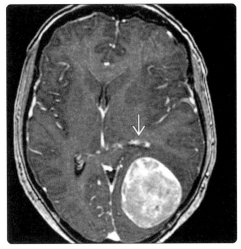

图 14-94 （左图）一位 47 岁男性的冠状位 T2WI MR 显示边界清晰、均匀的脑外肿物伴有轻度水肿➡。（右图）同一例患者轴位 T1 增强 MR 显示明显的相对均匀的强化。注意左侧三角区受压➡。手术切除和组织学评估提示恶性脑膜瘤（WHO Ⅲ级），但影像学并无侵袭性的征象。活检对于界定脑膜瘤组织学分类和分级是十分必要的

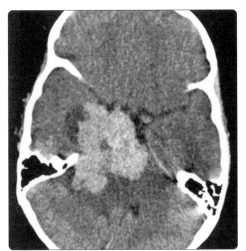
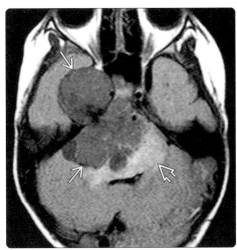

图 14-95 （左图）轴位 CT 平扫显示分叶状高信号肿物沿右侧天幕分布。（右图）同一例患者轴位 FLAIR MR 显示一处低信号，多叶状的肿物➡伴有灶周水肿➡并对第 4 脑室产生占位效应

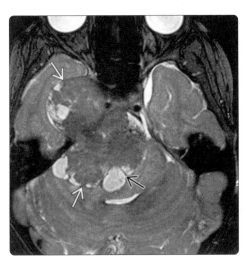
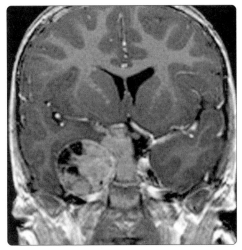

图 14-96 （左图）同一例患者高分辨率轴位 T2WI MR 显示边界清晰的低信号肿物➡伴有囊性成分➡。低信号提示肿瘤含有丰富细胞间质。（右图）冠状位 T1WI 增强 SPGR MR 显示肿瘤实体成分强化。外科手术切除后，组织学诊断为混合型透明细胞脑膜瘤（WHO Ⅱ级）伴有一处涡旋硬化灶变异

要 点

术语

- 非脑膜内皮良性间质肿瘤(BMT)
  - 通常为硬脑膜、颅骨和/或头皮受累
  - 举例＝软骨瘤、骨软骨瘤、骨瘤等

影像

- 硬脑膜、颅骨、颅底、头皮受累未见恶变特征
- 常用 CT 平扫、CT 骨窗
- T1WI 增强 MR 用于评估未钙化的软骨、脑受累及恶性程度

主要鉴别诊断

- 良性脑膜内皮肿瘤
- 恶性脑膜内皮肿瘤
- 恶性非脑膜内皮肿瘤

病理

- 脑膜含有原始多分化潜能的间质细胞
  - 可形成广谱的非脑膜内皮肿瘤

临床要点

- BMT 通常无症状
- BMT 少见甚至罕见
- 无症状性病变无须治疗
- 手术指征:症状缓解、外观修复

诊断纲要

- 寻找症状性 BMT 的证据
  - Gardner:多发骨瘤
  - Maffucci:多发内生软骨瘤伴血管瘤
  - Ollier:内生软骨瘤病

图 14-97 (左图)轴位 T2MI 显示边界清晰的蝶鞍上肿物,伴有弓形低信号➡环绕高信号分叶区域➡。(右图)同一病例冠状位 T1WI 增强 MR 显示肿物累及左海绵窦,明显强化,强化不均匀。组织学诊断为内生软骨瘤。(照片来自 P. Sundgren MD)

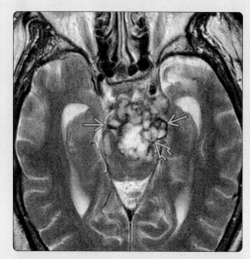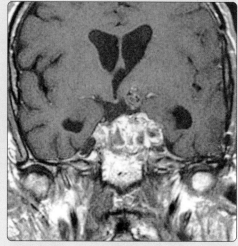

图 14-98 (左图)轴位 T2WI MR 显示左侧中颅窝区域边界清晰、分叶状、超低信号肿物➡。(右图)同一病例轴位 T1WI 增强 FS MR 显示肿物周边不均匀强化。术中发现独立性纤维瘤。(照片来自 R. Hewlett MD)

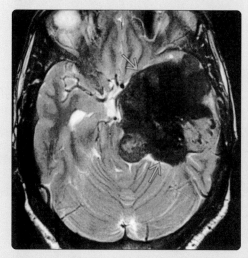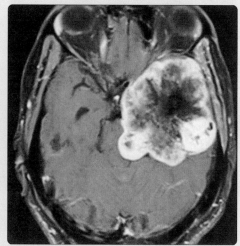

术语

缩写

- 良性间质肿瘤（BMT）
  - 包括软骨瘤（CD）、骨软骨瘤（OCD）、骨瘤（OST）及其他多种

同义词

- 良性非脑膜内皮肿瘤

定义

- 非脑膜内皮样间质良性肿瘤
  - 通常累及硬脑膜、颅骨和/或头皮

影像

一般特征

- 最佳诊断依据
  - 硬脑膜、颅骨、颅底或头皮受累未见恶变特征
- 分布
  - BMT：硬脑膜、颅骨、颅底、头皮
    - CD：蝶鞍/蝶鞍旁最为常见；硬脑膜/脑镰罕见
    - OCD：常起源于颅骨基底；硬脑膜/脑镰罕见
    - OST：累及外侧骨板；内侧骨板少见

影像学表现

- X 线
  - CD：扩张性病变包含间质钙化及骨内膜缺损
  - OCD：广基或有蒂的骨样突起
  - OST：致密病变不累及板障

CT 表现

- CT 平扫
  - 软骨瘤：
    - 扩张性、分叶状、软组织肿物
    - 含曲线性基质钙化
    - 骨内膜缺损骨质重吸收→"碟样化"
    - 无蒂或有蒂与 OCD 中一致
  - 骨软骨瘤
    - 或许可见皮层骨上钙化基质壳
    - 母系骨与 OCD 皮质骨相连
  - 骨瘤
    - 致密病变不累及板障
- 增强 CT
  - CD：或许可见轻微强化
  - OCD：±软骨帽强化
  - OST：无强化

MR 表现

- T1WI
  - CD：中等强化
  - OCD：混合信号，或许可见低信号钙化间质散布于皮质骨壳上
  - OST：低信号
- T2WI
  - CD：高至低信号
  - OCD：混合信号，或许可见低信号钙化间质散布于皮质骨壳上
  - OST：多种信号
- T1WI 增强
  - CD：曲线隔强化（环形或弧形），扇形边界
  - OCD：或许有周围软骨帽强化
  - OST：无强化

核医学表现

- 骨扫描
  - CD：若旺盛成骨期为放射性浓聚
  - OCD：各异
  - OST：在旺盛生长期为放射性浓聚，逐渐消减为背景水平

影像检查方法推荐

- 最佳诊断方法
  - CT 平扫+CT 骨窗可适用多数病变
  - MR 增强评估非钙化软骨，软组织受累及恶性变情况
- 推荐影像检查方法
  - CT：轴位及冠状位的颅底薄层扫描
  - MR：脂肪饱和以证实脂肪成分或最大化头皮病灶的成像

鉴别诊断

良性脑膜内皮瘤

- 常见脑膜瘤
  - MR 特征性表现伴有硬脑膜尾

恶性脑膜内皮瘤

- 非典型/恶性脑膜瘤
  - 浸润性、破坏性病变

恶性非脑膜间皮肿瘤

- 骨肉瘤
  - 溶骨+软组织肿物 & 边界不清
  - 肿瘤钙化可见"日光征"
- 原发脑膜肉瘤
  - 极为罕见的非脑膜内皮型脑膜肿瘤
- 其他多种肉瘤

病理

一般特征

- 病原学
  - 脑膜含有原始多潜能的间充质细胞
    - 可产生一系列非脑膜内皮肿瘤
  - CD
    - 来自蝶鞍斜坡/颅底软骨联合
    - 异位胚胎软骨细胞残留；或许为血管旁间充质组织化生
  - OCD
    - 最常见的放射相关的良性肿瘤
    - 起源于骺板碎片，发生在颅骨内的病变最常见于先天缺陷
  - OST：不确定性；在冷水泳者内听道内发现→或

许为炎症反应
- 相关疾病
  - Gardner 综合征：多发骨肉瘤、皮肤肿瘤、直肠息肉
  - Maffucci 综合征：多发内生软骨瘤与软组织血管瘤相关
  - 多发遗传性外生骨疣：多发 OCD
  - Ollier 病：内生软骨瘤病

分期、分级与分类

- 2007 WHO 分类
  - 脑膜肿瘤
    - 脑膜内皮细胞肿瘤
      - 脑膜瘤（列出 15 种亚型）
    - 间质肿瘤
      - 列出 23 种亚型
      - 包含良性和恶性非脑膜内皮的间质肿瘤
    - 原发黑素细胞病变（列出 4 种亚型）
    - 其他与脑膜相关肿瘤：只列出血管母细胞瘤

大体病理及术中特征

- 整体评价：颅骨和颅底骨化的比较
  - 颅骨由膜内骨化发育而来→膜性肿瘤的起源（如 OST）
  - 蝶鞍斜坡和颅底由软骨内骨化发育而来→软骨型肿瘤的来源（如 CD、OCD）
- CD
  - 良性骨软骨性肿瘤
  - 若位于骨或软骨内为"内生软骨瘤"
  - 多发肿瘤＝软骨病或内生软骨病
  - 类似 OCD 无蒂或有蒂
  - 大体病理：软骨和骨化软骨
- OCD
  - 良性骨软骨肿瘤
  - 软骨帽骨性外生骨疣；广基或有蒂
  - 大体病理：不规律的固执肿物伴有软骨帽±钙化
- OST：良性膜性肿瘤
  - 大体病理：作为成熟板层骨出现

显微镜下特征

- CD
  - 分散的骨小梁之中可见良性软骨细胞
  - 大量透明软骨基质
  - 或许存在非典型细胞
  - 免疫组化染色波性蛋白及 S100 蛋白阳性
- OCD：软骨帽包绕骨质赘生物，皮质、小梁、骨髓与正常骨无异
- OST：2 种类型
  - 致密型或"象牙型"：由成熟的板层骨构成；无哈弗管或纤维组分
  - 小梁型：由海绵状的小梁骨构成，骨髓边界由皮质骨环绕而成

临床要点

临床表现

- 最常见的表现/症状

○ BMT 通常无明显症状
○ OCD 和 OST：或许表现为"骨质隆起"
○ CD 和 OCD：如若在蝶谷斜坡或颅底，可存在神经缺陷；罕见癫痫

人口统计学

- 年龄
  - CD：任何年龄均可出现，在 20～40 岁达峰
  - OCD：平均年龄多发＝21 岁，单独＝30 岁
  - OST：在 60 岁发病率最高
- 性别
  - CD：男：女＝1：1～2：1
  - OCD：男：女＝1.5：1～2.5：1
  - OST：男：女＝1：3
- 流行病学
  - BMT 少见或极为罕见
  - CD：蝶鞍斜坡和颅底部位最常见的良性骨软骨瘤；占颅内肿瘤的 0.1%～1%
  - OCD：
    - 最常见的良型骨肿瘤（占原发骨肿瘤的 8%～9%，占其中良性的 36%）
    - 最常见的软骨肿瘤（12%多发）
  - OST：最常见的原位颅盖肿瘤→人群发病率 0.4%

自然病程及预后

- CD：少见恶性转移
- OCD：少见恶性转移
  - 广基，大的软骨帽易于退变
  - 随数目和大小提高风险增加
  - 骨软骨病恶变率为 25%～30%，相比单发约为 1%
- OST
  - 慢性增殖性病变通常无症状
  - 继发黏液囊肿侵犯颅内穹窿

治疗

- 无症状病变无须治疗
- 手术指征：症状缓解，外形修复
- 手术目标：完全切除，若肿瘤无法完全切除则行刮除术

诊断纲要

注意

- 患者可能伴有临床综合征

参考文献

1. Lee DH et al: Characteristics of paranasal sinus osteoma and treatment outcomes. Acta Otolaryngol. 1-6, 2015
2. Atalay FO et al: Intracranial extra-axial chondroma: a case report. J Nippon Med Sch. 81(1):35-9, 2014
3. Sanal HT et al: Bumps over cheeks. Skeletal Radiol. 43(2):233, 267-8, 2014
4. Wen G et al: Solitary fibrous tumor of the central nervous system: report of 2 cases and review of literature. Int J Clin Exp Pathol. 7(6):3444-8, 2014
5. Fountas KN et al: Intracranial falx chondroma: literature review and a case report. Clin Neurol Neurosurg. 110(1):8-13, 2008
6. Louis DN et al: The 2007 WHO classification of tumours of the central nervous system. Acta Neuropathol. 2007 Aug;114(2):97-109. Epub 2007 Jul 6. Review. Erratum in: Acta Neuropathol. 114(5):547, 2007

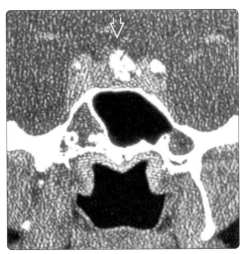 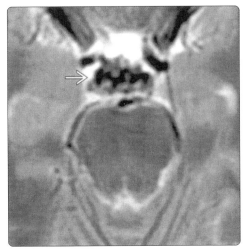

图 14-99 （左图）冠状位 CT 平扫显示一处软骨内间质钙化➡。未见有蒂将其与母骨相连。（右图）轴位 T2WI MR 显示一处来自骨软骨瘤软骨帽内原发低信号钙化➡

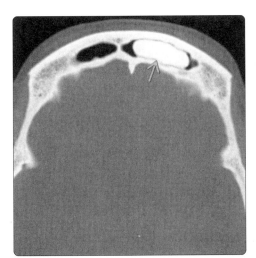 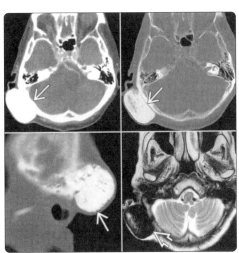

图 14-100 （左图）轴位 CT 骨窗显示一处位于左侧额窦的典型骨瘤➡。（右图）影像拼贴显示一处起源于枕骨的经典骨瘤➡。注意 T2WI 非常低的信号➡。在头部，鼻旁窦和颅盖是此类良性肿瘤最常好发部位

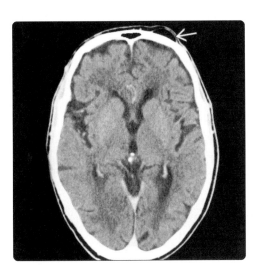 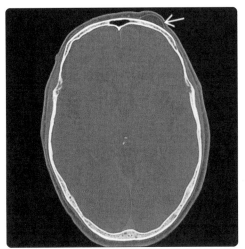

图 14-101 （左图）急诊一位神智不清的 81 岁男性轴位 CT 平扫显示左额骨非常低密度的头皮病变➡。（右图）同一病例的 CT 骨窗显示病变➡和皮下脂肪等密度。偶发头皮脂肪瘤并不罕见。颅内脂肪瘤通常认为是正常畸形，而非肿瘤或病变

四、混合型恶性间质肿瘤

要 点

术语

- 非脑膜内皮性恶性间质肿瘤
  - 组织学与颅外软组织或骨肿瘤吻合
  - 多为肉瘤

影像

- 高侵袭性的硬脑膜、颅骨、颅底、头皮,病变局灶性侵袭
- 无定形性,边界不清,快速变大的肿物,通常兼有脑内和脑外组分
- 最适影像学工具:T1WI 增强 FS MR;CT

主要鉴别诊断

- 良性脑膜内皮型肿瘤
- 恶性脑膜内皮型肿瘤
- 转移瘤

病理

- 公认学说:脑膜含有原始的多分化潜能的间质细胞,可分化成为不同组织学分型的非脑膜内皮肿瘤

临床要点

- MMT 患者的预后整体很差
- 活检对于建立组织学诊断及引导治疗方案至关重要
- 首选治疗:广谱放射手术根除
- XRT:预防局部复发,↓转移风险
- 常考虑化疗、短程近距离疗法

诊断纲要

- 无特异性的放射学发现可与其他肿瘤相鉴别

图 14-102 (左图)一例患有软骨肉瘤的患者的轴位 T1WI 增强 MR 显示一处分叶状,基于脑膜的肿物伴高信号强化➡,周围脑实质内可见细小反应。(右图)轴位增强 CT 显示一例非常罕见的原发脑膜肉瘤,表现为显著的浸润性病变伴有不同程度的强化,颅骨破坏➡,头皮浸润➡

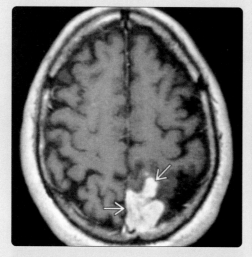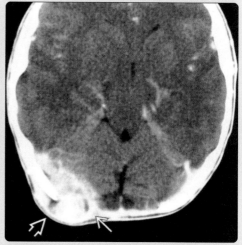

图 14-103 (左图)一位患有原发顶盖尤因肉瘤的患者的冠状位 T2WI MR 显示一处明显的低信号硬膜外细胞团块,伴有高信号的囊性/坏死性成分➡,考虑起源于顶盖区。注意硬膜的移位➡,跨硬脑膜的侵袭➡,以及巨大的帽状腱膜下病变。(右图)同一例患者冠状位 T1WI 增强 MR 显示明显但非均匀的强化,更好地展示了跨硬膜的病变➡

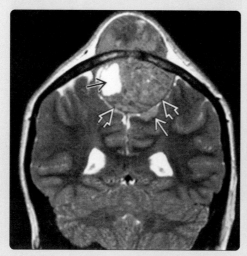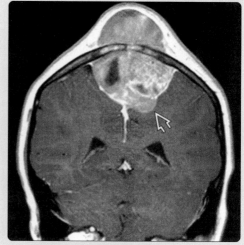

术语

缩写

- 恶性间质肿瘤(MMT)

同义词

- 恶性非脑膜内皮肿瘤

定义

- 非脑膜内皮性恶性间质肿瘤
  ○ 组织学与颅外软组织或骨肿瘤吻合
  ○ 多为肉瘤
    - 血管肉瘤(ANGIO)、软骨肉瘤(CHON)、纤维肉瘤(FIBRO)
    - 骨肉瘤(OSTEO),横纹肌肉瘤(RHAB)
    - 脑膜肉瘤(MENSARC),尤因肉瘤(EWING)等

影像

一般特征

- 最佳诊断依据
  ○ 高侵袭性的硬膜、颅骨、颅底、头皮病变局灶浸润
- 形态学
  ○ 无定形性,边界不清,快速变大的肿物,通常兼有脑内和脑外组分

放射表现

- X 线
  ○ 常为放射线透过性病变→边界溶解不清,无骨周反应(除外尤因肉瘤)

CT 表现

- CT 平扫
  ○ 常为放射线透过性病变→边界溶解不清,无骨周反应(除外尤因肉瘤)
  ○ ANGIO:反应性骨化,可能坏死
  ○ CHON:可能含有点状或戒状与弧状,Ca^{2+}
  ○ MENSARC:可能致密、双凸、类似急性硬膜下血肿
  ○ OSTEO:钙化基质可能存在"日光征"
  ○ EWING:通常超致密(细胞性)
- 增强 CT
  ○ 多数强化
  ○ ANGIO:非常明显的强化
  ○ EWING:异质性伴有骨周反应(但颅骨病变无"洋葱皮"样病变)

MR 表现

- T1WI
  ○ 不同程度的低信号
  ○ 非常低信号(纤维,软骨,骨样组织)
  ○ 常浸润脑部
- T2WI
  ○ 最常见为显著的高信号伴有异质性信号和颅内浸润

  ○ 或许可见纤维、软骨和骨组织的极低信号
  ○ EWING:通常低信号(细胞性)
- FLAIR
  ○ 最适评估水肿及脑部浸润
- T1WI 增强
  ○ 多为强化,通常致密
  ○ 或许含有硬膜尾,坏死区域
  ○ ANGIO:非常明显的强化
  ○ CHON:也许表现"蜂巢状"改变
  ○ EWING:异质性伴有坏死

血管造影结果

- DSA
  ○ 多数含有高度新生血管
  ○ 其他表现为无血管的占位效应
- 介入:术前栓塞以减少手术时间和出血

影像检查方法推荐

- 最适影像学工具
  ○ T1WI 增强 FS MR;CT 用以基质成像

鉴别诊断

良性脑膜内皮瘤

- 常见脑膜瘤
  ○ 特征性的 MR 表现
  ○ 无浸润

恶性脑膜内皮瘤

- 非典型/恶性脑膜瘤
  ○ 浸润性、破坏性病变
  ○ 远比 MMT 常见

转移瘤

- 常已知颅外恶变
- 经常多灶性
- 远比 MMT 常见

病理

一般特征

- 病原学
  ○ 已知理论:脑膜含有原始的多分化潜能的间质细胞,可分化成为不同组织学分型的非脑膜内皮肿瘤
  ○ 准确的病因并未明确;2 种学说
    - 肉瘤组分或许源自血管周鞘膜的间质元素(成纤维、内皮、平滑肌、周细胞)或源自蛛网膜
    - 最可能来源于多能脑膜间质细胞
  ○ 辐射为已知病因,最常见于 FIBRO,潜伏期长达 5~10 年
  ○ EWING:组织起源尚不明确,属于神外胚层肿瘤家族
- 遗传学
  ○ EWING:22 号和 11 号染色体发生细胞遗传学转位(80%)

分期、分级和分类

- 2007 WHO 第 4 版分类
  - 脑膜肿瘤
    - 脑膜内皮肿瘤
      - □ 脑膜瘤(列出 15 种亚型)
    - 间质肿瘤(列出 23 种亚型)
      - □ 包括良性和恶性非脑膜内皮细胞间质肿瘤
  - 原发黑素细胞病变(列出 4 种亚型)
  - 其他脑膜相关肿瘤:仅列出血管母细胞瘤

大体病理及术中特点

- CHON:均匀棕色的软骨样组织外表面有蓝白色光泽
- FIBRO:浅粉色,肉质
- MENSARC:弥散的柔脑膜受累(10%)或大块分散病灶
- OSTEO:软组织伴有出血,Ca^{2+},坏死

显微镜下特点

- 考虑到缺乏 MMT 特异性的临床/放射表现,诊断几乎都以组织病理学完成
- ANGIO
  - 不规律的吻合血管通路以增生性的内皮细胞和周细胞为线
  - 细胞角蛋白、波形蛋白、荆豆凝集素、抗人类内皮细胞标记 CD31(+)
- CHON
  - 未分化的间质细胞,透明软骨岛,波形蛋白,及 S100 蛋白阳性
  - 微量原料主要由形态单一,伴有颗粒性细胞质和中央圆核的小圆细胞构成,背覆黏液样基质背景
  - 偶尔可见巨细胞;PAS 染色(−)
- FIBRO
  - 高度细胞性伴有层状梭形细胞或交错的纤维束成人字形排列
  - 骨、类骨质和软骨不可见
- MENSARC
  - 多性细胞肉瘤
- OSTEO
  - 骨小梁之中单或多核非典型多边形细胞,环绕有未成熟的类骨质
  - 成骨性的,成软骨性的,以及小细胞亚型
- RHAB
  - 恶性非分化肿瘤
    - 肌肉分化灶
  - 电镜:胞质内异常合成的肌原纤维构成的细丝状纹路
  - 肌动蛋白、桥粒蛋白、肌红蛋白、波性蛋白阳性
- EWING
  - 小圆细胞肿瘤
  - 高核质比

临床要点

临床表现

- 最常见的表现/症状
  - 根据肿瘤位置不同,临床表现差异巨大
  - 大脑凸面:偏瘫和癫痫最为常见
  - 颅底:脑神经病变
  - 常为迅速增长的占位病灶,伴周围组织水肿
  - 头痛、疼痛、发热、皮疹、咯血

人口统计学

- 年龄
  - 更高度分化的肿瘤可见于儿童,而低度分化见于成人
  - ANGIO:任何年龄
  - CHON:20~30 岁,平均:37 岁
  - FIBRO:通常为中年人
  - MENSARC:儿童>成人
  - OSTEO:>30 岁;在 60 岁达峰
  - RHAB:儿童>>成人
  - EWING:75%<20 岁;在 3~15 岁达峰
- 性别
  - 多数无性别偏向性
  - FIBRO、MENSARC 和 EWING:男>女
- 流行病学
  - MMT:占颅内肿瘤的 0.5%~7.2%
  - CHON:占全部颅内肿瘤的 0.15%
  - MENSARC:占儿童颅内肿瘤的 0.7%~4.3%
  - RHAB:占全部颅内肿瘤<1%

自然病程及预后

- MMT 患者的预后整体很差
  - 硬膜和脑膜处 CHON 预后良好;5 年后无复发生存率达 65%
  - EWING:多数由于可被完全或部分切除而预后良好;5 年生存率(57.1%)
- 多数有不休止的局部复发和中枢神经系统 CNS 外转移倾向
  - 可能发生于诊断或初次治疗多年后

治疗

- 治疗的目标是将病情控制在局部
- 活检对于建立组织学诊断和指导治疗计划十分重要
- 初步治疗:广泛彻底的外科清除
- 术后放疗:阻止局部复发,降低转移风险
- 常会考虑化疗和短程近距离放疗

诊断纲要

影像学解读要点

- 没有特定的鉴别 MMT 与其他肿瘤的影像学发现

参考文献

1. Koyama M et al: Radiation-induced osteosarcoma might mimic metastatic bone lesions: a case with bone scan and FDG PET/CT imaging. Clin Nucl Med. 40(5):427-9, 2015
2. Müller U et al: Is there a role for conventional MRI and MR diffusion-weighted imaging for distinction of skull base chordoma and chondrosarcoma? Acta Radiol. ePub, 2015
3. Hadley C et al: Osteosarcoma of the cranial vault and skull base in pediatric patients. J Neurosurg Pediatr. 13(4):380-7, 2014
4. Jing Z et al: The imaging features of meningeal Ewing sarcoma/peripheral primitive neuroectodermal tumours (pPNETs). Br J Radiol. 87(1041):20130631, 2014
5. Krishnamani K et al: Primary Ewing's sarcoma of the cranium: case series and review of literature. J Cancer Res Ther. 10(2):377-80, 2014

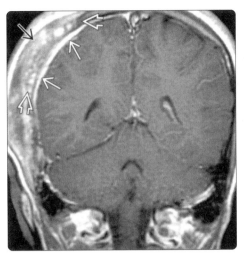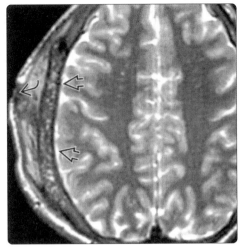

图 14-104 （左图）一位患有原发顶盖尤因肉瘤的患者冠状位 T1WI 增强 MR 显示明显的头皮受累➡️，顶盖由于扩张下层出现斑驳造影➡️，以及底层硬脑膜的增厚➡️。（右图）同一患者轴位 T2WI MR 显示表浅溃疡，可见真皮层的破溃➡️。注意顶盖下出现的扩张和斑驳样表现➡️

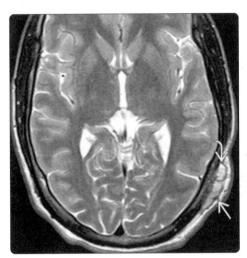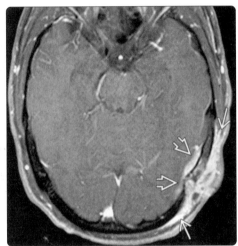

图 14-105 （左图）轴位 T2WI MR 显示一处左侧顶骨头皮肿物➡️。可见肿物浸润下层颅骨并包含血-液平➡️。组织学证实为高度软骨母细胞骨肉瘤（WHO Ⅲ级）。（右图）同一例患者轴位 T1WI 增强 FS MR 显示肿块实际范围➡️而更清晰地描画出颅内伴有顶盖侵袭和硬脑膜浸润的范围➡️

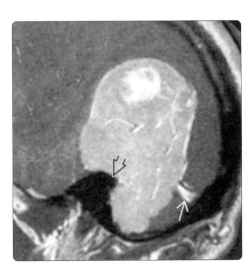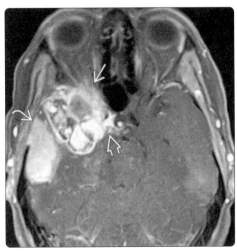

图 14-106 （左图）矢状位 T1WI 增强 MR 显示一例岩骨尖起源的纤维肉瘤➡️以及阻塞的横窦➡️。（右图）轴位 T1WI 增强 FS MR 显示一例侵袭性非均匀强化肿物侵入眶部➡️和海绵窦➡️，经颅骨缺口延伸进入头皮➡️。组织学证实为软骨肉瘤和骨肉瘤，混合有非典型脑膜内皮细胞型脑膜瘤。此肿瘤源于之前切除脑膜瘤后的放疗

要 点

术语

- 良性的颅骨内病变伴有明显的血管及一些无血管性组分

影像

- 最佳线索:边界锐利伴有扩张性颅骨病变
- 额骨、颞骨、顶骨依次递减
- 常见为单发肿瘤,但 15% 多发
- 最佳影像检查:CT 骨窗
  - 边界锐利伴扩张性病变
  - 1/3 周围硬化带薄弱
  - 内外骨板完整
  - 通常外骨板较内骨板扩张更为明显
  - 小梁增厚伴辐射状骨针
- MR 信号特点取决于
  - 慢速静脉血量
  - 红骨髓和转换脂肪骨髓的比率
  - 低致密性骨小梁
- T1WI
  - 低至等信号
- T2WI
  - 通常异质性高信号"灯泡光"
- T1 增强
  - 弥散而异质性的强化
  - "渗入"伴延迟显像
  - 或许可见硬膜尾

病理

- 依据优势血管分类:毛细血管型、海绵窦型或混合型

临床要点

- 通常无症状
- 顶盖血管瘤罕见:占骨肿瘤的 0.2%
- 罕见需要治疗

图 14-107 (左图)冠状位示意图所示为一处边界锐利的扩张性颅骨病变➡。由于板障内小梁增厚形成,其出现轻微的蜂巢状外观。(右图)冠状位 T1WI 增强 MR 显示一处扩张性顶盖血管瘤➡。可见弥散不均匀强化。不均匀是血管强化与低信号骨小梁相互作用的结果

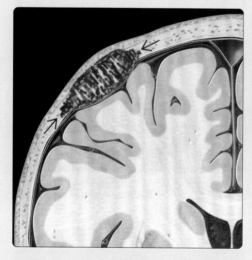
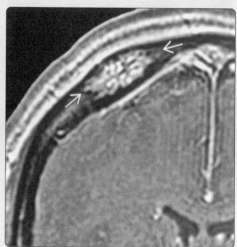

图 14-108 (左图)此照片特写所示为切除后的顶盖血管瘤。注意板层骨放射状的骨针➡散布有大小各异的血管通道➡。(右图)轴位 CT 骨窗所示为一处颅骨肿物➡伴有下层顶盖血管瘤➡及相伴的针状骨➡

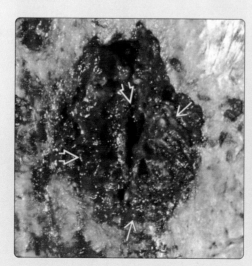
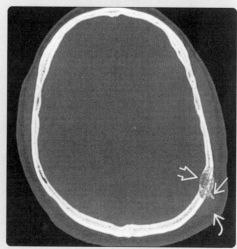

术语

同义词

- 骨性血管瘤、骨内血管瘤

定义

- 良性颅骨内病变伴有显著的血管和一些非血管组分

影像

一般特征

- 最佳诊断指征
  ○ 边界锐利伴有扩张性病变
- 发病部位
  ○ 颅骨:20%骨内血管瘤
    - 板障骨空隙
    - 额骨、颞骨、顶骨依次递减
    - 少见于枕骨和蝶骨
  ○ 椎骨:28%骨内血管瘤
- 大小
  ○ 1~4cm
- 形态
  ○ 单发,但15%为多发;圆形或卵圆形

放射表现

- X线
  ○ 边界锐利伴有扩张性病变
  ○ 可能有周围硬化带薄弱
  ○ 表现为"蜂巢状"或"日光征"

CT表现

- 增强CT
  ○ 可强化
- CT骨窗
  ○ 边界锐利的扩张性病变
    - 1/3出现周围硬化带薄弱
  ○ 内外骨板完好
    - 外骨板通常相较内骨板扩张更明显
      □ 双侧骨板侵蚀少见(3%)
    - 缺损性非骨质边界
  ○ "轮辐征","网织征"或网状外观
    - 板障内小梁增厚伴有辐射状骨针
  ○ 也出现"肥皂泡"或"蜂巢状"外观

MR表现

- T1WI
  ○ 低至等信号
    - 小灶病变可能表现为高信号:脂肪组织是T1WI高信号的主要原因
    - 大病变常呈低信号,继发于骨小梁增厚的出现
  ○ 可为出血性
    - 信号取决于血红蛋白分期
- T2WI
  ○ 常为不均匀高信号("灯泡光")
    - 血流缓慢或静脉淤滞是T2WI高信号的主要原因
    - 可见低信号骨针
  ○ 可能为出血性
    - 信号取决于血红蛋白分期
- T1WI增强
  ○ 弥散而不均匀强化
    - 延迟期强化
- MR信号特征取决于
  ○ 慢流速静脉血量
  ○ 红骨髓和转换脂肪骨髓的比率
  ○ 低信号骨小梁

核医学表现

- 骨扫描
  ○ 从少光性至中等程度活性增强

影像检查方法推荐

- 最佳影像检查方法
  ○ CT骨窗明确小梁和皮质细节
- 推荐检查方法
  ○ MR增强以明确腔隙

鉴别诊断

"颅骨空洞",单发(常见)

- 正常解剖学变异:裂隙、空洞、窦道、导静脉管、蛛网膜(脉络膜)颗粒、顶骨薄弱
  ○ CT显示正常解剖结构
- 手术:钻孔、分流、手术缺损
  ○ 手术史
- 外伤、骨折
  ○ CT确诊骨折
- 皮样囊肿
  ○ 边界清晰含有脂肪的单叶囊
- 嗜酸性粒细胞肉芽肿
  ○ <5年;"斜缘","洞中洞","纽扣样坏死"
  ○ 累及内外骨板
- 转移瘤
  ○ 老年患者,常有癌症史
- 低级别血管内皮瘤
  ○ 可能难于鉴别

"颅骨空洞",单发(不常见)

- 局限性骨质疏松症
  ○ T1WI和T2WI低信号皮质增厚,小梁结构粗糙
- 表皮样瘤
  ○ 非强化性病变伴有致密骨性边界
- 脑膨出
  ○ 年轻起病,骨质病变伴有组织疝
- 板障内蛛网膜囊肿
  ○ T1WI和T2WI CSF等信号
- 板障内脑膜瘤
  ○ 均匀强化
  ○ 或许有内外骨板破坏
- 柔脑膜囊肿
  ○ X线和CT显示为"骨折生长"模式
- 恶性间质性肿瘤,混合型

○ 非常罕见、大而高度侵袭型的肿瘤

"颅骨空洞"，多发（常见）

- 正常解剖结构变异：裂隙、空洞、窦道、导静脉管、蛛网膜（脉络膜）颗粒、顶骨薄弱
  ○ CT 显示正常解剖结构
- 手术
  ○ 钻孔、手术缺损
- 转移瘤
  ○ 老年患者,常有癌症病史
- 淋巴瘤
  ○ 系统性淋巴瘤病史
- 骨质疏松
  ○ 年迈;骨质缺乏,小梁丢失,皮质变薄

"颅骨空洞"，多发（不常见）

- 甲状旁腺亢进
  ○ "椒盐状"颅骨
- 骨髓瘤
  ○ 多发,边界清晰,松解性,"凿孔样"
  ○ 累及内外骨板
- 骨髓炎
  ○ 2~12 岁;男:女 = 3:1;混合松解性/增生型病变
  ○ "虫蛀样"特征/渗透性的髓质和皮质破坏伴新骨形成

病理

一般特征

- 病因学
  ○ 先天性或与陈旧创伤相关
- 遗传学
  ○ 几乎全为散发
  ○ 在罕见先天血管瘤病中,颅骨、椎骨、肌肉、皮肤、皮下组织可能皆受累

分期、分级和分类

- 基于优势血管分类：毛细血管型、海绵窦型、或混合型

大体病理及术中特点

- 棕红色,无包膜,位于骨膜下

显微镜下特点

- 3 类组织学分类
  ○ 毛细血管型（典型位于脊柱）
    - 大量血管直径 10~100μm,管壁 1~3 个细胞厚度
    - 血管倾向于平行排列
  ○ 海绵窦型（典型位于颅骨）
    - 大而扩张的血窦,由纤维隔分隔而成
    - 单层内皮细胞
    - 或许见血管内栓塞伴有营养不良型钙化
  ○ 混合毛细血管/海绵窦型
- 可能会有反应性的新骨形成,与骨母细胞瘤类似
- 由于临近血管瘤通道内膜骨形成,成辐射状、网

状、或"轮辐征"样小梁增厚

临床要点

临床表现

- 最常见的表现/症状
  ○ 无症状
  ○ 其他表现/症状
    - 长期可触及的肿块、压痛、自发性疼痛、畸形
    - 少见硬膜外、硬膜下或蛛网膜下出血
- 临床意义
  ○ 肿物上皮肤可自由活动

人口统计学

- 年龄
  ○ 常见成年人;40~50 岁
  ○ 任何年龄均可患病
- 性别
  ○ 男:女 = 1:4~1:2
- 流行病学
  ○ 骨性血管瘤:占骨肿瘤的 0.7%~1%
    - 顶盖血管瘤（罕见）:占骨肿瘤的 0.2%
  ○ 10%为良性原发颅骨肿瘤

自然病程及预后

- 良性生长缓慢的肿瘤
- 可因反复出血导致体积增大

治疗

- 罕见需要治疗
- 手术指征包括:修正占位效应、控制出血、外观修复
  ○ 手术连同正常骨边界整体切除
  ○ 常可治愈,少见复发
- 手术入路困难时考虑放疗,同时放疗也是肿瘤次全切后的补充治疗
  ○ 并发症可包括瘢痕形成,儿童局部骨生长受损,罕见恶性转移

诊断纲要

注意

- 血管瘤仅为大型"颅骨空洞"的诊断之一,需要排除其他诊断
- 注意:常规骨活检和刮除术可导致严重出血
  ○ 影像学诊断前可预防并发症

影像学解读要点

- 内/外骨板完好,小梁增厚对诊断最有裨益

参考文献

1. Demir MK et al: Rare and challenging extra-axial brain lesions: CT and MRI findings with clinico-radiological differential diagnosis and pathological correlation. Diagn Interv Radiol. 20(5):448-52, 2014
2. AlMakadma Y et al: Diffuse calvarial cavernoma: case report and review of the literature. Childs Nerv Syst. 29(6):1047-9, 2013
3. Hong B et al: Surgical resection of osteolytic calvarial lesions: clinicopathological features. Clin Neurol Neurosurg. 112(10):865-9, 2010

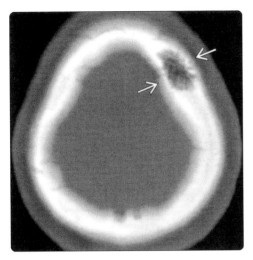

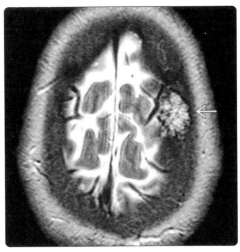

图 14-109 （左图）轴位 CT 骨窗显示一例良性外观的血管瘤，可见边界锐利的扩张性病变伴缺损性外沿，"蜂巢状"或网状结构构成增厚的骨小梁，以及完好的内外骨板➡️。（右图）同一例患者轴位 T2WI MR 显示高信号组织，主要为血流缓慢或静脉淤滞及脂肪➡️。注意"蜂巢状"或网状低信号影来自增厚的骨小梁

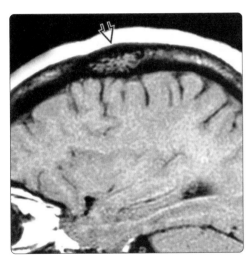

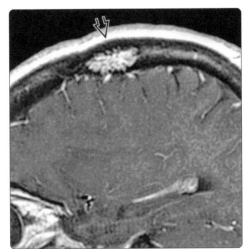

图 14-110 （左图）同一例患者矢状位 T1WI MR 显示血管瘤几乎为等信号病变➡️，相比覆盖的脂肪壳而言信号略低。（右图）同一例患者矢状位 T1WI 增强 MR 显示弥散而不均匀的强化➡️，后者为高信号血管强化和低信号骨小梁结合的结果

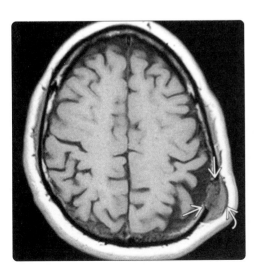

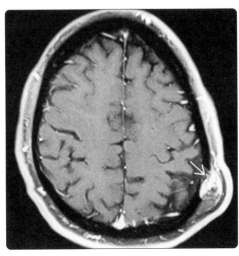

图 14-111 （左图）轴位 T1WI MR 所示为一名出现头皮"肿块"十年的 47 岁男性患者。显示一处顶盖肿物侵入周围顶盖➡️并突破外骨板延伸入帽状腱膜之下➡️。肿物在 T2WI 上信号很高（未显示）。（右图）同一例患者增强扫描早期图像显示部分"渗入"➡️的高信号增强肿物，此为血管瘤的特征性表现。稍延迟扫描（未显示）可见病变的完全强化

要　点

术语

- 良性非脑膜内皮型间质肿瘤
  - 典型表现为脑外硬膜和/或静脉窦血管团

影像

- 最佳诊断线索:显著的 T2 高信号;动态 T1WI 增强延迟"渗入"
- 定位:海绵窦、桥小脑角 CPA、其他硬脑膜
- CT 骨窗:侵蚀或重组,无骨质增生
- T1 增强:可能异质性伴慢性向心性"渗入"(与肝血管瘤类似)
- 最佳影像检查方法:动态 T1WI 增强 MR

主要鉴别诊断

- 静脉窦:脑膜瘤、神经鞘瘤、肉芽肿
- CPA:施万细胞瘤、脑膜瘤、表皮瘤
- 硬膜基底:脑膜瘤、转移瘤、肉芽肿、间质肿瘤

临床要点

- 生长非常缓慢,无恶变倾向
- 硬膜基底的治疗:规避手术切除,除非显示肿瘤生长
- 海绵窦治疗更为困难
  - 因为位置、出血和与重要神经血管结构的关联使得完全切除难于进行
  - 完全切除率低至 16%;整体手术死亡率高达 25%
  - 术前放疗剂量达 30Gy 可被用于减少出血
  - gamma 射线手术可能成为有效、安全的替代疗法

诊断纲要

- 影像学上常被误诊为脑膜瘤
- 动态 T1 增强可能显示"边缘至中心"的强化

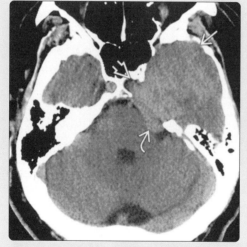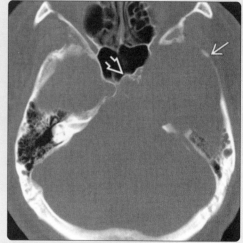

图 14-112 (左图)轴位 CT 平扫显示左侧中颅窝扩张,上覆顶盖因边界清晰,稍高信号的肿物➡压迫而变薄。肿物几乎完全填入中颅窝,延伸进入后颅窝➔和蝶鞍/海绵窦➔。(右图)同一患者的 CT 骨窗显示扩张的左侧中颅窝和极度变窄的被覆顶盖➔。蝶鞍的骨质结构也出现改变➔

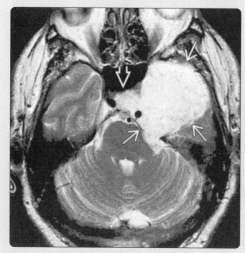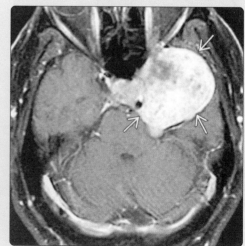

图 14-113 (左图)同一病例轴位 T2WI MR 显示肿物➡为显著高信号,几乎完全填满左侧中颅窝并延伸进入蝶鞍/海绵窦➔。(右图)相同病例轴位 T1 增强 FS MR 显示注射对比剂后肿物高度而均匀强化➡。术中发现为海绵窦血管瘤。血管瘤应与高度强化而完全位于硬膜外的海绵窦肿物相鉴别

术语

定义

- 良性非脑膜内皮型间质肿瘤
  - 通常表现为脑外硬膜和/或静脉窦血管团

影像

一般特征

- 最佳诊断线索
  - 显著的 T2 高信号
  - 动态对比增强 MR 延迟"渗入"
- 定位
  - 海绵窦、CPA、其他硬膜

CT 表现

- CT 平扫:等至高信号肿物
- 增强 CT:显著均匀强化
- CT 骨窗:侵蚀或重建,无骨质增生

MR 表现

- T1WI
  - 低至等信号
- T2WI
  - 显著高信号
- T1WI 增强
  - 动态可能显示"边缘至中心"强化
  - 若延迟则出现均匀强化
- MRV
  - 评估窦和/或血流受累

血管造影结果

- 可变性:无血管至滋养血管染色
- 注意术前栓塞以降低术中失血

核医学结果

- ^{99}Tc 标记红细胞闪烁显像
  - 缓慢渐进性累积
  - 延迟显像活性持续提高

影像检查方法推荐

- 最佳影像检查方法
  - 动态 T1WI MR 寻找"向心"渗入

鉴别诊断

海绵窦

- 脑膜瘤、神经鞘肿瘤、结节病

CPA

- 施万细胞瘤、脑膜瘤、表皮瘤

硬膜基底

- 脑膜瘤、转移瘤、结节病、间质肿瘤

病理

分期、分级和分类

- WHO Ⅰ级

大体病理及术中特点

- 质软肿物常带有硬膜形成的假膜

显微镜下特点

- 蜂巢状、多个薄壁血管交通
- 单层内皮细胞无弹性膜或平滑肌细胞
- 胶原壁和扁平内皮相连
- 血管交通被纤维结缔基质相分隔

临床要点

临床表现

- 最常见的表现/症状
  - 头痛、眼窝后疼痛
- 其他表现/症状
  - 脑神经疾病、双瞳不等大、突眼征
  - 若窦血流受累可引起颅内高压
  - Kasabach-Merritt 综合征(消耗性凝血异常)
  - 可作为 POEMS 综合征(多神经病、器官肿大、内分泌疾病、骨髓瘤蛋白及皮肤改变)的一部分
  - 症状在怀孕或服用激素期间可出现或加重

人口统计学

- 年龄
  - 海绵窦:平均 44(范围:22~64)
- 性别:
  - 海绵窦:男:女 = 1:7
- 流行病学
  - 病变罕见

自然病程及预后

- 生长非常缓慢,无恶性退行性

治疗

- 基于硬膜的:避免手术切除,除非显示肿瘤生长
- 海绵窦更加困难
  - 由于位置、出血和与神经血管结构关联完全切除十分困难
  - 主要术中出血占 42%;其中 75% 为大出血或严重出血
  - 完全切除率低至 16%,整体手术死亡率高达 25%
  - gamma 激光手术可能为有效、安全的替代治疗

诊断纲要

影像学解读要点

- 基于影像学频繁被误诊为脑膜瘤
  - 动态图可能显示"边缘至中心"的强化

参考文献

1. Anqi X et al: Cavernous sinus cavernous hemangioma: imaging features and therapeutic effect of Gamma Knife radiosurgery. Clin Neurol Neurosurg. 127:59-64, 2014
2. He K et al: Magnetic resonance standard for cavernous sinus hemangiomas: proposal for a diagnostic test. Eur Neurol. 72(1-2):116-24, 2014
3. Song SW et al: Stereotactic radiosurgery for cavernous sinus hemangiomas. J Neurooncol. 118(1):163-8, 2014
4. Hasiloglu ZI et al: Cavernous hemangioma of the cavernous sinus misdiagnosed as a meningioma: a case report and MR imaging findings. Clin Imaging. 37(4):744-6, 2013
5. Yin YH et al: Surgical management of large and giant cavernous sinus hemangiomas. J Clin Neurosci. 20(1):128-33, 2013

要 点

术语

- 终末分化浆细胞的 B 细胞克隆肿瘤
  - 单发＝浆细胞瘤（PC）
    - 脑/CNS 属于髓外浆细胞瘤
  - 多灶＝多发性骨髓瘤（MM）

影像

- 颅内 MM 罕见（占 MM 的 1%）
- 可单发产生（原发）浆细胞瘤或由于系统性 MM 而起病（继发）
  - 继发
    - 溶骨性颅骨病变演变而成＞血性传播
  - 原发 CNS 骨髓瘤罕见
    - 脑外硬膜为基础的非骨性病变
    - CNS"骨髓炎"累及柔脑膜和/或脑神经
    - 实质肿物（独立结节）
- 最佳影像检查方法：X 线（骨骼探查）

- 在 90% 的患者中检测发现 80% 的位点
- 高达 20% 的 X 线和 MR 表现可能"正常"
- CNS 疾病
  - CT 骨窗检查颅骨和颅底
  - MR±T1 增强 FS 检查非骨性的颅内病变

主要鉴别诊断

- 手术缺损
- 溶骨性转移瘤
- 血管瘤
- 甲状旁腺亢进

临床要点

- 发病峰值＝65～70 岁
  - 最常见症状：骨痛（68%）
- 预后
  - 70% 浆细胞瘤进展为 MM

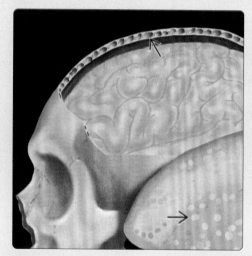
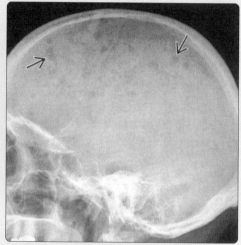

图 14-114 （左图）矢状位示意图展示多发性骨髓瘤颅骨多处"凿孔样"病变➡。（右图）一位患有多发性骨髓瘤的患者的侧位数字 X 线显示，由于大量的"凿孔样"病变，颅骨呈现经典的"椒盐样"外观➡

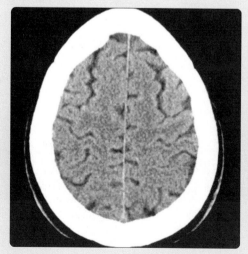
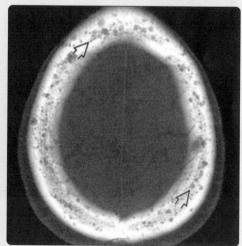

图 14-115 （左图）一名患精神失常的 50 岁老年男性轴位 CT 平扫，"疑似短暂脑缺血发作 TIA"，显示并无异常。（右图）同一例患者的轴位 CT 骨窗辅以骨算法重建显示颅骨内大量明确的溶骨性病变➡。进一步评估诊断为转移性多发性骨髓瘤

术语

缩写

- 单发＝浆细胞瘤(PC)
  - 单发骨浆细胞瘤
  - 髓外浆细胞瘤(包括脑/CNS)
- 多灶＝多发性骨髓瘤(MM)

定义

- 终末分化的浆细胞单克隆B淋巴细胞瘤

影像

一般特征

- 最佳诊断指征
  - 溶骨性颅骨病变
- 位置
  - 颅内MM罕见(占MM的1%)
    - 可做为单发浆细胞瘤(原发)出现或作为系统性MM的表现(继发)
      - Waldenstrom巨球蛋白血症(又名Bing-Neel综合征)
      - 通常确诊时已广泛播散
    - 继发(由顶盖骨性病变演变而来,鼻窦/鼻旁窦>血行播散)最为常见
    - 原发CNS骨髓瘤罕见
      - 脑外基于硬膜的非骨性病变
      - CNS"骨髓炎"累及柔脑膜和/或脑神经
      - 实质肿物(独立结节)
- 形态学
  - 局灶,圆形或卵圆形病变

X线表现

- X线
  - "凿孔样"溶骨性病变(90%)
  - 骨质减少/骨质疏松(10%)
  - 罕见硬化,除外治疗后

CT表现

- CT平扫
  - "凿孔样"溶骨性病变
  - 脑膜型骨髓炎:显著的高信号
- 增强CT
  - 使用对比剂后MM患者可出现肾衰(0.6%~1.25%)
    - 占整体人群的0.15%
    - 因而并非100%无风险,但在必要条件下患者水化良好也会采用
  - 脑膜性骨髓炎:均匀强化

MR表现

- T1WI
  - 骨性病变:局灶性低信号(25%)
    - 较少见弥散性骨髓浸润
  - 脑膜骨髓炎:等至高信号
- T2WI
  - 骨性:局灶性高信号(53%)
  - 脑膜骨髓炎:显著低信号

- T1WI增强
  - 显著的病变强化
  - 脑膜骨髓炎:均匀强化,弥散或局灶性

核医学表现

- 骨扫描
  - 闪烁扫描不敏感
- PET
  - 18-氟去氧葡萄糖(FDG)>骨扫描
  - FDG PET与X线结果相违
  - 治疗后FDG活性残留或反复出现为较差的预后因素

其他检查表现

- 影像学检测对于诊断的敏感性
  - X线可检出90%的患者,80%的病灶
  - 骨扫描可检出74%的患者,24%~54%的病灶
  - 镓扫描可检出55%的患者,40%的病灶
- 高达20%的X线和MR可能为"正常"
- MR→大约10%Ⅲ期疾病分级低估
- 全身MDCT＝相比全身MR呈现低检出率和分级低估

影像检查方法推荐

- 最佳影像检查方法
  - X线(骨检查)
  - 就颅骨病变的评估而言,CT骨窗>MR
  - MR最适用于勾勒硬膜、柔脑膜、实质疾病

鉴别诊断

手术缺损

- 颅骨钻孔、分流、术后缺损

溶骨性转移

- 常见肺、乳腺、泌尿、甲状腺

血管瘤

- 锐利边界的扩张性病变常伴有"蜂巢状"或"日光征"外观

甲状旁腺亢进

- 局灶破坏性病变"棕色瘤",↑PTH

其他"颅骨空洞"病因

- 正常孔洞、裂隙、静脉湖

病理

一般特征

- 病因学
  - 病因学仍然未知
  - 可能关联和支持证据
    - 免疫系统衰减:常见于老人
    - 遗传因素:↑患有MM的患者,孩子和兄弟姊妹风险;也明确↑种族风险
    - 某些职业或化学物质:农业、石油、皮具工厂、美容业、除草剂、杀虫剂、石油产品、重金属、塑料、粉尘(含石棉)

- 辐射:↑日本原子弹爆炸幸存者
- 病毒:在一些 MM 患者的骨髓细胞中发现 Kaposi 肉瘤相关疱疹病毒
- 遗传学
  ○ 80%~90%的患者有细胞遗传学异常
    - 13 号染色体删除最为常见
- 相关异常
  ○ POEMS 综合征:多神经异常,器官肿大,内分泌异常,骨髓瘤(通常为硬化性病变),皮肤改变
  ○ PC=早期/初始 MM 阶段;持续 1~20 年
  ○ 背后的病理学是由于单一浆细胞系的扩增,代替了正常骨髓,产生了单克隆免疫球蛋白

分期、分级和分类

- Durie-Salmon 分期系统
  ○ I 期:下列全部
    - 血红蛋白值<10g/dl
    - 血钙值正常或≤12mg/dl
    - 无贫血、高血钙、骨病变
    - 低组分 M:IgG 值<5g/dl,IgA 值<3g/dl,本周 Bence Jones 蛋白<4g/24h
    - 低骨髓瘤细胞团块:细胞数<$0.6×10^{12}/m^2$
  ○ II 期:不属于 I 期和 III 期范畴
    - 中等骨髓瘤细胞团块:细胞数=$(0.6~1.2)×10^{12}/m^2$
  ○ III 期:下列一项或多项
    - 血红蛋白值<8.5g/dl
    - 血钙值>12mg/dl
    - 进展性的溶骨病变
    - IgG 值>7g/dl,IgA 值>5g/dl,本-周蛋白>12g/24h
    - 高骨髓瘤细胞团块:细胞数>$1.2×10^{12}/m^2$
  ○ 亚型(A 或 B)
    - A=肾功能相对正常
    - B=肾功能异常

大体病理和术中特征

- 骨髓置换为胶状红棕色组织

显微镜下特点

- 多形性,扩大的浆细胞,常为片层
  ○ 混有正常的造血细胞
  ○ 含圆形/卵圆形偏心核伴块状染色质,及核周"空泡"或苍白区
  ○ 可能有胞质内含物:除外结核的衣原体 Mott,桑椹胚或葡萄细胞;Russell 小体
  ○ 细胞克隆产生过量单克隆(M 蛋白)和游离轻链蛋白
    - M 蛋白可能是 IgA、IgD、IgG、IgE 或 IgM;取决于重链分类
    - 轻链蛋白可能为 kappa 或 lamda

临床要点

临床表现

- 最常见表现/症状
  ○ 最常见症状:骨痛(68%)
  ○ 罕见征象
    - 高黏滞度综合征:呼吸短促、意识模糊和胸痛
    - 冷球蛋白血症:参与微粒导致手指/脚趾在寒冷的天气疼痛/麻木

- 淀粉样变性:淀粉样蛋白沉积,↓血压,及肾、心、或肝衰竭
- Bing-Neel 综合征:淋巴将细胞淋巴瘤引起 CNS 受累
- 临床表现
  ○ 常规实验室检查确诊
  ○ 骨髓抽吸/活检证实诊断

人口统计学

- 年龄
  ○ 发病峰值:65~70 岁
  ○ 最新数据:↑发病率及发病年龄提前
- 性别
  ○ 略偏向男性
- 种族
  ○ 非裔美洲人及太平洋岛屿原住民据报道有更高发病率;亚洲人最低
- 流行病学
  ○ 第 2 高发的血液肿瘤(第 1 为非霍奇型淋巴瘤 NHL)
  ○ 发病率:↑随年龄
  ○ 40~80 岁第 1 原发恶性骨肿瘤
    - 仅患 PC 而不患 MM 少见;单独颅骨 PC 非常少见(占全部 PC 的 0.7%)

自然病程及预后

- 单独颅骨 PC:与来源于骨和硬脑膜的 PC 预后无异
- 多发性骨髓瘤
  ○ 70%浆细胞瘤进展为 MM
  ○ 肾功能不全频发
  ○ 白细胞减少引起肺炎频发
  ○ 继发淀粉样变(6%~15%)
- 5 年生存率(20%);死因并非 MM,而是肾脏疾病、感染及血栓栓塞
  ○ 经传统化疗生存期中位数约 3 年
- 良好预后指征
  ○ I 期或 II 期疾病
  ○ 正常的 13 号染色体
    - 细胞遗传学异常是最重要因素
    - 13 号染色体或 11q 缺失,或任何转位突变,预测预后都不佳
- 双磷酸盐治疗相关下颌骨坏死

治疗

- 治疗取决于疾病状态

诊断纲要

影像学解读要点

- "过时"的骨骼检查仍是灵敏度最高的影像学仪器

参考文献

1. Ghodke K et al: A retrospective study of correlation of morphologic patterns, MIB1 proliferation index, and survival analysis in 134 cases of plasmacytoma. Ann Diagn Pathol. ePub, 2015
2. Shpilberg KA et al: Imaging of extraosseous intracranial and intraspinal multiple myeloma, including central nervous system involvement. Clin Imaging. 39(2):213-9, 2015
3. Abdallah AO et al: Patterns of central nervous system involvement in relapsed and refractory multiple myeloma. Clin Lymphoma Myeloma Leuk. 14(3):211-4, 2014

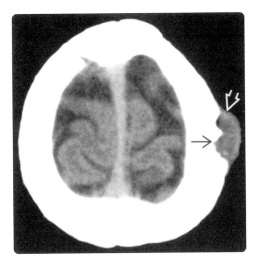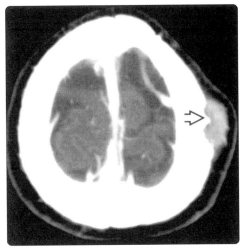

图 14-116 （左图）一例自觉头皮"肿块"逐渐增大的老年男性的轴位 CT 平扫显示破坏性病变➡。病变源自颅骨并延伸进入头皮➡。（右图）同一患者轴位增强 CT 显示病变显著均匀强化➡。进一步评估结论为多发性骨髓瘤。这是头颈部唯一病变区域

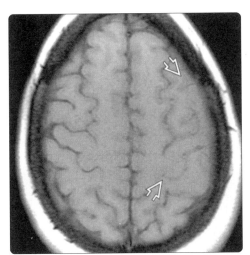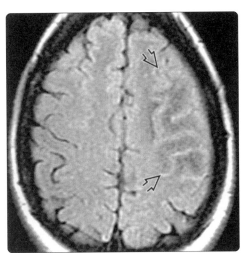

图 14-117 （左图）一位患有 Waldenstrom 巨球蛋白血症及右侧无力的患者的轴位 T1WI MR 显示不易察觉的左侧脑沟凸面的消失➡。（右图）同一例患者轴位 FLAIR MR 显示消失界沟高信号影➡

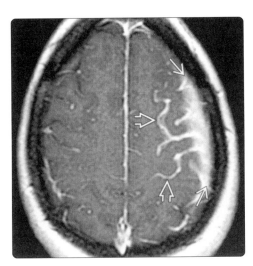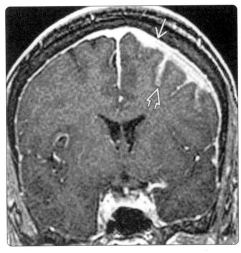

图 14-118 （左图）同一患者轴位 T1 增强 MR 显示硬膜团块强化➡伸入下层蛛网膜下腔和软脑膜➡。（右图）冠状位 T1 增强 FS MR 显示基于硬脑膜的肿物➡及伸入邻近脑沟。其 CSF 中的浆细胞与 Waldenstrom 巨球蛋白血症相吻合（courtesy P. Hildenbrand, MD）

要 点

影像

- 病变区强化伴有颅骨/脑膜破坏/浸润
- 颅骨、硬脑膜、柔脑膜、蛛网膜/蛛网膜下腔、软脑膜和帽状腱膜下
- 多种表现:平滑增厚、结节状、成腔、分叶状、蕈伞样生长的肿物

主要鉴别诊断

- SM:手术损伤(颅骨穿孔、颅骨切除)、骨髓瘤
- DM:硬膜外/硬膜下血肿、脑膜瘤
- LM:蛛网膜下出血、结节病、感染性脑膜炎

临床要点

- 18%的患者有颅外和颅内恶性病变
- 原发肿瘤在2%~4%的患者中未发现

- 全部转移:可能无症状或症状临床未察觉
- 头痛是最常见的症状(50%)
- CSF 细胞学通常为假阴性
- 单独腰穿(LP)的精确度为 50%~60%,但 3 次穿刺后为 90%
- 双峰分布→儿童(髓母细胞瘤和白血病)vs 成人(乳腺癌、肺癌、黑素瘤、前列腺癌)
- 平均年龄约 50 岁(相对患继发儿科癌症及年轻女性患乳腺癌)
- 整个轴索须接受治疗,因为肿瘤细胞通常在脑脊液中贯穿播散

诊断要点

- 增强 MR 和腰穿 LP 应都采用,尤其是若最初检测为阴性时。

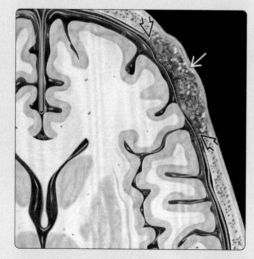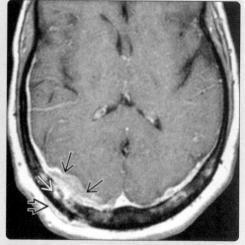

图 14-119 (左图)轴位示意图显示破坏性的颅骨转移瘤➡使骨松质间隙扩张,并侵袭下层硬脑膜,使其增厚(浅蓝色线状结构)➡。(右图)轴位 T1WI 增强 MR 显示颅骨转移瘤伴骨松质间隙强化➡。与帽状腱膜下小块软组织➡及广泛的结节状硬脑膜增厚相关➡

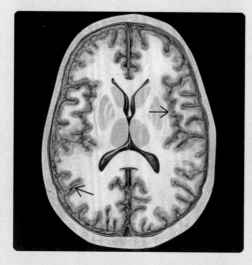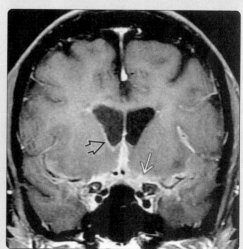

图 14-120 (左图)轴位示意图所示为弥散的柔脑膜转移,此处表示为异常的蓝色组织➡覆于脑部软脑膜表面并填充了脑沟交错吻合之间蛛网膜下腔。(右图)癌变"脑膜炎"在影像学中可能与化脓性脑膜炎无法鉴别。这一弥散于 CSF 传播的胶质母细胞瘤的病例中,既有沟-池➡,也有室管膜➡的肿瘤播散

术语

缩写

- 颅骨转移瘤(SM)、硬膜转移瘤(DM)、蛛网膜/蛛网膜下转移瘤(ASAM)、软脑膜转移瘤(PM)、柔脑膜(软脑膜+蛛网膜)转移瘤(LM)

定义

- 起自颅外的原发肿瘤至覆盖脑的组织的转移性疾病

影像

一般特征

- 最佳诊断线索
  ○ 病变区强化伴颅骨/脑膜病变/浸润
- 位置
  ○ 颅骨、硬膜、柔脑膜、蛛网膜/蛛网膜下腔、软脑膜和帽状腱膜下
- 形态
  ○ 多种表现:平滑增厚、结节状、成腔、分叶状、蕈伞样生长的肿物

X 线表现

- X 线
  ○ SM:局灶性溶骨或成骨性病变缺乏"良性'硬化性边界

CT 表现

- CT 平扫
  ○ 任何转移:可发现出血性高密度
  ○ 帽状腱膜下隙:病变相对致密
- 增强 CT
  ○ SM:强化团块局现在骨内伴有骨质破坏,缺乏"良性"骨质边界
    - 多数为溶骨性,尽管偶有硬化性(如前列腺)
  ○ DM 和 LM:都表现为强化的双凸肿物取代脑组织
    - DM 以累及顶盖为特征性病变
  ○ 癌扩散:CT 灵敏度不足;然而脑水肿可作为早期征象

MR 表现

- T1WI
  ○ SM:低信号骨髓病变
  ○ DM 和 LM:多数肿物比灰质(GM)信号低
  ○ 帽状腱膜下隙:相对低信号病变
  ○ 任何转移:可见出血信号
- T2WI
  ○ SM:高信号骨髓病变;硬膜通常完好
  ○ DM 介于颅骨及抬高的低信号硬膜之间
  ○ DM 和 LM:相对 GM 而言最高信号
  ○ 任何转移:可见出血信号
- FLAIR
  ○ LM 和 ASAM:弥散高信号 CSF
  ○ ASAM 浸润血管周间隙(PVS):表失正常 PVS-CSF 抑制→高信号
  ○ 癌扩散:高信号增厚;影响邻近脑沟空间→高信号
  ○ 脑部浸润:高信号血管性水肿
- DWI
  ○ 硬脑膜转移瘤由于高度细胞性可显示为限制性扩散
  ○ DWI 对于鉴别不易察觉的颅骨病变较为敏感
- T1WI 增强
  ○ SM:病变可能强化至"正常"T1 骨髓信号→需脂肪饱和化
    - 通常有一些硬膜增厚和强化
  ○ DM 和 LM:均为梭形强化肿物压迫脑组织
    - DM 常累及颅骨
    - LM 常侵袭下层脑组织
  ○ LM、ASAM、PM:弥散强化组织±结节
  ○ ASAM 浸润血管周空隙:微小的结节强化伴有粟粒样外观
  ○ 癌扩散:强化和增厚的组织±结节
    - 可能覆盖室管膜表面、脑神经
- MRV
  ○ 对于评估窦性移位、受压和栓塞有所裨益

核医学表现

- 骨扫描
  ○ SM:通常为强阳性
- PET
  ○ 18-氟去氧葡萄糖(FDG)PET 可检出 MR 不可见的颅骨处微小转移灶
  ○ 附注:临近正常灰质的活动可能限制 SM 的检出

影像检查方法推荐

- 最佳影像检查方法
  ○ SM:CT 平扫/骨算法重建用以骨性评估
    - 若累及硬脑膜、头皮则选用 MR 及对比剂
  ○ DM、ASAM、PM、LM:MR+钆,尽管灵敏度仅约70%
    - 90%用以颅外实体瘤转移
    - 55%出现血液疾病(淋巴瘤、白血病)
- 推荐检查方法
  ○ 脂肪饱和化对于鉴别正常高信号骨髓和头皮脂肪十分必要

鉴别诊断

颅骨转移瘤

- 手术缺损:颅骨钻孔、颅骨切除
- 骨髓瘤:特征型的化验结果

硬脑膜转移瘤

- 硬膜外血肿:特异 MR
- 硬膜下血肿:特异 MR
- 脑膜瘤

蛛网膜/蛛网膜下转移瘤

- 蛛网膜下出血:典型的 CT 平扫表现

柔脑膜转移瘤(LM)

- 结节病:CXR→肺门淋巴结肿大+Kveim-Siltzbach

皮试
- 感染性脑膜炎:CSF→感染/微生物

病理

一般特征

- 病因学
  - SM:血源性(常见于乳腺癌、肺癌、前列腺癌、肾癌)或通过直接扩散(鳞状细胞癌 SCCa)
  - DM:血源性(最常见于乳腺癌>淋巴瘤>前列腺癌>神经母细胞瘤)
  - LM、ASAM、PM:血源性(最常见肺癌、胃癌、乳腺癌、卵巢癌、黑素瘤、白血病、淋巴瘤)或直接扩散(原发 CNS 肿瘤)
- 相关异常
  - 边缘叶脑炎
- 硬脑膜及柔脑膜对转移瘤传染性播散提供相当的阻力
  - 一般传播机制
    - 动脉血源性:动脉转移(如乳腺癌、肺癌、黑素瘤、前列腺癌)
    - 静脉血源性:通过脉络丛或通过蛛网膜血管(经典白血病传播途径)
    - 直接扩散:通过原发脑部肿瘤(如多性胶质母细胞瘤 GBM、原始神经外胚层肿瘤 PNET、室管膜瘤)
    - 神经周边扩散:头颈部 H&N 肿瘤(SCCa)
    - 医源性:初次切除/广泛切除原发脑补肿瘤之后

大体病理及术中特征

- DM:界定清晰的硬膜边界通常侵犯颅骨
  - 尸检→硬膜内(硬膜下)结节
- LM、ASAM、PM:灰白色或黄色增厚

显微镜下特征

- SM 和 DM:转移性细胞浸润
- LM 和 ASAM:转移性细胞浸润,通常沿血管周空隙延伸至脑

临床要点

临床表现

- 最常见的表现/症状
  - 所有转移瘤:可能无症状或临床不易察觉
  - 头痛症状最为明显(50%)
  - 较不常见表现/症状
    - 眩晕呕吐(N/V)、疼痛、感觉障碍、无力(33%)
    - 神智状态改变(25%)
    - 癫痫(20%)
    - CSF 阻塞,↑颅内压(ICP)
    - 脑神经受损
  - 脑部受压的症状→高度取决于病灶位置
- 临床表现
  - CSF 细胞学常出现假阴性
    - 单次腰穿的准确度为 50%~60%,但 3 次穿刺后为 90%

人口统计学

- 年龄
  - 双峰分布→儿童(髓母细胞瘤和白血病);成人(乳腺癌、肺癌、黑素瘤、前列腺癌)
  - 平均年龄约 50 岁(相对青年继发儿科癌症和青年女性乳腺癌)
- 流行病学
  - 18%的患者患有颅内外的恶性病变
  - 6%~18%的 CNS 转移也累及蛛网膜/蛛网膜下腔、软脑膜、或二者兼有
  - 癌扩散在高达 25%的癌症患者中出现
    - 2%~4%的患者原发肿瘤从未检出
    - 出现于乳腺癌(35%)、肺小细胞癌(25%)、黑素瘤(25%)患者

自然病程及预后

- 侵袭或压迫可产生硬膜窦栓塞
- 阻塞性脑积水肿
  - 非交通性:正常 CSF 流动受阻,通常源于脑池转移
  - 交通性:CSF 流动正常,↓蛛网膜纤毛吸收,继发于肿瘤细胞、血液、碎片阻塞
  - 对于评估低血压前的表现以预防后续的脑疝和死亡十分重要
  - 高达 70%的癌症患者有不同程度的 CSF 阻塞
- 硬脑膜炎内出血
  - 罕见,常为双侧,自发出现,来源于脑膜转移瘤的硬膜下血肿
  - 常来自乳腺癌,但也可能是睾丸癌及黑素瘤
- 未经治疗的恶性脑膜转移瘤,生存时间降低至 1~2 个月

治疗

- 脑膜转移瘤的早期检出十分关键
  - MR 常提供初步指征
- 常初步采用放疗和化疗(鞘内和/或全身)以延缓进展
  - 整条轴索需接受治疗,因肿瘤细胞常广泛散布于全部 CSF 中
- 若没有原发肿瘤的证据,活检可能很有必要
- 脑室腹腔引流术对于 CSF 阻塞症状的患者而言很有必要

诊断纲要

影像学解读要点

- 增强 MR 和腰穿都需进行,尤其是对初步检测结果阴性的患者

参考文献

1. Kak M et al: Treatment of leptomeningeal carcinomatosis: Current challenges and future opportunities. J Clin Neurosci. 22(4):632-637, 2015
2. Lee EQ: Nervous system metastases from systemic cancer. Continuum (Minneap Minn). 21(2 Neuro-oncology):415-28, 2015
3. Subirá D et al: Diagnostic and prognostic significance of flow cytometry immunophenotyping in patients with leptomeningeal carcinomatosis. Clin Exp Metastasis. 32(4):383-91, 2015
4. Yokote A et al: Diagnosis of leptomeningeal metastasis without a history of malignancy in the absence of cerebrospinal fluid abnormalities. Clin Neurol Neurosurg. 119:88-90, 2014
5. Nayak L et al: Intracranial dural metastases. Cancer. 115(9):1947-53, 2009

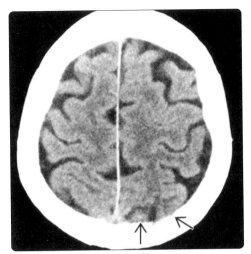 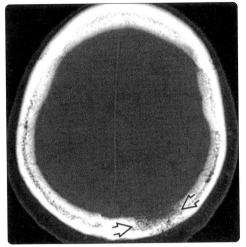

图 14-121 （左图）颅骨转移很难在常规 CT 平扫扫描和软组织算法重建中观察到。此病例轴位 CT 平扫示沿颅骨内骨板不易察觉的侵蚀灶➡。（右图）同一病例轴位 CT 平扫伴骨算法重建清晰的显示侵蚀、破坏性病变➡。这是此例患者乳腺癌转移的初步证据

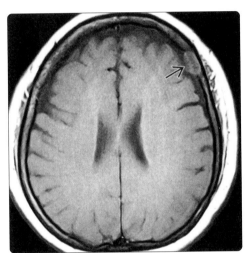 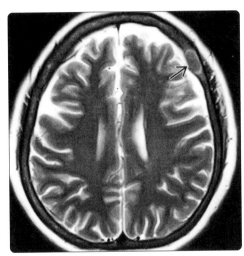

图 14-122 （左图）单独颅骨转移➡在非脂肪抑制 T1WI 易见，因为肿瘤取代了骨松质空隙中的脂肪骨髓。（右图）同一病例轴位 T2WI MR 显示病变➡信号混杂，与周围正常骨松质空隙相比等至高信号

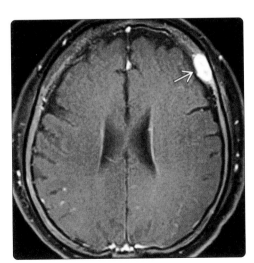 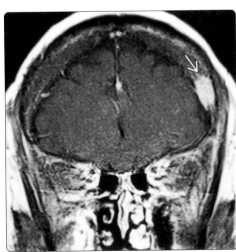

图 14-123 （左图）同一病例轴位 T1 增强 FS MR 清晰地显示病变灶➡。（右图）冠状位 T1 增强 MR 显示病变边界稍不规则➡。而病变已突破颅骨内骨板，并无证据表明下层硬膜受累。这一病变是该患者已知乳腺癌来源的唯一转移瘤

索 引

52检